HAGERS HANDBUCH DER PHARMAZEUTISCHEN PRAXIS

FÜR APOTHEKER · ARZNEIMITTELHERSTELLER
ÄRZTE UND MEDIZINALBEAMTE

—— VOLLSTÄNDIGE (VIERTE) NEUAUSGABE ——

BEGONNEN VON W. KERN †

HERAUSGEGEBEN IN GEMEINSCHAFT MIT
H. J. ROTH UND W. SCHMID

VON

P. H. LIST UND L. HÖRHAMMER

DRITTER BAND

CHEMIKALIEN UND DROGEN

(AM — CH)

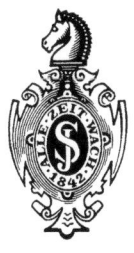

Springer-Verlag Berlin Heidelberg GmbH

1972

Abgeschlossen im Herbst 1971

ISBN 978-3-642-80563-9   ISBN 978-3-642-80562-2 (eBook)
DOI 10.1007/978-3-642-80562-2

Das Werk ist urheberrechtlich geschützt. Die dadurch begründeten Rechte, insbesondere
die der Übersetzung, des Nachdruckes, der Entnahme von Abbildungen,
der Funksendung, der Wiedergabe auf photomechanischem oder ähnlichem Wege
und der Speicherung in Datenverarbeitungsanlagen bleiben, auch bei nur
auszugsweiser Verwertung, vorbehalten.
Bei Vervielfältigungen für gewerbliche Zwecke ist gemäß § 54 UrhG eine Vergütung
an den Verlag zu zahlen, deren Höhe mit dem Verlag zu vereinbaren ist.
© by Springer-Verlag Berlin Heidelberg 1925, 1927, 1944, 1958 and 1972
Ursprünglich erschienen bei Springer-Verlag, Berlin/Heidelberg 1972
Library of Congress Catalog Number: 67-23458

Die Wiedergabe von Gebrauchsnamen, Handelsnamen, Warenbezeichnungen usw.
in diesem Buche berechtigt auch ohne besondere Kennzeichnung nicht zu der Annahme,
daß solche Namen im Sinne der Warenzeichen- und Markenschutz-Gesetzgebung
als frei zu betrachten wären und daher von jedermann benutzt werden dürften.

Mitarbeiter dieses Bandes

Aurnhammer, Gerold, Dr. rer. nat., Apotheker u. wiss. Assistent am Institut für Pharmazeutische Arzneimittellehre der Universität München

Beck, Karin, Dr. rer. nat., Apothekerin, München 80, Triester Straße 39

Dengler, Bernd, Dr. rer. nat., Apotheker u. wiss. Assistent am Institut für Pharmazeutische Arzneimittellehre der Universität München, z. Z. Visiting-Expert for Pharmacognosy on the National Health Science Institute, Department of Medical Sciences, Bangkok/Thailand

Glasl, Heinrich, Dr. rer. nat., Apotheker u. wiss. Assistent am Institut für Pharmazeutische Arzneimittellehre der Universität München

Groebel, Wilhelm, Dr. rer. nat., Privat-Dozent, Direktor des Chemischen Landes-Untersuchungsamtes Nordrhein-Westfalen, Münster

Hörhammer, Ludwig, Dr. phil., Dr. phil. habil., Prof. h. c., Dr. med. h. c., o. ö. Universitätsprofessor für Pharmakognosie, Universität München, Direktor des Instituts für Pharmazeutische Arzneimittellehre

Huber, Gertrud, Apothekerin u. Verw. einer wiss. Assistentenstelle am Institut für Pharmazeutische Arzneimittellehre der Universität München

List, Paul Heinz, Dr. rer. nat., o. Professor für Pharmazeutische Chemie insbesondere Pharmazeutische Technologie, Universität Marburg/Lahn, Fachbereich Pharmazie und Lebensmittelchemie, Pharmazeutische Technologie

Mühlenbruch, Brigitte, Dr. rer. nat., Apothekerin u. wiss. Assistentin, Universität Bonn, Pharmazeutisches Institut

Rattenberger, Monika, Dr. rer. nat., Apothekerin u. wiss. Assistentin am Institut für Pharmazeutische Arzneimittellehre der Universität München

Reichlmayr, Christa, Apothekerin u. Verw. einer wiss. Assistentenstelle am Institut für Pharmazeutische Arzneimittellehre der Universität München

Rönsch, Gerda, Apothekerin u. Verw. einer wiss. Assistentenstelle am Institut für Pharmazeutische Arzneimittellehre der Universität München

Roth, Hermann J., Dr. rer. nat., o. Professor für Pharmazie, Universität Bonn, Direktor des Pharmazeutischen Instituts

Rüger, Reinhart, Dr. rer. nat., Apotheker u. wiss. Assistent am Institut für Pharmazeutische Arzneimittellehre der Universität München

Schaette, Roland, Dr. rer. nat., Apotheker u. wiss. Assistent am Institut für Pharmazeutische Arzneimittellehre der Universität München

Schmid, Walter, Dr. med., o. Professor für Pharmakologie und Toxikologie, Universität Marburg/Lahn, Direktor des Instituts für Pharmakologie und Toxikologie

Surborg, Karl-Heinz, Dr. rer. nat., Apotheker u. wiss. Assistent, Universität Bonn, Pharmazeutisches Institut

Wagner, Hildebert, Dr. rer. nat., o. ö. Professor für spezielle Pharmakognosie, Universität München, Co-Direktor des Instituts für Pharmazeutische Arzneimittellehre

Abkürzungen

a) Arzneibücher[1], Ergänzungsbücher[1], Nachschlagewerke u. a., die bei der Erarbeitung des Textes herangezogen wurden

Belg. III = Ph. Belg. = Pharmacopoea Belgica ed. III. 1906
Belg. IV = Pharmacopée Belge 4e Edition 1930
Belg. V = Pharmacopée Belge 5e Edition 1962
BP 14 = The British Pharmacopoeia 1914
BP 32 = The British Pharmacopoeia 1932
BP 53 = British Pharmacopoeia 1953
BP 58 = British Pharmacopoeia 1958
BP 58 - Add. 60 = British Pharmacopoeia 1958 - Addendum 1960
BP 63 = British Pharmacopoeia 1963
BP 63 - Add. 64 = British Pharmacopoeia 1963 - Addendum 1964
BP 63 - Add. 66 = British Pharmacopoeia - Addendum 1966
BP 68 = British Pharmacopoeia 1968
BP 68 - Add. 71 = British Pharmacopoeia 1968 Addendum 1971
BPC 34 = British Pharmaceutical Codex 1934
BPC 49 = British Pharmaceutical Codex 1949
BPC 54 = British Pharmaceutical Codex 1954
BPC 59 = British Pharmaceutical Codex 1959
BPC 63 = British Pharmaceutical Codex 1963
BPC 68 = British Pharmaceutical Codex 1968
BPC 68 - Suppl. = British Pharmaceutical Codex 1968 - Supplementum 1971
Brasil. 1 = Pharmacopeia dos Estados Unidos do Brasil 1926
Brasil. 2 = Farmacopeia dos Estados Unidos do Brasil 1959
B. Vet. C. 53 = British Veterinary Codex 1953
CF 1908 = Ph. Gall. 08 = Code française = Pharmacopée française 1908
CF Vet. 1908 = Médicaments vétérinaires de la Pharmacopée française
CF 37 = Ph. Gall. 37 = Code française = Pharmacopée française 6e Edition 1937

CF 49 = Ph. Gall. 49 = Code Française = Pharmacopoea Gallica 1949
CF 65 = Ph. Gall. 65 = Code Française = Pharmacopoea Gallica 1965
Chil. III = Farmacopea Chilena, Tercera Edición 1941
CsL 2 = Pharmacopoea Bohemoslovenica, Editio secunda
CsL 2 - Add. = Pharmacopoea Bohemoslovenica, Editio secunda Addendum
Croat. II = Pharmacopoea Croatico-Slavonica, ed. II. 1901
DAB 5 = Deutsches Arzneibuch, 5. Ausgabe 1910
DAB 6 = Deutsches Arzneibuch, 6. Ausgabe 1926
DAB 6 - Nachtr. 54 (DDR) = Nachtrag zum DAB 6 aus dem Jahre 1954, DDR
DAB 6 - Nachtr. 59 (DDR) = Nachtrag zum DAB 6 aus dem Jahre 1959, DDR
DAB 6 - 3. Nachtr. (BRD) = 3. Nachtrag zum DAB 6 aus dem Jahre 1957, BRD
DAB 7 - BRD = Deutsches Arzneibuch, 7. Ausgabe, BRD 1968
DAB 7 - DDR = Deutsches Arzneibuch, 7. Ausgabe, DDR
Dan. 1907 - Pharmacopoea Danica 1907
Dan. VIII = Ph. Dan. 33 = Pharmacopoea Danica (Editio VIII) 1933
Disp. Dan. VIII = Dispensatorium Danicum 1938
Dan. IX = Ph. Dan. 48 = Pharmacopoea Danica 1948, Editio IX
Dan. IX - Add. = Ph. Dan. 48 - Add. = Pharmacopoea Danica 1948 Addendum
Disp. Dan. 63 = Dispensatorium Danicum 1963
DGF - Einheitsmethoden = Deutsche Einheitsmethoden zur Untersuchung von Fetten, Fettprodukten und verwandten Stoffen, Deutsche Gesellschaft für Fettwissenschaft, Münster
Egypt. P. 53 = Egyptian Pharmacopoeia 1953

---

[1] Da im internationalen Schrifttum häufig mehrere Abkürzungen für Arzneibuch- und Ergänzungsbuchnamen gebräuchlich sind, tauchen diese auch im vorliegenden Werk auf. Sie sind hier aufgeführt.

Abkürzungen

Erg.B. IV = Ergänzungsbuch zum Deutschen Arzneibuch 4. Ausgabe 1916

Erg.B. 6 = Ergänzungsbuch zur 6. Ausgabe des Deutschen Arzneibuches

Extra P. 58 = The Extra Pharmacopoeia 1958 (Martindale)

Extra P. 67 = The Extra Pharmacopoeia 1967 (Martindale, 25. Ausg.)

FDA = Food and Drug Administration, Department of Health, Education and Welfare, Washington 25, D.C., USA

Fenn. 37 = Suomen Pharmacopoea Editio sexta 1937

HAB 34 = Deutsches Homöopathisches Arzneibuch 1934

Helv. IV = Ph. Helv. IV = Pharmacopoea Helvetica, ed. IV. 1907

Helv. V = Ph. Helv. V = Pharmacopoea Helvetica 1933, Editio Quinta

Helv. V – Suppl. II = Pharmacopoea Helvetica 1933, Editio Quinta Supplementum secundum

Helv. V – Suppl. III = Pharmacopoea Helvetica 1933, Editio Quinta Supplementum tertium

Helv. VI = Pharmacopoea Helvetica Editio sexta 1972

Hisp. VII = Farmacopea Oficial Española VII, 1905

Hisp. VIII = Farmacopea Oficial Española, octava Edición 1936

Hisp. IX = Farmacopea Oficial Española, novena Edición 1954

HPUS 54 = The Homoeopathic Pharmacopoeia of the United States, 6. Edition Revised 1954

HPUS 64 = The Homoeopathic Pharmacopoeia of the United States, 7. Edition Revised 1964

Hung. III = Ph. Hung. 09 = Pharmacopoea Hungarica ed. III. 1909

Hung. IV = Ph. Hung. 34 = Pharmacopoea Hungarica ed. IV. 1934

Hung. V. = Ph. Hung. 54 = Pharmacopoea Hungarica Editio V. 1954

Hung. VI = Pharmacopoea Hungarica Editio VI. 1967

Ind. P. 55 = The Indian Pharmacopoeia 1955

Ind. P. 66 = The Indian Pharmacopoeia 1966

Ind. P. C. 53 = The Indian Pharmaceutical Codex 1953

Ital. III = Farmacopea Ufficiale del Regno D'Italia ed. III. 1909

Ital. VI = Farmacopea Ufficiale del Regno D'Italia ed. VI 1940

Ital. VII = Farmacopea Ufficiale della Republica Italiana settima Editione 1965

Jap. III = Pharmacopoea of Japan, ed. III. 1907

Jap. 51 = Pharmacopoea Japonica, Editio sexta 1951

Jap. 61 = Pharmacopoea Japonica, Editio septa 1961

Jap. 62 = Pharmacopoea Japonica, Editio septa 1962

Jug. I = Pharmacopoea Jugoslavica 1933

Jug. II = Pharmacopoea Jugoslavica, Editio secunda

Merck Ind. 60 = The Merck Index 1960

Merck Ind. 68 = The Merck Index 1968

Mex. P. 52 = Farmacopea Nacional de los Estados Unidos Mexicanos II.

Ned. IV = Ph. Ned. 05 = Pharmacopoea Nederlandica, ed. IV. 1905

Ned. 5 = Ph. Ned. 26 = Nederlandse Pharmacopee Vijfde Uitgave 1926

Ned. 6 = Ph. Ned. 58 = Nederlandse Pharmacopee Zesde Uitgave 1958

NF I = The National Formulary First Edition 1888

NF VI = The National Formulary Sixth Edition 1936

NF IX = The National Formulary Ninth Edition 1950

NF X = The National Formulary Tenth Edition 1955

NF XI = The National Formulary Eleventh Edition 1960

NF XII = The National Formulary Twelfth Edition 1965

NF XIII = The National Formulary Thirteenth Edition 1970

NFN = Nordisk Farmakopénaevn

NND 64 (65; 66) = New and Nonofficial Drugs 1964 (65; 66), vor 1958 als NNR = New and Nonofficial Remedies bezeichnet

Nord. 63 = Pharmacopoea Nordica 1963

Norv. IV = Pharmacopoea Norvegica, ed. IV. 1913

Norv. V = Pharmacopoea Norvegica, ed. V. 1939

ÖAB 8 = Pharmacopoea Austriaca ed. VIII 1906

ÖAB 9 = Österreichisches Arzneibuch, 9. Ausgabe

Ph. Europ. = Eu. P. I-69 = European Pharmacopoeia I 1969

Ph. Rominà 56 = Pharmacopoea Romania 1956

PI.Ed. I/1 oder I/2 = Internationale Pharmakopöe, I. Ausgabe, 1. oder 2. Teil

PI.Ed. I – Suppl. = Internationale Pharmakopöe I. Ausgabe, Supplement

PI.Ed. II = II. Ausgabe der Internationalen Pharmakopöe 1967

Pol. III = Farmacopea Polska III. 1954

Portug. 1876 = Pharmacopea Portugueza 1876

Portug. 35 = Pharmacopeia Portuguesa 1935

Rom. VIII = Farmacopoea Romana Editia A VIII-A supliment 1968

Ross. III = Pharmacopoea Rossica III. 1910

Ross. 34 = Pharmacopoea Rossica 1934

Ross. 8 = Pharmacopoea Rossica 1948, Editio octa

Ross. 8 – Add. 52 = Pharmacopoea Rossica 1948, Addendum 1952

Ross. 9 = Pharmacopoea Rossica 1961, Editio nona
Ross. 10 = Pharmacopoea Rossica 1970
Subs. Pharm. = Subsidia Pharmaceutica, Wissensch. Zentralstelle des Schweizerischen Apothekervereins, Zürich 1957 bis 1967
Svec. IX = Pharmacopoea Svecica Ed. IX. 1908
Svec. 25 = Svenska Farmakopen Ed. X. 1925
Svec. 46 = Svenska Farmakopen Ed. XI. 1946
USD 55 = United States Dispensatory 1955
USD 60 = United States Dispensatory 1960
USP IX = The Pharmacopeia of the USA IX. 1916
USP XI = The Pharmacopeia of the USA XI. 1936
USP XVII (XVI, XV, XIV) = The Pharmacopeia of the USA, XVII. (XVI., XV., XIV.) Revision.
USP XVIII = The Pharmacopeia of the USA Eighteenth Revision 1970

b) Abkürzungen im Text

A. = Äthylalkohol
Abb. = Abbildung(en)
abs. = absolut(e)
A.E. = Antitoxin-Einheit
Ae. = Diäthyläther
A.G. = Atomgewicht
akt. = aktiv(e)
allg. = allgemein(e)
AMG = Arzneimittelgesetz vom 16. 5. 1961 für BRD
Amp. = Ampulle(n)
anorg. = anorganisch(e)
Anw. = Anwendung(en)
A.P. = Anstaltspackung
ASS = Acetylsalicylsäure
AZ = Acetylzahl
BAN = British Approved Name (anerkannte, britische Kurzbezeichnung)
ber. = berechnet
bes. = besonders, besondere, insbesondere
Beschr. = Beschreibung(en)
bidest. = doppelt destilliert
Bldg. = Bildung(en)
Brit. = Britisch
Bu-Z = Buchner-Zahl
bzgl. = bezüglich
Bzl. = Benzol
Bzn. = Benzin
CAP = Celluloseacetatphthalat
CAS = Celluloseacetatsuccinat
Chlf. = Chloroform
chr. = chromatographisch
CMC = Carboxymethylcellulose
d = Dichte
d_4^{20} = Dichte bei 20° gemessen und bezogen auf W. von 4°
Darst. = Darstellung(en)
D.A.S. = Deutsche Auslegeschrift
DBP = Deutsches Bundespatent
DCF = Dénomination Commune Française
D.Chr. = Dünnschichtchromatographie
d.chr. = dünnschichtchromatographisch
DCI = Dénomination Commune Internationale proposée
DCI rec. = Dénomination Commune Internationale recommandée
dest. = destillieren, destilliert(e)
DL = dosis letalis
DLm = dosis letalis minima
DP = Durchschnittspolymerisationsgrad

DRP = Deutsches Reichspatent
d.Th. = der Theorie
d.th. = des theoretischen (z.B. Wertes)
Durchf. = Durchführung(en)
Eig. = Eigenschaften
Einw. = Einwirkung(en)
EKG = Elektrokardiogramm
entspr. = entspricht
Entw. = Entwicklung(en)
Ep. = Erstarrungspunkt
Erk. = Erkennung
EZ = Esterzahl
Farb-VL = Farb-Vergleichslösung
Fbg. = Färbung
FD = Froschdosis
fdg. = fädig
F.I.P. = Fédération Internationale Pharmaceutique
Fl. = Flüssigkeit(en)
fl. = flüssig(e)
Fllg. = Fällung
Fp. = Schmelzpunkt
g.chr. = gaschromatographisch
Geh. = Gehalt(e)
gesätt. = gesättigt(e)
Gew. = Gewicht(e)
ggf. = gegebenenfalls
Ggw. = Gegenwart
GKID = Gewebekulturinfektionsdosis
Gl. = Gleichung
Gln. = Gleichungen
Go. = Gonorrhoe
Hb. = Hämoglobin
Herst. = Herstellung
i.c. = intracardial
I.E. = Internationale Einheit
i.m. = intramuscular
inakt. = inaktiv
Inf. = Infusionslsg(n)
INN = International Nonproprietary Name (internationaler Freiname)
IP = isoelektrischer Punkt
i.p. = intraperitoneal
IR = Infrarot (Ultrarot)
i.T. = in der Trockensubstanz
i.v. = intravenös
JZ = Jodzahl
Kaps. = Kapsel(n)
Komm. = Kommentar
Konst. = Konstante(n)

konst. = konstant(e)
konz. = konzentriert(e)
Kp. = Siedepunkt
$Kp._{0,2}$ = Siedepunkt bei 0,2 Torr
krist. = kristallisiert(e)
l.c. = loco citato
L.F. = Flockungseinheit
Lit. = Literatur
log. = logarithmisch
lösl. = löslich
Lsg. = Lösung(en)
Lsgm. = Lösungsmittel
m = molar (Konzentrationsangabe)
M. = Methanol
MAK = maximale Arbeitsplatzkonzentration mg/m^3
M.G. = Molekulargewicht
Min. = Minute(n)
Mitt. = Mitteilung(en)
mU = Millieinheit = milliunit
n = normal (Konzentrationsangabe)
n- = normal (Isomerieangabe)
Nachw. = Nachweis
NAD = Nicotinsäureamidadenindinucleotid
NADH = hydriertes NAD
NADPH = hydriertes NAD-phosphat
Nd. = Niederschlag
NIH = National Institute of Health
NM = Nährmedium(ien)
o. a. = oben angegebene
OHZ = Hydroxylzahl
opt. akt. = optisch aktiv(e)
org. = organisch(e)
p.a. = pro analysi
PAe. = Petrolaether
PAeG = Polyaethylenglykol
Pat. = Patent
P.Chr. = Papierchromatographie
p.chr. = papierchromatographisch
p. i. = pro injectionem
p. o. = per os
Po-Z = Polenske-Zahl
prim. = primär(e)
Prod. = Produkt(e)
Prüf. = Prfg. = Prüfung(en)
PVP = Polyvinylpyrrolidon
qual. = qualitativ(e)
quant. = quantitativ(e)
quart. = quartär(e)
rac. = racemisch(e)
RES = reticulo endotheliales System
Rg. = Reagens
RhZ = Rhodanzahl

Rk. = Reaktion(en)
RL = Reagenslösung
R-M-Z = Reichert-Meißl-Zahl
s. = siehe
s.c. = subcutan
s.chr. = säulenchromatographisch
sd. = siedend(e)
Sek. = Sekunde(n)
sek. = sekundär
Sir. = Sirup(e)
Spez. Gew. = spezifisches Gewicht
spp. = species
s. S. = siehe Seite
Std. = Stunde(n)
std. = stündig(e)
symm. = symmetrisch(e)
Syn. = Synonym(e)
Synth. = Synthese(n)
synth. = synthetisch(e)
SZ = Säurezahl
T. = Teil(e)
Temp. = Temperatur(en)
tern. = ternär(e)
tert. = tertiär(e)
Tr. = Tropfen
Trbg. = Trübung(en)
U = Umdrehung (z. B. U/min), aber auch Unit (Einheit) (z. B. Bd. I, 633)
U.E. = USP-Einheit(en)
ungesätt. = ungesättigt(e)
unlösl. = unlöslich(e)
Unters. = Untersuchung(en)
USAN = United States Adopted Name
UV = Ultraviolett
vac. = Vakuum
verd. = verdünnt(e)
Vet. Med. = Veterinärmedizin
vgl. = vergleiche
VM = Verbandmull
Vol. = Volumen, volumina
Vol.T. = Volumteil(e)
Vork. = Vorkommen
VZ = Verseifungszahl = Verbandzellstoff
W. = Wasser
Wrkg. = Wirkung(en)
W.S. = Wassersäule
wss. = wässerig(e)
Zerf. = Zerfall, Zerfälle
Zers. = Zersetzung(en)
Zersp. = Zersetzungspunkt
zit. = zitiert
ZNS = Zentralnervensystem
ZW = Zellwolle

c) Abkürzungen der Botanikernamen

ABEL = ABEL, CLARKE
ACH. = ACHARIUS, E.
ADAMS = ADAMS, JOH. MICHEL
AELLEN = AELLEN, PAUL
AFZEL. = AFZELIUS, ADAM
J. AG. = AGARDH, JAKOB GEORG
AIT. = AITON, WILLIAM
ALEF. = ALEFELD, FRIEDRICH
ALL. = ALLIONI, CARLO

T. ANDERS. = ANDERSON, THOMAS
ANDR. = ANDREWS, HENRY C.
ARN. = ARNOTT, GEORGE ARNOLD WALKER-ARNOTT
ARR. DA CAM. = ARRUDA DA CAMERA
AVE-LALL. = AVE-LALLEMANT J. L. E.
ASCHERS. = ASCHERSON, PAUL FRIEDRICH AUGUST

Aub. = Aublet, Jean Baptiste Christophore Fusee
Bailey = Bailey, L. H.
F. M. Bailey = Bailey, Fredric Manson
Baill. = Baillon, Henri Ernest
Bak., Baker = Baker, John Gilbert
Balf. f. = Balfour, Isaac Bailey
Bart. = Bartalani, B.
Barb.-Rodr. = Barbosa-Rodrigues, Joao
Bartl. = Bartling, Friedrich Gottlieb
Baumg. = Baumgarten, Joh. Christian Gottlob
Beauv. = Beauvais, Palisot de Ambroise Marie François Joseph, Baron
Beck = Beck, Lewis Caleb
Bedd. = Beddome, Richard H.
Bell. = Bellardi, Carlo Antonio Ludovico
Benth. = Bentham, George
Bess. = Besser, Willibald Swibert Joseph Gottlieb von
Bernh. = Bernhardi, Johann Jacob
Bge. = Bunge, Alexander von
Bieb. (M. B.) = Marschall von Bieberstein, Friedr. Aug., Freiherr
Billb. = Billberg
Birdw. = Birdwood, G. C. M.
Bl. = Blume, Dr. Carl Ludwig
Blanco = Blanco, Manuel
Boiss. = Boissier, Edmund
Boj. = Bojer, Wenzel
Bonpl. = Bonpland
Borkh. = Borkhausen, Moritz Balt.
Britton = Britton, Nathaniel Lord
N. E. Br. = Brown, Nicolas Edward
R. Br. = Brown, Robert
Brown = Brown, Addison
Brot. = Brotero, Felix de Avelar
Bub. = Bubani, P.
Burk. = Burkill
Bull. = Bulliard, Pierre
Bunge = Bunge, A. A. von
Burch. = Burchell, William J.
Burm. = Burmann, Johannes
Burm. f. = Burmann (filius), Nikolaus Laurenz
Burtt Davy = Burtt Davy, Joseph
Camb(ess). = Cambessedes, Jacques
Cam. = Camerarius, E. G.
Camus = Camus, E. G.
Carr. = Carriere, Elie Abel
Cas. = Casaviella, J. Ruiz
Cass. = Cassini, Alexander Henri Gabriel, Graf von
Cathel. = Cathelineau, H.
Cav. = Cavanilles, Antonio Jose
Cham. et Schlechtd. = Chamisso et Schlechtendahl
A. Chev. = Chevallier, Auguste J. B.
Chois. = Choisy, Jacques Denis
C. B. Cl. = Clarke, C. B.
Clairv. = Clairville, J. P. de

Clos = Clos, Dominique
L. E. Codd = Codd, L. E.
Cogn. = Cogniaux, Celestin Alfred
Colebr. = Colebrook, H. Th.
Collad. = Colladon, L. Th. F.
Correa = Correa, da Serra Jose Francisco
Coss. = Cosson, Ernest
Coste = Coste, H. J.
Court. = Courtois, Rich. Jos.
Crantz = Crantz, Heinr. Johann Nepomuk von
A. Cunn. = Cunnigham, Allan
R. Cunn. = Cunnigham Richard
Curt. = Curtis, William
A. Dc. = De Candolle, Alphonse
Dc. = De Candolle, Augustin Pyramus
Decne. = Decaisne, Joseph
Del. = Delile, Alire Raffeneau
Desf. = Desfontaines, Rene Louiche
Desv. = Desvaux, Augustin Nicaise
Diels = Diels, F. L. E.
Dietr. = Dietrich, Albert
Dode = Dode, Louis Alb.
G. Don = Don, George
Donn = Donn, James
Druce = Druce, G. C.
Drum. = Drummond, James
Dryand. = Dryander, Jonas
Duham. = Duhamel du Monceau, Henry Louis
Dun(al). = Dunal, Michael Felix
Durch. = Durchartre, Pierre Etienne
Eaton = Eaton, Amos
Ehrenb. = Ehrenberg, Christian Gottfried
Ehrh. = Ehrhart, Friedrich
Endl. = Endlicher, Stephan Ladislaus
Engl. = Engler, Heinrich Gustav Adolf
Exell = Exell, Arthur Wallis
E. u. Z. = Ecklon, Christian Friedrich und Zeyher, Karl
Fabr. = Fabricius, P. C.
Farw. = Farwell, O. A.
Fingh. = Fingerhuth, K. A.
Fiori = Fiori, A.
Fisch. = Fischer, Fr. Ernst Ludwig von
Forsk. = Forskal, P.
Forst. f. = Forster, Johann Georg Adam
J. R. et G. Forst. = Forster, Johann Reinhard und Georg
Franch. = Franchet, Adrien R.
Fres(en). = Fresenius, Joh. Baptist Georg Wolfgang
Fr(ies). = Fries, Elias Magnus
Fritsch = Fritsch, Karl
Gaertn. = Gaertner, Joseph
Gaud. = Gaudin, Jean Françoise Gottlieb Philippe
Germ. = Germain de Saint-Pierre, J. N. E.
Gilib. = Gilibert, Jean Emmanuel
Gm(el). = Gmelin, (mehrere Botaniker)
Godr. = Godron, Dominique Alexandre
Good. = Gooden. = Goodenough, Rev. Samuel

GRAEBN. = GRAEBNER, KARL OTTO ROBERT PETER PAUL
GRAB. = GRABOWSKI, H. E.
(A.) GR. = GRAY, ASA
GREV. = GREVILLE, R. K.
GRIFF. = GRIFFITH, WILLIAM
GRISEB. = GRISEBACH, HEINRICH RUD. AUG.
GUILL. = GUILLEMIN, ANTOINE
GUERKE = GUERKE, R. L. A. M.
HALLIER = HALLIER, E.
HALL(IER). f. = HALLIER filius
HAMILT. = HAMILTON, W.
HARV. = HARVEY, WILLIAM HENRY
HASSK. = HASSKARL, JUSTUS CARL
HAUSSKN. = HAUSSKNECHT, HEINR. CARL
HAW. = HAWORTH, ADRIAN HARDY
HAYNE = HAYNE, FRIEDR. GOTTLOB
HELDR. = HELDREICH, THEODOR VON
HEMSL. = HEMSLEY, W. BOTTING
HERB. = HERBERT, WILLIAM
HILL = HILL, JOHN
HOCHST. = HOCHSTETTER, CHRISTIAN FRIEDRICH
HOFFM. = HOFFMANN, FRANZ GEORG
HOFFMGG. = HOFFMANNSEGGE, JOHANN CENTURIUS GRAF VON
HOOK. = HOOKER, WILLIAM JACKSON
HOOK. f. = HOOKER (filius), JOSEPH DALTON
HORT. = hortorum = der Gärten, hortulanorum = der Gärtner anstelle eines nicht namentlich genannten Autors
HOUSE = HOUSE, HOMER DOLIVER
HOUTT. = HOUTTUYN, MARTINUS
HUDS. = HUDSON, W.
H. B. K. = HUMBOLDT, BONPLAND und KUNTH
HUMB. = HUMBOLDT, F. M. VON
HUTCH. = HUTCHINSON, J.
IND. KEW. = Index Kewensis
JACQ. = JACQUIN, NICOLAUS JOSEPH BARON VON
JESS. = JESSEN, KARL FRIEDR. WILH.
JUSS. = JUSSIEU, ANTOINE LAURENT DE
KARSCH. = KARSCHMENSKY, VINCENZ FRANZ
KARST. = KARSTEN, GUSTAV KARL WILH. HERM.
KER-GAWL. (K. G.) = KER, JOHN BELLENDEN (JOHN GAWLER)
KLOTZSCH = KLOTZSCH, JOHANN FRIEDR.
(C.) K. KOCH = KOCH, KARL
W. D. J. KOCH = KOCH, WILH. DANIEL JOSEPH
KOIDZUMI = KOIDZUMI, GEN'ICHI
KOST(EL). = KOSTELETZKY, VINCENZ FRANZ
KOSTERM. = KOSTERMANN
KOTSCHY = KOTSCHY, THEODOR
O. KTZE. = KUNTZE, CARL ERNST OTTO
KUNZE = KUNZE, GUSTAV
KURTZ = KURTZ, F.
KURZ = KURZ, WILH. SURPITZ
LABILL. = LABILLADIERE, JACQUE JULIEN HOUTTON
LAC. = LACAITA, C. C.

LALLAVE. = DE LA LLAVE, CANONIGO
LAM. = LAMARCK (LA MARCK), JEAN BAPTISTE ANTOINE PIERRE MONNET
LECOMPTE = LECOMPTE, HINRI
LEDEB. = LEDEBOUR, CARL FRIEDRICH VON
LEERS = LEERS, J. D.
LEIGHTON = LEIGHTON, WILLIAM ALLPORT
LEJ. = LEJEUNE, A. L. S.
LEM. = LEMAIRE, CHARLES
LEMAN = LEMAN, DOMINIQUE SEBASTIEN
LESCH(EN). = LESCHENAULT DE LA TOUR, L. TH.
LESS. = LESSING, CHRISTIAN FRIEDRICH
LEV. = LEVEILLE, JOSEPH HENRI und AUGUSTE ABEL HECTOR
LEWIN = LEWIN, L.
LEX. = LEXARZA, JUAN MARTINEZ
L'HERIT. = L'HERITIER, DE BRUTELLE CHARLES LOUIS
LINDL. = LINDLEY, JOHN
LINGELS. = VON LINGELSHEIM, ALEXANDER
LINK = LINK, HEINRICH FRIEDRICH
L. = LINNE, CARL, RITTER VON
L. f. = LINNE (filius), CARL VON
LOES. = LOESELIUS, JOHANNES
LOUD. = LOUDON, JOHN CLAUDIUS
LOUR. = LOUREIRO, JUAN
MACBR. = MACBRIDE, J. F.
MAK. = MAKINO, TOMITARO
MANETTI = MANETTI
 a) GUISEPPE
 b) SAVERIO
MARCH. = MARCHAND, L.
M. B. = MARSCHALL VON BIEBERSTEIN, FRIEDRICH AUGUST, FREIHERR
MART. = MARTIUS, KARL FRIEDRICH PHILIPP VON
MAST. = MASTERS, MAXWELL T.
MATSUM. = MATSUMURA, JINZO
MAXIM. = MAXIMOWICZ, KARL JOHANN
MAYR = MAYR, HEINRICH
MEDIK. = MEDIKUS, FRIEDR. CASIMIR
MEEUSE = MEEUSE, A. D. J.
MEISSN. = MEISSNER, KARL FRIEDRICH
MERR. = MERRILL, E. D.
MERT. et KOCH = MERTENS, FRANZ KARL; Mitarbeiter von W. KOCH
MEY. = MEYER, ERNST HEINRICH FRIEDRICH
C. A. MEY. = MEYER, CARL ANTON
G. F. W. MEY. = MEYER, GEORG FRIEDRICH WILHELM
MEY. E. = MEYER, ERNST HEINRICH FRIEDRICH
MEZ = MEZ, CARL
MICHX. = MICHAUX, GEORG FRIEDRICH WILHELM
MIERS = MIERS, JOHN
MILDBR. = MILDBRAED
MILL. = MILLER, PHILIPP
MIQ. = MIQUEL, FRIEDR. ANTON WILH.
MIRB. = MIRBEL, CHARLES FRANÇOIS, gen. BRISSEAU
MOENCH = MOENCH, KONRAD
MOHR = MOHR, D. M. H.
MOLDENKE = MOLDENKE, H. N.

Mol.(ina) = Molina, Juan Ignatio
Moore = Moore, Thomas
Moq. = Moquin-Tandon, Christian Horace Benedict Alfred
Moris = Moris, G. G.
Morton = Morton, C. V.
Müll. Arg. = Müller, Argoviensis Jean F. v. Muell.
= Mueller, Baron Ferdinand Jac. Heinr. von
Mut.(is) = Mutis, Jose Celestino
Nakai = Nakai, T.
Naud. = Naudin, Charles
Neck. = Necker, Noel Joseph de
Nees = Nees, ab Esenbeck Christian Gottfr.
Nekr. = Nekrassowa, Wera Leontievna
Nutt. = Nuttal, Thomas
Nym. = Nyman, Carl Fredrik
Oliv. = Oliver, Daniel
Oliver = Oliver, Guillaume Antoine
Pall. = Pallas, Peter Simon
Parl. = Parlatore, Filippo
Parm. = Parmentier, A.
Parry = Parry, W. E.
Pav. = Pavon, J.
Pax. = Paxton, Joseph
PB. = Palisot de Beauvois, Ambroise Marie François Joseph, Baron
Pereira = Pereira, Jonathan
Perr. = Perrotet, G. S.
Pers. = Persoon, Christian Hendrick
Phillips = Phillips, E. P.
Pich. = Pichon
Planch. = Planchon, Jules Emile
Pohl = Pohl, Johann Baptiste Emanuel
Poir. = Poiret, Jean Louis Marie
Pourr. = Pourret de Figeac, P. A.
Prantl = Prantl, Karl Anton
Pursh = Pursh, Friedr. Traugott
Raddi = Raddi, Giuseppe
Radl. = Radlkofer, Ludwig
Raf(in). = Rafinesque-Schmaltz, Constantin Samuel
Ram. = Ramond, Louis François Elisabeth, Baron de Carbonniere
Reg. = Regel, Eduard August von
Rehd. = Rehder, Alfred
Rchb. f. = Reichenbach filius, Heinrich Gustav
Rchb. = Reichenbach, Heinz Gottl. Ludwig
Rendle = Rendle, A. B.
Retz. = Retzius, Anders Johan
Reyn. = Reynier, A.
A. Rich. = Richard, Achilles
Rikli = Rikli, M. A.
Roem. = Roemer, Friedr. Adolph
Roem. et Schult. (R. et S.) = Roemer, Joh. Jakob et Schultes, Jos. August
Rosc. = Roscoe, William
Rose = Rose, Joseph Nelson
Roth = Roth, Albrecht Wilhelm
Rottb. = Rottboel, C. F.
Roxb. = Roxburgh, William
Royle = Royle, John Forbes

Ruiz et Pav. = Ruiz-Lopez, Hipolito; Pavon, Joseph
Rumph. = Rumph(ius), G. E.
Rupr. = Ruprecht, Franz J.
Rydb. = Rydberg, P. A.
Sabine = Sabine, J.
St. Hil. = Saint-Hilaire, A. F. C. P. de
Salisb. = Salisbury, Richard Anthony Markham
Sandw. = Sandwith, N. Y.
Savi = Savi, Gaetano
Scheele = Scheele, G. H. A.
Scherbius = Scherbius, J.
Schindl. = Schindler, Anton K.
Schinz = Schinz, Hans
Schlecht. (Schltr.) = Schlechter, R.
Schldl. = Schlechtendal, D. F.
Schleich. = Schleicher, J. C.
Fr. Schmidt = Schmidt, Franz
J. Schm. = Schmidt, Joh. Anton
Schmitz = Schmitz, J. Joseph
Schneid. = Schneider, Camillo
Schott = Schott, Heinrich Wilhelm
Schrad. = Schrader, Heinr. Adolph
Schrank = Schrank, Franz Paula v.
Schreb. = Schreber, Johann Christian Daniel von
Schult. = Schultes, Joseph August
Sch. Bip. = Schultz, Karl Heinrich, genannt Bipontinus
F. W. Schultz = Schultz, Friedr. Wilh.
K. Schum. = Schumann, Karl Moritz
Schw. = Schwerin, Fritz von
Schweinf. = Schweinfurth, Georg
Scop. = Scopoli, Giovanni Antonio
Seem. = Seemann, Carl Berth.
Ser. = Seringe, Nicolas Charles
Sieb. = Siebold, Phil. Franz von
Sieber = Sieber, F. W.
Sibth. et Smith = Sibthorp, John; Smith, James Edward
Sims = Sims, John
Small = Small, John K.
Sm. = Smith, Sir James Edward
C. A. Sm. = Smith, C. A.
Sond. = Sonder, W.
Soo = Soo von Bere, Karoly
Spach = Spach, Edouard
Spegaz. = Spegazzini, C.
Sprague = Sprague, Thomas Archibald
Spreng. = Sprengel, Curt
Stackh. = Stackhouse, J.
Standl. = Standley, P. C.
Stapf = Stapf, O.
Steud. = Steudel, Ernst Gottlieb
Stev. = Steven, Christian
Stokes = Stokes, J.
Sw. = Swartz, Olof
Sweet = Sweet, Robert
Taub. = Taubert, P.
Tausch = Tausch, J. F.
Ten. = Tenore, Michele
Thell. = Thellung, Albert
Thoms. = Thomson, T.
Thunb. = Thunberg, Carl Peter
Tod. = Todaro, A.

Torr. et Gray = Torrey, John Gray, Asa
Turcz. = Turczaninow, Nikolai Stepanovich
Pit. Tourn. = Tournefort, Joseph Pitton
Trev. = Treviranus, L. Chr.
Triana = Triana, Jose
Turra = Turra, A.
Vatke = Vatke, Georg Carl
Val. = Valeton, Theodoric
Vell. = Velloso, Jose Marianno da Conceicao
Vent. = Ventenat, Etienne Pierre
Verdc.(ourt) = Verdcourt, B.
Vill. = Villars, Dominique
Vis. = Visiani, Roberto de
W. et K. = Waldstein-Watenburg, Franz de Paula Adam, Graf von; Kitaibl, Paul

Wall. = Wallich, Nathanael
Wallr. = Wallroth, Carl Friedrich Wilhelm
Walt. = Walter, Thomas
Wangh. = Wangenheim, Friedr. Adam Julius von
Webb = Webb, Philipp Barker
Wedd. = Weddell, Hugh D'Algernon
Wendl. = Wendland, Johann Christoph
Wight = Wight, Robert
Willd. = Willdenow, Karl Ludwig
Willk. = Willkomm, Moritz
Wils. = Wilson, Ernest Henry
Wimm. = Wimmer, C. F. H.
Wood = Wood, Alphonso
W. et A. = Wright et Arnott = Walker-Arnott, George Arnold
C. H. Wright = Wright, Charles Henry
Zucc. = Zuccarini, Joseph Gerhard

Literaturverzeichnis für die Drogenmonographien

Die Liste führt die Standard- und Nachschlagewerke auf, die im Text der Drogenmonographien meist nur mit dem Autornamen erwähnt sind.

Baumgarten, G.: Die herzwirksamen Glykoside, Edition Leipzig 1963. – Benigni, R., C. Capra u. P. E. Cattorini: Piante medicinali chimica farmacologia e terapia, Milano: Inverni & Della Beffa, Bd. I (1962), Bd. II (1964)[1]. – Berger, F.: Synonyma-Lexikon der Heil- und Nutzpflanzen, Wien: Österreichischer Apotheker-Verlag 1954/1955. – Berger, F.: Handbuch der Drogenkunde, Wien: W. Maudrich, Bd. I (1949), Bd. II (1950), Bd. III (1952), Bd. IV (1954), Bd. V (1960), Bd. VI (1964), Bd. VII (1967). – Boit, H.-G.: Ergebnisse der Alkaloid-Chemie bis 1960, Berlin: Akademie-Verlag 1962. – Braun, H.: Heilpflanzen-Lexikon für Ärzte und Apotheker, Stuttgart: Gustav Fischer 1968. – Chopra, R. N., S. L. Nayar u. J. C. Chopra: Glossary of Indian Medicinal Plants, New Delhi: Council of Scientific and Industrial Research 1956. – Dragendorff, G.: Die Heilpflanzen der verschiedenen Völker und Zeiten, Stuttgart: Ferd. Enke 1898; Neudruck für Werner Fritsch Antiquariat München 1967. – Fieser, L. F., u. M. Fieser: Organische Chemie, Weinheim/Bergstr.: Verlag Chemie 1968. – Gessner, O.: Die Gift- und Arzneipflanzen von Mitteleuropa, Heidelberg: C. Winter Universitätsverlag 1953. – Gstirner, F.: Prüfung und Verarbeitung von Arzneidrogen, Bd. I u. II, Berlin/Göttingen/Heidelberg: Springer 1955. – Haerdi, F., J. Kerharo u. J. G. Adam: Afrikanische Heilpflanzen, Basel: Verlag für Recht u. Gesellschaft 1964. – Harborne, J. B.: Comparative Biochemistry of the Flavonoids, London/New York: Academic Press 1967. – Heeger, E. F.: Handbuch des Arznei- und Gewürzpflanzenanbaus, Berlin: Deutscher Bauernverlag 1956. – Hegi, G.: Illustrierte Flora von Mitteleuropa, München: J. F. Lehmanns Verlag, Bd. I (1935), Bd. II (1939), Bd. III (1912); München: Hanser, Bd. III/1 (1957); Bd. IV/1 (1958), Bd. IV/2 (1961), Bd. IV/3 (1924), Bd. V/1 (1925), Bd. V/2 (1926), Bd. V/3 (1927), Bd. V/4 (1928), Bd. VI/1 (1918), Bd. VI/2 (1929), Bd. VII (1931). – Hegnauer, R.: Chemotaxonomie der Pflanzen, Basel/Stuttgart: Birkhäuser, Bd. I (1962), Bd. II (1963), Bd. III (1964), Bd. IV (1966), Bd. V (1969). – Hesse, M.: Indolalkaloide, Berlin/Göttingen/Heidelberg: Springer 1964, Ergänzungswerk 1968. – Hoppe, H. A.: Drogenkunde, Hamburg: Cram, de Gruyter u. Co. 1958. – Hörhammer, L.: Teeanalyse, Berlin/Heidelberg/New York: Springer 1970. – Karrer, W.: Konstitution und Vorkommen der organischen Pflanzenstoffe (exclusive Alkaloide), Basel/Stuttgart: Birkhäuser 1958. – Kingsbury, J. M.: Poisonous Plants of the United States and Canada, Englewood Cliffs: Prentice-Hall 1964. – Lewin, L.: Gifte und Vergiftungen, Ulm: Haug 1962. – Luckner, M.: Prüfung von Drogen, Jena: VEB Gustav Fischer 1966. – Ohwi Jisaburo: Flora of Japan, Washington DC, Smithonian Institution 1965. – Polunin, O.: Pflanzen Europas, München: BLV Verlagsgesellschaft 1971. – Schindler, H., u. H. Frank: Tiere in Pharmazie und Medizin, Stuttgart: Hippokrates-Verlag 1961. – Schormüller, J.: Handbuch der Lebensmittelchemie, Berlin/Heidel-

---

[1] Deutsche Ausgabe in Vorbereitung.

berg/New York: Springer, Bd. IV (1969), Bd. VI (1970). – WAGNER, H.: Rauschgiftdrogen, Berlin/Heidelberg/New York: Springer 1969. – WATT, J. M., u. M. G. BREYER-BRANDWIJK: The Medicinal and Poisonous Plants of Southern and Eastern Africa, Edinburgh/London: E. u. S. Livingstone 1962. – The Wealth of India, New Delhi: Council of Scientific and Indian Research, Vol. III (1952), Vol. IV (1956), Vol. V (1959), Vol. VI (1962), Vol. VII (1966), Vol. VIII (1969). – v. WIESNER, J.: Die Rohstoffe des Pflanzenreiches, Weinheim: J. Cramer, Lieferung 1 (1962), 3 (1964) und 5 (1966). – ZANDER, R.: Handwörterbuch der Pflanzennamen, Stuttgart: Eugen Ulmer 1964. – ZECHMEISTER, L.: Fortschritte der Chemie organischer Naturstoffe, Wien: Springer 1938ff.

Errata

Bd. u. Seite	Falsch	Richtig
II, 6, Zeile 16	... bei etwa 7 atü	... bei 1 atü
VII A, 70, letzte Zeile	..., Mainz	..., Wiesbaden-Schierstein
519, Zeile 11	der gesättigten Lösung	der übersättigten Lösung
519, Abb. 359		
519, Zeile 11 von unten	C_5	C_4
535, Zeile 11 von unten	gewöhnliche	gewöhnlich
664	$x\,(\%) = \dfrac{100\,(a-b)}{b}$	$x\,(\%) = \dfrac{100\,(a-b)}{a}$
844, Zeile 24 von unten	... (S. 862)	... (S. 852)
847, Abb. 456 (Legende)	... (Füllhöhe 15 cm)	... (minimale Füllhöhe 15 cm)
848, Zeile 2	Normalerweise wird für die Zerfallsbestimmung eine geführte Plastikscheibe ... benutzt.	Normalerweise wird für die erste Zerfallsbestimmung keine, für die zweite eine geführte Plastikscheibe ... benutzt.

Chemikalien und Drogen

(Fortsetzung)

Amanita

Amanita muscaria (L. ex Fr.) Hook. (Fungus muscarius; außerdem laut HPUS 64 Agaricus fulvus, A. imperialis, A. maculatus, A. plumbaeus, A. puella, A. pustulatus, A. verrucosa, Amanita citrinus, A. muscarius). Amanitaceae. Fliegenpilz. Fliegenblätterpilz. Fliegenschwamm. Fly agaric. Bug agaric. Agaric des mouches. Fausse oronge. Oronge fausse.

Kommt in lichten Laub- und Nadelholzwäldern auf der ganzen nördlichen Halbkugel und in Südafrika vor.

Fruchtkörper 10 bis 20 cm hoch, mit festem, weißem, unten knollenförmig verdicktem Stiel, der oberhalb der Mitte einen fleischigen, weißen, beweglichen, oft noch teilweise mit dem Hut zusammenhängenden Ring trägt. Hut halbkugelig bis flach, oberseits glänzend ziegelrot, oft mit weißen, dicken Warzen, oder auch frei von solchen; auf der Unterseite gerade, weiße, unverzweigte, scharfe Lamellen. Vor seiner vollständigen Entwicklung ist der Pilz von einer warzigen Hülle umgeben, die später, wenn der Stiel sich streckt, gesprengt wird.

Inhaltsstoffe. Muscarin, dessen pharmakologische Eigenschaften zwar schon lange bekannt sind, dessen Struktur aber erst 1957 von F. Kögl aufgeklärt wurde. Es handelt sich beim natürlichen Muscarin um 2S-, 3R-, 5S-Muscarin der Formel

Die Synthese ergibt 4 verschiedene Racemate:

($\pm$)-Muscarin, ($\pm$)-Epimuscarin, ($\pm$)-Allomuscarin und ($\pm$)-Epiallomuscarin, von denen nur dem ($-$)-Muscarin die volle pharmakologische Wirkung zukommt. Fp. des Chlorids 181 bis 182°; $[\alpha]_D^{20} = + 7°$ (A.) (vgl. dazu C. H. Eugster: The Chemistry of Muscarine, in Advances in Organic Chemistry, Vol. II, New York: Interscience Publishers 1960).

Muscarin soll in der sibirischen Provenienz fehlen.

Neben Muscarin liegen im Fliegenpilz noch andere, vor allem am ZNS angreifende Wirkstoffe vor.

Von C. H. Eugster wurde die auch von Takemoto et al. in Amanita-Arten nachgewiesene Ibotensäure und das Muscazon isoliert und aufgeklärt.

Ibotensäure, $C_5H_8N_2O_5$, Fp. 145° (Zers.);
Muscazon, $C_5H_6N_2O_4$, ab 190° (Zers.).

[Vgl. dazu C. H. Eugster et al.: Helv. chim. Acta 48, 910, 927 (1965); 50, 126, 137 (1967)].

Muscaridin, von C. A. Salemink et al. [Planta med. (Stuttg.) 10, 327 (1962); 11, 139 (1963)] isoliert und aufgeklärt, hat die folgende Struktur

$$H_3C-\underset{\underset{H}{|}}{\overset{\overset{OH}{|}}{C}}-\underset{OH}{\overset{H}{\underset{|}{C}}}-\underset{\underset{H}{|}}{\overset{\overset{H}{|}}{C}}-\underset{H}{\overset{H}{\underset{|}{C}}}-CH_2-\overset{\oplus}{N}(CH_3)_3$$

und läßt sich formal aus Muscarin durch Ringöffnung entstanden denken. Es ist nicht sicher, ob es mit dem von Kobert als Pilzatropin und später Muscaridin bezeichneten, psychotrop wirksamen Stoff identisch ist.

Der rote Farbstoff Muscarufin (Koegl 1930) hat sich als Mehrkomponentengemisch bislang unbekannter Zusammensetzungen erwiesen (Grob, W.: Dissertation Marburg 1966).

Ferner wurden Cholin, Trimethylamin, ätherisches Öl, campherartiges Amanitol, Xanthin, Putrescin, Betain, Bufotenin u. a. biogene Amine gefunden.

Wirkung. Lebensgefährlich giftig!

Vergiftungen mit dem Fliegenpilz machen sich bereits 15 bis 30 Min. nach der Einnahme bemerkbar. Es treten zunächst rauschähnliche Zustände auf mit Wahnvorstellungen, Delirien, Lachen, Schreien, Wut- und Tobsuchtsanfällen. Dabei kommt es zu Speichelfluß, Übelkeit und Erbrechen, Pupillenverengung. Nur die zuletzt genannten Wirkungen sowie die dem Acetylcholin ähnlichen Wirkungen auf den Kreislauf und die glatte Muskulatur sind auf das Muscarin zurückzuführen. Sie sind durch Atropin vollständig aufzuheben. Dagegen sind die zentralnervösen Wirkungen auf die anderen Inhaltsstoffe, wahrscheinlich Ibotensäure und Muscazon zurückzuführen. Für sich alleine appliziert zeigen die beiden Verbindungen am Versuchstier narkosepotenzierende Eigenschaften, s. C. H. Eugster: Helv. chim. Acta 48, 910 (1965). Die Gesamtwirkung wird als Pantherina-Syndrom bezeichnet.

Gegenmaßnahmen bei Vergiftungen mit muscarinhaltigen Pilzen (s. u.) sind nach S. Moeschlin[1]:

1. Brechmittel: vom Arzt am besten Apomorphin 0,01 g s. c., sonst genügt auch Seifenwasser. Magenspülung ist wegen des Aufregungszustandes und der damit verbundenen Gefahr der Aspiration zu unterlassen.

2. Bei Muscarinsyndrom (Rißpilz) Atropin 1 mg i. m., evtl. i. v.

3. Kohle: Sobald das Erbrechen nachläßt, reichlich Kohle plus 25 g Natriumsulfat.

4. Calciumgluconat: 20 ml der 20%igen Lsg. i. v. bei tetanischen Symptomen, die hier schon vor dem Erbrechen durch toxische Reizwirkungen auftreten können.

5. Beruhigungsmittel: Morphin 0,01 g s. c. plus 0,2 g Luminal i. m., Chlorpromazin 25 mg i. m.

Andere Giftpilze, die zum Pantherina-Syndrom führen oder ausgesprochene Muscarinwirkung zeigen, sind **Amanita pantherina,** der Pantherpilz, und **Inocybe-Arten,** v. a. **Inocybe Patouillardi,** der Ziegelrote Rißpilz (enthält nach C. H. Eugster 30 bis 120mal mehr Muscarin als der Fliegenpilz).

Hoppe gibt noch folgende sehr giftige Varietäten an: Amanita muscaria var. formosa, Gelber Fliegenpilz; A. muscaria var. regalis, Königsfliegenpilz; A. muscaria var. umbrina, Brauner Fliegenpilz; A. muscaria var. euumbrina, umbrabrauner Fliegenpilz.

Agaricus HAB 34. Fliegenpilz.

Frischer oberirdischer Fruchtkörper.

---

[1] Moeschlin, S.: Klinik und Therapie der Vergiftungen, Stuttgart: G. Thieme 1959.

Arzneiform. Essenz nach § 3.

Arzneigehalt. 1/3.

Aufbewahrung. Bis 3. Dez. Pot. vorsichtig.

Nach den Vorschlägen für das neue Deutsche HAB, Heft 1, S. 32 (1955) zur Urtinktur nach § 3. Außerdem werden einige Prüfungsreaktionen sowie die Chromatographie der Tinktur beschrieben.

Anwendung. Bei Störungen des Zentralnervensystems, bei klimakterischen Beschwerden und bei chronischem Gelenkrheuma.

Agaricus muscarius HPUS 64. Bug Agaric.

Der ganze frische Pilz mit Ausnahme der äußeren Haut.

Arzneiform. Urtinktur: Arzneigehalt 1/10. Agaricus muscarius, feuchte Masse mit 100 g Trockensubstanz und 567 ml Wasser = 667 g, Alkohol USP (94,9 Vol.-%) 468 ml, zur Bereitung von 1000 ml der Tinktur. – Dilutionen: D 2 (2×) enthält 1 Teil Tinktur, 4 Teile dest. Wasser und 5 Teile Alkohol; D 3 (3×) und höher mit Alkohol HPUS (88 Vol.-%). – Medikationen: D 3 (3×) und höher.

Amanita phalloides FRIES (A. viridis PERS., A. virescens VAILL., A. bulbosa BULL.).
Grünlicher Knollenblätterpilz. Grüner Knollenblätterschwamm. Grüner Wulstling. Giftgrünling. Giftchampignon. Grüner Schierlingsschwamm. Deadly agaric.

Heimisch in den Laubwäldern Europas und Nordasiens.

Mittelgroßer bis großer Hut, beim Zerreißen der Hülle blaßgrün und kugelig bis glockenförmig, dann gewölbt bis ausgebreitet, 5 bis 15 cm Durchmesser. Später oliv- bis graugrün, von eingewachsenen Fasern fransig geflammt und nur selten mit Hüllresten als weißliche Flocken behaftet. Hutoberhaupt bei feuchtem Wetter klebrig, bei Trockenheit seidig glänzend, leicht abziehbar. Lamellen bleiben weiß und weich, ungleich lang, breit, sehr dichtstehend und verschmälert bis frei. Sporenstaub weiß; einzelne Spore wasserhell, kugelig bis eiförmig, 8 bis 10 μm groß. Schlanker, bis 12 cm hoher Stiel, weiß oder gelblich, bisweilen auch grünlich „genattert", trägt gleichfarbige, herabhängende Manschette. Stiel zuerst voll, bald aber von der Spitze aus hohl, am Grund eine deutlich abgesetzte, dicke, rundliche, weißliche, blattartig lappige Scheide.

Lebensgefährlich giftig!

Ebenso giftig sind **Amanita virosa,** der Weiße Knollenblätterpilz, und **Amanita verna,** der Frühlingsknollenblätterpilz. Sie enthalten die gleichen Toxine. Dagegen ist nach TH. WIELAND **Amanita mappa,** der Gelbliche Wulstling, frei von diesen.

Inhaltsstoffe. Die Amanitatoxine lassen sich in zwei Gruppen teilen:

1. die Phalloidin-Gruppe, bestehend aus Phalloidin, Phallacidin, Phalloin, Phallisin und Phallin B, 2. die Amanitin-Gruppe, bestehend aus α-, β-, γ-Amanitin und Amanin. Der wesentliche Unterschied der beiden Gruppen liegt in einigen Eigenschaften und in der Wirkungsgeschwindigkeit. Die Verbindungen der Phalloidin-Gruppe wirken rasch und führen in höheren Dosen bei Maus und Ratte innerhalb 1 bis 2 Std. zum Tod. Die Wirkung der Amanitine tritt verzögert ein, so daß auch mit sehr hohen Dosen der Tod frühestens nach 15 Std. eintritt. Dagegen ist α-Amanitin etwa 10- bis 20mal toxischer als Phalloidin und muß deshalb als das Hauptgift des Grünen Knollenblätterpilzes angesehen werden.

Beide Gruppen stellen Cyclopeptide dar, die alle eine aus einem Cystinmolekül und dem Indolkern des Tryptophans gebaute Schwefelbrücke und eine α-Hydroxyaminosäure gemeinsam haben.

Die Struktur der Toxine der Phalloidin-Gruppe ist nach TH. WIELAND und Mitarb. folgende:

[Structural formula of phalloidin-type peptides]

Phalloidin : $R_1 = OH$, $R_2 = H$, $R_3 = CH_3$, $R_4 = CH_3$
Phalloin   : $R_1 = H$, $R_2 = H$, $R_3 = CH_3$, $R_4 = CH_3$
Phallacidin : $R_1 = OH$, $R_2 = H$, $R_3 = CH(CH_3)_2$, $R_4 = COOH$
Phallisin   : $R_1 = OH$, $R_2 = OH$, $R_3 = CH_3$, $R_4 = CH_3$

Phallin B, ein in geringer Menge in Grünen Knollenblätterpilzen vorliegendes Gift, hat lipophile Eigenschaften. Es zeigt ein typisches Phalloidinspektrum und gibt die gleiche blaue Farbreaktion mit Zimtaldehyd-Salzsäure. Seine Struktur ist noch nicht vollständig geklärt.

Die Amanitine besitzen folgende Struktur:

[Structural formula of amanitins]

α - Amanitin : $R_1 = OH$, $R_2 = NH_2$
β - Amanitin : $R_1 = OH$, $R_2 = OH$
γ - Amanitin : $R_1 = H$, $R_2 = NH_2$
Amanin : H in 6-Stellung d. Indols
$R_1 = OH$, $R_2 = NH_2$

Die p. chr. Trennung der Amanitatoxine gelingt mit dem Lösungsmittel Butanon : Aceton : Wasser = 30 : 3 : 5 (Vol.). Sie lassen sich mit Zimtaldehyd-Salzsäure als blaue (Phalloidine und Amanin) oder violette (α-, β-, γ-Amanitin) Flecken sichtbar machen [vgl. dazu TH. WIELAND et al.: Justus Liebigs Ann. Chem. *704*, 226 (1967)].

TH. WIELAND gelang es, aus A. phalloides einen Stoff zu isolieren, der die Wirkung der Toxine aufhebt, wenn er gleichzeitig mit diesen in genügender Menge verabreicht wird. Der als *Antamanid* bezeichnete Stoff ist ein cyclisches Decapeptid folgender Zusammensetzung

L-Pro—L-Phe—L-Phe—L-Val—L-Pro
| |
L-Pro—L-Phe—L-Phe—L-Ala—L-Pro

was letztlich durch Synthese bewiesen wurde [Nachr. Chem. Techn. *16*, 43 (1968)].

Wirkung. Die ersten Symptome einer Knollenblätterpilzvergiftung treten 6 bis 12, manchmal bis 36 Std. nach der Einnahme in Form von plötzlichem, sehr heftigem Erbrechen, Durchfällen und starken Leibschmerzen auf. Gelegentlich kommt es zu Wadenkrämpfen. Der Puls wird rasch und flach, die Leber schwillt druckempfindlich an, Oligurie, Hämaturie, Albuminurie treten auf. In etwa 50% aller Fälle tritt nach 2 bis 5 Tagen, oft noch später der Tod im Coma hepaticum ein. Über den Wirkungsmechanismus vgl. TH. WIELAND, „The Toxic Peptides of Amanita Phalloides" in L. ZECHMEISTER „Fortschritte der Chemie organischer Naturstoffe", Bd. XXV, Wien/New York: Springer 1967.

Als Gegenmaßnahme sind sofortige Einweisung in die Klinik, Magenspülungen, Verabreichung von reichlich Kohle, Stützung des Kreislaufs, Leberschutztherapie, Bluttransfusion u. ä. geboten. Direkte Gegenmittel existieren nicht! Versucht wurde die sog. Limousinsche Organtherapie: Einnehmen von feingehackten, rohen Kaninchenmägen und -hirnen (Verhältnis 3:7). In Frankreich wurde versucht, ein spezifisches Serum herzustellen.

Über den Verlauf von Knollenblätterpilzvergiftungen s. C. WEINER: Med. Klin. 55, 1880 (1960).

Anwendung. In der Homöopathie.

Agaricus phalloides HAB 34.
Der frische Pilz Amanita phalloides PHOEB.

Arzneiform. Essenz nach § 3. *Arzneigehalt.* 1/3.

Amantadinum

Amantadinum. Amantidin. Amantidine hydrochloride. 1-Amino-adamantan. Adamantan-1-amin.

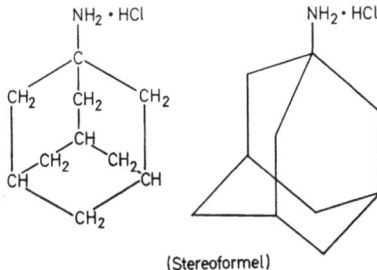

(Stereoformel)

$C_{10}H_{18}NCl$ M.G. 187,72

Eigenschaften. Weiße, kristalline Substanz, die gut wasserlöslich ist.

Anwendung. Chemotherapeuticum. Spezifisches Virostaticum. Zur Vorbeugung und Behandlung der Grippe bei Erwachsenen und Kindern. Antiparkinsonmittel.

Handelsformen: Symmetrel (Dr. Thomae, Biberach a. d. Riß); Virofral (Boehringer, Mannheim).

Amaracus

Amaracus dictamnus (L.) BENTH. (Origanum dictamnus L., Amaracus tomentosus MOENCH). Lamiaceae — Stachyoideae — Saturejeae. Kretischer Diptam. Diptamdost.

Heimisch in Griechenland.

Die schöne, weißwollige, poleiähnlich riechende Pflanze wird 30 cm hoch und besitzt kreisrunde Blätter.

Herba Dictamni cretici.

Inhaltsstoffe. Äth. Öl mit 85% Pulegon. Ferner Ursol- und Oleanolsäure.

Anwendung. Die Art galt als besonders heilkräftig bei Schußwunden und Bissen giftiger Tiere, weiterhin auch bei Lungen-, Magen- und Uterusleiden, als verdauungs- und geburtenförderndes Mittel und gegen Skrofulose. Heute in der Likörfabrikation verwendet.

Amaranthus

Amaranthus spinosus L. Amaranthaceae — Amaranthoideae — Amarantheae. Amarant.

Heimisch in Ostpakistan, Indien, auf den Philippinen sowie in Süd- und Westafrika. Kosmopolit.

Einjährig, bis 1 m hoch, flaumhaarig oder kahl werdend. Tragblätter stark dornig, die unteren länger als die Knäuel. Scheinähren zierlich verlängert, aufrecht, aus grünen, unten entfernten, oben gedrängten, blattlosen, nur männliche Blüten enthaltenden Knäueln gebildet. Perianth- und Staubblätter 5.

Inhaltsstoffe. Die frischen Blätter der Pflanze enthalten Vitamin C (9,8 mg/100 g) und Schleim.

Anwendung. Die Blätter als Viehfutter, die Samen als Vogelfutter. Die Wurzeln und die ganze Pflanze als mildes Abführmittel, Adstringens, Diureticum, Galaktagogum, Febrifugum und gegen Ekzeme. Auf den Antillen, Philippinen und in Indien ein beliebtes Gemüse. Verascht und mit 50% Tabak gemischt als Schnupftabak. Die Pflanze besitzt einen hohen Phagozytoseindex.

Amaranthus caudatus L. Gartenfuchsschwanz.

Einjährig, 0,6 bis 1,2 m hoch, Stengel aufrecht, ästig, oberwärts kurzhaarig. Scheinähren walzlich, verlängert, stumpf, dichtblütig, aus zusammenfließenden Knäueln bestehend, überhängend (namentlich die endständige). Vorblätter pfriemlich zugespitzt, etwas länger als die Blütenhülle. Blüten scharlach- bis purpurrot (selten grünlich oder weiß). Männliche Perianthblätter länglich-eirund, kurz zugespitzt. Weibliche breit rhombisch, verkehrt-eiförmig, spitzlich, so lang oder etwas kürzer als die rote Kapsel.

Inhaltsstoffe. In den Blättern Betain, in den Blütenständen Amaranthin und Rutin.

Anwendung. Blätter zu Schnupftabak und als Abortivum. In Zentralasien Samen und die Körnerfrucht und in Vorderasien auch die Blätter als Nahrungsmittel.

Amaranthus paniculatus L. [A. hybridus L. var. paniculatus (L.) Thell., A. cruentus L. var. paniculatus (L.) Boom].

Einjährig, 0,15 bis 1,2 m hoch. Alle Scheinähren walzlich, verlängert, aufrecht oder abstehend, locker oder dichtblütig (die Endähre oft sehr lang). Blüten rot, selten grün, alle spitzlich. Vorblätter bis doppelt so lang wie die Blütenhülle. Perianthblätter lanzettlich, etwas kürzer als die Frucht.

Inhaltsstoffe. In den Blütenständen Amaranthin und zwei Quercetinglykoside.

Anwendung. Die frischen und getrockneten Blätter werden gerne als Gemüse und Antiskorbutmittel gegessen. Der Samen ist ebenfalls von hohem Nährwert.

Ambazonum

Ambazonum. Ambazon. Benzochinon-guanylhydrazon-thiosemicarbazon-monohydrat

$$H_2N-C-N-N=\!\!\!=\!\!\!=N-N-C-NH_2 \cdot H_2O$$

$C_8H_{10}N_7S \cdot H_2O$ M.G. 255,30

1,4-Benzochinon-amidinohydrazon-thiosemicarbazon-Monohydrat.

Gehaltsforderung. Mindestens 97,0 und höchstens 103,0% $C_8H_{11}N_7S$, berechnet auf die bei 105° bis zur Gewichtskonstanz getrocknete Substanz.

Eigenschaften. Kupferbraune Kristalle, schwer lösl. in Aceton, sehr schwer lösl. in A., praktisch unlösl. in W., Ae. und Petroläther. Fp. uncharakteristisch 192 bis 198°, unter Zers.

Erkennung. Prüflösung: 10 mg Substanz werden in 5 ml Methanol gelöst. Pufferlösung: 3,540 g Kaliumdihydrogenphosphat und 7,223 g Dinatriumhydrogenphosphat-dihydrat werden in W. zu 1000 ml gelöst. 1. 1 ml Prüflsg. wird mit 5 ml W., 0,5 ml 35%iger Formaldehydlsg. und 2 Tr. Ammoniakflüssigkeit im siedenden Wasserbad erhitzt. Die Lsg. färbt sich tiefbraun bis violett. Auf Zusatz von 1 ml verd. Salzsäure wird die Lsg. nach weiterem Erhitzen farblos. – 2. 0,005 ml Prüflsg. werden auf Schleicher-Schüll-Papier Nr. 2043b aufgetragen und mit einem filtrierten Gemisch aus n-Butanol, Pyridin und Pufferlsg. (3 : 1 : 1 Vol.T.) aufsteigend chromatographiert. Das entwickelte, an der Luft getrocknete Chromatogramm zeigt den Wirkstoff als gelben Fleck, der sich nach dem Ansprühen mit 0,5%iger Palladiumchloridlsg. violettbraun färbt. R_f-Wert etwa 0,4.

Prüfung. Trocknungsverlust: Höchstens 7,5%; Einwaage 1,0. Die Substanz wird bei 105° bis zum konst. Gew. getrocknet.

Gehaltsbestimmung. Etwa 250 mg Substanz werden genau gewogen, in 70 ml Eisessig gelöst und unter Verwendung von Glas- und Kalomelelektroden mit 0,1 n Perchlorsäurelsg. in Eisessig titriert. 1 ml 0,1 n Perchlorsäurelsg. entspricht 0,02373 g $C_8H_{11}N_7S$.

Anwendung. Bei Erkrankungen des Mund- und Rachenraumes. Zur Prophylaxe von Infektionen, deren Erreger durch Mund- und Rachenhöhle Eingang in den Körper finden.

Handelsform: Iversal (Bayer, Leverkusen).

Ambra

Ambra. Ambra grisea. Ambra ambrosiaca (cinerea, maritima, vera). Ambarum. Succinum griseum. Amber. Ambergries. Graue Ambra. Walfischdreck. Amber gris. Ambre gris. Ambra Erg.B. 6.

Die Entstehung der Ambra ist nicht ganz geklärt. Man findet sie in Klumpen bis zu 10 kg Gewicht (nach HPUS 64 zwischen 25 und 50 kg) am häufigsten zwischen den Wendekreisen, auf dem Meer schwimmend, am Strande oder im Darm getöteter Wale, Physeter macrocephalus L. (Pottwal) und Ph. catodon L. (Spermwal), Physeteridae. Nach HPUS 64 ist Ambra eine krankhafte Ausscheidung der Leber oder der Eingeweide von Spermwalen, die an der Ostküste Japans und an den Küsten des Pazifischen und Indischen Ozeans auf dem Wasser schwimmend gefunden wird. Besonders geschätzt sind die Funde von Madagaskar bis Sumatra.

Hell- bis graubraune oder schwarze mit weißlichen, hellgelben bis grauen Streifen oder Flecken durchzogene, undurchsichtige Klumpen von wachsartiger Beschaffenheit.

Geruch angenehm, beim Verbrennen nach verbranntem Gummi; geschmacklos.

Mikroskopisches Bild. Konzentrische Lagerbildungen von heller oder dunklerer, graugelber bis braunschwarzer Farbe. Die Masse ist durchsetzt mit einzelnen, dünnen, bis 0,1 mm dicken, dunkelbraunen, papageienschnabelförmigen, quergestreiften Hornkiefern einer Tintenfischart, die dem Pottwal als Nahrung dient. Das Vorhandensein dieser schnabelförmig gekrümmten Lamellen ist für echte Ambra charakteristisch. Durch Einstich einer erhitzten Nadel wird Ambra zum Schmelzen gebracht. Berührt man die Schmelze mit der Hand, so bleiben klebrige, pechartige Fäden an der Haut haften.

In Wasser ist es unlöslich, in siedendem Weingeist fast vollständig löslich, ebenso in Äther. Das Unlösliche enthält die kennzeichnenden Tintenfischzähne und Reste von Crustaceen.

Die hellen und spröden Sorten sind die besten und haben den charakteristischen Ambrageruch; die weichen und dunklen Sorten haben einen unangenehm scharfen und dumpfen Geruch.

Verfälschung. Es wurde ein ambraähnlich riechendes Harz, wahrscheinlich Ladanumharz, beobachtet.

Bestandteile. Nach SCHINDLER 10 bis 16% ätherunlösliche Komponenten; 25 bis 45% Ambrein $C_{30}H_{50}O$ (?), Fp. 83°, 30 bis 40% Epi-Koprosterin (frei und verestert), 1 bis 5% Koprosterin, weniger als 0,1% (nach Merck Ind. 68 etwa 80%!) Cholesterin, 2 bis 4% Norphytan (Pristan) $C_{19}H_{40}$, 6 bis 8% Ketone, 5% freie Säuren, 5 bis 8% veresterte Säuren, Arachinsäure; bei der Reifung der Ambra entstehen durch Autoxydation Aromastoffe. Ambreinolid $C_{17}H_{28}O$, Fp. 142° tritt als primäres Spaltprodukt des Ambreins auf. Die Riechstoffe sind zum Teil wasserdampfflüchtig und zeichnen sich durch große Haftfestigkeit aus: Ambra-Epoxid $C_{13}H_{22}O$, ein Ambra-Oxyaldehyd $C_{17}H_{30}O_2$ und ein Ambra-Keton $C_{12}H_{18}O$. Merck Ind. 68 nennt Benzoesäure und 5β-Cholestan-3α-ol. Nach HOPPE Ambraporphyrin und Spuren Dihydrocholesterin.

Prüfung. Max. Aschegehalt 2% Erg.B. 6. – Ambra muß auf Wasser schwimmen und darf Bruchstücke von Moos, Blättern und Rinden nicht enthalten, Erg.B. 6. – Das spez. Gew. soll 0,908 bis 0,920 und der Rückstand von 0,1 g Ambra weniger als 2% betragen.

Aufbewahrung. In dicht schließenden Gefäßen.

Anwendung. In der Medizin als Stimulans bei Hysterie. In der Homöopathie bei Neurasthenie, nervösen Zuständen, Schlaflosigkeit. In Ostasien als Aphrodisiacum, in der Parfümerieindustrie als neben Moschus wichtigster und teuerster Fixateur, zu Haarwässern, Tabak, Kaffee, alkoholischen Getränken und zu Räuchermitteln.

Dosierung. Mittlere Einzelgabe als Einnahme 0,005 g, Erg.B. 6.

Ambra HAB 34.

Die vom Pottwal in die Eingeweide ausgeschiedene Substanz.

Arzneiform. Tinktur nach § 4 durch Mazeration mit 99%igem Weingeist. Die 2. u. 3. Dez. Pot. mit 90%igem, 4. Dez. Pot. mit 60%igem und die höheren Verdünnungen mit 45%igem Weingeist.

Spez. Gewicht annähernd 0,842. Trockenrückstand etwa 5,1%.

Arzneigehalt. 1/10.

Nach den Vorschlägen für das neue Deutsche HAB, Heft 1, S. 38 (1955) werden zur Bereitung der Arzneiform zunächst 10 g Ambra mit reinstem Seesand verrieben, dann im Soxhlet mit 100 g abs. Alkohol vollkommen extrahiert. Die erhaltene Lösung wird nach dem Erkalten durch ein mit Alkohol angefeuchtetes Filter filtriert und mit abs. Alkohol auf 100 g ergänzt (Urtinktur = D 1).

Dichte 0,805 bis 0,825, Trockenrückstand mind. 8%. In 1 cm dicker Schicht ist nur die 2. Dez.Pot. gelblich gefärbt. Auch sie besitzt den charakteristischen Geruch der Ambra, der entscheidend für die Identifizierung ist. Neben dem Kapillarbild werden 2 Prüfungsreaktionen sowie die Chr. [Heft 7, S. 365 (1961)] der Tinktur beschrieben.

Ambra grisea HPUS 64. Ambergris.

Arzneiform. Urtinktur: Arzneigehalt 1/100. Ambra grisea 10 g, Alkohol USP (94,9 Vol.-%) q.s. zur Bereitung von 100 ml der Tinktur. – Dilutionen: D 3 (3×) und höher mit Alkohol HPUS (88 Vol.-%). – Triturationen: D 1 (1×) und höher. – Medikationen: D 3 (3×) und höher.

Ausführliche Angaben über Herkunft und wirtschaftliche Bedeutung der Ambra s. NEUMANN [Seifen-Öle-Fette-Wachse *84*, 67 (1958)].

Ambrosia

Ambrosia artemisiifolia L. (Nach HPUS 64 A. absinthifolia, A. elatior L., A. heterophylla, A. paniculata, Iva monophylla). Asteraceae – Asteroideae – Heliantheae. Beifußblättrige Ambrosie. Bastard-wormwood. Roman und Wild wormwood. Carrot weed. Hogweed. Bitterweed. Mugwort leaved wormwood.

Heimisch auf Ödland von Kanada bis Brasilien, auch in Europa.

Einjährige Pflanze, 30 bis 100 cm hoch. Stengel aufrecht, reich verzweigt, vor allem im oberen Teil abstehend zottig behaart. Laubblätter beiderseits anliegend, kurzhaarig, grün, die unteren lang, die oberen kurz gestielt, doppelt fiederspaltig mit lanzettlichen, spitzen Abschnitten. Männliche Köpfchen zahlreich, in dichten, blattlosen Trauben. Hülle breit kegelförmig, bis 3 mm breit, meist kahl oder schwach behaart. Weißliche Blütenköpfchen einzeln oder zu 2 bis 3 an kurzen Seitenästen in den Achseln der oberen Blätter (unterhalb der männlichen Köpfchenstände), einblütig, Hülle die Blüte dicht umschließend, nur Griffeläste hervorragend. Früchte etwa 3 mm lang mit einem über 1 mm langen Schnäbelchen und mit 5 bis 7 kurzen, pfriemenförmigen Dörnchen.

Herba Ambrosiae. Artemisia del pais.

Inhaltsstoffe. 0,16% Coronopilin $C_{15}H_{20}O_4$, Fp. 178 bis 180°, ein 1,2-Dihydroparthenin (5-Vinyl-4,8a-dihydroxy-3a,8-dimethyl-3-oxo-dekahydroazulen-5-carbonsäure-γ-lacton), in den Pollen Quercetin-3-glucosid und Isorhamnetinglucosid sowie Proteine; in den Früchten bittere Alkaloide, darunter Agmatin $C_5H_{14}N_4$. Ferner nach PORTER et al. [Phytochemistry *9*, 199 (1970) u. *8*, 793 (1969)] Artemisiifolin $C_{15}H_{20}O_4$, Fp. 131°, Cumanin, Dihydrocumanin und Peruvin.

Anwendung. In der Homöopathie.

Ambrosia artemisiifolia HAB 34.

Frische Blütenköpfe und junge Schößlinge.

Arzneiform. Essenz nach § 3. *Arzneigehalt.* 1/3.

Ambrosia artemisiifolia HPUS 64. Rag Weed.

Die ganze frische Pflanze.

Arzneiform. Urtinktur: Arzneigehalt 1/10. Ambrosia, feuchte Masse mit 100 g Trockensubstanz und 500 ml Wasser = 600 g, Alkohol USP (94,9 Vol.-%) 537 ml zur Bereitung von 1000 ml der Tinktur. – Dilutionen: D 2 (2×) enthält 1 Teil Tinktur, 4 Teile dest. Wasser und 5 Teile Alkohol; D 3 (3×) und höher mit Alkohol HPUS (88 Vol.-%). – Medikationen: D 3 (3×) und höher.

Die Pflanze ist als Heufiebererreger in Amerika gefürchtet. Als Allergene kommen laut KING u. NORMAN [Biochemistry *1*, 709 (1962)] die Proteine aus den Pollen in Betracht.

Ambrosia maritima L.

Einjähriges, 30 bis 60 cm hohes, stark behaartes Kraut von bitterem Geschmack, im ganzen Mittelmeerraum weit verbreitet.

Liefert ebenfalls Herba Ambrosiae und enthält laut ABU-SHADY u. SOINE [J. Amer. pharm. Ass., sci. Ed. *43*, 387 (1953)] Ambrosin $C_{15}H_{18}O_3$, Damsin $C_{18}H_{20}O_3$, Fp. 111° (Dihydroambrosin), und nach BIANCHI et al. [Aust. J. Chem. *21*, 1109 (1968)] Psilostachyin $C_{15}H_{20}O_5$, Fp. 211 bis 215°, beide mit cytotoxischer Wirkung.

Damsin

Amburana

Amburana cearensis (FR. ALLEM.) A. C. SMITH. (Torresea cearensis FR. ALLEM., Amburana claudii SCHW. et TAUB.). Fabaceae. Amburana. Cumaru das caatingas. Cumara de cheiro.

In Brasilien (Maranhao, Pianhy, Bahia, Matto Grosso, Ceará, Paraiba, Minas Gerais) und Argentinien heimischer Baum.

Fabae (Semen) Tonca Torreseae. Torresea-Tonkabohnen. Falsche Tonkabohnen. Cumaru.

Inhaltsstoffe. Etwa 4% Cumarin $C_9H_6O_2$ (auch in Stamm und Rinde) sowie 22 bis 26% fettes Öl.

Anwendung. Zur Gewinnung von Cumarin; als minderwertiger Ersatz für Tonkabohnen. Das hellbraune bis gelbe Holz gilt als qualitativ hochwertiges Nutzholz.

Aminophenazonum

Aminophenazonum DAB 7 – DDR, Pl.Ed. II, Nord. 63. Dimethylaminophenazonum ÖAB 9. Dimethylaminoantipyrinum Helv. V. Dimethylamino-phenyldimethylpyrazolon DAB 7 – BRD. Aminopyrinum Jap. 61. Amidopyrinum CsL 2, Ross. 9, Ned. 6. Amidopyrine CF 65. Diméthylaminoantipyrine. Dimetilaminoantipirina. Amidopyrin. Pyramidonum. Pyramidon.

$C_{13}H_{17}ON_3$ M.G. 231,30

4-Dimethylamino-2,3-dimethyl-1-phenyl-pyrazolin-5-on.

Gehalt. ÖAB 9, PI.Ed. II: 99,0 bis 101,0%. Ross. 9, CsL 2, CF 65: Mindestens 99,0%. DAB 7 – BRD: Mindestens 99,0%, bezogen auf die getrocknete Substanz. DAB 7 – DDR: 99,0 bis 100,0%, bezogen auf die getrocknete Substanz. Nord. 63: ca. 100%.

Herstellung. Durch Methylierung von 4-Aminoantipyrin(III), das selbst durch Nitrosierung und anschließende Reduktion des Antipyrins(I) zugänglich ist:

Im großtechnischen Verfahren wird das Rohantipyrin (I) nach Zugabe der äquivalenten Menge Mineralsäure mit Natriumnitrit zu II umgesetzt. Die Reduktion erfolgt mit Hilfe von Natriumhydrogensulfit, wobei zunächst 4-Sulfaminoantipyrin entsteht (V). Aus diesem erhält man durch Verkochen III. Die Methylierung erfolgt mit Hilfe von Ameisensäure und Formaldehyd. Das gebildete Pyramidon wird mit Benzol ausgeschüttelt und aus Äthanol umkristallisiert.

Eigenschaften. Weiße, glänzende oder farblose Kristalle oder kristallines Pulver von schwach bitterem Geschmack; praktisch geruchlos. Auf der Zunge ruft es vorübergehend Gefühllosigkeit hervor. Am Licht tritt allmählich Verfärbung ein. Löslichkeit: In etwa 1 T. W., in etwa 2 T. A. oder Chlf., löslich in Ae. Fp. 106 bis 107° (Ned. 6); 106 bis 108° (Helv. V); 106 bis 110° (PI.Ed. II, Nord. 63); 107 bis 108° (CF 65); 107 bis 109° (DAB 7 – BRD, DAB 7 – DDR, Ross. 9, Jap. 61); 108° (CsL 2). Schmelzintervall (Kofler-Mikroskop): 106 bis 108° (ÖAB 9). Eutektische Temp. mit Benzil: 69° (ÖAB 9). Schmelzintervall im Kapillarröhrchen: 106 bis 109° (ÖAB 9). Lichtbrechungsvermögen der Schmelze mit Benzil: $n_D = 1,5403$ bei 120 bis 121° (ÖAB 9).

Dünnschichtchromatographie [GÄNSHIRT, H. G.: Arch. Pharm. (Weinheim) *296*, 73 (1963)]. Sorptionsschicht: Kieselgel-G-Merck; Fließmittel: Methyläthylketon-Diäthylamin (85 + 5); Sprühreagens: Kaliumhexacyanoferrat(III)-Eisen(III)-chlorid. [Siehe auch J. ZARNAK u. S. PFEIFER: Pharmazie *19*, 216 (1964) und E. STAHL (Hrsg.): Dünnschicht-Chromatographie, 2. Aufl., Berlin/Heidelberg/New York: Springer 1967.]

Papierchromatographie [DIHLMANN, W.: Naturwissenschaften *40*, 510 (1953)]. Papier: Filterpapier WF 1 (Geßner & Kreuzig); Methode: aufsteigend; Laufmittel: Butanol-Eisessig-Wasser nach PARTRIDGE; Sprühreagens: Ehrlichs Reagens. (Weitere Literaturzitate s. J. M. HAIS u. K. MACEK: Handbuch der Papierchromatographie, Bd. II, Bibliographie und Anwendungen, Jena: VEB G. Fischer 1960.)

IR-Spektrum s. W. KROHS: Chem. Ber. *88*, 866 bis 874 (1955).

Erkennung. Prüflösung: 2,50 g Substanz werden unter Erwärmen zu 50,0 ml gelöst.

1. 1,0 ml Prüflösung wird mit 2,0 ml W. verdünnt. Auf Zusatz von 0,25 ml 3 n Schwefelsäure und 0,10 ml Natriumnitrit-Lsg. II entsteht eine blauviolette Färbung, die nach einiger Zeit langsam verblaßt (DAB 7 – BRD). – 2. 1,0 ml Prüflsg. gibt auf Zusatz von 0,10 ml Silbernitrat-Lsg. eine violette Färbung. Nach kurzer Zeit scheidet sich unter Verfärbung der Lsg. metallisches Silber ab (DAB 7 – BRD, ähnlich DAB 7 – DDR, ÖAB 9, PI.Ed. II u.a.). – 3. 5,0 ml Prüflsg. zeigen nach Zusatz von 1,0 ml n Salzsäure und 3 Tr. Eisen(III)-chloridlsg. (5,0 g/100,0 ml) eine blauviolette Färbung, die nach Zusatz von 1,0 ml n Schwefelsäure in eine rotviolette umschlägt (DAB 7 – BRD, ähnlich ÖAB 9, PI.Ed. II, Helv. V, Ross. 9). – 4. Versetzt man eine Lsg. von etwa 10 mg Substanz in 1 ml W. mit 1 Tr. 0,1 n Jodlsg. (T), so färbt sie sich intensiv blau. Auf Zusatz von 5 Tr. Jodlsg. (R) scheidet sich ein Perjodid als rotbrauner Niederschlag aus (ÖAB 9). – 5. 0,4 g Substanz werden in 10 ml W. gelöst und mit 10 ml Trinitrophenol TS versetzt. Der erhaltene kristalline Niederschlag wird abfiltriert, mit W. gewaschen und bei 105° getrocknet. Fp. bei 183° (PI.Ed. II). – 6. Zu 5 ml einer frisch bereiteten Kaliumhexacyanoferrat(III)Lsg. TS gibt man 1 bis 2 Tr. Eisen(III)-chloridlsg. TS. Diese Mischung wird zu 5 ml einer 4%igen Prüflsg. gegeben, die sofort dunkelblau wird, wobei sich auch ein dunkelblauer Niederschlag ausscheiden kann (Unterscheidung von Antipyrin) (Jap. 61). – 7. Versetzt man die Prüflsg. mit einer 1%igen Kaliumpersulfatlsg., so entsteht eine blaue Färbung, die über Violett und Rosa in Gelb übergeht. Die Schnelligkeit des Farbwechsels hängt von der zugesetzten Menge Persulfatlsg. ab (CF 65).

Prüfung. Prüflsg. 5%ig, wäßrig (DAB 7 – BRD, DAB 7 – DDR). 1. Aussehen der Lsg.: Die Prüflsg. muß klar und farblos sein (DAB 7 – BRD, ähnlich ÖAB 9). – 2. Sauer oder alkalisch reagierende Verunreinigungen: Je 5,0 ml Prüflsg. müssen sich nach Zugabe von 0,05 ml Methylrot-Lsg. II gelb und dürfen sich nach Zugabe von 0,10 ml Thymolphthalein-Lsg. nicht blau färben (DAB 7 – BRD). 5 ml der Lsg. (1 + 19) müssen auf Zusatz von 1 Tr. Phenolphthaleinlsg. farblos bleiben und bei daraufolgendem Zusatz von 2 Tr. Bromthymolblaulsg. blau färben (ÖAB 9). – 3. Chlorid: 10 ml Prüflsg. dürfen nach Zusatz von 1,00 ml 3 n Schwefelsäure und 3 Tr. 0,1 n Silbernitratlsg. keine Trübung zeigen (DAB 7 – DDR, ähnlich DAB 7 – BRD, ÖAB 9 u.a.). – 4. Sulfat: 10 ml Prüflsg. dürfen bei der Prüfung auf Sulfat keine Trübung zeigen (DAB 7 – DDR, ähnlich DAB 7 – BRD). – 5. Arsen: In einer Lsg. von 1,0 g Substanz in 4 ml Salzsäure darf mit 6 ml Hypophosphitlsg. Arsen nicht nachweisbar sein (ÖAB 9). – 6. Schwermetalle: In der Lsg. (1 + 19) dürfen Schwermetalle nicht nachweisbar sein (ÖAB 9). Höchstens 20 ppm (PI.Ed. II). – 7. Org. Verunreinigungen: 0,250 g Substanz werden in 5,0 ml konz. Schwefelsäure unter Schütteln gelöst. 15 Min. nach dem Schwefelsäurezusatz darf die Lsg. nicht stärker gefärbt sein als 5,0 ml der Mischung aus 0,050 ml Eisenfarblsg. (Eisen-FL), 0,100 ml Kobaltfarblsg. (Kobalt-FL), 0,050 ml Kupferfarblsg. (Kupfer-FL) und 9,80 ml 0,5 n Salzsäure (DAB 7 – DDR, ähnlich DAB 7 – BRD, ÖAB 9). – 8. Phenyldimethylpyrazolon: 20 mg Substanz werden mit 0,15 ml 4-Dimethylaminobenzaldehyd-Lsg. I auf dem Wasserbad bis zur Trockne eingedampft. Es darf nicht sofort eine Rotfärbung auftreten (DAB 7 – BRD). 5 ml Prüflsg. dürfen nach Zusatz von 3 ml Dimethylaminobenzaldehyd-Lsg. und 1 ml konz. Schwefelsäure keine rötliche Färbung zeigen (DAB 7 – DDR, ähnlich ÖAB 9 u.a.). Zu 1 ml einer 4%igen Lsg. gibt man 4 ml W., 1 ml verd. Salpetersäure und 5 ml Natriumnitritlsg. Es entsteht eine violette Farbe, die nach einigen Minuten verschwindet. Die Lsg. darf beim Stehen oder nach Schütteln mit 2 ml Ae. keine deutliche Grünfärbung annehmen (PI.Ed. II). – 9. Aminophenyldimethylpyrazolon: Versetzt man 5 ml der Lsg. (1 + 19) mit 1 ml verd. Ammoniak, 5 Tr. Phenollsg. und 1 Tr. Kalium-Eisen(III)-cyanid-Lsg., so darf die Lsg. nach 5 Min. nicht deutlich rot gefärbt sein (ÖAB 9). 1 g Substanz wird mit 5 ml heißem W. 1 Min. geschüttelt, abgekühlt und filtriert; das Filtrat versetzt man mit einer wäßrigen Benzaldehydlsg., schüttelt um und läßt 5 Min. stehen. Dann werden 1,5 g Natriumacetat zugesetzt, bis zur Lsg. geschüttelt und nach 5 Min. verglichen mit der folgenden Lsg.: 10 ml Trübungsstandard (2 ml Bleiacetatlsg. A/100 ml H_2O), 1 ml 5%ige Natriumcarbonatlsg. und 7 ml W. Die entstandene Trübung darf nicht stärker sein als die der Vergleichslsg. (Ross. 9). – 10. Trocknungsverlust: Höchstens 1,0% (DAB 7 – BRD, DAB 7 – DDR). – 11. Sulfatasche: Höchstens 0,1% (DAB 7 – BRD, PI.Ed. II). Höchstens 0,25% (DAB 7 – DDR).

Gehaltsbestimmung. Titrationen im wasserfreien Milieu: DAB 7 – BRD, DAB 7 – DDR, Nord. 63, PI.Ed. II. Acidimetrische Titration: CsL 2, Ross. 9. Oxydimetrische Titration: ÖAB 9.

Vorschrift des DAB 7 – BRD: 0,20 g Substanz, genau gewogen, werden in 20 ml Benzol gelöst und nach Zusatz von 0,05 ml Metanilgelb-Lsg. I mit 0,1 n Perchlorsäure unter kräftigem Schütteln langsam bis zum Umschlag nach Violett titriert (Feinbürette). 1 ml 0,1 n Perchlorsäure entspricht 23,13 mg $C_{13}H_{17}ON_3$.

Vorschrift der Ross. 9: 0,5 g Substanz werden genau gewogen und unter Schütteln in 20 ml frisch ausgekochtem und wieder erkaltetem W. gelöst, mit 3 Tr. frisch bereitetem Mischindikator (Methylorangelsg. und Methylenblaulsg. im Verhältnis 3 : 2) versetzt und mit

0,5 n Salzsäure titriert (Feinbürette). Der Farbumschlag wird mit Hilfe einer Vergleichslsg. ermittelt: 25 ml frisch ausgekochtes und wieder erkaltetes W., 0,05 ml Salzsäure und 3 Tr. Mischindikator. Dem Verbrauch an 0,5 n Salzsäure muß vor der Berechnung 0,05 ml abgezogen werden. 1 ml 0,5 n Salzsäure entspricht 0,1156 g $C_{13}H_{17}ON_3$.

Vorschrift des ÖAB 9: 0,2313 g Substanz werden in einem Meßkolben mit W. zu 100,0 ml gelöst. 25,00 ml der Lsg. werden mit etwa 350 ml W. verdünnt und nach dem Durchmischen mit 30 ml 0,1 n Natronlauge versetzt. Dann läßt man unter Umschwenken 30,00 ml 0,1 n Kaliumpermanganatlsg. rasch zufließen, setzt unverzüglich eine Lsg. von 1 g Kaliumjodid in 10 ml W., sowie eine abgekühlte Mischung von 5 ml konz. Schwefelsäure und 5 ml W. zu und titriert das ausgeschiedene Jod mit 0,1 n Natriumthiosulfatlsg. unter Verwendung von Stärkelsg. als Indikator. Für die angegebene Menge muß die Differenz zwischen der Anzahl ml der zugesetzten 0,1 n Kaliumpermanganatlsg. und der Anzahl ml der bei der Titration verbrauchten 0,1 n Natriumthiosulfatlsg. 9,90 bis 10,10 ml betragen, entsprechend 99,0 bis 101,0% des theoretischen Wertes. 1 ml 0,1 n Kaliumpermanganatlsg. entspricht 5,783 mg $C_{13}H_{17}ON_3$. 1 g Dimethylaminophenazon entspricht 172,9 ml 0,1 n Kaliumpermanganatlsg.

Aufbewahrung. Vor Licht geschützt, in gut schließenden Gefäßen. Vorsichtig aufzubewahren. – *Dosierung.* Gebräuchliche Einzeldosis: 0,1 bis 0,3 g. Einzelmaximaldosis: 0,6 g. Tagesmaximaldosis: 1,5 g (ÖAB 9). – *Entkeimung.* Keimfiltration mit Überdruck oder Unterdruck und aseptische Weiterverarbeitung (ÖAB 9). – *Anwendung.* Als Antipyreticum, Antirheumaticum und Analgeticum. – *Handelsformen:* Pyramidon (Hoechst), Amidozon (Bayer), Amidopyrin (Hoechst).

Aminophyllinum

Aminophyllinum DAB 7 – DDR, Helv. V – Suppl. I, CsL 2, Jap. 61, Pl.Ed. II, Ned. 6. Theophyllinum-Aethylendiaminum ÖAB 9. Theophyllin-Äthylendiamin DAB 7 – BRD. Aminophylline USP XVIII, BP 68, CF 65. Euphyllinum Ross. 9. Euphylline. Aminophyllin. Aminofillina. Theophyllaminum.

Labile Verbindung von Theophyllin und Aethylendiamin der Zusammensetzung

$(C_7H_8O_2N_4)_2 \cdot C_2H_8N_2 + 1$ bis $2 H_2O$.

$C_{16}H_{28}O_6N_{10}$ M.G. 456,5

Gehalt. DAB 7 – BRD: 78,0 bis 82,5% Theophyllin ($C_7H_8O_2N_4$; M.G. 180,2); 12,5 bis 13,8% Äthylendiamin ($C_2H_8N_2$; M.G. 60,10). DAB 7 – DDR: 70 bis 75% Theophyllin; 14,0 bis 18,0% Äthylendiamin. ÖAB 9: 78,0 bis 82,2% Theophyllin; 13,0 bis 13,8% Äthylendiamin. Helv. V – Suppl. I: Mindestens 78 und höchstens 82% wasserfreies Theophyllin, entsprechend 85,0 bis 90,2% offizinellem Theophyllin-Monohydrat; mindestens 12,9 und höchstens 13,8% Äthylendiamin. Pl.Ed. II, BP 68: 78,0 bis 83,5% Theophyllin; 12,8 bis 14,1% Äthylendiamin. CF 65: Mindestens 84,5% Theophyllin; mindestens 13,8% Äthylendiamin. CsL 2: 75,0 bis 82,0% Theophyllin; 12,3 bis 13,8% Äthylendiamin. Ross. 9: 75,0 bis 82,0% Theophyllin; 18 bis 22% Äthylendiamin. Ned. 6: 6,5 bis 9,5% W.; 15,5 bis 16,5% Äthylendiamin. Der bei 135° getrocknete Rückstand muß mindestens 99,0% Theophyllin enthalten. USP XVIII: 84 bis 86% Theophyllin; 14 bis 15% Äthylendiamin.

Herstellung. Durch Lösen von Theophyllin in Äthylendiamin und Eindampfen der Lsg. zur Trockne.

Eigenschaften. Weißes bis gelblichweißes Granulat oder Pulver von schwach ammoniakähnlichem Geruch und bitterem Geschmack; hygroskopisch, nimmt aus der Luft Kohlendioxid auf, wobei die Löslichkeit in W. abnimmt; neigt zur Bildung körniger Zusammenballungen. Löslichkeit: In etwa 5 T. W., praktisch unlöslich in A. und Ae.

Dünnschichtchromatographie [SARSUNOVA, M., u. V. SCHWARZ: Pharmazie *18*, 207 (1963)]. Sorptionsschicht: Aluminiumoxid; Fließmittel: Benzol-Äthanol (80 + 20); Sprühreagens: 1%ige wäßrige Lsg. von Quecksilber(I)-nitrat. [Siehe auch E. STAHL (Hrsg.): Dünnschicht-Chromatographie, 2. Aufl., Berlin/Heidelberg/New York: Springer 1967.]

Kolorimetrische Bestimmung s. B. KAKÁČ u. Z. J. VEJDELEK: Handbuch der Kolorimetrie, Bd. I, Kolorimetrie in der Pharmazie, Jena: VEB G. Fischer 1962.

Erkennung. Prüflsg. nach DAB 7 – BRD: Die unter schwachem Erwärmen hergestellte Lsg. von 1,50 g Substanz in 10 ml W. wird zu 30,0 ml aufgefüllt. Die Prüflsg. ist nur begrenzt haltbar. Prüflsg. I nach DAB 7 – DDR: 1,500 g Substanz, gelöst zu 30,0 ml in kohlendioxidfreiem W.; Prüflsg. II: 1,00 ml Prüflsg. I wird mit kohlendioxidfreiem W. zu 10,00 ml W. aufgefüllt.

1. 10 mg Substanz geben mit 0,50 ml verd. Wasserstoffperoxid-Lsg. und 0,05 ml 6 n Salzsäure nach dem Eindampfen auf dem Wasserbad einen gelbroten Rückstand, der sich nach Zusatz von 0,05 ml 6 n Ammoniak-Lsg. violett färbt (DAB 7 – BRD, ähnlich DAB 7 – DDR, ÖAB 9, Helv. V – Suppl. I, CsL 2, Ross. 9). – 2. Etwa 1 g Substanz wird in 10 ml W. gelöst und mit verd. Salzsäure neutralisiert. Es bildet sich ein weißer Niederschlag, der abfiltriert, mit W. gewaschen und bei 105° getrocknet wird; Schmelztemp. bei 272°. Der erhaltene Niederschlag muß die Identitätsreaktionen auf Theophyllin geben (PI.Ed. II, ähnlich CF 65, USP XVIII, BP 68, Ned. 6, ÖAB 9, CsL 2, Jap. 61). – 3. Zu etwa 10 mg des unter 2. erhaltenen, getrockneten Niederschlages fügt man in einem Porzellanschälchen 1 ml Salzsäure und 100 mg Kaliumchlorat, dampft auf dem Wasserbad zur Trockne ein und hält das Porzellanschälchen über ein offenes Ammoniakgefäß. Der Rückstand wird dabei purpurfarben. Die Farbe verschwindet bei Betupfen mit Alkalihydroxidlsg. (USP XVIII, ähnlich CF 65). – 4. Versetzt man eine unter Erwärmen bereitete Lsg. von etwa 2 mg des unter 2. gewonnenen Theophyllins in 1 ml W. nach dem Abkühlen mit 5 Tr. Jodlsg., so bleibt die Lsg. klar. Säuert man hierauf mit 1 ml verd. Salzsäure an, so scheidet sich ein Perjodid als feingrauer, kristalliner Niederschlag aus (ÖAB 9). – 5. Versetzt man eine unter Erwärmen bereitete Lsg. von etwa 2 mg des unter 2. erhaltenen Theophyllins in 1 ml W. mit einigen Tr. Silbernitratlsg., so scheidet sich ein weißer, gallertiger Niederschlag aus, der in verd. Ammoniak unlöslich ist (ÖAB 9). – 6. 2,0 ml Prüflsg. I werden in einem Reagensglas mit 3,0 ml 3 n Natronlauge und 2,0 ml Chlf. versetzt. Der Reagensglasinhalt wird bis zum Sieden des Chlfs. erhitzt und 5 Min. stehengelassen. Die wäßrige Schicht zeigt eine gelbe Färbung (DAB 7 – DDR). – 7. 10,0 ml Prüflsg. werden mit 10 ml W. verdünnt und unter Umschwenken mit 1,0 ml 3 n Salzsäure versetzt. Der Niederschlag, der sich häufig erst beim Reiben mit einem Glasstab bildet, wird abfiltriert, das Filtrat mit 0,10 ml Benzoylchlorid und bis zur alkalischen Reaktion mit 3 n Natronlauge versetzt und geschüttelt. Die Fällung wird abgesaugt und mit 10 ml W. gewaschen. Die heiße Lsg. des entstandenen Dibenzoyläthylendiamins in 6,0 ml A. (90%) wird in 5,0 ml W. filtriert. Der sich allmählich abscheidende kristalline Niederschlag schmilzt nach dem Waschen und Trocknen bei 105° zwischen 244 und 248° (DAB 7 – BRD; ähnlich Helv. V – Suppl. I, PI.Ed. II, CF 65, BP 68). – 8. Eine Lsg. von etwa 50 mg Substanz in 1 ml W. färbt sich auf Zusatz von 3 Tr. Kupfersulfatlsg. tiefviolett (ÖAB 9, ähnlich DAB 7 – DDR, Ross. 9). – 9. 2,0 ml Prüflsg. werden durch 0,05 ml Phenolphthaleinlsg. rosa gefärbt (DAB 7 – BRD). – 10. Erwärmt man etwa 50 mg Substanz mit 2 ml verd. Natronlauge und 2 Tr. Chlf., so tritt der charakteristische, widerliche Isonitrilgeruch auf (ÖAB 9). – 11. Zu 1 ml der Lsg. (1 + 39) setzt man je 5 Tr. Nitroprussidnatriumlsg. und Aceton, mischt und gibt anschließend 0,2 g Natriumhydrogencarbonat hinzu. Nach kräftigem Durchmischen entsteht innerhalb 2 Min. eine purpurrote Farbe (Jap. 61).

Prüfung. Prüflsg. s. oben. 1. Alkalisch oder sauer reagierende Verunreinigungen: 5,0 ml Prüflsg. dürfen durch 0,15 ml Methylrot-Lsg. II nicht gelb gefärbt werden und höchstens 0,50 ml 0,01 n Natronlauge bis zum Umschlag nach Gelb verbrauchen (DAB 7 – BRD). – 2. Unlösliche Verunreinigungen, Farbe der Lsg.: 5 ml Prüflsg. I müssen klar und dürfen nicht stärker gefärbt sein als 5 ml der folgenden Mischung: 0,100 ml Eisenfarblsg., 0,100 ml Kobaltfarblsg., 0,100 ml Kupferfarblsg. und 9,70 ml 0,5 n Salzsäure (DAB 7 – DDR). – 3. Reinheit: Eine unter Erwärmen bereitete Lsg. von 1 T. Substanz in 9 T. kohlensäurefreiem W. muß klar und farblos oder fast farblos sein und gegen Phenolphthalein alkalisch reagieren (ÖAB 9). – 4. Schwermetalle: Höchstens 0,002%, berechnet als Pb^{2+} (DAB 7 – DDR, PI.Ed. II). – 5. Chlorid-Ionen: 4,00 ml Prüflsg. werden mit W. zu 10,0 ml verdünnt und mit 1,0 ml 6 n Salpetersäure und 1,0 ml 0,1 n Silbernitratlsg. versetzt. Nach 5 Min. darf die umgeschüttelte Probe nicht stärker getrübt sein als die folgende Vergleichslsg.: 1,00 ml Natriumchloridlsg. IV wird auf 10 ml verdünnt und analog behandelt (DAB 7 – BRD, ähnlich ÖAB 9). – 6. Ammoniak: Versetzt man 10 ml der Lsg. (1 + 9) mit 1 ml Nesslers Reagens, so darf der entstehende Niederschlag weder braun noch stärker gelb sein als ein durch Versetzen einer Lsg. von Kaliumjodid mit Silbernitrat-Lsg. frisch gefällter Niederschlag von Silberjodid (ÖAB 9). – 7. Alkaloide: 1,00 ml Prüflsg. darf sich auf Zusatz von 0,30 ml Mayers Reagens nicht verändern (DAB 7 – BRD). – 8. Verhalten gegen Schwefelsäure: 0,200 g Substanz werden in 5,0 ml konz. Schwefelsäure unter Schütteln gelöst. 15 Min. nach dem Schwefelsäurezusatz darf die Lsg. keine stärkere Färbung zeigen als die Mischung aus 0,100 ml Eisenfarblsg., 0,050 ml Kobaltfarblsg. und 5,0 ml 0,5 n Salzsäure (DAB 7 – DDR, ähnlich DAB 7 – BRD, ÖAB 9). – 9. Sulfatasche: Höchstens 0,10% (DAB 7 – BRD, DAB 7 – DDR, BP 68). Höchstens 0,15% (ÖAB 9, CF 65, PI.Ed. II, USP XVIII, Jap. 61). – 10. Trocknungsverlust: Höchstens 30,0%, wenn bei 115° getrocknet wird (DAB 7 – DDR). – 11. Wasser: Höchstens 4,5%, bestimmt nach der Karl-Fischer-Methode (PI.-Ed. II). Höchstens 7,9% (USP XVIII).

Gehaltsbestimmung. 1. Theophyllin: Argentometrische Bestimmungen: USP XVIII, Jap. 61, CF 65, PI.Ed. II. Acidimetrische Bestimmungen in Gegenwart von Silbernitrat: DAB 7 – DDR, ÖAB 9, Ross. 9, BP 68. Gravimetrische Bestimmung: DAB 7 – BRD.

Vorschrift der USP XVIII: Etwa 250 mg Substanz werden genau gewogen und in einem 250-ml-Erlenmeyerkolben mit 50 ml W. und 8 ml Ammoniaklsg. versetzt. Man erwärmt auf einem Wasserbad bis vollkommene Lsg. eingetreten ist, versetzt mit 20,0 ml 0,1 n Silbernitratlsg., mischt, erhitzt bis zum Sieden und hält die Mischung 5 Min. im Sieden. Anschließend wird 20 Min. lang auf eine Temp. zwischen 5 und 10° gekühlt. Der in einem Filtertiegel gesammelte Niederschlag wird dreimal mit je 10 ml W. gewaschen. Das mit dem Waschwasser vereinte Filtrat wird mit Salpetersäure angesäuert und mit einem Überschuß von 3 ml Salpetersäure versetzt. Nach Kühlen und Zugabe von 2 ml Eisen(III)-Ammoniumsulfatlsg. wird der Überschuß an Silbernitrat mit 0,1 n Ammoniumthiocyanatlsg. zurücktitriert. 1 ml 0,1 n Silbernitratlsg. entspricht 18,02 mg $C_7H_8N_4O_2$.

Vorschrift des DAB 7 – DDR: 0,2000 g Substanz werden in einem 200-ml-Erlenmeyerkolben bei 115° 2 Std. erhitzt. Nach dem Erkalten wird der Rückstand in 75 ml kohlendioxidfreiem W. unter Erwärmen gelöst. Nach erneutem Erkalten wird die Lsg. mit 15,0 ml 0,1 n Silbernitratlsg. versetzt und nach Zusatz von 2 ml Phenolrotlsg. mit 0,1 n Kalilauge bis zum Farbumschlag nach Rotviolett titriert (Feinbürette). 1 ml 0,1 n Kalilauge entspricht 18,02 mg Theophyllin. Vorschrift des DAB 7 – BRD: 1,0 g Substanz, genau gewogen, wird 3 Std. lang bei 115° getrocknet. Der aus Theophyllin bestehende Rückstand wird gewogen.

2. Äthylendiamin: Etwa 0,5 g Substanz werden genau gewogen, in 30 ml W. gelöst und nach Zusatz von 0,10 ml Bromkresolgrünlsg. mit 0,1 n Salzsäure titriert. 1 ml 0,1 n Salzsäure entspricht 3,005 mg $C_2H_8N_2$ (DAB 7 – BRD; ähnlich alle anderen Pharmakopöen).

Aufbewahrung. Dicht verschlossen, vor Licht geschützt. Vorsichtig aufzubewahren.

Entkeimung. Lösungen können unter Ausschluß von Kohlendioxid entweder durch Erhitzen im gesättigten Wasserdampf im Autoklaven während 20 Min. bei 120° oder durch Keimfiltration unter aseptischer Weiterverarbeitung entkeimt werden. Dabei ist zur Stabilisierung Äthylendiaminhydrat zuzusetzen, jedoch höchstens in einer Menge von 75 mg für 1 g Substanz.

Anwendung. Bei Asthma bronchiale, pectanginösen Zuständen, Apoplexie. Als (schwaches) Diureticum bei cardialen Ödemen. Bei akuter Herzmuskelschwäche. Als zentrales Analepticum. Nach USP XVIII auch als leichtes Muskelrelaxans.

Dosierung. Größte Einzelgabe 0,5 g, größte Tagesgabe 1,5 g, bei oraler oder i. m. Verabreichung. Bei i.v. Verabreichung: Einzelmaximaldosis: 0,25 g, Tagesmaximaldosis: 0,75 g (DAB 7 – BRD, ÖAB 9).

Handelsformen: Aminophyllin, Euphyllin (Byk-Gulden), Aminocardol (Wander), Androphyllin (Andrews), Diaphyllin (Richter), Purophyllin (Laevosan).

Aminosäuren

Als Aminosäuren bezeichnet man Carbonsäuren, in denen an einer Stelle der Kohlenstoffkette ein H-Atom durch die Aminogruppe ersetzt ist. Mit wenigen Ausnahmen sind die natürlichen Aminosäuren α-Aminosäuren, d. h. die Aminogruppe befindet sich am Kohlenstoffatom, das die Carboxylgruppe trägt. Durch Einführung der Aminogruppe wird das α-C-Atom asymmetrisch; die natürlich vorkommenden Aminosäuren sind – mit Ausnahme der Aminoessigsäure als einfachstem Gliede dieser Reihe – optisch aktiv und gehören strukturell der L-Reihe an; die Ebene des polarisierten Lichtes können sie dabei sowohl nach rechts als auch nach links drehen, was mit den Zeichen (+) oder (–) gekennzeichnet wird. In normalen Proteinen und Körperflüssigkeiten kommen keine D-Aminosäuren vor, wohl aber in Kulturlösungen einiger Mikroorganismen und in Antibiotica.

α-Aminosäuren sind feste, kristalline, hochschmelzende Stoffe. Ihre Löslichkeit in Wasser ist ebenso wie ihre spezifische Drehung sehr verschieden. Die wäßrigen Lösungen derjenigen Aminosäuren, die nur eine basische NH_2-Gruppe und ein Carboxyl tragen, reagieren annähernd neutral; es liegt innere Salzbildung vor:

$$\begin{array}{c} CH_2\text{---}C\text{=}O \\ | \quad\quad\; | \\ H\overset{\oplus}{N}H \quad O^{\ominus} \\ | \\ H \end{array}$$

Durch das gleichzeitige Vorhandensein einer sauren und einer basischen Gruppe sind die Aminosäuren amphoter und besitzen Puffereigenschaften. Dies muß bei Gehaltsbestimmungen berücksichtigt werden. Die Säuregruppe kann nur quantitativ erfaßt werden, wenn man die Aminogruppe so verändert, daß sie zur inneren Salzbildung nicht mehr befähigt ist. Hierauf beruht die sog. „*Formoltitration*" nach SÖRENSEN:

1. Gibt man zu einer Aminosäurelsg. Formaldehyd, so wird die Aminogruppe unter Bildung einer Schiffschen Base gebunden, die vorher neutrale Lsg. wird sauer und kann mit Alkali titriert werden:

$$\begin{array}{c} CH_2\text{---}CO \\ | \quad\quad\; | \\ H\overset{\oplus}{N}H \quad O^{\ominus} \\ | \\ H \end{array} + OHCH \rightarrow \begin{array}{c} CH_2\text{---}COOH \\ | \\ N\text{=}CH_2 \end{array} + H_2O$$

2. Aminosäuren können nach WILLSTÄTTER-WALDSCHMIDT in alkoholischer Lösung direkt mit Lauge (Phenolphthalein als Indikator) titriert werden. Die Reaktion beruht auf einer Rechtsverschiebung des Gleichgewichtes:

$$^{\oplus}H_3N \cdot CH_2 \cdot COO^{\ominus} \rightleftharpoons H_2N \cdot CH_2 \cdot COO^{\ominus} + H^{\oplus}$$

Wesentlich für die Ausführbarkeit der Reaktion ist die erhebliche Änderung der Dissoziationskonstanten des Phenolphthaleins in starkem A.

3. Eine dritte gebräuchliche Methode zur quantitativen Bestimmung von Aminosäuren beruht auf der Umsetzung mit Nitrit in saurer Lösung und Messung des entwickelten Stickstoffs (VAN SLYKE):

$$H_2N \cdot CH_2 \cdot COOH + HONO \rightarrow N_2\uparrow + H_2O + HOCH_2 \cdot COOH$$

Aminosäuren kommen zu einem geringen Teil in der Natur in freier Form vor, hauptsächlich aber als Bausteine der Eiweißstoffe. In den Eiweißstoffen sind die einzelnen Aminosäuren vorwiegend peptidartig miteinander verknüpft, doch kommt Bedeutung auch Schwefelbrücken und lockeren salzartigen Bindungen zu:

1. Peptidbindung:

$$\begin{array}{c} R \cdot CH \cdot COOH \\ | \\ NH \cdot CO \cdot CH \cdot R_1 \\ \quad\quad\quad\quad | \\ \quad\quad\quad\quad NH_2 \end{array} \xrightarrow{\text{Spaltg.}} \begin{array}{c} R \cdot CH \cdot COOH \\ | \\ NH_2 \end{array} + \begin{array}{c} HOOC \cdot CH \cdot R_1 \\ | \\ NH_2 \end{array}$$

2. Schwefelbrücken-Bindung:

$$\begin{array}{c} \quad\quad\quad NH_2 \\ \quad\quad\quad | \\ S\text{---}CH_2 \cdot CH \cdot COOH \\ | \\ S\text{---}CH_2 \cdot CH \cdot COOH \\ \quad\quad\quad | \\ \quad\quad\quad NH_2 \end{array} \xrightarrow{\text{Spaltg.}} 2\, HS \cdot CH_2 CH \cdot COOH \quad \begin{array}{c} NH_2 \\ | \\ \end{array}$$

3. Salzartige Bindung:

$$\begin{array}{c} R \cdot CH \cdot COOH \\ | \\ NH_3^{\oplus} \cdot {}^{\ominus}OOC \cdot CH \cdot R_1 \\ | \\ NH_2 \end{array} \xrightarrow{\text{Spaltg.}} \begin{array}{c} R \cdot CH \cdot COOH \\ | \\ NH_2 \end{array} + \begin{array}{c} HOOC \cdot CH \cdot R_1 \\ | \\ NH_2 \end{array}$$

Die Zahl der verschiedenen Aminosäuren, die bei der Spaltung der Eiweißkörper erhalten werden, ist recht groß. Mit Sicherheit sind in normalen Proteinen 25 Aminosäuren identifiziert worden, die Zahl der bekannten Aminosäuren in der gesamten Natur hat sich dagegen seit Einführung der Papierchromatographie um ein Vielfaches erhöht.

Die Zahlen der Tabelle sind nach der 1. und 2. Literaturstelle zusammengestellt. Sofern größere Abweichungen vorhanden, wurde 1. mit (K) und 2. mit (M) gekennzeichnet.

Essentielle Aminosäuren

Name u. Formel	Fp. oder Zersp.	$[\alpha]_D$	Löslichkeit in Wasser	Minimalbedarf f. d. Menschen pro Tag (g)	Wünschenswerte Menge

1. L-(+)-Isoleucin
$CH_3 \cdot CH_2 \cdot CH \cdot CH \cdot COOH$
  $\|$ $\|$
  CH_3 NH_2
	280° (K)
	sublimiert
	ab 168–170°
	(M)
		+ 9,7° (K)
		+11,3° (M)
			1:26 (15,5°)	0,70	1,40

2. L(−)-Leucin
$CH_3 \cdot CH \cdot CH_2 \cdot CH \cdot COOH$
  $\|$ $\|$
  CH_3 NH_2
	337° (K)
	subl. 145–148°
	Zers.
	293–295° (M)
		−10,4°	1:45 (20°)	1,10	2,20

3. L(+)-Lysin $CH_2 \cdot CH_2 \cdot CH_2 \cdot CH_2 \cdot CH \cdot COOH$ $\|$ $\|$ NH_2 NH_2	224°	+15,3° (K) +14,6° (M)	leicht löslich	0,80	1,60
4. L(−)-Methionin $CH_2 \cdot CH_2 \cdot CH \cdot COOH$ $\|$ $\|$ SCH_3 NH_2	280°	−8,2°	1:33 (20°)	1,10	2,20
5. L(−)-Phenylalanin $CH_2 \cdot CH \cdot COOH$ $\|$ $\|$ C_6H_5 NH_2	278° (K) Zers. 283° (M)	−35,3°	1:32 (25°)	1,10	2,20

6. L(−)-Threonin
$CH_3 \cdot CH \cdot CH \cdot COOH$
        $\|$ $\|$
       OH NH_2
	257°	−28,3° (M)	leicht löslich	0,50	1,0

7. L(−)-Thryptophan
(Indol)$-CH_2 \cdot CH \cdot COOH$
                    $\|$
                   NH_2
	etwa 289°	−30 bis −34°	1:20 (100°)
			1:87 (25°)
				0,25	0,50

8. L(+)-Valin
$CH_3 \cdot CH \cdot CH \cdot COOH$
        $\|$ $\|$
       CH_3 NH_2
	315°	+ 6 42° (K)
		+13,9° (M)
			1:11 (25°)	0,80	1,50

„Nicht-essentielle" Aminosäuren von pharmazeutischer Bedeutung

Name u. Formel	Fp. oder Zersp.	$[\alpha]_D$	Löslichkeit in Wasser	Minimal-bedarf f. d. Menschen pro Tag (g)	Wünschenswerte Menge
9. L(+)-Cystein CH$_2\cdot$CH$\cdot$COOH | | SH NH$_2$	Zers.	+6,5° (M) (c = 1 in 5 nHCl)	leicht löslich	—	—
10. L(−)-Cystin NH$_2$ | S—CH$\cdot$COOH | S—CH$\cdot$COOH | NH$_2$	258–261° (Zers.)	−222,4° in salzs. Lsg.	kalt fast unlöslich	—	—
11. L(+)-Glutaminsäure CH$_2\cdot$CH$_2\cdot$CH$\cdot$COOH | | COOH NH$_2$	248° (K) subl. ab 200° (M)	+12,0° (K)	1:100 (16°)	—	—
12. L(−)-Histidin HC=C—CH$_2\cdot$CH$\cdot$COOH | | | HN N NH$_2$ \\// CH	etwa 227° (K) Zers. 287° (M)	−39,7°	1:24 (25°]	—	—
13. L(−)-Tyrosin CH$_2\cdot$CH$\cdot$COOH ⟨C$_6$H$_4$⟩—NH$_2$ | OH	342–344° (bei schnellem Erhitz., Bad vorgew. auf 280°) (M)	−8,6° (K) −10,6° (M)	1:2500 (17°)	—	—
14. Glykokoll CH$_2\cdot$COOH | NH$_2$	233° (Zers.) (M)	inaktiv	leicht löslich	—	—
15. β-Alanin CH$_2$—CH$_2$—COOH | NH$_2$	207° (Zers.) (schnelles) Erhitzen (M)	inaktiv	leicht löslich	—	—
Peptide					
16. Glutathion: Tripeptid aus: Glutaminsäure + Cystein + Glykokoll	190–192° (Zers.)	−97°	leicht löslich	—	—

Diejenigen Aminosäuren, die vom menschlichen oder tierischen Stoffwechsel nicht synthetisiert werden können und daher zur Erhaltung lebenswichtiger Funktionen von außen mit der Nahrung zugeführt werden müssen, bezeichnet man als „exogene" oder „essentielle" Aminosäuren. W. C. ROSE u. Mitarb. haben über die Frage, welche Aminosäuren lebensnotwendig sind, grundlegende Untersuchungen ausgführt. Für das Wachstum von Hund und Ratte erwiesen sich 10 Aminosäuren als unentbehrlich. Der erwachsene Mensch benötigt normalerweise 8 Aminosäuren, denn Arginin und Histidin, die für den tierischen Organismus unentbehrlich sind, können beim Menschen durch andere Aminosäuren ersetzt werden. Für die Erhaltung spezieller Funktionen, z. B. Fortpflanzung, Entgiftung, können jedoch weitere Aminosäuren notwendig sein.

Literatur: KARRER, P.: Lehrbuch d. org. Chem., Stuttgart: Thieme 1948. – The Merck Index 1968. – LEHNARTZ, E.: Einf. i. d. chem. Physiol., Berlin/Göttingen/Heidelberg: Springer 1952. – KOHL, H.: Aminosäuren, Aulendorf: Ed. Cantor KG 1954. – MUSSO, H.: Neue natürl. Aminosäuren. Angew. Chem. *68*, 313 (1956). – KARLSON, P.: Biochemie, Stuttgart: Thieme 1962.

Methionin DAB 7 – BRD. Methioninum ÖAB 9, DAB 7 – DDR.

DL-Methionin ist synthetisch gewonnene, razemische α-Amino-β-methylthio-buttersäure

$C_5H_{11}NO_2S$ Formel 4 M.G. 149,21

Herstellung. Methionin wurde 1922 von J. H. MÜLLER aus dem Produkt der Caseinhydrolyse isoliert. Seine Struktur ermittelten BARGER u. COYNE 1928. Für die Synthese sind verschiedene Wege beschrieben worden (Merck Ind. 68).

Praktische Bedeutung kommt der von BARGER und WEICHSELBAUM [Org. Synth. coll. *II*, 384 (1943)] ausgearbeiteten Phthalimidmalonester-Synthese zu.

Eigenschaften. DL-Methionin kristallisiert aus W.-A.-Gemischen in farblosen, schimmernden Plättchen. Bei Zimmertemperatur lösen sich in W. 3,1%; die Löslichkeit in A. ist sehr gering. Eine 1%ige wss. Lsg. hat ein pH von 5,6 bis 6,1. Es hat einen schwachen, würzigen Geruch und lang anhaltenden süßlich-bitteren Geschmack. Fp. bei schwachem Erhitzen ~270° (Zers.).

Erkennung. 1. 25 mg Methionin werden zu einer gesättigten Lsg. von wasserfreiem Kupfersulfat in Schwefelsäure gegeben: es entsteht Gelbfärbung (DAB 7 – BRD). – 2. Die Lsg. von 0,10 g Substanz in 3,0 ml 3 n Kalilauge wird mit 10 ml Natriumpentacyanonitrosylferrat(II)-Lsg. versetzt und 10 Min. lang auf etwa 40° erwärmt. Nach dem Erkalten entsteht auf Zusatz von 2,0 ml einer Mischung von 9 T. konz. Salzsäure und 1 T. konz. Phosphorsäure eine tiefrote Färbung (DAB 7 – BRD). [Ein spezifischer Nachweis s. Chem. Ztg *81*, 217 (1957)].

Prüfung DAB 7 – BRD. Prüflösung: 1,25 g Substanz werden unter Erwärmen zu 50,0 ml gelöst. – 1. Aussehen der Lösung: 5,0 ml Prüflsg. müssen klar und farblos sein. – 2. Alkalisch oder sauer reagierende Verunreinigungen: Je 5,0 ml Prüflsg. dürfen durch Zusatz von 0,05 ml Methylrotlsg. II höchstens 0,10 ml 0,1 n Salzsäure bis zum Farbumschlag nach Rot und 0,10 ml 0,1 n Natronlauge bis zum Farbumschlag nach Gelb verbrauchen. – 3. Schwermetallionen: Höchstens 0,0066%, berechnet als Pb^{++} (12,0 ml der Prüflsg.). – 4. Chloridionen: Höchstens 0,02% Cl^-. – 5. Sulfationen: Höchstens 0,04% SO_4^{--}. – 6. Trocknungsverlust: Höchstens 0,5%, bei 100 bis 105° bis zum konst. Gew. getrocknet. – 7. Sulfatasche: Höchstens 0,2%.

Gehalt. Etwa 0,20 g Substanz, genau gewogen, werden in einem Jodzahlkolben von etwa 200 ml Inhalt in 50 ml W. gelöst, mit 10,0 g Natriumacetat und 50,00 ml 0,1 n Jodlsg. versetzt. Nach 30 Min. wird der Jodüberschuß mit 0,1 n Natriumthiosulfatlsg. gegen Stärke zurücktitriert. 1 ml 0,1 m Jodlsg. entspricht 0,00746 g $C_5H_{11}NO_2S$. ÖAB 9 läßt auch nach SÖRENSEN titrieren: Etwa 0,3 g, genau gewogen, werden in 10 ml kohlensäurefreiem W. unter Erwärmen gelöst. Nach dem Abkühlen fügt man 10 ml gegen Phenolphthalein neutralisierte Formaldehydlsg. und 10 Tr. Phenolphthaleinlsg. zu und titriert mit 0,1 n Natronlauge auf deutlich Rot. – 1 ml 0,1 n Natronlauge entspr. 14,92 mg $C_5H_{11}NO_2S$.

Anwendung. Methionin ist als „exogene Aminosäure" für die Erhaltung lebenswichtiger Funktionen unentbehrlich. Die razemische, synthetische DL-Säure ist der natürlichen L-Form biologisch gleichwertig. Die physiologische Bedeutung des Methionins beruht auf dem Schwefelgehalt und der „labilen" Methylgruppe, die biologische Transmethylierungen ermöglicht. Im Organismus wird Methionin leicht in Cystein-Cystin umgewandelt und kann so Cystein zum großen Teil ersetzen. Der für Entgiftungsvorgänge in der Leber erforderliche Schwefel kann weitgehend dem Methionin entstammen.

Methionin wird therapeutisch bei verschiedenen Leberschäden oder als Leberschutz in massiven Dosen verabreicht. Bedeutung kommt Methionin bei Eiweißmangelschäden und bestimmten Anämien zu. Die Anw. erfolgt per os sowie intravenös als Injektion oder Infusion. Gewöhnlich werden oral 3 bis 6 g täglich, in besonderen Fällen aber auch 10 bis 20 g gegeben; intravenös 5 bis 10 g.

Handelsformen: Methionin (E. Merck, Darmstadt): Tabletten. Die Ampullen enthalten D,L-formyliertes Methioninamid.

Methionin Vitis (Vitis KG Chem. Fabr., Hösel, Bz. Düsseldorf); Methionine (Abbott, USA); Powder Metione (The Debrulle Chemical Corp.); Capsules Methionine (Walker Vitamin Products, Inc.); Powder Crystalline Meonine (Wyeth Inc.); Tabl. Meonine (Wyeth, Inc.); Acimetion (Continental Lab.).

Thiomedon (Homburg AG, Frankfurt a. M.): Tabl., Amp. mit D,L-Methionin als Acetylderivat; Calciummethionin-Homburg ist eine 12,6%ige Ca-Acetmethionin-Inj.-Lsg.

Hepsan (Chem. Werke Minden) enthält Acetylmethionin neben Cholin; Amp., Inf., Kaps., Sir.

L-(+)-Cystein ist α-Amino-β-thiol-propionsäure

$C_3H_7NO_2S$ Formel 9   M.G. 121,16

Herstellung. Die leichte Oxydierbarkeit des Cysteins bedingt besondere Maßnahmen der Darstellung. Eine Reihe von Möglichkeiten sind in US-Patenten niedergelegt, so z.B. im US-Pat. 2414303 (1947), nach dem Keratin mit Salzsäure und Zink behandelt wird (Merck Ind. 68).

Eigenschaften. Siehe Aminosäure-Tabelle. In neutralen oder schwach alkalischen Lösungen wird Cystein durch Luftsauerstoff zu Cystin oxydiert; saure Lösungen können einige Tage aufbewahrt werden. Verunreinigungen mit Metallspuren setzen die Stabilität bedeutend herab.

Cystein-hydrochlorid. Kristallisiert gewöhnlich mit 1 H_2O.

Eigenschaften. Fp. 175 bis 178° (Zers.); $[\alpha]_D^{26} \sim +9,5°$. Es löst sich gut in W., A. oder Aceton.

Anwendung. Bei Hepatitis, Allergien und Addisonscher Krankheit. Nach Tierversuchen erscheint es möglich, daß Vorausgabe von Cystein, auch von Cysteamin, vor Strahlenschädigungen schützt.

L-(−)-Cystin, L-Cystine [USP XV (!)], ist β,β'-Diamino-β,β'-dicarboxydiäthyl-disulfid

$C_6H_{12}N_2O_4S_2$ Formel 10   M.G. 240,30

Herstellung. Durch Hydrolyse von Haar-Keratin [GORTNER, R.A., u. W.F. HOFFMANN: Org. Synth. coll. *5*, 39 (1925)].

Eigenschaften. Siehe Aminosäure-Tabelle. Löslichkeit in W. nach Merck Ind. 68: bei 25° = 0,112 g pro Liter, bei 50° = 0,239 g pro Liter, bei 100° = 1,142 g pro Liter.

USP XV: $[\alpha]_D^{20}$ −200 bis 203° (4 g in 100 ml Mischung von 75 ml 1 n HCl und 25 ml W.), 200 mg dürfen beim Verbrennen nicht mehr als 0,5 mg Asche hinterlassen.

Handelsformen: Cystin „Brunner" (Brunner KG, Bad Homburg) zur Anwendung bei Lebererkrankungen, Eiweißmangelschäden, bei Salvarsan- und Thalliumintoxikationen.

L(+)-Glutaminsäure. Acidum glutamicum ÖAB 9, Helv. V − Suppl. III. Glutamic Acid. Acide glutamique. 2-Aminopentandicarbonsäure (1,5). α-Aminoglutarsäure.

$C_5H_9O_4N$ Formel 11   M.G. 147,14

Herstellung. Aus dem Produkt der sauren Hydrolyse verschiedener Proteine, z.B. Casein (enthält etwa 15 bis 23% Glutaminsäure), Gluten (US-Pat. 2463877; Chem. Zbl. *1950*, S. 917), Sojabohneneiweiß, Gliadin u.a. Eine Laboratoriumsmethode wird von KING angegeben: Org. Synth. coll. *I/2*, 286 (1941).

Eigenschaften. Farblose Kristalle oder weißes, kristallines Pulver von schwachem Geruch und von zuerst schwach saurem, dann eigenartig fadem Geschmack. 1 T. löst sich in etwa 140 T. W. oder in etwa 7 T. sied. W., wenig lösl. in A., prakt. unlösl. in Ae. oder Chlf. Fp. innerhalb von 3° zwischen 185 und 205° (Zers.) (ÖAB 9) [Merck Ind. 68: Zersp. 247 bis 249° $[\alpha]_D^{22,4}$ +31,4° (c = 1,00 in 6 n HCl)].

Erkennung. 1. Versetzt man eine Mischung von 1 Tr. verd. Natronlauge, 3 ml W. und 1 Tr. Phenolphthaleinlsg. mit Glutaminsäure bis zur Entfärbung, so gibt ein Teil der erhaltenen Mischung mit 1 Tr. Eisen(III)-chloridlsg. eine braungelbe Färbung; der Rest der Lsg. färbt sich auf Zusatz von 1 Tr. Kupfersulfatlsg. intensiv blau (ÖAB 9). − 2. Man erhitzt etwa 1 mg Glutaminsäure und 1 mg Resorcin mit 2 Tr. konz. Schwefelsäure bis zum Eintreten der Rk., die unter Gasentwicklung und Grünbraunfärbung der Mischung abläuft. Versetzt man nach dem Abkühlen mit 5 ml W. und macht mit konz. Ammoniak alkalisch, so entsteht eine tief violette Lsg., die besonders in starker Verdünnung intensiv grün fluoresziert (ÖAB 9). – 3. Identifizierung nach L. KOFLER: Schmelzintervall (unter dem Mikroskop): 195 bis 203° (Zers.). Eutektische Temperatur der Mischung mit Salophen 187°, mit Dicyandiamid 170° (ÖAB 9).

Prüfung. 1. Eine Lsg. von 1 T. Glutaminsäure in 5 T. verd. Salpetersäure und 14 T. W. muß klar und farblos sein (ÖAB 9). – 2. Chlorid: In der unter 1. erhaltenen Lsg. und 10 ml W. darf Chlorid in unzulässiger Menge nicht nachweisbar sein (s. Bd. I, 257). Bei der Prüf. ist keine Salpetersäure mehr zuzusetzen (ÖAB 9). – 3. Sulfat darf nicht nachweisbar sein (ÖAB 9). – 4. Ammonium: 1 ml der Lsg. von 1. darf sich nach Zusatz von 1 ml verd. Natronlauge, 7 ml W. und 1 ml Nesslers Rg. nicht stärker färben als eine Vergleichslsg. aus 4 Tr. Ammoniumchlorid-Standardlsg., 8 ml W., 1 ml verd. Natronlauge und 1 ml Nesslers Rg. (ÖAB 9). – 5. Arsen: In einer Lsg. von 1,0 g Glutaminsäure in 2 ml W. und 2 ml Salzsäure darf nach Zusatz von 0,1 g Kaliumjodid mit 6 ml Hypophosphitlsg. Arsen in unzulässiger Menge nicht nachweisbar sein (s. Bd. I, 243) (ÖAB 9). – 6. Trocknungsverlust: Höchstens 0,5% (ÖAB 9); 0,2% (Helv. V – Suppl. III). – 7. Verbrennungsrückstand: Höchstens 0,1%, bestimmt mit 0,5000 g Glutaminsäure (ÖAB 9). – 8. Schwermetalle: Der nach 7. erhaltene Rückstand wird unter Erwärmen in 3 ml verd. Salzsäure gelöst. In der Lsg. dürfen nach Zusatz von 2 ml W. u. 5 ml verd. Ammoniak Schwermetalle in unzulässiger Menge nicht nachweisbar sein (s. Bd. I, 253) (ÖAB 9). – 9. Papierchromatographische Prüfung (Helv. V – Suppl. III): 1,00 ml der Stammlsg. (2,000 g mit 1 n Salzsäure zu 20 ml gelöst) wird in einem 10-ml-Meßkolben mit W. bis zur Marke verdünnt. Diese Lsg. wird zur P. Chr. verwendet.

Papier: Schleicher u. Schüll 2043 b Gl.

Laufmittel: Pyridin-Eisessig-Wasser = 50 : 35 : 15 (jeweils frisch zu bereiten). Sprühreagens: Ninhydrin (Streifen nach Besprühen 10 bis 15 Min. bei 100° trocknen). Das Chromatogramm darf nur einen violetten Flecken mit R_f zwischen 0,35 und 0,50 aufweisen. Es dürfen weder ein Fleck mit einem R_f-Wert von 0,20 bis 0,35 (Asparaginsäure in einer Menge von 2% oder mehr) noch weitere auch nur schwache Flecken auftreten (andere Aminosäuren).

Gehaltsbestimmung. Etwa 0,3 g (genau gewogen) werden unter leichtem Erwärmen in 50 ml W. gelöst. Man läßt erkalten, setzt 10 Tr. Bromthymolblaulsg. zu und titriert mit 0,1 n Natronlauge bis zur Hellgrünfärbung (Mikrobürette) (Helv. V – Suppl. III). 1 ml 0,1 n Natronlauge entspr. 0,014 713 g $C_5H_9NO_4$. Der Gehalt muß zwischen 97,5 und 100,5% liegen (Helv. V – Suppl. III; ÖAB 9).

Weitere Bestimmungsmethoden. Zur Bestimmung von Glutaminsäure in Protein-Hydrolysaten oder von Glutaminsäure selber kann das von R. I. BLOCK u. D. BOLLING angegebene Verfahren dienen. Man fällt die Glutaminsäure dabei mittels A. als Calciumsalz, desaminiert die freie Glutaminsäure zu D-Oxyglutarsäure und oxydiert mit Kaliumpermanganat zu Bernsteinsäure, die gemäß ARHIMO und LAINE als Silbersalz bestimmt wird. Nach E. BAERTICH [Pharm. Industrie **14**, 3 (1952)] ist folgende Arbeitsvorschrift geeignet:

2 bis 5 g trockenes Protein werden mit 25 ml HCl (1 + 1) hydrolysiert; die Dauer der Hydrolyse ist von der Art des zu untersuchenden Eiweißkörpers abhängig. Der Überschuß an Säure wird durch mehrmaliges Eindampfen bis zur Sirupkonsistenz in üblicher Weise im Vakuum entfernt. Der verbleibende Rückstand wird in 50 ml warmem W. gelöst und frisch hergestellte Calciumhydroxidlsg. hinzugegeben; es ist empfehlenswert, einen evtl. Überschuß möglichst sofort durch Zentrifugieren zu entfernen. Der Rückstand wird mit Calciumhydroxidlsg. gewaschen und die nun vereinigten Filtrate und Waschwässer, welche stark alkalisch reagieren sollen (Phenolphthalein), werden im Vakuum nach Zugabe von 100 ml A. zur Entfernung von Ammoniak eingedampft.

Das Volumen soll annähernd dem 10fachen Gewicht der angewendeten Proteinmenge entsprechen, d.h. 20 bis 50 ml bei einer Ausgangsmenge von 2 bis 5 g; die wss. Lsg. der Ca-Salze wird unter Rühren (wichtig) in 8,6 Volumen absoluten A. gegeben. Die sich bildenden Ca-Salze (oftmals erst nach 2 bis 3 Std. Stehen bei Zimmertemperatur), werden durch eine Glasfritte (G 3) abgesaugt; der Nd. wird mit kalt gesättigter Calciumhydroxidlsg., die 8,6% absoluten A. enthält, gewaschen. Die Ca-Salze werden in 50 ml 1 n H_2SO_4 gelöst und die freie Aminosäure bei Zimmertemperatur mit 5 ml 30%iger $NaNO_2$-Lsg. desaminiert. Den Überschuß an Nitrit entfernt man durch Erwärmen auf dem Wasser- oder Dampfbad (15 bis 20 Min.) oder über freier Flamme (5 Min.). Die Lsg. wird abgekühlt und ein Überschuß an 1,5 n Kaliumpermanganatlsg. hinzugegeben; die tiefrote Farbe soll mindestens 1 Std. bestehen bleiben. Bei evtl. Trübungen wird zentrifugiert oder filtriert und mit verdünnter H_2SO_4 gewaschen. Die vereinigten Filtrate werden mit Ae. 48 Std. lang extrahiert; der Ae. wird abgedampft und der Rückstand in 95%igem A. gelöst. Die entstandene Bernsteinsäure wird mit NaOH neutralisiert und durch Zugabe einer gesättigten alkoholischen $AgNO_3$-Lsg. als Ag-Salz gefällt. Das Silbersalz wird abgesaugt (G 4), mit

A. und Ae. gewaschen und bei 110° getrocknet. Die Menge Glutaminsäure entspr. der Menge des gewogenen bernsteinsauren Silbers, multipliziert mit 0,442.

Ist die Menge von bernsteinsaurem Silber für die gravimetrische Bestimmung zu klein, so wird der Niederschlag in verd. HNO_3 gelöst und das Silber mit 0,1 oder 0,01 n Rhodanammonium titrimetrisch bestimmt.

1 ml 0,1 n NH_4SCN entspr. 7,36 g Glutaminsäure.

Anwendung. Der Glutaminsäure kommt im physiologischen intermediären Stoffwechsel eine wichtige Rolle zu. Sie kann oxydativ zu Ketoglutarsäure desaminiert werden und mündet dann in den Tricarbonsäurezyklus (KREBS, MARTIUS) ein, in dem sie verbrannt wird. Das bei der Desaminierung anfallende NH_3 wird fermentativ auf Ketosäuren übertragen (Umaminierung). Die Entstehung von Alanin aus Brenztraubensäure auf diesem Weg ist gesichert. An der Umaminierung scheinen alle Aminosäuren, wenn auch mit verschiedener Geschwindigkeit, beteiligt zu sein, so daß die Glutaminsäure für den Aufbau und Abbau von Aminosäuren und damit für den gesamten Eiweißstoffwechsel von erheblicher Bedeutung ist.

Eine weitere wichtige Funktion der Glutaminsäure ist die Festlegung von überschüssigem Ammoniak, dessen Entstehung z.B. im Gehirn bei starker Erregung durch Exzitantien festgestellt wurde. Das dabei entstehende Glutamin ist der Ausgangspunkt für eine weitere Reaktionskette, als deren Endprodukt Harnstoff gebildet wird. – Glutaminsäure ist weiterhin ein Bestandteil der Folsäure (s. Bd. II, 709).

Im Gehirn kann Glutaminsäure anscheinend unter Gewinnung von Energie zu γ-Aminobuttersäure decarboxyliert werden. Die oxydative Desaminierung (s. o.) kommt jedoch als Grundlage der Energielieferung im Gehirn nicht oder nur unter abnormen Bedingungen in Frage. Jedenfalls bieten die derzeitigen Kenntnisse keine verwertbare Grundlage für die therapeutische Verwendung der Glutaminsäure bei herabgesetzter geistiger Leistungsfähigkeit. Die Urteile über ihren Wert gehen auch weit auseinander.

Für die i. v. Applikation wird Natriumglutamat (s. S. 22) verwendet. Es besteht eine Gefahr der Überdosierung mit Natriumionen!

Peroral wird das Glutaminsäurehydrochlorid gegeben (s. u.).

Die Dosierung wird sehr verschieden gehandhabt. Während amerikanische Autoren nach E. KERGL 20 bis 30 g, sogar 50 g pro die verabreichen (NND 63), werden in Deutschland etwa 6 bis 12 g gegeben (Mercks JB 52).

Anwendung in der Lebensmittelchemie: Glutaminsäure ist zur Säuerung von Limonaden vorgeschlagen worden. Man benötigt etwa 0,2%. Zur Herst. solcher Getränke muß in der BRD eine Ausnahmegenehmigung eingeholt werden [Z. Lebensmitt.-Untersuch. 100 329 (1955)].

Literatur: KLINGMÜLLER, D.: Biochemie, Physiologie und Klinik der Glutaminsäure, Aulendorf: Editio Cantor Vlg. 1955; 2423 Lit.-Zit.

Handelsformen: Glutametten (Chemiewerk Homburg AG, Frankfurt a. M.); Glutamin-Verla (Verla-Pharm., Tutzing/Obb.); Glutaminsäure-Granulat-Homburg (Chemiewerk Homburg AG, Frankfurt a. M.); Aciglut (Sagitta-Werk, München); Glutaminsäure-Dragees „Woelm"; Glutavene (Crookes-Barner Lab., Wayne, N. Y.).

D,L-Glutaminsäure ist das razemische synthetische Produkt.

Herstellung. Ergiebige Synthesen auf dem Wege der Kondensation von Malonester mit Piperidinomethyl-formamino-malonester bzw. Malonester, Formaldehyd und Acetaminomalonester beschrieben H. HELLMANN u. E. BRENDLE [Hoppe-Seylers Z. physiol. Chem. *287*, 235 (1951)] und H. HELLMANN u. F. LINGENS [Angew. Chem. *66*, 201 (1954)].

Eigenschaften. Fp. 225° (Zers.); das synthetische Produkt löst sich in W. besser als die natürliche L-Form: bei 25° zu etwa 2%, bei 100° etwa 28%.

Glutaminsäure-hydrochlorid. Glutamic Acid Hydrochloride NF XIII. Acidi Glutamici Hydrochloridum. Acigluminum Nord. 63.

Eigenschaften. Das weiße, kristalline Pulver löst sich in 3 T. W.; die Lsg. reagiert sauer (Lackmus). Es ist praktisch unlöslich in A. u. Ae. Spez. Drehung: zwischen $+23,5$ und $+25,5°$ (125 mg im ml 3 n Salzsäure) (NF XIII).

Erkennung. 1. Gibt man zu einer Lsg. von Glutaminsäure-hydrochlorid und Bariumhydroxid A. hinzu, so fällt Bariumglutamat aus (NF XIII). – 2. Kocht man eine Mischung von Glutaminsäure-hydrochlorid, Ninhydrinlsg. und Natriumacetat, so entsteht eine intensive violettblaue Färbung (NF XIII).

Prüfung. Trocknet man 4 Std. bei 80°, so darf der Gewichtsverlust 0,5% nicht übersteigen. – Glührückstand nicht über 0,25%. – Eine Lsg. von Glutaminsäure-hydrochlorid in Schwefelsäure muß farblos sein (leicht verkohlende Substanzen). – Der Sulfatgehalt darf 0,1% nicht übersteigen. – Schwermetalle: nicht mehr als 20 ppm.

Gehalt. 300 mg einer 4 Std. bei 80° getrockneten Probe werden mit 0,1 n Natronlauge titriert.
1 ml 0,1 n NaOH entspr. 9,180 mg $C_5H_9NO_4 \cdot HCl$.
Forderung: 99 bis 101% $C_5H_9NO_4 \cdot HCl$.

Natrium glutaminicum ist das Mononatriumsalz der L-(+)-Glutaminsäure. Monosodium glutamate.

M.G. 169,12

Herstellung. Wie bei L-(+)-Glutaminsäure. Es existieren zahlreiche Patente (Merck Ind. 68).

Eigenschaften. Das Natriumsalz ist im Gegensatz zur freien Säure schwach linksdrehend. Es ist sehr gut wasserlösl., sehr schwer lösl. in A.

Anwendung. Seines fleischähnlichen Geschmackes und Geruches wegen wird es in der Lebensmittelindustrie als Würze verwendet. Der optimale Gehalt ist etwa 0,2 bis 0,5%, doch muß zur Entwicklung eines angenehmen Geschmackes stets Kochsalz dabei sein.

Pharmazeutische Verwendung findet das „Natrium-Glutamat-Sagitta" (Sagitta-Werk, München); Indikationen wie bei der freien Säure.

Dihydroxy-Aluminium-Natrium-Glutamat, Tetrahydroxy-Aluminium-Magnesium-diglutamat, Tetrahydroxy-Aluminium-glutamat finden gegen Hyperacidität Verwendung [J. Amer. pharm. Ass., sci. Ed. *38*, 595 (1949)].

Zusammenfassende Literatur: BAERTICH, E.: Pharm. Industrie *14*, 3 (1952). — WEILE-MALHERBE, H.: Naturwissenschaften *40*, 545 (1953). — KERGL-KOEBKE-HAURY, E.: Glutaminsäure, Stuttgart: Wissenschaftl. Verlagsges. 1954.

L-(−)-Histidin. Histidinum. α-Amino-β-imid-azolyl-propionsäure.

$C_6H_9N_3O_2$ M.G. 155,16

Eigenschaften. Nadeln oder Plättchen von süßem Geschmack. Fp. 287° (Zers.); $[\alpha]_D^{20}$ −39,74° ($c = 1,13$); lösl. in W. von 25° zu etwa 4%; sehr wenig lösl. in A.; unlösl. in Ae. (Merck Ind. 68).

L-(−)-Histidin-monohydrochlorid. Histidinum hydrochloricum ÖAB 9, Helv. V. Histidinhydrochlorid.

$C_6H_9N_3O_2 \cdot HCl \cdot H_2O$ M.G. 209,64

Eigenschaften. Farblose Plättchen oder weißes, kristallines Pulver, nahezu ohne Geruch und von salzigem Geschmack. Fp. 251 bis 252° (Zers.). das Salz verliert das Kristallwasser bei etwa 140° $[\alpha]_D^{20} = +9,5$ bis $+11,25°$ ($c = 2$, in einer Mischung von gleichen Vol. Salzsäure und W.). Lösl. in etwa 10 T. W., sehr wenig lösl. in A., prakt. unlösl. in Ae.

Erkennung. 1. Histidinhydrochlorid gibt die Rk. auf Chloridionen. − 2. Versetzt man eine Lsg. von etwa 5 mg Histidinhydrochlorid in 1 ml W. mit 1 ml Sulfanilsäurelsg. und 1 Tr. Natriumnitritlsg. und darauf mit verd. Natronlauge, so färbt sich die Lsg. intensiv orangerot (ÖAB 9). − 3. Versetzt man eine Lsg. von etwa 1 mg in 1 ml W. tropfenweise mit Bromwasser bis zur bleibenden Gelbfärbung und erwärmt, so wird die Lsg. zunächst entfärbt, bei weiterem Erwärmen färbt sie sich allmählich braunrot und schließlich tief schmutzig violett (ÖAB 9). − 4. Identifizierung nach L. KOFLER: Schmelzintervall (unter dem Mikroskop): 245 bis 255° (Zers.; bei 150 bis 175° Zers. des Hydrates). Eutektische Temperatur der Mischung mit Salophen: ∼ 150°; mit Dicyandiamid ∼ 135° (ÖAB 9).

Prüfung. 1. Reaktion der Lösung: Je 2 ml der Lsg. (1 + 19) müssen sich auf Zusatz von 1 Tr. Methylrotlsg. rot bzw. auf Zusatz von 1 Tr. Bromphenolblaulsg. violettblau färben (ÖAB 9). − 2. Sulfat darf in einer Mischung von 2 ml der Lsg. (1 + 19) und 8 ml W. nicht nachweisbar sein (ÖAB 9). − 3. Schwermetalle: In einer Mischung von 9 ml der Lsg. (1 + 19) und 1 ml Ammoniaklsg. dürfen Schwermetalle in unzulässiger Menge nicht nachweisbar sein (s. Bd. I, 253) (ÖAB 9). − 4. Alkaloide: 1 ml einer Lsg. (1 + 9) darf durch 2 Tr. Mayers Rg. nicht getrübt werden (Helv. V). − 5. Histamin: Eine Mischung von 1 ml der Lsg. (1 + 19), 4 ml W. und 10 ml konz. Natronlauge wird in einem Scheidetrichter mit einer Mischung von 7,5 ml Chlf. und 2,5 ml iso-Propylalkohol 1 Min. lang kräftig geschüttelt. Zur besseren Trennung der Schichten fügt man 5 ml W. zu, läßt die Chlf.-iso-Propanolschicht abfließen und trocknet sie durch Schütteln mit Kaliumcarbonat. Man filtriert nach 5 Min. durch ein trockenes Filter und dampft zur Trockne ein. Löst man den Rückstand in 1 ml Sulfanilsäurelsg., fügt 2 Tr. Natriumnitritlsg. hinzu und macht mit 1 ml verd. Natronlauge alkalisch, so darf sich die Fl. gelb, nicht aber orangerot färben (ÖAB 9, Helv. V). – 6. Trocknungsverlust: 8,5 bis 9,5%, bestimmt durch zweistündiges Trocknen bei 160° (ÖAB 9). – 7. Verbrennungsrückstand: Höchstens 0,2% (ÖAB 9).

Gehaltsbestimmung. 1. Durch Rücktitration des Überschusses an 0,1 n Silberchloridlsg. mit 0,1 n Ammoniumrhodanidlsg. [Eisen(III)-Ammoniumsulfat als Indikator]. 1 ml 0,1 n Silbernitratlsg. entspricht 20,96 mg $C_6H_9N_3O_2 \cdot HCl \cdot H_2O$ (ÖAB 9; Helv. V). – 2. Bestimmung des N-Gehalts nach KJELDAHL: 1 ml 0,01 n Schwefelsäure entspr. 0,1401 mg N. Forderung: 21,5 bis 22,2% N, berechnet auf $C_6H_9N_3O_2 \cdot HCl$. – 3. Bestimmung der optischen Drehung: 0,400 g getrocknetes L-Histidinhydrochlorid werden in einem 20-ml-Meßkolben mit 18,99 bis 19,18 ml 0,1 n Natronlauge (je nach dem Ergebnis der Gehaltsbestimmung) versetzt. Nach Auflösen wird mit W. bis zur Marke aufgefüllt. Die Lsg. muß bei 20° im 200-mm-Rohr einen Drehungswinkel von mindestens $-1,09°$ und höchstens $-1,19°$ aufweisen (Helv. V).

Anwendung. Histidin wurde gegen peptische Ulzerationen angewandt, doch scheint diese Therapie von zweifelhaftem Wert zu sein.

Parenterale Applikation von Histidin und Ascorbinsäure dämpft in den meisten Fällen die Schmerzen bei Endarteritis obliterans. Man verabreichte alle 6 Std. 5 ml einer 4%igen Lsg. zusammen mit 100 mg Natriumascorbat und zusätzlich 600 mg Ascorbinsäure pro Tag peroral (Merck Ind. 68).

Handelsformen: Larostidin (Hoffmann-La Roche, Grenzach); Histidin-Ifach (Ifach GmbH, Hamburg).

L-(–)-Histidin-dihydrochlorid.

Eigenschaften. Rhombische Kristalle, isomorph mit dem Monohydrochlorid, Zers.-P. 245° (auch 196° wird angegeben). $[\alpha]_D^{20} + 47,6°$ ($c = 2$) (Merck Ind. 68).

Histidin-Schwangerschaftstest. Während der Schwangerschaft werden im Harn größere Mengen an Histidin ausgeschieden (RICKETTS, W. A.: Abstr. World Surg. *1949*, S. 47).

Glykokoll. Acidum aminoaceticum. Aminoessigsäure. Glycin. Leimsüß. Leimzucker. Glycocoll Erg.B. 6. Aminoacetic Acid USP XVIII, BP 68 (Rg.).

$C_2H_5NO_2$ $\qquad\qquad CH_2(NH_2)COOH$ $\qquad\qquad$ M. G. 75,07

Aminoessigsäure wurde von BRACONNOT 1819 aus dem Leim isoliert. Sie ist eine der am längsten bekannten Aminosäuren. Sie entsteht als Spaltprodukt vieler Eiweißstoffe, besonders aus Gelatine, beim Erhitzen mit Mineralsäuren. Auch Seidenfibroin enthält bis 40% Glykokoll.

Aminoessigsäure kommt auch frei in Säugerorganen vor, gehört allerdings nicht zu den essentiellen Aminosäuren. An Benzoesäure gebunden erscheint sie im Harn der Pflanzenfresser als Hippursäure.

Herstellung. Techn.: 1. Aminolyse von Chloressigsäure:

$$ClCH_2COOH + NH_3 \xrightarrow{(NH_4)_2CO_3} H_2NCH_2COOH + HCl$$

[CHERONIS, N. D., u. K. H. SPITZMÜLLER: J. org. Chemistry *6*, 349 (1941)].

2. Nach STRECKER [Ber. Ges. Kohlentechn. *5*, 314 (1956)]: Formaldehyd wird mit Blausäure zu Glykolnitril kondensiert. Das im Vakuum auf 90% angereicherte Glykolnitril wird kontinuierlich mit Ammoniak zum Aminoacetonitril umgesetzt und schließlich mit Baryt verseift.

3. HILLMANN, G. [Hoppe-Seylers Z. physiol. Chem. *283*, 71 (1948)]: Man kocht Chloressigsäure mit Hexamethylentetramin in Dioxan und zersetzt anschließend das entstandene Aminosäure-Addukt. Additionsprodukt mit alkoholischer Salzsäure; Ausbeute ca. 94%.

Eigenschaften. Monokline Prismen aus Alkohol oder weißes, kristallines Pulver von süßem Geschmack. Leicht lösl. in W., wenig lösl. in A., unlösl. in Ae. Beginnt bei 233° sich zu zersetzen, ist bei 290° völlig gesintert. Bildet ein Hydrochlorid; Fp. = 182°. Ebenso ein Natriumsalz. Reagiert schwach sauer gegen Lackmus. – *Erkennung.* Die wässerige Lösung gibt mit Eisen(III)-chlorid eine blutrote Färbung; mit etwas Kupfercarbonat gekocht entsteht eine tiefblaue Färbung in der überstehenden Flüssigkeit. Mit Ninhydrin erhitzt entsteht eine blauviolette Färbung. – *Prüfung.* Der aus der vorher 2 Std. lang bei 105° getrockneten Substanz ermittelte Stickstoffgehalt muß zwischen 18,4 und 18,8% liegen, was einem Gehalt von mindestens 98,5% $C_2H_5NO_2$ entspricht (USP XVIII, Reagent). Ähnlich prüft BP 68 (Mindestgehalt 99,0% $C_2H_5NO_2$). Unlösl. Rückstand, Asche, Chloride, Sulfate, Schwermetalle und Eisen als Verunreinigungen müssen den Anforderungen der entsprechenden Pharmakopöen entsprechen.

Anwendung. Bei Kreatinurie als Folge von progressiver Muskeldystrophie in mittleren Einzeldosen von 5 g peroral. Bei peripheren Gefäßerkrankungen (oral 20 g oder i.v. 200 in mg/kg in 5- bis 10%iger Lösung in physiol. NaCl). Nach THOMAS, MILHORAT u. TECHNER (1932) ist Glykokoll eine Vorstufe des Kreatins. Dieses bildet in Form des Kreatinphosphats (Phosphagen) eine wichtige Energiequelle für die Muskelkontraktion. Bei progressiver Muskeldystrophie ist die Umsetzung des Kreatins in der Weise gestört, daß im Harn nicht wie gewöhnlich nur Kreatinin, sondern auch Kreatin ausgeschieden wird. Bei der Verabreichung von Glykokoll nimmt die Kreatinausscheidung zunächst zwar zu, geht aber dann nach Erreichen eines Höhepunktes wieder zurück, offenbar weil das Kreatin nunmehr besser verwertet wird. Die Erfolgsaussichten der Glykokolltherapie sind leider zweifelhaft. Im intermediären Stoffwechsel kann Glykokoll u. U. zur Bildung von 1-C-Körpern herangezogen werden (s. u. Folsäure). Dosierung: Erwachsene erhalten im allgemeinen täglich dreimal 5 g, Kinder zweimal 5 g. Bisweilen werden höhere Anfangsdosen gegeben. Als Reagens in USP XVIII und BP 68.

Handelsformen: Glykokoll (E. Merck, Darmstadt); Glykokoll (Nordmark-Werke, Hamburg).

Aluminiumdihydroxyaminoacetat.

$Al(OH)_2(OOC \cdot CH_2NH_2)$ M. G. 135,06

Herstellung. Aluminiumisopropylat und Glycin reagieren bei Gegenwart von W. unter Bildung von Aluminiumhydroxyaminoacetat [KRANTZ, J. C., D. V. KIBLER u. F. K. BELL: J. Pharmakol. exp. Ther. *82*, 247 (1944)].

Anwendung. Antacidum. – *Handelsform:* Parabrox (Spezialchemie, Berlin).

Betain. Betainum. Trimethylaminoessigsäure. Trimethylglykokoll. Glykokollbetain.

$C_5H_{11}NO_2$ $(CH_3)_3\overset{\oplus}{N}CH_2COO^{\ominus} + H_2O$ M. G. 117,15

Betain ist in der Natur weit verbreitet, vor allem in Pflanzen und niederen Tieren. Besonders reichlich kommt es in Zuckerrübenmelasse vor.

Herstellung. 1. Aus Rübenmelasse. 2. Aus Monochloressigsäure und Trimethylamin.

Eigenschaften. Farblose, stark hygroskopische Kristalle von süßem Geschmack. Fp. = 310° (Zers.). Sehr leicht lösl. in W., leicht lösl. in M., A., wenig lösl. in Ae. Die mit Säuren gebildeten Salze reagieren in wässeriger Lösung stark sauer.

Anwendung. Bei Arteriosklerose. Als lipotroper Wirkstoff bei Leberverfettung. – *Dosis.* Dreimal täglich 200 bis 400 mg per os, oft bis zu 6 g pro Tag. – *Toxizität.* Bei durchschnittlichen Dosen können Nausea, Erbrechen und Durchfälle auftreten.

Betainhydrochlorid. Betainum hydrochloricum.

$C_5H_{11}NO_2 \cdot HCl$

Betainhydrochlorid erhält man durch Einleiten von HCl in eine alkoholische Lösung von Betain und Fällen des Salzes mit Äther.

Eigenschaften. Farblose, monikline Kristalle; leicht löslich in W., schwer lösl. in A., prakt. unlösl. in abs. A., Ae. und Chlf. Fp. = 227 bis 228° (Zers.). pH der 5%igen wässerigen Lösung = 1,0.

Gehaltsbestimmung. 0,5 g Betainhydrochlorid müssen 32,6 ml 0,1 n Kalilauge verbrauchen.

Anwendung. In viel W. gelöst anstelle von Salzsäure bei Hypacidität.

Handelsform: Acidol-Pepsin „Bayer", Pastillen mit Betainhydrochlorid und Pepsin.

Betainhydrazidchlorid. Trimethylammonium-acethydrazid-chlorid. Trimethylacethydrazide Ammonium Chloride USP XVIII. Girard-Reagens T.

Aus Betainesterchlorid und Hydrazinhydrat.

$[(CH_3)_3\overset{\oplus}{N}CH_2CONHNH_2]Cl^-$ M. G. 167,64

Eigenschaften. Farblose oder weiße, sehr hygroskopische Kristalle, leicht lösl. in W. lösl. in A., unlösl. in Chlf. u. Ae. Nach Umkristallisation aus A. Fp. = 185 bis 192°.

Anwendung. Reagens auf 17-Ketosteroide und andere Oxoverbindungen. Wasserunlösl. Ketone lassen sich in lösliche Hydrazone überführen [GIRARD, A., u. G. SANDULESCO: Helv. chim. Acta *19*, 1095 (1936)]. Girard-Reagens P ist 1-Pyridyl-acethydrazid-chlorid.

β-Alanin. *β*-Amino-propionsäure.

Formel 15

Herstellung. Durch Einwirkung von KOBr und KOH auf Succinimid [CLARKE, H. T., u. L. D. BEHR: Org. Synth. coll. *16*, 1 (1936)]. Weitere Methoden: Merck Ind. 68.

Eigenschaften. Zersp. 207°; gut wasserlösl., schwer lösl. in A.

Anwendung. Zur Synthese der Pantothensäure und ihrer Abkömmlinge. In der Natur kommt β-Alanin auch als Komponente einiger biogener Amine (Carnosin, Anserin) vor.

Glutathion. *γ*-L-Glutaminyl-L-cysteinyl-glycin.

$C_{10}H_{17}N_3O_6S$ M.G. 307,33

ist ein Tripeptid aus Glutaminsäure, Cystein und Glykokoll.

$$H_2N-CH-CH_2-CH_2-CO-NH-\underset{\underset{CO-NH-CH_2-COOH}{|}}{CH}-\overset{CH_2 \cdot SH}{|}$$
$$\underset{COOH}{|}$$

Herstellung. Bei den strukturbeweisenden Synthesen von HOPKINS (1921) u. HARRINGTON-MEAD (1935) waren die Ausbeuten sehr gering. Einen einfacheren und ergiebigeren Syntheseweg beschrieben ST. GOLDSCHMIDT u. CH. JUTZ [Chem. Ber. *86*, 1116 (1953)]: N-Carbobenzoxy-S-benzyl-L-cystein wird mit Carbonylaminoessigsäure-äthylester umgesetzt, das entstehende Produkt in die Phosphorazoverb. übergeführt und mit N-Azo-L-glutaminsäure-D-aethylester kondensiert.

Eigenschaften. Fp. 190 bis 192° (Zers.); $[\alpha]_D = -97°$ (H_2O); gut lösl. in W., unlösl. in organischen Lösungsmitteln. Glutathion gibt eine unlösliche Kupferverbindung.

Bedeutung. Glutathion kommt Bedeutung bei den Atmungsvorgängen in der Zelle zu, denn die Cystein-Komponente kann auch im Verbande des Tripeptids leicht in Cystin übergehen und dieses wiederum zu Cystein reduziert werden:

$$2\,R-SH \underset{\text{Reduktion im Sauren}}{\overset{\text{Oxydation im Alkalischen}}{\rightleftarrows}} R-S-S-R + H_2 \,.$$

Die ungewöhnliche *γ*-Peptid-Bindung bedingt eine gewisse Stabilität gegenüber den üblichen Proteasen und Aminopeptidasen.

Literatur: Referat über ein Glutathion-Symposium in New York i. Nov. 1953 in Angew. Chem. *66*, 34 (1954).

Eiweißhydrolysate, Proteinhydrolysate sind Zubereitungen für therapeutische Zwecke, die durch teilweise oder vollständige Säure- oder Enzymhydrolyse gewonnen werden und aus Gemischen von Aminosäuren und Peptiden bestehen. Die Ausgangsstoffe zur Herstellung solcher Präparate müssen von einwandfreier Beschaffenheit sein. Die fertigen Produkte sollen den gleichen Nährwert haben wie die Ausgangsstoffe. Es ist üblich, zu fordern, daß mehr als die Hälfte des Gesamtstickstoffs als α-Amino-Stickstoff vorliegen soll. Strenge Anforderungen müssen insbesondere an die Zubereitungen gestellt werden, die parenteral zur Anwendung kommen. Diese sollen steril sein, frei von Pyrogenen, frei von Antigenen und allgemein gut verträglich. Zuweilen ergänzt man Proteinhydrolysate mit Aminosäuren, wie D,L-Methionin, L-Histidin, D,L-Tryptophan, Cystin u. a. Proteinhydrolysate finden therapeutische Verwendung bei Erkrankungen und Zuständen, die auf Eiweißmangel zurückzuführen sind wie Proteinverluste durch Operationen, Wochenbett, schwere Verletzungen, parenchymatöse Lebererkrankungen u. a. (vgl. dazu Bd. VII A, 101).

Untersuchungen über den Einfluß von Temperatur, Druck und Erhitzungsdauer auf die saure Hydrolyse von eiweißhaltigen Produkten führte K. HEINTZE durch [Z. Lebensmitt.-Untersuch. *100*, 253 (1955)].

Aminofusinreihe (Pfrimmer, Erlangen): Aminofusin, -A 3; -A 5; -600; -850; -1000. -forte. — Aminotrat (Nordmark-Werke, Hamburg): Körner mit 30%, Liquor mit 10% Aminosäuren. — Bioprotein-Holzinger (Holzinger, Prien/Chiemsee): Casein-Depolymerisat mit den Aminosäuren des Caseins (Pulver, Dragees, Sirup, Ampullen, Infusionslösungen). — Cymogran (Allen u. Harburys Ltd., London): Caseinhydrolysat (Pulver). — Steramin (Braun, Melsungen): 5%iges Caseinhydrolysat (Infusionslsg.) Steramin „S" ist ein Gemisch synthetischer Aminosäuren. — Thioaminon (Lankwitz, Gefrees/Of.): Caseinhydrolysat, angereichert mit Cystin und Methionin (Tabletten).

Einige ausländische Präparate: Amigen (aus Casein) (Mead Johnson); Aminonat (National Drug); Aminosol (aus Fibrin) (Abbott); Casein Hydrolysate (Squibb); Bioprotin (Holzinger, Wien) — ein Caseinhydrolysat; Casydrol (Genatosan; Bengers); Elamine (aus Casein) (Interchemical); Essenamine (Stearns); Hepovite (Evans Medical Supplies); Lactamin (aus Laktalbumin) (Wyeth); Parenamine (aus Casein) (Winthrop-Stearns); Pronutrin (Herts Pharmaceuticals); Protolysate (Mead Johnson).

Gebräuchlich sind 5- bis 15%ige Lsg. für intravenöse Injektionen und Pulver zur oralen Anwendung.

Ammi

Ammi majus L. (Sison maior EATON et WRIGHT, Apium ammi CRANTZ nec URBAN). Apiaceae – Apioideae – Apieae. Ammei.

Heimisch im Mittelmeergebiet, vorzugsweise im Nildelta. Ferner in Amerika (Argentinien) und Australien.

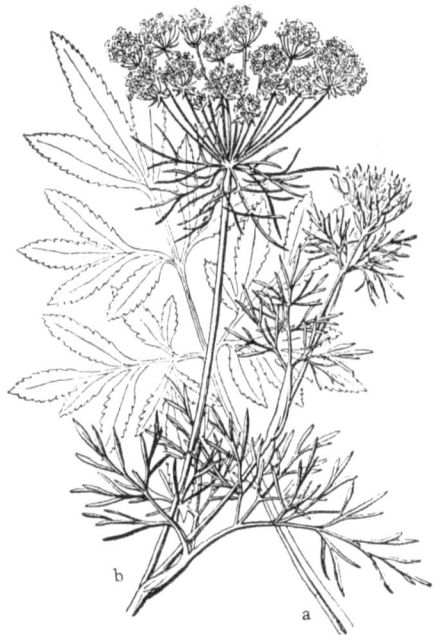

Abb. 1 a u. b. Ammi majus L. a) Stengelblatt; b) oberer Teil der blühenden Pflanze.

Einjähriges Kraut (Abb. 1), bis 1,5 m hoch mit einer weißlichen Pfahlwurzel mit wenigen mehr oder weniger horizontalen Seitenwurzeln. Stengel fest, aufrecht, dünn, kahl, mit feinen Längsstreifen und relativ weniger verzweigt als der von Ammi visnaga. Blätter alternierend, lichtgrün, verschieden fiedergeteilt, langgestielt. Untere Blätter lanzettlich geformt, obere vielfach linear gespalten. Blüten weißlich, in zusammengesetzten Dolden stehend. Ammi majus blüht von März bis April und fruchtet von Mai bis Juni. Morphologie und weitere Abbildungen der Pflanze bei FAHMY u. ABU-SHADY [Quart. J. Pharm. *20*, 281 (1947)].

Fructus Ammi majoris. Fructus (Semen) Ammeos vulgaris. Ammeisamen. Aatrillal. Gazar El-Shaytan. Regl El Ghorab.

Die typische Apiaceenfrucht ist schmal ellipsoid, etwa doppelt so lang wie breit, meist in ihre Teilfrüchte zerfallen, die etwa 2 bis 2,5 mm lang und 0,5 bis 0,75 mm breit sind. Die Ammeifrüchte sind leicht mit den Früchten von Ammi visnaga zu verwechseln; Unterscheidung der beiden Drogen s. dort.

Inhaltsstoffe. Als Wirkstoffe Furanocumarine: 0,5% Xanthotoxin (Ammoidin) $C_{12}H_8O_4$, Fp. 148°; 0,3% Imperatorin (Ammidin) $C_{16}H_{14}O_4$, Fp. 102° und 0,04% Bergapten (Majudin) $C_{12}H_8O_4$, Fp. 189° [FAHMY u. ABU-SHADY: Quart. J. Pharm. *21*, 499 (1948)]. Weiterhin isolierten ABU-MUSTAFA et al. die Furanocumarine Marmesin $C_{14}H_{14}O_4$, Fp. 189 bis 190° [Nature (Lond.) *182*, 54 (1958)], Marmesinin [J. org. Chemistry *26*, 161 (1961)] und Isoimperatorin. STARKOWSKY u. BARDAN [J. org. Chemistry *23*, 1818 (1958)] fanden Ammajin $C_{20}H_{24}O_9$, ein Glucosid des Marmesins, und TROJÁNEK et al. [Planta med. (Stuttg.) *9*, 200 (1961)] isolierten Isopimpinellin $C_{13}H_{10}O_5$, Fp. 148 bis 151° (Zers.). Ferner in den

Früchten 1% amorphes Glykosid, 0,45% Tannin, 4,67% Oleoresin, 12,94% fettes Öl, 13,8% Proteide, 22,4% Cellulose, Calciumoxalat, Spuren äth. Schleim, Gummi und laut Hörhammer u. Wagner [Dtsch. Apoth.-Ztg *102*, 733 (1962)] noch geringe Mengen an Flavonen.

Formelübersicht
Furanocumarine

Xanthotoxin

Imperatorin

Bergapten

Marmesin

Ammajin

Isopimpinellin

Blazek u. Stary [Sci. pharm. (Wien) *34*, 97 (1966)] berichteten über den Furocumarinkomplexgehalt im Laufe der Blüten- und Reifezeit. Dabei wurde der höchste prozentuale Gehalt in den Blüten (kurz nach dem Aufblühen; nur Imperatorin), ferner in den grünen Früchten und schließlich in den Doldenachsen festgestellt. In der Gesamtpflanze ergab sich nach dem Abblühen, wenn sich die grünen Früchte zeigten, der höchste Gehalt.

Die Gehaltsbestimmung von Xanthotoxin, Imperatorin und Bergapten erfolgt nach Karawya et al. [Planta med. (Stuttg.) *18*, 195 (1970)] durch Dünnschichtchromatographie des Chloroformextraktes auf Silicagel G (Laufmittel Benzol-Äthylacetat 9 : 1), Elution mit Äthanol und Messen der Absorption bei 307 nm bzw. bei 315 nm für Bergapten.

Wirkung. Diuretisch und photosensibilisierend. Von arabischen Ärzten wurde die Droge schon seit dem 13. Jahrhundert zur Behandlung von Leukodermie gebraucht. Bei einer exakten klinischen Untersuchung von Sidi et al. [Presse méd. *60*, No. 20, 421 (1952) u. *61*, No. 21, 436 (1953)] mit Reinsubstanzen aus der Droge (Kompretten mit Ammoidin und Ammidin) stellten sich nur wechselhafte Erfolge einer Repigmentierung heraus. Eine Restitution war nie ganz vollkommen, auch konnten Rückfälle nicht ausgeschlossen werden. Intensive Behandlungen scheiterten an den Nebenwirkungen, die sich in Übelkeit, Erbrechen, Durchfall und Darmkrämpfen äußern. Ferner wurden auch schuppende Dermatitiden, Hepatitis mit Zirrhose und Nephritis mit mehr oder weniger langem Koma beobachtet.

Imperatorin und Bergapten sind bei Leukodermie wenig wirksam [Fahmy u. Abu-Shady: Quart. J. Pharm. *21*, 499 (1948)]. Xanthotoxin ist das klinisch wirksamste.

Anwendung. Die gepulverte Droge und Auszüge der Ammi-majus-Früchte werden bei Leukodermie oral und extern mit wechselndem Erfolg verwendet. Eine kosmetische Anwendung als bräunende Substanz ist nach Korting et al. [Dtsch. med. Wschr. *38*, 436 (1953)], Pariser [J. Amer. med. Ass. *170*, No. 1, 19 (1959)] und Cheymol [Therapie *13*, No. 6, 974 (1958)] wegen der schädlichen Nebenwirkungen unbedingt auszuschließen.

Laut Sharaf et al. [Planta med. (Stuttg.) *9*, 222 (1961)] kann der alkoholische Extrakt der entfetteten Früchte bei Hypertonie und als Carminativum verwendet werden.

Dosierung: Dreimal täglich 0,05 g Xanthotoxin oral. Äußerlich als 1%iges Liniment.

Ammi visnaga (L.) Lam. (Daucus visnaga L., Apium visnaga Crantz, Visnaga daucoides Gaertn.). Bischofskraut.

Heimisch im Mittelmeergebiet wie Ammi majus, ferner in Argentinien, Chile, Mexiko und Nordamerika; auch in Mitteleuropa (Schweiz) bestehen Anbaumöglichkeiten.

Einjähriges Kraut, bis zu 1,5 m, durchschnittlich 60 bis 80 cm hoch. Nach Engler der Stengel aufrecht, rund und rillig, verzweigt. Untere Blätter gefiedert zusammengestellt, die oberen zwei- bis dreifach gefiedert, alle Zipfel linear oder linearfadenförmig, glattrandig, borstenförmig oder langgespitzt, einen spitzwinkligen Einschnitt bildend, 2 bis 3 cm lang, 0,5 bis 1 mm breit. Große, langgestielte Blütenschirme, Hüllblatt ein- bis zweifach gefiedert, ebenso lang oder länger als die Doldenstrahlen der Schirme. Doldenstrahlen sehr zahlreich, bis zu 100 in einem scheibenförmigen, ästigen Boden zusammengesteckt, weit abstehend auseinandergespreizt, ungleich lang, die längsten 4 bis 5 cm. Hüllblätter zahlreich, etwa so lang wie die vielblütigen Döldchen. Stiele der einzelnen Blüten viel länger als die Blüten und die Früchte. Blütenblättchen unter sich gleich, 1 bis 1,3 mm lang. Kelchblätter deutlich, aber sehr klein. Frucht glatt, eiförmig oder länglich verkehrt eiförmig.

Inhaltsstoffe: Aus den Blättern und Blüten isolierten AKAČIĆ u. KUŠTRAK [Planta med. (Stuttg.) *12*, 232 (1964)] Myricetin und die folgenden Tri-, Di- und Monoglykoside: Myricetin-3-rhamnoglucosid, Rutin, Kämpferol-3-rutinosid $C_{27}H_{30}O_{15}$, Isoquercitrin $C_{21}H_{20}O_{12}$ und Astragalin $C_{21}H_{20}O_{11}$. KUŠTRAK [Bull. Sci. Cons. Acad. R.P.F. Yougosl. *10 A*, 121 (1965)] berichtete über die Isolierung einiger Flavonolheteroside, Furochromone und aromatischer Säuren aus den oberirdischen Teilen der Pflanze.

Fructus Ammi visnagae. Visnagafrüchte. Bischofskrautfrüchte. Zahnstocherammeifrüchte. Ammi visnaga fruit. Khella. Kella. Owoc keli.

Ammi visnaga fruit Egypt. P. 53. Khella CF 65.

Die kleinen, breiteiförmigen, elliptischen, glatten Früchte sind graubraun gefärbt und zerfallen beim Trocknen in 2 Teilfrüchte; diese sind einschließlich des Griffelpolsters 1,5 bis 2,5 mm lang und 0,9 mm breit. Sie sind unbehaart und tragen 5 erhabene Rippen.

Geschmack schwach bitter, etwas aromatisch.

Mikroskopisches Bild. Im Querschnitt zeigt die Teilfrucht 5 etwa gleich große, etwas vorspringende Rippen, von denen jede ein Leitbündel und einen Hohlraum umschließt, der gelegentlich fehlen kann und dann von Parenchymzellen ausgefüllt ist (Abb. 2). Bei Ammi

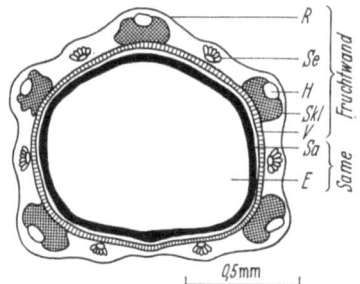
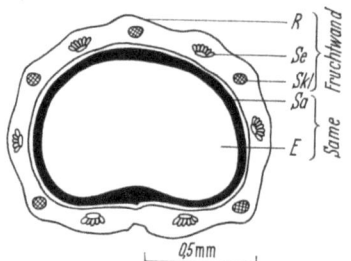

Abb. 2. Querschnitt durch eine Teilfrucht von Ammi majus. Übersichtsbild.   Abb. 3. Querschnitt durch eine Teilfrucht von Ammi visnaga. Übersichtsbild.

R Rippe; *Se* Exkretgang mit daran grenzenden fächerförmigen Zellen; *H* Hohlraum; *Skl* Leitbündel mit verholzten Zellen; *V* verdickte Zellen; *Sa* Samenschale; *E* Endosperm. (Nach WEBER.)

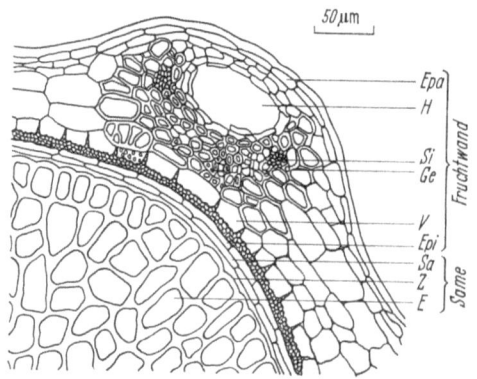
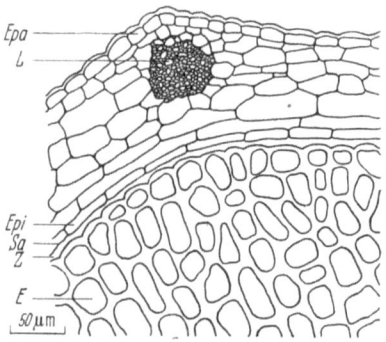

Abb. 4. Teil eines Querschnitts durch eine Teilfrucht von A. visnaga.   Abb. 5. Teil eines Querschnitts durch eine Teilfrucht von A. majus.

Epa Außenepidermis der Fruchtwand; *H* Hohlraum; *L* Leitbündel; *Si* Siebteil; *Ge* Gefäßteil; *V* verdickte Zellen; *Epi* Innenepidermis der Fruchtwand; *Sa* Samenschale; *Z* zerdrückte Schicht der Samenschale; *E* Endosperm. (Nach WEBER.)

majus ist er niemals vorhanden (Abb. 3). Zwischen den Rippen in den Tälchen je ein brauner Sekretgang, auf der Fugenseite 2; sie zeichnen sich durch einige große, fächerförmige, nach der Außenseite zu liegende Zellen aus. An die innere Epidermis der Fruchtwand legt sich eine Schicht verdickter und gebräunter Zellen an. Diese Schicht, die vorletzte Zellage der Fruchtwand, bildet dadurch ein besonderes Charakteristikum der Droge, daß sie sich stark verdickt, zahlreiche große Tüpfel ausbildet und so ein zahnradförmiges Aussehen annimmt (Abb. 4). Die entsprechenden Zellen bei Ammi majus dagegen sind normal ausgebildet (Abb. 5). Samenschale an der Fugenseite verdickt. Die abgerundeten polygonalen Zellen des Endosperms enthalten fettes Öl, Aleuronkörner und kleine Calciumoxalatdrusen. Über weitere Einzelheiten im anatomischen Aufbau beider Früchte s. WEBER [Sci. pharm. (Wien) *11*, 45 (1940); Arch. Pharm. (Weinheim) *279*, 168 (1941)] und FAHMY u. ABU-SHADY [Quart. J. Pharm. *20*, 281 (1947)].

Verwechslungen. Da Ammi visnaga und A. majus auf gleichen Standorten vorkommen, sind leicht Verwechslungen möglich und auch verschiedentlich Ammifrüchte in der Visnagadroge beobachtet worden. Unterscheidung der beiden Drogen s. Prüfung.

Inhaltsstoffe. Als Wirkstoffe Furanochromone: 0,045% Visnagin (Visnagidin) $C_{13}H_{10}O_4$, Fp. 144 bis 145°; 0,4% Khellin (Visammin) $C_{14}H_{12}O_5$, Fp. 154 bis 155°; 1% Khellinin (Khellolglucosid) $C_{19}H_{20}O_{10}$, Fp. 174 bis 176°; Khellinon $C_{12}H_{12}O_5$, Fp. 99 bis 101°; Visnaginon $C_{11}H_{10}O_4$, Fp. 109 bis 111°; Khellol $C_{13}H_{10}O_5$, Fp. 178 bis 179°; Khellinol $C_{13}H_{10}O_5$, Fp. 203°; Ammiol $C_{14}H_{12}O_6$, Fp. 211°, und Visamminol $C_{15}H_{16}O_5$, Fp. 160°.

Furanochromone

Khellin

Khellinol

Visnagin

Khellol (bzw. Khellolglukosid) —$CH_2OC_6H_{11}O_5$

Ammiol

Visamminol

Khellinon

Visnaginon

Cumarine

Khellacton : R_1=H ; R_2= H
Samidin : R_1=COCH$_3$; R_2= CO—CH=C—CH$_3$ | CH$_3$
Dihydrosamidin: R_1=COCH$_3$; R_2 = CO—CH$_2$—CH—CH$_3$ | CH$_3$
Visnadin : R_1=COCH$_3$; R_2= CO—CH—CH$_2$—CH$_3$ | CH$_3$

Ferner Samidin $C_{21}H_{22}O_7$, Fp. 138 bis 139°, Dihydrosamidin $C_{21}H_{24}O_7$ und Visnadin $C_{21}H_{24}O_7$. Bei diesen Stoffen handelt es sich um Verbindungen der sog. Visnagangruppe. Das Grundgerüst dieser 3 Ester ist das Cumarin Khellacton(3',4'-Dihydroxy-3',4'-dihydro-seselin). Vermutlich ist das von STEINEGGER [Pharm. Acta Helv. *26*, 291 (1951)] isolierte Cumarin mit einer dieser Verbindungen identisch. SAMAAN [Quart. J. Pharm. *4*, 14 (1931); *5*, 183 (1932)] erhielt aus einem Ätherextrakt der Droge Visammidin, Fp. 147 bis 148°, und Visnaginin, Fp. 125 bis 132°.

Der Chromongehalt von Ammi-visnaga-Früchten verschiedener Provenienz betrug nach FAHMY u. BADRAN [J. Pharm. Pharmacol. *2*, 561 (1950)] in %: Unterägypten 1,67, Oberägypten 1,53, Libanon 1,12 und Marokko 1,20. Schweizer Droge [STEINEGGER: Pharm. Acta Helv. *26*, 291 (1951)] 1,08%. Italienische Droge [CREMA et al.: Arch. ital. Sci. farmacol. *7*, 227 (1957)] 0,85 bis 1,07%. Wie folgende Tabelle zeigt, wurden auch in anderen Teilen der Pflanze bemerkenswerte Mengen an Chromonen gefunden:

In Prozent

Blüten	1,146–1,590
Blätter	0,408–0,488
Stengel	0,020–0,026
Wurzeln	0,007–0,012

In jungen Pflanzen ist Visnagin vorherrschend, der Khellingehalt nimmt bis zu einem Maximum in den unreifen Früchten zu, um dann wieder abzusinken.

BADDAR et al. (J. chem. Soc. *1963*, S. 4522) isolierten nach säulenchromatographischer Auftrennung an Aluminiumoxid in 2 Fraktionen folgende Bestandteile: In Fraktion A Marmedin, (+)-Khellacton, (−)-Khellacton und Visamminol. Fraktion B enthält Ammiol, 8-Hydroxy-5-methoxy-psoralen. FARID [Tetrahedron (Lond.) *24*, 2121 (1968)] isolierte das Flavonol Rhamnazin, COREIA RALPHA [Rev. port. Farm. *2*, 54 (1952); Chem. Abstr. *48*, 2696 (1954)] Acacetin, das 5,7-Dihydroxy-4'-methoxy-flavon; HÖRHAMMER et al. [Arch. Pharm. (Weinheim) *291*, 44 (1958)] identifizierten papierchromatographisch die Flavone Quercetin, Kämpferol und Isorhamnetin. GRAF et al. [Arch. Pharm. (Weinheim) *295*, 586 (1962)] identifizierten eine bereits früher aufgefundene Substanz als Gemisch von Stigmasteringlucosid und „α"-Spinasteringlucosid. Ferner enthalten die Früchte 12 bis 18% fettes Öl und 12 bis 14% Proteine.

Zum Nachweis der Wirkstoffe wurde von ILLING [Arch. Pharm. (Weinheim) *290*, 291 (1957)] eine Methode entwickelt, die eine vollständige Analyse mit kleinsten Substanzmengen ermöglicht. Die Trennung erfolgt dabei durch zweidimensionale, absteigende Papierchromatographie, wobei anschließend die einzelnen Flecken ausgeschnitten, im Methanol p.A. gelöst und ihre UV-Spektren gemessen werden. FRIEDRICH u. HORSTMANN [Pharmazie *16*, 319 (1961)] gelang eine gute Trennung von Khellin und Visnagin an polyamidimprägniertem Papier, wobei außerdem die Flavonkörper unterhalb des Visnaginfleckes sitzenbleiben. HÖRHAMMER et al. (s. u.) erhielten eine ausgezeichnete Trennung der einzelnen Bestandteile mit Hilfe einer dünnschichtchromatographischen Schnellmethode, die sich auch zur Unterscheidung von Ammi-majus-Inhaltsstoffen eignet.

Ein einfaches und schnell durchzuführendes Verfahren zur Isolierung von Visnagin und Khellin aus den oberirdischen Organen teilen AKAČIĆ u. KUŠTRAK [Acta pharm. jugosl. *16*, 79 (1966)] mit: Die nach Extraktion mit Chloroform oder Xylol erhaltenen Auszüge werden vom Lösungsmittel befreit, getrocknet und dann in Wasser gelöst. Aus der wäßrigen Lösung kristallisiert zuerst Visnagin aus, später Khellin. Zur papierchromatographischen Trennung der beiden Hauptinhaltsstoffe eignet sich das Fließmittelsystem Isopropanol–Wasser (15:85), Sprühreagens $SbCl_3$ in Chloroform.

Prüfung. Unterscheidungsreaktionen für Ammi visnaga und Ammi majus. WEBER (1940) hatte vorgeschlagen, eine Keimprobe zu machen, da sich bei diesen 2 Arten die auf die Keimblätter folgenden ersten Laubblätter sehr auffallend unterscheiden (Ammi visnaga: fein zerteiltes, schmales, mit linealen Zipfeln versehenes Laubblatt; Ammi majus: breites Blatt, kaum gezipfelt). Durch die Keimprobe ist es auch bequem möglich, den Reinheitsgrad eines Drogenmusters zu bestimmen. Chemische Unterscheidung der Ammeifrüchte: Da in Ammi majus keine γ-Pyrone vorhanden sind, lassen sich die beiden Drogen histochemisch und mikrochemisch unterscheiden. Die γ-Pyrone bilden mit 10 n Schwefelsäure intensiv gelbgefärbte Oxoniumsalze, die zu ihrem Nachweis und ihrer quantitativen Bestimmung dienen (s. Gehaltsbestimmung).

Nach den Vorschlägen für das neue Deutsche HAB, Heft 2, S. 74 (1956) werden die Früchte mit 10%iger Natronlauge kurz aufgekocht. Mit dieser Lösung betupft man Filtrierpapier. Unter der Analysenlampe erscheint dieser Fleck nach dem Betupfen schön gelbgrün und färbt sich durch einen Tropfen Salzsäure bei Ammi visnaga schmutzig-violett, bei Ammi majus intensiv hellviolett! Bei pulverisierter Droge, bei Pulvermischungen oder flüssigen Arzneispezialitäten ist dieser Test nicht mehr anwendbar. Hier führt nur noch die chromatographische Untersuchungsmethode zu eindeutigen Ergebnissen.

HÖRHAMMER et al. [Dtsch. Apoth.-Ztg *102*, 733 (1962)] konnten d.chr. die wichtigsten Inhaltsstoffe von Fructus Ammi visnagae und Fructus Ammi majus auftrennen und durch den sicheren Nachweis der einzelnen Wirkstoffgruppen in Drogengemischen und verschiedenen Arzneispezialitäten beide Drogen sicher voneinander unterscheiden (Abb. 6):

Zonen	Fructus Ammi visnagae			Zonen	Fructus Ammi majus		
	Unbesprüht im UV-Licht	10 %ige meth. KOH im UV-Licht	SbCl$_3$ im UV-Licht		Unbesprüht im UV-Licht	10 %ige meth. KOH im UV-Licht	SbCl$_3$ im UV-Licht
1	schwach blau	schwach blau	—	1	hellgelb	dunkelgelb	schwach gelb
2	dunkel- blau	türkis- grün	violett- blau	2 / 3	dunkelgelb	hellbraun	schwach braun
				4	braun	hellbraun	schwach braun
3 / 4	hellbraun gelbgrün	grau —	dunkelbraun zitronengelb	5	gelb	braun	schwach gelb
					schwach blau	—	—
				6	blauviolett	schwach grün	blauviolett
				7	hellblau	schwach blau	—
5 / 6	schwach gelb blaugrau	schwach gelb grau	grau grau	8	blau	rotbraun	—
				9	blau	blau	—
7	schwach gelb	schwach grün	schwach gelb	10	hellblau	schwach grün	blauviolett

Zonen: *1* vermutlich Samidin, Dihydrosamidin;
2 Visnadin;
3 Khellin;
4 Visnagin;
5 vermutlich Khellol, Khellinol;
6 unbekannt;
7 Khellolglucosid.

Zonen: *1* Bergapten;
2 Xanthotoxin;
3 Isopimpinellin;
4 Imperatorin;
5 unbekannt;
6 bis *9* unbekannt bzw. Marmesin, Marmesinin;
10 Ammajin.

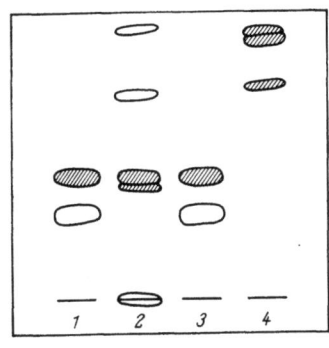

Abb. 6.

1 Keldrin-Kapseln (Chem. Fabrik Dr. H. Thiemann GmbH, Lünen/Westfalen);
2 Stenocrat (Dr. W. Schwabe, Karlsruhe);
3 Spasmokhelline-Dragee (Upha GmbH, Hamburg);
4 Meladinine (The Memphis Chemical Co., Kairo).

a) Herstellung der Auszüge: Etwa 1 g der pulverisierten Ganzdroge werden in einem verschlossenen Erlenmeyerkölbchen unter ständigem Schütteln mit 10 ml Methanol durch etwa zehnminütiges mäßiges Erwärmen extrahiert und die braungefärbte, noch warme Lösung durch ein Faltenfilter filtriert. Tabletten bzw. Dragees oder Kapseln werden in der unter e) angegebenen Menge Methanol gelöst und filtriert. – b) Chromatographie: Adsorbens: Kieselgel Woelm für die DC. – c) Fließmittel: Chloroform abs. + 1,5% abs. Äthylalkohol. – d) Laufzeit: Etwa 90 Min. für 15 ml Laufhöhe bei 20°. – e) Aufzutragende Menge: Die Lösungen werden nicht als Punkt, sondern in etwa 10 mm breiten Strichen aufgetragen. Die Auftragsmengen sind in Millilitern und in Millimeter Höhe, bezogen auf ein Schmelzpunktröhrchen von 1,2 mm Durchmesser, angegeben. – f) Identifizierung: Betrachten im

Substanz	Menge	Lösungsmittel	Aufzutragen in mm	ml
Khellin (Testsubstanz)	20 mg	10 ml Chloroform	10	0,005
Fructus Ammi visnagae	1 g	10 ml Chloroform	15–20	0,01
Fructus Ammi majus	1 g	10 ml Methanol	15–20	0,01
Spezialitäten:				
Keldrin	1 Kapsel	2 ml Methanol	15	0,01
Spasmokhellin	2 Tabl.	2 ml Methanol	15	0,01
Stenocrat	–	–	15	0,01
Meladinine	–	–	15	0,01

UV-Licht. Schwach besprühen mit einer 20%igen Antimon(III)-chlorid-Lösung in Chloroform oder mit 10%iger methanolischer Kalilauge. Die für beide Drogen charakteristischen Inhaltsstoffe können bei den angegebenen Mengenverhältnissen auch dann noch gut erkannt werden, wenn Drogenmischungen im Verhältnis 1 : 10 vorliegen. Führt man die Extraktion des Drogenpulvers im Soxhlet durch, lassen sich so die beiden Wirkstoffgruppen noch in 1 : 15-Mischungen nachweisen. Sogar in einer Mischung von 20 Teilen Fructus Ammi visnagae und 1 Teil Fructus Ammi majoris sind die charakteristischen Inhaltsstoffe von Ammi majus in einem Ätherextrakt noch gut erkennbar. Die unterste Nachweisgrenze für das Khellin liegt für die Dünnschichtplatte bei 5 γ.

AKAČIĆ u. KUŠTRAK [Acta pharm. jugosl. *8*, 205/II (1958)] führten p. chr. Untersuchungen mit Herba Ammeos visnagae und Herba Ammeos majoris durch und zeigten, daß die Visnagapflanze während der Blütenentwicklung in bezug auf ihren Khellingehalt als Paralleldroge zu den reifen Früchten unter dem Namen Herba Ammeos visnagae verwendet werden kann.

Identität nach CF 65 (Khellin): 1 g pulverisierte Früchte werden 2 Std. mit 5 ml 95%igem Alkohol mazeriert. Nach dem Abfiltrieren in ein Abdampfschälchen wird auf dem Wasserbad das Lösungsmittel abgedunstet. Der Rückstand wird mit einer Pastille KOH (R) und einigen Tropfen Alkohol versetzt. Nach dem Verrühren der Mischung mit einem Glasstab entwickelt sich eine zinnoberrote Färbung, die mehrere Stunden anhält. Die Früchte von Ammi majus zeigen diese Reaktion nicht.

Reinheit. Max. Aschegehalt. 15% CF 65.

Khellin-Gehaltsbestimmung. In der Literatur sind verschiedene Methoden beschrieben worden [s. KERN: Pharm. Ztg (Frankfurt) *89*, 275 (1953)]. Allgemeine Anerkennung hat bisher die kolorimetrische Methode von FAHMY u. BADRAN [J. Pharm. Pharmacol. *2*, 561 (1950)] gefunden, die folgendermaßen durchgeführt wird: 0,25 g mittelfein gepulverte Droge (Ammi visnaga) wird in einen 150-ml-Kolben genau eingewogen und mit 50 ml Wasser 30 Min. am Rückfluß gekocht. Der siedenden Mischung werden 2 ml 10%ige Bleiacetatlösung zugesetzt, sie wird dann noch 3 Min. im Sieden gehalten. Die heiße Lösung wird durch Absaugen filtriert und Kolben und Filter dreimal mit je 20 ml kochendem Wasser nachgewaschen. Das mit den Waschwässern vereinigte Filtrat wird in einem 250-ml-Becherglas mit 1 g sek. Natriumphosphat versetzt. Die Mischung wird 3 Min. zum Sieden erhitzt und die heiße Lösung direkt in einen Scheidetrichter filtriert. Becherglas und Filter werden dreimal mit je 20 ml kochendem Wasser nachgewaschen. Nach dem Abkühlen auf Zimmertemperatur werden die wäßrigen Filtrate viermal mit je 25 ml Chloroform extrahiert und die vereinigten Chloroformauszüge mit 5 ml Wasser nachgewaschen sowie mit 2 g wasserfreiem Natriumsulfat getrocknet. Die Chloroformlösung wird durch ein trockenes Papierfilter in einen 200-ml-Kolben filtriert und Natriumsulfat sowie Filter dreimal mit je 10 ml Chloroform gewaschen. Das Waschchloroform wird der Chloroformlösung zugesetzt und auf einem Wasserbad das Chloroform vollständig abgedampft. Der Rückstand wird in 80 ml 10 n H_2SO_4 aufgenommen und unter mäßigem Erwärmen gelöst. Nach dem Abkühlen auf Zimmertemperatur wird die Lösung in einen 100-ml-Meßkolben überführt und auf 100 ml mit dest. Wasser aufgefüllt. Nach gutem Mischen wird etwa 5 Min.

stehengelassen und die Extinktion der gelbgefärbten Lösung in einem geeigneten Photometer bei Filter etwa 420 nm gemessen. Aus einer Standardkurve, die mit reinem Khellin in gleicher Weise aufgestellt worden ist, ist dann der entsprechende Khellingehalt abzulesen. Da kleine Schwankungen der Schwefelsäurekonzentration die Farbtiefe des gelben Oxoniumsalzes wesentlich beeinflussen, ist die Arbeitsvorschrift genau einzuhalten. Diese Wertbestimmung der Droge erfaßt neben Khellin, dem Hauptwirkstoff, auch Visnagin, das aber in der Droge nur in zehnfach geringerer Menge als Khellin vorhanden ist und außerdem etwa 2/3 der Khellinwirkung aufweist. Die Methode ergibt daher den nicht glykosidischen Chromongehalt der Droge auf Khellin bezogen. Die Fehlergrenze beträgt nicht mehr als ± 5%.

LUCKNER (Prüfung von Drogen, Jena 1966) übernahm die obenstehende Gehaltsbestimmung mit kleinen Änderungen. Er ging von 0,2 g Droge aus und maß die Extinktion der Lösung in einer Schichtdicke von 0,5 cm bei der Wellenlänge von 380 nm. Vergleichslösung: 0,0250 g Khellin werden in Methanol zu 50,00 ml gelöst. 10,00 ml der Lösung werden zur Trockne eingedampft. Der verbleibende Rückstand wird wie vorstehend angegeben behandelt.

Berechnung: % Furanochromone, berechnet als Khellin und auf die bei 105° getrocknete Droge

$$= \frac{50 \cdot E_1}{\text{Ew}(100-a) \cdot E_2}.$$

E_1 = Extinktion der Lösung;
E_2 = Extinktion der Vergleichslösung;
Ew = Einwaage der Droge in g;
a = Trocknungsverlust in Masseprozent.

Fructus Ammi visnagae sollen mind. 2,0% Furanochromone enthalten.

Eine vereinfachte Bestimmung beschreibt CSUPOR [Dtsch. Apoth.-Ztg 110, 44 (1970)]: Ca. 250 mg 2 Std. bei 105° getrockneter, feingemahlener Droge (genau gewogen) werden 30 Min. lang unter Rückfluß in 50 ml Wasser gekocht, heiß abgesaugt und der Rückstand zweimal mit je 5 ml heißem Wasser nachgewaschen. Die vereinigten wäßrigen Lösungen werden in einen 250-ml-Scheidetrichter gebracht und nach dem Erkalten auf Raumtemperatur viermal mit je 40 ml Chloroform p. a. ausgeschüttelt. Die vereinigten, über wasserfreiem Natriumsulfat getrockneten $CHCl_3$-Lösungen werden am Rotationsverdampfer zur Trockne eingedampft, der Rückstand dreimal in 30 ml Salzsäure 37%-Wasser 1:1 (v/v) auf dem Wasserbad gelöst. Nach dem Abkühlen auf Raumtemperatur werden die vereinigten Lösungen mit dem Gemisch auf 100 ml aufgefüllt und die Extinktion der gelben Lösung gegen reines Gemisch bei 400 nm gemessen. Mit Hilfe einer Eichkurve wird die Khellinkonzentration der Analyselösung ermittelt und der Khellingehalt der Droge nach der folgenden Formel berechnet:

$$\% \text{ Khellin} = \frac{\mu\text{g Khellin/ml} \cdot 10}{\text{Einwaage in mg}}.$$

Wirkung. Khellin übt eine erweiternde Wirkung auf das gesamte Gefäßsystem aus. UHLENBROOCK et al. [Arzneimittel-Forsch. 3, 219 (1953)] stellten auf Grund eingehender pharmakologischer Untersuchungen über die spasmolytische Wirksamkeit insbesondere auf das Urogenitalsystem [Arzneimittel-Forsch. 7, 166 (1957)] fest, daß spasmolytische und toxische Wirkung des Khellins 50% der Papaverinwirksamkeit beträgt, Visnagin 2/3 der Khellinwirksamkeit besitzt und Khelloglucosid praktisch unwirksam ist. Gute therapeutische Ergebnisse mit Khellin wurden bei Keuchhusten in einigen auch frisch resistenten Fällen von Tachykardie erhalten sowie in der Geburtshilfe, um die Erweiterung des Muttermundes zu beschleunigen. WALTER et al. [C. R. Soc. Biol. (Paris) 150, No. 18, 21–22 (1956)] prüften die antiulceröse Wirkung und empfahlen sie in der Therapie von Magen- und Zwölffingerdarmgeschwüren. Die bereits früher beschriebene Visnaganfraktion, die in den letzten Jahren erneut chemisch bearbeitet wurde und zur Isolierung von Dihydrokhellin durch SMITH et al. [zit. nach UHLENBROOCK et al.: Arzneimittel-Forsch. 3, 177 (1953)] führte, zeigt einen spasmolytischen Effekt, der für 1 g nordafrikanische Visnagadroge 6 mg Khellin entspricht. UHLENBROOCK u. SCHWEER [Arzneimittel-Forsch. 10, 293 (1960)] wiesen außerdem eine ausgeprägte coronardilatatorische Wirkung nach. Weitere pharmakologische und therapeutische Betrachtungen über die Droge und Khellin s. KERN [Pharm. Ztg (Frankfurt) 89, 275 (1953)]. Die orale oder intramuskuläre Dosis beträgt für Khellin nach ANREP et al. [Lancet 252, 557 (1947); zit. nach USD 50] 50 bis 100 mg dreimal täglich. Die wäßrigen Khellininjektionspräparate enthalten Lösungsvermittler. Für spezielle Zwecke werden Ölsuspensionen herangezogen (Hefa GmbH, Werne). Von Visnadin [Arzneimittel-Forsch. 17, 288ff. (1967)] wird weiterhin berichtet, daß es, verglichen mit Khellin und Aminophyllin eine weit stärkere und länger anhaltende Steigerung der Coronardurchblutung bewirkt. Es wurde bei muskulären Herzinsuffizienzen, frischen Herzinfarkten, Coronarsklerosen angewendet. Nebenwirkungen, die speziell bei längerer Khellinbehandlung auftreten können, äußerten sich in Übelkeit, selten in Erbrechen, Appetitlosigkeit, Schlaflosigkeit und Schwindel, manchmal in Juckreiz, Kopfschmerzen, Schweißausbruch, Schläfrigkeit und weiteren Störungen, die aber sofort verschwinden, wenn die Verabreichung kurzzeitig unterbrochen wird.

Anwendung. Die Droge ist seit langem im Orient, bes. in Ägypten, durch ihre therapeutischen Eigenschaften bekannt. Die Früchte werden dort in der Volksmedizin als Abkochungen gegen Husten, Leibschmerzen, Nierensteine und als Anthelminticum gebraucht. In der Egypt. P. 53 kommt die Droge in Form eines Fluidextraktes (0,5% Khellin; max. Dosis 0,5 ml) und einer Tinktur (0,05% Khellin; max. Dosis 4 ml), in Deutschland im allgemeinen nur reines Khellin therapeutisch zur Anwendung. Khellin hat sich nach ANREP et al. (l. c.) sowie nach den amerikanischen Autoren BEST u. COE [Circulation *2*, 344 (1950); ref. in J. Amer. med. Ass. *144*, 1512 (1950)] und ROSEMAN et al. [J. Amer. med. Ass. *143*, 160 (1950)] bei Angina pectoris und Asthma bronchiale bewährt. Es kommt in Kombination mit Digitalis bei Tachykardie zur Anwendung. Weiterhin bei krampfartigen Erregungszuständen des Magen-Darm-Kanals, bei Gallenkoliken und schmerzhafter Menstruation. Als Nebenerscheinungen wurden Nausea, Obstipation, Diarrhöe, allergische Erscheinungen und Schlafstörungen beobachtet.

Nach den Vorschlägen für das neue Deutsche HAB, Heft 2, S. 74 (1956) zur Urtinktur nach § 4 mit 40%igem Weingeist durch Perkolation (Urtinktur = D_1). Es werden eine Dichte von 0,898 bis 0,906, ein Trockenrückstand von 1,5 bis 2% und ein pH von etwa 5 bis 6 verlangt. Außerdem werden Prüfungsreaktionen, das Kapillarbild, die Chromatographie sowie eine Gehaltsbestimmung der Tinktur beschrieben.

Über die Geschichte der Droge berichten VALDECASAS u. GLANZMANN [Planta med. (Stuttg.) *7*, 122 (1959)].

Asthmakhell (Steigerwald-Arzneimittelwerk GmbH, 6100 Darmstadt). Enthält in 100 ml: 8 ml Ammi visnaga ⌀, 12 ml Grindelia arbusta ⌀, 19 ml Pinus silo. D 2, 10 ml Scilla D 3, 10 ml Basilicum D 2, 30 ml Lycopodium D 7, 5 ml Sulfua D 5, 6 ml Khallin D 3.

Cardenion (Rhein-Pharma-Arzneimittel GmbH, 6900 Heidelberg). In 100 ml Tropfen: Perkolat aus Semen Ammi visnagae q.s. (eingestellt auf 2,5 mg Khellin pro ml), Fol. Convallariae q.s. (eingestellt auf 0,36 mg Convallaria-Glykoside pro ml), Fruct. Crataegi 25,5 g; Rutin sol. 1 g. Kapseln: Der Wirkstoffgehalt einer Kapsel entspricht 1 ml (= 20 Tropfen) des flüssigen Präparates.

Carduben 100 u. 35, *Carduben-S* (Fa. Dr. Madaus u. Co., Köln-Merheim) enthält 100 (35) mg Visnadin [(α-Methylbutryloxy)-3'-acetoxy-4'-dihydro-3',4'-seselin] bzw. noch 20 mg Phenobarbital pro Tablette.

Khelfren (Fa. Hefa GmbH, Werne a. d. Lippe) war das Natriumsalz einer Khellincarbonsäure (C_5—OCH_2—$COOH$) und kam zur i.v. Injektion in den Handel. In Frankreich wurde von der Firma Delalande, Paris, ein wasserlösliches Khellinderivat, das salzsaure Salz einer Khellindiäthylaminverbindung, hergestellt.

Stenocrat liquidum und Dragees (Dr. Schwabe GmbH, 7500 Karlsruhe-Durlach). In 100 g Liquidum: Tinct. Cacti grandifl. 3 g, Tinct. Ammi visnagae 10 g, Crataegutt (s. d.) 75 g. 1 Dragee: Tinct. Cacti 6 mg, Extr. Ammi visnagae spir. sicc. (= 5 mg Khellin) 54 mg, Crataegutt-Trockenextrakt 30 mg.

Stenophyt (Phytopharma Seidel, Chem.-pharm. Fabrik, 7321 Albershausen b. Göppingen). Tropfen: Perkolate aus Ammi visnaga, Crataegus, Cactus grand., Cheiranthus cheiri, Melissa offic. aa.

Literatur: UHLENBROOK, K., u. K. MULLI: Arzneimittel-Forsch. *3*, 130, 177, 219, 266, 407 (1953); *7*, 166 (1957). – UHLENBROOK, K., u. M. SCHWEER: Arzneimittel-Forsch. *10*, 293 (1960). – FAHMY, I. R. u. Mitarb.: Nature (Lond.) *160*, 468 (1947); Quart. J. Pharm. *20*, 281 (1947). – TELLER, H.: Derm. Wschr. *134*, 1153 (1956). – SPÄTH, E., u. W. GRUBER: Ber. dtsch. chem. Ges. *71*, 106 (1938); *74*, 1492, 1541 (1941). – SEITZ, G.: Arch. Pharm. (Weinheim) *287/59*, 79 (1954). – BENCZE, W., u. H. SCHMID: Experientia (Basel) *10*, 12 (1954). – BENCZE, W., J. EISENBEISS u. H. SCHMID: Helv. chim. Acta *39*, 943 (1956). – SMITH, E., N. HOSANSKY, W. G. BYWATER u. E. E. VAN TAMELEN: J. Amer. chem. Soc. *79*, 3534 (1957). – SPÄTH, E., W. GRUBER u. O. MATZKE: Canad. J. Chem. *31*, 715 (1953). – BENCZE, W., O. HALPERN u. H. SCHMID: Experientia (Basel) *12*, 137 (1956). – STEINEGGER, E.: Pharm. Acta Helv. *26*, 291 (1951). – COREIA RALPHA, A. J.: Rev. port. Farm. *2*, 54 (1952); Chem. Abstr. *48*, 2696 (1954). – SCHÖNBERG, A., u. A. SINA: Nature (Lond.) *161*, 481 (1948). – FAHMY, I. R., u. H. ABU-SHADY: Quart. J. Pharm. *21*, 499 (1948). – ABU-MUSTAFA, E. A., N. BADRAN, M. B. E. FAYEZ u. N. A. STARKOWSKY: Nature (Lond.) *182*, 54 (1958). – ABU-MUSTAFA, E. A., u. M. B. E. FAYEZ: J. org. Chem. *26*, 161 (1961). – STAR-

Kowsky, N. A., u. N. J. Badran: J. org. Chem. *23*, 1818 (1958). – Trojánek, J., J. Hodková u. Z. Čekan: Planta med. (Stuttg.) *9*, 200 (1961). – Rahmann, A. A. A., u. A. A. Kassem: Proc. pharm. Soc. Egypt. *38*, 79 (1956); Arch. Pharm. (Weinheim) *292/64*, 277 (1959). – Illing, G.: Arch. Pharm. (Weinheim) *290/62*, 291 (1957); Arzneimittel-Forsch. *7*, 497 (1957). – Akačić, B., u. D. Kuštrak: Acta pharm. jugosl. *8*, 205 (1958); Akačić, B., D. Kuštrak u. B. Poje: Planta med. (Stuttg.) *9*, 70 (1961). – Friedrich, H., u. Chr. Horstmann: Pharmazie *16*, 319 (1961). – Hörhammer, L., u. H. Wagner: Dtsch. Apoth.-Ztg *97*, 230 (1957). – Stahl, E., u. P. J. Schorn: Hoppe-Seylers Z. physiol. Chem. *325*, 263 (1961). – Hörhammer, L., H. Wagner u. G. Bittner: Dtsch. Apoth. *14*, 1 (1962).

Ammoniacum

Siehe Dorema.

Ammonium

Ammoniak, Ammoniakgas, Ammonia, Ammoniac (Gaz).

NH_3 M.G. 17,03

Das freie Ammoniak wurde 1754 von Priestley entdeckt; seine Zusammensetzung klärte W. Henry 1809 auf.

Das Chlorid, der Salmiak, war schon den Ägyptern bekannt, und die Araber verwendeten Ammoniumcarbonat. Der Name Ammoniak kommt von „sal Ammoniacum".

Vorkommen. In der Natur findet sich Ammoniak fast nur in Form seiner Salze: Bicarbonat, Chlorid, Nitrat, Nitrit, Sulfat, Sulfid. Es entsteht durch Zerfall organischer Substanz oder durch vulkanische Tätigkeit. In Industriegegenden stammen die Ammoniumsalze der Luft zum größten Teil aus den Abgasen.

Herstellung. Techn.: Die größte Bedeutung hat das Haber-Bosch-Verfahren, bei dem ein Gemisch von N_2 und $3H_2$ bei 500° und 200 at über Metallkatalysatoren wie Eisen, Cer, Molybdän, Wolfram, Nickel, Mangan zu Ammoniak umgesetzt wird (vgl. dazu Ullmanns Encyklopädie der technischen Chemie, Bd. 3).

Daneben wird Ammoniak noch in erheblicher Menge aus dem Gaswaschwasser gewonnen.

Im kleinen erhält man Ammoniak durch Erhitzen von Ammoniumchlorid mit Calciumhydroxid: $2NH_4Cl + Ca(OH)_2 = 2NH_3 + CaCl_2 + 2H_2O$. Man löscht 12 T. Ätzkalk (gebrannten Marmor) mit 4 T. Wasser zu Pulver und schüttet das Calciumhydroxid in einen Kolben, in den man vorher 10 T. Ammoniumchlorid gegeben hat (zweckmäßig nimmt man zu erbsengroßen Stücken zerstoßenes sublimiertes Ammoniumchlorid). Man mischt das Ammoniumchlorid mit dem Calciumhydroxid durch Schütteln, fügt 20 T. Wasser hinzu und verschließt den Kolben, der etwa zur Hälfte angefüllt sein darf, mit einem gutschließenden Stopfen, in dem das Ableitungsrohr befestigt ist. Der Kolben wird dann in ein Sandbad gesetzt und erhitzt. Will man das Ammoniak als Gas und trocken verwenden, so leitet man es durch einen mit Ätzkalk gefüllten Trockenturm. Will man es in Wasser oder zur Darstellung von weingeistiger Ammoniakflüssigkeit in Weingeist auffangen, so leitet man es zunächst durch eine Waschflasche, die wenig Wasser enthält, und dann durch ein Glasrohr in die Flüssigkeit, die sich in einer nicht ganz gefüllten Flasche befindet und durch Einstellen der Flasche in kaltes Wasser gekühlt wird. 10 T. Ammoniumchlorid geben rund 3 T. Ammoniak. Man erhält Ammoniakgas auch sehr einfach durch Erhitzen von starker Ammoniakflüssigkeit ($d = 0,910$).

Ammoniak kommt verflüssigt in Stahlflaschen in den Handel. Zur Entnahme flüssigen Ammoniaks stellt man die Flasche auf den Kopf und läßt durch vorsichtiges Öffnen die Flüssigkeit auslaufen, zweckmäßigerweise in ein Dewargefäß (Abzug!).

Eigenschaften. Farbloses Gas mit charakteristischem, schmerzhaft stechendem Geruch. Wahrnehmbarkeitsgrenze für den Menschen liegt bei 0,04 g/m³ oder 53 ppm. 1 Liter des Gases wiegt 0,7616 g; d bei 0° und 760 Torr = 0,589 (Luft = 1). Fp. —77,7°; $Kp._{760}$ —33,35°. Durch einen Druck von 7 at bei gewöhnlicher Temperatur oder durch Abkühlung auf —40° bei gewöhnlichem Druck kann Ammoniak verflüssigt werden.

Dichte von flüssigem NH_3: 0,6818 bei —33,35° und 1 at; 0,6585 bei —15° und 2,332 at; 0,6453 bei —5° und 3,502 at; 0,6386 bei 0° und 4,238 at; 0,6175 bei +15° und 7,188 at.

Ammoniak löst sich sehr leicht in Wasser. 1 Liter Wasser nimmt bei 20° 654 Liter = 498 g NH_3 auf; die bei dieser Temp. gesättigte Lsg. enthält also rund 33% NH_3. Die wss. Lsg. enthält das NH_3 nur zu etwa 0,3% als NH_4OH, das vollständig dissoziert. Alles übrige ist nur gelöst. Durch Erhitzen wird alles Ammoniak ausgetrieben, wobei auch das Ammoniakhydroxid wieder zerfällt. Flüssiges Ammoniak ist auf Grund seines dem Wasser ähnlichen Molekülbaues ein ausgezeichnetes Lösungsmittel für viele Elemente und Verbindungen.

Erkennung. Freies Ammoniak wird an seinem stechenden Geruch erkannt. Es bläut feuchtes rotes Lackmuspapier und erzeugt bei Annähern eines mit Salzsäure benetzten Glasstabes weiße Nebel von Ammoniumchlorid (die gleichen Erscheinungen zeigen aber auch leicht flüchtige Amine, wie Methylamin u. a.).

Wss. Lsg. von Ammoniak oder von Ammoniumsalzen geben schon in sehr geringer Konzentration eine gelborange Färbung mit Nesslers Rg. $[K_2(HgJ_4) + KOH]$. In größerer Konzentration entsteht eine Fällung. Es bildet sich das Jodid der Millonschen Base:

$$\begin{bmatrix} Hg & & OH_2 \\ & N & \\ H_2O & & Hg \end{bmatrix}^{\oplus} J^{\ominus}.$$

Aus Salzen und deren Lösung kann Ammoniak durch Alkalilaugen, Calcium- oder Magnesiumhydroxid freigesetzt und dann wie oben erkannt werden.

Bestimmung. Ammoniak und Ammoniumionen in Salzen werden fast ausschließlich durch Freisetzen von NH_3 mit starker Alkalilauge, Überdestillieren in eine gemessene, aber überschüssige Menge von 1 n Schwefelsäure oder 1 n Salzsäure und Rücktitration der nichtverbrauchten Säuremenge gegen Methylrot bestimmt.

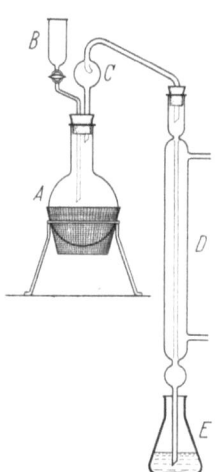

Abb. 7. Apparatur zur Bestimmung von Ammoniak. Erklärung s. Text.

Für die Destillation bedient man sich folgender Apparatur (Abb. 7): Ein Langhalskolben A von 500 bis 750 ml Inhalt, der sich in einem Babotrichter befindet, ist durch einen doppelt durchbohrten Stopfen fest verschlossen. In der einen Bohrung sitzt ein Tropftrichter B, in der anderen ein Tropfenfänger C, der mit einem senkrecht stehenden Liebig- oder Kugelkühler D verbunden ist. Dieser ragt mit seinem langen Auslauf in die im Erlenmeyerkolben E befindliche Vorlage von 50 ml eingestellten Salz- oder Schwefelsäure. Die Vorlage ist mit 2 Tr. Methylrotlsg. versetzt. Anstelle von Methylrot verwendet man zweckmäßig Taschiroindikator (alkoholische Lsg. von 0,2% Methylrot und 0,1% Methylenblau), da der Umschlag von Violett (sauer) über Hellgrau nach Grün (alkalisch) bes. gut zu erkennen ist. Die Normalität der Säure richtet sich nach der zu erwartenden Menge Ammoniak. Nach Beendigung der Destillation muß die Säure noch im Überschuß vorhanden sein.

Ausführung. 1 bis 2 g Substanz, genau gewogen, werden im Kolben A mit 150 bis 200 ml W., 2 Tr. Phenolphthaleinlsg. und einigen Siedesteinchen versetzt. Durch den Tropftrichter B läßt man 10%ige ammoniakfreie Alkalilauge bis zur alkalischen Rk. zufließen und versetzt mit noch weiteren 10 bis 20 ml Lauge. Man schließt den Hahn und destilliert etwa 100 ml über, wobei der Kühlerauslauf in die vorgelegte Säure eintauchen muß. Gegen Ende der Destillation senkt man die Vorlage so weit, daß das Kühlerende einige mm über der Säure steht und spült außen mit Wasser ab. Nach einigen Minuten entfernt man die Flamme und titriert den Säureüberschuß mit Lauge zurück, deren Normalität der der vorgelegten Säure entspricht.

1 ml 1 n Säure entspr. 17,032 mg NH_3
  oder 18,04 mg NH_4^+.
1 ml 0,1 n Säure entspr. 1,7032 mg NH_3
  oder 1,804 mg NH_4^+.
1 ml 0,5 n Säure entspr. 8,516 mg NH_3
  oder 9,02 mg NH_4^+.

(Vgl. AUTHENRIETH-KELLER: Quantitative Chemische Analyse, Dresden und Leipzig: Th. Steinkopff 1959.)

Nach L. W. WINKLER kann man das Ammoniak in Borsäurelösung auffangen und dann mit n Salzsäure ohne Rücksicht auf die Borsäure titrieren. Man gibt in die Vorlage eine Lösung von 5 g Borsäure in etwa 100 ml W. Bei dieser Art der Bestimmung hat man nur eine Normallösung nötig.

Liquor Ammonii caustici. Ammoniakflüssigkeit. Salmiakgeist. Solution of Ammonia. Ammoniaque. Hirschhorngeist. Ätzammon.

Wässerige Lösungen von Ammoniak in verschiedener Stärke.

Handelssorten. Die verschiedenen Sorten Ammoniakflüssigkeit werden nach dem Gehalt oder nach der Dichte gehandelt. Die wichtigsten sind:

Liquor Ammonii caustici 0,960 = 10% NH_3,
Liquor Ammonii caustici duplex 0,925 = 20% NH_3,
Liquor Ammonii caustici 0,910 = 25% NH_3,
Liquor Ammonii caustici 0,890 = 32% NH_3.

Die konzentrierten Lösungen werden der Frachtersparnis wegen bezogen und durch Verdünnen mit Wasser auf den gewünschten Gehalt gebracht.

Außerdem werden die Lösungen je nach ihrer Reinheit als purus, purissimus, empyreumafrei und absolut metallfrei bezeichnet.

Die verschiedenen Pharmakopöen haben Ammoniaklösungen von verschiedenem Gehalt aufgenommen (s. u.).

Herstellung. Durch Einleiten von Ammoniak in Wasser.

Eigenschaften und Erkennung. Farblose Flüssigkeit, die Lackmuspapier bläut und den stechenden Geruch des Ammoniaks zeigt. Bei der Annäherung von Salzsäure entstehen dichte weiße Nebel von Ammoniumchlorid.

Dichte und Gehalt von Ammoniaklösungen bei 15° (Wasser 15°)
(nach LUNGE u. WIERNIK)

d_{15}^{15}	% NH_3	d_{15}^{15}	% NH_3	d_{15}^{15}	% NH_3	d_{15}^{15}	% NH_3
1,000	0,00	0,970	7,31	0,940	15,63	0,910	24,99
0,998	0,45	0,968	7,82	0,938	16,22	0,908	25,65
0,996	0,91	0,966	8,33	0,936	16,82	0,906	26,31
0,994	1,37	0,964	8,84	0,934	17,42	0,904	26,98
0,992	1,84	0,962	9,35	0,932	18,03	0,902	27,65
0,990	2,31	0,960	9,91	0,930	18,64	0,900	28,33
0,988	2,80	0,958	10,47	0,928	19,25	0,898	29,01
0,986	3,30	0,956	11,03	0,926	19,87	0,896	29,69
0,984	3,80	0,954	11,60	0,924	20,49	0,894	30,37
0,982	4,30	0,952	12,17	0,922	21,12	0,892	31,05
0,980	4,80	0,950	12,74	0,920	21,75	0,890	31,75
0,978	5,30	0,948	13,31	0,918	22,39	0,888	32,50
0,976	5,80	0,946	13,88	0,916	23,03	0,886	33,25
0,974	6,30	0,944	14,46	0,914	23,68	0,884	34,10
0,972	6,80	0,942	15,04	0,912	24,33	0,882	34,95

Prüfung. Die Prüfung auf Reinheit erfolgt nach den Vorschriften der einzelnen Pharmakopöen.

Aufbewahrung und Handhabung. In dicht schließenden Glasstopfenflaschen, kühl. Korkstopfen werden zerfressen und färben die Ammoniakflüssigkeit braun. Größere Vorräte füllt man am besten in Flaschen von 5 bis 6 Litern ab. Wenn auch vorsichtige Aufbewahrung nicht vorgeschrieben ist, so ist Vorsicht beim Handhaben von Ammoniakflüssigkeit, besonders bei konzentrierter, doch angebracht. Ammoniakflüssigkeit wirkt stark ätzend. Man hüte sich beim Abmessen von Ammoniakflüssigkeit mit einer Pipette die Flüssigkeit in den Mund zu bekommen. Schon einmal zum Abmessen benutzte Pipetten sind bei einem wiederholten Abmessen vorher stark auszublasen, weil sie mit Ammoniakgas gefüllt sind, das beim Saugen in den Mund gerät und dort ätzend wirkt. Zur Abgabe von Ammoniakflüssigkeit dürfen keine Flaschen benutzt werden, die sonst für Getränke bestimmt sind. Die Flaschen sind mit der Bezeichnung „Äußerlich" oder „Vorsicht" zu versehen. Durch hineingefallene Korkstücke u. a. gelb gewordene Ammoniakflüssigkeit kann für technische Zwecke durch vorsichtigen Zusatz (tropfenweise!) von konz. Wasserstoffperoxidlösung (Perhydrol) wieder entfärbt werden; die vollständige Entfärbung tritt erst nach einigen Stunden ein.

Achtung! Jodlösung (Jodtinktur) scheidet mit Ammoniakflüssigkeit Jodstickstoff aus. Auch Brom und Chlor dürfen wegen der Bildung des sehr leicht und heftig explodierenden Brom- und Chlorstickstoffs nicht im Überschuß mit Ammoniakflüssigkeit zusammengebracht werden.

Anwendung. Innerlich in sehr starker Verdünnung und in kleinen Gaben als Exzitans, es erregt namentlich das Atemzentrum und vermehrt die Schweißabsonderung und die Expektoration.
Äußerlich zu reizenden Einreibungen. Bei Insektenstichen, wobei es die Säure abstumpft. Bei Ohnmachten als exzitierendes Riechmittel (Vorsicht!).
Technisch als Reinigungsmittel und für viele andere Zwecke.

Liquor Ammonii caustici DAB 6. Ammoniakflüssigkeit. Solutio Ammoniae diluta DAB 7 – DDR. Ammoniaklösung DAB 7 – BRD. Ammonia ÖAB 9, Ned. 6. Ammoniak. Solutio Ammonii caustici Ross. 9. Ammonium hydricum solutum Helv. V. Diluted Ammonia solution USP XVI. Ammonia Water. Ammoniaque officinale diluée CF 65.

Ammoniakflüssigkeit ist eine Lösung von Ammoniak in Wasser. Die Arzneibücher schreiben folgende Konzentrationen vor:

Pharmakopöe	% NH_3	Dichte
DAB 7-BRD	9,7–10,3	0,955–0,959
ÖAB 9	10,2–11,0	0,957–0,954
Ned. 6, CF 65	10	0,955–0,960
Ross. 9, DAB 7-DDR	9,5–10,5	0,958–0,962
Helv. V	9,9–10,1	0,959–0,960
USP XVI	9–10	0,96

Eigenschaften. Klare, farblose, flüchtige Fl., die charakteristisch stechend riecht und feuchtes Lackmuspapier stark bläut. Ammoniakflüssigkeit ist in jedem Verhältnis mit W. und A. mischbar.

Erkennung. 1. Die wss. Verdünnung (1 = 1000) reagiert stark alkalisch und gibt die Rk. auf Ammoniumionen (Ned. 6). – 2. Beim Annähern eines mit Salzsäure befeuchteten Glasstabes entstehen dichte, weiße Nebel von Ammoniumchlorid.

Prüfung. 1. Eine Mischung von 1 Vol. Ammoniakfl. und 2 Vol. W. muß klar und farblos sein (ÖAB 9). – 2. Pyridinbasen, Naphthalin. 10 ml der Mischung (1 + 2) müssen auf Zusatz von 12 ml verdünnter Salpetersäure farblos bleiben. Die Lsg. muß nach Eindampfen auf dem Wasserbad einen weißen oder höchstens am Rand schwach gelben Rückstand hinterlassen (ÖAB 9). – 3. Reduzierende Stoffe. Zu 10 ml Ammoniakflüssigkeit gibt man einen leichten Überschuß an verd. Schwefelsäure und 0,1 ml 0,1 n $KMnO_4$: die rosa Farbe darf innerhalb 10 Min. nicht völlig verschwinden (USP XVI). – 4. Chlorid. In 4 ml der Mischung (1 + 2) darf nach Zusatz von 6 ml verd. Salpetersäure Chlorid nicht nachweisbar sein (Bd. I, 257) (ÖAB 9). – 5. Carbonat, Carbaminat. 5 ml Ammoniakfl. werden in einem mit Schliffstopfen versehenen Glasgefäß mit 20 ml Calciumhydroxidlsg. versetzt und 1 Std. stehengelassen. Die Mischung muß klar bleiben (Ross. 9). – 6. Rhodanid. 4 ml der Mischung (1 + 2) dürfen nach Zusatz von 6 ml verd. Salzsäure und 1 Tr. Eisen(III)-chloridlsg. keinen anderen Farbton zeigen als eine Mischung von 7 ml verd. Salzsäure, 3 ml Wasser und 1 Tr. Eisen(III)-chloridlsg. (ÖAB 9). – 7. Sulfat. In 5 ml der Mischung (1 +2) darf nach Zusatz von 5 ml verd. Salzsäure Sulfat nicht nachweisbar sein (ÖAB 9). – 8. Arsen. 5 ml Ammoniakfl. werden auf dem Wasserbad bis fast zur Trockne eingedampft. Der Rückstand wird mit 10 ml Hypophosphitlsg. aufgenommen. In dieser Lsg. darf nach Zusatz von 0,1 g Kaliumjodid Arsen nicht nachweisbar sein (Bd. I, 243) (ÖAB 9). – 9. Schwermetalle. 5 ml Ammoniakfl. werden auf dem Wasserbad zur Trockne eingedampft. Der Rückstand wird in 2 ml verd. Essigsäure gelöst und mit W. auf 25 ml verdünnt. Der Grenzwert für Schwermetalle in Ammoniakfl. ist 5 ppm (USP XVI). – 10. Verdampfungsrückstand. 11 ml Ammoniakfl. dürfen nach dem Verdampfen und Trocknen höchstens 1 mg Rückstand hinterlassen (ÖAB 9).

Gehaltsbestimmung. In einen Schliffkolben läßt man 20,00 ml n Schwefelsäure einfließen, versetzt hierauf mit Methylrot-Methylenblaulsg. und wägt genau. Sodann wird aus einer Meßpipette Ammoniak bis zur alkalischen Rk. zugesetzt. Nachdem man den Temperaturausgleich abgewartet hat, wägt man neuerdings und titriert mit n Schwefelsäure zu Ende (ÖAB 9).

1 ml n Schwefelsäure entspricht 17,03 mg NH_3.

Aufbewahrung. In dicht schließenden Gefäßen aus gegen Alkali beständigem Glas.

Konzentrierte Ammoniakflüssigkeit. Ammonia concentrata ÖAB 9. Konzentriertes Ammoniak. Solutio Ammoniae concentrata Nord. 63, DAB 7 – DDR. Strong Ammonia Solution USP XVI, BPC 68. Ammoniaque officinale CF 65.

Pharmakopöe	% NH₃	Dichte
ÖAB 9, DAB 7-DDR	24,0—26,0	0,910—0,904
Nord. 63	23,0—26,0	0,904—0,913
USP XVI, BPC 68	27—30	0,90
CF 65	20,18	0,922

Konzentrierte Ammoniaklsg. verliert an der Luft rasch Ammoniak.

Eigenschaften. Klare, farblose Flüssigkeit von außerordentlich stechendem Geruch.

Erkennung und Prüfung. Mit der eineinhalbfachen Menge an W. verdünnt entspricht konz. Ammoniakfl. allen Angaben unter Liquor Ammonii caustici (S. 38).

Gehaltsbestimmung. Analog Ammonia (S. 38) (ÖAB 9).

Achtung! Vorsicht beim Umgang mit konz. Ammoniaklsg. Sie ist stark ätzend, ihre Dämpfe reizen Haut und Schleimhäute. Gefäße sind vor dem Öffnen zu kühlen und der Verschluß mit einem Tuch abzudecken. Konz. Ammoniaklösung nicht schmecken, Dämpfe nicht einatmen!

Ammoniumsalze. Ammoniumsalze organischer Säuren sind unter den Säuren, die der Metallsäuren wie z.B. Molybdänsäure, unter den Metallen aufgeführt.

Ammonium bromatum DAB 7 – DDR, ÖAB 9, Helv. V, Ross. 9. Ammoniumbromid DAB 7 – BRD. Ammonii bromidum Ned. 6, Dan. IX. Ammonium Bromide BPC 63, NF XII. Bromammonium. Bromure d'ammonium CF 65. Brometum ammonicum. Ammonium hydrobromicum.

NH_4Br M.G. 97,95

Herstellung. In einen Kolben, der mit einer etwas W. enthaltenden Waschflasche verbunden ist, bringt man 520 bis 530 T. Ammoniakflüssigkeit von 20% ($d = 0,925$) und stellt ihn, um die Reaktion zu mäßigen, in kaltes Wasser. In den Hahntrichter bringt man 50 T. Brom und läßt dieses tropfenweise in das Ammoniak einfließen. Jeder einfallende Tropfen erzeugt ein zischendes Geräusch; der gebildete Stickstoff entweicht durch die Waschflasche, in der auch die mitgerissenen Ammoniumbromiddämpfe zurückgehalten werden; $8 NH_3 + 6 Br = N_2 + 6 NH_4Br$. – Ist sämtliches Brom eingetragen und der Kolbeninhalt erkaltet, so gießt man den Inhalt der Waschflasche durch den Hahntrichter in den Kolben, fügt, wenn erforderlich, noch soviel Ammoniakflüssigkeit hinzu, daß der farblose Kolbeninhalt deutlich danach riecht, und stellt 2 bis 3 Tage zur Seite. Sollten sich während dieser Zeit Kristalle ausscheiden, so sind diese durch Zusatz von Wasser in Lösung zu bringen. – Wenn nach 3 Tagen eine Probe der Lösung beim Ansäuern mit verd. Schwefelsäure sich nicht mehr gelb färbt, so wird die Lösung filtriert und im Wasserbad zur Trockne verdampft. Es ist nicht unbedingt nötig, die Lösung vor dem Eindampfen 2 bis 3 Tage stehenzulassen; man kann die Lösung auch sofort eindampfen und wenn nötig, d.h. wenn eine Probe des Salzes mit verd. Schwefelsäure noch eine Gelbfärbung gibt, das Salz nochmals in ammoniakhaltigem Wasser auflösen und die Lösung wieder eindampfen. Auf diese Weise wird das bromsaure Ammonium, das neben dem Ammoniumbromid entsteht, ebensogut in Ammoniumbromid übergeführt wie durch das längere Stehenlassen der Lösung.

Kleine Mengen Ammoniumbromid erhält man am einfachsten durch Neutralisation von Bromwasserstoffsäure mit Ammoniakflüssigkeit. 324 T. Bromwasserstoffsäure (25% HBr) geben mit 170 T. Ammoniakflüssigkeit (10% NH_3) 494 T. einer Lösung mit fast genau 20% NH_4Br.

Durch Verdampfen der Lösung (unter Zusatz von kleinen Mengen Ammoniakflüssigkeit) erhält man 98 T. Ammoniumbromid.

Eigenschaften. Farblose Kristalle oder weißes, kristallines Pulver ohne Geruch und von salzigem, schwach kühlendem Geschmack. Ammoniumbromid ist etwas hygroskopisch und verflüchtigt sich beim Erhitzen ohne vorher zu schmelzen. Lösl. in 1,5 T. kaltem oder 0,7 T. siedendem W., in 150 T. kaltem (BPC 63 in 20 T.) oder 15 T. siedendem A. Die wss. Lsg. rötet blaues Lackmuspapier.

Erkennung. Ammoniumbromid gibt die Rk. auf Ammoniumionen (Bd. I, 211) und Bromidionen (Bd. I, 212).

Prüfung. 1. Eine Lösung von 1 T. Ammoniumbromid in 19 T. W. muß klar und farblos sein (ÖAB 9). – 2. Freie Säure. 2 g werden in 20 ml frisch ausgekochtem, wieder erkaltetem W. gelöst und mit 1 Tr. Methylrotlsg. versetzt. Die Rosafärbung der Lsg. muß durch Zusatz von höchstens 0,2 ml 0,05 n Natronlauge nach Gelb umschlagen (Ross. 9). – 3. Bromat. Zu 10 ml der Lsg. (1 : 10) gibt man 2 ml verd. Schwefelsäure und 2 ml Chlf. und schüttelt. Die Chlf.-Schicht darf sich nicht gelb färben (Ross. 9). – 4. Chlorid. Höchstens 0,2% Cl$^\ominus$. In einem 50-ml-Erlenmeyerkolben wird die Lsg. von 1,00 g Substanz in 20,0 ml 3 n Salpetersäure mit 5,0 ml konz. Wasserstoffperoxid-Lsg. versetzt, auf dem Wasserbad bis zur Entfärbung und anschließend noch 15 Min. lang erhitzt. Nach dem Abkühlen werden 5,00 ml 0,1 n Silbernitratlsg. und 1,0 ml Toluol zugesetzt; das Gemisch wird kräftig geschüttelt und unter Zusatz von 5,0 ml Ammoniumeisen(III)-sulfatlsg. mit 0,1 n Ammoniumthiocyanatlsg. zurücktitriert (Feinbürette) (DAB 7 – BRD). – 5. Jodid. Eine Mischung von 5 ml der Lsg. (1 + 19), 1 ml Stärkelsg. und 1 ml verd. Schwefelsäure darf auf Zusatz von 1 Tr. Natriumnitritlsg. innerhalb 1 Min. nicht blau gefärbt werden (ÖAB 9). – 6. Sulfat. In der Lsg. (1 + 19) darf Sulfat nicht nachweisbar sein (ÖAB 9). – 7. Arsen. In einer Lsg. von 1 g Ammoniumbromid und 0,1 g Kaliumjodid in 3 ml W. darf mit 6 ml Hypophosphitlsg. Arsen nicht nachweisbar sein (ÖAB 9). – Höchstens 2 ppm (BPC 63). – 8. Trocknungsverlust. Höchstens 1,0% (ÖAB 9, Ross. 9, BPC 63); höchstens 0,5% (DAB 7 – BRD u. DDR). – 9. Glührückstand. Höchstens 0,05% (ÖAB 9).

Gehaltsbestimmung. 1. ÖAB 9: 0,2000 g getrocknetes Ammoniumbromid werden in etwa 10 ml W. gelöst und nach Zusatz einiger Tr. Kaliumchromatlsg. mit 0,1 n Silbernitratlsg. auf rötlichgelb titriert. Für die angegebene Einwaage müssen 20,40 bis 20,60 ml 0,1 n Silbernitratlsg. verbraucht werden, entspr. 99,9 bis 100,9% des theoretischen Wertes. Das Präparat enthält dann nicht mehr als 1,1% Ammoniumchlorid, wenn andere Verunreinigungen fehlen. 1 ml 0,1 n Silbernitratlsg. entspr. 9,796 mg NH$_4$Br.

2. Ross. 9 (Methode 2): Etwa 1 g, genau gewogen, bis zum konst. Gew. getrocknetes Ammoniumbromid wird mit W. zu 50 ml gelöst. 10 ml dieser Lsg. bringt man auf eine Säule von Kationenaustauscher KY-1, KY-2 oder SBS in der H$^+$Form (s. Bd. I, 183) und läßt 20 bis 25 Tr. pro Min. abfließen. Dann wird die Säule mit 50 bis 70 ml W. bis zur neutralen Rk. (Methylorange) gewaschen. Filtrat und Waschwasser werden in einem Kolben gesammelt und mit 0,1 n Natronlauge gegen Methylorange titriert. 1 ml 0,1 n Natronlauge entspr. 0,009 796 g NH$_4$Br.

3. DAB 7 – BRD: 0,25 g Substanz, genau gewogen, werden in 50 ml W. gelöst und mit 0,1 n Silbernitratlsg. unter Zusatz von 0,30 ml Kaliumchromatlsg. titriert. 1 ml 0,1 n Silbernitratlsg. entspr. 7,991 mg Br$^\ominus$ oder 9,795 mg NH$_4$Br.

Aufbewahrung. Vor Licht geschützt, in dicht schließenden Gefäßen.

Anwendung. Es besitzt ähnlich sedierende Eigenschaften wie KBr, doch wird es rascher resorbiert. Da es Magenbeschwerden verursachen kann, gibt man es meistens in Form von Mixturen. Gebräuchliche Einzeldosis 0,5 bis 1,5 g.

Ammonium carbonicum DAB 6, Helv. V. Ammoniumcarbonat. Kohlensaures Ammonium. Ammonii carbonas Ned. 6. Ammonium carbonate. Sesquicarbonate d'ammonium. Carbonate d'ammonium officinal CF 65. Supercarbonas ammonicus. Sal volatile. Hirschhornsalz. Englisches Salz. Flüchtiges Salz.

Ammoniumcarbonat des Handels ist ein Gemisch wechselnder Mengen von Ammoniumhydrogencarbonat (Ammonium bicarbonat), NH$_4$HCO$_3$, und Ammoniumcarbaminat, NH$_4$OCONH$_2$. Der Gehalt an NH$_3$ soll zwischen 30,0 und 33,0% liegen (CF 65, Ned. 6).

Herstellung. Durch Sublimation einer Mischung von Ammoniumsulfat und Calciumcarbonat.

Eigenschaften. Weiße oder durchscheinende, dichte, harte, kristalline Stücke von stark ammoniakalischem Geruch und scharfem, salzigem Geschmack. Langsam aber vollständig löslich in 4 T. W. mit alkalischer Rk. Der Anteil an Ammoniumcarbaminat löst sich in A. Zerfällt an der Luft zu einem weißen Pulver von Ammoniumhydrogencarbonat unter Freisetzung von NH$_3$ und CO$_2$. Die wss. Lsg. zersetzt sich beim Erhitzen. Ammoniumcarbonat sublimiert bei etwa 60°.

Erkennung. Es gibt die Rk. auf Ammonium- und Carbonationen.

Prüfung. 1. Die wss. Lsg. (1 = 10) muß farblos sein und darf keine Rk. auf Schwermetalle, Eisen, Chlorid und Sulfat geben (Ned. 6). – 2. Empyreumatische Stoffe. Werden 10 ml einer Lsg. (1 = 20) mit 3 ml verd. Schwefelsäure und 1 Tr. Kaliumpermanganatlsg. versetzt, so darf die Rosafärbung innerhalb 15 Min. nicht völlig verschwinden (Ned. 6). – 3. Rhodanid. Werden 10 ml der Lösung (1 = 10) mit 1 ml Salzsäure und 3 Tr. Eisen(III)-chloridlsg. gemischt, so darf die Farbe nicht anders sein als die einer Mischung von 500 mg Ammoniumchlorid, 10 ml W., 15 Tr. Salzsäure und 3 Tr. Eisen(III)-chloridlsg. (Ned. 6). – 4. Thiosulfat. Werden 10 ml der Lsg. (1 = 20) zusammen mit 1 ml Salpetersäure und 3 Tr. Silbernitratlsg. 5 Min. lang im Wasserbad erwärmt, so darf sich die Lsg. nicht dunkel färben (Ned. 6). – 5. Arsen. Ein Gemisch von 0,5 g Ammoniumcarbonat und 5 ml Natriumhypophosphitlsg. darf nach 15 Min. Erhitzen im siedenden Wasserbad keine dunklere Färbung annehmen (DAB 6). – 6. *Glührückstand.* 1 g Ammoniumcarbonat wird mit 5 ml verd. Salpetersäure auf dem Wasserbad eingedampft. Es muß ein rein weißer Rückstand hinterbleiben (Empyreuma), der nach dem Glühen unwägbar sein muß (Helv. V).

Gehaltsbestimmung. Etwa 1 g wird in einem mit 10 ml W. beschickten Erlenmeyerkolben von 200 ml Inhalt genau gewogen, in 40 ml W. gelöst, mit 50 ml 0,5 n Salzsäure und 2 bis 3 Tr. Methylorangelsg. versetzt und mit 1 n Natronlauge bis zur Gelbfärbung zurücktitriert. 1 ml 0,5 n HCl entspr. 0,008516 g NH_3 (Helv. V).

Aufbewahrung. Gut verschlossen, kühl.

Anwendung. Techn. zu Backpulvern, zum Entfetten von Wolle, in der Gerberei. Zur Herst. von Casein-Leim und -Farben, in Feuerlöschern, als Riechsalz.

Med. selten als Expectorans und als Carminativum.

Ammonium carbonicum neutrale, Neutrales Ammoniumcarbonat.

$$(NH_4)_2CO_3 + H_2O \qquad\qquad M.G.\ 114{,}10$$

Herstellung. Man übergießt zerriebenes, nicht zerfallenes, gewöhnliches Ammoniumcarbonat mit dem dritten Teil seines Gewichtes stärkster Ammoniakflüssigkeit (d 0,895 = 30% NH_3) und läßt 2 bis 3 Std. bei 12° stehen. Das entstandene kristalline Pulver wird rasch zwischen Filtrierpapier getrocknet. Zerfällt an der Luft in Wasser, Ammoniak und Ammoniumhydrogencarbonat.

Anwendung. Für Riechfläschchen.

Ammonium carbonicum pyro-oleosum. Brenzliches Ammoniumcarbonat. Rohes Hirschhornsalz. Sal Cornu Cervi.

War früher ein mit tierischem Brandöl durchtränktes Ammoniumcarbonat, wie es bei der trockenen Destillation tierischer Stoffe erhalten wurde. Jetzt wird es durch Mischen von 32 T. mittelfein zerriebenem Ammoniumcarbonat mit 1 T. ätherischem Tieröl hergestellt. Weißliches, mit der Zeit gelblich werdendes Pulver vom Geruch seiner Bestandteile; mit Wasser gibt es eine gelbliche Lösung, beim Erhitzen ist es flüchtig.

Aufbewahrung. Vor Licht geschützt.

Anwendung. Früher gelegentlich als Exzitans bei Fieber, Trunkenheit, Ohnmacht, Pneumonie der Säufer. 0,2 bis 0,4 g mehrmals täglich.

Ammonium bicarbonicum. Ammoniumbicarbonat. Ammoniumhydrogencarbonat.

$$NH_4(HCO_3) \qquad\qquad M.G.\ 79{,}06$$

Herstellung. Man legt Ammoniumcarbonat, in einer Papierkapsel ausgebreitet, in eine Wärme von 30 bis 40°, bis der Geruch nach Ammoniak völlig verschwunden ist. Technisch durch Vereinigung von Ammoniak, Kohlendioxid und Wasser.

Eigenschaften. Weißes, kristallines Pulver, in 15 T. W. löslich, nicht nach Ammoniak riechend, von kühlend-salzigem Geschmack. Zerfällt bei 60° in Kohlendioxid, Ammoniak und Wasser.

Anwendung. Anstelle des gewöhnlichen Ammoniumcarbonats in Pulvermischungen, Pastillen. Als Treibmittel zur Herstellung der Gummibadeschwämme, Schaumgummi u.a.

Das Ammoniumbicarbonat kommt auch unter der Bezeichnung Ammonium carbonicum in den Handel und wird auch wie das gewöhnliche Ammoniumcarbonat als Backpulver benutzt.

Die beiden Verbindungen unterscheiden sich durch den Ammoniakgehalt. Das aus Ammoniumcarbaminat und Ammoniumcarbonat bestehende Ammonium carbonicum enthält etwa 31 bis 32,5% NH_3 (berechnet 32,5%), das Ammoniumbicarbonat nur 21 bis 22% NH_3 (berechnet 21,4%). Der Gehalt an Kohlendioxid ist bei beiden fast gleich, 56% und 55,7%.

Zur Bestimmung des Ammoniakgehaltes löst man 2 g des Ammoniumbicarbonates in 20 bis 30 ml Wasser, fügt 2 Tr. Methylorangelsg. hinzu und titriert mit n Salzsäure. 1 ml n Salzsäure $\triangleq$ 17 mg NH_3.

Über die Verwendbarkeit der beiden Präparate als Backpulver gehen die Ansichten auseinander. Nach den bisherigen Ansichten ist das aus Ammoniumcarbaminat und -bicarbonat bestehende Präparat hierfür geeigneter, weil das Ammoniumcarbaminat sich leichter verflüchtigt: $NH_2COONH_4 = 2\,NH_3 + CO_2$, als das Ammoniumbicarbonat: $CO_3HNH_4 = CO_2 + NH_3 + H_2O$, und weil die Verflüchtigung und damit das Auftreiben des Backgutes in zwei Stufen verläuft. Von den Herstellern des Ammoniumbicarbonates wird dagegen behauptet, daß das Ammoniumbicarbonat, wenn es in dem Wasser des Backgutes gelöst ist, sich ebenso leicht verflüchtigt wie das Ammoniumcarbaminat. Der Zerfall des Ammoniumbicarbonates tritt bereits bei 60° ein. Zu beachten ist dabei, daß die Gesamtmenge der Gase (NH_3 und CO_2) bei dem aus Ammoniumcarbaminat und -bicarbonat bestehenden Ammonium carbonicum mit 88,5 Gew.-% größer als beim reinen Ammoniumbicarbonat (77,2%) ist.

Ammonium chloratum DAB 7 – DDR, ÖAB 9, Helv. V, Ross. 9. Ammoniumchlorid DAB 7 – BRD. Ammonii chloridum Ned. 6, Nord. 63. Ammonium Chloride USP XVIII, BP 68. Chlorure d'ammonium CF 65. Chloretum ammonicum. Ammonium hydrochloricum. Sal ammoniacum. Salmiak.

$$NH_4Cl \qquad M.G.\ 53{,}49$$

Herstellung. Durch Sublimation aus einem Gemisch von Ammoniumsulfat und Kochsalz: $(NH_4)_2SO_4 + 2\,NaCl = Na_2SO_4 + NH_4Cl$, oder durch Einleiten von Ammoniak in Salzsäure und Eindampfen der Lsg. Zur Reinigung wird es aus W. umkristallisiert oder resublimiert.

Handelssorten. In den Handel kommt das Ammoniumchlorid in harten, strahlig kristallinen Stücken, Ammonium chloratum sublimatum, oder als kristallines Pulver, Ammonium chloratum crytallisatum. Der erstere ist teurer. Der Salmiak in Stücken wird auch durch Zusammenpressen von erhitztem, kristallisiertem Salmiak erhalten.

Eigenschaften. Farblose, durchscheinende, harte, faserig kristalline Stücke oder farbloses, kristallines Pulver; nicht hygroskopisch, geruchlos, Geschmack salzig. Beim Erhitzen verflüchtigt es sich ohne vorher zu schmelzen als dichter weißer Rauch. 1 T. löst sich in 3 T. W. oder in 1,5 T. siedendem W. oder in etwa 50 T. A. Die wss. Lsg. reagiert schwach sauer. pK = 9,38.

Erkennung. Ammoniumchlorid gibt die Rk. auf Ammonium- und auf Chloridionen (Bd. I, 211, 214).

Prüfung. 1. Eine Lsg. von 1 T. Ammoniumchlorid in 19 T. W. muß klar und farblos sein (ÖAB 9). – 2. pH der Lösung. Das pH einer Lsg. von 5 g Ammoniumchlorid in 100 ml frisch ausgekochtem, wieder erkaltetem W. liegt zwischen 4,5 und 6,0 (USP XVIII). – 3. Freie Säure. 10 ml der Lsg. (1 + 19) müssen sich auf Zusatz von 1 Tr. Methylrotlsg. rot und bei darauffolgendem Zusatz von 1 Tr. 0,1 n Natronlauge gelb färben (ÖAB 9). – 4. Reduzierende Stoffe. Eine Mischung von 10 ml der Lsg. (1 + 19), 1 ml verd. Schwefelsäure und 1 Tr. Kaliumpermanganatlsg. darf die rote Farbe innerhalb 15 Min. nicht völlig verlieren (ÖAB 9). – 5. Nitrat. Darf mit der Diphenylamin-Rk. nicht nachweisbar sein (Helv. V). – 6. Sulfat. 1,0 g muß der Grenzwertbestimmung für Sulfat (Bd. I, 262) entsprechen (BP 68). – Nord. 63: Höchstens 1 mg/g. – 7. Rhodanid. Eine Mischung von 10 ml der Lsg. (1 + 19) und 1 ml verd. Salzsäure darf auf Zusatz von 1 Tr. Eisen(III)-chloridlsg. keinen anderen Farbton zeigen als eine Mischung von 10 ml W., 1 ml verd. Salzsäure und 1 Tr. Eisen(III)-chloridlsg. (ÖAB 9). – Nord. 63: Höchstens 0,1 mg/g. – 8. Arsen. In einer Lsg. von 1 g und 0,1 g Kaliumjodid in 3 ml W. darf mit 6 ml Hypophosphitlsg. Arsen nicht nachweisbar sein (ÖAB 9). – BP 68: Höchstens 2 ppm. – Ross. 9: Höchstens 0,001%. – Nord. 63: Höchstens 10 µg/g. – 9. Barium. 10 ml der Lsg. (1 + 19) dürfen auf Zusatz von 1 ml verd. Schwefelsäure innerhalb 5 Min. nicht getrübt werden (ÖAB 9). – 10. Calcium. 10 ml der Lsg. (1 + 19) dürfen auf Zusatz von 1 ml Ammoniumoxalatlsg. nicht getrübt werden (ÖAB 9). – 11. Eisen. 1,0 g muß der Grenzwertbestimmung für Eisen (Bd. I, 258) entsprechen (BP 68). – 12. Schwermetalle. 1,5 g werden in 30 ml W. gelöst. 10 ml dieser Lsg. dürfen nicht mehr Schwermetallionen enthalten als 10 ml der Standardlsg. (Bd. I, 252); das entspr. nicht mehr als 0,001% (Ross. 9). – USP XVIII: Höchstens 10 ppm. – BP 68: Höchstens 5 ppm. – 13. Teerbestandteile und Glührückstand. 1,0000 g Ammoniumchlorid muß beim Eindampfen mit 1 ml verd. Salpetersäure einen weißen oder höchstens am Rand schwach gelblichen Rückstand geben. Dieser darf beim Glühen höchstens 1 mg Rückstand hinterlassen (ÖAB 9).

Gehaltsbestimmung. 1. USP XVIII: Etwa 200 mg Ammoniumchlorid werden genau gewogen und in einem Schliffkolben in etwa 40 ml W. gelöst. Dann gibt man 50 ml 0,1 n Silbernitratlsg., 3 ml Salpetersäure und 5 ml Nitrobenzol zu, schüttelt kräftig durch, versetzt mit 2 ml Eisen(III)-Ammoniumsulfatlsg. und titriert mit 0,1 n $Na_2S_2O_3$-Lsg. den Überschuß an Silberionen zurück. 1 ml 0,1 n Silbernitratlsg. entspr. 5,349 mg NH_4Cl.

2. Ross. 9 läßt die Gehaltsbestimmung auch analog der von Ammoniumbromid am Kationenaustauscher durchführen (s. S. 40).

1 ml 0,1 n Natronlauge entspr. 5,350 mg NH_4Cl. Gehalt mindestens 99,5% NH_4Cl (Helv. V, USP XVIII, DAB 7 – BRD, BP 68) 99,8% NH_4Cl (Ned. 6); 99,4% (Ross. 9); 99,5 bis 100% (ÖAB 9); 99,5 bis 100,1% (DAB 7 – DDR) etwa 100% (Nord. 63),

Anwendung. In kleinen Dosen ist Ammoniumchlorid ein mildes Expektorans und Diaphoreticum. In größeren Dosen wirkt es diuretisch und senkt den pH-Wert des Harns. So wird Ammoniumchlorid alleine oder zusammen mit Mandelaten zur Behandlung von Harnwegsinfektionen gegeben.

Große Dosen können Nausea, Erbrechen, Durst und Acidosis hervorrufen.
Gebräuchliche Einzeldosis: 0,3 bis 1,0 g.

Techn. dient Ammoniumchlorid zum Löten und Verzinnen, in der Färberei, für elektrische Batterien, in der Analyse; mit Kaliumnitrat zusammen zu Kältemischungen.

Ammonium chloratum ad usum veterinarium Helv. V. Ammoniumchlorid für tierarzneiliche Zwecke.

Das Präparat muß mit Ausnahme der Prüf. auf Nitrat, des Glührückstandes (höchstens 1%) und des Gehaltes (mindestens 98% NH_4Cl) allen Anforderungen für Ammonium chloratum entsprechen.

Ammonium jodatum Erg.B. 6. Ammoniumjodid, Ammonium iodatum Helv. V. Jodure d'ammonium. Ammonium Iodide. Ammonii Jodidum. Ammonium hydrojodicum.

$$NH_4J \qquad M.G.\ 145{,}00$$

Herstellung. 1. Man übergießt 1 T. Eisenpulver mit 10 T. W. und fügt allmählich, nötigenfalls unter Abkühlen, 4 T. zerriebenes Jod zu. Nach beendigter Bildung des Eisen(II)-jodids filtriert man die Lsg. wäscht mit W. nach und löst in dem grünen Filtrat nochmals 2 T. Jod auf. Man verd. diese Lsg. dann mit dem gleichen Vol. heißen W., fällt sie mit einem Überschuß konz. Ammoniakfl., erwärmt bis zum Dichtwerden des Eisen(II,III)-hydroxids, filtriert und dampft das Filtrat – zuletzt unter Zusatz von etwas Ammoniak – im Wasserbad, schließlich im Sandbad bei 110° zur Trockne ein.

2. Eine Lsg. von 10 T. Kaliumjodid in 7,5 T. W. mischt man mit einer Lsg. von 4 T. Ammoniumsulfat in 6 T. W. und fügt 50 T. A. unter Umrühren zu. Nach 12stündigem Stehenlassen wird das ausgeschiedene Kaliumsulfat abfiltriert, mit A. gewaschen und das Filtrat unter Zusatz von etwas Ammoniakfl. zur Trockne eingedampft. Das so dargestellte Ammoniumjodid ist nicht ganz sulfatfrei.

Eigenschaften. Trockene, weiße Kristallkrusten oder kristallines Pulver, an der Luft zerfließend und allmählich gelb werdend, Geschmack scharf und salzig. Es verflüchtigt sich beim Erhitzen ohne vorher zu schmelzen. Lösl. in 1 T. W. oder in 9 T. A. oder in 1,5 T. Glycerin. Die wss. Lsg. reagiert gegen Lackmus schwach sauer oder neutral.

Erkennung. Ammoniumjodid gibt die Rk. auf Ammonium- (s. Bd. I, 211) und Jodionen (s. Bd. I, 216).

Prüfung. Helv. V: Ammoniumjodid muß weiß oder höchstens gelblich gefärbt sein. 1 g muß sich in 1 ml kaltem W. klar und völlig lösen. Die Lsg. muß schwach sauer reagieren. In der Stammlösung (1 T. Ammoniumjodid + 7 T. CO_2-freies W.) dürfen Schwermetalle, Eisen, Calcium und Sulfat nicht nachweisbar sein.

Mischt man 1 ml Stammlsg. mit 5 ml W. und 1 ml Chlf., so darf letzteres nicht violett gefärbt werden (freies Jod). 1 g Ammoniumjodid darf keinen wägbaren Glührückstand hinterlassen. Der Feuchtigkeitsgehalt, mit 0,5 g bestimmt, darf höchstens 1% betragen.

Gehaltsbestimmung. Analog Ammoniumbromid (S. 40).
1 ml 0,1 n Silbernitratlsg. entspr. 0,014497 g NH_4J. Getrocknetes Ammoniumjodid muß mindestens 99,6% NH_4J enthalten (Helv. V).

Aufbewahrung. Vor Licht geschützt, in dicht schließenden Gefäßen.

Anwendung. Techn. in der Photographie. Med. innerlich bei chronischer Bronchitis und Asthma. Äußerlich bei verschiedenen chronischen Dermatitiden.
Gebräuchliche Dosis: oral 0,2 bis 0,65 g; äußerlich 4- bis 12%ige Salbe.
Toxizität wie bei Kaliumjodid. Ammoniumjodid wird rascher resorbiert.

Ammonium nitricum. Ammoniumnitrat. Salpetersaures Ammonium. Ammonium Nitrate. Azotate d'ammonium. Nitras ammonicus. Ammonii Nitras. Ammonsalpeter.

$$NH_4NO_3 \qquad M.G.\ 80{,}05$$

Herstellung. Man neutralisiert 100 T. reine Salpetersäure (25%) mit etwa 68 T. Ammoniakfl. (10%) und dampft die Lsg. zur Kristallisation oder zur Trockne ein. Statt Ammoniakfl. kann man auch Ammoniumcarbonat (etwa 21 T.) nehmen. Es wird auch durch Umsetzen von Ammoniumsulfat mit Bariumnitrat dargestellt.

Eigenschaften. Farblose, prismatische Kristalle oder Salzmassen. Geschmack kühlend-salzig, lösl. in 0,5 T. W. unter starker Temperaturerniedrigung, in 20 T. A. Es schmilzt bei etwa 165° und verflüchtigt sich bei stärkerem Erhitzen unter Zersetzung in Distickstoffoxid und Wasser: $NH_4NO_3 = N_2O + 2H_2O$. Auf glühende Kohlen gebracht verursacht es lebhaftes Funkensprühen.

Erkennung. Ammoniumnitrat gibt die Rk. auf Ammonium- (Bd. I, 211) und Nitrationen (Bd. I, 218).

Prüfung. 1. Die wss. Lsg. (4 + 80) darf Lackmuspapier höchstens schwach röten. – Je 10 ml der Lsg. dürfen nicht verändert werden: 2. durch Schwefelwasserstoffwasser (Schwermetalle), – 3. durch Silbernitratlsg. innerhalb 5 Min. (Chloride), – 4. durch Bariumnitratlsg. innerhalb 5 Min. (Sulfat), – 5. nach Zusatz von Ammoniakfl. durch Ammoniumoxalatlsg. (Calcium) oder durch Natriumphosphatlsg. (Magnesium). – 6. 20 ml der Lsg. dürfen nach Zusatz von einigen Tr. Salzsäure durch 0,5 ml Kaliumferrocyanidlsg. nicht sofort gebläut werden (Eisen). – 7. Beim Erhitzen darf es höchstens 0,1% Rückstand hinterlassen.

Aufbewahrung. In dichtschließenden Glasstopfengläsern.

Anwendung. Früher innerlich zu 0,5 bis 1,5 g drei- bis viermal täglich als Diaphoreticum und Diureticum bei Fiebern und Katarrh, ohne rechten Erfolg. Große Gaben wirken giftig, selbst tödlich. – Zur Darstellung von Distickstoffoxid (Stickoxydul, Lachgas). In der Analyse zur Beförderung der Verbrennung von Filtern. Zur besseren Abscheidung von kolloiden Niederschlägen, z. B. Metazinnsäure und ähnlichen, die leicht durch das Filter gehen. Bei der Fällung der Phosphorsäure nach dem Molybdänverfahren. Das für diese Zwecke verwendete Ammoniumnitrat darf beim Glühen keinen Rückstand hinterlassen. Zur Herstellung von Kältemischungen. Technisch werden sehr große Mengen von Ammoniumnitrat für Sprengstoffmischungen verwendet. In Mischung mit anderen Salzen als Düngemittel.

Ammonium phosphoricum. Ammoniumphosphat (sekundäres). Diammoniumhydrogenphosphat. Phosphorsaures Ammonium. Ammonium Phosphate. Phosphate d'ammonium. Phosphas Ammonii (ammonicus).

$$(NH_4)_2HPO_4 \qquad M.G.\ 132{,}07$$

Herstellung. Man dampft in einer Porzellanschale 100 T. Phosphorsäure (25%) etwa bis zur Hälfte ab, gibt alsdann soviel Ammoniakflüssigkeit (d 0,925) hinzu (60 bis 70 T.), daß die Fl. stark alkalisch reagiert, und dampft zur Kristallisation ein, indem man durch gelegentliche Zugabe kleiner Mengen starker Ammoniakfl. dafür sorgt, daß die Rk. bis zum Schluß alkalisch bleibt. Die in der Kälte ausgeschiedenen Kristalle werden auf Filtrierpapier an der Luft rasch getrocknet.

Eigenschaften. Farblose, säulenförmige Kristalle oder weißes Kristallpulver, geruchlos, von kühlend-salzigem Geschmack. Lösl. in 4 T. kaltem oder 0,5 T. siedendem W., unlösl. in A. Die wss. Lsg. ist neutral oder höchstens schwach sauer. An der Luft verliert das Salz allmählich Ammoniak und nimmt dann saure Reaktion an. Auf dem Platinblech erhitzt schmilzt es, Ammoniak und Wasser entweichen, als Rückstand hinterbleibt Metaphosphorsäure.

Erkennung. Die wss. Lsg. (0,5 + 10) gibt mit Silbernitrat einen gelben, beim Erwärmen sich nicht bräunenden Niederschlag, der sowohl in Salpetersäure wie auch in Ammoniak löslich ist. Beim Erwärmen mit Natronlauge entwickelt es Ammoniak.

Prüfung. Je 10 ml der wss. Lsg. (2 + 40) dürfen: 1. durch Schwefelwasserstoffwasser nicht verändert werden, auch nicht nach Zusatz von Ammoniakfl. (Schwermetalle), – 2. beim Ansäuern mit Salpetersäure keine Gasentwicklung zeigen (Carbonate), – 3. nach dem Ansäuern mit Salpetersäure durch Bariumnitratlsg. innerhalb 3 Min. höchstens opalisierend getrübt werden (Chloride). – 4. Die Lösung von 1 g Ammoniumphosphat in 3 ml Zinn(II)-chloridlsg. darf sich innerhalb 1 Std. nicht dunkler färben (Arsen).

Aufbewahrung. In dicht schließenden Glasstopfengläsern.

Anwendung. Es wirkt ähnlich wie Ammoniumchlorid, wird aber selten angewandt. 0,5 bis 2,0 bei harnsaurer Diathese, Rheumatismus und Gicht. Technisch dient es dazu, Gewebe schwer entzündbar zu machen (Zusatz von 5% zur Stärke). In der Analyse zur Bestimmung von Magnesium, wozu es besser geeignet ist als Natriumphosphat.

Ammonium sulfuratum. Schwefelammonium. Ammonium Sulphide. Sulfure d'ammonium.

Unter der Bezeichnung Schwefelammonium werden in der chemischen Analyse wss. Lsg. verschiedener Schwefelverbindungen des Ammoniums benutzt, nämlich von Ammoniumsulfhydrat, NH_4SH, Ammoniumsulfid, $(NH_4)_2S$, und Ammoniumdisulfid, $(NH_4)_2S_2$. Die beiden ersteren sind farblos, das letztere gelb gefärbt.

Ammonium sulfhydricum. Ammonium hydrosulfuratum. Ammoniumsulfhydrat. NH_4SH. Nur in wss. Lsg.: Liquor Ammonii hydrosulfurati.

Herstellung. Man leitet in Ammoniakflüssigkeit (10% NH_3) gewaschenen Schwefelwasserstoff bis zur Sättigung ein: $NH_3 + H_2S = NH_4SH$.

Eigenschaften. Farblose, nach Ammoniak und Schwefelwasserstoff riechende Flüssigkeit, die an der Luft durch Bildung von Ammoniumpolysulfid sich allmählich gelb färbt: $2 NH_4SH + O = H_2O + (NH_4)_2S_2$; bei weiterer Oxydation entsteht auch Ammoniumthiosulfat, $(NH_4)_2S_2O_3$.

Ammonium sulfuratum. Ammoniumsulfid. Einfach-Schwefelammonium. $(NH_4)_2S$. Nur in wss. Lsg.: Liquor Ammonii sulfurati Erg.B. 6, Schwefelammoniumlösung.

Herstellung. 1. Man leitet in Ammoniakflüssigkeit (10% NH_3) gewaschenen Schwefelwasserstoff so lange ein, bis eine Probe der Lsg. mit Magnesiumsulfatlsg. keinen Nd. mehr gibt: $2 NH_3 + H_2S = (NH_4)_2S$. — 2. Man sättigt Ammoniakflüssigkeit mit Schwefelwasserstoff und fügt dann noch einmal die gleiche Menge Ammoniakfl. hinzu: $NH_4SH + NH_3 = (NH_4)_2S$.

Eigenschaften. Farblose, klare, vollkommen flüchtige Flüssigkeit, die auf Zusatz einer Säure reichlich Schwefelwasserstoff entwickelt. An der Luft färbt sie sich allmählich gelb, da sie neben Ammoniumsulfid auch kleine Mengen Ammoniumsulfhydrat enthält, das durch Oxydation in Ammoniumdisulfid übergeht.

Ammonium bisulfuratum. Ammoniumdisulfid. Zweifach-Schwefelammonium. $(NH_4)_2S_2$. Nur in wässeriger Lösung bekannt, in der gelben Ammoniumsulfidlösung, die auch als Liquor Ammonii sulfurati bezeichnet wird.

Herstellung. 1. Man sättigt Ammoniakfl. mit gewaschenem Schwefelwasserstoff und schüttelt die Lsg. in einer großen Flasche mit Luft durch oder man leitet Luft in die Lsg. ein, bis sie gelb gefärbt ist. — Man stellt eine Lsg. von Ammoniumsulfid dar, schüttelt diese Lsg. mit Schwefelpulver (am besten gefälltem Schwefel) und filtriert: $(NH_4)_2S + S = (NH_4)_2S_2$. Die so hergestellte Lsg. enthält meist auch Ammoniumpolysulfide.

Eigenschaften. Gelbe Flüssigkeit von unangenehmem Geruch. Mit Säuren entwickelt sie Schwefelwasserstoff und gibt dabei eine weiße, milchige Ausscheidung von Schwefel. (Die Lsg. von farblosem Schwefelammonium geben mit Säuren nur Schwefelwasserstoff und keine Ausscheidung von Schwefel.) An der Luft wird das Ammoniumdisulfid allmählich zu Ammoniumthiosulfat oxydiert.

Aufbewahrung. Da die Schwefelammoniumlösungen sich leicht oxydieren, sind sie in ganz gefüllten Flaschen mit gut schließenden Stopfen aufzubewahren.

Anwendung. Schwefelammonium ist ein wichtiges Gruppenreagens in der analytischen Chemie. Für diesen Zweck wird sowohl das einfache wie das gelbe Schwefelammonium, mit dem gleichen Volum W. verdünnt, verwendet. Man kann im allgemeinen beide gebrauchen, doch ist zu beachten, daß nur von gelbem Schwefelammonium das braune Zinn(II)-sulfid, SnS, in Lsg. gebracht, von farblosem Schwefelammonium aber nicht gelöst wird. Technisch von Silberarbeitern zur Herstellung von sog. oxydiertem Silber (Altsilber).

Ammonium sulfuricum. Ammoniumsulfat. Schwefelsaures Ammonium. Ammonium Sulphate. Sulfate d'ammonium.

$$(NH_4)_2SO_4 \qquad M.G.\ 132{,}14$$

Herstellung. Technisch in den Leuchtgasfabriken und Kokereien durch Waschen des Gases mit konz. Schwefelsäure, wodurch gleich trockenes Ammoniumsulfat gewonnen wird, oder durch Neutralisieren des Gaswassers mit Schwefelsäure und Eindampfen der Lsg.; oder aus synthetischem Ammoniak. Im Kleinen erhält man reines Ammoniumsulfat durch Neutralisieren von verd. Schwefelsäure (1 + 2) mit konz. Ammoniakfl. (20% NH_3) oder mit Ammoniumcarbonat und Eindampfen zur Kristallisation oder zur Trockne.

Eigenschaften. Farblose Prismen oder Kristallmehl, luftbeständig, geruchlos, Geschmack scharf salzig; lösl. in 2 T. kaltem, 1 T. siedendem W., unlösl. in A. Die wss. Lsg. ist neutral. Bei starkem Erhitzen verflüchtigt es sich unter Zerfall in Ammoniak und Schwefelsäure.

Erkennung. Die wss. Lsg. gibt mit Bariumnitratlsg. einen weißen Nd. von Bariumsulfat, unlösl. in Salzsäure. Beim Erhitzen mit Natronlauge entwickelt es Ammoniak.

Prüfung. Je 10 ml der wss. Lsg. (3 + 30) dürfen: 1. durch Schwefelwasserstoffwasser nicht verändert werden, auch nicht nach Zusatz von Ammoniakfl., — 2. nach Zusatz von

2 bis 3 ml Salpetersäure durch Silbernitratlsg. nicht verändert werden (Chloride), – 3. nach Zusatz von 2 bis 3 Tr. Salzsäure durch 1 bis 2 Tr. Eisenchloridlsg. nicht gerötet werden (Rhodanide). – 4. Die Lsg. von 1 g Ammoniumsulfat in 3 ml Zinn(II)-chloridlsg. darf innerhalb 1 Std. keine dunklere Färbung annehmen (Arsen). – 5. Beim Glühen darf es höchstens 0,1% Rückstand hinterlassen.

Anwendung. Es galt früher als gelindes Abführmittel, 1 bis 2 g zweistündlich, heute wird es medizinisch nicht mehr angewandt. Zur Darstellung anderer Ammoniumsalze. In der Analytik zur Fällung von Eiweißkörpern, wie Fermenten, Giften u. a. Als Urmaß bei der Stickstoffbestimmung nach KJELDAHL. Zum Unverbrennlichmachen von Geweben, z. B. von Theaterdekorationen. Als Stickstoffdüngemittel.

Ammonium sulfuricum crudum. Rohes Ammoniumsulfat.

Das im Handel meistens als schwefelsaures Ammoniak bezeichnete rohe Ammoniumsulfat, das in den Leuchtgasfabriken und Kokereien gewonnen wird, ist ein wichtiges Düngemittel.

Es ist, wenn die zur Darstellung verwendete Schwefelsäure arsenhaltig war, mit Arsensulfid verunreinigt und zeigt dann eine gelbliche oder gelbe Farbe. Es ist ferner mit Ammoniumrhodanid verunreinigt, das auf die Pflanzen schädlich wirkt und deshalb nur in geringer Menge vorhanden sein darf. Zur Bestimmung des Gehaltes an Ammoniumrhodanid löst man 20 g Ammoniumsulfat in W. zu 100 ml, filtriert die Lsg. und fügt zu 50 ml des Filtrates eine Lsg. von 2 g krist. Kupfersulfat und 3 g krist. Eisen(II)-sulfat in 15 ml W., sowie etwa 10 ml verd. Schwefelsäure hinzu. Das ausgeschiedene Kupfer(I)-rhodanid, CuSCN, wird auf einem gewogenen Filter gesammelt, mit W. gewaschen, getrocknet und gewogen. Die Menge des Kupfer(I)-rhodanids soll nicht mehr als 0,5 g betragen = höchstens rund 3% Ammoniumrhodanid. Der Gehalt des rohen Ammoniumsulfats an Ammoniak, NH_3, schwankt von 20 bis 25% (reines Ammoniumsulfat enthält 25,76% NH_3). Man bestimmt den Gehalt in der auf S. 36 angegebenen Weise.

Ammonium persulfuricum. Ammoniumpersulfat. Überschwefelsaures Ammonium.

$$(NH_4)_2S_2O_8 \qquad M. G. 228{,}20$$

Herstellung. Durch Elektrolyse einer gesättigten Lsg. von Ammoniumsulfat $(NH_4)_2SO_4$ = $H_2 + 2 NH_3 + (NH_4)_2S_2O_8$.

Eigenschaften. Farblose Kristalle, in trockenem Zustand selbst bei 100° beständig; in feuchtem Zustand zersetzt es sich langsam schon bei Zimmerwärme unter Abgabe von Sauerstoff: $(NH_4)_2S_2O_8 + H_2O = 2 NH_4HSO_4 + O$. Löslich in 2 T. W. Es kann aus Wasser von 60° umkristallisiert werden.

Erkennung. Eine mit Natriumacetat versetzte Fuchsinlsg. wird gebleicht. Aus einer Lsg. von Mangansulfat fällt es Mangandioxidhydrat. Aus einer Lsg. von Kaliumcarbonat wird ein krist. Nd. von Kaliumpersulfat gefällt. Wird eine Lsg. von Anilin in verd. Schwefelsäure mit Ammoniumpersulfat erwärmt, so färbt sich die Lsg. blauschwarz (durch Oxydation des Anilins zu Anilinschwarz).

Anwendung. Die wss. Lsg. (0,5 bis 2,0 : 100) ist zu Mundwässern und zur Konservierung von Nahrungsmitteln empfohlen worden. In der Photographie.

Amomum

Amomum amarum LOUR. Zingiberaceae – Zingiberoideae – Zingibereae.
Heimisch in Japan.

Fructus Amomi amari. Bitter Cardamom.

Amomi amari fructus Jap. 62.

Frucht etwas spitz, sphärisch bis elliptisch, 1 bis 2 cm lang, 0,7 bis 1 cm breit, außen braun bis dunkelbraun mit zahlreichen längslaufenden, knotenartigen Rippen; Perikarp 0,3 bis 0,5 mm stark, dicht an die Samen anschließend. Im Inneren in drei längliche Fruchtfächer geteilt, die durch dünne Membranen voneinander getrennt liegen. In jedem Fruchtfach 5 bis 8 Samen, durch einen Arillus miteinander verbunden. Samen braun bis dunkelbraun, flach und körnig, etwa 3,5 mm im Durchmesser und hart.
Geruch charakteristisch, Geschmack leicht bitter.

Inhaltsstoff. Äth. Öl.

Prüfung. Mindestgehalt an äth. Öl (Pulver) 0,4 ml/50 g. – Max. Aschegehalt 8%. – Säureunlösliche Asche max. 3% (Jap. 62).

Anwendung. In Japan medizinisch verwendet.

Dosierung. Übliche Tagesdosis 3 bis 5 g als Dekokt.

Amomum xanthioides WALLICH.

Heimisch in Thailand, Birma, Kambodscha, China.

Semen Amomi. Wilde oder Bastard-Kardamomen.

Amomi Semen Jap. 62.

Frucht annähernd elliptisch, 1 bis 1,5 cm lang, 0,8 bis 1 cm breit, außen grau- bis dunkelbraun und weiß gepudert infolge des Ausbreitens über Kalk zur Trocknung. Samen in 3 Fruchtfächern, die durch dünne Membranen voneinander getrennt sind. In jedem Fruchtfach 10 bis 20 Samen. Samen hart, vieleckig und körnig, 3 bis 5 mm lang, ungefähr 3 mm im Durchmesser, mit zahlreichen feinen Rippen auf der Oberfläche. Ein Längsschnitt entlang der Raphe zeigt einen länglichen Riß mit einem tief eingedrückten Kern und einer flachen Chalaza. Samenschale dunkelbraun. Das weiße Perisperm umschließt das schwachgelbe Endosperm und den länglichen Embryo.

Geruch beim Kauen charakteristisch, campherartig, Geschmack bitter.

Die Pulverdroge (Amomi Semen pulveratum) ist graubraun, zeigt wellenförmig verlaufende Perispermzellen mit Stärkekörnern und einem einzelnen Calciumoxalatkristall, gelbe und langgestreckte Epidermiszellen der Samenschale und ein dazu senkrecht stehendes, dünnwandiges Gewebe. Ferner Bruchstücke dickwandiger polygonaler Steinzellen.

Inhaltsstoffe. 1,7 bis 3% äth. Öl mit Bornylacetat, Campher und einem Terpen $C_{10}H_{16}$.

Prüfung. Mindestgehalt an äth. Öl 0,8 ml/30 g. – Max. Aschegehalt 8%. – Säureunlösliche Asche max. 3%, Jap. 62.

Anwendung. In Japan medizinisch verwendet.

Dosierung. Übliche Einzeldosis 1 g, Tagesdosis 3 g.

Amomum aromaticum ROXB. und A. subulatum ROXB.

Amomum aromaticum. Kraut 0,6 bis 0,9 m hoch mit Stengeln, die in Büscheln aus dem Rhizom wachsen. Ähre 3,2 bis 3,8 cm, kugelig, mit unterirdischem Blütenstiel, als Fruchtstiel etwas hochwachsend. Deckblätter schuppenartig stengelumfassend. Innere Blütendeckblätter länglich, gerippt, stachelspitzig. Blüten blaßgelb, Fruchtknoten seidenhaarig, Kelch 1,8 bis 2 cm lang, stark gebuchtet, dreizähnig. Blütenröhre 2,5 cm. Blütenblätter fast ebenso lang, manchmal weiß mit braunen Flecken, lanzettlich, stumpf, rückenständig, etwa kappenförmig. Lippe zweimal so lang wie die Blütenblätter, fast rund mit keilförmiger Basis. Antheren 6 mm im Durchmesser mit 3 spitzen Lappen. Frucht schmal eiförmig, in der Größe einer großen Muskatnuß, 3,3 cm, leicht runzelig mit 3 Kammern. In jeder Kammer mehrere etwa 3 mm lange Samen.

Amomum subulatum. Kraut 0,9 bis 1,2 m hoch mit beblättertem Stiel. Blätter 30 bis 60 cm lang, 7,5 bis 10 cm breit, länglich lanzettlich, grün, auf beiden Oberflächen unbehaart. Ähre 5 bis 7,5 cm, auf sehr gedrungenem Stiel, kugelig, Deckblätter rotbraun, stumpf, kugelig, die äußeren 2,5 cm, eiförmig mit horniger Spitze, die inneren kürzer. Kelch und Blütenröhre 2,5 cm. Blütenblätter kürzer, ziemlich stumpf, die oberen becherförmig. Lippe spitzeiförmig, stark ausgeprägt, gelblichweiß, länger als die anderen Blütenblätter. Filamente sehr kurz, Antheren klein, gedrungen, ganzrandig. Kapseln 2,5 cm, kugelig, rotbraun mit dichten Stacheln. In jeder Kammer mehrere Samen, die von zähem, süßem Mark zusammengeklebt werden.

Beide Pflanzen liefern

Amomum. Nepal- oder Bengal-Kardamomen.

Amomum Ind. P. C. 53.

Die getrockneten reifen oder fast reifen Samen.

Inhaltsstoff. Etwa 1% äth. Öl mit Cineol, α- u. β-Pinen, Sabinen, Myrcen, Terpinen, Limonen, 1,8-Cineol, p-Cymen, Terpineol und Nerolidol [LAWRENCE: Phytochemistry 9, 665 (1970)].

Prüfung. Fremde organ. Stoffe max. 2% Ind. P. C. 53.

Anwendung. In Indien als Ersatz für echte Kardamomen.

Ammomum kepulaga SPRAGUE u. BURKILL.
Samen mit 14 Rippen; Geschmack campherartig.

Anwendung. Liefert Java-Kardamomen, cluster cardamoms.

Amomum cotifolium.
Liefert die Sierra-Leone-Kardamomen.

Amomum walang VELETON (Achasma walang VAL.).
Wächst auf Java und wird dort „Daong walang" genannt.

Anwendung. Aus Blättern, Wurzeln und Stengeln wird ein äth. Öl, das Walangöl, gewonnen, das einen unangenehmen, an Wanzen erinnernden Geruch besitzt.

Seine Konstanten und Zusammensetzung beschreiben GILDEMEISTER und HOFFMANN ausführlich.

Amodiaquinum

Amodiaquinum. Amodiaquin. Amodiachinum. Amodiaquine. Comoquin.

$C_{20}H_{22}N_3ClO$ M.G. 355,88

4-(7-Chlor-4-chinolylamino)-α-diäthylamino-o-kresol.

Eigenschaften (des Dihydrochlorid-Dihydrats). Gelbes, kristallines Pulver, löslich in W.
Anwendung. Chemotherapeuticum gegen Malaria (Schizentenmittel).
Handelsform: Amodiaquin (Parke-Davis).

Amopyroquinum

Amopyroquinum. Amopyroquin. Amopyrochinum.

$C_{20}H_{20}N_3ClO$ M.G. 353,86

4-(7-Chlor-4-chinolylamino)-α-(pyrrolidin-1-yl)-o-cresol.

Eigenschaften (des Dihydrochlorids). Gelbes, kristallines Pulver von sehr bitterem Geschmack, lösl. in W. (bis 5%).

Anwendung. Chemotherapeuticum gegen Malaria bei Infektion durch Plasmodium falciparum und Plasmodium vivax. Auch als Antirheumaticum zur Langzeittherapie.

Handelsform: Propoquin (Parke-Davis, USA).

Amoora

Amoora rohituca WIGTH et ARN. (Andersonia rohituca ROXB.). Fabaceae.
Heimisch in Ostindien, auf den Malaiischen Inseln und den Philippinen.

Inhaltsstoffe. In den Samen ein fettes, schwach trocknendes Öl, Amooraöl.

Anwendung. Das Öl in der Eingeborenenmedizin, auch als Brennöl. Die Rinde bei Drüsenschwellungen, Leber- und Milzleiden.

Amorphophallus

Amorphophallus prainii. Araceae – Lasioideae – Amorphophalleae.
Sundainseln.

Anwendung. Der Saft der Pflanze dient als Pfeilgift. Er wird hierzu dem sehr giftigen Saft der Moracee Antiaris toxicaria (s. S. 116) zugesetzt.

Bemerkung: Die Knollen von Amorphophallus leonensis, Sudan, Franz. Guinea, Amorphophallus dracontioides, A. chevalieri, Zentralafrika, A. campanulatus, Cochinchina, A. rivieri, A. titanum, Sumatra, Indochina, Japan, Philippinen, mit riesigen bis zu 23 kg schweren Knollen, und zahlreicher anderer Arten dienen den Einwohnern gekocht und geröstet als Nahrung.

Amphiachyris

Amphiachyris dracunculoides (DC.) NUTT. Asteraceae.
Heimisch im südlichen Teil der USA.

Inhaltsstoffe. Nach GLASSER et al. [J. Amer. pharm. Ass., sci. Ed. *43*, 291 (1954)] äth. Öl mit α-Pinen, L-β-Pinen, D-Limonen und L-Cadinen. LEVIN u. HARRIS [J. Amer. pharm. Ass., sci. Ed. *47*, 820 (1958)] beschrieben die Isolierung einiger Flavone.

Anwendung. Hausmittel bei Husten und Erkältungen. Aus dem Infus der Blütenspitzen wird ein Sirup hergestellt.

Ampicillinum

Ampicillinum. Ampicillin. D-α-Aminobenzylpenicillin.

$C_{16}H_{19}N_3O_4S$ M.G. 349,42

(−)-6(α-Amino-α-phenyl-acetamido)-3,3-dimethyl-7-oxo-4-thia-1-aza-bicyclo [3,2,0] heptan-2-carbonsäure.

Eigenschaften. Weißes, krist. Pulver, das bis zu 3 Mol Kristallwasser enthalten kann, leicht lösl. in Säuren oder Laugen, schwer lösl. in W., praktisch unlösl. in den gebräuchlichen organischen Lsgm. In sauren und alkalischen Lsg. wird Ampicillin rasch zersetzt.

Anwendung. Über das gesamte Wirkungsspektrum des Penicillin-G hinaus auch wirksam gegen Enterokokken, Haemophilus, Salmonellen, Proteus vulgaris, Proteus mirabilis und einen großen Teil der Keime aus der E.coli-Gruppe. Siehe auch Bd. I, 990.

Handelsformen: Amblosin (Hoechst); Binotal (Bayer); Amplital (Farmitalia, Italien); Penbristol (Dt. Bristol); Penbritin (Beecham, England).

Amygdalus. Siehe Prunus.

Amylum

Amylum. Stärke. Stärkemehl. Kraftmehl. Satzmehl. Starch. Fécule. Amidon. Almidón. Amido. Amilo.

Entstehung. Die Stärke entsteht in den Chloroplasten der Pflanzen unter dem Einfluß des Lichtes aus Wasser und Kohlendioxid der Luft. Die gebildete Stärke (Assimilationsstärke) wandert zu den Orten ihres Verbrauches in der Pflanze und wird dabei zuweilen vorübergehend feinkörnig niedergeschlagen (transitorische oder Wanderstärke), oder sie wird in bestimmten Organen (Samen, Rhizomen, Stämmen, Wurzeln, Knollen usw.) für die neue Generation oder bei ausdauernden Pflanzen für das nächste Jahr aufgespeichert (Reservestärke). Nur die letztere wird in so großen Mengen abgelagert, daß sie im Großen aus Samen (Weizen, Reis, Mais) oder Stämmen und Knollen (Sago, Kartoffel) gewonnen werden kann.

Eigenschaften. Das Stärkemehl bildet, allgemein gesprochen, mehr oder weniger rundliche, nur durch gegenseitigen Druck in der Zelle kantige Körner, die das Licht doppelt brechen und zwischen gekreuzten Nicols ein schwarzes Kreuz zeigen, dessen Arme sich im organischen Zentrum des Kornes schneiden. Man nimmt an, daß das einzelne Korn nach Art der Sphärite aus schichtweise radial angeordneten, nadelförmigen, einzelnen Individuen besteht. Die um den Kern geordneten Schichten sind nicht gleichförmig; es wechseln wasserärmere und -reichere Schichten miteinander ab, die aber unter dem Mikroskop nicht immer zu erkennen sind. Die Größe der Körner ist sehr verschieden (s. unter den einzelnen Arten). Die Körner sind entweder einfach, dann mehr oder weniger rundlich (Weizen) oder zusammengesetzt (Reis), d.h., eine größere oder geringere Anzahl Körner sind in einem Leukoplasten entstanden, oder es kommen einfache und zusammengesetzte Körner nebeneinander vor (Kartoffel).

Trockene „Handelsstärke" enthält 15 bis 18% Wasser, sog. „grüne Stärke" durchschnittlich 45,5%; indessen ist sie imstande, bis 80% Wasser zurückzuhalten. Vollständig verliert Stärke das Wasser erst bei 125 bis 130°. Völlig trockene Stärke zieht an der Luft rasch wieder Wasser an. Durch warmes Wasser von 50 bis 80° quillt die Stärke auf, bildet zunächst einen „Kleister" und geht erst bei längerem Kochen, Kochen unter Druck oder unter dem Einfluß von Quellungsmitteln (Chlorzink, Chlormagnesium, Chloralhydrat, Jodkalium, Natron- und Kalilauge usw.) in Lösung.

Zusammensetzung. Stärke ist ein Hexosan-Polysaccharid mit der Summenformel $(C_6H_{10}O_5)_n$. Die Stärkekörner bestehen aus einem inneren Teil, der Amylose, die in Wasser relativ löslich ist, und einem äußeren Teil, dem Amylopektin, das in Wasser praktisch unlöslich ist. Amylose besteht aus langen, unverzweigten Ketten, die durchschnittlich etwa 300 Glucosereste enthalten und durch α-glucosidische 1,4-Bindungen verknüpft sind. Amylopektin besteht aus verzweigten Ketten mit etwa 25 Glucoseresten, ähnlich verknüpft; an den Verzweigungsstellen besitzen sie jedoch α-glucosidische 1,3- und 1,6-Bindungen. Kartoffel-, Weizen- und Maisstärke enthalten etwa 20% Amylose, die hauptsächlich für die Blaufärbung der Stärke mit Jod verantwortlich ist. Die Kleistereigenschaft der Stärke beruht auf ihrem Gehalt an Amylopektin. Nach einigen Forschern soll Amylopektin sich chemisch von Amylose durch gebundene Phosphorsäure unterscheiden. In einigen Stärkesorten sollen Hemicellulosen vorhanden sein, die zu den hochmolekularen Kohlehydraten gehören, aber löslicher als Cellulose sind. Die Glucosereste (Glucopyranose-Einheiten) der Stärke gestatten die Bildung von Äthern und Estern. Diese Eigenschaft wird heute zur Herstellung von nichtquellender Stärke (Amylum non mucilaginosum, ANM-Puder, Biosorb) benutzt. Durch Hydrolyse oder Erhitzen mit verd. Säuren wird die Stärke zunächst in Dextrin, dann in Maltose und schließlich in Dextrose übergeführt. Die natürlichen Stärkearten enthalten außer 80 bis 85% reiner Stärke und 12 bis 20% Wasser noch 1 bis 1,5% Zellreste, etwa 0,1 bis 0,15% Eiweißstoffe (Kleber) und geringe Mengen anorganischer Stoffe (Asche).

Erkennung. Zur Erkennung von Stärke dient Jod, das die einzelnen Körner mehr oder weniger blau oder violett, in seltenen Fällen mehr rotbraun färbt. Die Färbung verschwindet beim Erwärmen, tritt aber beim Erkalten wieder auf. Reduzierende Stoffe und Alkalien zerstören die blaue Farbe. Als Reagenslösung benutzt man Jodwasser oder Jod-Jodkalium-Lösung (1% Jod, 1 bis 2% Kaliumjodid). Notwendig ist die Anwesenheit von Jodwasserstoff, der in der Jodlösung in geringer Menge stets enthalten ist.

Übersicht über die wichtigsten Stärkearten

Stärke aus Poaceenfrüchten, Getreidestärke

Amylum Tritici. Weizenstärke. Weißer Puder. Starch. Amidon de blé. Amidon de froment. Amido (di frumento). Almidon. Amilo.

Amylum Tritici Ph. Europ. 69, DAB 7 – DDR, ÖAB 9, Helv. VI, Hung. VI, Jug. II, Pol. III, CsL 2, Hisp. IX, Nord. 63, Ned. 6, Jap. 62, Belg. V. Weizenstärke DAB 7 – BRD. Amidon de blé CF 65.

Amylum Ross. 9, Starch BP 68, BPC 68, Amido Ital. VII, Almidón Chil. III, Amilo Brasil. 2 bestehen aus Weizen-, Mais-, Reis- oder Kartoffelstärke.

Die aus dem Endosperm der Früchte von Triticum aestivum L. (T. sativum LAM., T. vulgare VILL., T. hybernum L., T. cereale SCHRANK), Saatweizen, gewonnene Stärke.

Gewinnung. Entweder durch Schroten der Früchte und Abschwemmen von den übrigen Fruchtteilen mit Wasser oder durch Auskneten oder Zerquetschen der aufgeweichten Weizenkörner, Anrühren zu einem dünnen Brei, Gärenlassen und Abschwemmen. Nach Entfernen der letzten, durch Gärung gelösten Kleberreste durch Ablassen des Säurewassers wird die am Boden abgesetzte Stärke wiederholt ausgewaschen, abgesiebt und getrocknet. 100 kg Weizenmehl geben 40 kg Stärkemehl erster und etwa 15 kg Stärkemehl zweiter Qualität.

Handelssorten. 1. Prismatische oder zylindrische bis fingerdicke Stäbchen (Tafel-, Strahlen-, Kristall- und Stengelstärke usw.). – 2. Wäschestärke mit verschiedenen Zusätzen (Ultramarin, Ocker, Borax, Stearin). – 3. Pharmazeutisch anwendbare Stärke. Sie stellt weiße Brocken oder unregelmäßige, leicht zerreibliche Stücke oder ein feines, mattweißes Pulver dar, das beim Drücken zwischen den Fingern knirscht. Weizenstärke ist geruch- und geschmacklos.

Mikroskopisches Bild (Abb. 8). Zweierlei, meist keine Übergangsformen zeigende Stärkekörner. Die Großkörner sind linsenförmig, in der Flächenansicht rundlich und in der Regel schichtenlos, in der Seitenansicht sind sie spindelförmig, manchmal einen Längsspalt aufweisend. Der Durchmesser beträgt 15 bis 45 µm, meist 25 bis 35 µm. Die Kleinkörner sind meist kugelig, selten polyedrisch mit einem Durchmesser von 2 bis 9 µm, meist 6 bis 7 µm.

Prüfung. Identität. Nach DAB 7 – BRD: Werden 1,00 g Stärke mit 50 ml Wasser aufgeschlämmt und dann unter Umrühren zum Sieden erhitzt, so entsteht eine farblose Lösung von kleisterartiger Konsistenz, die nach dem Erkalten trübe, dünnflüssig und geruchlos ist. 2,0 ml dieser Lösung werden durch 0,05 ml 0,1 n Jodlösung (V) blau gefärbt. Analog Ph. Europ. 69, DAB 7 – DDR, ÖAB 9, Helv. VI. – Nach LUCKNER: 5,00 ml der Prüflösung (s. o.) werden mit 5,00 ml n Schwefelsäure 30 Min. im Wasserbad erhitzt. 2,00 ml der Lösung werden mit 2,00 ml 6 n Natronlauge und 4,00 ml Kupfertartrat RL versetzt. Die Mischung wird zum Sieden erhitzt. Es entsteht ein roter Niederschlag.

Verhalten gegen Wasser. Praktisch unlöslich in kaltem Wasser. Mit Wasser erwärmt, beginnt Weizenstärke bei ca. 55° zu quellen und ist bei ca. 64° vollständig verkleistert, Helv. VI.

Reinheit. Fremde Beimengungen. Nach ÖAB 9: Unter dem Mikroskop dürfen Kleber oder Elemente der Frucht- und Samenschale nicht zu sehen sein. Desgleichen dürfen auch keine Stärkekörner mit mehrstrahligem Spalt (Roggen) oder solche mit einem Durchmesser von über 50 µm (Kartoffel) oder solche von scharfkantiger Gestalt (Reis, Mais) vorkommen. Analog DAB 7 – BRD. – Nach DAB 7 – BRD: Durch 0,1 n Jodlösung (V) gelbgefärbte Teilchen dürfen nur ganz vereinzelt sichtbar sein. – Alkalisch oder sauer reagierende Verunreinigungen. Nach DAB 7 – BRD: 5,0 ml der Lösung von 1,00 g Stärke in 50 ml Wasser dürfen nach Zugabe von 0,10 ml Bromthymolblau-Lösung (J) nicht blau gefärbt werden; bis zur Blaufärbung dürfen höchstens 0,20 ml 0,01 n Natronlauge (V) verbraucht werden. Analog DAB 7 – DDR (mit Kalilauge an Stelle von Natronlauge). pH der Lsg. 5,0 bis 7,6 (potentiometrisch), Helv. VI. – Nach Ph. Europ. 69, BP 68, Ital. VII, Brasil. 2: Zu 100 ml 70%igem Alkohol, gegen Phenolphthalein neutralisiert, gibt man 10 g Stärke, schüttelt 1 Std. lang, filtriert und titriert 50 g des Filtrates mit 0,1 n NaOH (Phenolphthalein als Indikator). Es dürfen nicht mehr als 2 ml 0,1 n NaOH verbraucht werden. – Nach Nord. 63: 1 g Stärke werden mit 20 ml Wasser 2 Min. geschüttelt und die Mischung filtriert. 10 ml des Filtrates dürfen sich nach Zugabe von 2 Tr. Phenolphthalein-I nicht färben, sondern sollen erst nach Zugabe von 0,5 ml 0,01 n NaOH eine rote Färbung annehmen. Nach Entfärbung mit 0,7 ml 0,01 n Salzsäure muß die Mischung nach Zusatz von 5 Tr. Methylrot-I eine rote oder orange Färbung annehmen. – Stickstoffhaltige Verunreinigungen. Max. 0,15% DAB 7 – DDR. Stickstoffgehalt: 0,500 g getrocknete Substanz werden wie unter „Bestimmung des Stickstoffs nach KJELDAHL" angegeben behandelt. Als Vorlage bei der Destillation werden 20,00 ml 0,01 n Schwefelsäure in einem 100-ml-Weithalserlenmeyerkolben verwendet. Nachdem 50,0 ml Destillat übergegangen sind, wird die in der Vorlage befindliche Flüssigkeit nach Zusatz von 3 Tr. Methylrot-Methylthioninchlorid-I mit 0,01 n Kalilauge bis zum Farbumschlag nach Grün titriert. Unter den gleichen Bedingungen ist ein Blindversuch durchzuführen. 1 ml 0,01 n Schwefelsäure ist 0,14 mg Stickstoff äquivalent. Der gefundene Stickstoffgehalt wird auf die bei 120° getrocknete Droge berechnet.

Berechnung nach LUCKNER:

$$\frac{0{,}014\,(a-b)}{Ew}.$$

a = Verbrauch an 0,01 n Kalilauge im Blindversuch in ml;
b = Verbrauch an 0,01 n Kalilauge im Versuch in ml;
Ew = Einwaage der Droge in g.

Eisen: 0,5 g werden mit 10 ml Wasser, 0,5 ml Salzsäure und 0,3 ml Natriumferrocyanidlsg. versetzt; die Lösung darf sich nicht innerhalb 1 Min. blau färben, BP 68.
Max. Aschegehalt: 0,3% DAB 7 – DDR, BP 68, Hung. VI; 0,5% DAB 7 – BRD, ÖAB 9, Nord. 63, Ross. 9, Ned. 6, Hisp. IX, Pol. III, Chil. III; 1% Belg. V, CF 65, Jap. 62, CsL 2, Brasil. 2. – Sulfatasche max. 0,5% Helv. VI; 0,6% Ph. Europ. 69. – Max. Trocknungsverlust: 12 bis 15% Hisp. IX; 14% Hung. VI, BP 68, Ital. VII (120°), Brasil. 2; 15% DAB 7 – BRD (130°, 1½ Std.), DAB 7 – DDR, Ph. Europ. 69, ÖAB 9, Helv. VI, Belg. V, Jug. II, Pol. III, CsL 2, Jap. 62; 16% Ned. 6 (100°); 18% Nord. 63 (105°); 20% Ross. 9.

Aufbewahrung. In dichtschließenden Gefäßen.

Anwendung. Zu Nährpräparaten, Kindernährmitteln, Pudern, Streupulvern; Bindemittel für Pillen und Tabletten. Technisch zur Appretur von Papier und Textilien. Zur Herstellung von Glanzstärken.

Amylum Maydis. Amylum Maidis. Maisstärke. Maizena. Welschkornstärke. Corn starch. Amidon de mais. Fécule mexicaine. Amido di mais.

Amylum Maydis Ph. Europ. 69, ÖAB 9, Helv. VI, Jap. 61, Nord. 63. Amylum Maidis DAB 7 – DDR, Jug. II, Belg. V. Maisstärke DAB 7 – BRD. Starch BP 68, BPC 68, USP XVIII. Amidon de Mais CF 65. Amido Ital. VII. Amilo Brasil. 2.

Die aus dem Endosperm der Früchte von Zea mays L. und Varietäten gewonnene Stärke.

Weiße Brocken oder unregelmäßige, leicht zerreibliche Stücke oder feines, mattweißes Pulver, das beim Drücken zwischen den Fingern knirscht. Maisstärke ist geruch- und geschmacklos.

Mikroskopisches Bild (Abb. 9). Zwei Formen etwa gleich großer, isodiametrischer Körner: scharfkantige, polyedrische (aus dem Hornendosperm) und abgerundete (aus dem Mehlendosperm). Die Körner zeigen meist einen zentralen Spalt; ihr Durchmesser beträgt 5 bis 30 μm, meist 10 bis 15 μm. Zusammengesetzte Körner sind selten.

Prüfung. Identität s. Amylum Tritici. – Nach DAB 7 – BRD: 2,0 ml der Lösung von 1,0 g Stärke in 50 ml Wasser werden durch 0,05 ml 0,1 n Jodlösung (V) blau, bei hohem Amylopektingehalt violett bis rot gefärbt.
Reinheit. Fremde Beimengungen. Nach ÖAB 9: Unter dem Mikroskop dürfen Kleber, Elemente der Fruchtschale oder fremde Stärkekörner nicht zu sehen sein. Analog DAB 7 – BRD, Helv. VI. – Alkalisch oder sauer reagierende Verunreinigungen. DAB 7 – DDR, DAB 7 – BRD, BP 68, Brasil. 2 s. Amylum Tritici. pH 5,0 bis 6,6 (potentiometrisch) Helv. VI; 4,5 bis 7,0 USP XVIII. Nach Nord. 63: Wie unter Amylum Tritici beschrieben, nur mit 0,3 ml 0,01 n NaOH und 0,5 ml 0,01 n Salzsäure. – Eisen. USP XVIII: 500 mg Stärke werden mit 20 ml verd. Salzsäure (1 : 5) 5 Min. kräftig geschüttelt, filtriert, mit Wasser auf 50 ml verdünnt und 40 mg Ammoniumpersulfatkristalle und 3 ml Ammoniumthiocyanat-Reagenslsg. zugegeben; die rote Farbe darf nicht dunkler sein als die einer Kontrollösung mit 0,005 mg Fe/ml in einem gleichen Volumen. – Nach Nord. 63: 0,5 g Maisstärke werden mit 20 ml Salzsäure-R (2 M) 5 Min. geschüttelt und die Mischung filtriert. Nach Zusatz von 1 Tr. H_2O_2 (3%) und 3 ml Ammoniumthiocyanat-R (2 M) darf die entstandene Färbung im Vergleich mit Farbtestlösungen einen bestimmten Grenzwert nicht überschreiten. – Stickstoffhaltige Verunreinigungen max. 0,10% DAB 7 – DDR; Bestimmung s. Amylum Tritici.

Max. Aschegehalt: 0,3% DAB 7 – DDR, BP 68, Ital. VII; 0,5% DAB 7 – BRD, ÖAB 9, Nord. 63, USP XVIII, Ross. 9, Jug. II, Jap. 61, Brasil. 2. – Sulfatasche max. 0,5% Helv. VI; 0,6% Ph. Europ. 69. – Max. Trocknungsverlust: 14% BP 68, Ital. VII, Brasil 2, USP XVIII (bei 120°, 4 Std.); 15% (bei 100°) Ph. Europ. 69, ÖAB 9, Jug. II, Jap. 61, DAB 7 – DDR (bei 120°); 16% DAB 7 – BRD (130°, 1½ Std.), Helv. VI; 18% Nord. 63 (105°); 20% Ross. 9.

20 g Stärke werden mit 200 ml Wasser angerührt und filtriert. 100 ml des klaren Filtrates titriert man mit 0,01 n Jodlösung (Indikator Stärke-R) bis zur ersten dauernden Blaufärbung. Es dürfen nicht mehr als 2,7 ml verbraucht werden (Schwefeldioxid), USP XVIII.

5 g Stärke werden mit 10 ml Wasser und 1 ml Essigsäure zu einer Suspension gerührt. Nach dem Zugeben von 5 ml einer gesättigten Natriumjodidlösung darf nach 5 Min. keine blaue, braune oder purpurrote Farbe entstehen (oxydierende Substanzen), USP XVIII.

Der mikrobiologische Test muß die Abwesenheit von Salmonella und Escherichia coli ergeben, USP XVIII.

Aufbewahrung. In dicht schließenden Gefäßen.

Amylum Oryzae. Reisstärke. Rice starch. Poudre de riz. Amidon de riz. Amido di riso. Amido de arroz. Almidón de arroz.

Amylum Oryzae ÖAB 9, Helv. VI, Dan. IX, Ned. 6, Jap. 62, Jug. II, Hisp. IX, CsL 2, Belg. V, Ross. 9. Reisstärke DAB 7 – BRD. Starch BP 68, BPC 68. Amido Ital. VII. Amilo Brasil. 2. Almidón Chil. III.

Die aus dem Endosperm der Früchte von Oryza sativa L. gewonnene Stärke.

Entweder reinweiße, unregelmäßig knotige, stengelartige Stücke (Strahlen-, Kristallstärke) oder unregelmäßige Brocken (schlechtere Sorten) oder ein reinweißes, feines, mattes, geruch- und geschmackloses Pulver.

Mikroskopisches Bild (Abb. 10). Die Stärkekörner fast ausnahmslos scharfkantig, drei- bis sechseckig, fast kristallartig, ziemlich gleichartig an Größe und Gestalt, etwa 4,5 bis 6 µm groß, die größten 9 µm, häufig mit einer beim Trocknen entstandenen deutlichen Kernhöhle. Daneben größere, fast eirunde bis kugelige, zusammengesetzte Körner, die in bis 100 Bruchkörner zerfallen. Die Kontur der Konglomerate ist nur selten ganz rund, deshalb sind einseitig abgerundete Körner (wie im Hafermehl) selten. Die Scharfkantigkeit ist charakteristisch; Körner von spindelförmiger Gestalt fehlen.

Prüfung. Identität s. Amylum Tritici.

Verhalten gegen Wasser. Praktisch unlöslich in kaltem Wasser. Mit Wasser erwärmt, beginnt Reisstärke bei ca. 72° zu quellen und ist bei ca. 77° vollständig verkleistert, Helv. VI.

Reinheit. Fremde Beimengungen. Nach ÖAB 9: Unter dem Mikroskop dürfen Spelzen, Kleber, Elemente der Frucht- und Samenschale oder fremde Stärkekörner nicht zu sehen sein. Ähnlich DAB 7 – BRD, Helv. VI. – Nach DAB 7 – BRD: Durch 0,1 n Jodlösung (V) gelb gefärbte Teilchen dürfen nur ganz vereinzelt sichtbar sein. – Alkalisch oder sauer reagierende Verunreinigungen DAB 7 – BRD, BP 68, Brasil. 2 s. Amylum Tritici. pH = 6,0 bis 7,4 Helv. VI.

Max. Aschegehalt: 0,5% DAB 7 – BRD, ÖAB 9, Dan. IX, Ned. 6, Hisp. IX, Ross. 9, Jug. II, Brasil. 2, Chil. III; 0,6% BP 68, Ital. VII, CsL 2, Jap. 62. – Sulfatasche max. 0,6% Helv. VI; 0,8% Ph. Europ. 69. – Max. Trocknungsverlust: 12 bis 15% Hisp. IX (100°); 14% BP 68, Ital. VII, Brasil. 2; 15% Ph. Europ. 69, ÖAB 9 (100°), Jug. II, Jap. 62, DAB 7 – BRD (130°, 1½ Std.) Belg. V; 16% Helv. VI, Dan. IX, Ned. 6; 20% Ross. 9.

Aufbewahrung. In dicht schließenden Gefäßen.

Amylum Avenae. Haferstärke.

Die aus den Früchten von Avena sativa L., Rispenhafer, und Avena orientalis SCHREB., Fahnenhafer, nebst Varietäten gewonnene Stärke.

Mikroskopisches Bild (Abb. 11). Die Ganzkörner, wenn erhalten, aus bis 80 Teilkörnern zusammengesetzt, oval mit runden Umrißkonturen, 18 bis 44 µm groß; die Teilkörner polyedrisch, gerundet-kantig, 3 bis 11 µm, meist etwa 8 µm groß. Die Füllstärke aus rundlichen, kleinen, oft zu 2 bis 3 zusammengesetzten Körnern und aus charakteristischen ei-, spindel- oder sichelförmigen Körnern. Keine Kernhöhle.

Reine Haferstärke ist nur selten im Handel anzutreffen. Es handelt sich meist um Hafermehl, Farina Avenae, Farine d'avoine.

Amylum Secalis. Roggenstärke.

Die aus den Früchten von Secale cereale L. und Varietäten bzw. Formen gewonnene Stärke.

Mikroskopisches Bild (Abb. 12). Die Roggenstärke ist der Weizenstärke sehr ähnlich. Groß- und Kleinkörner sind jedoch durch viele Übergänge verbunden. Großkörner größer als bei der Weizenstärke, meist 35 bis 52 µm, einzelne bis 65 µm, häufig mit einer deutlichen, oft mehrstrahligen Kernspalte und Schichtung.

Amylum Hordei. Gerstenstärke.

Die aus den Früchten von Hordeum vulgare L. (H. sativum JESS.) gewonnene Stärke.

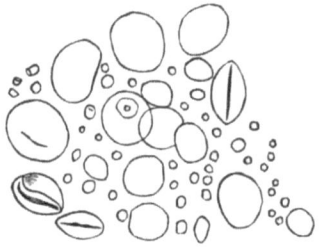

Abb. 8. Weizenstärke.

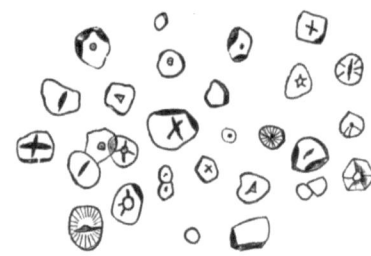

Abb. 9. Maisstärke.

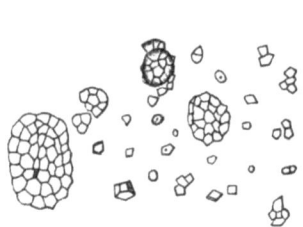

Abb. 10. Reisstärke.

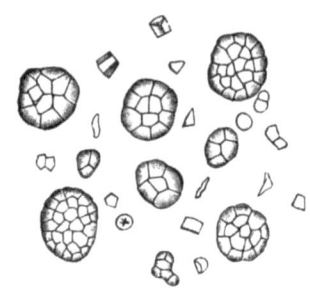

Abb. 11. Haferstärke.

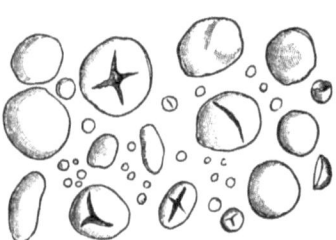

Abb. 12. Roggenstärke.

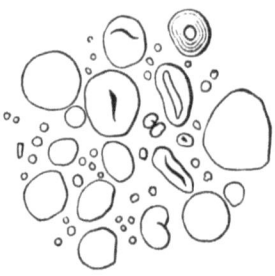

Abb. 13. Gerstenstärke.

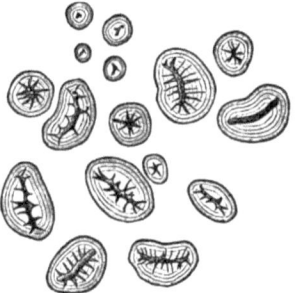

Abb. 14. Bohnenstärke.

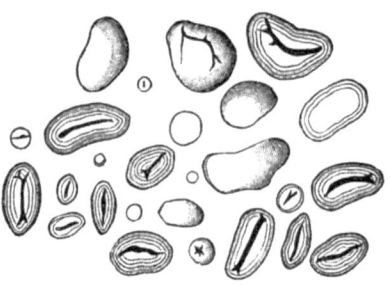

Abb. 15. Erbsenstärke.

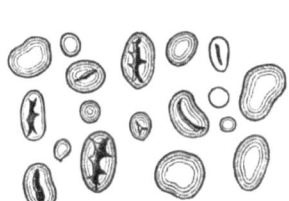
Abb. 16. Linsenstärke.

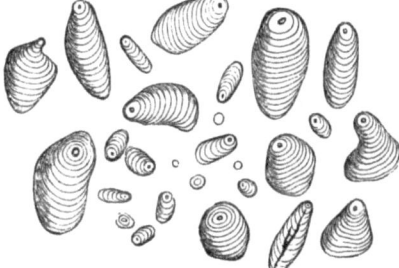
Abb. 17. Bananenstärke.

Mikroskopisches Bild (Abb. 13). Großkörner kleiner als bei der Weizenstärke, bis 30 µm, elliptisch, zuweilen bohnenförmig, dreiseitig abgerundet, Schichtung und Kern nur an Stärke aus keimenden Früchten wahrnehmbar. Kleinkörner kugelig, elliptisch, weniger häufig kantig, manchmal zusammengesetzt, 1 bis 4,5 µm groß. Wenig Zwischenformen zwischen Groß- und Kleinkörnern.

Vom Roggen und der Gerste ist nur das Mehl, nicht die reine Stärke im Handel, letztere kann deshalb als Beimischung zur Weizenstärke kaum in Betracht kommen.

Stärke aus Fabaceensamen

Amylum Phaseoli. Bohnenstärke.

Die aus den Samen von Phaseolus vulgaris L., Gartenbohne, Fisole, gewonnene Stärke.

Mikroskopisches Bild (Abb. 14). Bohnen-, ei- oder etwas nierenförmige Körner von 24 bis 60 µm Länge und 10 bis 35 µm Breite. Schichtung konzentrisch und deutlich ausgeprägt, mit großer, länglicher, zerklüfteter Kernhöhle. Daneben kleine, runde oder rundlich-eiförmige Körner.

Amylum Pisi. Erbsenstärke.

Die aus den Samen von Pisum sativum L., Erbse, gewonnene Stärke.

Mikroskopisches Bild (Abb. 15). Die Form der Körner ziemlich wechselnd, ei- oder nierenförmig, rundlich, oft seitwärts mit Auftreibungen. Länge der Körner zwischen 20 und 40 µm, einzelne bis 50 µm, Breite 20 bis 35 µm bei den mehr oder weniger gestreckten Körnern. Schichtung meist deutlich. Der Spalt fehlt oder ist doch weniger deutlich als bei der Bohne.

Amylum Lentis. Linsenstärke.

Die aus den Samen von Lens culinaris MEDIK. (L. esculenta MOENCH, Ervum lens L.), Linse, gewonnene Stärke.

Mikroskopisches Bild (Abb. 16). Die Körner stehen der Form nach zwischen Bohne und Erbse, es finden sich bohnenförmige mit starkem Spalt und mehr rundliche ohne oder mit schwachem Spalt. Länge 9 bis höchstens 40 µm, Breite bis 30 µm.

Stärke aus anderen Früchten

Amylum Musae. Bananenstärke. Guyana-Arrowroot.

Die aus dem Fruchtfleisch von Musa paradisiaca L. [M. acuminata x M. balbisiana; M. sapientum L., M. paradisiaca var. sapientum (L.) O. KUNTZE, M. paradisiaca var. normalis O. KUNTZE, M. sapientum var. paradisiaca (L.) BAK.], Musaceae, Banane, gewonnene Stärke. Vgl. auch Amylum Marantae, Batatae, Cannae und Curcumae. „Arrowroot" ist nämlich die Bezeichnung für eine Anzahl Stärkemehle, die aus verschiedenen Pflanzen gewonnen werden.

Mikroskopisches Bild (Abb. 17). Die Körner sämtlich einfach, die kleineren kugelig, die größeren ei-, flaschen- und stabförmig oder hornartig gebogen. Mittlere Länge der großen Körner 35 bis 55 µm, die größten bis 80 µm, die Größe der kleinen und mittleren Körner bis 10 µm. Kernpunkt exzentrisch, Schichtung meist zu erkennen.

Nach PATEL et al. [Indian. J. Pharm. *21*, 136 (1959)] ist diese Stärke der Maisstärke gleichwertig.

Stärke aus unterirdischen Pflanzenteilen

Amylum Solani. Faecula Solani. Kartoffelstärke. Kartoffelmehl. Potato starch. Fécule. Fécule de pomme de terre. Almidón de papa. Amido de batata.

Amylum Solani Ph. Europ. 69, DAB 7 – DDR, ÖAB 9, Ned. 6, Belg. V, Nord. 63, Pol. III, Hung. VI, Jap. 61. Amylum Solani tuberosi Hisp. IX. Amylum Ross. 9. Kartoffelstärke DAB 7 – BRD. Starch BP 68, BPC 68. Almidón Chil. III. Amilo Brasil. 2. Als Reagens in USP XVIII.

Die aus den Knollen von Solanum tuberosum L., Solanaceae, Kartoffel, gewonnene Stärke.

Gewinnung. Die Kartoffeln werden sorgfältig gereinigt, mittels Maschinen zerrieben und der Brei auf Sieben unter beständigem Wasserzufluß ausgewaschen, wobei die auf den Sieben zurückbleibenden unaufgeschlossenen Gewebspartien nochmals vermahlen werden. Die in den Bottichen sich absetzende Stärke wird durch wiederholtes Waschen oder Zentrifugieren gereinigt, bei 30 bis 45° getrocknet und darauf gewalzt. Oder man schneidet die Kartoffeln in Scheiben, mazeriert einige Zeit in lauem Wasser, schüttet sie in Haufen, läßt gären und wäscht direkt aus. Das zweite Verfahren ist ergiebiger. 100 kg Kartoffeln geben etwa 12 bis 16 kg Stärkemehl.

Weiße Brocken oder unregelmäßige, leicht zerreibliche Stücke oder feines, weißes Pulver, das beim Drücken zwischen den Fingern knirscht. Kartoffelstärke ist geruch- und geschmacklos.

Mikroskopisches Bild (Abb. 18). Überwiegend einfache Körner von länglich eiförmiger, unregelmäßig muschelförmiger oder dreieckiger Gestalt und verschiedener Größe. Ihr Durchmesser beträgt 10 bis 100 µm mit allen Übergängen. Die meisten Körner lassen eine deutliche exzentrische Schichtung erkennen, deren Bildungskern ausnahmslos im schmäleren Teil gelegen ist. Vereinzelt kommen zusammengesetzte und halbzusammengesetzte Körner vor. Im polarisierten Licht erscheint ein ausgeprägtes, charakteristisches Polarisationskreuz.

Prüfung. Identität s. Amylum Tritici.

Verhalten gegen Wasser. Praktisch unlöslich in kaltem Wasser. Mit Wasser langsam erwärmt, beginnt Kartoffelstärke bei ca. 63° zu quellen und ist bei ca. 72° vollständig verkleistert, Helv. VI.

Reinheit. Fremde Beimengungen. Nach ÖAB 9: Unter dem Mikroskop dürfen zellige Elemente der Kartoffelknolle und fremde Stärkekörner nicht zu sehen sein. Analog DAB 7 – BRD. – Nach DAB 7 – DDR: Nach Zusatz von 0,1 n Jodlösung dürfen nur vereinzelt Partikel von gelblichbrauner Farbe zu erkennen sein. – Alkalisch oder sauer reagierende Verunreinigungen DAB 7 – BRD, BP 68, Brasil. 2 s. Amylum Tritici, ebenso DAB 7 – DDR, jedoch Verbrauch an 0,01 n Natronlauge 0,30 ml an Stelle von 0,20 ml. pH = 5,0 bis 6,6 Helv. VI. – Nach Nord. 63 s. Amylum Tritici, jedoch mit 0,2 ml 0,01 n Natronlauge und 0,4 ml 0,01 n Salzsäure. – Eisen. Nach Nord. 63 s. Amylum Maydis. Nach BP 68 s. Am. Tritici. – Stickstoffhaltige Verunreinigungen max. 0,05% DAB 7 – DDR. Stickstoffgehaltsbestimmung s. Amylum Tritici.

Max. Aschegehalt: 0,25% DAB 7 – DDR; 0,3% BP 68, Brasil. 2; 0,4% Hung. VI; 0,5% DAB 7 – BRD, ÖAB 9, Ross. 9, Pol. III, Chil. III, Jap. 61; 0,6% Ned. 6; 1% Nord. 63, Belg. V, Hisp. IX. – Sulfatasche max. 0,4% Helv. VI; 0,6% Ph. Europ. 69. – Max. Trocknungsverlust: 14% Brasil. 2; 15% ÖAB 9, Belg. V, Pol. III; 18% Jap. 61, Chil. III; 20% Ph. Europ. 69 (100 bis 105°), Helv. VI, Hung. VI. Ross. 9, Hisp. IX (100°), Nord. 63 (105°), DAB 7 – DDR (120°), DAB 7 – BRD (130°, $1^1/_2$ Std.).

Aufbewahrung. In dicht schließenden Gefäßen.

Amylum Marantae. Marantastärke. Westindisches Pfeilwurzelmehl. Westindischer Salep. Maranta-Arrowroot. Westindian, Bermudas, Jamaika, St. Vincent, Indian arrowroot. Arrow starch. Arrow root. Arrowroot des Antilles. Amido di Maranta. Araruta. Maranta.

Amylum Marantae Erg.B. 6, Belg. V, Helv. V, Dan. IX. Arrowroot BPC 68. Ferner offizinell in Portug. 35. Als Reagens in USP XVIII.

Die aus den Rhizomen von Maranta arundinacea L., Marantaceae, Pfeilwurz, Maranta indica Tussac und einiger anderer Kulturformen gewonnene Stärke.

Weißes, feines, manchmal zusammengeballtes Pulver, das beim Zerreiben zwischen den Fingern knirscht. Marantastärke ist geruch- und geschmacklos.

Mikroskopisches Bild (Abb. 19). Ausschließlich einfache, ei- oder birnenförmige, dreieckige oder rhombische, abgerundete oder eckige Körner von 7 bis 75 µm, meist 30 bis 50 µm Länge. In Flächenansicht ist eine feine, nicht immer deutlich hervortretende Schichtung und eine einfache, selten mehrstrahlige Querspalte, die an das Bild eines schwebenden Vogels erinnert, kennzeichnend.

Verfälschungen und Ersatzstärken. Nach BPC 68: Kartoffelstärke (Engl. Arrowroot), Manihotstärke (Brasil. oder Rio-Arrowroot), Batatastärke (Brasil. Arrowroot), Cannastärke (Queensland Arrowroot), Sagostärke, Curcumastärke (Indisch-, Ostindisch- oder Bombay Arrowroot).

Prüfung. Identität s. Amylum Tritici. – Nach Erg.B. 6: Werden Marantastärke mit der zehnfachen Menge einer Mischung aus 2 Teilen Salzsäure und 1 Teil Wasser 10 Min. lang geschüttelt, so muß sie sich größtenteils unverändert wieder abscheiden, ohne eine Gallerte zu bilden und ohne einen krautigen, an frische, unreife Bohnen erinnernden Geruch (Kartoffelstärke) zu entwickeln. – Nach BPC 68: Gibt man zu einer Stärkeprobe auf einem Objektträger 0,2 ml einer 0,9%igen Kalilauge, so gelatinieren die Körner nicht (Unterschied zu Kartoffelstärke).

Reinheit. Unter dem Mikroskop dürfen keine fremden Stärkearten zu erkennen sein (s. Verfälschungen. – Alkalisch oder sauer reagierende Verunreinigungen Dan IX s. Amylum Tritici.

Max. Aschegehalt: 0,3% BPC 68, Dan. IX; 0,5% Helv. V; 1% Erg.B. 6, Belg. V. – Max. Trocknungsverlust: 15% Erg.B. 6 (100°), Belg. V; 16% BPC 68 (100°), Dan. IX.

Aufbewahrung. In dicht schließenden Gefäßen.

Anwendung. Zu Kindernähr- und Kräftigungsmitteln. In der Schokoladenfabrikation. Zu feinem Gebäck. Als Linderungsmittel bei Diarrhoe.

Amylum Manihot. Manihotstärke. Mandiocastärke. Maniak. Tapioka. Cassavamehl. Brasilianisch-, Bahia-, Rio-, Para-Arrowroot.

Amilo Brasil. 2. Ferner offizinell in Portug. 35.

Die aus den Wurzelknollen der in Südamerika und Südostafrika heimischen Manihotarten, bes. Manihot esculenta CRANTZ (Jatropha manihot L., Manihot utilissima POHL), Euphorbiaceae, Maniok, Cassava, und Manihot dulcis (J. F. GMEL.) PAX var. multifida (GRAH.) Pax, gewonnene Stärke.

Mikroskopisches Bild (Abb. 20 u. 21). Hauptsächlich zu 2 bis 3, selten bis 8 zusammengesetzte Körner bzw. deren einzelne, halbkugelige, polyedrische, von der Seite gesehen mehr oder weniger pauken- oder tonnenförmig gestaltete, von oben gesehen kugelige Teilkörner, etwa 15 bis 25, selten bis 35 µm groß, die Körner mit einer bzw. nach der Zahl der Teilkörner mehreren oberen Berührungsflächen, sonst gerundet. Ferner kleinere, bis 15 µm große, einfache und kugelrunde Körner. Schichtung zart, konzentrisch, nicht immer deutlich; in der Mitte eines jeden Kornes eine kleine, zuweilen stark erweiterte kreisrunde oder zerrissene Kernhöhle.

Prüfung. Reinheit. Alkalisch oder sauer reagierende Verunreinigungen s. Amylum Tritici.

Max. Aschegehalt 0,5% Brasil. 2. – Max. Trocknungsverlust 14% Brasil. 2 (105°).

Anwendung. Als Stärke. Zur Herstellung von Sago. In der Textil- und Lederindustrie. Als Basis für Klebstoffe.

Bemerkung. Zu Ernährungszwecken muß vor der Verwendung der Wurzelknollen das giftige Blausäureglykosid Phaseolunatin entfernt werden. QUEISSER [Dtsch. Gesundh.-Wes. *21*, 726 ff. (1966)] berichtet von tödlicher Blausäurevergiftung nach Genuß süßer Cassava infolge unzweckmäßiger Zubereitung der Wurzel.

Amylum Curcumae. Curcumastärke. Gelbwurzelstärke. Travankorestärke. Tikmehl. Ostindisches, Bombay-, Malabar-, Tellicherry-Arrowroot.

Die aus den Wurzelstöcken von Curcuma angustifolia ROXB., C. leucorrhiza ROXB., C. rubescens ROXB. und anderen verwandten Zingiberaceen gewonnene Stärke.

Mikroskopisches Bild (Abb. 22). Körner einfach, elliptisch-eiförmig, schiefeiförmig, flach, scheibenförmig, an dem einen Ende oft dachförmig oder mit einem kleinen, stumpfen Fortsatz, am anderen Ende abgerundet oder abgeflacht. Von der Seite gesehen spindel- oder stäbchenförmig. Schichtung exzentrisch, der Kern exzentrisch in der äußersten Spitze der Scheiben. Die Körner von Curcuma angustifolia meist 35 bis 60 µm, die größten bis 70 µm lang bei einer Dicke von 5 bis 7 µm, die von Curcuma leucorrhiza 20 bis 145 µm, meist etwa 105 µm lang bei einer Dicke von 7 bis 13 µm.

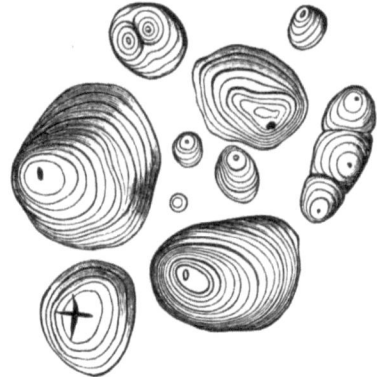
Abb. 18. Kartoffelstärke.

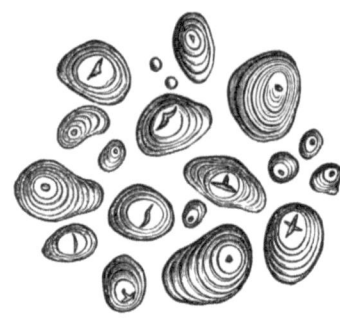
Abb. 19. Marantastärke.

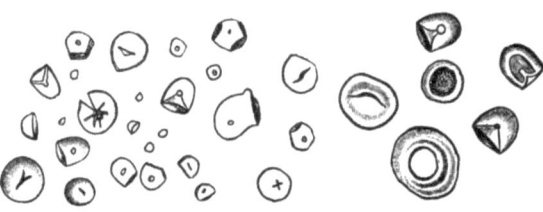
Abb. 20. Manihotstärke.   Abb. 21. Manihotstärke
(halb gequollen).

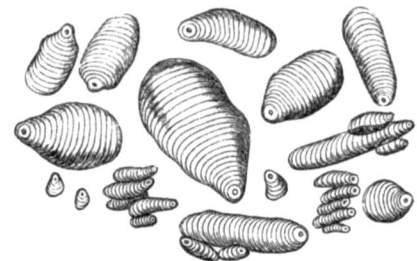
Abb. 22. Curcumastärke.

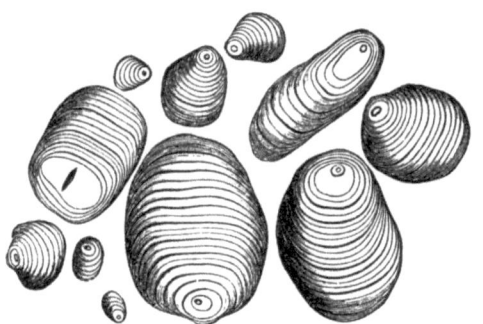
Abb. 23. Cannastärke.

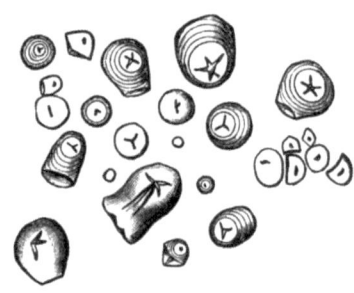
Abb. 24. Batatenstärke.

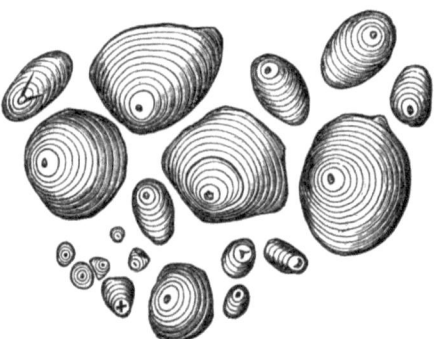
Abb. 25. Erythroniumstärke.

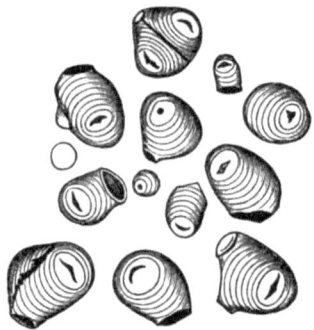
Abb. 26. Sagostärke.

Amylum Cannae. Cannastärke. Tolomanstärke. Afrikanisches oder Sierra Leone-Arrowroot bzw. Queensland- oder Neu-Südwales-Arrowroot.

Die aus den Rhizomen von Canna edulis KER-GAWL., C. coccinea MILL., C. indica L. und anderen Cannaceen verschiedener Tropenländer sowie von Zamia spiralis, einer im tropischen und subtropischen Amerika heimischen Cycadacee, gewonnene Stärke.

Mikroskopisches Bild (Abb. 23). Körner einfach, bis 135 µm, die meisten 75 bis 120 µm, die kleineren 30 bis 45 µm groß, bei etwa 30 bis 50 µm Breite und 30 bis 45 µm Dicke. Die Körner ähnlich denen der Kartoffelstärke, flach, breiteiförmig oder elliptisch, die meisten aber vorn stumpfwinklig endend oder in eine stumpfe Spitze vorgezogen. Kern exzentrisch, nahe dem spitzen Ende bzw. der Ausrandung, selten eine Spalte. Schichtung deutlich, stark exzentrisch, ähnlich der von Amylum Solani.

Amylum Batatae. Batatenstärke. Süßkartoffelstärke. Brasil. Arrowroot.

Amylum Batatae Jap. 61.

Die aus den Knollen von Ipomoea batatas (L.) POIR. (Batatas edulis CHOIS.), Convolvulaceae, Süßkartoffel, Batate, gewonnene Stärke.

Zentral- und Südamerika, in den Tropen kultiviert.

Mikroskopisches Bild (Abb. 24). Meist Bruchstücke der zusammengesetzten Körner, daneben in geringer Zahl einfache Körner. Die zusammengesetzten Körner aus 2 bis 12, meist 4 bis 5 in bezug auf Form sehr verschiedenen Teilkörnern mit deutlicher Schichtung und Kern. Größe der Teilkörner zwischen 6 und 50 µm. Der Kern zentral oder schwach exzentrisch. Die einfachen Körner zwischen 8 und 25 µm.

Prüfung. Max. Aschegehalt 0,5% Jap. 61. – Max. Trocknungsverlust 18% Jap. 61.

Anwendung. Zu Nährmitteln, Pudern, Pillen und Tabletten. Zur Spiritusgewinnung.

Bemerkung: Die Knollen sind wegen ihres Zucker-, Stärke-, Vitamin-C- und Carotingehaltes ein wichtiges Nahrungsmittel in den Tropen. WOESS [Öst. Apoth.-Ztg 12, 168 (1958)] berichtet über Versuche zur Einbürgerung der Süßkartoffel in Österreich. Oberirdische Grünteile zur Tierfütterung geeignet.

Amylum Erythronii. Erythroniumstärke.

Amylum Erythronii (Katakuri) Jap. III.

Die aus den Zwiebeln von Erythronium dens-canis L., Liliaceae, Hundszahn, Japan, gewonnene Stärke.

Mikroskopisches Bild (Abb. 25). Die Körner dick linsenförmig, im Umriß ausgebuchtet, an Kartoffelstärke erinnernd. Der Kern oft seitlich exzentrisch, Spalt meist rundlich. Schichtung zart, aber deutlich. Meist Einzelkörner, sehr selten aus wenigen zusammengesetzten Körnern. Übergänge von den runden und wenige µm messenden Kleinkörnern zu den großen, bis 70 µm messenden Körnern vorhanden.

Amylum Ari. Arumstärke. Portland Arrowroot.

Die aus den Rhizomen verschiedener Araceen [Arum maculatum L., A. italicum MILL., Colocasia esculenta (L.) SCHOTT u.a.] gewonnene Stärke.

Die Körnchen, 3 bis 21 µm, meist 7 bis 15 µm groß, sind Teilkörner zusammengesetzter Stärkekörner, daher auf einer Seite abgerundet, auf der anderen flach und kantig, zuweilen finden sich auch kleine, rundliche Körnchen. Die meisten Körner haben einen kleinen zentralen Spalt. Zwischen den Stärkekörnern nicht selten Oxalat-Raphiden oder Bruchstücke solcher.

Amylum Puerariae. Puerariastärke.

Amylum Puerariae Jap. 62.

Die aus den Wurzeln von Pueraria hirsuta MATSUMURA, Fabaceae, Koponbohne, Japan, gewonnene Stärke.

Mikroskopisches Bild. Vieleckige, einzelne Körner von unterschiedlicher Größe, 2 bis 18 µm, meistens 8 bis 12 µm. Selten zwei oder drei zusammengelagert. Die Körner haben eine Schichtung und einen zentralen Spalt. Puerariastärke ist geruch- und geschmacklos.

Prüfung. Max. Aschegehalt 2% Jap. 62. – Max. Trocknungsverlust 18% Jap. 62.

Stärke aus oberirdischen Achsen

Amylum Sagi. Sagostärke. Palmenstärke. Sago. Perlsago. Palmensago. Sago. Sagú.

Die aus dem Grundparenchym des Stammes von Metroxylon rumphii (WILLD.) MART. (Sagu rumphii WILLD.), Araceae, Sagopalme und Metroxylon sagu ROTTB. gewonneneStärke. In Brasilien und Südostasien kultiviert.

Mikroskopisches Bild (Abb. 26). Im unverkleisterten Zustand die Körner meist zusammengesetzt; an einem größeren, von der Fläche gesehenen, länglichen, eirunden Korn sind 1 bis 2 und selten 3 kleinere Nebenkörner höcker- oder kappenförmig angesetzt, die letzteren in der Handelsware zumeist abgefallen. Der Teil des Hauptkornes, an dem das Teilkörnchen ansitzt, ist meistens etwas vorgezogen; je nach der Anzahl der Nebenkörner an dem sonst abgerundeten Hauptkorn sind 1 bis 3 gerade oder schiefe Flächen, die Abbruchstellen. Daneben reichlich einfache Körner von mehr oder weniger gestreckter, eiförmiger oder etwas gebogener Form. Größe meist 30 bis 50 μm, bis 80 μm. Der Kern exzentrisch, an dem den Ansatzstellen der Nebenkörner gegenüberliegenden Ende. Schichtung deutlich, exzentrisch. Häufig an Stelle des Kernes eine Spalte.

Anwendung. Nähr- und Genußmittel (s. auch Amylum Manihot).

Amylum Panici. Moryio starch.

Aus den Samen von Panicum miliare LAM., Poaceae, Kutkihirse, gewonnene Stärke.

Nach PATEL et al. [Indian J. Pharm. **26**, 313 (1964)] ist sie der Maisstärke überlegen.

Prüfung von Mehl. Roggen- und Weizenmehl: Häufig wird verlangt, beim Mehl zu prüfen, ob es sich um Roggen- oder Weizenmehl oder um ein Gemenge von beiden handelt. Bei Roggenmehl ist auf die angegebenen Unterschiede der Stärkekörner zu achten; sie sind etwas größer, zeigen häufig einen strahligen Spalt, zwischen Groß- und Kleinkörnern sind viele Übergänge vorhanden, und die Schichtung gegenüber dem Weizenstärkekorn ist oft sehr deutlich. Ebenso ist die Verkleisterungstemperatur festzustellen.

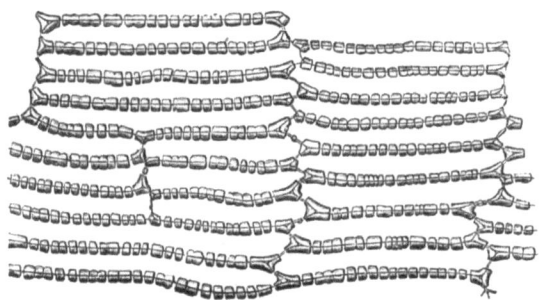

Abb. 27. Weizen, Querzellen (Vergr. 200 : 1) (nach A. SCHOLL).

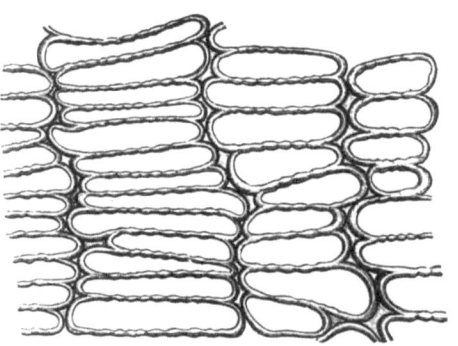

Abb. 28. Roggen, Querzellen (Vergr. 200 : 1) (nach A. SCHOLL).

Viel schwieriger ist es bei Weizenmehl. Das Hauptgewicht der Untersuchung ist dabei auf die in keinem Mehl fehlenden Gewebselemente der Getreidekörner zu legen. Man entfernt zunächst die störende Stärke, indem man 4 g des Mehles mit 200 bis 300 ml 4%iger Salzsäure unter Ersatz des verdunstenden Wassers 1 Std. lang kocht, dann 12 Std. in einem Spitzglas absetzen läßt und nun sowohl den Schaum wie den Bodensatz mikroskopisch prüft. Im Schaum findet man besonders die Haare des Bartes der Fruchtschale: diese sind bei beiden einzellig, beim Weizen ungewöhnlich dickwandig, 0,5 bis 0,7 mm lang, etwa 15 μm dick, die Wanddicke 3,5 bis 9,5 μm, der Durchmesser des Lumens 1,5 bis 3,5 μm, dasselbe ist fast immer enger als die Dicke der Wand, Haarbasis kantig, getüpfelt. Beim Roggen sind die Haare 0,5 bis 0,6 mm lang, 9 bis 22 μm breit, die Wanddicke beträgt 3,5 bis 4,5 μm, der Durchmesser des Lumens 3,7 bis 7,5 μm, seltener mehr; das Lumen ist fast immer weiter als die Dicke der Wand, Haarbasis rund, ungetüpfelt. Ferner dient zur Unterscheidung die „Querzellenschicht" der Fruchtschale (Abb. 27 u. 28). Ihre Zellen sind bei beiden Früchten in der Form gleich, aber beim Weizen stoßen die Zellen lückenlos aneinander, und die

Wand an den kurzen Seiten ist dünner als an den langen und nicht abgerundet; beim Roggen sind die Zellen an den Enden meist abgerundet, lassen also Interzellularen zwischen sich, ferner sind diese abgerundeten kurzen Wände dicker als die langen, wie gequollen aussehend und nicht getüpfelt. Dieses für die Diagnose sehr wertvolle Merkmal ist jedoch nicht an allen Querzellen deutlich erkennbar und verschwindet fast ganz, wenn die Präparate mit Lauge zu stark erwärmt werden. Zur Erkennung von Roggenmehl kann man auch die Kleberzellen benützen, die hier meist bläulich, beim Weizen farblos sind. Zur Erkennung schüttelt man das Mehl mit Chloroform und untersucht den Bodensatz, der beim Roggen mehr oder weniger grün ist. Weizenhaare, mit Salzsäure (d 1,19) behandelt, lassen nach spätestens 2 bis 3 Min. spiralige Bänder erkennen, Roggenhaare nicht.

Arrowroot-Biscuit, von Huntley und Pahners, enthält verdauliches Eiweiß, Fett, Kohlenhydrate, Mineralstoffe (Phosphate).

Damenpulver (Gesichtspuder), von Pagenkopf, besteht aus Stärke, Magnesiumcarbonat und Borax.

Feuerschutzstärke, Apyrinstärke, besteht aus einer Mischung von 2 T. Ammoniummagnesiumphosphat, 1 T. wolframsaurem Natrium, 6 T. Weizenstärke. Das demselben Zweck dienende Paterasche Salz ist eine Mischung von 4 T. Borax und 3 T. halbzerfallenem Bittersalz.

Stärkeglanz, flüssiger, besteht aus Walrat, arabischem Gummi, Borax je 1 T., Glycerin 2,5 T., Wasser 24,5 T., Stärkekleister 3 Teelöffel auf 250 g.

Glanzstärke. 1. Flüssige: Borax, Gummi, Stearin je 2 T., Glycerin 5 T., Wasser 49 T., setzt man umgeschüttelt der achtfachen Menge Stärke vor dem Kochen zu.

2. Trockene: 2 T. Weizenstärke werden in 1 T. geschmolzene Stearinsäure eingetragen, die erkaltete Masse wird gepulvert.

3. 300 T. Stearinsäure werden auf einem Reibeisen zerrieben, mit 100 T. Borax, 10 T. Kochsalz, 50 T. arabischem Gummi und 400 T. Weizenstärke innig gemischt (BUCHHEISTER).

Dr. Oetkers Vanille-Pudding-Pulver besteht aus einer Mischung von Stärke mit kleinen Mengen Vanillin und enthält eine färbende Substanz (vermutlich eine Diazosulfosäure, die mit dem Vanillin einen gelben Farbstoff bildet).

Amylum solubile. Amylogen. Lösliche Stärke. Starch soluble.

Amylum solubile Erg.B. 6, Nord. 63. Als Reagens in verschiedenen anderen Pharmakopöen (BP 68, USP XVIII) aufgenommen.

Die lösliche Stärke entsteht aus der gewöhnlichen Stärke, meistens Kartoffelstärke, nach mechanischer Vorreinigung mittels Sieb- und Sichtverfahren durch längeres Kochen mit Wasser oder rascher durch Einwirkung von verd. Säuren, Alkalilaugen oder auch Salzlösungen auf die gewöhnliche Stärke, wobei der Charakter als Polysaccharid erhalten bleiben muß. Auch Wasserstoffperoxid und Natriumperoxid führen die Stärke in die lösliche Form über.

Darstellung. Nach C. J. LINTNER: Kartoffelstärke wird mit 7,5%iger Salzsäure zu einem dünnen Brei angerührt und 1 Woche lang bei 40° stehengelassen. Dann wird die Stärke durch Abgießen mit Wasser ausgewaschen, bis sie Lackmuspapier nicht mehr rötet, dann abgesaugt, abgepreßt und getrocknet. Das Trocknen kann durch Auswaschen mit Alkohol und Äther beschleunigt werden. – Durch Kochen mit verd. Säuren [wie z. B. nach SALOMON: 100 g Stärke mit 1 l Wasser und 5 g Schwefelsäure] läßt sich die Umwandlung der Stärke in die lösliche Form schon in $2^1/_2$ Std. ausführen. Die Schwefelsäure wird aus der Lösung durch Bariumcarbonat entfernt, die filtrierte Lösung eingedampft und mit Alkohol gefällt. – Nach LEULIER: In ein Gemisch von 100 g 95%igem Weingeist und 5 g konz. Schwefelsäure gibt man 25 g Weizenstärke und erhitzt das Gemisch einige Minuten unter Rückflußkühlung zum Sieden. Dann wird die Stärke auf einem glatten Filter gesammelt, mit kaltem Wasser oder Weingeist ausgewaschen, bis die Waschflüssigkeit keine Schwefelsäure mehr enthält, und getrocknet. Die so behandelte Stärke ist in warmem Wasser leicht löslich.

Feines weißes Pulver, das sich in siedendem Wasser zu einer klaren, nach dem Erkalten schwach opalisierend getrübten, nicht schleimigen oder gallertartigen Flüssigkeit löst. Die Lösung wird durch Jodlösung blau gefärbt.

Unter dem Mikroskop zeigen die Stärkekörner größtenteils noch die charakteristische Form der Kartoffelstärke mit großen, bei der Bearbeitung entstandenen Trockenrissen.

Prüfung. Identität. Empfindlichkeit nach BP 68: 1 g Substanz werden nach Anrühren mit etwas kaltem Wasser zu 200 ml kochendem Wasser gegeben. 5 ml dieser Lösung werden auf 100 ml mit Wasser, das 50 mg Kaliumjodid enthält, aufgefüllt und mit 0,05 ml

0,1 n Jodlösung versetzt. Es muß eine tiefblaue Farbe entstehen, die beim Zufügen von 0,05 ml 0,1 n Thiosulfatlösung wieder verschwinden muß.

Reinheit. Auf Dextrin und reduzierende Zucker: 5 ml einer 1%igen Stärkelösung werden mit 5 ml Fehlingscher Lösung bis zum Aufkochen erhitzt. Es darf nicht sofort eine gelbe oder rötliche Ausscheidung erfolgen. Zur quantitativen Bestimmung schüttelt man 10 g Substanz 15 Min. lang bei Zimmertemperatur mit 100 ml Wasser, läßt absetzen und filtriert durch ein trockenes Filter, wobei man die ersten 10 ml des Filtrates verwirft. Zu 50 ml des Filtrates gibt man 50 ml Fehlingsche Lösung, bringt es innerhalb von 4 Min. zum Sieden und läßt 2 Min. kochen, filtriert sofort durch einen tarierten G4-Tiegel, wäscht mit heißem Wasser nach, dann mit 10 ml Alkohol und schließlich mit 15 ml Äther. Das Kupferoxid wird 30 Min. bei 105° getrocknet. Das Gewicht soll nicht höher sein als 0,047 g. – Auf nicht hydrolysierbare, unlösliche Bestandteile: Der Rückstand von 10 g Substanz, die 1 Std. lang mit 500 ml 5%iger Salzsäure auf dem Wasserbad erhitzt wurde, wird nach dem Erkalten der Mischung durch einen Glasfiltertiegel abgesaugt und dreimal mit je 10 ml Wasser gewaschen. Nach dreistündigem Trocknen darf der Rückstand höchstens 0,05% betragen. – Alkalisch oder sauer reagierende Verunreinigungen. Nach Nord. 63: 10 ml einer 1%igen wäßrigen Lösung müssen nach Zugabe von 2 Tropfen Phenolphthalein-I farblos bleiben und nach anschließender Zugabe von 0,3 ml 0,01 n NaOH eine rote Farbe annehmen. Nach Entfärbung mit 0,5 ml 0,01 n Salzsäure muß die Mischung nach Zusatz von 5 Tr. Methylrot-I eine rote oder orange Färbung annehmen. – Nord. 63 läßt eine 1%ige wäßrige Lösung außerdem noch auf Chlorid, Farbe und Klarheit durch Vergleich mit Testlösungen prüfen.

Max. Aschegehalt: 0,3% BP 68; 0,5% Nord. 63. – Max. Trocknungsverlust: 15% BP 68 (100°); 16% Nord. 63 (105°).

Anwendung. Zur Herstellung von Stärkelösung in der Analyse.

Zinkjodidstärkelösung. Jodzinkstärkelösung. Liquor Amyli cum Zinco jodato.

4 g Stärke, 20 g Zinkchlorid und 100 g Wasser werden unter Ersatz des verdampfenden Wassers gekocht, bis die Stärke fast vollständig gelöst ist. Dann wird der erkalteten Flüssigkeit die farblose, filtrierte Zinkjodidlösung, die durch Erwärmen von 1 g Zinkfeile und 2 g Jod mit 10 g Wasser (oder eine Lösung von 2,5 g reinem Zinkjodid in 10 ml Wasser) frisch bereitet wurde, hinzugefügt, hierauf die Flüssigkeit zu 1 l verdünnt und an einem dunklen Ort filtriert.

Die Lösung hält sich längere Zeit, wenn sie in einer Flasche aus braunem Glas aufbewahrt wird.

Freies Chlor, Brom, salpetrige Säure und Eisen(III)-Salze setzen aus der Lösung Jod in Freiheit und bewirken dadurch die Bildung von blauer Jodstärke. Außerdem wird die Lösung als Indikator in der Jodometrie an Stelle von einfacher Stärkelösung benutzt. Der Zusatz von Zinkchlorid verhindert einesteils eine Zersetzung der Stärkelösung (durch Pilze) und fördert anderseits die Überführung der Stärke in eine lösliche Form.

Amylum Solani zur Diastasebestimmung ist ebenfalls leicht wasserlöslich und wird im Prinzip nach den gleichen Methoden wie Amylum solubile geprüft.

Amylum resorbebile. Amylum non mucilaginosum. Absorbierbare Stärke. Nicht quellbare Stärke. Modified starch dusting powder. Starch-derivative dusting powder. ANM. BioSorb.

Amylum resorbebile Nord. 63. Absorbable dusting powder BP 68, BPC 68, USP XVIII.

Darstellung. Nach Extra P. 58: Zu 100 g Maisstärke gibt man eine Lösung von 5 g Kaliumhydroxid in 20 g wasserfreiem Alkohol und eine Lösung von 5 g Epichlorhydrin in 10 g wasserfreiem Alkohol. Die Mischung wird auf 40° erwärmt und anschließend zum Trocknen 2 Std. stehengelassen. Die Behandlung wird wiederholt. Das Alkali wird mit Wasser ausgewaschen, der Rückstand bei 40° getrocknet und darauf das Magnesiumoxid zugesetzt. – Nach SCHÖLLER wird die Quellbarkeit von Stärke und Celluloseprodukten durch Behandlung mit Tetramethylolacetylendiharnstoff stark zurückgedrängt.

Weißes, geruchloses, absorbierbares Pulver, das aus Maisstärke gewonnen wird, so daß sie durch Feuchtigkeitseinfluß oder Dampfsterilisation nicht mehr geliert. Gehalt an Magnesiumoxid: max. 2% BP 68, BPC 68, USP XVIII; zwischen 0,44 und 2,3% Nord. 63.

Prüfung. Max. Aschegehalt: 3% USP XVIII; 3,5% BP 68; 4% Nord. 63. – Säureunlösliche Asche: max. 0,3% BP 68; 0,35% Nord. 63. – Max. Trocknungsverlust 12% USP XVIII, BP 68, Nord. 63. – Schwermetalle max. 10 ppm USP XVIII; pH = 10,0 bis 10,8 (Suspension 1:10) USP XVIII; 9,5 bis 10,8 BP 68. – Außerdem wird auf Chlorid (BP 68, Nord. 63), Sulfat (BP 68), Aldehyde (BP 68, Nord. 63) geprüft und der Magnesiumanteil titrimetrisch bestimmt (USP XVIII, BP 68, Nord. 63).

Sedimentation: 100 ml einer 10%igen (g/v) wäßrigen Suspension werden 20 Min. gekocht und nach dem Abkühlen in einen 100-ml-Zylinder von 13 bis 16 cm Länge gebracht. Nach 24 Std. darf der obere Stand nicht über der 80-ml-Markierung liegen, USP XVIII.

Die Sterilisation erfolgt bei 150 bis 160° über 1 Std. oder im gesättigten Wasserdampf bei 115 bis 116° 1/2 Std.

Die Stärkeprodukte weisen nicht allein die guten Eigenschaften der ursprünglichen Stärke auf, sondern sie zeigen darüber hinaus Vorteile, die es ohne weiteres gestatten, sie als universelle Pudergrundlage zu bezeichnen. Haft- und Deckvermögen, Gleitfähigkeit und Glanzlosigkeit bleiben praktisch unverändert. Das Absorptionsvermögen wird verbessert. So nimmt z. B. 1 g ANM-Pudergrundlage etwa 75% Feuchtigkeit mehr auf als das ursprüngliche Stärkeprodukt. Die Hautverträglichkeit dieser Produkte wird als gut bezeichnet.

Anwendung. Auf Grund der oben genannten Eigenschaften an Stelle von Talk, z.B. als Gleitmittel für chirurgische Gummihandschuhe.

Amylum liquefactum s. unter Saccharum.

Dextrinum. Dextrin. Stärkegummi. Elsässer Gummi. British Gummi. Dextrine. Destrina. Dextrina blanca. Fécula soluble. Leiogomme. Leiocom. Gommeline.

Dextrinum ÖAB 9, Helv. V, Jug. II, Pol. III, Jap. 61, Hung. IV, Hisp. IX, CF 1908. Dextrin DAB 7 – BRD.

ÖAB 9 schreibt zur Herstellung das Röstverfahren, Helv. V das Säureverfahren vor.

Als Dextrin bezeichnet man gummiartige Umwandlungsprodukte der Stärke, deren Lösungen rechts drehen.

Darstellung. Die Umwandlung der Stärke in Dextrin erfolgt: 1. durch längeres Erhitzen auf 160 bis 220° (Röstverfahren), 2. durch Einwirkung von verd. Säuren (Säureverfahren), 3. durch Einwirkung von Diastase auf Stärke. Zur Darstellung von Dextrin dient besonders das zweite Verfahren. Beim Röstverfahren wird die Stärke, meistens Kartoffelstärke, in besonderen Apparaten, die durch ein Ölbad, mit Dampf oder Heißluft geheizt werden, und die entweder drehbar oder mit einem Rührwerk versehen sind, längere Zeit auf 160 bis 220° erhitzt. Je nach Feuchtigkeitsgehalt der Stärke ist die nötige Temperatur verschieden. Bei vollkommen trockener Stärke ist 180°, bei lufttrockener Stärke 160° die günstigste Temperatur; 220° dürfen in keinem Falle überschritten werden. Nach der Abkühlung wird das Dextrin durch Einwirkung von Wasserdampf gesättigter warmer Luft wieder angefeuchtet, so daß es etwa 10 bis 12% Wasser enthält. Das nach diesem Verfahren gewonnene Dextrin wird als Röstdextrin oder Röstgummi bezeichnet.

Nach dem Säureverfahren wird die Stärke mit sehr wenig Salz- oder Salpetersäure, die mit der nötigen Menge Wasser verdünnt ist, befeuchtet, dann wieder getrocknet (nicht über 50°) und 1 bis 3 Std. lang auf 100 bis 120° erhitzt. Auf 100 kg Stärke werden 350 g konz. Salzsäure (spez. Gew. 1,17) oder 270 g konz. Salpetersäure (spez. Gew. 1,36) verwendet, die mit 2 bis 10 l Wasser verdünnt werden. Das Erhitzen erfolgt in dem gleichen Apparat wie beim Röstdextrin. Das nach diesem Verfahren gewonnene Dextrin wird als Säuredextrin bezeichnet.

Gereinigtes Dextrin wird aus dem Röst- oder Säuredextrin durch Auflösen in Wasser und Wiedereindampfen der filtrierten Lösung gewonnen. Dabei kann der Säuregehalt der Dextrinlösung durch Zusatz von 1 bis 2% Calciumcarbonat und Erhitzen beseitigt werden. Durch Behandlung der Lösung mit Tierkohle kann man das Dextrin entfärben. Durch Fällen einer filtrierten konz. Dextrinlösung mit Alkohol, in den man die Dextrinlösung unter Umrühren eingießt, erhält man ebenfalls gereinigtes Dextrin, das zugleich frei von Stärkezucker ist, der im gewöhnlichen Dextrin immer in kleinen Mengen enthalten ist.

Im kleinen kann man reines Dextrin darstellen, indem man 150 T. Kartoffelstärke mit einer kalten Lösung von 4 T. krist. Oxalsäure in 750 T. Wasser anrührt und die Mischung in einem Kolben oder in bedeckter Porzellanschale einige Tage lang auf dem Wasserbad erhitzt, bis 1 Tr. der gut durchgerührten Mischung mit 5 ml Wasser verdünnt, durch Jodlösung nicht mehr blau, sondern weinrot gefärbt wird. Dann wird durch Zusatz von 5 bis 6 T. Calciumcarbonat die Oxalsäure gebunden, die Lösung nach mehrtägigem Absetzen filtriert und eingedampft, bis der Rückstand sich zu Fäden ausziehen läßt. Das zu Fäden ausgezogene Dextrin wird auf Porzellantellern bei 30 bis 40° getrocknet und gepulvert.

Das gewöhnliche Dextrin des Handels, das Röst- oder Säuredextrin, ist ein weißes, gelbliches bis gelbbraunes, fast geruchloses Pulver (das Säuredextrin ist meist heller als das Röstdextrin). Beim Röstdextrin sind (in Weingeist) noch die Formen der Stärkekörner erkennbar, so daß sich feststellen läßt, aus welcher Stärkeart das Dextrin dargestellt ist. Das aus Kartoffelstärke gewonnene Dextrin hat meistens einen unangenehmen, gurkenartigen Geruch.

Mikroskopisches Bild. Verteilt man Dextrin in 1 Tropfen Glycerin, so sieht man unter dem Mikroskop die scheinbar unveränderten Körner der Stärke, aus welcher das Dextrin gewonnen wurde. Die Körner besitzen an Stelle des Bildungszentrums meist ein zentral oder exzentrisch gelegenes Gasbläschen. Läßt man Wasser zufließen, so lösen sich einzelne Schichten der Körner in Form von Häutchen ab; der innerste Teil bleibt meist erhalten.

Das gereinigte Dextrin bildet körnige, gummiähnliche, fast farblose bis gelblichbraune Massen oder ein weißes bis gelbliches Pulver.

Bestandteile. Dextrin ist kein einheitlicher Stoff. Man unterscheidet eine Reihe von Umwandlungsprodukten der Stärke, die durch Erhitzen und durch Einwirkung von Säuren entstehen und die z.T. noch wenig erforscht sind. Die Umwandlungsprodukte unterscheiden sich durch ihr Verhalten gegen Jodlösung; das wahrscheinlich zuerst entstehende Amylogen wird durch Jodlösung noch blau gefärbt, bei weiteren Umwandlungen erzeugt Jodlösung rote Färbungen (α-Dextrin oder Erythrodextrin) und schließlich keine Färbung mehr (β-Dextrin, Achroodextrin, Maltodextrin oder γ-Dextrin, Maltose, Traubenzucker). Die Umwandlungsprodukte gehören alle noch zu den Kohlehydraten der Zusammensetzung $(C_6H_{10}O_5)_n + H_2O$. Das gewöhnliche Dextrin besteht im wesentlichen aus Achroodextrin mit wechselnden Mengen Erythrodextrin (das die Rotfärbung mit Jodlösung bedingt) und Stärkezucker (Maltose und Dextrose). Die Mengen der einzelnen Bestandteile des Dextrins sind sehr stark wechselnd.

Prüfung. Identität. Nach Helv. V: 2 g Dextrin müssen sich in 20 ml Wasser beim Erwärmen auf dem Wasserbad zu einer klaren, gelbgefärbten Flüssigkeit lösen. – Nach DAB 7 – BRD: Die Mischung von 1,0 ml Prüflösung (1,00 g Substanz wird unter Erwärmen zu 20,0 ml gelöst) und 20 ml Wasser färbt sich mit 0,05 ml 0,1 n Jodlösung (V) rotviolett bis braun. Analog ÖAB 9, Helv. V, Jap. 61. – Beim Erwärmen von 5,0 ml Prüflösung mit 2,0 ml Fehlingscher Lösung (R) entsteht nach kurzer Zeit ein roter Niederschlag. Analog ÖAB 9, Helv. V, Jap. 61.

Löslichkeit. Nach DAB 7 – BRD: Löslich in Wasser von 20°, leicht löslich in siedendem Wasser, praktisch unlöslich in Äthanol (96%), Äther und Chloroform. Analog ÖAB 9, Helv.V.

Reinheit. Alkalisch oder sauer reagierende Verunreinigungen. Nach DAB 7 – BRD: 5,0 ml Prüflösung dürfen sich auf Zusatz von 0,10 ml Phenolphthaleinlösung (J) nicht verändern und müssen sich auf Zusatz von 0,75 ml 0,02 n Natronlauge (V) rot färben. Analog ÖAB 9, Helv. V. – Schwermetall-Ionen. Nach ÖAB 9: Der bei der Verbrennung verbliebene Rückstand wird unter Erwärmen in 3 ml verd. Salzsäure (R) gelöst. Die wenn nötig filtrierte Lösung muß auf Zusatz von 2 ml Wasser und 5 ml verd. Ammoniak (R) klar bleiben. In dieser Lösung dürfen Schwermetalle in unzulässiger Menge nicht nachweisbar sein. Vergleichslösung: 1,00 ml Blei-Standardlösung (R) werden mit 9 ml Wasser verdünnt und mit 2 Tropfen Natriumsulfidlösung (R) vermischt. Nach 5 Min. darf die Probelösung nicht dunkler gefärbt erscheinen als die Vergleichslösung. – Nach DAB 7 – BRD: Der Rückstand der Sulfataschebestimmung wird mit 1,00 ml n Salzsäure (V) aufgenommen und zu 20,0 ml verdünnt. 12,0 ml dieser Lösung werden (nach Ziffer 51a) mit 2,00 ml Acetat-Pufferlösung III (R) versetzt. Diese Mischung wird in 1,20 ml Thioacetamid-Reagens (R) eingegossen und das Gemisch sofort umgeschüttelt. Nach 2 Min. darf die Probe nicht stärker gefärbt sein als die folgende Vergleichslösung: Die Mischung von 2,00 ml der oben angegebenen Untersuchungslösung mit 8,0 ml Wasser, 2,00 ml Blei(II)-nitrat-Lösung II (R) und 2,00 ml Acetat-Pufferlösung III wird in gleicher Weise behandelt, wie es bei der Substanz angegeben ist. Diese Vergleichslösung ist frisch herzustellen. – Oxalat. Nach ÖAB 9: 10 ml der wenn nötig filtrierten Lösung (1 + 19) dürfen auf Zusatz von 1 ml Ammoniak (R) und 1 ml Calciumchloridlösung (R) innerhalb von 5 Min. nicht getrübt werden. Analog Helv. V. – Calcium. Nach ÖAB 9: Eine Mischung von 2 ml der wenn nötig filtrierten Lösung (1 + 19) und 7 ml Wasser darf auf Zusatz von 1 ml verd. Essigsäure (R) und 1 ml Ammoniumoxalatlösung (R) innerhalb 5 Min. nicht getrübt werden.

Max. Aschegehalt: 0,5% ÖAB 9, Hisp. IX, Jap. 61; 1% Pol. III, Hung. IV; 10% Jug. II; 0,1 g Dextrin darf keinen wägbaren Verbrennungsrückstand hinterlassen, Helv. V. - Säureunlösliche Asche max. 2% Jug. II. – Sulfatasche max. 0,3% DAB 7 – BRD. – Max. Trocknungsverlust: 10% ÖAB 9, Helv. V, Jap. 61 (105°), Hisp. IX (110°), Pol. III (100°); 14% DAB 7 – BRD (105°).

Aussehen der Lösung. Nach DAB 7 – BRD: 0,5 ml Prüflösung (s. o.) dürfen nicht stärker gefärbt und getrübt sein als 5,0 ml der Vergleichslösung Bd. I, 263. Für die Vergleichslösung sind 4,00 ml Kaliumsulfatlösung III, 3,00 ml Eisen(III)-chloridlösung III, 0,50 ml Kobalt(II)-chloridlösung, 2,50 ml Wasser und 0,50 ml 3 n Salzsäure zu verwenden. Die Beurteilung erfolgt 5 Min. nach Herstellung der Vergleichslösung. DAB 7 – BRD verwendet zum Vergleich der Trübungsstärke die Prüfung auf Sulfationen (Bd. I, 263), ÖAB 9 die Prüfung auf Chlorionen (s. ÖAB 9).

Aufbewahrung. Vor Licht geschützt, in gut verschlossenen Gefäßen, ÖAB 9, Helv. V.

Anwendung. Besonders als Klebemittel, als Ersatz für arabisches Gummi, als Appreturmittel für Gewebe, zum Verdünnen von Farbstoffen, zur Herstellung von trockenen Pflanzenextrakten.

Bemerkung. Dextrin ist hygroskopisch und wird durch Weingeist gefällt.

Glycogenal nach Dr. RÖRIG (E. Merck, Darmstadt) war ein dem Glykogen verwandter Stoff. Gelbes Pulver, löslich in Wasser, unlöslich in Alkohol und Äther. Verwendung bei Kräfteverfall und Appetitlosigkeit infolge von Tuberkulose und anderen Erkrankungen zu 0,02 bis 0,04 g subcutan, zu 0,3 bis 0,5 g oral.

Natrium amylum glykolicum. Natriumcarboxymethylstärke (NaCMS) ist das Natriumsalz des Glykolsäureäthers der Stärke. Der Gehalt an gebundenem Natrium schwankt zwischen 2 und 7%.

Darstellung. Durch Umsetzung von Stärke mit Alkali und Monochloressigsäure.

Eigenschaften. Feinkörnig bis pulverförmig (unter Erhaltung der Struktur der Stärke) oder blättchenförmig. Die Farbe ist rein weiß bis gelblichweiß. Je Mol gebundenes Natrium sind 2 Mol Kristallwasser vorhanden. Die Entfernung des Kristallwassers durch scharfes Trocknen hat Veränderung der Löslichkeit zur Folge. NaCMS enthält 1 bis 10% Kochsalz. Sie ist wie die Pflanzenschleime und Stärke nicht bakterienresistent. Die Viskosität steigt mit zunehmender Konzentration nicht so stark an wie bei Natriumcellulosum carboxymethylatum (NaCMC). Das Suspendiervermögen ist gut, das Bindevermögen etwas geringer als bei NaCMC. Emulgierwirkungen zeigen die Lösungen von NaCMS nicht. Im Gegensatz zu NaCMC besitzen die Lösungen von NaCMS eine stärkere Empfindlichkeit gegen Elektrolyte, die zwar zu keiner Flockung, aber zu einer Beeinflussung der Viskosität führen.

Prüfung. NaCMS ist in kaltem und heißem Wasser löslich. Die Lösungen reagieren neutral, sind mit Alkoholen bis zu gleichen Teilen mischbar und geben wie Stärke mit Jod eine tiefblaue Färbung. – Als Äthercarbonsäure wird NaCMS von Metallsalzlösungen (Al-, Cu-, Cr-) gefällt. Auf Zusatz von 1 ml einer 10%igen Kupfersulfatlösung zu 5 ml einer 2%igen wäßrigen Lösung von NaCMS entsteht z. B. ein blaugrüner Niederschlag von CuCMS. – Zusatz von 1 g NaCl zu 100 g einer 2%igen Lösung von NaCMS verursacht nach Auflösung eine sehr deutliche Viskositätsverminderung.

Anwendung. Über Anwendungsmöglichkeiten in der pharmazeutischen Industrie, Medizin, Bakteriologie, Kosmetik finden sich Angaben bei HÖPPLER [Chemiker-Ztg Nr. 75 (1943)]. Technisch seit Jahren in der Textilindustrie.

Literatur: GRAEFE, G.: Stärke. Handbuch d. Lebensmittelchemie, Bd. V/1, Berlin/Heidelberg/New York: Springer 1967, S. 163. – GZAJA, A. TH.: Mikroskopische Untersuchung der Stärkemehle und Müllerei-Erzeugnisse. Handbuch d. Lebensmittelchemie, Bd. V/1, Berlin/Heidelberg/New York: Springer 1967. S. 195. – WHISTLER, R. L.: Starch, New York/London: Academic Press 1967. – SEIDEMANN: Handbuch der Stärke in Einzeldarstellungen, Berlin u. Hamburg: P. Parey 1966.

Amyris

Amyris balsamifera L. Rutaceae – Toddalioideae. Rosenholz.

Tropisches Amerika, bes. Venezuela, Brasilien, Mexiko und Westindien.

Inhaltsstoffe. Im Holz 1,5 bis 3,5% äth. Öl, Oleum Santali indicum occidentale, Westindisches Sandelholzöl, Amyris oil, Oil of Westindian sandal wood, Essence de bois de Santal des Indes occidentales, mit 42% Amyrol, Amyrolin, D-Cadinen und Caryophyllen.

Anwendung. Das Öl in der Kosmetik, Parfümerie und Seifenindustrie. Die Pflanze liefert ein harzreiches, duftendes Holz, Westindisches Sandel- oder Rosenholz (s. Santalum).

Amyris elemifera L. (A. plumieri DC.).

Liefert Yucatan-Elemi.

AN 1

AN 1.

$C_{17}H_{18}N_2$

α-Phenyl-α-N-(β-phenylisopropyl)-aminoacetonitril.

M.G. 250,33

Eigenschaften. Farblose, kristalline Substanz von angenehmem, aromatischem, bittermandelähnlichem Geruch, gut lösl. in Alkoholen, unlösl. in W.

Anwendung. Bei Antriebsschwäche, psychischer und körperlicher Ermüdung, Hypotonie, depressiver Verstimmung.

Handelsform: AN 1 (Dr. H. Voigt, Chem.-pharmaz. Fabrik, 1 Berlin 28).

Anabasis

Anabasis aphylla L. Chenopodiaceae – Salsoleae.

Heimisch in den russischen Steppen vom Kaspischen Meer bis Turkestan. Ausdauerndes Kraut.

Inhaltsstoffe. Etwa 2% Alkaloide, vor allem (–)-Anabasin $C_{10}H_{14}N_2$, Fp. 25 bis 30°, Kp. 276° (Pyridylpiperidin; auch im Tabak enthalten) und (±)-Anabasin, Kp. 282°, ferner als Nebenalkaloide Aphyllin $C_{15}H_{25}N_2O$, Fp. 52 bis 57°, Hydroxyaphyllin $C_{15}H_{24}N_2O_2$, Fp. 165 bis 167°, Aphyllidin $C_{15}H_{22}N_2O$, Fp. 112°, Oxoaphyllidin $C_{15}H_{20}N_2O_2$, Fp. 182 bis 184° und Lupinin $C_{10}H_{19}NO$, Fp. 70 bis 71°. SADIKOW et al. [J. angew. Chem. UdSSR *28*, 440 (1955)] gelang die Trennung der Alkaloide mit Ammoniumchlorid. Nach SADYKOV et al. [Chem. Abstr. *68*, 78473 (1968)] Anabasamin $C_{16}H_{19}N_3$.

Wirkung. Anabasin wirkt physiologisch ähnlich wie Nicotin und besitzt außerdem insektizide Eigenschaften.

Anwendung. Bei den Eingeborenen zur Sodagewinnung und äußerlich gegen Hautkrankheiten.

Bemerkung. Giftpflanze!

Anabasis articulata (FORST.) MOQ.-TAND. u. DC. Bagel.

Ägypten.

Über die in der Pflanze vorkommenden Saponine und Prosapogenine berichten SANDBERG u. MICHEL [Lloydia *25*, 142 (1962)].

Anwendung. Wichtiges Futter der Dromedare.

Anacamptis

Siehe Orchis.

Anacardium

Anacardium occidentale L. Anacardiaceae – Anacardieae. Acajoubaum. Kaschubaum.

Heimisch in Westindien, Mittel- und Südamerika (besonders in Brasilien). Kultiviert in Afrika, Indien (Madras, Travancore) und auf den Philippinen.

Die großen, birnenförmigen, fleischigen, süßsäuerlich schmeckenden, Vit.-C-haltigen Fruchtstiele werden als Obst gegessen und zu Marmeladen, Gärprodukten und Essig verarbeitet. Ebenso zur Erzeugung von Kaschuwein und Branntwein.

Fructus Anacardii occidentalis. Anacardia occidentalia. Cassuvium. Nuces Acajou. Westindische Elefantenläuse. Kaschunüsse. Akajunüsse. Tintennüsse. Mandelnüsse. Nierennüsse. Kernel. Cashew-Kerne. Indische Mandel. Cashew nuts. Noix d'acajou. Marañon Cajú. Castanha de cajú. Nuez de acaju.

Die getrockneten, vom Fruchtstiel losgelösten Steinfrüchte. Diese sind nierenförmig, etwa 4 bis 5 g schwer, bis 3,4 cm lang, nahe der stärkeren, stumpferen Basis bis 2,7 cm breit und 1,2 cm dick, in der Mitte der vorderen Seite tief eingezogen und von hier bis zu der an der Unterseite liegenden, rundlichen Stielnarbe gekielt, an der Rückenseite konvex. Die Außenseite bräunlichgelb bis graubraun, meist etwas scheckig, glänzend und sehr feingrubig punktiert. In der dunkelbraunen Mittelschicht der Fruchtwand rundliche Höhlen mit einem dunkelbraunen, scharf schmeckenden, ätzenden Balsam.

Mikroskopisches Bild. Das Exokarp besteht aus einer einreihigen, palisadenartigen Schicht, die nach der Peripherie hin stärker dickwandig wird und vielfach braune Massen beinhaltet. Das Mesokarp enthält in seinem braunen, derbwandigen Parenchym geräumige schizo-lysigene Sekrethöhlen, in denen das braune Cardol zu finden ist. Im Endokarp finden sich Mikro- und Makrosklereiden, erstere zweireihig, letztere einreihig. Die nun folgende Samenschale schließt zwischen den beiden Epidermen ein Parenchym mit Gefäßbündeln ein und umgibt unmittelbar den gekrümmten Embryo mit den mächtigen Keimblättern, die an den Rändern Sekretbehälter aufweisen und deren zartwandige Zellen wenige, etwa 3,5 µm große, runde oder schwach eiförmige Stärkekörner neben gleich großen, ähnlich gestellten, aber zahlreichen Aleuronkörnern und fettes Öl führen.

Inhaltsstoffe. Anacardsäure $C_{22}H_{32}O_3$, Fp. 34 bis 37° (ein O-Carboxyphenol mit einer C 15-Kette meta zur OH-Gruppe), decarboxyliert in der Wärme leicht in Anacardol oder Cardanol; ferner Cardol (s. d.), Gerbstoff, Gallussäure, Ellagsäure, Squalen $C_{30}H_{50}$, Gingkol $C_{27}H_{34}O$, Kp. 237 bis 242°. Im Samen etwa 37 bis 60% fettes Öl, Oleum Anacardiae (s. u.), Proteine (Anacardein als Hauptglobulin). In der Testa α-Catechin, β-Sitosterin und l-Epicatechin, polymere Proanthocyanidine, Leucocyanidine und Leucopelargonidine; die schwarze Farbe mancher Nüsse wird durch einen Fe-Polyphenolkomplex hervorgerufen.

Aufbewahrung. Vorsichtig.

Anwendung. Die Kerne, die einen hohen Gehalt an Vitamin B_1 haben, werden geröstet und als Cashew nuts wie Mandeln verwendet und gegessen. Der Extrakt – Cardolum vesicans – eine hautreizende Flüssigkeit als Warzen- und Hühneraugenmittel. Zur Tintenherstellung. Die Auszüge der giftigen Fruchtschale nehmen an der Luft eine tiefschwarze Farbe an, und man hat mit Äther-Alkohol hergestellte Auszüge als „unauslöschliche Tinte" verwendet. Da die damit gezeichneten Stellen von Wäsche auf der Haut Erkrankungen hervorrufen können, ist die Verwendung nicht unbedenklich, sie ist auch behördlich verboten worden. Auf den Philippinen dient eine Tinktur aus der Fruchtschale als Wurmmittel.

Als Kinderspielzeug (Affenköpfe) nicht ungefährlich. (Die äußere Fruchtwand ist giftig.)

Anacardium occidentale HAB 34. Kaschnuß. Westindische Elefantenlaus.

Reife Früchte.

Arzneiform. Tinktur nach § 4 durch Mazeration mit 90%igem Weingeist. Die 2. und 3. Dez.Pot. werden mit 90%igem, die 4. mit 60%igem, die höheren Potenzen mit 45%igem Weingeist bereitet.

Arzneigehalt. 1/10. Spez. Gew. etwa 0,853; Trockenrückstand etwa 4%.

Aufbewahrung. Droge, Urtinktur und bis 3. Dez.Pot. vorsichtig.

Kaschuschalenöl. Cashew nut shell oil.

Das Öl wird aus den Schalen gewonnen. Ausbeute: 25 bis 30% bei indischen Nüssen, 15 bis 20% bei afrikanischen Nüssen.

Inhaltsstoffe. Etwa 90% Anacardsäure und etwa 10% Cardol (Rückstand). TYMANN u. MORRIS [J. Chromatog. 27, 287 (1967)] wiesen d. chr. ein neuartiges Phenol, Methylcardol, nach.

Anwendung. Auf den Philippinen als Lampenöl. Schutzmittel gegen Termiten. Durch Polymerisation wird Kaschuschalenöl zu einer gummiähnlichen Substanz, die große Bedeutung in der Farben- und Kunststoffindustrie hat. Sie wird zur Herstellung von Isolierlacken, Schreibmaschinenwalzen, öl- und säurebeständigen Zementen, Fußbodenbelägen, Bremsbelägen, Gummierungen, Klebstoffen, als Imprägnierungsmittel zum Haltbarmachen von Holz usw. benutzt.

Oleum Anacardiae. Acajouöl. Kaschuöl. Cashew oil. Huile d'acajou.

Inhaltsstoffe. Etwa 80% Ölsäure und etwa 17% Stearinsäure sowie Squalen $C_{30}H_{50}$.

Anwendung. Als Speiseöl (nach Erhitzen). Die Ölkuchen stellen ein wichtiges Nahrungs- und Futtermittel dar.

Cortex Anacardii occidentalis. Merey.

Cajuairo Brasil. 1.

Anwendung. Adstringens und Färbemittel. Im Kongo als Pfeilgift.

Acajougummi (Stammgummi).

Er wird vor allem auf Martinique, in Guadeloupe und Brasilien, ebenso auf Java gesammelt und dient als Klebemittel, bes. in der Buchbinderei. Er ist dem Gummi arabicum ähnlich.

Bestandteile. Die Hydrolyse liefert Arabinose, Galaktose, Rhamnose und D-Galacturonsäure.

Cardolum (Cardoleum). Cardol. 5-(8,11-Pentadecadienyl)-resorcin und 5-(8,11,14-Pentadecatrienyl)-resorcin. [CORNELIUS: Trop. Sci. *8*, 79 (1966)].

Darstellung. Das Fruchtfleisch der Acajounüsse wird mit Äther ausgezogen und der Auszug zum Extrakt abgedunstet, den man zur Entfernung der Gerbsäure mit Wasser wäscht. Den Rückstand löst man in 15 bis 20 T. Weingeist (95%) und digeriert die Lösung so lange mit frisch gefälltem Bleihydroxid, bis alle Anacardsäure an Blei gebunden ist, die Lösung also nicht mehr sauer reagiert. Man filtriert vom anacardsauren Blei ab und versetzt das Filtrat bis zur beginnenden Trübung mit Wasser, hierauf mit etwas Bleiacetat. Alsdann kocht man die Mischung auf, gibt bis zur Entfärbung Bleiessig hinzu, filtriert den klebrigen Niederschlag ab, entbleit das Filtrat durch Schwefelsäure, verdunstet das Filtrat und wäscht das zurückbleibende Cardol mit Wasser. (Vorsicht bei der Bereitung!)

Eigenschaften. Gelbliche, in dickeren Schichten schwach rötliche, ölige Flüssigkeit, d = 0,978 bei 23°. Es besitzt einen schwachen, angenehmen, besonders beim Erwärmen hervortretenden Geruch. Unlöslich in Wasser, leicht löslich in Alkohol und in Äther. An der Luft nimmt es allmählich eine dunklere Färbung an. Es erstarrt noch nicht bei −20°. Es ist nicht ohne Zersetzung flüchtig. Verbrennt mit leuchtender, rußender Flamme. Auf die Haut gebracht, erzeugt es Blasen und Eiterung.

Das Cardol des Handels ist kein reines Cardol, sondern ein mehr oder weniger gereinigter ätherischer oder alkoholisch-ätherischer Extrakt aus den Elefantenläusen.

Aufbewahrung. Vorsichtig und vor Licht geschützt.

Cardolum (Cardoleum) vesicans.

Ein Alkohol-Äther-Extrakt aus dem Fruchtfleisch der westindischen Elefantenläuse. Enthält im wesentlichen (90%) Anacardsäure und (10%) Cardol. Braune, schmierige Masse, als Vesicans an Stelle der Canthariden angewandt. Vorsicht beim Verarbeiten (!).

Anacardium officinarum Siehe Semecarpus.

Anacyclus

Anacyclus pyrethrum (L.) LINK (Anthemis pyrethrum L.). Asteraceae – Asteroideae – Anthemideae. Römischer Bertram.

Heimisch in Algerien, Marokko, Arabien, Syrien, wildwachsend und kultiviert.

Über der spindelförmigen, langen Wurzel entspringt eine Rosette gefiederter Grundblätter und zahlreiche verzweigte, flaumig behaarte Stengel, die an der Basis liegen und sich mit dem oberen Teil aufrichten. Die sitzenden Stengelblätter haben gerade Lappen. Blütenstand ein endständiges Köpfchen, bestehend aus weißen, weiblichen Randblüten, deren Zunge unten purpurn gefärbt ist; Röhrenblüten gelb. Frucht eine eiförmige Achäne mit kurzem Pappus.

Radix Pyrethri (romani). Speichel-, Zahn-, Bertrams-, Franzosenwurzel. Pellitory root. Pyrethrum root. Racine de pyrèthre d'Afrique. Pyrethro da Africa. Raíz de pelitre. Pyrethro. Salivaria. Parietaria de Espanha. Spytteurt. Püréthroü ríza. Piretro.

Radix Pyrethri Erg.B. 6. Pyrethri Radix Ind. P. C. 53. Racine de Pyrèthre d'Afrique CF 37. Pyrethro da Africa Brasil. 1. Außerdem in Portug. 35 offizinell.

Im Herbst gesammelte, getrocknete Wurzeln.

Die Ganzdroge besteht aus den 6 bis 12 cm langen, etwa 1 cm dicken, zylindrischen bis spindelförmigen, tief längsfurchigen, graubraunen Wurzeln, die an der Spitze mitunter einen Schopf von weißlichen Blattresten tragen. Bruch hart und spröde.

Geruch leicht aromatisch, Geschmack scharf brennend. Die Wurzel erzeugt starke Speichelabsonderung.

Die Schnittdroge ist gekennzeichnet durch die außen graubraunen, tieflängsrunzeligen, innen weißlichgelben Wurzelstückchen, die eine schmale, braune mit Sekretgängen durchsetzte Rinde und einen durch die gelben Holzstrahlen deutlich radial gestreiften Holzkörper zeigen.

Pulverdroge. Hellbraun. Einzelne, etwa 80 μm große, gelbe, stark getüpfelte Steinzellen, mehrschichtige Peridermfetzen mit Steinzellreihen, Bruchstücke von netzartig getüpfelten Gefäßen und Sekretgängen sowie Inulinklumpen.

Dünnere, etwa nur halb so dicke Wurzeln mit breiter Rinde und ohne Steinzellen im Periderm sollen nicht verwendet werden.

Verfälschung. Mit Corrigiola telephiifolia, Caryophyllaceae.

Inhaltsstoffe. Scharfschmeckendes Harz mit Anacyclin $C_{18}H_{25}NO$, Dehydroanacyclin $C_{18}H_{23}NO$ und Decadien-(2,4)-säure-isobutylamid $C_{14}H_{25}NO$, Fp. 90°, dem Hauptbestandteil des „Pellitorins". Letzteres stellt ein Gemisch von Isobutylamiden ungesättigter C_{10}-, C_{12}- und C_{14}-Säuren dar. Ferner (+)-Sesamin, Spuren von äth. Öl, 30 bis 55% Inulin und Gerbstoff.

$$CH_3-(CH_2)_2-C\equiv C-C\equiv C-CH_2-CH_2-CH=CH-CH=CH-CO-NH-CH_2-CH(CH_3)_2$$
Anacyclin

$$CH_3-CH=CH-C\equiv C-C\equiv C-CH_2-CH_2-CH=CH-CH=CH-CO-NH-CH_2-CH(CH_3)_2$$
Dehydroanacyclin

$$CH_3-(CH_2)_4-CH=CH-CH=CH-CO-NH-CH_2-CH(CH_3)_2$$
Decadien-(2,4)-säure-isobutylamid

Prüfung. Alkohollöslicher Extrakt mind. 14% Ind. P. C. 53.-Max. Aschegehalt: 5% Brasil. 1, Portug. 35; 6% Erg.B. 6; 7% Ind. P. C. 53. – Fremde organ. Beimengungen max. 2% Ind. P. C. 53.

Aufbewahrung. In dichtschließenden Gefäßen. Wegen der reizenden Wirkung der Wurzel auf die Schleimhäute ist das Gesicht beim Pulvern vor dem Staub zu schützen.

Wirkung. Speichelsekretionsfördernd, schmerzlindernd und antiparasitisch.

Anwendung. Bei Zahnschmerzen, Erkrankungen des Mundes, Trockenheit der Mundhöhle, Zungenlähmung, als Spül- und Gurgelmittel. Tonicum bei Verdauungsschwäche, in Indien mit Galangawurzel und Ingwer als Stimulans und „herzstärkendes" Mittel. Zur Darstellung des Pellitorins als insektizides Säureamid.

Dosierung. Mittlerer Gehalt als Mundspülung 1% (Abkochung), Erg.B. 6.

Anacyclus officinarum HAYNE. Deutscher Bertram. Püréthroü ríza. Spytteurt.

In den Mittelmeergebieten, in Mitteleuropa angebaut.

Einjähriges, bis 30 cm hohes Kraut mit doppelt-fiederteiligen Laubblättern; Zipfel derselben ungeteilt oder mit zwei- bis dreispaltigen, linealen, meist stachelspitzigen Abschnitten. Köpfe groß, etwa 1 cm breit, in der Regel einzeln, auf verdickten, hohlen Stielen. Spreublätter verkehrt-eiförmig, nach dem Grunde verschmälert. Randblüten weiß, unterseits purpurn überlaufen, bisweilen fehlend, Scheibenblüten fünfzipfelig. Früchte flach zusammengedrückt, geflügelt, Flügel knorpelig, glanzlos.

Radix Pyrethri germanici. Radix Dentariae. Deutsche Bertramswurzel. Zahnwurzel. Speichelwurzel.

Die Droge ist leicht von der römischen Ware zu unterscheiden, da die bis 30 cm langen, schlanken, gebrechlichen Wurzeln viel dünner (höchstens 5 mm dick) sind und an der Spitze einen Blattschopf tragen; der Durchmesser der Rinde beträgt bis 1/4 des Durchmessers der Wurzel. In der primären Rinde liegt nur ein Kreis von Sekretkanälen, kein Steinkork.

Beim Kauen erzeugt Bertramwurzel Brennen im Munde und starke Speichelabsonderung. Vor der Verwendung müssen die meist noch anhängenden Blatt- und Stengelreste entfernt werden.

Mikroskopisches Bild. In der ziemlich breiten Mittelrinde in der äußeren Hälfte ein weitläufiger Kreis schizogener Sekretbehälter. Innenrinde nur dünn, mit kurzen, breiten Markstrahlen und noch kleineren Rindenstrahlen. Der starke Holzkörper aus breiten Markstrahlen und schmalen Holzstrahlen mit je 1 bis 2 Reihen von Treppengefäßen. Sklerenchymfasern fehlen. Sämtliches Parenchym der Rinde und des Holzkörpers enthält Inulin in formlosen Klumpen.

Inhaltsstoffe. Harz mit etwa 0,5% Pyrethrin, Spuren äth. Öles, bis 50% Inulin.

Radix Pyrethri germanici wirkt etwas schärfer als die römische Bertramwurzel.

Anwendung. Als Rubefaciens, bei Zungenlähmung, bei neuralgischen und rheumatischen Affektionen der Kopf- und Gesichtsnerven, Zahnschmerzen, Trockenheit im Munde, Krämpfen, Lähmung, Apoplexie, Lumbago und Ischias. In der Homöopathie bei Rheuma und Neuralgien.

Pyrethrum HAB 34. Bertramswurzel.

Getrocknete Wurzel.

Arzneiform. Tinktur nach § 4 durch Perkolation mit 60%igem Weingeist. d = 0,899 bis 0,903. Trockenrückstand 1,46 bis 2,10%.

Arzneigehalt. 1/10.

Anagallis

Anagallis arvensis L. (Anagallis phoenicea LAM., Lysimachia arvensis HÖCHST). Primulaceae – Lysimachieae. Gauchheil. Roter Gauchheil. Ackergauchheil. Hühnermyrthe. Rote Miere. Sperlingskraut. Zeisigkraut. Fälschlich: Hühnerdarmkraut (Stellaria media). Common Pimpernel. Poor man's oder Shepherd's hour. Weather oder Water glass. Red chickenweed. Mouron rouge. Anagálida. Rodarve. Mouron de champs. Coralilla.

Einjähriges Kraut. Häufig in Europa und Asien auf Feldern, Äckern, in Gärten und Weinbergen.

Herba Anagallidis. Herba Anagallis arvensis. Gauchheilkraut. Ackergauchheilkraut.

Der Stengel ist einfach, vierkantig, glatt, aufrecht oder meist niederliegend, bis 30 cm lang. Er trägt 0,5 bis 2 cm lange, sitzende, kreuzgegenständige oder dreiquirlige, eiförmig-längliche, ganzrandige, spitze, aber nicht zugespitzte, fast kahle, dreinervige Blätter, die unterseits braun oder etwas schwarz punktiert, oberseits blaßgrün sind. Die Blüten sind klein, sehr langgestielt, einzeln in den Blattachseln; sie öffnen sich nur bei Sonnenschein. Der Kelch einblätterig, fünfteilig. Die Blumenkrone radförmig, fünfzipfelig, mennigrot oder fleischrot, nur selten weiß oder lila. Die 5 Lappen rundlich, fein gekerbt, besetzt mit gestielten Drüsen. Die Frucht eine kugelige, einfächerige, vielsamige Kapsel, mit einem Deckel aufspringend.

Mikroskopisches Bild. Epidermiszellen beiderseits mit welligbuchtigen Wänden. Zweischichtiges Palisadengewebe, lockeres Schwammgewebe. Hauptnerv ohne Sklerenchymbelag. Die besonders im Flächenbild deutlich sichtbaren, in großer Zahl vorhandenen roten Punkte sind einfache, mit Anthocyan gefüllte Zellen des Mesophylls; in der getrockneten Pflanze nicht mehr erkennbar. Haare, wenn vorhanden, nur kleine dreizellige Köpfchenhaare, Stiel ein- bis zweizellig, Köpfchen ungeteilt.

Inhaltsstoffe. 2 Glykoside (eines ähnlich der Quillaia- und Polygalasäure, das andere ähnlich dem Quillaiasapotoxin), Primveraer Bitterstoff, Gerbstoff, ein proteolytisches Enzym und ätherisches Öl mit stechend scharfem, eigentümlichem Geruch. Gilt wegen des hohen Saponingehaltes als giftig. (Frisches Material hat hämolyt. Index 1 : 3500.)

Giftwirkungen. Ruft bei Hunden und Pferden Gastroenteritis hervor. Giftig für Geflügel und Kaninchen. Das ätherische Öl verursacht Kopfschmerzen und Nausea. Das Kraut soll diuretisch und in toxischen Mengen narkotisch wirken. Die Blätter rufen Dermatitis hervor.

Anwendung. Diureticum. Bei Epilepsie, Depressionen und anderen psychischen Störungen. Gegen Steinleiden, chronische Nierenentzündung, Wassersucht, Gelbsucht und Leberzirrhose. Bei schweren und schlecht heilenden Wunden, Flechten, Ulcera, verschiedenen Hautleiden, Hämorrhoiden, Rheumatismus, Pruritis, Rachenkatarrh, Lepra und Phthisis. Als schmerzstillendes Nervinum. Insektizid. In der Homöopathie gegen juckende Hautausschläge. Ein Extrakt wird in Indien verwendet, um Blutegel aus Hundenasen zu entfernen.

Anagallis arvensis HAB 34.

Die frische blühende Pflanze.

Arzneiform. Essenz nach § 1.

Arzneigehalt. 1/2.

Anagallis arvensis HPUS 64. Scarlet Pimpernel.

Die ganze Pflanze der scharlachroten Varietät.

Arzneiform. Urtinktur: Arzneigehalt 1/10. Anagallis, feuchte Masse mit 100 g Trockensubstanz und 400 ml Wasser = 500 g, Alkohol USP (94,9 Vol.-%) 635 ml, zur Bereitung von 1000 ml der Tinktur. – Dilutionen: D 2 (2×) und höher mit Alkohol HPUS (88 Vol.-%). – Medikationen: D 3 (3×) und höher.

Semen Anagallidis enthalten Saponin.

Radix Anagallidis.

Inhaltsstoff. Cyclamin (hoch-toxisch, hämolyt. Index 1 : 1000). Beim Zerreiben typischer Baldriangeruch, der vom Cyclamin stammen soll.

Anagallis femina MILL. (Anagallis coerulea SCHREB.). Blauer Gauchheil.

Inhaltsstoffe. Saponin, Gerbstoff (weniger als Anagallis arvensis). Wegen des hohen Saponingehalts giftig.

Anwendung. Diureticum.

Anagyris

Anagyris foetida L. Fabaceae – Faboideae – Podalyrieae. Stinkstrauch.

Heimisch in den Küstenländern des Mittelmeergebietes und in Kleinasien.

1 bis 1,5 m hoher buschiger Strauch oder kleiner Baum, von goldregenähnlichem Aussehen, dessen Ästchen weichhaarig sind und der sich in allen seinen Teilen durch einen unangenehmen Geruch auszeichnet. Die Blätter sind gestielt, dreizählig, mit sitzenden, hellgrünen, länglich-eiförmig-lanzettlichen Blättchen. Jedem Blatt gegenüber 2 miteinander verwachsene, seidigzottige Nebenblätter. Die Blüten in kurzen, drei- bis fünfzehnblütigen Trauben. Kelch glockig, fünfteilig, schwach zweilippig. Blumenkrone blaßgelb. Fahne und Flügel kürzer als das schwach bogig gekrümmte, stumpfe Schiffchen. Die gerade oder hin- und hergebogene, fingerlange Hülse enthält 2 bis 7 nierenförmige, violette Samen.

Herba Anagyris. Stinkstrauchkraut. Trefoil. Herbe d'arbre puant.

Inhaltsstoffe. Die Alkaloide Cytisin $C_{11}H_{14}N_2O$, Fp. 155°, Methylcytisin $C_{12}H_{16}N_2O$, Fp. 138°, Anagyrin $C_{15}H_{20}N_2O$, Retamin $C_{15}H_{26}N_2O$, Fp. 168°, und D-Spartein (Pachycarpin) $C_{15}H_{26}N_2$, ferner Gallussäure.

Anwendung. Emeticum und Purgans.

Anagyris foetida HAB 34. Das frische, blühende Kraut.

Arzneiform. Essenz nach § 3.

Arzneigehalt. 1/3.

Semen Anagyris foetidae. Stinkstrauchsamen. Bean clover. Bean trefoil. Graine d'arbre puant.

Sehr harte, den Bohnen ähnliche, etwa 1 bis 1,5 cm lange, bis 1 cm breite und bis 0,9 cm dicke, hellgelbbraune bis rötlichbraune Samen. Der der frischen Pflanze eigentümliche Geruch ist in der Droge nur noch schwach wahrnehmbar.

Inhaltsstoffe. Cytisin und Anagyrin. Fettes Öl, Harz, gelber Farbstoff, Schleim, Glucose, Saccharose und harzige Anagyrinsäure.

Anwendung. Als Emeticum und Laxans.

Anagyris latifolia

Heimisch in Indien (Nordwestprovinzen, Punjab).
Liefert Gummi mit guter Klebkraft.

Anamirta

Anamirta cocculus (L.) WIGHT et ARN. (A. paniculata COOLE-BROOKE, Menispermum cocculus L.; außerdem laut HPUS 64 M. heroclitum, M. monadelphum, Cocculus suberosus). Menispermaceae – Anamirteae.

Heimisch in den Bergwäldern des indo-malaiischen Gebietes, auf Ceylon, Java, Amboina und an der Malabarküste.

Kletterpflanze mit aschfarbener, quergefurchter, an den jungen Trieben glatter Borke. Blätter 10 bis 20 cm lang und 7,5 bis 12,5 cm breit, ledrig, eirund bis herzförmig und an der Basis abgestumpft. Das Blatt hat meist 5, selten 3 Nerven, in deren Achseln mit Ausnahme des Basalnervs Haarbüschel sitzen. Blattstiel oben und an der Basis verdickt. Auf den alten Zweigen vielblütige, verzweigte, 25 bis 35 cm lange Rispen mit 2,5 bis 5 cm langen Stielen. Die Blüten haben einen Durchmesser von 6 cm. Kelchblätter abfallend, länglich bis eiförmig, konkav gekrümmt und unbehaart. In den männlichen Blüten sitzen auf den zusammengewachsenen Filamenten runde Antheren. Die 3 Fruchtknoten stehen auf einem kurzen, weichen Stempelträger und sind am Grunde von einem Ring zweispaltiger Staminodien umgeben. Die 1 bis 3 reifen Fruchtblätter mit einem Durchmesser von 12 cm sind schwarz und glatt und stehen auf den verdickten Enden des verlängerten Stempelträgers.

Fructus Cocculi. Semen (Grana, Nuces) Cocculi. Cocculi indici (levantici, piscatorii). Fischkörner. Kokkelsamen. Läusesamen. Cockles. Indian cockles. Fisch-berries. Oriental berries. Coque du levant. Semillas de coco levantino.

Cocculus indicus Ind. P. C. 53.

Die reifen, getrockneten Früchte.

Früchte bis 1 cm groß, im frischen Zustand rot, getrocknet fast kugelig, etwas nierenförmig, grau- bis schwarzbraun, runzelig, einsamig, leicht kenntlich an der dünnen, rundlichen, großen, etwa 3 mm im Durchmesser messenden Narbe des Fruchtstieles. Von der Stielnarbe bis zur seitlich gebogenen, etwas vorspringenden Fruchtspitze die oft kielartig vortretende Bauchnaht; von der Spitze über die Rückenfläche zur Stielnarbe die oft kaum hervortretende Rückennaht.

Fruchtschale geruch- und geschmacklos, Same von stark bitterem Geschmack und sehr giftig.

Mikroskopisches Bild. Querschnitt. Fruchtschale kaum 1 mm dick, zerbrechlich, mit einer äußeren, faserigen, braungrauen Schicht (Exokarp) und einer inneren, hellgrauen Steinschale (Endokarp). Unter der Epidermis eine breite Schicht tangential gestreckter, dünnwandiger, bräunlicher, mit körnigem, braunem Inhalt erfüllter Zellen, die allmählich in rotbraunes Prosenchym mit eingebetteten ansehnlichen Gefäßbündeln übergeht. Steinschale aus verholzten, sehr stark verdickten, nach allen Richtungen gelagerten Fasern. Endosperm aus großen, kubischen oder vieleckigen, dünnwandigen Zellen, mit fettem Öl und großen Proteinkörnern. In zahlreichen Zellen kleine, nadelförmige Kristalle und in größeren Hohlräumen prismatische Kristalle und Kristallgruppen (kristallisiertes Fett), löslich in Äther, Alkalien und heißer Kalilauge, unlöslich in Wasser und verd. Säuren.

Inhaltsstoffe. Nach USD 60 1,5 bis 5,0% Pikrotoxin (Cocculin) $C_{30}H_{34}O_{13}$, das aus Pikrotoxinin $C_{15}H_{16}O_6$ und Pikrotin $C_{15}H_{18}O_7$ besteht. Ferner 11 bis 18% Fett mit Glyceriden der Stearin-, Palmitin-, Öl-, Butter-, Essig- und Ameisensäure, ein Phytosterin, Wachs, Harz, Saccharose, Eiweiß und Gummi. In den Fruchtschalen die Alkaloide Menispermin $C_{18}H_{24}N_2O_2$, Fp. 120°, und Paramenispermin, Fp. 250°.

Prüfung. Fremde org. Substanz max. 2% Ind. P. C. 53.

Wirkung. Pikrotoxin ist ein Krampfgift. Es ruft beim Menschen nach dem Genuß von zwei Früchten bereits starke Vergiftungserscheinungen hervor. 2 bis 4 g des Pulvers wirken

tödlich. Als charakteristisch für die Pikrotoxinvergiftung wird das kombinierte Auftreten
von klonischen und tonischen Krämpfen angesehen. Daneben bewirkt es am zentralen Ende
aller parasympathischen Nerven eine Erregung. Ferner wurden zentral bedingtes Erbrechen, Steigerung der Schweiß- und Speichelsekretion, Abnahme der Herzfrequenz, Blutdrucksteigerung, primäre Atembeschleunigung und sekundäre Atemverlangsamung beobachtet. Pikrotoxinüberdosierung kann durch i.v. Injektion eines kurzwirkenden Barbiturates aufgehoben werden. Bei akuten Vergiftungen sind bis zum Eintreffen ärztlicher
Hilfe Brechmittel angezeigt.

Aufbewahrung. In gut geschlossenen Gefäßen, vor Licht geschützt. Vorsichtig! Giftdroge.

Anwendung. Früher als Insektizid, in Pulverform gegen Krätze. Da die Kokkelskörner
eine betäubende Wirkung auf Fische besitzen, wurde das Pulver beim Fischfang benutzt,
was jetzt jedoch verboten ist. In der Homöopathie bei nervösen Erschöpfungszuständen,
funktionellen Lähmungen, Schwindelanfällen und Neigung zu Krämpfen. Zur Herstellung
des Pikrotoxins, das als Analepticum, insbesondere zur Behandlung von Barbituratvergiftungen verwendet wird.

Cocculus HAB 34. Kokkelskörner.

Die reifen, getrockneten Früchte.

Arzneiform. Tinktur 1/10 nach § 4 durch Mazeration mit 90%igem Weingeist. 2. und
3. Dez.Pot. mit 60%igem, höhere Verdünnungen mit 45%igem Weingeist.
Trockenrückstand. 1,45 bis 2,5%. Spez. Gew. 0,835 bis 0,838. Fettgehalt 0,76 bis 0,86%.

Arzneigehalt. 1/10.

Aufbewahrung. Bis 3. Dez.Pot. vorsichtig.

Die Vorschläge für das neue Deutsche HAB, Heft 4, S. 184 (1958) fordern die Dichte
0,835 bis 0,840, Trockenrückstand 1,5 bis 2,5%, Fettgehalt (Petrolätherextrakt) 0,70 bis
1,5%, pH von etwa 5 und beschreiben einige Reaktionen und das Chromatogramm der
Tinktur.

Cocculus indicus HPUS 64. Indian Cockle.

Die Samen.

Arzneiform. Urtinktur: Arzneigehalt 1/10. Cocculus indicus, mäßig grob gepulvert 100 g,
Alkohol USP (94,9 Vol.-%) q.s. zur Bereitung von 1000 ml der Tinktur. Die Tinktur ist bei
einer +10° nicht übersteigenden Temperatur (50° F) zu filtrieren, um die Fettsäuren zu
entfernen. – Dilutionen: D 2 (2×) und höher mit Alkohol HPUS (88 Vol.-%). – Medikationen: D 2 (2×) und höher.

Ananas

Ananas comosus (L.) MERRILL (Ananas sativus SCHULT., Ananas comosus MERRILL.
Ananassa sativa LINDL., Bromelia ananas L., B. comosa L.). Bromeliaceae – Bromelioideae.
Ananas. Pineapple. Ananás o Piña.

Heimisch in Zentral-, Südamerika und Westindien. Zahlreiche Kulturrassen in den
Tropen und Subtropen.

Ein krautiges Gewächs mit sehr kurzem Stamm. Aus einer Blattrosette mit steifen,
linearen Blättern, die bis 90 cm lang und 6 cm breit werden, wächst ein nur 30 cm langer
Blütenstiel mit ährenförmig angeordneten, zahlreichen Blüten. Die Einzelblüten verwachsen untereinander mit der fleischig werdenden Blütenachse zu einer großen Scheinfrucht,
an deren Spitze sich wiederum eine Rosette stacheliger Blätter befindet. Die Ananas entwickelt zahlreiche Schößlinge, und zwar aus der Wurzel, den Blattachseln sowie unterhalb
und oberhalb der Frucht.

Alle beerenartigen Früchte eines Fruchtstandes verwachsen mit der fleischigen Achse
und den ebenfalls fleischigen Deckblättern. Die angebauten Früchte sind samenlos. Die
ganze Frucht ist großwarzig (jede Warze entspricht einer Einzelfrucht), goldgelb bis bräunlichgelb, am Durchschnitt weiß oder gelblich, in der Form variierend, bis 4 kg schwer.

Geruch und Geschmack angenehm aromatisch, säuerlich süß.

Als wichtigste Arten unterscheidet man: Königinananas mit kleinen, eirunden, innen
weißen Früchten, Zuckerhutananas mit kegelförmigen Früchten von gelbem Fleisch;
Königsananas mit pyramidenförmigen Früchten von hellgrünem Fleisch, Cayenneananas
mit großen Früchten und glatten und stachligen Blättern; die violette und die bronzefarbene
Jamaicaananas mit glatten Blättern; die gerippte Ananas (nervosa maxima); die Providenceananas u. a.

Inhaltsstoffe. In der Frucht 24,4 bis 96,3 mg/100 g Vitamin C, Bromelin (Bromelain, ein dem Papain ähnliches Enzym), 1 bis 5% Citronensäure bei Kulturformen, 8,6% Citronensäure bei Wildformen, 3,53% Invertzucker, 7,47% Saccharose. Zur Reifezeit nur Saccharose (12 bis 15%). Ferner Vanillin, Methyl-n-propylketon, n-Valeriansäure, Isocapronsäure, Acrylsäure, L(−)-Äpfelsäure, β-Methylthiopropionsäuremethyl- und -äthylester, 5-Hydroxytryptamin, Chinasäure-1,4-di-p-cumarat und geringe Mengen äth. Öl. CONNELL [Aust. J. Chem. *17*, 130 (1964)] erhielt aus dem Fruchtsaft ein Öl mit den flüchtigen Aromastoffen Methanol, Äthanol, n-Propanol, Isobutanol, n-Pentanol, Äthylacetat, Äthyl-n-butyrat, Methylisovalerianat, Methyl-n-capronat, Methyl-n-caprylat, n-Amyl-n-capronat, Äthyllactat, Methyl-β-methylthiolpropionat, Äthyl-β-methylthiolpropionat und Diacetyl. Nach MORI [ref. Miltitzer Ber. 1965/66] ferner Methylacetat und Methyl-n-butyrat. Nach GAWLER [ref. Miltitzer Ber. 1965/66] Aceton, Formaldehyd, Acetaldehyd, Furfurol und 5-Hydroxy-2-methylfurfurol. LEVAND et al. [Phytochemistry *7*, 1659 (1968)] fanden ein Polymeres von Bromelin mit Glucose, Galaktose, Mannose, Ribose, Xylose, Glucuron-, Galakturon- und Ferulasäure. Im Blatt β-Indolylessigsäure, Indolyl-3-acetaldehyd, ein weiches, bei 51° schmelzendes Wachs und 29,4 mg/100g Vitamin C. SU et al. [ref. Chem. Abstr. *69*, 1 037 799 (1968)] fanden auch im Stamm Bromelin.

Nach MURAKAMI et al. [ref. Chem. Abstr. *72*, 35 777 x (1970)] im Saft des Rhizoms eine antiödematöse Substanz.

Wirkung. Der frische Fruchtsaft hat eine stark proteolytische Wirkung. Gleich dem Papain greift das Bromelin auch lebende Darmparasiten (z.B. Askariden) an. Dies könnte die Verwendung als Anthelminticum erklären. Die Steroidfraktion der Blätter besitzt östrogene Wirkung.

Anwendung. Die Ananasfrucht wird frisch und als Konserve vielfach verwendet, als Tafelobst, Bowlenfrucht, zur Herstellung von Konfitüren, Marmeladen und sonstigen Zucker- und Konditoreiwaren. Ananassaft gehört heute zu den beliebtesten Fruchtsäften. Er dient auch zur Wein- und Branntweinherstellung. Der Saft der frischen Frucht ist ein gutes Mittel bei Verdauungsbeschwerden und ein erfrischendes Getränk bei fieberhaften Erkrankungen, auch wird er als Wurmmittel verwendet. Frische Ananas kommt heute in erster Linie von den Azoren nach Europa, konservierte aus Hawai. Hier wird aus den Abfällen Ananaskleie hergestellt, die als Futtermittel Verwendung findet. Aus den Blättern der Ananaspflanze wird besonders auf den Philippinen eine Faser gewonnen, die um so feiner und glänzender ist, je feuchter und humusreicher der Boden war. Man gewinnt die Fasern durch Schaben mit der Hand, wäscht, trocknet und bleicht sie und kämmt sie schließlich aus. Die gröberen Sorten der Ananasfasern werden zu Seilen, Garnen, Netzen und Hängematten verwendet. Besonders feine Fasern können auch zu sehr zarten Geweben (Linon, Tüll und Ananas-Batist) verarbeitet werden.

Nutrizym (E. Merck AG, Darmstadt). 1 Dragee enthält Bromelin 50 mg, Pankreatin 400 mg, Fel Tauri 30 mg (Zweistufen-Enzympräparat).

Anbau. Die Heimat der Ananas sind das tropische Amerika und Westindien. Das wichtigste Anbaugebiet ist Hawai mit etwa 4/5 der Weltproduktion. Auch Brasilien, Mexiko und Malaya haben große Ananasplantagen. Auf den Azoren wird sie in großem Umfang unter Glas kultiviert. – Die Vermehrung erfolgt meist vegetativ durch Schößlinge. Ihre Bodenansprüche sind bescheiden, dagegen benötigt sie viel Wärme und reichliche, gut verteilte Niederschläge. Schon 15 bis 18 (24) Monate nach dem Auspflanzen beginnt die Ernte. Für den Versand wird die Frucht noch in unreifem, grünem Zustand gepflückt, zur Konservenverarbeitung in reifem.

Wird die Ananas zur Fasergewinnung gebaut, so wird sie im Halbschatten gezogen, und die jungen Früchte werden frühzeitig entfernt, um möglichst feine und weiche Fasern zu erzielen. Zieht man gleichzeitig die Ananas zur Frucht- und Fasergewinnung, so ist die Faser dagegen hart und steif.

Die Welternten an Ananas betrugen in 1000 t

	Mittel 1948/52	1957
	1320	1790
davon in:		
Cuba	122	103
Hawai	677	803
Brasilien	143	212

Die Einfuhr von Ananas nach Deutschland hat erheblich zugenommen. Auf den Azoren werden in 4000 Treibhäusern jährlich etwa 1,5 Mill. Ananas erzeugt. Davon geht 1/3 nach Deutschland.

Ananas sagenaria (ARR. da CAM.) SCHULT. f. [A. bracteatus ROEM. et SCHULT., Bromelia saginaria (ARR.) CAM.].
Eine Wildform der Ananas.

Inhaltsstoffe. In den Samen ein bitter schmeckender, kristallisierender Stoff mit curareartiger Wirkung vom Fp. 192°.

Anwendung. Samen und äußere Teile der Sammelfrucht besonders in Brasilien als Anthelminticum, ebenso der Preßsaft der Blattbasen, der aber giftig ist.

Bemerkung. Aus dem Aufarbeitungsabfall von A.-Arten konnte ein neues Weichwachs mit östrogenen Eigenschaften gewonnen werden (1,4%; Fp. 51°), das zur Herstellung von kosmetischen und pharmazeutischen Präparaten Verwendung findet.

Anaphalis

Anaphalis margaritacea (L.) A. GRAY [Gnaphalium margaritaceum L., Antennaria margaritacea (L.) R. BR.]. Asteraceae – Inuleae – Asteroideae. Silberimmortelle.
Heimisch in Nordamerika und Nordostasien.

Ausdauernd, grau behaart, 30 bis 60 cm hoch. Stengel aufrecht, oberwärts doldenästigrispig, bis zur Spitze reich beblättert. Laubblätter sitzend, 5 bis 12 cm lang, breit lanzettlich, lang zugespitzt, unterseits filzig, oberseits bald verkahlend, grün, undeutlich zweinervig. Köpfchen ziemlich klein, an den Zweigenden dicht oder locker ebensträußig, z.T. eingeschlechtig (Geschlechtsverhältnisse wie bei Leontopodium). Hüllschuppen dicht dachig, trockenhäutig, perlmutterartig glänzend weiß, später strahlig ausgebreitet. Pappusborsten am Grunde frei, rauh, einreihig.

Herba Anaphalidis. Life everlasting herb.

Inhaltsstoffe. BOHLMANN et al. [Chem. Ber. *98*, 1416 (1965)] isolierten aus den Wurzeln Spuren von Tridecapentain-en, trans-Dehydromatricariaester und 5-Chlor-2-[octatriin-(2,4,6)-yliden]-5,6-dihydro-2H-pyran, Fp. 73°.

Anwendung. Als Expectorans und Adstringens, besonders in der Homöopathie. In Indien äußerlich bei Schnittwunden. Ferner bei Tumoren.

Antennaria margaritacea HAB 34.
Frische, blühende Pflanze.

Arzneiform. Essenz nach § 3.

Arzneigehalt. 1/3.

Bemerkung: Nach SIVERTSEV [ref. Chem. Abstr. *66*, 363676 (1967)] wirken Präparate aus Anaphalis velutina stimulierend auf das isolierte Froschherz; sie wirken positiv inotrop und tonotrop, große Dosen hemmen die Herztätigkeit.

Anchietea

Anchietea salutaris ST. HIL. (Noisettia pirifolia MART.). Violaceae – Violoideae – Violeae. Cipo Carneiro. Pirageia. Pereiguar. Piaraguara. Piriguara.
Klettersträucher des trop. Südamerika (Brasilien) und der Anden.

Cortex Anchieteae salutaris radicis. Cipó Suma.
Cipó Suma Brasil. 1.

Inhaltsstoffe. Nach USD 50 enthält die Wurzelrinde das Alkaloid Anchietin. Außerdem äth. Öl und Methylsalicylat.

Anwendung. Äußerlich bei Skrofulose, Erysipel, Ekzemen, innerlich als Purgans.

Anchusa

Anchusa officinalis L. Boraginaceae – Boraginoideae – Boragineae. Ochsenzungenkraut. Ochsenzunge.

In Ost-, Mittel- und Südeuropa, im Mittelmeergebiet und in Vorderasien.

Die zweijährige, 30 cm bis 1 m hohe Ruderalpflanze kommt an trockenen Plätzen, Äckern, Wegrändern, Weinbergen, Schutthaufen, Weiden und auf sandigem Boden vor.

Herba Anchusae. Herba Buglossi. Herba Lingulae bovis. Lingula bovis. Ochsenzungenkraut.

Der 30 bis 70 cm hohe Stengel kantig, rauhhaarig. Die Wurzelblätter in den Blattstiel verschmälert, langgestielt, bis 25 cm lang, bis 3 cm breit, länglich bis lineal-lanzettlich, steifhaarig, ganzrandig, die oberen kleineren Stengelblätter sitzend. Getrocknet sind die Blätter graugrün, geruch- und geschmacklos, schleimig. Die Blüten in einseitigen, zurückgebogenen Ähren. Der Kelch glockenförmig, fünfzähnig, Kelchzipfel spitz; die Blumenkrone trichterförmig, anfangs purpurviolett, seltener blau, später weißlich, der Schlund mit haarigen Klappen geschlossen.

Inhaltsstoffe. Nach älteren Angaben das Alkoloid Cynoglossin, das Glykoalkaloid Consolidin $C_{33}H_{49}NO_9$ (?) und dessen Alkaloidkomponente Consolicin. Ferner Allantoin (Cordianin) $C_4H_6N_4O_3$, Fp. (Zers.) 238 bis 240°, Cholin, Gerbstoffe, Schleim, etwa 3 bis 4% lösliche Kieselsäure und L-Bornesit $C_7H_{14}O_6$, Fp. 203 bis 204°, ein Mesoinosit-1-methyläther. Nach HARBORNE in den Blüten Petunidin-3,5-diglucosid als Pigment. WAGNER u. FRIEDRICH [Naturwissenschaften *51*, 164 (1964)] konnten in den Wurzeln eine Octadecatetraensäure nachweisen.

Anwendung. In der Volksheilkunde als Expectorans, Antidiarrhoicum, äußerlich als erweichendes, kühlendes, beruhigendes Mittel. Junge Blätter werden als Spinat oder Salat gegessen.

Verfälschungen. Blätter von Echium vulgare L., Natternkopf.

Flores Anchusae. Flores Buglossi. Flores Lingulae Bovis. Ochsenzungenblüten.

Blüten fast sitzend, in dicht- und reichblütigen, kurzen, postfloral stark verlängerten, beblätterten Doppelwickeln. Kelch zur Blütezeit 5, zur Fruchtzeit 7 mm lang, zur Mitte bis 3/4 in lanzettliche bis lineale, rauh behaarte, dauernd zusammenhängende Zipfel gespalten. Krone 1 bis 1,5 cm lang und 5 bis 9 mm breit, anfangs karminrot, dann dunkelblauviolett, sehr selten weiß, mit den Kelch wenig überragender, ziemlich weiter, im Schlund etwas verengter Röhre, mit dreieckig-eiförmigen, am Rande grob papillösen, weißen Schlundschuppen und fast kreisrunden Lappen. Staubblätter und Griffel in der Röhre eingeschlossen.

Inhaltsstoff. Schleim.

Anwendung. Als Expectorans und zum Gelbfärben.

Semen Anchusae. Semen Buglossi und

Radix Anchusae. Radix Buglossi.

Inhaltsstoffe. Schleim und Cynoglossin.

Anwendung. Wie Herba Anchusae.

Ancistrodon

Ancistrodon piscivorus LAC. Klasse Reptilia – Ordnung Ophidia oder Serpentes – Familie Crotalidae. Wassermokassinschlange. Wasserotter.

Heimisch in Nordamerika, in Sümpfen und Brüchen, an Flüssen und Seen.

Große Giftschlange, bis 1,2 m lang. Sie besitzt zwei glatte, überzählige Schildchen, die hinter den großen Hinterhauptsschilden liegen und häufig kleine Schüppchen, die sich zwischen die Stirnschilde und den Scheitelschild eindrängen. Auch fehlt der Zügelschild, das Auge stößt an die Oberlippenschilde an und die Schuppen stehen in 25 Reihen. Ihre Färbung ändert vielfach ab. Die meisten Wasserottern sind auf glänzend grünlichgrauem, graubraunem oder rötlichbraunem Grunde mehr oder minder regelmäßig dunkler gebändert; diese dunklen, breiten, schwarzbraunen Querbänder haben Zickzackränder, sind an den Seiten heller und zeigen in der Mitte einen schwarzen Fleck. Ein dunkelbrauner, hell gesäumter Streifen zieht vom Auge zum Ende des Hinterkopfes. Der Bauch ist grauweiß mit unregelmäßigen, dunkelbraunen Querbändern. Im Alter wird die Färbung der Oberseite dunkel erdbraun oder mattschwarz, ihre Bänder treten nur unmittelbar nach der Häutung oder wenn die Schlange im Wasser liegt, einigermaßen hervor. Die Querbänder der Oberseite sind in der Rückenmitte verengt und in der Mitte heller als am Rande.

Inhaltsstoffe s. Crotalus. Das Toxin enthält Hämolysine und Hämorrhagine.

Anwendung. Das Gift als Blutstillmittel.

Andira

Andira araroba AGUIAR [Vouacapoua araroba (AGUIAR) LYONS]. Fabaceae – Faboideae – Dalbergieae.

Ein bis 20 m hoher Baum des brasilianischen Urwaldes, der besonders in den Provinzen Bahia und Serjipe zu finden ist.

Im Kernholz dieses Baumes entstehen durch Umwandlung der Zellen Höhlungen und Gänge, die sich nach und nach mit einem gelblichbraunen Produkt, dem Goa- oder Bahiapulver (Araroba, Arariba, Ararobapulver, Goa powder, Crude Chrysarobin, Po de Bahia) füllen und dessen Hauptbestandteil das Chrysarobin ist.

Chrysarobinum. Araroba depurata. Pulvis Goa depuratus. Chrysarobin. Chrysarobine. Araroba purifié. Crisarobina. Krysarobin. Chryzarobin.

Chrysarobinum DAB 6, ÖAB 9, Helv. V, Dan. IX, Svec. 46, Ned. 6, Ross. 8, Pol. III. Chrysarobin USP XVI, Ind. P. 66. Chrysarobina Hisp. IX. Araroba BPC 34.

Gewinnung. Hierzu wird der Baum gefällt, aus den Höhlungen das eingetrocknete Pulver herausgekratzt und mit Benzol ausgekocht. Aus der filtrierten Lösung scheidet sich beim Erkalten das Chrysarobin kristallinisch ab. Das käufliche Goapulver ist häufig mit Wasser befeuchtet, damit es nicht stäubt, und oft verfälscht. Es ist zweckmäßig, vorher in einer Probe den Gehalt an Chrysarobin durch Auskochen mit Benzol und Verdampfen des Auszuges festzustellen. Der Gehalt beträgt durchschnittlich 40 bis 80%, bei verfälschtem Goapulver ist er niedriger (bis zu 14%).

Leichtes bräunlich- bis orangegelbes mikrokristallines Pulver, geruchlos und mit leicht bitterem Geschmack.

Inhaltsstoffe. Nach EDER u. HAUSER (zit. nach Kommentar zum DAB 6) größtenteils ein Gemisch variierender Mengen von Chrysophanolanthron, Emodinanthronmonomethyläther, Dehydroemodinanthranolmonomethyläther, Ararobinol, Chrysophanol und Emodinmonomethyläther. Über die mengenmäßige Zusammensetzung der einzelnen Bestandteile gibt nachstehende Tabelle der genannten Autoren auf Grund der Untersuchung von 3 Chrysarobinmustern des Handels Auskunft.

	A %	B %	C %
Chrysophanolanthron	≈ 38,8	≈ 29,3	≈ 30,6
Emodinanthronmonomethyläther	≈ 19,4	≈ 18,7	≈ 19,3
Dehydroemodinanthranolmonomethyläther	≈ 22,0	≈ 34,0	≈ 35,0
Ararobinol	—	≈ 4,0	≈ 4,0
Methoxylhaltiges Chrysophanol	≈ 2,5	≈ 3,5	≈ 3,5
Emodin	≈ 2,0	≈ 3,0	≈ 3,0
Asche	≈ 0,4	≈ 0,5	≈ 0,5
Schmelzpunkt der untersuchten Chrysarobinsorten	147–148°	151–156°	147–148°

Chrysarobin (Chrysophansäureanthranol, Chrysophanol, Chrysophansäureanthron) ist auch der Name für eine Reinsubstanz $C_{15}H_{12}O_3$, Fp. 203,5 bis 204°.

Anthronform   Anthranolform

Chrysarobin

Über die Chromatographie von Chrysarobin berichtet LUCKNER (Prüfung von Drogen, Jena 1966, S. 139): Dünnschichtplatte mit Kieselgel G. — Aufzutragende Lösung: 0,200 g des Pulvers werden mit 2,00 ml Methanol versetzt. Die Mischung wird zum Sieden erhitzt und nach dem Erkalten filtriert. 8 bis 10 µl des Filtrates werden aufgetragen. — Laufmittel: Äthylacetat-Methanol-Wasser (100 : 17 : 13). — Laufstrecke: 10 bis 12 cm. — Reagens: 2 n äthanolische Kalilauge. — Sichtbarmachung: Das Chromatogramm wird mit der Kalilauge besprüht und im Tageslicht sowie im UV-Licht betrachtet.

Prüfung. Identität. ÖAB 9: Chrysarobin schmilzt beim Erhitzen auf etwa 150°, wobei sich gelbe Dämpfe entwickeln. Analog DAB 6, Dan. IX, Ned. 6. — ÖAB 9: Löst man etwa 0,1 g Chrysarobin in 5 ml konz. Schwefelsäure und gießt die Lösung vorsichtig in 100 ml Wasser, so entsteht ein orangegelber Niederschlag. Analog Dan. IX, Ned. 6, Hisp. IX, USP XVI. — ÖAB 9: Löst man 0 1 g Chrysarobin in einer Mischung von 5 ml konz. NaOH-Lösung und 5 ml Wasser und verdünnt 1 Tr. dieser Lösung mit 20 ml Wasser, so zeigt sich im gefilterten UV-Licht eine deutlich gelbgrüne Fluoreszenz, die bald wieder verschwindet. Analog Ned. 6. — Helv. V: Löst man wenig Chrysarobin in konz. Schwefelsäure, so entsteht eine gelb- bis rotbraune Lösung, die beim Erhitzen unter Verfärbung dunkler und schließlich schmutzigviolett wird. — Helv. V: Übergießt man wenig Chrysarobin mit verd. Natronlauge, so entsteht eine gelbbraune Lösung, die sich beim Schütteln nach und nach intensiv rot färbt. Analog Dan. IX, Svec. 46, USP XVI. — Helv. V: Schüttelt man etwas Chrysarobin mit verd. Ammoniak während einiger Sekunden, so tritt keine deutliche Farbänderung des Gemisches ein; erhitzt man das Gemisch hingegen unter ständigem Schütteln während einiger Sekunden zum Sieden, so färbt sich die Ammoniaklösung rot. — DAB 6: Streut man Chrysarobin auf Schwefelsäure, so entsteht eine rötlichgelbe Lösung. — DAB 6: Bringt man ein Stäubchen Chrysarobin auf 1 Tr. rauchende Salpetersäure und breitet die Lösung in dünner Schicht aus, so wird sie beim Betupfen mit Ammoniakflüssigkeit violett. Analog Dan. IX, Svec. 46, USP XVI. — Dan. IX: Etwa 0,01 g Chrysarobin ergeben beim Mischen mit einigen Tropfen einer Lösung von 1 T. Selendioxid in 200 T. konz. Schwefelsäure in einer Porzellanschale eine grünliche Farbe (Anthronnachweis). — Ned. 6: Mischt man 100 mg Chrysarobin mit 50 ml Schwefel, so entsteht unter Gasentwicklung eine dunkelgrüne Masse, die sich in Chloroform klar grün löst.

Löslichkeit. Fast löslich in Chloroform: In 15 T. USP XVI, Hisp. IX; in 20 T. Helv. V, Dan. IX, Ned. 6; in 30 T. ÖAB 9; in 45 T. (40°) DAB 6. — In Benzol: In 30 T. Helv. V, Hisp. IX; in 35 T. Dan. IX; in 50 T. ÖAB 9. — In Äther: In 100 T. Ned. 6; in 120 T. Helv. V; in 150 T. Dan. IX; in 160 T. USP XVI, Hisp. IX; in 300 T. ÖAB 9. — In heißem Alkohol: In 300 T. DAB 6, ÖAB 9; in 300 T. Hisp. IX, Dan. IX; in 400 T. USP XVI, Ned. 6. — Wenig oder kaum löslich in Wasser. — Nach USP XVI ist Chrysarobin in Lösungen der nichtflüchtigen Alkalihydroxide löslich.

Schmelzpunkt: 140 bis 160° Helv. V; 147 bis 157° Hisp. IX; etwa 150° ÖAB 9.

Reinheit. ÖAB 9: 0,5 g Chrysarobin müssen sich in 15 ml warmem Chloroform ohne Rückstand zu einer goldgelben Flüssigkeit lösen. Analog Helv. V. — ÖAB 9: Kocht man 0,01 g Chrysarobin mit 20 ml Wasser und filtriert, so muß das Filtrat gegen Lackmus neutral reagieren (analog Dan. IX, Svec. 46, USP XVI) und darf durch 1 Tr. Eisen(III)-chloridlösung (R) nicht verändert werden (analog DAB 6, Helv. V, Ned. 6).

Max. Aschegehalt: 0,25% Hisp. IX; 0,3% DAB 6, ÖAB 9, USP XVI, Ned. 6, Pol. III, Dan. IX; 0,5% Svec. 46, Ind. P. 66. — 0,1 g Chrysarobin darf keinen wägbaren Verbrennungsrückstand hinterlassen, Helv. V.

Aufbewahrung. Vor Licht geschützt in gut schließenden Gefäßen, ÖAB 9. Als Separandum Helv. V, Dan. IX.

Wirkung. Chrysarobin erzeugt auf der Haut und besonders auf den Schleimhäuten Rötung, Schwellung und selbst Pusteln; es ist deshalb bei der Verarbeitung vorsichtig zu behandeln. Es wird von der Haut aus resorbiert. Bei Anwendung auf größeren Flächen kann Albuminurie eintreten. Innerlich erzeugt es Erbrechen, Durchfall und Nierenentzündung (schon bei 0,2 g). KREBS u. SCHALTEGGER konnten zeigen, daß der günstige Effekt von Chrysarobin und Dianthranol auf ihrer starken zellteilungshemmenden Wirkung, nicht jedoch auf ihren hautreizenden Eigenschaften beruht.

Anwendung. Äußerlich als 5- bis 10%ige Salbe, als Collodium- oder Traumaticinlösung gegen Psoriasis, Herpes tonsurans, Ekzema marginatum, Pityriasis versicolor u. a. Hauterkrankungen. Die auf der Haut zurückbleibenden Flecken können mit Benzol, Alkohol oder Chloroform entfernt werden. Ferner als Hautreizmittel bei chronischer Gelenkentzündung und Rheuma. In der Veterinärmedizin gegen Trichophythie.

Dosierung. Gebräuchliche Konzentration bei äußerlicher Anwendung 2 bis 5%, ÖAB 9.

Inkompatibilitäten: Nach Helv. V Alkalien und andere alkalisch reagierende Stoffe (bei Luftzutritt Oxydation unter Rotfärbung) sowie Oxydationsmittel. Analog Dan. IX und Hisp. IX.

Bemerkung: Verstäubung ist zu vermeiden, da Chrysarobin auf Schleimhäuten Entzündungen hervorruft. Gefährlich für die Augen!

Araroba HAB 34. Chrysarobin.

Arzneiform. Substanz zur Tinktur nach § 4 mit 90%igem Weingeist.
Arzneigehalt. 1/10.

Chrysarobinum HPUS 64. Chrysarobin.

Arzneiform. Triturationen D 1 (1 ×) und höher.

Andira jamaicensis (W. Wright) Urban [Andira inermis (Sw.) Kunth., Geoffroya inermis Wright, G. jamaicensis Murray].

Heimisch in Westindien, Mexiko, Guayana und Brasilien.

Cortex Geoffroyae jamaicensis. Cortex Geoffroyae flavae (inermis). Cortex Andirae inermis. Geoffroyrinde. Jamaica-Wurmrinde. Cabbage-tree bark. Ecorce de Geoffree.

Die Rindenstücke von verschiedener Länge und Dicke, oft 40 bis 50 cm lang und bis 5 cm breit. Gewöhnlich flach oder nur wenig gekrümmt, die dünnen Rinden mitunter zu Röhren zusammengestellt. Die Außenfläche stellenweise mit weißlichgrauer, verhältnismäßig dünner Borke, an älteren Rinden häufig Flechten. Die Innenfläche gelbgrau bis schwarzgrau, meist mit schwarzgrauen Flecken; hier axial verlaufende, erhabene Bastfaserbündel. Je nach dem Alter sind Epidermis, primäre und Teile der sekundären Rinde durch Borkenbildung abgestoßen. Charakteristisch für die Geoffroyrinden sind die im innersten Teil der Innenrinde liegenden, noch nicht obliterierten Siebröhren, die aus kurzen Gliedern bestehen und alle in bestimmten Zwischenräumen ihre Siebplatten haben, so daß sie auf tangentialen Schnitten regelmäßige Reihen bilden, wodurch Längsschnitte dieser Partie sehr an Palisadengewebe erinnern. Ein tangentialer Längsschnitt nahe dem Kambium zeigt die frontalen Durchschnitte der Markstrahlen in auffallend regelmäßigen, tangentialen Reihen. Die Markstrahlen sind durch Siebröhren voneinander getrennt, die an diesen Stellen keine Siebplatten haben. Dann folgt in axialer Richtung eine tangentiale Reihe von Siebplatten, dann wiederum eine solche von Markstrahlen, dann wiederum Siebplatten usw.

Inhaltsstoffe. Andirin, Berberin, Harz, Fett und Stärke.
Anwendung. Als Laxans und Vermifugum. Das Holz der Pflanze bekannt als Rebhuhnholz (Partridge wood).

Andira inermis HAB 34.

Die getrocknete Rinde.
Arzneiform. Tinktur nach § 4 durch Perkolation mit 60%igem Weingeist.
Arzneigehalt. 1/10.

Andira retusa (Poir) H. B. K. (Geoffroya retusa Lam.).

Bergwälder Surinams.

Cortex Geoffroyae surinamensis.

Die sehr selten anzutreffende Rinde sieht C. Geoffr. jamaicensis von Andira jamaicensis sehr ähnlich. Die Rinde besteht aus großen, flachen, rinnenförmigen oder röhrenförmigen Stücken mit dünner Borke und grauer bis schwarzgrauer Außenrinde. Es kommt vor, daß auf der Innenseite der Rinde ein schimmelartiger Anflug von Surinamin zu sehen ist.

Inhaltsstoff. Surinamin.
Anwendung. Als Anthelminticum.

Andira anthelmintica, A. fraxinifolia und A. stipulacea.

Die Arten sind in Brasilien heimisch.
Inhaltsstoffe. Berberin und Andirin.
Anwendung. Als Anthelminticum.

Androctonus

Androctonus australis L. (A. funestus HEMPRICH und EHRENB., Scorpio australis L., Buthus australis L., Prionarius australis POCOCK). Klasse Arachnida – Ordnung Scorpiones – Familie Buthidae. Dickschwanz-Skorpion.

Heimisch in Nordwestafrika und Vorderindien. In trockenen, unbewaldeten, häufig vollständig wüsten Gegenden im Vorgebirge oder auf steinigen, mit spärlichem Gras- und Strauchwuchs bestandenen Hochebenen, Lehm- und Sandwüsten.

Das Tier ist bis 12,5 cm lang und ledergelb bis rotbraun gefärbt. Schwanzende und Blase sind oft dunkler gefärbt. Die Cauda ist ziemlich dick und kräftig. Im übrigen ähnelt der Körperbau dem von Euscorpius italicus (Italienischer Skorpion). Die Wandung der Giftdrüse ist bei Androctonus im Gegensatz zu Euscorpius gefaltet. Am Grunde des letzten Torsalgliedes ein mehrdorniger Fortsatz, der Grunddorn.

Androctonus australis, von dem mehrere Varietäten existieren (s. SCHINDLER), gehört zu den gefährlichsten Skorpionen Nordafrikas.

Inhaltsstoff. Das Toxin (Neurotoxin) soll ein Protein sein mit ziemlich hohem isoelektrischem Punkt (8,5 bis 9) und geringem Molekulargewicht.

Wirkung. Die Toxizität (DL_{50}) beträgt für eine 20 g schwere Maus 70 bis 100 γ. Bei Kindern verläuft der Stich zuweilen tödlich, beim Erwachsenen tritt ein lokaler, 2 bis 3 Tage lang anhaltender Schmerz auf, dann kommt es zu Krämpfen und Zuckungen des betroffenen Muskels, Verallgemeinerung der Schmerzen, Entzündung der Lymphgefäße um die Stichwunde herum, mühsames Schlucken und Schmerzen in der Speiseröhre. Am nächsten Tag schwillt das betroffene Glied stark an, dann folgen Entkräftung, Angst, Bewegungsunfähigkeit, leichte Hyperthermie, schließlich Besserung nach 4 bis 5 Tagen.

Anwendung. Nach BPC 68 (auch A. crassicandra) zur Gewinnung von Skorpionantiserum. In der Homöopathie.

Buthus Australis HPUS 64.

Das Gift. Der Skorpion wird durch einen schwachen elektrischen Strom gereizt, wodurch dann das Gift austritt.

Arzneiform. Urtinktur: Arzneigehalt 1/100 im dest. Wasser. – Dilutionen: D 3 (3×) und D 4 (4×) mit bidest. Wasser, D 5 (5×) und höher mit Alkohol HPUS (88 Vol.-%). – Triturationen: D 3 (3×) und höher.

Androcymbium

Androcymbium gramineum MACBRIDE. Liliaceae – Wurmbaeoideae – Colchiceae.

In Afrika, Australien und in den Mittelmeergebieten beheimatet.

Inhaltsstoffe. In der Knolle 0,29% Colchicin $C_{22}H_{25}NO_6$, Fp. 155 bis 157°, 2-Desmethylcolchicin $C_{21}H_{23}NO_6$, Fp. 180 bis 190° und 275 bis 280°, 3-Desmethylcolchicin $C_{21}H_{23}NO_6$, Fp. 110 bis 140° und 178 bis 180°. In Blüten, Blättern (blühendes Kraut 0,1%) und Samen (0,37%) ebenfalls Colchicin.

Bemerkung. Die Art ist eine sehr gefürchtete Giftpflanze in den Oasen der Sahara.

Androcymbium melanthioides WILLD. var. strictum BAKEER, Südrhodesien.

Inhaltsstoffe. HRBEK u. SANTAVÝ [Coll. Czechoslov. Chem. Commun. 27, 2111 (1962)] isolierten aus den Samen Spuren von Colchicin und 0,1% Stoff B, aus den Knollen 0,07% Colchicin und 0,01% basisch reagierende Stoffe, aus den Blättern 0,18% Stoff B, 1,8% Alkaloide ohne Tropolonring. Androcymbin $C_{21}H_{25}NO_5$ und Melanthioidin $C_{42}H_{50}N_2O_7$ konnten kristallin erhalten werden.

Androcymbium eucomoides WILLD., A. leucanthum WILLD., A. longipes BAK.

Inhaltsstoffe. In den Knollen ebenfalls toxische Stoffe.

Anwendung. In der Eingeborenenmedizin zu Salben bei Augen- und Ohrenentzündungen.

Andrographis

Andrographis paniculata Nees (Justicia panniculata Burm.). Acanthaceae – Acanthoideae – Andrographideae. Andrographis-Kraut.

Heimisch und vielfach angebaut in Ostindien, auf Java und Ceylon; nach Westindien eingeführt.

Einjährige Pflanze, bis 1 m hoch. – Stengel gerade, 0,3 bis 1 m hoch, knotig, verzweigt, glatt, hell- bis dunkelgrün, deutlich vierkantig, längsgefurcht, im oberen Teil etwas gedreht. – Blätter gegenständig, kurz gestielt, ganzrandig, lanzettlich, vorne zugespitzt, leicht wellig, oberseits dunkelgrün und schwach glänzend, unterseits etwas blasser, bei Lupenbetrachtung fein gekörnt, dünn, leicht zerbrechlich; sie variieren sehr an Größe, die größeren bis zu 7,5 cm lang und bis 2,5 cm breit. Mittelrippe auf der Unterseite am Blattgrund furchig, zur Spitze hin allmählich wulstig. – Kelch etwa 3 cm lang, tief fünfspaltig. Kelchblätter gleichförmig, linear-lanzettlich, drüsig behaart. Blütenkrone 1 cm lang, rosafarben, behaart, bis zur Hälfte zweilippig. Staubgefäße 2 mit flachen, im oberen Teil behaarten Filamenten, Narbe flaumig behaart. – Früchte bilden aufrechte, etwas zylindrische, zweiklappige, etwa 15 mm lange und 3 mm breite Kapseln, gegen die Enden schmal zulaufend, mit einer tiefen, längsherablaufenden Furche an der Vorderseite jeder Klappe. – Samen zahlreich, gelbbraun, vierkantig, runzelig, unbehaart.

Geruch nicht charakteristisch, Geschmack intensiv bitter.

Herba Andrographidis. Andrographiskraut. Andrographis. Kalmegh. Kiryat.

Andrographis BPC 49. Kalmegh Ind. P. C. 53, Ind. P. 66.

Nach Ind. P. C. 53 besteht die Droge aus der frischen oder getrockneten ganzen Pflanze, nach Ind. P. 66 aus den getrockneten Blättern und zarten Schößlingen.

Mikroskopisches Bild. Blatt: Starke Behaarung durch Drüsen- und Deckhaare. Drüsenhaare mit kurzem, einzelligem Stiel, bis zu 20 µm lang, mit achtzelligem Köpfchen, in Aufsicht scheibenförmig, über die ganze untere Blattfläche vor allem am Rande und entlang der Mittelrippe verteilt. Deckhaare ein- bis dreizellig. Zellwände der oberen Epidermis ziemlich geradwandig, auf der Unterseite gewellt. Spaltöffnungsindex 16 bis 24. Caryophyllaceen-Stomata in der der Achse abgewandten Epidermis. Cystolithen in der Epidermis. Einzellige Palisadenzellschicht. Querschnitt durch die Mittelrippe an verschiedenen Stellen des Blattes unterschiedlich. Großes fächerförmiges Gefäßbündel in der Mittelrippe, umgeben von einreihigem Perizykel auf der Oberseite. Stengel: Behaarung wie am Blatt, Deckhaare meist einzellig. Rindenkollenchymstücke unter der Epidermis und überall in der Ausbuchtung. Ausgeprägte Endodermis mit Casparyscher Streifung. Steife Fasern im Holzteil, röhriges Gefäßbündelsystem. In Mark und Rinde kleine Calciumoxalatnadeln. Stomata und Haare am Kelch wie im Blatt. Blütenkrone: Beiderseits stark behaart. Deck- und Drüsenhaare an den Staubgefäßen. Cystolithen in der Epidermis der Deck-, Vor- und Kelchblätter, in anderen Teilen der Blüte abwesend.

Inhaltsstoffe. Der kristalline, nicht glykosidische Bitterstoff Andrographolid $C_{20}H_{30}O_5$ und reichlich Kaliumsalze.

Andrographolid

Nach Quuadrat-I-Khuda et al. [ref. Chem. Abstr. *62*, 8120 (1965)] in den Wurzeln Andrographin (Monohydroxytrimethoxyflavon) $C_{18}H_{16}O_6$, Fp. 190 bis 191°, und Panicolin (Dihydroxydimethoxyflavon) $C_{17}H_{14}O_6$, Fp. 263 bis 264°. Nach Govindachari et al. [Indian J. Chem. *7*, 306 (1969)] 5-Hydroxy-7,8,2',3'-tetramethoxyflavon.

Allison et al. [Chem. Commun. *1968*, S. 1493] isolierten aus Gewebekulturen die Bisabolenoidlactone Paniculid A, Fp. 120 bis 121°, Paniculid B, Fp. 145 bis 146°, und Paniculid C.

Prüfung. Reinheit. Mindestgehalt an Andrographolid: 1% Ind. P. C. 53, Ind. P. 66. – Alkohol(60%)löslicher Extrakt mind. 24% Ind. P. 66. – Wasserlöslicher Extrakt mind. 20%

Ind. P. 66. – Max. Aschegehalt 20% Ind. P. 66. – Säureunlösl. Asche max. 5% Ind. P. 66. – Fremde org. Beimengungen max. 2% Ind. P. 66.

Gehaltsbestimmung nach Ind. P. 66: 10 g der gepulverten Droge werden genau gewogen und in einem kleinen Soxhlet-Apparat mit 200 ml Alkohol extrahiert. Der Extrakt wird auf dem Wasserbad auf 50 ml eingeengt, dann werden 30 ml Wasser hinzugefügt. Dieser wäßrig-alkoholische Extrakt wird nun zweimal mit je 25 ml Benzol gewaschen, mit 20 ml Wasser versetzt und viermal mit je 25 ml Äthylacetat extrahiert. Die Äthylacetatauszüge werden anschließend vereint, zur Trockene eingedampft und bei 90° bis zur Gewichtskonstanz getrocknet. Danach wird das Andrographolid gewogen.

Aufbewahrung. In einem gut verschlossenen Gefäß, Ind. P. 66.

Anwendung. Als bitteres Tonicum und Stomachicum; gegen Nierensteine, Dysenterie und Fieber anstelle der früher offizinellen Swertia chiretta (Herba Chiratae) besonders in Indien verwendet. Ein aus frischen Blättern gepreßter Saft gilt als gutes Mittel gegen Diarrhoe bei Kindern. Ein wäßriger Extrakt wird im Verhältnis 1 : 2 durch Kochen der ganzen Pflanze mit Wasser hergestellt, dann das Menstruum eingeengt und hierauf verschiedene andere Zutaten beigefügt. Die Mischung enthält 2 Vol.-% Fenchelöl, 2 Vol.-% Ajowanöl, 55 bis 60% Alkohol und wird auf einen Gehalt von 0,5% Andrographolid eingestellt. In Indien wird die Wurzel wie Quassia gebraucht.

Dosierung. 0,5 bis 1 ml, Ind. P. C. 53.

Halviva, ein aus der Pflanze hergestelltes Präparat, dient als Ersatz für Chinin als Bittermittel.

Andromeda

Andromeda polifolia L. (Rhododendron polifolium SCOP.) Ericaceae – Arbutoideae – Andromedeae. Poleiblättrige Gränke. Wilder Rosmarin. Rosmarinheide. Lavendelheide.

In Nord- und Mitteleuropa, Nordasien und Nordamerika beheimatet.

Niedriges, 10 bis 40 cm hohes Halbsträuchlein mit weitkriechender, sich bewurzelnder Grundachse und mit zahlreichen, zarten, kahlen, bogig aufstrebenden, grauberindeten Zweigen. Laubblätter wechselständig, elliptisch oder lineal-lanzettlich, wintergrün, an den Rändern stark eingerollt, ganzrandig, oberseits dunkelgrün, unterseits hellblaugrün, wachsbereift, mit stark hervortretendem Mittelnerv, fein bespitzt, lederartig, fast sitzend, 1,5 bis 4 cm lang. Blüten doldentraubig, in den Achseln von Tragblättern zu 2 bis 8 (meist 4 bis 5), hellrosa, nickend. Blütenstiele drei- bis viermal länger als die Blüten, rötlich. Untere Tragblätter laubblattartig, grün; die oberen rötlich, kurz und dick, die zwei seitlichen Vorblätter unmittelbar über dem Tragblatt am Blütenstiel entspringend. Kelch tief fünfspaltig, 1/4 bis 1/5 so lang wie die Krone, rötlich; Kelchzipfel eilanzettlich, zugespitzt, völlig kahl. Krone 4 bis 6,5 mm lang, kugelig-eiförmig, innen behaart, mit 5 kurzen, stumpf-dreieckigen, auswärts gekrümmten Zipfeln, hellrosa, später verblassend. Staubblätter 10, etwa 1/3 der Kronenlänge erreichend; Staubfäden gegen den Grund etwas verdickt, lang weißhaarig; Antheren bekörnelt, prismatisch, an der Spitze in zwei lange, grannig-zugespitzte Hörnchen auslaufend. Griffel zylindrisch, 1/3 kürzer als die Krone, eingeschlossen; Narbe wenig verdickt. Fruchtkapsel kugelig, völlig kahl, dunkel blaugrün, fünffächerig, fachspaltig sich öffnend, aufrecht. Samen eiförmig, etwa 1,5 mm lang.

Inhaltsstoff. Andromedotoxin (Asebotoxin) $C_{31}H_{50}O_{10}$.

Vergiftungen. Bei Weidetieren, insbesondere bei Schafen und Ziegen. Beim Menschen durch Verfälschung der Fol. Rosmarini oder durch den Genuß von Bienenhonig, der von andromedotoxinhaltigen Pflanzen stammt. Die von XENOPHON in seiner „Anabasis" beschriebenen Massenvergiftungen griechischer Soldaten in Kleinasien sollen durch derartigen Honig verursacht worden sein.

Anemarrhena

Anemarrhena asphodeloides BGE. Liliaceae.

Rhizoma Anemarrhenae. Anemarrhenarhizom.

Anemarrhenae Rhizoma Jap. 62.

Rhizomstücke sehr geschrumpft, häufig ästig, flach, 6 bis 12 cm lang, 0,5 bis 1,5 cm breit, etwa 0,5 cm dick. Außenseite gelb- bis graubraun mit feinen Ringknoten; häufig von Fasern abgestorbener Blätter bedeckt. Am oberen Ende Narben von Knospen und kreisförmigen Blütenachsen, am unteren Ende Wurzelnarben. Die Droge ist sehr leicht und zerbrechlich.

Geruch schwach charakteristisch, Geschmack anfangs süß und schleimig, später bitter.

Lupenbild. Querschnitt. Schleimzellen oder ihre Ansammlungen von poröser Beschaffenheit. Rinde sehr schmal; im breiten Zentralzylinder unregelmäßig verstreut zahlreiche bikollaterale Gefäßbündel.

Inhaltsstoffe. Nach ARITOMI et al. (Tetrahedron L. *1969*, S. 941) in den Rhizomen und oberirdischen Organen als Hauptbestandteil Mangiferin (Chimonin) $C_{19}H_{18}O_{11} \cdot 1/2\ H_2O$, Fp. über 260° (Zers.), neben Isomangiferin. Nach MORITA et al. [J. Pharm. Soc. Japan *86*, 374 (1965)] ferner 6% Saponine: Sarsasapogenin $C_{27}H_{44}O_3$, Fp. 198°; Markogenin $C_{27}H_{44}O_4$, Fp. 256 bis 257°; Neogitogenin $C_{27}H_{44}O_4 + 0,5\ H_2O$, Fp. 253 bis 254°; Timosaponin A-III $C_{39}H_{64}O_{13}$, Fp. 314 bis 322°, und Timosaponin B-I, Fp. 170 bis 180°, sowie Gerbstoff.

Prüfung. Identität nach Jap. 62. 1. 0,2 g pulverisierte Droge werden mit 5 ml Wasser in einem Reagensglas kräftig geschüttelt. Es entsteht ein feiner und beständiger Schaum (Saponin). — 2. Zu 2 ml des aus 1 erhaltenen Filtrates fügt man 1 Tr. Eisen(III)-chloridlösung. Es entsteht ein dunkelgrüner Niederschlag (Tannin).

Reinheit. Max. Aschegehalt 5,0%.

Anwendung. In China als Febrifugum.

Dosierung. Übliche Tagesdosis als Dekokt 5 g, Jap. 62.

Anemone

Anemone nemorosa L. Ranunculaceae – Ranunculoideae – Anemoneae. Buschwindröschen. Echtes Windröschen. Weiße Osterblume.

In Süd- und Mitteleuropa, Asien und Nordamerika. Fehlt in Sizilien, Sardinien und Griechenland. In Gebüschen, Laubwäldern, auf Rasenflächen, Mooren und Halden.

Herba Anemonis nemorosae. Herba Ranunculi albi. Herba Ranunculi nemorosi. Buschwindröschenkraut.

Der im Boden verlaufende Wurzelstock trägt an der Spitze ein einzelnes, langgestieltes, handförmig fünfteiliges, gesägtes, unbehaartes Blatt oder einen stielrunden, bis 25 cm hohen Blütenschaft. Etwa in der Mitte des letzteren 3 kurzscheidige, kurzgestielte, drei- bis fünfteilige Hüllblätter, ihr Mittellappen dreispaltig, wie die Seitenlappen grob sägezähnig. Der Blütenstiel 10 bis 20 cm hoch, mit meist nur einer aufrechten oder etwas geneigten Blüte von 3 bis 4 cm Durchmesser. Letztere aus 5 bis 12, doch gewöhnlich 6 weißen oder violettrötlich angelaufenen, außen oft rötlichen, länglich-eiförmigen, ausgebreiteten oder glockenförmig zusammengeneigten Perigonblättern. Diese kahl, die ganze übrige Pflanze mehr oder weniger flaumhaarig. Zahlreiche Staubblätter und Fruchtblätter.

Die frische Pflanze schmeckt brennend scharf und reizt die Augen.

Inhaltsstoffe. Das frische Kraut enthält das stark hautreizende, antibiotisch wirksame, aber toxische Butenolid Protoanemonin $C_5H_4O_2$, das in Anemonin $C_{10}H_8O_4$, Fp. 158°, und letzteres in die unwirksame Anemonsäure $C_{10}H_{12}O_6$ und Isoanemonsäure (?) übergeht. Nach BIENFAIT [ref. Chem. Abstr. *61*, 4699 (1964)] ein Saponinon mit dem Genin $C_{30}H_{38}O_4$, Fp. 317,5°, und den Zuckern Arabinose, Rhamnose und Glucose.

Anwendung. Die frische Pflanze als Hyperämicum und Vesicans bei Arthritis, Pleuritis und Bronchitis der Kleinkinder. In der Homöopathie bei Amenorrhoe und Dysmenorrhö.

Bemerkung: In der getrockneten Droge ist nur unwirksame Anemonsäure.

Anemone nemorosa HAB 34. Buschwindröschen.

Frische, vor Entfaltung der Blüte gesammelte Pflanze.

Arzneiform. Essenz nach § 3.

Arzneigehalt. 1/3.

Aufbewahrung. Bis 3. Dez.Pot. vorsichtig.

Anemone ranunculoides L. Gelbes Buschwindröschen.

Süd- und Mitteleuropa.

Ausdauernd, 7 bis 20 (30) cm hoch. Grundachse waagerecht, unterirdisch kriechend, braun, mit Schuppenblättern besetzt. Stengel aufrecht, zerstreut behaart. Grundständige Laubblätter 0 oder 1 (im letzteren Fall lang gestielt, dreizählig mit kurzgestielten Teilblättchen, das mittlere dreispaltig, die seitlichen zweiteilig, mit tief eingeschnittenen, gesägten Abschnitten). Hochblätter laubblattartig, fingerförmig vielteilig, kurz gestielt, von der Blüte entfernt, fast waagrecht ausgebreitet, dreizählig. Blättchen dreiteilig, kahl; Abschnitte länglich-lanzettlich, eingeschnitten gesägt, die äußeren zuweilen fast zweispaltig. Blüten einzeln oder zu 2 (selten 3 bis 5), mehr oder weniger lang gestielt, aufrecht, mit meist 5 breit eiförmigen, dotter- oder schwefelgelben, 6 bis 8 cm langen, rückwärts schwach flaumigen Blütenhüllblättern und viel kürzeren, gelben Staubblättern. Früchte 4 bis 5 mm lang, kurz behaart, mit kurzem, gebogenem Schnabel.

Herba Anemonis ranunculoides. Gelbes Buschwindröschenkraut.

Inhaltsstoffe. In der frischen Pflanze Protoanemonin und Anemonin.

Anwendung. Wie A. nemorosa.

Anemone sylvestris L. Großes Windröschen. Waldwindröschen.
Europa.

Ausdauernd, 15 bis 50 cm hoch. Wurzelstock stark, schräg nach abwärts gerichtet, fast schwarz, Adventivknospen treibend. Grundständige Laubblätter meist 2 bis 6, langgestielt (Stiel langzottig behaart), handförmig fünfteilig, mit ungleich gesägt-gelappten, fast rautenförmigen Zipfeln, beiderseits (oben schwächer) anliegend behaart. Stengel aufrecht, meist ein-(seltener zwei-)blütig, durch die starke Behaarung fast weißfilzig, unterseits abstehend behaart, mit 3 meist über der Stengelmitte stehenden, mehr oder weniger aufrechten, gestielten, dreiteiligen Blättern; Mittelabschnitt unregelmäßig gesägt-gelappt, die seitlichen zweispaltig mit gelappten Zipfeln. Blüten einzeln, fast stets aufrecht, 4 bis 7 cm im Durchmesser. Blütenhüllblätter meist 5, breitoval, reinweiß oder höchstens auf der Unterseite schwach violett überlaufen, breit eiförmig, außen weiß behaart. Staubblätter mehrfach kürzer, gelb. Fruchtknoten eiförmig, kugelig. Früchte zahlreich, klein (bis 3 mm lang), dicht weißwollig-filzig, kurzgeschnäbelt.

Inhaltsstoffe. Die Pflanze enthält Protoanemonin, die Wurzel Saponin.

Anwendung. Wie A. nemorosa.

Anemone caffra E. et Z. ex Harv., Südafrika.

Inhaltsstoff. Huang et al. [ref. Chem. Abstr. *59*, 1962 (1963)] fanden ein Triterpen-Saponin, das nach Hydrolyse Anemosapogenin $C_{30}H_{48}O_4$, Fp. 300 bis 302°, und die Zucker Glucose, Rhamnose und einen weiteren Zucker ergab.

Anwendung. Die Wurzel in Form eines Infuses als Emeticum und bei Leberleiden.

Anemone chinensis. Findet in China arzneiliche Anwendung.

Anemone hepatica s. Hepatica.

Anemopaegma

Anemopaegma mirandum Mart. (Anemopaegma di Land und Varietäten).
Bignoniaceae – Bignonieae. Catuaba. Catuiba.
In Brasilien vorkommende Liane.

Rhizoma Anemopaegmae. Catuiba.

Rhizoma Anemopaegmae Brasil. 1.

Anwendung. Als aphrodisierend wirkendes Stimulans und Nervinum, besonders in Form galenischer Präparate.

Anemopsis

Anemopsis californica (Nutt.) Hook. et Arn. [Houttuynia californica (Nutt.) B. et H.]. Saururaceae. Yerba mansa. Apache beads.
Heimisch im Südwesten der USA.

Inhaltsstoffe. Nach Acharya et al. [J. pharm. Sci. *57*, 1020 (1968)] im äth. Öl aus den Wurzeln und Rhizomen 13% Thymol, 55% Methyleugenol und 5% Piperiton. Nach San-

VORDEKER u. CHAUBAL [J. pharm. Sci. *58*, 1213 (1969)] Esdragol, Thymolmethyläther, Linalool, p-Cymen, 1,8-Cineol, D-Limonen, Camphen, α- und β-Pinen. CHILDS u. COLE [J. pharm. Sci. *54*, 789 (1965)] fanden Leucoanthocyanidine und 4-Allylveratrol.

Wirkung. Laut CHILDS u. COLE (l. c.) besitzen Rohextrakte der Pflanze spasmolytische Wirksamkeit, die auf 4-Allylveratrol zurückgeführt wird.

Anwendung. Liefert Herba Manza und schwarze Sarsaparilla. Nach USD 50 eine Abkochung der Wurzel bei den Indianern lokal bei Schnittwunden und Geschwüren sowie innerlich bei Diarrhoe und Dysenterie. Die Droge wurde auch äußerlich bei Hals- und Nasenkatarrhen empfohlen.

Anethum

Anethum graveolens L. Apiaceae – Apioideae – Apieae. Dill. Dillkraut. Dillenkraut. Gurkenkraut.

Heimisch im Orient, dem Kaukasus, in den Mittelmeerländern und in den USA. Durch Kultur weit verbreitet, der Früchte wegen angebaut, aber auch oft wildwachsend. Hauptherkunftsgebiete (aus Kulturen) sind Deutschland, Holland, Rumänien, Bulgarien und Rußland.

Einjährige Pflanze, über 1 m hoch werdend, kahl, dunkelgrün, oberwärts schwach bläulich bereift. Stengel stielrund, feingerillt, abwechselnd mit weißen und grünen Längsstreifen versehen, röhrig, oberwärts abstehend ästig und zwischen den Ästen zickzackförmig verbogen. Laubblätter mittelgroß, die gut ausgebildeten meist drei- bis vierfach fiederschnittig, die oberen weniger reich gegliedert, auf den Scheiden sitzend, die unteren gestielt, aber alle im Umriß eiförmig; ihre Zipfel letzter Ordnung linealisch-fädlich bis fast borstlich, wenigstens die der oberen Laubblätter verlängert, spitz und mit einem hellen Stachelspitzchen versehen, oberseits oft flach rinnig. Blattscheiden länglich, kaum über 2 cm lang, Äste zusammengerollt-umfassend, auf dem Rücken krautig, am Rande breithäutig, an der Spitze in ein häutiges, kapuzenförmiges, ungeteiltes Öhrchen ausgezogen. Dolden bei kultivierten Exemplaren bis 15 cm im Durchmesser, reichstrahlig und durchschnittlich 8 cm lang. Hüllen und Hüllchen fehlen. Döldchenstiele verlängert, meist vielmal länger als die Blüten und mindestens doppelt so lang wie die Früchte, glatt und kahl. Blüten klein, zwittrig, dottergelb, etwas ausgerandet. Kelchsaum verwischt oder sehr undeutlich und schwach gezähnt.

Fructus Anethi[1]. Fructus Anethi germanici hortensis. Dillfrüchte. Dillsamen. Bergkümmel. Dollen-, Hexen-, Teufelsdill-, Gurkenkrautsamen. Gartendill. Dill fruit. Fruit d'aneth. Fenouil puant. Fructos de endro. Frutos de eneldo.

Fructus Anethi Erg.B. 6. Dill BP 32, BPC 54, Ind. P. 66.

Teilfrüchte meist getrennt, rötlichgelb bis gelbbraun, glatt, kahl, 4 bis 5 mm lang, 2 bis 3 mm breit, im Umriß eiförmig und vom Rücken her linsenförmig zusammengedrückt. Jedes Teilfrüchtchen mit 5 fadenförmigen, hellen Rippen, die randständigen breit geflügelt, in jedem Tälchen ein breiter, dunkler Ölstriemen, auf der Fugenseite zwei erhabene Striemen (Abb. 29).

Geruch schwach, fenchelähnlich, Geschmack scharf, fenchelartig, etwas beißend.

Mikroskopisches Bild. Das mittlere Gewebe der Fruchtwand aus wenigen Lagen dünnwandiger, etwas tangential gestreckter Parenchymzellen, die nur in der Umgebung der Ölgänge bräunlich verfärbt, sonst farblos sind. Zwischen den Rippen finden sich je ein im Querschnitt elliptischer Ölgang im Gewebe, während an der Fugenseite zwei zur Ausbildung gelangen. Das leitende Gewebe der Dorsalrippen mißt etwa 100 μm im Querschnitt, das der Randrippen

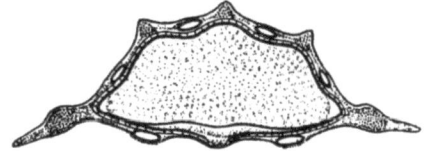

Abb. 29. Schematischer Querschnitt durch eine Teilfrucht des Dill (20 : 1) (nach G. GASSNER).

fast das Dreifache. Die Flügel der letzteren führen sklerenchymatische Elemente. Innenschicht aus rechteckigen, tafelförmigen Zellen mit gelblichem Inhalt. In den Zellen des Endosperms Aleuron und fettes Öl.

Pulverdroge. Querschnittsbruchstücke mit einem breiten, dunklen, das Tälchen fast ganz ausfüllenden Ölgang im Mesokarp der Rückenseite und deren zwei auf der Fugenseite,

---

[1] Abbildungen bei L. HÖRHAMMER: Teeanalyse, Tafel 40, Abb. 317 und 318.

mächtige Faserbündel und Sklerenchymzellen der Randrippen und zahlreiche Endospermzellen mit sehr kleinen, bis 4 μm großen Oxalatrosetten, Fetttröpfchen und Aleuronkörnern (Abb. 30).

Eine lumineszenzmikroskopische Unterscheidungsmethode für das Pulver s. BERGER.

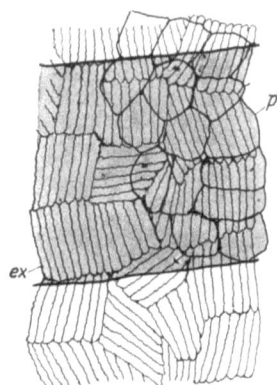

Abb. 30. Querzellenschicht des Dill (ca. 200 : 1).
ex Exkretgang; *p* Parenchym (nach K. STAESCHE).

Inhaltsstoffe. 2,5 bis 4% äth. Öl (bis 7,7% ansteigend) mit 50% Carvon, Dillapiol und (+)-Limonen. Ferner Myristicin, 10 bis 20% fettes Öl, Protein, ein Amin. DRANIK et al. [ref. Chem. Abstr. 72, 75661 m (1970) u. 73, 84627 c (1970)] fanden Bergapten, Umbelliprenin, Scopoletin, Aesculetin, Umbelliferon, ferner Kaffee-, Ferula-, Chlorogensäure und Vicenin (6,8-Di-C-glucosyl-5,7,3'-trihydroxyflavon). Im fetten Öl der Früchte γ-Sitosterin und nach KHADZHIISKI [ref. Chem. Abstr. 71, 19510 d (1969)] Chlorophyll, Xanthophyll und Carotin.

Prüfung. Mindestgehalt an äth. Öl 2,5% g/g Erg.B. 6; 2,5% ml/g BPC 54; die Pulverdroge 2% ml/g BPC 54; 1,7% ml/g Ind. P. 66. – Max. Aschegehalt 8% Erg.B. 6; 11% BP 32. – Säureunlösliche Asche max. 3% BPC 54, Ind. P. 66. – Fremde org. Substanz max. 2% BPC 54, Ind. P. 66.

Aufbewahrung. Kühl und trocken. Die gepulverte Droge in gut verschlossenen Behältern, die einen Verlust an äth. Öl verhindern.

Wirkung. Anregung der Magensaftsekretion.

Anwendung. Wie Fenchel als blähungstreibendes Mittel, bes. in England in Form des Dillwassers (Aqua Anethi destillata s. d.), außerdem allgemein als geeignetes Vehikel für Kinderarzneimittel. Ferner als Stomachicum, Diureticum, Galaktagogum und bei Schlaflosigkeit. Als Gewürz für saure Gurken, hierzu aber meist frisch und unreif samt dem Kraut. Als Rohstoff für Gewürzextrakte. Die Destillationsrückstände von der Ölgewinnung, die etwa 15% Eiweißstärke enthalten, als Viehfutter.

Dosierung. Mittlere Einzelgabe als Einnahme 1 g, Erg.B. 6.

Bemerkungen: Häufig werden Fructus Anethi für Gewürzzwecke als Kümmelersatz verwendet. Dabei kann es sich um besonders bearbeitete Dillsaat handeln, die fälschlicherweise auch unter dem Namen „Berg- oder Roßkümmel" angeboten wird. Unter diesem Namen ist jedoch Laserpitium silea L. (Siler montanum CRANTZ), Echter Bergkümmel, zu verstehen. Die Früchte dieser Apiace wurden früher in der Heilkunde ebenso wie die Kümmelfrüchte verwendet. Als Roßkümmel wird auch noch Laser trilobum (L.) BORKH. bezeichnet. Auch diese Art wurde früher in Gärten als Gewürzpflanze angebaut. Oft wird mit einem Kappenreiber, wie wir z.B. bei der Aufbereitung von Gelbklee Verwendung findet, der Flügelrand der Dillfrüchte abgerieben und so eine gewisse Ähnlichkeit mit Kümmelfrüchten (Fructus Carvi) erzielt, was schon öfter zu unliebsamen Verwechslungen geführt hat.

Herba Anethi. Dillkraut. Gurkenkraut.

Inhaltsstoffe. 0,56 bis 1,5% äth. Öl mit Carvon und Phellandren. APLIN u. PAGE (J. chem. Soc. C 1967, S. 2593) isolierten Scopoletin und ein Cumarin, $C_{14}H_{12}O_4$, Fp. 177,5 bis 178° [6,7-Dihydro-8,8-dimethyl-2H,8H-benzo(1,2-b:5,4-b')dipyran-2,6-dion]. Der Gehalt an äth. Öl steigt während des Welkens.

Wirkung. Dillkraut soll nach BERGER eine Substanz enthalten, die im Tierversuch zunächst zentral erregt, dann lähmt und in starken Dosen tödlich wirkt.

Anwendung. In der Volksheilkunde als Carminativum, Stomachicum, Galaktagogum, bei Schlaflosigkeit und Koliken aller Art. Der Saft frischer Pflanzen äußerlich bei Hämorrhoiden.

Anbau. Boden und Klima. Anethum graveolens ist anspruchslos. Er gedeiht auf fast jedem Boden; zu leichte Sandböden sagen ihm jedoch nicht zu. Feuchte Lagen sind für den Anbau von Krautdill geeignet; gegen stagnierende Feuchtigkeit ist der Dill allerdings empfindlich.

Herkünfte des Drogenhandels. Frischdill wird besonders häufig als Nebenkultur in Gurkenanbaugebieten gewonnen, z.B. im Magdeburger Gebiet. Herkunftsgebiete für Fructus Anethi sind im weiteren Sinne Mittel- und Osteuropa sowie die Balkanländer.

Sorten und Herkünfte für den Anbau. Bei dem angebauten Körnerdill handelt es sich um eine Gruppensorte, hingegen wird als Blattdill gern die Hochzuchtsorte „Chrestensens

Herkules" angebaut. Während der Körnerdill trockene Lagen gut verträgt, eignet sich Blattdill auch für feuchte.

Saatgut. Das 1000-Korn-Gewicht der Dillfrüchte (Teilfrüchte) schwankt je nach Herkunft zwischen 0,988 und 2,070 g. Die Mindestreinheit sollte 95% und die Mindestkeimfähigkeit 75% betragen. Das Saatgut bleibt verhältnismäßig lange keimfähig; nach fünfjähriger Lagerung keimt es noch immer. Nur gut gereifte Früchte weisen hohe Keimwerte auf. Hinsichtlich der Belichtung im Keimbett verhalten sich die Früchte indifferent.

Kultur. Drei Anbauweisen müssen je nach dem Verwendungszweck unterschieden werden: 1. Der Anbau zur Körnergewinnung (Fructus Anethi): Hier ist die Aussaat relativ eingeengt, da die Früchte ausreifen müssen. Die Aussaat soll während des Monats April erfolgen. – 2. Der Anbau zur Krautdrogengewinnung (Herba Anethi): Bei dieser Art des Anbaues ist größerer Spielraum in der Aussaatzeit gegeben, da der Dill auch noch mit Erfolg im Sommer als Nachbau nach Frühkartoffeln, Erbsen, Spinat, Salat oder ähnlichen, zeitig das Feld räumenden Kulturen angebaut werden kann (Ende März bis Ende Juni); er sollte möglichst nach einer mit Stallmist gedüngten Hackfrucht angebaut werden. – 3. Der Anbau zur Krautgewinnung für Einlegezwecke (Frischdill): Der Dill muß dann zur Gurkenzeit eine Höhe von 25 bis 30 cm erreicht haben, woraus sich eine Aussaatzeit von Ende April bis Anfang Mai ergibt. Für den Küchenbedarf als Gewürz können im Laufe des Jahres mehrere Folgesaaten vorgenommen werden. Sehr gern wird Dill als Beisaat zu Möhren verwendet. Nach dreijährigen Untersuchungen von HÖSSLIN bewirkt aber bereits die geringe Beimischung von 50 g Dillsaat auf 1000 g Möhrensaat eine erhebliche Ertragsdepression bei Möhren. Je mehr Dill als Beisaat Verwendung findet, um so stärker fällt der Möhrenertrag. Es kommt bei diesem Mischanbau darauf an, Anethum graveolens als Blattdill so früh wie möglich zu ernten, und zwar sollte er am besten schon im Juni/Juli mit der Wurzel gezogen werden. Den Dill länger in den Möhrenbeständen stehenzulassen, empfiehlt sich nicht.

Der Dill stellt hohe Ansprüche an das bearbeitete Land. Er verlangt ein feinkrümeliges, gartenmäßig hergerichtetes Saatbett. Gedrillt wird beim Anbau von Körnerdill im Abstand von 30 cm mit einer Saatmenge von 8 bis 10 kg/ha, bei Krautdill bei 25 cm Reihenabstand mit 12 kg/ha. Die Aussaat erfolgt in den Walzenstrich, um die möglichst flache Lage der Teilfrüchte zu gewährleisten. Anschließend wird mit leichter Walze angedrückt. Ein Striegeln zur vorbeugenden Unkrautbekämpfung empfiehlt sich innerhalb der darauffolgenden 8 Tage. Das Auflaufen selbst erfolgt nach etwa 2 bis 3 Wochen. Da Dill sehr raschwüchsig ist, kommt man in der Regel mit einer Hand- und evtl. noch mit einer Maschinenhacke als Pflegemaßnahme bis zum Schließen des Bestandes aus.

Handelsdünger wird vor der Aussaat gegeben und bei Herrichtung des Bodens eingearbeitet. Bei zeitiger Aussaat erfolgt eine normale Düngung, etwa wie bei Getreide. Bei Spätsaat empfiehlt es sich, eine etwas erhöhte Stickstoffgabe in leichtlöslicher Form zu geben.

Ernte und Trocknung. Erfolgt der Anbau zu Einlegezwecken, wird der Dill bei trockenem Wetter samt der Wurzel mit der Hand gezogen, sobald er eine Höhe von 25 bis 30 cm erreicht hat. Sauber abgeklopft, wird er dann abgeliefert.

Die Krauternte erfolgt je nach Aussaatzeit ab Mitte Juli bis September kurz nach der Blüte und kann maschinell mit dem Grasmäher, der mit einem Anhaublech versehen ist, dem Ableger oder dem Binder vorgenommen werden. Kurz vor dem Abblühen ist das Kraut reich an ätherischem Öl, im Stadium der Knospenbildung liegt jedoch das Maximum. Das frische Kraut wird dann sofort dem Verarbeitungsbetrieb angeliefert oder getrocknet. Die günstigste Temperatur liegt um 40°.

Die Ernte der Früchte erfolgt vor der Vollreife, da sie sehr leicht ausfallen. Ab Ende Juli bis August, wenn sie leicht zu bräunen anfangen, ist der Zeitpunkt für den Schnitt gekommen, der aber zweckmäßigerweise morgens oder abends bzw. bei trübem Wetter mit genügender Luftfeuchtigkeit vorgenommen wird, da sonst große Ausfallverluste entstehen können. Der Dill wird eingebunden und in Hocken zur Nachreife und zum Trocknen zusammengestellt. Danach wird er möglichst in den Morgen- oder Abendstunden unter Verwendung von Planen eingefahren und anschließend gedroschen. Der Hockendrusch mit Mähdrescher beugt auch hier Ernteverlusten vor. Die Druschabfälle lassen sich als Viehfutter verwenden. Die geernteten Dillfrüchte sollen nach dem Drusch nicht eingesackt stehenbleiben, sondern möglichst flach ausgebreitet nachtrocknen. Künstliche Nachtrocknung ist möglichst zu vermeiden und soll, wenn die Verhältnisse es überhaupt erfordern, nur bei ganz mäßiger Wärme vorgenommen werden.

Erträge. Die Erträge an Herba Anethi schwanken stark. Sie betragen frisch etwa 100 bis 200 dz/ha, das entspricht etwa 20 bis 40 dz/ha Droge.

Der Ertrag des gezogenen, frischen Blattdills liegt bei etwa 50 dz/ha, der des Saatguts bei 6 bis 12 dz/ha.

Krankheiten und Schädlinge. Nach MÜHLE befällt der Rostpilz Puccinia petroselini LINDR. außer der Petersilie auch den Dill. Die Wiesenwanze, Lygus pratensis L., die Erdwanze, Sehirus bicolor L., und die Raupe des Schwalbenschwanzes, Papilio machaon L., verursachten Schäden, die nicht bedeutend waren.

Anethum sowa ROXB. Indischer Dill. Indian Dill.

Heimisch in Bengalen, wird über Bombay als Dillersatz exportiert und ist botanisch vielleicht identisch mit Anethum graveolens.

Unbehaartes, ausdauerndes Kraut, 30 bis 90 cm hoch. Blätter zwei- bis dreifiederig, die letzten Abschnitte linealisch, 13 bis 25 mm lang. Hoch- und Vorblätter fehlen. Blütenstiele zahlreich, Blumenblätter gelb, Griffel klein. Früchte 4 mm lang, 2 mm breit, mit schmalen Flügeln versehen, zwei- bis dreimal so breit wie dick. Mittelrippen dorsal, dünn und deutlich hervortretend. In den Tälchen liegt je ein großer Ölstriemen, an der Verbindungsnaht liegen zwei.

Fructus Anethi. Dillfrüchte.

Anethum fructus Ind. P. C. 53, Ind. P. 55.

Die Droge besteht aus den getrockneten, reifen Früchten.

Früchte schmäler und stärker convex als die des europäischen Dills und ihre Rückenrippen schwächer gefärbt, wodurch sie auffallender als die des europäischen Dills sind. Ferner die Teilfrüchte für gewöhnlich miteinander verbunden und zu einem kleinen Stielchen festgewachsen.

Geruch und Geschmack aromatisch.

Inhaltsstoffe. 2 bis 3,5% äth. Öl, ostindisches Dillöl, das Dillapiol und weniger Carvon als das europäische Dillöl enthält; ferner Anethen $C_{10}H_{16}$. Nach MISRA et al. [Riechstoffe, Aromen u. Körperpflegemittel *19*, 185 (1969)] im äth. Öl α-Pinen (3,6%), D-Limonen (35,5%), α-Phellandren (2,2%), Dihydrocarvon (1,8%), Carvon (51,4%) und Dillapiol (2,5%, nach anderen Angaben 13% bzw. 30%). Nach BASLAS [Flavour industry *1*, 475 (1970)] ferner Terpinen, Myristicin, Eugenol, Apiol und Caryophyllen.

Prüfung. Mindestgehalt an äth. Öl 2% Ind. P. C. 53. – Fremde org. Beimengungen max. 2% Ind. P. C. 53.

Anwendung. Wie Anethum graveolens. Nach BPC 68 als Ersatz für Fructus carvi plv.

Dosierung. 1 bis 4 g, Ind. P. C. 53.

In der Ind. P. 55 ist laut Extra P. 67 neben dem äth. Öl, das über 20% Carvon enthalten muß, auch noch ein Destillat und ein Infus (1 : 40) aus der Droge offizinell.

Angelica

Angelica archangelica L. [Archangelica officinalis (MOENCH) HOFFM., Angelica officinalis MOENCH, A. decurrens]. Apiaceae – Apioideae – Peucedaneae.

Man unterscheidet eine var. archangelica, Angelika, Engelwurz, Edle Engelwurz und eine var. sativa (MILL.) RIKLI (Angelica sativa MILL.).

Nach BERGER stammt die Droge von Angelica archangelica L. und ihren Unterarten eu-Archangelica THELL. und litoralis (FRIES) THELL.; die erstere mit den Abarten var. norvegica (RUPRECHT) RIKLI und var. sativa (MILLER) RIKLI.

Heimisch im nördlichen Europa bis Sibirien; im mitteleuropäischen Gebirge kultiviert, vor allem im sächsischen Erzgebirge, Thüringen und Franken, aber auch in Frankreich, Belgien, Holland und Ungarn angepflanzt. Danach werden auch die Handelsarten eingeteilt.

Pflanze zwei- bis vierjährig, nach einmaligem Blühen und Fruchten absterbend, in allen Teilen aromatisch (nach Benediktinerlikör) duftend. – Grundachse dick, an den wildwachsenden Pflanzen rübenförmig (bis armdick), in der Kultur kurz, wie abgebissen und ringsum mit zahlreichen, 1 bis 6 mm dicken Fasern, den Adventivwurzeln versehen, zuletzt mehrköpfig, innen gelblichweiß und einen gelblichen Milchsaft führend. – Stengel aufrecht, bis über mannshoch (bis 3 m), am Grunde bis armdick, stielrund, fein gerillt, kahl (mit Ausnahme der Spitze der Doldenstiele), oft rotbraun angelaufen, markig-röhrig, oberwärts ästig. – Laubblätter kahl, nur am Rande der Abschnitte und zuweilen unterseits an den Nerven etwas papillös-rauh, hellgrün, sehr groß, die unteren oft 60 bis 90 cm lang, dreifach fiederschnittig, zuweilen fast dreizählig bis mehrfach-zerschnitten. Abschnitte letzter Ordnung eiförmig oder eiförmig-lanzettlich, etwa 5 bis 8 cm lang, öfter spitz, ungleich eingeschnitten-gezähnt oder -gesägt, mit in eine schlanke, weiße Stachelspitze auslaufenden Zähnen; Endabschnitte öfter dreilappig oder dreispaltig und am Grunde etwas an ihrem Stiel herablaufend, Seitenabschnitte am Grunde meist ungleichhälftig, auf der einen Seite oft schwach herzförmig. Grundblätter auf langem, stielrund-röhrigem, zuweilen auf der Oberseite etwas gekieltem, sehr selten ganz schwach rinnigem Stiel; obere Laubblätter weniger reich gegliedert und auf den sehr großen, sackartig-aufgeblasenen, mehr oder weniger häutigen, anliegenden Scheiden sitzend. – Dolden am Stengel und an seinen Ästen endständig, groß (8 bis 15 cm und mehr im Durchmesser), auf langem, an der Spitze dicht-flaumig-zottigem Stiel, halbkugelig, gedrungen, etwa zwanzig- bis vierzigstrahlig; Strahlen innen oder allerseits von spitzen, verlängerten, abstehenden Papillen rauh-flaumig-kurzhaarig. Hülle fehlt; Hüllchenblätter zahlreich, linealisch-pfriemlich oder fast borstlich, so lang oder nur 1/2 so lang wie die Döldchenstrahlen, kahl (nur am Rande rauh) oder kurz rauhhaarig. Kelchsaum verwischt oder sehr undeutlich und klein-gezähnt. – Kronblätter gleichförmig, elliptisch bis länglich-elliptisch, etwa 1 bis 1,5 mm lang, 0,75 bis 1,25 mm breit, am Grunde kurz keilförmig-zusammengezogen, an der Spitze lang in eine schlanke, eingebogene Spitze verschmälert, an der Umbiegung oft leicht eingedrückt-ausgerandet, grün, grünlichweiß oder gelblich bis gelb (nie reinweiß), etwas papillös (besonders am Rande). Staubfäden 2,5 bis 3 mm lang, die Kronblätter weit überragend. Griffel zur Blütezeit kurz, oft fast warzenförmig, meist kürzer als das auffallend breite, ziemlich flache Griffelpolster. Frucht breit-elliptisch bis fast rechteckig, 5 bis 8 mm lang, 3,5 bis 5 mm breit, blaß gelblich, vom Rücken her zusammengedrückt. Teilfrucht im Querschnitt mit 3 wenig vorspringenden, fädlichen oder etwas flügelig-gekielten, oft sehr ungleichmäßig ausgebildeten Rücken- und 2 dick flügelförmig-ausgezogenen, vielmal stärker vorspringenden Randrippen. Rückenrippen neben der glatten Scheide zuweilen an den Seitenflächen querrunzelig. Randrippen im Querschnitt etwa 1/2 so hoch wie der größte Querdurchmesser des eigentlichen Fruchtgehäuses. Oberhautzellen der äußeren Fruchtwand Hesperidin-Kristalle führend, ihre Außenwand mit feinen, parallelen Kutikularfalten, im Querschnitt fein warzig erscheinend. Fruchtwand ziemlich dick, schwammig, durch ein einheitliches, großlückiges, lufthaltiges Parenchymgewebe mit porös-netzförmig-verdickten und verholzten Zellwänden gebildet. Leitbündel (ohne Stereomfasern) in den 3 Rückenrippen (in deren Mitte verlaufend oder der Schneide genähert) im Querschnitt gelappt (mit Neigung zur Auflösung in 3 bis 5 Gruppen), in den beiden Randrippen innerhalb des am Grunde des Flügels verlaufenden, gleichfalls gelappten, großen Hauptbündels noch mehrere kleine, verarmte, im Querschnitt rundliche, voneinander weit getrennte Leitbündel. Ölstriemen zahlreich, klein, quergefächert, in einem lückenlosen Kranz in der innersten Fruchtwandschicht das Nährgewebe umgebend; außerdem kleine „sekundäre" Ölstriemen einzeln (in unsymmetrischer Lage) in den Rückenrippen und je 2 (auf den Flanken) in jeder Randrippe. Fruchtwand bei der Reife durch eine besondere Trennungsschicht in 2 durch einen hohlen Zwischenraum getrennte Schichten sich spaltend, die innere dünn, die Ölstriemen enthaltend und dem Samen angewachsen, die äußere der Hauptmasse der Fruchtwand entsprechend. – Samen zuletzt auch von der inneren Fruchtwandschicht sich lösend und völlig frei in dem doppelten Gehäuse liegend. Der Same führt im Endosperm fettes Öl und sehr kleinkörniges Aleuron. Griffel bei der Reife 1,5 bis 2 mm lang, zurückgebogen, bis doppelt so lang wie das Griffelpolster, mit kopfiger Narbe. Fruchthalter bis zum Grunde in 2 borstlich-fädige Äste gespalten. Nährgewebe im Querschnitt leicht nierenförmig-gebogen.

Radix Angelicae[1]. Radix Archangelicae. Radix Angelicae sativae (majoris). Radix Syriaca. Angelika-, Heiligen-, Heiligengeist-, Theriakwurzel. Engel-, Erzengel-, Brustwurz. Gartenangelika. Angelica root. Racine d'angélique. Raíz de angélica. Radice di angelica. Andelikovy koren. Andjelika. Sloke. Angolik. Aggelikes ríza. Angélique. Angyalgyöken Groote. Tamme. Korzen arcydziegla. Melekotu kökö. Djagilnik.

Radix Angelicae DAB 6, ÖAB 9, Helv. V, Pol. III, CsL 2. Angelicae Radix BPC 34, Belg. IV, Hung. IV, Jap. 62. Angélique CF 65. Angélica Brasil. 1. Ferner in Fenn. 37 offizinell.

Die Angelikawurzel ist mit zahlreichen Blattresten beschopft und setzt sich aus einem gewöhnlich der Länge nach gespaltenen Wurzelstock und den oft zu Zöpfen geflochtenen Nebenwurzeln zusammen. Der kurze, bis 5 cm dicke Wurzelstock ist fein gerillt, dagegen sind die etwa 1 cm dicken Nebenwurzeln bis 30 cm lang, längsfurchig und querhöckerig. Farbe braungrau bis rötlichbraun. Angelikawurzel ist leicht schneidbar und bricht, scharf getrocknet, glatt.

Geruch stark würzig, Geschmack scharf.

Mikroskopisches Bild. Wurzelquerschnitt. Rinde höchstens so breit wie der Durchmesser des Holzes. Dunkelgraubrauner bis rötlicher Kork, darunter eine dünne Lage schwach kollenchymatisch verdickten Phelloderms. Primäre Rinde abgeworfen. In den Rindenstrahlen der äußeren, durch Luftlücken sehr lockeren sekundären Rinde zahlreiche

---

[1] Abbildungen bei L. HÖRHAMMER: Teeanalyse, Tafel 50, Abb. 443 und 444.

rundovale, bis 0,2 mm weite, von einem zarten Epithel ausgekleidete, in Radialreihen angeordnete interzellulare Sekretgänge. An Durchmesser übertreffen diese die größten der Gefäße des Holzteils. Das übrige Gewebe der Rindenstrahlen aus Parenchym und Gruppen von dickwandigen, unverholzten, die Siebröhrenbündel umgebenden Ersatzfasern. Markstrahlen 2 bis 6 Zellen breit. Im Holzkörper keine Sekretgänge, Markstrahlen fast so breit oder breiter als die Holzstrahlen. Kein Mark. Stärke reichlich im Parenchymgewebe von Rinde und Holz.

Pulverdroge. Dünnwandige Korkfragmente, reichlich Stücke eines lockeren, stärkereichen Parenchymgewebes, Bruchstücke interzellularer, rundovaler Sekretgänge, Stücke von verhältnismäßig dickwandigen, unverholzten Ersatzfasern, Gefäßbruchstücke, Harzklumpen.

Es ist schwierig, Angelikawurzelpulver von ähnlichen Apiaceenwurzelpulvern zu unterscheiden, Geruch und Geschmack müssen hier helfen.

Verwechslungen und Verfälschungen. 1. Radix Angelicae silvestris von Angelica silvestris L., Wasserangelika, wilde Engelwurz oder Waldbrustwurz. Wurzelstock kleiner, dünner, faseriger, getrocknet außen grau, nur wenig verästelt. Die strohhalm- oder federkieldicken Fasern weniger und kürzer als bei Angelica archangelica. Die Rinde mit nur wenigen rotgelben Balsamgängen. Geruch und Geschmack weniger angenehm. Außerdem zeigt die bisweilen als Radix Angelicae silvestris in den Handel kommende Droge deutlich eine zur Blüte- und Fruchtzeit auftretende Verholzung der Markstrahlzellen und des Parenchyms innerhalb des Kambiumringes. Bei Radix Angelicae archangelicae stets unverholzt. – 2. Radix Levistici von Levisticum officinale W. D. J. Koch, Apiaceae, Maggikraut. – 3. Radix Pimpinellae von Pimpinella saxifraga L., Apiaceae, besitzt Sklerenchymfasern. Morphologische und anatomische Unterschiede s. Berger.

Am besten läßt sich Radix Angelicae von anderen Apiaceenwurzeln durch Chromatographie ihrer Auszüge und der darin unterschiedlich enthaltenen Cumarine differenzieren. Stahl [Hoppe-Seylers Z. physiol. Chem. *325*, 263 (1961)] trennte d.chr. die Bestandteile einer Angelikawurzeltinktur (Erg.B. 6) auf Kieselgel-G-Platten mit dem Laufmittel Toluol-Ameisensäureäthylester-Ameisensäure 5 : 4 : 1 und beurteilte die entsprechenden Flecke unter UV-Licht im Vergleich mit denen anderer Apiaceenwurzeltinkturen. Die Chromatogrammbilder zeigten in bezug auf die Anordnung und Größe der Cumarinzonen eindeutige Unterschiede zwischen den einzelnen Tinkturen. Nach Untersuchungen von Hörhammer et al. [Dtsch. Apoth.-Ztg *106*, 267 (1966)] gelang durch Dünnschichtchromatographie auf Kieselgelplatten mit dem Fließmittelsystem Äther-Benzol (1 : 1), gesättigt mit 10%iger Essigsäure, der Nachweis der für die offizinellen Apiaceenwurzeln charakteristischen Cumarine und damit die Identitätsprüfung und Unterscheidung der Apiaceenwurzeln und der Nachweis von Verwechslungen und Verfälschungen. Für folgende Drogen wurden Chromatogramme beschrieben: Radix Angelicae archangelicae, R. Angelicae silvestris, R. Levistici, R. Pimpinellae, R. Heraclei, R. Apii, R. Petroselini und Rhizoma Imperatoriae.

Inhaltsstoffe. In der frischen Wurzel 0,1 bis 0,37%, in der getrockneten 0,35 bis 1% äth. Öl mit 15-Oxypentadecenlacton als Hauptbestandteil.

$$\begin{array}{c} (CH_2)_{12} \!\!-\!\!\!-\!\!\!-\!\!\!-\!\! CH_2 \\ | \qquad\qquad\quad | \\ CH_2 \!\!-\!\!\! O \!\!-\!\!\! CO \end{array} \quad \text{15-Oxypentadecenlacton}$$

Ferner 6% Harz, 0,3% Angelicasäure, p-Cymol, kleine Mengen Baldriansäure, aromatische Säuren, Äpfel-, Essigsäure, Wachs, Gerbstoff, Stärke, Pektin, etwa 24% Saccharose sowie die Cumarine Angelicin (Isopsoralen) $C_{11}H_6O_3$, Fp. 138 bis 140°, Bergapten $C_{12}H_8O_4$, Fp. 188 bis 191°, Imperatorin $C_{16}H_{14}O_4$, Fp. 102 bis 105°, Osthol $C_{15}H_{16}O_3$, Fp. 85°, Osthenol $C_{14}H_{14}O_3$, Fp. 124 bis 125°, Xanthotoxin $C_{12}H_8O_4$, Fp. 145 bis 146°, Xanthotoxol $C_{11}H_6O_4$, Fp. 249 bis 251°, Umbelliprenin $C_{24}H_{30}O_3$, Fp. 61 bis 63°. Corcilius [Arch. Pharm. (Weinheim) *289*, 81 (1956)] isolierte das Cumarin Archicin $C_{15}H_{18}O_4$, Fp. 93°, Chatterjee u. Gupta (Tetrahedron L. *1964*, S. 1961) erhielten aus in Kaschmir gesammelter Wurzel zwei weitere Cumarine, das Prangolarin $C_{16}H_{14}O_5$, Fp. 104 bis 105° und Archangelin $C_{21}H_{22}O_4$, Fp. 132°. Dieselben Autoren fanden noch 2 phenolische Substanzen, Angelicain $C_{17}H_{18}O_7$, Fp. 194° und Archangelicain, Fp. 129 bis 130° (eine Flavonverbindung). Dranitsyna et al. [ref. Chem. Abstr. *70*, 112411 m (1969)] fanden Oxypeucedanin $C_{16}H_{14}O_5$, Fp. 141 bis 143°, Oxypeucedaninhydrat $C_{16}H_{16}O_6$, Oroselon (Kvannin) $C_{14}H_{10}O_3$, Fp. 177 bis 178°, Ostruthol und Spuren von Isoimperatorin $C_{16}H_{14}O_4$, Fp. 107 bis 109°. Nach Untersuchungen von Baerheim Svendsen (Zur Chemie Norwegischer Umbelliferen, Oslo: John Grundt Tanum Forlag 1954) in der Wurzel von Angelica archangelica L. ssp. norvegica (Rubr.) Nordh. die Cumarine Angelicin, Osthol, Osthenol sowie Archangelicin $C_{24}H_{26}O_7$, Oroselon, Archangin

$C_{15}H_{16}O_4$, außerdem Umbelliferon. Ferner Sitosterin, Äpfel-, Aconit-, Bernstein-, Citronen-, China-, Chlorogen-, Fumar-, Kaffee-, Malonsäure, α-Methylbuttersäure und neben Saccharose ein unbekannter Zucker. In der Wurzel von Angelica archangelica L. ssp. litoralis (FR.) THELL. die Cumarine Angelicin, Ovoselon, Osthenol, Umbelliferon und wahrscheinlich Osthol; ferner Sitosterin, Aconit-, Äpfel-, Bernstein-, China-, Chlorogen-, Citronen-, Fumar-, Kaffeesäure, Vitamin C sowie die Zucker Fructose, Glucose, Saccharose und ein unbekannter Zucker. EICHSTEDT NIELSEN u. LEMMICH [Acta chem. scand. 18, 932 (1964)] isolierten das Cumarin Archangelicin.

Osthol : R = CH₃
Osthenol : R = H

Angelicin

Xanthotoxin : R = CH₃
Xanthotoxol : R = H
Imperatorin : R = CH₂—CH=C—CH₃
                                    |
                                    CH₃

Bergapten

Umbelliferon : R = H
Umbelliprenin : R = (CH₃)₂C=CH—[CH₂—CH₂—C(CH₃)=CH]₂—CH₂—

Prüfung. Mindestgehalt an äth. Öl: 0,5% ÖAB 9, Pol. III; 0,3% CsL 2. — Max. Aschegehalt: 7% Hung. IV; 9% Pol. III, Jap. 62; 10% ÖAB 9, Helv. V, Fenn. 37; 12% CsL 2; 14% DAB 6, Brasil. 1. — Säureunlösliche Asche max.: 1% Jap. 62; 4% CsL 2. — Max. Feuchtigkeitsgehalt 12% Pol. III. — Fremde org. Beimengungen max.: 3% Blattscheiden Pol. III; 5% Stengelteile ÖAB 9.

Gehaltsbestimmung. ÖAB 9: Der Gehalt an äth. Öl wird mit 30 g grob gepulverter (IV) Angelikawurzel unter Zusatz von Dekalin-R nach der ÖAB-9-Methode bestimmt.

Aufbewahrung. Vor Licht und Insektenfraß geschützt, in gut schließenden Behältnissen mit einem geeigneten Trocknungsmittel, ÖAB 9. Über Kalk, Helv. V.

FLÜCK u. FEHLMANN [Pharm. Acta Helv. 22, 279, 481 (1947)] beschäftigten sich mit Untersuchungen über die Trocknung der offizinellen Apiaceenwurzeln. Siehe auch S. 95 (Trocknung). Sie kamen zu folgendem Ergebnis: In der Welkungsperiode finden starke Veränderungen in der Zusammensetzung der stickstoffhaltigen Bestandteile der Droge statt. Ihr Gehalt an wasserdampfflüchtigen Stoffen erhöht sich. In der Austrocknungsperiode verliert die Droge den größten Teil ihres Wassergehaltes. Parallel vermindert sich damit der Gehalt an äth. Öl. Temperaturen von über 50° aufwärts bewirken in der Droge Zerfallserscheinungen, die sich in einer Freisetzung von wasserdampfflüchtigen, nicht zum eigentlichen äth. Öl gehörigen Bestandteilen zu erkennen geben und die aromatischen Eigenschaften der Droge stark verändern. Sonnenbestrahlung verursacht gegenüber nicht bestrahlten Drogen keine erhöhten Wirkstoffverluste. Drogentrocknung in reinem Sauerstoff bewirkt Verminderung des Gehaltes an äth. Öl. Jede Zerkleinerung der Pflanzenorgane verursacht Verluste an äth. Öl. Durch Fermenteinwirkung werden die aromatischen Eigenschaften der Drogen stark verändert. Diese Veränderung kann durch eine Stabilisation verhindert werden. Die optimale Trocknungstemperatur liegt bei 40°. Möglichst gute Belichtung ist anzustreben. Vom Zerschneiden der Droge ist abzusehen.

Anwendung. Als Stomachicum, Spasmolyticum und Carminativum bei Erkrankungen der Verdauungsorgane, insbesondere bei Gastritis, Enteritis, Meteorismus, Flatulenz sowie Ulcus ventriculi und duodeni. Bei nervöser Schlaflosigkeit, allgemeiner Körper- und Nervenschwäche. Als Expectorans. Äußerlich in Form von Kräuterbädern und Einreibemitteln bei Neuralgien und rheumatischen Leiden. In der Volksheilkunde als Diaphoreticum, Diureticum, Emmenagogum und Abortivum. In der Veterinärmedizin bei Verdauungsschwäche, Krämpfen und Nervenstörungen. In der Homöopathie als Tonicum. Rohstoff für Gewürzextrakte. Zur Gewinnung des äth. Öles. In der Likörindustrie zu Kräuterlikören und Bitterschnäpsen (Boonekamp, Benediktiner, Karthäuser usw.). Bestandteil des Schneeberger Schnupftabaks.

Dosierung. Gebräuchliche Einzeldosis als Aufguß 1,5 g auf 1 Teetasse, ÖAB 9.

Vergiftung. Die fluoreszierenden Furocumarine sind als photosensibilisierende Substanzen die Ursache der Lichtkrankheit, die sich an der Haut als Dermatitis zu erkennen gibt, unter schweren Störungen des Allgemeinbefindens verläuft und bei Tieren zum Tode führen kann. Beim Menschen kann Berührung mit dem Saft (auf gemähten Wiesen) des frischen Krautes die Haut gegen Sonnenlicht sensibilisieren und sog. Badedermatitis hervorrufen. Außerdem sind Vergiftungen bei der Anwendung größerer Dosen von Radix bzw. Oleum Angelicae zu Abtreibungszwecken möglich.

Angelica Archangelica HAB 34. Engelwurz.
Getrocknete Wurzel der wild wachsenden Pflanze.

Arzneiform. Tinktur nach § 4 mit 60%igem Weingeist.
Trockenrückstand 3,56 bis 4,59%. Spez. Gew. 0,906 bis 0,916.

Arzneigehalt. 1/10.

Alcoholatum Melissae comp. CF 65.
Enthält u.a. Radix Angelicae.

Species carminativae Erg.B. 6 enthält neben anderen Drogen auch grob geschnittene Angelikawurzel.

Fructus (Semen) Angelicae. Angelikafrüchte. Angelikasamen. Angelica fruit. Fruit d'angélique.

Angelicae fructus BPC 34.

Inhaltsstoffe. Durchschnittlich 1,5% äth. Öl (s. d.) und etwa 17% fettes Öl. Der höchste Gehalt wurde in reifen Früchten gefunden. An Cumarinen sind nach CORCILIUS (s. o.) die gleichen wie in der Wurzel enthalten. BEYRICH [Arch. Pharm. (Weinheim) *298*, 673 (1965)] isolierte Phellopterin $C_{17}H_{16}O_5$, Fp. 102°. Ferner β-Sitosterin, nach PARCZEWSKI [Diss. Pharm. *15*, 35 (1963)] Angelicasäure; nach FORNASIERO et al. [Gazz. chim. ital. *99*, 700 (1969)] 0,5 bis 1% Copaen neben wenig α-Ylangen.

Anwendung. Aus den Früchten wurde früher Aqua Angelicae hergestellt, ebenso wurden sie zur Bereitung krampfstillender und magenstärkender Mittel verwendet, in großen Mengen aber zur Gewinnung des äth. Öles und in der Likörfabrikation. Innerlich als Stomachicum bei chronischen Magen-, Darm- und Gallenstörungen, ferner als Diureticum. Äußerlich bei neuralgischen und rheumatischen Erkrankungen.

Herba Angelicae. Angelikakraut. Engelwurzkraut.
Feuille d'Angélique CF 49.

Inhaltsstoffe. 0,015 bis 0,1% äth. Öl, Gerbstoff, Bitterstoff.

Anwendung. Als Tonicum. Die frischen kandierten Stengel zu Konditoreiwaren. In den nordischen Ländern wird Angelika als Gemüsepflanze angebaut.
Der aus frischen Stengeln fließende Saft ist stark hautreizend und kann die Angelicadermatitis hervorrufen.

Anbau. Boden und Klima. Im Anbau bevorzugt die Angelika einen tiefgründigen, humusreichen Boden in feuchter Lage. Glimmerschieferverwitterungsboden scheint ihr besonders zuzusagen. Im Sächsischen Erzgebirge wird in 550 bis 600 m Höhenlage auf einem solchen Boden eine hervorragende Drogenqualität gewonnen. Auch auf anmoorigem Boden gedeiht die Engelwurz noch. Stauende Nässe verträgt sie nicht, desgleichen keine anhaltende Trockenheit. Dagegen ist sie völlig frostunempfindlich und gedeiht noch in rauhen Lagen. Auch Halbschatten verträgt sie.

Nach KRÓWCZYŃSKI unterschieden sich die Angelikaöle in Ausbeute und Qualität je nach dem Ort, auf dem die Pflanzen gewachsen waren. Pflanzen in höherer Lage lieferten bessere Ausbeuten und Aromen, besonders wenn sie auf feuchtem Boden gestanden hatten.

Herkünfte des Drogenhandels. Die aus dem Anbau stammende Droge wird im Handel sehr begehrt und war schon zeitweise eine Exportdroge. Herkunftsgebiete sind Sachsen, wo bei Bockau im Erzgebirge die besonders geschätzte Zopfware gewonnen wird, Thüringen (vor allem Kölleda/Unstrut) und Franken (Schweinfurt), die Tschechoslowakei sowie Belgien, Frankreich, Italien, die Schweiz und die Sowjetunion (Ukraine). Der Anbau der Engelwurz war bereits im Jahre 1583 im Sächsischen Erzgebirge zu Hause.

Sorten und Herkünfte für den Anbau. Eine ertrag- und gehaltreiche Landsorte ist die „Sächsische Angelika". Außerdem wird noch eine Thüringer Landsorte angebaut. Sie entsprechen der ssp. eu-archangelica THELL. var. sativa (MILL.) RIKLI. Die in den deutschen Anbaugebieten beobachteten Angelika-Anbausorten stellen noch vorwiegend Formengemische dar. Die Unterarten eu-archangelica und litoralis bilden Bastarde. Auch die Unterart litoralis (Küsten-Engelwurz) ist früher in Gärten angebaut worden. Erwünscht ist eine in allen Merkmalen ausgeglichene, artreine Sorte vom Typ ssp. eu-archangelica var. sativa mit hohem Gehalt an ätherischem Öl.

Saatgut. Das 1000-Korn-Gewicht der Teilfrüchte schwankt sehr. Es wurden Werte von 2,082 bis 8,497 g ermittelt. Die Mindestreinheit sollte 95% und die Mindestkeimfähigkeit 60% betragen. Nur frisches Saatgut keimt gut. Die Keimfähigkeit läßt während der Lagerung sehr schnell nach und erlischt bald. Es empfiehlt sich daher, das Saatgut sofort nach der Ernte zu untersuchen und noch im Herbst des Erntejahres auszusäen. Es konnte bereits im ersten Jahr der Lagerung eine Abnahme der Keimfähigkeit zwischen 37 und 100% festgestellt werden. Handelssaatgut keimt meist sehr schlecht. Der Keimversuch wird bei niedrigeren Temperaturen (8 bis 12°) oder Wechseltemperatur bei Lichtzutritt durchgeführt und dauert 28 Tage. Auch eine Kältebehandlung des Saatgutes vor der Aussaat hat sich bewährt. Trotzdem läuft die Saat aber auch erst nach reichlich 3 Wochen auf. Die normale Keimzeit beträgt etwa 4 Wochen.

Kultur. In der Fruchtfolge ist Angelika nicht allzu wählerisch, doch ist im allgemeinen die Stellung in zweiter Tracht nach gut gedüngter Hackfrucht schon wegen des hohen Nährstoff- und Humusanspruches zu empfehlen. Engelwurz wird als Hackfrucht in die Fruchtfolge eingeschoben. Mit sich selbst ist sie unverträglich und benötigt eine fünf- bis sechsjährige Anbaupause. Sie hinterläßt den Boden meist in guter Schattengare und bildet für Getreide eine geeignete Vorfrucht. Infolge der späten Rodung kommen als Wintergetreide, aber nur noch in geeigneten Lagen, Winterweizen und Winterroggen in Frage.

Der Anbau wird verschieden gehandhabt. Entweder kultiviert man eineinhalb- oder zweijährig. Entscheidend für die kürzere oder längere Vegetationszeit dürfte wohl die jeweils örtlich verschieden fallende Niederschlagsmenge sein. Nachstehend folgt eine Gegenüberstellung der in den mitteldeutschen Anbaugebieten Bockau und Kölleda üblichen Anbauweisen, auf die anschließend noch etwas näher eingegangen werden soll.

Die Angelikapflanzen in Kölleda überdauern zweimal den Winter, können jedoch auch noch ein drittes Mal überwintern. Die Trocknung an der Hauswand, wie sie früher üblich bei Angelika war, wird jetzt fast nur noch bei Liebstockwurzeln (Radix Levistici) vorgenommen; heute werden die Angelikawurzeln frisch verladen und von den Aufkaufbetrieben selbst getrocknet. Die Vorkultur zur Anzucht von Jungpflanzen erfolgt für die eineinhalbjährige Kultur im Anzuchtbeet unmittelbar nach der Ernte im August. Im Kleinbetrieb geschieht die Aussaat auf einfache Weise durch Ausfallenlassen der Früchte auf dem Samenträgerstück. Die durch ihre Randflügel der Windverbreitung angepaßten reifen Früchte fallen leicht aus. Sie keimen dann meist in einem Umkreis von 1 bis 3 m um die abgestorbene Mutterpflanze. Im größeren Anbau wird die Saat (20 kg/ha) in ein nach dem Pflügen gut abgesetztes, gartenmäßig und sehr fest hergerichtetes Feld in 25 cm Reihenabstand in einen leichten Eggenstrich flach ausgedrillt. Da die Keimfähigkeit sehr unterschiedlich ist, können auch niedrigere bzw. höhere Saatgutmengen notwendig sein. Anschließend wird die Saat zugewalzt. Ein Feuchthalten des Saatbettes ist für einen guten Aufgang unbedingt notwendig. In trockenen Lagen empfiehlt es sich, die Aussaat später, und zwar von Oktober bis Dezember, vorzunehmen. Das Auflaufen erfolgt dann erst im Frühjahr nach genügender Erwärmung etwa Ende April/Anfang Mai. Eine zeitige Frühjahrsaussaat ist wegen der ständig abnehmenden Keimfähigkeit des Saatgutes nicht zu empfehlen.

Während bei der eineinhalbjährigen Kulturweise die Jungpflanzen bereits im April/Mai des nächsten Frühjahres verpflanzt werden, bleiben die um diese Zeit erst auflaufenden Pflanzen der Spätherbstsaat bis zum nächsten Herbst im Anzuchtbeet. Die Anbauweise des Hauptanbaues ist etwas unterschiedlich und soll nacheinander behandelt werden. Der im Herbst tief gepflügte Acker wird zur Frühjahrspflanzung krumig und locker hergerichtet. Die Pflänzchen werden ab Mitte April in 35 cm Entfernung auf 62 cm voneinander entfernte Dämme gepflanzt. Bis zum Schließen des Bestandes im Mai erfolgt eine weitere Hacke und ein nochmaliges Anhäufeln. Bei der Anlage der Kultur im Herbst werden auf dem in gleicher Weise hergerichteten Acker die Jungpflanzen während der Vegetationsruhe, also in der Zeit von Oktober bis Dezember, in 5 bis 8 cm tiefe und 62 cm voneinander entfernte Furchen in 35 cm Abstand, ausgelegt, zugehäufelt und angewalzt.

Beim eineinhalbjährigen Anbau wird zur Saatgutgewinnung ein entsprechendes Stück für ein weiteres Jahr stehengelassen oder gerodete Wurzeln werden neu verpflanzt. Sie fruchten dann im folgenden Jahr. Beim zweijährigen Anbau fruchtet schon ein großer Teil im Hauptanbaujahr, so daß man ein entsprechendes Stück schossen und im Juli/August blühen läßt. Sobald sich die zunächst grünlichgelben Früchte an den Dolden heller färben, werden sie im mehrfachen Durchgehen herausgeschnitten und in umgebundene Beutel gesammelt. Nach sorgfältiger Nachtrocknung werden die Früchte aus den Dolden herausgerieben oder gedroschen. Wird Angelika vorzugsweise zur Saatgutgewinnung angebaut, empfiehlt es sich, die Standweite von vornherein etwas weiter zu wählen, etwa 100 × 60 cm. Der Blütenansatz ist in diesem Fall besser und bringt höhere Erträge.

Anbauvergleich Bockau (Erzgebirge) — Kölleda (Thüringen)

	Bockau	Kölleda
Höhenlage	550 bis 600 m	180 m
Jahresdurchschnittstemp.	+ 6,2°	+ 9°
Durchschn. Niederschläge	750 bis 800 mm	450 bis 500 mm
Boden	Glimmerschieferverwitterungsboden (steinig) (zum Teil anlehmiger Sand)	anmooriger Boden und schwarzer Humusboden
Vorfrucht	Brache od. Hackfrucht mit Stalldung	Kartoffel mit Stalldung
Nachfrucht	vorwiegend Winterroggen	vorwiegend Hafer
Ernte der Früchte	Juli	Juli
Aussaatzeit	Ende Juli/August	September bis November
Anzuchtort	Hausgarten	Feld
Pflanzzeit	April des 2. Jahres	Oktober des 2. Jahres
Pflanzenentfernung	60 × 35 cm auf Dämmen	60 × 50 cm auf Dämmen
Pflegearbeiten	1 bis 2 Handhacken 1 × häufeln	2 Handhacken 2 × igeln 1 × häufeln
Düngung	6 bis 8 dz/ha K_2O-Düngung 1,5 dz/ha N-Düngung 1,5 dz/ha P_2O_5-Düngung	2 dz/ha K_2O-Düngung 2 dz/ha N-Düngung 2 dz/ha P_2O_5-Düngung
Erntezeit	Oktober des 2. Jahres	Oktober des 3. Jahres oder Frühjahr des 4. Jahres
Erntemethoden	Kraut schneiden, Wurzeln auspflügen, abschütteln, Stengel auf 5 cm verkürzen	mit Kraut 50 cm tief umpflügen (vierspännig), ausheben, Kraut abhacken, abschütteln
Waschen	im Gebirgsbach	erfolgt nur gelegentlich, wird frisch verkauft, Boden haftet nicht an
Vegetationsdauer (Saat/Ernte)	440 Tage	700 bis 760 Tage
Drogenertrag	18 bis 20 dz/ha	20 bis 25 dz/ha
Trocknungsverhältnis	5 : 1	4 : 1
Trocknungsart	natürlich (Dachboden) oder künstlich (Ofen)	vorwiegend Abgabe als Frischware oder Trocknung an der Hauswand
Besonderes	Wurzeln werden zu Zöpfen geflochten	starke Wurzeln werden gespalten

Der Austrieb im zweiten Jahr erfolgt sehr zeitig im März/April. Das Feld ist möglichst frühzeitig zu striegeln und wird dann bald nach Erscheinen der Pflanzen geigelt und hinterher tief gehäufelt, sobald die Pflanzen eine genügende Höhe erreicht haben. Das Wachstum ist im zweiten Jahre sehr rasch, so daß man mit den Pflegemaßnahmen nicht zu lange warten darf. Ende Mai ist normalerweise der Bestand geschlossen.

Die Handelsdüngergaben werden für Anzucht und Hauptanbau etwa gleich gewählt. 40 kg N = 200 kg Stickstoffdüngemittel, evtl. in zwei Gaben, 50 kg P_2O_5 = 280 bis 315 kg Superphosphat und 100 bis 120 kg Kali = 250 bis 300 kg Kali entsprechen ungefähr dem Nährstoffbedürfnis. Stickstoffüberdüngung wirkt sich nachteilig auf den Ertrag an Radix Angelicae aus. Die angegebenen Düngermengen werden im Herbst vor der Anlage der Kultur oder im zeitigen Frühjahr verabreicht.

Ernte. Steht die Anlage zur Wurzelgewinnung, sind laufend ab Mitte Mai alle sich bildenden Schosser (Blütenstandsknospen) tief auszuschneiden, damit sich die Wurzelkörper kräftiger ausbilden können. Nach Eintritt der Vegetationsruhe im Herbst wird im Oktober die Wurzelernte vorgenommen. Erfolgt die Ernte zeitiger, so muß vorher das Kraut geschnitten werden. Geringe Mengen frischen, noch grünen Laubes ohne abgewelkte oder vergilbte Teile nimmt unter Umständen die verarbeitende Industrie ab. Auch von den Rindern wird es in mäßigen Mengen gefressen. Anschließend werden die Wurzeln mit einem Pflug ohne Streichblech oder ähnlichem Rodepflug tief gehoben und mit Grabegabeln oder Karst herausgezogen. Gut ausgeschüttelt, abgeklopft und von den Krautresten befreit, werden sie dann zum Waschen gebracht. Es ist darauf zu achten, daß die feineren Faserwurzeln nicht abgeschlagen werden. Zu beachten ist, daß die Hauptwurzel bis über 50 cm tief reicht und die Nebenwurzeln bis 30 cm lang werden und bis 1 cm stark sind. Bei ungünstiger Herbstwitterung ist auch eine Rodung im Frühjahr möglich, doch sollte sie wegen des frühen Austreibens der Angelika dann auch entsprechend rechtzeitig vorgenommen werden.

Das Waschen selbst erfolgt je nach den örtlichen Gegebenheiten in der verschiedensten Weise in Bächen, mit dem Schlauch oder in Waschtrommeln. Es sei noch bemerkt, daß beim Menschen durch Berührung mit dem Saft der Pflanze die Haut für Sonnenlicht sensibilisiert werden kann, was dann zu Hautentzündungen führt. Hautempfindliche Menschen müssen bei den Erntearbeiten Schutzkleidung tragen.

Trocknung. Die natürliche Trocknung geschieht in den Anbaugebieten oft noch ähnlich wie die des Baldrians an Schnüren aufgereiht an den Hauswänden oder auf Böden. Künstliche Trocknung mit höheren Temperaturen (über 40°) soll möglichst vermieden werden, damit die Droge nichts von ihrem spezifischen Aroma einbüßt. Ein künstliches, rasches Nachtrocknen ist aber häufig unerläßlich, da die Droge hygroskopisch ist. Mit den Nebenwurzeln werden die starken Wurzeln zu einem Zopf (sächsische Zopfware) geflochten. Die hygroskopische Droge muß schnell an den Drogenhandel bzw. an die verarbeitende Industrie abgeliefert werden. Zur längeren Aufbewahrung ist Radix Angelicae in gut schließende Gefäße zu bringen. Auf dem Boden der Lagergefäße sollte sich möglichst gebrannter Kalk befinden. Der Trockenheitsgrad der Droge muß während der Lagerung kontrolliert werden. Das Eintrocknungsverhältnis schwankt zwischen 4 und 5 : 1.

Erträge. 80 bis 100 dz frische Wurzeln werden je Hektar geerntet. Der Drogenertrag beläuft sich somit auf etwa 16 bis 25 dz/ha. Angelikafrüchte werden etwa 8 bis 15 dz/ha geerntet. Höhere Erträge können unter günstigen Umständen vorkommen.

Krankheiten und Schädlinge. Von den Wurzelschädlingen ist zunächst die mehlig gepuderte Engelwurzlaus, Yezabura angelicae KOCH, erwähnenswert. Auch wird der Wurzeltöterpilz, Rhizoctonia crocorum (PERS.) DC. (R. violacea), genannt, der die Wurzel unter Bildung eines violetten Pilzgeflechtes zum Absterben bringt. In Ungarn haben ferner Wühlmäuse und Engerlinge, die wahrscheinlich auch bei uns gelegentlich auftreten dürften, für die Engelwurz eine gewisse Bedeutung erlangt.

An den Blättern kommen der Echte und Falsche Mehltau, Erysiphe umbelliferarum DE BY. und Plasmopara nivea (UNG.) SCHROET., vor. Während der Echte Mehltau die Blätter beiderseits mit einem weißen Belag überzieht, verursacht der Falsche Mehltau in erster Linie helle Flecke und bringt sekundär, besonders blattunterseits an der Grenze zwischen gesundem und krankem Gewebe, ein weißliches Pilzgeflecht hervor. Eine bloße Gelbfleckigkeit kann auch auf Milbenbefall (Tetranychus urticae KOCH) beruhen. Weitere Blätterparasiten der Engelwurz sind der Rostpilz Puccinia angelicae FUCK. und der Blattschorf Phyllachora angelicae FUCK. Ersterer erzeugt bräunliche, stäubende Pusteln. Von tierischen Schädigungen sind auf den Blättern außer allgemeinen Saugschäden durch die Blindwanze Lygus campestris L. besonders Weißsprenkelungen durch die Zikaden Chlorita flavescens F. und Eupteryx atropunctata GOEZE und Minierschäden durch die Larve der Selleriefliege, Philophylla heraclei L., hervorgerufen worden. REICHERT hat außerdem gelegentlich die Raupen des Schwalbenschwanzes an den Blättern fressend angetroffen, ferner wiederholt Fraßschäden in zusammengerollten Blättern bzw. Triebenden durch die Raupe des Wicklers Cnephasia wahlbomiana L. festgestellt. Als weitere Blattschädlinge erwähnt er den gelblich-grünen Kugelspringschwanz Bourletiella sulphurea KOCH.

Die Stengel der Engelwurz sind besonders Blattlausbefall ausgesetzt. Während im Bereich der unteren Stengelteile, vorwiegend hinter den Blattscheiden, die bereits erwähnte Blattlaus Yezabura angelicae beobachtet werden kann, tritt in den oberen Partien die Schwarze Bohnenlaus, Aphis fabae SCOP., sehr stark in Erscheinung. Für die Blütenstände spielen wiederum Blattläuse eine große Rolle. An erster Stelle ist auch hier Aphis fabae SCOP. zu nennen. An den Früchten ist die Schildlaus Leucanium pulchrum MARCH. festgestellt worden. In den Beständen des Sortenamtes in Leipzig-Probstheida wurden in großer Zahl auch Florfliegen (Hemerobidea) beobachtet. Ihre Larven werden als Blattlausvertilger für große Nützlinge gehalten und führen mit Recht die Bezeichnung „Blattlauslöwen". An den halbreifen Früchten der Engelwurz wurden auch erwachsene Raupen der Sommergeneration des Schwalbenschwanzes, Papilio machaon L., angetroffen.

Die Droge Radix Angelicae wird von folgenden Schädlingen befallen: von der Kupferroten Dörrobstmotte, Plodia interpunctella HB., der Grauen Dörrobstmotte, Heu- oder Kakaomotte, Ephestia elutella HB., und von dem Brotbohrer, Stegobium paniceum L.

Angelica silvestris L. Wasserangelika. Wald-Engelwurz. Waldbrustwurz. Wilde Engelwurz.

Heimisch in fast ganz Europa und Kleinasien, in Sibirien vom Ural bis zum Baikalgebiet verbreitet, ferner auch in Kanada.

Pflanze zwei- bis mehrjährig, meist nach einmaligem Blühen und Fruchten absterbend. – Grundachse dick, spindelförmig, nach unten ästig, an der Spitze nicht schopfig, weißlich, scharf und bitter schmeckend, im Frühjahr mit gelblichem Safte erfüllt, mit möhrenähnlichem Geruch. – Stengel meist 0,5 bis 1,5 m, zuweilen aber auch über 2 m hoch, aufrecht, stielrund, gestreift, oben etwas kantig, röhrig, weißlich-bereift, kahl (nur die oberen Teile der Äste behaart), oberwärts ästig. – Laubblätter dunkelgrün, zwei- bis dreifach, die unteren zuweilen auch vierfach fiederschnittig, im Umriß dreieckig, die unteren bis 60 und mehr Zentimeter lang, auf langem, oberseits weitrinnigem, hohlem Stiel mit im Querschnitt halbmondförmiger Höhlung, die oberen kleiner und weniger reich gegliedert, auf den Scheiden sitzend. Blattscheiden sehr groß, bauchig-aufgeblasen, die Vegetationsspitze einhüllend, kahl. Laubblattabschnitte letzter Ordnung meist gut abgegrenzt, groß, eiförmig oder elliptisch bis eiförmig-lanzettlich, am Grunde öfter kurz keilförmig zusammengezogen oder fast abgerundet bis etwas herzförmig, seltener keilförmig herablaufend, etwa 2,5 bis 7,5 cm lang, bis 4 cm breit, kurz-zugespitzt, ungleich und spitz (seltener stumpflich-), sägezähnig (die Zähne in eine nach vorwärts gebogene, schlanke, sehr spitze, ober- und unterseits gefurchte, knorpelige Stachelspitze endigend), oberseits kahl, am Rande und bisweilen unterseits an den Nerven papillös-rauh bis kurzborstlich-flaumig. Seitliche Laubblattabschnitte am Grunde oft ungleich, die unteren bisweilen zweilappig. Am Grunde der seitlichen Verzweigungen der Blattspindel (also an der Hauptspindel) oft kleine, sitzende, herabgerückte, nebenblattartige Blattabschnitte. Dolden am Stengel und seinen Verzweigungen endständig, groß, gedrungen, stark gewölbt, 20 bis 30 und mehr-(bis 40-)strahlig, auf in der ganzen Länge (bis zum nächstuntersten Hochblatt) von langen, abstehenden Papillen flaumig-zottigen Stielen. Hülle öfter fehlend, zuweilen aus 1 bis 3 pfriemlichen, meist hinfälligen Blättern gebildet; Hüllchenblätter zahlreich, linealisch-borstlich, am Rande papillös-flaumig, etwa so lang wie die Döldchen, herabgebogen. Doldenstrahlen kantig, allseits grau-flaumig, ihre Haare kürzer als die Doldenstiele, aber länger als die der sehr kurz flaumig-papillösen Döldchenstrahlen. Kelchsaum verwischt, nicht gezähnt. Kronblätter klein, 1 bis 1,5 mm lang, 0,75 bis fast 1 mm breit, weiß oder rötlich (vor dem Aufblühen grünlich), eiförmig- oder elliptisch-lanzettlich, schwach und stumpf papillös, mit schmaler, leicht eingebogener und schwach rinnig ausgerandeter Spitze. Staubfäden auffallend lang, mehr als doppelt so lang wie die Kronblätter. Griffel schon zur Blütezeit verlängert, zur Fruchtzeit 1,5 bis 2 mm lang, über das niedrig gewölbte, in der Mitte niedergedrückte Griffelpolster zurückgekrümmt und etwa drei- bis viermal so lang wie dasselbe, verbogen, mit kopfiger Narbe. Frucht von vorn und hinten stark zusammengedrückt, von der Breitseite gesehen breit-elliptisch, beiderends abgerundet oder etwas ausgerandet, meist 4 bis 5,5 mm lang und 3 bis 5 mm breit [bei der var. elatior (Angelica montana) bis 8 : 6 mm], bleich, mit dunkel durchscheinenden Ölstriemen. Teilfrüchte mit je 3 niedrigen, fadenförmigen, wenig vorspringenden, genäherten Rücken- und je 2 flügelförmig ausgezogenen Randrippen, an einer sehr schmalen (fast kielförmigen) Berührungsstelle zusammenhängend; die Randflügel klaffend. Rückenrippen im Querschnitt niedrig-dreieckig, gleich den Teilchen stumpf, mit gleichmäßig gewölbten Seitenrändern; Randrippen etwa so hoch wie der größte Querdurchmesser des Nährgewebes. Fruchtwand ziemlich dick, aber zart, dem Nährgewebe überall anhaftend und sich nicht in 2 Schichten trennend; die Zellen mit Netzfaserverdickung. Leitbündel ziemlich ansehnlich, von schwachen Fasern begleitet, etwa in der Mitte der Rücken- und nahe dem Innenrande der Randrippen verlaufend; die Bündel der letzteren im Querschnitt öfter etwas biskuitförmig eingeschnürt. Ölstriemen ziemlich ansehnlich, einzeln unter den Tälchen, 2 bis 4 an der Fugenfläche. Nährgewebe im Querschnitt halbkreisrund bis fast bohnenförmig, schwach- und stumpf-fünfkantig, auf dem Rücken durch die nach innen vorspringenden Ölstriemen seicht gerillt, an der Fugenseite flach oder sehr seicht ausgehöhlt. Fruchthalter frei, bis zum Grunde in 2 borstliche Schenkel gespalten.

Der Angelica archangelica sehr ähnlich und daher häufig verwechselt (s. auch oben). Abweichend ist vor allem die dunklere Farbe der Blätter, das Vorhandensein deutlicher weiter Rinnen auf der Blattstieloberseite und der wesentlich schwächere und andersartige Duft.

Radix Angelicae silvestris (minoris). Angélique sauvage.

Inhaltsstoffe. 0,6% äth. Öl mit 80% D-Limonen, α- und β-Pinen und Spuren von Furfurol. Ferner ein Bergaptolderivat, ein Sterin $C_{27}H_{46}O$, Fp. 153 bis 155°, Silvangin $C_{18}H_{24}O_4$ (?), die Cumarine Oxypeucedanin $C_{16}H_{14}O_5$, Fp. 141 bis 142°, Isoimperatorin, Umbelliferon, sowie Aconit-, Äpfel-, China-, Chlorogen-, Citronen-, Fumar-, Kaffee-, Tetracosansäure, Fructose, Glucose, Saccharose und ein unbekannter Zucker. Nach PLOUVIER [C. R. Acad. Sci. (Paris) Ser. D *268*, 86 (1969)] Diosmin.

Anwendung. In der Volksheilkunde als Spasmolyticum bei Harnwegserkrankungen, als Carminativum, als Expectorans und bei (Magen)krebs. In Italien als Radice di Brocula gegen Krätze.

Fructus Angelicae silvestris.

Inhaltsstoffe. Fettes Öl mit 19% Petroselin-, 44% Öl-, 33% Linol- und 4% Palmitinsäure, eine spasmolytisch wirksame Substanz (Angesin) und laut HÖRHAMMER et al. [Z. Naturwiss.

18b, 639 (1963)] Oxypeucedanin, Isooxypeucedanin, Imperatorin, Umbelliprenin, ein Flavonglykosid, Fp. 272 bis 278°, und eine unbekannte Verbindung vom Fp. 145 bis 148°, die gute Spasmolysewirksamkeit zeigt. NOVOTNY et al. (Tetrahedron L. *1966*, S. 3541) halten diese Substanz für identisch mit einem von ihnen aus den Samen isolierten Sesquiterpenketoalkohol $C_{15}H_{20}O_3$, Fp. 148 bis 149°, der als Bisabolangelon bezeichnet wird. EYRICH (Diss. München 1964) isolierte Phellopterin und Isobyakangelicolsäure $C_{17}H_{18}O_7$.

Anwendung. Die gepulverten Früchte früher als Insektizid.

Angelica silvestris var. γ elatior WAHLENB. (A. elatior FRITSCH, A. officinalis f. elatior SCHUBE, A. montana BROT., SCHLEICHER ap. DUBY).

Heimisch in Italien.

Laubblattabschnitte letzter Ordnung schmäler als bei den obigen Abarten, eiförmig bis länglich-lanzettlich, die oberen (an der Spitze des Blattes und jedes Abschnittes 1. Ordnung) an der Spindel herablaufend und – die seitlichen paarweise – verschmelzend, oft tief und ungleichmäßig gesägt. Pflanze meist sehr kräftig und hochwüchsig. Blattscheiden stärker aufgeblasen. Dolden größer, ihre Strahlen bis 18 cm lang, Frucht größer, 6 bis 8 mm lang, 4,5 bis 6 mm breit, am Grunde tiefer herzförmig ausgerandet.

Anwendung. Wurzeln und Früchte in Italien als Volksheilmittel.

Angelica atropurpurea L. liefert

Angelica atropurpurea HAB 34.

Getrocknete Wurzel.

Arzneiform. Tinktur nach § 4 mit 60%igem Weingeist.

Arzneigehalt. 1/10.

Angelica refracta FR. SCHMIDT.

In Japan, China und Korea zur Gewinnung der Wurzeldroge kultiviert.

Inhaltsstoffe. In der Wurzel etwa 0,07 bis 0,1% äth. Öl, das wahrscheinlich aus Oxypentadecylsäure besteht. Das Öl hat einen ungemein intensiven und nachhaltigen Geruch, schärfer als der des deutschen Öles und mit einem Anklang an Moschus. In den Früchten 0,67% äth. Öl.

Anwendung. Als Carminativum.

Angelica anomala AVÉ-LALL. var. chinensis (A. sinensis DIELS, Ligusticum acutilobum L.). Tang-Kuei.

Heimisch in Japan, China und Korea. Die Pflanze wird zur Gewinnung der Wurzeldroge kultiviert.

Inhaltsstoffe. In der Wurzel etwa 0,07 bis 0,1% äth. Öl. Es ist gelblich-braun und enthält ein vermutlich mit dem aus Cnidium officinale isolierten Cnidiumlacton identisches Lacton. HATA et al. [Yakugaku Zasshi *87*, 1118 (1967)] isolierten aus den Wurzeln Anomalin (3′,4′-Diangeloyloxy-3′,4′-dihydroseselin) $C_{24}H_{26}O_7$, Fp. 177,5 bis 178,5°, Angenomalin (2′,3′-Dihydrooroselon) $C_{14}H_{12}O_3$, Fp. 105 bis 106°, sowie Bergapten und Umbelliferon.

Wirkung. READ et al. [Proc. Soc. exp. Biol. (N.Y.) *20*, 395 (1923)] fanden, daß die Droge bei Versuchstieren den arteriellen Druck herabsetzt, die Diurese erhöht und die Kontraktion der glatten Muskulatur stimuliert (besonders selektiv den Uterus). Abortive und sekundäre Wirkungen wurden nicht beobachtet.

Anwendung. Als Carminativum. In der Behandlung von Dysmenorrhoe.

Angelica nemorosa TEN.

Heimisch in Italien.

Laubblattabschnitte letzter Ordnung kurz und breit, breiteiförmig, wenig länger als breit, stumpflich, am Grunde plötzlich zusammengezogen, nicht herablaufend, gröber-gesägt als beim Typus und meist nur einfach-gesägt. Laubblätter oft nur zweifach fiederschnittig. Frucht nach ARCANGELI schmäler als beim Typus, nach STROBL jedoch nicht verschieden.

Anwendung. Wurzeln und Früchte in Italien als Volksheilmittel.

Angelica polymorpha MAXIM. var. sinensis OLIV.

Liefert die Tang-Knei-Wurzel aus China.

Die Droge ist in zwei Sorten im Handel: 1. in Holzkästen als „Hsiang Knei", 2. in gewöhnlichen Bündeln als „Pao Knei".

Inhaltsstoffe. TRIVEDI [Čs. Farm. *4*, 206 (1966)] isolierte den spasmolytisch wirksamen Bestandteil. HATA et al. [Yakugaku Zasshi *87*, 464 (1967)] isolierten aus der Wurzel 7 Cumarine: Oxypeucedanin, Osthol, Imperatorin, Bergapten, Psoralen, Oxypeucedaninhydrat, Byak-Angelicin $C_{17}H_{18}O_7$, Fp. 125 bis 126° und 3'-Acetyl-hamandol $C_{17}H_{18}O_6$, Fp. 125 bis 126,5°.

Anwendung. Ein Fluidextrakt der Wurzel wird bes. in China als Uterusmittel gebraucht.
Eumenol (E. Merck, Darmstadt). 1 Tablette enthielt 0,3 g trockenen Extrakt aus Radix Tang-Knei.

Angelica uchiyamai, China.

Anwendung. Die Wurzel bei Frauenkrankheiten.

Angelica koreana MAX.

Heimisch in China und Korea.

Inhaltsstoff. HATA et al. (Tetrahedron L. *1970*, S. 4379) isolierten aus der Wurzel den Sesquiterpenketoalkohol Angelikoreanol $C_{15}H_{20}O_3$, Fp. 157 bis 158°.

Anwendung. Äußerlich als Rheumamittel.

Angelica tenuissima, China, Korea.

Anwendung. Als Carminativum.

Angelica glauca ENDGW. Gandrain. Chora.

Heimisch in Indien.

Anwendung. Die Wurzel bei Magenbeschwerden, besonders bei Kindern, bei Erbrechen und als Gewürz.

Angelica lucida L., Nordamerika.

Liefert Radix Angelicae canadensis und wird ähnlich wie die offizinelle Droge verwendet.

Angelica pubescens MAXIM., Japan.

Inhaltsstoffe. Aus der Wurzel isolierten HATA u. KOZAWA (Tetrahedron L. *1965*, S. 4557) die drei Cumarine Osthol, Bergapten und Glabralacton sowie Angelol $C_{20}H_{24}O_7$, Fp. 104 bis 105°.

Angelica decursiva FR. et SAV., Japan und China.

Ausdauerndes, weitverbreitetes Kraut, in Japan unter der Bezeichnung „Nodake" bekannt.

Inhaltsstoffe. HATA u. SANO [Tetrahedron L. *1966*, S. 1461 u. Chem. Abstr. *71*, 38832 b (1969)] isolierten aus den Wurzeln die Cumarine Decursin $C_{19}H_{20}O_5$, Fp. 110 bis 111°, De cursidin, Fp. 60 bis 62°, das Cumaringlucosid Nodakemin (Aglykon Nodakenetin), Um belliferon, Angelica- und Isovaleriansäure, AVRAMENKO et al. [Chem. Abstr. *73*, 78826 r (1970) u. *73*, 87814 x (1970)] das Dihydropyranocumarin Andelin und aus den Früchten Umbelliprenin, Imperatorin, Isoimperatorin, $(+)$-Hydroxypeucedanin, Fp. 103 bis 104°, $(+)$-Hydroxypeucedaninhydrat, Fp. 129 bis 130°. Der Arbeitskreis um HATA konnte auch in den Wurzeln weiterer Angelica-Arten wie in Angelica dahurica BENTH. et HOOK. var. dahurica und var. pai-chi KIMURA, HATA und YEN [Yakugaku Zasshi *83*, No. 6 (1963)] in Angelica formosana BOISS. (liefert die chinesische Droge „Byaku-shi") sowie in Angelica hirsutiflora LIU, CHAO et CHUANG [Yakugaku Zasshi *85*, 856 (1965)] zahlreiche Cumarine nachweisen und isolieren.

Angiotensinamidum

Angiotensinamidum. Angiotensinamid. Angiotensin Amide. Ipertensina.

Schematischer Aufbau:

Asp	Arg	Val	Tyr	Val	His	Pro	Phe
1	2	3	4	5	6	7	8

L-Asparaginyl-L-arginyl-L-valyl-L-tyrosyl-L-valyl-L-histidyl-L-prolyl-L.-phenylalanin.

$C_{49}H_{70}O_{11}N_{14}$ M.G. 1031

Eigenschaften. Amorphe, farblose Substanz. leicht lösl. in W. und M. Fp. 200° unter Zers. Isoelektrischer Punkt: pH 7,5. $[\alpha]_D^{20}$: $-58 \pm 4°$ ($c = 1,0$ in W.).

Anwendung. Bei allen Schock- und Kollapszuständen zur Wiederherstellung eines normalen Blutdrucks in kürzester Frist. (Siehe auch Bd. II, 188.)

Handelsform: Hypertensin (Ciba).

Angophora

Angophora lanceolata Cav. Myrtaceae.
Die Pflanze liefert australisches KINO.

Angophora lanceolata HAB 34.
Eingetrockneter Saft.

Arzneiform. Tinktur nach § 4 mit 60%igem Weingeist.

Arzneigehalt. 1/10.

Angostura

Siehe Galipea.

Angraecum

Siehe Jumellea.

Anhalonium

Siehe Lophophora.

Aniba

Aniba coto (Rusby) Kosterm. (Nectandra coto Rusby). Lauraceae – Lauroideae – Cinnamomeae.

Der 15 bis 20 m hohe Baum ist im tropischen Mittel- und Südamerika (in Brasilien und Bolivien) heimisch.

Cortex Coto verus. Echte Kotorinde. Coto bark. Ecorce de coto.
Cortex Coto Erg.B. 6.

Die Droge besteht aus der getrockneten Rinde des Stammes und dicker Äste. Sie kommt seit 1873 aus Bolivien nach Europa.

Rindenstücke meist ziemlich flach oder rinnenförmig, schwer, rotbraun, bis 30 cm lang, bis 10 cm breit und bis 1,5 cm dick. Dickere Stücke sind von einer längs- und querrissigen Borke, die dünneren von fast glattem, grauem Kork bedeckt, oder sie sind ohne Borke und Kork bzw. zeigen nur Reste eines dünneren, weißlichen Korkes. Dunklere Innenseite grob längsstreifig. Bruch im äußeren Teil grobkörnig, im inneren Teil grobfaserig, splitterig und uneben zackig.

Geruch campherartig, Geschmack scharf brennend, an Campher erinnernd.

Lupenbild. Querschnitt braun mit zahlreichen eingestreuten helleren Punkten und im äußeren Teil Streifen.

Mikroskopisches Bild. Kork teils aus dünnwandigen Zellen, teils aus tangentialen Reihen ungleichmäßig verdickter Zellen mit braunem Inhalt. In der auf eine stark geschrumpfte Phellodermschicht folgenden primären Rinde Ölzellen und einzelne oder in Gruppen gelagerte, stark verdickte, ungleichmäßig geformte Steinzellen. An der Grenze von primärer und sekundärer Rinde ein breiter, geschlossener Steinzellenring (kann auch fehlen). Markstrahlen 2 bis 3 Zellen breit, stellenweise verbreitert, Zellen zwischen den sklerotischen Gruppen der Rindenstrahlen in Steinzellen umgewandelt. Rindenstrahlen der sekundären Rinde führen Steinzellengruppen und Sklerenchymfaserbündel, Fasern knorrig, sehr stark verdickt und deutlich geschichtet. Der Weichbast läßt durch die zahlreichen Stränge zusammengefallener Siebröhren eine deutliche Schichtung erkennen. Im gesamten Parenchym der Rinde reichlich einfache und zusammengesetzte Stärke und Gerbstoff; zahlreiche Zellen, besonders der Markstrahlen, mit Calciumoxalat in Form kleiner Nädelchen.

Pulverdroge. Zimtbraun. Einzeln liegende oder in Gruppen gelagerte, ungleichmäßig geformte, stark verdickte und geschichtete Steinzellen, Bündel knorriger, dickwandiger, deutlich geschichteter, 30 bis 80 μm breiter und bis 1100 μm langer Bastfasern und vereinzelt vorkommende Fragmente teils dünnwandigen, teils ungleichmäßig verdickten Korkes. Parenchymbruchstücke der Rinde mit reichlich 8 bis 12 μm großen, einfachen und zusammengesetzten Stärkekörnern, formlose Massen von Gerbstoff und zahlreiche, große, rundliche Ölzellen. Vereinzelt finden sich Querbruchstücke mit etwa 2 bis 3 Zellen breiten Markstrahlen der sekundären Rinde, die kurze, gedrungene Prismen von Calciumoxalat enthalten, Gewebefetzen mit einem breiten, geschlossenen Faserring an der Grenze von primärer und sekundärer Rinde und Reste stark geschrumpfter Phellodermzellen.

Verfälschungen. Die Kotorinde ist vielfach verfälscht im Handel. Für „brasilianische Kotorinden" nennt FREISE (Pharm. Zentralh. *1933*, S. 577) 22 Rinden verschiedener botanischer Herkunft (s. auch Verfälschung unter Cortex Paracoto). Die Parakoto- oder falsche Kotorinde (s. Cortex Paracoto) von Aniba pseudocoto (RUSBY) KOSTERM. (die Stammpflanze ist nicht mit Sicherheit bekannt) kann nicht als ausgesprochene Verfälschung angesehen werden, da sie nach BERGER als vollwertiger Ersatz für Kotorinde dienen kann (zur Unterscheidung der beiden Rinden s. Cortex Paracoto). Die Rinde von Rudgea viburnoides BENTH. (Palicourea densiflora MART.), Südbrasilien, Nordbolivien, Uruguay, wird in Brasilien als Cortex Coto verus gehandelt.

Inhaltsstoffe.

Etwa 1,5% Cotoin $C_{14}H_{12}O_4$, Fp. 130 bis 131°, Paracotoin $C_{12}H_8O_4$, Fp. 150 bis 151°, Hydrocotoin $C_{15}H_{14}O_4$, Fp. 97 bis 98°, Methylhydrocotoin $C_{16}H_{16}O_4$, Fp. 113 bis 115°, Protocotoin $C_{16}H_{14}O_6$, Fp. 141 bis 142°, Methylprotocotoin $C_{17}H_{16}O_6$, Fp. 133 bis 135°, das Alkaloid Anibin $C_{11}H_9NO_3$, Fp. 179 bis 180°, Phenylcumalin $C_{11}H_8O_2$, Fp. 68°, sowie etwa 0,78% Parostemin und etwa 0,6% Parosteminin (Phenolalkaloide).

Ferner äth. Öl, Harz, Stärke, Gummi, Zucker, Oxalate, Gerbstoff, Ameisen-, Essig-, Butter- und Piperonylsäure.

Prüfung. Identität nach Erg.B. 6: Versetzt man den weingeistigen Auszug der Kotorinde (1:10) mit Eisenchloridlösung, so ergibt sich eine in auffallendem Licht dunkelolivgrüne, in durchfallendem Licht braunrot erscheinende Färbung. – 3 g Kotorindenpulver werden mit 10 g Petroläther in einem Arzneiglas unter öfterem Schütteln 2 Std. mazeriert; 1 ml des Filtrates wird in einem Prüfglas mit 3 Tropfen roher Salpetersäure geschüttelt, worauf die Säure sich sofort rubinrot, später blutrot färbt (Parakotorinde färbt die Säure gelb, bisweilen blaßrot). – Rinden, die andere als die oben beschriebenen Reaktionen zeigen, dürfen nicht verwendet werden.

Prüfung. Max. Aschegehalt 3% Erg,B. 6.

Anwendung. Gegen Diarrhoen, als Antineuralgicum und schweißhemmendes Mittel. Zur Darstellung des Cotoins, das eine beruhigende Wirkung auf Darm und Uterus ausübt. In der Homöopathie.

Dosierung. Mittlere Einzelgabe als Einnahme 0,5 g, Erg.B. 6.

Coto HAB 34.
Kotorinde des Handels.

Arzneiform. Tinktur nach § 4 mit 90%igem Weingeist.

Arzneigehalt. 1/10.

Bemerkung: Die Abstammung gilt als nicht ganz sicher. Als Stammpflanze werden auch Cryptocarya-Arten (über 20) angegeben.

Aniba pseudocoto (RUSBY) KOSTERM. (Ocotea pseudocoto RUSBY)
ist nach WASICKY-BRAND wahrscheinlich die Stammpflanze von

Cortex Paracoto. Parakotorinde. Paracoto bark. „Falsche Kotorinde".

Sehr bald nach dem Bekanntwerden der Kotorinde erschien 1878 gleichfalls aus Bolivien eine zweite Kotorinde im Handel, die makro- und mikroskopisch von der ersteren kaum zu unterscheiden ist. In der schon bei Cortex Coto unter Verfälschungen zitierten Arbeit von FREISE kommen außerdem als Lieferanten der „falschen Kotorinden" nachstehende Pflanzen in Betracht: 1. Pourouma cecropifolia MART., Moraceae. 2. Couepia rufa DUCKE, Rosaceae. 3. Couepia subcordata BENTH. 4. Eugenia brasiliensis LAM., Myrtaceae. 5. Arrabidaea chica (H.B.K.) BUR., Bignoniaceae. 6. Warscewiczia coccinea (VAHL) KLOTSCH, Rubiaceae. 7. Picrolemma pseudocoffea DUCKE, Simarubaceae. Nach BERGER ist Parakotorinde infolge ihres Gehaltes an Paracotoin ein vollwertiger Ersatz für die echte Kotorinde und war zumeist häufiger auf dem Markt als die echte.

Zur Unterscheidung der Koto- und Parakotorinde auf chemischem Wege werden die Reaktionen nach PEYER und nach FROMME herangezogen. Reaktion nach PEYER: a) Werden 5 ml eines alkoholischen Auszuges (1:10) mit der fünffachen Menge Alkohol verdünnt und 1 Tropfen Eisenchloridlösung hinzugefügt, so entsteht für Kotorinde eine dunkelolivgrüne, für Parakotorinde eine dunkelviolette Färbung. – b) Beim Überschichten von 3 ml eines durch zweistündige Mazeration bereiteten Chloroformauszuges (1:10) mit 3 ml roher Salpetersäure färbt sich die Chloroformschicht bei Kotorinde rubinrot, bei Parakotorinde gelbbraun. Werden 3 bis 5 ml des Chloroformauszuges mit 10 Tropfen Ammoniak geschüttelt, so färbt sich die Chloroformschicht bei Kotorinde gelb, bei Parakotorinde orange. – c) Beim Schütteln von 1 ml eines durch zweistündige Mazeration hergestellten Petrolätherauszuges mit 3 Tropfen roher Salpetersäure färbt sich die Säure bei Kotorinde sofort rubinrot, später blutrot, bei Parakotorinde gelb, bisweilen blaßrot. 5 ml Petrolätherauszug werden in einem Reagensglas mit 1 Tropfen Eisenchloridlösung und 5 ml Wasser vorsichtig geschüttelt. Nach dem Trennen der Flüssigkeiten tritt bei Kotorinde nichts in Erscheinung, bei Parakotorinde entsteht an der Berührungsgrenze ein violetter Ring. Werden 5 ml Petrolätherauszug mit 5 ml Kalkwasser geschüttelt, so entsteht bei Kotorinde eine farblose Emulsion oder ein farbloser Schleier in der wäßrigen Schicht, bei Parakotorinde eine grünliche Emulsion oder ein grüner Schleier. – Reaktion nach FROMME: Schüttelt man 1 g zerriebene Parakotorinde mit 10 g Äther 10 Min. lang, filtriert in ein 5 g Wasser enthaltendes Becherglas und verjagt den Äther auf dem angewärmten Wasserbad, so scheiden sich rotgelbe Öltropfen auf dem Wasser ab. Die Mischung wird im Scheidetrichter mit 10 ml Petroläther geschüttelt, wobei sich die Tropfen nur teilweise lösen. Dampft man die klar filtrierte, wäßrige Schicht zur Trockne ein, so färbt sich die Lösung des Rückstandes in 5 Tropfen Essig durch einen Tropfen Salpetersäure intensiv gelb.

Verfälschungen. Neben Koto- und Parakotorinden kamen jedoch bald falsche Rinden auf den Markt, die weder die Wirkstoffe der einen noch der anderen enthielten. Nach HARTWICH sind es die Rinden von Ocotea pretiosa (MART.) BENTH. et HOOK. (Cryptocarya pretiosa MART.), ferner die wahrscheinlich von einer Sapotacee stammende Curtidorinde u. a. Erstere, vom Oberlauf des Amazonas, bildet flache, bis 15 cm lange und 5 cm breite, bis 7 mm dicke, mattbraune Stücke ohne Kork, innen grob gestreift, der Bruch kurz und derbsplitterig, der Querschnitt mit helleren, radial gereihten Punkten. Geruch schwach, nach Zimt. Die Rinde besitzt viel weniger Sklerenchym in der Mittelrinde als im äußeren Teil des Bastes. Die größeren Steinzellen des sklerotisierten Ringes sind nicht tangential, sondern radial gestreckt, dazwischen befinden sich, wie bei den anderen, Gruppen kleiner, isodiametrischer Zellen. Die dicken, faserförmigen Sklereiden des Bastes sind viel kleiner als bei den beiden anderen. Neben diesen Sklereiden treten weitere sklerotisierte Elemente im Bast auf, mäßig verdickte, im Querschnitt rundliche Zellen, die auf dem Längsschnitt deutlich den Charakter von Stabzellen, also von langgestreckten, am Ende gerade abgeschnittenen Zellen zeigen. Die Curtidorinde zeichnet sich durch große, einzeln stehende, faserförmige Zellen im Bast aus. Sie kommt zuweilen als Gerbrinde nach Europa, enthält 24% Gerbstoff. GSTIRNER u. HÜNERBEIN (Pharm. Zentralh. *1933*, S. 81) beschrieben eine weitere Rinde, deren chemische Untersuchung ergab, daß es sich weder um Coto verus noch um Parakotorinde handeln konnte (s. auch BERGER).

Inhaltsstoffe. Paracotoin (s. d.), Hydrocotoin, Methylhydrocotoin, Protocotoin, Methylprotocotoin und Piperonylsäure. Paracotoin reagiert im Gegensatz zu Cotoin mit Eisenchlorid nicht. Ferner Gerbstoff, Harz und äth. Öl mit L-Cadinen und Methyleugenol.

Anwendung. Wie Kotorinde. Nach BURKHART besitzen die Parakotorinde und das Paracotoin eine geringere Reizwirkung auf die Schleimhäute.

Aniba duckei KOSTERM. (A. rosaeodora DUCKE var. amazonica DUCKE). „Itauba".

In den Amazonasgebieten Brasiliens. In Franz. Guayana durch Raubbau fast ausgerottet.

Inhaltsstoffe. In der Pflanze Oleum Anibae rosaeodorae, Brasilianisches Rosenholzöl, Brasilianisches Linalolöl, Oil of rosewood. Guayanaöl besteht zu 90 bis 97% aus linksdrehendem Linalool, das brasilianische Öl zu 80 bis 90% aus links- und rechtsdrehendem Linalool. Ferner 6 bis 10% Cineol und p-Methylacetophenon, α-Terpineol, L-Tetrahydro-Δ^3-p-methyl-acetophenon und 4 bis 6% Sesquiterpene, α-Selinen enthaltend. G. CHIURDOGLU et al. [Ind. chem. Belg. *28*, 636 (1963)] isolierten aus brasilianischem Rosenholzöl fünf Sesquiterpenverbindungen: Rosianol $C_{15}H_{26}O$ [= 2-Methylen-8-methyl-(β-hydroxyisopropyl)-bi-cyclo-[0,3,5]-decan (?)], Rosioenol $C_{15}H_{26}O$, Leudrioenol $C_{15}H_{24}O$, Hydroxyrosenon $C_{15}H_{22}O_2$ (ein α,β-ungesättigtes Hydroxyketon) und Rosageron $C_{15}H_{22}O$ (ein monocyclisches Dienon). In peruanischem Rosenholzöl fanden NIGAM u. LEVI [Perfum. Record. *54*, 814 (1963)] α-Pinen, β-Pinen, Camphen, Myrcen, p-Cymol, β-Elemen, γ-Cadinen, 0,03% Benzaldehyd, 0,15% Citral, 2 stereoisomere Linalooloxide und eine aromatische Sesquiterpenverbindung. Weiterhin Anibin.

Anwendung. In der Parfümindustrie.

Aniba canelilla (H. B. K.) MEZ. „Casca preciosa".

Venezuela bis Brasilien.

Inhaltsstoffe. In der nach Zimt riechenden Rinde 0,7 bis 1% äth. Öl mit 80% 1-Nitro-2-phenyläthan, 15% Methyleugenol und 5% Eugenol. Das Öl erinnert im Geruch an Cinnamomum cassia. Das Holzöl (0,9%) besteht fast ausschließlich aus 1-Nitro-2-phenyl-äthan und Spuren von Eugenol.

Anilinum

Anilinum. Anilin. Phenylamin. Aminobenzol. Aniline (engl. u. franz.).

$$C_6H_5NH_2 \qquad M.G. 93{,}12$$

Herstellung. Durch Reduktion von Nitrobenzol entweder mit Eisen und Salzsäure – vor allem unter Verwendung besonderer Fällungsformen des Eisenoxids – oder durch katalytische Reduktion mit Wasserstoff in der Dampfphase. (Vgl. Ullmanns Encyklopädie der technischen Chemie, Bd. 3, München und Berlin: Urban u. Schwarzenberg 1953.)

Eigenschaften. Farbloses Öl von süßlich aminartigem Geruch, das sich im Licht schnell braun färbt. d_4^{20} 1,0215; Kp. 184,4°; Fp. — 6,15°. Anilin mischt sich in jedem Verhältnis mit A., Ae., Bzl.; lösl. in den meisten organischen Lösungsmitteln. 1 T. löst sich in etwa 30 T. W. Die Lsg. reagiert sehr schwach basisch. Anilin bildet mit starken Säuren stabile Salze.

Erkennung. 1. Anilin gibt in starker wss. Verdünnung mit Bromwasser einen fleischfarbenen Nd. — 2. Hält man einen mit Salzsäure befeuchteten Fichtenspan über sied. Anilin, so färbt er sich gelb (auch Anilinsalze reagieren so). — 3. Mit einer wss. Lsg. von Natriumhypochlorit oder Chlorkalk entsteht eine purpurviolette Färbung. Sehr verd. wss. Lsg. werden mit Chlorkalk und einigen Tr. sehr verd. Ammoniumsulfidlsg. versetzt. Es entsteht eine rosenrote Färbung. — 4. Versetzt man eine Lsg. von Anilin tropfenweise mit Chlorkalklsg., so entsteht eine violettblaue bis rote Färbung (s. unter 3.). Gibt man hierauf ammoniakalische, etwa 2%ige Phenollsg. zu, so tritt Blaufärbung auf (Indophenolreaktion). — 5. Man versetzt eine wss. Lsg. von Anilin mit einigen ml einer 1%igen Ammoniumrhodanidlsg. und dann mit einigen Tr. 10%iger Kupfersulfatlsg. Es entsteht ein olivgrüner Nd. von $Cu(C_6H_5 \cdot NH_2)_2 \cdot (CNS)_2$. Die Rk. ist empfindlich und kann zur gravimetrischen Bestimmung von Anilin verwendet werden. — 6. Beim Erhitzen mit einigen Tr. Chlf. und Kalilauge tritt der Geruch nach Phenylisonitril auf. — 7. Gibt man zu einer Lsg. von Anilin 2 Tr. 5%iger Natriumnitritlsg. und 2 Tr. einer 0,2%igen Lsg. von β-Naphthol in 2 n Natronlauge, so entsteht ein scharlachroter Nd.

Prüfung. 1. Der Siedepunkt soll 184,4° sein; bei der Destillation müssen 95% innerhalb 0,8° übergehen, der Rest innerhalb 2°. — 2. Anilin muß in verd. Salzsäure völlig lösl. sein. Die Lsg. darf sich beim Verdünnen mit W. nicht trüben (Nitrobenzol, Kohlenwasserstoffe). — 3. Wasser. Der durch Destillation mit Tetrachloräthan ermittelte W.-Gehalt darf 0,1% nicht übersteigen. — 4. Aschegehalt. Nicht mehr als 0,005%. — 5. Bleiacetat darf durch Anilin nicht dunkel gefärbt werden (H_2S).

Anwendung. Anilin wird in großen Mengen in der organisch-chemischen Industrie als Zwischenprodukt für die Herst. von Farbstoffen, Kunstharzen, Arzneimitteln verwendet. Anilin ist ein schweres Gift. Es wirkt sowohl durch Einnahme, als auch durch Einatmen oder durch Penetration durch die Haut. Mehrstündige Einatmung von 0,5 mg Anilin/Liter Luft rufen bereits Vergiftungen hervor. Bei akuter Vergiftung treten Cyanose, Methämoglobinämie, Schwindel, Kopfschmerz und Verwirrung ein. Chronische Vergiftung führt zu Anämie, Anorexie, Gewichtsverlust, u. U. Kollaps.

Handelsformen: Anilin kommt als p.a.-Ware mit 99,9% Anilin, als reine Ware und als technische Qualität (99,5%) in den Handel.

Anilinum hydrochloricum. Anilinhydrochlorid. Anilinchlorhydrat. Salzsaures Anilin. Anilinsalz.

$$C_6H_5NH_2 \cdot HCl \qquad M.G.\ 129{,}59$$

Farblose oder schwach rötliche, am Licht sich verfärbende Nadeln oder Blättchen. Fp. 198°. Lösl. in etwa 1 T. W.; leicht lösl. in A.

Anilinum nitricum. Anilinnitrat. Salpetersaures Anilin.

$$C_6H_5NH_2 \cdot HNO_3 \qquad M.G.\ 156{,}14$$

Farblose Kristalle, die sich am Licht verfärben. Fp. $\sim$ 190° (Zers.). Lösl. in W. und in A.

Anilinum sulfuricum. Anilinsulfat. Schwefelsaures Anilin.

$$(C_6H_5NH_2)_2 \cdot H_2SO_4 \qquad M.G.\ 284{,}32$$

Kristallines Pulver, das sich am Licht verfärbt. 1 T. löst sich in etwa 15 T. W.; wenig lösl. in A.; unlösl. in Ae.

Anwendung. Anilinsulfat wurde früher gegen Epilepsie verwendet, hat sich aber nicht bewährt.

Acetanilidum DAB 7 – DDR, ÖAB 9, Dan. IX, Nord. 63. Acetanilid. Antifebrinum Helv.V, Ross. 9. Antifebrin. Acetanilide (engl. u. franz.). Acetphenylamid. Phenylacetamid.

$$C_8H_9NO \qquad C_6H_5NHCOCH_3 \qquad M.G.\ 135{,}17$$

Herstellung. 2 T. Anilin und 3 T. Eisessig werden in einem Rundkolben mit aufgesetztem Kühlrohr so lange zum Sieden erhitzt, bis eine entnommene Probe beim Erkalten rasch und vollständig erstarrt (etwa 5 Std.). Dann gießt man die noch heiße Fl. unter Rühren in kaltes W., trennt die Kristalle ab und kristallisiert sie aus der 20fachen Menge siedenden W. um.

Eigenschaften. Farblose, glänzende Kristallblättchen ohne Geruch und von schwach brennendem Geschmack. Lösl. in etwa 220 T. W., in 22 T. sied. W., in 4 T. A., in 50 T. Ae., in 8 T. Chlf. Fp. 113 bis 115° (Helv. V, Ross. 9); 113 bis 116° (DAB 7 – DDR); 113 bis 117° (ÖAB 9); 114 bis 117° (Nord. 63).

Erkennung. 1. 0,100 g Substanz wird nach Zusatz von 5,0 ml 3 n Kalilauge erhitzt. Es ist der Geruch des Anilins wahrnehmbar. Nach Zusatz von 3 Tr. Chlf. und weiterem Erhitzen ist der Geruch des Phenylisonitrils wahrnehmbar (DAB 7 – DDR). – 2. Versetzt man eine unter Erwärmen bereitete Lsg. von 5 mg Acetanilid in 2 ml W. nach dem Abkühlen mit 1 ml konz. Salzsäure und 5 Tr. Jodlsg., so scheidet sich ein Perjodid in Form dunkelbrauner, öliger Tröpfchen aus, die nach kurzer Zeit kristallin erstarren (ÖAB 9). – 3. 0,05 g Acetanilid geben bei 1 Min. langem Kochen mit 5 Tr. W. und 5 Tr. konz. Schwefelsäure sauer reagierende Dämpfe mit Essigsäuregeruch. Nach Abkühlen und Verdünnen mit 10 ml W. gibt die Lsg. auf Zusatz von 1 ml Chloraminlsg. und 1 ml 2 n Salzsäure eine rotviolette Farbe, die bei Zugabe von 3 ml Ammoniaklsg. nach Violett umschlägt (Dan. IX, Nord. 63). – 4. Erhitzt man etwa 5 mg Acetanilid 1 Min. lang mit 1 ml verd. Salzsäure zum Sieden, versetzt die Lsg. nach dem Abkühlen mit 5 Tr. Natriumnitritlsg. und macht mit 2 ml verd. Natronlauge alkalisch, so entsteht auf Zusatz von etwa 5 mg β-Naphthol ein orangeroter Nd. (ÖAB 9; Ross. 9). – 5. 0,1 g, unter Erwärmen in 5 ml W. gelöst, gibt mit 5 ml Bromwasser einen kristallinen Nd. von 4-Bromacetanilid. Die Lsg. wird unter fließendem W. gekühlt, der Nd. abfiltriert, mit W. gewaschen und aus 3 ml A. und 4 ml W. umkristallisiert. Nach Trocknen bei 105° schmelzen die Kristalle zwischen 165 und 170° (Nord. 63, DAB 7 – DDR). – 6. Identifizierung nach L. KOFLER. Schmelzintervall (unter dem Mikroskop) 113 bis 115°. Eutektische Temperatur der Mischung mit Benzil 78°. Lichtbrechungsvermögen der Schmelze $n_D = 1{,}5299$ bei 116 bis 118° (ÖAB 9).

Prüfung. 1. Freie Säure. Schüttelt man 1,0 g Acetanilid mit 20 ml W. 1 Min. lang kräftig durch und filtriert, so müssen sich 10 ml des Filtrates auf Zusatz von 2 Tr. Bromthymolblaulsg. gelb oder grün und bei darauffolgendem Zusatz von 1 Tr. 0,1 n Natronlauge blau färben (ÖAB 9). – 2. Phenole, Anilinsalze, Phenazonderivate. 5 ml des unter 1. erhaltenen Filtrates dürfen sich auf Zusatz von 3 Tr. Eisen(III)-chloridlsg. innerhalb von 5 Min. auch nicht vorübergehend stärker färben als eine Mischung von 5 ml W. und 3 Tr. Eisen(III)-chloridlsg. (ÖAB 9). – 3. Phenacetin. Schüttelt man 0,2 g Acetanilid mit 2 ml Salpetersäure 1 Min. kräftig durch, so darf sich die Fl. nicht gelb färben (ÖAB 9). – 4. Alkoholunlösliche Stoffe. Eine Lsg. von 0,5 g Acetanilid in 10 ml A. muß klar und farblos sein (ÖAB 9). – 5. Schwermetalle. In einer Mischung aus 2 ml der alkoholischen Lsg. (s. unter 4.), 6 ml A. und 2 ml W. dürfen Schwermetalle nicht nachweisbar sein (ÖAB 9). Höchstens 0,001% Pb^{2+} (DAB 7 – DDR). – 6. Fremde organische Stoffe. Eine Lsg. von 0,2 g Acetanilid in 2 ml konz. Schwefelsäure muß klar und farblos sein und darf sich auch innerhalb 1 Std. nicht verfärben (ÖAB 9). – 7. Glührückstand. Höchstens 0,1% (ÖAB 9, Dan. IX, Nord. 63, Ross. 9).

Gehaltsbestimmung. 1. 0,2000 g Acetanilid werden in einem 100-ml-Meßkolben mit 25 ml verd. Salzsäure 1 Std. lang unter häufigem Umschütteln im Wasserbad erhitzt. Nach dem Abkühlen füllt man mit W. bis zur Marke auf. 20,00 ml dieser Lsg. fügt man in einem Schliffkolben zu einer Mischung von 30,00 ml 0,1 n Kaliumbromatlsg. und 2 g Kaliumbromid, versetzt sofort mit 10 ml verd. Schwefelsäure und läßt 15 Min. lang unter häufigem Umschütteln verschlossen stehen. Dann titriert man nach Zusatz von 5 ml Chlf. und einer Lsg. von etwa 1 g Kaliumjodid in 10 ml W. langsam und unter kräftigem Schütteln mit 0,1 n Natriumthiosulfatlsg. (Stärke als Indikator). 1 ml 0,1 n Kaliumbromatlsg. entspr. 2,253 mg C_8H_9NO (ÖAB 9, Dan. IX).

2. 0,2500 g werden mit 10 ml 2 n Salzsäure 1/2 Std. lang am Rückflußkühler gekocht. Nach Abkühlen und Zusatz von 15 ml 2 n Natronlauge wird die Lsg. 3mal mit je 10 ml Chlf. ausgeschüttelt. Die gesammelten und filtrierten Chlf.-Auszüge werden nach Zusatz von 5 Tr. Kristallviolett mit 0,1 n Perchlorsäurelsg. nach rein Blau titriert. 1 ml 0,1 Perchlorsäure entspr. 0,01352 g C_8H_9NO (Nord. 63). Geforderter Gehalt: 99,0 bis 101,5% C_8H_9NO (ÖAB 9); 98,5 bis 100,5% (Nord. 63); 98,9 bis 100,5% (Dan. IX); mindestens 98,5% (Ross. 9).

Anwendung. Innerlich bewirkt es beim Fiebernden Temperatursenkung. Man gibt es in Tabletten- oder Pulverform als Antipyreticum, Antineuralgicum und Antirheumaticum. Es ist Bestandteil zahlreicher Kombinationspräparate. Seine toxischen Nebenwirkungen

(Schweiße, cyanotische Verfärbung, Methämoglobinämie u.a.) beruhen auf der Freisetzung von Anilin (s. S. 103) im Organismus. Nach DAB 7 – DDR ist die Substanz nur für veterinärmedizinische Zwecke bestimmt.

Dosierung. Einzelmaximaldosis 0,3 g (ÖAB 9); 0,5 g (Nord. 63). Tagesmaximaldosis 1,0 g (ÖAB 9, Nord. 63).

Methylacetanilidum. N-Methylacetanilid. Acetmethylanilid. Methylacetanilide. Exalgin. Methylantifebrin.

$C_9H_{11}NO$ M.G. 149,19

Farblose Kristallnadeln; Fp. 100 bis 101°, Kp. ~245°. Lösl. in etwa 60 T. W., in weniger als 2 T. siedendem W., in etwa 2 T. A., 10 T. Ae., 1,5 T. Chlf.

Anwendung. Es wurde früher als Analgeticum bei Neuralgien und Migräne verwendet.

Anisodus

Siehe Scopolia.

Anisum

Siehe Pimpinella.

Annona

Annona cherimolia MILL. (Annona tripetale AIT.). Annonaceae – Annonoideae – Annoneae. Rahmapfel. Cherimoya. Chirimoya.

Heimisch in Südamerika; angebaut von Mexiko, Westindien bis Bolivien, Brasilien und Chile; stellenweise im Mittelmeergebiet, südl. Spanien, in Sizilien, Westafrika, Algerien, Syrien, Israel; Indien und Ceylon.

Inhaltsstoffe. WEINGES et al. [Arzneimittel-Forsch. *19*, 328 (1969)] isolierten aus den Früchten dimere Proanthocyanidine $C_{30}H_{26}O_{12}$. Nach CORIGLIANO et al. [ref. Chem. Abstr. *73*, 75809 m (1970)] im Fruchtfleisch und Samen 1,5% Proteine, 11,9% reduzierende Zucker, 7% Saccharose, 0,42% Lipoide und Vitamin C.

Anwendung. Das süße, duftende Fruchtfleisch wird nach Öffnen der Fruchtschale frisch gegessen, ist sehr leicht verdaulich und stellt neben Ananas und Mangostane die beste tropische und subtropische Obstfrucht dar. – Die Samen, die 7 bis 8% rötliches, aromatisches Fett enthalten, liefern Oleum Annonae, das Cherimoyafett. Es dient zu Einreibungen. Ferner führen die Samen insektizid wirkende Stoffe.

Annona chrysophylla BOJ.
In Südafrika vorkommend.

Inhaltsstoffe. Das Glykosid Annonacein, ein blausäurehaltiges Harz, Annonain $C_{17}H_{15}N_2O$ Fp. 122 bis 123°, und viel Tannin.

Anwendung. Gegen Diarrhoe und Dysenterie.

Annona muricata L. Sauersack. Stachel-Anone. Soursop. Guanabana. Guanuabo. Corossol épineux. Cachiment.

Heimisch im tropischen Amerika; im tropischen Westafrika als Obstbaum eingebürgert.

Inhaltsstoffe. 2 Alkaloide der Aporphingruppe wurden isoliert: Muricin $C_{19}H_{21}NO_4$ (in Form des Hydrobromids, Fp. 242 bis 243°) und Muricinin $C_{18}H_{19}NO_4$ (in Form des Perchlorates, Fp. 206 bis 208°), Tannin, Annonain und in allen Pflanzenteilen Spuren von Blausäure. KOOIMANN [Phytochem. *6*, 1665 (1967)] klärte die Struktur der Annona-Stärke auf.

Anwendung. Blätter, Wurzel und Samen als Insektizid und als Wurmmittel. Wegen des Tanningehaltes vielfach als Adstringens verwendet. In Ecuador die Blätter auch als Analgeticum und Antispasmodicum gebraucht. Die säuerlich-süße und erfrischende, bis 2 kg schwere Frucht ist eßbar.

Annona obtusifolia.
In Brasilien und Bahia vorkommend.

Inhaltsstoffe. In den Samen etwa 25 bis 27% dünnflüssiges, geruchloses, mildes Öl.

Anwendung. Die Früchte „fruta de Conde" werden als Obst geschätzt.

Annona paludosa AUBL. In Guayana, Bahia, Nord- und Südbrasilien vorkommend.
Die Blätter in der Volksheilkunde verwendet.

Annona palustris L. (A. glabra L., A. laurifolia DUN., A. chrysocarpa LEPR.). Pond apple. Alligator-, Monkey apple. Marsh corkwood.

Heimisch im trop. Amerika und Westindien; gepflanzt an der Westküste von Afrika, bes. in sumpfigen Küstengebieten von Bahia.

Inhaltsstoffe. In den Samen etwa 15 bis 17% dünnflüssiges, geruchloses, mildes Öl.

Anwendung. Die Blätter dienen als Anthelminticum. — Das Wurzelholz wird als Korkersatz zu Schwimmern für Fischnetze benutzt. Die Frucht wird von Tieren gefressen, ist aber für den Menschen nicht genießbar. Zur Gewinnung von Bastfasern und fettem Öl.

Annona reticulata L. (A. asiatica LOUR., A. longifolia SESSE et MOÇ). Ochsenherz. Bullocks heart. Common custard apple. Corossol. Cœur de bœuf. Cachiman.

Heimisch in Westindien und Mexiko. Als Obstbaum angebaut im trop. Amerika, in Afrika und Asien. Die erste, bereits im 16. Jahrhundert beschriebene Annona-Art.

Inhaltsstoffe. In den Samen etwa 40% mild schmeckendes Öl, in der Rinde Tannin, das Alkaloid Anonain und Spuren von Blausäure.

Annona senegalensis PERS.
Im tropischen Westafrika heimisch.

Frucht eßbar. Rinde als Anthelminticum und bei Dysenterie gebraucht.

Annona squamosa L. (Annona asiatica L., A. cinerea DUNVAL). Rahmapfel. Süßsack. Zucker-Zimtapfel. Sweet sop. Custard apple. Sugar-apple. Caneel-apple. Corossol. Pomme canelle.

In Indien, Südafrika, Westindien vorkommend. In den Tropen als Obstbaum angebaut (bes. Mexiko und trop. Amerika).

Inhaltsstoffe. Cyanogene Verbindungen. In der Pulpa reifer Früchte reichlich freie Aminosäuren wie Citrullin, γ-Aminobuttersäure, Ornithin und Arginin.

Anwendung. Same und unreife Frucht als stark wirksames Insektizid und Anthelminticum. Bei Tumoren. Das Öl der Samen — Sirikayaöl — dient zur Herstellung von Seifen. Frucht eßbar; aus ihr wird Limonade hergestellt. Die Rinde in Westindien zum Gerben.

„Atemoya" sind Kreuzungen zwischen A. cherimolia und A. squamosa.

Annona squamata. Ceará. Maranhão.
In Pernambuco.

Anwendung. Die Blätter werden wie auch die Blätter und Blüten anderer Annonaarten als Carminativum und Stomachicum verwendet.

Bemerkung. WARTHEN et al. [J. pharm. Sci. *58*, 637 (1969)] isolierten aus dem Holz und der Stammrinde von Annona glabra L., Florida, das tumorhemmende Alkaloid Liriodenin.

Ansellia

Ansellia africana LINDL. Orchidaceae-Orchidoideae-Vandeae.
Der 30 bis 50 cm hohe, in Ostafrika heimische Epiphyt lebt im Hügelwald an feuchten Orten, teilweise auf Wirtsbäumen 15 bis 20 m über dem Boden oder den Stamm umschließend. Auch kultiviert.

Anwendung. Absud und der Saft des Krautes gegen „Malariakrämpfe".

Ansellia gigantea REICHB. f.
Südafrika.

Anwendung. Infus gegen Husten bei Kleinkindern, Stengel als Aphrodisiacum verwendet.

Ansellia humilis BULL.

Anwendung. Infus aus dem Blatt, dem Stengel und der Knolle als Emeticum.

Antelaea

Antelaea azadirachta (L.) ADELBERT. (Antelaea javanica GAERTN., Azadirachta indica JUSS., Melia azadirachta L., Melia indica BRANDIS.). Meliaceae — Melioideae — Melieae. Nim-Baum. Nim. Neem tree.

Heimisch in Ostindien und Malaysia.

In Gärten und an Straßen viel gepflanzt. Einer der wichtigsten Bäume Indiens (heiliger Baum der Hindu).

Großer, stattlicher, immergrüner, kahler Baum mit rauher, grauer oder bräunlicher Rinde und schwacher Belaubung. Blätter 20 bis 37,5 cm lang, unpaarig gefiedert, am Ende der Zweige dichter. Blättchen 14 bis 19, gegenständig oder wechselständig, schräg gesägt, lanzettlich, dicht gedrängt, das ungerade manchmal fehlend. Blüten in kurzen, axialen Rispen, weiß, duftend, 5 mm lang, fünfzählig. Staubblattröhre zehnzähnig mit nach innen gedrehten Antheren. Steinfrucht 1,2 bis 1,8 cm lang, länglich, einsamig, glatt, im reifen Zustand grünlichgelb.

Cortex Azadirachtae. Cortex Margosae. Zedrachrinde. Neemrinde. Indische Fieberrinde. Nimbark. Margosabark.

Azadirachta Ind.P.C. 53.

Die Droge besteht laut Ind.P.C. 53 aus der Stamm- und Wurzelrinde sowie aus den Blättern (!). Ziemlich flache, ungefähr 4 cm breite Halbröhren, von graubrauner, höckeriger, querrissiger Borke bedeckt. Die Innenseite glatt, hellbraun, oft bandartig schmal gestreift. Der Bruch faserig.

Lupenbild. Rindenstücke gerillt, zäh, faserig, bis zu 10 mm dick. Auf der Außenseite graubraun, Oberfläche schuppig oder rissig. Innenseite gelblich, deutlich geschichtet und faserig. Helle, schmale Markstrahlen und tangential verlaufende Parenchymstreifen wechseln mit dunkleren Bastfaserbündeln ab.

Mikroskopisches Bild. Dunkle Faserbündel, umgeben von verholzten Parenchymzellen.

Inhaltsstoffe. Nach älteren Angaben das bitter schmeckende Alkaloid Margosin, Mangrorin, Nimbidin, Nimbin $C_{28}H_{40}O_8$, Nimbinin $C_{27}H_{30}O_9$, Nimbosterol, äth. Öl und etwa 6% Gerbstoff. MITRA et al. (Tetrahedron L. *1970*, S. 2761) fanden Nimbidinsäure (Salanninsäure) $C_{26}H_{34}O_7$, Fp. 228 bis 230°, und Nimbidinin $C_{26}H_{34}O_6$, Fp. 282 bis 284°.

Anwendung. Früher in der USP offizinell. Die Rinde der Wurzel nach USD 55 in Form eines Dekoktes als Anthelminticum. In Indien als Fiebermittel, Bittermittel in Form eines Infuses 1 : 20 (Dosis 15 bis 30 ml) oder als Tinktur 1 : 5 (Dosis 4 bis 8 ml) laut Ind. P. C. 53. Äußerlich auch bei Hautkrankheiten und Schwellungen.

Azadirachta indica HAB 34.
Frische, innere Rinde.

Arzneiform. Essenz nach § 3.

Arzneigehalt. 1/3.

Flores Azadirachtae.

Inhaltsstoffe. Bitterstoffe, n-Nonacosan, das Alkaloid Azaridin und Kämpferol.

Anwendung. Als Tonicum.

Folia Azadirachtae.

Inhaltsstoff. Das bitter schmeckende Alkaloid Paraisin.

Anwendung. Als Antisepticum und Insektizid.

Oleum Azadirachtae. Oleum Margosae. Neem-Öl. Margosaöl. Nim oil. Margosa-oil. Huile de margosa.

Inhaltsstoffe. Das stark trocknende fette Öl aus den Samen enthält das Alkaloid Azaridin, Nimbin sowie das Triterpenoid Salannin $C_{34}H_{44}O_6$. Fp. 167 bis 170° (Tetrahedron L. *1964*, S. 3969).

Anwendung. Gegen Rheuma, Hautkrankheiten und als Anthelminticum; ferner als Haartonicum, zur Seifenfabrikation und als Brennöl.

Bemerkungen: Für Cortex, Folia, Flores und Oleum Azadirachtae werden irrtümlich in der Literatur und im Handel nicht selten als Stammpflanze Melia azedarach L. (s. Melia) angegeben.

Antennaria

Antennaria dioica (L.) GAERTN. (Gnaphalium dioicum L.). Asteraceae – Asteroideae – Inuleae. Gemeines Katzenpfötchen. Cats foot. Life everlasting. Pied(s) de chat.

Heimisch in Europa, Nordasien und Nordamerika, auf Heiden, in lichten, trockenen Wäldern und in Holzschlägen.

Kleines, zweihäusiges Kraut, mit Ausläufern, weißfilzigen Stengeln, oberseits kahlen, unterseits weißfilzigen Blättern. Männliche und weibliche Blüten, beides Röhrenblüten, stehen getrennt in halbkugeligen Körbchen. Blütenköpfchen 6 bis 10 mm lang, gestielt, zu 3 bis 12 an der Spitze des Stengels in doldiger Anordnung. Der Stengel ist bei der im Handel befindlichen Dolde abgeschnitten. Hüllschuppen der Blüten dachig, außen (in der unteren Hälfte) wollig, in der oberen Hälfte trockenhäutig, rundlich oder elliptisch, die inneren lineal-länglich, die der zwittrigen Köpfchen meist weiß, seltener rosa-weiß oder rot, stumpf, kürzer als die Blüten. Hüllschuppen der weiblichen Köpfchen dunkelrot, rosa, seltener weiß, spitz, oft länger als die Blüte. Krone der Zwitterblüten meist weißlichgelb, Krone der weiblichen Blüten weiß, rosa oder purpurn, Pappus weiß.

Flores Antennariae dioicae. Antennariae Flos. Flores Gnaphalii (albi). Flores Pilosellae albi. Flores Pedis cati. Katzenpfötchenblumen. Weiße (rosa) Katzenpfötchen. Weiße (rosa) Immortellen. Ruhrkrautblüten. Cats foot flowers. Fleurs de pied de chat. Capitule de pied de chat. Fleur de gnaphale. Kattepootbloem.

Pied de chat CF 65. Antennariae Flos Belg. V.

Die Blütenköpfchen. Die weiblichen Blüten werden auch für sich gesammelt und kommen als Flores Gnaphalii rubri in den Handel; sie haben stärkeren Geruch als die männlichen Blüten.

Inhaltsstoffe. MARQUINA et VILLA [Farmacognosia (Madr.) *9*, 255 (1949)] beschrieben die Isolierung eines oxyanthrachinonartigen Körpers aus den Anthodien, Fp. 240 bis 241°, mit positiver Bornträger Reaktion. Ferner Spuren eines äth. Öles, Bitterstoff, Harz, Schleim, Phytosterin, ein Kohlenwasserstoff $C_{28}H_{58}$ und Gerbstoff. BOROVKOV et al. [ref. Chem. Abstr. *66*, 112933 a (1967)] fanden Ursolsäure. TIRA et al. [ref. Chem. Abstr. *71*, 70882 d (1969)] Luteolin, 7-O-β-D-Glucosyl-luteolin und 4'-O-β-D-Glucosylluteolin.

Aufbewahrung. Vor Licht und Feuchtigkeit geschützt, Belg. V.

Anwendung. Bei chronischen Affektionen der Gallenwege, am besten in Form eines Dekoktes 1:10. In der Volksheilkunde bei Erkrankungen der Luftwege und als Antidiarrhoicum.

Anthemis

Anthemis nobilis L. (Ormenis nobilis GAY., Chamomilla nobilis GOD., Chamaemelum nobile ALL., Chamaemelon odoratum DOD., Leucanthemum odoratum EID.AP., Anthemis odorata LAM.). Asteraceae – Asteroideae – Anthemideae. Römische Kamille.

Heimisch im südlichen und westlichen Europa (in Deutschland, Belgien, England, Frankreich, Spanien und Italien); ferner in den USA und in Argentinien zum arzneilichen Gebrauch kultiviert; bisweilen verwildert. Kultiviert wird meist die gefüllte Form.

Pflanze ausdauernd, 15 bis 30 cm hoch. Grundachse aufsteigende, ästige, blühende und kurze, sterile Sprosse treibend. Stengel beblättert, je nach dem Standort stark flaumhaarig bis kahl. Laubblätter doppelt fiederspaltig, mit linealen, spitzen Abschnitten, flaumig bis fast kahl. Blütenboden verlängert-kegelförmig. Hüllschuppen hautrandig; die inneren länglich-eiförmig, stumpflich, aufrecht. Köpfchen einzeln, endständig. Strahlenblüten fruchtbar, silberweiß, verhältnismäßig breit. Scheibenblüten gelb. Krone am Grunde mit kurzem Fortsatz, die Spitze der Früchte allseitig umschließend. Spreublätter lanzettlich, kahnförmig, stumpf, am Rande zerschlitzt, an der Spitze außen behaart. Früchte kahl, glänzend, fast dreikantig, mit schwach angedeutetem Rand.

Geruch würzig, Geschmack bitterlich würzig.

Flores Chamomillae romanae[1]. Flores Chamomillae hortensis (majoris, nobilis, odorati). Flores Anthemidis. Flores Leucanthemi (romani). Römische Kamillen. Doppelte, Große Kamillen. Dickköpfe. English camomile. Chamomile flowers. Camomille romaine. Camomilla romana. Camomila romana. Manzanilla romana. Manzanilla inglesa. Camomilla verdadeira. Romerske cameelblomster. Camai méloü ánthos. Római kamilla tea. Camomilla nobile. Roomsche kamille. Koszyczek rumianu rzymskiego. Macella dourada. Romerska kamillenblumer. Rumi papatya. Romaschka rimskaja.

Flores Chamomillae romanae Erg.B. 6. Flos Chamomillae romanae ÖAB 9, Helv. V. Chamomillae Romanae flos Hisp. IX. Chamomillae Romanae flores Ital. VI. Chamomillae Flos Belg. V. Anthodium Anthemidis Pol. III. Chamomile BPC 54. Camomille Romaine CF 65. Camomila romana Brasil. 1.

Gebräuchlich sind die getrockneten Blütenköpfchen der angepflanzten, gefüllten Varietät. 4 T. frischer Blüten ergibt 1 T. der Droge.

Gewinnung. Nach SCHRATZ ist für den Ölgehalt neben den klimatischen Bedingungen vor allem das Entwicklungsstadium von größter Bedeutung. Es zeigte sich, daß in recht frühem Stadium, während die Blütenkörbe noch geschlossen sind, zwar der höchste Gehalt an äth. Öl erzielt wird, die Droge aber in diesem Zustand eine entsprechend größere Menge der jüngeren und leichteren Blüten auf eine Gewichtseinheit erfordert und auch recht unansehnlich ist. Der größte Ertrag wird bei der Ernte in einem Stadium erzielt, in dem die Vollblüte noch nicht erreicht ist. Dabei sind die Scheibenblüten, die bei der gefüllten Form zu Zungenblüten umgewandelt erscheinen, noch nicht voll entfaltet. Auch sind die Blütenköpfchen noch flach, während sich zur Zeit der Vollblüte durch Emporwölbung des Blütenbodens eine halbkugelige Form ergibt. DEBELMAS et al. [Ann. pharm. franç. 24, 587 (1966)] stellten Vergleiche über den Einfluß der Lyophilisation und der verschiedenen Trocknungsarten auf die Blütenqualität an.

Schnittdroge. Sie besteht aus den weißen, bis 7 mm langen, dreizähnigen Zungenblüten mit kurzen, gelblichbraunen Fruchtknoten, kleinen, hellgrünen, schmallanzettlichen, strohigen Hüllkelchblättern und kleinen, einzelnen, gelben Röhrenblüten.

Pulverdroge. Gelblichweiß. Teilstückchen der Zungenblüten mit den stumpf kegelförmigen, kutikular gestreiften Papillen, Fragmente der Hüllkelch- und Spreublättchen mit den höckerartig angeordneten Zellen, Sklerenchymplatten und 700 bis 1000 µm lange Gliederhaare, die aus 4 bis 8 sehr kurzen Zellen und einer sehr langen, dünnwandigen Endzelle bestehen. Durchschnittlich 25 µm große Pollenkörner mit stacheliger Exine und 3 Austrittsstellen in geringer Zahl.

Verwechslungen. Die gefüllten Blütenkörbchen von Chrysanthemum parthenium (L.) BERNH., Asteraceae, häufig in Gärten angepflanzt. Blütenboden nackt, nicht spreuig, etwas flach, Blüten kleiner. Als Verfälschung findet man auch Matricaria maritima L., die Geruchlose Kamille (s. d.).

Inhaltsstoffe. 0,6 bis 1% (gefüllte Blütenköpfchen bis 1,75%) äth. Öl (Oleum Chamomillae romanae aethereum), etwa 0,6% Bitterstoff, der sich nach Untersuchungen von BENESOVA et al. [Coll. czech. chem. Comm. 29, 3096 (1964)] als ein Sesquiterpen-Hydroxyester-Lacton vom Germacran-Typ, der mit Tiglinsäure verestert ist, erwies. Die Verfasser nannten ihn Nobilin $C_{20}H_{26}O_5$, Fp. 177 bis 178° (nicht zu verwechseln mit dem Alkaloid Nobilin aus Dendrobium nobile). Ferner Apigenin $C_{15}H_{10}O_5$, Fp. 347°, Apigenin-7-glucosid (Cosmosiin) $C_{21}H_{20}O_{10}$, Fp. 203° (aus Aceton), 226 bis 227° (aus Pyridin), Apiin $C_{26}H_{28}O_{14}$, Fp. 228 bis 232°, Quercitrin $C_{21}H_{20}O_{11}$, Fp. 182 bis 184°, Taraxasterin sowie Cholin, Inosit, Öl-, Linol-, Cerotin-, Palmitin- und Stearinsäure. Nach BOHLMANN et al. [Chem. Ber. 95, 1733 (1962) u. 99, 2096 (1966)] die Polyine cis- und trans-Dehydromatricariaester. Nach CHAUMONT [Plant. med. Phytother. 3, 167 (1969)] trans-Kaffeesäure und deren Glucoseester, Scopoletin-7-β-glucosid und Luteolin-7-glucosid.

---

[1] Abbildungen bei L. HÖRHAMMER: Teeanalyse, Tafel 37, Abb. 221 und 222.

Apigenin : R = H
Apiin : R = Glucose-Apiose

Prüfung. Mindestgehalt an äth. Öl 0,7% ÖAB 9, Pol. III; 0,6% Erg.B. 6; 0,5% Belg. V; 0,4% BPC 54, CF 65, Brasil. 1; 0,2% (Pulver) BPC 54. – Max. Aschegehalt 6% Erg.B. 6, ÖAB 9, Belg. V; 8% Helv. V, Hisp. IX, Pol. III. – Säureunlösliche Asche max. 1% BPC 54. – Feuchtigkeit max. 10% Pol. III. – Fremde org. Substanz max. 2% BPC 54. – Fremde Beimengungen max. 1% ÖAB 9. – Nach Erg.B. 6 dürfen Blütenköpfchen ohne Spreublätter und ohne den eigenartigen Geruch verwendet werden (Chrysanthemum parthenium).

Aufbewahrung. Vor Licht geschützt, in gut schließenden Behältern und kühl.

Anwendung. Als Diaphoreticum und Spasmolyticum bei spastischen Zuständen des Magen-Darm-Kanals, bei Dysmenorrhoe und Pertussis. Nach BPC 54 innerlich als Bittermittel zur Anregung des Appetits und der Verdauung. Kamillentee (1 T. auf 20 T. kochendes Wasser; Dosis 30 bis 120 ml) wird als Hausmittel bei Verdauungsbeschwerden und als Vehikel für andere Bittermittel gebraucht. Ferner zu Mund- und Wundspülungen. In der Homöopathie die aus der frischen (vor der Blüte gesammelten) Pflanze gewonnene Essenz innerlich bei Kopfschmerzen, Verdauungsschwäche und als Anthelminticum. In der Volksheilkunde als Emmenagogum und Abortivum, obwohl eine spezifische Uteruswirkung fehlt. In der Likörindustrie. Das Pulver als Zusatz zu Haarwaschpulvern (Shampoo).

Dosierung. Mittlere Einzelgabe als Einnahme 1,5 g (zu 1 Tasse Aufguß), mittlerer Gehalt als Mund- und Wundspülung 3% (als Aufguß), Erg.B. 6, ÖAB 9.

Chamomilla romana HAB 34. Römische Kamille.

Frische, zur Zeit der beginnenden Blüte gesammelte Pflanze.

Arzneiform. Essenz nach § 3.

Arzneigehalt. 1/3.

Anthemis nobilis HPUS 64. Roman Chamomile.

Die ganze, frische, zur beginnenden Blüte gesammelte Pflanze.

Arzneiform. Urtinktur: Arzneigehalt 1/10. Anthemis, feuchte Masse mit 100 g Trockensubstanz und 300 ml Wasser = 400 g, Alkohol USP (94,9 Vol.-%) 730 ml zur Bereitung von 1000 ml der Tinktur. – Dilutionen: D 2 (2×) enthält 1 Teil Tinktur, 2 Teile dest. Wasser und 7 Teile Alkohol; D 3 (3×) mit Alkohol HPUS (88 Vol.-%). – Medikationen: D 3 (3×) und höher.

Menstruationsmittel. In einem Erlaß vom 15. Jan. 1910 forderte der Preuß. Kultusminister die Regierungspräsidenten auf, allenthalben das Publikum vor dem Ankauf der in den Zeitungen angepriesenen Mittel gegen Menstruationsstörungen zu warnen, und fügte eine Liste über die Ergebnisse der bisher vorgenommenen Untersuchungen solcher Mittel bei,: Damendragees, als Mittel gegen Menstruationsstörungen empfohlen, waren weiße oder gefärbte Zuckerdragees, deren Kern aus gepulverten Römischen Kamillen bestand. – Menstruationspulver „Geisha" von ERNST WALTER in Halle bestand aus gepulverten Römischen Kamillen. – Mesembryanthemum von LINDEKUH in Berlin, ein Gemenge von gepulverten Römischen und gewöhnlichen Kamillen. – Menstruationspulver „Fortuna" von Frau RUXTINAT in Berlin waren abgeteilte Pulver von je 1 g Gewicht, die aus einem Gemenge von etwa gleichen Teilen Safran, Myrrhe und Schwefel bestanden. – Menstruationspulver „Ohne Sorge", gepulverte Gewöhnliche Kamille. – Menstruationspulver „Pohli", gepulverte Römische Kamillen. – Mensalin enthielt pro Tablette etwa 0,25 g Dimethylpyrazolon. salicylic. und 0,025 g Menthol. valerianic. (ZERNIK u. KUHN). – Menstruationstropfen von R. MÖLLER in Berlin stellten ein Destillat aus aromatischen Vegetabilien dar. Der Geruch ließ vorwiegend Zimtöl und Rosmarinöl erkennen. – Menstruationspulver „Mimosa", ein Gemenge aus gepulverten Römischen und Gewöhnlichen Kamillen. – Menstruationspulver „Glückauf", gepulverte Römische Kamillen. – Menstruationstee „Regina" (Badekräuter) enthielt Kakaoschalen, Lavendelblüten, Kalmuswurzel, Kamillenblüten, Rosmarinblätter, Eukalyptusblätter, Walnußblätter, Bitterkleeblätter, Birkenblätter, Senfmehl und Alaunpulver. – Menstruationstropfen „Geisha", ein alkoholhaltiges Destillat aus Nelken, Zimt und Baldrian. – Menstruationstropfen „Frauenlob", ein Gemisch aus verschiedenen Tinkturen, deren Hauptbestandteil äpfelsaure Eisentinktur war. – Menstruationstropfen „Favorit", ein alkoholhaltiges Destillat aus Baldrianwurzel, Zimt und Nelken. – Menstruationstropfen „Mimosa", ein alkoholhaltiges Destillat aus aromatischen Vegetabilien, das vorwiegend nach Krauseminze roch. – Menstruationstropfen „Cito", ein vorwiegend nach Krauseminze riechendes Destillat. – Original-Periodenpulver von F. MERKER in Berlin war identisch mit Menstruationspulver „Geisha". – Reguliertropfen, ein Gemisch von äpfelsaurer Eisen- und Zimttinktur. – Reguliertabletten waren aus Zimtpulver und äpfelsaurem Eisenextrakt hergestellt. – Menstruationspulver „Japanol" bestand aus gepulverten Römischen Kamillen. – Menstruationstropfen „Fortuna" bestand anscheinend lediglich aus einem Gemisch von Zimttinktur und Wasser. – Menstruationstee „Frebar" von A. BLEICHRÖDER in Berlin bestand aus geschnittenen Römischen Kamillen.

Anbau. Boden und Klima. Die Römische Kamille gedeiht besonders gut auf leichten, humosen, nicht zu trockenen Böden in warmer, sonniger Lage. Schwere Böden sind weniger geeignet. Stauende Nässe wird nicht vertragen.

Herkünfte des Drogenhandels. Das Hauptherkunftsgebiet für Flores Chamomillae romanae (gefüllte Blütenköpfchen) ist Belgien. Darüber hinaus wird die Römische Kamille vielenorts, so u. a. auch in Italien, Frankreich, England, Österreich und Deutschland angebaut.

Sorten und Herkünfte für den Anbau. Eine sehr gern angebaute Gruppensorte ist die „Gefülltblühende Römische Kamille". Sie blüht sehr reich und lange, so daß sie auch als Zierpflanze gut geeignet ist. Diese Sorte wird nur vegetativ vermehrt.

Saatgut. Einfache und halbgefüllte Formen bringen Früchte mit einem 1000-Korn-Gewicht von 0,122 bis 0,200 g. Die Mindestreinheit des Saatgutes sollte 90% und die Mindestkeimfähigkeit 75% betragen. Sie wird bei Zimmer- oder Wechseltemperatur bestimmt. Der Keimversuch dauert 15 Tage. Hinsichtlich der Belichtung scheinen die Früchte indifferent zu sein.

Kultur. Als Vorfrucht empfiehlt es sich, einmal schon im Hinblick auf die Mehrjährigkeit, eine gut mit Stallmist gedüngte Hackfrucht zu wählen und zum anderen wegen der ohnehin kriechenden (rasenbildenden) Wuchsform sich schwierig gestaltenden Unkrautbekämpfung, die immer einen relativ hohen Arbeitsaufwand erfordert. Die Vermehrung sollte ausschließlich durch Stockteilung vorgenommen werden, da die Anzucht aus Früchten ein buntes Formengemisch mit meist ungefüllten Blüten hervorbringt. Ungefüllte Römische Kamille wird am besten im Kasten angezogen. Etwa 5 g Saatgut genügen für die Anzucht der für 1 a benötigten Pflanzen. Herbstgepflügter Acker wird zeitig geschleppt und im April das Auspflanzen der durch Teilung gewonnenen Setzlinge vorgenommen. Die Auspflanzung erfolgt am besten mit dem Spaten oder Pflanzspaten in 50 × 50 cm Abstand, da der weite Stand die höheren Erträge bringt, ganz abgesehen von der wesentlichen Erleichterung der Pflegemaßnahmen. Einem Erntegewicht von 275 g frischen Blütenköpfen je Pflanze bei einer Standweite von 50 × 50 cm entspricht ein solches von nur 33 g bei 20 × 20 cm.

Die Nutzungsdauer beträgt 2 bis 3 Jahre. Danach werden im folgenden Frühjahr mit einem Pflug oder Spaten die alten Stöcke gehoben, geteilt und wieder neu gepflanzt. Handelsdünger (N, P_2O_5, K_2O) wird in mäßigen Gaben vor der Anlage der Kultur verabreicht; Superphosphatdüngung hat sich besonders bewährt.

Die Pflege kann zunächst mit dem Igel durchgeführt werden. Später, bei entsprechender Entwicklung, muß allerdings vorsichtig mit der Hand gehackt werden, da die Römische Kamille nicht in die Höhe, sondern niedrig am Boden in die Breite wächst. Die sich flach ausbreitenden Blütentriebe dürfen nicht verletzt werden. Vor der Überwinterung wird der Bestand zweckmäßig noch einmal geigelt. Die oberirdischen Krautteile können zurückgeschnitten werden, da sie sowieso absterben. Die Winterhärte ist im allgemeinen ausreichend, doch kommen in strengen Wintern mit Kahlfrösten Auswinterungsschäden vor. Eine Abdeckung kann daher unter Umständen angebracht sein.

Ernte. Im Juni beginnt die Blüte und damit die Ernte. Sie wird als reine Handarbeit vorgenommen und mehrmals nach jedem Wiedererblühen des Bestandes wiederholt. Die Blüten werden ohne Stiel gepflückt. Nach Untersuchungen von SCHRATZ ist der Gehalt an ätherischem Öl während des Aufblühens verschieden hoch und außerdem vom Wetter abhängig, wie dies aus nachstehender Übersicht hervorgeht.

Zur Gewinnung von Oleum Chamomillae romanae sollte daher die Blütenernte kurz vor der Vollblüte erfolgen, während zur Gewinnung von Flores Chamomillae romanae die vollerblühten Köpfchen zu ernten sind, obgleich sie nicht die gehaltreichsten darstellen. Die Droge wird fälschlicherweise, wie so oft, in erster Linie nach dem Aussehen und nicht nach dem Wirkstoffgehalt beurteilt. Grundsätzlich sollte immer nur nach einer Schönwetterperiode gepflückt werden. In England gewinnt man im Destillationsverfahren aus den ganzen Pflanzen 0,2 bis 0,35% ätherisches Öl, während die Blüten eine weit bessere Ausbeute ergeben.

Gehalt an ätherischem Öl von Anthemis nobilis im Verlauf des Aufblühens
(nach SCHRATZ)

Ernte	Zustand	vorhergehendes Wetter	Ölgehalt %
1	noch nicht aufgeblüht	Gutwetter	2,37
2	noch nicht voll aufgeblüht	Gutwetter	2,02
3	teils voll erblüht	Gutwetter	1,71
4	voll erblüht	Gutwetter	1,54
5	voll erblüht	Gutwetter	1,13
6	voll erblüht	Schlechtwetter	0,66

Trocknung. Die Blüten sind bei der Ernte in Körbe zu sammeln, nur locker zu schütten und schnell zur Trocknung zu bringen, die im allgemeinen künstlich bei etwa 35° erfolgt. Auf natürliche Weise geschieht sie im Schatten und soll rasch vorgenommen werden. Das Erntegut darf bei der Trocknung nur sehr flach ausgebreitet werden. Unsachgemäß getrocknete Blüten werden leicht mißfarbig (braun), sie sind hygroskopisch und verderben schnell. Die Aufbewahrung erfolgt deshalb am besten wie bei Flores Verbasci. Das Eintrocknungsverhältnis liegt etwa bei 4 bis 5 : 1.

Erträge. Geerntet werden etwa 80 bis 100 dz/ha frische Blüten, die 15 bis 20 dz/ha Blütendroge liefern. Im ersten Jahr der Anlage werden diese Erträge meist nicht erreicht. Der Saatgutertrag der einfachen (ungefüllten) Römischen Kamille beläuft sich auf etwa 1,5 bis 2,0 dz/ha.

Krankheiten und Schädlinge. Krankheiten und Schädlinge treten selten auf. Gelegentlich wird Falscher Mehltau (Peronospora leptospermae DE BY.) beobachtet. Befallene Blüten werden unansehnlich.

Anthemis cotula L. Hundskamille. Stinkende Hundskamille. Stinkkamille. Kuhdille. Wild chamomile.

Heimisch in Europa, Amerika und Asien.

Pflanze einjährig, 10 bis 45 (60) cm hoch. Wurzel dünn, spindelförmig. Stengel zerstreut behaart, meist vom Grunde an reich ästig. Laubblätter zerstreut behaart, doppelt fiederspaltig mit linealen, etwa 0,5 mm breiten, spitzen, ungeteilten oder zwei- bis dreispaltigen Zipfeln. Köpfe einzeln, 12 bis 26 mm breit, ziemlich kurz gestielt. Hülle becherförmig, fast kahl. Hüllschuppen länglich, stumpf, bleich mit grünem Rückenstreifen und ziemlich breitem Hautrand. Blütenboden verlängert-kegelförmig, nur an der Spitze mit linealen, spitzen, fast borstlichen Spreuschuppen besetzt. Scheibenblüten goldgelb, mit am Grunde erweiterter Röhre. Zungenblüten 8 bis 13, länglich, weiß, geschlechtslos. Früchtchen 2 mm lang, kreiselförmig, knotig-gerieft und warzig-drüsig, oft mit etwas gekerbtem Rand. Von der echten Kamille außer durch andere botanische Merkmale (Blütenboden z.B. kegelförmig verlängert) auch durch den üblen Geruch leicht zu unterscheiden.

Inhaltsstoffe. Etwa 0,01% äth. Öl, Quercetin, Kämpferol, nach BOHLMANN et al. (Tetrahedron L. *1969*, S. 2417) das Sesquiterpen $C_{15}H_{20}O_3$.

Anwendung. In Amerika als stimulierendes, krampfwidriges und schweißtreibendes Mittel. Insektizid. Kann Hautreizungen und Gewebsentzündungen bewirken.

Anthemis arvensis L. Ackerkamille. Ackerhundskamille. Feldhundskamille.

Heimisch in Europa.

Pflanze einjährig (im Süden zuweilen mehrjährig), 10 bis 50 cm hoch. Wurzel dünn, spindelförmig. Stengel aufrecht, meist ziemlich reich ästig mit verlängerten, einköpfigen Ästen, flaumig wollig bis fast kahl. Laubblätter kahl oder etwas flaumig-wollig, unregelmäßig doppelt-fiederspaltig, mit lanzettlichen, spitzen, 0,5 bis 1 mm breiten Zipfeln und geflügelter, ungezähnter Blattspindel. Köpfchen einzeln an langen Stielen, 21 bis 32 mm breit. Hülle fast halbkugelig. Hüllschuppen länglich, wollig-flaumig, bleich, an der Spitze braunhäutig berandet. Blütenboden verlängert kegelförmig, auf der ganzen Fläche mit lanzettlichen, ganzrandigen, in eine starre Spitze zulaufenden Spreuschuppen besetzt. Scheibenblüten goldgelb mit am Grunde verdickter Röhre. Scheibe 5 bis 7 mm breit. Zungenblüten wenig zahlreich (5,8 oder 13), lineal-länglich, 0,6 bis 12 mm lang, weiß. Frucht 2,5 bis 3 mm lang, kreiselförmig, furchig-längsriefig, oben mit einem wulstigen, an den inneren Blüten oft häutigen, ein kreisförmiges Höfchen einschließenden Ring.

Anwendung. Liefert Herba Buphthalmi und kommt als Verfälschung von Echter Kamille vor; ohne arzneilichen Wert. Im Volk als Bestandteil von Geheimmitteln zu Abortivzwecken mißbraucht.

Anthemis tinctoria L. Färberkamille. Färberhundskamille. Camomille de teintories. Mittel- und Südeuropa.

Pflanze zwei- bis mehrjährig, 20 bis 60 (80) cm hoch. Wurzel spindelförmig, ästig, Blattsprosse und blühende Stengel treibend. Stengel aufrecht oder aufsteigend, einfach oder oberwärts in wenige verlängerte, einköpfige Äste geteilt, flaumig-wollig. Laubblätter kammförmig-fiederteilig mit kämmig-fiederspaltigen Fiedern. Fiederchen gezähnt, mit lanzettlichen, stachelspitzen Zähnen. Laubblätter oberseits kahl oder fast kahl, unterseits dicht anliegend kurzhaarig. Blattspindel schmal geflügelt. Köpfe lang gestielt, 2,5 bis 4 cm breit. Hülle schüsselförmig. Hüllschuppen angedrückt flaumig-wollig; die äußeren lanzettlich, spitz, an der Spitze trockenhäutig; die inneren länglich, vorn trockenhäutig berandet. Blütenboden halbkugelig gewölbt. Spreuschuppen lanzettlich, ganzrandig, gekielt, in eine starre Stachelspitze zugespitzt. Scheiben- und Zungenblüten goldgelb; letztere 6 bis 10 mm lang, 2 mm breit. Früchte 2 mm lang, kahl, vierkantig, glatt gerieft; die 2 Seitenkanten zugeschärft, von einem kurzen, häutigen, ein rautenförmiges Höfchen einschließenden Rande gekrönt.

Inhaltsstoffe. Xanthophyll. Aus den Wurzeln isolierten BOHLMANN u. KLEINE [Chem. Ber. *99*, 2096 (1966)] einige Thioenoläther, die sich vom Dehydromatricariaester ableiten.

Anwendung. Die Blüten, Flores Anthemidis tinctoriae, als Anthelminthicum, zu Wundwässern, gegen Gelbsucht.

Anthoxanthum

Anthoxanthum odoratum L. Poaceae – Pooideae – Phalarideae. Ruchgras. Wohlriechendes Ruchgras. Echtes Ruchgras. Sweet Vernal Grass. Flouve odorante. Paleo.

Eurasiatisches Waldgebiet; in den USA eingebürgert. Auf Wiesen und Weiden überall zu finden.

Ausdauerndes Gras mit 25 bis 40 cm hohen Stengeln. Ähren länglich eiförmig. Die bräunlichgrünen, dreiblütigen Ährchen blühen von Mai bis Juli. Die seitlichen neutralen Blüten bestehen aus einer Spelze, die auf der Außenseite behaart und auf der Rückseite begrannt ist. Eine der neutralen Blüten trägt eine gebogene Granne nahe am Grunde, und die andere ist unterhalb der Spitze kurzbegrannt. Die zentrale endständige Blüte, die kleinere von 2 grannenlosen Spelzen, ist vollständig ausgebildet. Die Spelzen sind sehr dünn, spitz, kielförmig, die obere etwa so lang wie die Blüten und zweimal so lang wie die untere.

Das Gras riecht sehr angenehm nach Cumarin.

Herba Anthoxanthi odorati. Wohlriechendes Ruchgraskraut.

Inhaltsstoffe. Cumaringlykosid, das beim Welken des Grases Cumarin abspaltet und den bekannten Heugeruch bedingt. Der Gehalt ist in nördlichen Gegenden höher als in südlichen. 6 bis 7% Asche mit 28 bis 48% Kieselsäure.

Anwendung. In der Homöopathie geschätzter Bestandteil der Flores Graminis. Als Badezusatz. Wegen des angenehmen Geruches zu Kräuterkissen. Im Futterheu regt Ruchgras die Verdauung an.

Anthoxanthum odoratum HAB 34.
Frische blühende Pflanze.

Arzneiform. Essenz nach § 3.

Arzneigehalt. 1/3.

Anthoxanthum odoratum HPUS 64. Sweet Vernal Grass.
Die ganze frische Pflanze.

Arzneiform. Urtinktur: Arzneigehalt 1/10. Anthoxanthum, feuchte Masse mit 100 g Trockensubstanz und 150 ml Wasser = 250 g, dest. Wasser 100 ml, Alkohol USP (94,9 Vol.-%) 777 ml, zur Bereitung von 1000 ml der Tinktur. – Dilutionen: D 2 (2 ×) und höher mit Alkohol HPUS (88 Vol.-%). – Medikationen: D 2 (2 ×) und höher.

Radix Anthoxanthi odorati. Ruchgraswurzel.

Inhaltsstoff. Cumaringlykosid.

Anwendung. In der Volksheilkunde als Carminativum und zur Schnupftabakbereitung.

Das im Mittelmeergebiet vorkommende A. aristatum BOISS., das Begrannte Ruchgras, wird wie Herba A. odorati gebraucht.

Anthriscus

Anthriscus cerefolium (L.) HOFFM. [Chaerefolium cerefolium (L.) SCHINZ et THELL.]. Apiaceae – Saniculoideae – Scandiceae. Kerbel. Man unterscheidet var. trichospermus WIMM. et GRAB., Wilder Kerbel, und var. cerefolium [var. sativus (LAM.) ENDL.], Gartenkerbel.

Heimisch in Südeuropa, bei uns in Küchengärten angebaut, nicht selten verwildert.

Herba Cerefolii germanici. Herba Chaerefolii. Kerbelkraut. Gartenkerbel.

Kraut bis 70 cm hoch. Stengel dünn, ästig, unten kantig gefurcht, nach oben fein gestreift, kahl, nur über den Gelenken weichhaarig. Blätter zart, dünn, an der Basis mit einer Scheide versehen, dreifach gefiedert, bis 15 cm lang, die Abschnitte fast fiederspaltig oder dreilappig mit eiförmigen, kurz zugespitzten, gewimperten Segmenten und lanzettlichen, kurz-stachelig-spitzen, etwas gezähnten Zipfeln, oberseits hellgrün, unterseits blasser, zerstreut-kurzhaarig. Blüten klein, am Ende des Stengels und der Zweige in doppelten, kurzgestielten oder sitzenden, drei- bis fünfstrahligen Dolden. Eine Hülle fehlt meistens, die Hüllchen ein- bis vierblättrig, die Blättchen flaumhaarig, lineallanzettlich oder lanzettlich spitz. Blumenkrone weiß, Früchte dünn, bis 8 mm lang, dunkelbraun bis schwarz, glatt, von einer starken Furche auf der einen Seite durchzogen.

Geruch frisch eigentümlich, angenehm aromatisch, verschwindet beim Trocknen, Geschmack angenehm aromatisch, geht beim Trocknen auch teilweise verloren.

Inhaltsstoffe. Apiin, Bitterstoff, 0,03% ätherisches Öl im Kraut, 0,9% in den Früchten. In den Früchten außerdem etwa 13% fettes Öl mit 5% Palmitin-, 41% Petrosilin- u. 53% Linolsäure. Das ätherische Öl besteht hauptsächlich aus Methylchavicol, das Öl indischer Herkunft enthält auch Anethol.

Aufbewahrung. In gut schließenden Behältnissen.

Anwendung. Als Diureticum. In der Volksheilkunde als Blutreinigungsmittel. Frisch als Küchengewürz. Zur Herstellung von Gewürzextrakten. Succus Cerefolii recens und Sirupus Cerefolii zu Frühjahrskuren.

Bemerkung: Herba Cerefolii hispanica, Korvel, Herbe de cerfeuil, Perefollo, Cerefolho, Kirfwel, stammt von Myrrhis odorata (L.) SCOP.

Tisana Acetosae composita. Tisane d'oseille composée. Bouillon aux herbes.

1. Folia Rumicis acetosae   40 g
2. Folia Lactucae capitat.   20 g
3. Folia Cerefolii   10 g
4. Sal marini   2 g
5. Butyrum recens   5 g
6. Aqua destillata   1000 g

Man kocht 1, 2, 3 mit 6 1/2 Std., fügt 4 und 5 hinzu und seiht durch.

Anbau. Boden und Klima. Der Gartenkerbel stellt keine großen Ansprüche an den Standort. Er gedeiht auf jedem Gartenboden. Lockere, leichte und genügend feuchte Böden sagen ihm besonders zu. Halbschattige Lagen werden gut vertragen.

Herkünfte des Drogenhandels. Da das Kraut bzw. die Blätter hauptsächlich in frischem Zustand verwendet werden, wird Herba Cerefolii so gut wie nicht gehandelt.

Sorten und Herkünfte für den Anbau. Angebaut werden vor allem die Einzelsorte „Krauskopf" („Benarys Krauskopf") und die Gruppensorte „Glattblättriger". Erstere zeichnet sich durch sehr stark gekrauste, etwas gelblichgrüne Blätter aus. Die Laubblätter der glattblättrigen (einfachen) Sorte ähneln in gewisser Hinsicht etwas denen des sehr giftigen Schierlings (Conium maculatum L.) und der ebenfalls giftigen Hundspetersilie (Aethusa cynapium L.). Um Verwechslungen vorzubeugen, werden beim Anbau von Gartenkerbel und Blattpetersilie [Petroselinum crispum (MILL.) NYM. ex hort. KEW] gern die krausblättrigen Sorten bevorzugt.

Saatgut. Das 1000-Korn-Gewicht beläuft sich durchschnittlich auf 1,9 g. Die Mindestreinheit sollte 90%, die Mindestkeimfähigkeit 85% betragen. Der Keimversuch dauert 21 Tage und wird bei Zimmer- oder Wechseltemperatur und Lichtzutritt durchgeführt. Die Keimkraft bleibt 3 bis 4 Jahre erhalten.

Kultur. Der Gartenkerbel wird gern als Zwischenfrucht angebaut. Oft werden auch Folgesaaten in Abständen von etwa 14 Tagen vorgenommen, um immer frische Blätter ernten zu können. Die Aussaat kann vom zeitigen Frühjahr bis August erfolgen. Bei einem Reihenabstand von 20 bis 25 cm beträgt die Aussaatmenge 100 bis 150 g/a. Zur Saatgutgewinnung empfiehlt es sich, eine weitere Standweite (30 bis 35 cm) zu wählen. Gelegentlich erfolgt auch Aussaat im Herbst in Frühbeetkästen oder im Winter in Töpfen und Kisten, die warm und hell aufgestellt werden. Der Gartenkerbel kommt bereits mit geringen Handelsdüngergaben aus. Infolge seiner sehr kurzen Entwicklungszeit ist er auch gar nicht in der Lage, größere Nährstoffmengen auszunutzen. Die Pflegearbeiten bestehen lediglich in der Unkrautbekämpfung und im Feuchthalten des Bestandes. Bei Trockenheit schießt der Gartenkerbel sehr schnell.

Ernte. Bereits 6 bis 8 Wochen nach der Aussaat kann mit der Kraut- bzw. Blatternte begonnen werden. Zur Drogengewinnung erfolgt der Schnitt zur Zeit der Knospenbildung. Die Ernte der Früchte setzt ein, sobald sie sich zu bräunen beginnen. Um Ausfallverluste zu vermeiden, schneidet man das Kraut mit den reifen Früchten am besten bei Tau. Die Samenträger werden zum Nachtrocknen auf dem Felde aufgestellt.

Trocknung. Zur Drogengewinnung muß das Kraut sorgfältig bei mäßiger Temperatur getrocknet werden. Das Trocknungsverhältnis frisch : trocken beträgt etwa 4 bis 5 : 1.

Erträge. Die Erträge an frischem Kraut schwanken etwa zwischen 20 und 40 kg/a. Der Saatgutertrag beläuft sich auf etwa 8 bis 14 kg/a.

Anthriscus silvestris Hoffm. (Chaerophyllum silvestre Schinz et Thell.). Wiesenkerbel. Waldkerbel. Cerfeuil sauvage. Ciguë blanche.

Europa, Nordasien.

Pflanze zweijährig bis ausdauernd, 0,3 bis 1,5 m (2,10) hoch, widerlich süßlich duftend, mit grünen Blattrosetten überwinternd. Wurzel spindelförmig, mehr oder weniger rübenförmig verdickt, ästig, zuletzt nicht selten mehrköpfig. Stengel aufrecht, scharfkantiggefurcht, hohl, gleich den Blattstielen kahl oder unterwärts borstig oder feinflaumig, oberwärts ästig; obere Äste oft gegenständig oder zu 3 quirlständig. Laubblätter zwei- bis dreifach fiederschnittig, je nach der Größe, Form und Anordnung der Abschnitte und der Zipfel im Aussehen ziemlich veränderlich (bald an Chaerophyllum aureum, bald an Ch. bulbosum, oder an Ch. hirsutum ssp. cicutaria erinnernd), am Rande angedrückt-bewimpert, auf den Flächen kahl oder mehr oder weniger behaart; die Zipfel oder Zähne in ein feines Stachelspitzchen endigend. Dolden am Stengel und an den Ästen endständig, vor dem Blühen überhängend, nicht sehr gedrungen, lang gestielt, oft gehäuft oder quirlig angeordnet, acht- bis sechzehnstrahlig, mit meist kahlen Strahlen. Hülle fehlend oder unregelmäßigwenigblätterig. Hüllchenblätter 5 bis 8, breit-lanzettlich bis elliptisch, plötzlich schwanzartig zugespitzt, etwa so lang wie die Döldchenstrahlen, am Rande fein bewimpert bis zottig, weißlich-hautrandig, zuletzt zurückgeschlagen. Blütenstiele an der Spitze mit einem den Grund der Frucht umgebenden Kranz aus kurzen, weißlichen Borstenhaaren. Kronblätter mattweiß, oft grünlich oder gelblich, verkehrt-eiförmig, am Grunde kurz-zusammengezogen, an der Spitze gestutzt oder seicht ausgerandet, mit einem sehr kurzen und breiten, wenig eingebogenen Läppchen, ungleich groß, die äußeren oft strahlend und 3 mm lang, 2 mm breit. Griffel aufrecht oder wenig voneinander abgebogen, so lang bis doppelt so lang wie das kegelförmige Griffelpolster. Frucht (von der Seite gesehen) länglich-lanzettlich bis linealisch-länglich, nach der Spitze verjüngt, etwa 6 bis 10 mm lang, wenig kürzer bis wenig länger als ihr Stiel. Fruchtschnabel etwa 1/5 so lang wie der Rest der Frucht und so lang bis doppelt so lang wie das Griffelpolster.

Geruch widerlich süß.

Inhaltsstoffe. In den Blüten Chaerophyllin $C_{21}H_{20}O_{11}$, Fp. 260° (Zers.), ein Luteolingalaktosid, sowie nach Baerheim-Svendsen [Pharm. Acta Helv. *34*, 29 (1959)] ein Luteolin-7-glykosid. In den Früchten ätherisches Öl mit Estern der Petroselinsäure und ein Fettsäuregemisch, das sich vorwiegend aus Petroselin-, Petroselidin-, Linol-, Stearin- und Hydroxystearinsäure zusammensetzt. In der Wurzel Anthricin (Desoxypodophyllotoxin) $C_{22}H_{22}O_7$, Isoanthricin $C_{22}H_{22}O_7 \cdot H_2O$, aromatische und aliphatische Säuren sowie ätherisches Öl.

Anwendung. Als Uterusmittel. Regt Uteruskontraktionen an. Führt am trächtigen Tier zum Abort.

Bemerkung: Die Früchte dienten zur Verfälschung von Kümmel.

Berger gibt einen Bestimmungsschlüssel zur Gattung Anthriscus an.

Anthyllis

Anthyllis vulneraria L. Fabaceae – Faboideae – Loteae. Wundklee. Wollklee. Tannenklee. Gelber Klee. Russischer Klee.

Heimisch in Europa, Nordafrika und Vorderasien. Als Futterpflanze kultiviert.

Halbrosettenstaude, seltener ein- bis zweijährig, mit meist kräftiger Pfahlwurzel und kurzem, einfachem oder häufiger mehr oder weniger ästigem, vielköpfigem Erdstock. Stengel

5 bis 40 cm hoch, einfach oder ästig, meist aufsteigend oder aufrecht, stielrund, angedrückt, seltener abstehend behaart, oberwärts mehr oder weniger weißfilzig. — Laubblätter sehr verschiedenartig gefiedert, die grundständigen oft ohne oder mit 1 bis 4 Paar reduzierter Fiedern, die 1 bis 6 stengelständigen mit bis 7 Paar Fiedern, obere mehr oder weniger sitzend, untere oft ziemlich lang gestielt; Blättchen länglich-eiförmig bis elliptisch oder lanzettlich, die seitenständigen etwa 0,5 bis 2,5 cm lang und 1/2 bis 1/6mal so breit, das endständige bis 6 cm lang und bis 2 cm breit, oft fast rechteckig, beiderseits abgerundet bis schwach zugespitzt, alle ganzrandig, ohne deutliche Seitennerven, hellbläulich bis gelblichgrün, oberseits kahl oder schwach anliegend behaart, unterseits mehr oder weniger dicht angedrückt (selten abstehend), seidig behaart. Nebenblätter klein, größtenteils oder ganz zu mehr oder weniger stengelumfassenden Scheiden verbunden. — Blütenköpfe scheinbar endständig in den Achseln der obersten, hochblattartigen, breiten, drei bis siebenspaltigen Laubblätter sitzend, an den Spitzen der Stengel und Äste gedrängt, meist vielblütig. Blüten fast sitzend, mit sehr kurzem, in der Mitte gegliedertem Stiel, 9 bis 19 mm lang, aufrecht. Kelch mehr oder weniger häutig, 6 bis 17 mm lang, anfangs röhrig-flaschenförmig, etwas seitlich zusammengedrückt, mit enger, schiefer Mündung, mehr oder weniger zottig bis filzig behaart, meist weißlich bis gelblich, oberwärts öfters rötlich bis purpurviolett, mit undeutlichen Nerven, postfloral mehr oder weniger bauchig anschwellend. Kelchzähne mehrmals kürzer als die Röhre, die zwei oberen eiförmig, zusammenneigend, die drei unteren lanzettlich, kürzer als die oberen, der mediane am kleinsten. Kronblätter lang genagelt, weißlichgelb bis lebhaft-gelb oder orange bis rot; Fahne frei, mit eiförmiger, schräg aufwärts gerichteter, am Grunde sichelförmige Anhängsel tragender Platte; Flügel nur wenig kürzer als die Fahne, etwas länger als das Schiffchen, mit diesem durch Ausstülpungen in Verbindung; Schiffchen zugespitzt, nicht geschnäbelt, oft rot, Staubfäden alle zu einer Röhre verbunden, oberwärts verbreitert. Fruchtknoten deutlich gestielt, mit langem, scharf gekknietem, an der Biegungsstelle verdicktem Griffel und kopfiger Narbe. — Hülse mit 2 bis 3 mm langem Stiel, schief eiförmig, flachgedrückt, scharfkantig, netznervig, hell- bis dunkelbraun, im Kelch eingeschlossen, nicht aufspringend, einsamig. — Samen eiförmig, glatt, glänzend, gelb und grün gescheckt.

Inhaltsstoffe. In den Samen Canavalin $C_5H_{12}N_4O_3$, Fp. 182 bis 184° (Zers.), ein Galaktomannan mit D-Mannose und D-Galaktose im Verhältnis 1,32 : 1 [Soemme: Acta chem. scand. *21*, 685 (1967)]. Nach Kowalewski et al. [J. Pharm. Pharmacol. *18*, 615 (1966)] Isorhamnetin, Kaempferol und Quercetin.

Flores Anthyllidis vulnerariae. Flores Vulnerariae. Wundkleeblüten.

Die Blütenköpfe endständig, einzeln, kugelig, mit fingerteiligen Deckblättern. Schmetterlingsblüte: Der Kelch bauchig, filzig behaart; die Kronblätter gelb oder der obere Teil des Schiffchens blutrot oder rot gestreift.

Inhaltsstoffe. Saponine, Gerbstoff, Xanthophyll, wechselnde Mengen roten Anthocyans sowie ein blauer Farbstoff.

Anwendung. In der Volksmedizin als Blutreinigungsmittel in Abführtees. Gelegentlich als Antiemeticum. Seltener als Ersatz des chinesischen Tees.

Antiaris

Antiaris toxicaria Lesch. Moraceae — Moroideae — Olmedieae. Upasbaum.
Heimisch auf Java, Celebes und den benachbarten Inseln Indonesiens.

Inhaltsstoffe. Besonders im Milchsaft die Cardenolidglykoside α-, β-, γ-Antiarin $C_{29}H_{42}O_{11}$, Antiosid $C_{29}H_{44}O_{11}$, Fp. 191 bis 210°, Bogorosid (Convallosid) $C_{29}H_{42}O_{11}$, Fp. 196 bis 197°, Substanz A, $C_{29}H_{42}O_{11}$, Fp. 236,5 bis 239°, Substanz E, $C_{29}H_{44}O_{11}$, Fp. 264 bis 272°. Die Zucker sind bei α-Antiarin (D.L. 0,116 mg/kg Katze) Antiarose (identisch mit D-Gulomethylose), bei β-Antiarin (D.L. 0,103 mg/kg Katze) L-Rhamnose. Brandt et al. [Helv. chim. Acta *49*, 2469 (1966)] isolierten Gluco-periplorhamnosid, Fp. 202 bis 204°, und wiesen p.chr. weitere Cardenolidsubstanzen im Milchsaft nach. Aus den Samen isolierten Mühlradt et al. [Helv. chim. Acta *47*, 2164 (1964)] Cymarin, Fp. 131 bis 134°, Cymarol, Fp. 213 bis 223°, Strophanthidin, Fp. 139 bis 142°, Periplogenin, Fp. 225 bis 229°, Peripallosid, Fp. 162 bis 165°, Strophallosid, Fp. 177 bis 181°, Periplorhamnosid, Fp. 205 bis 222°, Antiogenin, Fp. 258 bis 262°, Convallotoxin, Fp. 225 bis 227°, Strophantojavosid (Agl. + β-D-Javopyranose), Fp. 158 bis 161°, Antiarojavosid (Agl. + β-D-Javopyranose), Fp. 206 bis 212°, Antiogosid (Agl. + 6-Deoxy-β-D-allopyranose), Fp. 184 bis 186°; Antiallosid (Agl. + 6-Deoxy-β-D-allopyranose), Fp. 227 bis 231°, Uposid (Agl. + 6-Deoxyallose), Fp. 175 bis 181°, Antiosemosid (Agl. + 6-Deoxyallose), Fp. 190 bis 194°. Javose, ein neuer Zucker, ist eine

6-Deoxy-2-O-methyl-D-allose. Ferner Antiarol $C_9H_{12}O_4$, Fp. 146°, Zimtsäuren, L(+)-Alanin, L(+)-Valin, L(−)-Tryptophan und L(−)-Cystin.

Anwendung. Herzwirksame Droge vom Digitalis-Strophanthus-Typ. Der Milchsaft dieses großen Baumes wird von den Indonesiern zur Bereitung des Ipo-Pfeilgiftes („Upas antiar", „Ipoe badjakah", „Ipoe siren" und „Pohon Upas") benutzt. Es ist ein sehr gefürchtetes Krampfgift.

Antidesma

Antidesma bunius (L.) SPR. (Stilago bunius L.). Euphorbiaceae – Phyllantoideae – Phyllantheae. Wuni. Woeni. Huni.

Vorderindien bis Südwestchina, Philippinen, Indomalesien, Queensland.
In Ostasien häufig als Obstbaum gepflanzt.

Inhaltsstoffe. Im Blatt Friedelin, im Stamm Dammara-20,24-dien-3β-ol.

Anwendung. Die Blätter, Folia antidesmae, Daoen Hoeni, als Diaphoreticum. Die sauren Früchte werden gerne roh gegessen; auch wird Gelee und Likör daraus hergestellt.

Antizoma

Antizoma angustifolia MIERS ex HARV. Menispermaceae – Menispermeae.
Süd- und Südwestafrika.

Anwendung. Die Wurzel bei Magen- und Darmstörungen.

Antizoma capensis DIELS.

Anwendung. Als Blutreinigungsmittel. Tinktur bei Dysenterie, Diarrhoe und Cholera. Wurzel als Emeticum und Purgativum. Eine Mischung der Pflanze mit Pentzia incana und P. globosa LESS. innerlich und äußerlich bei Rotlauf.

Antocephalus

Antocephalus cadamba MIQ. Rubiaceae. Kadamb.
In Indien und Pakistan.

Inhaltsstoff. Äth. Öl im Kraut mit Linalool, Geraniol, Linalyl- u. Geranylacetat, α-Selinen, Nonanol-(2).

Anwendung. Das äth. Öl als Riechstoff, die Wurzel als Antisepticum.

Apeiba

Apeiba tibourbou AUBL. Tiliaceae – Tilioideae – Apeibeae.
Trop. Südamerika, bes. im Staate Rio de Janeiro.

Anwendung. Das Öl der Samen, Apeibaöl, Burillöl, wird bei Rheumatismus eingerieben. Der Baum wird wegen seines sehr leichten Holzes „Pao de Jangada" kultiviert.

Aphanes

Aphanes arvensis L. [Alchemilla arvensis (L.) SCOP., A. aphanes LEERS]. Rosaceae – Rosoideae – Potentilleae. Acker-Sinau. Ohmkraut.

Fast über die ganze Erde verbreitet, auf Äckern und Brachflächen.

Einjährige, 5 bis 10 cm hohe Pflanze ohne grundständige Blätter. Stengelblätter handförmig bis dreiteilig mit nach unten keilig verschmälerten, oben in schmale Lappen gespaltenen Teilen. Nebenblätter verhältnismäßig groß mit ziemlich tief gelapptem Rand (drei- bis fünfzähnig). Kleine Blüten in achselständigen Knäueln, mit nur einem Staubgefäß. Stengel filzig behaart. Geschmack bitter.

Herba Aphanae. Herba Alchemillae arvensis. Herba Percepier.

Mikroskopisches Bild. Blätter mit spaltöffnungsfreier oberer Epidermis; untere Epidermis aus wellig begrenzten Zellen mit zahlreichen Spaltöffnungen. Auf beiden Epidermen über 1 mm lange Haare. Mesophyll bifacial, Zellen der untersten Lage der kurzarmigen Schwammparenchymzellen fast stets mit einem senkrecht zur unteren Epidermis gerichteten Arm an dieser befestigt. Weder im Nervengewebe noch im Mesophyll Oxalatdrusen, ebenso keine in den kleinen Kelchblättern. Die fibröse Schicht der Antheren ist anders gebaut als die von Alchemilla vulgaris. Die Verdickungsleisten an der Zellaußenwand endigen in feinen Spitzen.

Inhaltsstoff. Gerbstoff.

Anwendung. In der Volksmedizin als Diureticum und bei Erkrankungen der Harnwege.

Aphis

Aphis chenopodii glauci.
Klasse Hexapoda oder Insecta – Ordnung Rhynchata – Familie Aphidinae. Blattlaus.

In Europa auf Chenopodium glaucum L.

Blattlaus von etwa 0,2 bis 1 mm Größe, grüner Farbe, eiförmiger Gestalt. Es kommen zweierlei Formen vor, ungeflügelte und geflügelte. Beiden Formen eigen sind siebengliedrige Fühler, länger als die Hälfte der Leibeslänge, sowie zwei Wachsdrüsenausfuhrgänge auf dem Rücken des Tieres am drittletzten Ring. Bei den geschlechtsreifen Blattläusen ragt hinten am Leib noch eine kurze Legescheide heraus. Von den vier Flügeln der beflügelten Form ist das vordere Paar das bei weitem größere und besitzt an seinem vorderen Rande eine einseitige, sehr kräftige Längsader. Flügel sehr dünn, durchsichtig.

Anwendung. In der Homöopathie.

Aphis chenopodii glauci HAB 34.

Arzneiform. Das mit 90%igem Weingeist getötete, zerriebene Insekt zur Tinktur nach § 4 durch Mazeration mit 90%igem Weingeist.

Arzneigehalt. 1/10.

Apis

Apis mellifica
L. Klasse Hexapoda – Ordnung Hymenoptera – Familie Apidae. Biene. Honigbiene. Hausbiene. Imme. Honeybee. The common hive bee. Abeille. Ape.

Heute über die gesamte Welt verbreitet. Ihre ursprüngliche Heimat ist ungewiß, man neigt dazu, sie in Mitteleuropa zu suchen.

Die für beide Geschlechter und die Arbeitsbienen gemeinsamen Merkmale der Honigbiene sind: Behaarung der ovalen, stark vorgewölbten Facettenaugen; zwischen diesen drei Punktaugen; Körper bei den einzelnen Rassen verschieden, meist schwarzbraun bis gelb, bei Männchen und Weibchen vielfach dunkelbraun, bei Arbeiterinnen meist schwarz; Thorax häufig gelblich behaart, an der Basis der Segmente schmale, gelbliche Filzbinden; die Mundwerkzeuge, Mandibeln (Oberkiefer), sind Beiß- und Knetwerkzeuge; die Maxillen (Unterkiefer) und Labium (Unterlippe) bilden zusammen einen einschlagbaren Rüssel. Die ersten Tarsalglieder sind proximal ausgerandet und innen oft gezähnelt (Putzapparat für Antennen).

Arbeitsbienen: Körper 15 mm lang, schwarz, seidenglänzend, mit fuchsroter, ins bräunlichgraue spielender Behaarung; unterscheidet sich durch den Mangel jeden Dornes an den breiten Hinterschienen von den übrigen europäischen Bienen. Hinterränder der Segmente und Beine braun, in gelbrot übergehend, gefärbt. Krallen der Füße an der Spitze zweiteilig, Kiefertaster eingliedrig. An den Hinterbeinen borstenartig behaarte Körbchen oder Schaufeln zur Ablagerung des gesammelten Blütenstaubes. Flügel mit einer vorne gerundeten Randzelle, viermal so lang wie breit, 3 geschlossenen Unterrand- und ebensovielen Mittelzellen. Stachel in einer Scheide durch einen Kanal mit der Giftblase verbunden, mit Widerhaken besetzt. Arbeitsbienen besitzen als Verteidigungswaffe eine Stechvorrichtung, die aus Giftdrüsen, einer Giftblase und einem kräftigen, mit Widerhaken versehenen Wehrstachel am Ende des Hinterleibes besteht. Durch den Stachel wird das in der Giftblase gesammelte, von den Giftdrüsen gebildete Bienengift entleert. Beim Stechen eines Warmblüters bricht der Stachel *nicht* ab, sondern der ganze Stachelapparat wird samt Giftblase und letztem Abdominalganglion herausgerissen. Der Stachelapparat bleibt dabei funktionsfähig. Beim Stich durch den Chitinpanzer der Insekten entsteht dagegen ein sich nicht schließendes Loch, durch das der Stachel unverletzt wieder herausgezogen werden kann.

Apis mellifica HAB 34. Honigbiene.

Arzneiform. Tinktur. Lebende Bienen werden in eine Flasche gebracht und durch Übergießen mit der doppelten Gewichtsmenge 60%igen Weingeistes getötet. Dann zerreibt man die Tiere im Porzellanmörser, fügt weitere 8 T. 60%igen Weingeistes hinzu, läßt 14 Tage bei täglich dreimaligem Umschütteln stehen und filtriert die Tinktur ohne Abpressen ab. 2. und 3. Dez.Pot. mit 60%igem, höhere Verdünnungen mit 45%igem Weingeist.

Arzneigehalt. 1/10.

Aufbewahrung. Urtinktur, 2. und 3. Dez.Pot. vorsichtig.

Apis mellifica HPUS 64. Honey Bee.

Die lebenden Bienen.

Lebende Bienen werden in eine saubere, mit Stopfen versehene Weithalsflasche gebracht. Nachdem sie durch Schütteln gereizt sind, wird das Menstruum zugegeben und das Ganze 10 Tage lang unter täglich zweimaligem Umschütteln mazeriert. Die fertige Tinktur wird filtriert, ohne daß die Bienen gepreßt werden. Es ist nur der Inhalt der Giftdrüsen erwünscht, jedoch enthält die Tinktur auch die Körperflüssigkeit außer Honig aus dem Abdomen und den Pollen, die am Fühler haften. Der Arzneigehalt der Tinktur ist abhängig von der Jahreszeit, in der die Bienen gefangen werden. Während der Winterruhe soll ihr Gift weniger virulent sein. Der Arzneigehalt der Tinktur ist etwas stärker als die dritte Dezimalverreibung von Apis virus.

Arzneiform. Urtinktur: Apis mellifica, mit 100 g Trockensubstanz und 150 ml Wasser = 250 g, Glycerin 225 ml, dest. Wasser 225 ml, Alkohol USP (94,9 Vol.-%) 425 ml zur Bereitung von 1000 ml der Tinktur (s. o.). – Dilutionen: D 2 (2×) enthält 1 Teil Tinktur, 4 Teile dest. Wasser und 5 Teile Alkohol; D 3 (3×) und höher mit Alkohol HPUS (88 Vol.-%) – Medikationen: D 3 (3×) und höher.

Bienengift. (Apisinum, Apis virus, Apium virus).

Das aus der Giftblase der Bienen erhaltene flüssige Sekret. Die Menge des von einer Biene gelieferten Giftes beträgt nach einigen Autoren 0,07 mg, nach anderen 0,3 bis 0,5 mg.

Bildung des Giftes. Es wird in 2 Giftdrüsen gebildet, die aus langen, verzweigten Röhren bestehen und in ihrem feineren Bau den Speicheldrüsen ähneln. Es wird in einer birnenförmigen Blase gesammelt, die sich nahe der Stachelbasis befindet und mit einem speziellen Muskelapparat für plötzliches Ausstoßen und Zurückziehen versehen ist. Nach dem Ausschlüpfen sind die Bienen praktisch giftfrei, jedoch setzt normalerweise die Giftbildung am ersten oder zweiten Lebenstag ein und steigt bis zum 15. Lebenstage an. Der Höhepunkt der Giftproduktion wird in der Zeit erreicht, in der die Biene Torwächterdienste tut. Nach dieser Zeit hört die Giftbildung auf, so daß der Biene dann bis zu ihrem Lebensende (3. bis 6. Woche) nur noch der in der Giftblase befindliche Vorrat zur Verfügung steht. Für die Menge des Giftes ist weiterhin die Rasse und die Jahreszeit von Bedeutung. Frühjahrsbienen erzeugen das meiste Gift, bis zum Herbst nimmt die Erzeugung langsam ab. Künstlich eiweißfrei ernährte Bienen erzeugen nur minimale Giftmengen.

Das dünne und durchsichtige Gift mischt sich leicht mit Wasser oder Glycerin; mit Weingeist bildet sich ein beträchtlicher Niederschlag.

Gewinnung. Die Gewinnung erfolgte ursprünglich durch Töten der Biene und Herausreißen des Stachels mit der Giftblase, die dann extrahiert wurden. Ein reineres Produkt wird erhalten, wenn man die Bienen einzeln abfängt und sie in ein geeignetes Medium stechen läßt (durch eine Membran in Wasser oder physiologische Kochsalzlösung oder in Fließpapier). Nach modernsten Verfahren wird heute das Bienengift nach Dr. Forster, Firma Mack, Illertissen, gewonnen.

Bestandteile. Bienengift besteht im wesentlichen aus sieben toxischen Komponenten, die nach Einführung der Gelchromatographie durch Habermann u. Reiz [Biochem. Z. *341*, 451 (1965)] rein dargestellt werden konnten. Melittin, das erste Insektengift auf reiner Peptidbasis, ist mit 50% der Hauptbestandteil, während der Rest aus den Enzymen Hyaluronidase und Phospholipase A, zwei basischen Polypeptiden (FOpost und FOante), Apamin und Histamin besteht. Die Hyaluronidase, die in den meisten tierischen Giften vorkommt, scheint auch hier durch Hydrolyse der Mucopolysaccharide des Hautbindegewebes das Eindringen des Melittins in das Gewebe zu erleichtern. Es wirkt als „spreading factor".

Mit diesem Ausdruck bezeichnet man Substanzen, die der Ausbreitung hochmolekularer Stoffe in der Haut dienen. Die Primärstruktur des Melittins wurde nach den in der Peptidchemie üblichen Arbeitsmethoden aufgeklärt: Durch Erhitzen des Melittins mit 6 n Salzsäure (Hydrolyse) wurden 26 Aminosäuren aus dem Peptidverband freigesetzt. Nach ihrer quantitativen Bestimmung im Aminosäureanalysator ergab sich folgende Summenformel: $Lys_3 \cdot Arg_2 \cdot Thr_2 \cdot Ser_1 \cdot Glu_2 \cdot Pro_1 \cdot Gly_3 \cdot Ala_2 \cdot Val_2 \cdot Ileu_3 \cdot Leu_4 \cdot Try_1$

Melittin enthält nur solche Aminosäuren, die dem menschlichen und tierischen Organismus als natürliche Eiweißbausteine täglich zugeführt werden, darunter sind viele essentielle Aminosäuren. Die Toxizität des Melittins ergibt sich aus der Anordnung der Aminosäurereste. In der Melittinsequenz sind vier von fünf basischen Aminosäureresten (Lysin und Arginin) sowie alle sauren Aminosäuren im C-Terminus (Carboxylende) lokalisiert. (Die sauren Gruppen sind durch Amidgruppen völlig neutralisiert; damit bleibt die Basizität des Moleküls erhalten.) Die Aminosäuren mit hydrophober Seitenkette (wasserabstoßend), zum Beispiel Leucin und Valin, befinden sich im N-terminalen (aminoendständigen) bzw. zentralen Bereich des Moleküls. Damit sind die hydrophoben, neutralen und hydrophilen (wasseranziehend), meist basischen Aminosäurereste extrem ungleichmäßig verteilt. Auf Grund der Anordnung der Aminosäuren kann Melittin als erste „natürliche Invertseife" auf reiner Peptidbasis bezeichnet werden. Seine pharmakologischen Eigenschaften (hämolytische, d.h. blutkörperchenauflösende Aktivität, Schädigung von Krebszellen) lassen sich damit aus der Primärstruktur erklären. Es ist noch nicht bekannt, ob Melittin in der Blutbahn, ähnlich wie Digitonin, den roten Blutkörperchen das Cholesterin unter Komplexbildung entzieht und so Hämolyse bewirkt. Interessanterweise sind einige im Eiweiß häufig vorkommende Aminosäuren in der Melittinsequenz nicht vorhanden, zum Beispiel Cystin, Histidin sowie die aromatischen Aminosäuren Phenylalanin und Tyrosin. Viele Eiweißstoffe verdanken ihre Unlöslichkeit und Unverdaulichkeit durch die Verdauungsenzyme u. a. den Disulfidbrücken (über die Doppelaminosäure Cystin), die zur ringförmigen Anordnung der Proteinketten führen. Melittin, das in wäßriger Lösung wie Seife schäumt, besteht dagegen aus einer gestreckten Peptidkette, und es wirkt wie Digitonin nur in der Blutbahn, da es durch die Verdauungsenzyme zerstört wird. Nach gelungener Aufklärung der Primärstruktur des Melittins ist die Kenntnis der Sekundärstruktur, d.h. die Frage, ob Melittin schraubenförmig vorliegt (die sogenannte α-Helix nach PAULING), von großem Interesse. Aus den Untersuchungen der optischen Rotationsdispersion ergab sich jedoch keine schraubenförmige Struktur des Melittins; vielmehr dürfte das Molekül eine gestreckte oder statistisch geknäuelte Struktur („random coil") besitzen. Dieses Ergebnis steht im Einklang mit der Primärstruktur des Melittins und der Annahme, daß die biologische Aktivität auf Grund des Seifencharakters erklärt werden kann, denn eine schraubenförmige Anordnung der Aminosäurereste würde die Polypeptidkette stark verkürzen, so daß der Tensidcharakter (Oberflächenaktivität) des Moleküls verlorenginge.

Wirkung. Erste Untersuchungen an biologischem Material zeigten, daß Melittin Zellen stark schädigt, zum Beispiel Mastzellen, Thrombozyten und Ascites-Krebszellen. Es wirkt praktisch auf alle biologischen Objekte, vermutlich über eine Permeabilitätserhöhung. Es erniedrigt die Oberflächenspannung von Wasser stärker als zum Beispiel das Saponin aus Digitalisblättern, Digitonin oder Lysolecithin (erhalten nach Spaltung von Lezithin mit Phospholipasen) und löst rote Blutkörperchen auf. Die DL_{50} an Mäusen beträgt 4 mg/kg Körpergewicht nach intravenöser Injektion. Die Wirkung des Bienengiftes ist einerseits eine örtliche, gewebsschädigende und entzündungserregende, andererseits betrifft sie auch den Gesamtorganismus, indem sie Nerven und Gefäße schädigt, und zum Austritt des roten Blutfarbstoffes aus den roten Blutkörperchen führt, Krämpfe verursacht, die Peristaltik anregt und den Blutdruck senkt. Die Folgen eines Bienenstiches sind normalerweise Rötung, Quaddelbildung, Nekrose, Jucken und Brennen. Mehrfache Gifteinwirkung führt häufig zu einer Immunität (z.B. bei Imkern). Nach TERC soll der Rheumatiker zunächst wie der Imker gegen Bienenstiche immun sein. Erst nach mehrfacher Giftapplikation treten die beschriebenen, normalen Symptome auf. Bienengift besitzt antibakterielle Eigenschaften.

Anwendung. Als Antirheumaticum bei Ischias, Neuralgien, Myalgien und rheumatischen Gelenkserkrankungen. Zur Behandlung von Alopecia areata in Form von Bienengiftsalben zur Unterstützung der Höhensonnenbestrahlung herangezogen. Bei Heufieber und anderen allergischen Erkrankungen. Bei arteriellem Hochdruck. In der Wund- und Zahnbehandlung. In der Veterinärmedizin.

Apisinum HAB 34. Bienengift.
Das Gift der Honigbiene.

Von frisch getöteten Bienen zieht man den Stachel samt der Giftblase mit einer Pinzette heraus, steckt die Spitze in ein gewogenes Glasröhrchen und preßt das Gift hinein.

Arzneiform. Verreibung nach § 8 zur 2. Dez.Pot.

Aufbewahrung. 2. und 3. Dez.Pot. vorsichtig.

Apis virus HPUS 64. Honey Bee Poison.
Das Gift.

Arzneiform. Trituration: D 2 (2 × 1/100) wird aus 500 Bienenstacheln mit 67 g Milchzucker verrieben. Die Stacheln und der größte Teil der Scheiden werden aus der Verreibung entfernt, sobald das Gift vollständig dem Milchzucker inkorporiert ist. — Triturationen: D 3 (3 ×) und höher. Die 3. Dez.Pot. entspricht praktisch dem Arzneigehalt der Urtinktur von Apis mellifica.

Apicosan (Dr. August Wolff, Bielefeld) war Bienengift in physiologischer Kochsalzlösung zur subkutanen Injektion in 4 Stärken, steigend von „N", I, II bis III.
Forapin (Heinrich Mack Nachf., Illertissen). 1. Ampulle enthält: 2,4 mg Procainhydrochlorid, standardisiertes Bienengift Stärke A 6 B.E., Stärke B 18 B.E., Stärke C 54 B.E., Stärke D 162 B.E. – B.E. = 1 Bienengifteinheit entspricht etwa 0,01 mg Trockengift. In 100 g Essenz: Standardisiertes Bienengift 50 B.E., Nicotinsäurebenzylester 2,5 g. In 100 g Liniment: Standardisiertes Bienengift 90 B.E., Nicotinsäure-γ-benzylester 0,1 g, Salicylsäurebornylester 1,5 g, Campher 3 g, Chloroform 25 g, in nicht fettender Emulsionsgrundlage. In 100 g Salbe: Standardisiertes Bienengift 300 B.E., Nicotinsäurebenzylester 1 g, Nonylsäure-vanillylamid 0,2 g, Salicylsäurebornylester 3 g, in nicht fettender Salbengrundlage.

Gelée Royale. Königinnenfutter. Bienenstockmilch. Royal jelly.

Als Weiselzellenfuttersaft bezeichnet man das Sekret aus den Kopfdrüsen der Honigbiene, das der Königin (Weisel) und den in den Weiselzellen heranwachsenden Königinnenlarven als einziges Futter dient. Weißgelbliche, dickflüssige Masse, deren pH-Wert zwischen 2,5 und 4 schwankt.

Bestandteile (nach SCHINDLER). 66,05% Wasser, 33,95% Trockensubstanz, 12,34% Protein, 5,40% Fett, 12,49% reduzierende Zucker, 0,82% Asche und 2,84% unbestimmbare Stoffe. An Wirkstoffen wurden bisher gefunden: Vitamine, vor allem des B-Komplexes (Vitamin E und C scheinen zu fehlen): Thiamin, Riboflavin, Pyridoxin, Niacin, Pantothensäure, Biotin, Folsäure und Inosit. Ferner die Enzyme Cholinesterase und eine Phosphatase, weiterhin Cholin, Acetylcholin, Adenosin und andere Adeninderivate, Glucose, Fructose, Saccharose, Ribose und ein noch unbestimmter Ketozucker, α- und γ-Globulin sowie zahlreiche freie Aminosäuren. Ferner 10-Hydroxy-2-decensäure $C_{10}H_{18}O_3$, Fp. 54 bis 56°, Sebacinsäure $C_{10}H_{18}O_4$, 2-Decendionsäure und Biopterin [2-Amino-4-hydroxy-6-(1,2-dihydroxy-propyl)-pteridin]. Letzteres ist allein spezifisch für den Weiselzellenfuttersaft, es fehlt dem Arbeiterinnenfutter.

Wirkung. HIDEJ HASEGAWA et al. [Japan. *11*, 250 (1962)] beschrieben die gonadotrope Wirkung eines Bestandteils von Gelée Royale. VITTEK et al. [Acta Facultatis pharm.Bohemoslov. *7*, 93 (1962)] berichteten über eine gewisse Radioaktivität und über eine geringe antibakterielle Wirkung gegen Streptococcus pyogenes und Staphylococcus aureus. Eine Glycerinlösung lieferte gute Ergebnisse bei entzündlichen Prozessen in der Mundhöhle. K. TAKAHASHI et al. [C. R. Soc. Biol. (Paris) *157*, 428 (1963)] isolierten zwei Glykoproteinfraktionen. Injektion der ersten rief bei Kaninchen ein geringes Absinken des Blutcalciumspiegels und des gesamten Serumproteins sowie eine gelinde Leukozytose hervor. Bei intramuskulärer Injektion am Menschen traten ähnliche Wirkungen auf. Tägliche Injektion der zweiten Fraktion über 5 Tage rief bei unreifen Ratten Spermatogenese hervor. Bei unreifen weiblichen Mäusen erzeugte die zweite Fraktion – 16 Tage lang jeden zweiten Tag injiziert – übermäßiges Wachstum des Uterus und der Ovarien sowie Blutungen in den letzteren. Intramuskuläre Injektion beim Menschen normalisierte unregelmäßige Menstruation und heilte offensichtlich Akne. Ein Gemisch der beiden Fraktionen hatte eine heilende Wirkung bei eitriger Zahnfleischentzündung und Handverschwielung.

Anwendung (nach SCHINDLER). Gelée royale hat einen positiven Einfluß auf den Gesamtstoffwechsel und auf die Hämatopoese. Im besonderen soll es bei Anämien jeder Genese, bei Erkrankungen in Zusammenhang mit dem Lipoid- und Cholesterinstoffwechsel

(Arteriosklerose, Hypercholesterinämie) sowie in der Rekonvaleszenz angezeigt sein. Man kann es auch mit verschiedenen Vitaminen und Spurenelementen kombiniert bei Altersbeschwerden empfehlen. Sonst bei Schweißausbrüchen an Händen, Füßen und an der Kopfhaut, bei Haarausfall, Müdigkeit, geschwollenen Beinen, Fett- oder Magersucht in Verbindung mit Verdauungsstörungen, bei Vergeßlichkeit, Schlaflosigkeit, bei rheumatischen Erkrankungen u. a. Äußerlich in der Kosmetik. Nach SCHMIDT [Seifen-Öle-Fette-Wachse *84*, 16 (1958)] kann durch Zusatz von sterilisierten Bienenköniginnen-Embryonen zum Gelée royale dessen Wirksamkeit erhöht werden. Es wurde mit entsprechend zusammengesetzten kosmetischen Präparaten eine stärkere Durchblutung der Haut und eine bessere Versorgung mit Hautfett beobachtet.

Präparate aus Gelée royale werden im allgemeinen in Form von Injektionen verabreicht.

Literatur: ZANDER: Der Bau der Biene, Stuttgart 1951. – ZANDER-WEISS: Das Leben der Biene, Stuttgart 1964. – VON FRISCH, K.: Aus dem Leben der Bienen, 8. Aufl., Verständliche Wissenschaft Bd. I, Berlin/Heidelberg/New York: Springer 1969. – Zu Bienengift: NEUMANN u. HABERMANN in: HOPPE-SEYLER/THIERFELDER: Hdb. d. physiologisch- und pathologisch-chemischen Analyse, 10. Aufl., Bd. IV, Tl. 1, Berlin/Göttingen/Heidelberg: Springer 1960, S. 840. – BENTON et al.: Nature (Lond.) *210*, 652 (1966) und J. Inst. Physiol. *11*, 1359 (1965). – FISCHER u. NEUMANN: Biochem. Z. *335*, 51 (1961). – Zu Gelée Royale: REMBOLD u. HANSER: Hoppe-Seylers Z. physiol. Chemie *339*, 251 (1964). – DONAULT, P.: C. R. Acad. Sci. (Paris) *257*, 1164 (1963); ref. in BWB *210*, 206 (1964).

Apium

Apium graveolens L. (Sium apium RTH., Apium graveolens L. var. lusitanicum DC., Apium lusitanicum MILL. var. silvestris CAMB.). Apiaceae – Apioideae – Apieae. Sellerie. Gemeiner Eppich. Celery. Céleri. Ache. Apio. Sellero. Sellino. Selderej.

In Europa, Nord- und Südafrika, Westasien und Südamerika vorkommend; in Sümpfen und Gräben wildwachsend, als Gemüse in verschiedenen Kulturformen angebaut. Auf Salzboden fast über die ganze Erde verbreitet. Uralte Nutz- und Heilpflanze.

Fructus Apii graveolentis. Semen Apii graveolentis. Selleriefrüchte. Selleriesamen. Celery Fruit. Semence de céleri. Sementes de apio. Semillas de apio.

Celery BPC 49; Apium Ind. P. C. 53.

Spaltfrucht 1,5 mm hoch, 1,7 mm breit, 1,2 mm dick, graugrün, mit 5 weißlichen, scharf abgesetzten Rippen. Von der Seite stark zusammengedrückt und oben mit einem wenig gewölbten Griffelfuß und 2 kurzen Griffeln. – In jedem Tal 2 bis 3 Ölstriemen, in der Commissuralfläche 2 Ölstriemen. Geruch stark eigenartig gewürzhaft; Geschmack stark gewürzhaft, etwas bitter.

Prüfung. Nach Ind.P.C. 53: Mindestgehalt an äth. Öl 1,5%. – Max. Aschegehalt 10%. – Säureunlösliche Asche max. 2%. – Fremde org. Beimengungen max. 1%. – Andere Samen und Früchte max. 4%.

Aufbewahrung. An einem kühlen und trockenen Ort, Ind.P.C. 53.

Anwendung. Als Diureticum, bei Blasenleiden, nicht bei Nierenentzündung, bei Gicht und Rheuma. Selten bei Blähungen, Magengeschwüren, Fluor albus, Amenorrhoe und Gonorrhoe.

Dosierung. 1 Teelöffel (etwa 1,3 g Früchte) zum kalten Auszug täglich oder 1/2 Teelöffel der Frischpflanzenverreibung „Teep" 3mal täglich. Nach Extra P. 67 wird ein Dekokt 1 : 5 in Dosen von 8 bis 30 ml als Hausmittel gegen Rheumatismus verwendet.

Apium graveolens HAB 34.
Reife Samen.

Arzneiform. Tinktur nach § 4 mit 90%igem Weingeist.

Arzneigehalt. 1/10.

Fluidextractum Apii Fructus. Fluidextract of Celery Fruit.

NF. VI: 1000 g Fructus Apii graveol., mittelgrob gepulvert, werden nach Verfahren A (s. dort) mit einer Mischung von 9 Vol. Alkohol (95 Vol.-%) und 1 Vol. Wasser zu 1000 ml Fluidextrakt perkoliert. Zur Entfernung von ausgeschiedenem ätherischem Öl wird der Fluidextrakt nach ruhigem Stehen durch ein mit Alkohol befeuchtetes Filter filtriert. Der auf dem Filter zurückbleibende Rest (einige ml) wird verworfen.

Oleum Apii graveolentis (Seminis). Oleum Apii aethereum e fructi. Selleriesamenöl. Oil of Celery fruits. Essence de semences de célerie.

Gewinnung. Durch Destillation der Selleriefrüchte mit Wasserdampf. Die Ausbeute beträgt 2,5 bis 3,0%.

Bestandteile. 60% Limonen, 10% Selinen, 2,5 bis 3% Sedanolid (Lacton der Sedanonsäure), 0,5% Sedanonsäureanhydrid (Geruchsträger), 1% Sesquiterpenalkohol, Terpenin-4-ol, Santalol, α- u. β-Eudesmol, Dihydrocarvon, ein gujakolähnliches Phenolderivat und Palmitin-, Petroselin-, Öl- u. Linolsäure.

Das aus den frischen Blättern des Selleriekrautes in einer Ausbeute von 0,1% gewonnene Öl ist feiner von Geruch als das Samenöl.

Eigenschaften. Farbloses, dünnflüssiges Öl; Geruch und Geschmack stark nach Sellerie. d_{15} 0,866 bis 0,898; a_D + 51 bis + 82°; n_D^{20} 1,478 bis 1,486; S. Z. bis 4,0; E. Z. 16 bis 55; löslich in 6 bis 8 Vol. Weingeist von 90 Vol.-%, in der Regel mit Trübung.

Anwendung. Diureticum bei Hydrops und Blasenleiden, nicht bei Nierenentzündung. Als Nervenstimulans in Dosen von 0,03 bis 0,2 ml und bei rheumatischer Arthritis in Dosen von 0,3 bis 1 ml laut Extra P. 58. In der Gewürzindustrie. Die Essenz und das Lacton Sedanolid werden in der Parfümerie als Fixativum verwendet.

Herba Apii graveolentis. Selleriekraut. Celery herb. Herb de celerie. Apio.

Die zweijährige Pflanze wird bis 1 m hoch. Ihre gestielten grundständigen Blätter sind 10 bis 20 cm lang, meist fünfpaarig fiederschnittig; die Fiedern sind rundlich-dreilappig, mit breiten, rautenförmigen, am Rande eingeschnittenen, gezähnten Zipfeln. Nach oben zu sind die Stengelblätter immer kürzer gestielt, bis sie zuletzt auf kurzen Scheiden sitzen. Die obersten Blätter sind dreizählig mit keilförmigen, dreilappigen, dreischnittigen oder auch ungeteilten, zuletzt ganzrandigen Zipfeln. Alle Blätter sind kahl, von dunkelgrüner Farbe und glänzend.

Inhaltsstoffe. 0,1% äth. Öl. Die flüchtigen Aromastoffe wurden von GOLD u. WILSON [J. Food Sci. 28, 484 (1963)] gaschromatographisch untersucht. Von 38 identifizierten Verbindungen waren vor allem folgende an der Bildung des Selleriearomas beteiligt: 3-Isobutyliden-3a,4-dihydrophthalid, 3-Isovaleriden-3a,4-dihydrophthalid, 3-Isobutylidenphthalid, 3-Isovaleriden-phthalid, der Brenztraubensäureester des cis-Hexen-3-ols und Diacetyl. Der Sellerie enthält außerdem eine Reihe von flüchtigen Estern und Aldehyden, das Furocumarin Bergapten $C_{12}H_8O_4$, Fp. 188 bis 191°, das nicht toxische Apigenin-7-β-apiosylglucosid $C_{26}H_{28}O_{14}$, Fp. 228 bis 232° (Apiin), Mannit, Bitterstoffe und Inosit. Asche 1,4 bis 2,4%; nach ALIEV et al. [Chem. Abstr. 65, 15152 (1966)] im frischen Saft 0,04% Glykoside, 2% Zucker, 0,3% Pektine, 8 mg% Carotin, 51 mg% Vitamin C.

Anwendung. Als Stomachicum und Diureticum. – Zu Gewürzextrakten. – Das frische Kraut in großen Mengen zur Chlorophyllgewinnung.

Radix Apii graveolentis[1]. Radix Cellari Italorum. Selleriewurzel. Celery root. Ache des marais. Céleri cultivé. Raíz de apio. Apio palustre Sedano. Appio dolce. Aipo.

Ache des marais CF 49.

Die Wurzel der zweijährigen, vorzugsweise am Meeresstrand wildwachsenden Pflanze ist etwa 5 bis 8 cm lang, 15 mm dick, möhrenförmig, geringelt, bräunlichgelb, innen weißlich. Von kultivierten Pflanzen ist die Wurzel dick rundlich, rüben- bis knollenförmig („Knollensellerie") und mit vielen strohhalmdicken Faserwurzeln besetzt. Unter einem kräftigen gelbbraunen Kork eine breite, lückige, gelblichweiße Mittelrinde und eine dichte Innenrinde. Die Rinde erscheint durch zahlreiche Radialreihen brauner, bis 45 μm breiter Sekretbehälter geflammt. Gruppen von stark verdickten Zellen im Bast. Stärke fehlt. In einem dichten Holzparenchym schmale, V-förmig auseinanderstrebende Reihen kleiner Gefäße.

Geruch eigenartig gewürzhaft, bei wild gewachsenen Pflanzen kräftiger; Geschmack stark gewürzhaft, etwas süßlich, bei wild gewachsenen Pflanzen scharf und bitter.

Inhaltsstoffe. 0,01% äth. Öl, Asparagin, Cholin, Tyrosin, Alloxurbasen, 1,6% Pentosane, Glutamin, Ferula-, Kaffee-, p-Cumarsäure, toxische Polyacetylenverbindungen [BOHLMANN: Chem. Ber. 100, 3454 (1967)], Fett, Schleim, Mannit 7% des Saftes, Apiin und Vitamin C. Asche 11% der Trockensubstanz.

Anwendung. Zu Gewürzextrakten. Bei Verdauungsstörungen, Blähungen, vor allem als Diureticum; bei Nierenentzündungen ist der Gebrauch von Sellerie verboten. Der mit Zucker eingekochte Wurzelsaft dient als Hustenmittel. Als Trockengemüse im Handel.

---

[1] Abbildungen bei L. HÖRHAMMER: Teeanalyse, Tafel 48, Abb. 425 und 426.

Selleriesalz: 1,6 Gewichtsteile frische, in 5 mm dicke Scheiben geschnittene Selleriewurzel werden gleichmäßig ohne Pressen mit 16 Gewichtsteilen Kochsalz vermischt. Wenn der Saft vom Salz aufgesaugt ist, stellt man dieses zum Trocknen.

Aplectrum

Aplectrum hiemale NUTT. Melastomataceae.
Nordamerika.

Radix Aplectri. Putty root.
In den USA Handelsdroge.

Apocynum

Apocynum cannabinum L. (A. platyphyllum GREENE; außerdem laut HPUS 64 A. hypericifolium, A. pubescens, A. sibiricum PALL.). Apocynaceae – Apocynoideae – Apocyneae. Amerikanischer Hanf. Kanadischer Hanf. Hanfartiger Hundswürger. Indian hemp. Black Indian hemp. Canada hemp. Dogbane. Wild cotton.

Die bis 90 cm hohe Staude ist im östlichen Nordamerika und Kanada, besonders auf Prärien, in lichten Wäldern und an Flußufern heimisch.

Radix Apocyni cannabini. Apocynum. Amerikanische oder Kanadische Hanfwurz. Hanf-Hundsgift. Hanfartige Hundswürgerwurzel. American oder Canadian hemp root. Black Indian hemp root. Army root. Bitter root. Racine d'apocyn. Chanvrin. Canhamo da India prêto. Cañamo de India negro. Cañamo del Canada.

Apocynum BPC 34, NF VIII.

Die im Herbst gesammelten, getrockneten Rhizome und Wurzeln.

Stücke verschieden lang, 3 bis 15 mm dick, zylindrisch walzenförmig oder infolge des Trocknens etwas verbogen, längsrunzelig, gewöhnlich mehr oder weniger längsgestreift, außen orangebraun, später graubraun, innen weißlich. Charakteristisch sind tiefe, querlaufende Einschnitte, die bis auf das Holz dringen, aber nicht ganz um die Achse herumreichen. Nebenwurzeln selten. Bruch spröde, scharf und kurz.

Geruchlos, Geschmack anfangs schwach, später anhaltend bitter, etwas scharf.

Mikroskopisches Bild. Rinde fast so dick wie das Holz. Kork aus braunwandigen, an der Innenwand stark verdickten Zellen. In der Mittelrinde, seltener auch in den äußeren Partien der Innenrinde Gruppen stark verdickter, deutlich geschichteter, verzweigt poröser Steinzellen. Die Rindenstrahlen sind von abwechselnden Lagen von Parenchymgewebe und von Siebröhrengruppen. Im Parenchym der ein- bis zwei-, auch dreireihigen Markstrahlen und im übrigen Rindenparenchym reichlich runde, eiförmige, birnenförmige, auch schmal längliche Stärkekörner. Die ganze Rinde führt ungegliederte Milchröhren. Das Holz besteht in der Hauptmasse aus dünnwandigem Holzparenchym, die Gefäße sind in Gruppen angeordnet.

Verwechslung. Apocynum androsaemifolium L. Die Wurzel enthält nahezu die gleichen Bestandteile und dient zu gleichen Zwecken.

Inhaltsstoffe. Nach TRABERT [Arzneimittel-Forsch. *10*, 197 (1960)] und TRABERT, REICHSTEIN et al. [Helv. chim. Acta *42*, 2418 (1959)] die herzwirksamen Glykoside: Cymarin (Strophanthidin-D-cymarosid) $C_{30}H_{44}O_9$, Fp. 204 bis 205°; Apocannosid (Cannogenin + D-Cymarose) $C_{30}H_{44}O_8$, Fp. 185 bis 189°; Cynocannosid (= Substanz III), wahrscheinlich aus Cannogenin + L-Oleandrose, Fp. 166 bis 176° (186°). Cannogenin $C_{23}H_{32}O_5$ hat die Konstitution eines 19-Oxodigitoxigenins bzw. 5-Desoxystrophanthidins. ABUBAKIROV et al. (Med. Ind. UdSSR *1960*; ref. Chem. Zentralbl. *1960*, S. 12079) fanden k-Strophanthin.

Cymarin : R = Cymarose
Strophanthidin : R = H

Die Dünnschichtchromatographie erfolgt auf Kieselgel G, Laufmittel: Pyridin-Chloroform 1:6, Detektionsmittel: Kedde Reagens. Die präparative Trennung der Glykoside gelang durch multiplikative Verteilung mit 3 verschiedenen Lösungsmittelsystemen GERLACH et al.: Pharmazie *20*, 450 (1965)].

Apocannosid : R = Cymarose
Cynocannosid : R = Oleandrose
Cannogenin : R = H

Ferner Gerbstoffe, Harz, 1,6% fettes Öl, α-Amyrin, Lupeol, Oleanolsäure, p-Oxyacetophenon, wahrscheinlich Saponin sowie Androsterol $C_{30}H_{50}O$, Fp. 208 bis 210°, und Homoandrosterol $C_{27}H_{44}O$, Fp. 192°, und nach LUTOMSKI et al. [Chem. Abstr. *69*, 49782 (1968)] Harmalol.

Prüfung. Nach NF VIII: Säureunlösliche Asche max. 2%. − Fremde org. Substanzen max. 2%. − Stengelbasen max. 5%.

Wertbestimmung. Die Wirksamkeit von Apocynum, in USP-Digitaliseinheiten ausgedrückt ist wie bei Digitalis nach der USP zu bestimmen. 0,1 g der Droge soll in der Wirksamkeit mind. 2 USP XIII-Digitaliseinheiten entsprechen (1 USP XIII-Digitaliseinheit = 0,1 g USP Digitalis Reference Standard = 1 I.E.). Das Ergebnis der biologischen Wertbestimmung soll nach der Vorschrift des NF VIII nicht mehr als 20% von der verlangten Wirksamkeit abweichen. Eine quantitative, photometrische Bestimmung der Glykoside nach d.chr. Trennung mit Xanthydrol (10 mg Xanthydrol in 99 ml wasserfr. Essigsäure u. 1 ml 38%ige Salzsäure) beschreiben GRUNDMANN et al. [Pharm. Zentralh. *106*, 501 (1967)]. Eine Standardisierung eines Apocynum-Extraktes mit reinem Cymarin versuchten PETER et al. [Arzneimittel-Forsch. *17*, 1240 (1967)].

Aufbewahrung. Giftdroge!

Wirkung. WOOD [J. Amer. med. Ass., sci. Ed. *43*, 1904 (1953)] zeigte, daß die Droge wie Digitalis in kleineren Dosen eine Bradykardie und eine erhöhte Kontraktionsleistung des Herzens bewirkt, der Blutdruck wird erniedrigt. Nach Vagotonie wurde hingegen eine Hypertension bemerkt. DALE et al. (Proc. roy. Soc. Med., Dec. 1909) fanden, daß die Droge eine markante erregende Wirkung auf die vasomotorischen Zentren ausübt und ferner zur Diurese anregt, was vielleicht auf eine vasodilatatorische Wirkung im Bereich der Nieren zurückzuführen ist. Die Reizung der Darmschleimhaut ist größer als die durch Digitalis und Strophanthus; daraus resultieren Übelkeit, Erbrechen und Durchfall. Nach MARWIN et al. [J. Amer. med. Ass., sci. Ed. *77*, 1865 (1921)] besitzt die Droge einen geringeren therapeutischen Einfluß auf das Vorhofflimmern als Digitalis, da wirksame Dosen konstant Unverträglichkeitssymptome (s. o.) hervorrufen. Gute Resultate wurden bei der Behandlung von Wassersucht und Aszites erreicht, wenn diese auf Herzinsuffizienz bzw. Leberzirrhose beruhen.

HEMINGWAY et al. [J. med. Chem. *7*, 803 (1964)] schreiben dem Apocannosid und Cymarin tumorhemmende Eigenschaften zu.

Anwendung. Bei Herzmuskelschwäche infolge Pneumonien, Herzklappenfehlern, Altersherz. Als Diureticum. In der Homöopathie gegen cardiale Insuffizienz. In Rußland und den USA gegen Wassersucht. Die therapeutische Verwendung ist aber auf Grund von Schleimhautreizungen (Magen, Darm) und unregelmäßiger Resorption beschränkt. Es wird eine Applikation in Form von Zäpfchen empfohlen.

Dosierung. Durchschnittsdosis bei Herzkrankheiten 60 mg der Wurzeldroge, NF VIII. Der meist verwendete Fluidextrakt 3× täglich zu 10 bis 30 Tropfen. 0,3 bis 0,6 ml einer Tinktur 1:10 zum gleichen Zweck wie Digitalis, Extra. P. 67.

Apocynum HAB 34. Hanfartiger Hundswürger.
Frischer Wurzelstock.

Arzneiform. Essenz nach § 3.

Arzneigehalt. 1/3.

Aufbewahrung. Bis 3. Dez.Pot. vorsichtig.

Nach den Vorschlägen für das neue Deutsche HAB, Heft 1, S. 46 (1955) werden für die Urtinktur eine Dichte von 0,890 bis 0,910, ein Trockenrückstand von 2,5 bis 4,0% und ein pH von 4,6 bis 5,5 verlangt. Außerdem werden zwei Prüfungsreaktionen sowie die Chromatographie [Heft 7, S. 369 (1961)] der Tinktur beschrieben. Der Gehalt der Tinktur an herzwirksamen Glykosiden soll in 1 ml 800 bis 1000 MSE betragen.

Apocynum cannabinum HPUS 64. Black Indian Hemp.
Die frische Wurzel.

Arzneiform. Urtinktur: Arzneigehalt 1/10. Apocynum cannabinum, feuchte Masse mit 100 g Trockensubstanz und 233 ml Wasser = 333 g, dest. Wasser 167 ml, Alkohol USP (94,9 Vol.-%) 635 ml zur Bereitung von 1000 ml der Tinktur. – Dilutionen: D 2 (2×) enthält 1 Teil Tinktur, 3 Teile dest. Wasser und 6 Teile Alkohol; D 3 (3×) und höher mit Alkohol HPUS (88 Vol.-%). – Medikationen: D 3 (3×) und höher.

Apocynum androsaemifolium L. (A. ambiguum GREENE, A. scopulorum GREENE et RYDB., A. occidentale RYDB., A. macranthum RYDB.). Fliegenfänger. American ipecac. Catch fly. Dogsbane. Spreading dogs-bane. Fewer twig. Fly-trap. Honey bloom. Ipecac milk. Milkweed. Wandering milkweed.

Heimisch in den Waldgebieten der westl. USA und Kanadas.

Radix Apocyni androsaemifolii. Fliegenfängerwurzel. Bitter root. Attrape mouche. Canhamo da India prêto. Cañamo de India negro.

Wurzelstock gelblichbraun, Ausläufer treibend, kriechend, zylindrisch, mit vielen Wurzeln besetzt, einen bitteren, scharfen Milchsaft enthaltend. Steinzellen in der Rinde der Wurzeln; ungegliederte Milchröhren.

Inhaltsstoffe. Das β-Glykosid Androsin (Acetovanillon + Glucose) $C_{15}H_{20}O_8$; ferner Cymarin und k-Strophanthin, etwa 0,016% äth. Öl, Harz, Epuranol $C_{23}H_{40}O_4$, Fett mit Palmitin-, Stearin-, Öl- und Linolsäure. Im unverseifbaren Anteil die Alkohole Androsterol und Homoandrosterol. YAMATOVA u. ABUBAKIROV (Khim. prirod. Soedinenii 1965, S. 15) isolierten das Glykosid Apobiosid $C_{36}H_{54}O_{13}$, Fp. 216 bis 218°.

Anwendung. Wie Apocynum cannabinum.
Der höchste Glykosidgehalt wird im Winter erreicht.

Bemerkung: Giftdroge!

Apocynum androsaemifolium HAB 34. Fliegenfänger.
Frischer Wurzelstock.

Arzneiform. Essenz nach § 3.
Arzneigehalt. 1/3.
Aufbewahrung. Bis 3. Dez.Pot. vorsichtig.

Apocynum androsaemifolium HPUS 64. Spreading Dogs-bane.
Die frische Wurzel.

Arzneiform. Urtinktur: Arzneigehalt 1/10. Apocynum androsaemifolium, feuchte Masse mit 100 g Trockensubstanz und 233 ml Wasser = 333 g, dest. Wasser 167 ml, Alkohol USP (94,9 Vol.-%) 635 ml zur Bereitung von 1000 ml der Tinktur. – Dilutionen: D 2 (2×) enthält 1 Teil Tinktur, 3 Teile dest. Wasser und 6 Teile Alkohol; D 3 (3×) und höher mit Alkohol HPUS (88 Vol.-%). – Medikationen: D 3 (3×) und höher.

Apocynum androsaemifolium var. incanum (= var. glabrum), USA.
Wird in gleicher Weise verwendet.

Apocynum venetum L. Venetianischer Hundstod. Venetianisches Hundsgift.
Heimisch in Südeuropa und Asien; in Mitteleuropa fallweise als Zierpflanze gezogen und in Rußland zur Fasergewinnung für die Papierfabrikation kultiviert.

Radix Apocyni veneti. Radix Tithymali maritimi. Venetianische Hundstodwurzel.

Anatomisch und mikroskopisch ist die Droge Apocynum cannabinum so ähnlich, daß eine Unterscheidung kaum möglich ist.

Über glykosidische Inhaltsstoffe ist noch nichts bekannt.

Wirkung. Herzwirksam, aber je nach Herkunft und Alter etwa fünf- bis zehnmal schwächer als Apocynum cannabinum. Test am Meerschweinchen und Frosch bis zum Herzstillstand, als Standard Cymarin.

Bemerkung: Giftdroge!

Apocynum juventas.

Anwendung. Die Wurzel wird als Ersatz für Ginseng empfohlen.

Bemerkung: Eine Apocynacee Ostafrikas liefert das Pfeilgift der Wakambas, wirksamer Bestandteil ist das Ukambin.

Die Apocynumarten liefern im Bast eine spinnbare Faser (Indian hemp). Die Samenhaare liefern vegetabilische Seide.

Apodanthera

Apodanthera smilacifolia COGN. Cucurbitaceae – Melothriceae. Cipo azougue.

Die in Brasilien heimische, monözische Schlingpflanze kommt an hochgelegenen, feuchten und schattigen Stellen der Staaten Minas Gerais, Esperito Santo, Bahia und Sao Paulo vor.

Stengel bis zu 10 cm lang und bis 1 cm dick, blaßgrün. Rhizom bis 4 m lang, 2 cm dick, gewunden, dunkelgrau, mit runzeliger Oberfläche. Blätter wechselständig, lanzettlich, bis 13 cm lang, 6 bis 7 cm breit, mit herzförmiger Basis, am Rand kurz gezähnt. Blattstiel bis 3,5 cm lang. Gegenüber sitzen die Ranken, die bis 20 cm lang werden. Männliche Blüten zu fünf in achselständigen Trauben, weißgelblich, glockig. Weibliche Blüten einzeln in den Blattachseln, bis 1,5 cm lang. Frucht elliptisch, hellgrün, 3 cm lang, 1 cm breit.

Einen ausführlichen Beitrag zur Morphologie und Anatomie der Pflanze gibt SOUZA GROTTA [Sci. pharm. (Wien) *32*, 46 (1964)].

Radix Apodanthera. Azougue dos pobres. Cipo azougue.

Cipo azougue Brasil. 1.

Inhaltsstoffe. Das Alkaloid Apodantherin, das Glykosid Apodanthin, Säuren, Harz, Wachs und ein Öl mit Fäkalgeruch.

Anwendung. Depurativum, gegen Hautkrankheiten und Rheuma.

Pulvis Apodantherae smilacifoliae Brasil. 1.

Die in kleine Stücke zerschnittene Wurzel wird bei 40 bis 50° getrocknet, gepulvert und gesiebt (IV).

Aptandra

Aptandra spruceana. Olacaceae – Olacoideae – Aptandreae.

Heimisch im trop. Südamerika und trop. Westafrika.

Inhaltsstoffe. Die Nüsse enthalten etwa 46% sehr viskoses Öl, das unter dem Namen Castanha de Cotia-Öl bekannt ist. Das Öl hat Ähnlichkeit mit dem chinesischen Holzöl. Wurzeln und Rinde enthalten 0,3 bis 1,5% äth. Öl.

Das nach Sassafras riechende äther. Öl wird im Ursprungsland medizinisch verwendet.

Aptosimum

Aptosimum calicynum E. P. PHILL. Scrophulariaceae – Scrophularicideae – Aptosimeae.

Südostafrika (Zulu-Gebiet).

Anwendung. Blätter und Stengel gegen Fieber und Magenbeschwerden. Äußerlich in Pulverform als Kosmeticum.

Aptosimum depressum BURCH.

Südostafrika.

Anwendung. Als Diureticum und Gurgelmittel. Äußerlich gegen Impetigo und Ringelflechte.

Aptosimum indivisum Burch.
Südostafrika.

Anwendung. Bei gastritischen Beschwerden, als Tonicum und äußerlich als Ekzemmittel.

Aqua

Aqua. Wasser. Water. Eau.

H_2O M. G. 18,015

Wasser ist die verbreitetste chemische Verbindung. Es findet sich überall, in der Atmosphäre, in den Gewässern, in der Erdrinde und in allen Lebewesen. 70,6% der Erdoberfläche, das heißt 360 Millionen qkm sind mit Wasser bedeckt.

Wasser entsteht durch Verbrennung von Wasserstoff (1), bei der Reduktion von Sauerstoffverbindungen mit Wasserstoff (2), bei der Zersetzung von Hydroxiden (3), beim Zerfall gewisser Ammoniumsalze (4) u. a.

(1) $2H_2 + O_2 \rightarrow 2H_2O$
(2) $CuO + H_2 \rightarrow H_2O + Cu$
(3) $2Fe(OH)_3 \rightarrow 3H_2O + Fe_2O_3$
(4) $NH_4NO_3 \rightarrow 2H_2O + N_2O$.

Reines Wasser kann jedoch stets durch Reinigung von natürlichem Wasser erhalten werden. Der Reinheitsgrad ist dem Verwendungszweck anzupassen.

Man unterscheidet:

Brauchwasser (S. 129), Trinkwasser (S. 132), entmineralisiertes Wasser (S. 149), destilliertes Wasser (S. 144), doppelt destilliertes Wasser (S. 147), Wasser zur Injektion (S. 164), pyrogenfreies Wasser zur Injektion (S. 149).

Die Zusammensetzung des natürlichen Wassers ist sehr verschieden, je nachdem, ob es sich um Regenwasser, Quellwasser, Grundwasser, Oberflächenwasser[1] oder Meerwasser handelt.

Besondere Probleme stellt die Wasserversorgung der Großstädte und Ballungszentren. Der tägliche Wasserverbrauch liegt dort zwischen 140 und 300 Liter je Kopf, in New York sogar zwischen 420 und 640 Liter. Da für einen so hohen Verbrauch das Quellwasser oft nicht ausreicht, müssen Grundwasser und durch Uferfiltration gewonnenes Oberflächenwasser aufbereitet werden. Die Vorreinigung besteht aus Absetzenlassen der Schwebstoffe, häufig nach Zusatz von Aluminiumsulfat. Das durch Hydrolyse entstehende Aluminiumhydroxid adsorbiert die Schwebstoffe und erleichtert die Filtration. Danach folgt die Desinfektion durch Chlor, Hypochlorit oder Ozon, neuerdings mancherorts auch durch Chlordioxid. Enthält das Trinkwasser zu viel Eisen (0,1 mg/l) und Mangan, so können sich in den Rohrleitungen gewisse niedere Pflanzen (Chrenotrix, Chladotrix) ansiedeln und auch Rost ausscheiden, wodurch das Wasser ungenießbar wird. Um Eisen und Mangan zu entfernen, wird das Wasser in gut belüfteten Kammern versprüht. Die sich bildenden Oxidhydrate werden abfiltriert.

Mancherorts wird auch der Fluorgehalt des Trinkwassers eingestellt, da eine gewisse Menge Fluor (s. dort) für die Bildung des Zahnschmelzes nötig ist. Über 2 bis 3 mg Fluor pro Liter wirken dagegen schon schädlich. Der Überschuß kann mit Hydroxylapatit entfernt werden.

Eigenschaften. Reines Wasser ist eine farb- und geruchlose Flüssigkeit ohne besonderen Geschmack. In dicker Schicht ist Wasser blau.

$Kp._{760}$ 100,00° (oberer Fixpunkt des hundertteiligen Thermometers),
Fp. 0,00° (unterer Fixpunkt des hundertteiligen Thermometers).

---

[1] Oberflächenwasser ist das an die Erdoberfläche ausgetretene und in Vorflutern (Gräben, Bächen, Flüssen und Kanälen) abfließende oder in Teichen, Seen und Talsperren sich sammelnde oder künstlich aufgestaute Wasser.

Dichte des Wassers bei   0°   0,998150 g·cm^{-3}
                        +4°   1,000000 g·cm^{-3} *
                         20°   0,998230 g·cm^{-3}
                        100°   0,958380 g·cm^{-3}
Dichte von Eis bei   0°   0,9168   g·cm^{-3}
Litergewicht von
Wasserdampf bei   100°   0,5974 g
Schmelzwärme bei   0°   79,40 cal·g^{-1} = 1,43 Cal·mol^{-1}
Verdampfungswärme bei   100°   539,1 cal·g^{-1} = 9,7 Cal·mol^{-1}

Dampf-druck bei	Eis	Wasser	Dampf-druck bei	Eis	Wasser
−10°	1,95 Torr	2,14 Torr	70°		233,7 Torr
0°	4,58 Torr	4,58 Torr	80°		355,1 Torr
10°		9,21 Torr	90°		525,8 Torr
20°		17,53 Torr	100°		760 Torr = 1 atm
30°		31,82 Torr	120,7°		2 atm
40°		55,32 Torr	180,5°		10 atm
50°		92,51 Torr	235°		30 atm
60°		149,38 Torr	310°		100 atm

$n_D^{20} = 1,33300$

Spezifisches Leitvermögen ($\varkappa$), bei 18° 0,04·10^{-6} Ohm^{-1}·cm^{-1}
Dielektrizitätskonstante bei   0°   87,8
                        bei   18°   80,1

Erkennung. 1. Wasserfreies, weißes Kupfersulfat wird durch Wasser (z.B. in wasserhaltigen organischen Flüssigkeiten) blau gefärbt (Bildung des blauen Pentahydrates, $CuSO_4 \cdot 5 H_2O$). Die Rk. wird durch Verreibung des wasserfreien Kupfersulfats mit 2 T. wasserfreiem Kaliumcarbonat empfindlicher.

2. Eine Lsg. von Aluminiumäthylat wird durch Wasser getrübt.

$$Al(OC_2H_5)_3 + 3 H_2O \rightarrow Al(OH)_3 + 3 C_2H_5OH.$$

3. Ein mit Kaliumtrijodoplumbat(II), $KPbJ_3 \cdot 2H_2O$, getränktes, fast farbloses Filterpapier wird durch Spuren von Wasser oder Wasserdampf gelb gefärbt; der Komplex zerfällt zu gelbem PbJ_2.

4. Wasserfreie, blaue Kobaltsalze gehen mit Wasser in die roten Aquokomplexe, $[Co(H_2O)_6]^{2\oplus}$, über (s. Blaugel).

Bestimmung s. Bestimmung des Wassergehalts, Bd. I, 54.

Brauchwasser. *Betriebswasser.*
Brauchwasser ist das nicht für den menschlichen Genuß bestimmte, oft zu gewerblichen Zwecken benutzte Wasser. Es soll ebenso frei von Krankheitserregern sein wie Trinkwasser. Die Leitungen von Brauchwasser sollen besonders an den Zapfstellen als solche gekennzeichnet sein.

Über die an Brauch- oder Betriebswasser gestellten, oft recht speziellen Qualitätsanforderungen unterrichtet Ullmanns Encyklopädie der technischen Chemie, Bd. 18, Urban und Schwarzenberg, München–Berlin–Wien 1967. Dort finden sich auch ausführliche Angaben über die Aufbereitung des Brauchwassers, zu der Temperaturangleichung, Schönung (= Beseitigung auch der gesundheitsunschädlichen Färbung und Trübung), Filterung, Entkeimung, Erhöhung des Sauerstoffgehaltes, Entsäuerung, Enteisenung und Entmanganung, Entchlorung, Enthärtung, Dekontaminierung (= Entfernung radioaktiver Substanzen), Algenbekämpfung und Fluoridierung gehören.

Entchlorung des Wassers. Bei richtig betriebener Chlorung des Trinkwassers zur Entkeimung ist der Restchlorgehalt im allgemeinen vernachlässigbar klein. In manchen Gegenden (Ballungszentren) und zu bestimmten Jahreszeiten kann es jedoch nötig sein, einen im Wasser vorhandenen Chlorüberschuß vor der Destillation zu entfernen. Auch vor der Entmineralisierung empfiehlt es sich, Chlor zu entfernen, da Ionenaustauscher oxydations-

* Bezugsgröße für Dichtebestimmungen.

empfindlich sind. Die Entchlorung geschieht am besten durch Aktivkohle in einer den Chromatographierohren entsprechenden Anordnung (vgl. Bd. I, 178).

Enthärtung des Wassers. Die Härte des Wassers ist bedingt durch gelöste Calcium- und Magnesiumsalze von vorwiegend Kohlensäure und Schwefelsäure. Die löslichen Bicarbonate bilden die temporäre, Sulfate und andere Salze die permanente Härte des Wassers.

Da Calciumhydrogencarbonat, $Ca(HCO_3)_2$, und Magnesiumhydrogencarbonat, $Mg(HCO_3)_2$, in der Siedehitze des Wassers in die schwerlöslichen Carbonate übergehen,

$$Ca(HCO_3)_2 \rightarrow CaCO_3 + CO_2 + H_2O$$
$$Mg(HCO_3)_2 \rightarrow MgCO_3 + CO_2 + H_2O,$$

bildet sich zusammen mit ausgeschiedenem Gips und gelegentlich Silicaten der sog. Kesselstein. Er bedingt schlechteren Wärmeübergang und damit Energieverlust, fördert die Korrosion des Kesselmaterials und verringert das Lumen und damit die Förderleistung von Röhren.

Eine Enthärtung ist in der öffentlichen Wasserversorgung im allgemeinen nicht üblich, so daß aus den obigen und anderen Gründen zum Betrieb größerer Destillationsanlagen eine Vorenthärtung nötig sein kann. Dies ist schon von 8 bis 10° dH[1] an der Fall.

Man muß zwischen einer wirklichen Enthärtung des Wassers, bei der die Härtebildner entfernt werden, und einer Behandlung des Wassers, bei der die Härtebildner nur so umgewandelt werden, daß sich kein Kesselstein bilden kann, unterscheiden. Im zweiten Fall erhält man demnach kein von störenden Ionen freies Wasser, so daß diese Verfahren für die Wasseraufbereitung in Wäschereien, Färbereien, Brauereien, Zellstoff- und Feinlederbetrieben u. a. von vornherein ausscheiden.

I. Wasserenthärtung im eigentlichen Sinne (Entfernen der Härtebildner):
   A. Kalk-Soda-Verfahren,
   B. Permutit-Verfahren,
   C. Kunstharzaustauscher-Verfahren.

II. Wasserbehandlung zur Verhinderung der Abscheidung der Härtebildner (Inhibitor-Verfahren):

   A. Mikrophosverfahren.

I. A. *Kalk-Soda-Verfahren.* Bei dieser häufigsten und billigsten Wasserenthärtung werden die gelösten Hydrogencarbonate durch Zugabe von Kalkmilch ausgefällt:

$$Ca(HCO_3)_2 + Ca(OH)_2 \rightarrow 2\,CaCO_3 + 2\,H_2O$$
$$Mg(HCO_3)_2 + Ca(OH)_2 \rightarrow CaCO_3 + MgCO_3 + 2\,H_2O.$$

Um das gelöste Calciumsulfat (1 T. Gips löst sich in 400 T. W.) abzuscheiden, ist ein Zusatz von Soda nötig:

$$CaSO_4 + Na_2CO_3 \rightarrow CaCO_3 + Na_2SO_4.$$

In der Hitze wird die Beseitigung von Gips noch durch die Hydrolyse des Magnesiumcarbonats unterstützt:

$$MgCO_3 + H_2O \rightarrow Mg(OH)_2 + CO_2.$$

---

[1] dH = deutsche Härte. 1° dH entspr. 10 mg CaO · l^{-1}; 1° dH entspr. 1,25° englischer und 1,79° französischer Härte. Bestimmung der Härte s. S. 141.

Die Qualität des Wassers wird bei

  0 bis 4° dH als sehr weich,
  4 bis 8° dH als weich,
  8 bis 12° dH als mittelhart,
12 bis 18° dH als ziemlich hart,
18 bis 30° dH als hart und
  mit mehr als 30° dH als sehr hart

bezeichnet.

So wird bei 70° im Kalk-Soda-Verfahren innerhalb 2 Std. die Wasserhärte auf 2° dH herabgesetzt, bei 80° auf 0,8°, bei 100° auf 0,3° dH. Da diese Härte zum Betrieb von Druckkesseln noch immer zu hoch ist, muß eine Nachenthärtung mit Trinatriumphosphat vorgenommen werden, die bis herunter zu 0,1° dH führt.

I. B. *Permutit-Verfahren.* Das Verfahren stellt ein Ionenaustauschverfahren mit künstlichen Natrium-Aluminiumsilicaten, den Permutiten, dar. Diese werden durch Zusammenschmelzen von Kaolin, Orthoklas und Soda und Auswaschen der löslichen Silicatanteile erhalten. Die wasserunlöslichen Permutite entsprechen etwa den natürlichen Grünsanden und Zeolithen und können ihre als Aluminate ($=Al-O-Na$) gebundenen Natriumionen gegen Ca-, Mg-, aber auch Fe- oder Mn-Ionen austauschen.

$$Ca(HCO_3)_2 + Na_2\text{-Permutit} \rightarrow 2 NaHCO_3 + Ca\text{-Permutit}$$
$$CaSO_4 + Na_2\text{-Permutit} \rightarrow Na_2SO_4 + Ca\text{-Permutit}.$$

Zur Regenerierung der beladenen Permutite kann mit Natriumchloridlösung gespült werden:

$$Ca\text{-Permutit} + 2 NaCl \rightarrow CaCl_2 + Na_2\text{-Permutit}.$$

Die Permutite sind also lediglich Kationenaustauscher; Anionen können sie nicht austauschen und brauchen dies auch nicht zu tun, da sich die Anionen – zumindest in Hinblick auf die Härte des Wassers – nicht störend auswirken. Die Permutite sind sogenannte „Neutralaustauscher", d.h., sie vermögen ihr austauschfähiges Kation nur gegen ein anderes Metallkation, nicht aber gegen das Wasserstoffion auszutauschen.

I. C. *Kunstharzaustauscher-Verfahren.* Mit den modernen Kunstharzaustauschern kann man sämtliche Ionen des Wassers entfernen, indem man die Kationen gegen die Wasserstoffionen, die Anionen gegen Hydroxylionen austauscht. Man erhält auf diese Weise ein Wasser mit den Eigenschaften des destillierten Wassers. Die Herstellung ist weitaus rationeller als durch Destillation (s. Aqua demineralisata, S. 149).

Für die Zwecke der Wasserenthärtung genügt es indessen, daß man das Wasser über einen Kunstharzaustauscher schickt, der wie die Permutite lediglich Metall gegen Metall und nicht gegen Wasserstoff austauscht. Die Regenerierung erfolgt in diesem Fall natürlich nicht mit Säure, sondern mit Natriumchlorid.

In den folgenden Gleichungen, in denen $\boxed{KA}$ einen einbasischen Kationenaustauscher bezeichnet, sind die wichtigsten Umsetzungen, die sich bei der Wasserenthärtung mit neutralen Basenaustauschern abspielen, schematisch zusammengestellt:

$$2\,\boxed{KA}\,Na + Ca(HCO_3)_2 \rightleftharpoons \left.\begin{array}{l}\boxed{KA}\\\boxed{KA}\end{array}\right\rangle Ca + 2\,NaHCO_3$$

$$2\,\boxed{KA}\,Na + Mg(HCO_3)_2 \rightleftharpoons \left.\begin{array}{l}\boxed{KA}\\\boxed{KA}\end{array}\right\rangle Mg + 2\,NaHCO_3$$

$$2\,\boxed{KA}\,Na + CaSO_4 \rightleftharpoons \left.\begin{array}{l}\boxed{KA}\\\boxed{KA}\end{array}\right\rangle Ca + Na_2SO_4$$

$$2\,\boxed{KA}\,Na + MgSO_4 \rightleftharpoons \left.\begin{array}{l}\boxed{KA}\\\boxed{KA}\end{array}\right\rangle Mg + Na_2SO_4$$

$$2\,\boxed{KA}\,Na + CaCl_2 \rightleftharpoons \left.\begin{array}{l}\boxed{KA}\\\boxed{KA}\end{array}\right\rangle Ca + 2\,NaCl$$

$$2\,\boxed{KA}\,Na + MgCl_2 \rightleftharpoons \left.\begin{array}{l}\boxed{KA}\\\boxed{KA}\end{array}\right\rangle Mg + 2\,NaCl$$

Die Umsetzungen führen zu praktisch vollständiger Entfernung der Härtebildner. Das enthärtete Wasser hat eine Resthärte von weniger als 0,1° dH, d.h. von weniger als 1 mg CaO pro Liter Wasser. Sobald alle austauschfähigen Natriumionen des Basenaustauschers durch die Kationen der Härtebildner ersetzt sind, wird der Austauscher unwirksam. Zur Regeneration schickt man eine Natriumchloridlösung durch die Austauscher. Hierbei werden die aufgenommenen Fremddionen wieder durch Natrium ersetzt.

$$\frac{\overline{KA}}{\overline{KA}}\!\!>\!Ca + 2\,NaCl \rightleftarrows \frac{\overline{KA}}{\overline{KA}}\!\cdot\!\frac{Na}{Na} + CaCl_2$$

$$\frac{\overline{KA}}{\overline{KA}}\!\!>\!Mg + 2\,NaCl \rightleftarrows \frac{\overline{KA}}{\overline{KA}}\!\cdot\!\frac{Na}{Na} + MgCl_2$$

Nach der Regeneration hat der Austauscher wieder seine volle Enthärtungsleistung.

Die Abb. 31 a–d zeigen schematisch die 4 Betriebsphasen eines Basenaustauschers.

Derartige Enthärter auf Kationenaustauscherbasis finden sich heute in zahlreichen Haushaltsgeräten wie Geschirrspülautomaten u.a.

II. A. *Inhibitor-Verfahren.* Mikrophosverfahren. Beim Mikrophosverfahren (Benckiser DBP) wird das Wasser durch eine mit schwerlöslichem Calciummetaphosphat gefüllte Schleuse geschickt. Dabei nimmt das Wasser Mikromengen Phosphat (pro Kubikmeter 2 g) auf. Die vorhandenen Härtebildner werden hierdurch in der Weise umgewandelt, daß sie entweder überhaupt nicht oder doch nur als amorpher Schlamm ausfallen. Der Chemismus der Reaktion ist noch weitgehend ungeklärt. Man nimmt an, daß der geringe Metaphosphatzusatz eine Stabilisierung der Härtebildner im Lösungszustand bewirkt, und zwar in der Weise, daß sie sich mit einer kolloiden Schutzschicht umgeben. Dadurch wird die Kristallisationsfähigkeit der Härtebildner gestört, so daß sie sich nicht mehr in harten kristallinen Krusten abscheiden können. Die Wirksamkeit des Mikrophosverfahrens ist aber nur bis zu einer gewissen Härte (15° dH) und bis zu einer gewissen Temperatur (70°) des Wassers gewährleistet. Bei höheren Temperaturen geht zunehmend eine Umwandlung des Metaphosphats vor sich, das die Härtebildner als unlösliche Verbindungen fällt. Von dieser Eigenschaft des Orthophosphats bzw. der Phosphorsäure selbst macht das seit langem bekannte Verfahren zur Wasserenthärtung mit Trinatriumphosphat (Fällenthärtung) Gebrauch. Die Fällung der Härtebildner geht hier nach stöchiometrischen Verhältnissen vor sich; man muß je nach dem Härtegrad des Wassers mehr oder weniger große Mengen (relativ teuren) Orthophosphats zusetzen, pro Grad deutscher Härte etwa 40 bis 70 g Trinatriumphosphat auf den Kubikmeter. Daß im Gegensatz hierzu beim Mikrophosverfahren unabhängig vom Härtegrad bis zu 15° dH nur insgesamt 2 g Metaphosphat pro Kubikmeter gebraucht werden, macht deutlich, daß es sich hierbei nicht um eine nach stöchiometrischen Verhältnissen verlaufende Reaktion handeln kann. Der geringe Metaphosphatzusatz würde niemals auch nur annähernd zur Bildung wohldefinierter Verbindungen ausreichen. Es besteht somit ein grundlegender Unterschied zwischen Orthophosphat- und Metaphosphat-(Mikrophos)-Verfahren.

Außer dem schwerlöslichen Calciummetaphosphat werden auch Polyphosphate (wie z.B. Natriumtripolyphosphat und -tetrapolyphosphat, Natriumhexametaphosphat u.a.) benutzt (Calgon- und Polygon-Verfahren). Diese Salze sind jedoch wasserlöslich und müssen daher dem aufzubereitenden Wasser beständig genau dosiert zugeführt werden. Das Mikrophos bietet demgegenüber den Vorzug, daß es infolge seiner Schwerlöslichkeit von allein kontinuierlich in kleinsten Mengen in das Wasser übergeht. Das Wasser „impft" sich gewissermaßen selbst mit der zur Stabilisierung der Härtebildner erforderlichen Metaphosphatmenge; ein Dosierungsmechanismus ist in diesen Fällen überflüssig.

Trinkwasser. Trinkwasser ist nach DIN 4046 ein für menschlichen Genuß und Gebrauch geeignetes Wasser und hat die in DIN 2000 (Leitsätze für die zentrale Trinkwasserversorgung) und DIN 2001 (Leitsätze für die Einzeltrinkwasserversorgung) festgelegten Anforderungen zu erfüllen:

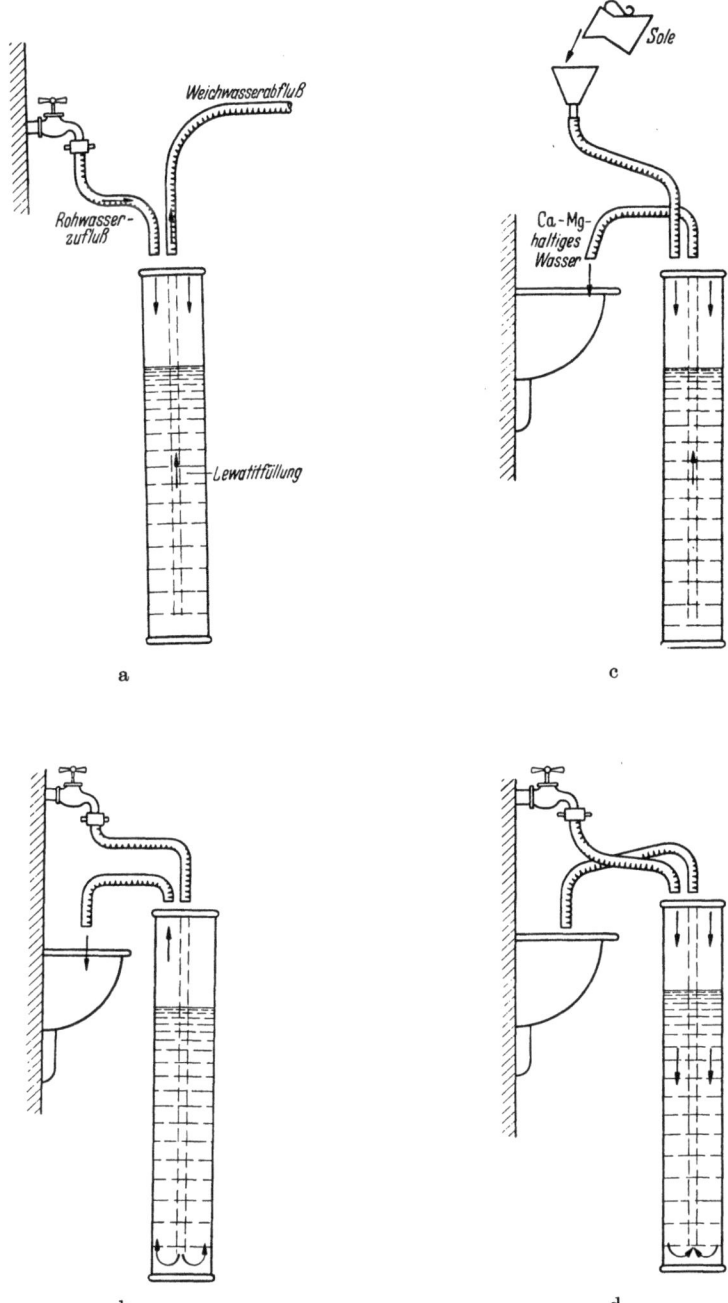

Abb. 31 a–d. Schema des Betriebes eines Basenaustauschers.
a) Normaler Betrieb. Schaltung nach Skizze. Leistung max. 10 l in 6 Min. b) Rückspülung. Schaltung nach Skizze. Vor jeder 3. Aufladung muß der Enthärter gespült werden. Rückspülung etwa 2 Min. c) Aufladen. Schaltung nach Skizze. Löse 1,5 kg Kochsalz in 6 l Wasser. Gieße $3^{1}/_{2}$ l in den Apparat und fülle die restlichen $2^{1}/_{2}$ l nach 15 Min. nach. d) Auswaschen. Schaltung nach Skizze. Leite so lange Wasser durch den Apparat, bis der Salzgeschmack verschwunden und das Wasser weich ist.

1. Trinkwasser und Betriebswasser für das Nahrungsmittelgewerbe müssen dauernd frei sein von Krankheitserregern und Stoffen, die die Gesundheit schädigen können.

2. Das für den menschlichen Genuß bestimmte Wasser soll von Natur aus möglichst keimfrei und appetitlich sein.

3. Trinkwasser soll farblos oder doch nicht deutlich gefärbt, klar, kühl und frei von fremdartigem Geruch und Geschmack sein.

4. Wasser für häusliche und gewerbliche Zwecke soll nicht zu viele Salze, namentlich Härtebildner, Eisen, Mangan sowie organische Stoffe (Moor- oder Huminstoffe) enthalten.

5. Trinkwasser soll möglichst keine Korrosion hervorrufen.

Ferner ist in den Standards der WHO über die radiologische Beschaffenheit folgendes ausgesagt:

„Es ist wichtig, die Radioaktivität im Trinkwasser so niedrig wie möglich zu halten.

Folgende Grenzwerte sind für ein Trinkwasser, das von Menschen für die Dauer des Lebens genossen wird, annehmbar:

α-Strahlen 1 pC/l, β-Strahlen 10 pC/l.

Ein Wasser mit einem höheren Gehalt an Gesamtaktivität kann aber durchaus noch genußfähig sein, wenn weniger gefährliche Isotope darin enthalten sind."

Die nachfolgende Tabelle (S. 135 bis 137), entnommen aus Ullmanns Encyklopädie der technischen Chemie, Verlag Urban und Schwarzenberg, München–Berlin–Wien 1967, gibt die Herkunft und Grenzwerte der wichtigsten Wasserinhaltsstoffe an.

Die Untersuchung von Trinkwasser. Der Umfang einer Wasseranalyse richtet sich im einzelnen nach der Fragestellung. Im allgemeinen wird es erforderlich sein, zur Beurteilung eines Trinkwassers die folgenden chemischen und bakteriologischen Untersuchungen durchzuführen.

Probenahme.

Zur Erzielung einwandfreier Ergebnisse bei der Analyse und Beurteilung ist die sorgfältige Entnahme einer repräsentativen Probe (etwa 2 bis 3 Liter) und die genaue Beschreibung der Wasserentnahmestelle (z. B. Lage eines Brunnens in bezug auf Grundwasserspiegel und Jauchegrube; bei Wasserleitungen Alter der Blei- oder Kupferrohre; Sauberkeit der Zapfstelle) von größter Bedeutung.

Die Abfüllung der Wasserprobe erfolgt in sauberen Glasflaschen (mit Chromschwefelsäure oder Detergentien gereinigt und gespült) nach Ablaufenlassen des abgestandenen Wassers (Wasserleitung 1/4 bis 1/2 Std.) unter Ausschluß von Luft mit Hilfe eines gereinigten Gummischlauches, der bis auf den Boden des Abfüllgefäßes reicht, oder mit Hilfe eines überstauten Trichters (Trichter mit Schlauch bis zum Flaschenboden). Die Entnahme aus Brunnen oder Oberflächenwasser wird mit einer Schöpfflasche oder Spezialgeräten vorgenommen.

An Ort und Stelle werden untersucht bzw. angesetzt: die Temperatur des Wassers und der Luft (auf 0,1° genau); Prüfung der äußeren Beschaffenheit (Farbe, Geruch, Geschmack); Prüfung auf aggressive Kohlensäure s. unter Nr. 15; Prüfung auf Sauerstoff s. unter Nr. 16.

1. Abdampfrückstand und Glühverlust.

Gesamtrückstand, Abdampfrückstand: 100 ml der zu untersuchenden Wasserprobe werden in einer gewogenen Platinschale auf dem Wasserbad oder unter dem Oberflächenverdampfer eingedampft und im Trockenschrank bei 105° bis zur Gewichtskonstanz getrocknet; nach dem Erkalten im Exsikkator wird gewogen. Liegt der Gehalt unter 5 mg/100 ml, so geht man von einer größeren Wassermenge aus.

Glühverlust: Der Abdampfrückstand wird unter Anwendung mäßiger Hitze (600° im Muffelofen) nach vorherigem Anfeuchten mit einigen Tropfen einer konzentrierten Ammoniumnitratlsg. verascht und 10 Min. lang geglüht. Der Gewichtsunterschied zwischen Eindampfrückstand und Glührückstand ergibt den Glühverlust.

Die gefundenen Werte werden als mg/l angegeben.

2. Bestimmung des pH-Wertes.

Die Bestimmung des pH-Wertes kann mit Universalindikatorpapier oder besser elektrometrisch mit Hilfe einer Glaselektrode vorgenommen werden.

3. Ammoniakbestimmung.

Reagentien. Nesslers Reagens. – Seignettesalzlsg.: Eine filtrierte Lsg. von 100 g Seignettesalz in 200 ml dest. Wasser wird mit 10 ml Nesslers Reagens versetzt und nach

Herkunft und Grenzwerte der wichtigsten Wasserinhaltsstoffe

Substanz	Herkunft	Indikator für	Grenzwerte [1] mg/l	Gutes Wasser
Blei	geologisch; Bleirohre und Installation		≤0,1 Pb [2] [2] ≤0,05 Pb [4] nach 16stünd. Stehen in Wasserleitung ≤0,3 Pb [3] ≤0,1 Pb [6]	0
Arsen	geologisch (Arsenquellen); gewerbliche Abwässer; Schutthalden		≤0,2 As [2] ≤0,05 As [4]	0
Chrom	Abwässer der Metallverarbeitung		≤0,05 Cr [2]	0
Cadmium	Abwässer der Metallveredlung; Kunststoffrohre		≤0,05 Cd [2] ≤0,01 Cd [5]	0
Selen	ind. Abwässer		≤0,05 Se [2] ≤0,01 Se [4]	0
Barium	ind. Abwäseer		≤1,0 Ba [2, 3]	0
Eisen	geologisch; Korrosion von Eisenrohren; Abwässer (eisenverarbeitende Betriebe); Wasseraufbereitung	anaerobe Bedingungen im Boden	≤0,3 Fe [1] ≤0,1 Fe [2] ≤0,2 Fe bei Wasseraufbereitung [3]	<0,1 mg/l
Mangan	geologisch; Wasseraufbereitung mit $KMnO_4$	anaerobe Bedingungen im Boden	≤0,1 Mn [2] ≤0,1 Mn bei Wasseraufbereitung [3]	<0,05 mg/l
Zink	ind. Abwässer; verzinkte Rohre; Messingarmaturen		≤5,0 Zn [2]	<5,0 mg/l
Kupfer	ind. Abwässer; Rohrmaterial; Algenbekämpfung		≤1,0 [1] ≤0,05 [2] ≤3,0 nach 16stünd. Stehen in neuen Cu-Leitungen [2]	<0,05 mg/l
Silber	ind. Abwässer; Wasseraufbereitung		≤0,1 Ag [3] ≤0,05 Ag bei Wasseraufbereitung [5]	
Aluminium	geologisch; Aluminiumrohre; Wasseraufbereitung		≤0,2 Al nach Wasseraufbereitung [2]	
Calcium	geologisch		≤75 Ca [1]	s. „Härte"
Magnesium	geologisch; Ind.-Abwässer; Entsäuerung	am Ca/Mg-Verhältnis ist u. U. Verunreinigung durch Abwässer zu erkennen	≤30 Mg bei ≥250 mg/l SO_4^{2-} [2] ≤125 Mg bei <250 mg/l SO_4^{2-} [2] ≤50 Mg [1]	s. „Härte"

[1] Bei gesundheitsschädigenden sowie in der Trinkwasseraufbereitung benutzten Substanzen Muß-Grenzwerte, bei den anderen Substanzen Soll-Grenzwerte.
[2] Die Zahlen in eckigen Klammern verweisen auf die Literatur am Schluß der Tabelle (S. 137).

Herkunft und Grenzwerte der wichtigsten Wasserinhaltsstoffe (*Fortsetzung*)

Substanz	Herkunft	Indikator für	Grenzwerte[1] mg/l	Gutes Wasser
Gesamthärte	geologisch; Abwässer			18° d [6] 2,8–17° d [2]
Cyanidionen	ind. Abwässer; Galvanisierbetriebe		$\leq$0,2 CN$^-$ [5] $\leq$0,01 CN$^-$ [2]	0
Fluoridionen	geologisch; ind. Abwässer; Schädlingsbekämpfungsmittel; Fluoridierung		$\leq$1,5 F$^-$ [2] $\leq$2,0 F$^-$ [6] $\leq$1,0 F$^-$ bei Fluoridierung [5]	<1,5 mg/l <0,7 mg/l
Nitrationen	Mineralisierung org. Substanz (biol. gereinigte Abwässer); Gewitterregen; Kunstdünger; geologisch	mineralisierte org. Belastung	$\leq$50 NO$_3^-$ [2] $\leq$80–100 NO$_3^-$ [6]	30 mg/l
Nitritionen	unvollständ. Oxydation von NH$_4^+$ und org. N-Verbindungen; Nitratreduktion, z.B. in Zinkleitungen	Belastung mit org. Substanzen, Sauerstoffmangel	Spuren	n. n.
Ammoniumionen	Zersetzung org. Substanz; Nitratreduktion, Kunstdünger; ind. Abwässer (Kokerei); Wasseraufbereitung	Belastung mit org. Substanzen, Sauerstoffmangel	$\leq$0,5 NH$_4^+$ [2] $\leq$0,6 NH$_4^+$ bei Wasseraufbereitung [3]	Spuren
Phosphationen	häusliche Abwässer; Kunstdünger; Wasseraufbereitung	Belastung mit häuslichem Abwasser (Fäkalien)	Spuren $\leq$5 P$_2$O$_5$ bei Wasseraufbereitung [3]	Spuren
Chloridionen	geologisch; Meerwasser; häusl. und ind. Abwässer	u. U. Verunreinigung durch Abwässer	$\leq$350 Cl$^-$ [2] $\leq$200 Cl$^-$ [1]	30–50 mg/l
Sulfationen	geologisch; ind. Abwässer	u. U. Verunreinigung durch Abwässer	$\leq$200 SO$_4^{2-}$ [1] $\leq$250 SO$_4^{2-}$ [2]	70 mg/l
Schwefelwasserstoff	geologisch; Reduktion von SO$_4^{2-}$	org. Belastung, Sauerstoffmangel	n. n.	n. n.
Chlor	Wasseraufbereitung		$\leq$0,3 freies Chlor [3]	
Schwefeldioxid, SO$_3^{2-}$	Wasseraufbereitung; Regenwasser; Abgase		$\leq$5 SO$_3^{2-}$ bei Wasseraufbereitung [3]	
Natriumthiosulfat	Wasseraufbereitung		$\leq$0,5 S$_2$O$_3^{2-}$ [3]	
Siliciumdioxid	geologisch; Wasseraufbereitung		$\leq$40 SiO$_2$ bei Wasseraufbereitung [3]	

[1] Siehe Fußnote S. 135.

Herkunft und Grenzwerte der wichtigsten Wasserinhaltsstoffe (*Fortsetzung*)

Substanz	Herkunft	Indikator für	Grenzwerte[1] mg/l	Gutes Wasser
Phenole	Zersetzung von pflanzlichem Material; ind. Abwässer; Schutzanstriche		$\leq 0{,}001$ Phenol [2]	n. n.
Detergentien	häusl. Abwässer	Belastung mit häusl. Abwässern	$\leq 0{,}5$ Alkylbenzolsulfonat [5]	n. n.
$KMnO_4$-Verbrauch	häusl., gewerbl. und ind. Abwässer	Belastung mit oxydierbaren Substanzen		< 12 mg/l [6]
pH-Wert			$\leq 8{,}5$ [1] $\geq 6{,}5$ [1] bei Wasseraufb.: Carbonathärte $> 5°$ d $\lesssim 8{,}5$ Carbonathärte $< 5°$ d $\lesssim 9{,}5$ [3]	7–8
Kohlendioxid	geologisch; Mineralisationsprodukt der Zers. organ. Stoffe	u. U. org. Belastung	(der CO_2-Gehalt entspricht dem Kalk-Kohlensäure-Gleichgewicht)	
Sauerstoff	Luft; Assimilation von Pflanzen	O_2-Defizit in Oberflächenwasser und oberflächennahem Grundwasser deutet auf org. Belastung hin	≥ 5 O_2 [2]	≥ 6 mg/l

Literatur: [1] World Health Org. (WHO), Intern. Standards for Drinking-Water, Genf 1958. – [2] World Health Org. (WHO), European Standards for Drinking-Water, Genf 1961. – [3] Trinkwasseraufbereitungsverordnung. Verordnung über den Zusatz fremder Stoffe bei der Aufbereitung von Trinkwasser vom 19. Dezember 1959 (BGBl. I, S. 762). – [4] HOPKINS, O. C., u. O. GULLANS: New USPHS-Standards. J. Amer. Water Works Ass. 52, 1161 (1960). – [5] WRIGHT, C. V.: New Standards of Chemical Quality for Drinking Water. Publ. Hlth Rep. (Wash.) 77, 628 (1962). – [6] NAUMANN, E.: Taschenbuch für das Gas- und Wasserfach, Teil III, München: Oldenbourg 1963.

einigen Stunden vom Niederschlag dekantiert oder durch Asbest filtriert. Die Lösung ist in dunklen Flaschen vor Licht geschützt haltbar. — Ammoniakvergleichslsg.: 2,966 g Ammoniumchlorid p.a. werden in einem 100-ml-Meßkolben gelöst. Von dieser Stammlsg. werden 10 ml auf 1000 ml und von der so erhaltenen Lsg. nochmals 10 ml auf 100 ml verdünnt. Diese zweite Verdünnung enthält 1 mg NH_4^+ pro Liter. Sie wird als Vergleichslsg. verwendet.

Arbeitsvorschrift:

Qualitativer Nachweis: In einem Reagensglas werden 20 ml der zu untersuchenden Wasserprobe mit 10 Tr. Seignettesalzlsg. und 3 bis 5 Tr. Nesslers Reagens versetzt. Ist nach dem Umschütteln in der Durchsicht gegen eine weiße Unterlage eine gelbliche oder bräunliche Verfärbung wahrnehmbar, so ist Ammoniak zugegen.

Quantitative Bestimmung: Es sind drei Messungen im Spektralphotometer erforderlich, die nebeneinander wie folgt anzusetzen sind:

1. mit 50 ml des zu untersuchenden Wassers,
2. mit 50 ml destilliertem Wasser (Blindwert),
3. mit 50 ml der Vergleichslsg., die 1 mg NH_4^+/l enthält.

---

[1] Siehe Fußnote S. 135.

Je 50 ml werden in einem 100-ml-Kolben mit je 1 ml Seignettesalzlsg. und 1 ml Nesslers Reagens versetzt, umgeschüttelt und nach 5 Min. im Spektralphotometer bei 430 nm in einer 2-cm-Küvette gegen destilliertes Wasser gemessen.

Berechnung:

a = Extinktion des zu untersuchenden Wassers minus der Extinktion des Blindwertes,
b = Extinktion der Ammoniak-Vergleichslsg. minus der Extinktion des Blindwertes;

$$b : a = 1 : x; \quad x = \text{mg/l NH}_4^+.$$

4. Nitritbestimmung.

Reagentien: Phosphorsäure 25%ig. – Jodzinkstärkelsg. – Eisessig, $d = 1,05$. – Sulfanilsäurelsg.: 1 g Sulfanilsäure wird mit 15 ml Eisessig und 15 ml Wasser erwärmt und durch Zugabe von 270 ml heißem Wasser gelöst. Die Lsg. wird in einer dunklen Flasche kühl aufbewahrt. – α-Naphthylaminlsg.: 0,2 g α-Naphthylamin werden mit 10 ml Eisessig und 40 ml Wasser gelöst und die Lsg. mit 250 ml W. verdünnt. – Nitrit-Stammlsg.: 0,150 g Natriumnitrit p.a. werden in wenig dest. W. gelöst, mit 1 ml Chlf. versetzt und mit dest. W. auf 1000 ml aufgefüllt. 1 ml enthält 0,1 mg Nitritionen. – Nitrit-Vergleichslsg.: Die Stammlsg. wird im Verhältnis 1 : 10 bzw. 1 : 100 mit dest. W. verdünnt. Diese Lsg. enthalten 0,01 bzw. 0,001 mg Nitritionen pro ml.

Arbeitsvorschrift:

Qualitativer Nachweis: Im Reagensglas werden 20 ml des zu untersuchenden Wassers mit 5 Tr. Phosphorsäure und nach dem Umschütteln mit 10 Tr. Jodzinkstärkelsg. versetzt. Tritt innerhalb weniger Minuten Blaufärbung ein, so ist Nitrit zugegen. Bei Mengen von 0,6 mg NO$_2^-$/ml tritt die Blaufärbung sofort auf. Eine nach etwa 10 Sek. auftretende Blaufärbung zeigt 0,4 bis 0,5 mg NO$_2^-$/l an, nach 30 Sek. 0,25 mg/ml, nach 3 Min. 0,15 mg/ml und nach 8 Min. 0,06 mg/ml.

Quantitative Bestimmung: 100 ml der Wasserprobe werden mit 4 ml einer frisch hergestellten Mischung gleicher Volumina der Sulfanilsäurelsg. und der α-Naphthylaminlsg. versetzt und gut gemischt. Nach zweistündiger Reaktionszeit, während der die Probe gegen direkte Sonneneinstrahlung zu schützen ist, wird sie gegen eine unter gleichen Bedingungen je nach Nitritkonzentration aus den Vergleichslsg. hergestellten Lsg. kolorimetriert. Bei Verwendung eines Photometers erfolgt die Messung bei 530 nm.

Die Angabe erfolgt in mg Nitritionen (NO$_2^-$) pro Liter.

5. Nitratbestimmung.

Reagentien: Schwefelsäure, konzentriert, p.a., nitratfrei. – Brucin. – Quecksilberchloridlsg.: 5 g Quecksilber(II)-chlorid und 5 g Natriumchlorid werden in 100 ml W. gelöst. – Indigolsg.: 0,35 g Indigo p.a. werden in einer Porzellanschale mit 100 ml konz. Schwefelsäure versetzt und auf dem Wasserbad unter zeitweiligem Umrühren 1/2 Std. lang erwärmt. Nach dem Abkühlen überführt man in 3/4 l dest. Wasser und füllt auf 1000 ml auf. Nach dem Stehen über Nacht wird die Lsg. filtriert.

Nitratlsg. zur Einstellung des Titers: 0,1631 g Kaliumnitrat p.a. werden unter Zusatz von 2 ml der Quecksilberchloridlsg. mit dest. W. zu 1000 ml gelöst.

Arbeitsvorschrift:

Qualitativer Nachweis: Im Reagensglas werden zu 1 ml Untersuchungswasser 3 ml konz. Schwefelsäure unter Kühlung zugesetzt. Zu der völlig erkalteten Mischung gibt man 10 bis 20 mg Brucin und schüttelt um. Wenn der Nitratgehalt 100 mg/l oder mehr beträgt, so entsteht sogleich eine kirschrote Färbung, die allmählich in Orange übergeht. Bei 50 mg/l wird die Flüssigkeit rosarot, bei 10 mg/l hellrosa. Bei 1 mg/l tritt die Färbung erst nach einigen Minuten auf. Nitrite stören den Nachweis nicht.

Quantitative Bestimmung: Man fügt in einen 50-ml-Erlenmeyerkolben zu 5 ml der zu untersuchenden Probe 1 Tr. Quecksilberchloridlsg., unterschichtet mit 6 ml konz. Schwefelsäure, schüttelt vorsichtig um und titriert sofort mit der Indigolsg. aus einer Mikrobürette, indem man die Lsg. tropfenweise und möglichst gleichmäßig zugibt. Der Endpunkt ist erreicht, wenn die Blaufärbung 5 Min. lang bestehen bleibt. Werden mehr als 3 ml Indigolsg. verbraucht, so ist die zu untersuchende Probe mit dest. W. zu verdünnen. Zur Titereinstellung werden 20 ml der Nitratlsg. mit 30 ml dest. W. verdünnt (40 mg NO$_3^-$/l). 5 ml dieser Lsg. werden wie oben titriert.

Titer der Indigolsg. = 40/Verbrauch bei Titerstellung.

Berechnung: Verbrauch bei Titration · Titer = mg NO$_3^-$/l.

6. Kaliumpermanganatverbrauch.

Reagentien: 0,01 n Oxalsäure. – 0,01 n Kaliumpermanganat, ohne Titer. – 25%ige Schwefelsäure.

Arbeitsvorschrift:

Vorbereitung des Kolbens. In einen 300-ml-Erlenmeyerkolben gibt man etwa 200 ml dest. W., 3 Siedesteinchen, 2 ml Schwefelsäure und sodann tropfenweise so viel 0,01 n Kaliumpermanganatlsg., bis eine schwache Rosafärbung bestehenbleibt. Man erhitzt 5 Min. zum Sieden. Verschwindet dabei die Färbung, so ist das Auskochen mit einem größeren Permanganatzusatz zu wiederholen. Das Wasser wird nun ohne Siedesteine weggegossen und der Kolben ohne nachzuspülen für die eigentliche Bestimmung verwendet.

Durchführung der Bestimmung. 100 ml des zu untersuchenden Wassers werden in dem vorbereiteten Kolben mit 5 ml Schwefelsäure angesäuert und aus einer Bürette mit 15 ml der Kaliumpermangantlsg. versetzt. Man erhitzt auf dem Drahtnetz zum Sieden (Kühlbirne) und kocht vom Siedebeginn an genau 10 Min. Dabei muß die Färbung der Lsg. bestehenbleiben, andernfalls ist der Kaliumpermanganatverbrauch zu hoch, und die Probe muß verdünnt werden. Zu der noch heißen Lsg. gibt man sofort 15 ml 0,01 n Oxalsäurelsg. und titriert den Überschuß mit 0,01 n Kaliumpermanganatlsg. zurück. Zur Einstellung des Faktors der Kaliumpermanganatlsg. gibt man nochmals 15 ml 0,01 n Oxalsäurelsg. und titriert wieder zurück.

Berechnung:

G = Summe der insgesamt bis zur ersten Rücktitration verbrauchten Kaliumpermanganatlsg.,

T = Verbrauch der Permanganatlsg. bei der Einstellung des Faktors für 15 ml 0,01 n Oxalsäurelsg.,

$$X = \frac{15 \cdot (G - T)}{T}.$$

$X \cdot 0,316$ = Kaliumpermanganatverbrauch in mg in der verwendeten Wasserprobe (100 ml). Die Angabe erfolgt in jedem Fall als Kaliumpermanganatverbrauch in mg/l.

7. Chloridbestimmung.

Störend wirken Säuren, Alkalien, Eisen- und Mangansalze, Sulfide, Sulfite, Schwefelwasserstoff und organische Stoffe.

Säuren werden mit 0,1 n Natronlauge, Alkalien mit 0,1 n Schwefelsäure gegen 2 Tr. Phenolphthalein neutralisiert. Gelöstes Eisen beseitigt man durch Schütteln mit 1 g Zinkoxid, Mangan durch Schütteln mit 0,5 g Magnesiumoxid und anschließende Filtration.

Sulfide und Sulfit zerstört man in der Kälte durch Zugabe von 0,01 n Kaliumpermanganatlsg. bis zur bleibenden Rotfärbung. Den Überschuß von Kaliumpermanganat beseitigt man mit 1 Tr. Perhydrol.

Gelösten Schwefelwasserstoff entfernt man durch kurzes Aufkochen der angesäuerten Probe.

Organische Stoffe lassen sich durch Schütteln mit frisch gefälltem sulfatfrei gewaschenem Aluminiumoxidhydrat beseitigen.

Zur Chloridbestimmung werden 100 ml der zu untersuchenden Wasserprobe mit 0,02 n Silbernitratlsg. nach MOHR (1 ml 10%ige Kaliumchromatlsg. als Indikator) titriert. Sauer oder alkalisch reagierende Wässer müssen neutralisiert werden.

1 ml Maßlsg. entspr. 7,092 mg Cl$^-$/l (wenn 100 ml W. vorgelegt werden).

8. Bestimmung des Gehaltes an freiem Chlor.

Reagentien: 1 n Phosphorsäure. — o-Tolidinlsg.: 2 g o-Tolidin (3,3′-Dimethyl-benzidin) und 20 ml 1 n Salzsäure werden zu 1000 ml dest. W. gelöst.

Arbeitsvorschrift:

Man versetzt 40 ml der zu untersuchenden Wasserprobe und in gleicher Weise 40 ml dest. W. mit je 2 ml Phosphorsäure und 1 ml o-Tolidinlsg. und bestimmt nach 5 Min. in einer 1-cm-Küvette gegen den Blindwert die Extinktion bei 440 nm.

Es lassen sich so 0,01 bis 1,5 mg Chlor/l direkt erfassen. Bei höheren Konzentrationen ist zu verdünnen und bei der Umrechnung auf mg Cl$_2$/l der Verdünnungsfaktor zu berücksichtigen.

Berechnung:

$$\text{Extinktion} \cdot 1,59 = \text{mg Cl}_2/\text{l}.$$

Die Bestimmung des Gehaltes an freiem Chlor kann auch mit Hilfe eines Farbvergleiches nach folgendem Verfahren durchgeführt werden.

Reagentien: o-Tolidinlsg.: 450 ml dest. W. (ausgekocht) werden mit 50 ml rauchender Salzsäure ($d = 1,19$) und 0,5 g o-Tolidin versetzt. Nach kurzem Aufkochen und Abkühlen füllt man mit dest. W. auf 500 ml auf. — Kupfersulfatlsg.: 1,5 g Kupfer(II)-sulfat p.a. werden mit 1 ml Schwefelsäure ($d = 1,84$) in dest. W. gelöst und auf 100 ml aufgefüllt. — Kaliumdichromatlsg.: 0,025 g Kaliumdichromat p.a. werden mit 1 ml Schwefelsäure ($d = 1,84$) in dest. W. gelöst und auf 100 ml aufgefüllt.

Arbeitsvorschrift:
50 ml der zu untersuchenden Wasserprobe werden mit 0,5 ml o-Tolidin-Lsg. versetzt. Nach dem Stehenlassen im Dunkeln während 5 Min. wird die eingetretene Färbung mit den Vergleichslsg. der nachstehenden Tabelle verglichen. Für den Vergleich sind die in der Tabelle angegebenen ml Kupfersulfatlsg. und Kaliumdichromatlsg. zu mischen und mit dest. W. auf 100 ml aufzufüllen.

Freies Chlor mg/l	Kupfersulfat-Lösung ml	Kaliumdichromat-Lösung ml
0,01	0,0	0,8
0,02	0,0	2,1
0,03	0,0	3,2
0,04	0,0	4,3
0,05	0,4	5,5
0,06	0,8	6,6
0,07	1,2	7,5
0,08	1,5	8,7
0,09	1,7	9,0
0,10	1,8	10,0
0,20	1,9	20,0
0,30	1,9	30,0

9. Sulfatbestimmung.
Reagentien: 0,5 n Salzsäure. – 0,1 n Natronlauge. – Aceton. – Ammoniumchloridlsg. 20%ig. – 1 n Essigsäure. – 0,2 n Bariumchloridlsg. – Natriumrhodizonatpapier: Man tränkt Filtrierpapierstreifen mit einer gesättigten, wss. Lsg. von Natriumrhodizonat p.a. (Merck) (s. Bd. I, 234) und verwendet die Streifen in feuchtem Zustand.

Arbeitsvorschrift:
50 ml der zu untersuchenden Wasserprobe werden mit 3 Tr. Methylorangelsg. versetzt und mit 0,5 n Salzsäure neutralisiert. Dann gibt man 2 bis 3 Tr. 0,1 n Natronlauge, 20 ml Aceton, 10 ml Ammoniumchloridlsg. und 5 ml 1 n Essigsäure zu und titriert die Lösung mit 0,2 n Bariumchloridlsg., indem man je 0,5 ml zutropft, jedesmal kräftig durchschüttelt und auf feuchtem Natriumrhodizonatpapier tüpfelt. Das Auftreten einer Rotfärbung zeigt das Ende der Titration an. Zur genauen Feststellung des Titrationsendpunktes wird eine zweite Titration durchgeführt, bei der man die erforderliche Menge 0,2 n Bariumchloridlsg. bis auf 0,5 ml auf einmal zugibt, 1 Min. lang kräftig schüttelt und dann tropfenweise zu Ende titriert, wobei man nach jedem Tropfen tüpfelt.
1 ml 0,2 n Bariumchloridlsg. entspr. 8 mg SO_3.
Die Angabe erfolgt in mg SO_3/l oder mg SO_4^{--}/l (mg SO_3/l = mg SO_4^{--}/l · 0,834).

10. Phosphatbestimmung.
Reagentien: Schwefelsäure p.a., 1 : 1 verdünnt. – Ammoniummolybdatlsg.: 100 g Ammoniummolybdat p.a. werden zu 1000 ml mit dest. W. gelöst. – Kaliumhydrogenphosphat nach Sörensen. – Citronensäurelsg. 10%ig. – PRS-Lsg.: 20 g p-Methylamino-phenolsulfat (Handelsbezeichnung Metol, Photo Rex Merck) löst man in wenig Wasser. Dann gibt man 175 g Natrium- oder 205 g Kaliumpyrosulfit hinzu und füllt mit dest. W. zu 1000 ml auf.

Arbeitsvorschrift:
50 ml des zu untersuchenden Wassers werden mit 2,5 ml Schwefelsäure, 0,5 ml Citronensäurelsg., 2 ml PRS-Lsg. und 4 ml Ammoniummolybdatlsg. versetzt. Nach 20 Min. mißt man die Extiktion der Probelsg. bei einer Temp. von 20 bis 25° gegen reines dest. W. ohne Reagentienzusatz. Die vorstehenden Zahlenangaben gelten nur für neutrale Probewässer. Bei Wässern mit größerer Carbonathärte und bei alkalischen Wässern muß die Säuremenge gegebenenfalls erhöht werden. Die hierdurch entstehenden Verdünnungen sind entsprechend zu berücksichtigen.
Das Lambert-Beersche Gesetz gilt bei diesem Verfahren bis 10 mg P_2O_5/l, bei höheren Konzentrationen muß die Ausgangslsg. entsprechend verdünnt werden.

Berechnung:
$$f \cdot \frac{E}{s} = \text{mg } P_2O_5/l.$$

f = Eichfaktor, der mit einer Lsg. von 0,192 g Kaliumhydrogenphosphat/l (= 0,100 mg P_2O_5/ml) gewonnen wurde,
E = Extinktion bei 730 nm,
s = Schichtdicke der verwendeten Küvette in cm.

Die Angabe erfolgt in mg P_2O_5/l oder mg PO_4^{---}/l (mg PO_4^{---}/l = mg P_2O_5/l $\cdot$ 1,338).

11. Bestimmung der Härte.

a) Gesamthärte

Reagentien: Ammoniaklsg. 25%ig, p.a. – Triäthanolamin. – Kaliumcyanid. – Indikator-Puffertabletten (Merck). – Formaldehydlsg. 35%ig, p.a. – Titriplex A-Lsg. oder B-Lsg. (Merck).

Arbeitsvorschrift:

100 ml der zu untersuchenden Probe (pH 6 bis 8) werden mit 1 bis 2 ml Ammoniaklsg., 1 bis 2 ml Triäthanolamin, 1 Messerspitze Kaliumcyanid einer Indikator-Puffertablette und 1 bis 2 Tr. Formaldehydlsg. versetzt und nach Umschütteln und Auflösen der Tablette mit Titriplex A- oder B-Lsg. von Rot über Grau nach Grün titriert. Die Zugabe von Triäthanolamin, Kaliumcyanid und Formaldehyd kann bei Abwesenheit von Eisen, Mangan oder Kupfer unterbleiben. 1 ml Maßlsg. Titriplex A = 5,6° dH (wenn 100 ml titriert werden). 1 ml Maßlsg. Titriplex B = 1,0° dH (wenn 100 ml titriert werden).

b) Carbonathärte

Reagentien: 0,1 n Salzsäure. – Mischindikator nach COOPER (0,02 g Methylrot und 0,1 g Bromkresolgrün, gelöst in 100 ml 96%igem Äthanol).

Arbeitsvorschrift:

100 ml Probewasser werden nach Zusatz von 0,1 ml Mischindikator mit 0,1 n Salzsäure bis zum Umschlag von Blaugrün auf Rot titriert. Enthält die Probe Trübungen, so ist gegebenenfalls über gereinigte säurefreie Aktivkohle zu filtrieren.

Ist die Carbonathärte größer als die Gesamthärte, so ist der gefundene Überschuß meistens auf Alkalisalze zurückzuführen. In diesem Falle ist die Carbonathärte gleich der Gesamthärte zu setzen und die Nichtcarbonathärte als Null anzusehen.

1 ml 0,1 n HCl = 28 mg CaO/l = 2,8° dH.

Nichtcarbonathärte = Gesamthärte – Carbonathärte.

12. Bestimmung von Calcium und Magnesium.

Reagentien: 0,1 n Salzsäure. – Natronlauge 30%ig. – Natriumsulfidlsg., 10%ig frisch bereitet. – Ammoniakpuffer: 54 g Ammoniumchlorid und 350 ml Ammoniak (25%ig) werden in dest. W. gelöst und auf 1000 ml aufgefüllt. – Ammoniak 25%ig. – Salzsäure 25%ig. – Mischindikator: 100 ml alkoholische Methylrotlsg. (0,003%ig) und 15 ml Methylenblaulsg. (0,1%ig) werden miteinander gemischt. – Murexidindikator: kalt gesättigte, frisch bereitete wss. Lsg. – Eriochromschwarzlsg.: 0,2 g Eriochromschwarz T und 0,5 ml Ammoniak (25%ig) werden mit dest. W. auf 100 ml aufgefüllt. Titriplex-III-Lsg.: 18,61 g Dinatriumhydrogenäthylendiamintetraacetat (M.G. 372,25) werden mit dest. W. zu 1000 ml gelöst.

Arbeitsvorschrift:

100 ml des zu untersuchenden Wassers werden zunächst mit 0,1 n Salzsäure unter Zugabe von 0,2 ml Mischindikator bis zum Farbumschlag von Grün nach Rot titriert. Nach dem Zufügen von 0,5 ml 0,1 n Salzsäure wird zum Sieden erhitzt, um das Kohlendioxid zu entfernen. Hierauf wird die noch etwa 50° warme Lsg. mit Natronlauge auf einen pH-Wert von 12 bis 13 gebracht. Nach Zusatz von 1 ml Murexidindikator titriert man sofort mit der Titriplex-III-Lsg. bis zum Farbumschlag von Rot nach Blauviolett. In Gegenwart kleinerer Mengen von Schwermetallen setzt man vor der Titration 1 bis 2 Tr. der Natriumsulfidlsg. zu.

1 ml Maßlsg. zeigt 20,04 mg Ca/l oder 28,04 mg CaO/l an, wenn 100 ml vorgelegt wurden.

Die mit Titriplex-III-Lsg. austritierte Calciumlsg. wird nun mit 0,5 ml Salzsäure angesäuert und zur Zerstörung des Murexids auf 60 bis 80° erwärmt. Wenn die Mischfarbe verschwunden ist und das reine Rot des Mischindikators erscheint, wird die noch warme Probe durch Zugabe von 5 ml Ammoniakpuffer sowie 1 ml Ammoniak auf einen pH-Wert von etwa 10 gebracht. Dann fügt man 1 ml Eriochromschwarzlsg. zu und titriert bei 40 bis 50° mit der Titriplex-III-Lsg. bis zum Farbumschlag von Rot (über Grau) nach Grün.

1 ml Maßlsg. entspr. 12,16 mg Mg/l oder 20,16 mg MgO/l wenn 100 ml Wasser vorgelegt wurden.

13. Bestimmung des Eisengehaltes.

Reagentien: 10%ige Ammoniumpersulfatlsg. – 20%ige Sulfosalicylsäurelsg. – 25%ige Ammoniaklsg.

Arbeitsvorschrift:

20 ml der zu untersuchenden Probe und 20 ml dest. Wasser werden in einem Erlenmeyerkolben nacheinander mit 2 ml Sulfosalicylsäurelsg., 1 ml Ammoniumpersulfatlsg. und 2 ml Ammoniaklsg. versetzt. Beide Lsg. werden im Spektralphotometer bei 430 nm gegeneinander gemessen (1-cm-Küvette).

Berechnung:

$$\text{Abgelesene Extinktion} \cdot 0{,}250 \cdot 50 = \text{mg Fe/l}.$$

Ist das Eisen in der zu untersuchenden Probe bereits ausgeflockt, muß nach gutem Umschütteln folgendermaßen vorbereitet werden:

50 ml der Probe werden mit 1,5 ml einer 1 n Salzsäure und 0,5 ml Perhydrol versetzt und in einem Erlenmeyerkolben 5 Min. gekocht. Nach dem Abkühlen wird im 50-ml-Meßkölbchen zur Marke aufgefüllt. 20 ml dieser Lsg. werden wie oben beschrieben weiterbehandelt.

14. Bestimmung des Bleigehaltes.

Reagentien: Essigsäure, etwa 30%ig. – Kaliumchlorid p.a. – 10%ige Kaliumcyanidlsg.– 27%ige Natronlauge. – 25%ige Salpetersäure, bleifrei. – 36%ige rauchende Salzsäure. – 50%ige wäßrige Seignettesalzlsg. – Bleivergleichslsg.: 0,16 g Bleinitrat p.a. werden nach Zusatz von 1 ml 25%iger Salpetersäure mit dest. Wasser zu 1000 ml gelöst. 1 ml dieser Lsg. enthält 0,1 mg Blei.

Arbeitsvorschrift:

Zur Beseitigung etwa vorhandener Eigenfärbung (durch organische Stoffe hervorgerufen) werden 100 ml der zu untersuchenden Wasserprobe mit wenig Kaliumchlorat und Salzsäure zur Trockne eingedampft. Der Rückstand wird dann mit 100 ml dest. Wasser, das mit Essigsäure angesäuert ist, aufgenommen. 100 ml der so behandelten oder bei Abwesenheit organischer Stoffe 100 ml der ursprünglichen, mit Essigsäure angesäuerten Wasserprobe werden mit Natronlauge neutralisiert. Zur Eliminierung von Eisen und Kupfer werden 5 ml Seignettesalzlsg., 3 ml Natronlauge und 0,1 ml Kaliumcyanidlsg. zugegeben, wobei nach jedem Zusatz gut umzuschütteln ist. Nach dem Versetzen mit 2 Tr. Natriumsulfidlsg. und nach einer Wartezeit von 1 Min. wird die bei Anwesenheit von Blei auftretende bräunliche Färbung mit Bleivergleichslsg. bekannten Gehaltes in geeigneten Kolorimetergefäßen verglichen.

Mehr als 10 mg Zink/l können durch die auftretende weiße Trübung stören.

Die Erfassungsgrenze liegt bei Anwendung von 100 ml Wasser bei 0,1 mg Blei/l. Gegebenenfalls sind größere Mengen der Probe mit 1 ml Salpetersäure pro 100 ml Wasser einzudampfen.

Die Angabe erfolgt in mg Pb/l.

15. Bestimmung der aggressiven Kohlensäure.

Eine Glasflasche von 300 ml mit eingeschliffenem, schrägem Stopfen wird an Ort und Stelle unter Vermeidung von Verlusten an Kohlendioxid luftblasenfrei gefüllt und vorsichtig mit 2 bis 3 g Marmorpulver versetzt. Nach vorsichtigem Aufsetzen des Stopfens wird kräftig umgeschüttelt, wobei zunächst keine Luftblase sichtbar sein soll. Die Probe wird mindestens 3 Tage bei Zimmertemperatur stehengelassen und während dieser Zeit mehrmals umgeschüttelt. Beim Stehen der Probe entsteht allmählich eine Gasblase je nach Menge der vorhandenen aggressiven Kohlensäure. Von dem klar abgesetzten Wasser pipettiert man 100 ml ab und titriert diese mit 0,1 n Salzsäure gegen Methylrot als Indikator. Ebenso titriert man 100 ml der nicht mit Marmor behandelten Wasserprobe.

Zur Berechnung bildet man die Differenz des Verbrauchs an 0,1 n Salzsäure zwischen Marmorversuch und Normalprobe. 1 ml 0,1 n Salzsäure entspr. 22 mg aggressiver Kohlensäure/l, wenn jeweils 100 ml titriert wurden.

16. Bestimmung des Sauerstoffgehaltes.

Reagentien: Mangan(II)-chlorid-Lsg. 40%ig. – Natronlauge 33%ig. – Salzsäure 25%ig. – Phosphorsäure 85%ig. – 0,01 n Natriumthiosulfatlsg., frisch mit ausgekochtem, dest. Wasser bereitet.

Arbeitsvorschrift:

Man füllt eine 300-ml-Glasflasche mit schrägem Schliffstopfen (sog. Sauerstoffflasche), deren Inhalt bis auf 0,1 ml bekannt ist, mit dem Probewasser auf, das nicht mit Luft in Berührung gekommen ist. Sofort nach der Entnahme setzt man nacheinander 2 ml Mangan(II)-chlorid-Lsg. und 2 ml Natronlauge zu. Dabei verwendet man langgezogene Pipetten oder Injektionsspritzen. Der Zusatz erfolgt ungeachtet eines Überlaufens der Flaschen. Man verschließt sorgfältig und schüttelt um. Jetzt kann die Probe längere Zeit aufbewahrt werden. Nach längerem Stehen hebert man die über dem Niederschlag stehende klare Flüssigkeit bis auf etwa 100 ml ab und versetzt den Rest, der das durch die Reaktion mit dem gelösten Sauerstoff gebildete Mangan(III)-hydroxid enthält, mit 1 g Kaliumjodid und 5 ml Salzsäure oder [bei Gegenwart von Eisen(III)-Salzen] 5 ml Phosphorsäure. Bei verschlossener Flasche läßt man 10 Min. lang stehen. Dann titriert man das durch die Umsetzung mit Mangan(II)-chlorid freigewordene Jod mit einer 0,01 n Natriumthiosulfatlsg., wobei man gegen Ende der Titration Stärkelsg. als Indikator zusetzt.

Berechnung:

$$\frac{a \cdot 0,08 \cdot 1000}{V - 4} = \text{mg Sauerstoff/l}.$$

a = Verbrauch ml 0,01 n Natriumthiosulfatlsg.,
V = Volumen der verwendeten Flasche in ml.

17. Bestimmung von Detergentien.

Als Detergentien werden anionenaktive, kationenaktive und nichtionogene grenzflächenaktive Stoffe bezeichnet, die in Wasch- und Reinigungsmitteln (hier vorwiegend anionenaktive) enthalten sind. Anionenaktive Detergentien bilden mit Methylenblau in stöchiometrischen Verhältnissen gefärbte Verbindungen, die zur quantitativen Bestimmung herangezogen werden können.

Reagentien: Phosphatlsg.: 12,52 g $Na_2HPO_4 \cdot 2H_2O$ (Puffersubstanz nach SÖRENSEN) werden in 500 ml Wasser gelöst. Die Lsg. wird mit etwa 3 ml 0,5 n NaOH auf pH 10 eingestellt und mit dest. Wasser zu 1 l aufgefüllt. Bei längerem Aufbewahren muß der pH-Wert öfter kontrolliert und gegebenenfalls nachgestellt werden. – Methylenblaulsg., neutral.: 0,35 g Methylenblau DAB 7 – BRD werden mit dest. Wasser zu 1 l gelöst. Die frisch angesetzte Lsg. muß vor Aufstellung der Eichkurve mindestens 24 Std. stehenbleiben. – Methylenblaulsg., sauer: 0,35 g Methylenblau DAB 7 – BRD werden in 500 ml dest. Wasser gelöst und mit 6,5 ml H_2SO_4 ($d = 1,84$) versetzt. Die Lsg. wird mit dest. Wasser zu 1 l aufgefüllt und bleibt vor Aufstellung der Eichkurve 24 Std. stehen. – Wasserstoffperoxidlsg. 30 Gew.-%. – Chloroform p.a., frisch destilliert. – Standardlsg.: 1,0 g anionaktive Substanz mit bekanntem Gehalt an Tetrapropylenbenzolsulfonat (TBS) wird mit dest. Wasser zu 1 l gelöst. – Stammlsg.: 50 ml der Standardlsg. werden mit dest. Wasser zu 1 l verdünnt. – Eichlsg.: 50 ml der Stammlsg. werden mit dest. Wasser zu 1 l aufgefüllt. Der Gehalt an anionenaktiver Substanz in g/l beträgt $0,0025 \cdot G/100$, wobei G der Gehalt der Vergleichssubstanz an TBS in Prozent ist.

Arbeitsvorschrift:
In einem Scheidetrichter werden 100 ml der zu untersuchenden Wasserprobe oder ein kleineres Volumen, das mit dest. Wasser auf 100 ml ergänzt wurde, mit 10 ml der Phosphatlsg., 5 ml neutraler Methylenblaulsg. und 15 ml Chlf. versetzt. Die Mischung wird gleichmäßig und nicht zu heftig 1 Min. lang geschüttelt. Die klare Chloroformschicht wird in einen zweiten Scheidetrichter abgelassen, der 100 ml dest. Wasser und 5 ml der sauren Methylenblaulsg. enthält. Die Mischung wird wie oben angegeben geschüttelt und die Chloroformschicht durch ein mit Chloroform benetztes Wattefilter in einen Meßkolben von 50 ml Inhalt filtriert. Die Extraktion in alkalischer und saurer Lsg. wird je 3mal ausgeführt, wobei für die zweite und dritte Extraktion je 10 ml Chlf. angewendet werden. Die durch die gleiche Watte filtrierten und vereinigten Chloroformextrakte werden im Meßkolben mit Chlf. zur Marke aufgefüllt; die hierfür notwendige Menge Chlf. wird zum Nachwaschen der Watte benutzt. Die Farbintensität wird mit einem Photometer bei 650 nm gegen Chlf. gemessen.

Der Gehalt wird einer entsprechend mit der Eichlsg. hergestellten Eichkurve entnommen und als anionenaktive Substanz, berechnet als Tetrapropylenbenzolsulfonat (TBS) in mg/l angegeben.

18. Bakteriologische Untersuchung.

Zur bakteriologischen Untersuchung eines Trinkwassers ist es erforderlich, die Gesamtkeimzahl zu bestimmen (s. Deutsche Einheitsverfahren zur Wasseruntersuchung K 5) und auf die Anwesenheit von coliformen Bakterien zu prüfen (Deutsche Einheitsverfahren zur Wasseruntersuchung K 6).

Die Ergebnisse werden angegeben als:

Gesamtkeimzahl pro ml Wasser
(z.B. Gesamtkeimzahl in 1 ml: 10 Keime; Nährboden 10%ige Nährgelatine nach Vorschrift des Einheitsverfahren K 5),

coliforme Bakterienzahl pro 100 ml Wasser
(z.B. in 100 ml Wasser waren unter Benutzung von Nähr-Kartonscheiben nach einer 18stündigen Bebrütungszeit bei 37° 10 coliforme Bakterien nachweisbar).

Die Beurteilung eines Trinkwassers ist auf Grund der chemischen Analysenergebnisse möglich, da einzelne Bestandteile des Wassers als Verschmutzungsfaktoren gewertet werden können.

Ammoniak- und *Ammonium-*Verbindungen entstehen bei der Zersetzung menschlicher und tierischer Exkremente. Während einwandfreies Wasser für gewöhnlich – abgesehen von einigen Sonderfällen – keine nachweisbaren Mengen von Ammoniumionen enthält, zeigen verunreinigte Wässer zwischen 0,1 und 10,0 mg (meist 1 bis 3 mg) Ammoniumionen pro Liter. Findet man neben Ammoniumionen noch Nitrit-, Nitrat-, Phosphationen und einen erhöhten Kaliumpermanganatverbrauch, so ist das Wasser als verunreinigt und seuchenhygienisch als sehr verdächtig zu beanstanden.

Nitrite kommen in reinem Wasser fast nie vor, ausgenommen in Regenwasser nach Gewittern[1]. Neben Ammoniumionen aber ist Nitrition der wichtigste Indikator für eine fäkale Verunreinigung. In verschmutztem Wasser stellt man einen Gehalt zwischen 0,2 und 2,0 mg/l fest.

Nitrate finden sich in geringen Mengen (5 bis 10 mg/l) in einem normalen Wasser, Mengen bis 20 mg/l können geologisch bedingt sein. Ein einseitig hoher Nitratgehalt kann darauf hinweisen, daß eine Verunreinigung einmal stattgefunden hat, aber durch die Reinigungskraft des Bodens ausgeglichen worden ist. An und für sich gilt selbst ein hoher Nitratgehalt als gesundheitlich unbedenklich. Bei Säuglingen kann allerdings – wenn z. B. ein Milchpräparat mit Leitungswasser verdünnt wird – ein Nitratgehalt, der höher als 50 mg/l liegt, zu einer tödlichen Cyanose (Methämoglobinbildung) führen.

Der *Kaliumpermanganat-Verbrauch* unverdächtiger Grundwässer ist gewöhnlich kleiner als 12 mg/l Kaliumpermanganat. Oberflächenwässer besitzen meistens bedeutend mehr organische Substanz, die einen höheren Verbrauch von 15 bis 30 mg/l $KMnO_4$ verursachen. Wenn aber ein Wasser durch tierische oder menschliche Abfallprodukte verunreinigt ist, so steigt der Kaliumpermanganat-Verbrauch auf 600 mg/l und noch höher an.

Der *Chloridgehalt* normaler Grundwässer beträgt 10 bis 30 mg/l. In allen Fällen, in denen ein höherer Chloridgehalt vorliegt, der nicht geologisch erklärt werden kann, besteht die Möglichkeit einer Verunreinigung durch Ausscheidungsstoffe, wenn auch die anderen Verschmutzungsindikatoren in diese Richtung weisen.

Auch nach dem Durchgang durch größere Erdschichten bleibt ein hoher Chloridgehalt bestehen. Abwasser kann so, auch wenn eine bakteriologische Untersuchung zu einwandfreien Ergebnissen führt, noch erkannt werden.

Phosphatgehalte liegen in normalen Wässern unter 0,1 mg PO_4^{---}/l. Durch Harn können große Mengen in ein Trinkwasser gelangen, wodurch die Werte bis auf 0,3 mg/l ansteigen. In diesen Fällen besteht ein großer Verdacht auf eine fäkale Verunreinigung.

Detergentien können durch Brauch- und Abwässer in ein Trinkwasser eingeschleppt und als empfindlicher Indikator für eine Verschmutzung gewertet werden.

Literatur zur Trinkwasseranalyse

Deutsche Einheitsverfahren zur Wasseruntersuchung, 3. Aufl., Weinheim/Bergstraße: Verlag Chemie 1960. – Die Untersuchung von Wasser, 4. Aufl., E. Merck, Darmstadt. – HOELL, K.: Untersuchung, Beurteilung, Aufbereitung von Wasser, 3. Aufl., Berlin: de Gruyter 1960. – FREIER, R. K.: Wasseranalyse, Berlin: de Gruyter 1964. – BEYTHIEN-DIEMAIR: Laboratoriumsbuch für den Lebensmittelchemiker, 8. Aufl., Dresden/Leipzig: Th. Steinkopff 1963, S. 632 bis 669.

Destilliertes Wasser. Aqua destillata.

Wasser kann durch Destillation, d. h. durch Verdampfen und Kondensation des Dampfes, von den meisten Verunreinigungen befreit werden. Im Destillationsrückstand bleiben alle nichtflüchtigen Stoffe zurück, während die im Wasser gelösten Gase zum Teil in das Destillat mit übergehen. Ebenso können evtl. im Ausgangsmaterial (bei größeren, kontinuierlich arbeitenden Anlagen Speisewasser genannt) vorhandene wasserdampfflüchtige Stoffe im Destillat erscheinen. Bei primitiven Apparaturen ist darüber hinaus ein Verspritzen des Speisewassers und damit eine Verunreinigung des Destillates möglich. Auch ein Überkriechen von oberflächenaktiven Stoffen wie Detergentien und Pyrogenen ist bei einfachen Apparaturen nicht auszuschließen. Je reiner das Speisewasser ist, desto besser wird die Qualität des Destillates sein. Deshalb schreiben die Arzneibücher zur Herstellung von destilliertem Wasser die Verwendung reinen Trinkwassers vor.

Weiterhin ist zu beachten, daß eine Verunreinigung durch das Apparatematerial erfolgen kann. Metallapparaturen sollten deshalb aus Edelstahl, Glasapparaturen aus alkaliarmem Glas, in besonderen Fällen aus Quarzgut oder Quarz hergestellt sein.

---

[1] Allerdings findet man häufig Nitrit in Wasser aus neuen, verzinkten Leitungsrohren, in denen praktisch ein Reduktor vorliegt, der das Nitrat zum Nitrit reduziert. In diesem Fall fehlt Nitrat vollständig.

Kriterien für die Reinheit des frisch destillierten Wassers sind sein Abdampfrückstand und seine elektrische Leitfähigkeit. Die Arzneibücher erlauben einen Verdampfungsrückstand von 1 mg/100 ml (entspr. 10 ppm). Die elektrische Leitfähigkeit ist der reziproke Wert des spezifischen Widerstandes

$$\varrho = \frac{1}{R \cdot q} [\Omega^{-1} \cdot cm^{-1}]$$

und wird in Siemens angegeben:

$$1\,S = \frac{1}{\Omega \cdot cm} = 1\,\Omega^{-1} \cdot cm^{-1}.$$

Die Werte für die Leitfähigkeit von Wasser sind etwa folgende:

	µS
Leitungswasser mittlerer Zusammensetzung	300–100
Kondensat von Heizdampf	100–20
dest. Wasser nach DAB 7 – BRD kohlensäurehaltig	20–10
frisch dest. Wasser nach DAB 7 – BRD	10–5
bidestilliertes Wasser aus Glas	5–2
bidestilliertes Wasser aus Quarz	2–1
entmineralisiertes Wasser	3–0,5

Die Geräte zur Wasserdestillation richten sich in erster Linie nach der gebrauchten Menge und nach dem geforderten Reinheitsgrad. Da destilliertes Wasser am besten frisch bereitet oder nur in geringen, rasch verbrauchten Mengen vorrätig gehalten wird, sind zahlreiche Apparaturen zur selbsttätigen Destillation im Handel, von denen hier nur einige beschrieben seien, ohne damit ein Werturteil abgeben zu wollen.

Selbsttätige Destillationsapparate nach Stadler (Hersteller: Schott u. Gen., Mainz).

Das mit dem Stadler-Apparat aus Leitungswasser gewonnene Einfachdestillat ist für die meisten chemischen, pharmazeutischen und mikrobiologischen Zwecke verwendbar. Es ist frei von gelösten Salzen und extrem keimarm. Der Eindampfrückstand des aus hartem Leitungswasser (19 deutsche Härtegrade = 34 französische Härtegrade) nach Reinigung des Kolbens gewonnenen Destillats beträgt etwa 1 mg/l entsprechend 0,1 deutschen Härtegrad (= 0,18 französische Härtegrade).

Bei den Destillationsapparaten nach STADLER sind Kolben und Kühlersystem aus Duran 50 in einem Pendelhalter mit Schneidenlager wie an einem Waagebalken aufgehängt. Hierdurch wird das im Kolben verdampfte Wasser ständig durch die gleiche Menge vorgewärmten Kühlwassers (etwa 70°) ersetzt, das vom oberen Kühlerende über ein über dem Dampfrohr angeordnetes Verteilersystem b im jeweils erforderlichen Mengenverhältnis (etwa 1 : 10) zum Kolben bzw. zum Ablauf c fließt. Die Kolbenfüllung wird somit nach einer einzigen Justierung des Destillationsapparates selbsttätig konstant gehalten. Der Kühlwasserzufluß a soll möglichst klein eingestellt sein, damit das Destillat heiß (mindestens 60°) und deshalb praktisch kohlensäurefrei aus dem Apparat kommt.

Die Beheizung des Rundkolbens erfolgt wahlweise mit Gas oder elektrisch durch einen quarzisolierten Tauchheizer oder Metalltauchheizer. Bei Gasbeheizung ist es empfehlenswert, den Boden des Kolbens außen mit einer Lage feuchten Asbestpapiers zu belegen.

Aufbau und Betrieb:
Aufhängung und Anschluß des Wasserdestillationsapparates zeigt Abb. 32 (S. 146).
Zunächst wird der Hals des Rundkolbens in den Halter links eingelegt, vom Band umschlossen und durch Anziehen der Flügelschraube festgespannt. Darauf ist das Kühlersystem nach Lockern der mittleren Flügelschraube und Zusammenschieben der beiden Arme des Pendelhalters bis zum Anschlag einzusetzen und im Normschliff genau in der Ebene des Pendelhalters zu drehen. Nunmehr muß der Halter wieder bis zur Berührung mit dem Kühlermantel ausgezogen, das Band um diesen gelegt und gespannt werden. Nach Anschluß der Wasserschläuche, die so zu führen sind, daß sie die Pendelbewegungen des Apparates nicht behindern, läßt man in Kühler und Kolben Leitungswasser einströmen, bis der Kolben etwa zur Hälfte gefüllt ist.

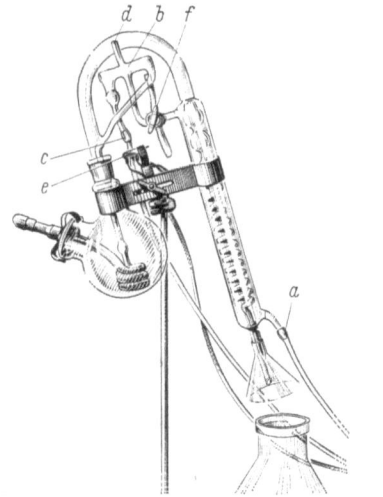
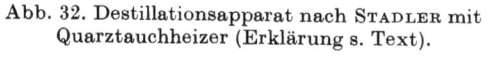

Abb. 32. Destillationsapparat nach STADLER mit Quarztauchheizer (Erklärung s. Text).

Abb. 33. Tischmodell des Muldestor mit Wassermangelsicherung und Metallheizer (nach JASPERSEN).

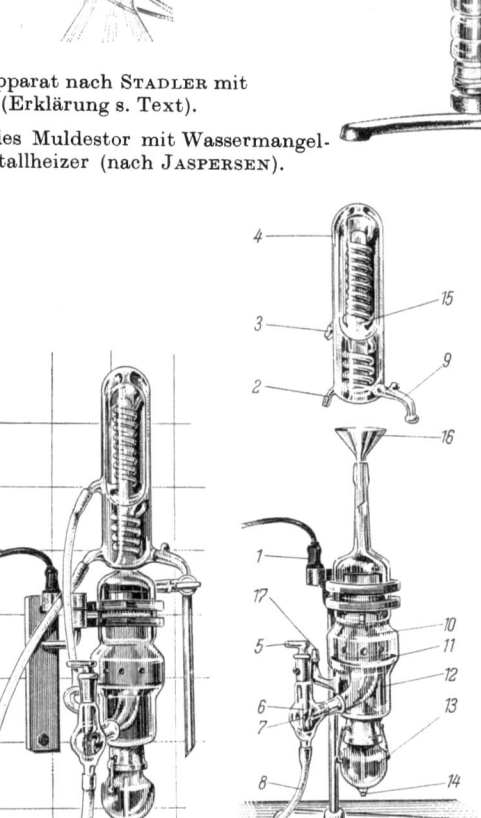

Abb. 34a u. b. „Minivapor" an der Wand (a), auf Stativ (b) montiert.
1 Apparatesteckdose; 2 Wasserzulaufolive; 3 Kühlwasserauslaufolive; 4 Kühler; 5 Glasregulierhahn; 6 Wasserablauf; 7 Überlauftropfspitze; 8 Ablaufschlauch; 9 Destillatablauf; 10 Elektroden; 11 Wasserniveau bei Inbetriebsetzung 1 bis 3 cm ab unterem Elektrodenrand; 12 Verdampfer; 13 Abscheiderkolben; 14 Entleerungsstutzen; 15 Normalschliff-Verbindung Verdampfer–Kühler; 16 Trichter für Säure bei der Reinigung; 17 Wassereinlauf am Verdampfer.

Bei Elektrobeheizung muß die Heizspirale vollständig überdeckt sein. Der Gesamtapparat ist schließlich durch Verschieben des Halters gegenüber dem Schneidenlager so zu neigen, daß bei normalem Kühlwasserfluß gerade kein Frischwasser mehr über das Verteilersystem b in den Kolben gelangt und erst dann in diesen nachfließt, wenn der durch Wasserverdampfung hervorgerufene Gewichtsverlust ausgeglichen ist. Die Justierung wird mit dem Festziehen der mittleren Flügelschraube beendet. Der Kühlwasserzufluß ist am günstigsten eingestellt, wenn der Apparat etwa 60° heißes Destillat liefert. Er kann während des Betriebes im Schauglas kontrolliert werden.

Nun wird der Apparat beheizt, und nach Destillationsbeginn hält sich die Kolbenfüllung sofort oder nach geringfügiger Korrektur der Pendellage selbsttätig auf konstanter Höhe. Der richtig justierte Apparat führt während des Betriebes nur geringfügige Pendelbewegungen aus.

Die Tauchheizer dürfen nie trocken unter Spannung gesetzt werden.

Das auf dem Pendelhalter anzubringende Quecksilberschaltrohr e unterbricht den Strom bei Trockengehen des Kolbens als Folge der dadurch bedingten Neigungsänderung des Apparates.

Von den beiden Polen des Tauchheizers wird der eine direkt, der andere über das Schaltrohr mit den oberen Buchsen einer am Pendelhalter befestigten Lüsterklemme verbunden. An die beiden unteren Buchsen wird das Zuleitungskabel angeschlossen und ohne Beeinträchtigung der Beweglichkeit des Apparates zum Netz geführt. Nach der Justierung des Apparates ist das Schaltrohr so zu neigen, daß bereits ein geringer Gewichtsverlust auf der Kolbenseite zur Stromunterbrechung ausreicht.

MAB-Muldestor (Vertrieb: Wagner u. Munz, München).

Das als Tisch- oder als Wandmodell erhältliche Gerät besteht aus einem Verdampfer, der mit eingebauter Metall- oder Quarzheizspirale (1,5 kW) betrieben wird. Das als Speisewasser dienende erwärmte Kühlwasser durchspült den Verdampfer ständig. Der Dampf durchströmt eine mit Raschig-Ringen gefüllte Erweiterung des Glaskörpers, bevor er in den Kühler gelangt. Dadurch wird ein Übergang von Spritzwasser in den Kühler verhindert. Das schließlich erhaltene Kondensat wird mit einer Temperatur von etwa 70° in das Vorratsgefäß abgeleitet. Es kann unter geeigneten Vorsichtsmaßnahmen praktisch kohlensäurefrei aufgefangen werden.

Die Regulierung des Wasserzuflusses ist durch das Überlaufgefäß gewährleistet und bedarf keiner weiteren Kontrolle. Es ist jedoch zweckmäßig, ein Gerät mit Wassermangelsicherung zu benutzen, um ein Durchbrennen des Heizkörpers bei Ausfall der Wasserzufuhr zu vermeiden.

Die Entkalkung des Geräts kann in sehr einfacher Weise mit Hilfe des Überlaufgefäßes erfolgen.

Bei einer Leistung von 1,5 bis 2 l/Std. erzielt man mit dem Muldestor ein einwandfreies dest. Wasser. JASPERSEN[1] ermittelte eine Leitfähigkeit von etwa 1 μS. Abb. 33 zeigt ein Tischmodell des Muldestors.

Minivapor (Hersteller: W. Büchi, Flawil, Schweiz).

Beim Minivapor (Abb. 34 a u. b) wird die Erhitzung des Speisewassers durch direkten Stromdurchgang über großflächige Tauchelektroden erreicht. Dadurch entfällt eine Wassermangelsicherung. Beim Aufsteigenlassen des Leitungswassers im Verdampferteil werden die beiden Elektroden durch Wasser verbunden. Innerhalb 1 Min. beginnt das Sieden. Durch eine starr eingebaute Dampfblende gelangt der Wasserdampf in den Kühlerteil. Diese Blende reguliert die Funktion des Apparates, indem die überschüssige Dampfmenge das Wasserniveau durch leichten Überdruck von den Elektroden zurückdrängt und zum Überlauf leitet. Auf diese Weise wird ein konstanter Betrieb gewährleistet. Das auf etwa 20° gekühlte Kondensat wird in das Vorratsgefäß abgeleitet.

Lediglich die Kühl- und Speisewasserzufuhr ist zu regulieren. Dies geschieht mit einer dem Gerät beigegebenen Düse, die bei geöffnetem Leitungshahn einen Wasserzulauf von 20 l/Std. sichert.

Die von Zeit zu Zeit nötige Entkalkung erfolgt mit technischer Ameisensäure.

Bei einer Stundenleistung von 1,5 bis 1,6 l (Stromverbrauch $\sim$0,7 kWh/l Destillat) erhält man dest. Wasser mit einer spezifischen Leitfähigkeit von etwa 10 bis 12 μS. Es ist nicht völlig kohlensäurefrei.

Vgl. dazu J. BÜCHI u. A. KAPOOR: Subsidia Pharmaceutica, Kleinapparaturen 5.57.

Aqua bidestillata. Doppelt destilliertes Wasser.

Die Reinheit des einfach destillierten Wassers reicht für manche Zwecke nicht aus, so daß eine weitere Destillation angeschlossen werden muß. Dies kann durch Speisen der im

---

[1] JASPERSEN, H.-P.: Subsidia Pharmaceutica, Kleinapparaturen 5. 64.

Abschnitt „destilliertes Wasser" beschriebenen Apparaturen mit bereits destilliertem Wasser geschehen. Bequemer jedoch sind Vorrichtungen, die die Gewinnung doppelt destillierten Wassers in einem Arbeitsgang erlauben.

Bi-Destillier-Apparat der Berliner Quarz-Schmelze GmbH, Mainz (Abb. 35).

Der Apparat besteht aus je zwei übereinanderliegenden Verdampfer- und Kühlerstufen, in denen das Wasser zweimal destilliert und vollständig entgast wird. Beide Verdampferstufen werden kontinuierlich durch Überflußspeisewasser gespült, so daß sich in keiner Stufe eine unzulässige Rückstandsanreicherung ausbilden kann, wodurch eine gleichmäßig hohe Destillatqualität, unabhängig von der Betriebszeit, garantiert ist. Alle mit dem Bidestillat in Berührung kommenden Teile der Apparatur bestehen aus absolut porenfreiem dichtverschmolzenem Vitreosil-Quarzglas, während der Einhängekühler der 1. Stufe und der Kühlermantel aus dem sehr widerstandsfähigen Jenaer Duranglas 50 gefertigt sind.

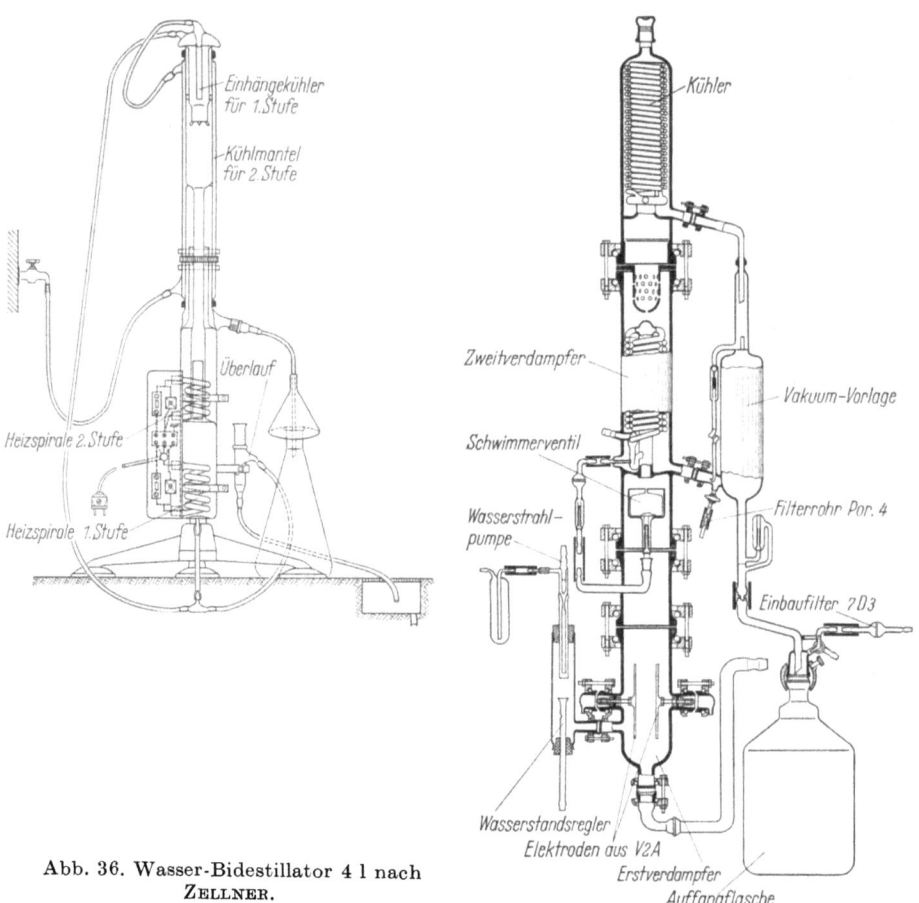

Abb. 36. Wasser-Bidestillator 4 l nach ZELLNER.

Durch die Vollentgasung und die Kondensation des Bidestillates an Quarz läßt sich ein Destillat mit weniger als 0,5 μS bei 18° erhalten, wenn das Destillat vor Luft-Kohlensäure geschützt aufgefangen und aufbewahrt wird.

Die Sterilisation des Apparates, die ein völlig pyrogenfreies Destillat garantiert, erfolgt durch Ausdampfen bei gedrosseltem Kühlwasserstrom und ist, ebenso wie die Entkalkung, die mit Hilfe des flexibel angebrachten Überlaufniveaureglers ohne Lösen von Schläuchen bewerkstelligt werden kann, einfach.

Der Anbau eines Ionenaustauschers zur Enthärtung des Speisewassers, dessen Regenerierung mehr Aufwand erfordert als die Entkalkung des Verdampfers, ist deshalb unnötig.

Die Stundenleistung des Gerätes beträgt 1,3 bis 1,4 l bei 2,4 kW Energieaufnahme.

Wasser-Bidestillator 4 l nach Zellner (Schott u. Gen., Mainz).

Die aus Duran 50 hergestellte Apparatur wird mit Dampf oder elektrisch beheizt. Die Elektrodenheizung schaltet sich bei Ausbleiben des Leitungswassers selbsttätig ab.

Die Destillation erfolgt in zwei durch ein Ventil voneinander getrennten Stufen. Das Ventil hat die Aufgabe, die zweite Stufe, die unter Wasserstrahlvakuum arbeitet, von der ersten, unter Normaldruck arbeitenden zu trennen. Die Kondensationswärme des Primärdampfes wird als Energiequelle für die zweite Verdampfung unter Vakuum benutzt. Alle Lufteintrittsöffnungen sind bei diesem Apparat zur Erzeugung von sterilem und pyrogenfreiem Wasser durch vorgeschaltete Gaswaschflaschen geschützt, die das Eindringen von Pyrogenen und Bakterien wirksam verhindern. Um die Apparatur selbst vor Inbetriebnahme pyrogenfrei zu machen, sind Vorrichtungen angebracht, die ein Ausdämpfen und Spülen im betriebsfertigen Zustand erlauben.

Durch die Zweitdestillation unter Vakuum wird das Bidestillat weitgehend gasfrei (CO_2-frei!). Außerdem werden bei einer Siedetemperatur von etwa 40° im Zweitverdampfer aus dem Glas erheblich weniger Bestandteile herausgelöst als bei einem Einfachverdampfer herkömmlicher Bauart, bei dem das Wasser bei 100° siedet. 1 l bidestilliertes Wasser aus der beschriebenen Apparatur enthält nach Angaben des Herstellers etwa 0,015 g Na_2O, während Einfachdestillat etwa 0,035 mg Na_2O/l aufweist.

Pyrogenfreies Wasser. Aqua pro injectione.

Während destilliertes und bidestilliertes Wasser in vielen Fällen durch entmineralisiertes Wasser (s. unten) ersetzt werden kann, darf Wasser zur Injektion und zur Herstellung von Augenarzneien nur durch Destillation gewonnen werden. Die Gründe dafür sind folgende:

1. Die Qualitätskontrolle in Entmineralisierungsanlagen erfolgt durch Messung der Leitfähigkeit des Produktes. Es werden also nur ionogene Verunreinigungen angezeigt.

2. Bei diskontinuierlichem Betrieb oder zeitweiligem Stillstand solcher Anlagen besteht die Gefahr des Befalls der Kunstharzaustauscher mit Mikroorganismen und die Kontaminierung des Produktes durch Pyrogene.

3. Austauscherpartikel erleiden während des Gebrauches eine allmähliche mechanische Abnutzung. Der äußerst feine Abrieb gelangt in das entmineralisierte Wasser.

Die Arzneibücher stellen hohe Anforderungen an Wasser zur Injektion (s. Angaben der Pharmakopöen). Bei sachgemäßem Betrieb und vorheriger Sterilisation durch genügendes Ausdämpfen können die Apparate zur Bereitung von bidestilliertem Wasser für die Herstellung von Wasser zur Injektion verwendet werden, sofern sie aus Glas der Güteklasse I, Quarzgut oder Quarz hergestellt sind.

Aqua demineralisata. Demineralisiertes Wasser[1]. Vollentsalztes Wasser.

Im Abschnitt Wasserenthärtung ist auf S. 130 gezeigt worden, daß man durch Anwendung von Ionenaustauschern, in diesem Falle von Kationen- oder Basenaustauschern, unerwünschte Erdalkaliionen (Ca^{++} und Mg^{++}) gegen indifferente Alkaliionen (Na^+) austauschen kann. Mit geeigneten Austauschern (z. B. Kunstharzaustauschern vom Typ des Lewatits) lassen sich sämtliche Metallionen entfernen und gegen Wasserstoffionen austauschen, z. B.

$$\boxed{KA}^- \cdot H^+ + Na^+ \cdot Cl^- \rightarrow \boxed{KA}^- \cdot Na^+ + H^+ \cdot Cl^-. \qquad (1)$$

$\boxed{KA}$ bedeutet Kationenaustauscher.

Es wird also Säure in Freiheit gesetzt.

Das Entsprechende gilt für die Anionen, die sich durch passende Austauscher (auch in diesem Fall sind es Kunstharzaustauscher vom Typ des Lewatits) gegen Hydroxylionen austauschen lassen, z. B.

$$\boxed{AA}^+ \cdot OH^- + Na^+ \cdot Cl^- \rightarrow \boxed{AA}^+ \cdot Cl^- + Na^+ \cdot OH^-. \qquad (2)$$

$\boxed{AA}$ bedeutet Anionenaustauscher.

Es wird Lauge in Freiheit gesetzt.

---

[1] Gereinigtes **Wasser** (Purified water) der USP XVIII wird durch Deionisierung oder Destillation hergestellt (s. S. 162).

Läßt man nun die NaCl-Lösung nacheinander über einen Kationen- und einen Anionenaustauscher laufen, so geht zunächst der Austausch der Metallionen nach Gl. (1) vonstatten. Dem jetzt salzsäurehaltigen Wasser wird dann im Anionenaustauscher das Säureanion entzogen:

$$\boxed{AA}^+ \cdot OH^- + H^+ \cdot Cl^- \rightarrow \boxed{AA}^+ \cdot Cl^- + H_2O. \tag{3}$$

Es bildet sich aus den H- und OH-Ionen zusätzlich Wasser. In dieser Weise lassen sich sämtliche in Wasser gelösten Kationen und Anionen gegen H- und OH-Ionen und damit letzten Endes gegen Wasser austauschen. Es resultiert in allen Fällen ein von Fremdionen freies Wasser. Man hat damit neben der Destillation eine weitere Möglichkeit zur Totalentsalzung von Wasser in der Hand. Während bei der Destillation die im Rohwasser gelösten Salze in der Destillierblase zurückbleiben, nicht dagegen die gelösten Gase, wie z. B. CO_2, wird von den stark basischen Ionenaustauschern auch Kohlensäure als Carbonat zurückgehalten.

Das durch Ionenaustausch gereinigte Wasser entspricht in bezug auf seine Leitfähigkeit zumindest einem doppelt destillierten Wasser; bei gut funktionierenden Austauschanlagen können die Ohmschen Widerstände auf über 10 Megohm ansteigen.

Die Wasserentsalzung durch Ionenaustausch ist bedeutend wirtschaftlicher als die Destillation. Dies gilt jedoch nur unter bestimmten Voraussetzungen, die unter „Hinweise für Entmineralisierungsanlagen im Apothekenbetrieb", S. 151 aufgeführt sind.

Die Austauscher vermögen naturgemäß nur eine begrenzte Menge Fremdionen aufzunehmen. Sie können aber, da es sich bei allen Ionenaustauschvorgängen um Massenwirkungsprozesse handelt, in verhältnismäßig einfacher Weise wieder von Fremdionen befreit, regeneriert werden. Das Regenerieren eines Kationenaustauschers erfolgt mit Säure, das eines Anionenaustauschers mit Lauge. Die Reaktionen gehen im gegenläufigen Sinne der Gln. (1) und (2) vor sich:

$$\boxed{KA}^- \cdot Na^+ + HCl \rightarrow \boxed{KA}^- \cdot H^+ + NaCl, \tag{5}$$

$$\boxed{AA}^+ \cdot Cl^- + NaOH \rightarrow \boxed{AA}^+ \cdot OH^- + NaCl. \tag{6}$$

Da alle Ionenaustauschprozesse Gleichgewichtsprozesse entsprechend dem Massenwirkungsgesetz sind, wird man bei Hintereinanderschaltung von je einem Kationen- und Anionenaustauscher (Zweibettsystem) niemals einen quantitativen Ionenaustausch erzielen können. Wirksamer ist bereits eine sogenannte Vierbettanlage (Schaltschema: Kationenaustauscher – Anionenaustauscher – Kationenaustauscher – Anionenaustauscher); noch besser wird die Leistung, wenn man noch mehr Austauscher in dieser Weise hintereinanderschaltet (Mehrbettsystem).

Die besten Leistungen werden jedoch, was zunächst paradox erscheinen mag, nicht im Mehrbett-, sondern im Einbettverfahren erzielt, d.h. in einem Austauscher, der eine Mischung von Kationen- und Anionenaustauscherharzen enthält. Man bezeichnet dieses Verfahren auch als Gemischtbett- oder Mischbettverfahren. Eine Anlage dieses Typs kann man als eine Vielbett-Entsalzungsanlage betrachten, die aus zahllosen, hintereinandergeschalteten Säulen von Kationen- und Anionenaustauschern besteht. Die Wasserstoffionen, die beim Kationenaustausch gebildet werden, verschwinden praktisch sofort wieder, da sie vom Anionenaustauscherharz absorbiert oder neutralisiert werden. Hydroxylionen, die etwa beim Anionenaustausch gebildet werden, reagieren sofort mit den Wasserstoffionen des Kationenaustauschers. Sogar außerordentlich ungünstige Reaktionsgleichgewichte werden so in einer Einbettapparatur vollkommen bis zu Ende gebracht. Formelmäßig können die Vorgänge wie folgt dargestellt werden:

1. Stufe: Aufspaltung der Salze.
   a) am Kationenaustauscher:
      Harzrest$^-$ · H$^+$ + Na$^+$ · Cl$^-$ $\rightarrow$ Harzrest$^-$ · Na$^+$ + H$^+$ · Cl$^-$
   b) am Anionenaustauscher:
      Harzrest$^+$ · OH$^-$ + Na$^+$ · Cl$^-$ $\rightarrow$ Harzrest$^+$ · Cl$^-$ + Na$^+$ · OH$^-$

2. Stufe: Neutralisation.
   a) am Kationenaustauscher:
   $Harzrest^- \cdot H^+ + Na^+ \cdot OH^- \rightarrow Harzrest^- \cdot Na^+ + H_2O$
   b) am Anionenaustauscher:
   $Harzrest^+ \cdot OH^- + H^+ \cdot Cl^- \rightarrow Harzrest^+ \cdot Cl^- + H_2O$

Mischbettanlagen liefern ein Wasser von extrem hoher Reinheit, die sich in den entsprechenden Leitfähigkeitswerten äußert. Sie liefern ferner ein Wasser, das praktisch kieselsäure- und auch kohlensäurefrei ist. Betriebsunterbrechungen, die bei Getrenntbettanlagen eine ungleichmäßige Wasserbeschaffenheit zur Folge haben, machen sich bei Mischbettanlagen kaum störend bemerkbar.

Die Schwierigkeit bei der Herstellung und dem Betrieb von Mischbettanlagen liegt in ihrer Regenerierung. Die beiden Austauscherarten können nicht regeneriert werden, solange sie gemischt sind. Man muß sie also zur Regenerierung entmischen. Wenn man die Austauscher in verschiedener Korngröße herstellt, ist ihre Entmischung durch Sieben möglich. Dieses Verfahren ist jedoch umständlich. Eine andere Möglichkeit liegt in der Ausnutzung der unterschiedlichen Dichte der Austauscher. Nach Aufwirbeln setzt sich der schwere Austauscher unter dem leichteren ab; je unterschiedlicher die Dichte ist und je sorgfältiger die Entmischung vorgenommen wird, desto schärfer bildet sich die Trennlinie zwischen den beiden Austauscherarten aus. Nach diesem Prinzip sind praktisch alle Mischbettanlagen konstruiert.

Da sich die Erschöpfung einer Vollentsalzungsanlage in einem Durchbruch von Ionen in das Ablaufwasser und damit in einem Anstieg der Leitfähigkeit des Wassers anzeigt, kann man zur Kontrolle der Wirksamkeit bzw. der Austauschleistung einer solchen Anlage ein Leitfähigkeitsmeßgerät in die Ablaufwasserleitung einschalten. Die Geräte werden auch mit akustischer Warnanlage (Boschhorn) und automatischer Absperrvorrichtung, die bei Überschreitung des gewünschten Leitfähigkeitswertes den Wasserzulauf unterbricht, geliefert.

Hinweise für Entmineralisierungsanlagen im Apothekenbetrieb.

Die vorher erwähnte Wirtschaftlichkeit von Entmineralisierungsanlagen gegenüber der Destillation gilt nur, wenn eine Reihe von Voraussetzungen beachtet wird.

1. Eine gleichbleibende Qualität des Wassers, d.h. spezifische Leitfähigkeit von höchstens 10 μS, wird nur im kontinuierlichen Betrieb erhalten.

Ionenaustauschvorgänge sind Gleichgewichtsprozesse.

Steht die Anlage auch nur einige Stunden still, so macht sich der sogenannte Gegenioneneffekt bemerkbar. Beim Wiederanlaufenlassen werden die Ionen, die sich sozusagen von der Austauschermatrix um einen geringen Betrag entfernt haben, plötzlich ausgeschwemmt. Die ersten Liter Wasser nach einem zeitweiligen Stillstand (z. B. über Nacht) haben eine höhere spezifische Leitfähigkeit als die nachfolgenden. Auch die Durchlaufgeschwindigkeit ist ausschlaggebend für die Qualität des Wassers. Am besten fährt man mit halber maximaler Durchflußmenge und im Dauerbetrieb. Für das kleine bis mittlere Apothekenlabor sollte morgens der gesamte Tagesbedarf nach Verwerfen der ersten Liter in einem sauberen, mit Natronkalkrohr verschlossenen Vorratsgefäß aufgefangen werden. Im größeren Betrieb empfiehlt sich das stetige, langsame Auffangen in einem Vorratsbehälter. Im diskontinuierlichen Gebrauch einer Vollentsalzungsanlage besteht weiterhin die Gefahr der Kontaminierung durch Mikroorganismen. Kunstharzaustauscher stellen geeignete Nährböden für Bakterien und Pilze dar. Deren nichtionogene Stoffwechselprodukte, also z. B. Pyrogene, werden vom Ionenaustauscher nicht zurückgehalten und durch die Leitfähigkeitsmeßzelle nicht erfaßt. Sie erscheinen also im entmineralisierten Wasser. Dies ist auch der Grund dafür, warum die Arzneibücher Aqua demineralisata vom Gebrauch zu Injektionszwecken und Augenlösungen ausschließen (s. Pyrogenfreies Wasser, S. 149).

Bei Dauergebrauch und häufigem Regenerieren einer Anlage ist die Gefahr der mikrobiellen Verunreinigung kaum gegeben.

2. Getrenntbettanlagen müssen stets so geschaltet werden, daß der Kationenaustausch vor dem Anionenaustausch erfolgt. Im umgekehrten Fall würden durch Austausch der Anionen gegen Hydroxylionen schwerlösliche Metallhydroxide, z. B. $Mg(OH)_2$ entstehen, die die obersten Schichten des Austauschers verstopfen. Neben einer Verringerung der Durchflußgeschwindigkeit käme es dabei noch zu einer mechanischen Minderung der Austauschkapazität durch Verstopfen der Poren der Kunstharzpartikelchen.

Bei gut regenerierten Mischbettanlagen ist dies weniger der Fall. Allerdings muß dazu das Vermischen der beiden Austauscher nach erfolgter Regenerierung sehr sorgfältig erfolgen. Kationenaustauschharze sind spezifisch schwerer als Anionenaustauscher (darauf beruht ihre Trennmöglichkeit). Beim Durchmischen wird leicht eine mehr oder weniger dicke Schicht reinen Anionenaustauschers an der Säulenoberfläche entstehen, die dann zu den geschilderten Verkrustungen führt.

3. Anionenaustauscher tragen als funktionelle Zentren primäre, sekundäre und tertiäre Aminogruppen sowie quartäre Ammoniumgruppierungen. Diese werden bei der Herstellung nachträglich an der Kunstharzmatrix verankert. Da die Verankerung nie hundertprozentig erfolgen kann und die eingeschlossenen Amine sich nur schwer auswaschen lassen, besitzen besonders fabrikneue Anionenaustauscher einen deutlichen Fischgeruch, der allmählich an das Wasser abgegeben wird. Da im Getrenntbettverfahren der Anionenaustausch zuletzt erfolgen muß, riecht das so erhaltene entmineralisierte Wasser häufig nach Fisch. Dem kann dadurch abgeholfen werden, daß man an das Getrenntbett noch ein Mischbett anschließt (s. Darstellung einiger handelsüblicher Austauscheranlagen, S. 153) oder einen Kationenaustauscher nachschaltet.

4. Durch das Vorliegen freier Säuren in den meisten Trinkwässern und durch die geringere Kapazität der Anionenaustauscherharze sind diese meist schneller erschöpft als der in der Anlage vorhandene Kationenaustauscher. Bei Mischbettanlagen müssen nun beide Austauscher regeneriert werden, wenn einer der beiden erschöpft ist. Auch in den meisten Getrenntbettanlagen ist dies der Fall, da sich die Erschöpfung nur in der Verringerung der Leitfähigkeit in der Meßzelle anzeigt. Serva, Heidelberg, verwendet nunmehr Austauscher mit Farbindikatoren, sogenannte Serdolit-Indikatorharze, die durch Farbumschlag von Rot nach Hellbraun den Kationenaustausch und von Blau nach Gelb den Anionenaustausch anzeigen. Dadurch kann bei einer Getrenntbettanlage jeweils der erschöpfte Austauscher allein regeneriert werden, wodurch die Wirtschaftlichkeit steigt. Bei gleichzeitiger Regenerierung kann Wasser aus dem noch nicht erschöpften Kationenaustauscher zum Spülvorgang verwendet werden.

5. Ionenaustauscher sind oxydationsempfindlich. Gechlortes Rohwasser muß deshalb vor der Entsalzungsanlage entchlort werden (s. S. 129).

Achtung! Folgende Bedienungsfehler können zur Beschädigung von Kunstharzaustauschersäulen führen:

a) Vernachlässigung des Rückspülens und Auflockerns der Austauschharze vor der Regenerierung.

b) Zu hohe Konzentration der Regeneriermittel, konz. Salzsäure und Natronlauge (50%ig) sind vor der Verwendung mit dem 5fachen Vol. Weichwasser zu verdünnen.

c) Zu hohe Temperatur der verd. Natronlauge. Die beim Verdünnen sich selbst oft bis 80° erhitzende Lauge darf erst unter 30° verwendet werden.

d) Zu schnelles Ausspülen des Überschusses an Regeneriermittel mit kaltem Wasser. Das Ausspülen muß ganz langsam begonnen und darf erst allmählich beschleunigt werden.

e) Aufstellen der Apparaturen in der Nähe eines Heizkörpers ohne Wärmestrahlschutz. Scharfe Temperaturwechsel sind unbedingt zu vermeiden.

f) Druckbeanspruchung der Säulen von mehr als 1,5 atü.

Kapazität der Austauscheranlage:

Die zwischen zwei Regenerierungen erhältliche Reinwassermenge hängt vom Salzgehalt im Rohwasser ab. Die Kapazitätsangabe erfolgt demnach in Härtelitern und bedeutet die

Reinwassermenge, die bei 1° dH (deutsche Härte) anfiele. Härteliter dividiert durch die Zahl deutscher Härtegrade im vorliegenden Rohwasser ergibt die Zyklusleistung des Geräts. Zum Beispiel: Kapazität des Geräts sei 24000 Härteliter. Härte des Rohwassers sei 10° dH. Somit sind zwischen 2 Regenerierungen 2400 Liter Reinwasser zu erhalten. Fällt diese Menge kontinuierlich ab, so wurden die auf S. 151 angeführten Regeln nicht beachtet.

In vielen Fällen hilft hier, die beiden Austauscher vor der Regenerierung vollständig zu beladen. Das heißt, man behandelt den Kationenaustauscher mit Natronlauge (gleiche Konzentration wie bei Regenerierung des Anionenaustauschers) und den Anionenaustauscher entsprechend mit Salzsäure. Erst nach einiger Zeit des Einwirkens (etwa 1/2 bis 1 Std.) wird mit Wasser gespült und schließlich regeneriert.

Im folgenden seien einige handelsübliche Entsalzungsapparaturen für das Apothekenlaboratorium, ohne damit ein Werturteil zu verbinden, aufgeführt.

Ministil P-5, Kapazität 4000 Härteliter, Stundenleistung bis 50 l,
Ministil P-10, Kapazität 7000 Härteliter, Stundenleistung bis 100 l,
Ministil P-25, Kapazität 20000 Härteliter, Stundenleistung bis 250 l.
Hersteller: Fa. Theodor Christ AG, Basel.

Abb. 37 zeigt die schematische Darstellung eines Ministil-Gerätes. Das Regenerieren des Mischbettaustauschers nimmt die Herstellerfirma vor.

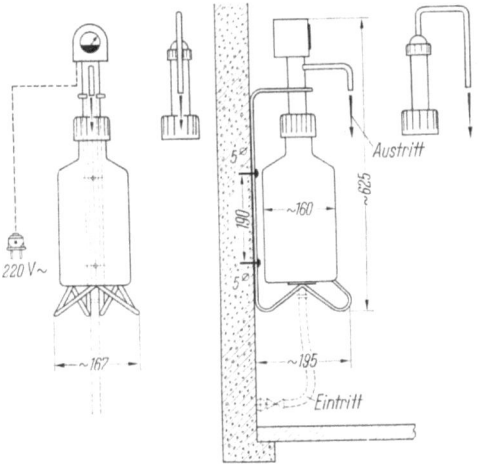
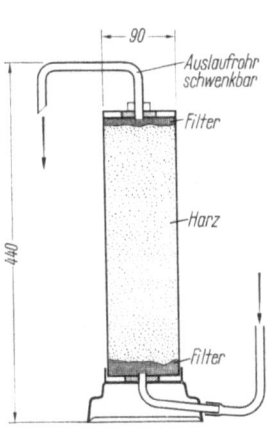

Abb. 37. Einbauschema des Christ-„Ministil P-5".   Abb. 38. „Dejona-Baby", Schemazeichnung.

„Dejona-Baby", Kapazität 1500 Härteliter, Stundenleistung bis 15 l.
Hersteller: Gebr. Hersperger, Niedernzwil, St. Gallen.
Abb. 38 zeigt die schematische Darstellung des Gerätes.
Das Regenerieren des Mischbettaustauschers nimmt die Herstellerfirma vor.

„Aquapur", Kapazität 600 Härteliter, Stundenleistung bis 150 l.
Hersteller: Köttermann KG, Hänigsen über Lehrte.

Im Prinzip liegt ein Getrenntbettverfahren vor. Die Austauscher befinden sich in Perlonbeuteln und werden wechselweise so aufeinandergeschichtet, daß das Rohwasser dreimal jeweils erst einem Kationenaustausch, dann einem Anionenaustausch unterworfen ist. Die sehr leicht durchzuführende Regenerierung (s. Schema Abb. 39) wird vom Benutzer selbst vorgenommen. Abb. 40 zeigt eine sinnvolle Anordnung einer Entmineralisierungsanlage im Apothekenlabor.

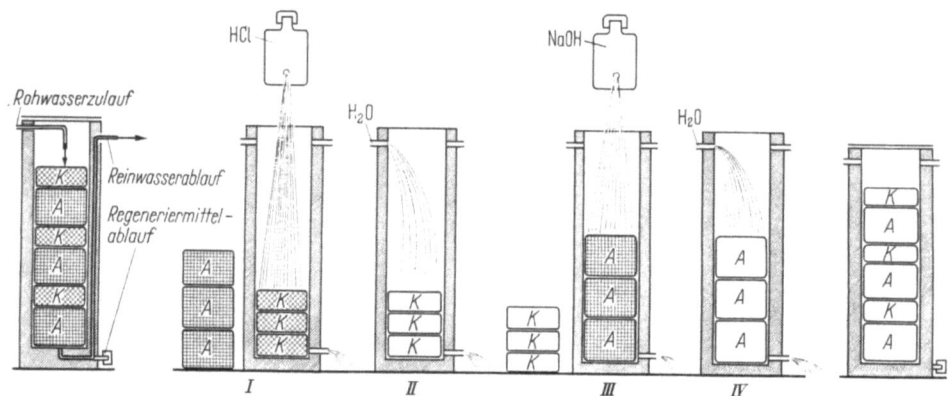

Abb. 39. Regenerationsschema. K Filterbeutel mit Kationenaustauscherharzen; A Filterbeutel mit Anionenaustauscherharzen.

Serva-Ionenfilter CA^1 244, Kapazität 24000 Härteliter, Stundenleistung bis 450 l,
Serva-Ionenfilter CA 42, Kapazität 42000 Härteliter, Stundenleistung bis 900 l,
Serva-Ionenfilter CA 96, Kapazität 96000 Härteliter, Stundenleistung bis 1300 l,
Serva-Ionenfilter CA 200, Kapazität 200000 Härteliter, Stundenleistung bis 2000 l,
Serva-Ionenfilter M 25, Kapazität 5000 Härteliter,
Serva-Ionenfilter M 42, Kapazität 10000 Härteliter,
Serva-Ionenfilter M 96, Kapazität 25000 Härteliter,
Serva-Ionenfilter M 200, Kapazität 60000 Härteliter.
Hersteller: Serva, Heidelberg.

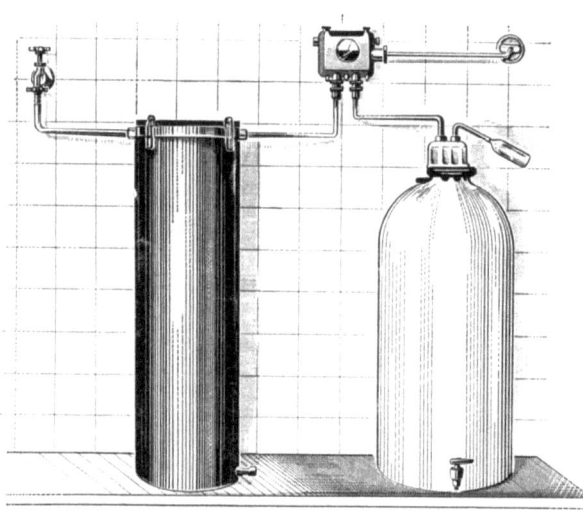

Abb. 40. Anordnung einer Entmineralisierungsanlage im Apothekenlabor (Köttermann).

Zur absolut betriebssicheren Gewinnung von entmineralisiertem Wasser wird empfohlen, einer Getrenntbettanlage CA die entsprechende M-Säule nachzuschalten.

Die folgenden Betriebsanleitungen für Serva-Ionenfilter gelten sinngemäß auch für andere Getrennt- und Mischbettanlagen.

---

[1] C = Kationenaustauscher, A = Anionenaustauscher, M = Mischbettaustauscher.

Betriebsanleitung für Serva-Ionenfilter CA (Abb. 41 bis 43)

Wasserentnahme und Betriebsbedingungen:

Geräteeingang *1* über Verlängerungsschlauch und Sicherheitsventil mit Rohwasserhahn *R* verbunden.

Beginn der Entnahme. Die Harze sollen mindestens 20 cm mit Wasser bedeckt sein, um Aufwirbeln zu verhindern.

Betriebsunterbrechung: Nach längerer Betriebspause kann die Leitfähigkeit zunächst über dem Sollwert liegen (etwa 20 µS). Nach Entnahme von einigen Litern in den Spülwasserbehälter oder Ausguß sinkt die Leitfähigkeit wieder ab.

Betriebsdruck: Der eingangseitige Staudruck darf 1,5 atü nicht übersteigen.

Entnahmegeschwindigkeit: Bei zu schneller und bei sehr langsamer Entnahme sinkt die Wasserqualität. Am wirtschaftlichsten ist ununterbrochene Entnahme bei 30 bis 50% der maximalen Geschwindigkeit.

Erschöpfung: Die fortschreitende Erschöpfung der Harze zeigt sich im Farbumschlag von Blau bzw. Rot nach Gelbbraun. Der blaue Anionenaustauscher hat eine geringere Kapazität und erschöpft sich daher schneller. Ist das ganze Filter verfärbt und beginnt die Leitfähigkeit zu steigen, so benützt man die Kapazitätsreserve im roten Kationenfilter, um Spülwasser zu gewinnen. Sollte es dadurch noch immer erst zur Hälfte erschöpft sein, so braucht nur das A-Filter allein regeneriert zu werden.

Bereitstellen der Regeneriermittel:

Behälter für Lauge und Spülwasser auffüllen

R schließen

4 über Elektroden mit *Z* verbinden

X und *L* öffnen

R öffnen

L schließen, wenn die Marke ,,W'' erreicht ist,

R und *X* schließen, wenn die Spülbehälter gefüllt sind.

Spülwasser: Durch das noch nicht erschöpfte C-Filter wird das Wasser enthärtet und durch Reste der Kapazität im A-Filter noch etwas weiter gereinigt. Je besser die Spülwasserqualität, desto besser die Leistung des Gerätes beim folgenden Betriebszyklus.

Behälter für Säure füllen

2 von *3* trennen

2 mit *Y* verbinden

S und *R* öffnen, bis die Marke ,,W'' erreicht ist,

R und *S* schließen.

Druckausgleich: Wenn man *2* von *3* trennt, tritt aus der Verbindung etwas Wasser aus, da im Gerät leichter Überdruck herrscht. Man verhindert das, wenn man zuvor kurz den Verbindungsschlauch bei *R* abzieht. Ist der Säurebehälter gefüllt, so nimmt man nochmals Druckausgleich vor.

Regeneriermittel verdünnen

Salzsäure konzentriert ⎫
Natronlauge 50%ig   ⎬ Mengen nach Tabelle S. 157

in Verdünnungsgefäße eingießen, umrühren.

Die Natronlauge erwärmt sich beim Verdünnen. Man verwendet sie noch warm, jedoch soll die Temperatur nicht mehr als 30° betragen.

Beim Verdünnen trübt sich die Lauge, muß aber wieder klar werden. Bleibende Trübungen sind auf Calcium im Spülwasser zurückzuführen. Solche Lösungen sind nicht brauchbar. Es muß dann zuerst das C-Filter regeneriert werden, um Spülwasser zu gewinnen.

Schutzbrille aufsetzen!

Rückspülen A-Filter:

R schließen, Druckausgleich

2 von *Y* trennen, *4* von *Z* Trennen

2 mit *4* verbinden

3 über Verlängerungsstück mit Ausguß verbinden

R öffnen.

Der Strom von enthärtetem Wasser aus der C-Säule wird von unten durch die A-Säule geleitet. Das Harz wird zunächst meist als Pfropfen emporgehoben. Unterbricht man das Rückspülen, so bröckelt der Pfropfen rasch ab und schichtet sich um. Bei weiterem Rückspülen läßt man das Harz sich in der ganzen Länge der Säule ausdehnen, ohne es unter der Kappe anzustauen. Das Harz wird aufgelockert, Schlamm und feines Material abgeschlämmt. Dauer des Rückspülens: 5 bis 10 Min.

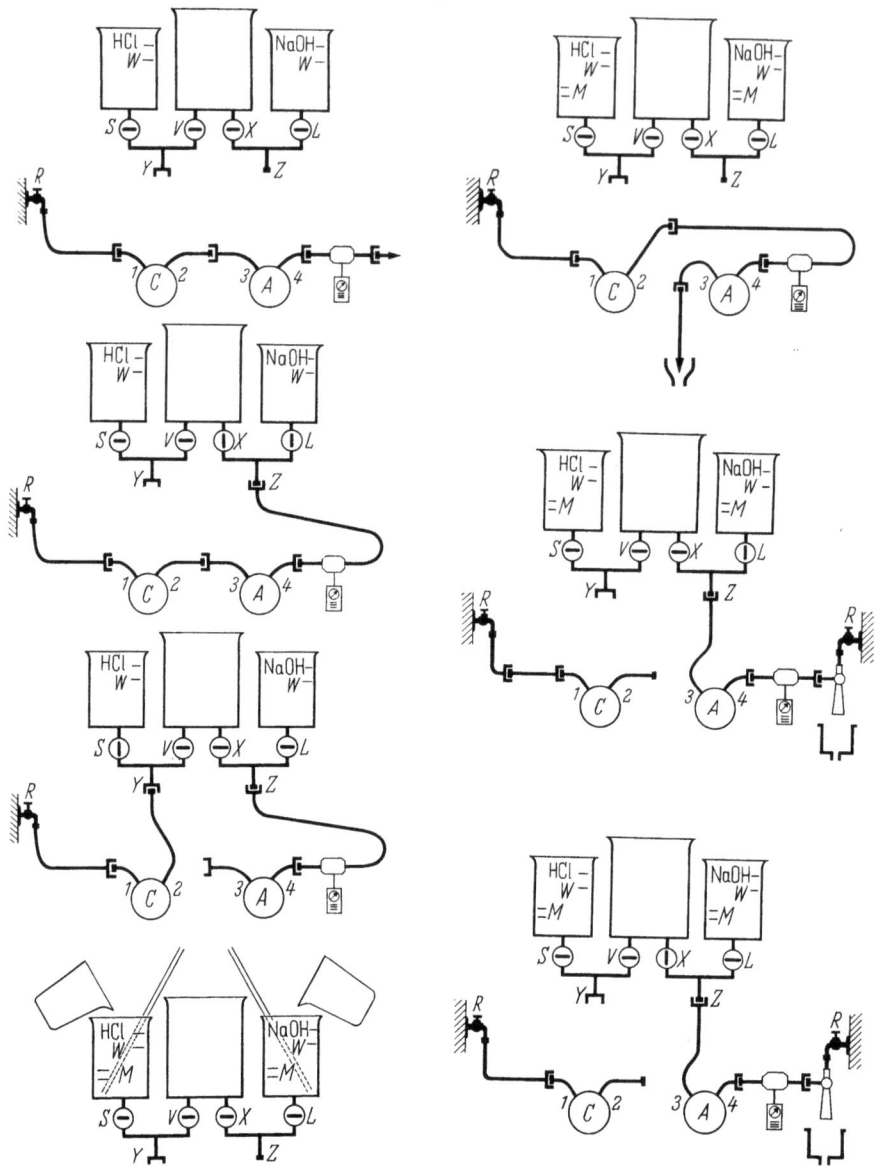

Abb. 41. Schema CA 1.

Abb. 42. Regeneration des Anionenfilters;
Betriebsanleitung CA 2.

Regeneration A-Filter mit Lauge:

R schließen
3 mit Z verbinden
4 über Elektroden mit Wasserstrahlpumpe verbinden
L öffnen
Wasserstrahlpumpe aufdrehen.

Das Austauschharz färbt sich dunkelblau bis dunkelgrün. Man stellt die Sauggeschwindigkeit so ein, daß die Lauge in etwa 30 Min. durch das Harz gesaugt wird.

Der Anionenaustauscher ist in Gegenwart von Lauge oxydationsempfindlich.

Man vermeide es: 1. Die Säule trocken laufen zu lassen oder Luft durch den Austauscher zu saugen. 2. Das Harz für mehr als 2 Std. in Kontakt mit der Natronlauge zu lassen.

Das Ausspülen der Regeneriermittel soll spätestens 1 Std. nach der Laugebehandlung erfolgen.

Spülen A-Filter:
L schließen
X öffnen.

Das Ausspülen der Lauge soll langsam erfolgen. Es ist beendet, wenn das aus der Wasserstrahlpumpe austretende Wasser ein pH unter 9 zeigt oder die Leitfähigkeit unter 100 µS liegt.
Wasserstrahlpumpe abstellen
X schließen.

Sorgfältiges Spülen mit möglichst reinem Wasser ist eine der wichtigsten Voraussetzungen für die erfolgreiche Regeneration. Notfalls kann mit Wasser aus der C-Säule gespült werden, niemals aber mit Leitungswasser.

Regeneriermittelbedarf CA-Filter

Filter-Größe	24		42		96		200	
Filter-Type	C	A	C	A	C	A	C	A
NaOH 50% [Liter]	–	5	–	10	–	20	–	40
HCl konz. [Liter]	5	–	10	–	20	–	40	–
Spülwasser [Liter]	25	60	40	80	70	130	150	300
Zeit [Std.]	1,5		2		2		2,5	

Rückspülen C-Filter:
1 über Verlängerungsstück mit Ausguß verbinden
2 mit *R* verbinden
R öffnen.

Das von unten in die C-Säule eingeleitete Rohwasser soll den Austauscher völlig umschichten und auflockern. Man reguliert seine Geschwindigkeit so, daß sich das Harz nicht im Oberteil des Filters anstaut, damit die mechanischen Verunreinigungen wirksam herausgewaschen werden können.

Ist ein Kohlefilter vorgeschaltet, so werden die beiden Filter gemeinsam rückgespült. K- und C-Filter bleiben wie bisher miteinander verbunden und man geht so vor:
Eingang Kohlefilter über Verlängerungsstück mit Ausguß verbinden
2 mit *R* verbinden
R öffnen.

Regeneration C-Filter mit Säure:
R schließen
1 mit *Y* verbinden
2 über Verlängerung mit Wasserstrahlpumpe verbinden
S öffnen
Wasserstrahlpumpe aufdrehen.

Der Austauscher färbt sich bei Einwirkung der Säure rot. Man stellt die Sauggeschwindigkeit so ein, daß die Säure in etwa 30 Min. durch das Harz gesaugt wird.

Der Kationenaustauscher ist unempfindlich gegen Oxydation und verlängerte Säurebehandlung. Bei vorgeschaltetem Kohlefilter können feinste Kohlepartikel im Laufe der Zeit eine leichte Verfärbung nach Braun bewirken, welche aber ohne Belang ist.

Spülen C-Filter:
S schließen
V öffnen.

Das Ausspülen der Säure soll langsam erfolgen. Es ist beendet, wenn das aus der Wasserstrahlpumpe austretende Wasser ein pH über 3 aufweist.
Wasserstrahlpumpe abstellen
V schließen, wenn C-Säule gespült ist.

Sorgfältiges Spülen mit möglichst reinem Wasser ist eine der wichtigsten Voraussetzungen für die erfolgreiche Regeneration. Notfalls kann mit Rohwasser bzw. kohlegefiltertem Rohwasser gespült werden. Das pH des Spülwassers ist dann gewöhnlich nicht über 2 bis 3 zu bringen, und man hört auf zu spülen, wenn die in der Tabelle angegebene Menge erreicht ist.

Einfahren und betriebsbereit machen:

2 mit 3 verbinden
1 mit R verbinden (über K-Filter)
4 mit Z verbinden
L öffnen
R öffnen.

Auffüllen des Laugebehälters, bis die Leitfähigkeit unter den Sollwert gefallen ist. Wenn dieses bis zur Marke „W" noch nicht der Fall, Öffnen von X, Schließen von L, bis Leitfähigkeit in Ordnung. Dann:

R schließen
X schließen
4 von Z trennen.

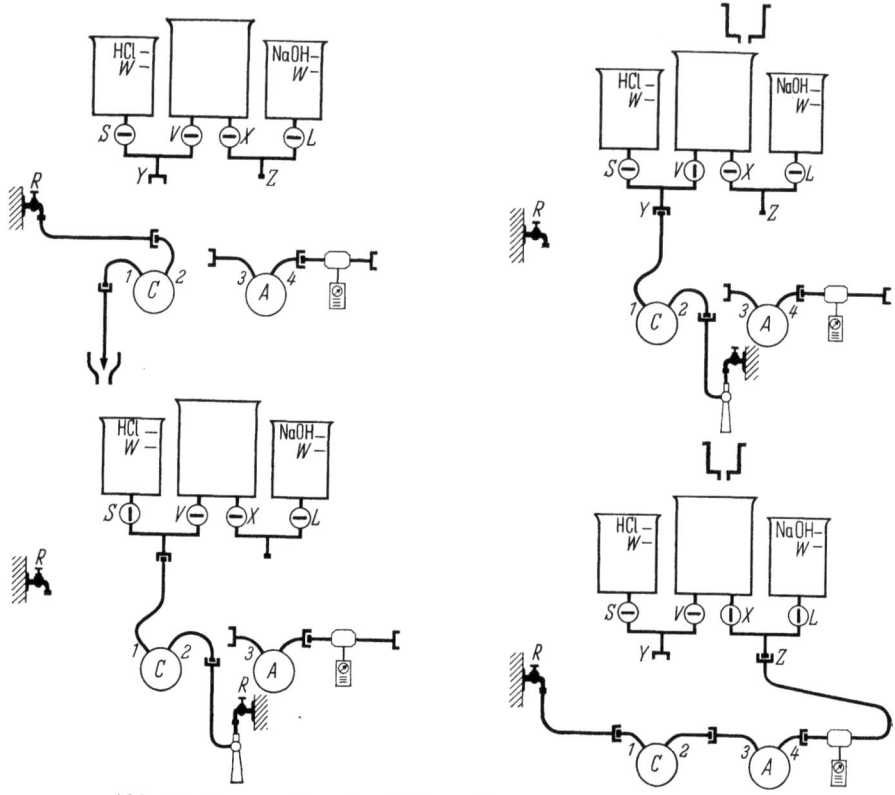

Abb. 43. Regeneration des Kationenfilters; Betriebsanleitung CA 3.

Betriebsanleitung für Serva-Mischbettfilter M (Abb. 44 bis 46)

Wasserentnahme und Betriebsbedingungen:

M-Filter-Eingang 5 mit Ausgang A-Filter 4 über Zwischenstück verbinden. Durchlaufelektrode und Verlängerungsschlauch mit Geräteausgang 6 verbinden.

Beginn der Entnahme. Das Harz soll mindestens 20 cm mit Wasser bedeckt sein.

Betriebsunterbrechung: Nach längerer Betriebspause liegt die Leitfähigkeit etwas über dem Sollwert von 2 µS. Nach Entnahme von wenigen Litern in den Spülbehälter oder den Ausguß sinkt die Leitfähigkeit wieder ab.

Entnahmegeschwindigkeit: Bei sehr langsamer Entnahme sinkt die Wasserqualität etwas ab. Sonst ist die Wasserqualität unabhängig von der Entnahmegeschwindigkeit. Stoßweise und häufig unterbrochene Entnahme ist möglich.

Erschöpfung: Die fortschreitende Verfärbung des Serdolit-Mischharzes ermöglicht ständige Kontrolle, welche durch die Leitfähigkeitsmessung ergänzt wird. Bei Anstieg über 2 µS muß die Säule als erschöpft betrachtet werden.

Bereitstellen der Regeneriermittel:

Behälter für Säure und Spülwasser füllen

R schließen

4 von 5 trennen, so daß das Zwischenstück bei 4 bleibt

4 und Y verbinden

S und V öffnen

R öffnen

S schließen, wenn untere Marke „M" erreicht,

R und V schließen, wenn Spülbehälter voll.

Nach dem Schließen Druckausgleich durch kurzes Abziehen des Schlauches von R.

Behälter für Lauge füllen:

4 von Y trennen

4 mit Z verbinden nach Abnahme des Zwischenstückes

L und R öffnen

R und L schließen, wenn untere Marke „M" erreicht.

Nach dem Schließen Druckausgleich durch kurzes Abziehen des Schlauches von R.

Regeneriermittel verdünnen:

Salzsäure konzentriert ⎱ Menge wie Tabelle S. 162
Natronlauge 50%   ⎰

in Verdünnungsgefäße eingießen, umrühren!

Die Natronlauge erwärmt sich beim Verdünnen und soll noch warm verwandt werden.

Maximale Temperatur: 40°.

Eine Trübung beim Verdünnen der Lauge muß wieder verschwinden.

Schutzbrille aufsetzen!

Trennen der Harze:

6 über Durchlaufelektrode und Verlängerungsstück mit R verbinden

5 über Verlängerungsstück mit Ausguß verbinden

R öffnen.

Durch einen mäßigen Wasserstrom wird das Harzbett erst hochgeschoben, zerfällt aber bald, die Schichtung beginnt. Man reguliert so ein, daß sich der Anionenaustauscher im Oberteil der Säule als einheitlicher Pfropfen anstaut, welcher etwa 5 mm pro Sekunde anwächst. Wenn sich der größte Teil des Anionenaustauschers auf diese Weise oben angesammelt hat, beschleunigt man den Wasserstrom, um die Grenzfläche noch zu verschärfen. Dann geht man auf eine sehr geringe Wassergeschwindigkeit zurück, so daß der dunkle Kationenaustauscher zusammen mit einer 5 bis 10 cm dicken Deckschicht von gelbem Anionenaustauscher ganz zur Ruhe kommt. Jetzt wird das Wasser ganz abgestellt, der Pfropfen wirbelt herunter, wobei der Kationenaustauscher durch die Deckschicht geschützt wird.

Man kann eine fast ideale Trennung erzielen, jedoch ist dies nicht erforderlich, da die Grenze während der Säurebehandlung von selbst schärfer wird.

In seltenen Fällen kann es vorkommen, daß die Harze bei langen Betriebszyklen so zusammenbacken, daß die Entmischung Schwierigkeiten macht. Man saugt dann von unten her 1/4 bis 1/2 Liter verdünnte Lauge an.

Regenerieren und Spülen der Harze:

Ausspülen des Rohwassers aus dem Anionenaustauscher

R schließen

5 mit Z, 6 mit Y verbinden

7 über Durchflußelektrode und Verlängerungsstück mit Wasserstrahlpumpe verbinden

Wasserstrahlpumpe aufdrehen

X öffnen, bis Niveau im Spülbehälter um 5 cm abgesunken ist.

Verdrängung des kalkhaltigen Rohwassers durch Spülwasser vermeidet Carbonatausfällungen bei Zutritt der Regenerierlauge.

Laugenbehandlung des Anionenaustauschers:

X schließen, L öffnen.

Der Austauscher färbt sich blau. Die Kieselsäure läßt sich besser auswaschen, wenn die Lauge noch vom Verdünnen warm ist.

Maximaltemperatur 40°.

Der Austauscher ist in Gegenwart von starkem Alkali oxydationsempfindlich. Im Interesse der Lebensdauer der Harze vermeide man es, das Filter nach der Laugenbehandlung trocken laufen zu lassen und überhaupt das Gerät mit Lauge länger stehenzulassen. Es soll stets alsbald gespült werden.

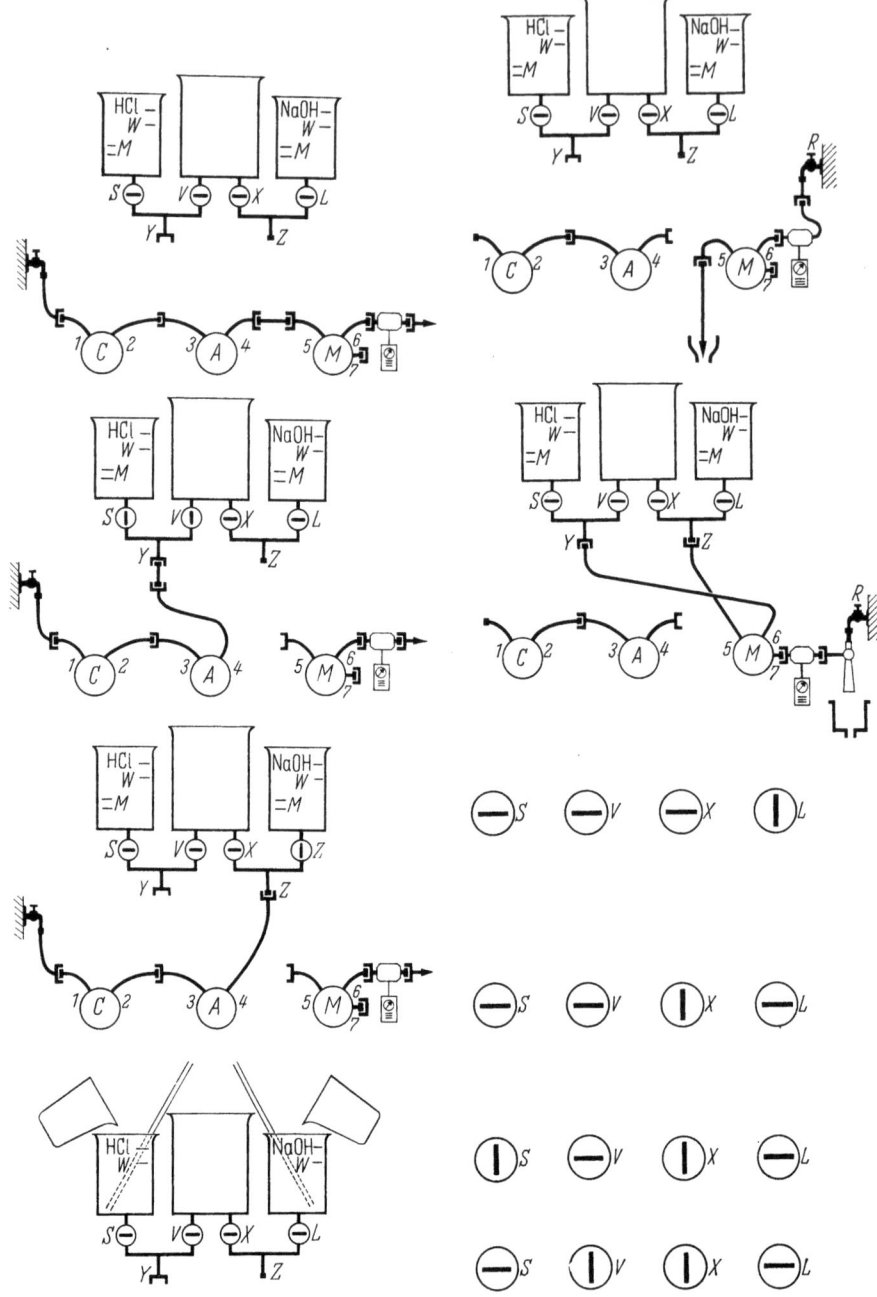

Abb. 44. Bedienungsanleitung M 1.   Abb. 45. Bedienungsanleitung M 2.

Ausspülen der Lauge aus dem Anionenaustauscher:
L schließen, X öffnen.

Etwa 2/3 des Spülwassers sind insgesamt zum Auswaschen der Lauge erforderlich. Nach Verbrauch des ersten Drittels beginnt man schon mit der Regeneration des Kationenaustauschers.

Säurebehandlung des Kationenaustauschers:

S öffnen, X bleibt geöffnet.

Der Kationenaustauscher färbt sich bei der Regeneration rot.

Ausspülen beider Austauscher:

S schließen, V öffnen, X bleibt geöffnet.

Durch Drosseln der Wasserzufuhren richtet man es ein, daß insgesamt 2/3 des Spülwassers von oben, 1/3 des Spülwassers von unten durch die Harze gelaufen sind. Stets muß der Spülwasserstrom aus beiden Richtungen in Gang bleiben, damit die Regeneriermittel nicht in das andere Harz eindringen und es zonenweise erschöpfen.

Gründliches Spülen ist wichtig. Das Wasser aus 7 muß ein pH von 5 bis 9 aufweisen, die Leitfähigkeit soll unter 50 µS liegen. Wenn der Spülbehälter leer ist, saugt man noch weiter, bis der Wasserspiegel in der Säule nur noch 10 cm über dem Harz steht.

Wasserstrahlpumpe abstellen

V und X schließen.

Wiedervermischen der Harze:

7 mittels Verschlußkappe abschließen

6 von Y lösen.

Mit Wasserstrahlpumpe

5 mit Wasserstrahlpumpe verbinden.

Pumpe voll anstellen.

Der Luftstrom wirbelt die Harze auf und vermischt sie. Kurzzeitiges Abkneifen bei 6 oder Ansaugen von Wasser aus 4 unterstützt die Vermischung.

Mit Preßluft

6 mit Preßluftleitung verbinden (Ölabschneider, Reduzierventil 1 atü mit Manometer)

5 über Verlängerungsstück mit Ausguß verbinden.

Der kräftige Luftstrom verwirbelt die Harze in kürzester Zeit.

Absetzen der Austauschharze:

Nach Abstellen des Luftstromes sollen sich die Harze möglichst wenig entmischen.

Je weniger Wasser während des Mischens bei den Harzen ist, desto geringer ist die Entmischung. Bei starker Entmischung ist es nötig, durch 6 noch etwas Wasser abzusaugen und erneut zu mischen.

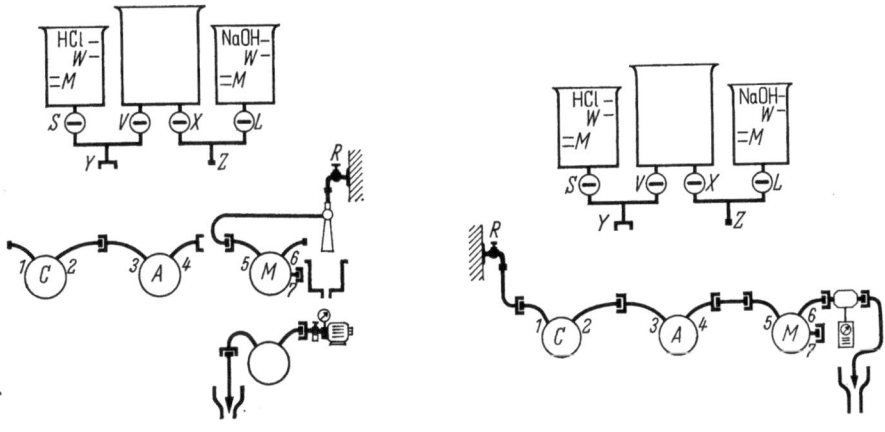

Abb. 46. Bedienungsanleitung M 3.

Wasserspiegel regulieren und Einfahren:

4 über Zwischenstück mit 5 verbinden

6 über Durchlaufelektrode mit Y und Verlängerungsstück mit Ausguß verbinden

Entlüftungskappe aus Plexiglas lösen

R aufdrehen, bis Wasserspiegel 20 cm über dem Harz steht

Entlüftungskappe aufsetzen.

Man läßt die Filterkombination in den Ausguß arbeiten, bis die Leitfähigkeit unter dem Sollwert liegt (meist 2 µS). Wurde richtig regeneriert, so sind dafür nur wenige Liter Entnahme nötig, manchmal jedoch 10 bis 20 l, Stehenlassen über Nacht wirkt sich günstig auf die Anfangsleitfähigkeit aus.

Das Gerät ist nunmehr betriebsbereit und kann an den Verbraucher angeschlossen werden.

Regeneriermittelbedarf M-Filter

Filter-Größe	M 24	M 42	M 96	M 200
NaOH 50% [Liter]	2,5	5	10	20
HCl konz. [Liter]	2,5	5	10	20
Spülwasser [Liter]	85	150	250	400
Zeit [Std.] [Std.]	1	1	1,25	1,5

Angaben der Pharmakopöen

Aqua fontana Helv. V. Aqua communis Ned. 6. Wasser. Leitungswasser, Trinkwasser. Water USP XVIII.

H_2O M.G. 18,02

Nach Helv. V muß das für pharmazeutische Zwecke verwendete Trinkwasser allen im schweizerischen Lebensmittelbuch an Trinkwasser gestellten Anforderungen genügen.

Eigenschaften. Klare, farblose, geruchlose Flüssigkeit.

Prüfung. 1. Reaktion. Zu 10 ml W. gibt man 2 Tr. Methylrotlsg. Es darf keine Rosa- oder Rotfärbung entstehen. Zu anderen 10 ml W. gibt man 2 Tr. Phenolphthaleinlsg. Es darf ebenfalls keine Rosa- oder Rotfärbung auftreten (USP XVIII). – 2. Schwermetalle. 40 ml W. werden mit verd. Essigsäure auf pH 3,0 bis 4,0 gegen Spezialindikatorpapier eingestellt und mit 10 ml frisch bereiteter Schwefelwasserstofflsg. versetzt. Nach 10 Min. darf die Färbung, von oben gegen einen weißen Untergrund betrachtet, nicht dunkler sein als die einer Mischung von 40 ml des gleichen W. mit der gleichen Menge verd. Essigsäure und 10 ml destilliertem W. Der Vergleich ist in Nessler-Zylindern durchzuführen (USP XVIII). – 3. Zink. In einem großen Reagensglas fügt man zu 50 ml W. 3 Tr. Eisessig und 0,5 ml Kaliumferrocyanidlsg. Die Lsg. darf nicht trüber werden als die aus 50 ml dest. W. in einem gleichen Reagensglas unter gleichen Bedingungen bereitete, von oben gegen einen dunklen Untergrund betrachtet (USP XVIII). – 4. Fremde flüchtige Stoffe. Erhitzt man Wasser bis nahe zum Sieden und schüttelt, so darf kein Geruch auftreten (USP XVIII). – 5. Verdampfungsrückstand. 100 ml W. werden auf dem Dampfbad zur Trockne verdampft und der Rückstand 1 Std. bei 105° getrocknet. Es dürfen nicht mehr als 100 mg zurückbleiben (0,1%) (USP XVIII). – 6. Bakteriologische Reinheit. Wasser muß den Anforderungen des United States Public Health Service für Trinkwasser an bakteriologische Reinheit entsprechen (USP XVIII). Vgl. hierzu die lebensmittelchemischen Prüfungen für Trinkwasser S. 134.

Aqua destillata DAB 6, Helv. V, ÖAB 9, Dan. IX, Ross. 9, Pl.Ed. II. Aqua Ned. 6, DAB 7 – DDR, DAB 7 – BRD. Aqua purificata Nord. 63. Purified Water USP XVIII, BP 68. Eau destillée CF 65[1]. Wasser. Destilliertes Wasser. Gereinigtes Wasser.

Unter Wasser ist, falls keine besonderen Angaben gemacht werden, nach DAB 6, Helv. V, ÖAB 9, Ross. 9, DAB 7 – BRD destilliertes Wasser zu verstehen. USP XVIII, DAB 7 – DDR, ÖAB 9, Nord. 63 erlauben darüber hinaus die Verwendung von entmineralisiertem Wasser. In keinem Fall aber darf entmineralisiertes Wasser zur parenteralen Applikation verwendet werden.

Da die Anforderungen an entmineralisiertes Wasser weitgehend den an destilliertes Wasser gestellten entsprechen, werden hier beide Arten gemeinsam behandelt. Vgl. dazu „Entmineralisiertes Wasser" (S. 149).

Herstellung. Gereinigtes Wasser ist aus einwandfreiem Trinkwasser durch Destillation in Glas-, Quarz- oder Metallapparaturen oder durch Entmineralisieren mit Kunstharzaustauschern herzustellen. DAB 7 – DDR schreibt vor, daß bei der Destillation die während

---

[1] Neben Eau destillée kennt CF 65 noch Eau purifiée, Aqua purificata. Es kann aus gutem Trinkwasser durch Destillation, Mehrfachdestillation, Elektroosmose, Ionenaustausch oder auf andere Weise hergestellt sein. Es muß in seinen Eigenschaften dem destillierten Wasser entsprechen.

der ersten 5 Min. übergehende und bei der Entmineralisierung die eine Leitfähigkeit von mehr als 10 µS zeigende Menge zu verwerfen ist.

Eigenschaften. Klare, farblose Flüssigkeit ohne Geruch und Geschmack. Kp. 100°, d_4^{20} 0,998.

Prüfung. 1. Reaktion. a) 100,0 ml müssen nach Zusatz von 10 Tr. Methylrotlsg. und 0,200 ml 0,01 n Salzsäure rot gefärbt sein. – b) 100,0 ml müssen nach Zusatz von 3 Tr. Phenolphthaleinlsg. und 7,00 ml 0,01 n Kalilauge rosa gefärbt sein (DAB 7 – DDR). – 2. Ammonium. 10 ml dürfen mit 2 Tr. Nesslers Reagens innerhalb von 1 Std. nicht verändert werden (ÖAB 9). – DAB 7 – DDR verwendet als Reagens Kaliumdijododibromomercurat(II)-Lsg. – USP XVIII: 0,3 ppm. – 100 ml dürfen sich nach Zugabe von 3,0 ml 3 n Natronlauge und 2,0 ml Nesslers Rg. innerhalb 5 Min. gegenüber 100 ml in gleicher Weise behandeltem, frischem, doppelt destilliertem Wasser nicht verändern (DAB 7 – BRD). – 3. Calcium-Ionen. 10 ml dürfen auf Zusatz von 2 Tr. Ammoniumoxalatlsg. innerhalb von 1 Std. nicht getrübt werden (ÖAB 9). – 4. Schwermetalle. 100 ml werden in einer Porzellanschale auf etwa 10 ml eingedampft. In dieser Flüssigkeit dürfen Schwermetalle nicht nachweisbar sein (s. Bd. I, 253) (ÖAB 9). – 5. Chlorid. Zu 100 ml gibt man 5 Tr. Salpetersäure und 1 ml Silbernitratlsg. Es darf keine Opaleszenz auftreten (USP XVIII). – 6. Sulfat. Zu 100 ml gibt man 1 ml Bariumchloridlsg. Es darf keine Trübung entstehen (USP XVIII). – 7. Nitrat. 1,00 ml, 1 Tr. Natriumchloridlsg. und 4,0 ml Diphenylamin-Schwefelsäure werden gemischt und schnell abgekühlt. Die Mischung darf nach 30 Min. im Vergleich zur nachstehend beschriebenen Blindprobe keine Veränderung zeigen. Blindprobe: 1 Tr. Natriumchloridlsg. und 5,0 ml Diphenylamin-Schwefelsäure werden gemischt und schnell abgekühlt (DAB 7 – DDR). – Eine abgekühlte Mischung von 1 ml gereinigtem Wasser und 3 ml konz. Schwefelsäure darf auf Zusatz von einigen Kriställchen Brucin auch nicht vorübergehend rosa gefärbt werden (ÖAB 9). – 8. Nitrit, oxydierbare Stoffe. 100 ml dürfen nach Zusatz von 1 ml verd. Schwefelsäure und 0,10 ml Kaliumpermanganatlsg. beim Kochen innerhalb 10 Min. die rosa Farbe nicht vollständig verlieren (ÖAB 9). – USP XVIII verwendet 10 ml Schwefelsäure und 0,1 ml 0,1 n Kaliumpermanganatlsg. – 9. Kohlendioxid. Gibt man zu 25 ml gereinigten Wassers 25 ml Calciumhydroxidlsg., so muß die Mischung klar bleiben (USP XVIII). – ÖAB 9 führt ein besonderes kohlensäurefreies destilliertes Wasser (s. unten). – 10. Verdampfungsrückstand. 100 ml werden auf dem Dampfbad zur Trockne verdampft. Der 1 Std. bei 105° getrocknete Rückstand darf nicht mehr als 1 mg wiegen (10 ppm) (USP XVIII; prakt. identisch mit anderen Arzneibüchern). – 11. Bakteriologische Reinheit. Gereinigtes Wasser muß den gleichen Anforderungen wie Wasser (s. S. 162) genügen (USP XVIII).

Aufbewahrung. Es dürfen nur Flaschen verwendet werden, die mindestens 14 Tage lang mit Trinkwasser vollgefüllt waren, nach dem Entleeren mit salzsäurehaltigem Wasser gespült und hierauf sorgfältig mit dest. Wasser nachgewaschen wurden (ÖAB 9). – Aus der Beschriftung muß die Art der Herstellung hervorgehen (USP XVIII).

Kohlensäurefreies destilliertes Wasser (ÖAB 9).

Herstellung. Kohlensäurefreies dest. Wasser wird durch 10 Min. langes Auskochen erhalten. Man läßt in dem mit Rückflußkühler und Natronkalkrohr versehenen Kolben erkalten. Man erhält es auch, indem man 2 Std. lang CO_2-freie Luft durch dest. Wasser leitet. Dazu wird die Luft zunächst durch eine Waschflasche mit konz. Natronlauge, dann durch eine mit konz. Schwefelsäure und schließlich durch ein etwa 30 cm langes mit Natronkalk gefülltes Rohr geleitet. Die Füllung der Waschflaschen ist vor jeder Verwendung zu erneuern.

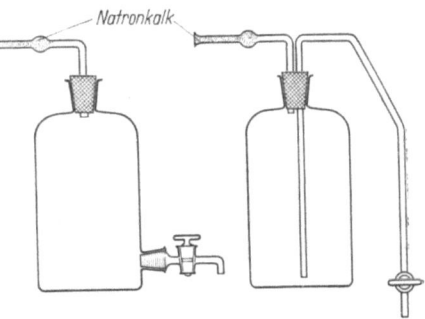

Abb. 47. Gefäße zur Aufbewahrung und Entnahme von kohlensäurefreiem destilliertem Wasser nach ÖAB 9.

Prüfung (ÖAB 9). Kohlensäuregehalt. 200 ml dürfen nach Zusatz von Phenolphthaleinlsg. nicht mehr als 0,05 ml 0,1 n Natronlauge zur bleibenden Rosafärbung verbrauchen. Alle übrigen Prüfungen sind wie bei Aqua destillata (s. oben) auszuführen.

Aufbewahrung. Wie Aqua destillata. Die verwendeten Flaschen müssen jedoch so eingerichtet sein, daß das kohlensäurefreie dest. Wasser vor dem Zutritt von Kohlendioxid auch während der Entnahme geschützt ist. Dies kann durch die in Abb. 47 wiedergegebene Anordnung erreicht werden (ÖAB 9).

Aqua purissima sterilisata Nord. 63. Aqua redestillata sterilisata Dan. IX — Add. Steriles, aus Glas redestilliertes Wasser.

Aqua purissima wird aus frisch dest. Wasser durch Redestillation aus Quarzgeräten oder solchen aus alkaliarmen Gläsern gewonnen. Vor der Destillation muß die Apparatur ausgedampft und die innerhalb der ersten 5 Min. übergehende Menge verworfen werden. Die Destillation wird unterbrochen, wenn noch wenigstens 1/10 der ursprünglichen Menge in der Destillierblase vorliegt. Das so gewonnene Aqua purissima wird sofort wie unter Aqua sterilisata (s. unten) angegeben sterilisiert.

Prüfung (Nord. 63). Kupfer. Es muß die Grenzprobe B auf Kupfer halten. Die Prüfung ist mit 100 ml durchzuführen. Alle anderen Prüfungen entsprechen denen von Aqua sterilisata (s. unten).

Aqua ad injectionem DAB 7 — DDR, ÖAB 9. Aqua pro injectionibus Ross. 9. Aqua pro injectione Pl.Ed. II, DAB 7 — BRD. Water for Injection USP XVIII, BP 68. Aqua sterilisata (Nord. 63). Wasser zur Injektion.

Während die meisten Pharmakopöen die Sterilität von Wasser zur Injektion fordern, ist dies bei USP XVIII und Ross. 9 nicht der Fall. USP XVIII betont deshalb:

Achtung — Wasser zur Injektion dient nur bei solchen Lösungen als Lösungsmittel, die nach ihrer Bereitung sterilisiert werden[1].

Herstellung. Für die Herstellung kann die Vorschrift des DAB 7 — DDR stellvertretend für andere herangezogen werden.

Aqua ad injectionem wird aus Trinkwasser oder vorbehandeltem Trinkwasser durch Destillation bereitet. Hierzu ist eine Apparatur aus Glas der hydrolytischen Klasse I zu verwenden, deren Konstruktion ein Überspritzen oder Überkriechen von Flüssigkeitsteilchen aus dem Destillationskolben ausschließt. Das während der ersten 15 Min. übergehende Destillat wird verworfen, das darauffolgende Destillat in sterilen, pyrogenfreien Gefäßen unter Vermeidung des Zutritts von Luftkeimen aufgefangen und sterilisiert. Die Sterilisation kann unterbleiben, wenn die aus Wasser zur Injektion hergestellte Arzneizubereitung spätestens 6 Std. nach Beendigung der Destillation unter Anwendung der Verfahren a) oder d) sterilisiert wird.

Prüfung. 1. Wasser zur Injektion muß den bei Aqua destillata angegebenen Anforderungen entsprechen. — 2. Sterilität. Es muß den Bedingungen der Prüfung auf Sterilität entsprechen. — 3. Pyrogene Stoffe. Wasser zur Injektion muß den Bedingungen der Prüfung auf pyrogene Stoffe entsprechen, wobei das Wasser durch einen Zusatz von 0,9% pyrogenfreiem Natriumchlorid blutisotonisch gemacht werden muß (ÖAB 9).

Aufbewahrung. In Ampullen oder keimdicht verschlossenen Gefäßen.

Achtung. DAB 7 — BRD betont, daß Injektions- und Infusionslsg. sowie Augentropfen nur mit Wasser für Injektionszwecke hergestellt werden dürfen!

Bacteriostatic Water for Injection USP XVIII.

Bakteriostatisches Wasser zur Injektion ist Wasser zur Injektion, das ein oder mehrere Bacteriostatica enthält.

Achtung. Bakteriostatisches Wasser zur Injektion darf nur unter Berücksichtigung der Verträglichkeit zwischen Bacteriostaticum und dem zu lösenden Arzneimittel verwendet werden.

Eigenschaften. Klare, farblose Flüssigkeit mit allenfalls einem leichten Geruch nach dem verwendeten Bacteriostaticum.

Prüfung. Verdampfungsrückstand. Höchstens 40 ppm. Alle anderen Prüfungen entsprechen denen bei Wasser zur Injektion.

Aufbewahrung. Wie Wasser zur Injektion. Aus der Beschriftung muß Name und Menge des verwendeten Bacteriostaticums ersichtlich sein.

Aqua demineralisata Helv. V — Suppl. III, Pl.Ed. II. Entmineralisiertes Wasser. Entsalztes Wasser. Eau déminéralisée.

Herstellung. Entsalztes Wasser ist unter Verwendung geeigneter Ionenaustauscher aus einem von organischen Stoffen möglichst freien Trinkwasser zu bereiten.

---

[1] In anderen Fällen (z.B. zur Auflösung von Trockenampullen) ist Water for Injection zu sterilisieren und keimfrei aufzubewahren (USP XVIII: Sterile Water for Injection).

Die Leistungsfähigkeit der Austauschersäulen ist durch Messen des elektrischen Widerstandes des austretenden Wassers laufend zu prüfen.

Sein spezifischer Widerstand muß, direkt am Auslauf gemessen, mindestens 1 Million Ohm betragen.

Prüfung. Entsalztes Wasser muß allen an Aqua destillata gestellten Anforderungen genügen.

Anwendung. Pl.Ed. II: 1. Es darf nicht für Zubereitungen zur parenteralen Applikation verwendet werden. – 2. Soll es für Augenlösungen gebraucht werden, so ist es unmittelbar vor dem Gebrauch zu sterilisieren. – 3. Es kann für alle anderen Arzneizubereitungen, für volumetrische Lösungen und Reagentien verwendet werden. – Helv. V – Suppl. III erlaubt die Anwendung zu Augentropfen, Augenwässern und Injektionslösungen, wenn es sofort nach seiner Zubereitung destilliert und in alkaliarmem Glas sterilisiert wurde. Es muß bis zu seiner Verwendung steril aufbewahrt werden und pyrogenfrei sein.

Aquilaria

Aquilaria agallocha (LOUR.) ROXB. (Aloëxylon agallochum LOUR.). Thymelaeaceae – Aquilarioideae – Aquilarieae. Aloebaum.

Beheimatet in Ostindien und China.

Lignum Aloës. Aloëholz. Bois d'aloès vrai. Bois de Calambac.

Inhaltsstoffe. Das Kernholz des Baumes enthält ein wohlriechendes äth. Öl. MAHESWARI et al. (Tetrahedron L. *1963*, S. 1519) fanden α- und β-Agarofuran, Dihydroxyagarofuran und isolierten aus den niedriger siedenden Anteilen drei Sesquiterpenfurane der Selman-Gruppe, Noroxoagarofuran, Fp. 56 bis 57°, 4-Hydroxydihydroagarofuran, Fp. 130 bis 131°, und 3,4-Dihydroxy-dihydroagarofuran, Fp. 176°; nach VARMA et al. [Tetrahedron (Lond.) 21, 115, (1965)] der Sesquiterpenalkohol Agarospirol $C_{15}H_{26}O$.

Anwendung. Als Räuchermittel.

Aquilaria sinensis und andere Arten liefern das schon im Altertum bekannte, schwere, aromatische Adlerholz.

Aquilegia

Aquilegia vulgaris L. (A. atrata KOCH). Ranunculaceae – Helleboroideae – Helleboreae. Gemeine Akelei. Harlekinsblume. Adlersblume. Ancolie vulgaire.

Temperierte Nordhemisphäre, Mittel- und Südeuropa, Asien. In schattigen Laubwäldern, auf Waldwiesen und im Gebirge. In Gärten in zahlreichen Varietäten und Formen mit verschiedenen Blütenfarben angepflanzt. Wird von Tieren gemieden.

Pflanze 40 bis 60 cm hoch. Wurzelstock mehrköpfig, ästig, hellbraun. Stengel aufrecht, meist verzweigt, entfernt beblättert, kahl oder weichhaarig. Blätter grundständig, lang gestielt, dreizählig zusammengesetzt mit keilig-eiförmigen, stumpfen, unregelmäßig gekerbten bis eingeschnittenen, stumpf gelappten Blättchen. Blattunterseite meist heller grün und behaart. Stengelblätter kleiner als die grundständigen und einfacher. Oberste Blätter meist nur aus einigen länglich-eiförmigen, ganzrandigen Lappen. Blüten nickend, lang gestielt, von dunkelblauer, dunkelvioletter, rosa oder weißer Farbe. Perigonblätter (Kelchblätter) fünf, breit eiförmig, unten stumpf, oben in eine stumpfe, grüne Spitze auslaufend. Honigblätter (Kronblätter) fünf, kapuzenförmig mit langem, hakig nach einwärts gebogenem Sporn. Staubgefäße zahlreich. Fruchtknoten meist fünf. Balgfrucht langgestreckt, aufrecht.

Herba Aquilegiae. Akeleikraut. Aquileña.

Inhaltsstoffe. Blausäureglykosid in Spuren. Ein noch unerforschter Wirkstoff. Delphinidin-3,5-diglucosid.

Anwendung. In der Homöopathie bei Globus hystericus und bei klimakterischem Erbrechen. Auch bei Schlaflosigkeit, nervösem Zittern, Empfindlichkeit gegen Licht und Lärm, Dysmenorrhoe junger Mädchen. In der Volksheilkunde bei Leber- und Gallenleiden und chronischen Hauterkrankungen. Die ganze Pflanze gegen Skorbut, Ikterus und als Diaphoreticum.

Bemerkung: Giftverdächtig!

Aquilegia HAB 34.
Frische, blühende Pflanze.

Arzneiform. Essenz nach § 3.

Arzneigehalt. 1/3.

Semen Aquilegiae. Akeleisamen.

Samen glänzend schwarz, oval, 2,2 bis 2,5 mm lang, 1,5 mm breit und dick, stumpf zugespitzt, anatrop. Die Raphe verläuft an der einen Seite als ausgeprägte Leiste. Am Querschnitt palisadenartige Epidermiszellen mit konischem Lumen und geschichteter, dunkelgrüner Membran, deren Farbstoff mit heißem Chloralhydrat zerstört wird. Inhalt des Lumens braun. Zwischen die Epidermiszellen ragt die deutlich entwickelte Kutikula mit zahnförmigen Fortsätzen hinein. Auf die Epidermis folgen 10 bis 12 Reihen obliteriertes Parenchym, dann Endospermzellen mit Fett und 3 µm großen Aleuronkörnern. Von der Fläche erscheinen die Epidermiszellen der Testa polygonal, stark oder weniger stark verdickt, je nach der Höhe der Einstellung. Zur Identifizierung genügen Quetschpräparate der Samen, die in Chloralhydratlösung beobachtet werden.

Inhaltsstoffe. Lipase, Nitrilglykosid. Nach KAUFMANN u. BARVE [Fette, Seifen, Anstrichmittel *67*, 14 (1965)] im Samenöl die Fettsäuren: Capron-, Capryl-, Caprin-, Laurin-, Myristin-, Palmitin- (7,96%), Palmitöl-, Stearin- (1,93%), Öl- (6,0%), Linol- (23,7%) und trans-5,cis-9,cis-12-Octadecatriensäure (59,69%).

Anwendung. In der Volksmedizin gegen Gelbsucht, Dysmenorrhoe, äußerlich gegen Hautausschläge, Mundgeschwüre, Fisteln und bei Augenschwäche.

Aquilegia formosa FISCH.

Inhaltsstoffe. In den Wurzeln wiesen CONSTANTINE et al. [J. pharm. Sci. *55*, 982 (1966)] chromatographisch 5 Alkaloide nach, darunter Magnoflorin $C_{20}H_{24}N^{\oplus}O_4$, Fp. (als Jodid) 248 bis 249°, Berberin, Palmatin und Jatrorrhizin.

Arachis

Arachis hypogaea L. Fabaceae – Faboideae – Coronilleae. Erdnuß.

Heimisch in Südamerika, Ursprung wahrscheinlich Brasilien (wild nicht mehr bekannt). Der ölreichen Samen wegen in den Tropen, stellenweise auch in Südeuropa kultiviert. Die wichtigsten Produktionsländer sind Indien (Madras, Bombay, Hyderabad, Saurashta, bis 45% der gesamten Erdnußanbaufläche der Welt), China, USA, ehem. Franz. Westafrika (Dakar, Senegal, Goldküste, Gabun), Nigeria, ehem. Britisch-Westafrika, Indonesien (Java, Madura), Argentinien (Cordoba, Santa Fé), Brasilien (Sao Paulo), Gambia, Südafrikanische Union (Kapland, Transvaal, Oranje-Gebiet). Ferner Pakistan, Australien, Kongo, Kamerun, Mozambik, Ozeanien, Mexiko, San Domingo, Ecuador, Uruguay u. a. trop. und subtrop. Gebiete.

Die Pflanze variiert nach Frucht und Samen in Arachis hypogaea var. vulgaris und A. hypogaea var. reticulata.

Niedriges Kraut mit mehr oder weniger kahlen, zweipaarig gefiederten Laubblättern und einzeln oder gepaart in den Blattachseln sitzenden, mittelgroßen, gelben Blüten, deren Stiele (Carpopodien) sich beim Verblühen auf 5 bis 20 cm Länge strecken und negativ phototropisch abwärts krümmen, so daß die Hülsen im Boden (5 bis 8 cm unter der Oberfläche) reifen. Frucht eine walzige, zwei- bis drei-, meistens aber zwei-, selten ein- oder viersamige, einfächerige, bis 4 cm lange, bis 1,5 cm dicke, gelbe oder graubräunliche, nicht aufspringende Hülse, zwischen den Samen in der Regel etwas eingeschnürt. Fruchtwand dünn, zerbrechlich, stark grubig genetzt mit zahlreichen Längs- und Querrippen (s. Abb. 48).

Semen Arachidis. Archissamen. Erdnuß. Aschantinuß. Maninuß. Mandubinuß. Erdpistazie. Erdeichel. Erdmandel. Erdbohne. Pea-nut. Earth nut. Ground nut. Graine de pistache de terre. Graine d'arachide.

Samen etwa 1 bis 1,5 cm lang, 0,8 bis 1 cm dick, oval bis eiländlich, etwas abgeflacht. Samenschale dünn, glatt, sehr mürbe und zerbrechlich, außen gelb bis bräunlichrot, innen farblos oder gelb.

Geruchlos, Geschmack süßlich ölig, später unangenehm, geröstet angenehmer.

Mikroskopisches Bild. Äußere Epidermis der Samenschale aus kurzen Zellen, deren Innenwände dünn, deren Außen- und Seitenwände derartig verdickt sind, daß das Lumen auf Querschnitten dreieckig erscheint. Von der Fläche gesehen sind die Oberhautzellen scharfkantig-polygonal und in ihren Wandungen gezähnt. Unter der Epidermis eine Lage farbloser, dünnwandiger, lückenlos aneinander schließender Zellen usw. Im Kotyledonargewebe Aleuron, Fett und Stärke.

Pulverdroge. Charakteristisch die Epidermiszellen der Samenschale, die Außen- und Seitenwände stark zapfenartig verdickt, von der Fläche gesehen allseits kammzahnartig verdickt; reichlich Stärke des großzelligen, stark getüpfelten, an Interzellularen reichen Parenchymgewebes der Kotyledonen (s. o.).

Inhaltsstoffe. 42 bis 51% fettes Öl, Oleum Arachidis, 20 bis 30% Stickstoffsubstanz, 2 bis 5% Cellulose, 8 bis 21% Stärke, 5 bis 8% Wasser. Ferner α-Cephalin, Xanthin, Glutathion, δ- und γ-Tocopherol, L(+)-Arginin, Guanosin, Cholin, Lecithin, Saccharose, Conglutin, Conarachin, L(−)-Cystin, Sarkosin, Biotin, Thiamin, Vit. P, Coenzym A, Brenztrauben-, α-Ketoglutar-, γ-Methylen-α-ketoglutarsäure, und in Spuren 4-Methylenprolin. WAGNER et al. [Z. Naturforsch. *24b*, 922 (1969)] isolierten ein phosphorhaltiges Sphingoglykolipid. Ferner wurden folgende Enzyme isoliert: Allantoinase, Phospholipase D, Isocitratlyase, Phosphorsäuremonoesterhydrolasen, Fumarase. Nach DECHARY et al. [Lloydia *33*, 270 (1970)] ein unspezifisches Hämagglutinin (ein Albumin?). Nach DAUSSANT et al. [Plant. Physiol. *44*, 471 (1969)] Arachin mit 4 Antigenen (α-Arachin als Hauptantigen) und Conarachin mit 2 Antigenen (α_1- und α_2-Conarachin). In der Samenschale Arachidosid, Leucocyanidin und Leucodelphinidin. CEPELAK et al. [ref. Chem. Abstr. *69*, 38730a (1968)] isolierten einen hämostatischen Wirkstoff mit Proteasewirksamkeit in vitro und vasokonstriktorischer Wirkung.

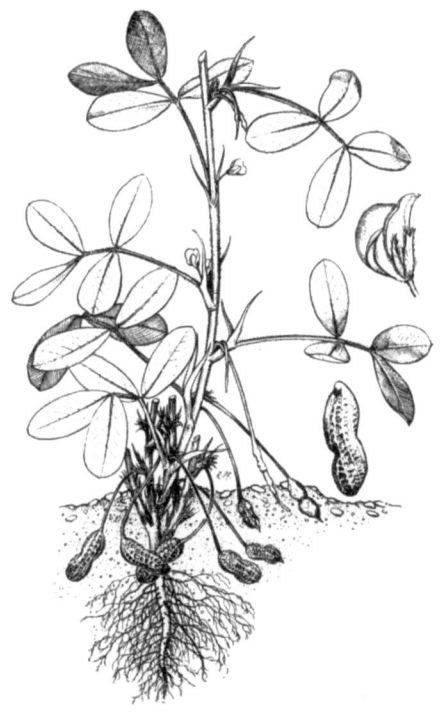

Abb. 48. Arachis hypogaea, ganze Pflanze (nach HEGI).

Aus gerösteten Erdnüssen isolierten BALLSCHMIETER et al. [Fette, Seifen, Anstrichmittel *72*, 719 (1970)] Methyl-, Äthyl-, iso-Propyl-, Propyl- und Butylalkohol, 2-Butanol, 1-Pentanol (oder 2-Pentanol), 1-Octanol und 1-Dodecanol und MASON et al. [ref. Chem. Abstr. *66*, 64505p (1967)] Acetylaldehyd, Benzaldehyd und Phenylacetaldehyd. Nach MASON et al. [ref. Chem. Abstr. *71*, 59798k (1969)] entsteht der typische Erdnußgeschmack durch die beim Rösten einsetzende Reaktion reduzierender Zucker mit in Freiheit gesetzten Aminosäuren; nach früheren Untersuchungen auch durch die Aminosäuren Asparagin-, Glutaminsäure, Glutamin, Asparagin, Histidin und Phenylalanin.

COOMES u. SANDERS [Analyst *88*, 209 (1963)] wiesen p.chr. Aflatoxin, ein Stoffwechselprodukt von Aspergillus flavus nach. NABHEY u. NESBITT [Analyst *90*, 155 (1965)] beschreiben die spektrophotometrische Bestimmung von Aflatoxin B 1, basierend auf der Intensität der UV-Absorption bei 363 nm nach vorhergehender d.chr. Reinigung. Aflatoxine sind nach Untersuchungen von EL-KHADEM et al. [Naturwissenschaften *53*, 532 (1966)] wesentlich an der Entstehung der Keimlingskrankheit von Erdnußpflänzchen beteiligt, sie bewirken ferner an Tieren akute Leberschäden und teratogene Schäden [BÖSENBERG: Naturwissenschaften *56*, 350 (1969)]. Ihre Entfernung kann durch Extraktion mit 90%igem Äthanol bei 75° zu 96 bis 98% erfolgen [RAYMER et al., ref. Chem. Abstr. *72*, 112 (1970)].

Wirkung. JACKSON et al. [ref. Chem. Abstr. *65*, 11206 (1966)] wirken Fraktionen alkoholischer Extrakte anregend auf die glatte Muskulatur und hemmend auf das isolierte Froschherz; die Wirkung war qualitativ ähnlich der von Acetylcholin.

Anwendung. Als Nahrungsmittel, zur Herstellung billiger Schokolade, geröstet als Kaffeesurrogat, als Ersatz für Mandeln, besonders aber zur Gewinnung des fetten Öles. Die Früchte der großkörnigen Sorten mit verhältnismäßig geringem Ölgehalt werden entweder in konzentrierte Salzlösung getaucht und anschließend geröstet oder mit einer Zuckerglasur überzogen. Die Preßrückstände sind wegen des hohen Eiweißgehaltes (bis zu 50%) und des zurückgebliebenen Fettes (etwa 7 bis 8%) ein wertvolles Viehfutter, sie werden auch mit Getreidemehl zusammen zu Brot verbacken. Auch zur Verfälschung von Kaffeepulver und Gewürzen. „Peanutbutter", ein Gemenge aus fein ausgewalzten Erdnüssen, dient bes. in Holland und in den USA als Brotaufstrich und gilt als sehr nahrhaft. Die alkohollösliche Lipoidfraktion der Samen dient zur Vorbeugung bei Blutungsneigung und zur Behandlung von Sickerblutungen (z. B. Schleimhaut- und Gelenkblutungen) bei Hämophilie. Technisch zur Herstellung von Leimen, Textilfasern, Kunststoffen (Duralit aus den Schalen) und Schaummitteln.

Um einen Überblick über die Verwendung der Erdnuß zu geben, sei ein Beispiel aus der Verteilung einer Jahresernte in den USA gegeben: Die Gesamternte betrug 1957 764000 Tonnen, wovon 77,2% der menschlichen Ernährung zugeführt wurden. Davon entfielen 20,9% auf die Süßwarenbranche, 25,0% auf den Verzehr von Salznüssen, 1,7% auf die Herstellung anderer Nahrungsmittel, 52,4% auf die Herstellung von Erdnußöl.

Biophilan, Dr. Willmar Schwabe, Karlsruhe. In 20 g Emulsion: 10 g alkohollösliche Lipoidfraktion der Samen.

Bemerkung: Auf Grund der in letzter Zeit häufig beobachteten Erdnußaspirationen bei Kleinstkindern und der dabei oft verkannten Symptomatik der fremdkörperbedingten Ventilbronchostenose sowie der meist lebensbedrohlichen Komplikation in Form eines schweren Mediastinal- und Hautemphysems sollte diese Gefahr nicht unterschätzt werden. Eine entsprechende eindringliche Warnung an alle Eltern und Pflegepersonen könnte dieses vermeidbare Krankheitsbild verhüten helfen.

Anbau. Unter den Ölpflanzen ist die Erdnuß eine der wichtigsten Kulturen der Tropen und Subtropen. Man schätzt sie nicht nur wegen ihres hohen Ölgehaltes sowie des wertvollen Proteingehaltes, sondern auch wegen der vorzüglichen Qualität dieses Öles, die der des Oliven- und Sonnenblumenöles durchaus gleichwertig ist (RAOULT 1960).

Man kann die Erdnuß mit großem Erfolg auf gut dränierten und gelüfteten Böden kultivieren. Am besten gedeiht sie auf sandigen Lehm- bis lehmigen Sandböden mit neutralem oder leicht alkalischem Charakter und gutem Wasserspeicherungsvermögen. Sie liebt große Wärme, ist aber in trockenen Gegenden für Regenfall oder Bewässerung dankbar, während sie dauernde Nässe nicht vertragen kann, ja bei anhaltender Nässe direkt eingeht.

Entwicklung und zeitlicher Wachstumsverlauf. Die Blüten öffnen sich morgens bald nach Sonnenaufgang und beginnen am Mittag desselben Tages zu verwelken. Die Besonderheit dieser Pflanze besteht darin, daß, nachdem die Befruchtung stattgefunden hat, sich die Basis der Fruchtknoten zu einem stielförmig herunterwachsenden Organ verlängert, das langsam in das Erdreich eindringt und von dort in 7 bis 10 cm Tiefe die Frucht entwickelt. – Man kann die Erdnußvarietäten in 2 große Gruppen einteilen, eine mit aufrecht

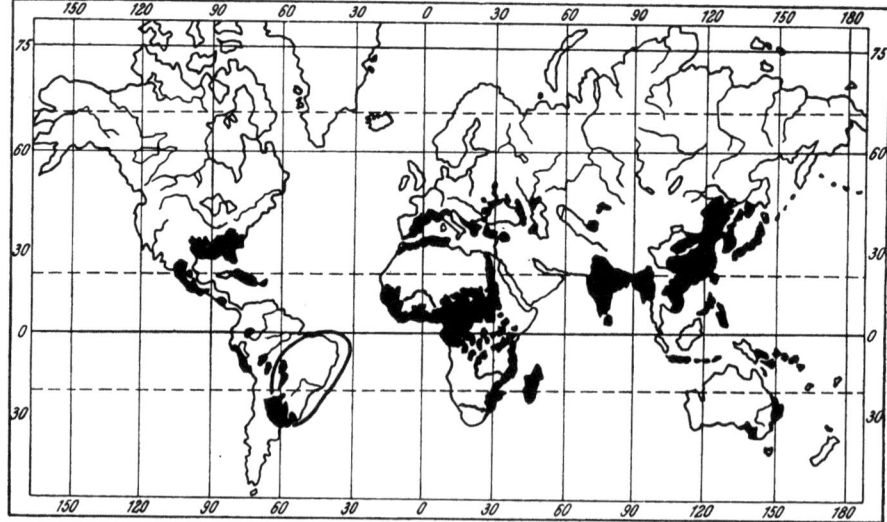

Abb. 49. Verbreitungszonen der Wildarten Arachis und Kulturformen der A. hypogaea L.
○ Verbreitungsgebiet der Wildarten der Arachis; ■ Verbreitungsgebiet der Kulturart A. hypogaea L. (nach BAHTEEV).

stehenden Stengeln und eine mit kriechenden Stengeln. Bei der kriechenden Sorte erreichen fast alle befruchteten Fruchtknoten den Boden und können zur Fruchtbildung kommen. Doch ist die Ernte dieser Sorten sehr schwer. Es können nicht alle Früchte gesammelt werden, da sich bei diesen Pflanzen die Früchte den ganzen Stengel entlang entwickeln; sie wachsen also weit auseinander und reifen zu verschiedenen Zeiten. Dagegen erreicht bei den Sorten mit den aufrecht stehenden Stengeln der größte Teil der befruchteten Fruchtknoten den Boden nicht, sondern bleibt an kürzeren oder längeren Stielen in kleinerer oder größerer Distanz vom Boden entfernt und entwickelt sich nicht weiter. Um daher den prozentualen Anteil der nicht zur Fruchtbildung kommenden Fruchtknoten zu vermindern, lockert man in dieser Zeit mit der Hacke den Boden und häufelt dabei die Pflanze an, damit die obenstehenden Fruchtknoten den Boden erreichen können.

Die Bearbeitung des Bodens und die Erntemethode gleicht der Kartoffel. Deshalb gedeiht auch die Erdnuß nicht gut auf bindigen, schweren und nassen Tonböden. Die nach dem Regen krustenbildenden Böden sind für den Erdnußanbau auch nicht geeignet, da die Gynophoren die Krustenschicht nicht durchbrechen können.

Der Jahresertrag der Erdnuß belief sich im Jahre 1958 auf 14 249 990 metrische Tonnen. Der erste Produzent der Erde ist Indien, wo etwa 3 Mill. Hektar angebaut werden. An zweiter Stelle steht China, an dritter Stelle die ehemaligen französischen Kolonien in Westafrika, dann folgt Nigeria. Aber auch in den USA liegt großer Erdnußanbau vor. So wurden hier im Jahre 1958 insgesamt 932 400 T.c. erzeugt, die 856 687 metrischen Tonnen entsprechen. Das macht ungefähr 6% der Welterzeugung aus.

Die Karte (Abb. 49) gibt Anhaltspunkte über die klimatischen Lagen, in denen die Erdnuß am besten gedeiht. Daraus ersieht man, daß ihr Anbaugebiet in den Tropen und warmen Subtropen liegt.

Aralia

Aralia racemosa L. (Aralia sacchalinensis RGL.). Araliaceae – Aralieae. Amerikanische Narde. American spikenard. Berry-bearing Aralia. Petty morrel. Nard américain.

Heimisch in Nordamerika und Kanada bis Virginia, bei uns kultivierbar.

Wurzelstock dick, knollig, fleischig ästig von gelblichbrauner Farbe. Pflanze krautig, ausdauernd, von buschförmigem Wuchs, etwa 1,5 m hoch mit am Grunde etwas verholzten Stengeln. Blätter groß, drei- bis fünffach gefiedert (ähnlich denen von Angelica archangelica L., Engelwurz), Blättchen dünn, oval, 4 bis 20 cm lang, am Grunde meist herzförmig. Blütenstand doldentraubig, Döldchen zehn- bis fünfundzwanzigblütig, Blüten klein mit grünlichweißen Blütenblättern. Frucht eine dunkelrote oder purpurfarbene Beere.

Radix Araliae racemosae. Wilde Sarsaparilla. Araliawurzel. Aralia. Spikenard root. Raíz Espicanardi.

Aralia NF XI.

Gewinnung. Die Rhizome und Wurzeln werden im Sommer und Herbst geerntet und in Stücke geschnitten, die dickeren auch der Länge nach zerteilt und getrocknet.

Beschreibung. 3 bis 5 cm dicke, fleischige, innen weißliche und schwammige Rhizome. In der Rindenschicht Stärke und Calciumoxalatkristalle; zahlreiche Exkretgänge, aus denen gelblicher, dicker Saft ausfließt.

Geruch angenehm aromatisch. Geschmack schleimig-balsamisch.

Inhaltsstoffe. Ätherisches Öl, Harz, Stärke, Pektin. Nach SCHINDLER u. MESSERSCHMIDT [Dtsch. Apoth.-Ztg *110*, 1171 (1970)] (−)Kaur-16-en-19-onsäure und (−)-Pimara-8-(14),15-dien-19-onsäure $C_{20}H_{30}O_2$, Fp. 163 bis 164°, Gerbstoffe, Kohlenhydrate: Saccharose, Fructose, Glucose; 2 Aglyka, wahrscheinlich Triterpensapogenine, A, Fp. 128 bis 130° und B, Fp. 171 bis 173°. HANSON u. WHITE [Phytochemistry *9*, 1359 (1970)] fanden die Diterpene (−)-Pimara-8(14),15-dien und (−)-Kauren.

Anwendung. Expectorans, Carminativum, Diureticum, bei Gicht und Rheuma. Nach USD 60 als Volksheilmittel an Stelle von Sarsaparilla bei Syphilis und Hautleiden. Therapeutischer Wert zweifelhaft. Aralia ist im NF XI als Bestandteil von Sirupus Pini albae compositus offizinell. In der Homöopathie.

Dosierung. Im Durchschnitt 2 g der Wurzeldroge.

Aralia racemosa HAB 34. Amerikanische Narde.
Frischer Wurzelstock.

Arzneiform. Essenz nach § 3.

Arzneigehalt. 1/3.

Nach den Vorschlägen für das neue Deutsche HAB, Heft 1, S. 48 (1955) werden für die Urtinktur eine Dichte von 0,890 bis 0,910, ein Trockenrückstand von 1,8 bis 3,0% und ein pH von 4,5 bis 5,0 verlangt. Außerdem werden eine Prüfungsreaktion sowie die Chromatographie der Tinktur [Heft 7, S. 370 (1961)] beschrieben.

Aralia racemosa HPUS 64. Spikenard.

Die frische Wurzel.

Arzneiform. Urtinktur: Arzneigehalt 1/10. Aralia, feuchte Masse mit 100 g Trockensubstanz und 150 ml Wasser = 250 g, Alkohol USP (94,9 Vol.-%) 870 ml zur Bereitung von 1000 ml der Tinktur. – Dilutionen: D 2 (2×) und höher mit Alkohol HPUS (88 Vol.-%). – Medikationen: D 3 (3×) und höher.

Aralia nudicaulis L., Nordamerika.

Inhaltsstoff. Im Rhizom ätherisches Öl.

Die Wurzel, American sarsaparill root, wird als Abführmittel verwendet.

Aralia chinensis L. var. glabrescens.

Ostasien.

Laubblätter unterseits ganz oder auf den Nerven mehr oder weniger reichlich behaart.

Radix Araliae chinensis.

Inhaltsstoffe. Die Saponine α- und β-Taralin; das Aglykon (Taraligenin oder Taragenin) ist mit dem Panaxsapogenin (= Oleanolsäure) identisch. Ferner Protocatechusäure, Cholin und Schleim.

Anwendung. Als Antidiabeticum. β-Taralin soll die hypoglykämische Wirkung des Insulins unterstützen. Außerdem chinesisches Heilmittel bei Dysmenorrhoe.

Aralia mandschurica (RUPR. et MAXIM.) SEEM.

Mandschurische Aralie.

Heimisch in China.

Ein bis zu 6 m hoher Baum mit geradem, wenig verzweigtem, mit zahlreichen festen Dornen besetztem Stamm. Blätter doppelt gefiedert, die weißen bis cremefarbenen Blüten in Dolden angeordnet. Die blauschwarzen Früchte (Durchmesser 3 bis 5 mm) bilden Beeren mit 5 Samen.

Mikroskopisches Bild. Charakteristisch sind die schizogenen Sekretbehälter (Durchmesser 5 µm) und in den Zellen des Rindenparenchyms Calciumoxalatdrusen und zusammengesetzte Stärkekörner. Die Hauptmasse des ringgefäßreichen Holzteils besteht aus Holzfasern.

Inhaltsstoffe. In den Wurzeln Aralosid A (Oleanolsäure + Glucose + Arabinose + Glucuronsäure), Aralosid B (Oleanolsäure + 1 Glucose + 2 Arabinose + 1 Glucuronsäure) und Aralosid C (Oleanolsäure + Galaktose + Xylose + Glucose + Glucuronsäure).

Wirkung. Die Wurzel – besonders die Wurzelrinde – wirkt stimulierend auf das Zentralnervensystem.

Anwendung. Die Wurzelrinde in der chinesischen Medizin als Tonicum.

Aralia cordata THUNB. (A. edulis SIEB. et ZUCC.), nördliche Hemisphäre, besonders Japan.

Inhaltsstoffe. In der Wurzel nach SHIBATA et al. (Tetrahedron L. *1969*, S. 1683) (−)-Kaur-16-en-19-onsäure, (−)-Pimara-8(14),15-dien-19-onsäure, Säure A [16,17-Dihydroxy-16-β-(−)-Kauran-19-onsäure] $C_{20}H_{32}O_4$, Fp. 260 bis 262°, Säure B, $C_{20}H_{30}O_3$, Fp. 292 bis 294° (Zers.), Säure C, $C_{20}H_{28}O_3$, Fp. 241 bis 245°, Säure D, $C_{20}H_{30}O_3$, Fp. 218° und (−)-Pimara-8 (14),15-dien-19-ol, Fp. 109 bis 110°. MORI u. MATSUI [ref. Chem. Abstr. *74*, 23 033 e (1971)] fanden außerdem (−)-Epipimarsäure.

Anwendung. Die Wurzel wird als Ersatz für Ginseng empfohlen.

Araneus

Araneus diadematus CL. (Aranea diadema L., A. limaci SCOP., Epeira diatema SUNDEVALL, E. diademata HAHN, WALCK u. KOCK). Klasse Arachnida – Ordnung Araneae – Familie Argiopidae. Kreuzspinne. Diademspinne. Kugelspinne. Garten- oder Papstkreuzspinne. Kreuzkanker. Garden spider. Cross spider. Papal cross spider. Hazel spider. Araignée porte-croix. Araignée à croix papule. Croceragna.

Heimisch in Europa, Nordafrika, Asien und Amerika, in Gärten und Gebüschen, an Mauern und Gartenpfählen.

Die Kreuzspinne hat ihren Namen von den hellen Flecken, die sich in Form eines Kreuzes auf dem heller oder dunkler braunen Untergrund des feisten und glänzenden Hinterleibrückens angeordnet finden. Auf dem Hinterleib befinden sich noch mehrere Flecken und Punkte von fast weißer Farbe, die ein dreieckiges Feld umgrenzen. Auf dem Rücken des Vorderleibes 3 braunschwarz gefärbte Streifen. Hinterleib fast kugelig. Ganzer Körper beim Weibchen etwa 2 cm, beim Männchen wenig über 1 cm lang. Ausgebreitet überspannen die kräftigen, stark behaarten Beine einen Raum von etwa 5 bis 6 cm. Von den 8 Augen, die nachts leuchten, sind die 4 mittleren in Form eines Quadrates, die 4 äußeren zu je zweien in einiger Entfernung schräg seitwärts angeordnet.

Inhaltsstoffe. Das Gift, eine farblose, etwas ölige Flüssigkeit von bitterem Geschmack, konnte p.chr. in 6 Komponenten zerlegt werden, die nur mit Ninhydrin anfärbbar waren. Der therapeutisch wirksame Stoff wird Aranin genannt, dessen chemische Zusammensetzung jedoch noch nicht bekannt ist. Ferner neben proteolytischen Enzymen noch eine Hyaluronidase. In der ganzen Spinne ein energisch wirksames Hämolysin (Arachnolysin), Epeiralysin (Hämotoxin, zur Zeit der Eibildung gewonnen) und sog. Arachnotoxin. Ferner Guanidin, Tyrosin und Leucin.

Wirkung. Beim Gift zunächst von lokaler Natur. An der Bißstelle treten mehr oder weniger heftige Schmerzen auf sowie Rötung und Schwellung. Bei i.v. oder s.c. Injektion Wirkung auf das ZNS, die Kreislauforgane und das Blut: heftiges Angstgefühl, Erbrechen, Dyspnoe, Ohnmachtsanfälle, Parästhesien, Krämpfe (selten).

Anwendung. In der Homöopathie bei Neuralgien, Zahnschmerzen, Blutungen, Rheuma.

Aranea Diadema HAB 34. Kreuzspinne.

Arzneiform. Das mit 90%igem Weingeist getötete, zerriebene Tier zur Tinktur nach § 4 durch Mazeration mit 90%igem Weingeist.

Arzneigehalt. 1/10.

Aufbewahrung. Bis 3. Dez.Pot. vorsichtig.

Aranea Diadema HPUS 64. Diadem Spider.
Das ganze Tier.

Arzneiform. Urtinktur: Arzneigehalt 1/10. Aranea diadema mit 100 g Trockensubstanz und 300 ml Wasser = 400 g, Alkohol USP (94,9 Vol.-%) 724 ml zur Bereitung von 1000 ml der Tinktur. – Dilutionen: D 2 (2×) und höher mit Alkohol officinale HPUS (88 Vol.-%). – Triturationen: D 1 (1×) und höher. – Medikationen: D 2 (2×) und höher.

Araucaria

Araucaria araucana (MOL.) K. KOCH (A. imbricata PAV.). Araucariaceae – Araucarieae. Chilenische Araucarie. Monkey-puzzle tree. Pinon o Pehuén.

In Chile und Südwest-Argentinien Wälder, die sog. Pinares, bildend; in zahlreichen Gegenden Europas winterhart und viel kultiviert.

Bis 60 m hoher Baum, unterteils unbelaubt. Zweige waagrecht, die unteren länger als die oberen. Blätter starr ledern, oval länglich und dornig. Frucht eine Kapsel mit kastanienähnlicher Rinde.

Inhaltsstoffe. Im Stamm ein weißes, weihrauchähnlich duftendes Harz, in dem WEISSMANN u. BRUNS [Naturwissenschaften *52*, 185 (1965)] g.chr. neben Spuren verschiedener

Sesquiterpene nur Limonen nachweisen konnten. Darüber hinaus beschrieben sie (Tetrahedron L. *1965*, S. 4623 u. *1966*, S. 1901) die Diterpene Imbricatolsäure, Imbricatadiol, Imbricatolal. ANDERSON u. MUNRO [Phytochemistry *8*, 633 (1969)] isolierten aus dem Harz ein saures Polysaccharid. Nach Hydrolyse wurde 3-O-Methylrhamnose nachgewiesen. CHANDRA et. al (J. chem. Soc. *1964*, S. 3648) isolierten aus der Rinde die Diterpene Labd-8(20)-en-3β,15-diol, 3β-Hydroxy-labd-8(20)-en-15-onsäure und den entsprechenden 15-Aldehyd. In den Blättern Sequoyit $C_7H_{14}O_6$, ein Mesoinosit-monomethyläther, jedoch kein Pinit.

Anwendung. Das Harz als Pflaster bei Geschwüren, fördert die Narbenbildung; gegen Kopfschmerzen. In Pillenform als Diureticum. Die Samen mit mehligem Nährgewebe eßbar, früher Hauptnahrung der Indianer.

Araucaria excelsa (LAMB.) R. BR. [A. heterophylla (SALISB.) FRANCO]. Zimmertanne. Norfolktanne.

Inhaltsstoff. Ein saures Polysaccharid mit 3-O-Methylrhamnose [ANDERSON u. MUNRO: Phytochemistry *8*, 633 (1969)].

Anwendung. Liefert ein Gummiharz; die Samen sind eßbar. Häufige Zimmerpflanze.

Araujia

Araujia sericifera BROT. Asclepiadaceae.

Heimisch in Südamerika; in Südafrika eingebürgert. Tropische Kletterpflanze.

Inhaltsstoffe. Nach ABISCH u. REICHSTEIN Bitterstoffe vom Typ der Condurangine und Vincetoxine.

Wirkung. Das wirksame Prinzip greift am Zentralnervensystem an, reizt den Verdauungstrakt, ruft Erbrechen und äußerlich ödematöse Schwellungen hervor.

Anwendung. Milchsaft örtlich gegen Warzen.

Arbutus

Arbutus unedo L. (A. vulgaris BUB., Unedo edulis HOFFMGG. et LINK). Ericaceae – Arbutoideae – Arbuteae. Erdbeerbaum. Strawberry tree.

In den Mittelmeergebieten (Charakterbaum der Macchien), vor allem in Dalmatien.

Bis 10 m hoher Baum oder Bäumchen mit kahlem, rotbraunem Stamm und ebensolchen Zweigen. Junge Triebe mehr oder weniger drüsig zottig. Laubblätter bis 8 cm lang, bis 2,5 cm breit, glänzend, lorbeerähnlich, kahl, derb ledrig, immergrün, breit eilanzettlich, beiderseits zugespitzt, kurzgestielt; Blattrand etwas nach unten umgebogen, scharf gezähnt. Blütenstand eine reichblütige (bis 40 und mehr Blüten) vielfach zusammengesetzte Traube. Blüten ei-krugförmig, 7 bis 8 mm lang, grünlichweiß, auf ungefähr gleichlangen Stielen in den Achseln breit eiförmiger, spitzer, rötlichgefärbter Tragblätter. Kelch mehrmals kürzer als die Krone; Kelchblätter breit-rundlich-dreieckig, dachig übereinandergreifend, fein bewimpert. Krone innen behaart, mit 5 breiten, stumpfen Zipfeln. Staubblätter 10, eingeschlossen, am Grunde der Krone angeheftet; Staubfäden am Grunde stark verbreitert, dicht mit langen, weißen Haaren besetzt; Antheren an der Spitze sich mit 2 Löchern öffnend, mit langgeschwänzten Anhängseln versehen. Fruchtknoten fünffächerig; Griffel die Staubblätter überragend, so lang wie die Krone. Frucht eine fleischig-mehlige, 1 bis 2 cm breite, höckerige, zuerst grüne, dann zitronen- bis orangegelbe, zuletzt rote, erdbeerähnliche Beere. Samen in jedem Fach 4 bis 5, länglich, braun, 3 mm lang. Blüte und Fruchtreife gleichzeitig.

Folia Arbuti (unedinis). Erdbeerbaumblätter. Feuille d'arbousier.

Inhaltsstoffe. Etwa 2,7% Arbutin, Methylarbutin, Hydrochinon, 0,2% Unedosid $C_{14}H_{20}O_9$, Fp. 232 bis 234°, Arbutoflavonol A, $C_{22}H_{16}O_{10}$, Fp. 290°, Arbutoflavonol B, $C_{23}H_{18}O_{13}$, Fp. 320°, etwa 16% Gerbstoff, Lupeol, Myricetin, Leucodelphinidin, Glykol-, Ellag-, Ursol- und Gallussäure. Ferner Nonacosanol-(15), Triacontanol-(1), Dotriacontanol-(1), die Carotinoide Phytofluen $C_{40}H_{68}$, Lycopin, Kryptoxanthin, Violaxanthin sowie ein hellgelbes Pigment vom Fp. 495°. In der Rinde 45% Gerbstoff.

Anwendung. Als Ersatz für Folia Uvae ursi nicht geeignet, da der Arbutingehalt zu niedrig und der Gerbstoffgehalt zu hoch ist. Die mehligen Früchte zur Alkoholgewinnung und zu Marmeladen. Aus den Rückständen ein trocknendes Öl mit etwa 53% Linol-, 24% Isolinolen-, Öl- und Palmitinsäure. Blüten und Rinde gegen Diarrhoe. Blätter, Früchte und Rinde früher zum Gerben.

Arctium

Arctium lappa L. (L. major GAERTN., L. communis COSS. et GERM., L. officinalis ALL., Arctium majus BERNH., A. bardana WILLD.), Große (gemeine) Klette, **Arctium minus** (HILL) BERNH. (Lappa minor HILL), kleine (kleinköpfige) Klette, **Arctium tomentosum** MILL. (Lappa tomentosa), Spinnwebklette, Filzklette, **Arctium nemorosum** LEJ. et COURT., Hausklette, Auenklette. Asteraceae – Asteroideae – Cardueae. Bat weed. Burdock. Hare burr. Bardane. Glouteron.

Heimisch in ganz Europa, Afrika, Nordasien und Nordamerika. An Wegen, Hecken und auf Schutthalden.

Arctium lappa: Bis 1,5 (3) m hohe Pflanze mit fleischiger, dickspindelförmiger, bis 60 cm langer, ästiger Wurzel. Stengel aufrecht, kräftig, bis daumenstark, längsgefurcht, häufig rötlich überlaufen, mit Mark erfüllt; Äste zahlreich, aufrecht stehend, wollig-flaumig. Laubblätter gestielt, herz-eiförmig, entfernt knorpelig gezähnt oder ganzrandig, oberseits grün, dünn flaumhaarig, unterseits dünn graufilzig; die grundständigen sehr groß, mit bis 50 cm langer Spreite und bis über 30 cm langem, eckigem, rinnigem, markerfülltem Stiel, die folgenden ziemlich rasch an Größe abnehmend, die obersten mit nur seicht herzförmigem Blattgrund. Köpfe locker-doldentraubig angeordnet, fast einen Ebenstrauß bildend und gleich hoch an der Spitze der Äste stehend, kugelig, groß, 3 bis 3,5 (5) cm im Durchmesser. Hüllblätter nur am Grunde spärlich wimperig gezähnelt, sonst ganz kahl, fast stets grün, schmal linealisch, allmählich zugespitzt, an der Spitze mit gelblichen Widerhaken, so lang oder etwas länger als die Blüten. Krone purpurrot, plötzlich in die Röhre verengt, mit glockenförmigem Saume. Früchte 6 bis 7 mm lang, schwarz, oberwärts etwas runzelig.

Arctium minus: Bis 1 (1,50) m hohe, sparrige Pflanze mit fleischiger, dick spindelförmiger Wurzel. Stengel aufrecht, kräftig, längsgefurcht, grün oder rötlich überlaufen, fast glatt; Äste zahlreich, aufrecht abstehend, wollig-flaumig. Laubblätter gestielt, breit eiförmig, am Grunde oft herzförmig, ganzrandig oder entfernt knorpelig gezähnt, mit weicher Stachelspitze, oberseits grün, feinflaumig, unterseits meist dünn, graugrünfilzig, verkahlend, selten weißfilzig; Stiele der grundständigen Laubblätter hohl (!), die obersten Stengelblätter allmählich in die lanzettlichen Tragblätter übergehend. Köpfe an der Spitze der häufig rutenartigen Äste traubig angeordnet, leicht abgeflacht-kugelig, 1 bis 3 cm breit und 1 bis 1,2 cm hoch (haselnußgroß); die unteren etwas entfernt voneinander stehend, lang gestielt, die oberen einander genähert. Hüllblätter zerstreut spinnwebig, gezähnelt, schwach spinnwebig miteinander verbunden, grün oder etwas rötlich überlaufen, alle, auch die innersten, widerhakig, der abstehende Teil der äußeren und der mittleren Hüllblätter sehr schmal, fast nadelförmig, die inneren bedeutend kürzer als die Blüten, an der Spitze häufig purpurn. Krone purpur- bis rosarot, plötzlich in die anfangs violette, später rötliche Kronröhre zusammengezogen. Früchte 5 bis 7 mm lang, schwarz und braun gescheckt. Nähere Angaben zur Unterscheidung s. BERGER.

Radix Bardanae[1]. Radix Arctii. Radix Lappae (majoris). Radix Persolatae. Klettenwurzel. Klettendistelwurzel. Burdock root. Racine de bardane. Raíz bardana. Raíz de bardana. Bardana. Herva dos tinbosos. Pegamaço. Agerborre. Arkeíoũ riza. Raiz de lapa. Karborre.

Radix Bardanae Erg.B. 6. Bardanae Radix Hisp. IX. Lappa BPC 34, NF VI. Bardane (grande) CF 65. Bardana Brasil. 1.

Nach Erg.B. 6 besteht die Droge aus den getrockneten, im Herbst des ersten oder im Frühjahr des zweiten Jahres gesammelten Wurzeln von Arctium lappa, A. minus und A. tomentosum. Nach NF VI die einjährige Wurzel von Arctium lappa und A. minus. Nach Brasil. 1 und BPC 34 die Wurzel von Arctium lappa und anderen Arctium-Arten. Nach Hisp. IX die Wurzel von Arctium majus. Nach CF 65 die Wurzel und die Blätter von Arctium lappa.

Wurzelstücke meist einfach, bis 30 cm lang, fingerdick, spindelförmig oder zylindrisch, hellgraubraun bis schwärzlichbraun, längsrunzelig, oft etwas gedreht, vielfach der Länge nach gespalten. Am oberen Ende oft der weißfilzige Stengelrest oder eine grauweißliche, spaltige, schwammigfädige Abbruchstelle. Bruch hornartig, hart, glatt und weißlich bis weißgrau.

---

[1] Abbildungen bei L. HÖRHAMMER: Teeanalyse, Tafel 49, Abb. 435 und 436.

Geruch schwach, Geschmack beim Kauen schleimig süßlich, dann bitter.

Schnittdroge[1]. Gekennzeichnet durch die an der Außenseite hellgraubraunen bis schwärzlichbraunen, längsrunzeligen Wurzelstückchen. In Querschnittsansicht zeigen sie eine weiße Rinde, in der bei Stückchen von jungen Wurzeln im äußeren Teil ein Ring einfacher, brauner Sekretbehälter vorhanden ist, eine dunklere Kambiumzone und einen gelblichen oder bräunlichen, radial gestreiften Holzkörper mit schwammigem, oft lückig zerrissenem, markartigem Zentralgewebe.

Lupenbild. Querschnitt. Weißliche, entfernt dunkel radial gestreifte, nach außen schwammige, nach innen dichtere, etwa 1/7 bis 1/5 des Durchmessers messende Rinde; ziemlich breite Markstrahlen. Das Kambium ist als dunklere Zone sichtbar. Das weißliche, nach außen strahlige Holz ist von gelblichen, lockeren Holzbündeln grob radial gestreift; Markstrahlen breit und keilförmig. Im Zentrum ein weißes, schwammiges, durch Zerreißung oft lückiges, markartiges Gewebe; die Zerreißung kann bis in die Rindenstrahlen fortschreiten. Die Holzstrahlen gehen nicht alle bis zum Zentrum. Junge Wurzeln lassen im äußeren Teile des Parenchyms einen Kranz einfacher Sekretschläuche mit braunem Inhalt erkennen. Im Parenchym meist Inulin.

Mikroskopisches Bild. Die junge, mit Epidermis bedeckte Wurzel (geringes sekundäres Dickenwachstum) zeigt noch eine Endodermis mit außerhalb derselben liegenden Sekreträumen (schwache Vergrößerung). Nach innen zu erstreckt sich das Phloem ohne Fasern, anschließend das Kambium. Im Holz spärliche Gefäßstrahlen, viel Parenchym und breite Markstrahlen. Ältere Wurzeln mit Kork bedeckt; die Endodermis ist samt Sekreträumen abgestoßen. Das Mark, wenn überhaupt vorhanden, häufig zerrissen. In der Rinde gelbe Bastfaserbündel. Inulin in den Zellen sowohl amorph oder in Sphärokristallen (Alkoholpräparat). Stärke und Oxalate fehlen.

Pulverdroge. Gelbe Bastfasern, Parenchymzellfetzen mit Inulinschollen, Bruchstücke von Sekretbehältern und Gefäßen.

Verwechslungen. 1. Atropa belladonna L., Solanaceae, Tollkirsche. Wurzel mit Stärke und Oxalatsand. 2. Symphytum officinale L., Boraginaceae, Beinwell. Wurzel außen schwarz, kein Inulin. 3. Rumex obtusifolius L., Polygonaceae. Wurzel im Querschnitt durch Alkalien violettrot.

Inhaltsstoffe. Bis 45% (Arctium majus), bis 27% (Arctium minus), bis 19% (Arctium tomentosum) Inulin. Ferner für A. majus 0,07 bis 0,18% äth. Öl, Palmitin- und Stearinsäure, Phytosterin, 0,4 bis 0,8% fettes Öl, Zucker, Harz, Gerbstoff, Schleim, Stigmasterin, Sitosterin, Kaffeesäure, Mineralsubstanzen und etwa 12% Rohprotein. FÖLDEAK u. DOMBRADI [Acta Phys. Chem. Szeged *10*, 91 (1964)] isolierten eine gegen Tumorwachstum wirksame Substanz. SCHULTE et al. [Arzneimittel-Forsch. *17*, 829 (1967)] berichten über die Isolierung von 14 Polyacetylenverbindungen, darunter Tridecadien-(1,11)-tetrain-(3,5,7,9), Tridecen-(1)-pentain-(3,5,7,9,11) und Tridecatrien-(1,3,11)-triin-(5,7,9), die bakteriostatische bzw. fungizide Eigenschaften besitzen.

Prüfung. Reinheit: Nach Erg.B. 6 dürfen ältere, stark verholzte Wurzeln sowie Wurzeln, die sich auf dem Querschnitt mit Jodlösung blau färben (Radix Belladonnae) nicht verwendet werden, nach Hisp. IX dürfen sie außerdem mit Kalilauge nicht rot werden (Rumex).

Max. Aschegehalt 6% Erg.B. 6, Brasil. 1. – Säureunlösliche Asche max. 2% NF VI.

Aufbewahrung. Sehr gut getrocknet in gut schließenden Gefäßen. Die Wurzel schimmelt leicht und wird gern von Insektenlarven gefressen.

Wirkung. Neben einer diuretischen und diaphoretischen Wirkung fördert die Droge auch die Leber- und Gallenfunktion; dies wurde durch CHABROL et al. [C. R. Soc. Biol. (Paris) *108*, 1100 (1931)] bestätigt. Sie hat nach PIDTROWSKY [Soc. Thér. (Paris), 8 mag. 1935] auch hypoglykämisierende Eigenschaften, die der Anwesenheit von Vitamin B zuzusprechen sind, das ja eine wichtige Rolle im Zuckerstoffwechsel spielt. Die vielleicht wichtigere Wirkung aber ist die gegen Furunkulose, die VINCENT et al. (Soc. Pharm. Toulose 11, genn. 1948) bekräftigten, sie fanden gleichzeitig einen antibiotischen Effekt und eine Wirkung gegen Staphylokokken.

Anwendung. Als Diureticum, Diaphoreticum und Abführmittel. Bei Gallen- und Blasensteinleiden. Äußerlich als Fluidextrakt bei Ekzemen und Flechten, bei fettem Haar sowie als Klettenwurzelöl bei trockener Kopfhaut. In der Homöopathie bei Hautleiden. Vielbenutztes Volksheilmittel. In der Veterinärmedizin bei Räude und Haarausfall. Die jungen Triebe der Arctium-Arten werden vielfach als Salat gegessen.

Dosierung. Mittlere Einzelgabe als Einnahme 2,5 g (zu 1 Tasse Abkochung), Erg.B. 6. 1 bis 6 g, Extra P. 67.

---

[1] Siehe Fußnote S. 173.

Arctium Lappa HAB 34. Klette.

Frische, von einjährigen Pflanzen gesammelte Wurzel von Arctium lappa, A. minus und A. tomentosum.

Arzneiform. Essenz nach § 1.

Arzneigehalt. 1/2.

Lappa major HPUS 64. BURDOCK.

Die frische Wurzel und Samen.

Arzneiform. Urtinktur: Arzneigehalt 1/10. Lappa major, feuchte Masse mit 100 g Trockensubstanz und 200 ml Wasser = 300 g, dest. Wasser 200 ml, Alkohol USP (94,9 Vol.-%) 635 ml zur Bereitung von 1000 ml der Tinktur. – Dilutionen: D 2 (2×) enthält 1 T. Tinktur, 3 T. dest. Wasser, 6 T. Alkohol; D 3 (3×) und höher mit Alkohol HPUS (88 Vol.-%). Medikationen: D 3 (3×) und höher.

Ipe-Knollen, die als „kalifornische Haarwuchsknollen" mit großer Reklame angepriesen wurden, waren nach HANAUSEK Klettenwurzeln, vielleicht auch Stengelstücke, die wahrscheinlich mit Soda gekocht, darauf getrocknet und mit einem dem Kölnischen Wasser ähnlichen Parfüm imprägniert worden sind.

Herba Bardanae. Herba Lappae. Klettenkraut.

Inhaltsstoffe. Schleim, Gerbstoff, Inulin, Spuren äth. Öles und in den Blättern eine antibakteriell wirkende Substanz.

Anwendung. Als Diureticum, Cholereticum und „Blutreinigungsmittel". Als Aufguß zu Gurgelwässern bei Wundsein der Lippen und des Rachens. In der Volksheilkunde innerlich gegen Magengeschwüre, Magenentzündung und schlechte Verdauung.

Fructus Bardanae. Semen Lappae majoris.

Hell- bis dunkelbraun gefärbt, ziemlich fest, länglich-eiförmig oder keilartig geformt, am Rücken leicht gekrümmt, etwas querrunzelig, seitlich zusammengedrückt, kahl, entfernt längsrippige Achänen von 4 bis 6 mm Länge, 2 bis 3 mm Breite und 1 bis 2 mm Dicke. Am Scheitel erhebt sich der kegelförmige Griffelrest mit der ihn umgebenden Anheftungsstelle des Pappus. Unter der lederartigen Fruchtschale und der festen Samenschale ruht der hellfarbene Samen mit den ansehnlichen Keimblättern des Embryos. Nähere Angaben bei BERGER.

Inhaltsstoffe. Ein glykosidischer Bitterstoff, Arctiin $C_{27}H_{34}O_{11}$ (Arctigenin + Glucose), Fp. 112°, 0,25% Kaffeesäure, Lappaurin (Gelbstoff), Lappanaesthin (anästhesierender Stoff), eine reduzierende Substanz, Harz, Wachs und 15 bis 20% fettes Öl, Oleum Bardanae. Nach MORRIS et al. [Lipids *3*, 91 (1968)] in den Früchten von A. minus 9,9% trans-3,cis-9,cis-12-Octadecatriensäure.

Anwendung. Als Volksheilmittel. Zur Gewinnung des fetten Öles.

Bemerkung: In manchen Gegenden werden die jungen Wurzeln, Blätter und Sprosse als Wildgemüse gegessen. Eine Kulturform von Arctium lappa nennt HEGI, und zwar Arctium (Lappa) edulis HORT. In der älteren Literatur wird diese Klette als selbständige Art unter der Bezeichnung Lappa edulis SIEB. [Arctium edule (SIEB.) WILP.], Eßbare oder Japanische Klettenwurzel, geführt. Sie wird gern in Japan und auf Java wegen ihrer dickfleischigen Wurzel, ähnlich der Schwarzwurzel, als Wurzelgemüse angebaut, und sie ist dem Gemüsebauer unter der Bezeichnung „Japanische Scorzonera" bekannt. In Deutschland hat sich ihr Anbau nicht eingeführt.

Anbau. Die Frage der Wirtschaftlichkeit des Klettenanbaus wird, soweit es sich um die Gewinnung von Zellstoff und fettem Öl handelt, verneint. Anders ist es vielleicht in bezug auf die Auswertung des Inulins. Die Stengel der Kletten sollen eine Ausbeute von etwa 40% Zellstoff liefern.

Boden und Klima. Arctium lappa ist als Pflanze mit Ruderalcharakter hinsichtlich des Standortes nicht so anspruchslos, wie allgemein angenommen wird. Als Archäophyt stark ammoniakalischer Böden hat sie ein hohes Nährstoffbedürfnis. Die Klettenarten besiedeln häufig Öd- und Brachland. Kontinentalklima begünstigt ihren Wuchs. Für den Anbau der Großen Klette eignet sich besonders ein tiefgründiger, humoser, lehmiger Sandboden in nicht zu trockener Lage. Auf einen guten Kalkzustand des Bodens ist zu achten, da sie säureempfindlich ist. Basenreiche, mehr oder weniger neutral reagierende Böden werden bevorzugt.

Herkünfte des Drogenhandels. Arctium lappa wird hauptsächlich in Belgien angebaut. KROEBER berichtet 1950, daß von diesem Lande jährlich etwa 80000 kg Radix Bardanae vor allem nach Amerika exportiert werden. Auch in Frankreich, Italien und in der Tschechoslowakei wird Radix Bardanae im Anbau gewonnen. Als weitere Herkünfte sind solche aus den Balkanländern und der Sowjetunion (Ukraine, Daghestan) dem Drogenhandel bekannt. In Deutschland wurde die Große Klette früher vor allem in Thüringen, und zwar in Jenalöbnitz, angebaut.

Sorten und Herkünfte für den Anbau. Bei der Zweigstelle des Sortenamtes für Nutzpflanzen in Leipzig-Probstheida angebaute deutsche Herkünfte entsprechen der Wildform. Zuchtsorten wurden noch nicht bekannt. Nach COUVREUR wird in Belgien eine besondere „Abart" von Arctium lappa für Drogenzwecke angebaut, die sich stark vom Typ unterscheidet.

Saatgut. Das 1000-Korn-Gewicht beträgt 13,0 g. Es schwankt zwischen 9 und 20 g. Die Mindestreinheit sollte 95% und die Mindestkeimfähigkeit 70% betragen. Das Saatgut enthält manchmal noch Pappusreste. Die Früchte von Arctium lappa werden als ausgesprochene Wärmedunkelkeimer bezeichnet. Die „Technischen Vorschriften für die Prüfung von Saatgut" (Saatenverzeichnis) enthalten nur diesbezügliche Hinweise für die Eßbare oder Japanische Klette (Arctium edulis). Auch bei dieser Art wird der Keimversuch unter Lichtabschluß bei 20 bis 30° durchgeführt.

Hinsichtlich der Vorfrucht stellt die Große Klette keine besonderen Ansprüche. Sie wird meist in zweite Tracht gestellt. Sehr gut gedeiht sie nach mit Stallmist gedüngten Kartoffeln. Die Vermehrung kann geschlechtlich und ungeschlechtlich erfolgen. Im Falle der vegetativen Vermehrung dienen hierzu Nebenwurzeln und Wurzelstücke. Für den feldmäßigen Anbau kommt aber fast nur Aussaat in Betracht, die am besten auf Freilandsaatbeeten möglichst in etwas schattiger Lage von März bis April in einem Reihenabstand von 25 cm erfolgt. Für 1 a Anzuchtfläche benötigt man etwa 100 g Saatgut. Um genügend Jungpflanzen für 1 ha Anbaufläche heranzuziehen, werden etwa 10 bis 12 a Anzuchtfläche benötigt. Die Keimung erfolgt sehr unterschiedlich in 5 bis 30 Tagen. Bereits nach 5 bis 6 Wochen können die jungen Sämlinge verpflanzt werden, und zwar auf 60 × 30 cm Abstand.

Zur Erzielung befriedigender Wurzelernten empfiehlt es sich, ausreichend zu kalken und eine phosphorsäurebetonte Volldüngung zu verabreichen. Über Düngungsversuche auf forstlichen Böden berichteten KIENITZ u. POLSTER. Sie stellten fest, daß Kalkgaben zusammen mit Ammoniumdüngung am nachhaltigsten auf die Wuchsfreudigkeit von Arctium lappa wirkten. Da die massenwüchsigen Kletten mit ihren kräftigen Wurzeln den Boden stark beanspruchen und bei mangelnder Düngung den Nährstoffvorrat sehr angreifen, sind meist reichliche Düngergaben zur Nachfrucht erforderlich.

Die Pflegearbeiten erstrecken sich im Frühjahr auf Bodenlockerung und Unkrautbekämpfung. Nach Ausbildung der grundständigen großen Blätter wird jeglicher Unkrautwuchs unterdrückt und Hackarbeit unmöglich. Blütentriebe werden ausgegeizt, da sich solche nachteilig auf die Wurzelentwicklung auswirken.

Ernte. Nach der Vorschrift des Erg.B. 6 hat die Wurzelernte im Herbst des ersten oder im Frühjahr des zweiten Vegetationsjahres zu erfolgen. Ältere Wurzeln sind meist stark verholzt und als Droge unbrauchbar. Das HAB 34 läßt lediglich die Verwendung frischer, einjähriger Wurzeln zu. Aus diesem Grund ist Märzaussaat, Junipflanzung und die Novemberernte zu empfehlen. Kann die Ernte der Wurzeln im Spätherbst des ersten Anbaujahres nicht mehr erfolgen, so sollte sie im zeitigen Frühjahr vorgenommen werden, wobei zu bedenken ist, daß sie nach LINDNER Inulin als Speicherstoff im Spätherbst und Spätfrühjahr in polar entgegengesetzten Mengen enthält. Nach WILPERT ist Inulin maximal im Herbst des ersten Jahres in der Wurzel enthalten und fehlt im Sommer des zweiten Jahres völlig. Da nach KROEBER das Inulin für die therapeutische Wirkung der Droge bedeutsam ist, so muß auf den Inulingehalt bei der Ernte der Wurzeln Rücksicht genommen werden. KROEBER (1950) bezeichnet Radix Bardanae als eine Inulindroge, während GESSNER (1953) sie in die Gruppe der Drogen mit ätherischen Ölen als Hauptwirkstoffe einreiht.

Die Wurzelrodung gestaltet sich bei dem Tiefgang der Wurzeln bis zu 60 cm besonders auf schweren Böden nicht ganz einfach. Oftmals bleiben beim Herauspflügen Wurzelreste im Boden, die dann wieder ausschlagen und sich unter Umständen in der Folgefrucht nachteilig bemerkbar machen. Sie sind daher sehr sorgfältig zu roden.

Blätter und Früchte werden meist nur in kleinen Mengen vom Drogenhandel benötigt. Zwischen Blütezeit und Fruchtreife liegt nach LINDNER ein Zeitraum von $2^1/_2$ bis 3 Monaten. Bei einer Blütezeit von Juli bis August des zweiten Vegetationsjahres ist die Fruchtreife, örtlich und jahresklimatisch gesehen, meist Ende Oktober beendet. Ausfall der Früchte muß unbedingt vermieden werden, da sie zur Verunkrautung beitragen. Die Ernte der reifen Klettenköpfe muß mit der Hand erfolgen. Sie ist wegen der Hakenstacheln recht unangenehm und erfordert hohen Arbeits- und Kostenaufwand.

Trocknung. Um eine wirksame Droge zu erhalten, ist es notwendig, daß die Wurzeln entweder sofort frisch verarbeitet oder besonders aufbereitet werden, um Wertminderungen zu vermeiden. FLÜCK empfiehlt, die gereinigten Wurzeln 3 Min. in stark kochendes Wasser zu tauchen. Nach Längsspaltung werden sie bei Temperaturen, die 70° nicht übersteigen dürfen, getrocknet. Dabei werden die Oxydasen zerstört, ohne daß eine Karamelisierung eintritt. Nach JOANNIN (zit. nach KROEBER) verliert die Droge bei gewöhnlicher Trocknung weitgehend ihren therapeutischen Wert. Er fordert daher, daß die Klettenwurzel vor der Trocknung in gespanntem Alkoholdampf stabilisiert werde, um die abbauenden Fermente abzutöten.

Das Eintrocknungsverhältnis beträgt bei den Wurzeln etwa 5 : 1. Es empfiehlt sich, Arctium lappa nur im Vertragsanbau zu kultivieren und die Ernte frisch an die Verarbeitungsbetriebe abzusetzen. Blätter und Kraut hingegen können wie üblich getrocknet werden.

Erträge. Die Drogenerträge belaufen sich bei Radix Bardanae auf 12 bis 20 dz/ha. MÜLLER-STOLL erzielte beim versuchsweisen Anbau mit der Großen Klette als Öl- und Faserpflanze auf gutem Lößlehmboden Erträge bis etwa 45 dz/ha Klettenfrüchte (entsprechend 730 kg/ha fettes Öl) und 70 bis 75 dz/ha trockene Stengelmasse (entsprechend 28 bis 30 dz/ha Zellstoff) nach zweijährigem Wachstum. Die Erträge unterliegen großen Schwankungen. Nach den Feststellungen von KIENITZ u. POLSTER nimmt Arctium lappa gegenüber den wichtigsten in Europa angebauten Faser- und Ölpflanzen keine Sonderstellung ein, sondern wird ertragsmäßig von ihnen beträchtlich überboten.

Krankheiten und Schädlinge. Nach HEGI ist die Zahl der auf den Arctium-Species auftretenden Krankheiten und Schädlinge ziemlich bedeutend. Er führt u.a. an: Erysiphe cichoriacearum DC., Puccinia bardanae CORDA, Synchytrium aureum SCHROET., Diaporthe arctii LASCH, Ophiobolus acuminatus PERS. und Beloniella arctii LIB. Zoocecidien (Gallen) werden durch Trypeta arctii RATZ. hervorgerufen. Schaden verursachen können die Raupen von Agrotis stigmatica HÜBN., Phytometra (Plusia) gamma L. und P. chrysitis L. und noch viele andere mehr.

Über Winter können die Wurzeln durch Mäusefraß Schaden nehmen. Auch Auswinterungsschäden, bedingt durch starke Frosteinwirkung, wurden beobachtet. Als Drogenschädlinge nennt HEGI Stegobium paniceum L. und Anobium punctatum DEG. (A. striatum OL., A. domesticum GEOFFR.) sowie Ptinus-Species.

Arctostaphylos

Arctostaphylos uva ursi (L.) SPRENG. (A. officinalis WIMM. et GRABOWSKI, A. purgens H. et B., Arbutus uva ursi L., A. officinalis WIMM., Uva ursi procumbens MOENCH, Mairania uva ursi DESVAUX; außerdem laut HPUS 64 Daphnidostaphyllis fendleriana). Ericaceae – Arbutoideae – Arbuteae. Bärentraube. Wolfstraube. Wilder Buchsbaum. Sand-, Mehl-, Moosbeere. Rockberry. Red-berry. Upland cranberry. Mountain box. Bearsgrape. Redberried trailing Arbutus. Arbousier. Busserole. Gayuba. Uva orsina. Melbærris.

Heimisch im größten Teil der nördlichen Erde. Vorzugsweise in lichten, trockenen Föhrenwäldern, oft in ausgedehntem Maß über der Baumgrenze im Juniperusgebüsch und in sonnigen Zwergstrauchbeständen.

Niedriger, dem Erdboden anliegender, teppichbildender Spalierstrauch mit weitkriechenden, zähen, rotbraunen, schülferig berindeten Ästen und dichtbeblätterten, aufwärts gebogenen Zweigen. Laubblätter dick, bis 3 cm lang und 6 bis 15 mm breit, derbledrig, immergrün, verkehrt-eiförmig-keilig, vorn stumpf oder schwach ausgerandet, selten spitzlich, beiderseits kahl, glänzend, unterseits vertieft netzadrig; Blattrand flach, ganzrandig, wie die kurzen Blattstiele feinflaumig. Blüten weiß und blaßrosa, zu 3 bis 12 in kurzen, endständigen, überhängenden Trauben. Blütenstandsachse kurz kraushaarig mit vereinzelten, kurzen Drüsenhaaren. Blütenstiele etwa 5 mm lang, kahl, so lang oder wenig länger als der Kelch, am Grunde mit 2 kleinen, eiförmigen, bewimperten Vorblättern, aus der Achsel eines größeren, außen dicht kurzhaarigen, ei-lanzettlichen Tragblattes entspringend. Kelch 1 mm lang, tief fünfspaltig, mit häutigen, dreieckig-rundlichen, stumpfen Zipfeln. Krone ei-krugförmig, weiß oder rötlich, 5 bis 6 mm lang, mit 5 kurzen, rundlichen, dachigen, auswärtsgekrümmten, rötlichen Zipfeln, innen behaart. Staubblätter 10, 1/3 so lang wie die Krone; Staubfäden im unteren Drittel stark verdickt, gegen den Grund wieder verschmälert, auf der Rückseite behaart; Antheren an der Spitze mit 2 Löchern sich öffnend, purpurn, mit langen, peitschenartig gewundenen Anhängseln. Fruchtknoten halbkugelig, meist fünf- (selten sechs- bis sieben-)fächerig; Griffel die Staubblätter überragend. Frucht kugelig, eine mehlige, am Grunde vom Kelch umgebene, scharlachrote Beere mit 5 bis 7 (bis 10) einsamigen, schwach nierenförmigen, seitlich zusammengedrückten, 3 bis 4 mm langen Steinkernen.

Folia Uvae ursi[1]. Folia (Herba) Garjubae. Folia Arctostaphyli. Folia Vaccini ursi. Bärentrauben-, Achel-, Steinbeer-, Wolfsbeeren-, Sand-, Moosbeerenblätter. Achelkraut. Bärenkraut. Bearberry leaves. Ptarmiganberry leaves. Raisin d'ours. Feuilles de busserole. Folhas de uva ursina. Hojas de gayuba. Melbaerblad. Medvedicovy. Phüllon arctocomároü. Mjölonrisblad. List od medvetke. Beerendruif. Lisc macznicy. List'ja toloknjanki.

Folia Uvae ursi DAB 7 – DDR, Ausg. 1966, Ned. 5, Egypt. P. 53. Folium Uvae ursi ÖAB 9, Helv. VI, Ross. 9, Pol. III, Dan. IX, Norv. V, CsL 2. Uvae Ursi folia Ital. VI. Uvae ursi folium Hung. VI, Jug. II, Jap. 61, Belg. V. Bärentraubenblätter DAB 7 – BRD. Bearberry BPC 34. Busserole ou Uva Ursi CF 49. Uva Ursina Brasil. 1. Außerdem in Portug. 35 offizinell.

Geruchlos, Geschmack zusammenziehend (auf Gerbstoffgehalt zurückzuführen), herb, bitter, hinterher etwas süßlich (Arbutin).

Die Droge wird nur von wildwachsenden Pflanzen gesammelt. Auf Grund der stark unterschiedlichen Befunde über die Zeit des höchsten Arbutingehaltes sind die Ansichten über die günstigste Sammelzeit geteilt. Der unerwünschte Gehalt an freien Hydrochinonen soll im Frühjahr am geringsten sein. Beim schnellen Trocknen der Blätter wird eine Droge mit höherem Arbutingehalt erhalten als beim langsamen Trocknen. 10 T. frischer Blätter ergeben 2 T. der Droge.

Das Aussehen der Droge (Abb. 50, I) kann je nach Herkunft variieren. Die Blätter der spanischen Droge sind hellgrün, meist nur wenig glänzend und bedeutend größer als die anderer Provenienzen. Ihr Blattrand ist stark nach unten umgebogen. Die aus Tirol und Italien stammende Droge ist glänzend dunkelgrün. Die Blätter sind hier viel kleiner als bei der spanischen Ware und am Rand nur schwach umgebogen. Der Blattrand der noch kleineren Blätter deutscher Herkunft ist, wie auch bei der russischen Droge, kaum gebogen.

Mikroskopisches Bild. Epidermiszellen auf beiden Blattseiten geradwandig, in der unteren besonders dickwandig, Wachsüberzug. Spaltöffnungen in Gruppen zu 2 bis 5 zusammenliegend, nur unterseits. Haare, wenn vorhanden, bis 1 mm lang, vielzellig, zugespitzt, doch sind meist nur die Narben derselben anzutreffen. Mesophyll aus 3 bis 5, meistens aus 3 Schichten palisadenartiger Zellen, darunter Schwammgewebe. Über und unter dem Gefäßbündel des Mittelnerven und der primären Seitennerven mehrere Lagen dickwandiger, gestreckter, chlorophyllfreier Parenchymzellen, manche derselben mit Calciumoxalatkristallen (Einzelkristall mit danebenliegenden kleinen Kriställchen). Sonst ist das Mesophyll frei von Kristallbildung. Die Gefäßbündel der Seitennerven zeigen Sklerenchymfaserbelag, der Hauptnerv nicht.

Verfälschungen und Verwechslungen. Die Blätter anderer Ericaceen: 1. Vaccinium vitis idaea L., Preiselbeere (Abb. 50, II). Blätter etwas größer und breiter, am Rande umgerollt, nicht keilförmig, verschmälert, weniger steif-lederartig, schwach gesägt, unterseits

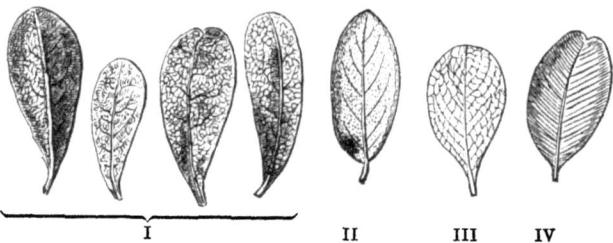

Abb. 50. I. Fol. Uvae ursi. II. Blatt von Vaccinium vitis idaea. III. Blatt von Vaccinium uliginosum. IV. Blatt von Buxus sempervirens.

---

[1] Abbildungen bei L. Hörhammer: Teeanalyse, Tafel 8, Abb. 47 und 48.

nicht vertieft-netzaderig, mit braunen bis rostfarbigen Drüsenpunkten und mit (zwar selten) kurzen einzelligen Haaren. Die Spalten unterseits regelmäßig verteilt. − 2. Vaccinium uliginosum L., Rauschbeere (Abb. 50, III). Blätter papierartig, ganzrandig, am Rand umgeschlagen, matt, unterseits graugrün, mit erhabenem Adernetz. − 3. Gaultheria procumbens L., Wintergrün. Blätter lederartig, blaßgrün, glatt, deutlich gesägt und größer. Im Mesophyll Oxalatdrusen. − 4. Arctostaphylos alpina SPR., Vaccinium myrtillus L., Heidelbeere, Cassandra calyculata (L.) DON. Blätter schrumpfig, hellgrün, gesägt; Kristalle fehlen in den Faserzellen. Als weitere Verfälschung die Blätter von Buxus sempervirens L., Buxaceae (Abb. 50, IV). Diese sind nach vorn verschmälert und ausgerandet, am Rand umgebogen, blaßgrün, nicht vertieft netzaderig in den Seitennerven.

Inhaltsstoffe. 5 bis 12% Arbutin (Hydrochinon-β-glucosid) $C_{12}H_{16}O_7$, Fp. 200°, Methylarbutin $C_{13}H_{18}O_7$, Fp. 175 bis 176° (fehlt teilweise), etwa 0,3 bis 0,5% freies Hydrochinon $C_6H_6O_2$, Fp. 170 bis 172°, etwa 15 bis 20% Gerbstoffe, die nach HERRMANN [Arch. Pharm. (Weinheim) *286*, 515 (1953)] Derivate der Ellagsäure und Gallotannine sind, bis 6% Gallus-, Ellag-, China-, o-Protocatechu-, Ameisen-, Citronen-, Äpfel- und 0,4 bis 0,75% Ursolsäure, die Flavonrhamnoside Quercitrin und Myricitrin sowie deren Aglykone Quercetin und Myricetin, das Quercetingalaktosid Hyperin, etwa 0,01% äth. Öl, Uvaol $C_{30}H_{50}O_2$, Fp. 232 bis 233°, und Harz.

Arbutin : $R = C_6H_{11}O_5$; $R_1 = H$
Methylarbutin: $R = C_6H_{11}O_5$; $R_1 = CH_3$
Hydrochinon : $R = R_1 = H$

Uvaol : $R = CH_2OH$
Ursolsäure : $R = COOH$

BRITTON (J. chem. Soc. *1965*, S. 7312) berichtet an Hand von p.chr. Untersuchungen von mind. 20 phenolischen Komponenten sowie von 3 Substanzen (A, B, C), die als p-Hydroxy-phenol-β-D-glucosidderivate erkannt wurden. Weiterhin sind verschiedene flavonoide Glykoside und in größerer Menge Gallussäureester vorhanden. Dominierendes Tannin ist Penta- bis Hexa-O-galloyl-β-D-glucose. NAKAMURA [Chem. Abstr. *33*, 601 (1939); zit. nach USD 60] isolierte das Glykosid Isoquercitrin, das noch in einer Verdünnung von 1 : 100000 stark diuretisch wirken soll. Nach CONSTANTINESCU et al. [Herba Hung. *8*, 101 (1969)] Allantoin. Das Verhältnis von Arbutin und Methylarbutin schwankt je nach Herkunft und Erntezeit der Droge. Den höchsten Gehalt an Glykosiden hat die spanische Ware mit 10 bis 12%, Alpenware enthält 8 bis 9%. Letztere enthält neben Arbutin reichlich Methylarbutin. Ware aus Spanien, Polen, Finnland enthält nur Arbutin. Nach verschiedenen Angaben wurden teilweise bis zu 25% Arbutin bzw. Methylarbutin und bis 34% Gerbstoff festgestellt.

Prüfung. Identität (Nachweis des Arbutins und der Gerbstoffe). 0,10 g gepulverte Droge werden mit 5,0 ml 6 n Salzsäure (R) zum Sieden erhitzt, das Gemisch wird nach dem Erkalten mit 10 ml Äther (R) ausgeschüttelt. Der Eindampfrückstand des Ätherextraktes gibt durch Mikrosublimation bei 120 bis 140° farblose Kristallnadeln. Das Sublimat wird auf Zusatz von 0,05 ml Silberdiamminnitrat-Lösung (R) schwarz gefärbt, DAB 7 − BRD. − Kocht man etwa 0,1 g zerkleinerte Bärentraubenblätter mit 5 ml Wasser 1 Min. lang, so färbt sich das Filtrat auf Zusatz von 1 Tropfen Eisen(III)-chloridlösung (R) sofort blaugrün; nach einiger Zeit tritt ein Niederschlag auf, ÖAB 9. Analog Helv. VI und Ross. 9. Der Rest des Filtrats und 1 bis 3 Tropfen Eisen(II)-Sulfat RS geben eine violette Färbung, später einen flockigen, schwärzlichen Niederschlag (Arbutosid), Helv. VI. − Die mit verd. Salzsäure (R) befeuchteten gepulverten Bärentraubenblätter liefern bei der Mikrosublimation bei etwa 150° nadelförmige Kristalle von Hydrochinon. Schmelzintervall (unter dem Mikroskop) 169 bis 171°, ÖAB 9. Nach Dan. IX wird die Mikrosublimation des Drogenpulvers erst nach Behandlung mit 0,1 n HCl und Trocknen nicht über 40° durchgeführt und das Sublimat mit einer frischbereiteten Chinonlösung versetzt, die braunviolette Kristalle ergibt. − 0,5 g Blattpulver werden mit 10 ml Wasser gekocht. Nach dem Abkühlen wird die Abkochung filtriert und auf 2 Portionen verteilt: a) 2 ml des Filtrates werden in einem Porzellanschälchen mit 4 ml Ammoniaklösung und 1 ml einer 10%igen Natriumphosphormolybdatlösung in Salzsäure versetzt, worauf eine Blaufärbung auftritt. b) Zum restlichen Filtrat gibt man einige Tropfen Ammoniumeisenalaunlösung. Es entsteht eine dunkelblaue Färbung, Ross. 9.

Von den chr. Nachweismethoden der Hauptinhaltsstoffe sei besonders auf ein p.chr. Verfahren zum Nachweis von Methylarbutin [WAGNER u. BÖHM: Pharmazie 12, 363 (1957)] sowie auf die papier- und dünnschichtchromatographischen Untersuchungen von Arbutindrogen [HÖRHAMMER et al.: Dtsch. Apoth.-Ztg 103, 1 (1963)] hingewiesen. KRAUS u. DUPAKOVA [Pharmazie 19, 41 (1964)] berichteten über ein d.chr. Verfahren, das mit Polyamid und Reisstärkekleister als Bindemittel in einem neuen Herstellungsverfahren in dünner Schicht auf Chromatographieplatten gebracht, Arbutin aus einem methanolischen Pflanzenextrakt von Hydrochinon und den übrigen Bestandteilen im System Äther–Äthanol (96%) (20:5) gut zu trennen und durch Besprühen mit diazotierter Sulfanilsäure und Natriumcarbonatlösung deutlich sichtbar zu machen vermag. – DAB 7 – DDR beschreibt folgende d.chr. Methode: Adsorptionsschicht: Kieselgel G. – Aufzutragende Lösung: 0,100 g gepulverte Substanz wird in einem 50-ml-Rundkolben mit Normschliff mit 5,0 ml Methanol und 5,0 ml Wasser versetzt. Die Mischung wird im Wasserbad unter Rückflußkühlung 15 Min. erhitzt und heiß filtriert. Das Filtrat wird mit 4 Tr. Bleiacetat-RL versetzt und erneut filtriert. 10 bis 12 µl dieses Filtrates werden senkrecht zur Laufrichtung als 13 bis 15 mm lange Linie, deren Breite 5 mm nicht überschreiten soll, auf die Startlinie a aufgetragen. – Aufzutragende Lösung der Testsubstanz: 0,0100 g Arbutin wird in 5,0 ml Methanol gelöst. 10 bis 12 µl der Lösung werden senkrecht zur Laufrichtung als 13 bis 15 mm lange Linie, deren Breite 5 mm nicht überschreiten soll, auf die Startlinie b aufgetragen. – Lösungsmittelgemisch: 100,0 ml Äthylacetat, 17,0 ml Methanol und 13,0 ml Wasser werden gemischt. Die Mischung wird als Laufmittel verwendet. – Laufstrecke: 10 bis 12 cm. – Trocknung: Die Dünnschichtplatte wird bei 20° aufbewahrt, bis das Laufmittel verdunstet ist. – Reagentien: Reagens I: 10,0 ml Sulfanilsäure-RL und 5,0 ml frischbereitete Natrium-nitritlösung (1,00 g/100,0 ml) werden unmittelbar vor der Verwendung gemischt. – Reagens II: äthanolische 2 n Kalilauge. – Sichtbarmachung: Die Dünnschichtplatte wird mit dem Reagens I und nach 5 Min. mit dem Reagens II besprüht. – Auswertung: Der R_f-Wert des roten Testsubstanzfleckes muß im Bereich von 0,20 bis 0,60 liegen. – Das Chromatogramm zeigt über der Startlinie a einen roten Fleck mit dem R_f-Wert des Fleckes der Testsubstanz. Weitere Flecken können vorhanden sein.

Zum mikrochemischen Nachweis der hauptsächlichen Verfälschungen und Verwechslungen der Bärentraubenblätter – zumal in der feingeschnittenen Droge – eignen sich nach TUNMANN folgende Farbreaktionen: 1. Als Reagentien dienen Vanillinsalzsäure und Eisen(II)-sulfatlösung. Man legt auf die weiße Unterlage zwei Reihen Objektträger und bringt auf die einen je 1 Tropfen Vanillinsalzsäure, auf die anderen je 1 Tropfen frisch bereiteter Eisen(II)-sulfatlösung und legt die mikroskopischen Schnitte (einerlei ob Quer- oder Längsschnitt) hinein.

Es färben	Vanillinsalzsäure	Eisen(II)-sulfatlösung	
		Präparat	Lösung
Arctostaphylos uva ursi	karminrot	schwarz	blauschwarz
Buxus sempervirens	–	–	–
Vaccinium vitis idaea	karminrot	dunkel	höchstens schwach gelblich
Vaccinium myrtillus	kaum gefärbt	dunkel	–

Die Färbungen werden hervorgerufen teils durch einen glykosidischen Gerbstoff (mit Vanillinsalzsäure = rot), teils durch einen freien eisenbläuenden Gerbstoff [mit Eisen(II)-sulfat = schwarz], die beide im Mesophyll der Bärentraubenblätter vorhanden sind, in den Verfälschungen und Verwechslungen aber z. T. fehlen. – 2. Als Reagens dient Salpetersäure. Diese färbt die Zellen des gesamten Mesophylls anfangs vorübergehend dunkelorange bis braun, dann leuchtend gelb bis chromgelb. Es empfiehlt sich, das mikroskopische Präparat vorher einige Augenblicke in verd. Schwefelsäure (1:5) zu legen und dann erst konz. Salpetersäure zuzusetzen, wodurch die Reaktion, welche dem Arbutin zukommt, verstärkt wird.

Mindestgehalt an Arbutin und Methylarbutin 7% Jug. II; Mind.Gehalt an Hydrochinonderivaten, berechnet als wasserfreies Arbutin 6% DAB 7 – BRD; Mind.Gehalt an Arbutin und Methylarbutin, berechnet als Arbutin und auf die bei 105° getrocknete Substanz, 6% DAB 7 – DDR, Helv. VI; 5% Hung. VI; Mind. Gehalt an Arbutin und freiem Hydrochinon 5,7% Ross. 9, CsL 2; Mind. Gehalt an Glykosiden, berechnet als Arbutin 5% ÖAB 9. Wäßriger Extraktgehalt mind. 30% Hung. VI. – Max. Aschegehalt 4% DAB 7 – BRD, ÖAB 9, Ital. VI, Norv. V, Ned. 5, Ross. 9, Jap. 61, CsL 2, Pol. III, Jug. VI, Hung. VI; 5% Dan. IX; 6% Belg. V; 8% Portug. 35. – Sulfatasche max. 5% Helv. VI. – Säureunlösliche Asche max. 0,5% Dan. IX; 1% CsL 2, Hung. VI; 1,5% Jap. 61. – Max. Feuchtigkeitsgehalt 9% Pol. III; 12% Ross. 9, Hung. VI; 13% CsL 2. – Fremde org. Substanz max. 0,5% Ross. 9. – Mineralische Beimengungen max. 0,5% Ross. 9. – Stengel max. 2% Ross. 9.

– Stengel und andere fremde Bestandteile max. 5% Jap. 61, Jug. II; 6% Hung. VI; 8% DAB 7 – BRD. – Mißfarbige Blätter max. 1% ÖAB 9; 3% Ross. 9; 5% DAB 7 – DDR. – Mißfarbige Blätter und andere Pflanzenteile max. 6% CsL 2. – Fremde Pflanzenbeimengungen max. 2% Hung. VI, Belg. V, CsL 2. – Beschädigte Blätter, die durch ein Sieb mit 2,8 mm Maschenweite hindurchfallen, max. 3% Ross. 9. – Unschädliche Beimengungen max. 3% DAB 7 – DDR.

Gehaltsbestimmung. In der Literatur sind zur Wertbestimmung der Droge verschiedene Verfahren der Arbutin- bzw. Methylarbutinbestimmung vorgeschlagen worden [s. LINDPAINTNER: Arch. Pharm. (Weinheim) *277*, 398 (1939); FRIEDRICH: Pharm. Zentralh. *98*, 371 (1959) und GSTIRNER]. Eine Zusammenfassung über alle bisherigen Methoden und ihre Bedeutung geben KRAUS u. DUPAKOVA [Pharmazie *19*, 41 (1964)]. Laut LUCKNER, BESSLER u. SCHRÖDER [Pharmazie *20*, 300 (1965)] benötigen die meisten Verfahren zu ihrer Durchführung jedoch entweder viel Zeit, oder sie besitzen nicht die Genauigkeit, die von einem Arzneibuch gefordert werden muß.

Wohl am häufigsten wird die jodometrische oder cerimetrische Bestimmung des durch Hydrolyse aus Arbutin und Methylarbutin gebildeten Hydrochinons bzw. Methylhydrochinons benutzt. Die im Drogenextrakt enthaltenen Gerbstoffe müssen bei diesen Bestimmungsverfahren entfernt werden. Die hierzu notwendigen Arbeitsgänge sind zeitraubend. Auch werden vom Gerbstoffniederschlag vielfach Arbutin und Methylarbutin adsorbiert. Der Umschlagspunkt bei der Titration ist nicht immer deutlich zu erkennen. Die Abtrennung der Gerbstoffe kann umgangen werden, wenn nach Entfernung des in der Droge vorhandenen Hydrochinons das Arbutin hydrolysiert und das dabei gebildete Hydrochinon nach Oxydation durch Wasserdampfdestillation von der Lösung abgetrennt wird. Auch diese Abtrennung ist jedoch verhältnismäßig zeitraubend. – Bestimmung nach DAB 7 – BRD: 2,5 g der gepulverten Droge (Sieb 4) werden mit 50 ml siedendem Wasser übergossen und 15 Min. lang unter Rückfluß gekocht; das Gemisch wird heiß filtriert. Filter und Drogenrückstand im Kolben werden erneut mit 25 ml Wasser weitere 15 Min. lang unter Rückfluß gekocht; der Auszug wird wieder filtriert und der Rückstand mit 5 ml heißem Wasser nachgewaschen. Nach Zugabe von 2,5 g Blei(II)-acetat (R) zum Gesamtfiltrat wird unter häufigem Umschwenken 10 Min. lang im Wasserbad erhitzt, das Gemisch durch eine Glassinternutsche (G) filtriert und der Niederschlag zweimal mit 5 ml heißem Wasser nachgewaschen. Zum Filtrat gibt man 2,5 g Natriumhydrogencarbonat (R), filtriert wiederum durch eine Glassinternutsche (G) und wäscht mit 5 ml heißem Wasser nach. Das Gesamtfiltrat wird nach dem Erkalten in einem 100-ml-Meßkolben aufgefüllt. 40 ml dieser Lösung werden mit 3 n Schwefelsäure (R) neutralisiert, mit weiteren 25 ml 3 n Schwefelsäure versetzt und 1 Std. lang unter Rückfluß im schwachen Sieden gehalten. Nach dem Erkalten gibt man 0,5 g Zinkstaub (R) zur Lösung, läßt das Gemisch 10 Min. lang lose verschlossen stehen und filtriert. Mit je 20 ml Wasser wird zweimal nachgewaschen. Das Gesamtfiltrat wird mit Natriumhydrogencarbonat (R) neutralisiert. Nach weiterem Zusatz von 1 g Natriumhydrogencarbonat wird unter Zusatz von 5 ml Stärkelösung (J) mit 0,1 n Jodlösung (V) bis zur 1 Min. lang anhaltenden Blaufärbung titriert. Nach vorsichtiger Neutralisation mit 6 n Salzsäure (R) und Zusatz von weiteren 50 ml 6 n Salzsäure läßt man die Lösung 15 Min. lang verschlossen stehen. Mit 0,1 n Natriumthiosulfat (V) wird bis zur 1 Min. lang anhaltenden Entfärbung titriert. 1 ml 0,1 n Natriumthiosulfat entspricht 13,62 mg wasserfreiem Arbutin. Ähnlich Helv. VI und Ross. 9. Über eine kritische Beurteilung der Methoden der Ross. 9 s. STUKKEI et al. [Apt. Delo *15*, 31 (1966); ref. Dtsch. Apoth.-Ztg *107*, 160 (1967)].

Neben den volumetrischen Methoden sind auch polarimetrische Bestimmungsverfahren beschrieben worden (ÖAB 9, Jug. II). ÖAB 9: 5 g fein gepulverte (VI), 1 Std. lang bei 90° getrocknete Bärentraubenblätter werden in einem Soxhletapparat mit entwässertem Aceton (R) so lange extrahiert, bis die überlaufende Flüssigkeit nicht mehr gefärbt ist (etwa 3 Std.). Nach beendeter Extraktion dampft man die Acetonlösung in einem 25 ml fassenden Meßkolben auf dem Wasserbad zur Trockene ein und entfernt die letzten Reste Aceton durch Einblasen eines Luftstromes. Hierauf setzt man 20 ml Wasser zu und erhitzt 10 Min. lang auf dem Wasserbad. Sodann versetzt man mit 5 ml Bleiacetatlösung (R), wobei die Verunreinigungen ausgefällt werden, und erwärmt nochmals kurz. Nach dem Erkalten füllt man mit Wasser bis zur Marke auf, filtriert und bestimmt das optische Drehungsvermögen des klaren Filtrates. Der Gehalt an Glykosiden, berechnet als Arbutin, ergibt sich nach der Formel:

$$\% \text{ Glykoside} = \frac{\alpha \cdot 38{,}8^*}{l \cdot g}.$$

* $[\alpha]_D^{20°}$ des Arbutins (in Wasser) = $-64{,}40°$;
α = abgelesener Drehungswinkel in Grad (ohne Berücksichtigung des negativen Drehungssinnes in die Formel einzusetzen);
l = Länge des Polarisationsrohres in dm;
g = Einwaage an Bärentraubenblättern in g.

Das Verfahren befriedigt jedoch nach einer Überprüfung von LUCKNER et al. (s. o.) hinsichtlich der Genauigkeit der erhaltenen Werte nicht. Die für Arbutin [MÜLLER u. HACKENBERG: Arzneimittel-Forsch. *9*, 529 (1959)] und Methylarbutin [CHRIST et al.: Arzneimittel-Forsch. *11*, 129 (1961)] vorgeschlagenen kolorimetrischen Bestimmungsverfahren beruhen auf der Reduktion von Phosphorwolframsäure durch Arbutin, auf der Reaktion von Arbutin mit Jodsäure und Ammoniumcarbonat, auf der Bildung von Azofarbstoffen des Arbutins oder Methylarbutins und auf der Bildung von Kondensationsprodukten zwischen 4-Aminoantipyrin und Arbutin bzw. dem durch Hydrolyse aus Methylarbutin gebildeten Methylhydrochinon. Letzteres Verfahren zeichnet sich durch Einfachheit in der Durchführung und Genauigkeit aus. Als Nachteil muß in Kauf genommen werden, daß für Arbutin und Methylarbutin getrennte Bestimmungsverfahren notwendig sind. — DAB 7 - DDR: Arbutin: 0,4000 g gepulverte Substanz werden in einem gewogenen 250-ml-Rundkolben mit Normschliff mit 75 ml Wasser versetzt. Die Mischung wird unter Rückflußkühlung 30 Min. im Sieden gehalten und nach dem Erkalten mit Wasser zu 250,0 g ergänzt. Nach dem Absetzen der Substanz werden 5,00 ml der überstehenden Lösung in einem Scheidetrichter mit 45,0 ml Wasser, 0,300 ml 4-Aminoantipyrinlösung (2,00 g/100,0 ml) sowie 1,00 ml 3 n Ammoniaklösung versetzt und geschüttelt. Nach Zusatz von 1,00 ml frisch bereiteter Kaliumhexacyanoferrat(III)-lösung (2,00 g/100,0 ml) wird erneut geschüttelt. Die Mischung wird mit 30,0 ml Chloroform ausgeschüttelt und der Chloroformauszug durch Watte in einen 200-ml-Meßkolben filtriert. Die wäßrige Flüssigkeit wird so oft mit den drei Reagentien, wie vorstehend angegeben, versetzt und jeweils mit 30,0 ml Chloroform ausgeschüttelt, bis der Chloroformauszug nicht mehr gefärbt ist. Alle Arbeitsgänge sind ohne Verzögerung durchzuführen. Die vereinigten filtrierten Chloroformauszüge werden mit Chloroform zu 200,00 ml aufgefüllt. Die Extinktion dieser Lösung wird in einer Schichtdicke von 1 cm bei der Wellenlänge von 455 nm gegen Chloroform gemessen. Vergleichsprobe: 0,0534 g Arbutin werden in Wasser zu 500,0 ml gelöst. 5,00 ml Lösung werden, wie vorstehend angegeben, behandelt.

Berechnung: Prozent Arbutin, berechnet auf die bei 105° getrocknete Substanz

$$= \frac{E_1 \cdot 250}{\text{Ew} \cdot (100 - a) \cdot E_2}.$$

E_1 = Extinktion der Lösung;
E_2 = Extinktion der Vergleichsprobe;
a = Trocknungsverlust in Masseprozent;
Ew = Einwaage der Substanz in Gramm.

Methylarbutin: 0,5000 g gepulverte Substanz werden in einem gewogenen 250-ml-Rundkolben mit Normschliff mit 3,00 ml 6 n Salzsäure sowie 25,0 ml Wasser versetzt. Die Mischung wird unter Rückflußkühlung 30 Min. im Sieden gehalten und nach dem Erkalten mit Wasser zu 200,0 g ergänzt. Nach dem Absetzen der Substanz werden 10,00 ml der überstehenden Lösung in einem Scheidetrichter mit 30,0 ml Wasser versetzt und durch tropfenweisen Zusatz von Ammoniumchlorid-Ammoniak-Puffer auf den pH-Wert 9,5 eingestellt. Diese Lösung wird mit 1 Tropfen verd. Wasserstoffperoxidlösung sowie 1,00 ml 4-Aminoantipyrinlösung (2,00 g/100,0 ml) versetzt und geschüttelt. Nach Zusatz von 8,00 ml frisch bereiteter Kaliumhexacyanoferrat(III)-lösung (2,00 g/100,0 ml) wird sie erneut geschüttelt. Nach 5 Min. wird die Mischung mit 20,0 ml Äthylacetat ausgeschüttelt und der Äthylacetatauszug durch Watte in einen 100-ml-Meßkolben filtriert. Die wäßrige Flüssigkeit wird so oft mit je 15,0 ml Äthylacetat ausgeschüttelt, bis der Äthylacetatauszug nicht mehr gefärbt ist. Die vereinigten filtrierten Äthylacetatauszüge werden mit Äthylacetat zu 100,00 ml aufgefüllt. Die Extinktion dieser Lösung wird in einer Schichtdicke von 1 cm bei der Wellenlänge von 455 nm gegen Äthylacetat gemessen. Vergleichsprobe: 0,0400 g Methylhydrochinon werden in Wasser zu 100,00 ml gelöst. 5,00 ml Lösung werden mit Wasser zu 100,00 ml aufgefüllt. 10,00 ml dieser Lösung werden, wie vorstehend angegeben, behandelt.

Berechnung: Prozent Methylarbutin, berechnet als Arbutin und auf die bei 105° getrocknete Substanz

$$= \frac{40 \cdot (E_1 - 0,040)}{\text{Ew} \cdot (100 - a) \cdot E_2}.$$

E_1 = Extinktion der Lösung;
E_2 = Extinktion der Vergleichsprobe;
a = Trocknungsverlust in Masseprozent;
Ew = Einwaage der Substanz in Gramm.

Aufbewahrung. Trocken und vor Licht geschützt in gut schließenden Behältern.

Wirkung. Sie wird von den Glykosiden Arbutin und Methylarbutin bestimmt. Arbutin wird vom menschlichen Organismus sehr schnell ausgeschieden; 1 bis 2 Std. nach peroraler

Gabe läßt sich in hoher Konzentration als Ausscheidungsprodukt Hydrochinonglucuronid (und wahrscheinlich Hydrochinonschwefelsäureester) im Harn nachweisen. Harnproben mit hohem Gehalt an Arbutinausscheidungsprodukten zeigen verringerte Anfälligkeit gegenüber bakterieller Zersetzung und können im Bebrütungsversuch das Wachstum von E. coli und Staphyl. aureus hemmen. Eine Wirkung wird jedoch nur beobachtet, wenn die Arbutindosierung hoch genug ist und wenn bei alkalischer Reaktion des Harns mit einer Spaltung der Arbutinausscheidungsprodukte gerechnet werden kann. Die widersprechenden Angaben über antibakterielle, harndesinfizierende Wirkungen von Bärentraubenblattextrakten dürften darauf beruhen, daß meist eine dieser Voraussetzungen (oder beide) nicht erfüllt ist. BENIGNI (Fitoterapia *1948*, No. 3) glaubt jedoch, daß das Hydrochinon nicht das einzige bakteriostatische Prinzip in der Droge ist. DANILOWSKI [Arch. exp. Path. Pharmakol. *35*, 105 (1895)] fand, daß das Hydrochinon auch sehr wirksam bei Amöben und Infusorien ist. Die Gerbstoffe sind für die desinfizierende Wirkung der Droge ohne Bedeutung. Sie können in größeren Mengen zu Reizungen der Magen- und Darmschleimhäute führen und dadurch Magenschmerzen, Übelkeit und Erbrechen verursachen. Akute Vergiftungen sind unbekannt. Bei längerer Verabreichung größerer Mengen von Bärentraubenblättern kann es zu chronischen Vergiftungen mit hämolytischer Anämie, Kachexie, Leberverfettung und Depigmentierung der Haare kommen. Die früher angenommene diuretische Wirkung der Droge konnte im Tierexperiment nicht bestätigt werden [HILDEBRANDT: Münch. med. Wschr. *49*, 1999 (1936)].

Als Ersatz für Folia Uvae ursi kommen die Blätter gewisser Bergenia-Arten, evtl. auch Preiselbeerblätter in Frage.

Anwendung. Bei Erkrankungen der Harnwege und des Nierenbeckens als Desinfiziens, bes. bei chronischem Harnröhren- und Blasenkatarrh. Bestandteil von Teemischungen bei Blasenleiden, bei Stein- und Gallenleiden (z.B. Species anticystiticae Helv. VI), bei Rheuma und Gicht. In der Homöopathie die aus frischen Blättern bereitete Essenz bei Cystitis, chronischer Pyelitis, Urethritis, Harngrieß sowie bei Incontinentia urinae. In der Veterinärmedizin zur Behandlung der Rindermastitis. Zur Darstellung des Arbutins. Technisch in der Leder- und Textilindustrie als Gerb- und Farbstoff. Die Droge kommt im allgemeinen in Form des Infuses oder Dekoktes zur Anwendung. Abkochungen sind aus dem groben Pulver herzustellen.

Dosierung. 1,3 bis 4 g der Pulverdroge NF VIII. Gebräuchliche Einzeldosis als Abkochung 1,5 g auf 1 Teetasse, ÖAB 9. Übliche Dosis als Abkochung täglich 10 bis 15 g, Jap. 61. Frisches Infus (1:20) 15 bis 30 ml; konz. Infus (1:2,5) 2 bis 4 ml; Fluidextrakt (1:1) 2 ml, Extra P. 67.

Bemerkungen: Abgabe. ÖAB 9: Bärentraubenblätter dürfen nur feinzerschnitten (III) oder grob gepulvert (IV) abgegeben bzw. verarbeitet werden. DAB 7 – BRD: Abkochungen sind aus grob gepulverter Droge (Sieb 4) herzustellen. DAB 7 – DDR: Zur Verwendung als Arzneimittel oder in Arzneimitteln ist die Substanz grob zu pulvern und mit grob gepulvertem Brennnesselkraut auf einen Gehalt an Arbutin und Methylarbutin von 6,0 bis 8,0% , berechnet als Arbutin und auf die bei 105° getrocknete Substanz einzustellen.

Uva Ursi HAB 34. Bärentraube.
Frische Blätter.

Arzneiform. Essenz nach § 2.
Arzneigehalt. 1/2.

Uva Ursi HPUS 64. Bearberry.
Die frischen Blätter.

Arzneiform. Urtinktur: Arzneigehalt 1/10. Uva ursi, feuchte Masse mit 100 g Trockensubstanz und 150 ml Wasser = 250 g, dest. Wasser 250 ml, Alkohol USP (94,9 Vol.-%) 635 ml zur Bereitung von 1000 ml der Tinktur. – Dilutionen: D 2 (2×) enthält 1 Teil Tinktur, 3 Teile dest. Wasser und 6 Teile Alkohol; D 3 (3×) und höher mit Alkohol HPUS (88 Vol.-%). – Medikationen: D 3 (3×) und höher.

Species anticystiticae cum spasmolytico, Helv. VI. Krampflösender Blasentee. Espèces anticystiques-spasmolytiques. Specie anticistiche-spasmolitiche.

Teemischung mit antimikrobiell und spasmolytisch wirkenden Arzneidrogen:

Folium Betulae	15 g
Folium Hyoscyami	10 g
Folium Uvae ursi	35 g
Radix Liquiritiae	25 g
Rhizoma graminis	15 g

werden zu einer Teemischung verarbeitet.

Einzeldosis 3 g als Aufguß.

Species anticystiticae Helv. VI. Blasentee. Espèces anticystitiques. Specie anticistitiche.

Teemischung mit antimikrobiell wirkenden Arzneidrogen:

Folium Betulae	20 g
Folium Uvae ursi	40 g
Radix Liquiritiae	25 g
Rhizoma graminis	15 g

werden zu einer Teemischung verarbeitet.
Einzeldosis 3 g als Aufguß.

Species duireticae Belg. V.

Fructus Foeniculi	1
Folia Uvae ursi	1
Radix Liquiritiae	1

Arctostaphylos manzanita Parry (A. glauca Lindl.). Manzanito. Great-berried Manzanita.

Heimisch in Kalifornien.

Bis 10 m hohes Bäumchen oder Strauch, mit braunroten, letztjährigen Trieben. Laubblätter eiförmig, ganzrandig, 3 bis 6 cm lang, gestielt; Blattstiel etwa 1,5 cm lang. Blütenstand vielblütig, drüsig. Krone weiß oder rosa. Frucht kugelig, zuletzt braunrot.

Inhaltsstoffe und *Verwendung* ähnlich wie Arctostaphylos uva ursi.

Arctostaphylos alpina (L.) Spreng.

Heimisch in den Alpengebieten.

Weit kriechender, teppichbildender Spalierstrauch, mit kurzen, aufstrebenden Endtrieben. Laubblätter sommergrün, meist 3 bis 4 cm (ausnahmsweise bis 6 cm) lang und 1 cm breit, keilig-verkehrt-eiförmig, am Grunde lang verschmälert, spitzlich, scharf gezähnt, namentlich am Grunde langbewimpert, beiderseits netznervig, oberseits leuchtendgrün, unterseits graugrün, im Herbst sich purpurn verfärbend, ihre Reste als brauner Kranz am Grunde der neuen Blattsprosse erhalten bleibend. Blütenstand aufrecht, traubig, zwei- bis fünfblütig, kurz vor oder gleichzeitig mit den Laubblättern erscheinend. Blütenstiel vorblattlos oder mit 1 bis 2 kleinen Vorblättern, etwas länger als die nickende Blüte, am Grunde mit breitem, farblosem Tragblatt. Kelch fünfzipfelig, etwa 1/4 der Kronlänge erreichend; Kelchzipfel dreieckig, stumpflich oder spitzlich, schwach bewimpert. Krone grünlichweiß oder rötlich angehaucht, ei-krugförmig, bis glockig-kugelig, 4,5 bis 6,5 mm lang, nach vorn verjüngt, mit enger Öffnung, fünfzipfelig. Kronzipfel zurückgeschlagen, rundlich, stumpf, wie das Innere der Kronröhre reichlich steifhaarig. Staubblätter 10, eingeschlossen; Staubfäden gegen den Grund verbreitert und behaart; Antheren sehr kurz zweihörnig (selten Hörner fehlend), mit spitzen, gebogenen Hörnern. Fruchtknoten kugelig, fünffächerig, am Grunde von einem zehnwulstigen Honigring umgeben; Griffel etwas länger als die Staubblätter. Frucht eine kugelige, erst grüne, dann rote, schließlich glänzend blauschwarze, saftige, fünfsamige Beere. Samen dunkelviolett, etwa 3 mm lang, seitlich zusammengedrückt, halbrund oder schwach nierenförmig, mit gerader, innerer Seite; Samenschale rauh.

Die Blätter sind als Verfälschung der offizinellen Droge anzusehen.

Areca

Areca catechu L. Arecaceae – Ceroxyloideae – Areceae. Betelnußpalme. Pinangpalme.

Ursprünglich wahrscheinlich auf den Sundainseln heimisch, seit alter Zeit in Vorder- und Hinterindien (Gangesdelta, nordindisches Hochland), Pakistan, Cochinchina, im südöstlichen China, auf Ceylon, Formosa, den Philippinen, Karolineninseln und dem Malaiischen Archipel kultiviert.

Federblättrige Palme mit ganz geradem Stamm, 12 bis 30 m hoch, 50 cm Umfang, gleichmäßig dick. – Blätter 1,2 bis 1,8 m lang mit zahlreichen, 30 bis 60 cm langen Blättchen, die oberen davon zusammenwachsend. Spatha doppelt, zusammengedrückt, Spadi sehr verzweigt. Männliche Blüten sehr zahlreich sitzend mit 6 pfeilförmigen Staubgefäßen. Weibliche Blüten allein wachsend, meist 2 bis 3 zusammen, und zwar an oder nahe der Basis eines jeden Astes des Blütenkolbens (Spadix), mit 3 Kelch- und 3 Blütenblättern, 6 verwachsenen Staminodien und 3 kurzen, dreieckigen Narben. – Frucht eiförmig, 3,8 bis 5 cm lang, glatt, orange- oder scharlachfarben (Abb. 51).

Semen (Nuces) Arecae. Arekanuß. Arekasamen. Betel-, Bandwurm-, Pinang-, Catechunuß. Ping-lan. Betel nut. Areca nut. Noix d'arec. Noz de areca. Semillas de areca.

Semen Arecae DAB 6, ÖAB 9, Helv. V, Fenn. 37. Arecae Semen Jap. 62. Areca BPC 49, Ind. P. C. 53. Arec ou Aréquier CF 65.

Die aus drei völlig verwachsenen Carpellen hervorgegangene, eiförmige, bis 7 cm lange, stets einsamige Frucht zeigt eine dünne äußere, eine sehr faserige mittlere und eine leicht abblätternde innere Fruchtschale.

Die aus dem faserigen Fruchtfleisch herausgeschälten, sehr harten, bis 3 cm hohen, halbkugeligen oder stumpf-kegelförmig gewölbten, an der Basis abgeflachten oder etwas eingedrückten Samen sind außen hell- bis zimtbraun und netzaderig. Größter Querdurchmesser bis 30 mm, Gewicht 3 bis 10 g. Neben dem Nabel, über der Mitte der ebenen Samenbasis eine unregelmäßig zerklüftete, den Embryo bergende, in der Droge meist leere Höhlung.

Geruch nicht charakteristisch, Geschmack schwach zusammenziehend.

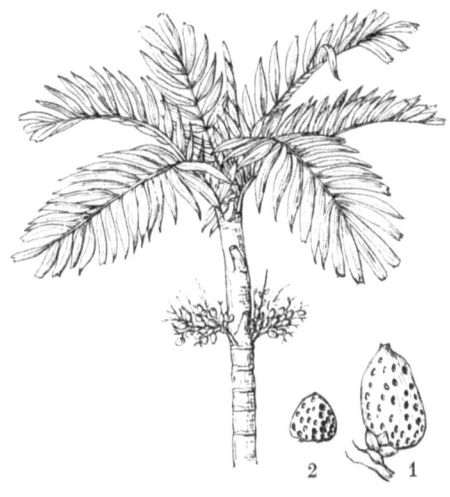

Abb. 51. Areca catechu − Betelpflanze mit reifer Frucht (1) und Samen (2) (J. BOHM).

Mikroskopisches Bild. Das weiße, harte Endosperm ist ruminat, es wird von rotbraunen Adern durchzogen, dem sich vom Rande her hinein erstreckenden Gewebe der Samenschale. Die äußeren Schichten der von zahlreichen Gefäßbündeln durchzogenen Samenschale aus rotbraunen, dünnwandigen, lockeren Zellen und U-förmig wie gleichartig verdickten Steinzellen. Die innersten dünnwandigen Schichten führen rotbraunen Inhalt und dringen in das weiße Endosperm ein, letzteres aus großen, grobgetüpfelten, stark verdickten Zellen. In den Ausstülpungen Gerbstoff; im Embryo Vorkommen von Raphiden.

Pulverdroge. Hellrotbraun. Hauptsächlich Stücke des farblosen Endospermgewebes. Fragmente des gelb- bis rotbraunen Ruminationsgewebes wie Stücke mit aneinanderhängendem Endosperm- und Ruminationsgewebe; Fetzen der Samenschale (s. o.); Gefäßbündelstücke aus der Samenschale. Nur sehr selten Gewebe des Embryos und Raphidenbündel von Calciumoxalat.

Inhaltsstoffe. 0,3 bis 0,6% Alkaloide. 0,1 bis 0,5% des Hauptalkaloides Arecolin $C_8H_{13}NO_2$, Kp. 209°, ferner die Nebenalkaloide Guvacin $C_6H_9NO_2$, Fp. 271 bis 272°, Isoguvacin, Fp. 220°, Guvacolin $C_7H_{11}NO_2$, Fp. 27°, Arecolidin (dem Arecolin isomer), Fp. 110°, Arecaidin (Arecain) $C_7H_{11}NO_2$, Fp. 232° (Hydrat). Weiterhin 14 bis 18% fettes Öl mit Glyceriden der Palmitin-, Stearin-, Myristin-, Laurin- und Ölsäure, Margarin-, Nonadecan- und Heneicosansäure, etwa 15 bis 25% Gerbstoffe, 6 bis 16% Arekarot, Saccharose, ein reduzierender Zucker, Mannan, Galaktan, Cholin, verschiedene Aminosäuren, Schleim, Harz, (+)-Catechin, zwei monomere und sechs polymere Leucocyanidine sowie Leucopelargonidine, etwa 2% Mineralsubstanzen und Spuren äth. Öles. Nach USD 60 auch Gallussäure.

Prüfung. Identität. Nach ÖAB 9: Schüttelt man 0,1 g gepulverte Arekasamen einige Minuten lang mit 10 ml Wasser, filtriert und versetzt das Filtrat mit 1 Tr. Eisen(III)-chloridlösung, so färbt sich die Flüssigkeit vorübergehend blau, dann olivgrün und endlich gelb (Gerbstoffe). Analog Helv. V. − Nach Jap. 62: 0,2 g pulverisierte Arekasamen werden mit 2 ml verd. Essigsäure 2 Min. lang geschüttelt, filtriert und das Filtrat mit 3 Tr. Jodlösung versetzt. Es bildet sich ein graubrauner Niederschlag (Alkaloide).

Mindestalkaloidgehalt berechnet als Arecolin: 0,4% DAB 6, ÖAB 9, Helv. V; 0,25% BPC 49. − Max. Aschegehalt: 2% ÖAB 9, BPC 49; 2,5% DAB 6, Helv. V, Ind. P. C. 53, Jap. 62. − Fremde Beimengungen max. 1% Jap. 62, Ind. P. C. 53. − Arekasamenpulver darf Stärke nicht, Fasern der Fruchtwand und Pilzsporen nur in Spuren enthalten, DAB 6. − Reste des Perikarps dürfen nur bei einem geringeren Teil der Samen in der Umgebung des Nabels vorhanden sein, Stärke nicht, ÖAB 9. − Nicht mehr als 2% anhaftendes Perikarp, Ind. P. C. 53, Jap. 62.

Gehaltsbestimmung. Nach DAB 6: 8 g mittelfein gepulverte Arekasamen übergießt man in einem 150-ml-Arzneiglas mit 80 g Äther sowie nach kräftigem Schütteln mit 4 g Ammoniakflüssigkeit und schüttelt das Gemisch 10 Min. lang kräftig durch. Nach Zusatz von 10 g getrocknetem Natriumsulfat schüttelt man nochmals 5 Min. lang durch, gießt die ätherische Lösung sofort nach dem Absetzen in ein 150-ml-Arzneiglas, gibt 0,5 g Talk und nach 3 Min. langem Schütteln 2,5 ml Wasser hinzu. Nachdem das Gemisch 3 Min. lang durchgeschüttelt hat, läßt man es bis zur Klärung stehen, filtriert 50 g der ätherischen Lösung (= 5 g Arekasamen) durch ein trockenes, gut bedecktes Filter in ein Kölbchen und destilliert etwa 2/3 des Äthers ab. Den erkalteten Rückstand bringt man in einen Scheidetrichter, spült das Kölbchen dreimal mit je 5 ml Äther nach und gibt 5 ml 0,1 n Salzsäure und 5 ml Wasser in den Scheidetrichter. Hierauf schüttelt man 3 Min. lang, läßt die salzsaure Lösung nach vollständiger Klärung in ein Kölbchen abfließen und wiederholt das Ausschütteln noch dreimal in derselben Weise mit je 5 ml Wasser. Nun setzt man zu der salzsauren Lösung 2 Tr. Methylrotlösung hinzu und titriert mit 0,1 n Kalilauge bis zum Farbumschlag. Hierzu dürfen höchstens 3,71 ml 0,1 n Kalilauge verbraucht werden, so daß mind. 1,29 ml 0,1 n Salzsäure zur Sättigung der vorhandenen Alkaloide erforderlich sind (1 ml 0,1 n Salzsäure = 0,015511 g Arecolin, Methylrot als Indikator). Die Bestimmungen des ÖAB 9, BPC 49, NF XII und USD 60 sind praktisch mit der des DAB 6 identisch. – Helv. V läßt das Pulver (6 g) zuerst durch Ausziehen mit Petroläther in einem als Perkolator dienenden Scheidetrichter (mit kleinem Wattebausch über dem Hahn) entfetten. Für 4 g Droge müssen mind. 1,06 ml 0,1 n Salzsäure verbraucht werden. – Fenn. 37 läßt das Pulver mit Milchzucker auf einen Gehalt von 0,4% (0,35 bis 0,45%) einstellen.

Aufbewahrung. Separandum. Vor Licht geschützt, in gut schließenden Behältnissen, ÖAB 9.

Wirkung. Arecolin gilt als Parasympathikomimeticum. Es besitzt eine pilocarpinartige, in erhöhtem Speichelfluß zum Ausdruck kommende, sekretionsanregende sowie anthelmintische Wirkung, verursacht Bradykardie und Tremor. NIESCHULZ u. SCHMERSAHL [Naturwissenschaften *54*, 21 (1967)] konnten an Mäusen zentrale stimulierende Eigenschaften des Arecolins nachweisen. Arecaidin, das aus dem Arecolin durch Esterspaltung (Kalk des Betelgemisches) entsteht, ist eine sehr gut verträgliche, pharmakologisch kaum untersuchte Substanz. Parasympathikomimetische Wirkungen fehlen weitgehend, während die stimulierenden erhalten sind. BOYLAND [Dtsch. Apoth.-Ztg *108*, 1872 (1966)] weist auf die Cancerogenität des Betelkauens hin. Betelkauer erkranken relativ häufig an Krebs der Mundhöhle.

Giftwirkung. Höhere Dosen (8 bis 10 g Semen Arecae) können tödlich wirken. Der Arecolintod erfolgt durch Herz- oder Atemlähmung. Als Gegenmittel ist Atropin zu nennen.

Anwendung. Als Vermifugum gegen Ancyclostomen, Askariden, Cestoden. Besonders in der Veterinärmedizin gegen Rind- und Hundebandwürmer sowie bei Darmkoliken z.B. bei Pferden. Zur Darstellung des Arecolins und seiner Salze. Gerb- und Färbemittel, besonders in China zum Färben von Baumwolle. In Asien in bedeutenden Mengen als Genußmittel beim Betelkauen. Mehr als 200 Millionen Menschen sind Betelkauer. Über die Technik und Bedeutung des Betelkauens berichtet BERGER ausführlich.

Dosierung. Einzeldosis max. 3 g, Tagesdosis max. 6 g, ÖAB 9, Helv. V. Übliche Tagesdosis 3 bis 5 g Jap. 62, 1 bis 4 g BPC 49. – Laut Ind. P. C. 53 in der Veterinärmedizin dem Gewicht des Tieres entsprechend 2 bis 4 g bei Hunden, 4 bis 8 g bei Schafen. Laut BERGER gilt für Pferde eine Maximaldosis von 100 g, für Rinder von 250 g.

Kaubalsam „Sahir" gegen Krankheiten des Zahnfleisches usw. enthielt die wirksamen Bestandteile der Betelnuß.

Tenalin war ein aus Arekanüssen bereitetes Wurmmittel.

Veril, ein Wurmmittel in Form von Schokoladetäfelchen, enthielt als wirksamen Bestandteil angeblich Arekanußpulver.

Arecolin

Arecolinum hydrobromicum DAB 7 – DDR, Helv. V s. Anthelminthica, Bd. I, 934.

Argania

Argania sideroxylon RÖM. et SCHULT. (A. orientalis VIREY, Sideroxylon spinosum L.). Sapotaceae – Sideroxyloideae – Bromelieae. Marokkanischer Eisenbaum. Arganbaum.

Sein Vorkommen ist praktisch auf Marokko beschränkt, wo die Gesamtfläche der Arganwälder etwa 700000 ha ausmacht. Eine Erklärung für dieses interessante und begrenzte Vorkommen des Baumes steht noch aus. Er wird als ein von seiner Familie völlig getrennter, uralter Überlebender der Tertiärflora Marokkos angesehen, als ein lebendes Fossil.

Der immergrüne Baum, der an den Olivenbaum erinnert, wird 4 bis 10 m hoch. Der Stamm ist kurz und stark knorrig und gewunden und teilt sich in mächtige, ziemlich waagerecht ausgebreitete Äste. Die Krone ist rund und dicht verzweigt, die jungen Zweige mit scharfen Dornen bewehrt. – Die Blätter stehen wechselständig und gehäuft an den Zweigenden. – Die kleinen Blüten erscheinen in Büscheln in den Achseln der Blätter und Dornen. Sie stehen zusammengedrängt und sind fast ungestielt. – Die Frucht ist eine längliche bis ovale Beere von der Größe einer Olive. Sie enthält 1 bis 2 Samen mit dicker, glänzender, sehr harter Schale und einem ölhaltigen, fleischigen Nährgewebe.

Der Arganbaum wächst sehr langsam. Er bildet in den trockenen und vegetationsarmen Gebieten während der trockenen Jahreszeit die Hauptweide für Kamele und Ziegen. Während die Kamele die Kronen der Bäume zum Fressen erreichen können, klettern die Ziegen auf den Stämmen entlang bis in das Laubdach hinein.

Inhaltsstoffe. In den Samen, Graines d'Argan, etwa 68% Fett und 8,5% Proteine. Das Öl, Oleum Araniae, Eisenholzsamenöl, Araniaöl, Huile d'argan, ist von angenehmem, nußartigem Geschmack und ähnelt dem Olivenöl. Es besteht hauptsächlich aus dem Glycerid der Ölsäure. Im getrockneten Fruchtfleisch Spuren eines äth. Öles von nußartigem Geruch, ferner reichlich Zucker, 1 bis 1,5% Gerbstoff, etwa 8% Proteine und 12 bis 13% Gutta.

Anwendung[1]. Das Arganöl als gutes Speiseöl, in Marokko als Ersatz für Olivenöl. Von den Marokkanern wird es auch als Brennöl verwendet, ferner bereiten sie aus ihm eine feste, wenig schäumende Seife. Da das Öl im Preis sehr hoch liegt, kommt es oft verfälscht in den Handel. Es war früher ein bedeutender Handelsartikel, die Ausfuhr ist jedoch behördlicherseits beschränkt worden. Der bei der Ölbereitung als Rückstand verbleibende Preßkuchen bildet ein beliebtes Futtermittel für Kamele, Rinder, Schafe und Ziegen. Pferde und Esel sollen ihn verschmähen. Die Früchte sind beliebtes Viehfutter. Das Holz des Baumes ist sehr hart und dauerhaft, daher nannte LINNÉ den Baum auch Sideroxylon = Eisenholz. Es dient den Marokkanern nur in geringem Maße zur Herstellung von Möbeln, unter denen Schränke und mächtige Bettstellen die kostbarsten sind. Es liefert vor allem ein erstklassiges Brennholz und gute Holzkohle. Die Herstellung der Holzkohle nahm in den Jahren nach dem ersten Weltkrieg sehr zu.

Durch Destillation des fermentierten Fruchtfleisches wird ein Branntwein, „Mahia d'Argan" bereitet. Der geringe Kerngehalt im Vergleich zur Größe der Frucht und die Härte der Testa erschweren die industrielle Verwertung der Frucht. Deshalb ist die Kultur des Arganbaumes in Gegenden, in denen der Ölbaum wächst, ohne Interesse. Trotzdem können in Marokko in guten Jahren etwa 3 Mill. kg Öl erzeugt werden, das aber im Lande verbraucht wird, da das Arganöl die Grundlage der Ernährung der Berberstämme Südmarokkos bildet. Daher beruht auch der ganze Wohlstand der Stämme auf dem Vorhandensein und dem Bestehen der Arganwälder, die erst die Vorbedingung für die Existenzmöglichkeit der dortigen Bevölkerung sind.

Bereits in den Schriften von IBN EL BEITHAS wird der Baum 1219 erwähnt, desgleichen von LEO AFRICANUS 1510.

Argemone

Argemone mexicana L. (nach HPUS 64 auch A. ochroleuca, A. grandiflora). Papaveraceae – Papaveroideae – Papavereae. Stachelmohn. Teufelsgeige. Prickly poppy. Devils fig. Jamaica thistle. Cardo santo Chicalote. Kankol. Amapo la espinosa. Higo del infierno. Bharbhand. Kutaila. Shialkanta. Biramadandu.

Heimisch im tropischen Asien, in Afrika und Amerika sowie im Südwesten der USA. Kosmopolitisches Unkraut an den Küsten aller wärmeren Gebiete.

Einjährig, mit gelbem, ätzendem Milchsaft, 45 bis 90 cm hoch, kahl, graugrün, abstehend verzweigt. Laubblätter eingeschnitten-fiederteilig, am Rande borstig. Blüten 3 bis

---

[1] Nach I. ESDORN: Die Nutzpflanzen der Tropen und Subtropen der Weltwirtschaft, Stuttgart: G. Fischer 1961, S. 53.

6 cm im Durchmesser. Kelchblätter mit in der Knospe vorgezogenen Spitzen, borstig. Kronblätter gelb bis orange, am Grunde breit keilförmig. Narbe fast sitzend, in den Einsattelungen zwischen den zusammenneigenden Griffelästen. Kapsel breit-länglich, mit 4 bis 6 Klappen sich öffnend, meist borstig rauh (seltener kahl). Samen kugelig, netzaderig, 2,5 mm breit.

Inhaltsstoffe. In Wurzel und Stengel 0,125% Alkaloide, hauptsächlich Berberin $C_{20}H_{19}NO_5$, Fp. 144° und Protopin (Fumarin, Macleyin) $C_{20}H_{19}NO_5$, Fp. 207°, sowie Allocryptopin $C_{21}H_{23}NO_5$, Coptisin $C_{19}H_{14}\overset{\oplus}{N}O_4$, Sanguinarin $C_{20}H_{15}NO_5$, Dihydrosanguinarin $C_{20}H_{15}NO_4$, Fp. 190 bis 191°, und Chelerythrin $C_{21}H_{19}NO_5$. KRISHNAMURTI u. RAMANATHAN [Indian J. Chem. *3*, 270 (1965)] berichteten über Isorhamnetin-3-glucosid und -3,7-diglucosid in den Blüten. Nach BOSE et al. [J. pharm. Sci. *52*, 1172 (1963)] Tannin und Harz. In den Samen 20 bis 35% fettes Öl, Oleum Argemonis, Argemoneöl, Stachelmohnöl, Argemone oil, Huile de pavot épineux, mit Palmitin-, Myristin-, Linol-, Physetöl- und Ricinolsäure, nach BOSE (s. o.) eine toxische Substanz.

Anwendung. Das Öl als Brenn- und Schmieröl. In Brasilien als Purgans, in Ostindien als Speiseöl. Diese Qualität enthält keine abführende Substanz. In Indien wurden Vergiftungen durch Argemonesaatöl, das Senfsaatöl enthielt, beobachtet. Blätter und Samen unter der Bezeichnung Cardo mariano oder Cardo santo als Sedativum, Purgans und Vomitivum, ferner als Diaphoreticum, Expectorans. Der überall in der Pflanze vorhandene scharfe Milchsaft wie der von Chelidonium volksmedizinisch gegen Warzen und verschiedene Hautleiden. Die Blüten als Beruhigungsmittel.

In der Homöopathie die Tinktur als Sedativum und Antispasmodicum bei Keuchhusten.

Argemone Mexicana HPUS 64. Prickly Poppy.
Die frische, zu Beginn der Blüte gesammelte Pflanze.

Arzneiform. Urtinktur: Arzneigehalt 1/10. Argemone, feuchte Masse mit 100 g Trockensubstanz und 233 ml Wasser = 333 g, dest. Wasser 167 ml, Alkohol USP (94,9 Vol.-%) 635 ml. – Dilutionen: D 2 (2×) enthält 1 Teil Tinktur, 3 Teile dest. Wasser, 6 Teile Alkohol. D 3 (3×) und höher mit Alkohol HPUS (88 Vol.-%). – Medikationen. D 3 (3×) und höher.

Verschiedene Autoren befaßten sich mit der Isolierung von Alkaloiden aus weiteren Argemone-Arten. So berichtet SOINE [J. Amer. pharm. Ass., sci. Ed. *40*, 19 (1951)] über die Alkaloide Argemonin (–) N-Methylpavin $C_{21}H_{25}NO_4$, Fp. 153° und Norargemonin $C_{20}H_{23}NO_4$, Fp. 238° aus Argemone hispida. KIER u. SOINE [J. Amer. pharm. Ass., sci. Ed *49*, 187 (1960)] isolierten aus Argemone munita DUR. und HILG. ssp. rotundata (RYDB.) G. B. OWNB. das Alkaloid Rotundin und wiesen nach, daß bei seiner Methylierung Argemonin entsteht; ferner Munitagin und Muramin. BOIT u. FLENTJE [Naturwissenschaften *47*, 323 (1960)] isolierten aus der frischen Pflanze Argemone platyceras LINK et OTTO zu 0,015% ein Gemisch aus phenolischen und nichtphenolischen Alkaloiden, die als Hauptbestandteile Protopin, Allocryptopin und Norargemonin enthielten. Später widmeten sich noch KIER u. SOINE [J. pharm. Sci. *50*, 321 (1961)], MARTELL jr. [J. Amer. chem. Soc. *85*, 1022 (1964) u. J. pharm. Sci. *56*, 973 (1967)] sowie BARKER u. BATTERSBY (Tetrahedron L. *1967*, S. 135) und MASON et al. (Tetrahedron L. *1967*, S. 137) der Strukturaufklärung der verschiedenen Argemone-Alkaloide.

Argentum

Argentum. Silber. Silver. Argent.

Ag $\qquad\qquad\qquad\qquad\qquad\qquad\qquad\qquad\qquad\qquad\qquad\qquad$ Atomgew. 107,87

Silber ist eines der am frühesten bekannten Metalle, da es einerseits in gediegener Form vorkommt, andererseits aber leicht aus verschiedenen Erzen ausgeschmolzen werden kann.

Silber war in sehr frühen Zeiten schon ein als Schmuck oder Zahlungsmittel geschätztes Metall und wurde anfangs an manchen Orten höher bewertet als Gold.

Vorkommen. Der Silbergehalt der Erdrinde wird mit $5 \cdot 10^{-6}\%$ (50 mg/t) angegeben, liegt also zehnmal höher als der von Gold. Die wichtigsten Silbermineralien sind:

Gediegenes Silber, meist gold- und kupferhaltig, häufig vergesellschaftet mit Pt, Pb,

Hg, As, Sb, S, ist zwar verbreitet, hat aber mengenmäßig geringere Bedeutung; gelegentlich kommt es in großen Stücken vor (einige hundert bis 1000 kg).

Silberglanz	Ag_2S
Dunkles Rotgültigerz	$3\,Ag_2S \cdot Sb_2S_3$
Lichtes Rotgültigerz	$3\,Ag_2S \cdot As_2S_3$
Hornsilber	$AgCl$.

Daneben kommen noch zahlreiche Silbererze mit geringerer Bedeutung vor.

Eine sehr große Rolle spielen die silberhaltigen Erze anderer Metalle wie Blei-Zink-Erze und Kupfererze. Der Bleiglanz mit Gehalten bis über 1% Ag ist zum wichtigsten Silbererz geworden.

Gewinnung. Silber wird zum größten Teil durch Schmelzverfahren gewonnen. Da der Silbergehalt der Erze meist gering ist, bedient man sich des Bleis als „Sammler"; daneben werden auch Kupfer und weniger häufig andere Metalle als Sammler benutzt. Bei silberarmen Erzen dient auch heute noch die Cyanidlaugerei der Gewinnung.

Einzelheiten s. Ullmanns Encyklopädie der technischen Chemie, München/Berlin: Urban & Schwarzenberg 1964.

Gewinnung von reinem Silber (aus Werksilber und Silberrückständen): 1. Werksilber (Münzen, Geräte, Bruchsilber), das im wesentlichen aus Silber und Kupfer besteht, als zufällige Verunreinigungen aber noch Gold, Blei, Zink, Zinn (vom Lot) enthalten kann, wird zunächst vom anhaftenden Schmutz durch Scheuern mit warmer Sodalsg. und Abspülen mit Wasser befreit. Das zerkleinerte Silber bringt man vorsichtig in einen geräumigen Kolben und übergießt es mit der 3fachen Gewichtsmenge reiner Salpetersäure (25% HNO_3). Ist das Silber sehr fein zerkleinert, so gießt man die Säure nach und nach hinzu. Der Kolben, der nur zu etwa 1/4 angefüllt sein soll, wird in den Abzug gestellt. Wenn die Entwicklung von Stickoxiden aufgehört hat und trotzdem noch Silber ungelöst ist, so sind weitere Mengen Salpetersäure zuzusetzen.

Wenn die Auflösung beendet ist, so sind in Lsg.: Silber, Kupfer, Blei, Zink, Wismut. In dem etwa vorhandenen, nicht in Lsg. gegangenen Schlamm können zugegen sein: Gold, Antimonoxid, Zinndioxid. Man filtriert die Lsg. durch ein Filter von Glaswolle oder Asbest, laugt den Rückstand noch 2- bis 3mal mit Wasser aus und vereinigt die Filtrate. Zu dem Gesamtfiltrat, das auf 40 bis 50° erwärmt worden ist, setzt man nun unter Umrühren so lange Salzsäure von etwa 15% hinzu, bis alles Silber als Chlorsilber ausgefällt und ein kleiner Überschuß von Salzsäure vorhanden ist. (Man kann zur Fällung auch eine filtrierte Kochsalzlsg. benutzen, indessen bleibt dann etwas Chlorsilber gelöst.) Man läßt das gefällte Chlorsilber sich absetzen, gießt dann die überstehende Flüssigkeit klar ab und wäscht das Chlorsilber noch zweimal durch Dekantieren mit Wasser. Hierauf bringt man den Nd. auf ein glattes doppeltes Filter und wäscht ihn mit schwach salzsäurehaltigem Wasser so lange aus, bis das Filtrat mit Schwefelwasserstoff nicht mehr verändert wird.

2. Photographische Papiere, Silbertressen, Troddeln und andere Abfälle tränkt man mit einer dünnen Lsg. von Kaliumnitrat, trocknet und äschert sie auf einer sauberen Steinplatte ein. Zu diesem Zwecke tränkt man etwas Holzwolle mit wenig Petroleum oder Brennspiritus, zündet an und trägt die getrockneten Abfälle allmählich in die Flamme ein. Die erhaltene Asche löst man in Salpetersäure, filtriert die Lsg. und schlägt aus ihr das Silber durch Salzsäure als Chlorsilber nieder. Bei Filmabfällen prüfe man vorher eine kleine Probe, ob sie beim Anzünden verpufft.

3. Photographische und galvanische Silberbäder. Diese enthalten das Silber in der Regel als Cyankomplex und überdies gewöhnlich große Mengen von freiem Kaliumcyanid. Zur Abscheidung des Silbers versetzt man diese an einem zugigen Ort, am besten im Freien, mit einer zur vollständigen Zersetzung hinreichenden Menge von Salzsäure. Wieviel von letzterer notwendig ist, ermittelt man zweckmäßig vorher an einer kleinen Probe und berechnet danach die Menge der für die gesamte Flüssigkeit zuzusetzenden Salzsäure. Man beachte, daß bei dieser Zersetzung große Mengen Blausäure gasförmig entweichen, und hüte sich, diese einzuatmen.

4. Analytische Silberreste. In den Laboratorien gibt man alle Silberreste in ein Gefäß, das Salzsäure in einigem Überschuß enthält. Bei der Verarbeitung solcher Rückstände hat man darauf Rücksicht zu nehmen, daß in ihnen explosive Silberverbindungen enthalten sein können. — Man prüft die über den Resten stehende Flüssigkeit zunächst darauf, ob durch Zusatz von Salzsäure noch Chlorsilber ausgefällt wird. Ist dies nicht der Fall, so gießt man die überstehende Flüssigkeit klar ab, im anderen Falle setzt man Salzsäure im Überschuß hinzu, läßt klar absetzen und gießt die klare Flüssigkeit dann erst ab. Den

Silberniederschlag rührt man dann mit konz. Salzsäure an, läßt absetzen, gießt die klare Flüssigkeit ab und digeriert den Niederschlag nochmals mit einer Mischung von verd. Salzsäure mit 0,2 Vol. roher Salpetersäure 12 Std. lang. Dann verdünnt man mit Wasser, läßt absetzen, gießt die klare Flüssigkeit ab, wäscht 2- bis 3mal durch Dekantieren, später auf dem Filter aus. Man löst hierauf das Chlorsilber in 5%igem Ammoniak auf und scheidet es aus der filtrierten Lösung wieder durch Zusatz von Salzsäure aus.

Das nach 1 bis 4 gewonnene *Chlorsilber* kann nun entweder auf nassem oder auf trockenem Wege in metallisches Silber übergeführt werden, nachdem (bei 4) eine kleine Probe beim Erhitzen keine explosive Eigenschaften gezeigt hat.

I. Auf trockenem Wege. Man trocknet das Chlorsilber, mischt es mit der 5fachen Menge wasserfreier Soda, füllt diese Mischung in einen Schmelztiegel und erhitzt diesen in einem Windofen so lange, bis der Inhalt ruhig fließt. Ist dieses der Fall, so rührt man mit einem eisernen Spatel um, gibt etwas Salpeter in die Schmelze, rührt nochmals um und läßt erkalten. Nach dem Zerschlagen des Tiegels und Auflösen der Schmelze in Wasser erhält man das Silber als Regulus. Ist das Silber noch nicht kompakt genug ausgefallen, so kann man es nochmals mit wasserfreiem Borax einschmelzen.

II. Auf nassem Wege. A. Man rührt das noch feuchte (salpetersäurefreie) Chlorsilber mit 10%iger Salzsäure an, so daß diese noch etwas über dem Chlorsilber steht, und stellt in den Brei Stangen oder Bleche von Zink (etwa das gleiche Gewicht des Chlorsilbers) ein. Die Reduktion beginnt sofort in der Nähe der Bleche und ist beendigt, sobald die ganze Masse grauschwarze Farbe angenommen hat und eine abfiltrierte und gut ausgewaschene Probe in Salpetersäure klar löslich ist. Ist dieses der Fall, so nimmt man das Zink heraus, spült es mit Wasser ab und wäscht das Silberpulver zunächst einige Male durch Dekantieren mit heißem Wasser, dann unter Erwärmen mit verdünnter Salzsäure, hierauf wieder mit Wasser und trocknet es oder glüht es schwach.

B. 1 T. Chlorsilber wird noch feucht in einer Porzellanschale mit 2 bis 3 T. Kalilauge ($d = 1,25$ bis $1,30$) übergossen und unter Umrühren erhitzt, worauf man von Zeit zu Zeit einige Stückchen Traubenzucker (oder Honig) in die Flüssigkeit einträgt. Das Silber wird zu einer grauen, körnigen Masse reduziert. Man wäscht eine Probe durch Dekantieren mit heißem Wasser vollständig aus und prüft, ob sie sich dann in Salpetersäure klar löst. Ist dies der Fall, so ist die Reduktion beendet, wenn nicht, so muß das Erhitzen unter Zusatz weiterer Mengen Traubenzucker fortgesetzt werden. Das reduzierte Silber wird schließlich mit heißem Wasser vollständig ausgewaschen, endlich getrocknet. Dieses letztere Verfahren ist zur Gewinnung von reinem Silber aus Chlorsilber sehr geeignet.

Eigenschaften. Weißes, glänzendes, schweißbares Metall von hoher Polierfähigkeit, ziemlich weich, sehr dehnbar. Dichte je nach der Bearbeitung 10,424 bis 10,575. Es schmilzt gegen 1000° und läßt sich bei hoher Temperatur destillieren. An normaler Luft unveränderlich, durch Schwefelwasserstoff wird es geschwärzt.

Es ist unlösl. in Salzsäure und kalter verd. Schwefelsäure, lösl. in Salpetersäure und heißer konz. Schwefelsäure. Von schmelzendem Kalium- oder Natriumhydroxid wird es kaum angegriffen; Silbertiegel sind deshalb zu Schmelzen mit ätzenden Alkalien geeignet.

Erkennung. 1. Alle Silberverbindungen geben, mit Soda gemischt, vor dem Lötrohr auf Kohle erhitzt ein weißes, dehnbares Metallkorn, das sich beim Betupfen mit wäßriger Chromsäurelösung rot färbt. – Die organischen Silberverbindungen hinterlassen schon beim bloßen Glühen metallisches Silber. – 2. Salzsäure und gelöste Chloride erzeugen in Silbersalzlösungen einen weißen käsigen Niederschlag von Silberchlorid, AgCl, der in Salpetersäure unlösl., in Ammoniak leicht lösl. ist. Übergießt man das Silberchlorid mit verd. Schwefelsäure und bringt es mit Zink in Berührung, so wird es zu Silber reduziert.

Gehaltsbestimmung. Gewichtsanalytisch: Die Silber enthaltende Lösung wird mit reiner Salpetersäure bis zur deutlich sauren Reaktion versetzt und bis auf 50 bis 60° erwärmt. Dann fügt man unter Umrühren so viel verdünnte Salzsäure hinzu, bis diese in geringem Überschuß vorhanden ist. Man rührt bis zum Zusammenballen des Niederschlages und läßt den Niederschlag an einem dunklen Ort sich völlig absetzen. Das so erhaltene Chlorsilber wird zunächst mit salpetersäurehaltigem Wasser, schließlich mit reinem Wasser gewaschen und auf gewogenem Filter gesammelt, bei 100° getrocknet und gewogen, oder man sammelt es im Goochschen Tiegel und trocknet bei 140°. Oder man bringt die Hauptmenge des Chlorsilbers auf ein Uhrglas, verbrennt das Filter vollständig in einem gewogenen Porzellantiegel, löst nach dem Erkalten das metallische Silber durch Zufügung von 1 bis 2 Tr. Salpetersäure, gibt dann einige Tropfen Salzsäure hinzu und dampft im Wasserbad zur Trockne. Hierauf bringt man die Hauptmenge des Chlorsilbers in den Tiegel, erhitzt bis zum beginnenden Schmelzen des Chlorsilbers und wägt nach dem Erkalten. AgCl $\times$ 0,7526 = Ag.

Oder man verbrennt das vom Chlorsilber möglichst befreite Filter im Roseschen Tiegel vollständig, bringt die Hauptmenge des Chlorsilbers dazu und reduziert dieses durch Glühen im Wasserstoffstrom zu metallischem Silber.

Liegen organische Silberverbindungen vor, so müssen diese durch Glühen in metallisches Silber übergeführt werden. Dieses löst man dann in Salpetersäure und verfährt mit der salpetersauren Lösung wie vorher angegeben. – Unlösliche Silberverbindungen, z. B. AgCl, AgBr, AgJ, schmilzt man mit Natriumcarbonat zusammen, scheidet hierdurch metallisches Silber ab, löst dieses in Salpetersäure usw.

Silber läßt sich aus der salpetersauren Lösung auch durch Erhitzen mit unterphosphorigsaurem Calcium oder Natrium als Metall abscheiden, das nach dem Auswaschen und Glühen gewogen wird.

Maßanalytisch: Silbersalze lassen sich in salpetersaurer Lösung mit 0,1 n Ammoniumrhodanidlösung titrieren, Ferriammoniumsulfat als Indikator. Die Lösungen müssen frei sein von salpetriger Säure, die durch Erhitzen entfernt werden kann. Das Eisen(III)-salz, das durch Bildung von rotem Eisen(III)-rhodanid den Endpunkt anzeigt, muß in reichlicher Menge vorhanden sein. Die Lösung, die etwa 0,1 bis 0,2 g Silber enthält, wird mit etwa 10 ml Ferriammoniumsulfatlösung (oder 1 g zerriebenem Ferriammoniumsulfat) und mit so viel Salpetersäure versetzt, daß die gelbe Farbe des Eisen(III)-sulfats verschwindet. Dann titriert man mit der 0,1 n Ammoniumrhodanidlösung, bis eben eine rötlichbräunliche Färbung von Eisen(III)-rhodanid bestehen bleibt. 1 ml 0,1 n Ammoniumrhodanidlösung entspr. 10,787 mg Ag. Zur Einstellung der Ammoniumrhodanidlösung dient die aus reinem Silbernitrat hergestellte 0,1 n Silbernitratlösung oder eine Lösung einer gewogenen Menge von reinem Silber in Salpetersäure.

Bestimmung des Silbergehaltes organischer Silberverbindungen: Organische Silbersalze hinterlassen beim Glühen reines Silber. Wenn die Silbersalze rein sind, genügt zur Gehaltsbestimmung die Wägung des Silbers. Sind noch fremde Stoffe zugegen, die beim Glühen einen Rückstand hinterlassen, wie z. B. bei Eiweiß-Silberverbindungen, dann löst man das beim Glühen zurückgebliebene unreine Silber in Salpetersäure auf und titriert das Silber mit 0,1 n Ammoniumrhodanidlösung (Ferriammoniumsulfatlösung, etwa 10 ml, als Indikator). Die für die Titration des Silbers nötige Zerstörung der organischen Stoffe läßt sich auch auf nassem Wege ausführen nach folgendem Verfahren: Je nach dem Silbergehalt werden 0,2 bis 1,0 g der Silberverbindung in einen Erlenmeyer-Kolben von etwa 200 ml in 10 ml Wasser gelöst oder fein verteilt. Dann gibt man unter Umschwenken in dünnem Strahl 10 ml konz. Schwefelsäure und gleich darauf 0,5 bis 2 g (je nach der Menge der Silberverbindung) sehr fein zerriebenes Kaliumpermanganat in kleinen Mengen unter beständigem Schütteln hinzu. (Bei stark chlorhaltigen Silberpräparaten, besonders solchen, bei denen man wegen des geringen Silbergehaltes 1 g nehmen muß, werden 4 bis 5 g Kaliumpermanganat zugegeben.) Nach dem Zusatz des Kaliumpermanganats läßt man das Gemisch 15 Min. lang stehen und verfährt dann in folgender Weise weiter:

a) Bei chlorfreien Silberverbindungen. Die Mischung wird mit etwa 50 ml Wasser verdünnt und nach und nach mit kleinen Mengen Eisen(II)-sulfat versetzt, bis überschüssiges Permanganat und Mangandioxid reduziert sind, und die Lsg. klar ist. Man fügt noch Salpetersäure hinzu zur Beseitigung der gelblichen Farbe des Eisen(III)-sulfats und titriert dann mit 0,1 n Ammoniumrhodanidlsg. bis zur rötlichbräunlichen Färbung. 1 ml 0,1 n Ammoniumrhodanidlösung entspr. 10,8 mg Ag.

b) Bei chlorhaltigen Silberverbindungen. Man erhitzt das Gemisch auf dem Drahtnetz, bis das Silberchlorid gelöst ist und die an der Glaswandung haftenden Mangandioxidteilchen durch die sich wieder verdichtenden Schwefelsäuredämpfe heruntergespült sind. Nach dem Erkalten wird das Gemisch wie unter a) mit 50 ml Wasser verdünnt, mit Eisen(III)-sulfat und Salpetersäure versetzt und mit 0,1 n Ammoniumrhodanidlösung titriert.

Zur Bestimmung des Silbergehaltes organischer Silberverbindungen ist auch folgendes Verfahren brauchbar: 0,5 g der Silberverbindung werden in einem Kjeldahl-Kolben mit 10 ml konz. Schwefelsäure und etwa 2 ml chlorfreier roher Salpetersäure (oder 5 ml reiner Salpetersäure von 25%) im Luftbad so lange erhitzt, bis die Flüssigkeit farblos geworden ist, keine Stickoxide mehr entweichen und der Kolben mit Schwefelsäuredämpfen angefüllt ist. Nach dem Erkalten werden etwa 25 ml Wasser zugesetzt und wieder erhitzt, bis Schwefelsäuredämpfe entweichen. Das Verdünnen mit Wasser und Erhitzen wird noch einmal wiederholt, damit vorhandene Nitrosylschwefelsäure vollständig zersetzt wird. Nach dem Erkalten wird die Flüssigkeit mit 100 ml Wasser verdünnt, mit etwa 10 ml Ferriammoniumsulfatlösung versetzt und mit 0,1 n Ammoniumrhodanidlsg. titriert (1 ml 0,1 n Ammoniumrhodanidlsg. entspr. 10,8 mg Ag).

Für Eiweiß-Silberverbindungen empfiehlt DANKWORTT folgendes Verfahren: 1 g der Silberverbindung wird in einem Kolben in 10 g Wasser kalt gelöst, dann wird die Lösung nach Zusatz von 5 ml konz. Wasserstoffperoxidlsg. (30%) und 15 ml Salpetersäure (25%) 1 Std. am Rückflußkühler erwärmt. Nach dem Abkühlen fügt man etwa 70 ml Wasser und 10 ml Ferriammoniumsulfatlösung hinzu und titriert mit 0,1 n Ammoniumrhodanidlösung.

Versilberung. Das Überziehen von (metallischen) Gegenständen mit einer mehr oder weniger starken Schicht von Silber kann, je nach der Art der Gegenstände, auf verschiedenem Wege ausgeführt werden.

Feuerversilberung. Anwendbar für Kupfer, Messing, Bronze. Die mit Pottasche gut gereinigten Gegenstände werden in einer Mischung von konz. Schwefelsäure mit konz. Salpetersäure gelbgebrannt, alsdann abgewaschen und mit einer Lsg. von Quecksilber(II)-nitrat (1 : 100) abgerieben und so oberflächlich verquickt. Hierauf trägt man mittels einer messingenen Kratzbürste Silberamalgam (2 Silber, 1 Quecksilber) auf, spült mit Wasser ab, trocknet und erhitzt unter gut ziehender Esse über einem Holzkohlenfeuer, bis alles Quecksilber verflüchtigt ist.

Kalte Versilberung, geeignet, kleinere Gegenstände aus Kupfer, Messing, Zink mit einer dünnen Silberschicht zu überziehen. Eisen muß vorher galvanisch verkupfert werden. a) Man zerreibt 1 T. Silbernitrat und 3 T. reines Kaliumcyanid, jedes in einem besonderen Porzellanmörser, mischt beide Pulver zusammen und vermischt sie noch mit 3 T. gefälltem Calciumcarbonat. Dieses „Versilberungspulver" bewahrt man in einer gut verschlossenen Flasche auf. Zum Gebrauch wird auf den entfetteten, sehr gut gereinigten Gegenstand etwas von dem Pulver geschüttet, man gibt einige Tropfen destilliertes Wasser dazu und verreibt mit einem weichen, leinenen Läppchen; es entsteht sogleich eine schöne weiße Versilberung, die durch weiteres Auftragen des Versilberungspulvers etwas verstärkt werden kann. – b) 10 T. trockenes Silberchlorid, 65 T. Kaliumbitartrat und 30 T. Natriumchlorid. Man rührt die Mischung mit Wasser zu einem Brei an und reibt mit diesem die zu versilbernden Gegenstände ab oder läßt sie, mit dem Brei bedeckt, vorher einige Zeit stehen.

Nasse Versilberung, geeignet zum Überziehen kleiner Gegenstände aus Kupfer, Messing, Zink, z. B. Knöpfe, Stecknadeln usw. mit einer dünnen Silberschicht. a) Man taucht die gereinigten Gegenstände in eine heiße Auflösung von 1 T. Silbernitrat, 4 T. Kaliumcyanid und 100 T. Wasser und läßt sie unter Umrühren einige Zeit darin liegen. – b) Der zu versilbernde Gegenstand wird einige Minuten in eine kochende Mischung aus 100 T. Weinsteinpulver, 100 T. Natriumchlorid, 25 T. Silberchlorid und 1000 T. Wasser eingetaucht, sodann mit Schlämmkreide blank geputzt.

Galvanische Versilberung. Kupfer, Messing und andere Kupferlegierungen können direkt versilbert werden, nachdem sie, wie unter Feuerversilberung angegeben, entfettet, gebeizt und mit einer Quecksilber(II)-nitratlsg. schwach amalgamiert sind. Eisen, Stahl, Nickel, Zink, Zinn, Blei müssen nach dem Entfetten und Beizen im alkalischen Kupferbad verkupfert und dann erst amalgamiert werden. Die zu versilbernden Gegenstände kommen als Kathode in das Bad, als Anode dient ein Silberblech. Man elektrolysiert mit einer Stromstärke von 0,15 bis 0,20 Ampere für 100 cm². Die Versilberung ist zunächst matt und wird durch Behandeln mit der Kratzbürste und durch Polieren glänzend. Fügt man dem Bad auf 100 Liter 10 Tropfen Schwefelkohlenstoff zu, so fällt die Versilberung sogleich glänzend aus.

Vorschrift zum galvanischen Versilberungsbad: a) Silbernitrat 150 g, Wasser 5 Liter; b) Kaliumcyanid (95 bis 98%) 250 g, Wasser 5 Liter. Beide Lsg. werden gemischt.

Versilberung von Glas. Man stellt zwei Lsg. her: A. Silberlösung: Silbernitrat 8,5 g, destilliertes Wasser 91,5 g; B. Kalium-Natriumtartratlösung. Kaliumnatriumtartrat 15,0 g, dest. W. 85,0 g. Zum Gebrauch werden jedesmal gleiche Gewichtsmengen von A und B in einen Kochkolben eingewogen und bei kleinen Spiegeln das doppelte, bei größeren das dreifache Volumen der Gesamtflüssigkeit an destilliertem Wasser zugemischt. Der hierdurch entstehende weißliche Brei von Silbertartrat wird stark geschüttelt, bis er (nach einigen Sekunden) fein kristallinische Beschaffenheit angenommen hat. Man fügt nun vorsichtig tropfenweise Ammoniakflüssigkeit unter Umschütteln hinzu, begrenzt den Ammoniakzusatz aber so, daß ein Teil des weißen Niederschlages noch ungelöst bleibt. (Sollte versehentlich zuviel Ammoniak zugegeben worden sein, so mischt man wieder gleiche Gewichtsteile von A und B und setzt von dieser Mischung so viel zu, daß ein Teil des Niederschlages ungelöst bleibt.) Man schüttelt nun, um allen Ammoniakdampf im Gefäß zu absorbieren, die Flüssigkeit heftig und filtriert, sobald der weiße Niederschlag sich zu schwärzen beginnt, die Flüssigkeit durch ein bereitgehaltenes Faltenfilter auf die in horizontaler Lage aufgestellte Glasscheibe und sorgt dafür, daß diese an allen Stellen (Verteilen mittels Glasstab!) mit einer 2 bis 3 mm hohen Schicht der Lösung bedeckt ist. Man läßt 1 bis 2 Std. bei einer Temperatur von 25 bis 26°(!) stehen, läßt alsdann die Flüssigkeit ablaufen, trocknet durch Schrägstellen und übergießt die präparierte Seite mit einem Spirituslack.

Kleine Hohlgefäße füllt man einfach mit der Versilberungsflüssigkeit voll; sie versilbern sich alsdann sehr schön. Größere Gefäße werden dadurch versilbert, daß man das nicht verdünnte Gemisch von A und B (ohne Zusatz von Wasser) nach dem erforderlichen Zusatz von Ammoniak in dieselbe hineinfiltriert und während der Bildung des Silberniederschlages die Kugel nach allen Seiten so dreht, daß alle Teile des Gefäßes von der Lösung benetzt werden.

Die Versilberungsflüssigkeit soll nicht kälter als 20° sein, am besten geht die Versilberung in einem auf 25° erwärmten Raume vor sich.

Die zu versilbernden Glasflächen müssen vollkommen sauber sein. Man reinigt sie zuerst mit einem wirksamen Spülmittel, dann mit Salpetersäure, schließlich durch Putzen mit einer Mischung aus Calciumcarbonat und Wasser mittels eines weichen, leinenen Lappens.

Versilberung nichtmetallischer Gegenstände, wie Holz, Horn, Knochen, Leder usw. kann man erzeugen durch abwechselndes Bepinseln mit Lösungen von Silbernitrat und Gallussäure bzw. Pyrogallussäure.

Silberbeize zum Reinigen von Silbersachen ist eine Flüssigkeit aus Weinstein, Alaun, Kochsalz je 40,0 g und 2 l Wasser. Die zu reinigenden Gegenstände werden einige Minuten in der zum Sieden erhitzten Flüssigkeit geschwenkt.

Silberflecken entfernt man aus Wäsche oder auch von der Haut durch Behandeln mit 5%iger Kaliumjodidlsg. und Nachspülen mit Thiosulfatlsg. Kaliumcyanidlsg. wirkt noch schneller. (Vorsicht!)

Argentum foliatum DAB 6, Helv. V. Blattsilber. Leaf Silver. Argent en feuilles.

Durch Walzen und Hämmern zwischen Goldschlägerhäutchen in äußerst dünne Blättchen gebrachtes reines Silber.

Eigenschaften. Zarte Blättchen von reinem Silberglanz.

Erkennung und Prüfung. Es löst sich in Salpetersäure (0,1 g + 15 Tr.) zu einer klaren, farblosen Flüssigkeit (Antimon und Zinn geben weiße Trübung der Lösung). Salzsäure (etwa 3 Tr.) erzeugt in der Lsg. einen weißen käsigen Nd. von Silberchlorid, der sich in überschüssiger Ammoniakflüssigkeit klar und ohne Färbung löst (Blei, Aluminium und Wismut geben weiße Trübung, Kupfer blaue Färbung der Lsg.).

Gehaltsbestimmung. Etwa 0,2 g Blattsilber, genau gewogen, werden mit 10 ml konz. Salpetersäure in einem 100-ml-Erlenmeyer-Kolben bis zur vollständigen Lsg. und bis zum Verschwinden der roten Dämpfe erwärmt. Dann wird mit 50 ml W. und 3 ml Eisenammonsulfatlsg. versetzt und mit 0,1 n Ammonrhodanidlsg. bis zum Farbumschlag nach Rötlichgelb titriert (Mikrobürette). 1 ml 0,1 n Ammoniumrhodanidlsg. entspr. 10,78 mg Ag. Blattsilber muß mindestens 99% Ag enthalten (Helv. V).

Aufbewahrung. In dichtschließenden Gläsern, vor Schwefelwasserstoff geschützt.

Anwendung. Zum Versilbern von Pillen und anderen Arzneiformen.

Argentum praecipitatum. Gefälltes Silber. Molekulares Silber, ist das pulverförmige Silber, das durch Reduktion von Silberchlorid mit Zink erhalten wird. Es ist ein graues Pulver.

Anwendung. Zur Herstellung von Silberverbandstoffen.

Argentum colloidale DAB 6, Helv. V, ÖAB 9. Kolloides Silber. Kollargol. Credésches Silber.

Kolloides Silber ist feinst zerteiltes, mit Eiweiß als Schutzkolloid versehenes Silber von mindestens 70% Silbergehalt. Der Gehalt an metallischem Silber muß nach ÖAB 9 mindestens 67,0% betragen (s. Gehaltsbest.).

Herstellung. 1. Technisch wird kolloides Silber durch elektrische Zerstäubung von Silberelektroden unter Wasser erhalten. Der kolloiden Silberlsg. wird vor dem Einengen die Lösung der Schutzkolloide zugesetzt. — 2. Im Laboratorium erhält man kolloides Silber durch Reduktion von Silbernitrat z.B. mit Eisen(II)-sulfat und Natriumcitrat. 500 ml einer wss. Eisen(II)-sulfatlsg. (30% $FeSO_4 \cdot 7H_2O$) werden mit einer Lsg. von 280 g Natriumcitrat in 500 ml W. gemischt und die Mischung unter Umrühren in 500 ml einer 10%igen Silbernitratlsg. eingetragen. Nach Absetzen des Nd. wird dekantiert und der Nd. durch weiteres Dekantieren mit verd. Natriumcitratlsg. gewaschen. Dann wird der Nd. in W. gelöst und mit A. gefällt. Die Fällung besteht aus feinst zerteiltem, metallischem Silber, das kolloid lösl. ist. Beim Trocknen verliert sie allmählich ihre Löslichkeit. Durch Zusatz von Schutzkolloiden (lösl. Eiweißstoffe) läßt sich die Löslichkeit des kolloiden Silbers erhalten.

Eigenschaften. Grüne oder blauschwarze, metallisch glänzende Blättchen oder körniges Pulver von schwachem, eigenartigem Geruch und schwach bitterem, metallischem Geschmack. Langsam lösl. in etwa 2,5 T. W.; prakt. unlösl. in A. oder Ae.

Erkennung. 1. Beim Erhitzen verkohlt kolloides Silber, wobei der Geruch nach verbranntem Eiweiß auftritt, und hinterläßt nach dem Glühen einen grauweißen Rückstand (ÖAB 9). — 2. Löst man den Glührückstand in Salpetersäure, so gibt die gegebenenfalls filtrierte Lsg. mit verd. Salzsäure einen weißen, käsigen Nd., der in verd. Ammoniak leicht lösl. ist (ÖAB 9). — 3. Versetzt man eine Lsg. von einigen mg kolloidem Silber in 1 ml W. mit etwa 0,2 g Natriumthiosulfat, so scheidet sich allmählich ein schwarzer Nd. aus (ÖAB 9).

Prüfung. 1. Wasserunlösliche Bestandteile. 1,00 g wird in einem Schliffkolben auf 40 ml W. aufgestreut. Nach 5 Min. wird kräftig durchgeschüttelt, bis keine ungelösten Teile mehr sichtbar sind. Nach 30 Min. filtriert man durch ein zur Gewichtskonstanz getrocknetes Filter, wäscht sorgfältig mit W. aus, wobei das Waschwasser nicht mit dem Filtrat vereinigt wird, trocknet und wägt. Das Gewicht des ungelösten Rückstandes darf nicht mehr als 0,0200 g betragen (ÖAB 9, Helv. V). – 2. Freies Alkali. 1,00 g wird in 40 ml W. gelöst. Die Lsg. wird mit 10,00 ml 0,1 n Schwefelsäure und etwa 0,1 g wasserfreiem Natriumsulfat versetzt. Nach kräftigem Schütteln filtriert man durch ein trockenes Filter. In 25 ml des Filtrates wird die überschüssige Schwefelsäure mit 0,1 n Natronlauge gegen Phenolphthalein zurücktitriert. Dabei müssen mindestens 2,40 ml 0,1 n Natronlauge verbraucht werden (ÖAB 9). – 3. Unzulässiger Halogengehalt. 1 ml des Filtrates aus 1., wird mit W. auf 30 ml verdünnt. 6 ml dieser Verdünnung und 2 ml konz. Salpetersäure werden bis zur Zerstörung der organischen Substanz gekocht. Es darf weder ein Nd. noch eine stärkere Trübung auftreten als in einer Vergleichslsg. von 1 Tr. 0,05 n Silbernitratlsg., 5 ml W., 2 ml konz. Salpetersäure und 1 Tr. gesättigter Natriumchloridlsg. (Helv. V). – 4. Empfindlichkeit gegen Elektrolyte. Eine Lsg. von 0,1 g in 100 ml W. muß, im Reagensglas betrachtet, im durchfallenden Licht klar und rotbraun, im auffallenden Licht trüb mit dunkel grünbrauner Fluoreszenz erscheinen. Schüttelt man 5 ml dieser Lsg. 1 Min. lang mit einer Lsg. von 0,25 g Natriumchlorid in 5 ml W., so muß die Lsg. in der Durchsicht unverändert rotbraun und klar und darf nicht schwärzlich und undurchsichtig sein (ÖAB 9, DAB 6).

Gehaltsbestimmung (ÖAB 9). 1. Gesamtsilber. 0,3000 g werden in einem 200-ml-Schliffkolben in etwa 15 ml W. gelöst. Die Lsg. wird vorsichtig mit 15 ml konz. Schwefelsäure versetzt. Hierauf fügt man in kleinen Anteilen 2 g fein gepulvertes Kaliumpermanganat zu. Nach 15 Min. erhitzt man zum Sieden, um das Kaliumpermanganat von den Kolbenwänden abzuspülen. Die Lsg. wird nun mit 50 ml W. verdünnt, abgekühlt und, wenn nötig, mit so viel gepulvertem Eisen(II)-sulfat versetzt, bis sie klar geworden ist. Dann gibt man 3 ml Eisen(III)-Ammoniumsulfatlsg. zu und titriert mit 0,1 n Ammoniumrhodanidlsg. auf Rötlichgelb.

Es müssen mindestens 19,46 ml 0,1 n Ammoniumrhodanidlsg. verbraucht werden, entsprechend einem Gesamtsilbergehalt von 70,0 %. 1 ml 0,1 n Ammoniumrhodanidlsg. entspr. 10,79 mg Ag.

2. Metallisches Silber. 0,3000 g werden in etwa 20 ml W. gelöst. Die Lsg. versetzt man mit 1 ml verd. Salzsäure und 25,00 ml 0,1 n Jodlsg. Nach kräftigem Umschütteln wird das überschüssige Jod mit 0,1 n Natriumthiosulfatlsg. gegen Stärke zurücktitriert. Es müssen mindestens 18,63 ml 0,1 n Jodlsg. verbraucht worden sein, entsprechend einem Gehalt an metallischem Silber von 67,0 %. 1 ml 0,1 n Jodlsg. entspr. 10,79 mg Ag.

Aufbewahrung. Vor Licht geschützt, in gut schließenden Gefäßen. Abgabe: Lösungen von kolloidem Silber sind bei Bedarf stets frisch und ohne Erwärmen zu bereiten.

Anwendung. Als Antisepticum und Adstringens. Es wirkt ähnlich wie Silbersalzlösungen, doch ohne deren gewebeschädigende Wirkung. Gebräuchliche Konzentrationen bei Spülungen sind 0,1 bis 1 %, in Augentropfen 2 %. Früher häufig zur Behandlung der Gonorrhoe.

Argentum aceticum ÖAB 9. Silberacetat. Essigsaures Silber. Silver Acetate. Acetate d'argent.

$$CH_3COOAg \qquad M.G.\ 166{,}93$$

Eigenschaften. Weißes bis schwach hellgraues, kristallines Pulver oder glänzende Nädelchen ohne Geruch. Verfärbt sich am Licht. Beim Glühen bleibt metallisches Silber zurück. Lösl. in etwa 100 T. W. oder in etwa 35 T. siedendem W.

Erkennung. Silberacetat gibt die Rk. auf Silberionen und Acetationen.

Prüfung (ÖAB 9). 1. Eine Lsg. von 1 T. Silberacetat in 100 T. W. muß klar und farblos sein. – 2. Silberoxid, freie Säure. 2 ml der Lsg. (1 + 100) müssen auf Zusatz von 1 Tr. Phenolphthaleinlsg. farblos bleiben und dürfen sich auf Zusatz von 1 Tr. Bromthymolblaulsg. nicht gelb färben. – 3. Sulfat. In der Lsg. (1 + 100) darf Sulfat nicht nachweisbar sein (Bd. 1, 262). Statt Bariumchlorid- ist Bariumnitratlsg., statt verd. Salzsäure ist verd. Salpetersäure zu verwenden. – 4. Nitrat. 0,6 g Silberacetat werden unter Erhitzen in 24 ml W. gelöst. Die Lsg. wird mit 6 ml verd. Salzsäure versetzt, bis zum Zusammenballen des Nd. erwärmt und nach Erkalten filtriert. Werden 3 ml des Filtrates mit Diphenylamin-Schwefelsäure unterschichtet, so darf sich zwischen den beiden Fl. keine blaue Zone bilden. – 5. Fremde Salze. 25 ml des unter 4. bereiteten, vollkommen klaren Filtrates dürfen höchstens 1 mg Verdampfungsrückstand hinterlassen. – 6. Blei, Eisen, Wismut, Kupfer. 0,1 g muß sich in 1 ml Ammoniaklsg. klar und farblos lösen. – 7. Trocknungsverlust. Höchstens 2,0 %.

Gehaltsbestimmung (ÖAB 9). 0,3338 g getrocknetes Silberacetat werden in 20 ml W. und 5 ml Salpetersäure gelöst. Nach Zusatz von 3 ml Eisen(III)-Ammoniumsulfatlsg. titriert man mit 0,1 n Ammoniumrhodanidlsg. auf Rötlichgelb.

1 ml 0,1 n Ammoniumrhodanidlsg. entspr. 16,69 mg CH_3COOAg. Geforderter Gehalt: 99,5 bis 100,5%.

Aufbewahrung. Vor Licht geschützt, in dicht schließenden Schliffflaschen.

Anwendung. Wie Silbernitrat; gebräuchliche Konzentration in Augentropfen 1%.

Argentum arsanilicum s. unter Arsenum, S. 248.

Argentum caseinicum. Casein-Silber.

Caseinsilber ist eine aus Caseinkalium und Silbernitrat durch Fällung hergestellte Silber-Eiweißverbindung. Sie stellt ein grauweißes Pulver von etwa 4,2% Silbergehalt dar, ist in kaltem W. schwer, in heißem W. leicht lösl. Caseinsilber gibt keine Fällungen mit Eiweißlsg. oder mit Natriumchlorid. Durch Säuren wird es zerlegt.

Anwendung. Früher als Antisepticum gegen Gonorrhoe in Lsg. mit 1,5 bis 3%.

Argentum bromatum. Silberbromid. Silver bromide. Bromure d'argent.

$$AgBr \qquad M.G. 187,80$$

Gelbliches Pulver, das am Licht rasch nachdunkelt. Unlösl. in W., A. und in den meisten Säuren. Wenig lösl. in verd. Ammoniaklsg., mäßig löslich in konz. Ammoniaklsg. Lösl. in Alkalicyanidlsg.

Anwendung. Techn. in der Photographie. Med. wurde es früher unter der Bezeichnung Argental (16% AgBr) als äußerlich anzuwendendes Adstringens und Antisepticum gebraucht.

Argentum citricum. Silbercitrat. Citronensaures Silber. Silver citrate. Citrate d'argent.

$$C_3H_4(OH)(COOAg)_3 \qquad M.G. 512,74$$

Schweres, weißes, kristallines Pulver; lösl. in etwa 3500 T. W.; lösl. in Ammoniaklsg. und in verd. Salpetersäure. Nicht sehr lichtempfindlich.

Anwendung. Wurde in Form von Wundpudern, von Lsg. (1:4000 bis 1:10000) zu Spülungen und von 1%igen Salben als Antisepticum verwendet.

Handelsform war Itrol (v. Heyden, Radebeul).

Argentum chloratum. Silberchlorid. Chlorsilber. Silver chloride. Chlorure d'argent.

$$AgCl \qquad M.G. 143,34$$

In reinem Zustand weißes, meist jedoch graues oder grauviolettes Pulver. Unlösl. in W., verd. Salpetersäure; leicht lösl. in Ammoniaklsg., in Lsg. von Ammoniumcarbonat, Kaliumcyanid, Natriumthiosulfat, auch in heißer Quecksilber(II)-nitratlsg. lösl. und daraus in Würfeln kristallisierend. Fp. etwa 260° (ohne Zers.). Die gelbliche Schmelze erstarrt zu einer farblosen, durchscheinenden, hornartigen Masse (Hornsilber). Geschmolzenes AgCl ist verhältnismäßig wenig lichtempfindlich.

Aufbewahrung. Vor Licht geschützt.

Anwendung. Es wirkt antiseptisch, aber nicht wie Silbernitrat ätzend. Innerlich wurde es gegen Chorea, Epilepsie, Keuchhusten, Gastralgien, Syphilis gegeben. Äußerlich diente es zur Behandlung syphilitischer Geschwüre.

Techn. ist es Bestandteil verschiedener Versilberungspulver und -flüssigkeiten. Zur Herstellung von Fotopapier.

Argentum cyanatum. Silbercyanid. Cyansilber. Silver Cyanide. Cyanure d'argent.

$$AgCN \qquad M.G. 133,90$$

Weißes oder gräuliches Pulver, das an trockener Luft beständig ist. Es verfärbt sich am Licht. Unlösl. in W. und in verd. Salpetersäure; wenig lösl. in verd., besser in konz. Ammoniaklsg.

Anwendung. Früher als Antisyphiliticum in Dosen von 2 bis 6 mg; höchste Einzelgabe 15 mg, höchste Tagesgabe 60 mg.

Argentum fluoratum. Silberfluorid. Fluorsilber.

$$AgF \cdot H_2O \qquad M.G. 144,90$$

Silberfluorid ist das einzige wasserlösliche Silberhalogenid. Es bildet gelbliche, zerfließliche Kristallmassen.

Aufbewahrung. Vor Licht geschützt.

Anwendung. Früher als Antisepticum in wss. Lsg. 1 : 1000.

Argentum jodatum. Silberjodid. Jodsilber. Silver Iodide. Jodure d'argent.

$$AgJ \qquad M.G.\ 234,80$$

Herstellung. Wie Silberchlorid durch Fällen einer Lsg. von 10 T. Silbernitrat in 100 T. W. mit einer Lsg. von 10 T. Kaliumjodid in 100 T. W.

Eigenschaften. Weißlichgelbes, schweres, amorphes Pulver. Unlösl. in W., A., verd. Säuren; fast unlösl. in Ammoniaklsg. Es wird am Licht wenig verändert. Bei 400° schmilzt es zu einer dunkelroten Fl., die beim Erkalten zu einer schmutziggelben, etwas durchscheinenden, auf dem Bruch körnigen Masse erstarrt. Konz. siedendheiße Salpetersäure und Schwefelsäure scheiden Jod ab.

Aufbewahrung. Vorsichtig, vor Licht geschützt.

Anwendung. Früher als Antineuralgicum und Antisyphiliticum, bei Magenkrampf, Veitstanz, Keuchhusten in Gaben von 0,004 bis 0,01 g drei- bis viermal täglich. Höchstgaben: einzeln 0,015 g, täglich 0,05 g.

Frisch gefälltes, fein zerteiltes Silberjodid wurde anstelle von Silbernitrat bei der Behandlung der gonorrhoischen Urethritis angewandt.

Zur Darstellung von frisch gefälltem Silberjodid für Arzneimischungen sind für 1 g Silberjodid je 0,7 g Silbernitrat und Kaliumjodid zu nehmen, die man in je etwa 10 ml Wasser auflöst und zusammenbringt. Der durch Schütteln zusammengeballte Niederschlag wird mit Wasser durch Abgießen ausgewaschen.

Eine Aufschwemmung mit 3% Silberjodid in sehr feiner Zerteilung erhält man auf folgende Weise: Je 2,2 g Silbernitrat und Kaliumjodid werden in je 50 ml Wasser gelöst und die Lösungen gemischt: nach einiger Zeit wird die Hälfte der über dem Niederschlag stehenden klaren Flüssigkeit abgegossen und durch Gummischleim wieder ergänzt.

NF X enthielt *Colloidal Silver Iodide*, ein blaßgelbes, körniges Pulver mit schwachem Geruch, mit etwa 20% AgJ. Seine kolloiden Lsg. waren durch die anwesende Gelatine stabilisiert.

Eigenschaften. Leicht lösl. in W. unter Bildung einer milchig opaleszierenden kolloiden Lsg. Die Lsg. sollte bei Bedarf frisch bereitet und in braunen Flaschen abgegeben werden.

Anwendung. Lsg. von kolloidem Silberjodid dienen zur Behandlung von Infektionen der zugänglichen Schleimhäute, wie der von Mund, Rachen, Nase, Auge, Ohr, Vagina und Harnröhre. Lsg. von 2 bis 5% werden zu Spülungen von Körperhöhlen, von 5 bis 40% zur Behandlung entzündlicher Infektionen von Auge, Nase und Rachen verwendet. Selbst starke Lsg. reizen nicht und färben die Haut nicht.

Handelsform. Neo-Protosil (Parke, Davis), kolloide Verb. mit 20% AgJ; auch als Salbe mit 5%.

Jodcollargol (v. Heyden, Radebeul) mit 69% AgJ ist nicht mehr im Handel. Pyelon (J. D. Riedel, Berlin-Britz), kolloides Silberjodidpräparat, das als Röntgenkontrastmittel verwendet wurde, ist nicht mehr im Handel.

Argentum lacticum. Silberlactat. Milchsaures Silber. Silver Lactate. Lactate d'argent. Actol.

$$CH_3 \cdot CH(OH)COOAg \cdot H_2O \qquad M.G.\ 214,97$$

Weißes oder schwach graues, krist. Pulver, das am Licht sofort dunkelt. Lösl. in etwa 15 T. W.; wenig lösl. in A.

Anwendung. Äußerlich als Antisepticum und als Adstringens in 0,05- bis 1,0%igen Lösungen.

Argentum nitricum DAB 7 – DDR, Helv. V, ÖAB 9, Ross. 9. Argenti nitras Nord. 63, Pl.Ed. II, Ned. 6. Silbernitrat DAB 7 – BRD. Silver nitrate BP 68, USP XVIII. Nitrate d'argent CF 65 Lapis infernalis. Höllenstein.

Herstellung. I. *Aus reinem Silber.* Man bringt in einen Kolben 1 T. pulverförmiges (aus Silberchlorid gewonnenes) Silber und übergießt es mit 3,5 T. reiner Salpetersäure (von 25%). Der Kolben darf nur zu 1/3 mit der Mischung angefüllt sein. Den Kolben stellt man in den Abzug oder ins Freie, so daß die entwickelten Oxide des Stickstoffs entweichen können, ohne lästig zu fallen. Wenn die Einwirkung träge wird, so unterstützt man sie durch

Erwärmen auf dem Wasser- oder Sandbad (auf 60 bis 70°). — Wenn alles Silber gelöst ist, so erwärmt man noch so lange, bis keine braunen Dämpfe mehr entweichen, dann läßt man erkalten und filtriert die Lösung durch einen Bausch Glaswolle oder Asbest, den man vorher mit Salpetersäure ausgekocht hat.

In gleicher Weise wird reines Silber in Form von Silberblech verarbeitet. Der Beginn der Einwirkung der Salpetersäure wird in diesem Falle beschleunigt, wenn man zu der reinen Salpetersäure eine sehr kleine Menge rauchender Salpetersäure gibt; die in dieser enthaltenen Stickoxide leiten die Reaktion ein.

II. Aus Silberlegierungen. Da es sich hierbei meist um Verarbeitung alter Silbergeräte oder Münzen handelt, werden diese zunächst durch mechanische Bearbeitung mit einer heißen Soda- oder Pottaschelsg. gereinigt.

Man löst die Legierung, wie unter I angegeben ist, und erhält dadurch eine Lösung, die neben Silbernitrat Kupfer(II)-nitrat, vielleicht auch kleine Mengen von Wismutnitrat enthält; ein unlöslicher Rückstand kann Gold enthalten, ferner Antimonoxid und Zinnoxid. Man verdampft die durch Asbest filtrierte Lösung der Nitrate zur Trockne und erhitzt den trockenen Salzrückstand in einer Porzellanpfanne so lange zum Schmelzen (möglichst nicht über 220°), bis die filtrierte Lösung einer gezogenen Probe durch Zusatz von Ammoniakflüssigkeit nur noch schwach blau gefärbt wird. Hierbei wird das Kupfernitrat unter Abscheidung von Kupferoxid zerlegt, das Silbernitrat bleibt unverändert. Man löst dann die erkaltete Schmelze in Wasser, filtriert die Lsg. durch Asbest, der mit Salpetersäure ausgezogen ist, und dampft sie unter Zusatz von etwas Salpetersäure wieder zur Trockne. Sollte die Lsg. noch etwas Kupfer enthalten, das sich nach diesem Verfahren schwer ganz entfernen läßt, so beseitigt man diese letzten Reste durch Behandeln mit Silberoxid. Zu diesem Zwecke fällt man aus einem kleinen Teil der Lsg. (etwa 1/50 der Menge) das Silber mit Natronlauge als Oxid, wäscht dieses mit Wasser durch Abgießen sehr gut aus, gibt es in die Silbernitratlösung und erhitzt diese unter Umschütteln. Dadurch werden Kupfer und Wismut als Oxide ausgeschieden, die man mit dem überschüssigen Silberoxid durch

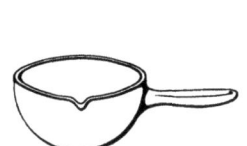
Abb. 52. Porzellanpfanne zum Schmelzen von Silbernitrat.

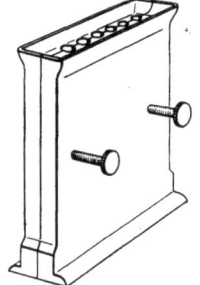
Abb. 53. Höllensteinform.

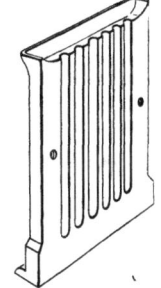
Abb. 54. Eine Hälfte der Höllensteinform.

Asbest abfiltriert (und als Silberreste aufhebt). Ist das Kupfer noch nicht völlig beseitigt, so ist die Behandlung mit Silberoxid zu wiederholen.

Blei- und zinkhaltiges Silber läßt sich auf diesem Wege nicht zu reinem Silbernitrat verarbeiten. Es bleibt nichts übrig, als die Legierung in Salpetersäure zu lösen, das Silber aus der Lösung als Silberchlorid zu fällen, dieses zu metallischem Silber zu reduzieren (s. S. 189) und letzteres nach I. auf Silbernitrat zu verarbeiten.

Schmelzen und Ausgießen des Silbernitrats. Das durch Eindampfen der Lsg. von Silber in Salpetersäure erhaltene Silbernitrat wird in einer Porzellanschale mit Ausguß (am besten mit Stiel, Abb. 52), die etwa zur Hälfte gefüllt sein kann, auf dem Gasbrenner (Pilzbrenner) vorsichtig erhitzt. Das Silbernitrat beginnt bei etwa 200° zu schmelzen, dabei entweichen noch kleine Mengen von Wasser und Salpetersäure unter Schäumen. Man rührt mit einem vorher erhitzten Glasstab oder Porzellanspatel um und erhitzt so lange, bis das Silbernitrat ruhig fließt. Höheres Erhitzen ist zu vermeiden, da sonst Silbernitrit gebildet wird und sich auch Silber ausscheiden kann. Zu hoch erhitztes Silbernitrat wird mit einigen Tropfen konz. Salpetersäure befeuchtet und von neuem geschmolzen. Man schmilzt auf einmal so viel Silbernitrat, wie die Form fassen kann. Die Formen (Abb. 53 u. 54) bestehen aus Serpentin, Glas oder innen vergoldetem oder versilbertem Eisen oder Stahl. Formen aus Kupfer und Messing sind nicht zu empfehlen. Die sehr gut gereinigten Formen werden mit Glaswolle oder Asbest und etwas Talcum ausgerieben und an einen warmen Ort gestellt (vor Staub geschützt). In die auf etwa 50° erwärmten Formen wird das geschmolzene Silbernitrat ausgegossen. Vor dem Ausgießen erwärmt man den Ausguß der Porzellanschale mit der Flamme und gießt dann die einzelnen Kanäle vollständig voll. Nach dem Erkalten der Formen (1/2 bis 1 Std.) schraubt man die beiden Hälften auseinander, stößt mit einem Stück Glasrohr die Stängelchen los und läßt sie sanft auf einen Porzellanteller gleiten. Am besten arbeitet man mit 2 Formen; während die eine gefüllt ist, wird die andere wieder vorbereitet. Die Gußzapfen und Bruchstücke werden wieder eingeschmolzen. Anfassen der Stängelchen mit den Fingern ist zu vermeiden. Der Arbeitsraum muß frei sein von Staub und Schwefelwasserstoff.

Eigenschaften. Farblose, durchscheinende, tafelförmige, geruchlose Kristalle. Fp. etwa 200° (bei höherer Temp. Zers. zu nitrosen Gasen und Silber). 1 T. löst sich in etwa 0,5 T. W. oder in etwa 27 T. A.

Erkennung. 1. 5 Tr. einer 10%igen Lsg. geben nach Zusatz von 2,0 ml W. und 5 Tr. 3 n Salzsäure einen weißen Nd., der sich nach Zusatz von 2,0 ml 6 n Ammoniaklsg. löst und durch Ansäuern mit 5 n Salpetersäure erneut entsteht (DAB 7 – DDR). – 2. 2 Tr. der 10%igen Lsg. werden nach Zusatz von 0,10 g Zinkstaub und 10 Tr. 5 n Essigsäure 10 Sek. geschüttelt und anschließend mit 2,0 ml W. versetzt. Die vom Bodensatz abgegossene Lsg. zeigt nach Zusatz von 5,0 ml Sulfanilsäure-Naphthylamin-Lsg. sofort eine rotviolette Färbung (DAB 7 – DDR). – 3. Mischt man einige Tr. einer Lsg. von Silbernitrat mit 2 ml konz. Schwefelsäure und überschichtet die farblos gebliebene Lsg. mit einer Lsg. von Eisen(II)-sulfat, so bildet sich zwischen den beiden Flüssigkeiten eine braune Zone (ÖAB 9). – 4. Mischt man eine 10%ige Silbernitratlsg. mit 1 Tr. Diphenylaminlsg. und schichtet die Mischung vorsichtig auf konz. Schwefelsäure, so entsteht an der Berührungsstelle eine tiefblaue Zone (USP XVIII). – 5. Zu 1 ml einer 1%igen Lsg. gibt man so viel Ammoniaklsg., daß der entstehende Nd. sich eben wieder löst, versetzt mit 2 bis 3 Tr. Formaldehyd und erhitzt. Die Reagensglaswand überzieht sich mit einem glänzenden Silberspiegel (Ross. 9).

Prüfung. 1. Prüflösung. 1,000 g Substanz wird in kohlendioxidfreiem W. zu 10,00 ml gelöst (DAB 7 – DDR). – 2. Unlösliche Verunreinigungen – Farbe der Lösung. 5,0 ml Prüflsg. müssen klar und farblos sein (DAB 7 – DDR). – 3. Reaktion der Lösung. Die Prüflsg. zeigt einen pH-Wert von 5,5 bis 7,0 (DAB 7 – DDR). – 4. Nitrit. Eine Mischung von 10 ml der Lsg. (1 + 19), 1 ml verd. Salpetersäure und 1 Tr. Kaliumpermanganatlsg. darf die rote Farbe innerhalb 5 Min. nicht vollständig verlieren (ÖAB 9). – 5. Fremde Salze. 10 ml der Lsg. (1 + 19) werden mit 4 ml verd. Salzsäure versetzt, bis zum Zusammenballen des Nd. erwärmt und nach dem Erkalten durch ein feinporiges Filter filtriert. Das vollkommen klare Filtrat darf höchstens 1 mg Verdampfungsrückst. hinterlassen (ÖAB 9). – 6. Wismut, Kupfer, Blei. Löst man 1,0 g in 5 ml W. und versetzt mit einem kleinen Überschuß an verd. Ammoniaklsg., so dürfen weder eine Färbung noch eine Trübung auftreten (Pl.Ed. II).

Gehaltsbestimmung. 1. 0,3000 g Substanz werden in 50,0 ml W. gelöst. Nach Zusatz von 5,0 ml 5 n Salpetersäure und 5,0 ml Eisen(III)-ammoniumsulfatlsg. wird mit 0,1 n Ammoniumthiocyanatlsg. bis zur rötlichgelben Färbung titriert (DAB 7 – DDR; prakt. ident. mit den meisten Pharmakopöen).

1 ml 0,1 n Ammoniumthiocyanatlsg. entspr. 16,99 mg Silbernitrat.

2. Etwa 0,5 g, genau gewogen, werden in W. gelöst, mit 3 ml Salpetersäure versetzt und mit W. auf 300 ml aufgefüllt. Die Lsg. muß vor Licht geschützt werden. Man erwärmt auf etwa 70°, versetzt tropfenweise mit 0,2 n Salzsäure bis zur vollständigen Fällung und gibt noch 2 bis 3 Tr. der Säure im Überschuß zu. Unter kräftigem Rühren hält man die Mischung heiß, bis der Nd. vollständig ausgeflockt ist. Dann läßt man im Dunkeln mehrere Std. abkühlen. Man filtriert durch einen Glasfiltertiegel (G 4, maximale Porenweite 5 bis 15 μm), spült über und wäscht mit 0,01 n Salzsäure mehrmals und schließlich mit W. zweimal nach und trocknet bei 160° bis zum konst. Gew.

1 g AgCl entspr. 1,185 g $AgNO_3$ (BP 68).

Geforderter Gehalt: 99,1 bis 100,8% $AgNO_3$ (Dan. IX); >99,5% (Ross. 9, Pl.Ed. II); >99,7% (DAB 6; DAB 7 – DDR); >99,8% (ÖAB 9, BP 68, USP XVIII); 99,9% (Helv.V); etwa 100% (Nord. 63); >99,0% (DAB 7 – BRD).

Aufbewahrung. Vor Licht geschützt.

Anwendung. Silbernitrat wird selten innerlich verabreicht. Äußerlich dient es als Causticum, Adstringens und Antisepticum. Als Causticum wird es zum Entfernen von Warzen und anderen kleinen Hautwucherungen angewandt. 1%ige Lsg. werden als Pinselung bei pruritus ani et vulvae, 2 bis 6%ige Lsg. bei gewissen Ulzerationen und bei Rachenentzündungen aufgetragen. In 0,2- bis 1%iger Konzentration dient es zu Augenlösungen und -tropfen. Die Anwendung zur Prophylaxe von Ophthalmia neonatorum ist obligatorisch.

Toxizität. Silbernitrat ist relativ untoxisch. Es wurden schon Mengen von 30 g überlebt, allerdings auch schon Todesfälle bei 10 g beschrieben. Fortgesetzte Applikation von Silbersalzen und bes. von Silbernitrat auf Schleimhäute oder offene Wunden führt zu Argyrie, einer Blauschwarzfärbung der Haut durch Ablagerung metallischen Silbers, die irreversibel ist oder nur sehr langsam zurückgeht.

Bei versehentlicher oder absichtlicher Einnahme von Silbernitrat gibt man warme Kochsalzlsg. zu trinken und führt Erbrechen herbei; evtl. Magenspülung. Weiterhin gibt man Milch zu trinken und führt mit Ricinusöl ab.

Dosierung. Einzelmaximaldosis oral 0,03 g, Tagesmaximaldosis oral 0,1 g. Maximalkonzentration zur Anwendung am Auge 2% (DAB 7 – DDR). Die Silbernitrat-Augentropfen der USP XVIII enthalten 0,95 bis 1,05% $AgNO_3$.

Stylus Argenti nitrici ÖAB 9. Silbernitrat-Ätzstift. Argenti nitras in bacillis Ned. 6. Toughened Silver Nitrate BP 68, USP XVIII. Höllensteinstift. Crayons au nitrate d'argent CF 65.

Der Gehalt an Silbernitrat wird von den Arzneibüchern verschieden angegeben. ÖAB 9 fordert mindestens 99,0% $AgNO_3$; Ned. 6 gibt 95% $AgNO_3$ an, der Rest besteht aus Kaliumnitrat oder Natriumchlorid. Nach BP 68 liegt der Gehalt an $AgNO_3$ zwischen 94,0 und 96,0%, der Rest besteht der Herstellung zufolge aus Kaliumnitrat. USP XVIII schreibt mindestens 94,5% $AgNO_3$ vor, der Rest besteht aus AgCl. CF 65 läßt die Stifte aus einer Mischung von 90 T. $AgNO_3$ und 10 T. KNO_3 herstellen.

Herstellung. Siehe Silbernitrat (S. 197).

Eigenschaften. Silbernitratstifte sind weiß bis grauweiß, hart, geruchlos und zeigen einen kristallinen Bruch. Sie sind in W. sehr leicht lösl.[1]

Erkennung. Silbernitratstifte geben die für Silber- und Nitrationen charakteristischen Rk. (Bd. I, 218, 221). Dazu lassen sich die nach den verschiedenen Pharmakopöen erlaubten Beimengungen nachweisen.

Prüfung. Analog Silbernitrat (S. 198) unter Berücksichtigung der durch die Pharmakopöen erlaubten Beimengungen.

Gehaltsbestimmung. Analog Silbernitrat (S. 198).

Anwendung. Siehe Silbernitrat (S. 198).

Argentum nitricum cum Kalio nitrico DAB 6, Helv. V. Salpeterhaltiges Silbernitrat. Lapis infernalis mitigatus. Crayons au nitrate d'argent mitigé.

Stäbchen mit einem Gehalt von 32,3 bis 33,3% $AgNO_3$.

Herstellung. Argentum nitricum 1 T., Kalium nitricum 2 T. werden pulverisiert und gemischt, in einer Porzellanschale bei möglichst niedriger Temperatur geschmolzen und in Stäbchenform gegossen.

Eigenschaften, Erkennung, Prüfung und Gehaltsbestimmung entsprechen denen von Silbernitrat-Ätzstift (s. oben).

Argentum oxydatum. Silberoxid. Silver Oxide. Oxyde d'argent. Argenti Oxidum.

$$Ag_2O \qquad\qquad M.G.\ 231{,}76$$

Herstellung. Man löst 10 T. Silbernitrat in 100 T. W. und gießt diese Lsg. unter Umrühren in eine Mischung aus 20 T. Natronlauge (15% NaOH) und 100 T. W. Der entstehende braungraue Nd. wird zuerst durch Dekantieren, schließlich auf einem Filter mehrmals ausgewaschen, dann auf porösen Tontellern bei mittlerer Wärme getrocknet.

Eigenschaften. Frisch gefällt ein bräunlich grauer Nd., der Lackmuspapier bläut, nach dem Trocknen ein fast schwarzes, schweres Pulver von metallischem Geschmack, in etwa 40 000 T. W. lösl. Im feuchten Zustand zieht es aus der Luft Kohlensäure an. Beim Erhitzen zerfällt es gegen 250° in Silber und Sauerstoff. Wird es mit leicht oxydierbaren oder brennbaren Substanzen zusammengerieben, so kann Entzündung erfolgen.

Aufbewahrung. Vor Licht geschützt.

Anwendung. Techn. als Katalysator; zur Trinkwasseraufbereitung; in der Glasindustrie (Poliermittel und zum Glasfärben – gelb). Medizinisch wurde es früher bei Chorea und Epilepsie („*Novoxil*") gegeben und diente äußerlich zur Behandlung venerischer Infektionen. In der Vet.-Med. wird es gelegentlich noch in Form von Salben und öligen Suspensionen bei infektiösen Hauterkrankungen gebraucht.

---

[1] Silbernitratstifte des Handels sind zum Schutz vor Korrosion häufig mit festem Paraffin überzogen, das vor Gebrauch an der Spitze abgeschabt werden muß.

Argentum picronitricum. Silberpikrat. Silver picrate BPC 49. Picrotol. Picragol.

$$(O_2N)_3C_6H_2OAg \cdot H_2O \qquad M.G.\ 353{,}93$$

Gelbe Kristalle. Lösl. in etwa 50 T. W.; wenig lösl. in A.; sehr wenig lösl. in Aceton oder Glycerin. Am Licht entfärbt sich Silberpikrat.

Anwendung. In Form 1%iger Zubereitungen (Puder, Gelee oder Vaginalglobuli) bei Trichomonaden- oder Monilien-Vaginitis.

Argentum proteinicum DAB 7 – DDR, Helv. V, PI.Ed. II, ÖAB 9, Ned. 6. Protein-Silber. Silberprotein. Silver Protein BPC 63. Argent proteinique. Albumosesilber. Proteinate d'Argent CF 65.

Argentum proteinicum stellt eine kolloid lösl. Silberverbindung von Eiweißspaltprodukten dar. Der Silbergehalt beträgt 7,5 bis 8,5% (DAB 7 – DDR, PI.Ed. II, BPC 63), mindestens 8% (CF 65), 8,0 bis 8,3% (ÖAB 9, Helv. V), 8,0 bis 9,0% (Ned. 6). Lsg. von Proteinsilber sind durchscheinend, koagulieren nicht in der Hitze, geben keine Fällungen mit Alkalilaugen, Alkalisulfiden, Alkalisalzen oder mit Albumin.

Herstellung. Durch Fällung von Eiweiß (Gelatine, Eialbumin, Serumalbumin, Pflanzeneiweiß, Albumosen, Peptone) und Behandeln des Nd. mit Silberlsg. und wenig Alkali. Aus den so erhaltenen Lsg. kann Proteinsilber durch Ausfällen mit A. oder durch Einengen der Lsg. im Vakuum erhalten werden.

Eigenschaften. Feines gelbes bis braunes, fast geruchloses Pulver von schwach bitterem und metallischem Geschmack. Proteinsilber löst sich langsam in 1 T. W. zu einer schäumenden kolloiden Flüssigkeit; in A. oder Ae. prakt. unlösl.

Erkennung. 1. Beim Erhitzen verkohlt Proteinsilber, wobei der Geruch nach verbranntem Eiweiß auftritt, und hinterläßt nach dem Glühen einen grauweißen Rückstand (ÖAB 9). – 2. 5,0 ml Prüflsg. (s. u.) zeigen nach Zusatz von 1,0 ml Eisen(III)-chloridlsg. (10,0 g je 100,0 ml) eine Trübung. Die dunkelbraune Färbung verschwindet (DAB 7 – DDR). – 3. 5,0 ml Prüflsg. (s. u.) geben nach Zusatz von 5,0 ml Quecksilber(II)-chloridlsg. (5,0 g je 100,0 ml) einen weißen, flockigen Nd. Die überstehende Fl. ist nahezu klar und farblos [DAB 7 – DDR; BPC 63: Unterschied zu *Mild Silver Protein* (S. 201)]. – 4. 5,0 ml Prüflsg. (s. u.) werden mit 2,0 ml 3 n Salzsäure versetzt. Die Mischung wird nach 5 Min. wiederholt filtriert, bis das Filtrat nahezu klar und farblos ist. Nach Zusatz von 4,0 ml 3 n Natronlauge und 4,0 ml Kupfer(II)-sulfatlsg. (1,00 g/100,0 ml) zeigt die Mischung eine violette Färbung (DAB 7 – DDR).

Prüfung. 1. Prüflösung. 0,500 g Substanz werden in W. zu 25,0 ml gelöst (DAB 7 – DDR). – Eine Lsg. von 1 g Proteinsilber in 19 ml W. muß in der Durchsicht vollständig klar und braun sein; im auffallenden Licht muß sie undurchsichtig und dunkelbraun erscheinen und darf nicht fluoreszieren (ÖAB 9). – 2. Silberionen. 1,00 g Substanz wird nach Zusatz von 10,0 ml A. 1 Min. lang geschüttelt. Das Filtrat darf nach Zusatz von 3 n Salzsäure nicht sofort eine Trübung zeigen (DAB 7 – DDR). – 3. Freies Alkali. 1,00 g Proteinsilber wird in 40 ml W. gelöst. Die Lsg. wird mit 10,00 ml 0,1 n Schwefelsäure und etwa 0,1 g wasserfreiem Natriumsulfat versetzt. Nach kräftigem Schütteln filtriert man durch ein trockenes Filter. In 25 ml des Filtrates wird die überschüssige Schwefelsäure mit 0,1 n Natronlauge gegen Phenolphthalein zurücktitriert. Dabei müssen mindestens 2,00 ml 0,1 n Natronlauge verbraucht werden (ÖAB 9). – 4. Chlorid. Werden 0,05 g Proteinsilber mit 5 ml konz. Salpetersäure erhitzt, bis die organische Substanz zerstört ist, so darf die erhaltene Lsg. nicht stärker trüb sein als eine Vergleichslsg. aus 1 Tr. 0,1 n Silbernitratlsg., 5 ml konz. Salpetersäure und 1 Tr. verd. Salzsäure (ÖAB 9). – 5. Mit Natriumchlorid fällbare Verunreinigungen. 5,0 ml Prüflsg. werden mit 5,0 ml Natriumchloridlsg. (10,0 g je 100,0 ml) versetzt. Die Lsg. darf sich nicht sofort trüben (DAB 7 – DDR). – 6. Trocknungsverlust. Höchstens 10,0%, bestimmt bei 80°.

Gehaltsbestimmung. 1. 0,5000 g Substanz werden in 10,0 ml 3 n Natronlauge gelöst. Nach Zusatz von 30,0 ml Kaliumpermanganatlsg. (5,0 g/100,0 ml) wird die Lsg. im Wasserbad unter häufigem Schwenken 30 Min. erhitzt, 30 Min. stehengelassen und danach unter Schwenken mit 10,0 ml konz. Schwefelsäure anteilweise versetzt. Nach dem Erkalten wird unter Schwenken tropfenweise konz. Wasserstoffperoxidlsg. bis zur Bildung einer nahezu klaren, farblosen Lsg. hinzugefügt. Nach Zusatz von 10,0 ml 5 n Salpetersäure und 5,0 ml Eisen(III)-Ammoniumsulfatlsg. wird mit 0,1 n Ammoniumthiocyanatlsg. bis zur rötlichgelben Färbung titriert (Feinbürette) (DAB 7 – DDR).

1 ml 0,1 n Ammoniumthiocyanatlsg. entspr. 10,79 mg Silber.

2. BPC 63 und PI.Ed. II führen eine titrimetrische Silberbestimmung nach Veraschen von 2 g Proteinsilber und Lösen des Rückstandes in Salpetersäure durch.

Aufbewahrung. Vor Licht geschützt.

Anwendung. Als Adstringens und Antisepticum in Form von Augentropfen zur Behandlung der Conjunctivitis.

5%ige Lsg. werden am besten durch Aufstreuen des Pulvers auf die Wasseroberfläche hergestellt. Sie müssen bei Bedarf frisch bereitet und in dunklen Gefäßen abgegeben werden

Mild Silver Protein BPC 63, NF XII. Argentoproteinum mite. Silber-Protein mild.

Mildes Silberprotein kann durch Einwirkung von denaturiertem Serumalbumin, Casein oder anderer brauchbarer Proteine auf feuchtes Silberoxid erhalten werden. Es hat einen höheren Prozentgehalt an Silber als Silberprotein: 19,0 bis 23,0% Ag.

Eigenschaften. Fast schwarze Körnchen oder Tafeln oder braunes Pulver. Hygroskopisch, von schwachem Geruch und Geschmack. Langsam, aber vollständig lösl. in W.; sehr wenig lösl. in A., Ae., Chlf. Nach Einwirkung von Licht ist es in W. nicht mehr vollständig lösl.

Erkennung. 1. Entspr. den Erk.-Rk. 1, 2 und 4 von Silberprotein (S. 200). – 2. Zu 10 ml einer 1%igen (w/v) Lsg. in W. gibt man 0,5 ml Quecksilber(II)-chloridlsg. Es kann ein weißer Nd. entstehen, aber die überstehende Flüssigkeit wird nicht entfärbt (BPC 63)

Prüfung. Silberionen. Man schüttelt 1,0 g mit 10 ml A. (95%ig), filtriert, gibt 2 ml verd. Salzsäure zu und läßt 5 Min. stehen. Es darf keine Opaleszenz auftreten (BPC 63).

Gehaltsbestimmung. Etwa 1,5 g, genau gewogen, werden wie bei Silberprotein behandelt (S. 200) (BPC 63).

Aufbewahrung. In luftdicht verschlossenen Gefäßen, vor Licht geschützt.

Anwendung. Lsg. von Mildem Silberprotein haben wie die von Silberprotein bakterizide Wirkung; sie reizen aber das Gewebe weniger, da sie geringere Konzentrationen von Silberionen enthalten. Deshalb kann Mildes Silberprotein in höherer Konzentration als Antisepticum eingesetzt werden als Silberprotein. Bei Conjunctivitis und zur Prophylaxe von Ophthalmia neonatorum verwendet man 20%ige Lsg., bei Hornhautgeschwüren 50%ige Lsg. Alle Lsg. sind bei Bedarf frisch zu bereiten und in braunen Gefäßen abzugeben.

Argentum albumino-acetylotannatum. Argentum diacetylotannicum proteinicum DAB 7 – DDR, ÖAB 9. Silbereiweiß-Acetyltannat DAB 7 – BRD. Diacetyltannin-Protein-Silber.

Kolloid lösl. Silberverbindung von Eiweißspaltprodukten und Diacetyltannin mit einem Gehalt von 5,6 bis 6,4% Ag (DAB 7 – BRD), 6,0 bis 6,5% (DAB 7 – DDR), 6,0 bis 6,6% (ÖAB 9).

Herstellung. Die Lsg. entsprechender Mengen von Silberalbumose und Diacetyltannin werden zusammengegeben und zur Trockne eingedampft (KAUFMANN, H. P.: Arzneimittel-Synthese, Berlin/Göttingen/Heidelberg: Springer 1953).

Eigenschaften. Braunes Pulver oder bräunlich-schwarze, glänzende Schüppchen von schwachem, eigenartigem Geruch und schwach bitterem, metallischem, zusammenhiehendem Geschmack. Langsam kolloid lösl. in etwa 3 T. W.; prakt. unlösl. in A. oder Ae.

Prüflösung. 1,50 g Substanz werden in kleinen Anteilen auf 30,0 ml W. gestreut. Nach 5 Min. muß sich die Substanz beim dauernden Umschwenken vollständig gelöst haben (DAB 7 – BRD).

Erkennung. 1. 0,025 g Substanz geben beim anfangs schwachen, später stärkeren Erhitzen den Geruch nach verbranntem Horn. Nach dem Glühen hinterbleibt ein grauweißer Rückstand, der in 1,5 ml 3 n Salpetersäure beim Erwärmen größtenteils lösl. ist. Das Filtrat gibt mit 0,25 ml 3 n Salzsäure einen weißen, käsigen Nd. (DAB 7 – BRD). – 2. 0,20 ml Prüflsg. geben beim Verdünnen mit 2,0 ml W. eine klare, dunkelbraune Lsg., die auf Zusatz von 0,60 ml Eisen(III)-chloridlsg. I unter Grünfärbung getrübt wird. Nach einiger Zeit scheidet sich ein graugrüner, flockiger Nd. ab (DAB 7 – BRD). – 3. 0,20 g Substanz werden mit 2,0 ml A. und 1,0 ml Schwefelsäure im Wasserbad erhitzt. Unter Braunfärbung entwickelt sich der Geruch von Äthylacetat (DAB 7 – BRD). – 4. 5,0 ml Prüflsg. werden mit 0,30 g Kaliumcyanid bis zur Bildung einer klaren und hellgelben Lsg. geschüttelt. Nach Zusatz von 0,3 ml 6 n Natronlauge entsteht bei erneutem Schütteln ein kirschroter Schaum, dessen Färbung beim Stehenlassen verschwindet und beim erneuten kräftigen Schütteln wieder entsteht (DAB 7 – BRD).

Prüfung. 1. Aussehen der Lösung. Die Prüflsg. ist tiefbraun und darf im auffallenden Licht keine grünliche Fluoreszenz zeigen. Der Schüttelschaum muß goldbraun sein (DAB 7 – BRD). – 2. Silberionen. 1,00 g Substanz wird mit 10,0 ml A. 1 Min. lang geschüttelt. Das Filtrat darf nach Zusatz von 1,0 ml 3 n Salzsäure nicht sofort getrübt werden (DAB 7 – DDR). – Eine Kupferfolie wird mit rauchender Salpetersäure kurz gereinigt, mit W. abgespült und in 10 ml Prüflsg. getaucht. Nach 1 Std. darf das Kupfer weder schwarz werden, noch sich weiß versilbern. Ein etwa entstehender Silberbelag muß die rote Kupferfarbe noch stark durchscheinen lassen (DAB 7 – BRD). – 3. Elektrolytempfindliche Verunreinigungen. 10,0 ml Prüflsg. dürfen mit 5,0 ml Natriumchloridlsg. II nicht sofort getrübt werden (DAB 7 – BRD). – 4. 5,0 ml Prüflsg. werden mit 0,30 g Kaliumcyanid bis zur Bildung einer klaren, hellgelben Lsg. geschüttelt. Der sich bildende Schaum darf nicht kirschrot gefärbt sein (DAB 7 – BRD, DAB 7 – DDR). – 5. Trocknungsverlust. Höchstens 9,5%, bestimmt bei 80° (ÖAB 9).

Gehaltsbestimmung. 1,0 g Substanz, genau gewogen, werden in 20,0 ml 3 n Kalilauge gelöst und mit 40 ml Kaliumpermanganatlsg. unter häufigem Umschwenken auf dem Wasserbad 30 Min. lang erhitzt. Nach weiteren 30 Min. werden unter Umschwenken tropfenweise 20 ml konz. Schwefelsäure zugegeben. Dem erkalteten Gemisch wird unter Umschwenken tropfenweise konz. Wasserstoffperoxidlsg. bis zur Bildung einer klaren, farblosen Lsg. hinzugefügt. Die Lsg. wird mit 15 ml 3 n Salpetersäure versetzt und mit 0,1 n Ammoniumrhodanidlsg. titriert [Feinbürette, 5,0 ml Eisen(III)-ammoniumsulfatlsg. als Indikator].

1 ml 0,1 n Ammoniumrhodanidlsg. entspr. 10,79 mg Ag (DAB 7 – BRD).

Aufbewahrung. Vor Licht und Feuchtigkeit geschützt.

Da Silbereiweiß-Acetyltannat-Lösungen schwach sauer reagieren (pH 6,5), können sie auch dort angewandt werden, wo die alkalisch reagierenden Lsg. der anderen Silperpräparate ausgeschlossen werden müssen. Außerdem sind die Lsg. hitzesterilisierbar.

Anwendung. Als mild wirkendes Antisepticum. Lokal reizlos, gut verträglich, Gefahr einer Argyrie besteht nicht.

Anwendung innerlich, lokal als Lsg., in Salben, Pasten, Suppositorien, Globuli, Styli.

Dosierung. 0,25 g oral (Rollkur). Mittlerer Gehalt von Zubereitungen: Blasenspülung: 0,2%, Vaginalspülung und Wundsalbe 5%, Stäbchen 10%.

Handelsform: Targesin (Gödecke, Memmingen).

Argentum vitellinicum. Vitellinate d'Argent CF 65. Silbervitellinat.

Silbervitellinat ist eine nicht definierte Silber-Eiweiß-Mischung mit mindestens 20% Ag.

Eigenschaften. Glänzende Bruchstücke oder Blättchen von tief dunkelblauer oder schwarzgrüner Farbe; unlösl. in A. (95%), langsam aber vollständig lösl. in A. (75%). Die wss. Lsg. sind tief gefärbt und von schwach alkalischer Rk. In ausreichender Konz. zeigen sie einen eigentümlichen Geruch.

Beim Glühen verkohlt Silbervitellinat und entwickelt den Geruch nach verbranntem Eiweiß. Der in Salpetersäure gelöste Rückstand gibt die Rk. auf Silberionen.

Prüfung. 1. Die 2%ige wss. Lsg. ist klar und im durchfallenden Licht rot, im auffallenden Licht grünlich. – 2. Die Substanz darf nur sehr wenig hygroskopisch sein. – 3. Die Substanz muß in W. ohne Bodensatz lösl. sein und darf auch nach mehreren Std. nicht absetzen. – 4. Freies Alkali s. Argentum proteinicum, S. 200.

Gehaltsbestimmung. Wie bei Argentum proteinicum, S. 200.

Aufbewahrung. Dicht verschlossen, trocken, vor Licht geschützt. Lösungen sollen frisch bereitet und im Dunkeln gehalten werden.

Anwendung. Wie Argentum proteinicum, S. 201.

Argentum sulfuricum. Silbersulfat. Schwefelsaures Silber. Silver Sulphate. Sulfate d'argent.

$$Ag_2SO_4 \qquad M.G. \ 311{,}83$$

Herstellung. Eine Lsg. von 10 T. Silbernitrat in 50 T. W. wird unter Umrühren mit einer Lsg. von 11 T. krist. reinem Natriumsulfat in 50 T. W. vermischt. Man läßt einige Stunden an einem kühlen, dunklen Ort stehen, sammelt das ausgeschiedene Salz auf einem Filter, wäscht es mit 50 T. eiskaltem W. das man in kleinen Anteilen zugibt, dann mit verd. A. und läßt es auf porösen Tontellern trocknen.

Eigenschaften. Farblose, rhombische Kristalle, von neutraler Reaktion, in 200 T. kaltem oder 70 T. siedendem W. lösl. Es ist, solange nicht Staub dazutritt, nicht besonders lichtempfindlich.

Aufbewahrung. Vorsichtig, vor Licht geschützt.

Argylia

Argylia huidobriana CLOS. Bignoniaceae. Theriak. Triaca.

Heimisch in Chile, in den Kordilleren von Santiago und in den Zentralprovinzen.

Die Pflanze hat eine dicke, gelbliche Wurzel, aus der ein einzelner, 10 cm hoher Stiel wächst. An der Basis 2 bis 3 aufsteigende Zweige mit vielen Blättern im unteren Teil. Die Blätter klein, mit 6 oder 8 Nebenblättern, die beidseitig mit steifen und rauhen Härchen bedeckt sind. In der Pflanze wurden Hämolysine beobachtet.

Anwendung. In der Volksheilkunde als Stomachicum, Stimulans und gegen katarrhalische Leiden.

Arion

Arion empiricorum FER. (Limax rufus L.). Klasse Gastropoda — Ordnung Stylommatophora — Familie Arionidae. Braune oder Schwarze Wegschnecke. Nacktschnecke. Waldschnecke.

In ganz Europa in Laub- und feuchten Nadelwäldern, Gärten und auf Wiesen.

Halbstielrunder Körper mit flacher Sohle, der Länge nach gleich breit und vorn und hinten abgerundet. Länge etwa 12 bis 15 cm, Breite 2,5 cm. Der Sohlenrand ist quergerunzelt und verbreitert sich am Hinterende etwas. Hinter dem Kopf liegt in der Rückenhaut der sog. „Schild", eine sattelförmige, stark gekörnelte Platte, unter deren Haut zerstreute Kalkkörnchen, die Reste der Schale, liegen. Rechts vor der Mitte des Schildes das Atemloch, dicht unter ihr die Geschlechtsöffnung. Die Körperoberfläche zeigt grobe, scharf gekielte Runzeln, die hinter dem Schild auseinanderstrahlen. Arion empiricorum tritt in 2 Varianten auf, die sich in der Färbung unterscheiden. Die eine Form, Tiere von roter Farbe und rotem Fußsaum, trägt den Namen Arion rufus L.; die andere Form, braune und schwarze Schnecken, letztere mit rotem Fußsaum, werden in der neueren Systematik als Arion ater L. bezeichnet. Die Färbung der Tiere ist vom Alter abhängig. Jungtiere sind anfangs grünlichweiß mit dunklem Kopf.

Verwechslung. Arion wird häufig wegen der sehr ähnlichen Gestalt mit Vertretern der Gattung Limax verwechselt. Bei diesen findet sich das Atemloch jedoch rechts hinter der Mitte des Schildes. Der Rücken oder dessen Ende ist gekielt. Außerdem vermögen sich die Tiere auf Berührungsreiz nicht zusammenzuziehen.

Inhaltsstoffe. Proteasen, Amylase, Lichenase, Lipase, in der Haut der schwarzen Abart Uroporphyrin, in der roten Abart Isoamylamin, Arginin, Histidin, Urocaninsäure, Hypoxanthin, Guanin und geringe Mengen Cholin, Agmatin, Ornithin, Guanidin, Dimethylguanidin, Putrescin, Cadaverin und Ergosterin.

Anwendung. Vor allem bei Husten und Bronchialverschleimung.

Limax ater HAB 34. Waldschnecke.

Das mittels 90%igen Weingeistes getötete, zerquetschte Tier.

Arzneiform. Tinktur nach § 4 mit 90%igem Weingeist.
Trockenrückstand etwa 0,45%. Spez. Gew. etwa 0,860.

Arzneigehalt. 1/10.

Arisaema

Arisaema atrorubens (AIT.) BL. (Arum atrorubens AIT., Arisaema triphyllum auct. non TORR.). Araceae — Aroideae — Areae. Zehrwurzel. Schwarzroter Aronstab. Dreiblättriger Aron. Bog onion. Canada turnip. Dragons turnip. Indian turnip. Marsh turnip. Pepper or wild turnip. Jack in the pulpit. Gouet a trois feuilles.

Heimisch in den feuchten Laubwäldern des atlantischen Nordamerikas. In China wildwachsend.

Tubera (Rhizoma, Radix) Ari indici. Zehrwurzel. Dragon root. Wild turnip root. Tubera Ari Triphylli. Radix Aroni Triphylli.

Wurzelstock fleischig, rübenförmig, oben an der Spitze mit einem Kranz von zahlreichen Wurzeln besetzt. Gewöhnlich drei Blätter tragend, auf langen, scheidenförmigen Stielen. Geruch im frischen Zustand eigentümlich.

Inhaltsstoffe. Im frischen Rhizom sehr scharfe Stoffe; die Schärfe verliert sich beim Trocknen oder Erhitzen.

Anwendung. Wie Arum maculatum (S. 278). Als Expectorans und Stomachicum. Das Rhizom liefert eine Art Arrowroot.

Arum triphyllum HAB 34. Zehrwurzel.

Frischer, vor der Entwicklung der Blätter gesammelter Wurzelstock von Arisaema atrorubens AIT.

Arzneiform. Essenz nach § 3.

Arzneigehalt. 1/3.

Aufbewahrung. Bis 3. Dez.Pot. vorsichtig.

Nach den Vorschlägen für das neue Deutsche HAB, Heft 1, S. 55 (1955) der frische knollenförmige Wurzelstock von Arisaema triphyllum (L.) TORR. (Arum triphyllum L.), nicht identisch mit Arisaema triphyllum THUNB. und A. triphyllum HOUT. [Pinellia ternata (THUNB.) BREITENBACH]. Die Wurzelknolle besitzt die Form einer abgeflachten Kugel von etwa 2,5 bis 4 cm Durchmesser, auf deren Oberseite zahlreiche, fleischige Wurzeln entspringen. Epidermis braun, runzelig, Knolle innen rein weiß, fleischig und reichlich mit Stärke gefüllt (Körner bis 20 µm groß). Nach dem Trocknen hornartig hart. Für die Urtinktur werden eine Dichte von 0,890 bis 0,910, ein Trockenrückstand von 0,7 bis 0,9% und ein pH von etwa 5,5 verlangt. Außerdem wird die Chromatographie der Tinktur beschrieben.

Arum triphyllum HPUS 64. Indian Turnip.

Die frische Wurzel.

Arzneiform. Urtinktur: Arzneigehalt 1/10. Arum triphyllum, feuchte Masse mit 100 g Trockensubstanz und 400 ml Wasser = 500 g, Alkohol USP (94,9 Vol.-%) 635 ml zur Bereitung von 1000 ml der Tinktur. – Dilutionen: D 2 (2×) enthält 1 Teil Tinktur, 3 Teile dest. Wasser und 6 Teile Alkohol; D 3 (3×) und höher mit Alkohol HPUS (88 Vol.-%). – Medikationen: D 3 (3×) und höher.

Arisaema dracontium (L.) SCHOTT. (Laut HPUS 64 Arum dracontium.)

Grüner Drachen. Drachenwurzel.

Heimisch in Nordamerika.

Tubera Ari indici. Dragon root. Govet à dragon.

Wurzelstock runzelig, außen und innen weiß, trägt Narben zahlreicher Blütenschäfte und Blätter. Wurzelstock, wie alle übrigen Teile der Pflanze, im frischen Zustand brennend scharf; die Schärfe verliert sich beim Trocknen und Erhitzen.

Inhaltsstoffe. Sehr scharfe Substanzen unbekannter Natur.

Anwendung. In der Homöopathie. In Nordamerika als ,,Cupress Powder" in der Kosmetik.

Arum dracontium HAB 34. Grüne Drachenwurz.

Frische, vor der Blüte oder nach dem Reifen der Früchte gesammelte Wurzelstöcke.

Arzneiform. Essenz nach § 3.

Arzneigehalt. 1/3.

Aufbewahrung. Bis 3. Dez.Pot. vorsichtig.

Arum dracontium HPUS 64. Green Dragon.

Die frische Wurzel.

Arzneiform. Urtinktur: Arzneigehalt 1/10. Arum dracontium, feuchte Masse mit 100 g Trockensubstanz und 233 ml Wasser = 333 g, dest. Wasser 267 ml, Alkohol USP (94,9 Vol.-%) 537 ml zur Bereitung von 1000 ml der Tinktur. – Dilutionen s. Symptocarpus.

Arisaema heterophyllum, A. ringens (THUNB.) SCHOTT und andere chinesische Arten werden in Ostasien arzneilich verwendet.

Aristolochia

Aristolochia clematitis L. Aristolochiaceae – Aristolochieae. Osterluzei. Aristolochy.

Heimisch im Mittelmeergebiet, ziemlich verbreitet, wahrscheinlich mit dem Weinbau eingeschleppt. In Weinbergen, Hecken und lichtem Gebüsch, an Zäunen und Wegrändern.

Pflanze 0,6 bis 1 m hoch, ausdauernd, mit einem langen, vielköpfigen, unregelmäßig gebogenen, kriechenden, knorrigen oder mehr zylindrischen, gelben Wurzelstock. – Stengel krautig, einfach, aufrecht, etwas hin- und hergebogen, gestreift. – Blätter wechselständig, ziemlich langgestielt, herzeiförmig, stumpf-ganzrandig, bis 10 cm lang und breit, schwach ausgerandet, oberseits dunkel-, unterseits hellgrün, wie die ganze Pflanze kahl. – Blüten zu 4 bis 8, meist zu 4, büschelig, blattwinkelständig, kurz gestielt, vor dem Aufblühen aufrecht, nachher zurückgebogen. Blumenkronröhre zitronengelb, unten kugelig-bauchig aufgeblasen, in der Mitte gerade-zylindrisch, nach oben zu in eine breite, flache Zunge auslaufend. Im Inneren der Röhre nach unten gerichtete, reusenartige Haare. 6 Staubgefäße. – Die Frucht eine sechsfächerige, kugelig-birnförmige, vielsamige Kapsel (s. Abb. 55). Geruch eigenartig.

Herba (Folia) Aristolochiae. Herba Clematitis. Osterluzeikraut. Wolfskraut. Long birthwort.

Mikroskopisches Bild. Die obere Epidermis besteht aus geradlinig-polygonalen oder nur sehr schwach wellig begrenzten Zellen ohne Spaltöffnungen. Am Blattrand ist ein durch kollenchymatische Verdickung der Epidermis und angrenzenden Mesophyllzellen entstandenes Randstereom zu sehen. Im Mesophyll unter der oberen Epidermis eine Reihe schmaler Palisaden. Das Schwammparenchym besteht aus gespreiztarmigen Zellen. Unterhalb des Schwammparenchyms ist eine Reihe etwas armförmiger, aber palisadenartig aussehender, senkrechter Zellen zu sehen. Nach unten hin wird das Blatt durch die untere Epidermis aus stärker welligen Zellen mit zahlreichen Spaltöffnungen und 20 bis 25 μm Durchmesser messenden kugeligen Ölzellen abgegrenzt. Auch hier ist das Randstereom deutlich zu sehen.

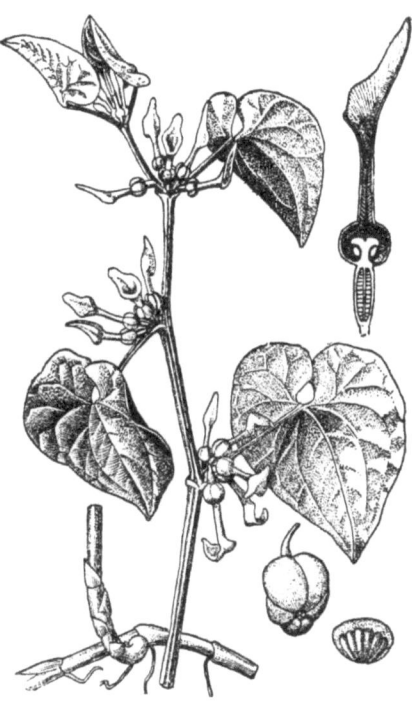

Abb. 55. Aristolochia clematitis, blühende Pflanze (nach DUNZINGER).

Inhaltsstoffe. 0,03% Aristolochiasäure, 3,4-Methylendioxy-8-methoxy-10-nitro-phenanthren-carbonsäure-1 (Aristolochiasäure I, iso-Aristolochiasäure, Aristolochin) $C_{17}H_{11}NO_7$, Fp. 281 bis 286°, Noraristolochiasäure (Aristolochiasäure II) $C_{16}H_9NO_6$, Fp. 269 bis 271°, 0,4% äth. Öl, Gerbstoffe, der Bitterstoff Clematitin, Magnoflorin $C_{20}H_{24}\overset{\oplus}{N}O_4$, harzartige Substanzen, Vitamin C, Äpfelsäure, Pinit und Stärke. PILARCZYK [Planta med. (Stuttg.) *6*, 258 (1958)] wies β-Sitosterin, Cerylalkohol, Trimethylamin, Cholin, Dihydroxyphenylalanin, Saponin, Flavonglykoside, Citronensäure, Allantoin und einen antibiotischen Stoff nach. PAILER et al. [Mh. Chem. *96*, 863 (1965)] isolierten 4 neue Aristolochiasäuren III, IIIa, IV und IVa (6-Hydroxy-aristolochiasäure I) aus einem Wurzelextrakt.

Prüfung. PATT [Arzneimittel-Forsch. *15*, 90 (1965)] beschreibt eine quantitative photometrische Bestimmungsmethode der Aristolochiasäure nach vorausgegangener dünnschichtchromatographischer Trennung und Reinigung. SCHUNACK et al. [Pharmazie *20*, 685 (1965)] berichteten in einer Arbeit zur Analytik der Aristolochiasäuren, daß es bei der Extraktion nach PATT zu einer partiellen Decarboxylierung kommt, wobei dann zwar die decarboxylierten Säuren (von PATT als Aristolochiasäure I bezeichnet) getrennt werden, Aristolochiasäure I und II (vom gleichen Autor als Aristolochiasäure II bezeichnet) dagegen den gleichen R_f-Wert besitzen. Auf formamidimprägnierten Cellulosepulverplatten gelingt die Trennung von Aristolochiasäure I und II. Außerdem können die beiden Säuren über Cellulosedickschichtplatten isoliert und nach chromatographischer Trennung spektralphotometrisch bestimmt werden. Mit Hilfe der spektralphotometrischen Messung bei zwei Wellenlängen und den zugehörigen spezifischen Extinktionen $E_{1\,cm}^{1\%}$ ist die quantitative Bestimmung auch ohne chromatographische Trennung möglich. SCHUNACK et al. [Pharmazie 22, 118 (1967)] stellten fest, daß der Aristolochiasäuregehalt von Jahreszeit und Bodenverhältnissen abhängig, in Wurzeln stets höher als im Kraut ist und daß die Pflanze etwa gleiche Mengen Aristolochiasäure I und II enthält.

Aristolochia-Säure I   Aristolochia-Säure II

Wirkung. MÖSE u. LUKAS [Arzneimittel-Forsch. *11*, 33 (1961)] konnten in umfangreichen tierexperimentellen Untersuchungen am Kaninchen und Meerschweinchen übereinstimmend eine deutliche Steigerung der Phagozytose-Aktivität der Leukozyten durch Aristolochia-Extrakt in verschiedenen Verdünnungen nachweisen. Die Anzahl der Leukozyten wurde dabei nicht beeinflußt. Ferner teilte MÖSE [Arzneimittel-Forsch. *16*, 118 (1966)] mit, daß auch bei Kaltblütern eine starke Aktivierung der Phagozytose von Leukozyten durch Aristolochiasäure erzielt wurde, daß Aristolochiasäure keine Einwirkung auf die Bildung spezifischer Antikörper nimmt und in der Lage ist, die Schädigung der Phagozytose-Aktivität durch Chloramphenicol und nach hohen Dosen des Zytostaticums Cyclophosphamid auszugleichen, ohne daß die Anzahl der Leukozyten verändert wird. Weitere Versuche mit dem reinen Wirkstoff wurden an verschiedenen Tierarten durchgeführt. Bei Meerschweinchen bewirkt Aristolochiasäure bereits mit 1/1000 der toxischen Dosis eine signifikante, dosisabhängige Aktivierung der Phagozytose von Leukozyten.

Die statistische Prüfung erwies, daß bei einer Verdünnung der Aristolochiasäure von 10^{-4} und 10^{-5} eine hochsignifikante und für 10^{-3} und 10^{-6} noch eine deutlich signifikante Aktivierung im Vergleich zu den Kontrollen vorhanden war.

Bei Mäusen konnte die Überlebensrate bei sonst tödlich verlaufenden Allgemeininfektionen z. B. durch Pneumokokken deutlich erhöht werden, z. T. kam es sogar zur Ausheilung. Auch lokale Infektionen (Ratte) sprachen auf Aristolochiasäure bei oraler und parenteraler Applikation mit wesentlich rascherer Abheilung der Infekte an. Hierbei ließ sich die Steigerung der Phagozytose gegenüber einer unbehandelten Kontrollgruppe bei Applikation prae und post infectionem (i.p. bzw. oral) besonders gut verfolgen.

Bemerkenswert war außerdem, daß die normalerweise aufkommende Mischinfektion durch Aristolochiasäure sowohl quantitativ verzögert als auch quantitativ verringert auftrat.

Neben der Phagozytoseaktivierung wurde in Versuchen an Kaninchen außerdem eine eindeutige Steigerung der bakteriziden Serumwirkung festgestellt.

Besonderes Interesse verdient die Wirkung der Aristolochiasäure auf die durch andere Therapeutica geschädigte Phagozytose. Durch Antibiotica wie Chloramphenicol wird bei Meerschweinchen die Phagozytose auf etwa 50% des Normalwertes gesenkt. Diese Schädigung vermag Aristolochiasäure auszugleichen. Auch nach Gabe von antiphlogistisch wirksamen Corticosteroiden wie Prednison oder von Zytostatica wie Cyclophosphamid kommt es zu einer Depression der Phagozytose, die durch Aristolochiasäure wieder normalisierbar ist.

Die Leukozytenzahl selbst wird ebenso wie die Bildung spezifischer Antikörper durch Aristolochiasäure nicht beeinflußt.

Bei Infekten, die nicht oder nur geringgradig mit einer leukozytären Abwehr reagieren (Viren, Toxoplasmen), zeigte die Aristolochiasäure keine signifikante Wirkung.

Die Prüfung chronischer Toxizität ergab nach mehrmonatiger Applikationsdauer (täglich 0,1 mg/kg Aristolochiasäure/Ratte) eine ausgezeichnete Verträglichkeit. EPERJESSY [Planta med. (Stuttg.) *11*, 103 (1963)] berichtet, daß ein wäßriger Extrakt die Herztätigkeit verbessert, die periphere Resistenz herabsetzt und das Minutenvolumen erhöht, wobei angenommen wird, daß diese cardialen Wirkungen wahrscheinlich auf den in der Pflanze neuerdings nachgewiesenen Flavonglykosiden beruhen.

Anwendung. In der Homöopathie bei Frauenleiden, Störungen in den Wechseljahren, zur Behandlung von Wunden und Geschwüren. Zur Nachbehandlung von Radikaloperationen. In der Hals-, Nasen- und Ohrenheilkunde. In der Veterinärmedizin bei hormonal bedingter Sterilität.

Aristolochia Clematitis HAB 34. Osterluzei.

Frisches blühendes Kraut.

Arzneiform. Essenz nach § 1.

Arzneigehalt. 1/2.

In den Vorschlägen für das neue Deutsche HAB, Heft 1, S. 51 (1955) werden für die Urtinktur eine Dichte von 0,930 bis 0,960, ein Trockenrückstand von 3,0 bis 4,0% und ein pH von 5,0 bis 5,4 verlangt. Außerdem werden 2 Reaktionen und die Chromatographie [Heft 9, S. 514 (1964)] der Tinktur beschrieben.

Radix (Rhizoma) Aristolochiae vulgaris (tenuis, clematitis). Radix Saraceniae. Osterluzeiwurzel. Biberwurzel. Fieberwurz. Aristoloche clématite. Kolz.

Wurzelstöcke vielfach gewunden, glatt, zuweilen „knorrig", im Durchmesser stark schwankend, zwischen 2 und 20 mm. Die Rhizome können bei älteren Pflanzen sehr langgestreckt sein und werden an ihrem vorderen Ende vollkommen von Adventivknospen eingehüllt. Auf der Rhizomoberseite sind noch häufig Sproßreste zu erkennen. Seitlich und auf der Unterseite entspringen viele dünne Wurzeln, die manchmal Adventivknospen tragen. In einigen Fällen konnten an den Rhizomen eigenartige Anschwellungen, die sog. Gallen, beobachtet werden, die bei Befall durch den Fadenwurm Heterodera radicicola GREEF entstehen.

Lupenbild. Das Querschnittsbild eines sekundär in die Dicke wachsenden Rhizoms erinnert sehr an den bekannten Stengelquerschnitt von Aristolochia sipho und zeigt einen gelblichen Holzkörper, der von einer schmalen, weißen Rinde umgeben ist. Die Sekretzellen lassen sich leicht als braune bis orangefarbene Punkte erkennen. Im Zentrum jüngerer Rhizome ein ziemlich ausgedehntes weißes Mark, während in älteren Rhizomen das Mark zusammengedrückt ist und erst nach Anfärben mit Phloroglucin-Salzsäure deutlich hervortritt. Bei dieser Färbung erkennt man außer den primären auch die sekundären Markstrahlen, wodurch der Holzteil fächerartige Struktur erhält.

Mikroskopisches Bild. Das Mark des Rhizoms weitlumig mit dünnwandigem Parenchym, in dem deutlich dreieckige Interzellularen zu erkennen sind. Vereinzelt finden sich Sekretzellen mit gelbem Inhalt. Um das Mark ist ein Gefäßbündelring angeordnet, dessen einzelne Bündel durch breite primäre Markstrahlen voneinander getrennt werden. Im Querschnitt von älteren Rhizomen sind auch sekundäre Markstrahlen zu erkennen. In den Markstrahlen, die aus dünnwandigem Parenchym bestehen, kommen ganz vereinzelt wieder Sekretzellen mit gelbem Inhalt vor, daneben aber auch mit einem bis mehreren wasserhellen Tröpfchen. Der Holzteil besteht, abgesehen von den wenigen Ring- und Spiralgefäßen des primären Holzes, aus weit- und englumigen Tüpfelgefäßen. Die Gefäßglieder sind kurz. In den Gefäßen reichlich Thyllen, außerdem enthalten einige von ihnen einen braunen Inhalt. Daneben im Holz Sklerenchymfasern mit schmalen elliptischen Tüpfeln und wenig Holzparenchym. Die verholzten Teile haben in Schnitten eine gelbe Färbung; bei Zusatz von konz. Schwefelsäure färben sich die Gefäße grün. Die Rinde des Rhizoms wird durch einen Sklerenchymfaserring in Innen- und Außenrinde getrennt. Dieser Ring setzt sich aus Sklerenchymfaserreihen zusammen und weist hie und da Lücken auf. Seine Fasern besitzen schmale Tüpfel und sind so schwach verholzt, daß sie trotz Phloroglucin-Salzsäure nur sehr schwer zu erkennen sind. Nach innen schließen sich an die Sklerenchymfasern einige Reihen etwas langgestreckter Parenchymzellen an. Sowohl hier wie auch außerhalb des Sklerenchymringes liegen sehr zahlreiche Sekretzellen mit gelbem Inhalt. Im Radialschnitt sind sie kugelig bis langgestreckt, je nach der Zellform des Gewebes, in dem sie sich befinden. Diejenigen Sekretzellen, die in dem aus langgestreckten Parenchymzellen bestehenden Teil des Rindengewebes vorkommen, der sich an den Sklerenchymring anschließt, liegen oft in Reihen beisammen. In älteren Rhizomen ist diese Sklerenchymscheide weit auseinandergerissen und daher schwer nachzuweisen. Der Sklerenchymring wird also in späteren Stadien nicht ganz ergänzt. In solchen Rhizomen sind die unter dem Abschlußgewebe liegenden Zellen kollenchymatisch verdickt. Sonst liegen die Verhältnisse genauso wie bei den jüngeren Rhizomen. In der Wurzel ist das primäre tetrarche Holz, das mit den vier Segmenten des später ausgebildeten sekundären Holzes auf Lücke liegt, gut zu erkennen. In den Markstrahlen finden sich wieder Sekretzellen mit wasserhellen Tröpfchen, wie sie schon im Rhizom beobachtet wurden. Sekretzellen mit gelbem Inhalt sind in primärer und sekundärer Rinde häufig anzutreffen. Die Endodermis ist trotz sekundären Dickenwachstums noch gut erhalten. In der primären Rinde wird Dilatationswachstum durch radial eingeschobene Wände angezeigt. Den äußeren Wurzelabschluß bildet Kork.

Inhaltsstoffe. Nach BERGER 0,4% äth. Öl mit Aristolochiasäure, ferner Aristolochiagelb, Äpfelsäure, Gerbsäure, Zucker, Stärke und Harz sowie der Bitterstoff „Clematitin (?)".

Anwendung. In Form eines Dekoktes bei Geschwüren und Eiterungen, besonders Nagelbettentzündungen, ferner bei Ekzemen, Unterschenkelgeschwüren, Hautentzündungen, Wundsein und Hautjucken. Als Wundheilmittel für Pferde.

Aristolochia Clematitis HPUS 64. Long Birth-wort.
Die frische Wurzel.

Arzneiform. Urtinktur: Arzneigehalt 1/10. Aristolochia, feuchte Masse mit 100 g Trockensubstanz und 400 ml Wasser = 500 g, Alkohol USP (94,9 Vol.-%) 635 ml zur Bereitung von 1000 ml der Tinktur. – Dilutionen: D 2 (2×) enthält 1 Teil Tinktur, 3 Teile dest. Wasser, 6 Teile Alkohol; D 3 (3×) und höher mit Alkohol HPUS (88 Vol.%). – Medikationen: D 3 (3×) und höher.

Descresept (Fa. Chemipharm GmbH, Sulzbach-Neuweiler). 1 Dragee bzw. 1 ml Lsg. enthalten 0,15 mg Aristolochiasäure in Form des Natriumsalzes.

Stolochal (Müller, Göppingen). Die Salbe enthält 10% Osterluzeiextrakt.

Tardolyt (Fa. Madaus & Co., Köln). 1 Dragee enthält 0,15 mg Aristolochiasäure in Form des Natriumsalzes.

Aristolochia cymbifera MART. et ZUCC. var. genuina MASTERS (A. grandiflora, A. milhomens). Jarrinha. Papo de Peru.
Heimisch in Brasilien und Paraguay.

Radix Aristolochiae cymbiferae. Jarinhawurzel. Contrajerva. Guaco. Milhomen. Raiz de mil homens. Cipo de mil homen. Jarro. Papo de gallo. Cipo mata cabras. Cassau. Aristoloque du Brésil.

Cassau Brasil. 1 (Stengel und Wurzel).

Inhaltsstoffe. Ätherisches Öl, Harz, Bitterstoff, Gerbstoff, Inulin, Stärke, Calciumphosphat. Ferner wurden Allantoin, Isobixin, Crocetindimethylester, Aristolochiacymbifera-Säure (?) $C_{20}H_{32}O_2$, eine weitere Verbindung $C_{18}H_{28}O$, Fp. 137°, sowie das Sesquiterpenketon Aristolon $C_{15}H_{22}O$ und eine Aristolochiagelb genannte Verbindung $C_{15}H_{14}O_6$ isoliert [GREEN et al.: Helv. chim. Acta 37, 1717 (1954)].

Anwendung. Als Stimulans und menstruationsförderndes Mittel. In Brasilien gegen Schlangenbisse.

Aristolochia Milhomens e radice HAB 34.
Frische Wurzel von Aristolochia cymbifera MART. und BENTH.

Arzneiform. Essenz nach § 3.

Arzneigehalt. 1/3.

Aristolochia Milhomens HPUS 64. Brazilian Snakeroot.
Die frischen Blüten oder Wurzeln.

Arzneiform. Urtinktur: Arzneigehalt 1/10. Aristolochia milhomens, feuchte Masse mit 100 g Trockensubstanz und 300 ml Wasser = 400 g, Alkohol USP (94,9 Vol.-%) 730 ml. – Dilutionen und Medikationen wie bei Asclepias.

Aristolochia serpentaria L. (A. officinalis NEES).
Heimisch in Nordamerika von Florida bis Mississippi.

Radix Serpentariae. Radix Viperinae virginianae. Radix colubrina (viperina). Radix Contrajervae virginianae. Virginische Schlangenwurzel. Virginische Vipernwurzel. Serpentary root (rhizom). Virginian snake root. Sangree root. Racine de serpentaire de Virginie. Racine de vipérine (couleuvrée) de Virginie. Slangeurt. Ophitoü riza. Virginisch langenwortel. Klacze serpentarii. Ormaert. Kornevisce i koren' serpentarii. Raiz de viperina.

Serpentaria USP XI, Brasil. 1. Serpentary BPC 49.

Neben Aristolochia serpentaria L. ist auch die Wurzel von A. rediculata NUTT. zugelassen (s. d.).

Die getrockneten Wurzelstöcke mit den Wurzeln. Das blaßbraune, innen weiße Rhizom ist 2 bis 3 mm dick, bis 2,5 cm lang, hin- und hergebogen, etwas plattgedrückt und läßt auf der Oberseite teilweise kurze, dünne Stengelreste, auf der Unterseite sehr zahlreiche, ineinan der verflochtene, dünne, oft kaum 1 mm dicke, bis 8 cm lange, zerbrechliche, blaßbraune Wurzeln erkennen.

Geruch an Campher und Baldrian erinnernd, Geschmack leicht bitter, campherartig.

Lupenbild. Das Rhizom zeigt eine dünne Rinde und um ein exzentrisches, nach oben gerücktes, weites Mark gestellt, einen Kreis von sehr ungleich langen, fächerförmig-strahlig angeordneten Gefäßbündeln, die oberen viermal kürzer als die unteren. In den Wurzeln innerhalb der dicken Rinde das dünne primäre Gefäßbündel.

Mikroskopisches Bild. In der Mittelrinde des Wurzelstockes vereinzelt größere Zellen mit ätherischem Öl. Die dünne Innenrinde zeigt breite Markstrahlen und in den Rindenstrahlen an der Außenseite Gruppen teils dickwandiger und verholzter, teils weniger verdickter und unverholzter Bastfasern. Im Holz breite, nach außen sich erweiternde Holzstrahlen. Die längeren Holzstrahlen auf dem Querschnitt mit 4 bis 6 Jahresringen. Das derbe, weitlumige Parenchym des Markes führt wie das gesamte übrige Parenchym des Rhizoms und der Rinde reichlich Stärke.

Verfälschungen. In Amerika die Wurzeln von 1. Asarum virginicum, Aristolochiaceae; 2. Hydrastis canadensis L., Ranunculaceae; 3. Panax quinquefolius L., Araliaceae, Amerikanischer Ginseng; 4. Spigelia marilandica L., Loganiaceae; 5. Collinsonia canadensis L., Scrophulariaceae und 6. Cypripedium calceolus L. var. pubescens (WILLD.) CORELL, Orchidaceae.

Inhaltsstoffe. 1 bis 2% äth. Öl mit Borneol, ferner Aristolochiasäure, Gerbstoff, Bitterstoff, Zucker, Stärke, Gummi, Harz. Nach COUTTS et al. [J. Pharm. Pharmacol. 9, 607 (1959)] Aristo-Rot, nach STENLAKE et al. (Tetrahedron L. *1964*, S. 2391) ein krist. Sesquiterpenoid Aristolacton $C_{15}H_{20}O_2$.

Prüfung. Säureunlösl. Asche max. 10% BPC 49, USP XI, Brasil. 1. – Fremde org. Bestandteile max. 10% Stengelteile USP XI, Brasil. 1; 2% fremde Pflanzenteile USP XI.

Anwendung. Früher als Tonicum bei Fieber und Typhus, daneben auch als Diaphoreticum, Expectorans und Stomachicum, innerlich gegen Schlangenbisse.

Dosierung. 0,5 bis 1,5 g mehrmals täglich als Infus.

Serpentaria HAB 34.

Getrocknete Wurzel von Aristolochia serpentaria L.

Arzneiform. Tinktur nach § 4 mit 60%igem Weingeist.

Arzneigehalt. 1/10.

Aristolochia reticulata NUTT. Texas-Serpentaria. Texas snake-root.

Nordamerika (Arkansas bis Louisiana).

Die Pflanze liefert ebenfalls Radix Serpentariae, Texas snake-root, Red river snake-root.

Inhaltsstoffe. Nach COUTTS et al. (s. o.) Aristolochiasäure, Aristo-Rot und Isorhamnetin sowie die quartäre Base $C_{17}H_{20}NO_3Cl$. Nach STENLAKE u. WILLIAMS (s. o.) Aristolacton, Reticulen $C_{15}H_{24}$, Bornylformiat, ein weiterer Ester von Borneol mit einer ungesättigten Säure $C_{16}H_{16}O_2$ sowie 2 Ketone.

Anwendung. Wie Aristolochia serpentaria.

Aristolochia rotunda L. Runde Osterluzei.

Heimisch im Mittelmeergebiet.

Ausdauernd, 30 bis 40 cm hoch. – Grundachse eine harte, holzige, runde, fast kugelige Knolle darstellend, von der Größe einer mittleren Kartoffel. – Stengel dünn, schlank, niederliegend oder aufsteigend, kahl, einfach oder wenig ästig, locker beblättert. – Laubblätter fast sitzend, ungestielt, umfassend herz-eiförmig, abgerundet, stumpf, unterseits bläulich. – Blüten einzeln, aufrecht, in den Achseln der Laubblätter. Perianth grünlich, mit halbmondförmigen, braunschwarzen Flecken. Lippe der Blütenhülle stumpf oder ausgerandet, so lang wie die Perigonröhre. – Fruchtknoten keulenförmig, nach oben plötzlich verengt. Fruchtkapsel langgestielt, eirund, kugelig.

Radix (Rhizoma, Tubera) Aristolochiae rotundae. Runde Osterluzeiwurzel. Aristoloche ronde. Aristolochia rodonda. Kolz.

Knollen unregelmäßig höckerig, von graubrauner Farbe, hart, aber dennoch leicht schneidbar, 3 bis 6 cm lang und ebenso breit, meist auf den Höckern von ziemlich glatter Oberfläche, seltener grobrunzelig. Stengel und Narbenreste gewöhnlich abgeschnitten.

Schlägt man die Knollen auf, so sieht man eine gelblichweiße Querbruchfläche. Unter dem Periderm Gruppen stark verdickter, reichlich getüpfelter, gelber Steinzellen.

Inhaltsstoffe. Aristolochiasäure I, II u. C, Aristololactam, β-Sitosterin, äth. Öl, Harz, Bitterstoff und ein giftiges Alkaloid.

Anwendung. Als Tonicum, Bittermittel und Emmenagogum, bei Frauenleiden, Menstruationsbeschwerden und als Wundheilmittel.

Aristolochia rotunda HAB 34.
Getrockneter Wurzelstock.

Arzneiform. Tinktur nach § 4 durch Perkolation mit 60%igem Weingeist.

Arzneigehalt. 1/10.

Aristolochia longa L.
Südeuropa, Mittelmeerländer und Kleinasien.

Radix (Rhizoma) Aristolochiae longae. Lange Osterluzeiwurzel. Estrellamin. Aristoloque longue. Aristoloquia larga. Estrelamin. Herva bicha.

Wurzel bis 7 cm lang und 3 cm dick, walzig, außen graubraun, auf der körnigen Bruchfläche weißlich oder gelblich, stellenweise bräunlich. Der braune Kork schließt eine schmale Rindenzone ein, die gelb gefärbt ist und vom Holzteil abgehoben sein kann. Das ganze von Kambium eingeschlossene Gewebe ist schwach gelb gefärbt. Im Holzteil fallen schmale Streifen auf; es sind die vom Kambium zum Zentrum ziehenden Holzstrahlen. Schon ohne Anfärbung sind sie auf dem Querschnitt als braune Linien zu sehen; noch besser treten sie nach dem Anfärben mit Phloroglucin-Salzsäure hervor.

Mikroskopisches Bild. Der äußere Abschluß der Wurzel wird durch dicke Korklagen gebildet. Daran anschließend finden sich manchmal einige Parenchymzellreihen. Darunter sieht man einen unterbrochenen Sklerenchymring, der aus Steinzellgruppen besteht (Durchmesser sehr gering). Im Rindenparenchym finden sich zahlreiche Sekretzellen mit gelbem Inhalt. Der Holzteil besteht hauptsächlich aus Parenchym, in das zahlreiche Sekretzellen eingebettet sind. Markstrahlen sind in diesem Parenchymgewebe manchmal durch einige, in radialer Richtung gestreckte Parenchymzellreihen angedeutet. Die wasserleitenden Elemente sind auf schmale Streifen einfach getüpfelter Gefäße beschränkt, die an manchen Stellen Holzparenchym einschließen. In tangentialer Richtung sind die Holzstrahlen häufig durch Parenchymbrücken unterbrochen. Das primäre Holz ist im Zentrum der Wurzel klar zu erkennen. Reichlich Stärke findet sich im parenchymatischen Gewebe. Sklerenchymfasern fehlen vollständig.

Inhaltsstoffe. 0,46 bis 0,48% Aristolochiasäure, äth. Öl und Bitterstoffe.

Anwendung. Als Tonicum und Wundheilmittel sowie Emmenagogum bei Menstruationsstörungen.

Aristolochia macrophylla LAM. (A. durior auct. non HILL, A. sipho L'HÉRIT.).
Pfeifenstrauch. Pfeifenwinde.

Nordamerika, in Deutschland kultiviert (Zierstrauch).

Strauch 3 bis 6 m hoch, grün, ästig, windend, mit großen, herzförmigen Blättern und tabakpfeifenähnlicher, nach aufwärts gekrümmter Perigonröhre.

Inhaltsstoffe. Aristolochiasäure, etwa 4% äth. Öl und Flavone.

Anwendung. Ähnlich wie Aristolochia clematitis.

Aristolochia argentina GRISEB.
Argentinien.

Inhaltsstoffe. Aristolochiasäure, Aristidinsäure $C_{18}H_{13}NO_7$, Aristolsäure $C_{15}H_{11-13}NO_7$ und ein Phytosterinpalmitat $C_{42}H_{74}O_2$. Nach PRIESTAP et al. [Chem. Comm. *1967*, S. 754 u. Chem. Abstr. *69*, 61518 (1968)] vier 1-Dimethylaminoäthylphenanthrene, sowie Magnoflorin.

Anwendung. In der Homöopathie wie Aristolochia clematitis.

Bemerkung: Wurzelstock und Samen sind giftig.

Aristolochia brasiliensis MART. et ZUCC. (A. ornithocephala HOOK., A. ringens VAHL).

Heimisch in Südamerika.

Inhaltsstoffe. In der Wurzel Aristolochia-cymbifera-Säure, Crocetindimethyläther, Isobixin und Allantoin.

Anwendung. Als Spasmolyticum bei (allergisch bedingten Fällen von) Magen-, Darm- und Gallenkoliken, Angina pectoris, Asthma brobchiale. Volksmedizinisch gegen typhöse Fieber, als Antihystericum, bei Geschwüren.

Aringal (Curarina-Laboratorium, H. Rüber, Stuttgart). Alkoholischer Auszug 1 : 10. – 1 Zäpfchen enthält 0,4 g Fluidextrakt.

Aristolochia contorta BUNGE.

China.

Anwendung. In Ostasien als Volksheilmittel, bes. bei Erkältungskrankheiten.

Aristolochia indica L.

Heimisch in Indien.

Strauchartige Schlingpflanze. – Stengel lang, dünn, an der Basis verholzt mit gefurchter und kahler Oberfläche. – Blätter vielgestaltig, entweder 10 bis 12,5 cm lang und 7,5 cm breit oder 8 bis 10 cm lang und 1,3 bis 2,5 cm breit, gerade oder länglich eiförmig bzw. geigenförmig, fünfnervig. Blattgrund keilförmig abgerundet oder leicht herzförmig. – Die Blüten in achselständigen, wenigblütigen Trauben. Die Blütenstiele lang, oben verdickt und gegenüber kleinen Hochblättchen. Die Blüten grünlich gefärbt mit kugeliger Basis, kurz tonnenförmiger Blütenröhre und schrägem, trompetenförmigem Blütenschlund, der allmählich in eine kurze, stumpfe, unbehaarte Lippe von bräunlicher Farbe ausläuft. Antheren 6, Griffel sechslappig. – Die Kapseln rund bis länglich, 3,8 bis 5 cm lang, sechsklappig, von unten nach oben aufspringend, wobei sich der Blütenstiel in 6 Teile spaltet. – Samen spitz dreieckig-eiförmig, flach und geflügelt.

Radix Aristolochiae indicae. Indian birthwort. Isharmul.

Aristolochia BPC 34. Ind. P. C. 53, Ind. P. 66.

Die Droge besteht aus dem getrockneten Stengel und der Wurzel.

Mikroskopisches Bild. Der Stengelquerschnitt zeigt nach außen eine Korkschicht, in der Rinde Sklerenchymfaserzellen und einige cystolithenhaltige Parenchymzellen. Das Kambium ist klar erkennbar. Die Leitbündel sind groß und länglich, die Markstrahlen mehrere Zellen breit und das aus großen, dünnwandigen Zellen bestehende Mark ist sehr klein. Die Wurzelrinde besteht aus einer dünnen äußeren und einer dicken inneren Rindenschicht mit vielen verholzten Faserbündeln und Parenchymzellen, die Cystolithen und andere Kristalle enthalten. Das Xylem im dichtzelligen Zentralzylinder besteht aus engen, getüpfelten Gefäßen und Holzfasern.

Verfälschungen. Die Wurzeln von Aristolochia bracteata L. und Aristolochia tagala L.

Inhaltsstoffe. Aristolochiasäure, 0,52% äth. Öl mit Campher, Ischwaren $C_{15}H_{24}$, Ischwarol $C_{15}H_{23}OH$, Ischwaron $C_{15}H_{22}O$, Ledol und azulenogenen Sesquiterpenkohlenwasserstoffen. Ferner fettes Öl, ein Phytosterin und Cerylalkohol. GOVINDACHARI et al. [Indian J. Chem. 5, 655 (1967); Tetrahedron (Lond.) 26, 615 (1970)] fanden L-Curin (Aristolochin), Aristolochen und Ishwaran.

Prüfung. Säureunlösliche Asche max. 10% Ind. P. C. 53. – Fremde org. Substanz außer Stengeln max. 2% Ind. P. C. 53, Ind P. 66. – Oberirdische Stengel max. 10% Ind. P. C. 53.

Anwendung. In der Homöopathie. In Indien und im Fernen Osten als Abortivum, Stimulans, Tonicum, Emmenagogum, Magenmittel, bei Dyspepsien, als Darminfektionsmittel und gegen Schlangenbisse.

Aristolochia maxima L. und Aristolochia pandurata L.

Heimisch in den Tropen.

Inhaltsstoffe. Zum Teil geringe Mengen an Aristolochiasäure.

Anwendung. Gegen Schlangenbisse und als Wundantisepticum.

Curarina Roman (Curarina-Laboratorium H. Rüber, Stuttgart). Der Saft enthält 4%, die Salbe 0,45% Trockenextrakt aus A. maxima, A. pandurata und A. ringens VAHL.

Aristolochia ringens VAHL.
Heimisch in Südamerika.

Anwendung. Volksmedizinisch bei hohem Fieber, als Antihystericum, bei Geschwüren. Aringal (Curarina-Laboratorium H. Rüber, Stuttgart).
Saft und Suppositorien mit Auszug 1 : 10 bzw. 0,4 g Fluidextrakt von A. ringens VAHL.

Aristolochia bracteata RETZ.
Heimisch in Tanganjika (Süd- und Ostafrika).

Inhaltsstoffe. In der frischen Wurzel Aristolochiasäure und Aristolochiarot, Fp. 240 bis 262°. Nach HUSSEIN [Planta med. (Stuttg.) *18*, 30 (1069)] in den Samen ferner Magnoflorin und 2 Alkaloide, nach MEHTA et al. [Indian J. Pharm. *25*, 185 (1963)] 18,5% eines nicht trocknenden Öles mit Öl-, Myristin-, Palmitin-, Stearin-, Lignocerinsäure und β-Sitosterin. SASTRY [Indian J. Pharm. *27*, 264 (1965)] isolierte aus Blättern und Früchten neben Aristolochiasäure Cerylalkohol. In Wurzeln und Stengeln 0,013 bis 0,05% Alkaloide.

Anwendung. In Indien als Anthelminticum und zur Behandlung von Scabies.

Aristolochia densivenia ENGL.
Ostafrika.

Anwendung. Gegen Schlangenbisse. Blätter und Wurzel als Sexual-Stimulans, die Blätter verrieben mit Salz als Hustenmittel.

Bemerkung: Sehr giftig.

Aristolochia petersiana KLOTZSCH.
Tanganjika.

Giftpflanze!

Aristolochia zenkeri ENGL.
Afrika.

Inhaltsstoffe. In Wurzeln und Rhizomen 0,23% äth. Öl, bestehend aus 39,5% (+)-Borneol und 60,5% eines bicyclischen Monoterpens [wahrscheinlich (−)-Camphen], 6,6% festes Öl ($\alpha_D^{20} = +44,55°$), ein Gemisch von Butter- und Palmitinsäure, 0,35% Dimethylester des α- oder γ-Crocetins, Spuren einer polycyclischen Polyterpenverbindung $C_{18}H_{18}O_5$, Cerylalkohol, β-Sitosterin, Spuren von α- und β-Carotin und ungesättigte aliphatische Kohlenwasserstoffverbindungen.

Aristotelia

Aristotelia maqui L'HERIT. [A. chilensis (MOL.) STUNTZ, Cornus chilensis MOL.].
Elaeocarpaceae – Aristotelieae. Chilenischer Jasmin. Maqui.
Heimisch in Chile, Neuseeland und Australien. Mitunter kultiviert.

Ein kleiner, 3 bis 4 m hoher, immergrüner Strauch mit fast gegenständigen, eiländlichen, spitzen, gezähnelten, dünnledrigen, glänzendgrünen Laubblättern, kleinen, abfallenden Nebenblättern und kleinen, blaßgelben, zu 3 bis 5 in cymös-traubigen Blütenständen stehenden Blüten. Frucht eine zwei- bis vierfächerige, eßbare Beere.

Anwendung. In Chile dienen die Beeren zum Färben von Rotwein und sollen zu diesem Zweck auch nach Europa ausgeführt werden. Bei Durchfällen. Als Gurgelmittel.

Bemerkung: MACCIO [ref. Chem. Abstr. *54*, 11371 (1960)] beschreibt eine Methode zur Erkennung von Maqui in Weinen. Chromatographie über Al_2O_3 ergibt Fraktionen, die papierchromatographisch untersucht werden.

Armeria

Armeria maritima (MILL.) WILLD. (A. vulgaris WILLD., Statice armeria L.). Plumbaginaceae – Staticeae. Grasnelke. Sandnelke. Thrift.

Heimisch in den Küstengebieten der nördlichen Hemisphäre. In der arktischen Zone und in den Anden von Chile bis Feuerland.

Man unterscheidet 3 Varietäten: Armeria maritima var. maritima MILL., Küsten und Inseln der nördlichen und westlichen Ostsee; Armeria maritima var. elongata (HOFFM.) DC., in östlichen Gebieten; Armeria maritima var. halleri WALLR., im westlichen Harzgebiet.

Herba Armeriae maritimae. Herba Staticis. Strandgrasnelkenkraut.

Inhaltsstoffe. Jod, Brom, Fluor, Plumbagin $C_{11}H_8O_3$, Fp. 76 bis 78°, Naphthochinonderivate, Hydroxypipecol-Säure $C_6H_{11}NO_3$. In der Asche 20 bis 25% NaCl.

Anwendung. Gegen Fettsucht, als Diureticum, früher gegen Durchfall und Blutfluß.

Flores Staticis armeriae. Grasnelkenblüten. Sandnelkenblüten.

Blütenköpfchen kugelig, 15 bis 20 mm breit, aus vielen dicht gedrängten, ein- bis dreiblütigen Wickeln mit trockenhäutigen Deck- und Vorblättern gebildet. Äußere Hülle aus zahlreichen, spiralig gestellten, meist breit eiförmigen und (wenigstens die äußeren) zugespitzten, hellbraunen, rötlichen oder grünlichen Deckblättern gebildet, deren 4 bis 6 äußere, 10 bis 20 mm lange, zu einer den Schaft eng umschließenden Röhre verwachsen sind. Blüten kurz gestielt und 7 bis 11 mm lang. Der Kelch besitzt eine nur auf den 10 Nerven oder auf der ganzen Fläche aufrecht abstehend behaarte, derbhäutige Röhre, ferner einen wie die Vorblätter zarthäutigen, meist farblosen Saum mit 5 meist purpurnen, in haarfeine Grannen auslaufenden Nerven, der dazwischen gefältelt und am Rande gezähnelt ist. Kronblätter spatelig, nur am Grunde untereinander und mit den Staubblättern verbunden, kurz zugespitzt, abgerundet oder ausgerandet, die Kelchspitzen etwas überragend, zarthäutig, bleich fleischrosa bis hellkarmin. Staubblätter und Griffel so lang wie der Kelch, Staubbeutel gelb oder karminrot.

Anwendung. Früher als Bestandteil eines Geheimmittels gegen Epilepsie.

Armoracia

Armoracia lapathifolia Ph. GAERTN., B. MEY. et SCHERB. [A. rusticana GILIB., A. sativa BERNH., A. rusticana GAERTN., Cochlearia armoracia L.; außerdem laut HPUS 64 C. rusticana, Nasturtium amphibium, N. armoracia (L.) F. SCHULTZ, Raphanus rusticanus, Roripa rusticana, Sisymbrium amphibium, S. indicum]. Brassicaceae – Arabideae. Meerrettich. Mährrettich. Horse radish. Water radish. Amphibious cress. Water cress. Scurvy grass. Radis de cheval. Raifort. Cran de Bretagne. Souche radicante.

In fast ganz Europa, an feuchten Orten, oft nur verwildert, häufig angebaut.

Ausdauernd, kräftig, 40 bis 125 cm hoch, kahl. Wurzel ziemlich dick, holzig, bei kultivierten Pflanzen dick und fleischig, mehrköpfig senkrecht, hell gelblichweiß, mit waagrechten, unterirdischen Ausläufern. Stengel einzeln oder mehrere, aufrecht, im oberen Teil ästig, kantig gefurcht, hohl. Grundständige Laubblätter langgestielt, eiförmig, am Grunde herzförmig, 30 bis 100 cm lang, ungleich gekerbt; untere Stengelblätter kürzer gestielt, lappig oder kammförmig-fiederspaltig, mit lineal-länglichen, ganzrandigen oder gezähnten Abschnitten. Obere Stengelblätter mit verschmälertem Grunde sitzend, länglich oder lanzettlich, ungleichmäßig gekerbt-gesägt, stumpf; die obersten lineal und fast ganzrandig. Blütenstand rispenartig, aus zahlreichen lockeren Trauben zusammengesetzt, reichblütig. Blüten auf 5 bis 7 mm langen, aufrecht abstehenden Stielen. Kelchblätter 2,5 bis 3 mm lang, breit, eiförmig, weißhautrandig, aufrecht abstehend. Kronblätter 5 bis 7 mm lang, breit verkehrt-eiförmig, am Grunde in einen kurzen Nagel verschmälert, weiß. Innere Staubblätter etwa 2,5 mm lang; die äußeren etwa 1,5 mm lang. Honigdrüsen einen geschlossenen Ring bildend; die äußeren den Grund der kürzeren Staubblätter halbkreisförmig umgebend, nach außen offen. Schötchen auf 10 bis 20 mm langen, dünnen, aufrecht abstehenden Stielen, kugelig bis verkehrt-eiförmig, 4 bis 6 mm lang, plötzlich in den kurzen, 0,5 mm langen Griffel verschmälert. Fruchtklappen gewölbt, nervenlos. Scheidewand mit polygonalen, geradwandigen Epidermiszellen. Narbe breit, kopfig, seicht zweilappig. Samen zweireihig, glatt. Keimling seitenwurzelig; Keimblätter flach. Im Mesophyll und am Leptom der Seitenbündel zahlreiche Myrosinzellen.

Radix Armoraciae (recens). Radix Raphani rustici (marini). Meerrettichwurzel. Pfefferwurzel. Kren. Horseradish root. Racine de raifort. Racine d'armoise. Raifort frais. Ramolaccio fresco.

Radix Armoraciae recens Helv. V. Armoraciae Radix recens Ned. 6. Horseradish BPC 34. Raifort CF 65.

Die frische, im Frühling oder Herbst gesammelte Wurzel. Die Droge besteht aus über 0,5 m langen, bis 6 cm dicken, oben mehrköpfigen, zylindrischen, außen graugelben, auf der Schnittfläche weißen, im getrockneten Zustand weißlichen bis bräunlichen Stücken.
Geruch der zerriebenen Wurzel stechend, Geschmack scharf.

Inhaltsstoffe. 0,05 bis 0,2% äth. Öl mit 85% Allylsenföl C_4H_5NS, Kp. 151 bis 152°, und 15% β-Phenyläthylsenföl C_9H_9NS, Kp.$_{11}$ 141 bis 144°. Das Vorkommen von Butyl-, Phenylpropyl- und Methylthiopentylsenföl konnte bei neueren Untersuchungen nicht bestätigt werden. Ferner das Senfölglykosid Sinigrin $C_{10}H_{16}KNO_9S_2$ und Gluconasturtiin $C_{15}H_{20}KNO_9S_2$. Weiterhin Myrosin, Asparagin, Glutamin, Arginin, Alloxurbasen, Pektin, Kohlenhydrate, u. a. Saccharose, Fructose, Glucose, Rhodanverbindungen, reichlich Vitamin C, Vitamin B_1 und flüchtige, antibiotisch wirksame Substanzen. Enzyme: Amylasen, Invertasen, Peroxidasen, Lipasen, Proteasen und 2 saure Phosphatasen. SHANNON et al. [J. biol. Chemistry *241*, 2166 (1966)] isolierten 7 Peroxidase-Isoenzyme, von denen 2 kristallisiert werden konnten.

Wirkung. Der antibiotische Effekt erstreckt sich auf grampositive und -negative Bakterien, Blastomycetes und humanpathogene Hyphomycetes. Er wird bei äußerlicher Anwendung durch die durchblutungsfördernde Wirkung der Senföle noch verstärkt. KIENHOLZ [Arzneimittel-Forsch. *13*, 768, 920, 980, 1109 (1963)] berichtete eingehend über die Beeinflussung bakterieller Toxine durch Meerrettich-Inhaltsstoffe. Die antibakterielle Wirkung des Meerrettichs auf gramnegative Bakterien kann hauptsächlich dem Allylsenföl, die auf grampositive Keime im wesentlichen dem Phenylpropylsenföl zugeschrieben werden. Im Tierexperiment konnte auch eine carcinostatische Wirkung für Armoracia nachgewiesen werden. Nach PEICHEV et al. [ref. Chem. Abstr. *65*, 448 (1966)] zeigten Wurzelextrakte direkte spasmolytische, mit Papaverin synergistische Wirksamkeit.

Die Pflanze führte beim Weidevieh zu Vergiftungen mit akuten Entzündungen der Magenschleimhaut.

Aufbewahrung. Die frische Wurzel wird in Erde eingegraben oder im Keller in Sand eingebettet.

Anwendung. Medizinisch als hautreizende und stimulierende Droge. Als Diureticum bei Hydrops, Gicht und Rheuma; bei Verdauungsstörungen und Harnweginfektionen; gegen Skorbut. Neuerdings als Infus bei Hepatitis epidemica. Häufig als Küchengewürz.

Armoracia HAB 34. Meerrettich.
Frischer Wurzelstock.

Arzneiform. Essenz nach § 3.

Arzneigehalt. 1/3.

Cochlearia armoracia HPUS 64. Horse Radish.
Die frische Wurzel.

Arzneiform. Urtinktur: Arzneigehalt 1/10. Cochlearia, feuchte Masse mit 100 g Trockensubstanz und 300 ml Wasser = 400 g, dest. Wasser 100 ml, Alkohol USP (94,9 Vol.-%) 635 ml zur Bereitung von 1000 ml der Tinktur. – Dilutionen: D 2 (2×) enthält 1 Teil Tinktur, 4 Teile dest. Wasser und 5 Teile Alkohol; D 3 (3×) und höher mit Alkohol HPUS (88 Vol.-%). – Medikationen: D 3 (3×) und höher.

Rasapen-Dragées (Chemiewerk Homburg, 6 Frankfurt/Main). 1 Dragée enthält 4 mg glykosidisch gebundene Senföle aus dem Meerrettich.

Arnica

Arnica montana L. (Doronicum montanum LAM., D. arnica DESF.; außerdem laut HPUS 64 Caltha alpina, Chrysanthemum latifolium, Doronicum austriacum quartum, D. germanicum, D. oppositifolium, D. plantaginis folio alternum, Nardus celtica altera, Panacea lapsorum, Ptarmica montana). Asteraceae – Asteroideae – Senecioneae. Arnika. Wohlverleih. Bergwohlverleih. Fall-, Verfang-, St.-Luzians-, Engelkraut. Stichwurzel. Johannisblume. Bergdotterblume. Celtic nard. Leopards bane. Mountain Arnica. Mountain tobacco. Arnique.

In Mittel-, Süd- und Osteuropa, besonders in Süddeutschland, Norditalien, der Tschechoslowakei, den Balkankändern, in der UdSSR (Ukraine, Weißrußland) wie auch in Mittelasien; in Nordamerika kultiviert. Auf sandigen, humösen, torfigen und sonnigen Wiesen. In Gebirgen bis 2600 m ansteigend.

Bis 0,5 m hohes Kraut. — Rhizom horizontal, bleistiftdick, gelbbraun. — Stengel aufrecht, oberwärts etwas verzweigt, mit kleinen Blättern, mehrblütig. — Blätter grund- und gekreuztgegenständig, sitzend, lanzettlich, ganzrandig, in einer aus 2 bis 3 Paaren bestehenden Rosette. — Blütenköpfchen groß, aufrecht, strahlend, charakteristisch angenehm aromatisch duftend, aus gleichfarbenen dunkeleidotter- bis orangegelben 12 bis 20 Zungen- und bis 100 Röhrenblüten zusammengesetzt. — Frucht mit Pappus. Charakteristisch ist, daß unter dem obersten, endständigen Blütenköpfchen meist 2 weitere Blütenköpfchen in den Achseln der beiden obersten Blätter stehen.

Flores Arnicae (montanae)[1]. Flores Alismae. Flores Ptarmicae montanae. Flores Plantaginis montanae. Flores Calendulae alpinae. Arnikablüten. Bergwurz-, Bergwurzel-, Blut-, Engel-, Gams-, Fallkrautblumen. Wolfs-, Wohlverleihblüten. Arnica flowers. Fleurs d'arnique. Fleurs d'arnica. Flores de arnica. Fiore di arnica. Arnikovy kveti. Moravka. Dôronicoü toü oreinoü anthos. Arnicabloem. Flor de árnica. Arnikablomst. Kwiat kupalnika. Arnikablomma. Arnika çiçegi. Cvetki arniki.

Flores Arnicae DAB 7 — DDR, Ross. 9. Flos Arnicae ÖAB 9, Helv. VI, Pol. III, CsL 2. Arnicae Flos BPC 49, Belg. V, Ned. 6, Hisp. IX. Arnica CF 65, NF XI, Brasil. 2. Arnikablüten DAB 7 — BRD. Außerdem in Portug. 35 offizinell. Arnicae Flores et Rhizoma Ital. VI (s. auch Rhizoma Arnicae).

Folgende Arten werden außerdem als Stammpflanzen zugelassen: Arnica chamissonis MAGUIRE DAB 7 — DDR; Arnica fulgens PURSH, A. sororia GREENE und A. cordifolia HOOK. (s. d.) (Handelsbezeichnung „American Arnica", Arnica montana L. = „European Arnica") NF XI; nach Ross. 9 dürfen die Blüten von Arnica foliosa NUTT. und A. chamissonis LESS. medizinisch verwendet werden.

Entweder die vom Hüllkelch und Blütenboden befreiten, im Juni oder Juli gesammelten Blüten, Flores Arnicae sine receptaculis (ÖAB 9, Ned. 6, Belg. V, Pol. III, CsL 2, Hisp. IX) oder die ganzen, völlig entfalteten Blütenkörbchen, Flores Arnicae cum receptaculis (DAB 7 — BRD, DAB 7 — DDR, Helv. VI, BPC 49, CF 65, Norv. V, Ross. 9, Brasil. 2).

Der ungefähr 0,6 cm breite, flach gewölbte, feingrubige, zwischen den Gruben mit weißen, kurzen, steifen Haaren besetzte Blütenstandsboden trägt einen Hüllkelch aus 20 bis 40 in 2 Reihen angeordneten, schmal lanzettlichen, bis 1,5 cm langen, ganzrandigen, außen bräunlichgrünen und kurz zottig behaarten Blättchen, 14 bis 20 zungenförmige Randblüten und zahlreiche röhrenförmige Scheibenblüten. Die zwittrigen Scheibenblüten sind bis 1,5 cm lang. Ihre Korolle ist im unteren Teil hellgelb, keulig-röhrig, außen behaart, erweitert sich in halber Höhe und läuft in einen fünfspaltigen, orangegelben Saum mit mehr oder weniger zurückgekrümmten, dreieckigen Zipfeln aus. Die 5, etwa 6 mm langen, mit ihrer Kutikula zu einer Röhre verklebten Antheren sind mit ihren freien Filamenten etwa in der Mitte der Kronröhre inseriert; die Konnektive sind am oberen Ende in einen kurzen dreieckigen Zipfel ausgezogen. Die Äste des fadenförmigen Griffels sind anfangs zusammengelegt, später nach außen umgebogen. Der bräunliche, am Grunde etwas verschmälerte Fruchtknoten ist 4 bis 6 mm lang, im Querschnitt elliptisch bis schwach vier- bis fünfeckig, an der Basis kahl, sonst — besonders am oberen Ende — mit dicht stehenden, nach oben gerichteten Haaren besetzt; an der Spitze trägt er einen einreihigen, aus gelblichweißen, sehr brüchigen Borsten bestehenden Pappus, der etwa ebenso lang ist wie die Kronröhre (bis 8 mm). Die weiblichen Randblüten mit fehlenden oder stark reduzierten Antheren sind bis 3,5 cm lang. Ihre Korolle ist am unteren Teil röhrig, außen behaart, blaßgelb, im oberen Teil in eine breitlineale, bis 2 cm lange, bis 8 cm breite, orangegelbe, dreizähnige, sieben- bis fünfzehnnervige Zunge ausgebreitet. Griffel, Fruchtknoten und Pappus entsprechen denen der Röhrenblüten.

Geruch schwach aromatisch, Geschmack herb bitter.

Schnittdroge[1]. Gelbe Rand- und Scheibenblüten und deren Fragmente; grüne Fragmente des Hüllkelches und des Köpfchenbodens; zahlreiche Pappusfragmente.

---

[1] Abbildungen bei L. HÖRHAMMER: Teeanalyse, Tafel 38, Abb. 247 und 248.

Mikroskopisches Bild. Ganzdroge: Innere Korollenepidermis der Scheibenblüten aus wellig-buchtigen oder langgestreckten, dünnwandigen, stumpfkegelförmig vorgewölbten Zellen mit einer zur Spitze der Papille verlaufenden Kutikularstreifung. Epidermiszellen der Außenseite mehr oder weniger axial gestreckt. Das interzellularenreiche Mesophyll besteht aus rundlichen Zellen. Auf der Außenseite der Blumenkronröhre folgende Haarformen: mehr oder weniger gerade, bis 1200 µm lange, am Grunde 30 bis 40 µm breite, derbwandige, bis achtzellige Gliederhaare mit meist lang zugespitzter Endzelle; 60 bis 80 µm, mitunter auch 100 µm lange Asteraceendrüsenhaare, die aus 3 bis 8, zumeist bis 4 übereinander stehenden Etagen von je 2 niedrigen Zellen bestehen und in der Aufsicht als quergestellte Ellipsen verschiedener Größe erscheinen. Die Staubgefäße zeigen ein Antheren-Endothezium mit bügelförmigen Wandverdickungen, etwa rechteckige, gerad- und derbwandige, getüpfelte Zellen des Konnektivs ober- und unterhalb der Antheren und spärliche Etagendrüsenhaare. Die goldgelben, etwa 35 µm großen, abgerundet dreieckigen bis kugeligen Pollenkörner besitzen eine grobstachelige Exine mit 3 Keimporen. Die Narbenschenkel besitzen an ihrer Spitze 100 µm, mitunter bis 150 µm lange, abgerundet keulige bis zugespitzte Papillen mit gestreifter Kutikula, auf der Innenseite feine, etwa 18 µm große Papillen, auf der Außenseite glatte, mehr oder weniger gestreckte Epidermiszellen. Der Fruchtknoten läßt langgestreckte, polygonale Epidermiszellen, weiter im Inneren unregelmäßige, dunkelbraune bis schwarze Ablagerungen von Phytomelan erkennen; seine Oberfläche ist mit Etagendrüsenhaaren, einfachen Gliederhaaren und 150 bis 400 µm langen, 20 bis 30 µm breiten Zwillingshaaren besetzt, die aus 2 seitlich verwachsenen Haarzellen mit deutlich getüpfelter, gemeinsamer Wand und zugespitzten bis abgerundeten freien Enden bestehen. Am Grunde des Fruchtknotens ein Ring aus 1 bis 3 Lagen derbwandiger, getüpfelter Zellen. Die Pappusborsten an der Spitze aus 2 bis 3, nach unten aus mehreren Reihen von Haarzellen mit abstehenden, spitzen Enden verwachsen. Die Randblüten zeigen im allgemeinen die gleichen mikroskopischen Merkmale wie die Röhrenblüten; die Epidermiszellen auf beiden Seiten der Blumenkrone rundlich-polygonal bis langgestreckt und schwach papillös. Oberseits nur auf den Nerven der Zunge spärliche, unterseits (besonders am Übergang in die Kronröhre) zahlreiche Glieder- und Drüsenhaare. Innere Epidermis der Hüllkelchblätter aus gestreckten, welligen Zellen ohne Spaltöffnungen, äußere Epidermis aus wellig-buchtigen Zellen mit Spaltöffnungen. Auf der Außenseite folgende Haarformen: schlanke, wenig verdickte, 650 bis 1200 µm lange Haare, die aus einer Zelle oder aus einer kurzen Basalzelle und einer längeren Endzelle bestehen; bis 1400 µm lange, drei- bis zehnzellige Gliederhaare mit breiten Basalzellen; bis 500 µm lange Drüsenzotten mit ein- oder zweizellreihigem Stiel und rundlichem, mehrzelligem Köpfchen; Asteraceendrüsenhaare. Blütenstandsboden aus Sternparenchym; seine Oberfläche mit 340 bis 850 µm langen, zwei- bis fünfzelligen Gliederhaaren besetzt.

Pulverdroge. Fragmente der Kronblätter mit mehr oder weniger papillöser Epidermis, Glieder- und Drüsenhaaren; Antherenbruchstücke mit bügelförmigen Wandverdickungen des Endotheziums; gelbe, abgerundet dreieckige, etwa 35 µm große Pollen mit grobstacheliger Exine und 3 Keimporen; Fragmente der Pappusborsten mit freien Haarspitzen; Bruchstücke des Fruchtknotens mit Zwillings- und Drüsenhaaren und dunkelbraunen bis schwarzen Phytomelanablagerungen; mehr oder weniger grüne Fragmente der Hüllkelchblätter mit Spaltöffnungen, einzelligen Haaren, Gliederhaaren und Drüsenzotten der Außenepidermis; Sternparenchym des Blütenstandsbodens. Calciumoxalatkristalle fehlen.

Verwechslungen und Verfälschungen. Als solche kommen sehr häufig gelb blühende Asteraceen vor: 1. Anthemis tinctoria L., Färberkamille. Blüten goldgelb, Achäne ohne Pappus, Fruchtknoten mit Spreublättchen. Zunge 8 mm lang, 3,5 mm breit, Mittelzahn der Spitze klein, tiefliegend. – 2. Calendula officinalis L., Gartenringelblume. Achäne ohne Pappus, Fruchtknoten nach innen gekrümmt, Zungenblüten viernervig. – 3. Doronicum pardalianches L. Achäne ohne Pappus, Zungenblüten vier- bis fünfnervig. – 4. Doronicum clusii (ALL.) TAUSCH. Blüten mit kurzen, ca. 1 mm langen Fruchtknoten. – 5. Senecio doronicum L. Hüllkelchblättchen mit einreihigen, verbogenen und zerknitterten Gliederhaaren; kahle Fruchtknoten mit kleinen, prismatischen Kristallen im Zentrum. – 6. Buphthalmum salicifolium L., mit Blütenköpfchen, deren Hüllkelchblätter sich in mehreren Reihen ziegelartig überdecken und deren Antheren am unteren Ende geschwänzt sind. – 7. Inula britannica L. und andere Inulaarten. Alle Blüten mit Pappus, goldgelb und klein, Zungenblüten viernervig, Fruchtknoten nackt. – 8. Scorzonera humilis L. Achänen doppelt so groß, Pappus derb. – 9. Tussilago farfara L., Huflattich. Randblüten schmal, zungenförmig. – Ferner wurden beobachtet die Blüten von Chrysanthemum segetum L., Picris hieracioides L., Hieracium lachenalii GMEL., Tragopogon pratensis L., Wiesenbocksbart, Crepis biennis L., Taraxacum officinale WEB. (Leontodon taraxacum L.), Löwenzahn, Kuhblume usw. Alle Verfälschungen sind jedoch an der Anzahl der Nerven der Zungenblüten zu erkennen. Amerikanische Droge kann mit den Blütenköpfchen von Lapachis columnaris T. et G. verunreinigt sein. Wenn Flores Arnicae cum receptaculis verwendet werden, ist darauf zu achten, daß nicht die schwarzen Larven von Trypeta arnicivora Löw. (Tephritis arnicae L.) im Blütenboden vorkommen.

Inhaltsstoffe. 0,04 bis 0,14% eines rotgelben äth. Öles von butterartiger Konsistenz mit Laurin- und Palmitinsäure, einem flüchtigen und einem bei 62° schmelzenden Paraffin sowie etwas Azulen; 40% eines Gemisches von 2 isomeren zweiwertigen Alkoholen, Arnidiol (Arnidendiol) und Faradiol (Isoarnidendiol) $C_{30}H_{50}O_2$, das früher als Arnicin bezeichnet wurde. Ferner Gerbstoff, Gallussäure, Äpfelsäure, Cholin, Fett mit Glyceriden der Laurin- und Palmitinsäure sowie in kleinen Mengen der Stearin- und Dioxystearinsäure, Harz, Wachse, Glucose, Chlorophyll, Inulin, Trimethylamin, Betain, Lutein und andere carotinoide Farbstoffe, Phytosterine, Xanthophyll, eine herzwirksame Substanz, eine adrenalinähnliche Substanz, ein Kohlenwasserstoff $C_{30}H_{62}$, Fp. 66 bis 67°, und die Flavonolglykoside Isoquercitrin (Quercetin-3-glucosid) und Astragalin (Kämpferol-3-glucosid). SANER u. LEUPIN [Pharm. Acta Helv. *41*, 431 (1966)] isolierten ferner ein Quercetin-3-gluco-galakturonid. Bei der Untersuchung des verseiften Benzolextraktes der Arnikablüten fand CORCILIUS [Arch. Pharm. (Weinheim) *289*, 75 (1956)] Carnaubylalkohol $C_{24}H_{50}O$, Fp. 77°, ein Sterin $C_{16}H_{26}O$ bzw. $C_{32}H_{52}O_2$, Fp. 131,5° und ein weiteres Sterin, Fp. 227 bis 228°. SCHULTE u. RÜCKER [Arch. Pharm. (Weinheim) *299*, 468 (1966) u. Sci. pharm. (Wien) *38*, 255 (1970)] isolierten die Polyacetylenverbindungen Tridecadien-(1,11)-tetrain-(3,5,7,9), Tridecen-(1)-pentain-(3,5,7,9,11), ein Tetrain-en und eine ungesättigte Verbindung, die wahrscheinlich einen Entetrain-en oder Pentain-on-Chromophor besitzt, außerdem Xanthophyllepoxid, Zeaxanthin, Helenien, Thymol, Thymolmethyläther, β-Sitosterin, Kaffeesäure, β-Lactucerol und Gemische von Taraxasterin und ψ-Taraxasterin. Nach RÜCKER [Pharm. Ztg (Frankfurt) *115*, 1699 (1970)] En-Pentain, Dien-Tetrain und Pentain-on; nach PARIS et al. [Abrégé de matière médicale, 1969] Arnisterol. Nach JARUZELSKI et al. [J. Pharm. Pharmacol. *22*, 25 (1970)] Chlorogensäure.

Nach BORKOWSKI [J. Pharm. Pharmacol. *18*, 367 (1966)] Astragalin und Isoquercitrin, Luteolin und dessen 7-Monoglucosid. Nach SCHULTE et al. [Lloydia *32*, 360 (1969)] Tridecen-(1)-pentain(3,5,7,9,11), Tridecatrien-(1,3,5)-triin (7,9,11), Heptadecatrien-(1,7,9)-triin-(11,13,15) und Tridecadien-(3,5)-triin-(7,9,11)-ol-(1)-acetat; ferner Thymol, Luteolin und Cholin. In Arnica foliosa NUTT. nach RYBALKO et al. [Chem. Abstr. *63*, 18541 (1965)] das Sesquiterpenlacton Arnifolin $C_{20}H_{26}O_6 \cdot H_2O$, das tonisch auf die glatte Uterus- und Darmmuskulatur wirkt.

Prüfung. Identität nach DAB 7 – DDR, d.chr.: Adsorptionsschicht: Kieselgel G. – Aufzutragende Lösung: 0,30 g gepulverte Substanz werden mit 5,0 ml Methanol versetzt. Die Mischung wird 2 Min. im Sieden gehalten und nach dem Abkühlen filtriert. 18 bis 20 µl des Filtrates werden senkrecht zur Laufrichtung als 13 bis 15 mm lange Linie, deren Breite 5 mm nicht überschreiten soll, auf die Startlinie *a* aufgetragen. – Aufzutragende Lösung der Testsubstanz: 0,0050 g Rutin werden in 20,0 ml Methanol gelöst. 9 bis 10 µl der Lösung werden senkrecht zur Laufrichtung als 13 bis 15 mm lange Linie, deren Breite 5 mm nicht überschreiten soll, auf die Startlinie *b* aufgetragen. – Lösungsmittelgemisch: 80,0 ml Äthylacetat, 10,0 ml Ameisensäure und 10,0 ml Wasser werden gemischt. Die Mischung wird als Laufmittel verwendet. – Laufstrecke: 10 bis 12 cm. – Trocknung: Die Dünnschichtplatte wird bei 20° aufbewahrt, bis der Geruch des Äthylacetates nicht mehr wahrnehmbar ist. – Reagens: 15,0 ml Borsäurelösung und 5,0 ml Oxalsäurelösung (10,0 g/100,0 ml) werden gemischt. – Sichtbarmachung: Die Dünnschichtplatte wird mit dem Reagens besprüht und bei 120° 10 bis 15 Min. erhitzt. Nach dem Erkalten wird das Chromatogramm im ultravioletten Licht der Wellenlänge von 360 nm (Filter UG 2) betrachtet und beurteilt. – Auswertung: Der R_f-Wert des gelbgrün fluoreszierenden Testsubstanzfleckes muß im Bereich von 0,10 bis 0,30 liegen. Das Chromatogramm zeigt über der Startlinie *a* 2 gelbgrün fluoreszierende Flecke mit R_x-Werten im Bereich von 1,80 bis 3,50 und einen oder zwei blau fluoreszierende Flecke mit R_f-Werten im Bereich von 0,75 bis 0,95. Drei weitere gelbgrün fluoreszierende Flecke mit R_x-Werten im Bereich von 1,60 bis 4,50 können vorhanden sein.

Weingeistlösliche Extraktstoffe mind. 18% in 63%igem Weingeist Helv. VI; 15% in 45%igem Alkohol BPC 49. – Bitterstoffzahl 1 : 250, CsL 2. – Max. Aschegehalt 8% DAB 7 – BRD, ÖAB 9, Pol. III, CsL 2, Brasil. 2; 9% Ned. 6, Ross. 9, Hisp. IX, Portug. 35; 10% Dan. VIII, Norv. V. – Säureunlösliche Asche max. 2% NF XI, Ross. 9. – Sulfatasche max. 11% Helv. VI. – Max. Feuchtigkeitsgehalt 10% Pol. III; 13% Ross. 9, CsL 2. – Fremde organ. Substanz (Beimengungen) max. 1% ÖAB 9; 2% BPC 49, Ross. 9; 3% NF XI. – Unschädliche Beimengungen max. 1% DAB 7 – DDR. – Mineralische Beimengungen max. 1% Ross. 9. – Hüllblättchen des Fruchtbodens max. 5%, fremde Pflanzenteile max. 2%, Belg. V; fremde Blütenköpfchen müssen fehlen, Helv. VI. – Teilchen, die durch ein 2 mm Maschensieb fallen, max. 6% Ross. 9. – Andere Substanzen mit flavonoiden Verbindungen: Das Chromatogramm (s. Identität) darf über der Startlinie *a* keine gelbgrün fluoreszierenden Flecke mit R_z-Werten im Bereich von 0 bis 1,50 zeigen, DAB 7 – DDR. – Die Substanz ist als 2. Qualität zu kennzeichnen, wenn die Blütenkronen der Zungen- und Röhrenblüten gelbbraun gefärbt sind oder bei der Prüfung 1,1 bis 5,0% unschädliche Beimengungen nachgewiesen werden, DAB 7 – DDR.

Aufbewahrung. Vor Licht geschützt in gut schließenden Behältnissen.

Wirkung. Am Tier Wirkungen auf Nerven- und Gefäßsystem, Beschleunigung der Atmung, Vermehrung der Schleim-, Schweiß- und Harnabsonderung. RICHAUD [Soc. Biol. *11*, 1 (1922); *21*, 1 (1922)] fand, daß Arnica die Leitfähigkeit und Spinalreflexe vermindert und somit als ein typisch spinallähmendes Mittel betrachtet werden kann. Diese die Reflextätigkeit moderierende Wirkung wurde von DANI HERVONET [J. Practic., 7sett. (1950)] klinisch bestätigt, der nach Verabreichung von Arnikatinktur in Dosen von 25 bis 50 Tr. früh und abends bei der Behandlung von Arteriosklerose und Arteriospasmus eine allgemein beruhigende Wirkung fand, die sich stark auf das arterielle System und auf das Herz ausweitete. Besonders stärkere alkoholische Auszüge führen zu Magenschleimhautreizung, bewirkt durch die hautreizenden Bestandteile „Arnicin" und äth. Öl, weiter zu Übelkeit, Erbrechen, Durchfall und Kopfschmerzen und lösen in größeren Dosen Erregungs- und Lähmungserscheinungen des Zentralnervensystems aus. Es kommt dabei zu Schwindel, Zittern, Erhöhung der Körpertemperatur, Beschleunigung und Unregelmäßigkeiten des Herzschlages, Nasenbluten und Atemstörungen. Größere Dosen können auch abortiv wirken. Die Wirkung auf den Kreislauf bei parenteraler Zufuhr besteht in einer primären Blutdrucksenkung sowie in einer sekundären Steigerung des Blutdruckes über den Ausgangswert hinaus unter gleichzeitiger Förderung der Herztätigkeit. Äußerlich durch den Gehalt an äth. Öl und „Arnicin" hautreizend, in geeigneter, geringerer Konzentration antiphlogistisch und granulationsbeschleunigend. Nach RÜCKER [Pharm. Ztg (Frankfurt) *115*, 1699 (1970)] wirkt En-Pentain fungizid und bakteriostatisch gegenüber Staphylococcus aureus. Nach BRUNELIN-GERAY et al. [ref. Chem. Abstr. *71*, 29165j (1969)] besitzen Extrakte eine schwache Wirkung auf die glatte Muskulatur und hemmen andererseits die Wirkung spasmogener Drogen.

Näheres, auch über Vergiftungserscheinungen und ihre Behandlung s. GESSNER.

Die Wirkung von Arnica chamissonis LESS. soll doppelt so stark sein wie die von Arnica montana.

Anwendung. Als Stomachicum und Herztonicum. Die aus ganzen frischen Blüten bereitete Tinktur wird bei Angina pectoris, Coronarsklerose und -insuffizienz gegeben. Geeignet als leichtes Analepticum. Äußerlich bei Rheuma, Verstauchungen, Verletzungen, Furunkeln und Insektenbissen. Als Wundantisepticum und bakteriostatisches Mittel. In der Zahnheilkunde bei Mund- und Zahnfleischerkrankungen. In der Likörindustrie zu Kräuterlikören. Arnika ist ein beliebtes, altes Volksheilmittel.

Dosierung. Gebräuchliche Einzeldosis als Aufguß oder Abkochung 0,2 g auf 1 Teetasse. 0,2 g auf 200 ml Aufguß, Helv. VI. Äußerlich als Aufguß 2 g auf 100 ml Wasser, ÖAB 9. 60 bis 200 mg USD 60.

Herba (Folia) Arnicae. Herba Doronici germanici. Arnika-, Wohlverleihblätter. Engels-, Gams-, Fall-, St.-Luzians-, Stich-, Verfang-, Wohlverleihkraut. Mountain tobacco. Herbe d'arnice. Herbe aux chutes. Tabac des Vosges (des montagnes). Volverlen.

Verwendet werden die im Mai vor der Blüte gesammelten, getrockneten, grundständigen Blätter, die fast stengelfrei in den Handel kommen.

Blätter dicht gedrängt, bis 10 cm lang und in der Mitte bis 4 cm breit, seltener bis 20 cm lang und bis 7 cm breit, länglich, verkehrt eiförmig oder verkehrt lanzettförmig, spitz oder etwas stumpf, langgestielt oder sitzend, in den Blattstiel verschmälert, fast ganzrandig und meist fein gewimpert. Blattoberseite hochgrün, weich und drüsenartig zottig oder fast kahl, Unterseite gelbgrün, mit 5 bis 7 hervortretenden Nerven, zottig oder auch fast kahl, Rand etwas wellenförmig gebogen. Stengelblätter etwas kleiner und von 3 Nerven durchzogen. Getrocknet sind die Blätter fast lederartig und heller an Farbe.

Geruch widrig gewürzhaft, Geschmack gewürzhaft bitterlich, sehr scharf.

Inhaltsstoffe. In den Blättern die gleichen Bestandteile wie in Flores Arnicae (nach FLAMM, KROEBER u. SEEL), jedoch weniger „Arnicin" und äth. Öl. Außerdem Gerbstoff. HOLUB et al. [Arch. Pharm. (Weinheim) *40*, 112 (1970)] isolierten Arnicolid (Pseudoguaianolid), $C_{17}H_{22}O_5$, Fp. 169 bis 171°, EVSTRATOVA et al. [ref. Chem. Abstr. *72*, 32047y (1970)] Arnifolin.

Anwendung. Die Blätter heute nur noch selten in der Volksmedizin innerlich bei Fieber und äußerlich als Wundheilmittel.

Arnica ad usum externum HAB 34.
Frische, blühende Pflanze.

Arzneiform. Essenz: Es wird ein Gewichtsteil der zerkleinerten Masse mit je der zweifachen Gewichtsmenge ihres Saftgehaltes 90%igen und 60%igen Weingeistes durchgearbeitet und wie bei der Essenzbereitung nach § 3 weiter behandelt.

Die Vorschläge für das neue Deutsche HAB, Heft 1, S. 54 (1955) und Heft 7, S. 372 (1961) sehen die frische, blühende Pflanze ohne Wurzel vor und geben noch einige Prüfungsreaktionen sowie die Chromatographie der Tinktur an.

Rhizoma (Radix) Arnicae[1].
Radix Doronici germanici. Arnika-, Wohlverleih-, Bergwohlverleih-, Fallkrautwurzel. Mutter-, Stichwurz. Arnica root. Rhizome d'Arnique. Racine d'Arnice. Raiz de arnica. Arnikovy koren. Olkonge. Doronícoü toü oreinoü riza. Volkruid. Hestfibler.

Radix Arnicae ÖAB 9, CsL 2. Arnicae Rhizoma Hisp. IX. Arnicae Flores et Rhizoma Ital. VI (s. auch Flores Arnicae).

Der mit Wurzeln versehene Wurzelstock wird im Frühjahr oder Herbst gesammelt. Die Handelsware besteht aus rotbraunen, zylindrischen, hin- und hergebogenen, S-förmig gekrümmten, bis 10 cm langen, 3 bis 5 mm dicken Rhizomen und den Nebenwurzeln. Die Außenseite erscheint undeutlich geringelt und von den Narben der Blätter und Stengel feinhöckerig. An dem einen Ende tragen die Rhizome noch Reste der Laub- und Blütensprosse, an der unteren Seite verschieden lange Stücke der etwa 1 mm dicken, leicht abbrechbaren Nebenwurzeln. Der Querschnitt des Wurzelstockes zeigt eine breite, weißlichgraue Rinde, ein weites Mark und keilförmige, blaßgelbe Holzbündel. Die zerkleinerte Droge läßt dunkle Rhizomfragmente, an denen nur selten noch Nebenwurzeln anhaften, und deutlich sichtbare Sproßnarben erkennen. Außerdem finden sich sehr viele dünne, etwa 1 mm dicke, längsgestreifte Würzelchen in Form regelmäßiger Zylinder in der Schnittdroge. Auch Sproß- und Stengelreste neben Resten der grundständigen Blattrosette sind auffindbar.

Geruch aromatisch, Geschmack scharf würzig und bitter.

Mikroskopisches Bild. Ein Querschnitt durch den Wurzelstock zeigt einen dünnen Kork, große Sekreträume in der primären Rinde, die nach innen zu begrenzt ist von einer Endodermis mit typischen Casparyschen Streifen. Auf diese folgt die schmale sekundäre Rinde, bestehend aus dünnwandigen Zellen (Phloem) ohne Fasern. Der Holzkörper besitzt eine Reihe von keilförmigen, hellen Xylemteilen, bestehend aus dickwandigen Sklerenchymfasern mit eingestreuten Gefäßen. Zwischen den Holzbündeln verlaufen verschieden breite Markstrahlen. Im Inneren findet sich das Mark. Phytomelan ist in Form schwarzer Massen in den Parenchymzellen und in Interzellularen häufig anzutreffen. Häufig sieht man Gefäßbündel, die in die Wurzel ausmünden. Die Wurzeln selbst besitzen ein tetrarches bis hexarches Bündel und außerhalb der Endodermis einen Kranz von Sekretgängen, Stärke fehlt, dagegen findet sich Inulin in den Parenchymzellen. Der Nachweis erfolgt leicht mit Hilfe von α-Naphthol-Schwefelsäure. Es tritt Rotviolettfärbung ein.

Verwechslungen und Verfälschungen. Unterirdische Teile von Hypochaeris maculata L., Asteraceae; Hieracium murorum L., Asteraceae; Fragaria vesca L., Rosaceae, Walderdbeere; Betonica officinalis L., Lamiaceae. Diesen fehlen die Sekretgänge. Eupatorium cannabinum L., Asteraceae, hat ringsum bewurzelte Wurzelstöcke. Solidago virgaurea L. hat dickere, außen etwas hellere Wurzelstöcke. Die Wurzeln sind zahlreicher und dünner, der Geschmack ist kaum aromatisch, widriger als bei Arnica. Geum urbanum L., Rosaceae, Nelkenwurz, mit dem Geruch nach Nelken u.a.

Inhaltsstoffe. 0,5 bis 1,5% äth. Öl (nach WILLUHN [Planta med. (Stuttg.) *17*, 127 (1969)] in den Rhizomen 2,70 bis 6,31% und in den Wurzeln 1,77 bis 3,74%) mit Thymohydrochinondimethyläther $C_{12}H_{18}O_2$, Isobuttersäurephlorylester $C_{12}H_{17}O_2$ und m-Phlorolmethyläther $C_9H_{12}O$ (beide zusammen etwa 20%), einem gesättigten Kohlenwasserstoff, Kp. 176 bis 178°, einer festen Substanz, Fp. 69°, sowie einem schwefelhaltigen Körper. Ferner 9 bis 12% Inulin, 2,5% Fructose, etwa 0,5% reduzierende Zucker, 1% Saccharose, 2,3% Catechingerbstoffe, Fumar-, Bernstein-, Gallussäure, Schleimstoffe und „Arnicin" (vgl. Flores Arnicae). Im Destillationswasser Isobutter-, Spuren von Ameisen-, Angelica- oder Baldriansäure, Milchsäure. SCHULTE et al. [Arch. Pharm. (Weinheim) *296*, 273 (1963)] isolierten aus dem Petrolätherauszug 6 Polyine, darunter Tridecaenpentain und Tridecaentetrain, 3 Phenoläther (4-Hydroxy-thymol-dimethyläther, Thymolmethyläther und 8,9-Dehydro-4-hydroxy-thymolmethyläther), ein Phenol unbekannter Struktur $C_{11}H_{16}O_2$ und 2 Sterine, ε-Sitosterin und ein Sterin mit der Summenformel $C_{37}H_{64}O_2$. BRUNNER [Dtsch. Apoth.-Ztg *109*, 1723 (1969)] beschreibt ein dünnschichtchromatographisches Verfahren auf Kiesel-

---

[1] Abbildungen bei L. HÖRHAMMER: Teeanalyse, Tafel 55, Abb. 479 und 480.

gel G zur Prüfung der Wurzel und zum Nachweis möglicher Verfälschungen (Laufmittel: Cyclohexan-Äther; Detektionsmittel: Anisaldehyd-Schwefelsäure; kurzfristiges Erhitzen auf 105°).

Prüfung. Identität. Wird die Droge mit Talk im Verhältnis 1 : 10 verrieben, so muß diese Verreibung noch deutlich charakteristisch riechen.
Max. Aschegehalt 8% ÖAB 9; 10% CsL 2, Hisp. IX. – Fremde Beimengungen: Stengelanteile max. 2% CsL 2; 5% ÖAB 9. – Reste der oberirdischen Teile max. 5% CsL 2. – Nach CsL 2 dürfen keine Pflanzenteile beigemischt werden, die die Sekretbehälter nicht enthalten und bei denen Stärke und Kristalle erkennbar sind.

Wirkung. Wäßrige Auszüge sollen auf den Kreislauf gleich wirksam sein wie solche aus den Blüten. Ein 10%iges Dekokt hemmt die Blutgerinnung. Das retticharttig riechende, scharf aromatisch schmeckende äth. Öl, Oleum Radicis Arnicae, ruft sehr unangenehme Hautreizungen hervor.

Anwendung. Als Anregungsmittel für Atmung und Kreislauf, besonders bei Beteiligung der peripheren Gefäße sowie bei entzündlichen, mit Hyperämie verbundenen Erkrankungen. Äußerlich bei Verletzungen durch Schnitt, Stoß oder Fall mit offenen oder versteckten Blutungen, bei Anschwellungen und Blutergüssen. Auch bei Erschöpfungszuständen, bei infektiösen Erkrankungen. Eine aus Wurzeln und Blüten angesetzte Tinktur in der Volksheilkunde als Antirheumaticum. Die aus dem getrockneten Rhizom samt Wurzeln bereitete homöopathische Tinktur innerlich bei Hyperämie, abnormem Blutandrang, Blutungen im Gewebe, besonders auch bei Quetschungen und Schlagverletzungen, Apoplexien, bei Nasen-, Lungen-, Magen-, Uterus- und Blasenblutungen, ferner bei „traumatischem Muskelrheuma", Pleuritis sicca, Laryngitis chronica, bei Neuritiden, Ischias sowie bei Magen- und Darmspasmen.

Dosierung. Gebräuchliche Einzeldosis als Aufguß oder Abkochung 1 g auf 1 Teetasse, ÖAB 9.

Arnica HAB 34. Bergwohlverleih, Wolferlei.
Vorsichtig getrockneter und gepulverter Wurzelstock nebst den Wurzeln.

Arzneiform. Tinktur nach § 4 mit 90%igem Weingeist. 2. und 3. Dez.Pot. mit 90%igem, 4. Dez.Pot. mit 60%igem und die höheren Verdünnungen mit 45%igem Weingeist.
Spez. Gewicht 0,836 bis 0,838. Trockenrückstand 1,16 bis 1,46%.

Arzneigehalt. 1/10.
Die Vorschläge für das neue Deutsche HAB, Heft 1, S. 51 (1955) geben noch einige Prüfungsreaktionen sowie die Chromatographie der Tinktur an.

Arnicae montanae radice HPUS 64.
Die frisch getrocknete Wurzel.

Arzneiform. Urtinktur: Arzneigehalt 1/10. Arnica e radice, mäßig grobgepulvert 100 g, dest. Wasser 400 ml, Alkohol USP (94,9 Vol.-%) 635 ml zur Bereitung von 1000 ml der Tinktur. – Dilutionen: D 2 (2×) enthält 1 Teil Tinktur, 3 Teile dest. Wasser, 6 Teile Alkohol; D 3 (3×) mit Alkohol HPUS (88 Vol.-%). – Medikationen: D 3 (3×) und höher. – Triturationen: D 1 (1×) und höher.

Arnica montana HPUS 64. Leopards Bane.
Die ganze frische Pflanze einschließlich der Wurzel.

Arzneiform. Urtinktur: Arzneigehalt 1/10. Arnica, feuchte Masse mit 100 g Trockensubstanz und 300 ml Wasser = 400 g, dest. Wasser 100 ml, Alkohol USP (94,9 Vol.-%) 635 ml zur Bereitung von 1000 ml der Tinktur. – Dilutionen: D2 (2×) enthält 1 Teil Tinktur, 3 Teile dest. Wasser, 6 Teile Alkohol; D 3 (3×) und höher mit Alkohol HPUS (88 Vol.-%). – Medikationen: D 3 (3×) und höher.

Arnica-Kneipp (Kneipp-Heilmittelwerk, 87 Würzburg). 1 Kapsel enthält Ölauszug aus Flor. Arnicae 140 mg, Extr. Hippocastani 100 mg, Rutin 20 mg, Vit.-B_1-chloridhydrat 2 mg, Vit. B_2 1 mg, Vit.-B_6-hydr. 1 mg, Vit.-B_{12}-Cyanokpl. 1 γ, Calciumpantothenat 1 mg, Nicotinsäureamid 10 mg, Vitamin E 5 mg, Lecithin 30 mg.

Arnicorin (Chemiewerk Homburg, 6 Frankfurt/Main) enthält Arnikaextrakt-Lösung, 1 ml ist eingestellt auf 7 mg Arnika-Flavonglucoside, berechnet als Astragalin.

Arnika-Auszüge sind ferner in verschiedenen Salben enthalten.

Arnica fulgens PURSH. Orange Arnica.

Heimisch im südwestl. Kanada und im westl. Nordamerika.

Blätter der vorjährigen Sprosse grundständig, mit dichten Büscheln gelbbrauner Haare besetzt. — Stengel drüsig behaart, mit 4 bis 6 Blattpaaren, das oberste zurückgebildet, in großem Abstand vom vorletzten Paar. — Blätter stengelständig, lanzettlich und ganzrandig oder wenig gezähnt. — Blütenköpfchen mit orangen bis dunkelorangen Blüten.

Arnica sororia GREENE.

Beheimatet wie Arnica fulgens.

Im Habitus ähnlich wie Arnica fulgens, jedoch das Rhizom höchstens halb so dick, wenige oder gar keine Haarbüschel an den grundständigen Blättern der vorjährigen Sprosse. Am Stengel 4 bis 5 Blattpaare, die 2 bis 3 untersten mit lanzettlichen Blättern. Das Blütenköpfchen mit gelben Strahlen- und Scheibenblüten.

Arnica cordifolia HOOK. Herzblattarnika.

Heimisch in Alaska und den Rocky Mountains bis nach Mexiko.

2 bis 4 Paare stengelständiger Blätter, die unteren teilweise sehr lang gestielt. Blätter eiförmig bis rund, herzförmig oder lanzettlich mit herzförmiger bis abgestumpfter Blattbasis, ganzrandig oder schwach gezähnt. — Blütenköpfchen breit kreisel- oder glockenförmig mit gelben Blüten. Hochblätter des Hüllkelches häufig unregelmäßig gezähnt bis geschlitzt.

Die drei letztgenannten Arnica-Arten liefern neben A. montana die Amerikanische Arnica-Droge (s. auch NF XI). Sie wird hauptsächlich in den Staaten der Rocky Mountains gesammelt.

Die Droge besteht aus den einzelnen Röhren- und Zungenblüten sowie einigen mit Blütenboden und Hüllkelch. Blütenboden stark konvex, mit kurzen Haaren bedeckt. Hochblätter des Hüllkelches lanzettlich bis länglich elliptisch oder gezähnt bis geschlitzt, olivgrün bis schwach rötlichbraun, feinflaumig und drüsig behaart, bis 25 mm lang und 3,5 mm breit. Zungenblüten gelb bis orange, bis 27 mm lang, Zunge dreizähnig mit 7 bis 12 Nerven. Röhrenblüten gelb bis gelborange. Achänen länglich bis spindelförmig, zusammengedrückt und rauh, längsgestreift, 3,5 bis 7 mm lang, bräunlichgrau bis hellolivbraun, mit einem Kranz borstiger Pappushaare, ein wenig länger als die Achäne.

Geruch charakteristisch und angenehm.

Pulverdroge. Gelblich- bis olivbraun. Zahlreiche stachelige, kugelige Pollenkörner, 25 bis 40 µm im Durchmesser. Folgende Haartypen sind vorhanden: einzellige und gerade oder gekrümmte. Neunzellig (bis elfzellig) mit kurzen Basalzellen und länglichen übrigen Zellen. Doppelhaare bis 384 µm lang, mit zahlreichen Tüpfeln in der trennenden Zellwand; jedes Haar ein- oder zweizellig. Drüsenhaare mit einzelligem Stiel und ein- bis zweizelligem Köpfchen oder mit zweizelligem Stiel und ein-, zwei- oder vierzelligem Köpfchen. Pappushaare mit mehrzelliger Achse und einzelligen Ästen.

Prüfung, Anwendung usw. Siehe Arnica montana L.

Anbau. Boden und Klima. Arnika ist ein anspruchsloser und gesellschaftsvager Humusbewohner und gedeiht unter den verschiedensten Bedingungen, so auf feuchten und trockenen Bergwiesen, auf trockenen, grasigen Hügeln sowie sandigen, humosen Wiesen und austrocknenden Hochmooren. Mineralkräftige und flachgründige Kalkböden werden anscheinend gemieden, jedoch wurde sie schon auf kalkhaltigem Boden beobachtet. Nach ESDORN ergaben Untersuchungen von Bodenproben dreier verschiedener Standorte mit dem Merckschen Indikator einen pH-Wert von 4, 4,5 und 5. Gegen Kälte ist Arnica montana sehr widerstandsfähig. Reichliche Niederschlagsmengen während der Vegetationszeit sind ihrem Wachstum förderlich. Gegen hohe Lichtintensitäten soll sie nach LUNDEGÅRDH unempfindlich sein.

Herkünfte des Drogenhandels. In Deutschland ist Arnica montana im allgemeinen recht selten geworden und steht daher unter Naturschutz. Stellenweise ist sie jedoch noch in größerer Zahl anzutreffen, wo hin und wieder auch mit Genehmigung der Naturschutzbehörde die Sammlung erfolgen kann. Die Droge wird vor allem in Mitteleuropa gesammelt. Hauptherkunftsgebiete sind u. a. Oberbayern, die Oberpfalz und Oberfranken, das Fichtelgebirge sowie Böhmen, Mähren, Norditalien und Kroatien. Der Vegetabilienhandel schätzt besonders Schweizer Provenienzen.

Sorten und Herkünfte für den Anbau. Zuchtsorten sind nicht im Handel. Arnikasaatgut befindet sich gelegentlich im Fachsamenhandel.

Saatgut. Das durchschnittliche 1000-Korn-Gewicht beträgt 1,425 g. Die Mindestreinheit sollte 92% betragen, die Mindestkeimfähigkeit 70%. Die Keimfähigkeit soll nach **14 Tagen** bis 3 Wochen bei Zimmertemperatur und Lichtzutritt bestimmt werden. Das Saatgut keimt unmittelbar nach der Ernte vollkommen aus, es bedarf keiner Nachreife. Die Arnika gehört jedoch zu den Pflanzen, deren Früchte bei ungeeigneter Lagerung die Keimfähigkeit schnell verlieren. Die relative Luftfeuchtigkeit des Lagerraumes darf nicht zu hoch sein. Die Keimfähigkeit bleibt bei trockener Lagerung im ersten Jahr nach der Ernte fast völlig erhalten. – Für die Massenanzucht von Sämlingen im Gewächshaus eignet sich ein Gemisch aus 2 oder 3 Teilen TKS 1 (= Torf mit Mineraldünger) und 1 Teil saurem Lößlehm und Sand. Die Herbstaussaat brachte keinen Vorteil gegenüber der Frühjahrsaussaat hinsichtlich der weiteren Entwicklung der Jungpflanzen. Volldünger hatte einen günstigen Einfluß auf das Wachstum der Jungpflanzen.

Kultur. Da Arnika bisher noch nicht in größerem Ausmaß in Reinkultur angebaut wird, liegen hinsichtlich der geeignetsten Vorfrucht noch keine Erfahrungen vor. Grünland (Wiesen und Weiden) dürfte eine gute Vorfrucht sein. Auch nach Grassamenbau kann Arnika kultiviert werden. Die Aussaat erfolgt am besten sofort nach der Saatguternte in Saatkästen oder direkt ins Freiland. Hinsichtlich der Anbaumethode ist man in der Praxis sehr geteilter Meinung. Zum Beispiel hat DÖRING besonders gute Anbauerfolge erzielt mit der Aussaat im kalten Kasten. Er empfiehlt eine Mischung von Laub- und Rasenerde mit etwas Sand. Die Aussaat nimmt er Ende Juli vor. Nach 2 bis 3 Wochen erfolgt die Keimung. Verpflanzen ins Freiland erfolgt im Herbst, nachdem die Sämlinge 1 Jahr alt waren, in gewöhnliche Gartenerde. Im dritten Jahre wachsen die Arnikapflanzen zu stattlichen Exemplaren heran

STIRNADEL baute erfolgreich viele Jahre hindurch Arnica montana an. Die Aussaat fand unmittelbar nach der Reife der Früchte im Juli/August statt in sonnigen, unkrautfreien, lockeren, ungedüngten, kalkarmen Böden. Eine Pflanzenanzucht in Kasten oder auf Saatbeeten wird für nachteilig gehalten, da die Sämlinge hinsichtlich des Verpflanzens sehr empfindlich sein sollen. Die Ernte ober- und unterirdischer Teile ist schon vom zweiten Jahre an möglich. Nach zweijähriger Kulturzeit kann nach Genanntem mit einer Ernte von 1 kg frischen Rhizomen je Quadratmeter gerechnet werden.

DÖRING berichtet über erfolgte vegetative Vermehrung älterer Pflanzen. Die Teilung der Rhizome muß bis Anfang Mai beendet sein. Durch öfteres Hacken des Bodens und gute Bewässerung der geteilten Pflanzen wurden beste Erfolge erzielt.

KATING u. SEIDEL [Planta med. (Stuttg.) 15, 420 (1967)] verwendeten als Substrat für die Regeneration der Rhizomschnittlinge von Arnica montana ein Gemisch von TKS 1/saurer Lößlehm und Sand im Verhältnis von 2 : 1 bis 4 : 1. Die Rhizomschnittlinge wurden in Multitopfplatten im Gewächshaus aufgestellt. Der Austrieb begann nach 5 bis 8 Tagen. Nach etwa 4 Wochen waren 95% Rhizomstücke (häufig mit mehreren Trieben) ausgetrieben. Die Rhizomschnittlinge regenerierten im Gewächshaus zu jeder Jahreszeit. Im Frühjahr und Sommer wurde die Vermehrung im Frühbeet durchgeführt. Es konnte kein signifikanter Unterschied in dem Austrieb von Rhizomstücken von 1 und 2 cm Länge festgestellt werden. Ältere und jüngere Rhizomteile trieben fast gleich gut aus. Die Vermehrung durch Stecklinge kann vom Beginn des Austriebes über eine ganze Vegetationsperiode hinweg vorgenommen werden.

Zahlreiche Versuchsergebnisse besagen, daß Arnika gegen jegliche Düngung, vor allem gegen Handelsdüngemittel, äußerst empfindlich ist. Die Hauptursache der auftretenden Chloroseerscheinungen wird in erster Linie durch eine ungünstige Beeinflussung des pH-Wertes des Standortes hervorgerufen. Die Chlorose der Arnika kann bereits 14 Tage nach dem Auflaufen der Saat beobachtet werden. Der Assimilationsprozeß geht in den Sämlingen sehr schwach oder überhaupt nicht mehr vor sich, und schließlich gehen sie ein.

Es gelang in Gefäßversuchen, den Chloroseerscheinungen bei Arnica montana wirksam zu begegnen, wenn die Kultur in sogenannter Einheitserde vorgenommen wurde. Diese stellt ein Gemisch aus 2 Teilen grobfaserigem Weißtorf und 1 Teil Ton dar; sie verfügt über eine saure Reaktion (pH 5). Torfmull und Ton wurden zunächst durch einen grobmaschigen Durchwurf gerieben, gemischt und danach mittels eines Siebes mit einer Maschenweite von 1 cm nochmals zerkleinert. Diesem Substrat wurden schwefelsaures Ammoniak, Thomasphosphat und 40%iges Kalisalz in der Menge zugesetzt, daß jedes Mitscherlichgefäß mit 1,3 g Reinnährstoff obengenanntem Düngemittel versorgt war. Die Einheitserde wurde in den Gefäßen bei einer ständigen Feuchtigkeit von etwa 70% der Wasserkapazität gehalten. Sämtliche Pflanzen zeigten bereits wenige Tage nach dem Ergrünen ein auffallend üppiges Wachstum und entwickelten sich im Laufe des Sommers zu Exemplaren mit sehr kräftigen Rosetten und einer durchschnittlichen Einzelblattgröße von 4,5 cm Breite und 12 bis 15 cm Länge

Bei Aussaat ins Freiland wird in eine vorher aufgerissene Grasnarbe gesät. Die Früchte sind leicht anzuwalzen. Besonders etwas feuchte Lagen eignen sich für diese Art Halbkultur. Die Aussaat kann aber auch in Mischung mit Gras- und Kleesaatgut erfolgen (1/3 Arnika und 2/3 Klee-Gras-Gemisch). Die Reihenentfernung sollte mindestens 30 cm betragen, bei Pflanzung 30 × 25 cm im Geviert. Die Futterpflanzen dürfen nicht zu lang werden, damit die jungen Arnikapflänzchen nicht leiden.

Ernte. Die Blüten erntet man im zweiten Jahr, die Wurzeln vom dritten Jahre an. Die Blätter und Blüten sind während der Blütezeit, die Wurzelstöcke im Spätherbst zu ernten. Die Blütenköpfe werden vom Stengel abgezupft, die Blätter seitlich abgebrochen. Die Droge ohne Kelch ist die wertvollere. Die Zungenblüten werden erst nach dem Trocknen aus den Blütenkörbchen herausgezupft. Der Handel führt aber auch ganze Blütenköpfe (Flores Arnicae cum calycibus). Gelegentlich wird auch das ganze blühende Kraut geschnitten. Die horizontal kriechenden Wurzelstöcke zieht man nach Lockerung aus der Erde und säubert sie gründlich von anhaftendem Schmutz.

Trocknung. Blätter und Blüten werden im Schatten, die Wurzeln in der Sonne oder künstlich bei Temperaturen bis zu 70° getrocknet. Die Blüten sind aber am besten nur schnell bei künstlicher Wärme (40 bis 50°) zu trocknen, damit die eventuell noch vorhandenen Insekten, besonders Trypeta-Larven, und zwar hauptsächlich die der Bohrfliege Trypeta arnicivora Löw., absterben und die Droge nicht verunreinigen bzw. zerstören. Das Trocknungsverhältnis frisch: trocken beträgt bei Blüten 4 bis 5:1, bei Wurzeln 3:1. Das Trockengut muß während der Lagerung öfters überprüft werden, da es leicht Feuchtigkeit anzieht.

Erträge. Die Drogenerträge liegen für Radix Arnicae etwa bei 30 bis 40 kg/a und für Flores Arnicae cum calycibus etwa bei 5 bis 10 kg/a und darunter.

Krankheiten und Schädlinge. An parasitären Pilzen wurden festgestellt: Entyloma candulae OUDEM., Sphaerotheca humuli DC. var. fuliginea SCHLECHT, und Phyllosticta arnicae (FUCK.) ALLESCH. Eine nicht unbedeutende Zahl schwierig zu bestimmender Trypeta-Arten lebt teils in dem weichen Blütenboden, teils in den Früchten. Besonders häufig finden sich in den Blüten die Larven der Fliege Trypeta arnicivora Löw.; Käfer und Falterraupen zerfressen vielfach die Laubblätter. Die Fliege Tephritis arnicae L. verursacht ein Anschwellen der Blütenköpfe und deren dauernden Schluß.

Arsenum, Arsen

Arsen gehört zur 5. Gruppe des Periodensystems. Seine Eigenschaften liegen zwischen denen des Phosphors und des Antimons. Es steht zwischen den Nichtmetallen und Metallen. Seine Wertigkeitsstufen sind $+5$, $+3$ und -3.

Vorkommen. Gediegenes Arsen wird gelegentlich als sog. Scherbenkobalt in Form grauer, topfscherbenähnlicher Stücke gefunden, die wegen ihrer insektiziden Wirkung auch Fliegenstein genannt werden. Weit häufiger findet sich Arsen als Begleiter verschiedener Erze entweder gediegen oder in Form von Arseniden wie Weißnickelkies, $NiAs_2$; Rotnickelkies, $NiAs$; Speiskobalt, $CoAs_2$. Ferner ist es in den arsenhaltigen Fahlerzen, z. B. Arsensilberblende, $3Ag_2S \cdot As_2S_3$, enthalten.

An erster Stelle stehen Arsenkies, $FeSAs$, Arsenikalkies, $FeAs_2$, Auripigment, As_2S_3, und Realgar, As_4S_4.

Da es Bestandteil vieler sulfidischer Erze ist und somit beim Röstprozeß als Oxid in die Röstgase gelangt, kann es als Verunreinigung der Schwefelsäure auftreten (Bleikammerverfahren). Von da aus ist es als Verunreinigung der mit Hilfe von Schwefelsäure hergestellten organischen Verbindungen zu erwarten. Es sind allerdings auch andere Wege der Verunreinigung denkbar. Die Pharmakopöen lassen demzufolge die meisten Arzneistoffe auf Arsen prüfen (s. Grenzwertbestimmung für Arsen, Bd. I, 242, und Analytik des Arsens, S. 224).

Arsenum metallicum. Arsen.

As Atomgew. 74,91

Elementares Arsen kommt in verschiedenen allotropen Modifikationen vor. Metallisches oder graues Arsen (α-Form) kristallisiert rhomboedrisch. Es ist eine stahlgraue, glänzende, kristalline Masse von geringer Härte und sehr spröde. Arsen sublimiert, ohne zu schmelzen bei 633°. Kühlt man den Dampf, der unangenehm knoblauchartig riecht, plötzlich ab, so erhält man das gelbe Arsen. Dieses ähnelt in seinen Eigenschaften dem weißen Phosphor. Es besteht aus wachsweichen, durchscheinenden, regulären Kristallen. Beim Erwärmen geht es in die α-Form über.

Schwarzes Arsen, die β-Form, entsteht u.a. beim Durchleiten von AsH_3 durch ein glühendes Glasrohr als Arsenspiegel an den kälteren Teilen des Rohres (s. Marshsche Probe, S. 224). Schwarzes Arsen ist wie die γ- und δ-Form amorph und bei höheren Temp. unbeständig.

Anwendung. Metallisches Arsen wird zu Legierungen mit Blei (Schrot; durch 0,5% As wird die Oberflächenspannung erhöht, so daß runde Körner entstehen), Kupfer, Messing und Lagermetallen verwendet.

Med. ist es als Spurenelement in Roborantien enthalten.

Nachweis von Arsen

Der Bedeutung des Nachweises von Arsen in Arzneimitteln, Lebensmitteln, Gebrauchsgegenständen und forensischem Material entsprechend sind zahlreiche Nachweismethoden und davon wieder Modifikationen entwickelt worden. Die Grenzwertbestimmungen für Arsen in Arzneibuchpräparaten der verschiedenen Pharmakopöen sind in Bd. I, 242 aufgeführt. Hier seien die wichtigsten Arsennachweisverfahren zusammengestellt.

A. Allgemeine Reaktionen. 1. *Fällung mit Schwefelwasserstoff.* As(III)-Verbindungen werden aus saurer Lsg. durch H_2S als gelbes As_2S_3 ausgefällt. Es ist in konz. Salzsäure unlösl.; lösl. in Ammoniumsulfidlsg., Ammoniaklsg., Ammoniumcarbonatlsg. Aus diesen Lösungen wird es durch HCl wieder gefällt. As(V)-Verbindungen fallen aus stark salzsaurer Lsg. mit H_2S als gelbes As_2S_5 (in schwach saurer Lsg. geht die Fällung sehr langsam und unvollständig vonstatten). In der Hitze wirkt H_2S reduzierend, so daß ein Gemisch von Trisulfid und Pentasulfid, verunreinigt mit Schwefel, ausfällt.

2. *Silbernitrat* fällt aus neutraler Lsg. Arsen(III)-Verbindungen als *gelbes* Ag_3AsO_3, Arsen(V)-Verbindungen als *schokoladebraunes* Ag_3AsO_4. Beide sind in NH_4OH oder HNO_3 lösl.

3. *Natriumhypophosphitlsg.* (Thieles Reagens) reduziert Arsen(III)-Verbindungen in stark saurem Milieu zu metallischem Arsen, das in großer Konzentration als dunkle Fällung oder bei kleinen Konzentrationen kolloid gelöst als mehr oder weniger starke Braunfärbung der Lsg. auftreten kann (vgl. Grenzwertbestimmungen, Bd. I, 243).

4. Arsen(V)-Verbindungen werden bei Gegenwart von Ammoniak und Ammoniumchlorid durch Magnesiumchlorid als weißes, kristallines $Mg(NH_4)AsO_4 \cdot 6H_2O$ gefällt.

5. Arsen(V)-Verbindungen fallen beim Kochen aus HNO_3-haltiger Lsg. mit Ammoniummolybdat als gelber, kristalliner Nd. von $(NH_4)_3AsO_4 \cdot 12MoO_3$, der in Alkalien und im Überschuß von Alkaliarsenat(V) lösl. ist.

6. Alle Sauerstoffverbindungen des Arsens geben mit naszierendem Wasserstoff (aus Zn und verd. H_2SO_4) Arsenwasserstoff, AsH_3, der einen feuchten Silbernitratkristall zuerst gelb, dann schwarz färbt. AsH_3 brennt unter Abscheidung von schwarzem, amorphem Arsen an einem kalten Porzellanscherben, oder es zerfällt im erhitzten Rohr in As und H_2 (vgl. Gutzeitsche Probe, S. 225, und Marshsche Probe, s. u.).

B. Spezielle Reaktionen. 1. *Reinschsche Probe.* In die Lsg. der zu untersuchenden Substanz, die 2 bis 8% freie Salzsäure enthalten soll, bringt man eine Spirale aus Kupferdraht (12 bis 14 Windungen, 4 bis 6 mm Durchmesser, mit genügend langem Drahtgriff). Die Spirale wurde vorher in konz. Salpetersäure (1 : 1) gereinigt und mit W. abgespült. Der Draht muß eine glänzende Oberfläche zeigen. Das Gefäß mit Lsg. und Drahtspirale hängt man in ein siedendes Wasserbad und prüft die Spirale von Zeit zu Zeit, ohne sie ganz aus der Lsg. zu entfernen. Sobald sich ein schwarzer Belag auf dem Kupfer zeigt, nimmt man den Draht heraus, spült unter fließendem W. und dann mit dest. W. ab. Tritt keine Dunkelfärbung des Kupfers auf, so ist das Erhitzen 45 bis 60 Min. lang fortzusetzen unter Ersatz der verdampfenden Fl. durch verd. Salzsäure. Dann wird die Spirale herausgenommen und wie oben behandelt. Zuletzt trocknet man mit Filterpapier, ohne zu reiben. Ist das Kupfer unter den angegebenen Bedingungen blank geblieben und hat es seine kupferrote Farbe behalten, so sind Arsen, Antimon, Quecksilber, Wismut und Silber in der Lösung allenfalls in äußerst geringer Menge vorhanden gewesen. Ein schwarzer oder purpurner Belag kann auf Arsen, Antimon oder Wismut zurückzuführen sein. Silbriger oder grauer Belag deutet auf Silber oder Quecksilber. (Einige Schwefelverbindungen geben unter den genannten Bedingungen ebenfalls schwarze Beläge.)

Zur Prüfung eines schwarzen Belages auf Arsen bringt man die trockene Spirale in ein passendes Reagensglas und erwärmt das Glas rund um die Spirale mit einer möglichst kleinen Bunsenflamme. Besteht der Belag aus Arsen, so wird dieses oxydiert und als Arsentrioxid an den kalten Teilen des Glases in charakteristischen Kristallen (s. Abb. 56) niedergeschlagen. Die Kristalle sind unter der Lupe oder dem Mikroskop gut zu erkennen. Antimon oder Wismut geben unter den gen. Bedingungen keine Kristalle.

2. *Marshsche Probe (Marsh-Berzelius-Probe).* Die Marshsche Probe gehört zu den exaktesten chemischen Nachweismethoden für Arsen und Antimon. Sie beruht auf der Entwicklung von Arsin (AsH_3) oder Stibin (SbH_3) durch naszierenden Wasserstoff und deren Zerlegung in Arsen oder Antimon und Wasserstoff in der Hitze.

Abb. 57 zeigt eine Marshsche Apparatur. Der Wasserstoffgenerator besteht aus einem Kolben mit Tropftrichter und Ableitungsrohr, das über ein Calciumchloridrohr mit dem „Marshschen Rohr" (Glührohr) verbunden ist. Die etwa 6 cm lange, erweiterte Stelle des Glührohres ist mit einem Drahtnetz umwickelt und wird durch einen Breitbrenner erhitzt. Das Ende der Marshschen Rohres wird durch ein feuchtes Filtrierpapier gekühlt.

In den Erlenmeyerkolben gibt man 10 bis 15 g Zinkgranula und versetzt mit so viel 12%iger Schwefelsäure, daß das Ende des Tropftrichters eintaucht. Dann fügt man einige Tr. einer 1%igen $CuSO_4$-Lsg. zu, um die Reaktion zu beschleunigen, und läßt etwa 10 Min. lang den Wasserstoffstrom durch die Apparatur streichen. Dann bringt man in den Tropftrichter die zu prüfende Lsg., die mit Schwefelsäure auf etwa 12% freie Säure eingestellt wurde. Jetzt erhitzt man das Marshsche Rohr auf Rotglut und läßt die Lsg. aus dem Tropftrichter in den Kolben fließen. Man spült mit 10 ml 12%iger H_2SO_4 nach. Ist die Gasentwicklung zu lebhaft, kann sie durch Eiskühlung des Kolbens verringert werden. Den entweichenden Wasserstoff zündet man am Gasauslaß an und läßt nunmehr den Versuch wenigstens 30 Min. lang laufen[1].

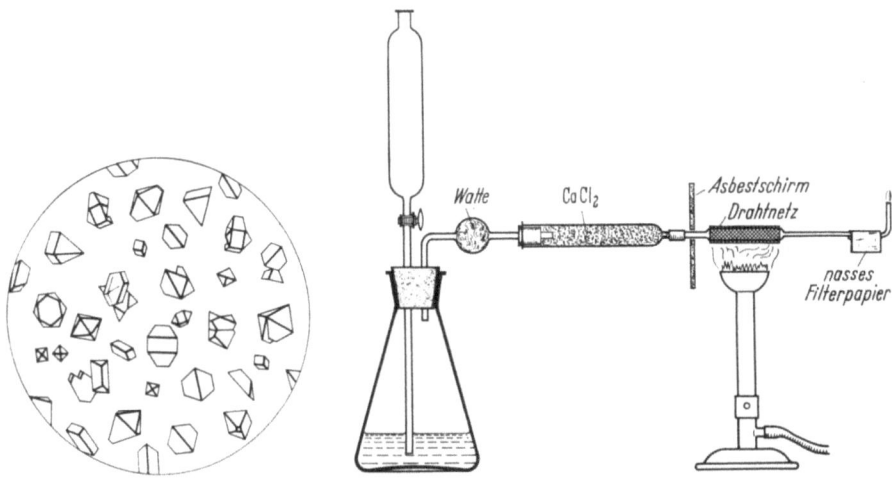

Abb. 56. Arsentrioxidsublimat.   Abb. 57. Marshsche Apparatur.

Dann prüft man den gekühlten Teil des Marshschen Rohres gegen einen weißen Hintergrund. Arsen oder Antimon geben dunkelbraune oder schwarze Spiegel (Selen würde unter den gegebenen Versuchsbedingungen einen gelblichroten bis braunroten, H_2S einen weißlichgelben Nd. geben). Man schneidet nun das Rohr etwa 1 cm vom Spiegel entfernt an beiden Seiten ab. Die Probe ist äußerst empfindlich. In einem Rohr von 1 mm lichter Weite kann 0,001 mg Arsen noch wahrgenommen werden.

Unterscheidung zwischen Arsen- und Antimonspiegel: Ein reiner Arsenspiegel löst sich vollkommen in Natriumhypochloritlsg., die mehrmals in das Rohrstück aufgesaugt wird. Antimonspiegel lösen sich nicht.

Außerdem lassen sich die obengenannten allgemeinen Rk. durchführen, wenn man den Spiegel mit konz. HNO_3 herauslöst.

3. *Gutzeitsche Probe.* Die Gutzeitsche Probe beruht auf der Reaktion von AsH_3 mit $AgNO_3$ zu gelbem $Ag_3As \cdot 3 AgNO_3$*, das auf Zusatz von Wasser durch Abscheidung von Silber braunschwarz wird.

Die Gutzeitsche Probe wurde verschiedentlich modifiziert, indem statt Silbernitrat Quecksilber(II)-bromid (BECK und MERRES) oder Quecksilber(II)-chlorid (SMITH) verwendet wurde. Die Quecksilber(II)-bromid-Modifikation findet sich in USP XVI. BP 68 verwendet Quecksilber(II)-chlorid. Quecksilbersalze auf Filtrierpapier geben mit AsH_3 gelbe bis braune Flecken, entsprechend der Bildung von $As(HgX)_3$** und As_2Hg_3.

---

[1] Es ist zweckmäßig, mit den verwendeten Reagentien einen Blindversuch laufen zu lassen, um deren Arsen- und Antimonfreiheit zu prüfen.
* Nach K. A. HOFMANN: Anorganische Chemie, Braunschweig: Vieweg & Sohn 1963.
** X = Cl oder Br.

Abb. 58 zeigt eine zur Durchführung der Probe geeignete Apparatur. Die Entwicklung von Wasserstoff erfolgt in einem 250-ml-Schliffkolben, in dem sich auch die Lsg. der zu prüfenden Substanz befindet. In dem aufgesetzten gekröpften Rohr befindet sich unten ein Wattepfropfen und darüber Glaswolle, die mit Bleiacetatlsg. befeuchtet ist, um evtl. entstehenden Schwefelwasserstoff zu absorbieren. Der weitere Aufsatz ist in 3 Formen A, B und C dargestellt, je nach Wahl der Methode. C eignet sich zur quantitativen Bestimmung von Arsen durch Einleiten des Gasstromes in eine 1%ige Ammoniummolybdatlsg. in 5 n Schwefelsäure und photometrische Auswertung des entstandenen Molybdänblaus. A stellt die in Arzneibüchern üblichen Flansche dar, zwischen denen eine Quecksilber(II)-chlorid- oder -bromidpapierscheibe festgehalten wird. Durch sie streicht das Gas und erzeugt je nach Menge an anwesendem Arsen einen gelben bis braunen Fleck.

Anstelle einer Papierscheibe kann ein Streifen in das Rohr B eingelegt werden.

Herstellung der Quecksilber(II)-salz-Papiere und Ausführung der Probe s. Bd. I, 242.

Nachweis von Arsen in forensischem Material s. C. P. Stewart und A. Stolman, Toxicology, New York u. London: Academic Press 1961.

4. Bettendorfsche Probe. Sie beruht auf der Reduktion von As(III)- oder As(V)-Verbindungen durch Zinn(II)-chlorid in stark salzsaurem Milieu zu metallischem Arsen. Sie war im DAB 5 offizinell.

5. Probe nach Vašák und Šedivek. DAB 7 — BRD läßt wie folgt mit Silberdiäthyldithiocarbamat prüfen:

Ein weithalsiger 100-ml-Erlenmeyerkolben wird mit einem antimonfreien, durchbohrten Gummistopfen verschlossen, durch dessen Öffnung ein gerades, 200 mm langes Glasrohr mit einem inneren Durchmesser von 6,5 mm eingeführt wird. Das eine Ende dieses Rohres ist bis auf einen inneren Durchmesser von 1,0 mm ausgezogen; 30 mm oberhalb der Spitze befindet sich eine seitliche Öffnung von 2 bis 3 mm Durchmesser. Das Rohr wird durch den Gummistopfen in den Erlenmeyerkolben so eingeführt, daß die seitliche Öffnung 10 mm unterhalb des unteren Stopfenrandes liegt. Das obere Ende des Glasrohres ist mit einem gleichweiten, zweimal rechtwinklich gebogenen Glasrohr verbunden, dessen anderes Ende auf einen inneren Durchmesser von 1,0 mm ausgezogen ist. Dieses ausgezogene Ende taucht in ein Reagensglas (12 mm × 100 mm) mit 3,0 ml Silberdiäthyldithiocarbamat-Lsg. ein (Abb. 59).

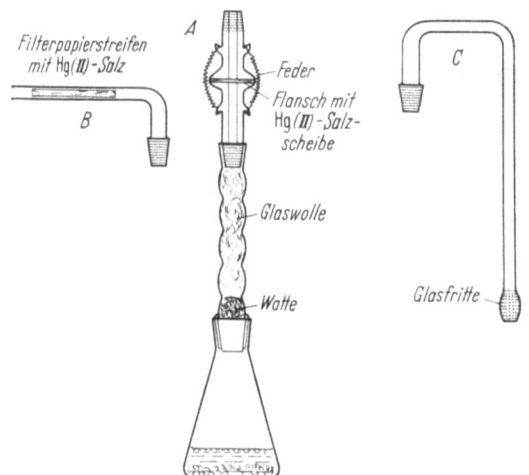
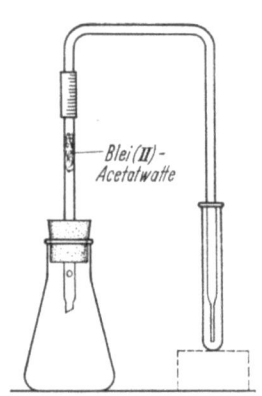

Abb. 58. Apparatur nach Gutzeit.   Abb. 59.

Vor Beginn des Versuchs wird das obere Ende des Glasrohres mit Blei(II)-acetatwatte in einer Länge von etwa 3 cm so beschickt, daß das obere Ende der Watte etwa 2,5 cm tief in das Glasrohr eingeschoben ist.

Die vorgeschriebene Menge Substanz oder Lösung wird, falls nichts anderes angegeben ist, mit Wasser zu 40 ml gelöst oder auf 40 ml verdünnt. In einem Vergleichsversuch wird 1,00 ml Arsensäure-Lsg. III zu 40 ml verdünnt. Die beiden Proben mit der Prüflsg. und der Arsen-Vergleichslsg. werden mit je 10,0 ml Zinn(II)-chlorid-Lsg. II, 0,10 ml Kupfer(II)-sulfat-Lsg. III und nach 15 Min. mit 8,0 g Zinkgranalien versetzt. Die Kolben werden *sofort* gut verschlossen; beide Proben werden unter öfterem Umschwenken 60 Min. lang stehengelassen. Nach dieser Zeit darf die Silberdiäthyldithiocarbamat-Lsg. des Hauptversuchs nicht stärker gefärbt sein als die des Vergleichsversuches.

Acidum arsenicosum DAB 6, Helv. V. Acidum arsenicosum anhydricum Ross. 9. Arsenum trioxydatum ÖAB 9, DAB 7 – DDR. Arseni trioxidum Nord. 63. Arseni trioxydum PI.Ed. II, Ned. 6. Arsenic Trioxide BPC 63, NF XI. Arsenige Säure. Acide arsénieux CF 65. Arsenigsäureanhydrid. Arsentrioxid. Arsen(III)-oxid DAB 7 – BRD. Diarsentrioxid. Arsenik. Weißer Arsenik. Arsenicum album. Geffium (homöopathisch).

$$As_2O_3 \qquad M.G.\ 197{,}84$$

Arsentrioxid wird durch Rösten von Arsenerzen erhalten und kann durch Resublimation gereinigt werden.

Eigenschaften. Schweres, weißes, kristallines Pulver ohne Geruch und Geschmack. Arsentrioxid löst sich sehr langsam in etwa 60 T. W. oder in etwa 15 T. siedendem W.; wenig lösl. in A.; lösl. in Salzsäure; leicht lösl. in Lsg. von Alkalihydroxiden, Alkalicarbonaten oder Ammoniak unter Salzbildung.

Prüflösung. 0,500 g Substanz werden in 3 n Ammoniaklsg. zu 10,00 ml gelöst (DAB 7 – DDR).

Erkennung. 1. 5 Tr. Prüflsg. werden mit 5,0 ml W. und 1,0 ml Magnesiumammoniumsulfatlsg. versetzt. Diese Lsg. ist klar und gibt nach Zusatz von 10 Tr. verd. Wasserstoffperoxidlsg. einen weißen kristallinen Nd. Der auf einem Filter gesammelte und mit W. gewaschene Nd. zeigt nach Zusatz von 5 Tr. 0,1 n Silbernitratlsg. eine rotbraune Färbung (DAB 7 – DDR). – 2. Eine Lsg. von Arsentrioxid in verd. Ammoniaklsg. gibt mit Natriumsulfidlsg. nach Ansäuern mit verd. Salzsäure einen gelben Nd., der in Ammoniumcarbonatlsg. lösl. ist (ÖAB 9). – 3. Wird 1 ml verd. Ammoniaklsg. mit Arsentrioxid versetzt, bis sich dieses nicht mehr auflöst, so gibt die klar abgegossene Lsg. mit Silbernitratlsg. einen gelben Nd., der beim Erhitzen durch Ausscheidung von Silber grau wird (ÖAB 9).– 4. Beim allmählichen Erhitzen im trockenen Reagensglas (Abzug!) sublimiert Arsentrioxid und bildet an der kalten Wand des Glases kleine, durchsichtige Kristalle (Ross. 9). Abb. 56 (S. 225) zeigt die mikroskopisch vergrößerten charakteristischen Kristalle. – 5. Beim Erhitzen mit der 3- bis 4fachen Menge entwässertem Natriumacetat entwickelt es den widerlichen Geruch von Kakodyloxid, $(CH_3)_4As_2O$. (Giftig!) – 6. Wird 0,1 g mit 5 ml Salzsäure erwärmt und mit 0,2 ml Zinn(II)-chloridlsg. versetzt, so entsteht eine Braunfärbung oder ein brauner Nd. (BPC 63).

Prüfung. 1. 0,5 g Arsentrioxid werden unter Erwärmen in 5 ml Ammoniak gelöst. Nach dem Verdünnen mit W. auf 10 ml muß die Lsg. farblos sein (Stammlsg.). Die Stammlsg. darf nicht stärker trüb sein als eine mit 10 Tr. Sulfatstandardlsg. vorschriftsmäßig bereitete Vergleichslsg. (s. Bd. I, 262) (ÖAB 9). – 2. Sulfid. 5 ml der Stammlsg. dürfen sich auf Zusatz von 1 ml Blei-Standardlsg. nicht dunkel färben (ÖAB 9). 5,0 ml Prüflsg. dürfen nach Zusatz von 5,0 ml 6 n Salzsäure keine gelbe Färbung oder Trübung zeigen (DAB 7 – DDR). – 3. Chlorid. In einer Mischung von 2 ml der Stammlsg. (s. o.), 4 ml verd. Salpetersäure und 5 ml W. darf Chlorid in unzulässiger Menge nicht nachweisbar sein (s. Bd. I, 257). Bei der Prüfung ist keine Salpetersäure mehr zuzusetzen (ÖAB 9). – 4. Sulfat. In einer Mischung von 2 ml der Stammlsg., 4 ml verd. Salzsäure und 5 ml W. darf Sulfat nicht nachweisbar sein (s. Bd. I, 262). Bei der Prüfung ist keine Salzsäure mehr zuzusetzen (ÖAB 9). – 5. Freie Säure. 0,5 g Arsentrioxid werden mit 10 ml W. 1 Min. lang geschüttelt. Das Filtrat muß nach Zusatz von 1 Tr. 0,1 n Natronlauge gegen Methylorange neutral reagieren (ÖAB 9). – 6. Glührückstand. Höchstens 0,1% (DAB 7 – DDR, ÖAB 9, Nord. 63, BPC 63, PI.Ed. II). – 7. Trocknungsverlust. 3 Std. bei 100° getrocknet, höchstens 1,0% (PI.Ed. II).

Gehaltsbestimmung. 1. 0,1000 g Substanz wird in 2 ml 3 n Natronlauge gelöst. Nach Zusatz von 20,0 ml W., 2,0 ml 3 n Schwefelsäure, 2,0 g Natriumhydrogencarbonat und 2,0 ml Stärkelsg. wird mit 0,1 n Jodlsg. bis zur Blaufärbung titriert. 1 ml 0,1 n Jodlsg. entspr. 4,946 mg As_2O_3 (DAB 7 – DDR). – 2. Etwa 0,1 g As_2O_3, genau gewogen, wird in 2 bis 3 ml Natronlauge gelöst. Dann fügt man nacheinander 50 ml W., 10 ml konz. Schwefelsäure und 0,5 g KBr zu. Man erhitzt zum Sieden, gibt 1 Tr. Methylrotlsg. zu und titriert gegen Ende tropfenweise mit 0,1 n Kaliumbromatlsg. bis zur Entfärbung der Lsg. Unter den gleichen Bedingungen wird ein Blindversuch durchgeführt.
1 ml 0,1 n Kaliumbromatlsg. entspr. 4,946 mg As_2O_3 (Ross. 9).

Geforderter Gehalt. Mindestens 99,0% (Ross. 9), 99,5% (Ned. 6, BPC 63, PI.Ed. II, NF XI); 99,0 bis 100,2% (ÖAB 9), 99,0 bis 100,5% (DAB 7 – DDR), mind. 99,8% (DAB 7 – BRD).

Aufbewahrung. Sehr vorsichtig!

Anwendung. Arsentrioxid wird heute nur noch selten medizinisch angewendet. Gelegentlich dient es zur Behandlung von Hauterkrankungen unbekannter Ätiologie, wie z.B. Dermatitis herpetiformis und Psoriasis. Man gibt es dann gewöhnlich in Form der Fowlerschen Lsg. zu 0,12 bis 0,5 ml.
Seine Wirkung als Roborans ist unsicher.

Dosierung. Einzelmaximaldosis oral 0,005 g, Tagesmaximaldosis oral 0,015 g.

Toxizität. Größere Dosen Arsentrioxid rufen schwere gastrointestinale Reizung mit Leibschmerzen, Proteinurie, Erbrechen, Durchfall und schweren Kollaps hervor. Arsentrioxid wird nur langsam ausgeschieden, so daß Gefahr der kumulativen Vergiftung durch wiederholte geringere Dosen besteht. Bei chronischer Vergiftung kommt es zu schwacher Reizung der Magen-Darm-Schleimhaut, zu Entzündung der Augenbindehaut und Nasenschleimhaut, Hyperkeratose, Pigmentierung der Haut, Dermatitis und peripherer Neuritis. Auch ist eine cancerogene Wirkung nicht auszuschließen. Akute Arsenvergiftungen sind sofort mit frisch bereitetem Eisen(III)-hydroxid (s. Antidotum Arsenici, s. u.) zu behandeln. Anschließend ist sofortige Magenspülung durchzuführen. Gleichzeitig gibt man i.m. Dimercaptopropanol (Sulfactin Homburg) (2 bis 3 mg/kg Körpergewicht alle 4 Std.). Zur Schmerzlinderung kann Morphin gegeben werden. Der Patient ist warm zu halten. Künstliche Atmung kann notwendig sein.

Arsenicum album, Weißer Arsenik, Acidum arsenicosum technicum, ist rohes Arsentrioxid.

Es kommt in den Handel als Arsenicum album fusum (in Stücken und gepulvert) und A. album sublimatum pulveratum. Letzteres ist das Giftmehl oder Arsenmehl des Handels. Das rohe Arsentrioxid ist meist verunreinigt, besonders mit Arsensulfid und öfters verfälscht, z.B. mit Gips, Schwerspat, Sand. Es darf für medizinische Zwecke nicht verwendet werden. Gepulverten Arsenik prüft man durch Erhitzen einer kleinen Menge auf dem Platinblech (Vorsicht, Abzug) und durch Auflösen in Ammoniakflüssigkeit. Bleibt bei diesen Proben ein deutlicher Rückstand, so führt man eine Gehaltsbestimmung aus, wie unter Acidum arsenicosum angegeben. Gute Handelssorten enthalten 98 bis fast 100% As_2O_3.

Anwendung. Als Ungeziefermittel, technisch in der Glasfabrikation, Gerberei.

Antidotum Arsenici Erg.B. 6. Arsengegengift. Bei frischen Arsenvergiftungen wirkt frischgefälltes Eisen(III)-hydroxid am besten. Auch Magnesiamilch und Kalkwasser werden empfohlen. Man stellt das Eisenhydroxid dar, indem man verdünnte Lösungen von Eisen-(III)-sulfat oder Eisen(III)-chlorid in eine Aufschwemmung von Magnesiumoxid in W. gießt.

Erg.B. 6: Gebrannte Magnesia   15 T.
            Ferrisulfatlsg.   100 T.
            Wasser   500 T.

Einer Anreibung der gebrannten Magnesia mit 250 T. Wasser wird die mit 250 T. Wasser verdünnte Ferrisulfatlösung allmählich und unter Vermeidung der Erwärmung zugefügt!

Zur Abgabe stets frisch zu bereiten!

Mittlere Einzelgabe: Als Einnahme 120 ml (eßlöffelweise, halbstündlich).

In schweren Fällen von Arsenvergiftung gibt man 3 mg pro kg Körpergewicht an *Dimercaptopropanol* (Sulfactin, Homburg) i.m. und wiederholt die Injektion alle 4 Std. (12 Injektionen in 48 Std.). Am 4. Tag gibt man 4 Dosen und an den folgenden 10 Tagen jeweils 2 Dosen. Die Behandlung kann gegebenenfalls bis zur vollständigen Wiederherstellung des Patienten fortgesetzt werden.

Weniger schwere Fälle behandelt man mit 2,5 mg pro kg Körpergewicht in gleicher Weise.

Cuprum arsenicosum. Kupferarsenit. Cupriarsenit. Arsenigsaures Kupferoxid. Scheelesches Grün. Zusammensetzung annähernd $CuHAsO_3$.

Herstellung. Man löst 10 T. Arsentrioxid durch Kochen in einer Lsg. von 20 T. KOH in 20 T. W., verdünnt mit 400 T. W. und mischt die filtrierte Lsg. nach dem Erkalten mit einer filtrierten Lsg. von 20 T. krist. Kupfersulfat in 200 T. W. Man läßt den Niederschlag an einem warmen Ort absetzen, filtriert ihn ab, wäscht ihn mit Wasser aus und trocknet ihn auf porösen Tontellern bei etwa 50°.

Eigenschaften. Zeisiggrünes Pulver, in Wasser unlösl., in Ammoniak lösl. Von Kalilauge wird es mit blauer Farbe gelöst; aus dieser Lsg. scheidet sich beim Erkalten langsam, rascher beim Erwärmen, rotes Kupfer(I)-oxid aus.

Aufbewahrung. Sehr vorsichtig.

Anwendung. Es fand nur sehr selten arzneiliche Verwendung. Größte Einzelgabe 0,01 g, größte Tagesgabe 0,025 g.

Technisches Kupferarsenit fand früher als Scheelesches Grün oder Schwedisches Grün als Farbe Verwendung; die Anwendung ist aber wegen der großen Giftigkeit heute gesetzlich beschränkt.

Cuprum acetico-arsenicosum. Essig-arsenigsaures Kupfer. Schweinfurter Grün. $(CH_3COO)_2Cu \cdot 3(AsO_2)_2Cu$.

Herstellung. Nach LIEBIG löst man 4 T. Grünspan und 3 T. Arsentrioxid, beide für sich, in der genügenden Menge gewöhnlichem Essig unter Erhitzen bis zum Sieden auf. Man vermischt die Lsg., dampft das klare, hellgrüne Gemisch ein, beseitigt einen geringen, zunächst entstehenden Niederschlag durch Filtrieren, worauf sich dann das Schweinfurter Grün in Kristallen abscheidet.

Eigenschaften. Smaragdgrünes, kristallines Pulver. Die Färbung ist um so dunkler, je größer die Kriställchen sind; wird es zerrieben, so wird es heller. Es löst sich sowohl in starken Mineralsäuren als auch in Ammoniakflüssigkeit und in Kalilauge auf und unterscheidet sich vom Scheeleschen Grün dadurch, daß es im Glühröhrchen erhitzt das widerlich riechende Kakodyloxid (s. S. 227 u. 233) entwickelt.

Aufbewahrung. Sehr vorsichtig.

Anwendung. Es wird sowohl als Ölfarbenanstrich wie auch als Wasserfarbe verwendet, doch ist seine Verwendung gesetzlich beschränkt. In Nordamerika wird es unter dem Namen Paris Green zum Bestreuen der Kartoffelfelder und anderer Felder gegen den Coloradokäfer (Doryphora decemlineata) verwendet; es kommt aber zu diesem Zwecke stark mit Gips vermengt in den Handel (s. Schädlingsbekämpfungsmittel, Bd. II, 458).

Abgabe nur gegen Erlaubnisschein der Polizeibehörde.

Plumbum arsenicosum. Bleiarsenit. Arsenigsaures Blei.

$$Pb_3(AsO_3)_2 \qquad M.G. 867,40$$

Herstellung. Durch Fällen einer Lösung von Bleiacetat mit einer Lösung von Arsentrioxid in der für das Salz Na_3AsO_3 berechneten Menge Natronlauge, oder durch Versetzen von heißem Bleiessig mit der berechneten Menge Arsentrioxid.

Eigenschaften. Weißes Pulver, das beim Trocknen grau bis schwärzlich wird.

Aufbewahrung. Sehr vorsichtig.

Anwendung. Wie Bleiarsenat zur Bekämpfung von tierischen Pflanzenschädlingen.

Acidum arsenicicum. Arsensäure. Orthoarsensäure. Arsenic Acid. Acide arsénique.

$$H_3AsO_4 \qquad M.G. 141,94$$

Herstellung. Durch Oxydation von As_2O_3 mit Salpetersäure, bis eine Probe des Eindampfrückstandes $KMnO_4$ nicht mehr reduziert, und Umkristallisieren aus W.

Eigenschaften. Sirupdicke, farblose Flüssigkeit oder weißes Pulver (Pyroarsensäure), leicht lösl. in W. und A. Bei Rotglut verflüchtigt sie sich unter Zerfall in Arsentrioxid, Sauerstoff und Wasser.

Erkennung. Die wss. Lsg. gibt mit Schwefelwasserstoffwasser erst nach Zusatz von Salzsäure und Erwärmen einen gelben Nd. von Arsenpentasulfid (oder Arsentrisulfid und Schwefel). – Aus der neutralisierten wss. Lsg. fällt Silbernitratlsg. rotbraunes Silberarsenat, Ag_3AsO_4, das in Ammoniakflüssigkeit und in Salpetersäure lösl. ist. – In ammoniakalischer Lsg. gibt die Arsensäure mit Magnesiamischung einen weißen kristallinen Nd. von Ammonium-Magnesiumarsenat, $MgNH_4AsO_4 \cdot H_2O$. – Beim Erhitzen auf der Kohle gibt sie den Knoblauchgeruch des Arsendampfes.

Aufbewahrung. Sehr vorsichtig, in dicht schließenden Gläsern.

Anwendung. Zur Herstellung der Arsenate.

Calcium arsenicicum. Calciumarsenat. Arsensaures Calcium.

$$Ca_3(AsO_4)_2 \qquad M.G. 398,08$$

Herstellung. Durch Fällung einer mit Ammoniakflüssigkeit im Überschuß versetzten Arsensäurelsg. mit Calciumsalzlsg.

Eigenschaften. Zartes, weißes Pulver, in W. kaum lösl.

Aufbewahrung. Sehr vorsichtig.

Anwendung. Als Fraßgift (s. Schädlingsbekämpfungsmittel, Bd. II, 458).

Kalium Arsenicicum. Kaliumarsenat. Monokaliumarsenat. Arsensaures Kalium. Arsenas kalicus. Sal arsenicale Macquer.

$$KH_2AsO_4 \qquad M.G.\ 180,03$$

Herstellung. Gleiche Gewichtsmengen fein gepulvertes Arsentrioxid und Kaliumnitrat werden in einem hessischen Tiegel bis auf dunkle Rotglut erhitzt, bis keine Dämpfe mehr entweichen. Die erkaltete Schmelze wird in siedendem Wasser gelöst und zur Kristallisation eingedampft.

Eigenschaften. Farblose, vierseitige Prismen, an der Luft beständig, in Wasser leicht löslich.

Gehaltsbestimmung. Jodometrisch wie bei Natrium arsenicicum (s. u.). 1 ml 0,1 n Natriumthiosulfatlsg. entspr. 9,0 mg KH_2AsO_4.

Aufbewahrung. Sehr vorsichtig.

Anwendung. Wie Natriumarsenat zu 0,003 bis 0,006 g. Größte Einzelgabe 0,007 g, größte Tagesgabe 0,02 g.

Natrium arsenicicum Helv. V. Natrium arsenicicum crystallisatum Ross. 9. Natrii arsenas Dan. IX, Ned. 6. Natriumarsenat. Dinatriumhydrogenarsenat. Arsensaures Natrium. Sodium Arsenate. Arseniate de sodium officinal. Arsenas binatricus.

$$Na_2HAsO_4 \cdot 7H_2O \qquad M.G.\ 312,02$$

Herstellung. 100 T. gepulvertes Natriumnitrat und 116 T. feingepulvertes Arsentrioxid werden gemischt und in einem Tiegel so lange auf dunkle Rotglut erhitzt, bis keine Dämpfe mehr entweichen (Abzug!). Die erkaltete Schmelze aus Natriummetarsenat, $NaAsO_3$, wird in der 8fachen Menge sied. W. gelöst, die Lsg. unter Erhitzen mit einer heißen Lsg. von 150 T. krist. Natriumcarbonat in 300 T. W. versetzt (bis zur alkalischen Rk.) und auf Zimmertemp. abkühlen gelassen:

$$2NaAsO_3 + Na_2CO_3 + H_2O \rightarrow 2Na_2HAsO_4 + CO_2.$$

Die ausgeschiedenen Kristalle werden mit wenig W. abgespült und bei gewöhnlicher Temp. getrocknet. Die Mutterlauge kann weiter zur Kristallisation eingeengt werden; sie ist nötigenfalls noch mit Natriumcarbonatlsg. bis zur alkalischen Rk. zu versetzen.

Eigenschaften. Farblose, geruchlose Prismen, die an der Luft verwittern, oder kristallines Pulver. Lösl. in 1,5 T. W.; fast unlösl. in A. Die wss. Lsg. reagiert schwach basisch. Fp. nach Trocknung 56 bis 58°.

Erkennung. 1. Gibt man zu 5 ml der wss. Lsg. (1 : 20) 2 ml Silbernitratlsg., so entsteht eine braune Fllg., die in Salpetersäure und in Ammoniaklsg. leicht lösl. ist (Ross. 9). – 2. Gibt man zu 5 ml der wss. Lsg. (1 : 20) 5 ml Ammoniumchloridlsg., 3 ml Ammoniaklsg. und einige Tr. Magnesiumsalzlsg., so entsteht ein weißer, kristalliner Nd. (Ross. 9). – 3. 1 ml der wss. Lsg. (1 : 20) gibt beim Kochen (1 Min.) mit 5 ml Hypophosphitlsg. einen braunen Nd. (Dan. IX). – 4. Natriumarsenat gibt die Rk. auf Natriumionen.

Prüfung. Ned. 6. Eine Lsg. 1 + 19 (Prüflsg.) muß klar und farblos sein. Sie darf keine Rk. geben auf *Kalium*, *Schwermetalle*, *Eisen*, *Erdalkalimetalle*, *Chloride*, *Nitrat* und *Sulfat*. Die Lsg. von 1 g in 10 ml W. muß durch 1 Tr. 0,1 n Jodlsg. und 1 Tr. Stärkelsg. blau gefärbt werden (Abwesenheit von *Arsenit*).

Gehaltsbestimmung. Etwa 300 mg, genau gewogen, werden bei 150° getrocknet. Aus dem Gewichtsverlust wird der Wassergehalt berechnet. Die getrocknete Substanz löst man in einem Schliffkolben in 7,5 ml W. und 2,5 ml Salzsäure, erwärmt die Lsg. 3 Min. lang auf 50 bis 55°, fügt 3 g KJ zu, erwärmt nochmals 10 Min. lang und titriert nach Abkühlen mit 0,1 n Natriumthiosulfatlsg. gegen Stärke. Unter gleichen Bedingungen wird ein Blindversuch ausgeführt.

1 ml 0,1 n Natriumthiosulfatlsg. entspr. 9,29 mg Na_2HAsO_4 oder 15,60 mg $Na_2HAsO_4 \times 7H_2O$ (Ned. 6).

Geforderter Gehalt. 40,0 bis 40,8% Wasser und mindestens 59,2% Na_2HAsO_4 (Ned. 6); mindestens 99,0% $Na_2HAsO_4 \cdot 7H_2O$ (Ross. 9); 58,0 bis 59,6% Na_2HAsO_4 (Helv. V).

Anwendung. Es besitzt milde Arsenwirkung und wurde entweder als wss. Lsg. oder in Form von Pillen aus dem wasserfreien Salz zur Behandlung chronischer Hautkrankheiten und bei Anämie verwendet. Die Wirkung auf den Darm ist gering.

Maximaldosen. Größte Einzelgabe 0,01 g, größte Tagesgabe 0,02 g (Helv. V).

Rohes Natriumarsenat wird zur Schädlingsbekämpfung angewandt (s. Bd. II, 458).

Natrium arsenicicum siccum. Wasserfreies Natriumarsenat. Sodii Arsenas anhydrosus (Brit.), – exsiccatus (Amer.). Anhydrous (exsiccated) Sodium Arsenate. 6 T. des wasserfreien Salzes entsprechen 10 T. des kristallisierten (mit $7H_2O$).

$$Na_2HAsO_4 \qquad M.G.\ 185{,}91$$

Herstellung. Kristallisiertes Natriumarsenat wird zuerst bei gelinder Wärme (40 bis 50°) und schließlich bei 150° entwässert.

Eigenschaften. Weißes Pulver, lösl. in 6 T. W.

Prüfung. Die Gehaltsbest. wird jodometrisch ausgeführt, wie unter Natrium arsenicicum angegeben. Bei Anwendung von 25 ml der wss. Lsg. (1 g zu 100 ml) müssen mindestens 26,3 ml 0,1 m Natriumthiosulfatlsg. verbraucht werden = rund 98% Na_2HAsO_4 (1 ml 0,1 m Natriumthiosulfatlösung entspr. 9,3 mg AsO_4HNa_2).

Aufbewahrung. Sehr vorsichtig.

Plumbum arsenicicum. Bleiarsenat. Arsensaures Blei.

$$Pb_3(AsO_4)_2 \qquad M.G.\ 899{,}41$$

Herstellung. Durch Fällen einer Lösung von Natriumarsenat mit einer Lsg. von Bleiacetat. Es kommt trocken und feucht in Pastenform mit 50% Wasser in den Handel.

Eigenschaften. Weißes Pulver, in Wasser unlösl.

Aufbewahrung. Sehr vorsichtig.

Anwendung. Zur Bekämpfung von tierischen Pflanzenschädlingen, besonders im Wein- und Obstbau, in wss. Aufschwemmung. Letztere wird auch unmittelbar für den Gebrauch durch Vermischen einer Lösung von Natriumarsenat mit einer Lsg. von Bleiacetat hergestellt (vgl. dazu Bd. II, 458).

Arsenum jodatum. Arsentrijodid. Arsen(III)-jodid. Arsen(i)ous Iodide. Iodure d'arsénic. Arseni(i) Jodidum.

$$AsJ_3 \qquad M.G.\ 455{,}67$$

Eigenschaften. Glänzendes rotgelbes bis scharlachrotes kristallines Pulver, Geruch jodartig; in 3,5 T. W. und in 10 T. A. lösl., auch in Ae. und in Schwefelkohlenstoff. Die wss. Lsg. ist neutral. Bei längerem Stehen, rascher beim Erhitzen und in konz. Lsg., entsteht in der wss. Lsg. Jodwasserstoff und Arsenige Säure. In alkoholischer Lsg. entstehen rasch Arsenige Säure, Jodwasserstoff und Äthyljodid. Beim Erhitzen gibt es Jod ab als violetten Dampf.

Aufbewahrung. Sehr vorsichtig, vor Licht und Feuchtigkeit geschützt.

Anwendung. Früher meist zusammen mit Quecksilberjodid bei Syphilis und Hauterkrankungen in Form der Donovanschen Lsg. Größte Einzelgabe 0,025 g, größte Tagesgabe 0,04 g.

Arsenum sulfuratum flavum. Gelbes Schwefelarsen. Arsentrisulfid. Arsen(III)-sulfid. Arsenious Sulphide. Auripigment (reines). Sulfure jaune d'arsenic officinal.

$$As_2S_3 \qquad M.G.\ 246{,}03$$

Herstellung. In eine erwärmte Lösung von 100 T. Arsentrioxid in einer Mischung von 400 T. Salzsäure (25% HCl) und 600 T. W. wird bis zur Sättigung Schwefelwasserstoff eingeleitet. Nach 24 Std. muß die Flüssigkeit noch deutlich nach Schwefelwasserstoff riechen, andernfalls wird das Einleiten wiederholt. Der Niederschlag wird abfiltriert, mit kaltem Wasser gewaschen, bis das Waschwasser Lackmuspapier nicht mehr rötet, und auf porösen Tontellern bei 60 bis 70° getrocknet.

Eigenschaften und Erkennung. Gelbes amorphes Pulver, unlösl. in W. und Salzsäure, lösl. in Lösungen von Alkalien, Alkalicarbonaten und Alkalisulfiden, auch in Ammoniakflüssigkeit, in Ammoniumcarbonatlsg. und in Ammoniumsulfidlsg. Beim Erhitzen färbt es sich dunkel, an der Luft erhitzt, verbrennt es zu Arsentrioxid und Schwefeldioxid. Wird es mit trockenem Natriumcarbonat und Kohle gemischt im Glühröhrchen erhitzt, so entsteht ein Arsenspiegel.

Aufbewahrung. Sehr vorsichtig.

Anwendung. Äußerlich als Depilatorium, früher auch als Ätzmittel bei Krebs, sekundär verunreinigten venerischen Geschwüren und purulenter Conjunctivitis. Innerlich wird es kaum angewandt. Die Angabe, daß das Arsensulfid ungiftig sei, ist sehr zweifelhaft. Das natürliche Arsentrisulfid, Auripigment, wird von Arsenikessern genommen.

Arsenum sulfuratum flavum (citrinum) technicum. Auripigment. Gelbes Arsenglas. Operment. Chinagelb. Königsgelb. Rauschgelb. Gelber Arsenik. Findet sich als Mineral natürlich.

Das natürliche Auripigment besteht aus Arsentrisulfid, As_2S_3. Das technische Auripigment wird durch Sublimation eines Gemisches von Arsentrioxid und Schwefel gewonnen. Es besteht nur zum kleinen Teil, 2,7 bis 3,4%, aus Arsentrisulfid, zum größten Teil aus Arsentrioxid. In den Handel kommt es in dichten zitronen- bis pomeranzengelben Massen.

Aufbewahrung. Sehr vorsichtig.

Anwendung. Als Enthaarungsmittel in den Gerbereien zusammen mit Kalkmilch, in der Feuerwerkerei für blaue Flammen, als Ungeziefermittel. Früher auch als Farbe.

Arsenum sulfuratum rubrum. Rotes Schwefelarsen. Realgar. Red Orpiment. Sulfure rouge d'arsénic. Arsenicum rubrum. Roter Arsenik. Rotes Arsenglas. Sandarach. Arsen-Rubin.

$$As_2S_2 \qquad M.G.\ 213,94$$

Es findet sich als Mineral natürlich in rubinroten Kristallen oder als amorphe rote Massen. Künstlich wird es erhalten durch Erhitzen und Sublimation von Arsen und Arsenerzen mit Schwefel. Das zunächst erhaltene „Rohglas" wird unter Zusatz von Schwefel geschmolzen, „geläutert", bis der gewünschte Farbton, der den Wert bedingt, erreicht ist. Das rote Schwefelarsen des Handels ist stets künstlich dargestellt.

Eigenschaften. Rote amorphe Massen; beim Zerreiben gibt es ein gelbes Pulver. Beim Erhitzen verbrennt es zu Arsentrioxid und Schwefeldioxid. Da es stets Arsentrioxid enthält, ist es stark giftig.

Aufbewahrung. Sehr vorsichtig.

Anwendung. In der Feuerwerkerei für Weißfeuer, in der Gerberei, früher auch als Malerfarbe.

Kalium arsenicosum (HAB 34). Kaliumarsenit. Etwa $KAsO_2 \cdot HAsO_2 \cdot H_2O$.

Herstellung. HAB 34: In siedende konzentrierte Kaliumcarbonatlösung wird so lange Arsenigsäureanhydrid eingetragen, bis die Kohlensäureentwicklung aufhört. Man läßt die Lösung erkalten, filtriert und überschichtet mit A., wobei sich das Salz allmählich kristallin abscheidet.

Eigenschaften und Erkennung. Weißes bis weißgraues kristallines Pulver, lösl. in W. Die Lsg. ist farblos, bläut Lackmuspapier und gibt nach Zusatz von Salzsäure mit Natriumsulfidlsg. eine gelbe Fällung. Die mit Salpetersäure neutralisierte Lsg. gibt mit Silbernitratlsg. einen gelben Niederschlag von Silberarsenit (Unterschied von Kaliumarsenat, das mit Silbernitrat einen rotbraunen Niederschlag von Silberarsenat gibt). Der Niederschlag von Silberarsenit löst sich auf Zusatz von Ammoniakflüssigkeit auf; wird die ammoniakalische Lsg. gekocht, so scheidet sich schwarzes Silber ab.

Gehaltsbestimmung. Ein Gehalt an Arseniger Säure ist nicht angegeben. Der Formel $KAsO_2 \cdot HAsO_2 \cdot H_2O$, M.G. 273 entspricht ein Gehalt von 72,8% As_2O_3. Die Gehaltsbestimmung kann mit einer Lösung von 1 g des Salzes zu 100 ml ausgeführt werden. 1 ml 0,1 n Jod entspr. 6,825 mg des Salzes der angegebenen Formel.

Arzneiformen. Verreibungen. Lösung 1/100 = 2. D.-Pot. aus 1 T. Kaliumarsenit, 89 T. Wasser, 10 T. Weingeist (90 Vol.-%). Verdünnungen mit 45%igem Weingeist.

Aufbewahrung. Bis einschl. 3 D.-Pot. sehr vorsichtig.

Natrium arsenicosum (HAB 34). Natriumarsenit.

$$NaAsO_2 \qquad M.G.\ 129,91$$

Herstellung. 10 T. Arsentrioxid werden unter Erwärmen in 27 T. Natronlauge gelöst und die Lösung auf kleiner Flamme zur Trockne verdampft.

Eigenschaften und Erkennung. Weißes Pulver, leicht lösl. in Wasser, wenig lösl. in A. Die wss. Lsg. gibt mit Silbernitratlsg. einen gelben, in Salpetersäure und in Ammoniakflüssigkeit lösl. Niederschlag. Die mit Salzsäure angesäuerte wss. Lsg. gibt mit Natriumsulfidlsg. einen gelben, in Salzsäure unlösl., in Ammoniakflüssigkeit lösl. Niederschlag. Das Salz färbt die Flamme stark gelb.

Gehaltsbestimmung. 10 ml der wss. Lsg. (1 g : 100 ml) müssen nach Zusatz von 1 g Natriumcarbonat und 2 bis 3 ml Stärkelsg. 15,0 bis 15,4 ml 0,1 n Jodlsg. verbrauchen entspr. 97,5 bis 100%. $NaAsO_2$. 1 ml 0,1 n Jodlsg. entspr. 6,5 mg $NaAsO_2$.

Arzneiformen. Verreibungen. Lösung: 1. D.-Pot. = 1/10 mit Wasser, Verdünnungen mit 45%igem Weingeist.

Aufbewahrung. Bis einschl. 3. D.-Pot. sehr vorsichtig.

Calcium arsenicosum (HAB 34). Calciumarsenit. Calcarea arsenicosa.

$$Ca_3(AsO_3)_2 \qquad \text{M.G. } 364{,}08$$

Herstellung. HAB 34. Durch Versetzen einer heißen Lösung von 1 T. glasigem Arsenigsäureanhydrid in 30 T. Wasser mit 650 T. oder so viel Kalkwasser, daß die Mischung alkalisch reagiert. Der entstandene Niederschlag wird abfiltriert und ausgewaschen.

Eigenschaften und Erkennung. Weißes Pulver, kaum lösl. in W., lösl. in Salzsäure. Die salzsaure Lsg. gibt die Reaktionen des Calciums und der Arsenigen Säure.

Arzneiformen. Verreibungen.

Aufbewahrung. Bis 3. D.-Pot. sehr vorsichtig.

Arsenorganische Verbindungen

Vom dreiwertigen Arsen leiten sich primäre, sekundäre und tertiäre aliphatische Arsine sowie die quartären Arsoniumsalze ab. Sie sind sämtlich stark giftig und besitzen nur geringe Bedeutung. Beim fünfwertigen Arsen kennt man einige Monoalkyl- und Dialkylarsonsäuren der Formeln $RAsO_3H_2$ und R_2AsO_2H. Sie sind bedeutend weniger toxisch als die Arsine und werden z. T. anstelle der anorganischen Verbindungen als Chemotherapeutica gebraucht.

Primäre Arsine erhält man durch Reduktion von Monoalkylarsonsäuren mit Zink und Salzsäure. Die bekannteste sekundäre Arsinverbindung ist das Kakodyloxid, $(CH_3)_2As \cdot O \cdot As(CH_3)_2$, das man beim Erhitzen von Acetaten mit As_2O_3 erhält (Acetatnachweis). Aus Kakodyloxid entsteht durch Behandeln mit Salzsäure Kakodylchlorid, das mit Zink oder Quecksilber zum Kakodyl, $(CH_3)_2As(CH_3)_2$, umgesetzt und mit Zink und Salzsäure zum Dimethylarsin, $(CH_3)_2AsH$, reduziert werden kann. Die tertiären Arsine entstehen aus $AsCl_3$ mit Grignard- oder Organozinkverbindungen und können mit Alkylhalogeniden zu den quartären Arsoniumsalzen alkyliert werden.

Monoalkylarsonsäuren erhält man durch Umsetzung von Na_3AsO_3 mit Alkylhalogeniden, z. B. $Na_3AsO_3 + CH_3J \rightarrow CH_3AsO_3Na_2 + NaJ$. Kakodylsäure, $(CH_3)_2AsO_2H$, entsteht durch Oxydation von Kakodylderivaten.

Die weitaus wichtigeren arsenorganischen Verbindungen sind die primären aromatischen Verbindungen, die in der Chemotherapie verwendet werden.

Die Heilerfolge, die ROBERT KOCH 1905 mit „Atoxyl", dem arsanilsauren Natrium, bei der Schlafkrankheit (Afrikan. Trypanosomiasis) erzielt hatte, regten zu intensiver Bearbeitung von Arsenverbindungen an. Die „sechshundertundsechste" von EHRLICH und BERTHEIM 1907 dargestellte arsenorganische Verbindung war das „Salvarsan", das sich bekanntlich bei der Luestherapie ausgezeichnet bewährt hat. Seither hat man immer wieder versucht, Arsenverbindungen mit noch größerer chemotherapeutischer Wirkung und besserer Verträglichkeit herzustellen; die Salvarsane haben den Nachteil, daß sie chemisch nicht völlig einheitlich, licht- und luftempfindlich sind und zu ihrer Beurteilung neben chemisch-physikalischen Methoden Toxizitätsbestimmungen herangezogen werden müssen. Allein in den Hoechster Farbwerken sind seit 1922 mehr als 5000 neue arsenhaltige Verbindungen

Synthesewege zu arsenorganischen Chemotherapeutica

(nach A. BURGER)

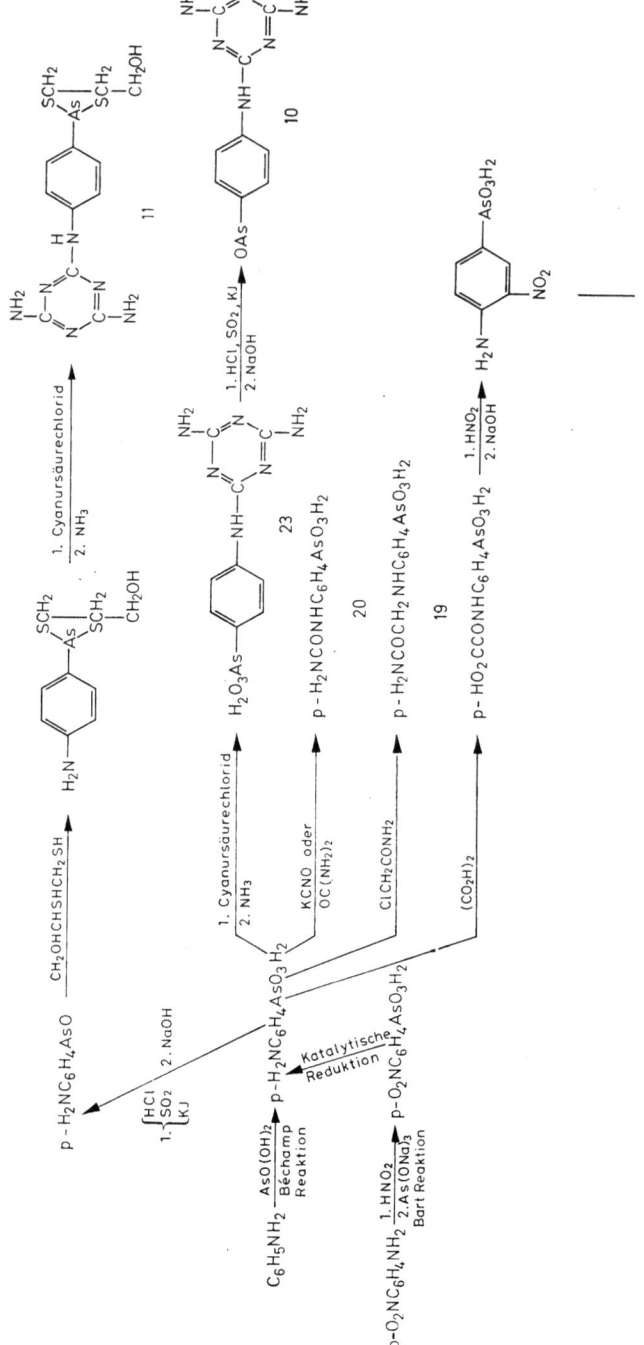

Arsenorganische Verbindungen 235

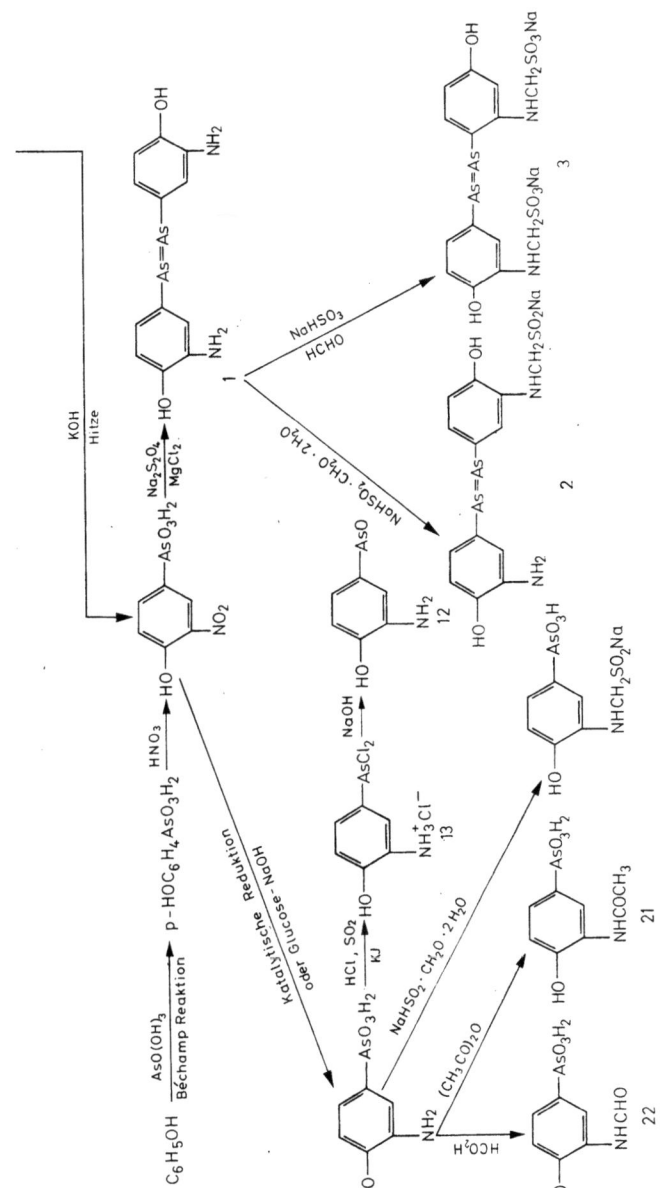

synthetisiert worden. Ein Teil davon hat Eingang in die Therapie gefunden. Außer bei der Behandlung der Spirochäten- und Trypanosomeninfektionen wurde eine Reihe von Präparaten als Arzneimittel bei Amöbenruhr eingeführt.

Folgende Nomenklatur hat sich durchgesetzt:

$R\overset{III}{-}As\overset{III}{=}As-R$ Arsenoverbindung (Arsenobenzole)

$\begin{array}{c} R \\ \diagdown \overset{III}{As}-OH \\ R \diagup \end{array}$ Arsinosoverbindung

$R\overset{III}{-}As=O$ oder $R\overset{III}{-}As\diagup^{OH}_{OH}$ Arsenosoverbindung (Arsenoxide)

$\begin{array}{c} R \\ \diagdown \overset{V}{As}\diagup^{O}_{OH} \\ R \diagup \end{array}$ Arsinoverbindung (Arsinsäure)

$R\overset{V}{-}As\diagup^{OH}_{OH}\!\!=\!O$ Arsonoverbindung (Arsonsäure)

Die eigentlichen Träger der Wirkung aromatischer Arsenverbindungen sind die Arsenoxide (Arsenosoverbindungen). Sie sind im allgemeinen giftiger, aber auch wirksamer als die entsprechenden Arsonsäuren und Arsenobenzole. Die Wirkung setzt sofort ein, während sie bei Arsonsäuren und Arsenobenzolen erst nach einer gewissen Latenzzeit beginnt und langsam ansteigt. Arsenoxide können in großen Verdünnungen Trypanosomen und Spirochäten schon in vitro töten, während Arsenobenzole dies nur in wesentlich höheren Konzentrationen vermögen und Arsensäuren nur in vivo wirken. Man nimmt an, daß Arsonsäuren im Organismus zu Arsenoxiden reduziert, Arsenobenzole zu Arsenoxiden oxydiert werden. Auf Grund dieser Erkenntnisse haben sich – insbesondere in den USA – Arsenoxidpräparate auch in der Syphilistherapie durchsetzen können.

Die Bedeutung der arsenorganischen Verbindungen als Chemotherapeutica ist zwar durch die Antibiotica geschwächt. Doch sind zahlreiche Vertreter von ihnen noch heute unentbehrliche Arzneimittel und finden Anwendung in der Syphilistherapie, bei Framboesie, Rückfallfieber, Sodoku und anderen Tropenkrankheiten, Lambliasis, Angina Plaut-Vincenti, Milzbrand, Brucellosen, ferner gegen Brustseuche der Pferde und verschiedene andere Infektionskrankheiten. Die Dosierung erfolgt nach einem ausführlichen Behandlungsschema, das jeder Packung beiliegt.

Literatur: HERRMANN, W., u. H. HILMER: Entwicklungsarbeiten auf dem Arsengebiet. Ang. Chem. *66,* 349 (1954). – BURGER, A.: Medicinal Chemistry, 2nd Ed., New York/London: Intersc. Publishers 1960, „Arsenicals, Antimonials and Bismuthals".

Für die Synthese aromatischer Arsenverbindungen sind zwei praktische Methoden gebräuchlich (vgl. dazu Übersicht von A. BURGER S. 234/235):

1. Von BECHAMPS (1863) ist die Arsensäureschmelze aromatischer Amine, Phenole und ihrer Derivate eingeführt worden. Der Reaktionsmechanismus als direkte „Arsonierung" ist erst von EHRLICH und BERTHEIM geklärt worden:

$H_2N-\!\!\langle\!\!\bigcirc\!\!\rangle\!\!- + H_3AsO_4 \longrightarrow H_2N-\!\!\langle\!\!\bigcirc\!\!\rangle\!\!-As\diagup^{O}_{OH}\!\!-OH$

2. Allgemeiner Anwendung ist die von BARTH [Ann. *429,* 55, 103 (1922)] gefundene Reaktion fähig:

$\left[\langle\!\!\bigcirc\!\!\rangle\!\!-\overset{\oplus}{N}\!\!\equiv\!N\right]X^{\ominus} + Na_3AsO_3 \longrightarrow \langle\!\!\bigcirc\!\!\rangle\!\!-As\diagup^{O}_{ONa}\!\!-ONa + XNa + N_2\!\uparrow$

Aus den Arsonsäuren stellt man durch vorsichtige Reduktion z. B. mit schwefliger Säure Arsenosoverbindungen her [Ar · As=O]; durch stärkere Reduktionsmittel, z. B. Natriumhydrogensulfit oder unterphosphorige Säure, entstehen Arsenoverbindungen [Ar · As=As · Ar].

Die Tabelle auf S. 238/239 zeigt arsenorganische Verbindungen, die selbst oder deren Derivate therapeutisch verwendet werden oder wurden. Wo in der letzten Spalte keine Seitenzahl angegeben ist, handelt es sich um Verbindungen, die nur geringe therapeutische Bedeutung erlangt haben.

Arsphenaminum. Salvarsan. 3,3'-Diamino-4,4'-dihydroxyarsenobenzol-dihydrochlorid. Arsenobenzol. 606. Ehrlich 606. Arsphenolaminhydrochlorid. (Formel 1.)

$C_{12}H_{14}As_2Cl_2N_2O_2 \cdot 2H_2O$ M.G. 475,01

Eigenschaften. Hellgelbes Pulver, das schwach hygroskopisch ist und an der Luft leicht oxydiert. Dabei entstehen dunklere, toxischere Produkte. Es ist in W. und in M. leicht lösl.; lösl. in A., prakt. unlösl. in Ae. und Chlf. Die wss. Lsg. ist gelb und reagiert sauer (pH = 3). Für medizinische Zwecke muß es erst mit Natronlauge vollkommen neutralisiert werden; 1 g verbraucht 8,4 ml 1 n Natronlauge.

Erkennung. Wird die Lsg. von 0,1 g Arsphenamin in etwa 1 ml M. und 1 ml W. mit 5 ml 0,1 n $AgNO_3$ versetzt, so entsteht eine tiefrote, klare Flüssigkeit, in der durch 5 ml Salpetersäure ein bräunlich-gelber Nd. entsteht. Wird die Mischung im Wasserbad erwärmt, so wird der Nd. rein weiß und die Fl. gelb. Wird die Mischung dann mit einigen Tr. Salzsäure versetzt und filtriert, so gibt das ammoniakalisch gemachte Filtrat mit Magnesiamischung einen kristallinen Nd. von Magnesiumammoniumarsenat.

Prüfung. 1. 0,1 g Arsphenamin muß sich in 5 ml W. vollständig und klar lösen. – 2. Eine Mischung von 0,1 g Salvarsan und 5 ml Zinn(II)-chloridlsg. (Bettendorfs Rg.) darf innerhalb einer Std. keine dunklere Färbung annehmen (*anorganische Arsenverb.*). Die Bestimmung des Arsengehaltes kann nach dem unter Natrium arsanilicum angegebenen Verfahren durchgeführt werden.

Theoretischer Gehalt an As 34,13%, bezogen auf die wasserfreie Substanz.

Anmerkung. Da das Arsphenamin nur in für den Gebrauch abgepaßten, zugeschmolzenen Glasröhren (Ampullen) mit Inertgasfüllung in den Handel kommt, ist eine Nachprüfung der Reinheit in der Apotheke fast ausgeschlossen. Die Prüfung 1 kann mit der Herstellung der Injektionslsg. verbunden werden. Präparate, die sich nicht klar lösen, sind als zersetzt anzusehen und zu verwerfen.

Ferner sind alle Präparate zu verwerfen, deren aufgedrucktes Verfallsdatum überschritten ist oder deren hellgelbe Farbe sich nach Grau oder Braun verändert hat.

Anwendung. Obgleich Salvarsan (Arsphenamin) das erste arsenorganische Chemotherapeuticum mit durchschlagendem Erfolg in der Luestherapie war, wird es heute wegen seiner Giftigkeit, wegen der schwierig zu bereitenden Injektionslsg. und wegen seiner Instabilität praktisch nicht mehr verwendet.

Die Dosierung lag bei 100 bis 600 mg i. v.
Toxizität s. Neoarsphenamin, S. 241.

Arsphenamin Natrium. Arsphenamine Sodium. Salvarsan-Natrium ist die Dinatriumverbindung des 3,3'-Diamino-4,4'-dihydroxyarsenobenzols, vermischt mit Natriumchlorid.

Die wss. Lsg. des Arsphenamin-Natriums entspricht der mit Hilfe von Natronlauge hergestellten Arsphenaminlsg.

Eigenschaften. Feines goldgelbes Pulver von eigenartigem Geruch, leicht lösl. in W. An der Luft wird es ebenso wie Arsphenamin sehr leicht oxydiert unter Bildung von stark giftigen Verbindungen; es nimmt dabei eine dunklere bis braune Färbung an und wird nahezu unlösl. In zugeschmolzenen Ampullen mit Inertgasfüllung ist es haltbar. Auch in wss. Lsg. wird es leicht oxydiert. Arsengehalt etwa 20%.

Erkennung. Die wss. Lsg. bläut Lackmuspapier. Sie gibt mit wenig Salzsäure einen gelben Nd., der sich im Überschuß von Salzsäure wieder löst. Rk. auf Na-Ionen positiv.

Prüfung. Arsphenamin Natrium muß rein goldgelb gefärbt sein. 0,2 g müssen sich in 5 ml W. vollständig klar lösen.

Anwendung. Wie Arsphenamin. Es hat diesem gegenüber den Vorteil der Leichtlöslichkeit in Wasser (Lsg. sind sofort zu verbrauchen!).

Auch Arsphenamin Natrium wird praktisch nicht mehr angewandt.

Formel Nr.	Bezeichnung	Formel	Seite
1	*Arsenphenamin* Salvarsan Arsenobenzol	HCl·H₂N–C₆H₃(OH)–As=As–C₆H₃(OH)–NH₂·HCl	237
2	*Neoarsphenamin* Neosalvarsan Novarsenobenzol	H₂N–C₆H₃(OH)–As=As–C₆H₃(OH)–NH·CH₂·SO₂Na	240
3	*Sulfarsphenamin* Myosalvarsan Sulfarsenobenzol	NaO₃S·CH₂·HN–C₆H₃(OH)–As=As–C₆H₃(OH)–NH·CH₂·SO₃Na	243
4	Solu-Salvarsan	CH₃·CO·HN–C₆H₃(OH)–As=As–C₆H₃(O·CH₂·COONa)–NH·COCH₃	243
5	Sulfoxylsalvarsan	(pyrazolone)–N–C₆H₄–As=As–C₆H₄–N–(pyrazolone)–NH–CH₂–SO₂Na	243
6	Spirotrypan	(CH₂–CH(OH)–CH₂)₂N–...–HO–C₆H₃–As=As–(benzoxazol)–C–S–CH₂–CH₂–COONa	243
7	Albert 102 (Di-Na-Salz)	H₂N–CO–HN–N=C(CH₃)–C₆H₃(OH)–As=As–C₆H₃(OH)–C(CH₃)=N–NH–CO–NH₂	
8	Arsalyt	CH₃–HN–C₆H₂(H₂N)(H₂N)–As=As–C₆H₂(NH₂)(NH₂)–NH–CH₃	
9	Butarsen	HOOC–(CH₂)₃–C₆H₄–As=O	
10	Melarsenoxid	(H₂N)₂(triazin)–NH–C₆H₄–As=O	
11	*Melarsoprol* Mel B	(H₂N)₂(triazin)–HN–C₆H₄–As(S–CH₂)(S–CH)–CH₂OH	
12	Arsthinol NND 58	CH₃·CO·HN–C₆H₃(OH)–As(S–CH₂)(S–CH)–CH₂OH	244

Formel Nr.	Bezeichnung	Formel	Nr.
13	*Oxophenarsin* Mapharsen	HCl·H₂N-/HO-C₆H₃-As=O	244
14	*Dichlorphenarsin*	HCl·H₂N-/HO-C₆H₃-AsCl₂	245
15	Kakodylsäure	(H₃C)₂As(=O)OH	245
16	Arsanilsäure	H₂N-C₆H₄-As(=O)(OH)₂	248
17	Arsacetin	CH₃-CO-HN-C₆H₄-As(=O)(OH)(ONa)	249
18	Orsanin	CH₃-CO-HN-C₆H₃(OH)-As(=O)(OH)(ONa)	
19	Phenylglycinarsonsäure	HOOC-CH₂-HN-C₆H₄-As(=O)(OH)₂	
20	*Tryparsamid*	H₂N-OC-CH₂-HN-C₆H₄-As(=O)(OH)(ONa)	249
21	*Carbarson* Aminarson	H₂N-CO-HN-C₆H₄-As(=O)(OH)(ONa)	250
22	*Acetarsol* Acetarson Osarsol Spirocid (Na-Salz)	CH₃·CO·HN-C₆H₃(OH)-As(=O)(OH)₂	251
23	Treparsol	OHC-HN-C₆H₃(OH)-As(=O)(OH)₂	
24	Melarsen	(H₂N)₂-C₃N₃-HN-C₆H₄-As(=O)(OH)₂	
25	Glycobiarsol	HO-CH₂-CO-HN-C₆H₄-As(=O)(OH)-O-Bi=O	253

Neoarsphenaminum Helv. V, Pl.Ed. II, Dan. IX, Ned. 6. Neosalvarsan DAB 7 - BRD. Neophenamine BPC 63. Novarsenolum Ross. 9. Néoarsphénamine CF 65. Natrium-3,3'-diamino-4,4'-dihydroxy-arsenobenzol-methylen-sulfoxylat. Novarsenobenzol. Neoarsphenamin. 3-Amino-4,4'-dihydroxy-3'-sulfinomethylamino-arsenobenzol-Natrium. (Formel 2.)

$C_{13}H_{13}As_2N_2NaO_4S$ M.G. 466,13

Neoarsphenamin besteht in der Hauptsache aus 3-Amino-4,4'-dihydroxy-3'-sulfinomethyl-aminoarsenobenzol-Natrium[1]. Der Gehalt an Arsen liegt zwischen 19,0 und 21,0% (Pl.Ed. II, Ned. 6); 19,0 bis 20,0% (Dan. IX, Ross. 9); 18,0 bis 21,0% (BPC 63); 18,5 bis 19,5% (Helv. V, DAB 7 - BRD).

Neoarsphenamin kommt in zugeschmolzenen, evakuierten oder mit Inertgas gefüllten Ampullen in den Handel.

Eigenschaften. Gelbes, trockenes Pulver, das nicht an der Glaswand haftet; geruchlos oder allenfalls schwach nach Äther oder Alkohol riechend. Sehr leicht lösl. in W.; prakt. unlösl. in abs. A. oder Ae.; wenig lösl. in A. (90%ig); leicht lösl. in Glycerin.

Erkennung. 1. 0,2 g werden in 5 ml W. gelöst und in 0,5 ml Jodlsg. gegossen. Die Jodlsg. wird entfärbt (BPC 63, Pl.Ed. II). - 2. 0,5 g werden in 1,5 ml W. gelöst und mit 1,5 ml verd. Salzsäure versetzt. Es entsteht gelber Nd. Erwärmt man die Mischung, so färben die entweichenden Dämpfe Kaliumjodatstärkepapier blau (Pl.Ed. II). - 3. Man löst 0,2 g in 10 ml W., säuert mit Phosphorsäure gegen Lackmuspapier an und destilliert 5 ml der Mischung ab. Zum Filtrat gibt man 0,25 ml einer 1%igen wss. Phenollsg. und unterschichtet mit konz. Schwefelsäure. Es bildet sich eine rote Schichtgrenze aus (BPC 63). - 4. Vermischt man die wss. Lsg. (1 : 20) mit einem gleichen Volumen einer 0,01%igen Indigocarminlsg. und erhitzt, so wird die Lsg. entfärbt (Unterschied zu Sulfarsphenamin) (Ross. 9). - 5. Aus dem Rückstand der Sodaschmelze ist Arsen nachzuweisen. - 6. Die Rk. auf Natriumionen sind positiv.

Prüfung. 1. Die 1,0%ige (w/v) wss. Lsg. muß neutral oder allenfalls schwach alkalisch gegen Lackmus reagieren (Pl.Ed. II). - 2. Arsphenamin. Zu einer 10,0%igen (w/v) wss. Lsg. gibt man gleichviel einer 15,0%igen (w/v) Lsg. von Natriumcarbonat in W. Es darf keine Fällung entstehen (Pl.Ed. II). - 3. Unlösliche Bestandteile. Gibt man 0,6 g zu 1 ml W., so löst sich die Substanz rasch und vollständig mit gelber Farbe (Pl.Ed. II). - 4. Haltbarkeit. In zugeschmolzenen Ampullen bei 56° 24 Std. aufbewahrt behält das Präparat seine Farbe, seine physikalischen Eig. und seine Löslichkeit (Pl.Ed. II). - 5. Therapeutische Wirksamkeit. Sie muß den Vorschriften der einzelnen Länder entsprechen. Pl.Ed. II gibt folgende geeignete Methode an:

Die Bestimmung wird mit Mäusen durchgeführt, die mit einem geeigneten Stamm pathogener Trypanosomen, z.B. dem Stamm von *Trypanosoma equiperdum* infiziert wurden. Diese Trypanosomen werden im „Rational Institute for Medical Research", Mill Hill, London, gehalten. Der Stamm kann durch Übertragung auf Meerschweinchen oder Ratten aufrechterhalten werden. Für die Bestimmung müssen die Trypanosomen jedoch von einer Ratte auf Mäuse übertragen werden. Eine Probe entspricht den gestellten Anforderungen, wenn ihre therapeutische Wirksamkeit mindestens 80% der Wirksamkeit des Internationalen Standardpräparates beträgt.

1. Internationales Standardpräparat. Das Internationale Standardpräparat wird als trockenes Neoarsphenamin geliefert.

2. Vorschläge für das Verfahren. Eine Suspension des Blutes einer infizierten Ratte wird in physiologischer Kochsalzlösung, der 1,0 g/v% Natriumcitrat zugegeben wurde, so verteilt, daß sie eine für die Infektion von Mäusen in der gewünschten Stärke ausreichende Menge von Trypanosomen enthält. Eine geeignete Menge der gut umgerührten Suspension, z.B. 0,25 oder 0,5 ml, wird jeder von 20 oder mehr Mäusen in die Peritonealhöhle injiziert. Nach 48 Std. wird das Blut jeder Maus mikroskopisch untersucht. Es werden die Mäuse ausgewählt, die in zwei mikroskopischen Gesichtsfeldern zwischen 1 und 20 Trypanosomen je Bild zeigen, wobei das Gesichtsfeld ungefähr 0,12 mm² groß sein soll. Diese Verteilung entspricht einer ungefähren Infektion von 1000 bis 20000 Trypanosomen pro mm³ Blut. Aus den auf diese Art ausgewählten infizierten Mäusen werden 2 Gruppen mit je 10 Mäusen gebildet, wobei die Tiere jeder Gruppe bezüglich des Infektionsgrades weitgehendst einander gleichen; es ist darauf zu achten, daß das Gewicht der Mäuse beider Gruppen ebenfalls ungefähr gleich ist und daß der Gewichtsunterschied der einzelnen, für die Bestimmung ausgewählten Mäuse höchstens 5 g beträgt.

---

[1] Ned. 6 beschreibt es als Gemisch der genannten Verbindung mit 4,4'-Dihydroxy-3,3'-di-sulfinomethylaminoarsenobenzol-dinatrium.

Die Mäuse der einen Gruppe werden mit der Dosis x der zu bestimmenden Probe und die Mäuse der anderen Gruppe mit der Dosis 0,8 x des Internationalen Standardpräparates injiziert. Für die Bestimmung wird von dem Internationalen Standardpräparat eine Injektionsdosis gewählt, die voraussichtlich das Verschwinden der Trypanosomen bei 50% einer dementsprechend großen Anzahl injizierter Mäuse bewirken wird.

Die Neoarsphenaminlsg. werden mit frisch dest. W. hergestellt. Für das Herstellen der Lsg. und das Injizieren dürfen zusammen höchstens 10 Min. benötigt werden. Die Konzentrationen der Lsg. des Internationalen Standardpräparates und der zu bestimmenden Probe müssen gleich sein; 0,1 g/v% ist als Konzentration geeignet. Alle Injektionen erfolgen intravenös, und die Injektionsmenge richtet sich nach dem Gewicht der einzelnen Maus.

Das Blut jeder Maus wird am 1. und 3. Tag nach erfolgter Neoarsphenamininjektion auf Trypanosomen untersucht. Werden in der Blutprobe einer Maus nach sorgfältiger Analyse von 20 Gesichtsfeldern keine Trypanosomen gefunden, so ist diese Maus für die Zwecke dieser Bestimmung als infektionsfrei zu betrachten, und sie wird als „ohne Befund" gebucht. Sind Mäuse am ersten Tage bereits trypanosomenfrei, sterben aber vor dem 3. Tage, so sind sie als auf Neoarsphenamininjektion positiv reagierend zu betrachten. Sie werden als „ohne Befund" gebucht. Sterben infolge der Injektion auf diese Art vor Beendigung des 3. Tages mehr als 2 einer Gruppe von 10 Mäusen oder mehr als 4 einer Gruppe von 20 Mäusen, so muß der Versuch wiederholt werden. Mäuse, die innerhalb der ersten 24 Std. nach erfolgter Injektion sterben, scheiden aus allen Berechnungen aus, und überleben weniger als 9 Tiere einer Gruppe von 10 Mäusen die ersten 24 Std. nach erfolgter Injektion, so muß der Versuch wiederholt werden.

Sind die Reaktionen auf die zu bestimmende Probe und auf das Internationale Standardpräparat in beiden Fällen bei weniger als 20% oder bei mehr als 80% positiv, so ist ein genaues Auswerten der Bestimmung nicht möglich, und der Versuch muß mit anderen Injektionsdosen wiederholt werden. Übersteigt die Zahl der als „ohne Befund" gebuchten Mäuse einer Zehnergruppe, die mit der zu bestimmenden Probe injiziert wurde, um 2 oder mehr die Zahl der in der mit dem Internationalen Standardpräparat injizierten Gruppe, so entspricht die Probe den gestellten Anforderungen. Übersteigt die Zahl der als „ohne Befund" gebuchten Mäuse einer Gruppe der mit der zu bestimmenden Probe injizierten Tiere nicht um mindestens 2 die Zahl der durch Injektion mit dem Internationalen Standardpräparat als „ohne Befund" gebuchten Mäuse, so muß die Bestimmung unter Verwendung derselben Dosen wiederholt werden, und die Ergebnisse beider Versuche werden gemeinsam berücksichtigt. Ist die Gesamtzahl der Mäuse aus der Summe von 20 der vereinigten Gruppen, die durch die Injektion der zu bestimmenden Probe als „ohne Befund" zu betrachten ist, gleich oder größer als die, die durch die Injektion des Internationalen Standardpräparates als „ohne Befund" zu betrachten ist, so entspricht die Probe den gestellten Anforderungen. Der Versuch kann mit 40 Mäusen für jede Gruppe wiederholt werden.

6. Nicht zulässige Toxizität. Die Prüfung ist nach den Vorschriften des jeweiligen Landes vorzunehmen. Pl.Ed. II gibt folgende geeignete Methode an:

Die Prüfung wird mit einer geeigneten Tierart mittels intravenöser Injektion durchgeführt. Eine Probe entspricht den gestellten Anforderungen, wenn ihre Toxizität höchstens 120% von derjenigen des Internationalen Standardpräparates beträgt.

1. Internationales Standardpräparat. Das Internationale Standardpräparat wird als getrocknetes Neoarsphenamin geliefert.

2. Vorschläge für das Verfahren. Für die Prüfung werden 2 Gruppen von je 20 Mäusen verwendet, deren Gewichte im nichtgefütterten Zustand sich um höchstens 3 g unterscheiden dürfen. Die Mäuse einer Gruppe erhalten die Dosis x der zu prüfenden Probe, und die Mäuse der anderen Gruppe erhalten die Dosis 1,20 x des Internationalen Standardpräparates; die Dosen müssen so gewählt werden, daß 1,20 x des Internationalen Standardpräparates eine Sterblichkeit von ungefähr 50% in der damit injizierten Gruppe bewirken. Die Neoarsphenaminlsg. werden mit frisch dest. Wasser hergestellt. Für das Herstellen der Neoarsphenaminlsg. und das Injizieren dürfen zusammen höchstens 10 Min. benötigt werden. Die Konzentrationen der Lsg. des Internationalen Standardpräparates und der zu prüfenden Probe müssen gleich sein; 2 g/v% sind als Konzentration geeignet. Alle Injektionen erfolgen intravenös. Die injizierte Menge richtet sich nach dem Durchschnittsgewicht der Mäuse. Die Mäuse werden 3 Tage beobachtet. Ist die Zahl der durch die Injektion der zu bestimmenden Probe getöteten Mäuse nicht größer als die Zahl der durch die Injektion des Internationalen Standardpräparates getöteten Mäuse, so entspricht die Probe den gestellten Forderungen betreffs des Fehlens einer unzulässigen Toxizität; ist aber die Zahl der durch Injektion der Probe getöteten Mäuse größer als die, die durch Injektion des Internationalen Standardpräparates getötet wurden, so erfüllt die Probe die gestellten Anforderungen betreffs des Fehlens einer nicht zulässigen Toxizität nicht. Ist die Sterblichkeit beider Gruppen kleiner als 10% oder größer als 90%, so ist ein genaues Auswerten der Prüfung unmöglich, und der Versuch muß nach entsprechender Berichtigung der Injektionsdosen wiederholt werden.

Steht die oben vorgeschriebene Anzahl von Mäusen für die Prüfung nicht zur Verfügung, so werden 2 Gruppen von je 10 Mäusen mit der zu prüfenden Probe und mit dem Internationalen Standardpräparat sinngemäß injiziert. Ist dann die Zahl der durch die zu prüfende Probe getöteten Mäuse mindestens um 2 kleiner als die Zahl der durch das Internationale Standardpräparat getöteten, so erfüllt die zu prüfende Probe die gestellten Anforderungen betreffs des Fehlens einer nicht zulässigen Toxizität. Ist die Zahl der durch die zu prüfende Probe getöteten Mäuse nicht mindestens um 2 kleiner als die Zahl der durch das Internationale Standardpräparat getöteten, so muß die Prüfung durch Injektion derselben Dosen der zu prüfenden Probe bzw. des Internationalen Standardpräparates in einer 2. Gruppe von 10 Mäusen wiederholt werden. Ist die Gesamtzahl der durch die zu prüfende Probe getöteten Mäuse der 2 damit injizierten Zehnergruppen nicht größer als die Zahl, die durch Injektion des Internationalen Standardpräparates in die 2 entsprechenden Gruppen von je 10 Mäusen getötet wurde, so entspricht die zu prüfende Probe den gestellten Anforderungen betreffs des Fehlens einer nicht zulässigen Toxizität; ist aber die Zahl der durch die zu prüfende Probe getöteten Mäuse größer als die Zahl der durch das Internationale Standardpräparat getöteten, so entspricht die Probe nicht den gestellten Forderungen betreffs der nicht zulässigen Toxizität.

7. Trocknungsverlust. Über P_2O_5 im Vakuum 24 Std. lang getrocknet, nicht mehr als 2,0% (BPC 63).

Gehaltsbestimmung. Die Gehaltsbestimmung richtet sich nach den Vorschriften der jeweiligen Länder. Es wird meist die Methode zur Gehaltsbestimmung von Arsanilsäure oder Tryparsamid herangezogen.

Pl.Ed. II macht folgende Angaben:

Etwa 0,2 g, genau gewogen, werden in einem 250-ml-Weithals-Erlenmeyerkolben mit 15 ml Wasserstoffperoxid-Lsg. (30%) versetzt und gut durchgemischt. Dann läßt man sehr vorsichtig 15 ml konz. Schwefelsäure einfließen und erhitzt über schwacher Flamme, bis zur kräftigen Entwicklung weißer Nebel von SO_3. Ist die Lsg. dann noch nicht farblos, werden vorsichtig 2 ml Wasserstoffperoxid-Lsg. zugefügt und wie zuvor erhitzt. Wenn die Lsg. farblos ist, setzt man einen kurzstieligen Trichter ein und erhitzt 15 Min. lang so, daß die Kondensationszone etwa 5 cm unterhalb des Kolbenrandes liegt. Dann kühlt man ab, entfernt den Trichter und gibt durch einen langstieligen Trichter 0,2 g Hydrazinsulfat zu, ohne daß Kristalle davon an der Gefäßwand hängen bleiben. Nach erneutem Einsetzen des kurzstieligen Trichters erhitzt man nochmals 15 Min. lang wie zuvor. Man kühlt ab, verdünnt vorsichtig mit 20 ml W. und fügt 5 Tr. einer Mischung von 1 ml Methylorange-Lsg. und 19 ml W. zu. Dann titriert man die noch heiße Lsg. mit 0,1 n Kaliumbromat-Lsg., bis die Färbung des Methylorange gerade eben verschwunden ist, wobei gegen Ende der Titration die Maßlösung sehr langsam zugegeben ist. 1 ml 0,1 n Kaliumbromat entspr. 0,003746 g As.

DAB 7 – BRD macht folgende allgemeine Angaben:

Salvarsan-Präparate sind nachstehend aufgeführte Arsenobenzol-Verbindungen Neosalvarsan und Spirotrypan.

Die jeweils in einem Herstellungsgang erzeugte Menge dieser Salvarsan-Präparate darf nur nach staatlicher Prüfung und Erteilung eines Prüfvermerks in den Verkehr gebracht werden.

Aufbewahrung. In Ampullen unter einem Inertgas bei einer Temp. unter 25° und vor Licht geschützt.

Herstellung einer Injektionslösung (Pl.Ed. II). Eine Injektionslösung wird durch Auflösen des Inhalts einer Neoarsphenaminampulle in sterilem Wasser bereitet und muß innerhalb 5 Min. verwendet werden. Die Lösung zersetzt sich rasch, wobei die Toxizität zunimmt.

Anwendung. Neoarsphenamin ist ein Spirochaeticid und das am wenigsten toxische der Arsenphenaminderivate. Lange Jahre war es das Haupttherapeuticum bei primärer, sekundärer und tertiärer Syphilis, ist aber heute durch die Antibiotica zurückgedrängt worden.

Neoarsphenamin wird i.v. gegeben. Die Anfangsdosis für einen Mann von mittlerem Körpergewicht ist 450 mg, für eine Frau oder einen kleineren Mann 300 mg. Folgedosen werden ein- oder zweimal wöchentlich gegeben und können bis 600 mg gesteigert werden. Die Gesamtmenge während einer Behandlungsdauer soll 5 bis 6 g nicht übersteigen. Zwischen 2 Kuren soll eine Pause von 1 bis 3 Monaten eingeschaltet werden. Die Behandlung wird häufig durch Wismutpräparate unterstützt.

Neoarsphenamin wurde auch zur Behandlung des Rückfallfiebers und zur lokalen Applikation bei Plaut-Vincentischer Angina verwendet.

Handelsformen: Neosalvarsan (Farbwerke Hoechst) Trockenampullen. Novarsenobillon (May u. Baker) Trockenampullen. Pigmentum Neoarsphenaminum (Middlesex Hosp.) Pinselung, in Glycerinwasser, zur Behandlung von Angina Plaut-Vincenti.

Silbersalvarsan der Farbwerke Hoechst, heute nicht mehr im Handel, war das Natriumsalz einer Silberverbindung des Arsphenamins (des Salvarsans). Es enthielt etwa 20 bis 21% Arsen und 13 bis 14% Silber.

Neosilbersalvarsan der Farbwerke Hoechst, heute nicht mehr im Handel, war nach Angaben der Hersteller eine Molekülverbindung von Silbersalvarsan mit Neosalvarsan.

Sulfarsphenaminum Helv. V, Pl.Ed. I/1, Ned. 6. Myarsenolum Ross. 9. Sulfarsphenamin. Myosalvarsan. Sulfarsenobenzol. Dinatrium-3,3′-diamino-4,4′-dihydroxyarsenobenzol-N,N′-dimethylensulfonat. (Formel 3.)

$C_{14}H_{14}As_2N_2Na_2O_8S_2$ M.G. 598,06

Eigenschaften. Leichtes, amorphes, schwach gelbes bis gelbes Pulver, das an der Glaswand nicht haftet. Geruchlos oder allenfalls mit einem leichten Geruch nach Äther oder Alkohol. Sehr leicht lösl. in W.; wenig lösl. in A.; prakt. unlösl. in Ae.

Erkennung. 1. Sulfarsphenamin gibt die Erkennungs-Rk. 1, 3, 5 und 6 von Neoarsphenamin (S. 240). – 2. Man löst 0,5 g in 1,5 ml W. und fügt 1,5 ml verd. Salzsäure zu. Es entsteht kein Nd. (Unterschied zu Neoarsphenamin). Erhitzt man die Mischung zum Sieden, so färben sich die entweichenden Dämpfe feuchtes Kaliumjodat-Stärke-Papier blau (Pl.Ed. I/1). – 3. Zu einer 10,0%igen (w/v) Lsg. in W. gibt man ein gleiches Volumen einer 0,01%igen (w/v) wss. Lsg. von Indigocarmin und erhitzt 5 Min. lang auf 50°. Die Blaufärbung bleibt bestehen (Unterschied zu Neoarsphenamin) (Pl.Ed. I/1). – 4. Zu einer Lsg. von 0,1 g in 5 ml W. gibt man einige Tr. Silbernitratlsg. Es entsteht eine Braunfärbung, die rasch in Dunkelbraun übergeht (Ross. 9).

Prüfung. 1. Die Prüfungen auf Arsphenamin, unlösl. Bestandteile, Haltbarkeit, die Gehaltsbestimmung sowie Vorschriften über Aufbewahrung und Herst. einer Injektionslösung entsprechen den bei Neoarsphenamin gemachten Angaben (S. 240). – 2. Trocknungsverlust. 24 Std. im Vakuum über P_2O_5 getrocknet, nicht mehr als 2,5%. – 3. Unzulässige Toxizität. Die Prüfung ist nach den Vorschriften des jeweiligen Landes vorzunehmen. – 4. Therapeutische Wirksamkeit. Sie muß den Vorschriften der einzelnen Länder entsprechen.

Gehaltsbestimmung. Wie bei Neoarsphenaminum (s. S. 242).

Geforderter Gehalt. 18,2 bis 19,2% As (Ross. 9); 18,5 bis 21,0% As (Helv. V); 19,0 bis 21,0% As (Pl.Ed. I/1, Ned. 6).

Anwendung. Sulfarsphenamin ist gegen Spirochaeten zwar etwas weniger wirksam als Neoarsphenamin, aber es reizt die Gewebe weniger und kann auch i.m. appliziert werden. Es wurde zur Behandlung der Syphilis angewandt, ist aber heute durch die Antibiotica verdrängt.

Handelsformen: Metarsenobillon (May u. Baker) Trockenampullen. Sulfarsenol (Bengué). Pigmentum-Sulfarsenol (Bengué) stabilisierte 3%ige Lsg. in Glycerin zur Anwendung als Pinselung, Mundspülung und Gurgelmittel bei Mund- und Racheninfektionen.

Solu-Salvarsan der Farbenfabriken Bayer, Leverkusen, heute nicht mehr im Handel, war eine haltbare, gebrauchsfertige Lsg. von 3,4′-Diacetylamino-4-hydroxy-arseno-benzol-2′-natriumglykolat. (Formel 4.)

Sulfoxylsalvarsan, DAB 6, der Farbwerke Hoechst, heute nicht mehr im Handel, war das Natriumsalz der p-Arsenophenyl-dimethyl-aminopyrazolon-methylsulfoxylsäure (Formel 5) und kam als wss. Lsg. in den Handel.

Spirotrypan, DAB 7 – BRD, der Farbwerke Hoechst ist eine klare, gelbe, wäßrige und neutral reagierende Lösung von 2-di-(2,3-dihydroxypropyl)-aminophenol-(4-arseno-5)-βbenzoxazolyl-(2)-mercaptopropionsaurem Natrium. (Formel 6.)

$CH_{22}H_{25}As_2N_2NaO_8S$ M.G. 650,4

1 ml der Lsg. enthält 0,018 bis 0,22 g As und als Stabilisator 0,006 g Natriumformaldehydsulfoxylat.

Aufbewahrung. In Ampullen unter Kohlendioxid bei einer Temp. unter 25° und vor Licht geschützt.

Anwendung s. S. 243.

Arsthinol. 2-(3'-Acetamido-4'-hydroxyphenyl)-1,3-dithia-arsacyclopentan-4-methanol. (Formel 12.)

Weißes, geruchloses, mikrokristallines Pulver. Wenig lösl. in A.; sehr wenig lösl. in W. Arsthinol ist ein oral wirksames Mittel gegen Amoebiasis und Framboësie sowie Trichomoniasis.

Handelsform: Balarsen (Endo Laboratories, USA) Tabl., Lösung, Ovula.

Oxophenarsini Hydrochloridum Pl.Ed. II. Oxophenarsin. Oxophenarsine Hydrochloride BPC 63, NF XI. Arsphenoxidi hydrochloridum. Phenarsoxydum hydrochloricum. Oxophenarsiniumchlorid. 3-Amino-4-hydroxyphenylarsenoxid-hydrochlorid. 2-Amino-4-arsenosophenol-hydrochlorid. (Formel 13.)

Synonyma: Arsenoxide; Ehrlich 5; Arseno 39; Mapharsal; Fontarsan; Arsenosan; Oxiarsolan.

$C_6H_6AsNO_2 \cdot HCl$ M.G. 235,50

Herstellung. Durch Reduktion von 3-Amino-4-hydroxyphenylarsonsäure mit Kaliumjodid und Schwefeldioxid in saurer Lsg. und Überführen in das Hydrochlorid.

Eigenschaften. Weißes oder fast weißes, amorphes, hygroskopisches Pulver ohne Geruch. Lösl. in W., in Alkalilaugen, in Lsg. von Alkalicarbonat und in verd. Mineralsäuren.

Erkennung. 1. 0,05 g werden in 3 ml W. gelöst und mit 0,25 g Natriumdithionit (Natriumhyposulfit, Natriumsulfoxylat)[1] versetzt. Es entsteht ein lachsroter Nd., der rasch gelb wird (BPC 63, Pl.Ed. II). – 2. Etwa 0,01 g wird in 1 ml W. gelöst und mit 1 ml verd. Salzsäure und 1 Tr. Natriumhypophosphitlsg. versetzt. Es entsteht ein weißlicher bis gelber Nd. (Pl.Ed. II, BPC 63). – 3. In einem Reagensglas fügt man zu etwa 0,05 g Substanz 5 ml Aceton, verschließt mit einem lockeren Wattepfropfen und erhitzt zum gelinden Sieden. Die Dämpfe dürfen blaues Lackmuspapier nicht röten (Unterschied zu Dichlorphenarsinhydrochlorid) (Pl.Ed. II). – 4. Die Substanz gibt positive Rk. auf Chloridionen.

Prüfung. 1. Eine 1,0%ige (w/v) Lsg. in W. ist klar (Pl.Ed. II). – 2. Haltbarkeit. 96 Std. bei 70° in der zugeschmolzenen Ampulle aufbewahrt darf das Präparat keine Veränderung in Farbe, Konsistenz oder Löslichkeit aufweisen (Pl.Ed. II). – 3. Trocknungsverlust. 24 Std. im Vakuum über P_2O_5 getrocknet, nicht mehr als 1,0% (Pl.Ed. II)[2].

Gehalt an dreiwertigem Arsen. Etwa 0,25 g, genau gewogen, werden in 20 ml W. gelöst, mit 10 ml verd. Schwefelsäure versetzt und mit 0,1 n Jodlsg. nach Blaßgelb titriert. 1 ml 0,1 n Jodlsg. entspr. 3,746 mg dreiwertigem As. Oxophenarsinhydrochlorid muß zwischen 29,5 und 32,0% dreiwertiges As enthalten, bezogen auf die getrocknete Substanz (NF XI, Pl.Ed. II).

Gehalt an Gesamtarsen. Unter Verwendung von etwa 0,15 g, genau gewogen, wird die bei Neoarsphenamin (S. 242) beschriebene Methode ausgeführt. Forderung: mindestens 30,0%, höchstens 32,0% As, bezogen auf die getrocknete Substanz (Pl.Ed. II).

Aufbewahrung. In hermetisch verschlossenen Gefäßen aus farblosem Glas, die vor Abfüllung sterilisiert worden waren, unter Vakuum oder einem Inertgas, bei höchstens 20°.

Beschriftung: Das Etikett muß angeben 1. die offizielle Bezeichnung der Substanz, 2. die Menge des Inhalts g oder mg, 3. das Verfallsdatum des Präparates.

Achtung! Der Inhalt einer Ampulle darf nur appliziert werden, wenn er bei Bereitung der Injektionslsg. in der zur Injektion nötigen Menge Wasser vollkommen lösl. ist.

---

[1] Pl.Ed. II bezeichnet das Rg. als Natriumhydrosulfit.
[2] Nach NF XI kommt Oxophenarsinhydrochlorid meist im Gemisch mit Puffersubstanzen oder Verbindungen, die die Bereitung blutisotonischer Lösungen gestatten, in den Handel. In solchen Fällen darf der Trocknungsverlust nur 0,5% betragen.

Anwendung. Wie Neoarsphenamin (Neosalvarsan). Die Anfangsdosis für einen Mann beträgt 45 mg, für eine Frau 30 mg. Die zweite Dosis kann auf 90 mg bzw. 60 mg erhöht werden. Die Anfangsdosis bei Kindern sollte 0,5 mg pro kg Körpergewicht nicht überschreiten.

Das Präparat wird rasch durch die Nieren ausgeschieden, so daß die Dosen im Abstand von 3 bis 4 Tagen wiederholt werden können.

Die Applikation erfolgt i. v.

Handelsformen: Mapharside (in den USA Mapharsen) (Parke, Davis) Trockenampullen mit Glucose und Puffersubstanzen. Mapharside Dental (Parke, Davis) zur lokalen Behandlung bei Angina-Plaut-Vincent.

Injektion of Oxophenarsine Hydrochloride, BPC 63, ist eine sterile Lösung von Oxophenarsinhydrochlorid, die unmittelbar vor Gebrauch herzustellen ist, indem der sterile Inhalt einer Ampulle in Wasser zur Injektion gelöst wird. Die anzuwendende Menge Oxophenarsinhydrochlorid muß vom Arzt vorgeschrieben werden.

Oxophenarsintartrat. Oxophenarsine Tartrate BP 53(!). 3-Amino-4-hydroxyphenyloxoarsin-hydrogentartrat-dihydrat.

$C_6H_6AsNO_2 \cdot C_4H_6O_6 \cdot 2H_2O$ \hfill M.G. 385,1

Weißes oder fast weißes, geruchloses Pulver mit einem Gehalt von 19,0 bis 19,6% dreiwertigem Arsen.

Anwendung. Wie Oxophenarsinhydrochlorid.

Handelsform: Neo-Halarsine (May u. Baker) (in England nicht mehr im Handel).

Dichlorphenarsini Hydrochloridum Pl.Ed. I/2 (!). Dichlorphenarsin-hydrochlorid. Dichlorphenarsine Hydrochloride. 3-Amino-4-hydroxy-phenyldichloroarsinhydrochlorid. (Formel 14.)

Synonyma: Clorarsen; Filarsen; Fontarsol; Dichloro-Mapharsen; Chlorarsol; Halarsol; Arseclor; R.P. 2591.

$C_6H_6AsCl_2NO \cdot HCl$ \hfill M.G. 290,41

Eigenschaften. Weißes, geruchloses Pulver. Lösl. in W., in Alkalilaugen, in Lsg. von Alkalicarbonaten und in verd. Mineralsäuren.

Erkennung (Pl.Ed. I/2). 1. Gibt die Erkennungs-Rk. 1, 2 und 4 von Oxophenarsinhydrochlorid (S. 244). − 2. In einem Reagenzglas fügt man zu etwa 0,05 g Substanz 5 ml Aceton, verschließt mit einem lockeren Wattepfropfen und erhitzt zum gelinden Sieden. Die Dämpfe röten blaues Lackmuspapier (Unterschied zu Oxophenarsinhydrochlorid).

Prüfung (Pl.Ed. I/2). 1. Eine 1%ige (w/v) wss. Lsg. muß klar und farblos sein. − 2. Trocknungsverlust. 24 Std. im Vakuum über P_2O_5 getrocknet, nicht mehr als 0,5%.

Gehalt an dreiwertigem Arsen (Pl.Ed. I/2). Etwa 0,25 g, genau gewogen, werden in 20 ml W. gelöst, mit 10 ml verd. Schwefelsäure versetzt und mit 0,1 n Jodlsg. nach Blaßgelb titriert. 1 ml 0,1 n Jodlsg. entspr. 3,746 mg dreiwertigem Arsen.

Das Präparat muß 25,0 bis 27,0% dreiwertiges Arsen enthalten, bezogen auf die getrocknete Substanz.

Gehalt an Gesamtarsen (Pl.Ed. I/2). Unter Verwendung von etwa 0,15 g, genau gewogen, wird die bei Neoarsphenamin (S. 242) beschriebene Methode ausgeführt.

Forderung. 25,3 bis 27,0% Gesamtarsen, bezogen auf die getrocknete Substanz.

Aufbewahrung, Beschriftung wie Oxophenarsinhydrochlorid (S. 244).

Achtung! Der Inhalt einer Ampulle darf nur appliziert werden, wenn er bei Bereitung der Injektionslsg. in der zur Injektion nötigen Menge Wasser vollkommen lösl. ist.

In den handelsüblichen Präparaten sind meist noch Glucose und/oder Puffersubstanzen enthalten, die nach Auflösen in Wasser eine blutisotonische Lsg. ergeben.

Acidum kakodylicum. Kakodylsäure. Dimethylarsinsäure. Cacodylic acid. (Formel 15.)

$C_2H_7AsO_2$ \hfill M.G. 137,99

Herstellung. Durch Erhitzen eines Gemisches aus gleichen Teilen wasserfreiem Kaliumacetat und Arsentrioxid erhält man Kakodyloxid, $(CH_3)_2As-O-As(CH_3)_2$, neben wenig Kakodyl, $(CH_3)_4As_2$. Durch Oxydation mit HgO in Wasser werden beide in Kakodylsäure übergeführt.

Eigenschaften und Erkennung. Farblose Kristalle, geruchlos, in W. sehr leicht lösl. Durch phosphorige Säure wird sie zu Kakodyloxid reduziert, das an seinem widerlichen Geruch leicht erkennbar ist. Die Kakodylsäure ist eine einbasische Säure, ihre Salze sind meist in Wasser leicht lösl. Die Kakodylsäure ist verhältnismäßig viel weniger giftig als Arsentrioxid.

Aufbewahrung. Sehr vorsichtig.

Anwendung. Zur Darstellung der kakodylsauren Salze.

Natrium kakodylicum DAB 6, Helv. V, ÖAB 9. Natrii cacodylas Ned. 6. Natriumkakodylat. Natriumcacodylat. Dimethylarsinsaures Natrium. Natriumdimethylarsinat. Sodium cacodylate. Sodium dimethylarsonate. Cacodylate de sodium.

Synonyma: Arsecodile; Arsicodile; Arsycodile.

$C_2H_6NaO_2 \cdot 3 H_2O$ M.G. 214,02

Eigenschaften. Weißes, kristallines, geruchloses, hygroskopisches Pulver, das bei etwa 60° im Kristallwasser schmilzt und bei etwa 120° wasserfrei wird. Lösl. in etwa 0,5 T. W., in etwa 2,5 T.A. pH der wss. Lsg. etwa 8 bis 9.

Erkennung. 1. Natriumkakodylat schmilzt beim Erhitzen auf der Magnesiarinne zunächst im Kristallwasser, erstarrt dann bei weiterem Erhitzen wieder und verbrennt bei höherer Temp. mit bläulicher Flamme unter Entwicklung knoblauchartig riechender Dämpfe (Vorsicht!). Der Glührückstand ist weiß. Wird er in W. gelöst und die Lsg. nach Zusatz eines Kriställchens KJ und einiger Tr. Natriumsulfidlsg. mit Salzsäure angesäuert, so entsteht allmählich ein gelber Nd. von Arsensulfid (ÖAB 9). – 2. Eine Lsg. von Natriumkakodylat gibt mit Silbernitratlsg. keinen Nd. (Unterschied zu Monomethylarsinat und Arsanilat) (ÖAB 9). – 3. Läßt man eine Lsg. von Natriumkakodylat mit Natriumhypophosphitlsg. einige Zeit stehen, so entwickelt sich ein äußerst widerlicher Geruch nach Kakodyl (Vorsicht! Sehr giftig!) (ÖAB 9). – 4. Natriumkakodylat gibt die Rk. auf Natriumionen.

Prüfung. 1. Eine Lsg. von 1 T. der Substanz in 19 T. W. muß klar und farblos sein (ÖAB 9). – 2. Freies Alkali, freie Säure. 10 ml der Lsg. (1 + 19) dürfen zur Neutralisation gegen Phenolphthalein höchstens 0,10 ml 0,1 n Salzsäure oder 0,10 ml 0,1 n Natronlauge verbrauchen (ÖAB 9). – 3. Chlorid. In einer Mischung von 5 ml der Lsg. (1 + 19), 2 ml verd. Salpetersäure und 3 ml W. darf Chlorid in unzulässiger Menge nicht nachweisbar sein (s. Bd. I, 257) (ÖAB 9). – 4. Sulfat. In einer Mischung von 5 ml der Lsg. (1 + 19), 2 ml verd. Salzsäure und 3 ml W. darf Sulfat in unzulässiger Menge nicht nachweisbar sein (s. Bd. I, 262) (ÖAB 9). – 5. Monomethylarsinat[1]. 10 ml der Lsg. (1 + 19) dürfen auf Zusatz von 1 ml Calciumchloridlsg. beim Erhitzen im Wasserbad innerhalb von 2 Min. nicht getrübt werden (ÖAB 9). Ned. 6 läßt mit Calciumchlorid in einer Lsg. (1 + 19) auf Monomethylarsonat[1], Arsenat und Phosphat prüfen. – 6. Anorganische Arsenverbindungen. Eine Lsg. von 0,5 g der Substanz und 0,1 g Kaliumjodid in 1 ml W. darf nach Zusatz von 5 ml A. und 4 ml Hypophosphitlsg. innerhalb 1 Std. weder einen gefärbten Nd. geben noch sich verfärben (Vorsicht! Kakodyl!) (ÖAB 9). – 7. Schwermetalle. In der Lsg. (1 + 19) dürfen Schwermetalle in unzulässiger Menge nicht nachweisbar sein (s. Bd. I, 253) (ÖAB 9).

Gehaltsbestimmung. 0,2000 g der Substanz werden in einem Kjeldahl-Kolben in etwa 10 ml W. gelöst. Nach Zusatz von 10 ml konz. Schwefelsäure erhitzt man, bis das gesamte W. verdampft ist und sich weiße Dämpfe zu entwickeln beginnen. Nun setzt man das Erhitzen noch 10 Min. lang fort, läßt hierauf abkühlen und verdünnt vorsichtig mit W. Nach dem Abkühlen fügt man etwa 0,2 g Kaliumbromid zu und titriert mit 0,1 n Kaliumbromatlsg. bis zur bleibenden Gelbfärbung. 1 ml 0,1 n Kaliumbromatlsg. entspr. 10,70 mg $C_2H_6AsNaO_2 \cdot 3 H_2O$ (ÖAB 9). – Ned. 6 läßt mit konz. Schwefelsäure und Wasserstoffperoxidlsg. mineralisieren, mit Hydrazinsulfat zum Arsenit reduzieren und bromatometrisch gegen Methylrot titrieren.

Geforderter Gehalt. 95,1 bis 101,0% $C_2H_6AsNaO_2 \cdot 3 H_2O$ (ÖAB 9); 72,0 bis 75,0% $C_2H_6AsNaO_2$ (M.G. 159,9) (Ned. 6).

Aufbewahrung. Unter Verschluß, in dicht schließenden Gefäßen. Gift.

---

[1] Die Bezeichnung Monomethylarsinat bezieht sich auf die Formel

$$CH_3-As\overset{\displaystyle O}{\underset{\displaystyle OH}{-OH}}$$

und müßte wie in Ned. 6 Monomethylarsonat heißen (s. S. 236).

Entkeimung. Lsg. nach dem unter c) angegebenen Verfahren (Bd. VII A, 435) (ÖAB 9).

Anwendung. Natriumkakodylat wirkt wie anorganische Arsenverbindungen, da es im Organismus zu solchen abgebaut wird. Es ist jedoch weniger giftig als Arsentrioxid. Es wird nur noch selten zur Behandlung von Psoriasis und anderen chronischen Hauterkrankungen verwendet, dann jedoch als s.c. Injektion. Peroral kommt es leicht zu schweren Vergiftungen, da die Magensäure anorganische Arsenverbindungen freisetzt. Auch treten nach s.c. Injektionen der knoblauchähnliche Geruch der Atemluft, des Harns und des Schweißes in geringerem Maße auf als nach oraler Gabe.

Dosierung. Gebräuchliche Einzeldosis bei oraler oder subcutaner Verabreichung: 0,01 bis 0,08 g.

Einzelmaximaldosis, oral oder subcutan: 0,1 g, Tagesmaximaldosis, oral oder subcutan: 0,2 g (ÖAB 9).

Ferrum kakodylicum. Eisen(III)-kakodylat. Ferric Cacodylate. Kakodylsaures Eisenoxid.

$$[(CH_3)_2AsO \cdot O]_3Fe \qquad M.G. 466,82$$

Eigenschaften und Erkennung. Gelbes bis braungelbes Pulver, lösl. in W., fast unlösl. in A. Die wss. Lsg. (0,1 g + 5 ml) rötet Lackmuspapier und gibt mit Kaliumferrocyanidlsg. einen Nd. von Berlinerblau. Wird die Lsg. von etwa 0,01 g Eisen(III)-kakodylat in 2 bis 3 ml verd. Schwefelsäure mit Zinkfeile versetzt, so tritt der widerliche Kakodylgeruch auf.

Aufbewahrung. Sehr vorsichtig.

Anwendung. Früher wie Arsentrioxid und zugleich als Eisenpräparat innerlich zu 0,05 bis 0,3 g täglich oder subcutan zu 0,03 bis 0,1 g täglich, besonders bei Chlorose und ihren Folgeerscheinungen. Es sollte besser vertragen werden als Natriumkakodylat.

Guajacolum kakodylicum, Guajacolkakodylat, Kakodyliakol, ist keine chemische Verbindung, sondern ein Gemisch von äquivalenten Mengen Kakodylsäure und Guajacol. Es wird durch Eindampfen einer Lösung von Kakodylsäure und Guajacol in berechneten Mengen dargestellt und bildet ein weißes, kristallines Pulver.

Aufbewahrung. Vorsichtig.

Anwendung. Früher bei Tuberkulose subcutan zu 0,03 bis 0,05 g in Öl gelöst.

Hydrargyrum kakodylicum. Mercurikakodylat. Quecksilber(II)-kakodylat. Kakodylsaures Quecksilberoxid.

$$[(CH_3)_2AsO \cdot O]_2Hg \qquad M.G. 474,57$$

Herstellung. Durch Auflösen von Quecksilberoxid in einer Lsg. von Kakodylsäure und Eindampfen zur Kristallisation.

Eigenschaften. Weißes, kristallines Pulver, an der Luft feucht werdend, lösl. in W. und in A., unlösl. in Ae. Es enthält rund 42% Hg.

Da das reine Quecksilberkakodylat zersetzlich ist, kam unter der Bezeichnung Hydrargyrum kakodylicum eine Verbindung (Mischung) von Quecksilberkakodylat mit Natriumchlorid, $[(CH_3)_2AsO_2]_2Hg + 8\,NaCl$, in den Handel, die rund 21% Hg enthielt.

Erkennung. Die wss. Lsg. gibt die Reaktionen der Quecksilber(II)-salze und der Kakodylsäure.

Aufbewahrung. Sehr vorsichtig.

Anwendung. Früher bei Syphilis, 0,01 bis 0,03 g täglich intramusculär, die Einspritzung ist schmerzhaft.

Phenyldimethylpyrazolonum kakodylicum. Kakodylsaures Phenyldimethylpyrazolon.

$$(CH_3)_2AsOOH \cdot C_{11}H_{12}N_2O + 2\,H_2O \qquad M.G. 362,15$$

Herstellung. Durch Erhitzen einer wässerig-weingeistigen Lsg. von Phenyldimethylpyrazolon mit der berechneten Menge Kakodylsäure und Verdunsten der Lsg. über konz. Schwefelsäure.

Eigenschaften. Weißes Kristallpulver, leicht lösl. in W. (1 + 3), auch in A. Fp. 100°. Es enthält 20,7% Arsen, 51,9% Phenyldimethylpyrazolon, 9,9% Kristallwasser.

Erkennung. Die wss. Lsg. (0,5 + 10 ml) gibt die Reaktionen des Phenyldimethylpyrazolons (Rotfärbung mit Eisenchloridlösung, Grünfärbung mit salpetriger Säure u.a.), ferner die Reaktionen der Kakodylsäure (vgl. Natriumkakodylicum).

Aufbewahrung. Sehr vorsichtig.

Anwendung. Wie andere Kakodylverbindungen.

Strychninum kakodylicum. Strychninkakodylat.

$$(CH_3)_2AsO \cdot OH \cdot C_{21}H_{22}N_2O_2 \qquad M.G. \ 472{,}42$$

Eigenschaften. Weißes Pulver. Es wird in wss. Lsg. hydrolysiert unter Abscheidung von Strychnin.

Aufbewahrung. Sehr vorsichtig.

Anwendung. Früher bei Tuberkulose; es sollte appetitanregend wirken.

Natrium arsanilicum. Arsanilsaures Natrium. Natriumarsanilat. p-Aminophenylarsonsaures Natrium. Sodium Arsanilate. Atoxyl. Soamin. Arsamin. Trypoxyl. Protoxyl. Nuarsol. Sonate. (Formel 16.)

$$C_6H_7AsNNaO_3 \cdot 4H_2O \qquad M.G. \ 311{,}08$$

Herstellung. Durch Erhitzen von Anilin mit Arsensäure auf 190 bis 200° und Neutralisieren der abgekühlten Masse mit Natriumcarbonatlsg. Aus der filtrierten Lsg. wird die freie Säure durch Salzsäure ausgeschieden und aus W. umkristallisiert. Das Mononatriumsalz erhält man aus der Säure und der berechneten Menge Natriumcarbonat in wss. Lsg.

Eigenschaften. Weißes, kristallines Pulver, von säuerlichem Geschmack. Lösl. in etwa 6 T. W., leicht lösl. in heißem W.; lösl. in etwa 100 T. A. Verwittert an der Luft. Die wss. Lsg. zersetzt sich beim Erhitzen allmählich unter Bildung von Anilin und Natriumarsenat.

Erkennung. 1. Beim vorsichtigen Erhitzen im Reagensglas verkohlt es unter Entwicklung von Knoblauchgeruch; an den kälteren Teilen des Glases scheidet sich ein dunkler, glänzender Belag von Arsen ab. – 2. Je 5 ml der wss. Lsg. (1 + 19) geben mit Kupfer(II)-sulfatlsg. einen hellgrünen, mit Quecksilber(II)-chloridlsg. und mit Silbernitratlsg. einen weißen, in Salpetersäure lösl. Nd., mit Bromwasser einen weißen Nd., der beim Schütteln mit Ae. verschwindet. – 3. Die Lsg. von etwa 20 mg in 3 ml Salzsäure gibt nach Zusatz von etwa 0,2 g Calciumhypophosphit beim Erhitzen eine gelbe Färbung und nach kurzer Zeit einen gelben Nd. (bei Gegenwart von arseniger Säure und Arsensäure ist der Nd. mehr oder weniger bräunlich). – 4. Die Lsg. von etwa 20 mg in 2 ml W. wird mit 4 bis 5 Tr. Salzsäure und mit etwa 50 mg Natriumnitrit versetzt. Nach Zusatz von 3 bis 4 ml Natronlauge gibt das Gemisch mit β-Naphthollsg. (20 mg in 3 bis 4 Tr. Natronlauge und 3 ml W.) eine Rotfärbung (Unterschied zu Arsacetin, das mit der gleichen Probe eine Gelbfärbung ergibt). – 5. Die wss. Lsg. (0,1 + 5) gibt mit einigen Tr. Chlorkalklsg. eine orangerote Färbung, mit mehr Chlorkalklsg. einen gelben Nd. (Natriumkakodylat und Natriummethylarsonat geben keine Färbung).

Gehaltsbestimmung. Die Bestimmung wird bei Neoarsphenamin (S. 242) ausgeführt.

Der Arsengehalt muß zwischen 24,1 und 24,6% liegen. Der Wassergehalt, bestimmt durch Trocknen bei 105°, liegt zwischen 21,6 und 23,2%.

1 ml 0,1 n Natriumthiosulfatlsg. entspr. 3,75 mg As.

Aufbewahrung. Sehr vorsichtig, in dicht schließenden Glasstopfengefäßen.

Anwendung. Es wurde früher zur Behandlung von Syphilis, Schlafkrankheit, aber auch bei Haut- und Bluterkrankungen angewandt. Es verursachte jedoch bei längerer Anwendung degenerative Veränderung des Zentralnervensystems, die zu dauernder Blindheit führen konnte, und ist deshalb heute als Therapeuticum nicht mehr üblich.

Die Dosierung lag zwischen 50 und 200 mg s.c. oder i. m.

Argentum arsanilicum. Arsanilsaures Silber. p-Aminophenylarsinsaures Silber. Silberatoxyl. Argatoxyl.

$$C_6H_4(NH_2)AsO_3HAg \qquad M.G. \ 323{,}93$$

Eigenschaften. Farbloses Kristallpulver, in W. unlösl., lösl. in verd. Salpetersäure. Es enthält 25% Arsen und 33% Silber.

Erkennung. Beim Erhitzen verhält es sich ähnlich wie arsanilsaures Natrium. Die Lsg. in verd. Salpetersäure gibt mit Salzsäure einen weißen Niederschlag von Silberchlorid; das Filtrat gibt beim Erhitzen mit Salzsäure und Calciumhypophosphit einen gelben Niederschlag.

Aufbewahrung. Sehr vorsichtig.

Anwendung. Früher bei gonorrhoischen und septischen Erkrankungen in Ölemulsion 1 : 10, intramusculär zu 0,5 bis 0,75 g täglich.

Natrium acetarsanilicum DAB 6, Helv. V. Acetarsanilsaures Natrium. Acetyl-p-aminophenylarsinsaures Natrium. Arsacetin. (Formel 17.)

$C_8H_9AsNNaO_4 \cdot 4 H_2O$ M.G. 353,15

Herstellung. Durch Einwirkung von Essigsäureanhydrid, $(CH_3CO)_2O$, auf Arsanilsäure entsteht Acetylarsanilsäure, die mit Natriumcarbonat in das saure Natriumsalz übergeführt wird.

Eigenschaften. Weißes kristallines Pulver, lösl. in 10 T. kaltem, in 3 T. siedendem W. Die wss. Lsg. rötet Lackmuspapier schwach.

Erkennung. Beim Erhitzen im Probierrohr verhält es sich wie arsanilsaures Natrium (s. d.). Die wss. Lsg. (0,5 + 5 ml) gibt mit Silbernitratlsg. einen weißen Nd., lösl. in Salpetersäure. Beim Erwärmen von 0,2 g acetylarsanilsaurem Natrium mit 5 ml A. und 5 ml konz. Schwefelsäure tritt der Geruch des Essigäthers auf. – Die Lsg. von etwa 0,02 g acetylarsanilsaurem Natrium in etwa 3 ml Salzsäure gibt nach Zusatz von etwa 0,2 g Calciumhypophosphit beim Erhitzen einen gelben Niederschlag. (Bei Gegenwart von arseniger Säure oder Arsensäure ist der Niederschlag mehr oder weniger bräunlich.) Zur Unterscheidung von arsanilsaurem Natrium dient ferner die Probe mit Natriumnitrit und β-Naphthol (s. arsanilsaures Natrium).

Prüfung. 1. Wird die wss. Lsg. (1 g + 10 ml) mit 5 ml Salpetersäure versetzt, so darf das Filtrat durch Silbernitratlösung höchstens schwach opalisierend getrübt werden (Chloride). – 2. Wird die wss. Lsg. (1 g + 10 ml) mit 5 ml Salzsäure versetzt, so darf das Filtrat durch Schwefelwasserstoffwasser nicht verändert werden (arsenige Säure, Schwermetalle). – 3. Die wss. Lsg. (0,5 + 10 ml) darf durch eine Mischung von 5 Tr. Magnesiumsulfatlsg., 10 Tr. Ammoniumchloridlsg. und 3 ml Ammoniaklsg. innerhalb 2 Std. nicht verändert werden (Arsensäure).

Gehaltsbestimmung. Beim Trocknen bei 105° (!) darf es nicht weniger als 18,7 und nicht mehr als 20,5% an Gewicht verlieren (richtiger Kristallwassergehalt).

Die Bestimmung des Arsengehaltes wird in gleicher Weise ausgeführt wie beim Neoarsphenamin (s. S. 242). Für 0,2 g acetylarsanilsaures Natrium müssen 11,3 bis 11,6 ml 0,1 n Natriumthiosulfatlösung verbraucht werden = 21,2 bis 21,7% Arsen.

Aufbewahrung. Sehr vorsichtig.

Anwendung. Früher wie arsanilsaures Natrium, vor dem es den Vorzug geringerer Giftigkeit hat. Subcutan oder intravenös in Gaben von 0,3 bis 0,45 g (in wässeriger Lösung 1 : 10).

Tryparsamidum Pl.Ed. II. Tryparsamide BP 68, USP XVII. Tryparsamid. Natrium-4-carbamoylmethylaminophenylarsonat. Natrium-N-phenylglycylamid-arsonat. Natriumhydrogen-p-carbamoylmethylaminophenylarsonat-hemihydrat. (Formel 20.)

$C_8H_{10}AsN_2NaO_4 \cdot 1/2 H_2O$ M.G. 305,10

Eigenschaften. Weißes, geruchloses, kristallines Pulver, das am Licht langsam zersetzt wird. 1 T. löst sich in etwa 2 ml W.; wenig lösl. in A.; prakt. unlösl. in Ae., in Chlf. und in Bzl. Die wss. Lsg. (1 in 20) reagiert gegen Lackmus neutral.

Erkennung. 1. Zu der bei der Gehaltsbestimmung letztlich erhaltenen Lsg. gibt man tropfenweise Schwefelsäure bis zur deutlich sauren Rk., versetzt mit einem Überschuß an schwefliger Säure und kocht die Mischung, bis der Geruch nach SO_2 nicht mehr wahrnehmbar ist. Dann leitet man Schwefelwasserstoff ein. Es entsteht ein gelber, in Ammoniumcarbonatlsg. lösl. Nd. (USP XVII, BP 68, Pl.Ed. II). – 2. Zu 5 ml einer Lsg. (1 in 10) gibt man 3 ml Natronlauge und kocht die Mischung. Es tritt der Geruch nach Ammoniak auf (USP XVII, BP 68, Pl.Ed. II). – 3. Zu 1 ml der Lsg. (1 in 10) gibt man 1 ml Calciumchloridlsg. Es entsteht allmählich ein mikroskopisch feiner Nd. von keilförmigen Kristallen (USP XVII, Pl.Ed. II). – 4. Zu 1 ml der Lsg. (1 in 10) gibt man 1 ml Silbernitratlsg. Es entsteht ein Nd., dünner mikroskopischer Nadeln (Pl.Ed. II). – 5. Gibt man zu 1 ml der Lsg. (1 in 10) 1 ml verd. Salzsäure, so entsteht eine Fällung (Unterschied zu Natriumkakodylat) (Pl.Ed. II).

Prüfung. 1. Arsenat. Gibt man zu 1 ml der Lsg. (1 in 10) 1 ml Magnesiamixtur, so darf in der kalten Mischung kein Nd. entstehen, beim Erwärmen jedoch tritt eine Fällung auf (USP XVII). – 2. Arsanilsäure. Zu 5 ml der Lsg. (1 in 10) gibt man 0,3 ml Natriumnitritlsg. (1 in 10) und kühlt in Eiswasser. Dann versetzt man mit 5 ml einer Lsg. von 500 mg β-Naphthol in 10 ml 10%iger Natronlauge. Es darf keine Rotfärbung auftreten (USP XVII). – 3. Arsphenamin-Verbindungen. Zu 1 ml der Lsg. (1 in 10) gibt man 0,2 ml Eisen(III)-chloridlsg. Es darf keine Blaufärbung auftreten, doch es entsteht ein brauner Nd., der sich bei weiterer Zugabe von Eisen(III)-chloridlsg. wieder löst (USP XVII). – 4. Vollständige Löslichkeit. 3 g Tryparsamid müssen sich in 10 ml W. vollständig lösen. Die Lsg. muß 6 Std. lang klar bleiben (Pl.Ed. II). – 5. Trocknungsverlust. Bei 110° bis zum konst. Gew. getrocknet 2,5 bis 3,5% des Gewichts Pl.Ed. II. – 6. Pl.Ed. II schreibt für Tryparsamid Sterilität vor.

Gehaltsbestimmung. Etwa 200 mg Tryparsamid, genau gewogen, versetzt man in einem kleinen Kjeldahl-Kolben mit 5 ml Schwefelsäure und mischt es durch Umschwenken. Dann fügt man vorsichtig 3 ml Salpetersäure zu, mischt und erhitzt über freier Flamme bis zur vollständigen Entfärbung der Flüssigkeit. Die Zugabe von Salpetersäure muß evtl. wiederholt werden. Dann gibt man 1 g gepulvertes Ammoniumsulfat zu, mischt und erhitzt weiter, bis etwa 5 Min. lang weiße Nebel von Schwefeltrioxid entwichen sind. Man kühlt ab, überführt die Lsg. quantitativ in einen Kolben und versetzt mit W. zu etwa 100 ml. Nun gibt man 1 g KJ zu, engt auf etwa 40 ml ein, kühlt ab und entfärbt evtl. ausgeschiedenes Jod durch tropfenweisen Zusatz von 0,1 n Natriumthiosulfatlsg. Man verdünnt mit W. auf 150 ml, macht erst mit Natronlauge (1 in 5) schwach lackmusalkalisch, dann mit verd. Schwefelsäure schwach sauer. Die Lsg. wird gekühlt, mit 20 ml kalt gesättigter Natriumbicarbonatlsg. versetzt und gegen Stärkelsg. mit 0,1 n Jodlsg. titriert. 1 ml 0,1 n Jodlsg. entspr. 14,80 mg $C_8H_{10}AsN_2NaO_4$ (USP XVII).

Geforderter Gehalt. 99,0 bis 101,0% $C_8H_{10}AsN_2NaO_4$, bezogen auf die getrocknete Substanz (USP XVII, BP 68, Pl.Ed. II).

Aufbewahrung. In kleinen, dicht verschlossenen Gefäßen, kühl und vor Licht geschützt.

Beschriftung. Das Etikett des Behälters mit Tryparsamid muß 1. die offizielle Bezeichnung, 2. die Menge des Inhalts in g, 3. die Chargen-Nr. des Produktes, 4. Namen und Anschrift des Herstellers und 5. das Verfallsdatum (längstens 5 Jahre nach dem Tag der Herstellung) tragen (Pl.Ed. I/1).

Anwendung. Tryparsamid ist ein stark wirksames Trypanozid[1]. Es leistet sehr gute Dienste z.B. in der Behandlung der durch Trypanosoma gambiense hervorgerufenen Erkrankung, besonders im bereits fortgeschrittenen Stadium.

Da es auch eine gewisse spirochaetozide Wirkung besitzt, wurde es weiterhin zur Behandlung der Neurosyphylis verwandt, ist jetzt jedoch durch Antibiotica verdrängt.

Dosierung. Zur Behandlung der Trypanosomiasis 1 bis 3 g, je nach Körpergewicht des Patienten, in 6 bis 16, wöchentlichen i.v. Injektionen (jeweils frisch bereitet).

BP 68 gibt unter Tryparsamide Injection an: 1 bis 3 g im Abstand von 5 bis 7 Tagen bis zu einer Gesamtdosis von 6 bis 24 g, subcutan, intramusculär oder intravenös.

Als Antidot ist wie bei allen Arsenintoxikationen Dimercaprol geeignet.

Tryparsamidum pro injektione Pl.Ed. I/2. Sterile Tryparsamide USP XVII.

Tryparsamid zur Injektion ist Tryparsamid, das als steriles Pulver in Einzeldosen ampulliert ist. Der Gehalt an As in der zugeschmolzenen Ampulle muß zwischen 22,0 und 28,0%, der N-Gehalt zwischen 8,0 und 10,5% der auf dem Etikett angegebenen Tryparsamidmenge liegen (Pl.Ed. I/2).

Erkennung, Prüfung, Gehalt entsprechen den bei Tryparsamid gemachten Angaben.

Tryparsamide Injection BP 68.

Tryparsamid Injektion ist eine sterile Lösung von Tryparsamid in Wasser zur Injektion. Sie wird unmittelbar vor Gebrauch durch Auflösen des Inhalts einer Tryparsamidampulle in der erforderlichen Menge Wasser zur Injektion erhalten.

Der Inhalt der Ampulle muß den bei Tryparsamid gemachten Angaben, einschließlich der Angaben für sterile Feststoffe entsprechen.

Carbarsonum Pl.Ed. II, Ned. 6. Carbarsone USP XVII, BPC 63. Carbarson. Aminarsonum Ross. 9. Aminarson. p-Ureidophenylarsonsäure. (Formel 21.)

$C_7H_9AsN_2O_4$ M.G. 260,08

Eigenschaften. Weißes, fast geruchloses Pulver von schwach saurem Geschmack. Fp. 174° (Zers.). Wenig lösl. in W. und in A.; sehr wenig lösl. in Chlf. und in Ae.; lösl. in Lsg. von Alkalihydroxiden und -carbonaten. Die gesättigte wss. Lsg. reagiert gegen Lackmus sauer.

---

[1] Trypanosomen sind Geißeltierchen, die im Blut des Menschen oder von Wirbeltieren leben. Sie werden durch den Biß oder Stich blutsaugender Tiere übertragen (Stechfliegen, Raubwanzen, Blutegel u.a.). Trypanosomen sind z.T. harmlose Schmarotzer, z.T. aber Krankheitserreger. Als Trypanosomenkrankheit des Menschen kommen u.a. die Schlafkrankheit und die Chagaskrankheit vor.

Erkennung. 1. Erwärmt man 500 mg Carbarson in einem Reagensglas mit 5 ml starker Natronlauge (1 in 5), so färben die Dämpfe angefeuchtetes rotes Lackmuspapier blau (USP XVII). – 2. Löst man 1 g Carbarson in 10 ml Natronlauge und 10 ml W., versetzt mit 2 g Natriumdithionit (Natriumhydrosulfit) und erwärmt die Mischung auf 50°, so entsteht ein hellgelber Nd., der im Überschuß von Natronlauge unlösl. ist (Pl.Ed. II). – 3. In einen Teil der bei der Gehaltsbestimmung erhaltenen Lsg. leitet man nach Ansäuern mit Salzsäure Schwefelwasserstoff ein. Es entsteht ein gelber, in Ammoniumcarbonatlsg. ösl. Nd. von Arsensulfid (USP XVII). – 4. Man löst 0,5 g Carbarson in 2 ml Ammoniaklsg., verdünnt mit 5 ml W. und fügt 3 ml Magnesiamixtur zu. Wird die Mischung zum Sieden erhitzt, so fällt ein weißer Nd. aus (Ross. 9).

Prüfung. 1. Arsenat. Die Mischung nach Erk.-Rk. 4 darf erst beim Erwärmen einen Nd. geben. Läßt man die Mischung in der Kälte 30 Min. stehen, so darf keine Fällung auftreten (Ross. 9). – 2. Chlorid. Höchstens 0,02% (Ross. 9). – 3. Arsanilsäure. Höchstens 1,0%, bestimmt nach folgender Methode: Etwa 0,02 g, genau gewogen, werden in einer Mischung von 25 ml A. (95%ig), 12,5 ml 1 n Salzsäure und 7 ml W. gelöst und auf Zimmertemp. abgekühlt. Dann gibt man 1 ml einer frisch bereiteten 0,25%igen (w/v) wss. Natriumnitritlsg. zu und läßt 3 Min. stehen. Nach Zusatz von 2,5 ml frisch bereiteter 4%iger (w/v) wss. Sulfaminsäurelsg. läßt man 4 Min. stehen, versetzt dann mit 1 ml frisch bereiteter 0,4%iger (w/v) wss. Lsg. von N-(1-Naphthyl)-aethylendiaminhydrochlorid, verdünnt mit W. auf genau 50 ml und mißt die Extinktion einer 1-cm-Schicht bei 540 nm. Die Menge an vorhandener Arsanilsäure wird aus einer Eichkurve abgelesen (BPC 63). – 4. Trocknungsverlust. Bei 105° bis zum konst. Gew. getrocknet, höchstens 1,5% (BPC 63). – USP XVII läßt 6 Std. bei 80° trocknen. – 5. Sulfatasche. Höchstens 0,2% (BPC 63). – Glührückstand: Höchstens 0,1% (Ross. 9).

Gehaltsbestimmung. Bestimmt nach der bei Tryparsamid angegebenen Methode (S. 250) und berechnet auf die getrocknete Substanz, muß Carbarson mindestens 97,5% $C_7H_9AsN_2O_4$ enthalten (BPC 63) – 97,5 bis 101% (USP XVII); 98,0 bis 101% (Ross. 9. Pl.Ed. II). 1 ml 0,1 n Jodlsg. entspr. 13,00 mg $C_7H_9AsN_2O_4$. Pl.Ed. I/1 läßt analog Acetarsol (S. 252) bestimmen.

1 ml 0,1 n Jodlsg. entspr. 3,746 mg As.

Anwendung. Carbarson ist ein Amoebizid. Oral eingenommen wird es teilweise resorbiert und langsam mit dem Harn ausgeschieden. Es wird zur Behandlung von Amoebiasis, meist zusammen mit Emetin und anderen Amoebiziden, verwendet. Man appliziert meist oral zweimal tgl. 250 mg 10 Tage lang. Auch rectale Applikation ist gebräuchlich (Klysma oder Suppos.). Ein entsprechendes Klystier erhält man durch Auflösen von 2 g in etwa 200 ml einer warmen, 2%igen wss. Lsg. von Natriumbicarbonat. Das Klystier wird in höchstens 5 aufeinanderfolgenden Nächten wiederholt. Die Behandlung sollte durch sedierende orale Gabe eines Barbiturates und durch ein alkalisches Reinigungsklysma vorbereitet werden.

Dosierung. Carbarson wird in Form von Tabletten oder Kapseln oral zu 250 mg, als Klystier mit 2 g in 200 ml oder in Form von Suppositorien und Vaginakugeln zu 130 mg verabreicht.

Acetarsolum ÖAB 9, Helv. V – Suppl. II, Pl.Ed. II, Nord. 63. Acetarsol BP 68. Acetarsone NF XI. Osarsolum Ross. 9. Osarsol. Acidum 3-acetylamino-4-oxy-phenylarsinicum. 3-Acetamino-4-hydroxyphenylarsonsäure. N-Acetyl-4-hydroxy-m-arsanilsäure. (Formel 22.)

$C_8H_{10}AsNO_5$ M.G. 275,09

Eigenschaften. Weißes oder schwach gelbliches, kristallines Pulver ohne Geruch und von eigenartigem, schwach säuerlichem Geschmack. Fp. bei raschem Aufheizen 238 bis 241° (Zers.). Es löst sich in etwa 1500 T. W.; prakt. unlösl. in A., Ae., Chlf.; lösl. in Lsg. von Alkalihydroxiden, -carbonaten, -hydrogencarbonaten oder Ammoniak unter Salzbildung.

Erkennung. 1. Erhitzt man etwa 5 mg Acetarsol mit 2 Tr. W., 2 Tr. A. und 2 Tr. konz. Schwefelsäure, so tritt der Geruch nach Essigsäureaethylester auf (ÖAB 9). – 2. Die bei der vorhergehenden Erk.-Rk. erhaltene Lsg. wird nach dem Abkühlen mit 1 ml W. versetzt und neuerlich abgekühlt. Fügt man einige Tr. Natriumnitritlsg. zu und macht mit 5 ml verd. Natronlauge alkalisch, so färbt sich die Lsg. auf Zusatz von 5 mg β-Naphthol intensiv rot (ÖAB 9). – 3. Etwa 10 mg Substanz werden in einem Porzellantiegel mit 0,1 g wasserfreiem Natriumcarbonat geschmolzen. Löst man den Schmelzkuchen nach dem Erkalten in Salzsäure, so gibt die filtrierte Lsg. mit Natriumsulfidlsg. einen gelben, in Ammoniumcarbonatlsg. lösl. Nd. (ÖAB 9). Ross. 9 läßt unter Zusatz von Natriumnitrat eine Oxydationsschmelze bereiten und prüft die zuerst mit Salpetersäure neutralisierte Lsg. mit Magnesiamixtur und Ammoniaklsg.: es entsteht eine weiße, kristalline Fällung von

Magnesiumammoniumarsenat. – 4. Wird 0,1 g mit 5 ml verd. Schwefelsäure mehrere Min. lang gekocht, so tritt der Geruch nach Essigsäure auf. Man kühlt nun die Lsg. ab und filtriert sie. Das Filtrat versetzt man mit einigen Tr. Natriumnitritlsg. Dabei tritt Gelbfärbung auf. Nach Neutralisation und Alkalisieren mit Natriumcarbonatlsg. gibt man einen kleinen Kristall Resorcin zu; die Lsg. färbt sich rot (Ross. 9). – 5. Man löst 1 g Acetarsol in 2 ml Natronlauge und verdünnt mit W. auf 10 ml. 2 ml dieser Lsg. werden mit 2 ml Magnesiamixtur versetzt. Es entsteht keine Fällung in der Kälte; kocht man jedoch die Mischung, so fällt ein weißer Nd. (Pl.Ed. I/1). – 6. Etwa 0,1 g gibt nach 2 Min. langem Kochen mit 5 ml Hypophosphitlsg. einen braunen Nd. (Nord. 63). – 7. Identifizierung nach L. KOFLER: Schmelzintervall (unter dem Mikroskop): 230 bis 240° (Zers.). Eutektische Temperatur der Mischung mit Salophen: 190°, mit Dicyandiamid 163° (ÖAB 9).

Prüfung. 1. Ammoniakunlösliche Stoffe. Eine Lsg. von 1 g Acetarsol in 10 ml verd. Ammoniak muß klar sein (ÖAB 9). – 2. Farbe der Lösung. Die ammoniakalische Lsg. (1 + 10) darf nicht stärker gefärbt sein als eine Mischung von 0,5 ml Eisen-Farbstandard, 0,40 ml Kobalt-Farbstandard 0,3 ml Kupfer-Farbstandard und 8,80 ml 1%iger Salzsäure (ÖAB 9). – 3. Arsenat. 5 ml der ammoniakalischen Lsg. (1 + 10) dürfen auf Zusatz von 5 ml Magnesiamixtur innerhalb 30 Min. nicht getrübt werden (ÖAB 9). – 4. Chlorid. Schüttelt man 1 g Acetarsol mit 20 ml W. 1 Min. lang kräftig und filtriert, so darf in einer Mischung von 5 ml des Filtrates und 5 ml W. Chlorid in unzulässiger Menge nicht nachweisbar sein (Bd. I, 257) (ÖAB 9). – 5. Sulfat. In dem für die Prüf. 4 bereiteten Filtrat darf Sulfat in unzulässiger Menge nicht nachweisbar sein (Bd. I, 262) (ÖAB 9). – 6. Schwermetalle. In einer Mischung von 1 ml der ammoniakalischen Lsg. (1 + 10) und 9 ml W. dürfen Schwermetalle nicht nachweisbar sein (Bd. I, 253) (ÖAB 9). – 7. Aminohydroxyphenylarsonsäure. 0,50 g Acetarsol werden in einem 20-ml-Meßkolben in 1 ml verd. Natronlauge und 8 ml W. gelöst. Die Lsg. versetzt man mit 10 ml Salzsäure, kühlt ab, füllt mit W. bis zur Marke auf und filtriert. 10,00 ml des Filtrates werden mit 1,00 ml Natriumnitritlsg. gemischt und 3 Min. lang stehengelassen. Nun versetzt man mit etwa 0,2 g Ammoniumsulfamat, läßt 5 Min. lang stehen, fügt hierauf 4,00 ml N-(1-Naphthyl)-äthylendiaminhydrochloridlsg. hinzu und mischt. Nach 10 Min. darf die Lsg. nicht stärker gefärbt sein als eine gleichzeitig wie folgt bereitete Vergleichslsg.: 0,0100 g Acetarsol wird in einem 100-ml-Meßkolben 5 Min. lang mit einer Mischung von 15 ml Salzsäure und 15 ml W. gekocht. Nach Abkühlen füllt man mit W. bis zur Marke auf. 2,50 ml dieser Lsg. versetzt man mit 3,00 ml verd. Salzsäure und 4,50 ml W., fügt 1,00 ml Natriumnitritlsg. hinzu und behandelt die Lsg. weiter in der oben beschriebenen Weise (ÖAB 9). – 8. Trocknungsverlust. Bei 105° bis zum konst. Gew. getrocknet, höchstens 0,5% (BP 68). – 9. Glührückstand. Höchstens 0,2% (alle Pharmakopöen, außer Ross. 9: 0,1%). Sulfatasche: Höchstens 0,2% (BP 68).

Gehaltsbestimmung. 1. Die Gehaltsbestimmung wird analog der von Tryparsamid ausgeführt.

1 ml 0,1 n Jodlsg. entspr. 13,75 mg $C_8H_{10}AsNO_5$.

2. Pl.Ed. II: Siehe Neoarsphenamin-Gehaltsbestimmung, S. 242.

1 ml 0,1 n Kaliumbromat-Lsg. entspr. 0,01375 g $C_8H_{10}AsNO_5$.

Aufbewahrung. Gut verschlossen, vor Licht geschützt.

Anwendung. Acetarsol dient zur Behandlung chronischer Amoebiasis und der Trichomoniasis. Es wird in Dosen von 50 bis 250 mg 2- bis 3mal tgl. über 7 bis 10 Tage oral verabreicht, häufig zusammen mit Emetin.

Die Gefahr einer Arsenvergiftung ist bei Acetarsol größer als bei Carbarson (S. 250).

Handelsformen: Devegan (Bayer, Leverkusen) Vaginaltabletten. Monargan (Evans Medical Supplies) Vaginaltabl. Orasan (Boots) Tabl. zur oralen Anw. Stovarsol (May u. Baker) Puder, Tabl. Vaginaltabl.

Acetarsolum solubile Helv. V – Suppl. II. Acetarsol Natrium. Natrium 3-acetylamino-4-oxyphenylarsinicum. 3-Acetylamino-4-hydroxyphenylarsonsaures Natrium. Lösliches Acetarsol.

$C_8H_9AsNNaO_5 \cdot 5 H_2O$ M.G. 387,12

Eigenschaften. Weißes, kristallines, geruchloses Pulver.

Erkennung. Lösliches Acetarsol gibt die Rk. auf Na-Ionen. – Die übrigen Erk.-Rk. entsprechen denen von Acetarsol (S. 251).

Prüfung. 1. 2 g lösliches Acetarsol müssen sich in 15 ml CO_2-freiem W. klar und farblos völlig lösen (Helv. V – Suppl. II). – 2. 1 ml der obigen Lsg. muß durch 1 Tr. Methylrotlsg. orange oder rot, aber nicht stärker rot gefärbt werden als 1 ml einer Mischung von 3 ml Natriumacetatlsg. (ca. 2 n), 3 ml verd. Essigsäure und W. zu 20 ml (Helv. V – Suppl. II). – Die übrigen Prüf. entsprechen denen von Acetarsol (s. o.).

Gehaltsbestimmung. Analog Acetarsol unter Einsatz von 0,25 g nicht entwässerter Substanz, genau gewogen.
Es muß zwischen 19,0 und 19,5% As enthalten.
Der Wassergehalt, bestimmt durch Trocknen bei 120°, muß zwischen 22,0 und 23,3% liegen (Helv. V – Suppl. II).

Aufbewahrung. Vor Licht geschützt, in dicht schließenden Gefäßen.

Anwendung. Wie Acetarsol.

Herstellung von Lösungen und Abgabe (Helv. V – Suppl. II). Wss. Lösungen dürfen nicht auf Vorrat hergestellt werden, sondern sind stets unmittelbar vor Gebrauch aseptisch frisch zu bereiten.
Wird eine Lösung von löslichen Acetarsol verordnet, so ist die vorgeschriebene Menge Substanz in zuvor sterilisierten, nach dem Abfüllen nicht mehr erhitzten Ampullen und die zur Bereitung der Lösung nötige Menge sterilen Wassers in besonderen Ampullen abzugeben. Eine Ampulle darf nicht mehr Substanz enthalten, als für die einmalige Verwendung bestimmt ist, abgesehen von einer zusätzlichen Menge, die dem im Artikel Injektionspräparate zur Abgabe in Ampullen vorgeschriebenen zusätzlichen Volumen der verordneten Lösung entspricht (s. Bd. VII A, 384).

Maximaldosen (Helv. V – Suppl. II). Einzelmaximaldosis 1,0 g, Tagesmaximaldosis 1,0 g.

Handelsform: Spirocid (Hoechst), Tabl.

Dimethylamin Acetarsol. Dimethylamin-3-acetylamino-4-hydroxy-phenylarsonat.

$C_{12}H_{21}AsN_2O_5 \cdot 2H_2O$ M.G. 384,3

Farblose Kristalle oder weißes, kristallines Pulver ohne Geruch und von schwach bitterem Geschmack. Lösl. in 3,5 T. W., in 1 T. siedendem W., in 7 T. A.; unlösl. in Chlf. und in Ae.

Handelsform: Acetylarsan (May u. Baker) Ampullen der injektionsfertigen Lösung.

Glycobiarsol. Wismut-p-Glykolylarsanilat. Bismuth Glycolyl Arsanilate. Wismut-glykolylaminophenylarsonat. Viasept. (Formel 25.)

$C_8H_9AsBiNO_6$ M.G. 499,07

Eigenschaften. Gelbliches bis rosa Pulver. Zersetzt sich beim Erhitzen. Sehr wenig lösl. in W., in A.; unlösl. in Ae., Chlf., Bzl. pH der gesättigten wss. Lsg. 2,8 bis 3,5 (Merck Ind. 68).

Anwendung. Zur Prophylaxe und Behandlung intestinaler Amoebiasis. Es wirkt nicht bei hepatischer Amoebiasis.

Dosierung. Oral zur Behandlung 0,5 g; zur Prophylaxe 0,25 g mit 0,075 g Chlorochinphosphat tgl.

Handelsformen: Milibis (Winthrop Laboratories USA) Tabl., Vag.-Glob.
Milibis with Aralen Phosphate (Winthrop) Tabl.

Artabotrys

Artabotrys suaveolens BL. Annonaceae – Annoneae.
Tropisches Afrika, Madagaskar, Malaysia, Indonesien und Ostasien.

Inhaltsstoffe. In der Rinde die Isochinolin-Alkaloide Artabotrinin $C_{18}H_{17}NO_3$, Suaveolin $C_{19}H_{21}NO_4$, Fp. 232°, und Isocorydin (Artabotrin, Luteanin) $C_{20}H_{23}NO_4$, Fp. 185 bis 186°.

Anwendung. Nach USD 60 in Form einer Abkochung zusammen mit den Blättern von Artabotrys odoratissima (ROBB.) R.BR. und Annona uncinata BLANCO gegen Cholera.

Artabotrys intermedia HASSK.
Java.
Die Blüten liefern ein äth. Öl, das „Minjak-Kenangan"-Öl, das zur Verfälschung von Ylang-Ylang-Öl dient.

Artabotrys brachypetalus BENTH.
Ostafrika.

Wird bei Gonorrhoe und Haematurie verwendet.

Artabotrys monteiroae OLIV.
Tonga.

Wird bei eitriger Bindehautentzündung verwendet.

Artemisia

Artemisia absinthium L. (Absinthium officinale LAM., A. vulgare majus MORIS, A. majus GEOFFR., A. vulgare LAM.). − Asteraceae − Asteroideae − Anthemideae. Wermut. Bitterer Beifuß. Absinth. Wurmkraut. Wurmtod. Alsam. Alsei. Wormwood. Grande absinthe.

Verbreitet von Nordafrika und Südeuropa bis Kaschmir und Sibirien; in Amerika eingeschleppt; durch jahrhundertelangen Anbau vielfach verwildert. An trockenen Stellen, besonders auf kalkreichem Boden. Hauptherkunftsgebiete sind Deutschland, Italien, Frankreich, Spanien, die Balkanländer, die UdSSR (Ukraine, Wolgagebiet, bei Saratow) und die USA (kultiviert in Michigan und Oregon).

Beschreibung. Halbstrauch mit jedoch meist nur 3 bis 10 Jahre alt werdendem Erdstock und mit holzigen, mehrere dm erreichenden, in Mittel- und Nordeuropa jedoch oft bis zum Boden abfrierenden, überwinternden Rosetten und 1/2 bis über 1 m hohe Stengel tragenden Ästen. Sprosse von kleinen, zweischenkeligen, angedrückten Haaren silbergrau, fast glanzlos, von zahlreichen, eingesenkten Öldrüsen punktiert, stark aromatisch, von sehr bitterem Geschmack. Stengel meist aufrecht, ästig, reich beblättert. Laubblätter beiderseits (oberseits schwächer) seidig-filzig behaart; die rosettenständigen mit 4 bis 12 cm langem, am Grunde nur scheidig verbreitertem Stiel und dreifach fiederteiliger, meist ebenso langer Spreite, die oberen Stengelblätter sitzend, an Größe und Teilungsgrad langsam abnehmend, die obersten dreispaltig oder ungeteilt; Blattzipfel lanzettlich bis lineal-lanzettlich, stumpflich bis spitz, 2 bis 3 mm breit. Köpfe zahlreich, kurz gestielt, nickend, in einer reichköpfigen, aufrechten, reichästigen Rispe, breit kugelig, 3 bis 4 mm breit und fast ebenso lang. Hüllblätter grau seidig-filzig, an der Spitze abgerundet; die äußere lineal-länglich, außen filzig, die inneren eiförmig; stumpf, breit, durchsichtig-häutig berandet. Blütenboden rauhhaarig. Blüten gelb, alle fruchtbar; Scheibenblüten zwitterig, Randblüten weiblich mit weit heraustretenden Griffelschenkeln. Früchte 1,5 mm lang.

Herba Absinthii[1]. Herba Absinthii vulgaris (majoris, rusticana). Summitates Absinthii. Absinthii Cacumina florentia. Eltzkraut. Magenkraut. Absinthe. Armoise amère. Malurt. Losna. Ajenjo. Assenzio grande. Grande absinthio. Acintro. Pelinková nat'. Poa apsinthíoü. Koiruohu. Feher ürömfu. Pelen. Pelin. Alsem. Wormkruid. Ziele piolunu. Absintiu. Malört. Pelin otu. Wormwood. Polyn.
Herba Absinthii DAB 7 − DDR, ÖAB 9, Ross. 9, Helv. VI, CsL 2, Pol. III, Dan. VIII, Norv. V, Svec. 25. Absinthii Herba Jug. II, Belg. IV, Hung. VI. Absinthii folia et summitates Ital. VI. Wermutkraut DAB 7 − BRD. Absinthe (Grande) CF 49. Losna Brasil. 1. Außerdem in Portug. 35 offizinell.

Zur Blütezeit wird die Droge sowohl von wildwachsenden Beständen (bes. in den Alpenländern) als auch aus Kulturen geerntet, indem von der Spitze gemessen ein Trieb von etwa 60 cm Länge abgeschnitten wird. Dickere Stengel als 4 mm sollen nicht vorhanden sein. Die Droge enthält auch die grundständigen Rosettenblätter mit langem Stiel und dreifacher Fiederteilung. 5 T. frisches Kraut geben 1 T. Droge. Im CF 49 sowohl die getrockneten als auch die frischen Blätter und blühenden Spitzen offizinell.

Schnittdroge[1]. Gelbe bis bräunliche Blütenköpfchen, Blattstücke und dünne Stengelfragmente.

---

[1] Abbildungen bei L. HÖRHAMMER: Teeanalyse, Tafel 35, Abb. 207 und 208.

Mikroskopisches Bild. Die Epidermis des Stengels setzt sich aus polygonalen, axial gestreckten Zellen mit längsstreifiger Kutikula zusammen; sie ist dicht mit Haaren besetzt. Diese bestehen aus 1 bis 5 kurzen, über der Mitte einer Epidermiszelle inserierten Stielzellen, denen eine dünnwandige, beiderseits zugespitzte, bis über 400 µm lange Endzelle balkenartig aufgesetzt ist (T-Haare). Dazwischen finden sich Drüsenhaare mit zwei- bis sechszelligem Köpfchen und blasig aufgewölbter Kutikula (Asteraceendrüsenhaare). Das Grundgewebe des Stengels läßt außen mehr oder weniger stark kollenchymatisch verdickte, chlorophyllführende Parenchymzellen erkennen. Den durch verholzte und getüpfelte Markstrahlen zu einem geschlossenen Ring verbundenen, zahlreichen, kollateralen, offenen Leitbündeln sind außen kappenförmig Bündel von getüpfelten Sklerenchymfasern vorgelagert. Im Querschnitt erscheinen die Fasern polygonal, englumig, im Längsschnitt langgestreckt und spitz. Die Gefäße weisen zumeist schraubige Wandverdickungen auf. Die Siebteile und das Kambium sind deutlich zu erkennen. Das Mark besteht aus großen, rundlichen bis tonnenförmigen, getüpfelten Zellen mit kleinen Interzellularen. Neben den Sklerenchymbündeln und im Mark finden sich Exkretgänge. Die Blattepidermiszellen sind beiderseits mehr oder weniger vorgewölbt und wellig buchtig, mit glatter Kutikula versehen und dicht mit T-Haaren und tief eingesenkten Asteraceendrüsenhaaren besetzt; anomocytische, etwa 35 µm lange und 30 µm breite Spaltöffnungen finden sich hauptsächlich auf der Unterseite. Das Mesophyll besteht meist aus einer oberen Palisadenschicht mit 2 oder 3 Lagen langgestreckter, abgerundeter Zellen, einem relativ dichten Schwammparenchym und einer unteren Palisadenschicht mit 1 oder 2 Lagen locker liegender Zellen. Die mit schmaler, häutiger Spitze versehenen äußeren Hüllkelchblätter sind beiderseits dicht mit T-Haaren besetzt. Die Epidermiszellen der inneren, außen weniger behaarten, innen kahlen Hüllkelchblätter sind dünnwandig, häufig axial gestreckt und am Rande fächerförmig zu einem breiten, häutigen Saum angeordnet. Einzelne Randzellen sind zu bandförmigen, dünnwandigen Haaren verlängert; die Kutikula ist bisweilen um die Haarbasen radiärstreifig; Spaltöffnungen und Drüsenhaare finden sich meist nur auf der Außenseite. Die beiderseits der Mittelnerven zu einer Platte vereinigten Sklerenchymfasern sind spitz bis stumpf, dickwandig und getüpfelt. Die Epidermiszellen der Krone sind im röhrigen Teil mehr oder weniger isodiametrisch, an den Kronzipfeln mehr axial gestreckt, dünnwandig und schwach feinwellig, mit zartgestreifter Kutikula versehen und wenigen Drüsenhaaren besetzt. Sie enthalten Calciumoxalatkristalle. Am unteren Teil der Krone befindet sich ein ein- bis mehrreihiger Ring isodiametrischer Zellen mit schwach verdickten Wänden. Die Filamente der in der Kronröhre inserierten Staubblätter lassen in ihrem unteren Teil derbwandige, fast quadratische, darüber mehr gestreckte Zellen erkennen; die Konnektivzipfel bestehen aus gestreckten, gerad- und derbwandigen Zellen; das Endothezium besitzt bogige bis netzartige, zarte Wandverdickungen. Die 18 bis 25 µm großen Pollen sind abgerundet dreiseitig; ihre zartgestreifte Exine besitzt 3 spaltenförmige Keimporen. Die Epidermis des Fruchtknotens zeigt langgestreckte, leiterförmig quergeteilte Zellen. Etwa 7 µm große Calciumoxalatdrusen sowie kleinere Einzelkristalle sind zu erkennen. Am Grunde des Fruchtknotens befindet sich ein Ring aus mehreren Reihen rechteckiger, derbwandiger und getüpfelter Zellen. Die Narbenschenkel sind dicht mit kleinen Papillen besetzt. Der Blütenstandsboden trägt viele bandartige, 40 bis 60 µm breite, bis 1500 µm lange Haare, die aus meist 4 kurzen Basalzellen und einer langen, beiderseits verschmälerten, stumpfen Endzelle bestehen (Spreuhaare).

Pulverdroge. Zahlreiche T-Haare, Asteraceendrüsenhaare und Spreuhaare; abgerundet dreiseitige Pollen mit 3 schlitzförmigen Keimporen; gelbe Fragmente der Blüten; Fragmente der Stengel mit Faserbündeln und meist schraubig verdickten Gefäßen; kleine Calciumoxalatdrusen im röhrigen Teil der Blütenkrone und im Fruchtknoten.

Verwechslungen. 1. Artemisia vulgaris L., Beifuß. Nur Blattunterseite behaart, Blattoberseite kahl und dunkel-(rein)-grün. Unter dem Mikroskop Haare auf kurzem, mehrzelligem Stiel, die lange, peitschenförmig gewundene, in der Mitte auf dem Stiel T-förmig befestigte Zellen besitzen. 2. Artemisia campestris L. 3. Artemisia pontica L. 4. Artemisia abrotanum L., Eberraute, und andere Artemisia-Arten.

Inhaltsstoffe. 0,25 bis 1,32% äth. Öl, Oleum Absinthii (s. d.), ferner die Bitterstoffe (Lactone, die man als Diguajanolide auffassen kann) Absinthin $C_{15}H_{20}O_3 \cdot 1/2 H_2O$, Fp. 182 bis 183°, und Anabsinthin $C_{15}H_{20}O_3$. Das Anabsinthin entsteht bei der Aufarbeitung durch Isomerisierung aus dem Absinthin, das ein natürliches Proazulen darstellt. Ein dritter Bitterstoff $C_{15}H_{20}O_3$, Fp. 227°, ist noch unbenannt. Nach SCHENK et al. soll Absinthin eine Mischung aus 4 verschiedenen Bitterstoffen sein: Arthamarin, Arthamarinin, Arthamaridin und Arthamaridinin. Weiterhin das Prochamazulenogen Artabsin Fp. 131 bis 133°, das bei der Wasserdampfdestillation des Krautes je nach dem pH-Wert der Lösung Chamazulenogen oder Chamazulen liefert, zwei isomere Sesquiterpen-Ketolactone $C_{15}H_{22}O_3$, Fp. 114 und 172°, ein Oxylacton $C_{15}H_{24}O_3$, Fp. 98 und 108°, letztere als „Pelanolide" bezeichnet, und 5-Hydroxy-3,6,7,3',4'-pentamethoxyflavon (Arthemisetin = Arthemetin). Nach BERTELLI et al. [Tetrahedron (Lond.) *24*, 2079 (1968)] 3,6-Dihydrochamazulen und 5,6-Dihydrochamazulen.

Artabsin

Arthemetin oder Arthemisetin

Ferner ein Lignan $C_{24}H_{30}O_8$, Harz, Gerb-, Bernstein-, Äpfelsäure, Kaliumsalze, Quebrachit, carotinoide Substanzen, zwei Alkohole $C_{24}H_{50}O$ und $C_{26}H_{54}O$, ein Phytosterin $C_{29}H_{48}O$, Palmitinsäure, verschiedene Lactone, Nicotinsäure, Vitamin C und Vitamin B_6. Der Bitterstoffgehalt erreicht zu Beginn der Blütezeit das Maximum und ändert sich im weiteren Verlauf der Vegetation nur unwesentlich. Der Pilzbefall mit dem Rostpilz Puccinia absinthii Dc. hat auf den Bitterstoffgehalt keinen Einfluß.

Prüfung. Mindestgehalt an äth. Öl 0,5% Pol. III; 0,35 bis 0,6 ml/100 g DAB 7 – DDR; 0,3% ÖAB 9, Jug. II; 0,25 Vol./Gew. % (Ganzdroge), 0,2 Vol./Gew. % (Pulver) bzw. 0,2 u. 0,15% für die Anwendung am Tier, Helv. VI; 0,1% CsL 2. – Wäßriger Extraktgehalt mind. 18% Hung. VI, mit Spiritus dil. mind. 15%. – Bitterwert mind. 15000 DAB 7 – BRD, DAB 7 – DDR; 10000 ÖAB 9; 250 Ph.-Helv.-Einheiten pro Gramm, Helv. VI; 5000 Hung. VI. – Max. Aschegehalt 8% Ital. VI, Hung. VI, Portug. 35; 10% DAB 7 – BRD, ÖAB 9, Dan. VIII, Norv. V, CsL 2, Brasil. 1, Svec. 25; 13% Ross. 9; 14% Pol. III; 15% Jug. II. – Sulfatasche max. 17% Helv. VI. – Säureunlösliche Asche max. 3% CsL 2, Ross. 9; 2% Hung. VI. – Max. Feuchtigkeitsgehalt 13% Ross. 9, Hung. VI, CsL 2; 14% Pol. III. – Verfärbtes Kraut und Stengelstücke max. von mehr als 3 mm Durchmesser 3% Ross. 9, CsL 2; 5% ÖAB 9, DAB 7 – BRD; über 4 mm Durchmesser 5% DAB 7 – DDR. – Fremde org. Beimengungen max. 2% CsL 2, Hung. VI, Ross. 9. – Mineralische Beimengungen max. 1,5% Ross. 9. – Unschädliche Beimengungen max. 1% DAB 7 – DDR.

Gehaltsbestimmung. Der Gehalt an äth. Öl wird mit 50 g ganzer, geschnittener oder pulverisierter Droge bestimmt. Die Destillation wird vom Auftreten des ersten Öltröpfchens an mind. 3 Std. fortgesetzt, Helv. VI. – Der Gehalt an äth. Öl wird mit 20 g feinzerschnittenem (III) Wermutkraut unter Zusatz von Dekalin (R) bestimmt, ÖAB 9. – Der Gehalt wird mit 10 g zerkleinerter Droge unter Zusatz von Xylol bestimmt, DAB 7 – DDR.

Bitterwert. Nach DAB 7 – BRD: 1 g grob gepulverte Droge (IV) wird mit 1000 ml Wasser über freier Flamme 30 Min. lang unter gelegentlichem Umrühren extrahiert. Nach dem Erkalten wird in einem 1000-ml-Meßkolben aufgefüllt und nach dem Umschütteln filtriert. Die ersten 20 ml des Filtrates werden verworfen. 1 ml des Filtrates wird mit Wasser zu 15 ml verdünnt. 10 ml dieser Verdünnung müssen noch deutlich bitter schmecken.

Aufbewahrung. Gut getrocknet in Blechbüchsen, vor Licht geschützt.

Wirkung. Kleine Dosen regen den Appetit an, große erzeugen Kopfschmerzen und Schwindel. Hohe Dosen (bes. von äth. Öl) führen zu psychostimulierenden, krampferzeugenden und lähmenden Wirkungen, die sich dann zu Tremor, Stupor, heftigen epileptiformen Krämpfen, unwillkürlichem Stuhlabgang, Bewußtlosigkeit und schließlich bis zum Tod steigern können. MARUZZELLA et al. [J. Amer. pharm. Ass., sci. Ed. *48*, 356 (1959)] fanden, daß Extrakte von Absinthsamen eine antibiotische Wirkung ausüben.

Anwendung. Als Aromaticum und Amarum. Ferner als Stomachicum und Carminativum bei dyspeptischen Zuständen und gestörter Azidität, als Cholagogum und Cholereticum. Die Wirkung als Abortivum wird bestritten. Bei Wechselfieber und als Emmenagogum. Bei Blutarmut. Die Wirkung als Anthelminticum ist wenig zuverlässig. Als Frischpflanzenextrakt zur Resistenzsteigerung und Schnupfentherapie. In der Volksheilkunde äußerlich bei Quetschungen, Blutergüssen und Geschwüren. Zur Herstellung von Wermutweinen und Kräuterlikören. Die Bereitung von Absinthschnäpsen ist in fast allen Kulturstaaten verboten, da der hohe Thujongehalt zu schweren Gesundheitsstörungen und epileptiformen Anfällen führt. SOMMER et al. [Farmacie *14*, 201 (1966)] schlugen vor, die Droge auf Grund des hohen Proazulengehaltes in den Perioden Mai bis Juni und September bis November als pflanzlichen Rohstoff für die Gewinnung des Chamazulens zu verwenden.

Dosierung. Gebräuchliche Einzeldosis als Aufguß 1 g auf 1 Teetasse, ÖAB 9.

Bemerkung: Abgabe (Helv. VI). Wermut mit genügender Bitterwirkung, aber Gehalten an ätherischem Öl zwischen 0,20 und 0,25% in der ganzen oder geschnittenen und 0,15 und

0,20% in der pulverisierten Droge muß mit der zusätzlichen Bezeichnung „ad usum veterinarium" bzw. „für tierarzneiliche Zwecke" abgegeben werden. Dieselbe zusätzliche Bezeichnung erhält Wermut mit nicht entsprechender Bitterwirkung, auch wenn die Gehalte an ätherischem Öl den Forderungen für humanmedizinische Zwecke genügen.

Absinthium HAB 34. Wermut.

Frische, junge Blätter und Blüten.

Arzneiform. Essenz nach § 3.

Arzneigehalt. 1/3.

SCHINDLER [Arzneimittel-Forsch. *1*, 92 (1951)] gibt zusätzliche Prüfungsreaktionen für die Urtinktur an.

Absinthium HPUS 64. Common Wormwood.

Die ganze, frische, zur Blütezeit geerntete Pflanze.

Arzneiform. Urtinktur: Arzneigehalt 1/10. Absinthium, feuchte Masse mit 100 g Trockensubstanz und 233 ml Wasser = 333 g, dest. Wasser 100 ml, Alkohol USP (94,9 Vol.-%) 700 ml zur Bereitung von 1000 ml der Tinktur. – Dilutionen: D 2 (2×) enthält 1 T. Tinktur, 2 T. dest. Wasser und 7 T. Alkohol. D 3 (3×) und höher mit Alkohol HPUS (88 Vol.-%). – Medikationen: D 3 (3×) und höher.

Anbau. Boden und Klima. Hinsichtlich des Standortes gehört der Wermut zu den anspruchslosesten Arzneipflanzen. Er gedeiht selbst noch auf steinigen Böden, die sich für eine landwirtschaftliche Nutzung nicht mehr eignen. Kalkboden und leicht sandige Lehmböden scheinen ihm besonders zuzusagen, wie geschützte, warme und trockene Lagen. Auf nährstoffreichen Böden ist er sehr massenwüchsig. Der Wermut gedeiht von der Ebene bis ins Gebirge.

Herkünfte des Drogenhandels. Der Wermut wird zur Drogengewinnung vielenorts angebaut. Herkunftsgebiete sind u.a. Osteuropa, besonders die UdSSR, wo er vor allem im Schwarzmeergebiet wildwachsend gesammelt wird, die Balkanländer und Italien.

Sorten und Herkünfte für den Anbau. Angebaut wird häufig die Gruppensorte „Großblättriger Wermut", die auf nährstoffreichen Böden sehr massenwüchsig ist.

Saatgut. Das durchschnittliche 1000-Korn-Gewicht beträgt 0,086 g. Die Reinheit des Saatgutes läßt häufig sehr zu wünschen übrig, da es mehr oder weniger taube Früchte und Spreu enthält. Die Mindestreinheit sollte 92%, die Mindestkeimfähigkeit 75% betragen. Sie wird bei Lichtzutritt und bei 20° oder Wechseltemperatur ermittelt. Bereits nach 10 Tagen wird der Keimversuch abgeschlossen. Literaturangaben zufolge bleibt das Saatgut 3 bis 4 Jahre keimfähig. Untersuchungen ergaben nach fünfjähriger Lagerung eine Abnahme der Keimfähigkeit von 69 bis 100%.

Kultur. Hinsichtlich der Vorfrucht stellt der Wermut keine besonderen Forderungen. Wegen seiner Mehrjährigkeit empfiehlt es sich jedoch, ihn nach gedüngten Hackfrüchten zu bringen. Ihm selbst läßt man dann nach der Nutzung wiederum Hackfrucht in Stallmist folgen, um das in alten Wermutbeständen vorkommende Unkraut, besonders die Quecken, gut bekämpfen zu können.

Die Anbauweise kann verschieden gehandhabt werden. Auf wirklich unkrautfreiem Feldstück mit guter Gare ist ab April eine Freilandaussaat an Ort und Stelle in 50 cm Abstand möglich, die jedoch in der Pflege wegen des langsamen Anfangswachstums Schwierigkeiten bereitet. Die Pflanzung nach einer Vorkultur im Frühbeet oder Freiland ist daher vorzuziehen. Bei Drillsaat müssen die Reihen sobald wie möglich auf 30 cm verhackt werden. Im ersten Jahr bringt die ausgedrillte Anlage kaum Erträge.

Für Drillsaat muß das Feld herbstgepflügt sein und sehr feinkrümelig, gartenmäßig, mit festem Bodenschluß hergerichtet werden. Das Saatgut wird mit feinem Sand oder ähnlicher Beimischung reichlich gestreckt. Bei 75% Mindestkeimfähigkeit und 92% Reinheit ist eine Saatgutmenge von etwa 4 bis 5 kg/ha notwendig. Das Auflaufen erfolgt nach etwa 14 Tagen. Ferner ist eine zeitige Kastenaussaat im März möglich, bei der 200 bis 500 g Saatgut die Pflanzen für etwa 1 ha liefern. In einem feinkrümeligen Pflanzacker wird dann im Mai/Juni nach genügender Entwicklung in 50 × 30 cm ausgepflanzt. Da hierbei die Pflanzung aber oft in eine Trockenperiode fällt und die Sämlinge meist noch recht empfindlich sind, ist im Großanbau die Freilandanzucht auf einem gut hergerichteten Saatbeet mit Aussaat im April/Mai in 20 cm Reihenabstand und Pflanzung im August/September am vorteilhaftesten. Die Pflanzen sind dann wesentlich widerstandsfähiger. Im nächsten Jahr kann man auch schon mit einem vollen Ertrag rechnen. Benötigt werden hierbei etwa 1 bis 1,5 kg zur Anzucht der Sämlinge für 1 ha. Bei zu trockenem Herbst ist auch die Überwinterung im Anzuchtbeet und Auspflanzung zeitig im März/April des nächsten Jahres möglich. Die Erträge sind hierbei im ersten Jahr geringer. Auch die

Teilung älterer Stöcke ist möglich. Jedoch kommt die vegetative Vermehrung beim feldmäßigen Anbau nicht in Frage. Um Auswinterungsschäden in ungeschützten Lagen vorzubeugen, empfiehlt es sich, im ersten Jahr eine leichte Frostschutzdecke zu geben. Auf Grund von Versuchen von BODE kann sich der Anbau von Wermut in Mischkultur auf andere Kulturarten nachteilig auswirken, was durch austretendes Absinthin verursacht wird. Die Abgabe ist nach Schönwetterperioden am stärksten und verschwindet bei lang andauerndem Regen fast völlig.

Neben einer mittleren Handelsdüngergabe mit allen drei Nährstoffen vor der Aussaat bzw. Pflanzung empfiehlt es sich, den Wermut reichlich mit Stickstoff und Kali zu versorgen, wodurch einer schnellen Verholzung der Stengel vorgebeugt werden kann. Die Wermutdroge darf keine verholzten Stengelteile enthalten.

Ernte. Von Juli bis August werden die Blätter sowie die blühenden Zweigspitzen geerntet. In manchen Jahren ist im Herbst noch ein Blattschnitt mit der Sichel möglich, der aus den 20 bis 25 cm langen Trieben besteht, die nicht mehr zur Blüte gelangen. Bei der Ernte von blühendem Wermut und anderen Artemisia-Species ist es möglich, daß der Pollen bei empfindlichen Menschen die Schleimhäute reizt, auch werden die Geschmacksnerven gereizt.

Der Schnitt des Wermuts, dessen Stengelteile mehr oder weniger verholzen, geschieht am besten mit der Sichel oder Heckenschere. Das Einbinden des Erntegutes ist sehr locker durchzuführen. Zur Saatguternte läßt man ein Feldstück reifen und kann im August/September am besten mit der Sichel ernten, wenn sich die Früchte härten und verfärben. Wegen des Ausfalles soll man nicht zu lange warten und lieber zeitiger schneiden und länger nachtrocknen und -reifen lassen. Auf einer geeigneten Dreschmaschine können dann die Früchte sofort ausgedroschen werden.

Trocknung. Bei günstiger Witterung ist eine Feldtrocknung auf Reutern, Hütten und sonstigen Trockengestellen möglich. Bei Anwendung künstlicher Wärme sollte nur bei mäßiger Temperatur getrocknet werden, um Verluste an ätherischem Öl zu vermeiden. Das Trocknungsverhältnis des Krautes frisch: trocken beträgt 3 bis 5 : 1.

Erträge. Die Erträge an trockenem Kraut, sogenannter technischer Ware, schwanken zwischen 20 und 50 dz/ha. Die Ausbeute an Arzneibuchware beträgt dann etwa nur 10 bis 15% der technischen Ware. Die Saatguterträge schwanken zwischen 1 und 2 (6) kg/a.

Krankheiten und Schädlinge. Nach MÜHLE werden Wermutpflanzen von den verschiedensten Krankheiten und Schädlingen befallen: Die Blattfleckenpilze Cercospora absinthii SACC. und C. olivacea OTTH. sowie der Rostpilz Puccinia tanaceti DC. bzw. P. absinthii DC. an Stengeln und Blättern, an Wurzeln die Raupe des Zünslers Euzophera cinerosella Z., die Raupe des Wicklers Semasia pupillana CL. Ferner Raupen des Rainfarnmönches, Cucullia tanaceti SCHIFF., Larven und Vollkerfen des Schildkäfers Cassida canaliculata LAICH., der Erdfloh Longitarsus succineus FOUDR., die Raupen der Gammaeule, Phytometra (Plusia) gamma L., der Mönchseulen Cucullia absinthii L. und C. artemisiae HUFN., der Bindenbär, Arctia hebe L., der Springschwanz Bourletiella sulphurea KOCH und die Raupe des Wicklers Cnephasia wahlbomiana L. Weiter wurden beobachtet die Grünen Hainblindwanzen Lygus lucorum MEY.D., Chlorita viridula FALL., Empoasca artemisiae HPT., die Springwanzen Halticus saltator GEOFFR., die Zikaden Eupteryx artemisiae KB. nec RB. und Apocephalus bicinctus CURT. und Blattläuse, insbesondere Coloradoa artemisiae d.GN.C.B. und Macrosiphoniella absinthii L.

Species amarae. Species amaricantes. Bittere Kräuter. Espèces amères.

	ÖAB 9	Belg. IV	Helv. VI	Ned. 4	Jug. II
Herbae Absinthii	20	100	20	50	10
Herbae Centaurii	20	100	–	–	30
Flavedinis Cort. Aurantii	20	–	10	25	20
Folior. Trifolii	10	–	10	50	10
Folior. Cardui benedicti	–	100	20	100	–
Rhizom. Calami	10	–	10	25	10
Radicis Gentianae	10	–	–	–	20
Corticis Cassiae cinnamomi	–	–	–	–	–
Corticis Cinnamomi ceyl.	10	–	10	–	–
Folior. Menthae	–	–	10	–	–
Corticis Quercus	–	–	10	–	–

Brasil. 1: Herba Centaureae minoris, Herba Baccharis genistelloides (Carqueja amarga), Pericarp. Aurant. amar., Herba Absinthii, Flores Achyroclinis satureoides D.C. (Macella) je 200 T.

Im CF 49 wurden die frischen Blätter und blühenden Spitzen des Wermuts zum Alcoholatum vulnerarium CF verarbeitet, die getrocknete Droge war im Species vulnerariae CF enthalten.

Species anthelminticae. Wurmtee. Wermut, Kamillen, Rainfarnblüten, Wurmsamen, gleiche Teile.

Thea Helvetica. Species vulnerariae. Schweizer Tee. Falltrank. Thé suisse. Wermut, Ysop, Schafgarbe, Thymian, Gundermann, Melisse, Salbei, Huflattich, Arnikablüten, gleiche Teile.

Absinthinum (Merck), Absinthin, war ein gelbbraunes, amorphes Pulver, in kaltem Wasser fast unlöslich, leicht löslich in Alkohol und Chloroform.

Eufoliat (Madaus u. Co., Köln-Merheim) war ein Wermutfrischpflanzenextrakt. Dragées mit 0,1 g Absinthium, berechnet auf die Trockensubstanz, zur Resistenzsteigerung und Schnupfentherapie.

Essentia amara Hallensis. Tinctura Absinthii kalina. Wermuttinktur 50 T., bittere Tinktur 20 T., aromatische Tinktur 10 T., Wermutextrakt 5 T., Kaliumcarbonatlösung 15 T.

Essentia amara, Königseer, war ein weingeistiger Auszug aus Wermut, Schafgarbe, Bitterklee, Rainfarn, Enzian, Pomeranzen, mit etwas Ammoniak.

Magentrost, Pfarrer Kneipps. Wermut, Bitterklee, Schachtelhalm, Augentrost, Tausendgüldenkraut je 5 T., Johanniskraut, Schafgarbe, Wacholderbeeren, Hagebutten, Enzianwurzel je 10 T., Pfefferminzöl 1 T. werden mit 1000 T. verd. Weingeist ausgezogen.

Oleum stomachicum ZWELFER. Fettes Wermutöl 60 g, äth. Wermutöl, Nelkenöl, Rosenholzöl je 10 Tropfen, Macisöl 20 Tropfen.

Schweizer Absinthöl (Hofmann): Anisöl 350 g, Fenchelöl 130 g, Röm. Kamillenöl 6 g, Sternanisöl 133 g, Wermutöl 300 g, Wermutessenz, Veilchenessenz je 40 g. Liefert mit verd. Weingeist den Schweizer Absinth, Absinthe suisse. Grün gefärbt heißt der letztere Rosolio d'absinthe.

Schweizer Alpenkräuteressenz. Wermut, Anis je 45 g, Kalmus 40 g, Salbei, Pomeranzenschale, Pfefferminze je 30 g, Wacholderbeeren 25 g, Angelikawurzel, Lavendel je 20 g, Nelken 15 g, Weingeist q.s. zu 1 l Essenz.

Tinctura amara BIESTER. Wermuttinktur 30 T., bittere Tinktur, Pomeranzenschalentinktur, Baldriantinktur je 20 T., Guajac-Harz-Tinktur 7,5 T., Kaliumcarbonat 5 T.

Wermutpillen des Pfarrers KNEIPP enthielten je 0,1 g Wermut.

Wermut ist ferner, meist in Form von Extrakten, Bestandteil zahlreicher Spezialitäten.

Artemisia cina O. C. BERG et C. F. SCHMIDT (außerdem laut HPUS 64 Absinthium austriacum tenuifolium, A. ponticum tenuifolium, A. seriphium, A. tridentium herbarior, Artemisia austriaca, A. contra, A. lercheana, A. maritima, Anthodia Cinae). Soll identisch sein mit Artemisia maritima L. var. stechmanniana BESS. Zitwerbeifuß.

Heimisch in Persien, Turkestan, Buchara (Kirgisen-Steppen).

Die **Pflanze** verschwindet allmählich infolge von Raubbau, häufiger Dürre, vieler Steppenbrände und der Viehwirtschaft; man versucht die Pflanze im transkaspischen Gebiet und im östlichen Transkaukasien zu akklimatisieren. Größere Bestände noch um den Aral- und Balschasee und am Syr-darja. Kulturen in den USA (Südkarolina).

Ausdauernder Halbstrauch von 30 bis 60 cm Höhe, dessen knotiger Wurzelstock zahlreiche Blatt- und Blütenzweige treibt. Glatte, holzige Stämme, fiederteilige Blätter an den nichtblühenden Zweigen, an blütentragenden sehr kleine und einfache Blätter, zahlreiche kleine Blütenköpfchen mit schuppigen Hüllkelchen.

Flores (Semen) Cinae[1]. Flos cinae. Semen contra (vermes). Semen sanctum. Semen santonini. Semen zedoariae. Semen zinae. Zitwerblüten. Zitwersamen. Wurmsamen. Wurmkraut. Wormseed. Tartarian southern-wood. Santonica. Semen-contra d'Alep. Semencine. Graine de zedoaria. Barotine. Santonica barbotina. Santónico. Ormefro. Fiori di Cina. Semesanto. Barbotina. Semente de Alexandria. Sementina. Madonsie meniä. Cvet od citvara. Ormefrö. Koszyczek bylicy rupnika. Maskfrö. Citvarnoe semja.

Flores Cinae DAB 6, Ross. 9, Dan. VIII, Egypt. P. 53, Fenn. 37, Ital. VI, Nod. 5, Norv. V, Suec. 31. Flos Cinae ÖAB 9, Helv. V. Cinae flos Hisp. IX, Jug. II. Santonica BPC 34.

---

[1] Abbildungen bei L. HÖRHAMMER: Teeanalyse, Tafel 38, Abb. 253 und 254.

Semen-Contra CF 65, Belg. IV, Brasil. 1 (Semen-Contra CF 65 bestehen außerdem aus den Blütenknospen von Artemisia maritima L.; die Stammpflanze von Semen contra Belg. IV ist Artemisia maritima var. α-stechmanniana BESS.).

Gewinnung. Die Blütenkörbchen werden Ende Juli und im August unmittelbar vor dem Aufblühen gesammelt, weil sie dann den höchsten Santoningehalt haben (2,5 bis 5%). Nach dem Aufblühen sinkt der Gehalt sehr rasch ab. In den Handel kommen größtenteils die turkestanischen, sog. levantinischen Blüten. Die Droge soll frei sein von Blättern, Stielen und Stengeln; dumpfig riechende, bleiche oder braune Ware ist zu verwerfen, die grünliche Farbe ist ein sicheres Zeichen für frische Ware.

Beschreibung. Die Droge besteht aus den getrockneten, unaufgeblühten, noch geschlossenen, 2 bis 4 mm langen, 0,5 bis 1,5 mm breiten, länglichen, beiderseits zugespitzten, grünen bis schwach bräunlichen, etwas glänzenden Blütenkörbchen, die 3 bis 6 zwitterige Blütenknospen bergen und 12 bis 20 breitelliptische (die unteren) bis linealänglichen (die oberen), stumpfe, am Rande häutige, dachziegelig sich deckende Hüllkelchblätter haben. Der Blütenboden ist schlank, walzenförmig und kahl.

Geruch eigenartig aromatisch, Geschmack widerlich bitter, kühlend.

Mikroskopisches Bild. Die Flügel der Hüllkelchblätter zeigen meist farblose, an der einschichtigen Flügelwand äußerst dünnwandige, lange, sehr schmale, bogenförmig angeordnete Zellen; die Zellen der Mittel- und Innenpartien der Hüllkelchblätter sind breiter und in doppelter Lage. Auf den Hüllblättern Spaltöffnungen, gelbliche, vielzellige Drüsenhaare (,,Compositen''-Drüsenhaare) und meist kollabierte lange, einzellige, dünnwandige Haare. Die Leitbündel des Mittelnervs sind von starkverdickten Fasern begleitet. Im Parenchym der Hüllblätter spärliche kleine Calciumoxalatdrusen. Auch die Blütenknospen sind mit Drüsenhaaren besetzt. Die Einzelblüte hat einen unterständigen, einfächerigen Fruchtknoten mit einer aufrechten, anatropen Samenanlage. Die meist noch nicht ausgereiften Pollenkörner haben eine glatte Membran mit drei spaltförmigen Austrittsstellen für den Pollenschlauch.

Pulverdroge. Reichlich Fragmente der Hüllblättchen, die einschichtige Randpartie aus sehr dünnwandigen, langen, schmalen Zellen, die mehrschichtige Mittel- und Innenpartie aus breiteren Zellen; Stücke der Hüllblättchen mit Spaltöffnungen, vielzelligen Drüsenhaaren (,,Compositen''-Drüsenschuppen) und meist kollabierten, langen, einzelligen, gewundenen, dünnwandigen Haaren. Blütenknospenfragmente mit Drüsenschuppen. Gefäßbündelstücke aus dem Mittelnerv der Hüllblätter mit stark verdickten, knorrigen Sklerenchymfasern. Bis 20 µm große, glatte, dreibuchtig-kugelige Pollenkörner mit drei Austrittsstellen, meist noch zu vielen zusammenhängend. Oxalatdrusen im Parenchym der Hüllblätter (selten).

Verfälschung. Zitwerblüten, die keine Spur Santonin enthielten, sind wiederholt in den Handel gekommen. Die Köpfchen der falschen Droge sind etwas kleiner als die der echten; ihr Geruch ist nur sehr schwach, heuartig, während die echte Droge auch nach jahrelangem Aufbewahren in Papierbeuteln kräftig und eigenartig riecht.

Durch das Mikroskop sieht man bei santoninfreier Droge nur einzelne Kriställchen, die mit Chlorzink reagieren; bei santoninhaltiger Droge dagegen sind stets zahlreiche Kristalle vorhanden, die mit Chlorzink langsam gelb werden, Risse und Sprünge erhalten und endlich in gelbbraune Tröpfchen übergehen. Befeuchtet man auf einem Objektträger über weißer Unterlage eine Probe der zerriebenen Blütenköpfchen mit 20 Tr. alkoholischer 0,5 n Kalilauge, so färbt sich die echte Droge sofort deutlich tief orange mit rotbraunem Ton, santoninfreie Droge gibt nur eine gelbgrüne Färbung, die auch nach Minuten nicht in Braun übergeht. Santoninfreie Droge enthält wollig behaarte Laubblattfragmente und zeigt eine wesentlich stärkere Verholzung der Hüllkelchblätter, die bei der echten Cina sehr gering ist. Eine Vermischung echter Droge mit der santoninfreien kann durch einfache Untersuchung nicht nachgewiesen werden, in diesem Fall gibt allein die quantitative Bestimmung des Santoningehaltes brauchbare Werte.

In dem Pulver hat man als Verfälschung vollständig ausgezogenes Senfmehl beobachtet (bis zu 50%). Das Senfmehl ist mikroskopisch an den großen, braungefärbten Elementen der Samenschale sowie an den großen, polyedrischen, mit kleinen Becherzellen mosaikartig ausgelegten Zellen der äußeren Samenschale zu erkennen.

Inhaltsstoffe. 1 bis 3,5% α-Santonin $C_{15}H_{18}O_3$, nach KARRER 6 bis 7% (näheres siehe Bd. I, 927); der Bitterstoff Artemisin (α-Hydroxysantonin) $C_{15}H_{18}O_4$ als Begleitstoff des Santonins; 2 bis 3% äth. Öl mit etwa 80% 1,8-Cineol, α-Pinen, α-Terpineol, Terpinenol; ferner Betain, Cholin, Lecithin, Wachs, Fett, ein Kohlenwasserstoff $C_{32}H_{66}$, Tannine.

Prüfung. Santonin-Reaktion nach DAB 6: Das Pulver färbt sich mit weingeistiger 0,5 n Kalilauge sofort tieforange. Analog ÖAB 9. Diese Reaktion ist nicht in allen Fällen verläßlich, da sie auch in santoninreichen Drogen negativ ausfallen und zu Irrtümern Veranlassung geben kann. Es wird daher folgende Ausführung empfohlen: Etwa 2 g Pulver schüttet man auf ein Rundfilter, gießt langsam etwa 5 ml Chloroform darüber und dampft das Filtrat in einer Porzellanschale ein. Der Rückstand gibt, mit alkoholischer Kalilauge befeuchtet, eine orange bis rote Färbung. Statt alkoholischer Kalilauge kann Natrium- oder Kaliummethylat [Lösung von 10 g metallischem Natrium bzw. 5 g Kalium (am Rückflußkühler) anteilweise in 50 ml Methanol] verwendet werden: 0,5 g Drogenpulver werden mit 5 ml Benzol 5 Min. geschüttelt und filtriert. Das Filtrat wird in einem Porzellanschälchen auf dem Wasserbad zur Trockne eingedampft. Hierauf wird der Rand des Rückstandes mit 2 bis 3 Tropfen Kaliummethylatlösung betupft und das Schälchen wieder auf dem Wasserbad erwärmt. Bei Anwesenheit von Santonin entsteht eine orange-, blut- oder carminrote Farbe. Santoninfreie Drogen geben gelbbraune oder braune Töne. – Heiße Extraktion von 1 g Droge mit 10 ml Weingeist, zum Filtrat ein Stückchen Natriumhydroxid zufügen – Rotfärbung der Lösung, Helv. V.

Mikrosublimation nach Helv. V: Werden 6 Körbchen zerdrückt und unter Vermeidung von Überhitzung während einer Stunde der Mikrosublimation unterworfen, so entstehen zuerst farblose Tröpfchen, die sich beim Kratzen mit einer feinen Stahlspitze in kleine Kriställchen und Nädelchen verwandeln (Santonin). – Die folgende abgeänderte Methode liefert sicherere Resultate: In ein 3 mm hohes Mikrosublimationsschälchen werden 0,02 g (= ungefähr 25 Blütenkörbchen) fein zerriebene Flores Cinae eingetragen und zunächst 1 Std. lang ohne Bedeckung bei 140° auf dem Mikroschmelzpunktsapparat (KOFLER oder HILBCK) stehengelassen, um die Hauptmenge des äth. Öles zum Verflüchtigen zu bringen. Erst dann werden alle Schälchen und Deckgläschen zugedeckt, jedes Deckgläschen wird nach Auftreten des ersten hauchartigen Belages auskühlen gelassen, mit einer Nadel dichtmaschig gekratzt und hierauf zur weiteren Sublimation wieder auf das Schälchen gelegt. Dabei wird die Temperatur nicht über 140° gehalten. Es zeigen sich dann bei guten Drogen schon nach einigen Minuten längs der Kratzstriche kristalline Sublimate, später entstehen derbe Prismen. Der Schmelzpunkt dieser Kristalle liegt ungefähr bei 150°. Das Umsublimieren erfolgt zwischen 100 und 110° bei etwa 1 mm Abstand mit vorangehendem Impfen des Deckgläschens. Zum Impfen streut man auf das Deckgläschen einige Santoninkristalle und verreibt dann mit einem Tuch, wischt das Deckgläschen zuletzt jedoch ab, bis es blank erscheint. Nach einmaligem Umsublimieren steigt der Schmelzpunkt der Kristalle meist schon über 160°. Durch zwei- bis dreimaliges Umsublimieren gelingt es, Kristalle mit einem Schmelzpunkt von 170° zu erhalten, womit Santonin qualitativ einwandfrei nachgewiesen ist. – Nach R. FISCHER (Praktikum der Pharmakognosie, 4. Aufl., Wien: Springer 1968) wird eine kleine Menge Droge mit Pentan entfettet und etwa 0,2 g in einem spitz auslaufenden Röhrchen, das wenig Kohle und Bleicherde enthält und mit einem Asbestpfropf verschlossen ist, mit 6 ml Methylenchlorid extrahiert. Das Methylenchlorid wird abgedampft und der Rückstand bei 140 bis 150° mikrosublimiert. Nach Kratzen erhält man reine Santoninkristalle vom Mikroschmelzpunkt 179°.

Zum chemischen Nachweis kann die Furfurol-Schwefelsäure-Reaktion, die noch 0,05 mg reines Santonin erkennen läßt, herangezogen werden. Das Sublimat wird hierzu unter Rühren mit der Stahlnadel in einem Tropfen Spiritus gelöst und die Lösung auf ein Uhrglas gebracht. Nach Versetzen mit 1 Tr. Furfurollösung DAB 6 und 3 Tr. konz. Schwefelsäure auf dem Wasserbad oder über der Sparflamme erwärmt, gibt Santonin rote, später violette Färbungen.

Mindestgehalt an Santonin 2,5% ÖAB 9, Ross. 9; 2% DAB 6, BPC 34, Brasil. 1, Norv. V; 1,8% Helv. V, CF 65, Fenn. 37, Hisp. IX, Jug. II. – Max. Aschegehalt 5 bis 10% Ned. 5; 8% ÖAB 9, Belg. IV; 9% Ross. 9; 10% DAB 6, Helv. V, Jug. II, Brasil. 1, Dan. VIII, Fenn. 37, Ital. VI, Norv. V, Suec. 31. – Max. Feuchtigkeitsgehalt 13% Ross. 9. – Fremde Beimengungen max. 1% ÖAB 9; 2% Ross. 9. – Zitwerblüten dürfen Stengelteile, Stückchen von schmallinearen, behaarten Laubblattabschnitten nur in sehr geringer Menge, sonstige Beimengungen nicht enthalten. Zitwerblütenpulver darf feinstachelige Pollenkörner (Tanacetum), stark verholzte Zellen vom Rande der Hüllblättchen und stark verholzte Fasern (andere Artemisia-Arten) nicht enthalten, DAB 6. – Mineralische Bestandteile max. 1% Ross. 9.

Gehaltsbestimmung. Es sind zahlreiche (etwa 40) Methoden zur Santoninbestimmung bekannt geworden, mit dem Ziel, die älteren, teilweise recht umständlichen Verfahren durch rationelle und genauere Bestimmungen zu ersetzen. Von den gravimetrischen Verfahren sind zunächst die früher wohl häufig angewandten Vorschriften von KATZ und deren Modifikation nach FROMME zu erwähnen. Hierbei wird das Santonin mit Äther bzw. Chloroform extrahiert, mit Bariumhydroxid in das wasserlösliche Salz übergeführt, dieses dadurch von Ballaststoffen abgetrennt und mit Salzsäure in das nun auskristallisierende Lacton umgewandelt. Neben einer mehrfachen Reinigung ist die Zuhilfenahme eines Korrekturfaktors notwendig, da die in Lösung gebliebene Santoninmenge berücksichtigt werden muß. Nach einer kritischen Übersicht quantitativer Santoninbestimmungen von GEYER [Dtsch. Apoth.-Ztg *94*, 338 (1954)] ist das Verfahren in DAB 6 und Helv. V brauchbarer, da durch die

Extraktion mit Benzol wesentlich weniger Extraktstoffe herausgelöst werden. Andererseits fehlt die Überführung des Lactons in das Salz als weiterer Reinigungsschritt. Ein Korrekturfaktor ist ebenfalls erforderlich. CF 65 läßt dagegen die günstige Benzolextraktion sowie die Salzbildung anwenden, ohne die erhaltenen Werte zu korrigieren. Das Verfahren nach MASSAGETOW bzw. nach ROSS. 9 (s. u.), das durch Überführung des Lactons in das Salz der Santoninsäure im 1. Arbeitsschritt auch das als Salz in der Droge vorliegende Santonin erfaßt, wird als die befriedigendste der gravimetrischen Bestimmungsmethoden bezeichnet, da es höhere und gleichmäßigere Resultate liefert. Auch hier muß die im Filtrat gelöst gebliebene Santoninmenge berücksichtigt werden. Das auskristallisierte Santonin ist schmelzpunktrein.

Mit dem Verfahren von QUAZILBASH (s. u.) sollen ebenfalls höhere Santoninwerte sowie schmelzpunktreines Santonin (Fp. 171 bis 173°) erhalten werden.

Bestimmung nach MASSAGETOW und ROSS. 9: 5 g mittelfein gepulverte Zitwerblüten werden in einem Mörser mit 1 g gelöschtem Kalk verrieben und in einem Becherglas oder Erlenmeyerkolben mit 250 ml Wasser 10 Min. lang gekocht; dann wird sofort durch einen Büchner-Trichter filtriert und der Rückstand mit heißem Wasser ausgewaschen, bis das Gesamtfiltrat etwa 500 ml beträgt. Das noch warme Filtrat wird in einen Scheidetrichter gebracht und mit 20 ml Salzsäure ($d = 1,12$) angesäuert. Nach dem Erkalten wird nacheinander mit 50, 30, 20 und nochmals mit 20 ml Chloroform unter energischem Schütteln extrahiert. Die Chloroformauszüge werden in einen zweiten Scheidetrichter filtriert und mit 50 ml einer etwa 4%igen Ätznatronlösung ausgeschüttelt. Die Chloroformlösung wird abgelassen, mit 0,1 bis 0,2 g Tierkohle geschüttelt und in einen 300-ml-Erlenmeyerkolben filtriert. Das Chloroform wird auf dem Wasserbad abdestilliert, der Rückstand mit 1 bis 2 ml Alkohol gelöst und 100 ml kochendes Wasser zugegeben. Darauf wird die Lösung auf 50 bis 70 ml eingedampft und an einem kühlen Ort vor Licht geschützt zur Kristallisation aufgestellt. Nach 16 bis 24 Std. wird filtriert, Filter und Kolben bei 100 bis 105° getrocknet und die Kristalle in wenig Chloroform gelöst. Die Lösung wird in einem gewogenen Kolben abgedampft, bei 100 bis 105° getrocknet und der Rückstand nach Abkühlung im Exsiccator gewogen. Zu dem erhaltenen Santonin wird die im Filtrat gelöst gebliebene Menge (0,0002 g pro 1 ml) hinzugezählt. Die Summe mit 20 multipliziert ergibt den Prozentgehalt. – Bestimmung nach QUAZILBASH: 15 g fein gepulverte Droge werden mit 1,5 g wasserfreiem Natriumcarbonat gemischt. Die Mischung wird in einem 500-ml-Scheidetrichter mit 15 ml 15%iger Ammoniakflüssigkeit einige Minuten geschüttelt. Hierauf werden 150 ml Benzol zugesetzt und die Mischung häufig und kräftig während 3 Std. geschüttelt. Am nächsten Tag wird 15 Min. kräftig geschüttelt und nach 30 Min. durch mit Benzol befeuchtete Watte in einen 100-ml-Meßzylinder filtriert. Der Trichter wird während der Filtration bedeckt. 100 ml Filtrat (= 10 g Droge) werden in einen Destillationskolben gebracht und der Meßzylinder mit wenig Benzol nachgespült. Die Benzollösung wird auf etwa 15 ml eingedampft und diese unter zwei- bis dreimaligem Nachspülen des Kolbens mit 5 ml Benzol in ein Becherglas gebracht. Hierauf wird die Benzollösung zur Trockne eingedampft. Der Rückstand wird mit 110 ml 5%iger, frisch bereiteter und filtrierter Bariumhydroxidlösung 20 Min. bei 60 bis 70° auf dem Wasserbad erhitzt und mit einem Glasstab sorgfältig verrührt. Es scheiden sich gelblichgrüne oder dunkelgrüne, harzartige Stoffe ab. Die Lösung wird durch ein mit Wasser befeuchtetes Doppelfilter filtriert, Becherglas und Filter werden zweimal mit 10 ml heißem Wasser nachgewaschen und das Filtrat mit verd. Salzsäure angesäuert. Dann wird ein kleiner Überschuß an Salzsäure zugegeben, die Lösung 20 Min. bei 60 bis 70° auf dem Wasserbad stehengelassen und zeitweise umgerührt. Nach 15 Min. wird mit Kongorotpapier die Reaktion geprüft und bei schwachsaurer Reaktion noch 1 bis 2 ml verd. Salzsäure hinzugefügt. Die saure Lösung wird nach dem Abkühlen in einen Scheidetrichter übergeführt. Das Becherglas wird mit 25 ml Chloroform gespült, dieses in den Scheidetrichter gebracht und 5 Min. geschüttelt. Nach der Schichtentrennung wird das Chloroform durch mit Chloroform angefeuchtete Watte in einen Erlenmeyerkolben filtriert. Das Ausschütteln wird mit 20, 15, 10 ml Chloroform wiederholt. Von den vereinigten Chloroformausschüttelungen wird das Chloroform abdestilliert und die letzten Chloroformreste durch Einblasen von Luft entfernt. Der Rückstand wird mit 50 ml 15%igem Alkohol 15 Min. am Rückflußkühler bis zum Sieden erhitzt und heiß filtriert. Kolben und Filter werden dreimal mit 5 ml warmem, 15%igem Alkohol nachgewaschen. Das Filtrat wird mit einer Mischung von je 50 mg Tierkohle und Kieselgur 10 Min. am Rückflußkühler erhitzt, um Harze und kolloide Stoffe zu entfernen. Hierauf wird heiß in eine Kristallisierschale filtriert. Rückstand und Filter werden mit 5 ml 15%igem Alkohol nachgewaschen und das Filtrat im Dunkeln bei 15 bis 17° 24 Std. zur Kristallisation stehengelassen. Zur Kristallisationsbeschleunigung wird die Schalenwand mit einem Glasstab gerieben. Die Santoninkristalle werden auf einem gewogenen Filter gesammelt, zweimal mit 5 ml 15%igem Alkohol gewaschen, bei 100 bis 105° bis zur Gewichtskonstanz getrocknet und im Exsiccator über Schwefelsäure erkalten gelassen. Zum Gewicht werden 0,046 g als Korrektur für in der Mutterlauge gelöstes Santonin addiert. Das Gesamtgewicht mit 10 multipliziert ergibt den Santoningehalt in Prozenten. Das isolierte Santonin hat einen Schmelzpunkt von 171 bis 173°.

Die maßanalytische Bestimmung nach BÖHME beruht auf der Ringschlußbildung des santoninsauren Salzes durch Säure. Zur Extraktion des Santonins aus der Droge wird das Verfahren nach MASSAGETOW benützt. Diese Bestimmung, die um etwa 5 bis 15% höhere Werte als die MASSAGETOWsche liefert, ist in das ÖAB 9 aufgenommen worden: 5 g mittelfein gepulverte (Sieb V) Zitwerblüten werden in einer Reibschale mit 1 g Calciumhydroxid (R) verrieben und in einem 500 ml fassenden Erlenmeyerkolben mit 250 ml Wasser 10 Min. lang zum Sieden erhitzt. Hierauf saugt man die noch heiße Mischung durch eine Porzellannutsche mit einem doppelten Papierfilter und wäscht portionsweise mit heißem Wasser nach, bis das Gesamtfiltrat 500 ml beträgt. Das noch warme Filtrat wird in einen 1 l fassenden Scheidetrichter gebracht und sofort mit 20 ml konz. Salzsäure (R) angesäuert. Nach dem Erkalten extrahiert man unter kräftigem Schütteln mit 50, 30, 20 und 20 ml Chloroform (R) und spült den Scheidetrichter anschließend zwei- bis dreimal mit je 10 ml Chloroform (R) nach. Die vereinigten Chloroformlösungen werden in einem 250 ml fassenden Scheidetrichter mit 50 ml einer Mischung von gleichen Teilen verd. Natriumhydroxidlösung (R) und Wasser ausgeschüttelt; der Scheidetrichter wird zweimal mit je 10 ml Chloroform (R) nachgewaschen. Die Chloroformlösung schüttelt man anschließend einige Minuten lang mit etwa 0,2 g adsorbierender Kohle (R) und filtriert. Nach dem Nachspülen von Kolben und Filter mit Chloroform (R) werden die vereinigten Chloroformlösungen in einem tarierten Kolben auf dem Wasserbad zur Trockne eingedampft. Den Rückstand löst man unter Erwärmen in 5 ml Alkohol (R) und erhitzt mit 10 ml Bariumhydroxidlösung (R) 15 Min. lang auf dem Wasserbad, wobei der größte Teil des Alkohols verdunstet. Man läßt erkalten, ergänzt mit Wasser auf 30 g und filtriert durch ein Faltenfilter. 27 g des Filtrates (= 4,5 g Zitwerblüten) werden nach Zusatz von 2 Tr. Phenolphthaleinlösung (I) mit 0,5 n Salzsäure (T) tropfenweise bis zur Entfärbung versetzt; anschließend wird tropfenweise 0,1 n Natriumhydroxidlösung (T) hinzugefügt, bis die Rotfärbung 1 bis 2 Min. lang bestehen bleibt. Dann wird nach Zusatz von 10 ml 0,1 n Salzsäure (T) 15 Min. lang auf dem Wasserbad erhitzt. Nach dem Erkalten titriert man die überschüssige Salzsäure mit 0,1 n Natriumhydroxidlösung (T) zurück, bis die Rotfärbung 1 bis 2 Min. lang bestehen bleibt (Mikrobürette). Es muß sich ein Verbrauch an 0,1 n Salzsäure von mind. 4,57 ml ergeben. 1 ml 0,1 n Salzsäure entspricht 24,63 mg Santonin.

Eine polarimetrische Bestimmung wurde von STEINEGGER u. HAHN [Pharm. Acta Helv. 28, 206 (1953)] ausgearbeitet. Zur Reinigung des Santonins wird die Chromatographie an Al_2O_3 vorgeschlagen: a) Reinigung über Ba-Santoninat: 0,5 g pulverisierte (Sieb V, Helv. V) Droge (genau gewogen) werden mit 10 ml Benzol durch mind. 30 Min. dauerndes Schütteln extrahiert. Dann filtriert man durch ein Faltenfilter von 6 cm Durchmesser unter Bedecken des Trichters mit einem Uhrglas. Vom klaren Filtrat werden 8 ml (genau gemessen), entsprechend 0,4 g Droge, abpipettiert und im Vakuum eingedampft. Nach dem Abdampfen werden die an den Wänden haftenden Rückstände mit wenig Chloroform auf dem Boden des Kolbens zusammengespült und das Lösungsmittel vorsichtig entfernt. Dann werden 10 ml 5%iges Barytwasser hinzugefügt und unter öfterem Umschwenken des Kolbens 20 Min. unter Rückfluß gekocht. Die erkaltete Lösung wird in einen Scheidetrichter überführt und der Kolben mit 10 ml Wasser zweimal nachgewaschen. Die vereinigten Lösungen werden dreimal mit je 5 ml Chloroform, mit dem vorher jeweils der Kolben ausgespült wurde, ausgeschüttelt. Die wäßrige Phase filtriert man in eine tarierte Schale, wäscht Chloroform und Filter mit 2 ml Wasser, anschließend das Filter allein mit zweimal 1 ml Wasser und gibt die Waschflüssigkeiten ebenfalls in die Schale. Die vereinigten Auszüge werden auf die Hälfte eingedampft, mit 2 ml 37%iger Salzsäure angesäuert, 2 Min. lang erwärmt und nach vollständigem Erkalten mit viermal 3 ml Chloroform unter jeweiligem vorangehendem Ausspülen der Abdampfschale ausgeschüttelt. Die vereinigten Chloroformausschüttelungen werden über 0,3 g Natrium sulfuricum sicc. etwa 15 Min. getrocknet, durch ein Faltenfilter von etwa 5 cm Durchmesser filtriert, Natriumsulfat, Kölbchen und Filter zweimal mit je 2 ml Chloroform gewaschen und das Filter schließlich noch mit weiteren 2 ml Chloroform tropfenweise gründlich gewaschen. Die vereinigten Chloroformlösungen werden vom Lösungsmittel befreit. – b) Chromatographie. Zur Chromatographie wird ein unten verengtes Glasrohr von 5 bis 6 mm innerem Durchmesser unten mit einem Wattebausch verschlossen und die von der Watte aus gemessene Höhe von 5 und 5,5 cm außen markiert. Dann wird mit Aluminiumoxid, standardisiert nach BROCKMANN, trocken gefüllt und geklopft, bis sich die Säule nicht mehr weiter senkt und 5 cm hoch ist. Jetzt wird eine vorher bestimmte Menge Floridin XXF direkt auf die Al_2O_3-Säule gegeben und mit einem Wattebausch festgepreßt. Die Höhe der Floridinsäule soll 5 mm betragen. Vor Gebrauch wird die Säule mit 3 ml Benzol-Chloroform 1 : 1 durchgewaschen. Dann gibt man den unter a) erhaltenen Rückstand in 1 ml des gleichen Lösungsmittelgemisches gelöst auf die Säule und eluiert mit dreimal 2 ml des gleichen Gemisches. Die Chromatographie soll unter gleichmäßigem, schwachem Saugen mit einer Geschwindigkeit von 30 bis 40 Tr. je

Minute durchgeführt werden. Die Eluate werden zusammen aufgefangen und in einem tarierten Gefäß vom Lösungsmittel befreit. Nach dem Trocknen wird der Rückstand gewogen. – c) *Polarimetrie*. Die nach a) und b) erhaltenen Rückstände werden auf genau 2 ml in Chloroform gelöst und die optische Drehung im Mikrorohr bestimmt. Daraus wird der Santoningehalt (bei einer Einwaage von 0,5 g, Verwendung von 8 ml Benzolfiltrat und Polarisationsrohr von 10 cm Länge) nach folgender Formel berechnet:

$$\text{Santoningehalt in \%} = \frac{\alpha \cdot 500}{171{,}4}.$$

Kolorimetrische Bestimmungen haben weniger Bedeutung erlangt. Es ist versucht worden, die durch Umsetzung mit Alkalimethylat entstehende carminrote Färbung zu verwenden. Geeigneter ist die Fällung mit 2,4-Dinitrophenylhydrazin. Man löst das Hydrazon in Chloroform und mißt die Farbintensität bei etwa 390 nm. Nach STEINEGGER u. HAHN müssen die Fällungsbedingungen genau eingehalten werden. Außerdem muß berücksichtigt werden, daß im Drogenextrakt noch andere Stoffe vorhanden sein dürften, die Hydrazone bilden.

Aufbewahrung. Gut nachgetrocknet über Kalk oder in gutschließenden Gefäßen (Blechbüchsen) bei nicht über 25 bis 30°, das Pulver in Gläsern, vor Licht geschützt.

Wirkung. Vermifugum. Durch die leichte Resorbierbarkeit des Santonins können bei unvorsichtigem Gebrauch Erbrechen, Mydriasis, Kopfweh, Krämpfe und Bewußtlosigkeit eintreten, bei sehr großen Dosen sogar Lähmungen des Atemzentrums. Schon bei gewöhnlichen Dosen kann Gelbsehen entstehen, Geruchshalluzinationen wurden beobachtet. Vgl. Bd. I, 931.

Anwendung. Gegen Spulwürmer, auf die in erster Linie das Santonin, aber auch das äth. Öl giftig wirkt. Das Pulver wird morgens verabreicht und einige Stunden nachher Rizinusöl oder Natriumsulfat gegeben. Am anderen Tag wird die Kur wiederholt. Ein Nachteil ist der schlechte Geschmack des Pulvers, weshalb die Zitwerblüten mehr und mehr durch reines Santonin in verschiedenen Zubereitungen ersetzt wurden. In der Homöopathie vornehmlich in der Kinderpraxis bei Beschwerden, die mit Wurmleiden in Verbindung stehen, wie z.B. Spasmophilie (besonders nachts Zähneknirschen und unruhiges Wesen), Eklampsie, bei Verdauungsstörungen und Enuresis. Auch gegen Keuchhusten und Wechselfieber, ebenso bei nervösen Störungen, Hysterie und unruhigen Träumen.

Dosierung. Gebräuchliche Einzeldosis 1 bis 2 g, ÖAB 9. Mit Honig oder Sirup gemischt für Kinder von 2 bis 3 Jahren 1,5 g, von 4 bis 5 Jahren 3 g, von 6 bis 8 Jahren 4 g, von 9 bis 11 Jahren 5 bis 6 g, von 12 bis 14 Jahren 7 bis 8 g.

Cina HAB 34. Zitwerblüten.

Getrocknete, kurz vor dem Aufblühen gesammelte Blütenköpfchen (wie Flores Cinae DAB 6, s. d.).

Arzneiform. Tinktur nach § 4 durch Mazeration mit 90%igem Weingeist. 2. und 3. Dez. Pot. mit 90%igem, 4. mit 60%igem und die höheren Verdünnungen mit 45%igem Weingeist. Spez. Gew. 0,842 bis 0,875. Trockenrückstand 3,50 bis 4,00%. Gehalt an Santonin mind. 0,18%.

Arzneigehalt. 1/10. In den Vorschlägen für das neue Deutsche HAB, Heft 4, S. 180 (1958) werden eine Dichte von 0,842 bis 0,85, ein Trockenrückstand von 2,5 bis 4% und ein pH von etwa 5 verlangt. Außerdem werden verschiedene Prüfungsreaktionen, die Chromatographie sowie eine maßanalytische Gehaltsbestimmung der Tinktur in Anlehnung an die im ÖAB 9 aufgenommene Santoninbestimmungsmethode nach BÖHME (s. d.) beschrieben. Santoningehalt 0,19 bis 0,21%.

Cina HPUS 64. Wormseed.

Die Blütenköpfchen der Aleppo- oder Levante-Artemisia contra, wie importiert.

Arzneiform. Urtinktur: Arzneigehalt 1/10. Cina, mäßig grobes Pulver 100 g, Alkohol USP (94,9 Vol.-%) q.s. zur Bereitung von 1000 ml der Tinktur. – Dilutionen: D 2 (2×) und höher mit Alkohol HPUS (88 Vol.-%). – Medikationen: D 1 (1×) und höher. – Verreibungen: D 1 (1×) und höher.

Species anthelminticae.
Herba Absinthii
Flores Chamomillae
Flores Cinae
Flores Tanaceti   āā p. aeq.

Pulvis Cinae compositus (F. M. Germ.).

Flores Cinae pulv.	1 g
Oleum Cinae aeth.	gtt. I
Tubera Jalapae pulv.	0,3 g
Saccharum album	0,5 g
M. f. pulv. d. tal. dos. No. IV.	

Vermifuge SWAIMS. Ein Aufguß, der aus Zitwerblüten, Lärchenschwamm, Rhabarber und Baldrian mit einigen Tropfen Rainfarn- und Nelkenöl in Weingeist bestand.

Wurmpatronen, Wurmkuchen, KLUSES, enthielten als wirksamen Bestandteil Extractum Cinae aethereum.

Artemisia vulgaris L. (außerdem laut HPUS 64. A. heterophyllus, A. indica canadensis). Beifuß. Gemeiner Beifuß. Common wormwood. Mugwort. Armoise. Couronne de Saint-Jean.

Heimisch in ganz Europa außer im Süden, in Asien und Nordamerika. Hauptherkunftsgebiete sind Deutschland, Frankreich, Italien und UdSSR. Besonders auf Schuttplätzen, Brachflächen, an Flußufern und Bahndämmen.

Herba (Summitates) Artemisiae (vulgaris)[1]. Herba regia. Beifuß-, Weiber-, Jungfern-, Johannisgürtel-, Gänsekraut. Wilder Wermut. Common wormwood. Armoise commune. Feuilles d'armoise commune. Yerba de San Juan. Artemija. Piccolo assenzio. Zisim. Artemisia verdadeira. Ajenjo.

Herba Artemisiae Erg.B. 6, Helv. V.

Die vorsichtig getrockneten, während der Blütezeit (Juli bis September) gesammelten Zweigspitzen. Die blühende Pflanze wird in einer Länge von 60 bis 70 cm (von der Spitze der Blütenrispe nach unten gemessen) geschnitten und getrocknet. 4 T. frisches Kraut geben 1 T. Droge.

Die Ganzdroge besteht aus den Blättern und blütentragenden Stengelspitzen. Blätter halbstengelumfassend, oberseits dunkelgrün und unbehaart, unterseits weißfilzig (wichtiges Unterscheidungsmerkmal gegenüber Herba Absinthii). Untere Stengelblätter doppelt fiederspaltig und geöhrt, mittlere nur einfach fiederspaltig mit spitzen, lanzettlichen, gesägten oder ganzrandigen, etwas umgeschlagenen Zipfeln, obere ungeteilt lanzettförmig. Blütenköpfchen rötlich, zu endständigen Rispen angeordnet, eilänglich mit einem halbkugeligen unbehaarten Blütenboden und einem Hüllkelch, dessen dünnfilzige, lanzettliche Blättchen dachziegelartig angeordnet sind. Die Köpfchen haben weibliche, fast walzenförmige, schief gestutzte Randblüten und zwittrige, röhrenförmige Scheibenblüten. Stengel dick, deutlich längsgerillt, rotviolett und markhaltig.

Geruch angenehm aromatisch, Geschmack würzig und schwach bitter.

Die Schnittdroge ist gekennzeichnet durch die zahlreichen Blütenköpfchen mit den grauweißen, wollig behaarten Hüllkelchblättern und gelblichen bis meist rötlichen Blüten, durch unterseits weißfilzig behaarte und oberseits dunkel- bis schwarzgrün unbehaarte Blattstückchen und durch einzelne dicke, deutlich längsgerillte, rotviolette, markhaltige Stengelstücke.

Pulverdroge. Graugrün. Bruchstücke der bifazial gebauten Blätter mit meist einer Palisadenschicht, lockerem Schwammgewebe und Spaltöffnungen nur in der unteren Epidermis, mit T-Haaren, deren Querzelle dünn, bis 1 mm lang, hin- und hergeschlängelt und gedreht, dünnwandig oder verschieden stark verdickt ist, ferner Teile der Blüten, Hüllkelchblätter und Stengel mit den T-Haaren, wie sie den Blättern eigentümlich sind. Pollenkörner gerundet, glatt und mit 3 Austrittsstellen versehen. „Compositen"-Drüsenköpfchen vorhanden.

Inhaltsstoffe. 0,03 bis 0,2% äth. Öl mit Cineol als Hauptbestandteil, ein Bitterstoff und Quebrachit. Ferner Tauremisin (Vulgarin) $C_{15}H_{20}O_4$, Sitosterin, Tetracosanol. KUNDU et al. (Tetrahedron L. *1966*, S. 1043) isolierten den pentacyclischen Triterpenalkohol Fernenol $C_{30}H_{50}O$, Fp. 194°, sowie [J. Indian chem. Soc. *46*, 584 (1969)] (−) Thujon, α-Amyrin, Stigmasterin, β-Sitosterin, α- und β-Pinen.

Prüfung. Max. Aschegehalt bei Blattware 4%, bei der ganzen Droge 7 bis 8% Helv. V; 9% Erg.B. 6.

Wirkung. Der Beifuß weicht pharmakologisch durch den Gehalt seines äth. Öles an Cineol und durch den geringeren Bitterstoffgehalt erheblich von Artemisia absinthium ab,

---

[1] Abbildungen bei L. HÖRHAMMER: Teeanalyse, Tafel 35, Abb. 207 und 208.

vor allem ist das Beifußöl wegen des nur unbedeutenden Gehaltes an Thujon wesentlich weniger giftig als Oleum Absinthii. Ein Wurzelinfus, über 3 Monate verabreicht, kann eine hypoglykämisierende Wirkung hervorrufen.

Anwendung. Die Droge wird nur noch selten als Aromaticum, Amarum und Anthelminticum verwendet. Wegen der emmenagogen Wirkung wurde Artemisia in der Therapie der Amenorrhoe und Dysmenorrhoe verordnet, die unvorsichtige Anwendung kann jedoch zu einem Abort führen. In der Volksheilkunde als Cholereticum und Spasmolyticum. In der Veterinärmedizin. Gewürz für Krankenkost und besonders für Gänsebraten. Liefert außerdem das japanische (Yomugiöl) und das chinesische Beifußöl (Nagi-Yan) gegen Erkältungen und Rheuma.

Dosierung. Mittlere Einzelgabe als Einnahme 1 g, Erg.B. 6.

Polichrest-Tee, Spanischer: Bestand aus Beifuß, Stiefmütterchen, Huflattich, Schafgarbe, Mohnköpfchen, rotem Sandelholz, Hirschhorn, Süßholz, Sarsaparille, Seifen- und Seggenwurzel.

Radix Artemisiae. Beifuß-, Gänsekraut-, Johannisgürtel-, Stab-, Weiberkrautwurzel. Common wormwood root. Mugwort root. Racine d'armoise commune. Armoise. Gemeenebivoel.

Die im Frühjahr oder Herbst gesammelten, ungewaschen getrockneten, erst nach dem Trocknen gereinigten Nebenwurzeln.

Wurzelstücke verschieden lang, bis 2 mm dick, einfach, stielrund, fadenförmig hin- und hergebogen, außen hellbraun, innen weißlich, runzelig. Der nicht gebräuchliche walzenförmige, bis 1,5 cm dicke, bis 5 cm lange Wurzelstock setzt sich in die bis 20 cm lange, oben bis 5 mm dicke Hauptwurzel fort.

Geruch schwach aromatisch, nicht gerade angenehm, Geschmack süßlich scharf.

Mikroskopisches Bild. Schmale braune Korkschicht. An der inneren Begrenzung der breiten Mittelrinde meist zu drei Gruppen zusammenliegende, auf dem Querschnitt ellipsoide und in radialer Richtung gestreckte Balsamgänge, etwa zwei- bis dreimal weiter als die Gefäße des Holzkörpers. Eine einreihige Kernscheide trennt die Mittelrinde von der schmalen Innenrinde. Letztere schließt in ihrem äußeren Teil ein oder mehrere verschieden starke Bündel goldgelber, stark verdickter Bastfasern bzw. obliterierte Siebröhrengruppen ein. Im Holz ein zentraler, meist durch eine breite Parenchymzone von dem peripheren Teil des Holzes getrennter Holzkern. Der periphere Teil des Holzes läßt entweder 3 bis 6 größere, durch breite Markstrahlen getrennte Bündel erkennen, oder er ist durch eine größere Zahl von Markstrahlen in zahlreiche kleine Bündel geteilt. Im zentralen Holzkern dickwandige, gelbgefärbte Sklerenchymfasern und nur gegen den Umfang zu strahlig verlaufende Reihen von Gefäßen. In den Markstrahlen Inulin.

Inhaltsstoffe. 0,1% äth. Öl mit Cineol und Dehydromatricariaester (n-Decentriinsäuremethylester) $C_{11}H_8O_2$, Fp. 113° (eine flüssige Verbindung, ähnlich dem aus einer Centaurea-Art isolierten „Centaur X"), etwa 10% Inulin, Harz, Zucker, Gerbstoffe sowie Artemisiaketon [Tetradecatriin-2,4-6-en-8-on-(12)] $C_{14}H_{14}O$, Fp. 57,5°.

Anwendung. Heute nur noch selten bei Amenorrhoe und Epilepsie. Außerdem bei Krampfzuständen verschiedener Genese und tetanischer wie klonischer Art, bei Erkrankungen des Verdauungsapparates wie Appetitlosigkeit, Magenschwäche und Sodbrennen. In der Homöopathie die aus frischer Wurzel bereitete Essenz (D 2 bis D 3) u.a. bei Chorea minor, Epilepsie, „Hysterie" sowie als Anthelminticum.

Artemisia vulgaris HAB 34. Beifuß.

Frischer, am besten im November gegrabener Wurzelstock.

Arzneiform. Essenz nach § 3.

Arzneigehalt. 1/3.

Artemisia vulgaris HPUS 64. Mugwort.

Die bei trockenem Wetter gesammelten Wurzeln, die nicht gewaschen werden dürfen.

Arzneiform. Urtinktur: Arzneigehalt 1/10. Artemisia vulgaris, feuchte Masse mit 100 g Trockensubstanz und 233 ml Wasser = 333 g, dest. Wasser 100 ml, Alkohol USP (94,9 Vol.-%) 694 ml zur Bereitung von 1000 ml der Tinktur. – Dilutionen: D 2 (2×) enthält 1 T. Tinktur, 2 T. dest. Wasser und 7 T. Alkohol; D 3 (3×) und höher mit Alkohol HPUS (88 Vol.-%). – Medikationen: D 3 (3×) und höher.

Artemisia vulgaris L. var. indica (WILLD.) MAXIM.

Liefert das indische und javanische Beifußöl.

Artemisia vulgaris L. var. parviflora.

Inhaltsstoff. In den Blüten 0,05 bis 0,09% äth. Öl mit anthelmintischer Wirkung.

Anbau. Boden und Klima. Der Beifuß wächst auf jedem Kulturboden, besonders aber auf nahrhaftem Ödland. Eine besonders wertvolle Droge soll auf trockenem, kalkreichem Boden gewonnen werden. Hinsichtlich des Klimas ist der Beifuß sehr anspruchslos.

Herkünfte des Drogenhandels. Der Beifuß wird hauptsächlich wildwachsend gesammelt und nur auf kleinsten Flächen angebaut. Herkunftsgebiete sind neben den Balkanländern Italien, Frankreich und die UdSSR.

Sorten und Herkünfte für den Anbau. Zuchtsorten befinden sich nicht im Handel. Alle bisher beim Sortenamt geprüften Herkünfte ergaben mehr oder weniger Formengemische. Neben frühreifen Formen kamen mittel- und spätreife vor. Für erstrebenswert wird eine aromatische, ausgeglichene, mittelfrühreife Sorte mit einem hohen Knospenanteil gehalten.

Saatgut. Das durchschnittliche 1000-Korn-Gewicht beträgt 0,138 g. Die Mindestreinheit sollte 92% und die Mindestkeimfähigkeit 75% betragen. Die Keimfähigkeit wird bereits nach 10 Tagen bestimmt. Die Keimprüfung erfolgt bei 20° oder Wechseltemperatur und bei Lichtzutritt. Untersuchungen ergaben eine Abnahme der Keimfähigkeit nach fünfjähriger Lagerung von 67 bis 78%, nach sechsjähriger Lagerung war die Keimfähigkeit praktisch erloschen.

Kultur. Hinsichtlich der Vorfrucht stellt der Beifuß keine besonderen Ansprüche. Die Vermehrung kann auf generative oder vegetative Weise erfolgen. Die Aussaat erfolgt im zeitigen Frühjahr. Bei Stockteilung werden die Pflanzen entweder im Frühjahr oder im Herbst in einem Abstand von mindestens 50 × 35 cm ausgepflanzt. Bei guter Pflege ist Beifuß sehr raschwüchsig, so daß sich als Zwischenkulturen im ersten Anbaujahr nur kurzlebige Arten eignen, wie Dill, Kerbel und Boretsch. Zur Düngung eignet sich eine mittlere Gabe eines Volldüngers; Stickstoff wird von Artemisia vulgaris besonders bevorzugt. Bei Stickstoffmangel verholzen die Pflanzen leicht.

Ernte. Zur Drogengewinnung wird das Kraut während der Blütezeit geerntet. Grobe Stengelteile müssen entfernt werden. Für Gewürzzwecke sollten nur die Rispen mit den noch geschlossenen Knospen Verwendung finden. Die Gewürzdroge soll blattfrei sein, deshalb werden die Blätter in frischem oder getrocknetem Zustand von den Rispen abgezupft. Mit fortschreitender Blüte wird der bittere Geschmack deutlicher empfunden. Er ist am ausgeprägtesten, wenn sich die Blütenköpfchen vollständig geöffnet und eine rötliche Färbung angenommen haben. Der richtige Zeitpunkt der Fruchtreife muß genau beobachtet werden, da die Früchte sehr leicht ausfallen und der Beifuß dann als lästiges Unkraut auftreten kann. Die Wurzelernte erfolgt im Herbst (November). Der Bedarf an Wurzeln von Artemisia vulgaris ist sehr gering.

Trocknung. Die Trocknung kann natürlich oder künstlich erfolgen. Das Trocknungsverhältnis frisch : trocken beträgt 3 bis 4 : 1, das der Wurzel 3 : 1.

Krankheiten und Schädlinge. Die Blindwanze Lygus lucorum MEY. D. führt zum Absterben befallener Pflanzen. Ferner die Larven des Glanzkäfers Meligethes-spec. aus der Familie der Nituliden sowie die Raupen verschiedener Großschmetterlinge, z. B. der Eulenarten Caradrina morpheus HUFN. und Taeniocampa gracilis F., der Cucullia-Arten, C. tanaceti SCHIFF., C. artemisiae HUFN. und C. absinthii L., ebenso wie diejenigen der Spannerarten Tephroclystia succenturiata L., T. innotata HUFN. und T. absinthiata CL.

Bemerkung: Das aromatische Beifußkraut kann zusammen mit anderem Futter verfüttert werden.

Artemisia abrotanum L. Eberraute. Ladies love. Old man. Southernwood. Ivrogne. Armoise aurone. Aurone des jardins.

Heimisch in Südeuropa, dem Orient, in China, bei uns häufig in Gärten angebaut, kommt auch verwildert vor. In den mitteleuropäischen Gärten werden als Artemisia abrotanum Pflanzen gezogen, die deutlich zwei verschiedenen Sippen angehören. Von diesen ist die eigentliche Artemisia abrotanum L. die derbere. Sie ist eine Kulturrasse der in den osteuropäischen Stromtälern weitverbreiteten Artemisia procera WILLD. (A. paniculata LAM.). Die zartere Form gehört aber nicht hierher, sondern ist wahrscheinlich die von H. KRASCHENINNIKOW von der obigen abgetrennte Artemisia proceriformis KRASCH., die sich durch einen zierlichen Wuchs und schmälere Kopfstände unterscheidet. Die Pflanze wird zur Blütezeit (Juli bis August) gesammelt.

Bis über 1 m hoher, vielästiger Halbstrauch. – Stengel aufrecht, oberwärts rispig verzweigt. – Blätter gestielt, graugrün, in der Jugend grauweißlich, besonders unterseits flaumhaarig, die unteren doppelt fiederteilig, die letzten Lappen sehr schmal, linien-, fast haarförmig, die oberen einfach gefiedert, die blütenständigen dreiteilig oder völlig ungeteilt fadenförmig. — Die kleinen, fast kugeligen, nickenden, gelben, weißfilzigen Blütenkörbchen an der Spitze des Stengels und der Zweige in einseitigen Trauben, der Blütenboden glatt, die äußerlichen Hüllblätter länglich lanzettlich spitz, die inneren verkehrt eiförmig stumpf. — Blüten blaßgelblich; die äußeren weiblich, die inneren zwittrig. Blütenboden kahl.

Geruch gewürzhaft, zitronenähnlich, Geschmack bitter und gewürzhaft.

Herba (Summitates) Abrotani. Eberraute. Eberreis. Aberraute. Alpraute. Eberrautenbeifuß. Stabwurzelbeifuß. Zitronenkraut. Ladies love. Feuille et sommité fleurie d'aurone mâle (citronelle). Abrotano. Cacumina abrotani. Florentia. Abrod. Abrotónoü póa. Aurone mâle. Abrotano macho. Aebrood.

Die Droge besteht aus den Blättern und blühenden Spitzen.

Inhaltsstoffe. Bis zu 0,2% äth. Öl (0,2% vor der Blüte, 0,19% während der Blüte und 0,18% nach der Blüte). Im frischen Kraut wurden 0,45% (= 2,1% i. Tr.) gefunden. Ferner Gerbstoff, Bitterstoff, Artemisetin, Rutin, Chlorogen- und Kaffeesäure, Quebrachit (L-Inositmonomethyläther), Adenosin, Harnsäure, Guanin, Adenin, Cholin, ein Flavon, Scopoletin [SCHMERSAHL: Naturwissenschaften *17*, 498 (1965)], Isofraxidin $C_{11}H_{10}O_5$, Fp. 148 bis 149°, Scopolin $C_{16}H_{18}O_9$, Fp. 217 bis 219°, und Calycanthosid $C_{17}H_{20}O_{10}$, Fp. 219 bis 220° [SCHMERSAHL: Planta med. (Stuttg.) *14*, 179 (1966)] und Umbelliferon. Nach älteren Angaben außerdem 2 bis 3% Abrotin $C_{21}H_{22}N_2O$ (antipyretisches und fäulniswidriges Alkaloid).

Anwendung. Als Aromaticum, Stomachicum, Cholereticum, Expectorans und Vermifugum. In der Homöopathie bei Erfrierungen, Frostbeulen, Hämorrhoiden (D 3). Vielfach auch bei Neigung zu Anaemie und Marasmus (bes. der Kinder), bei Scrophulose und Gicht. Bei Mesenterial- und Peritoneal-Tuberkulose sowie bei Pleuritis. Im Volk wird die Eberraute ähnlich wie Wermut gebraucht.

Abrotanum HAB. 34 Eberraute.

Frische, im Juli und August gesammelte Blätter.

Arzneiform. Essenz nach § 3.

Arzneigehalt. 1/3.

Die Vorschläge für das neue Deutsche HAB, Heft 1, S. 18 (1955) [s. a. SCHINDLER: Arzneimittel-Forsch. *1*, 91 (1951)] geben noch weitere Prüfungsreaktionen sowie eine Chromatographie für die Urtinktur an.

Artemisia abrotanum HPUS 64. Southernwood.

Die frischen Blätter und jungen Schößlinge.

Arzneiform. Urtinktur: Arzneigehalt 1/10. Artemisia abrotanum, feuchte Masse mit 100 g Trockensubstanz und 233 ml Wasser = 333 g, Alkohol USP (94,9 Vol.-%) 794 ml zur Bereitung von 1000 ml der Tinktur. — Dilutionen: D 2 (2×) und höher mit Alkohol HPUS (88 Vol.-%). — Medikationen: D 2 (2×) und höher.

Anbau. Boden und Klima. Kalkhaltige, humose, sandige Lehmböden und geschützte Lagen sowie trockene Standorte sagen der Eberraute besonders zu.

Herkünfte des Drogenhandels. Die Eberraute wird vorwiegend gartenmäßig angebaut und daher auch als „Gartheil" bezeichnet. Hauptherkunftsgebiete im weiteren Sinne sind Mittel- und Südeuropa. Die Droge wird wenig gehandelt.

Kultur. Die Eberraute sollte möglichst nach stark mit Stallmist gedüngten Gemüsearten oder Hackfrüchten angebaut werden. Die Vermehrung geschieht durch Stecklinge oder Teilung älterer Pflanzen. Am besten verwendet man hierzu junge, 5 cm lange Kopfstecklinge, die im August/September oder zeitigen Frühjahr verpflanzt werden. Als Düngung kann eine reichliche Kompostmenge und mittlere Handelsdüngergabe (N, P_2O_5, K_2O) empfohlen werden.

Ernte. Das Kraut wird im Juni/Juli und August/September geerntet. Man schneidet es mit der Sichel oder der Heckenschere.

Trocknung. Das Erntegut wird lose oder gebündelt, natürlich oder künstlich getrocknet. Es ist sehr druckempfindlich und muß vorsichtig zur Trocknung transportiert werden. Das Trocknungsverhältnis frisch : trocken beträgt 4 bis 5 : 1.

Krankheiten und Schädlinge. Blattläuse, die Blindwanzenart Plagiognathus albipennis FALL. und Eupteryx artemisiae KB. nec RB.

Artemisia dracunculus L. Estragon. Esdragon.

Heimisch in der UdSSR und der Mongolei. Hauptherkunftsgebiete sind Deutschland, Italien, Frankreich und Rußland. In Mitteleuropa wie auch in Argentinien als Gewürzpflanze kultiviert.

Kahle, 0,6 bis 1,2 m hohe Staude. – Stengel meist zahlreich, buschig verzweigt, oberwärts mit rispigen Blütenästen. – Laubblätter ungeteilt, nur die untersten an der Spitze dreispaltig, lanzettlich bis lineal, etwa 2 bis 10 cm lang und 2 bis 10 mm breit, fiedernervig, stachelspitzig, ganzrandig oder schwach gesägt, etwas glänzend. Die jüngsten Blätter tragen Etagendrüsen. Keine Kristallbildung im Mesophyll. – Köpfe nickend, fast kugelig, etwa 2 bis 3 mm groß, armblütig, weißlich, zuletzt rötlich, zu lockeren Rispen vereinigt. Äußere Hüllblätter länglich elliptisch, größtenteils grün, innere eiförmig, breit, hautrandig. Randblüten weiblich; Scheibenblüten zwittrig, aber unfruchtbar. Krone gelblich. Blütenboden nackt.

Geruch durchdringend, eigenartig aromatisch.

Herba Dracunculi. Estragonkraut. Dragonkraut. Esdragon. Tarragon. Herbe d'esdragon. Tarragona.

Das zur Blütezeit gesammelte, vorsichtig getrocknete Kraut ohne die Wurzel.

Inhaltsstoffe. 0,1 bis 0,4% äth. Öl im frischen, 0,25 bis 0,8% im getrockneten Kraut mit Methylchavicol, Capillen, Pinit, Gerbstoff und Bitterstoff. Außerdem nach STEINEGGER u. BRANTSCHEN [Sci. pharm. (Wien) 27, 184 (1959)] die Cumarine Herniarin $C_{10}H_8O_3$, Fp. 117 bis 118°, und Scoparon (Aesculetindimethyläther) $C_{11}H_{10}O_4$, Fp. 144 bis 146°, sowie Scopoletin. Im Wachs Behensäure-octacosanolester, β-Sitosterin und Stigmasterin. Nach MALLABAEV et al. [Chem. Abstr. 74, 10344 (1971)] Artemidin, ein Cumarin, nach CHUMBALOV et al. [Chem. Abstr. 72, 63619 (1970)] Quercetin, Hyperosid und Isorhamnetin-7 (α-D-galkatosyl-p-hydroxybenzoat).

Anwendung. Als appetitanregendes Mittel. Estragon wird nicht in der Heilkunde, dagegen gern in der Konserven- und Kräuteressigfabrikation verwendet zur Herstellung von Kräuteressigen, Gurken- und Salatwürzen. Bestandteil pikanter Tunken, zu Gewürzextrakten.

Anbau. Boden und Klima. Nicht zu schwere, lockere, nahrhafte Böden in einem guten Kalkzustand sind für den Anbau besonders geeignet. Die Wasserstoffionenkonzentration (pH) des Bodens ist von Einfluß auf die Bildung und Zusammensetzung des Estragonöles. Nach Untersuchungen waren bei pH 6,2 nicht nur die Ausbeuten an Kraut und ätherischem Öl, bezogen auf die bebaute Fläche, sondern auch der Gehalt desselben an Estragol (Methylchavicol) am höchsten (66,3%). Estragon hat einen hohen Wasserbedarf. Stauende Nässe wird jedoch nicht vertragen.

Herkünfte des Drogenhandels. Das deutsche Hauptanbaugebiet befand sich in der Umgebung von Aschersleben, aber auch in Thüringen wird an verschiedenen Orten Estragonkraut gewonnen. Weitere Herkunftsgebiete für die seltener gehandelte Droge sind südeuropäische Staaten und die UdSSR.

Sorten und Herkünfte für den Anbau. Zwei Sorten werden angebaut, und zwar die Gruppensorte „Deutscher Aromatischer Estragon", die auch als „Französischer Estragon" gehandelt wird, und „Russischer Estragon". Erstere wird nur vegetativ vermehrt und eignet sich besonders für nährstoffreiche Böden und warme Lagen. Sie ist etwas frostempfindlich. Ihr frisches Kraut ist sehr aromatisch, der Geschmack anisartig, würzig. Die Gruppensorte „Russischer Estragon" läßt sich vegetativ und generativ vermehren. Sie ist hinsichtlich des Standortes anspruchsloser, winterhart, im Geschmack kerbelartig, bitterlich. Über die Zusammensetzung des ätherischen Öles vom „Russischen Estragon" besteht noch keine Klarheit. Das Kraut hat nicht den charakteristischen Estragongeruch aufzuweisen, der hauptsächlich durch das im ätherischen Öl enthaltene Methylchavicol bedingt ist.

Saatgut. Das durchschnittliche 1000-Korn-Gewicht der Gruppensorte „Russischer Estragon" beträgt 0,215 g und ist großen Schwankungen unterworfen. Die Mindestreinheit sollte 92%, die Mindestkeimfähigkeit 75% betragen. Letztere wird nach 10 Tagen bestimmt. Die Früchte keimen bei Lichtzutritt und im Dunkeln. Als Keimtemperatur sind 20° vorgeschrieben. Nach Literaturangaben bleibt das Saatgut 2 bis 3 Jahre keimfähig.

Kultur. Der Estragon steht in der Fruchtfolge am besten nach gutgedüngten Hackfrüchten. Zu einem guten Gedeihen braucht der Estragon einen tiefgepflügten, lockeren Boden. Die Vermehrung des „Deutschen Aromatischen Estragons" erfolgt ausschließlich auf vegetative Weise, und zwar durch Wurzelstockteilung, Ausläufer oder Stecklinge der schwachen Seitentriebe. Estragonstecklinge halten sehr schlecht den Erdballen; es ist daher mit dem Pflanzgut vorsichtig umzugehen. Die gut bewurzelten Ausläufer oder Stecklinge werden im Frühjahr bei einer Mindestentfernung von 50 × 40 cm ins Freiland ge-

Die wichtigsten Unterscheidungsmerkmale beider als Sorten herausgestellten Typen
(s. Abb. 60 u. 61)

Merkmal	„Deutscher Aromatischer Estragon"	„Russischer Estragon" (Typ *f. redowskyi* HORT. [*Artemisia dracunculus* L. var. *redowskyi* TURCS.])
1. Wuchs	aufrecht, im allgemeinen schwachwüchsiger und gedrungener, bis etwa 110 cm hoch	aufrecht, im allgemeinen wüchsiger und kräftiger, bis etwa 150 cm hoch
2. Verjüngungsknospen (an oder in der Erde)	wenig	sehr zahlreich
Bestockung und Ausläuferbildung	mittelstark	stark
3. Jungtriebe im Frühjahr	Triebspitzen geöffnet, mit leicht spatelförmigen Blättchen, länger und dichter behaart (Gabelhaare, 0,50–0,70 mm lang), bereits den typischen Geschmack zeigend	Triebspitzen zunächst geschlossen, mit linealischen Blättchen, kürzer und schwächer behaart (Sternhaare, 0,15–0,50 mm lang), noch ohne den typischen Geschmack
4. Ältere Triebe	Stengel ± bereift	Stengel nicht bereift
5. Blatt	mittel- bis dunkelgrün, ± glänzend, fast kahl	hell- bis mittelgrün, matt, ± stark behaart
6. Blüte	Blütenköpfchen vorwiegend kurz gestielt (etwa 1–2 mm), wenig nickend;	Blütenköpfchen vorwiegend länger gestielt (etwa 2–3 mm), stärker nickend;
	Einzelblüten bleiben zum Teil im Hüllkelch verborgen, Kronzipfel neigen meist etwas zusammen;	herausragende Narben, besonders der Randblüten;
	Fortsätze der Antheren und Narben ragen nicht über die Blumenkronröhre hinaus, sondern bleiben von dieser eingeschlossen;	Blütenkrone der Mittelblüten nach oben erweitert, Kronzipfel ± zurückgeschlagen; durch weit geöffnete Mittelblüten in der Aufsicht sternförmig, Blütenkörbchen erhält somit ein gefülltes Aussehen
	Zahl der Blüten gering	
7. Fruchtansatz	steril	fertil, Früchte zahlreich, gut reifend
8. Geschmack des Krautes	anisartig (äth. Öl enthält Estragol)	etwas bitter, kerbelartig (äth. Öl enthält wahrscheinlich kein Estragol)

pflanzt. In günstigen Jahren kann auch eine frühe Herbstpflanzung erfolgen, sie ist jedoch immer mit der Gefahr der Auswinterung verbunden.

Soll der „Russische Estragon" generativ vermehrt werden, so erfolgt am besten Kastenaussaat. Nach einmaligem Pikieren setzt man die Sämlinge ins Freiland. Die Standweite ist etwas weiter zu wählen (60 × 50 cm) als beim „Deutschen Aromatischen Estragon", da der „Russische" massenwüchsiger ist. Der Estragon eignet sich auch zum Treiben.

Nach vierjähriger Nutzung sollte der Bestand umgebrochen werden. Da der „Deutsche Aromatische Estragon" etwas frostempfindlich ist, empfiehlt es sich, die Pflanzen über Winter leicht abzudecken. Der Auswinterung kann man auch durch leichtes Anhäufeln im Spätherbst vorbeugen.

Der Estragon benötigt zu einem guten Gedeihen reichlich Nährstoffe. Es ist daher eine Volldüngung in genügender Menge zu verabreichen. Nach jedem Schnitt sollte eine mittlere Gabe Kalkammonsalpeter gegeben werden.

Ernte. Etwa Ende Juni/Anfang Juli wird das Kraut geschnitten. Nach Untersuchungen von ROSENTHAL erreicht beim „Russischen Estragon" der Gehalt an ätherischem Öl seinen

Höhepunkt im fortgeschrittenen Knospenstadium. Beim „Deutschen Aromatischen Estragon" ließ sich hingegen keine Abhängigkeit des Wertstoffgehaltes vom Entwicklungsstadium erkennen. Vom zweiten Jahr an sind oftmals mehrere Schnitte möglich. Bei gutem Wachstum, welches vor allem von ausreichender Wasserversorgung abhängt, können drei Schnitte erzielt werden. Zum Schneiden wird am besten die Heckenschere verwendet.

Die Zeit der Saatguternte ist beim „Russischen Estragon" gekommen, wenn sich die Früchte braun zu färben beginnen.

Trocknung. Das Estragonkraut wird entweder im frischen Zustand verkauft oder getrocknet. Die Trocknung muß sehr sorgfältig bei niedrigen Temperaturen vorgenommen werden. Getrockneter Estragon verliert leicht an Wohlgeschmack. Das Eintrocknungsverhältnis beträgt etwa 3 bis 4 : 1.

Erträge. Die Erträge an trockenem Kraut bewegen sich im ersten Anbaujahr zwischen 10 und 30 dz/ha und im zweiten Anbaujahr zwischen 20 und 60 dz/ha. Der „Deutsche Aromatische Estragon" ist bei weitem nicht so ertragreich wie der „Russische", aber dafür bedeutend aromatischer. Seine Erträge nähern sich mehr der unteren Grenze der hier angegebenen Werte. Die Saatguterträge belaufen sich beim „Russischen Estragon" auf 60 bis 80 kg/ha.

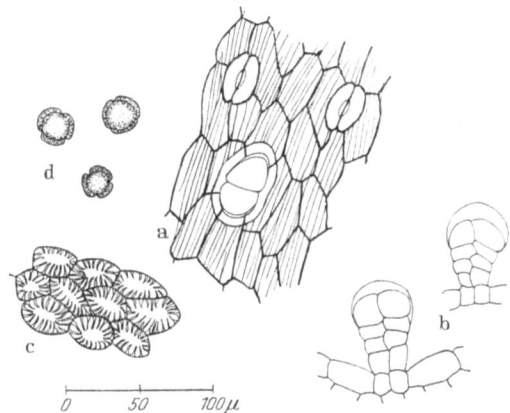

Abb. 60a–d. Deutscher Estragon.
a) Epidermis mit Kutikularfalten, Spaltöffnungen und einer Compositendrüsenschuppe in Aufsicht; b) Drüsenschuppen in Seitenansicht; c) Endothecium (innere Schicht der Antherenwandung) in Flächenansicht; d) Pollenkörner mit 3 Keimporen (ca. 200 : 1). Orig. K. STAESCHE.

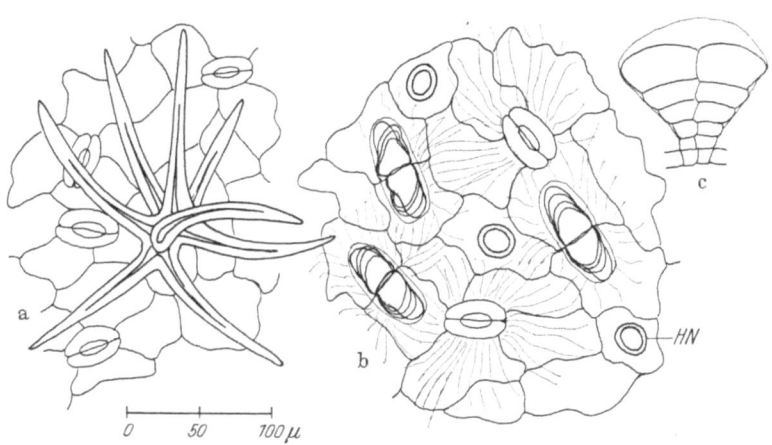

Abb. 61a–c. Russischer Estragon.
a) Deckhaar mit mehrarmiger Endzelle in Aufsicht; b) Epidermis in Aufsicht mit Kutikularfalten, Spaltöffnungen, langgestreckten Drüsenschuppen und Stielzellen (HN) der Deckhaare; c) „Compositen"drüsenschuppen in Seitenansicht (ca. 200 : 1); a) nach CH. ROSENTHAL; b), c) Orig. K. STAESCHE.

Krankheiten und Schädlinge. Die Rostpilze Aecidium dracunculi THÜM. und Puccinia tanaceti Dc. Stark rostanfällig ist der „Deutsche Aromatische Estragon". Die Raupen von Phlyctaenodes sticticalis L. und der Käfer Cantharis lateralis L., Drahtwürmer, Raupen des Wicklers Cnephasia wahlbomiana L., der Gammaeule, Phytometra (Plusia) gamma L., und der Kohleule, Barathra (Mamestra) brassicae L., die Blindwanzen Adelphocoris lineolatus GOEZE, Lygus lucorum MEY. D. und L. pratensis L.

Artemisia maritima L. Meerstrand-Beifuß. Wild cypress. Absinthe maritime. Kirmala.

An den Meeresküsten Europas von der Ostsee bis zum Mittelmeer, im Kaukasus und den Schwarzmeergebieten. Nach Ind. P. C. 53 im westlichen Himalaya zwischen Kaschmir und Kumaon in 2000 bis 3000 m Höhe.

Man unterscheidet Artemisia maritima ssp. maritima, Nord- und Ostseeküsten; A. maritima ssp. salina KELLER (A. salina WILLD.), Ostseeküste bis Stralsund, Salzstellen des Binnenlandes; A. maritima ssp. monogyna WALDST. u. KIT., nicht in Deutschland, dagegen in Österreich.

Halbstrauch mit meist nur kurzem und oft schwachem, aber reichästigem, viele Blattrosetten tragendem Erdstock ohne unterirdische Ausläufer. – Sprosse mehr oder weniger dicht weißfilzig, bei einigen Rassen verkahlend, stets stark aromatisch (reich an Santonin). – Stengel etwa 15 bis 60 cm aufsteigend oder aufrecht, grau- bis weißfilzig, oft später kahl werdend, oben rispig-ästig, mit aufrechten bis abstehenden Ästen. – Laubblätter weiß- oder graufilzig, mitunter verkahlend; die unteren gestielt mit am Grunde geöhrtem Blattstiel, doppelt- bis dreifach fiederteilig; die mittleren und oberen sitzend, einfach fiederteilig, mit linealen, stumpfen, etwa 1 mm breiten Abschnitten, die obersten oft ungeteilt. – Köpfe eiförmig, etwa 2 bis 3 mm lang und 1 bis 2 mm breit, sehr kurz gestielt oder sitzend, aufrecht oder nickend. Hüllblätter länglich, ungleich-lang; die äußeren krautig, oft filzig, die inneren breit trockenhäutig berandet. Blüten weniger zahlreich, meist alle zwittrig (selten in der Mitte weibliche), die randständigen mit kürzerer Kronröhre und mit weit herausragendem Griffel, fruchtbar, die innersten meist steril.

Geruch stark aromatisch, etwas campherartig.

Herba Artemisiae maritimae. Herba Absinthii maritimi. Meeresstrandbeifuß. Seestrandbeifuß. Wormseed. Levant wormseed.

Artemisia Ind. P. C. 53, Ind. P. 55.

Artemisia Ind. P. 55 besteht außerdem aus den getrockneten Blättern und geschlossenen Blütenköpfchen von Artemisia brevifolia WALL., heimisch in Indien, und anderen Artemisia-Arten.

Inhaltsstoffe. 0,25 bis 1,45% Santonin (etwa 1% in den Blättern und 2% in den Knospen), β-Santonin, Pseudosantonin und Artemisin. Der höchste Pseudosantoningehalt wird kurz vor dem Aufblühen der Blütenknospen gefunden. Ferner Helenin, 0,15 bis 0,75% äth. Öl mit L-Thujon, Borneol, Cineol, α-Pinen, Campher, Sabinolacetat, -propionat und -isobutyrat; Gerbstoff und Alantolacton. Nach Ind. P. C. 53 ferner Betain und Cholin. SOOD [Perfum. Record 57, 14 (1966)] fand in grünstengeligen Pflanzen aus Indien kein Santonin.

Prüfung. Identität nach Ind. P. C. 53: 1 g der feingepulverten Droge wird mit 10ml 90%igem Äthanol zum Sieden erhitzt und filtriert. Erhitzt man das Filtrat mit etwas Kaliumhydroxid, so erscheint eine ausgeprägte rote Farbe.

Reinheit. Mindestgehalt an Santonin 0,75% Ind. P. C. 53, Ind. P. 55. – Max. Aschegehalt 10% Ind. P. C. 53. – Fremde organische Substanz max. 2% Ind. P. C. 53.

Gehaltsbestimmung. Nach Ind. P. C. 53: 10 g des Pulvers werden im Soxhlet 3 Std. mit Chloroform extrahiert. Der Extrakt wird auf 7 bis 8 ml eingeengt und 100 ml einer 5%igen Bariumhydroxidlösung hinzugefügt. Das Gemisch wird zur Entfernung des Chloroforms 5 Min. im Wasserbad erhitzt, gekühlt, mit Kohlendioxid gesättigt und durch einen Büchner-Filtertiegel gefiltert. Man wäscht 2mal mit Wasser nach, erhitzt das Filtrat im Wasserbad, fügt 5 ml 20%ige Salzsäure zu und erwärmt 5 Min. lang. Dann läßt man abkühlen, extrahiert mit 20, 15 und 15 ml Portionen Chloroform und filtriert die Chloroformauszüge durch Watte in einen Kolben. Das Lösungsmittel wird abgedunstet, der Rückstand in 9,5 ml wasserfreiem Äthanol gelöst, erhitzt, 42,5 ml Wasser hinzugefügt und weiter auf 60 bis 70° erhitzt. Dann läßt man abkühlen und beginnt durch Reiben der Glaswand oder durch Impfen mit einem winzigen Santoninkristall zu kristallisieren. Den Kolben läßt man 24 Std. bei 15 bis 17° stehen. Dann filtriert man, wäscht bei 15 bis 17° mit zweimal 10 ml 15%igem Äthanol nach und trocknet Kolben und Filter bei 100°. Nun löst man das Santonin im Kolben und am Filter in Chloroform, filtriert in ein tariertes Becherglas, wäscht Kolben und Filter mit Chloroform, dunstet schließlich Filtrat und Waschflüssigkeit bei 100° zur Trockne ab und wiegt. Zum gefundenen Gewicht fügt man 0,04 g für das in verd. Äthanol gelöste Santonin hinzu.

Anwendung. Als Tonicum und Vermifugum. Zur Gewinnung des Santonins. Über eine Methode der Santoningewinnung berichten KACZMAREK u. MALEK [Acta Pol. pharm. *12*,

173 (1955); ref. in Pharm. Zentralh. *96*, 533 (1957)]. Zur Herstellung von Magenschnäpsen („Grüner Bitterer").

Dosierung. 8 bis 15 g, Ind. P. C. 53.

Flores Artemisiae maritimae. Die Blütenknospen sind zusammen mit denen von **Artemisia cina** unter der Bezeichnung Semen-Contra im CF 65 offizinell (s. u. Cina).

Fortamin (Schering AG, Berlin) war ein Tonicum und Roborans, das als wesentliche Bestandteile die Bitterstoffe von Artemisia maritima enthielt.

Artemisia maritima var. astrachianica KAZAKEWICZ.

Wolgagebiete.

Inhaltsstoffe. 0,4 bis 0,9% äth. Öl mit etwa 90% L-Campher, ferner Santonin.

Anwendung. Als Vermifugum.

Artemisia maritima „Mibuyomogi".

Japan. Man vermutet, daß es sich bei den kultivierten Pflanzen um ssp. salina und ssp. gallica handelt.

Inhaltsstoff. 0,2% Santonin.

Anwendung. In Japan zur Gewinnung von Santonin.

Zur Gewinnung des Santonins werden auch besonders Bastarde zwischen Artemisia cina und A. maritima herangezogen.

Anbau. Boden und Klima. Die Anbauerfahrungen gehen dahin, daß er salzhaltige Böden bevorzugt, auf leichten Bodenarten noch gedeiht und daß sehr gute Ernten auf humosen, tiefgründigen Lehmböden erzielt werden.

Herkünfte des Drogenhandels. Herba Absinthii maritimi ist verhältnismäßig selten im Drogenhandel anzutreffen. Die Santoningewinnung findet fast ausschließlich in den Erzeugungsländern statt. In Japan gelang es, mit aus Deutschland (Artern) bezogenem Saatgut von Artemisia maritima seit 1927 die Ausgangspflanzen für die heutige japanische Santoningewinnung zu akklimatisieren. Die Pflanze wird in Japan nach dem Ort der ersten Anbauversuche „Mibuyomogi" genannt.

Sorten und Herkünfte für den Anbau. Zuchtsorten finden sich nicht im Handel. Vom Institut für Kulturpflanzenforschung der Deutschen Akademie der Wissenschaften zu Berlin in Gatersleben (Krs. Quedlinburg) wird in Zusammenarbeit mit dem Pharmazeutischen Institut der Universität Halle die Santoninpflanze Artemisia maritima physiologisch und züchterisch bearbeitet.

Saatgut. Das 1000-Korn-Gewicht einer Probe mitteldeutscher Herkunft beträgt 0,422 g, die Reinheit 95% und die Keimfähigkeit 75%. Die Früchte, die Lichtkeimer sind, keimen bereits nach 4 bis 10 Tagen.

Kultur. Die Artemisia-Kultur ist drei- bis vierjährig. Als Vorfrucht eignen sich Halmoder Ölfrüchte. Die Vermehrung erfolgt auf vegetative und generative Weise. Erstere kommt praktisch nur noch für züchterische Zwecke in Frage. Im Großanbau verwendet man die Drillsaat im August/September oder die Untersaat im April in Sommergerste. Die Aussaatmenge beträgt 4 kg/ha bei einer Reihenentfernung von 50 bis 60 cm. Die schnell auflaufende Saat ermöglicht schon bald eine Hacke und die Zwischenkultur von Wintergemüse, wie Rapunzel, Salat oder Spinat. Im zweiten Anbaujahr wachsen die Pflanzen schnell heran und ergeben im September den ersten Schnitt. Eine Volldüngung mittlerer Stärke ist angebracht.

Ernte. Ehe sich im September die Blütenköpfe öffnen, ist mit dem Schnitt zu beginnen. Zur Saatgutgewinnung wird das Kraut im September/Oktober geerntet und entweder wie Getreide zur Nachreife und Trocknung auf dem Feld aufgestellt oder besser noch auf Böden nachgetrocknet, da sich die Reife unter Umständen bis in den November hinzieht.

Trocknung. Das Erntegut wird auf dem Feld ausgebreitet und öfter gewendet; Reutertrocknung ist jedoch zu empfehlen. Die Farbe der Droge soll graugrün sein. Die Blütenköpfe dürfen sich während der Trocknung nicht geöffnet haben, da sonst ein erheblicher Verlust an Santonin eintritt. Das Trocknungsverhältnis des Krautes frisch : trocken beträgt 3 bis 5 : 1.

Erträge. Die Drogenerträge sind im zweiten Anbaujahr am höchsten und belaufen sich auf etwa 50 bis 60 dz/ha. Im dritten und vierten Jahr gehen die Erträge zurück auf etwa 40 bis 50 dz/ha bzw. 30 bis 40 dz/ha. Saatguterträge sind nicht bekannt geworden.

Krankheiten und Schädlinge. Die Kleeseide, Cuscuta epithymum (L.) MURR. ssp. trifolii (BABINGT.) HEGI, Fusarium lateritium NEES, die Blattlaus Macrosiphoniella pulvera WALK. Im übrigen dürften für ihn die gleichen Krankheiten und Schädlinge Bedeutung haben, die auch Beifuß und Wermut befallen.

Artemisia moxa DC.

In China und Japan werden nach USD 50 aus den Blättern oder aus den Flaumhaaren der Blätter und Stengel von Artemisia moxa DC. oder von A. chinensis L. und A. indica WILLD. kleine brennbare Kegel (Moxa-Moxe) hergestellt. Diese werden auf die Haut bestimmter Körperteile gesetzt und angezündet, um Brennstellen zur ableitenden Therapie zu erzeugen. In Frankreich sollen ähnliche Moxa aus den Blättern von Artemisia vulgaris bereitet worden sein.

Artemisia frigida WILLD. Bergsalbei. Mountain sage. Sage bush.

Heimisch in den Weststaaten der USA (Süddakota).

Herba Artemisiae spinosae.

Inhaltsstoffe. Im frischen Kraut 0,41%, im getrockneten 0,07% äth. Öl mit L-Borneol, Cineol und L-Fenchon.

Anwendung. Als Fiebermittel und Diureticum, bei Rheuma und Scharlach.

Artemisia herba alba Asso. Chih.

Heimisch im Mittelmeergebiet.
Soll die berberischen Flores Cinae liefern (s. u. Cina).

Artemisia campestris L. Roter Beifuß.

Nordafrika, von Europa durch Asien bis China.

Halbstrauch oder Horststaude von etwa 20 bis 80 (10 bis 150) cm Höhe. – Erdstock meist stark verholzt, vielköpfig, zahlreiche Blattrosetten und Blütensprosse treibend. – Sprosse kahl oder schwach filzig bis seidig behaart, fast geruchlos, meist durch Anthocyan gerötet. – Stengel aufsteigend oder aufrecht, rispig-ästig, am Grunde oft holzig, meist braunrot, kahl, selten etwas seidig behaart. – Laubblätter in der Jugend seidig behaart, später meist kahl werdend; die grundständigen gestielt, unregelmäßig zwei- bis dreifach fiederteilig mit linealen, 1 mm breiten, stachelspitzigen, verlängerten Abschnitten. – Untere Stengelblätter gestielt, mit am Grunde geöhrtem Blattstiel, zwei- bis dreifach fiederteilig, die oberen sitzend, allmählich einfacher geteilt, mit linealen, 0,5 bis 1 mm breiten, stachelspitzigen Abschnitten, die obersten lineal. – Köpfe eiförmig bis mehr oder weniger kugelig, 2 bis 3 (selten bis 8) mm lang, kurz gestielt, aufrecht oder waagrecht-abstehend, seltener nickend, an den Ästen oft einseitswendig, auf kurzen Ästchen zu einer meist sparrigen Rispe zusammengestellt. Hüllblätter eiförmig, kahl, grün oder rot überlaufen; die äußeren eiförmig, die inneren länglich und breiter, häutig berandet. Blüten gelb oder rötlich; die inneren zwittrig (die innersten oft unfruchtbar), röhrig, die randständigen fädlich-röhrig, weiblich, fruchtbar. Blütenboden nackt.

Inhaltsstoff. In den Wurzeln Artemisiaketon.

Anwendung. Die Blütenkörbchen waren früher als Semen Artemisiae rubrae (campestris), Rote Beifußsamen, im Gebrauch.

Artemisia arborescens L.

Heimisch im Mittelmeergebiet.
Ästiger, 0,4 bis 1 m hoher Kleinstrauch.

Inhaltsstoffe. Im Kraut Absinthin, Arthemetin, Arborescin (ein Prochamazulenogen) $C_{15}H_{20}O_3$, Fp. 145°, Enoläther, ein thiophenhaltiges Acetylen und Quebrachit. Im trockenen Kraut 0,6% äth. Öl, das dem franz. Wermutöl gleicht und aus Borneol, Thujylalkohol, β-Thujon, Ester der Ameisen-, Essig-, Isovalerian-, Pelargon-, Palmitin- und Stearinsäure besteht. Aus den Wurzeln wurden geringe Mengen Sesamin $C_{20}H_{18}O_6$ isoliert.

Artemisia barreliera BESS.

Mittelmeerländer, bes. Spanien.

Inhaltsstoff. Ätherisches Öl mit fast 100% Thujon.

Anwendung. In Spanien als Volksheilmittel bei Koliken.

Artemisia pontica L. Römischer (pontischer) Beifuß.

Alpengebiete (Italien) und Kaukasus.

Staude mit kriechender Grundachse. – Stengel nur sehr wenig verholzend, etwa 40 bis 60 cm hoch, aufrecht, oberwärts schmal-rispig-ästig, grauflaumig-filzig, unterwärts verkahlend, oft rotbraun. — Laubblätter mild aromatisch, glanzlos, oberseits graugrün, kurz und locker behaart, unterseits graufilzig, mehr oder weniger verkahlend, die unteren und mittleren etwa 3 bis 4 cm lang, mit am Grunde durch Fiederlappen geöhrtem Blattstiel, doppelt fiederteilig, die oberen sitzend, doppelt fiederteilig, mit lineal-lanzettlichen, kaum 1 mm breiten, stachelspitzigen Abschnitten. — Köpfe fast kugelig, 4 mm breit, kurz gestielt, nickend, in einer von teils fiederspaltigen, teils einfachen, kleinen Tragblättern durchsetzten, schmalen, ästigen Traube. Hüllblätter angedrückt graufilzig; die inneren verkehrteiförmig, sehr stumpf, breit, häutig berandet, die äußeren außen graufilzig, krautartig, die äußersten lanzettlich. Blüten gelb, kahl, drüsig, die inneren zwittrig, die randständigen weiblich. Blütenboden kahl.

Das blühende Kraut soll aromatischer und weniger bitter sein.

Herba Absinthii pontici. Herba Absinthii romani. Pontischer Absinth. Römischer Wermut.

Inhaltsstoff. Ätherisches Öl.

Anwendung. Als Tonicum, Amarum und in der Likörindustrie.

Artemisia laxa (LAM.) FRITSCH (A. mutellina VILL., A. umbelliformis LAM.). Echte Edel- oder Silberraute.

In den Alpen und Pyrenäen.

Kurzrasiger Halbstrauch bis Halbrosettenstaude mit kräftigem, zahlreiche kurze Äste, Rosetten und Langsprosse treibendem Erdstock. — Ganze Sprosse anliegend seidig behaart, silberglänzend, stark aromatisch. — Stengel dünn, 5 bis 15 (20) cm hoch, aufrecht oder bogig aufsteigend. — Alle Laubblätter gestielt und handförmig geteilt, die Rosettenblätter etwa 20 bis 30 cm lang, doppelt dreiteilig, mit linealen, spitzen, etwa 1 mm breiten, oft dreispaltigen Zipfeln, die unteren Stengelblätter am Grund zuweilen geöhrt, unregelmäßig fast fingerig geteilt (oft dreispaltig, mit ungeteilten mittleren und dreispaltigen, seitlichen Abschnitten), die oberen fingerig, drei- bis fünfspaltig. — Köpfe ei-kugelig, 5 bis 6 mm lang und 4 bis 5 mm breit, ungefähr fünfzehnblütig, kurz gestielt bis sitzend, aufrecht, in einer oberwärts gedrungenen, unten etwas lockeren, durchblätterten Traube. Hüllblätter seidigfilzig; die inneren dunkelbraun-häutig berandet. Blüten gelb; die inneren zwittrig, die randständigen weiblich. Blütenboden dicht behaart. — Früchte kahl.

Herba Absinthii alpini. Herba Genipi. Herba Genipi albi. Alpenbeifuß. Weißer Genipp. Edelraute.

Die Droge stammt noch von vier weiteren hochalpinen Artemisia-Arten ab: Artemisia genipi WEBER, schwarze Edelraute; Artemisia nivalis BRAUN-BLANQU, kahle Gletscherraute; Artemisia nitida BERTOL., glänzende Edelraute, und Artemisia glacialis L., Gletscherraute. Welche Stammpflanze in Frage kommt, ist in erster Linie davon abhängig, woher die Droge geliefert wird.

Inhaltsstoffe. Ätherisches Öl und Bitterstoff.

Anwendung. Früher in der Volksheilkunde, vorwiegend von den Bergbauern wie Wermut verwendet, aber auch zu Tee und Likören, als Mittel gegen Fieber, bei Lungen- und Brustfellentzündung sowie als magenstärkendes Mittel („Schweizer Absinth").

Bemerkung: Die Edelraute ist in den Alpen nur noch selten zu finden. Sie steht unter Naturschutz.

Artemisia vallesiaca ALL. Armoise du valais.

Liefert den schwarzen Genip.

Artemisia judaica L.

In Ägypten werden als Droge unter dem Namen „Shih Baladi" oder „Bu'aythran" hauptsächlich die Blütenköpfchen mit einigen Blättern und wenig Stengelteilen von Artemisia judaica gehandelt und allgemein als Anthelminticum, Antispasmodicum und zu anderen Heilzwecken verwendet.

Artemisia afra JACQ.

Süd-Afrika. Die Droge ist eine der am weitesten verbreiteten und populärsten sowohl bei den Weißen als auch bei Afrikanern.

Inhaltsstoffe. 0,5% grüngelbes, ziemlich bitteres äth. Öl mit campherartigem Geruch. Das rohe Öl enthält ungefähr 13,5% rechtsdrehenden Campher, Cineol, α-Pinen, Limonen, Camphen, Borneol, Artemisal (Methylacrolein) und ein Azulen. Ferner ein Wachsester, wahrscheinlich Ceryl-cerotat, Triacontan, Scopoletin, Quebrachit, Mineralstoffe und Protein.

Anwendung. Als Infus oder Dekokt, oft auch als Sirup bei Bronchialleiden, Husten, Erkältungen, Appetitlosigkeit, Dyspepsie, Leibschmerzen und anderen Magenbeschwerden, Koliken, Keuchhusten und Gicht. Das Infus oder Dekokt ebenso als Bad bei Hämorrhoiden. Als Purgans und Gurgelmittel. Der Dampf des heißen Infuses bei Scharlachfieber. Auch bei Masern und anderem Fieber, wie Malaria, ist die Droge von Nutzen. Bei den Zulus als Emeticum.

Bemerkung: Artemisia afra und Barosma betulina sind Bestandteile des südafrikanischen Kräuterweines.

Artemisia brevifolia WALL.
Indien.

Die getrockneten Blätter und Blütenknospen waren zusammen mit denen von A. maritima und anderen Artemisia-Arten unter der Bezeichnung Artemisia laut Extra P. 58 in Ind. P. 55 offizinell. Sie sollen nicht weniger als 0,75% Santonin enthalten.

Artemisia gallica WILLD.
Südamerika und Küsten von England und Schottland.

Inhaltsstoff. Bis 1,24% Santonin.

Artemisia mexicana WILLD. u. Artemisia neomexicana WOOTON. Estafiate.
Mexiko und angrenzende nordamerikanische Staaten.

Inhaltsstoffe. Aus Artemisia mexicana isolierten SANCHEZVIESCA u. ROMO (Tetrahedron L. 1963, S. 1285) das neue Guajanolid Estafiatin $C_{15}H_{18}O_3$.

Artemisia alba TURRA (A. camphorata VILL.).
Mittelmeerländer.

Halbstrauch mit kräftigem, ästigem Erdstock. – Stengel aufrecht oder aufsteigend, etwa 0,3 bis 1 m hoch, kahl bis flaumig-filzig behaart, aber nicht silbrig glänzend. – Laubblätter etwa 2 bis 4 cm lang, gestielt, die am Grunde durch zwei bis mehrere kleine Zipfel geöhrtem Blattstiel, schwach behaart bis filzig; die unteren doppelt, die oberen einfach-fiederteilig mit schmal-linealen, fast borstlichen, kaum 1 mm breiten Zipfeln. – Köpfe kurz gestielt, nickend, in einer endständigen, fast stets einfachen, zusammengezogenen Rispe, kugelig, 4 bis 5 mm lang und breit. Hüllblätter eilanzettlich, flaumig, mit hellem, mehr oder weniger flaumigem Hautrand. Blüten gelb; Scheibenblüten zwittrig, Randblüten weiblich mit weit heraustretenden Griffeln. Blütenboden mit spinnwebigen Haaren spärlich besetzt. – Früchte 1 mm lang.
Geruch campherartig aromatisch.

Inhaltsstoff. Etwa 0,2% Santonin.

Artemisia kurramensis QUAZILBASH.
In Japan kultiviert.

Inhaltsstoff. 0,5 bis 1,2% Santonin.

Bemerkung: Santoninfreie Drogen werden in der Veterinärmedizin zu Freßpulvern gebraucht.

Arthrosolen

Arthrosolen gymnostachys C. A. MEY. und A. polycephalus C. A. MEY. Thymelaeaceae.
Südafrika.

Inhaltsstoff. Ein bitteres Daphnetin-Glucosid, isomer mit Daphnin $C_{15}H_{16}O_9$, wurde aus der Wurzel isoliert (0,63%).

Anwendung. Die Blätter von A. gymnostachys werden bei Kopfschmerzen und kleine Wurzelstücke von A. polycephalus als Asthmamittel gekaut.

Bemerkung: Die Arthrosolenarten sind toxisch. Bei Tieren wurden akute Vergiftungserscheinungen beobachtet (Reizung des Verdauungsapparates; unter Umständen tödlich). Beim Menschen führte das Aufarbeiten der Pflanze zu Reizungen der Atemwege, zu Kopfschmerzen und Nausea.

Artocarpus

Artocarpus heterophylla LAM. (A. jaca LAM., A. integrifolia auct. non L. f., A. integra MERR., A. pubescens W., Polyphema jaca LOUR.). Moraceae – Moroideae – Artocarpeae. Jackfruchtbaum. Ostindischer Brotfruchtbaum. Djakbaum. Jack-fruit plant.

Heimisch in Indien, auf Ceylon, Birma und dem Indomalaiischen Archipel; in Westindien, Guayana, Brasilien und den anderen Tropengebieten auch kultiviert.

Inhaltsstoffe. Die Flavone Morin $C_{15}H_{10}O_7$, Fp. 286 bis 290°, Dihydromorin, Cyanomaclurin $C_{15}H_{12}O_6$, Fp. 250°, Artocarpin, Cycloartocarpin (Isoartocarpin), Artocarpetin und das Flavanon Artocarpanon. Aus jungem Kernholz isolierten RADHAKRISHNAN et al. [Tetrahedron L. *1965*, S. 663 u. Indian J. Chem. *7*, 101 (1969)] die Flavone Norartocarpetin, Fp. 320°, Artocarpesin, Fp. 250°, Cycloartocarpesin und Oxydihydroartocarpesin. In Samen und Blättern reichlich Acetylcholin. In der Rinde Gerbstoff. Im Samen Concavalin A, ein Hämagglutinin.

Morin   Cycloartocarpin   Artocarpanon

Artocarpetin   Artocarpin   Cyanomaclurin

Anwendung. Wurzel und Wurzelrinde gegen Diarrhoe und Würmer, Blätter bei Diarrhoe. Das Holz, Lignum Artocarpi, Jackholz, Jack tree wood, Ecorce de jacquier zu Gurgelwässern, zum Gelbfärben alaungebeizter Seide (für die Gewänder der Burma-Priester). Beim Versetzen der wäßrigen Lösung mit Alkalien entsteht eine wunderschöne blaue Färbung. Zur Gewinnung von Morin und Cyanomaclurin. Die bis zu 11 kg schwere Frucht wird gegessen.

Artocarpus communis J. R. et G. Forst. [A. incisa (Thunb.) L. f.]. Brotfruchtbaum. Bread fruit. Arbre à pain. Fruta de pan. Fruta pão brasil. Brood vrucht. Chlebnoe derewo. Mien-pao-kuo.

Heimisch in den Tropen, China und Afrika.

Inhaltsstoffe. In der Frucht Papayotin und Artocarpin.

Anwendung. Die Samen in China arzneilich als Fiebermittel, geröstet als Nahrungsmittel. Die Früchte in den Tropen als wichtige Nahrung. Aus dem stärkereichen Fruchtfleisch wird Handelsstärke, Amylum Artocarpi, Brotfruchtstärke, Fécule du fruit de l'arbre à pain, gewonnen und wie Reisstärke verwendet.

Arum

Arum maculatum L. (A. vulgare Lam.; außerdem laut HPUS 64 Aronis communis). Araceae – Aroideae – Areae. Gefleckter Aronstab. Aronskraut. Zehrwurz. Eselsohr. Common Arum. Spotted Arum. Calf's foot. Cuckoopint. Lords and ladies. Wake robin. Pied de veau. Gouet.

Heimisch in Mittel- und Südeuropa von Norditalien bis Skandinavien, bevorzugt in feuchten und schattigen Wäldern. In Indien kultiviert.

Kraut bis 60 cm, Rhizom kurz, knollig, etwa walnußgroß, weiß. Blätter spießförmig, langgestielt mit scheidenförmigem Grund, grobnetzaderig, je nach Gegend entweder ganz einfarbig dunkelgrün oder dunkelbraun bzw. schwarz gefleckt. Blütenstand sehr groß, mit grünlich weißer, unten eingerollter, oben spitzzipfelig auslaufender, im ganzen tütenförmiger Blütenscheide. Diese ist etwa doppelt so lang wie der von ihr völlig eingehüllte, oben keulenförmig verdickte, über den Blüten verlängerte Blütenkolben. Blüten einhäusig, dicht um den Kolben gestellt. Blütenstand als Kesselfalle für Insekten eingerichtet. Früchte dicht gedrängt am Kolben sitzende, eiförmige, fleischige, einfächerige, unreif grüne, reif leuchtend rote Beeren.

Rhizoma Ari. Radix (Tuber) Ari (Aronis). Radix (Rhizoma) Dracunculi majoris (minoris). Aronwurzel. Aronstabwurzel. Aronknollen. Aronstabknollen. Arnenknollen. Eselsohrwurzel. Küchenwurzel. Fieber-, Freß-, Zehrwurz. Calf's foot root. Tubercule d'arum. Dansk ingefer. Dansk ingefoera. Aro manchado. Iarro.

Die Droge wird im Frühjahr gesammelt, gleich sorgfältig geschält und kommt ganz oder in Scheiben von etwa 7 bis 8 mm Dicke und bis 5 cm Breite in den Handel, außen weiß, oft durchbohrt. Die frischen Knollen werden nach dem Schälen bzw. Zerschneiden zum leichteren Austrocknen auf Schnüre gereiht.

Frische Knollen fleischig, haselnuß- bis walnußgroß, unregelmäßig geformt, rundlicheiförmig und mit zahlreichen, dünnen, fleischigen Nebenwurzeln besetzt. Frisch giftig, beim Trocknen verschwindet die Giftigkeit und auch der stark brennende Geschmack.

Mikroskopisches Bild. Das Rindenparenchym besteht aus dünnwandigen, großen, stärkereichen Zellen; zahlreiche Zellen führen lange Raphidenbündel von Calciumoxalat. Stärkekörner zu 2 bis 4 oder mehreren zusammengesetzt; die Teilkörner paukenförmig, gewöhnlich mit kleiner, zentraler, runder Kernhöhle. Gefäßbündel nur vereinzelt.

Verwechslungen. 1. Dracunculus vulgaris Schott (Arum dracunculus L.), Araceae, Drachenwurz. 2. Arum italicum Mill. Bei beiden sind die Scheiben größer.

Inhaltsstoffe. Nach Berger 1% Glykosid, 0,005% Aroin, Aronin und Aroidin, bis 0,1% Arin (Saponin), ein Blausäure lieferndes Glykosid. Aroidin stellt ein weißes, bitteres, in Alkohol lösliches, in Wasser und Äther unlösliches Pulver dar. Ferner 70% Stärke, 18% Bassorin, 0,5% fettes Öl, Gummi, Zucker und Calciumoxalat. In den Blütenkolben oxydierendes, diastatisches und proteolytisches Enzym sowie laut Simon [J. exp. Bot. *13*, 1 (1962)] Isobutylamin. In den Beeren Lycopin.

Wirkung. Aroin hat sehr heftige örtliche Reizwirkung, es erzeugt auf der Haut Brennen, Rötung und Entzündung; resorptiv führt es erst zur Erregung, dann zur Lähmung des Zentralnervensystems. Die Knollen sind in frischem Zustand giftig, getrocknet ungiftig. Nach oraler Zufuhr Schwellung der Lippen, Aphonie, Erbrechen, unregelmäßige Herztätigkeit, Mydriasis, tödlicher Ausgang im Koma. Auffallend ist das Auftreten von Blutungen (Zahnfleisch, Magen-Darm-Kanal, Uterus).

Anwendung. Früher als Bestandteil von Magenpulvern. Bei Katarrhen der Luftwege und des Magens. Zur Gewinnung von Stärke (Portland arrowroot). In der Homöopathie u. a. bei Affektionen des Nervensystems und der Schleimhäute, zur Behandlung von Laryngitis, Bläschenflechten und lockerem, leicht blutendem Zahnfleisch. Neuerdings wird Tct. Ari zusammen mit Tct. Calami bei Gastritis empfohlen.

Arum maculatum HAB 34. Gefleckter Aronstab.
Frischer, vor der Entwicklung der Blätter gesammelter Wurzelstock.

Arzneiform. Essenz nach § 3.

Arzneigehalt. 1/3.

Aufbewahrung. Bis 3. Dez.Pot. vorsichtig.

Arum maculatum HPUS 64. Common Arum.
Arzneiform. Urtinktur: Arzneigehalt 1/10. Arum maculatum, feuchte Masse mit 100 g Trockensubstanz und 400 ml Wasser = 500 g; Alkohol USP (94,9 Vol.-%) 635 ml zur Bereitung von 1000 ml der Tinktur. – Dilutionen: D 2 (2×) enthält 1 T. Tinktur, 3 T. dest. Wasser und 6 T. Alkohol. D 3 (3×) und höher mit Alkohol HPUS (88 Vol.-%). – Medikationen: D 3 (3×) und höher.

Herba (Folia) Ari. Herba Aronis. Aronkraut.

Inhaltsstoffe. Aroin, Aronin, Aroidin, ein Saponin, ein Blausäure lieferndes Glykosid und ein für die Giftigkeit verantwortlicher, chemisch nicht bekannter, flüchtiger Stoff. STAHL u. KALTENBACH [Arch. Pharm. (Weinheim) *298*, 599 (1965)] wiesen in frischen Blättern Nicotin, Spuren eines weiteres Alkaloides sowie Äthyl-, Isobutyl- und Isoamylamin nach.

Anwendung. Im Volksaberglauben als Hexenkraut.

Arum italicum MILL. (Arisarum italicum RAFIN.). Italienischer Aronstab.
Südeuropa.

Bis 1 m hoch, ausdauernd. Wurzelstock aufrecht im Boden, über walnußgroß, außen gelblichgrau, innen weiß, fleischig. Blätter länger als die Spatha, bereits im Spätherbst erscheinend, Spreite hellgrün, oberseits weißlich geädert. Spatha länglich zugespitzt, außen grünlich, innen weißlich, oben weit offen und zurückgeschlagen. Kolben über dem blütentragenden Teil gelb, keulenförmig verdickt.

Der Wurzelstock war früher als Radix (Tuber) Ari gallici (majoris) gebräuchlich. Geschmack beißend scharf, die Schärfe verliert sich jedoch beim Trocknen. Der Wurzelstock ist dann eßbar.

Inhaltsstoffe. Saponin, ein coniinartiges Alkaloid. Im Blütenkolben wiesen STEINER u. STEIN v. KAMIENSKI [Naturwissenschaften *40*, 483 (1953)] Äthyl- und Isobutylamin nach.

Anwendung. Die Droge liefert ebenfalls Portland arrowroot.

Arum italicum HAB 34. Italienischer Aronstab.
Frischer, vor der Entwicklung der Blätter gesammelter Wurzelstock.

Arzneiform. Essenz nach § 3.

Arzneigehalt. 1/3.

Aufbewahrung. Bis 3. Dez.Pot. vorsichtig.

Arum dracontium L. Siehe Arisaema dracontium SCHOTT.

Arum Dracunculus HAB 34. Siehe Dracuneulus vulgaris SCHOTT.

Arum triphyllum HAB 34. Siehe Arisaema atrorubens (AIT.) BL.

Aruncus

Aruncus silvester KOSTEL. (Spiraea aruncus L., Aruncus vulgaris RAF.). Rosaceae – Spiraeoideae – Spiraeeae. Wald-Geißbart.
Heimisch in Europa, Asien.

Ausdauernd, (0,5) 0,9 bis 2,0 m hoch. Wurzelstock kräftig, holzig, reichästig, und reichlich mit Adventivwurzeln besetzt. Stengel steif, aufrecht, einfach, kahl. Laubblätter bis 1 m lang, doppelt bis dreifach, drei- bis fünfzählig gefiedert, an jene von Actaea spicata erinnernd, lang gestielt; Stiel am Grunde etwas verdickt, rinnig. Blättchen breit-eiförmig oder länglich-eiförmig, kurzgestielt oder sitzend, am Grunde kurz keilförmig, gestutzt oder seicht herzförmig ausgerandet, meist in eine lange Spitze ausgezogen, scharf doppelt gesägt; Endblättchen gestielt, oft in der vorderen Hälfte breiter. Behaarung fehlend oder aus spärlichen, einfachen, unterseits auf den Nerven sitzenden, oberseits über die ganze Blattfläche verteilten Haaren bestehend. Nebenblätter fehlend. Blüten in langem (bis 50 cm), reichblütigem, endständigem (aus schmalen, langen Trauben rispig zusammengestellten, zuletzt überhängenden) ziemlich dicht behaartem Blütenstand, auf reichlich behaarten, etwa 1,2 mm langen, aufrecht abstehenden Stielen, eingeschlechtig, selten zwittrig, zweihäusig oder polygam. Männliche Blüten: Kelchblätter 5, dreieckig, spitz, 0,5 mm lang. Kronblätter 5, länglich-keilförmig, vorne abgerundet, 1,5 bis 2 mm lang, gelblich-weiß. Staubblätter 20 bis 30, 3 bis 4 mm lang; Staubfäden einfach, Staubbeutel kugelig. Fruchtblätter reduziert. Weibliche Blüten: Kelchblätter 5, dreieckig, 0,5 mm lang. Kronblätter 5, verkehrt-eiförmigkeilig, vorne abgerundet, rein weiß, 1,2 bis 1,5 mm lang. Staubblätter reduziert, fast so lang wie die Kelchblätter. Fruchtblätter 3, selten mehr, so lang wie die Kronblätter, kahl oder selten behaart. Balgfrüchte auf 1,0 bis 1,5 mm langen, herabgebogenen Stielen, frei, etwa 3 mm lang, schmallänglich, in den nach außen gekrümmten, kurzen Griffel zugespitzt, kahl, braun, nach innen der Länge nach aufspringend. Samen lineal-lanzettlich, 2 mm lang, häutig berandet, braun.

Folia Barbae caprae, Flores Barbae caprae silvestris und **Radix Barbae caprae.**

Inhaltsstoffe. In den Samen Saponin, im Kraut Spuren von Blausäureglykosid.

Anwendung. Wurzel, Blätter und Blüten als Tonicum, Adstringens und Febrifugum.

Arundo

Arundo donax L. (A. aegyptia DELILE, A. glauca BUBANI, A. latifolia SALISB., A. sativa LAM., A. scriptoria L., A. versicolor MILL., Cynodon donax RASP., Donax arundinaceus P. BEAUV., D. donax ASCHERSON-GRAEBN., D. sativa PRESL., Scolochloa arundinacea MERT. et KOCH, S. donax GAUD.). Poaceae – Pooideae. Spanisches Rohr. Italienisches Rohr. Pfahlrohr. Riesenschilf. Wasserrohr. Caña común.

In den Mittelmeerländern seit dem Altertum kultiviert, östlich bis Transkaukasien, Syrien, westlich bis Portugal und den Kanaren, auf den Azoren. In Südafrika und Südamerika. An Ufern und sumpfigen Stellen, in stehenden Gewässern bestandbildend.

Zu Umzäunungen, Rohrstöcken, Matten, Flechtwerk und früher als Kiele zum Schreiben verwendet.

Ein 2 bis 4 m hohes Rohrgras mit sehr starkem, holzigem Stengel und 5 bis 7 cm breiten, sehr langen Blättern. Ausdauernd, grau bis etwas grasgrün. Grundachse dick, knollig verdickt, nicht sehr lang kriechend. Stengel starr aufrecht, bis 2 cm dick. Blätter meist einfach grün, seltener (besonders im kultivierten Zustand) weiß gestreift. Blattscheiden glatt anliegend. Blattspreite lanzettlich, 3 cm oder noch breiter, lang zugespitzt, glatt oder am Rand wenig rauh. Blatthäutchen sehr kurz. Rispe länglich, bis über 70 cm lang, aufrecht oder etwas übergebogen, stark verzweigt. Ährchenachse kahl. Ährchen etwa 12 mm lang, meist gelblich bis hellbräunlich. Hüllspelzen lanzettlich, etwas glänzend. Deckspelzen dicht (fast am Grunde) mit langen (bis 1 cm) weißen Haaren besetzt. Seitenspitzen der Deckspelzen halb so lang wie die Mittelgranne. Die Früchte tragen an der Basis einen Haarschopf, der ihre Verbreitung durch den Wind ermöglicht („Schopfflieger").

Inhaltsstoffe. Im Blatt Triacontan, Lupeol, α- und β-Amyrin, Triacontanol, Friedelin $C_{30}H_{50}O$, Stigmasterin, β-Sitosterin und Campesterin [CHAUDHURI et al.: Phytochemistry 9, 1895 (1970)] sowie die Indol-3-alkylamine Gramin, Fp. 132 bis 133°, N,N-Dimethyltryptamin und Bufotenin, Fp. 123 bis 125° [DUTTA et al.: Chem. Ind. (Lond.) 48, 2046 (1967)].

Rhizoma Arundonis Donacis. Rhizoma Cannae hispanicae. Rhiz. Cannae Gargannae. Radix Donacis. Rohrwurzel. Spanische Rohrwurzel. Donaxwurzel. Canne de Provence.

Die langen, gliedrigen und ästigen Rhizome werden 4 bis 6 cm dick, sind außen glatt und besitzen gelbe, glänzende Internodien. Die Blattnarben sind schmal, linienförmig, etwas erhaben, von grauer Farbe, die Narben der dünnen Wurzel auf der Unterseite sind ohne Schwierigkeiten zu unterscheiden. Der Querschnitt zeigt eine sehr dünne, vom fleischigen

Holz getrennte Rinde und im Holzparenchym dicht und regelmäßig verstreute Gefäßbündel.

Der Geschmack ist scharf süßlich, etwas kratzend.

Inhaltsstoffe. Die Alkaloide Gramin [Donaxin = 3-(Dimethyl-amino-methyl)-indol] $C_{11}H_{14}N_2$, Fp. 134°, und Donaxerin $C_{13}H_{16}N_2O_2$, Fp. 217°, eine phenolische Base und Kohlenhydrate wie reduzierende Zucker, Saccharose und Stärke.

Anwendung. Als Diureticum, bei Wassersucht. In Italien wird ein Infus der Wurzel als Antigalaktagogum, Emmolliens, Diureticum und Diaphoreticum verwendet.

Arundo mauritanica HAB 34. Wasserrohr.

Frische Wurzelstocksprossen.

Arzneiform. Essenz nach § 1.

Arzneigehalt. 1/2.

Asa

Siehe Ferula.

Asarum

Asarum europaeum L. (A. officinale MOENCH; außerdem laut HPUS 64 A. vulgare, Nardum rusticanum). Aristolochiaceae – Sarumeae. Hasel-, Brech-, Kampfer-, Schwarzwurz. Hasenöhrlein. Teufelsklaue. Asarabacca. Hazelwort. Wild-nard. Cabaret de l'Europe. Asaret. Hasselirt. Hasselart.

Heimisch in gebirgigen, schattigen Laubwäldern Europas, Sibiriens und des Kaukasus, bevorzugt auf Kalkböden.

Bis höchstens 15 cm hohes Kraut. Rhizom kriechend, stark verzweigt, reichlich bewurzelt. Stengel kurz, niederliegend, mit 2 langgestielten, nierenförmigen, behaarten, oberseits glänzenden, lederartigen Blättern. Blüten kurzstielig, meist versteckt, nickend, mit außen schmutzig grüner, innen dunkelbraunroter Blütenhülle. Frucht eine unregelmäßig aufspringende Kapsel. Samen zahlreich, klein. Geruch beim Zerreiben stark, unangenehm, charakteristisch.

Rhizoma Asari[1]**.** Radix Asari (cum herba). Radix Nardi rusticae (silvestris). Haselwurzwurzel. Scherbelkrautwurzel. Wilde Nardenwurzel. Brechwurz. Asarum root. Hazelwort. Fole's root. European snake root. Racine d'asaret. Racine de cabaret. Radice di asaro. Asároü riza.

Radix Asari Erg.B. 6. Rhizoma Asari Helv. VI. Herba Asari cum radicibus Pol. III.

Gewinnung. Gesammelt werden entweder der 2 mm dicke Wurzelstock mit Nebenwurzeln oder die ganze Pflanze (cum herba, Helv. VI). Haselwurz läßt sich durch Aussaat oder Stecklinge leicht anbauen, der Anbau durch Stecklinge ist sicherer und liefert größere Erträge. Die Pflanze ist empfindlich gegen Sonnenbestrahlung. Den höchsten Ölgehalt weisen die aus dem Gebirge stammenden Pflanzen auf.

Beschreibung. Wurzelstock bis mehrere Dezimeter lang, innen weißlich, stumpf vierkantig, geschrumpft, zart längsgestreift, brüchig und unterseits mit den häufig abgebrochenen, dünnen Wurzeln versehen. An den Knoten sind die Narben der Blätter erkennbar. Internodien ungleich lang. Die beiden nierenförmigen, an der Spitze des jüngsten Triebes sitzenden Grundblätter häufig noch vorhanden. Blätter ziemlich geschrumpft, durchscheinend. Wurzelstockstücke 2 bis 3 mm dick, hin- und hergebogen, grau- oder rotbraun, gegliedert.

Geschmack des Rhizoms wie der Blätter (bei diesen nur schwächer) pfefferartig, scharf gewürzt, nach Campher; zuviel Droge bewirkt Erbrechen.

Mikroskopisches Bild. Die weißliche bis hellbräunliche Rinde stärker als der Holzteil. In der Rinde zahlreiche Ölzellen mit gelblichem oder farblosem Inhalt und verkorkter Membran. Leitbündelzylinder als schmaler, lockerer, brauner, unregelmäßig vierkantiger Ring. In den kollateralen Gefäßbündeln (meist 8, seltener 9 oder 10) der Holzteil aus englumigen Netz- und Treppengefäßen, keine Bastfasern; der Siebteil gleichfalls ohne Sklerenchymfasern,

---

[1] Abbildungen bei L. HÖRHAMMER: Teeanalyse, Tafel 55, Abb. 483 und 484.

letztere fehlen dem Rhizom vollständig. Breite Markstrahlen. Im Innern ein weites, stärkemehlreiches Mark. Stärkekörner der Rinde und des Markes rundlich, verschieden groß, ohne Schichtung; zusammengesetzte Körner (zu 3 oder 4) treten an Zahl hinter den Einzelkörnern zurück. Besonders hervorzuheben ist das Vorkommen eines den Gefäßbündeln angelagerten Kranzes von braunen oder rotbraunen Einschlüssen. Eine andere Art von Einschlüssen findet sich zerstreut in der Epidermis und im Kollenchym.

Verwechslungen. Die Wurzeln bzw. Wurzelstöcke von 1. Viola odorata L., Violaceae, Duftveilchen; 2. Arnica montana L., Asteraceae, Arnika; 3. Fragaria vesca L., Rosaceae, Walderdbeere; 4. Geum urbanum L., Rosaceae, Nelkenwurz; 5. Valeriana officinalis L., Valerianaceae, Gemeiner Baldrian, und andere (s. d.). Erkennung an der Form und Gliederung des Rhizoms, dem Geruch und eventuell den Blättern, wenn solche vorhanden.

Inhaltsstoffe. 0,7 bis 4% äth. Öl mit 30 bis 50% Asaron $C_{12}H_{16}O_3$, das beim Trocknen leicht verschwindet, Asarylaldehyd, Methyleugenol, Bornylacetat, Terpene, Sesquiterpene, Diasaron und ein Sesquiterpenalkohol.

Ferner Äpfel- und Citronensäure, ein durch Emulsin spaltbares Glykosid, Harzsubstanzen, Gerbstoffe, Schleim und Stärke. GRACZA [Pharmazie 20, 228 (1965)] bestimmte den Zuckergehalt, der im Rhizom 3,87%, in den Blättern 1,17% und in den Blüten bis 1,68% beträgt. Als freie Zucker wurden chr. Glucose, Fructose und Saccharose identifiziert. Aus den Blättern isolierte GRACZA [Planta med. (Stuttg.) 12, 440 (1964)] β-Sitosterin. Weiterhin ein Alkaloid Asarin, dessen Anwesenheit von OZAROWSKI [Pharmazie 11, 63 (1956)] bestritten wird, 163,5 mg Ascorbinsäure/100 g (in der frischen Droge) und Vitamin B_1. Nach CONSTATINESCU et al. [Chem. Abstr. 64, 13083 (1966)] Allantoin, nach GRACZA et al. [Chem. Abstr. 63, 8730 (1965) u. 67, 102842 (1967)] Chlorogen- und Isochlorogensäure, Quercetin-3-glucosid und Isoquercitrin; ferner trans-Aconitsäure [KROGA: Chem. Abstr. 72, 87125 (1970)].

Bemerkung: Es wurden 4 verschiedene Rassen gefunden. Neben asaronfreien Pflanzen gibt es solche, deren äther. Öl bis zu 90% aus trans-Isoasaron, bzw. trans-Isoeugenol oder trans-Isoelemicin besteht.

Prüfung. Mindestgehalt an äth. Öl 1,0% (Vol./Gew.) in der geschnittenen Droge und 0,8% im Pulver, Helv. VI; 0,8% Pol. III; 0,7% Erg.B. 6. – Max. Aschegehalt 12% Erg.B.6; 13% Pol. III. – Sulfatasche max. 16% Helv. VI.

Gehaltsbestimmung. Nach Helv. VI: Der Gehalt an äth. Öl wird mit 20 g pulverisierter Droge (IV oder feiner) bestimmt. Vor Beginn der Destillation werden 0,20 ml (genau) Xylol zugesetzt. Dauer der Destillation vom Auftreten des ersten Öltropfens an mind. 6 Std.

Aufbewahrung. In Blech- oder Glasgefäßen.

Wirkung. Asaron wirkt örtlich stark reizend, gibt pfefferartiges Brennen auf der Zunge, hat niesenerregende Wirkung und reizt die Magenschleimhaut so stark, daß es zu reflektorischem Brechen kommt. Resorptiv wirkt Asaron narkotisch, bei letalen Dosen erfolgt Tod durch Atemlähmung. Asaron besitzt außerdem abortive Wirkung. Im Tierexperiment führt das äth. Öl zur Hyperämie aller Organe, zu entzündlichen Veränderungen, bes. von Nieren und Uterus. In einer ausführlichen Arbeit über die phytochemischen, toxikologischen, pharmakodynamischen und klinischen Wirkungen von Asarum europaeum berichtet OZAROWSKI [Pharmazie 11, 63 (1956)], daß die Haselwurzpräparate gute Auswurfmittel sind, da sie die Schleimdrüsensekretion anregen und somit zur Behandlung von Silicosis und trockenem Rachen- und Kehlkopfkatarrh sowie von Geschwüren des Verdauungstraktes geeignet sind, jedoch nicht als Emetica. Dem Branntwein zugesetzt soll die Droge Trinkern den Genuß verleiden.

Anwendung. Als Niespulver 0,1 bis 0,2 g; als Brechmittel (als Infus) 0,5 bis 1 g. In der Homöopathie bei Rheuma, Gastroenteritis und Koliken. Als Ratten- und Mäusegift.

Dosierung. Einzeldosis 200 mg Helv. VI.

Asarum HAB 34. Haselwurz.
Frischer Wurzelstock.
Arzneiform. Essenz nach § 3.
Arzneigehalt. 1/3.
Nach den Vorschlägen für das neue Deutsche HAB, Heft 2, S. 86 (1956) soll der im Frühjahr während der Blütezeit geerntete frische Wurzelstock mit Wurzeln zur Bereitung der Urtinktur nach § 3 verwendet werden. Für die Urtinktur werden eine Dichte von 0,900 bis 0,915, ein Trockenrückstand von 1,6 bis 2,2% und ein pH von 6,1 bis 6,4 verlangt. Ferner werden einige Prüfungsreaktionen sowie die Chromatographie der Tinktur beschrieben.

Pulvis sternutatorius Schneebergensis. Schneeberger Schnupftabak. Schneeberger Haupt- und Schnupfpulver. Haselwurz 20 g, Maiblumenblüten 5 g, Nieswurz 2 g, Veilchenwurzel 50 g, Bergamottöl 15 Tropfen. Die giftige Nieswurz läßt sich durch Seifenpulver ersetzen (nach DIETERICH).

Saint-Agnes Hauptpulver (Poudre capitale de S.-A.) ist ein Niespulver aus Haselwurz, Nieswurz, Raute, Majoran und Betonienblättern.

Asarum canadense L. Kanadische Haselwurz. Kanadische Schlangenwurz. Canada snake root. Wild ginger.
Heimisch im atlantischen Nordamerika.

Rhizoma (Radix) Asari canadensis. Kanadische Haselwurz. Canada, Indian oder Wild snake root. Canadian- oder Kidney leaved asarabacca. Canada ginger. Indian ginger. Wild ginger. Colt's foot. Wild turnip. Heart-root. Vermont snake root. Assaret du Canada.

Das frische Rhizom 10 bis 20 cm lang, 5 bis 6 mm dick, im getrockneten Zustand entsprechend dünner, etwas vierkantig, fein runzelig und zeigt in Abständen von 10 bis 12 mm eine deutliche Gliederung. Wurzelstock außen braun, innen weiß oder bräunlich. Auf der Unterseite des Wurzelstockes an den Internodien die etwa 6 cm langen Wurzeln.

Mikroskopisches Bild. Die kanadische Haselwurz ist der europäischen Haselwurz sehr ähnlich. Stärkekörner bis 15 µm, bei Rhizoma Asari dagegen bis 10 µm; die Behaarung der Blätter bei Asarum canadense ist wesentlich stärker. Gefäßbündelring aus 10 bis 14 kleinen, in einem großen Kreis angeordneten Gefäßbündeln, nach außen wird dieser durch eine Zone kleiner Parenchymzellen in Form einer Zylinderscheibe umgeben. Keine Korkbildung. In der Epidermis zerstreut einfache mehrzellige Haare. Im Rindenparenchym und im großen Mark Ölzellen. Reichlich feinkörnige Stärke, meist zu 2 bis 3 bis 12 vereinigt.

Inhaltsstoffe. Scharfes Harz, 3,5 bis 4% äth. Öl (enthält kein Asaron) mit Methyleugenol, Linalylacetat, Geraniol, Linalool, Limonen, α-Terpineol, Bornylacetat, Aristolon, Elemicin; ferner β-Sitosterin.

Aus den Blättern und Stengeln der var. reflexum wurden zwei antibakterielle Substanzen isoliert, eine farblose Verbindung $C_{21}H_{20}N_2O_8S$ und Aristolochiasäure $C_{17}H_{11}NO_7$ [DOSKOTCH: Lloydia **30**, 141 (1967)]. Beide wirken gegen grampositive Bakterien. Bei Mäusen wirkt die farblose Substanz in Dosen von 5 mg/kg innerhalb von 2 bis 3 Tagen tödlich.

Wirkung. Der Droge fehlt die emetische Wirkung. Sie schwächt die laxative Wirkung von Senna. Nach Versuchen am isolierten Darm vermag die Droge die normale Acetylcholinreaktion zu reduzieren.

Anwendung. Als Aromaticum.

Asarum canadense HAB 34. Kanadische Haselwurz.
Frischer Wurzelstock.
Arzneiform. Essenz nach § 3.
Arzneigehalt. 1/3.

Asarum sieboldii MIQ. [A. heterotropoides SCHMIDT, Asiasarum sieboldii (MIQ.) F. MAEKAWA].
Heimisch in Japan.
Rhizome mit kurzen Internodien; Blätter paarweise, langgestielt, herzförmig, 5 bis 10 cm breit; Blüten einzeln, auf kurzen Stielen, Blütenhülle abgeflacht rund.

Asiasari Radix Jap. 62.

Unregelmäßig gebogenes, schnurförmiges, vielverzweigtes Rhizom, 3 bis 4 cm lang, außen dunkelbraun mit vielen Längsrissen; Wurzel zu mehreren an einem Knoten, etwa 15 cm lang und bis 0,1 cm dick, hellbraun, am Bruch gelblichweiß, mit charakteristischem Aroma. Geschmack scharf, anaesthesierend.

Inhaltsstoff. 2 bis 3% (im Kraut 1,4%) äth. Öl von sassafrasähnlichem Geruch ($d_{15} = 1,0788$) mit Eugenol und Safrol.

Prüfung. Mindestgehalt an äth. Öl 2% (ml/g); max. Aschegehalt 5%, Jap. 62.

Dosierung. Tagesdosis 2 bis 4 g als Dekokt.

Anwendung. Liefert zusammen mit Asarum blumei DUCH., Japan, die Drogen Sai-sen und To-ko.

Andere **Asarum**-Arten, die äth. Öl als Wirkstoff enthalten, werden in Ostasien anstelle von Ephedra verwendet.

Asclepias

Asclepias syriaca L. (A. cornuti DECNE., Apocynum syriacum CLUS.). Asclepiadaceae – Asclepiadoideae – Asclepiadeae. Syrische Seidenpflanze. Common silk weed. Wild cotton. Milk-weed. Virginian swallow-wort. Asclépiade à la soie.

Nordamerika, Kanada bis Nordcarolina, Kansas, in Europa als Zierpflanze.

Ausdauernde, 1,5 m hohe Pflanze mit einfachen, krautigen, aufrechten, grauen, kurzhaarigen, milchsaftführenden Stengeln. Blätter länglich oder eiförmig-elliptisch mit kurzer Spitze, dünn, an der Basis abgerundet und kurz gestielt; unterseits grausamtig behaart, oberseits kahl, mit hervortretenden Rippen. Fleischrote Blüten in vielblütigen, gestielten end- oder seitenständigen, herabhängenden Dolden. Kelch bleibend, fünfblättrig, Blumenkrone fünfblättrig, Kronblätter eiförmig mit zurückgebogenen braunroten Zipfeln. Frucht eine längsaufspringende, zweifächerige, vielsamige, behaarte und mit Stacheln besetzte Balgkapsel (Abb. 62).

Mikroskopisches Bild. Palisadengewebe zwei- bis dreireihig, Drusen besonders in den Zellen an der Grenze vom Palisaden- zum Schwammgewebe. Haare lang, einzellig, dünnwandig, oft kollabiert, feinwarzig oder fast glatt, oft gewunden, besonders unterseits sehr dicht stehend.

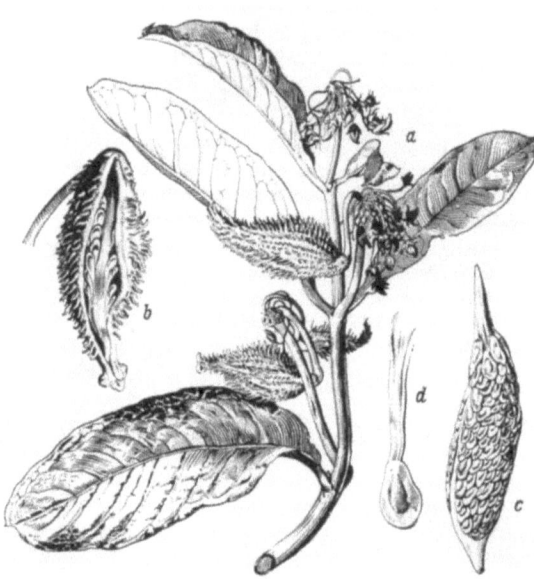

Abb. 62. Asclepias syriaca L. *a* Abgeblühter und fruchtender Sproß; *b* aufgesprungene Frucht; *c* aus der Fruchtschale ausgelöstes Samenbündel; *d* Samen (nach HEGI).

Inhaltsstoffe. Kraut: Im Milchsaft 0,1 bis 1,5% Kautschuk, 16 bis 17% Trockensubstanz, 1,23% Asche. Ferner das Glykosid Asclepiadin (Asclepin), eine Mischung vincetoxinähnlicher Verbindungen, die sich in eine α- und in eine β-Komponente, beide mit typischer Digitaliswirkung, auftrennen läßt. β-Asclepiadin ist stärker wirksam und weniger reversibel als α-Asclepiadin. Ferner β-Sitosterin (Asclepion), β-Amyrinacetat, nach Verseifung α- und β-Amyrin, Dextrose und Wachs. Das Samenöl zeichnet sich durch einen sehr niedrigen Gehalt an gesättigten Fettsäuren und durch ungewöhnlich ungesättigte C_{16}- und C_{18}-Säuren aus. Es besteht aus 4% Palmitin-, 1% Stearin-, 15% Öl-, 15% 11-Octadecen-, 53% Linol-, 1% Linolen-, 10% 9-Hexadecen- und 2% 9,12-Hexadecadiensäure. ELLARIUS u. ZECHNER [Sci. pharm. (Wien) 35, 123, 276 (1967)] isolierten aus den Samen neben 14% Öl Cardenolidglykoside und Ester-Steroidglykoside vom Pregnan-20-on-Typ sowie einen Zimtsäurecardenolidester, Fp. 135 bis 138°. BAUER et al. [Symposion über die Chemie der Naturstoffe und pharmakologisch wirksamer Verbindungen, Budapest 1959; Experientia (Basel) *17*, 15 (1961) und Coll. czech. chem. Comm. *27*, 872, 985 (1962)] isolierten aus den Samen neben Condurangin (s. Dregea volubilis) 9 Kedde-aktive Cardenolide, darunter Uzarigenin $C_{23}H_{34}O_4$, Fp. 243 bis 250°; Desglucouzarin (D-Glucosid des Uzarigenins) $C_{19}H_{44}O_9 \cdot H_2O$; Syriogenin (Struktur eines 3,12,14-Trihydroxy-5-cardenolides); Syriobiosid (Syriogenin-L-rhamnosido-D-glucosido-D-glucosid); nach MITSUHASHI et al. ferner Xysmalogenin, nach PETRICIC Syriosid; nach ELLARIUS et al. Glucose, Rhamnose, Cymarose, Zimtsäure, Tiglinsäure (?), Digitoxose (?), ein Glykosid vom Fp. 138 bis 142° (ein 3α,5α-Pregnan-20-on-derivat ?), ein Glykosid vom Fp. 110° (ein Pregnan-20-on-benzoat-derivat ?).

Uzarigenin

Anwendung. Die Droge hat Digitaliswirkung. Bienenfutterpflanze. Die Samenhaare bilden die sog. vegetabilische Seide. Technisch als Faserpflanze. Die jungen Sprosse werden in Nordjugoslawien gekocht und als schmackhaftes Gemüse ähnlich Spargel gegessen. Sie enthalten wechselnde Mengen Vitamin C und Carotin. Etwaige toxische Substanzen des Milchsaftes sollen durch das kochende Wasser während der Zubereitung entfernt werden.

Rhizoma Asclepiadis cornuti. Syrische Seidenpflanzenwurzel. Common milk weed. Soliman vegetal.

Wurzelstock fleischig, bis 0,5 m lang, verzweigt, 1 bis 2,5 cm dick, mit nur wenigen Wurzeln besetzt, häufig auch mit den Narben abgefallener Wurzeln versehen, oftmals knotig durch unentwickelte Würzelchen. Außen mit einer dünnen, bräunlichgrauen Rinde bedeckt, innen einen porösen gelblichen Holzkörper und breite Markstrahlen enthaltend. Geschmack unangenehm bitter.

Inhaltsstoffe. Etwa 0,8% Rohglykoside mit Asclepiadin (s. Kraut). Ferner Nicotin $C_{10}H_{14}N_2$, β-Sitosterin, α- und β-Amyrin, Gerbstoff, äth. Öl. Im frischen Zustand im Rhizom ein flüchtiger Wirkstoff, der Hautreizung (Jucken, Blasenbildung) hervorruft.

Anwendung. In der Homöopathie bei Ödemen, bei cardialem Hydrops, Dysmenorrhoe und als Emmenagogum.

Asclepias syriaca HAB 34.
Frischer Wurzelstock.
Arzneiform. Essenz nach § 3.
Arzneigehalt. 1/3.
Aufbewahrung. Bis 3. Dez.Pot. vorsichtig.

Asclepias syriaca HPUS 64. Milkweed.
Die frische Wurzel.
Arzneiform. Urtinktur: Arzneigehalt 1/10. Asclepias syriaca, feuchte Masse mit 100 g Trockensubstanz und 233 ml Wasser = 333 g, Alkohol USP (94,9 Vol.-%) 800 ml zur Bereitung von 1000 ml der Tinktur. – Dilutionen: D 2 (2×) und höher mit Alkohol HPUS (88 Vol.-%). – Medikationen: D 2 (2×) und höher.

Asclepias incarnata L. (außerdem laut HPUS 64 A. amoena, A. pulcra). Fleischfarbene Schwalbenwurzel. Fleshcolored Asclepias oder swallow-wort. Rose-coloured oder Swamp silkweed. Swamp milkweed. White Indian hemp. Asclepiade incarnate.

Heimisch in Nordamerika.

0,6 bis 1 m hohe Staude, Wurzelstock fleischig, ästig, nußgroß. Laubblätter gegenständig oder dreiwirtelig, länglich-lanzettlich, kurzgestielt. Blüten klein, in doldentraubigen Blütenständen stehend. Kronzipfel rosa oder purpurn, länglich, 4 bis 5 mm lang. Gynostegium etwa gleich lang. Krönchen grünlich, gelblich oder weiß, seltener rot überlaufen. Balgkapseln auf echten Stielen aufrecht.

Inhaltsstoffe. Im Wurzelstock, Rhizoma Asclepiadis incarnatae, Fleischfarbene Schlangenwurzel, soll neben etwa 3% Kautschuk Asclepiadin enthalten sein.

Asclepias incarnata HAB 34.
Frischer Wurzelstock.
Arzneiform. Essenz nach § 3.
Arzneigehalt. 1/3.
Aufbewahrung. Bis 3. Dez.-Pot. vorsichtig.

Asclepias incarnata HPUS 64. Swamp Milkweed.
Die frische Wurzel.

Arzneiform. Urtinktur: Arzneigehalt 1/10. Asclepias incarnata, feuchte Masse mit 100 g Trockensubstanz und 300 ml Wasser = 400 g, Alkohol USP (94,9 Vol.-%) 735 ml zur Bereitung von 1000 ml der Tinktur. – Dilutionen D 2 (2×) enthält 1 Teil Tinktur, 2 Teile dest. Wasser und 7 Teile Alkohol; D 3 (3×) und höher mit Alkohol HPUS (88 Vol.-%). – Medikationen: D 3 (3×) und höher.

Asclepias tuberosa L. (A. decumbens W.). Knollige Schwalbenwurzel.
Nordamerika (Ontario bis Minnesota).

Bis 0,6 m hohe Staude mit knolliger Grundachse. Laubblätter wechselständig, länglichlanzettlich bis lineal-lanzettlich, sitzend oder kurz gestielt, rauhhaarig. Blüten in doldigen, an den Stengelspitzen stehenden Blütenständen. Kronzipfel purpurn bis grünlich-orange bis scharlachrot. Krönchen hellorangegelb. Balgkapseln an abwärts gebogenen Stielen aufrecht, grauhaarig.

Die Pflanze enthält im Gegensatz zu Asclepias syriaca und A. incarnata keinen Milchsaft.

Rhizoma Asclepiadis tuberosae. Knollige Schwalbenwurzel. Pleurisy root. Canada root. Colic root. Flux root. Orange swallow root. Swallow root. Tuber root. White root. Wind root. Butterfly weed. Orange apocynum. Racine d'asclépiade tubereuse.

Wurzelstock lang, dick, fleischig, meist knollenförmig oder spindelartig, verdickt, verzweigt, mit vielen starken Wurzeln besetzt.
Geschmack scharf, bitter.

Inhaltsstoffe. Asclepiadin, Asclepion, Harz, äth. Öl. Nach PFEIFER [Sci. pharm. (Wien) *20*, 229 (1952)] ein Sterin mit uteruserregender und östrogener Wirkung. RAMSTAD [Dtsch. Apoth.-Ztg *106*, 41 (1966)] berichtete über die Isolierung eines neuen Glykosides Asctuberosid $C_{42}H_{68}O_{13}$, Fp. 253 bis 254°, das nach Hydrolyse Asctuberigenin $C_{21}H_{32}O_4$, Fp. 198 bis 200°, und 3 Mol D-Sarmentose liefert. PETRIČIČ [Arch. Pharm. (Weinheim) *299*, 1007 (1966)] isolierte die Cardenolidderivate Coroglaucigenin $C_{23}H_{34}O_5$, Fp. 245 bis 250°, Frugosid (Coroglaucigenin + Allomethylose) $C_{29}H_{44}O_6$ und Glucofrugosid (Coroglaucigenin + Allomethylose + Glucose) $C_{35}H_{54}O_{14} \cdot 3 H_2O$.

Coroglaucigenin

D-Sarmentose

Wirkung. Es wurden Wirkungen auf Herz und Kreislauf sowie eine Erregung der Schweißdrüsen festgestellt, so daß die Diaphorese deutlich angehoben wird. Ferner fand man einen stimulierenden Einfluß auf den Uterus [COSTELLO et al.: J. Amer. pharm. Ass., sci. Ed. *39*, 233 (1950) und HASSAN et al.: J. Amer. pharm. Ass., sci. Ed. *41*, 6, 298 (1952)].

Anwendung. Als Emeticum, Catharticum und Diaphoreticum.

Asclepias tuberosa HAB 34.
Frischer Wurzelstock.

Arzneiform. Essenz nach § 3.

Arzneigehalt. 1/3.

Aufbewahrung. Bis 3. Dez.-Pot. vorsichtig.

In den Vorschlägen für das neue Deutsche HAB, Heft 1, S. 56 (1955) werden für die Urtinktur eine Dichte von 0,902 bis 0,904 und ein Trockenrückstand von 2,9 bis 3,2% verlangt. Ferner werden einige Prüfungsreaktionen sowie die Chromatographie Heft 7, S. 376 (1961) der Tinktur angegeben.

Asclepias tuberosa HPUS 64. Butterfly Weed.
Die frische Wurzel.

Arzneiform. Urtinktur: Arzneigehalt 1/10. Asclepias tuberosa, feuchte Masse mit 100 g Trockensubstanz und 233 ml Wasser = 333 g, dest. Wasser 167 ml, Alkohol USP (94,9 Vol.-%) 635 ml zur Bereitung von 1000 ml der Tinktur. – Dilutionen: D 2 (2×) enthält 1 Teil Tinktur, 3 Teile dest. Wasser und 6 Teile Alkohol; D 3 (3×) und höher mit Alkohol HPUS (98 Vol.-%.) – Medikationen: D 3 (3×) und höher.

Asclepias curassavica L. Seidenpflanze.
Heimisch in West- und Ostindien, Mittel- und Südamerika und anderen Tropengebieten.

0,3 bis 0,7 (2,0) m hoher Halbstrauch mit lanzettlichen, etwa 5 bis 15 cm langen, kurzgestielten, oberseits dunkelgrünen, unterseits bläulichgrünen Laubblättern. Blüten in doldigen Blütenständen. Kronzipfel scharlach- bis dunkelorangerot, selten weiß. Krönchen orangefarben, auf einem etwa 2,5 cm hohen Gynostegiumträger sitzend. Balgfrüchte auf aufrechten Stielen stehend, länglich, zugespitzt.

Herba Asclepiadis curassavicae. Seidenpflanzenkraut.

Inhaltsstoffe. β-Sitosterin, Asclepiadin. TSCHESCHE et al. [Chem. Ber. *91*, 1204 (1958)] fanden im Blattextrakt 7 Aglykone der Cardenolidreihe, von denen 3 bereits bekannte Genine darstellten: Uzarigenin, Coroglaucigenin und Corotoxigenin. Die 4 neugefundenen Genine sind: Calotropagenin (Asclepogenin) $C_{23}H_{32}O_6$, Fp. 233 bis 251°; Clepogenin $C_{23}H_{32}O_6$, Fp. 245 bis 266°; Curassavogenin $C_{23}H_{32}O_7$, Fp. 247 bis 255°, und Ascurogenin $C_{23}H_{32}O_7$, das als Tetraacetat $C_{31}H_{40}O_{11}$ isoliert wurde. KAI-LI Lo et al. [Yao Hsueh Hsueh Pao *11*, 80 (1964)] isolierten das herzwirksame Glykosid Curassavicin, SINGH et al. [Indian J. Chem. 7, 1105 (1969)] Calactin, Calotropin, Coroglaucigenin und Uzarin.

Anwendung. Als Expectorans und Stypticum. Die Blüte als Adstringens, Anthelminticum, bei Gonorrhoe und als Insektizid.

Asclepias fruticosa (R. BR.) L. [Gomphocarpus fru(c)ticosus (L.) R. BR.]. Faux cotonnier.
Heimisch in Südafrika (Kapland), Australien, vereinzelt in Asien und Südeuropa.

Inhaltsstoffe. In den Samen die Glykoside Gofrusid $C_{29}H_{42}O_9$, Fp. 248 bis 258°, ein toxisches Corotoxigenin-D-allomethylosid, Frugosid, Fp. 160 bis 170° und 237 bis 242°, ein toxisches Coroglaucigenin-D-allomethylosid. WATSON et al. [Austral. J. Chem. *9*, 497; *10*, 79 (1956); *17*, 92, 573 (1964)] isolierten die Herzglykoside Gomphosid $C_{29}H_{42}O_8$, Fp. 232 bis 243°, und Afrosid $C_{29}H_{42}O_9$.

Wirkung. Die gesamten Steroidglykoside sind herzwirksam.

Anwendung. In den Heimatländern das Blatt als Purgans, ebenso der Milchsaft. Die Samenhaare als pflanzliches Gewebematerial.

Bemerkung: Giftpflanze. Der Milchsaft ruft Gastroenteritis hervor. Die Wurzel wurde fälschlich als Stammpflanze für Uzara angesehen (siehe unter Xysmalobium).

R=H Gomphosid R=OH Afrosid

Ascophyllum

Ascophyllum nodosum (L.) Le Jol (Fucus nodosus L., Fucodium nodosum J. Ag., Ozothalis nodosa Decne., Physocaulon nodosum Kg.). Fucales – Fucaceae – Ascophylloideae. Knotentang.

Heimisch im Atlantischen Ozean von Grönland und Weißem Meer bis zu den Azoren und Brasilien, an der westlichen Ostseeküste und an den Küsten des nördl. Atlantischen Ozeans bes. von Schottland und Irland, vor allem die sterile Kümmerform, A. n. f. scorpioides.

Thallus 0,2 bis 1 m lang, 5 bis 10 mm breit, gabelig bzw. fiederig verzweigt mit undeutlich gezähntem Rand. Die fertilen Kurztriebe sowie die Seitenäste zur Basis hin stark verschmälert. Die großen Schwimmblasen breiter als der Thallus. Eine Mittelrippe fehlt. Die fertilen ei- oder fast keulenförmigen Sproßabschnitte sitzen am Ende kurzer, schmaler, später abfallender Ästchen.

Inhaltsstoffe. Jod- und Chlorsalze, Mannitol, Protein, Fett, Phenole, Calcium, Magnesium, Alginsäure und nach Munda [Botanica marina, 7, F 1/4, 76 (1964)] β-Carotin. Der Jodgehalt beträgt nach Berger [Sci. pharm. (Wien) 32, 6 (1964)] in frischen jüngeren Thallusteilen 0,012%, in älteren 0,009% und somit etwa das Vierfache des Jodgehaltes von Fucus vesiculosus L. In frischem Tang Fucosterin mit Spuren von C_{27}- und C_{28}-Sterinen, die bei der Trocknung oxydieren [Knights: Phytochemistry 9, 903 (1970)].

Wirkung. Ein Extrakt aus Ascophyllum nodosum besitzt nach Vacca u. Walsh [J. Amer. pharm. Ass., sci. Ed. 43, 24 (1954)] antibiotische Wirkung gegen verschiedene Bakterienstämme.

Anwendung. Die Alge tritt als häufigste Verfälschung von Fucus vesiculosus auf und ist wegen ihres hohen Jodgehaltes bei der Kropftherapie nicht unbedenklich (Kreislaufschäden bzw. Hyperthyreose) (s. Berger).

Bemerkung: Ascophyllum- sowie Fucus-Arten (s. d.) dienen zur Gewinnung der Alginäuren, die in zahlreichen Industriezweigen für hochviskose Lösungen u. ä. Verwendung finden. Frische Algen, z. B. Fucaceen, werden als Futter, besonders für Hühner, Schafe, Rinder und Pferde benutzt. Außerdem werden Fucaceen und andere Braunalgen wegen ihrer Mineralsalze als Düngemittel verwendet (vgl. Laminaria Fucus).

Asimina

Asimina triloba (L.) Dunal (Annona triloba L.; außerdem laut HPUS 64 Asimina campaniflora Spach, A. conoidea, Orchidocarpium arietinum Mich., Porcelia triloba Pers., Uvaria triloba Torr. et Gray). Annonaceae – Annonoideae – Uvarieae. Dreilappige Asimine. Pawpaw. Common pawpaw. American custard-apple. Asiminier.

Der kleine Baum ist im östlichen, mittleren und südlichen Teil der USA, bes. im Ohio-Tal, heimisch.

Inhaltsstoffe. In den Samen das Alkaloid Asimin und etwa 35% halbtrocknendes Öl, in der Rinde das Isochinolinalkaloid Anolobin $C_{17}H_{25}NO_3$, Fp. 262°. In den Blättern wurden Quercetin, Leukocyanidin und Kaffeesäure nachgewiesen. Nach Tomita et al. [Chem. Abstr. 62, 11863 (1965)] Coreximin, Fp. 253 bis 256°, Isocorydin, Fp. 187 bis 188°, Michelalbin, Fp. 206 bis 207°, Liriodenin, Fp. 280 bis 282°, und Asimilobin, Fp. 177 bis 179°.

Anwendung. Blatt und Rinde auf Abszesse und als Diureticum, Same emetisch, überreife Frucht sehr aromatisch. Die Pflanze liefert fettes Öl und Bast.

Asimina triloba HAB 34.

Reife Samen.

Arzneiform. Tinktur nach § 4 mit 90%igem Weingeist.
Arzneigehalt. 1/10.

Asimina triloba HPUS 64. Common Pawpaw.

Die reifen Samen.

Arzneiform. Urtinktur: Arzneigehalt 1/10. Asimina triloba 100 g, Alkohol USP (94,9 Vol.-%) 1000 ml zur Bereitung von 1000 ml der Tinktur. – Dilutionen: D 2 (2×) und höher mit Alkohol HPUS (88 Vol.-%). – Medikationen: D 2 (2×) und höher.

Aspalathus

Aspalathus contaminatus DRUCE (A. corymbosa E. MEY., Barbonia pinifolia MARL.). Fabaceae – Faboideae – Genisteae. Koopmanntee. Naaldtee. Speldtee. Swarttee. Red tea.
Ginsterartiger Strauch, der besonders in Kapland (Südafrika) häufig vorkommt.

Inhaltsstoffe. Laut BENK u. BLIESENER [Dtsch. Lebensmitt.-Rdsch. 56, 323 (1960)] 2% Mineralstoffe.

Anwendung. Nationalgetränk der Südafrikaner. In Deutschland bekannt als Massai (Salus-Haus, Bruckmühl). Die Farbe des meist goldroten, herbwürzigen Teegetränkes ist abhängig von der Höhenlage der Pflanze. Genußmittel wie schwarzer Tee, jedoch coffeinfrei.

Aspalathus linearis DAHLGREN (A. acuminatus).
Südafrika.

Inhaltsstoffe. Nach KOEPPEN et al. [Biochem. J. 83, 507 (1962)] C-Glykoside und Flavonol-O-glykoside, darunter Orientin, Homoorientin, Isoquercitrin und Rutin. KOEPPEN u. ROUX (Tetrahedron L. 1965, S. 3497) isolierten ferner Aspalathin $C_{21}H_{24}O_{11}$, ein C-Glykosyl-3,4,2',4',6'-pentahydroxydihydrochalcon.

Anwendung. Liefert wie Aspalathus contaminatus den in Südafrika sehr beliebten Rooibos Tee.

Aspalathus mollis LAM.
Südafrika.
Wird gegen Keuchhusten und Lungentuberkulose verwendet.

Aspalathus tenuifolia DC.
Ebenfalls als Teegetränk.

Asparagus

Asparagus officinalis L. Liliaceae – Asparagoideae – Asparageae. Spargel. Asparagus. Asperge. Espárrago.
Heimisch in Europa, Nordafrika, Indien, im Orient; in Nordamerika kultiviert. Als Gemüsepflanze im Großen angebaut. Liebt besonders sandigen Boden. Man unterscheidet zwei Spielarten mit weißen und grünlichen Sprossen.

Wurzelstock kurz, dick, nach oben einige, etwa fingerdicke, fleischige, saftige, weiße oder blaurötlich überhauchte Sprosse treibend. Diese mit spiralig gestellten, fleischigen, kurzen Schuppenblättern besetzt. Später entwickeln sich die Sprosse bis zu 1,5 m hohen, stark verzweigten, grünen Stengeln, deren Zweige mit feinen Fiederblättchen besetzt sind. Blüten weiß- oder grünlichgelb. Sie entwickeln ziegelrote, erbsengroße Beeren mit schwarzen Samen.

Inhaltsstoffe. In den Sprossen Asparagin, Tyrosin, Bernsteinsäure, etwa 1,5% Zucker, eine labile stickstoff- und schwefelhaltige Substanz, Vanillin, Coniferin, 4% grünes fettes Öl, Philothion, etwa 7% Pentosane (bezogen auf Trockensubstanz), 9% Mineralstoffe, reich an Kaliumsalzen, ferner Spuren von Arsen, 93 bis 95% Wasser. Das bittere Prinzip ergibt nach Hydrolyse 22-Spirostan-3β-ol, Rhamnose, Xylose und Glucose [SAKAMURA et al.: Chem. Abstr. 69, 6948 (1968)]. Im Spargelkraut Inosit. Das Pigment der Sprosse besteht aus Cyanidin-3,5-diglucosid, -3-monoglucosid, -3-rhamnosylglucosylglucosid, -3-rhamnosylglucosid und Paeonidinrhamnosylglucosid und -3-glucosylrhamnosylglucosid [FRANCIS: J. Food Sci. 32, 430 (1967)]. In blassen Sprossen Diosgenin, Jamogenin und Sarsapogenin [HELD et al.: Phytochemistry 8, 493 (1969)].

Rhizoma (Radix) Asparagi. Radix Alticis. Spargelwurzel. Asparagus root. Racine d'asperge. Raiz de espárrago. Raiz de espargo. Asperge.

Der im Herbst gesammelte Wurzelstock mit den Wurzeln. Ersterer fingerdick, horizontal verlaufend, mit Stengelnarben besetzt, frisch weißlich, saftig, getrocknet hart und grau. Wurzeln schmutzigweiß.
Geschmack fade, süßlich.

Inhaltsstoffe. Je nach Jahreszeit Asparagin oder Asparagose, die bei der Hydrolyse 93% Fructose und 7% Glucose liefert, ferner Pseudoasparagose, Arginin, Cholin, Mannan, Tyrosin, Bernsteinsäure, α-Aminodimethyl-γ-butyrothetin (ein Methylsulfoniumderivat des Methionin), Saponine (Sapogeninsteroid, Sarsapogenin), Flavonoide (Rutin), Saccharose, Invertzucker, Protein und Fett.

$$\begin{array}{l} CH_2-\overset{\overset{O}{\|}}{C}-NH_2 \\ |\\ CH-COOH \\ |\\ NH_2 \end{array}$$

Asparagin

Wirkung. Asparagum ruft durch eine Reizung des Nierenepithels eine erhöhte Urinausscheidung hervor. Nach der Verabreichung nimmt der Urin einen charakteristischen Geruch an, der auf die Anwesenheit von Methylmercaptan zurückzuführen ist und eine positive Fehling-, Boettger- und Trommer-Reaktion gibt, obwohl kein Zucker im Urin ist. Außerdem läßt die Asparaginsäure den Grundumsatz um 15 bis 30% ansteigen [BARRATO: Bull. Soc. ital. Biol. Sper. *8*, 369 (1933)]. Nach MARUZZELLA et al. [J. Amer. pharm. Ass., sci. Ed. *48*, 356 (1959)] sollen wäßrige Extrakte aus den Samen antibiotische Wirkung haben.

Anwendung. Heute nur noch selten als Diureticum bei Wassersucht (60 : 100 als Dekokt), auch Herzwassersucht, bei Blasen- und Nierenleiden, wie Cystitis, Blasengrieß, Arthritis urica, Nierensteinen, aber auch bei Leber- und Milzleiden, Gelbsucht, Gicht und Rheuma. Bei Nierenreizung soll Spargel nicht verwendet werden. Die diuretische Wirkung konnte auch bei Turiones Asparagi (in geringerem Ausmaß auch bei Herba Asparagi) experimentell bestätigt werden.

Spargelsprossen sind ein bekanntes Frühlingsgemüse.

Asparagus officinalis HAB 34. Spargel.
Frische Sprosse.

Arzneiform. Essenz nach § 1.

Arzneigehalt. 1/2.

Asparagus officinalis HPUS 64. Asparagus.
Die jungen Schößlinge.

Arzneiform. Urtinktur: Arzneigehalt 1/10. Asparagus, feuchte Masse mit 100 g Trockensubstanz und 400 ml Wasser = 500 g, Alkohol USP (94,9 Vol.-%) 635 ml zur Bereitung von 1000 ml der Tinktur. – Dilutionen: D 2 (2×) enthält 1 Teil Tinktur, 3 Teile dest. Wasser und 6 Teile Alkohol; D 3 (3×) und höher mit Alkohol HPUS (88 Vol.-%). – Medikationen: D 3 (3×) und höher.

Spezies Radicum Portug. 1876. (Zur Anregung der Diurese.)

Radix Apii graveol.
Rhizoma Asparagi
Radix Foeniculi
Radix Rusci aculeati
Radix Petroselini āā p. aeq.

Asparagus ascendens ROXB.
Indien.

Inhaltsstoffe. In der Rinde ein stark riechendes äth. Öl. Bei einer Untersuchung dieser Pflanze und zweier weiterer indischer Vertreter, Asparagus racemosus WILLD. und A. gonaclados wies BALAKRISHNA RAO [Indian J. Pharm. *14*, 131 (1952)] das Sapogenin Sarsapogenin nach, das bereits in anderen Asparagus-Arten gefunden wurde.

Anwendung. Die Wurzeln in Indien wie Salep, das Wurzelpulver wie Tragant.

Asparagus ludicus LINDL.
Formosa, China, Japan.

Anwendung. Die Wurzeln als Diureticum.

Asparagus burkei BAK.

Anwendung. Zur Behandlung von Lungentuberkulose; ein Dekokt der Wurzeln in Südrhodesien bei Halsentzündung.

Asparagus capensis L.

Anwendung. Ein Infus der Wurzeln in größeren Mengen mehrmals täglich bei Lungen-Tbc. Die Wurzel hat bei einem Alkaloidtest stark positive Reaktionen auf mehrere Alkaloidfällungsmittel gegeben.

Asparagus falcatus L.

Tanganjika.

Inhaltsstoffe. Sarsapogenin. Die Wurzel soll Asparagin enthalten.

Anwendung. Ein Dekokt der Blätter als Anthelminticum und zur Behandlung von Syphilisgeschwüren. In China und Japan als Antisyphiliticum.

Asparagus racemosus WILLD.

Indien.

Inhaltsstoffe. In den Blüten und der Frucht Quercetin-, Rutin- und Hyperosidglykoside. In der Wurzel Steroidsapogenin, in den Blättern Diosgenin [SUBRAMANIAN et al.: Curr. Sci. *37*, 287 (1968) u. *38*, 414 (1969)]. In der Wurzel D-Glucose, D-Mannose und 3-O-β-D-Glucosyl-D-mannopyranose.

Wirkung. Saponin A_4 besitzt anti-Oxytocin-Wirkung [GAITONDE et al.: Chem. Abstr. *72*, 20334 (1970)].

Anwendung. In Indien als Diureticum, Aphrodisiacum und bei Unfruchtbarkeit der Frauen.

Asperula

Siehe Galium.

Asphaltum

Asphalt im eigentlichen Sinne ist Erdpech. Außer diesem werden als Asphalt auch ähnliche Bitumenarten bezeichnet, die schwarz sind, beim Erhitzen schmelzen und brennbar sind, ferner auch künstliche Pecharten, z. B. das Steinkohlenpech.

Gewinnung. Der natürliche Asphalt, der seine Entstehung der freiwilligen Verdunstung von Erdöl verdankt, findet sich ziemlich weit verbreitet, und zwar rein oder gemischt mit anorganischen Stoffen, besonders häufig in bituminösem Kalkstein. Sehr reiner Asphalt findet sich am Toten Meer. Die mächtigsten Asphaltlager sind auf der Insel Trinidad, wo sich ein „Asphaltsee" von etwa 40 ha Oberfläche und sehr großer Tiefe befindet, der mit einer Masse aus rund 40% Asphalt und je etwa 30% Wasser und anorganischen Stoffen angefüllt ist. Der Trinidadasphalt wird durch Schmelzen von Wasser und den groben Beimengungen befreit. Weniger mächtige Asphaltablagerungen finden sich in Kuba, Kalifornien, Venezuela, Mexiko, in der Türkei und in anderen Gegenden. In Deutschland findet sich asphalthaltiger Kalkstein bei Limmer und Vorwohle in Hannover. Asphaltgestein wird besonders auch auf Sizilien und in der Schweiz (Traverstal) gewonnen.

Verfälschungen. Asphalt wird häufig mit Braunkohlen- und Steinkohlenpech verfälscht, man stellt auch durch Imprägnieren von Kalkstein mit Teer und dgl. künstliche Asphaltsteine her. CLAYÉ empfiehlt zum Nachweis von Teerprodukten im Asphalt folgende Probe: 0,1 g der aschefreien oder 0,15 g der aschehaltigen Substanz werden in einem Reagensglas mit 10 ml rauchender Schwefelsäure geschüttelt. Die an der Gefäßwand in dünner Schicht zurückfließende Flüssigkeit ist bei Syrischem und Trinidad-Asphalt braun, bei Braunkohlenteerpech grau, ins Braune spielend, bei Steinkohlenteerpech grauschwarz, eine Spur grünlich, von Kohlenteilchen streifig.

Bestimmung des Bitumengehaltes. 2 g gepulverter Asphalt werden in einen 100-ml-Erlenmeyerkolben eingewogen. Man übergießt mit 30 bis 40 ml Benzol und erhitzt am Rückflußkühler etwa 2 Std. auf dem Wasserbad zu mäßigem Sieden, läßt erkalten, etwa 1 Std. absetzen und gießt die Bitumenlösung vorsichtig von dem Bodensatz ab in ein 50-ml-Meßkölbchen. Der Rückstand wird noch zwei- bis dreimal mit kleineren Mengen Benzol ausgezogen und der Auszug jedesmal erst nach halbstündigem Absetzen abgegossen. Die vereinigten Auszüge füllt man bis zur Marke mit Benzol auf, schüttelt kurz und läßt über Nacht absetzen (Kolben dicht schließen).

Nach dem Absetzen bringt man 25 ml in eine gewogene Schale, verdampft das Benzol und bestimmt den Trockenrückstand nach zweistündigem Trocknen im Trockenschrank (nicht über 95°). Der Rückstand wird hierauf verascht, die Asche durch Befeuchten mit Ammoniumcarbonatlösung und schwaches Glühen in Carbonate übergeführt und die Schale wiederum gewogen. Die Differenz beider Wägungen gibt den Bitumengehalt in 1 g Substanz an. An Stelle von Benzol kann auch Chloroform für die Bestimmung des Bitumengehaltes verwendet werden.

Anwendung. Technisch in großen Mengen besonders zum Straßenbau. Man unterscheidet bei dieser Verwendung hauptsächlich Stampfasphalt und Gußasphalt. Zur Herstellung von Stampfasphaltpflaster dient natürliches Asphaltgestein mit einem Bitumengehalt von 10 bis 11%, das durch Erhitzen und Mahlen gepulvert und nach dem Erhitzen auf 100 bis 120° durch heiße Walzen und mit heißen Eisenstampfern festgestampft und geglättet wird. Der Gußasphalt wird aus Asphaltgestein unter Zusatz von soviel Asphalt hergestellt, daß beim Erhitzen eine dickflüssige Masse entsteht. Er enthält etwa 13 bis 14% Bitumen. Die Asphaltmasse, die zur Herstellung von Gußasphalt dient, wird in bestimmten Verhältnissen zusammengeschmolzen und sofort verwendet oder auch erst in Blöcke gegossen, die dann später weiterverarbeitet werden. Die Masse wird als Asphaltmastix bezeichnet. Auch geformte Platten aus Asphalt- und Sandmischungen dienen zur Herstellung von Straßenpflaster, ferner wird grober Sand und Steingrus zusammen mit Asphalt festgewalzt (Asphaltmakadam). Walzasphalt wird aus zerkleinertem Steinmaterial hergestellt, das mit geschmolzenem Asphalt verrührt und dann festgewalzt wird; es wird besonders in Amerika verwendet. Außer zur Herstellung von Straßenpflaster wird der Asphalt für viele andere technische Zwecke verwendet, besonders zur Isolierung gegen Feuchtigkeit, z. B. bei Mauerwerk, das im feuchten Boden steht, zur Bedachung (Asphaltpappe), zur Herstellung von Asphaltlack usw.

Asphaltum syricum. Syrischer Asphalt. Juden-, Erd-, Bergpech. Schwarzer Bernstein. Jews pitch. Bitume de Judée.

Der am Toten Meer gefundene reine Asphalt.

Harte, spröde, tiefschwarze, stark glänzende Masse, spez. Gew. 1,1 bis 1,2, Bruch muschelig. Beim Reiben wird er elektrisch geladen, beim Erhitzen erweicht er, schmilzt bei etwa 135° und verbrennt angezündet mit stark rußender Flamme.

Geruch bei gewöhnlicher Temperatur schwach bitumenartig, beim Erwärmen stärker.

In Wasser ist er unlöslich, Alkohol löst etwa 5% eines öligen Stoffes, Äther löst etwa 75% des Asphalts. Leicht löslich in Terpentinöl, Petroleum, Schwefelkohlenstoff, Chloroform.

Der natürliche Asphalt unterscheidet sich von Braunkohlen- und Steinkohlenpech dadurch, daß er beim Zerreiben ein braunes Pulver gibt, während die künstlichen Pecharten ein schwarzes Pulver geben; eine sichere Unterscheidung des natürlichen Asphaltes vom Kunstasphalt, besonders vom Petroleumpech, ist aber sehr schwierig.

Bestandteile. Hauptsächlich Kohlenwasserstoffe neben kleinen Mengen von Sauerstoff, Stickstoff und Schwefel enthaltenden Verbindungen. Aschegehalt etwa 1%. Bei der trockenen Destillation liefert er etwa 65% eines flüssigen Destillates, Oleum Asphalti aethereum.

Anwendung. Früher zu Räucherungen gegen Rheuma, auch bei Tuberkulose, innerlich als krampfstillendes Mittel. Zur Herstellung von Asphaltlack. Zu photographischen Druck- und Ätzverfahren, die darauf beruhen, daß Asphaltlackanstriche an belichteten Stellen in gewissen Lösungsmitteln unlöslich werden. Von den Ägyptern wurde der Asphalt zum Einbalsamieren verwendet.

Mumia vera (aegyptiaca), Mumie.

Die echte ägyptische Mumie besteht zum Teil aus Asphalt, mit dem die Ägypter die Leichen einbalsamierten. Die echte Mumie ist zuweilen arsenhaltig.

Anwendung. Früher als Volksmittel, feingepulvert als braune Malerfarbe. Durch Ausziehen der gepulverten Mumie als Ammoniakflüssigkeit und Eindampfen des Auszuges zur Trockne erhält man das Mumienbraun oder Mumiin, das als Lasurfarbe in der Ölmalerei verwendet wurde.

Asphodelus

Asphodelus ramosus L. Liliaceae – Asphodeloideae – Aphodeleae. Affodill. Gamoes. Abrotea.

Südeuropa, Kleinasien, Nordafrika; hier und da in Deutschland.

Radix (Bulbus) Asphodeli (ramosi). Affodillwurzel.

Die Droge besteht aus länglichen, nach unten keulenförmig sich verdickenden, fleischigen und etwas schwammigen, innen weißlichen bis schmutziggelben, außen braunen Nebenwurzeln, die einem kurzen, vertikalen, unten absterbenden Stock entspringen.

Geschmack frisch süß, dann scharf und bitter, getrocknet milder.

Inhaltsstoffe. In den frischen Knollen etwa 80% Wasser, 9,6 bis 17,5% Inulin, 0,6 bis 2,8% Zucker. Das Inulin ist verschieden vom „Compositen"-Inulin. Ferner Schleim und ein scharfer, bitterer und flüchtiger Stoff.

Anwendung. Als Diureticum, äußerlich bei Geschwüren und Krätze.

Asphodelus albus MILL.

Ausdauernd, 0,5 bis 1,2 m hoch. Grundachse dick, außer den Blütenstengeln auch nichtblühende Sprosse treibend. Wurzeln büschelig, ziemlich stark fleischig verdickt, verlängert rübenförmig. Stengel blattlos. Laubblätter schmal-linealisch, bis über 60 cm lang und bis etwa 1,5 cm breit, stark gekielt, allmählich in eine schlanke Spitze verschmälert, mit scheidigem, hautartigem Grunde stengelumfassend. Blütenstand meist eine einfache, ziemlich dichte, endständige Traube. Tragblätter aus eiförmigem Grunde lanzettlich, länger als die Blütenstiele. Blütenstiele unter der Mitte gegliedert, oberwärts verdickt. Perigon trichterförmig. Perigonblätter 6, gleich gestaltet, stumpf, weiß mit grünem Mittelnerven. Staubblätter 6, bedeutend länger als die Perigonblätter. Staubfäden am Grunde verbreitert, den Fruchtknoten klappig einhüllend. Griffel fadenförmig, beim Ausstäuben hakig zurückgebogen, später sich streckend. Frucht eine breit-eiförmige, dreifächerige, mit 7 bis 8 Querrunzeln versehene, lederartige Kapsel. Samen scharf dreikantig, schwarz, etwa 6 mm lang.

Anwendung. Die Wurzeln zur Alkoholgewinnung. Seit altersher als Sinnbild der Trauer kultiviert.

Aspidium

Aspidium athamanticum KUNZE [Dryopteris athamantica (KUNZE) O. KUNTZE, Nephrodium athamanticum (KUNZE) HOOK., Lastrea athamantica MOORE]. Polypodiaceae – Dryopteroideae.

Heimisch in Südafrika (Kapland, Natal, Angola).

Radix (Rhizoma) Pannae. Radix Uncomocomo. Rhizoma Aspidii athamantici. Afrikanischer Wurmfarn. Uncomocomo.

Die Droge gelangt seit 1851 auch zuweilen nach Europa.

Wurzel bis 15 cm lang, 2 bis 5 cm dick, außen rotbraun, von allen Seiten mit dachziegelförmig angeordneten Blattbasen oder deren Narben und mit Spreublättchen bedeckt. Der Querschnitt ist wie bei Dryopteris filix mas durch Druck der Wedelbasen unregelmäßig buchtig, wohl meist von brauner Farbe, er zeigt 8 bis 13 in einem Kreis angeordneter Gefäßbündel. Querschnitt der Blattbasen meist halbrund, aber auch flacher, etwa 1 cm breit, läßt 1 bis 2 starke und 7 bis 8 kleinere, in einen Kreis gestellte Bündel erkennen. Im Parenchym einzellige Drüsenhaare wie bei Dryopteris filix mas, die Stärkekörnchen sind größer, ei- oder nierenförmig. Interzellularräume sind etwas spärlicher als bei dieser, auch die Zellwände des Parenchyms dicker.

Inhaltsstoffe. Etwa 0,15% Butanonphloroglucide wie Flavopannin $C_{21}H_{26}O_7$, Albopannin $C_{21}H_{24}O_7$ und Pannol (Pannansäure) $C_{11}H_{14}O_7$. Während das Flavopannin stark giftig ist, gelten das Albopannin als etwas weniger giftig und das Pannol als ungiftig. Ferner 3 bis 4% fettes Öl, 8 bis 9% Harz, etwa 3% Gerbstoff, 2% Farbstoff, 10% Stärke und 8% Asche.

Anwendung. Als Bandwurmmittel.

Dosierung. Nach ALTAN wurden 12 g der frisch gepulverten Wurzel in 3 Portionen in Zwischenräumen von je 5 Min. gegeben und 1/4 Std. nach der letzten Gabe 50 g Rizinusöl. Bei Kindern von 7 bis 14 Jahren sollen 3 Gaben zu je 1 g genügen. Ein ätherischer oder alkoholischer Extrakt der Wurzel ist nicht so wirksam wie die frisch gepulverte Wurzel.

Panna HAB 34.

Getrockneter Wurzelstock.

Arzneiform. Tinktur nach § 4 mit 90%igem Weingeist.

Arzneigehalt. 1/10.

Aufbewahrung. Bis 3. Dez.Pot. vorsichtig.

Aspidosperma

Aspidosperma quebracho-blanco Schlecht. Apocynaceae – Plumerioideae – Plumerieae.

Heimisch in Argentinien, in den Grenzgebieten gegen Chile, in Chile, Bolivien und Südbrasilien.

Hoher Baum mit geradem, senkrechtem, etwa bis 1 m starkem Stamm und mäßiger, ovaler Krone; die äußersten Zweige sehr fein, wie Weidenruten herabhängend. Blätter bis 8 cm lang, zu dreien im Wirtel, lanzettförmig, ganzrandig, scharf zugespitzt. Blüten klein, fünfzählig, gelb. Die Früchte eiförmige, zweiklappig aufspringende Kapseln, die die breitgeflügelten Samen mit langem Funiculus enthalten. Nach Dominguez (zit. nach Berger) soll Aspidosperma quebracho-blanco Schlecht. forma pendula Speg. die alkaloidhaltige, wirksame Stammpflanze sein.

Cortex Quebracho. Quebracho blanco. Quebracho. Quebrachorinde. Weiße Quebracho. Quebracho bark. White Quebracho. Écorce de quebracho. Casca de quebracho. Corteza de quebracho blanco. Quebracho Ilorón.

Cortex Quebracho Erg.B. 6. Quebracho Cortex Hisp. IX. Quebracho BPC 34.

Die Rinde des Stammes und dickerer Äste. Ziemlich flache, bis 3 cm dicke, harte, außen höchst unebene, durch tiefe Längsfurchen und Querrisse zerklüftete, hier und da mit Flechten versehene Stücke von grau- bis rötlichbrauner Farbe, an der Innenseite hellbraun und streifig. Bruch kurzsplitterig. Auf dem Querschnitt hebt sich das sehr breite, gelblich- bis ziegelrote Borkengewebe scharf von dem hellbraunen bis rötlichgelben inneren Gewebe ab. Die zahlreichen Sklerenchymfasern und Sklerenchymgruppen sind unter der Lupe als eingesprengte helle Punkte und Körner sichtbar.

Die Schnittdroge ist gekennzeichnet durch rötlichbraune bis ziegelrote, faserige Borkenstückchen und rötliche, mit hellen Punkten durchsetzte Rindenbruchstücke.

Geschmack bitter.

Mikroskopisches Bild. In dem breiten Borkengewebe eine größere Zahl sekundärer Korkschichten, gebildet aus regelmäßigen Reihen kleiner, farbloser Zellen. Zwischen diesen Korkbändern sehr zahlreiche, 60 µm breite, bis 1,5 mm lange, auf dem Rindenquerschnitt fast kreisförmige, hellglänzende, sehr stark verdickte, spindelförmige Sklerenchymfasern und größere Gruppen von sehr stark verdickten Steinzellen, teilweise gemischt mit Sklerenchymfasern, sämtlich von Zellen, die Einzelkristalle von Calciumoxalat führen, umklammert. Diese Sklerenchymfasern sind höchst charakteristisch und ermöglichen ein Erkennen der Rinde mit Leichtigkeit. Die primäre Rinde ist durch Borkenbildung völlig verbraucht. Das innerste Drittel des Rindenquerschnittes zeigt in den schmalen Rindenstrahlen zusammengefallene Siebröhren, ungleich verdicktes Parenchym und sehr zahlreich, einzeln und in verschieden umfangreichen Gruppen vereinigt, von Kristallzellen ringsum bedeckte Sklerenchymfasern, dazwischen größere Gruppen von Steinzellen, vermischt mit Sklerenchymfasern. Die Markstrahlen 3 bis 5 Reihen breit. Sämtliches Parenchym ist braunwandig und enthält Stärke.

Pulverdroge. Zahlreiche spindelförmige, mit Kristallkammern bedeckte Sklerenchymfasern und Steinzellen, reichlich Calciumoxalateinzelkristalle, braunwandiges, stärkehaltiges Parenchym und große Mengen von dünnwandigen Korkgewebefragmenten.

Inhaltsstoffe. Etwa 0,3 bis 1,5% Alkaloide: Aspidospermin $C_{22}H_{30}N_2O_2$, Fp. 208°; (−)-Quebrachamin $C_{19}H_{26}N_2$, Fp. 147°, Yohimbin (Quebrachin) $C_{19}H_{26}N_2$, Fp. 241 bis 243°; 1,2-Dehydroaspidospermidin $C_{19}H_{24}N_2$, Aspidospermidin $C_{19}H_{26}N_2$, Fp. 110 bis 112°, 1-Methylaspidospermidin $C_{20}H_{28}N_2$, Desacetylaspidospermin $C_{20}H_{28}ON_2$, Fp. 107 bis 108°, Desacetylpyrifolidin $C_{11}H_{30}O_2N_2$, Fp. 150 bis 152°, N(a)-Methyl-desacetylaspidospermin $C_{21}H_{30}ON_2$, (−)-Pyrifolidin $C_{23}H_{32}O_3N_2$, Fp. 148 bis 150°, Eburnamenin $C_{19}H_{22}N_2$, Fp. 196° (Pikrat), Quebrachidin $C_{21}H_{24}O_3N_2$, Fp. 276 bis 278°, Hypoquebrachamin $C_{21}H_{26}O_2N_2$, Fp. ~80°, Quebrachacidin $C_{26}H_{28}O_{11}N_2$, Fp. 234 bis 238°, Vincin (11-Methoxy-vincamin) $C_{22}H_{28}O_4N_2$, Fp. 232°, Aspidospermatidin $C_{18}H_{22}N_2$, Fp. 184 bis 186°, N(a)-Methylaspidospermatidin $C_{19}H_{24}N_2$, Desacetylaspidospermatin $C_{19}H_{24}ON_2$, N(a)-Acetylaspidospermatidin $C_{20}H_{24}ON_2$, Aspidospermatin $C_{21}H_{26}O_2N_2$, Fp. 162°, 14,19-Dihydroaspidospermatin $C_{21}H_{28}O_2N_2$, Akuammidin $C_{21}H_{24}O_3N_2$, (+)-Eburnamonin $C_{19}H_{22}ON_2$, Rhazidigenin $C_{19}H_{26}ON_2$, Fp. 183 bis 185°, N(b)-Oxid des Rhazidigenins; Aspidosamin $C_{17}H_{24}NO$, Hypoquebrachin und Aspidospermicin $C_{17}H_{24}NO$ (in A. quebracho-blanco Schlecht. forma pendula). Ferner nach Tunmann u. Rachor [Naturwissenschaften 47, 471 (1960)] ein Glucoalkaloid Quebrachacidin $C_{16}H_{28}N_2O_{11}$ und Yohimbasäure. Weiterhin 0,1% eines nicht gärfähigen Zuckers, Quebrachit $C_7H_{14}O_6$, ein Sterinalkohol Quebrachol $C_{20}H_{34}O$ und 3 bis 4% Gerbstoffe. Nach Hegnauer sind im Kernholz nur 1,8% Gerbstoffe neben Gerbstoffbausteinen, phenolischen und polyphenolischen Verbindungen vorhanden.

Quebrachamin   Yohimbin

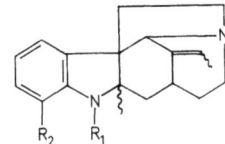

(R_1 = CH_3CO; R_2 = OCH_3; R_3 = H): Aspidospermin
(R_1 = R_2 = R_3 = H): Aspidospermidin
(R_1 = CH_3, R_2 = R_3 = H): 1-Methylaspidospermidin
(R_2 = OCH_3, R_1 = R_3 = H): Desacetylaspidospermin
(R_1 = CH_3, R_2 = OCH_3, R_3 = H): 1-Methyldesacetylaspidospermin
(R_1 = H, R_2 = R_3 = OCH_3): Desacetylpyrifolidin
(R_1 = CH_3CO, R_2 = R_3 = OCH_3): (−)-Pyrifolidin

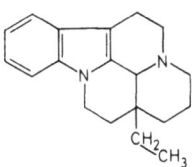

1,2-Dehydroaspidospermidin   Eburnamenin

(R_1 = R_2 = H): Aspidospermatidin
(R_1 = CH_3, R_2 = H): 1-Methylaspidospermatidin
(R_1 = H, R_2 = OCH_3): Desacetylaspidospermatin
(R_1 = CH_3CO, R_2 = H): 1-Acetylaspidospermatidin
(R_1 = CH_3CO, R_2 = OCH_3): Aspidospermatin

Prüfung. Max. Aschegehalt 8% Erg.B. 6.

Wirkung. Quebrachin, dessen chemische Identität mit Yohimbin von SPIEGEL [Chem. Ber. 48, 2077, 2084 (1915)] bestätigt wurde, hat nach RAYMOND-HAMET [C. R. Soc. Biol. (Paris) 96, 2 (1927)] wie dieses α-sympotholytische Eigenschaften; die lokal anästhesierende Wirkung ist ungefähr zweimal höher als jene des Cocains. [Comunicaz. alla Soc. Biol. 19, XII (1953)]. Quebrachamin besitzt [C. R. Acad. Sci. (Paris) 187, 142 (1928) u. C. R. Soc. Biol. (Paris) 149, 940 (1955)] einige der pharmakologischen Eigenschaften des Sparteins, also eine gefäßverengende (schwache Dosen) oder eine gefäßerweiternde (starke Dosen) Wirkung. Aspidospermin beeinflußt nach BANERJEE et al. [J. Pharm. Pharmacol. 7, 46 (1955)] das Verhalten der Blutgefäße dem Adrenalin gegenüber. Es besitzt außerdem eine die Atemtätigkeit stimulierende Wirkung.

Anwendung. Als wirkungsvolles Linderungsmittel bei Dyspnoe und Bronchialasthma sowie als fiebersenkendes Mittel z.B. bei Malaria, auch als Bittermittel und Analepticum. Zur Gewinnung der Alkaloide und der Gerbstoffe.

Dosierung. Mittlere Einzelgabe als Einnahme 2,0 g, Erg.B. 6.

Quebracho HAB 34.

Getrocknete Rinde des Stammes und der Zweige.

Arzneiform. Tinktur nach § 4 mit 60%igem Weingeist.
Spez. Gewicht 0,896 bis 0,903. Trockenrückstand 0,70 bis 2,5%.
Arzneigehalt. 1/10.

Efisalin (Fa. Woelm, Eschwege) enthält neben anderen Bestandteilen in einem Pulver 0,025 g Extr. Quebracho sicc.

Perasthman (Bissautz) enthält neben anderen Bestandteilen pro Pulver oder Tablette 0,025 g Extr. Quebracho.

Ferner wurden eine Anzahl von **Aspidosperma-**Arten untersucht: Nach HEGNAUER enthält die Rinde von **Aspidosperma polyneuron** MÜLL.-ARG. einen Zuckerester der Harman-3-carbonsäure, die Rinde von **Aspidosperma discolor** A. Dc. Isoreserpilin-pseudoindoxyl. RELYVELD [Pharm. Weekbl. *99*, 921 (1964); *100*, 614 (1964)] isolierte aus **Aspidosperma excelsum** BENTH. die Alkaloide Methoxy-Yohimbin, Aspidexelcin und Aspidexcin $C_{42}H_{56}N_4O_4$, die zu den dimeren Indolalkaloiden gehören. BURNELL et al. [Chem. Ind. (London) *1964*, S. 33 und *1964*, S. 235] wies in den Samen von **Aspidosperma fendleri** WOODSON Fendleridin nach sowie in Früchten und Rinde Fendlerin, Fp. 179 bis 181°, ARNDT u. DJERASSI [Experientia (Basel) *21*, 566 (1965)] in **Aspidosperma pyricollum** MÜLL.ARG. 19-Dehydroyohimbin, außerdem nach ARNDT et al. [Phytochem. *6*, 1653 (1967)] Ulein, Apparicin und Dasycarpidon $C_{17}H_{20}N_2O$. OHASHI et al. [Tetrahedron L. *1964*, S. 3899; Experientia (Basel) *20*, 263 (1964)] wiesen aus **Aspidosperma dasycarpon** Dc. Aspidodasycarpon $C_{21}H_{26}N_2O_4$, Fp. 207 bis 209° sowie fünf uleinähnliche Alkaloide nach: Des-N-methyl-ulein $C_{17}H_{20}N_2$, Fp. 143 bis 144°; Dasycarpidon; Des-N-methyldasycarpidon $C_{10}H_{18}N_2O$, Fp. 208 bis 210°; Dasycarpidol $C_{17}H_{22}N_2O$, Fp. 118 bis 122°; 1,13-Dihydro-13-hydroxyulein $C_{18}H_{24}N_2O$. Nach PALMER [Canad. J. Chem. *42*, 1760 (1964)] enthält die Stammrinde von **Aspidosperma oblongum** 0,8 bis 1% Alkaloide mit Aspidocarpin, Yohimbin und Pseudoyohimbin; FERREIRA [Experientia (Basel) *19*, 585 (1963)] wies in **Aspidosperma discolor** Dc. Demethylaspidospermin, Demethoxyaspidospermin und Demethoxypalosin nach. ARNDT et al. [Phytochem. *6*, 1653 (1967)] isolierten weitere Alkaloide aus **Aspidosperma rigidum** RUSBY (A. laxiflorum KUHLM.), **Aspidosperma nitidum** BENTH. ex MÜLL. ARG., **Aspidosperma marcgravianum** WOODSON, **Aspidosperma nigricans** HANDRO und **Aspidosperma tomentosum** MART.

Zahlreiche **Aspidosperma-**Arten enthalten Yohimbin und verwandte Alkaloide. Einige finden in Brasilien unter dem Namen Peroba arzneiliche Verwendung.

Rotes Quebrachoholz, Lignum Quebracho colorado s. Schinopsis.

Asplenium

Asplenium ruta-muraria L. Polypodiaceae – Asplenioideae – Asplenieae. Mauerraute. Mauerstreifenfarn. Weißes Frauenhaar.

Heimisch in Europa.

Pflanze 3 bis 15 cm hoch. Grundachse kriechend, oberwärts mit schwarzbraunen, borstenförmig zugespitzten Spreuhaaren besetzt. Blätter trüb dunkel graugrün bis braunrot, überwinternd, dreieckig, eiförmig bis lanzettlich, zwei- bis dreifach gefiedert, derb krautartig, anfangs wie der Blattstiel zerstreut spreuhaarig, und mit fest sitzenden, blasigen Drüsen besetzt, später beinahe oder gänzlich kahl werdend. Fiedern jederseits 4 bis 5, länglich verkehrt-eiförmig oder halbmondförmig, meist einfach gefiedert, die obersten ungeteilt. Sori auf den Fiederchen jederseits 1 bis 3, spitzwinkelig bis fast parallel zum Mittelnerven gestellt, lineal, zuletzt die ganze Unterfläche bedeckend.

Herba Rutae murariae. Herba Adianti albi. Herba Paronychiae. Mauerrautenkraut. Rautenmilzkraut. Rue de muraille.

Anwendung. Als Expectorans und in der Volksheilkunde.

Die Rhizome von **Asplenium adiantum-nigrum** L., **A. praemorsum** Sw. und **A. cuneatum** dienen in der Eingeborenenmedizin Südafrikas als Anthelminticum.

Die Blätter von **Asplenium monanthes** L. und von **A. trichomanes** L. emend. HUDS. werden bei Erkältungen verwendet.

Astacus

Astacus fluviatilis FABR. (Cancer astacus L., Potamobius fluviatilis L., P. astacus L.). Klasse Crustacea – Ordnung Decapoda – Familie Astacidae. Flußkrebs. Edelkrebs. Crayfish. Crawfish. Écrevisse de l'eau douce. Cangrejo de rio. Gambero.

Europa, in Flüssen und Bächen.

Körper in erwachsenem Zustand etwa 20 bis 25 cm lang, von einer ziemlich harten, kalkigen Schale umschlossen. Kopf klein, mit dem Bruststück verwachsen, beide von einem gemeinsamen, seitlich zusammengedrückten Harnisch umgeben, der nach vorn in einen langen, nasenartigen, dreihöckerigen Stirnfortsatz ausläuft und 2 Paar Fühler und 2 gestielte und bewegliche Facettenaugen trägt. Hinterleib siebengliedrig, demgemäß auch mit 7 gelenkig verbundenen Harnischgliedern umgeben, die nach unten zu in breite Platten endigen. Auf der Bauchseite 5 Paar Beine, 4 als eigentliche Bewegungsorgane, das vorderste Paar zu 2 starken, warzigen Scheren umgeformt. Auch das 2. und 3. Beinpaar tragen Scheren. Panzer des lebenden Krebses schwarz; die Färbung beruht auf dem Zusammenwirken zweier Farben, einer roten und einer bläulichen. In der Magenwand bilden sich die beiden Krebssteine, deren Material bei der Häutung zur Erhärtung des anfangs weichen Chitinpanzers Verwendung findet.

Inhaltsstoffe. Astaxanthin $C_{40}H_{52}O_4$, Fp. 215 bis 216°, das als Proteinkomplex vorliegt. Beim Kochen wird die Eiweißkomponente abgespalten, so daß das Carotinoid frei wird (rote Farbe). Ferner nach VISCONTINI et al. [Experientia (Basel) *11*, 390 (1955)] Biopterin.

Anwendung. In der Homöopathie bei nervösen gastrischen Erscheinungen, akuten Infektionskrankheiten, Nesselausschlag, Hautjucken und bei Erkrankungen der Leber (Ikterus) mit kolikartigen Leibschmerzen.

Cancer fluviatilis HAB 34. Flußkrebs.

Arzneiform. Der frische lebende Krebs wird betäubt, zerstoßen, mit 2 Gew.-Teilen starkem Weingeist übergossen und 8 Tage unter täglich zweimaligem Umschütteln mazeriert. Die Tinktur wird klar abgegossen, filtriert und nach § 3 potenziert.

Arzneigehalt. 1/3.

Lapides cancrorum. Oculi astaci. Krebsaugen. Krebssteine.

Linsenförmige, innen konzentrisch geschichtete, 0,5 cm große, blaugrüne bis leuchtendblaue Gebilde, die während der Häutungszeit entstehen.

Bestandteile. Etwa 63% Calciumcarbonat, 17% Calciumphosphat, Magnesiumphosphat, 11% Eiweiß.

Anwendung. Geht auf die Signaturenlehre zurück (gegen Nierensteine), sonst wie Conchae praeparati als knochenbildendes Mittel. Zu Zahnpulvern. Gegen Magensäure und Sodbrennen. In Japan als Schmuck von Gürteln.

Aster

Aster amellus L. (A. trinervius ROXB.) Asteraceae – Asteroideae – Astereae.

Heimisch im Himalaya.

Anwendung. In China die Wurzeln gegen Erkältung, Lungenentzündung, Malaria und bei Hämorrhoiden.

Aster bakerianus BURTT DAVY.

Südafrika.

Anwendung. In der Eingeborenenmedizin als Mittel gegen Schnakenstiche sowie bei Magen- und Darmbeschwerden.

Aster erigeroides HARV.

Südafrika.

Anwendung. Ein Infus der Blätter bei den Eingeborenen als Klistier bei Darmparasiten, Leibschmerzen und als starkes Purgans.

Aster filifolius VENT.
Südafrika.

Anwendung. Bei den Eingeborenen zusammen mit Campher als Bandwurmmittel.

Aster hispidus BAK.
Südafrika.

Wurzel und Knollen enthalten etwa 0,19% eines sehr bitteren Harzes.

Anwendung. In der Eingeborenenmedizin.

Aster muricatus LESS.
Südafrika.

Anwendung. In der Eingeborenenmedizin.

Aster serrulatus HARV.
Südafrika.

Anwendung. In der Eingeborenenmedizin bei Magenbeschwerden sowie als Antidot bei Vergiftungen.

Asteracantha

Asteracantha longifolia (TORNER) NEES (Hygrophila spinosa T. ANDERS.). Acanthaceae.

Heimisch in Indien, auf Ceylon und im tropischen Südafrika. In Gräben und an sumpfigen Stellen.

Kräftiges Kraut mit zahlreichen aufrechten, in Bündeln stehenden, meist unverzweigten und fast viereckigen Stengeln, 0,6 bis 1,5 m hoch, an den Knoten verdickt, mehr oder weniger borstig behaart, vor allem unterhalb der Knoten. Blätter in sechszähligen Quirlen an den Knoten sitzend, auf beiden Seiten spärlich steif behaart, an der Basis spitz zulaufend. Die beiden äußeren Blätter im Quirl breit, bis zu 18 cm lang, 1,3 bis 3,2 cm breit, länglich-lanzettlich. Die 4 inneren Blätter bis zu 3,8 cm lang. Jedes der 6 Blätter besitzt in der Blattachsel einen 2,5 bis 4,5 cm langen, scharfen, gelben Dorn. An jedem Knoten Blütenquirle von 8 Blüten in 4 Paaren. Deckblätter 2,5 cm lang, wie die Blätter lanzettlich, an den Rändern behaart. Vorblätter 2 cm lang, lineal-lanzettlich mit im unteren Teil durchscheinenden Rändern, mit langen, weißen Haaren. Kelch vierzählig, oberes Kelchblatt 1,6 bis 2 cm lang, breiter als die übrigen. Diese sind 1,3 cm lang, lineal-lanzettlich, auf der Rückenseite grob behaart, Ränder durchsichtig mit Wimperhaaren. Blütenkrone blauviolett, zweilippig, bis zu 3,2 cm lang. Blütenröhre 1,6 cm lang, an der Spitze wulstartig verdickt. Lippen fast gleich, 1,6 cm lang, Oberlippe zweiteilig mit länglichen, verstümmelten Zipfeln. Unterlippe mit 2 Längsfalten oder Wülsten am Blütengaumen, tief dreilappig mit länglichen bis eiförmigen, abgerundeten oder verkümmerten Zipfeln, Filamente ganz glatt. Jeweils ein langes und ein kurzes Filament an der Basis verwachsen. Griffel schwach behaart, fadenförmig. Kapseln 8 mm lang, länglich gerade, spitz zulaufend mit 4 bis 8 Samen.

Asteracantha Ind. P. C. 53.

Die Droge besteht aus dem getrockneten Kraut einschließlich der Wurzeln.

Inhaltsstoffe. BASU et al. [Quart. J. Pharm. *20*, 38 (1947)] isolierten ein Alkaloid, das die Reaktion eines Purinkörpers zeigt, ferner aus den Samen Asteracanthin $C_4H_9NO_3$, Fp. 192°, und Asteracanthinin $C_5H_9N(OH)_2 \cdot H_2O$, Fp. 294°. Von den gleichen Autoren wurden in den Samen 4 Sterine (Asterol I, II, III und IV) nachgewiesen. PARASHAR u. SINGH [Indian J. Pharm. *27*, 109 (1965)] gewannen aus den oberirdischen Teilen eine Alkaloidfraktion, die sich bei der pharmakologischen Prüfung als relaxierend auf die Skelettmuskulatur, blutdrucksenkend, respirationsfördernd und diuretisch wirksam erwies. Dieselben Autoren isolierten aus den Samen ein Sterin $C_{31}H_{52}O_2$. In den Samen ferner 23% eines gelben halbtrocknenden Öles, Diastase, Lipase sowie große Mengen eines zähen, wasserlöslichen Schleimes. In der Wurzel, die neben Wachs, Gummi, Maltose Spuren eines äth. Öles enthält, wurde Lupeol nachgewiesen. Ferner Stigmasterin.

Prüfung. Fremde organ. Beimengungen max. 2% Ind. P. C. 53.

Wirkung und Anwendung. Die Ganzdroge, besonders aber Wurzeln, Blätter und Samen in der indischen Medizin als Diureticum bei Wassersucht, vor allem aber bei Lebererkrankungen. Ferner gegen Gelbsucht, Rheuma und Erkrankungen des Urogenitaltraktes. Die Samen als Aphrodisiacum, ferner gegen Gonorrhoe und zusammen mit Milchzucker gegen Spermatorrhoe. Die Blätter gegen Husten, Harnröhrenfluß und Gelenkschmerzen. Ein Wurzeldekokt als Diureticum bei Wassersucht.

Dosierung. Das Kraut in Form eines Dekoktes (1 : 10) zu 15 bis 60 ml oder eines Infuses (1 : 20) zu 15 bis 30 ml. Nach Ind. P. C. 53 0,66 bis 2,5 g.

Zusammenfassend über die chemischen und pharmakologischen Einzelheiten berichteten MEHROTRA u. KUNDU [Planta med. (Stuttg.) *10*, 474 (1962)].

Asterias

Asterias rubens L. (A. anthion rubens L., A. violacea MÜLLER, Asteracanthoin rubens MÜLLER et TROSCHEL; außerdem laut HPUS 64 Uraster rubens). Klasse Asteroidea – Ordnung Forcipulata oder Cryptozonia – Familie Asteriidae. Seestern. Meerstern. Star fish. Common star fish. Common crossfish. Étoile de mer. Stella. Stella marina. Stella di mare.

Heimisch im gesamten Ostatlantik bis zum Nordkap und zum Weißen Meer. Von der Strandlinie bis 2000 m Tiefe.

Körper sternförmig, fünfstrahlig radiärsymmetrisch, Durchmesser etwa 30 cm. Er gliedert sich in eine relativ kleine Körperscheibe, von der 5 spitz zulaufende und nach allen Seiten bewegliche Arme ausgehen. Die Farbe schwankt zwischen violett, rot und rotbraun. Das flache Tier erhält durch ein unter dem Epithel in das Bindegewebe eingelagertes Kalkskelett eine gewisse Festigkeit. Es besteht aus einzelnen, regelmäßig radiärsymmetrisch angeordneten Platten, die bewegliche Kalkstacheln tragen. Aus der Haut der Oberseite erheben sich zwischen den Skelettplatten zartwandige, gelappte Ausstülpungen der Leibeshöhle, die Kiemen, die der Atmung dienen. Lebt räuberisch von Muscheln, Schnecken und Krebsen. Gefährlicher Austernschädling.

Inhaltsstoffe. In der Haut Pigmente von Carotinoid-Charakter: Astaxanthin $C_{40}H_{52}O_4$ (liegt als Proteinkomplex vor), β-Carotin, freies Xanthophyll und Protoporphyrin. Im ganzen Tier 6,8 bis 8,3% eines gelbbraunen, schwach nach Lebertran riechenden Öles, die Sterine Clionasterin $C_{29}H_{50}O$ und Poriferasterin $C_{29}H_{48}O$, ferner Asterubin $C_5H_{13}N_3O_3S$, Glykokoll und Taurin.

$$HN=C\begin{matrix}N{-}CH_3\\CH_3\\NH.CH_2.CH_2{-}SO_3H\end{matrix} \qquad NH_2{-}CH_2{-}CH_2{-}SO_3H$$

Asterubin   Taurin

In den Podizellarien (zangenförmige Greiforgane auf der Haut) giftige Eiweißstoffe. Ferner Proteasen, Amylase und Invertin.

Anwendung. In der Homöopathie bei Mammageschwülsten und inoperablem Karzinom.

Astragalus

Astragalus ist mit etwa 1600 Arten, die sich auf sehr zahlreiche Sektionen verteilen, eine der größten Gattungen aus der Familie der Schmetterlingsblütler. Die Gattung Astragalus (Fabaceae – Faboideae – Astragalae) bildet ausdauernde und einjährige Kräuter, Halbsträucher und kleinere Sträucher von meist dicht verzweigtem Wuchs.

Die Behaarung ist sehr verschieden. – Laubblätter unpaarig oder (bei verdornender Spindel) paarig gefiedert, sehr selten auf 3 oder 1 Blättchen reduziert, die Blättchen stets ganzrandig und oft ohne deutliche Seitennerven. Nebenblätter sehr verschieden, frei oder mit dem Blattstiel oder untereinander verbunden (blattgegenständig, antidrom). – Blütenstände blattachselständige Trauben bildend, Ähren und Köpfchen ohne besondere Hüllen, seltener armblütig und dann oft dicht über dem Wurzelhals entspringend, mit kleinen bis ziemlich großen Tragblättern. Blüten sehr verschieden groß, aufrecht oder nickend, meist mit einfacher Klappvorrichtung. Kelch entweder röhren-, glocken- oder kreiselförmig mit meist kurzen Zähnen, Kronblätter kurz bis lang genagelt, gelb, weiß, blauviolett oder rot, meist frei und abfallend. Fahne und Flügel meist ziemlich schmal, das Schiffchen etwa so lang wie die Flügel, stumpf oder spitz. Das oberste Staubblatt ist immer frei. Fruchtknoten sitzend oder gestielt, meist mit vielen Samenanlagen, Griffel und Narbe kahl. Hülsen verschieden geformt und verschieden groß, innen meist durch eine von der Rückenkante oder Bauchnaht oder von beiden entspringende Wand mehr oder weniger vollständig in 2 Längsfächer geteilt. Die Hülse öffnet sich meist an der Spitze. — Samen nieren- bis linsenförmig oder kugelig, meist klein und hart, oft mit ziemlich langem Nabelstrang.

Astragalus gummifer LABILL., **Astragalus adscendens** BOISS. et HAUSSKN., **Astragalus pycnocladus** BOISS. et HAUSSKN., **Astragalus verus** OLIV., **Astragalus heratensis** BGE., **Astragalus brachycalyx** FISCH., **Astragalus curdicus** BOISS., **Astragalus leiocladus** BOISS., **Astragalus microcephalus** WILLD., **Astragalus stomatodes** BGE., **Astragalus eriostylus** BOISS. et HAUSSKN.

Heimisch in den Gebirgsgegenden Kleinasiens, Syriens, Kurdistans, Armeniens und Persiens. — Diese Arten gehören zu der Sektion Tragantha BUNGE, die weißhaarige, stark dornige Kleinsträucher umfaßt.

Tragacantha. Gummi Tragacantha (Tragacanthum, Tragacanthae). Gummi de Bassora. Traganth. Tragant. Tragacanth. Gum Tragacanth. Gum dragon. Gomme adragante. Gomma adragante. Gomma dragante. Gomma Tragacanto. Goma Tragacanto. Goma alcatira. Goma alquitira. Goma adragante. Adragantha. Tragakanta.

Tragacantha ÖAB 9, Helv. VI, Ned. 6, Belg. V, Nord. 63, Hung. VI, CsL 2, Jug. II, Pol. III, Jap. 62. Tragacanth BP 68, BPC 68, USP XVIII. Gummi Tragacantum Hisp. IX. Tragant DAB 7 — BRD. Gomme adragante CF 65. Gomma adragante Ital. VII. Goma Tragacanto Chil. III. Goma alcatira Brasil. 2. Ferner offizinell in Ross. 34, Fenn. 37 und Portug. 35.

Als Stammpflanze fordern: Verschiedene Astragalus-Arten, besonders Astragalus gummifer LABILL.: CF 65, Ital. VII, BP 68, BPC 68, USP XVIII, Pol. III, Chil. III. — Verschiedene Astragalus-Arten, besonders Astragalus gummifer LABILL. und Astragalus microcephalus WILLD.: DAB 7 — BRD. — Verschiedene Astragalus-Arten, besonders Astragalus adscendens BOISS. et HAUSSKN.: Jug. II. — Verschiedene Astragalus-Arten: Ned. 6, Belg. V, Helv. VI. — Kleinasiatische und syrische Astragalus-Arten: ÖAB 9, Hisp. IX, CsL 2. — Kleinasiatische (Hung. VI) und persische Astragalus-Arten: Nord. 63. — Astragalus gummifer LABILL. und andere asiatische Astragalus-Arten: Jap. 62, Brasil. 2.

Der aus den Stammorganen durch Verletzung ausgetretene und an der Luft erhärtete Schleim.

Gewinnung. Der Tragant entsteht durch Vergummung des Markes und der Markstrahlen, indem die anfangs dünnwandigen Zellen dickere, geschichtete Membranen bekommen, die in Wasser quellen. Der Prozeß schreitet von innen nach außen fort und bei feuchter Witterung tritt durch entsprechende Volumenzunahme das Gummi freiwillig durch entstehende Risse oder durch künstliche Einschnitte nach außen. 3 bis 4 Tage nach dem Austreten ist es erhärtet und wird dann gesammelt. Die Form der einzelnen Stücke ist von den äußeren Umständen der Gewinnung abhängig. Besonders geschätzt ist der aus Stammeslängsschnitten gewonnene „Blättertragant", der aus Smyrna ausgeführt wird, und der aus Querschnitten gewonnene „Blütentragant". Weniger gute Sorten sind der stalaktitenförmige syrische und persische Tragant. Nicht mehr gehandelt wird der wurmförmige Tragant (Tragacantha vermicularis, ital. vermicelli) von Astragalus cyllenaeus BOISS. et HELDR. [A. parnassi BOISS. ssp. cyllenaeus (BOISS. et HELDR.) HAYEK], heimisch in Griechenland (vor allem auf Morea, lieferte die Morea-Sorte).

Sortierung. Sie erfolgt auf den kleinasiatischen oder persischen Märkten nach Form, Größe und Aussehen. Smyrna, Bagdad und Bombay sind die Haupthandelsplätze des Tragant. Zwischen Blätter-, Wurm-, Faden-, Körner- und Knollentragant von weiß über dunkelblond bis braun, unterscheidet man zahlreiche Handelsqualitäten. Die wichtigsten sind: Anatolischer Tragant (Smyrna-Ware). — Syrischer Tragant, feinweiß, dünnblätterig. — Syrischer Tragant, feinstweiß, dünnblätterig. — Syrischer Tragant, allerfeinst, schneeweiß, dünnblätterig. — Persischer Tragant, blond, blätterig. — Persischer Tragant, mittelblond, blätterig. — Persischer Tragant, feinhell, blätterig. — Persischer Tragant, weißblond, blätterig. — Persischer Tragant, feinsthell, blätterig. Diese Qualitäten werden auch granuliert oder als Pulver gehandelt. Angaben über Viscosität sind erwünscht. Minderwertige Sorten und Tragantabfälle werden als „Traganthon" in großen Klumpen gehandelt.

Beschreibung. Die Droge besteht aus band-, fächer- oder sichelförmigen, weißen oder gelblichen, schwach gefurchten Stücken von hornartiger, durchscheinender Beschaffenheit mit glattem Bruch. Die Stücke sind höchstens 3 mm dick und mindestens 5 mm breit. Geruchlos; Geschmack fade und schleimig.

Mikroskopisches Bild. Die Droge zeigt bei mikroskopischer Betrachtung im Glycerin-Präparat, dem allmählich Wasser zugesetzt wird, geschichtete Zellmembranen. Diese umschließen Gruppen einzelner oder zusammengesetzter rundlicher Stärkekörner, deren Durchmesser meistens 4 bis 12 µm beträgt. Gelegentlich sind auch Stärkekörner bis 22 µm vorhanden. Calciumoxalatkristalle und sklerenchymatische Elemente fehlen.

Pulverdroge. Weiß bis fast weiß. Fragmente der Schleimmembranen und rundliche Stärkekörner, die nur ausnahmsweise bis 20 µm groß sein dürfen.

Verfälschungen. 1. Der Schleim der Nourtakwurzel von Eremurus spectabilis M. B., Liliaceae, Kleinasien und Persien. – 2. Perugummi aus dem Libanon und Nordafrika. – 3. Afrikanischer Tragant von Sterculia tragacantha LINDL., Sterculiaceae. Besteht aus farblosen bis gelblichen, stalaktitischen Massen ohne Strukturverhältnisse und Stärkekörner. – 4. Cochlospermum gossypium (L.) Dc., Cochlospermaceae, in Ostindien ein Ersatz für echten Tragant. – BPC 68 gibt als Verfälschung ferner an: 5. ,,Vermicelli''-Tragant, besteht aus Tropfen und wurmförmigen Stücken. – 6. Smyrna-Tragant, kommt in Form von Flocken in den Handel, ist aber undurchsichtiger und weniger handförmig als die offizinelle Droge und enthält bemerkenswerte Mengen Stärke. – 7. Hog gum oder Caramania gum, kommt in gelben oder gelbbraunen, undurchsichtigen Tropfen oder wurmförmigen Stücken vor und wird aus Prunus-Arten, Rosaceae, gewonnen. – 8. Indischer Tragant oder Karaya-Gummi von Sterculia urens ROXB. und anderen Sterculia-Arten, zum Teil auch von Cochlospermum-Arten. Er besitzt viele scharfkantige Splitter mit leicht streifiger Struktur, die in Wasser nach 5 Min. eine schwache Körnung zeigen, jedoch keine Löcher und Höhlungen bilden wie echter Tragant. Es wird alles gelöst, Rückstand einige Zellreste (s. auch unter Sterculia). – 9. Ceratonia oder Carob gum, besteht aus dem Endosperm von Ceratonia siliqua L., Fabaceae, Johannisbrotbaum. Kommt in Form durchsichtiger, weißer, ovaler bis konkav-konvexer Platten in den Handel und enthält etwa 58% Manna und etwa 29% Galaktan.

Bestandteile. Tragant ist ein komplexes Gemisch von Polysacchariden. Es enthält 20 bis 30% Tragacanthin, das nach NORMAN [Biochem. J. *25*, 200 (1931)] aus 1 Mol Glucuronsäure und 3 Mol Arabinose besteht, 60 bis 70% Bassorin ($C_{11}H_{20}O_{10}$)n mit 5% Methoxyl, weiterhin 1 bis 3% Stärke, 1 bis 4% Cellulose, 3% mineralische Stoffe, kleine Mengen Invertzucker, ca. 15% Wasser, etwa 2 bis 3% flüchtige Säuren, wahrscheinlich Essigsäure. ASPINALL et al. (J. chem. Soc. *1963*, S. 1702 u. *1967*, S. 1086) erhielten aus den wasserlöslichen Anteilen des Tragants als chromatographisch homogene Fraktionen Tragacanthsäure und Arabinogalaktan. Die Zusammensetzung dieser Polysaccharide wurde durch Hydrolyse aufgeklärt. So besteht Tragacanthsäure aus 40% D-Galakturonsäure, 40% D-Xylose, 10% L-Fucose und 4% D-Galaktose, sowie 3 Aldobiuronsäuren: 2-O-(α-D-Galaktopyranosyluronsäure)-L-rhamnose, 4-O-(β-D-Glucopyranosyluronsäure)-L-fucose und 4-O-(α-D-Glucopyranosyluronsäure)-D-galaktose, während man in dem Arabinogalaktan 75% L-Arabinose, 12% D-Galaktose, 3% D-Galakturonsäure und Spuren L-Rhamnose fand.

Tragacanthin, das wasserlöslich ist, bildet ein Hydrosol, während das wasserunlösliche Bassorin in Wasser sehr stark aufquillt und ein Gel bildet.

Prüfung. Identität. USP XVIII: Fügt man zu 1 g Tragant 50 ml Wasser, so tritt Quellung ein und es bildet sich ein glatter, fast einheitlicher, steifer, opaleszierender Schleim, der frei von Zellfragmenten ist. Analog Jap. 62, Ital. VII. – DAB 7 – BRD: Wird 1,00 g gepulverte Droge in einer Reibschale (Durchmesser 9 cm) mit 2,00 ml Äthanol 90% (R) angerieben und dann zweimal mit je 10,0 ml Wasser gut verrührt, so muß eine gallertartige Masse entstehen, die nach 15 Min. beim Neigen der Reibschale keine fließende Bewegung zeigt. Nach Zusatz von weiteren 30 ml Wasser muß die Masse eben gießbar werden. Fügt man weitere 20 ml Wasser und 0,25 ml 0,1 n Jodlösung (V) hinzu, so muß der Schleim nach dem Umschütteln von blaugefärbten Flöckchen durchsetzt sein. Analog ÖAB 9, Helv. VI. – DAB 7 – BRD: In 5,0 ml Prüflösung entsteht auf Zusatz von 1,0 ml Bariumhydroxid-Lösung (R) eine geringe flockige Ausscheidung. Beim 10 Min. langen Erhitzen im Wasserbad färbt sich die Mischung intensiv gelb. – ÖAB 9: Zur Prüfung ist feingepulverter Tragant zu verwenden: 0,25 g Tragant werden in 50 ml Wasser gelöst. Zu 4 ml dieser Lösung fügt man 0,5 ml konz. Salzsäure (R) hinzu, erhitzt 30 Min. lang im Wasserbad und filtriert. Versetzt man einen Teil des Filtrates mit 1,5 ml konz. Natriumhydroxidlösung (R) und 3 ml Fehlingscher Lösung (R), so scheidet sich beim Erwärmen nach kurzer Zeit ein roter Niederschlag aus. Versetzt man den Rest des bereiteten Filtrates mit Bariumchloridlösung (R), so darf sich kein Niederschlag ausscheiden (Unterschied gegenüber Agar). Analog BP 68, BPC 68, Helv. VI, Belg. V. – BP 68, BPC 68: Fügt man zu 20 ml einer

0,25%igen (g/ml) Tragantlösung 10 ml einer 20%igen (g/ml) Bleiacetatlösung, so entsteht ein voluminöser, flockiger Niederschlag (Tragacanthin). Nach dem Filtrieren werden 10 ml einer starken basischen Bleiacetatlösung zugefügt. Die Lösung darf leicht wolkig werden, aber keinen Niederschlag bilden. (Arab. Gummi). Analog Hung. VI, ÖAB 9, Belg. V, Helv. VI. – BP 68, BPC 68: Fügt man eine kleine Menge Tragantpulver zu einer Rutheniumrotlösung und betrachtet unter dem Mikroskop, so kann man keine rosa Partikelchen finden (Unterschied zu Sterculia-Gummi und Agar). – Fügt man zu 0,1 g Tragantpulver 1 ml einer 0,02 n Jodlösung, so färbt sich die Mischung olivgrün (Unterschied zu Acacia-Gummi und Agar).

Löslichkeit. Teilweise löslich in Wasser, in dem es zu einer homogenen, zusammenhängenden, gelatinösen Masse aufquillt; unlöslich in Alkohol.

Reinheit. Sterkulia-Gummi (Indischer Tragant): DAB 7 – BRD: 0,50 g gepulverte Droge werden mit 10,0 ml Wasser im Wasserbad erhitzt, bis ein gleichmäßiger Schleim entstanden ist. Nach Zusatz von 2,5 ml konz. Salzsäure (R) wird die Mischung weitere 5 Min. erhitzt. Dabei darf keine rötliche Färbung entstehen. Nach dem Abkühlen müssen die Flocken suspendiert bleiben. Analog USP XVIII. – Helv. VI: Beim Öffnen des mind. 20 Min. verschlossenen Behälters darf kein Geruch nach Essigsäure wahrnehmbar sein. Werden 0,2 g Tragant mit 10 ml einer Mischung aus gleichen Teilen Alkohol 94% (R) und Wasser geschüttelt, so darf sich keine feste Gallerte bilden. Analog ÖAB 9, Belg. V. – Belg. V und Ned. 6 lassen eine 1%ige wss. Lösung mit 0,01 n NaOH gegen Methylrot titrieren; es dürfen nicht mehr als 5,0 ml verbraucht werden. – Das Pulver darf keine oder nur wenige Fragmente verholzten Pflanzengewebes enthalten. USP XVIII. – Hung. VI läßt mit der Benzidinprobe (s. u.) auf Ind. Tragant prüfen. Nach Scoville: 2,0 g Tragantpulver werden mit 3 ml Weingeist angeschüttelt und dann mit 100 ml kaltem Wasser so lange geschüttelt, bis das Pulver knötchenfrei aufgequollen ist. Dann fügt man 2,0 g Borax hinzu, schüttelt, bis sich das Borax gelöst hat und läßt die Mischung über Nacht stehen. Bei reinem Tragant zeigt sich dann außer einer etwas dunkleren Färbung keine Veränderung der Mischung, während bei Gegenwart von Indischem Gummi die Flüssigkeit so klebrig und schleimig ist, daß man einige Tropfen zu langen Fäden ziehen kann. Auf diese Weise sollen noch 5% Indischer Gummi erkennbar sein. – Arabischer Gummi. DAB 7 – BRD: 10 ml einer frisch bereiteten Prüflösung dürfen nach Zusatz von 0,25 ml verd. Wasserstoffperoxidlösung (R), 0,25 ml Benzidinlösung (R) und kräftigem Umschütteln nach 15 Min. nicht von zahlreichen blauen Flöckchen durchsetzt und nicht blau oder grünblau gefärbt sein. Analog ÖAB 9, Hung. VI. – CF 65: Zu 5 ml des Filtrates von 1,0 Tragant, 24 Std. mit 100 ml Wasser mazeriert, werden 5 Tr. Wasserstoffsuperoxid und 5 Tr. Tinctura Guajaci (mit 80%igem Alkohol 1 : 5) gegeben. Es darf keine Blaufärbung auftreten. – DAB 7 – BRD: Die Suspension von 0,100 g gepulverter Droge in 10,0 ml Wasser darf mit 1,0 ml Natriumtetraborat-Lösung (R) keine Gallerte bilden (Carobenkernmehl, Guarmehl). – DAB 7 – BRD: Im Glycerin-Wasser-Präparat dürfen unter dem Mikroskop nach Zusatz von 0,1 n Jodlösung keine gelbbraunen bis weinroten Schollen oder Körner sichtbar sein, die von einem gleichgefärbten Hof umgeben sind (Dextrine). – Hung. VI: Fügt man zu einer 2%igen Tragantlösung 0,1 n Jodlösung, entstehen blaue Flöckchen, das Filtrat mit der dreifachen Menge Wasser verdünnt, muß farblos sein (lösliche Stärke). – Helv. VI: Grob gepulverter Tragant darf, mit Millons Reagens übergossen, bei sofortiger Beobachtung nur wenige, schwach rosa gefärbte Partikel erkennen lassen (Eiweiß, schlechte Tragantsorten).

Max. Aschegehalt 3,5% DAB 7 – BRD, ÖAB 9, Ross. 34, CsL 2, Ned. 6, Belg. V, Hisp. IX, Chil. III; 4% BP 68, BPC 68, Hung. VI, Ital. VII, Jug. II, Pol. III, Nord. 63, Portug. 35, Jap. 62. – Säureunlösliche Asche max. 0,5% BP 68, BPC 68, Ital. VII, Hung. VI; 1% Brasil. 2. – Sulfatasche max. 4% CF 65; 6% Helv. VI, bestimmt mit 1 g. – Max. Feuchtigkeitsgehalt bzw. Trocknungsverlust 6% Brasil. 2; 14% Hung. VI; 15% Pol. III, Chil. III; 16% Nord. 63; 17% CF 65, Helv. VI; 18% Ned. 6, Belg. V; 20% DAB 7 – BRD. – Fremde org. Beimengungen max. 1% BP 68, BPC 68, Belg. V, Brasil. 2.

USP XVIII: Arsen max. 3 ppm; Blei max. 10 ppm; Schwermetalle 40 ppm.

Wertbestimmung s. Bd. I, 454. Als Quellmittel werden 25 ml einer Mischung aus 60 ml Äthanol (96%) und 36 ml Wasser verwendet (DAB 7 – BRD); 10 T. Alkohol (R) und 15 T. Wasser (ÖAB 9), 2 T. Äthanol 94% + 3 T. Wasser (Helv. VI), bestimmt mit 0,5 g, 40% Alkohol (Hung. VI). – Nach BP 68 und BPC 68 durch die Bestimmung der Viskosität: Ohne erhebliche Wärmeentwicklung wird das Muster so gepulvert, daß es Sieb Nr. 30 passiert. 0,80 g dieses Pulvers, genau gewogen, werden in einem trockenen 500-ml-Erlenmeyerkolben mit 5 ml Alkohol (95%) versetzt. Das Pulver muß gleichmäßig benetzt sein. Dann werden 195 ml Wasser so schnell wie möglich zugesetzt und geschüttelt. Nach einstündigem Stehen unter gelegentlichem Schütteln wird der Kolben an einen Rückflußkühler angeschlossen und in ein kräftig siedendes Wasserbad so eingesetzt, daß die Wasseroberfläche sich etwa 2,5 cm über der Schleimoberfläche befindet. Es wird 1 Std. erhitzt und alle 15 Min. der Kolben, ohne ihn aus dem Wasserbad zu nehmen, umgeschwenkt. Dann wird der Kolben aus dem Wasserbad genommen, 2 Std. lang häufig geschüttelt und schließlich 24 Std. stehengelassen.

Dann wird die Ausflußzeit von 50 ml bei 20° im Redwood-Viskosimeter Nr. 1 bestimmt. Der Mittelwert von 6 Ablesungen wird mit dem Faktor 27/x multipliziert, in dem x die Ausflußzeit von 50 ml Wasser bei 20°, im gleichen Instrument bestimmt, ist. — Weitere Viskositätsbestimmungen: Nach MÜNZEL [Pharm. Acta Helv. *20*, 474 (1945)]: 1,00 g Tragantpulver wird in eine trockene Arzneiflasche mit 100 ml Inhalt gebracht und mit 2 g Weingeist (90 Vol.-%) durch Schütteln gleichmäßig durchfeuchtet. Unter anhaltendem Schütteln setzt man in kleinen Portionen noch 97 g dest. Wasser von Zimmertemperatur hinzu. Man läßt unter gelegentlichem Schütteln während der ersten Stunden einen Tag lang bei Zimmertemperatur stehen. Zur besseren Ausquellung sind die Flaschen liegend aufzubewahren. Schleime, die nach 24 Std. noch viele ungequollene Teilchen enthalten, werden durch ein großes Drahtsieb gegossen. Den so vorbereiteten Schleim bringt man auf die Temperatur von 20° und gießt ihn vorsichtig in das Stichsche Viskosimeter. Ist die Zimmertemperatur mehr als ± 3° von 20° entfernt, ist das Viskosimeter mit einem improvisierten Wassermantel von 20° zu umgeben. Man läßt zunächst so viel Schleim auslaufen, bis durch die Druckausgleichröhre Luftblasen eindringen, und bestimmt dann die Zahl der Tropfen, die innerhalb von 2 Min. abtropfen. Die Zeit von 2 Min. wird am besten mit Hilfe einer Stoppuhr abgemessen. Je viskoser der Schleim ist, um so geringer ist die Tropfenzahl. Bei sehr guten Sorten beträgt die Viskosität bis 5 Tr. in 2 Min. Tragante mit einer Viskosität bis zu 30 Tr. können noch als brauchbare Qualitäten zugelassen werden. Überschreitet die Tropfenzahl 30, so liegen minderwertige Sorten vor. — Nach CHAMBERS [Quart. J. Pharm. *21*, 44 (1948)]: 1 g Tragantpulver wird in einem Glasmörser mit 5 ml 95%igem Alkohol versetzt. Nach 1 Min. wird verrieben und so rasch wie möglich 25 ml dest. Wasser zugesetzt und 2 Min. verrieben. Hierauf werden aus einer Bürette 175 ml Wasser unter ständigem Verreiben zugelassen. Der so gebildete Schleim wird in einen 500-ml-Kolben gebracht und dieser verschlossen 24 Std. stehengelassen. Dann wird der Kolben mit einem Rückflußkühler versehen und genau 5 Min. bis zum Hals in ein siedendes Wasserbad gestellt. Nach jeder Minute wird der Kolben 5 Sek. geschwenkt. Der Kolben wird dann schnell unter eine Temperatur von 40° abgekühlt und abermals 24 Std. stehengelassen. Hierauf wird der Schleim dreimal homogenisiert (Q. P. homogeniser), indem jede Sekunde einmal auf- und abgedrückt wird, und die Viskosität bei 20° in einem „Nr. 3 B. S. U-Tube viscometer" gemessen.

Aufbewahrung. In gut verschlossenen Behältern. Unter Lichtschutz. Möglichst in Stücken, da die gepulverte Droge beim Lagern eine schnellere Viskositätsabnahme zeigt.

Anwendung. Als Arzneimittel nur selten, z. B. als einhüllendes Mittel in Form des Klistiers (1 : 100). Gaben von 1 Teelöffel des Pulvers wirken stuhlfördernd. Sonst als Mucilaginosum, als Bindemittel zur Herstellung von Pillen, Tabletten, Dragees, Stäbchen und Räucherkerzen. Tragant wird überall da verwendet, wo die Bindekraft des Gummi arabicum nicht ausreichend erscheint, denn seine Bindekraft ist zwölf- bis fünfzehnmal größer als die des Gummi arabicum. Zu Emulsionen werden 1 Teil Tragant zu 30 Teilen Öl genommen, zu Pasten und Pillen nimmt man einen Schleim, bestehend aus 1 Teil Tragant und 50 Teilen Wasser oder 0,2 bis 0,5 g Tragantpulver auf 100 g der Pulvermischung. Zum Anstoßen von Pillenmassen eignet sich am besten eine Mischung mit Glycerin (Mucilago Tragacanthae). Ferner als Suspensionsmittel für Mixturen, die harzhaltige Tinkturen oder schwerlösliche Pulver enthalten, als Stabilisator für Emulsionen (z. B. für solche, die auch Acacia-Gummi enthalten), Toiletten-Cremes, für glycerinhaltige Gelees, dicke Mucilagines als Hauttrocknungsmittel und als Grundlage für Medikamente wie Ichthyol, Salicylsäure, Resorcin und Schwefel. Gelegentlich wird Mucilago Tragacanthae auch als Geschmackskorrigens, zur Milderung von reizenden und ätzend wirkenden Substanzen und als Zusatz zu Hustenmitteln verwendet, ebenso als Grundlage für fettfreie Salben. — Um Lotiones, Cremes und Gelees herzustellen, muß der Tragant zuerst z. B. in Alkohol, ätherischem Öl oder Glycerin verteilt werden, um zu verhindern, daß es bei Zugabe von Wasser zu einer Verklumpung kommt. — Weitere Verwendung als Cremes in der Frauenheilkunde, als Grundlage für Kathetergleitmittel und chirurgische Instrumente, Zahn- und Prothesenhaftmittel. In der Technik. In der Kosmetik und Zahnpastenindustrie, in der Nahrungs- und Genußmittelindustrie, bei der Bereitung von Eiscremes und Zuckerbäckereien, als Appreturmittel für Seide, Spitzen, Kattune, Leinen und Baumwolle; als Bindemittel für Textildruckfarben, Sprengkohle, Räucherkerzen, Tuschfarben; in der Zigarren-, Leder-, Zündholz- und Bleistiftindustrie.

Bemerkung: Nach Untersuchungen von ORY u. STEIGER-TRIPPI [Pharm. Acta Helv. *39*, 495 (1964)] über die rheologischen Eigenschaften einiger Schleimdrogen und deren Mischung ist eine feingeschnittene Droge besser als gepulverte, ebenso ist ein Erhitzen zu vermeiden, da dadurch eine Abnahme der Viskosität erfolgt. Das Emulgiervermögen von Tragant beruht auf einer Erhöhung der Viskosität der äußeren Phase und einem dadurch verhinderten Aufrahmen der Kügelchen. Gummi arabicum dagegen wirkt als Filmbildner, der das Zusammenfließen der Ölkügelchen unmöglich macht und deshalb einen hohen Dispersitätsgrad der Emulsion, d. h. eine Verkleinerung der Kügelchendurchmesser, ermöglicht. Das Kriterium für den Wert des Tragants ist die Viskosität seiner Schleime, die strukturviskos sind. SCHAUB [Pharm. Acta Helv. *33*, 797 bis 851 (1958)] berichtet weiter über die rheologische Normung des Tragants, die Prüfung des Emulgiervermögens von arabischem Gummi und über das Verhalten von gemischten Schleimen aus Tragant und Gummi arabicum. Bei der Herstellung von Emulsionen mit Tragant und Gummi arabicum zusammen erfolgt Koazervation, es findet eine beträchtliche Verminderung der Viskosität des Tragantschleimes statt, die von Qualität und Menge des verwendeten Gummi abhängig ist. Wenn Tragant als Emulgator vorgeschrieben ist, muß „Tragacantha ad emulsionem" verwendet werden, Helv. VI.

Tragacantha ad emulsionem Helv. VI.

Die Viskosität muß mind. 100 cP betragen; unter Viskosität versteht Helv. VI die auf die Viskosität von Wasser bei 20° bezogene Viskosität, wobei die Viskosität des Wassers zu 0,01 P angenommen wird. Best. s. Helv. VI.

Prüfung. Wie bei Tragacantha. – Verbrennungsrückstand max. 4%.

Pulvis Tragacanthae. Tragacantha pulverata.

Powdered Tragacanth BP 68, BPC 68, Jap. 62.

Die Prüfungen müssen den Anforderungen für Tragant der jeweiligen Pharmacopöen entsprechen. Für die Viskositätsbestimmung nach BP 68 und BPC 68 müssen 0,88 g (genau gewogen) verwendet werden. Die korrigierte Ausflußzeit muß ebenfalls mind. 100 Sek. betragen.

Pulvis Tragacanthae compositus. Compound Powder of Tragacanth.

Compound Tragacanth Powder BP 68.

Tragant fein gepulvert	150 g
Acacia fein gepulvert	200 g
Stärke fein gepulvert	200 g
Sacharose fein gepulvert	450 g

Apollo-Pulver ist ein Haftpulver für künstliche Gebisse und besteht aus fein gepulvertem, gewöhnlich rosagefärbtem Tragant.

Cytoskopcreme war ein Gleitmittel, das aus einer konz. Glycerin-Tragantlösung bestand.

Tuffon war ein dem Tragant verwandter Quellstoff von schwach gelblicher Farbe. Wurde zum Stillen parenchymatöser Blutungen in der kleinen und großen Chirurgie verwendet. Das Pulver bildet im Kontakt mit Blut einen haftenden Schorf.

Normacol (Asche u. Co., Hamburg). In 100 g: 47 g Bassorin, 8,3 g Faulbaumrinde. Die dragierten Körner besitzen großes Quellungsvermögen, das mit dem pH steigt, im Darm also größer ist als im Magen.

Astragalus strobiliferus ROYLE.

Heimisch im westlichen Himalaya und in Indien.

Stark verzweigtes Untergehölz, dicht mit stachelspitzigen, strohfarbenen, 2,5 bis 5 cm langen Blattspindeln bewehrt. 11 bis 13 Fiederblättchen, verkehrt lanzettlich, bläulichgrün, steif, spitzig, 6 bis 10 mm lang und behaart. Nebenblätter dreieckig, mit Ausnahme der Spitze völlig mit dem Blattstiel verwachsen. Blüten vereinzelt, ungestielt, in den Achseln der Blattstiele, kaum länger als die Nebenblätter. Kelch 6 mm lang, weiß, behaart, bis zur Basis gespalten. Blütenkrone gelb, etwas länger als der Kelch. Blütenblätter gleichlang. Vexillum geigenförmig. Hülse ungestielt, seidig behaart, mit 3 bis 4 Samen.

Tragacantha. Chitral gum. Hof gum.

Tragacantha Ind. P. C. 53.

Weiße, flache, bandförmige, zähe Stücke von hornartiger Struktur, ca. 2,5 cm lang, mehr oder weniger gebogen oder gedreht. Bruch kurz. Erhitzt man die Droge auf 50°, so wird sie leichter pulverisierbar.

Geschmack fad und schleimig.

Verfälschungen. 1. Acacia-Schleim. 2. Karaya-Gummi, dem oft Bleicarbonat zugesetzt wird, um es nicht so leicht zu erkennen.

Inhaltsstoffe. Bassorin, das bei Hydrolyse Tragacanthose, Xylose und Bassorinsäure liefert. Ferner Tragacanthin, kleine Mengen von Cellulose, Stärke und Protein.

Prüfung. (nach Ind. P. C. 53) Identität s. Prüfung Tragant ÖAB 9 und BP 68.
Reinheit. Max. Aschegehalt 3%. – Säureunlösliche Asche max. 0,5%. – Fremde org. Beimengungen max. 2%. – Weitere Prüfungen s. Tragant BP 68 und DAB 7 – BRD.

Aufbewahrung. Trocken, in gut schließenden Behältnissen.

Anwendung. Selten innerlich: Äußerlich bei Pharyngitis, sonst zur Herstellung von Emulsionen und Tabletten.

Bemerkung: Nach KHERA et al. [Indian J. Pharm. *23*, 99 (1961); ref. Sci. pharm. (Wien) *30*, 61 (1962)] kann Indischer Tragant (Sterkulia-Gummi) als Emulgator und Stabilisator für Emulsionen verwendet werden. Er ist als vollwertiger Ersatz für Tragant anzusehen.

Astragalus mongholicus BGE. oder andere Arten derselben Species.
Heimisch in Japan.

Radix Astragali. Astragaluswurzel.
Astragali Radix Jap. 62.

Wurzel stabförmig, 30 bis 100 cm lang, 1 bis 2 cm im Durchmesser, mit einer Basis von seitenständigen, auf der Außenseite verteilten Wurzeln, unverzweigt, am Wurzelhals leicht gedreht, außen leicht graugelb und mit unregelmäßig verteilten, langgestreckten Runzeln und großen, horizontalen, lentizellenähnlichen Flecken bedeckt. Die Wurzel besitzt einen faserigen Bruch.

Mikroskopisches Bild. Der Querschnitt zeigt eine äußere Korkschicht, eine hellgelbweiße Rinde, gelbes Xylem und eine etwas bräunliche Zone in der Nähe des Kambiums. Die Dicke der Rinde ist gleich der Hälfte des Xylemdurchmessers. Weiße Markstrahlen reichen in dünnen Wurzeln vom Xylem bis zur Rinde, in dicken Wurzeln dagegen erscheinen sie als zahlreiche, strahlenförmige Risse. Mark ist kaum zu beobachten. Geruch charakteristisch; Geschmack süß.

Prüfung. Max. Aschegehalt 10%, Jap. 62.

Anwendung. In der japanischen Volksmedizin.

Dosierung. 3 bis 10 g täglich als Dekokt, Jap. 62.

Astragalus membranaceus (BGE.) TISH.
Heimisch in China, Korea und im östlichen Sibirien.

Pflanze mehrjährig und krautig. – Auf der Epidermis des Blattes, des Fruchtstiels, des Kelches und des Stengels einfache, dreizellige Haare, die sich bei den einzelnen Organen der Pflanze nur hinsichtlich der Größe und Färbung unterscheiden. Drüsenhaare finden sich auf der Epidermis des Stieles und an der Stelle des Überganges der Fiederblättchen in den Stiel. Die Fältelung der Kutikula ist gut ausgeprägt. Charakteristisch ist auch die gelbe Färbung des zentralen Teils der Wurzel, die im übrigen den für Dikotyledonen typischen Aufbau besitzt.

Inhaltsstoffe. Zwei krist. Substanzen Fp. 181 bis 182° u. 184 bis 185° [KI SUCK MEANG: Chem. Abstr. *61*, 13628 (1964)].

Wirkung. Die Wurzel besitzt an Mensch und Tier diuretische Eigenschaften, die denen von Aminophyllin und Hydrochlorothiazid entsprechen sollen. Im Tierversuch wurde an Hunden auch eine blutdrucksenkende Wirkung (mit Tachyphylaxie) festgestellt.

Anwendung. Die Wurzel in der chinesischen Volksmedizin gegen chronische Nierenödeme.

Astragalus glycyphyllos L. Süßholztragant. Bärenschote.
Heimisch in Europa und Nordasien.

Inhaltsstoffe. In Wurzel und Kraut Glycyrrhicin, L-Asparagin, Bitterstoff, Mannit, Glucose, Rohrzucker. In den Samen Proteine mit 6,5% Albuminen, 36% Globulinen und 57,4% alkalilösl. Glutelin. In den oberen Teilen Flavonoide.

Anwendung. Bei Rheuma und Hautleiden, als Diureticum und Diaphoreticum.

Astripomoea

Astripomoea malvacea (KLOTZSCH) MEEUSE var. floccosa (VATKE) VERDCOURT.
(Astrochlaena malvacea HALLIER f., A. floccosa HALLIER f., A. kaessneri RENDLE., A. stuhlmanii HALLIER f., Breveria malvacea KLOTZSCH, Ipomoea floccosa VATKE). Corivolvulaceae.

Ein sich über Gras und Büsche schlingendes, in Süd- und Ostafrika vorkommendes Kraut.

Anwendung. Ein Infus aus der Wurzel lokal in der Augenheilkunde, ein Breiumschlag aus der zerkleinerten Wurzel bei Schwellungen und Entzündungen. Auch der Saft von Blättern und Blüten wird bei Augenentzündungen gebraucht. Ein Wurzelabsud gegen die Hakenwurmkrankheit. Blättersaft und Wurzelabkochung als Emolliens.

Astrocaryum

Astrocaryum jauari Mart. Arecaceae – Cocosoideae – Bactrideae.
Äquatorialbrasilien.

Inhaltsstoffe. In den Früchten Fett, das Awarrapalmfett. Im Perikarp der Kerne etwa 45% rotes Fett, das sog. Jauarifett. In den Kernen etwa 21% eines festen weißen Fettes, das dem Palmöl ähnlich ist.

Anwendung. Die Früchte zur Gewinnung von Fett, dieses dient raffiniert als Speisefett. Zur Seifenfabrikation.

Astrocaryum murumuru Mart.
Tropisches Südamerika, vom Amazonas bis zum São Francisco; bes. in den Überschwemmungsgebieten.

Inhaltsstoffe. In den Kernen der Früchte 35 bis 45% eines weißen, nach Moschus riechenden Fettes, das sog. Murumurufett.

Anwendung. Das Fett zur Seifenfabrikation. Fruchthülle eßbar.

Astrocaryum vulgare Mart.
Äquatorialbrasilien (am Amazonas, Rio Negro und Japura, bes. in Pará).

Inhaltsstoffe. Im Fruchtfleisch etwa 35% eines dunkelgelben bis rötlichen Fettes (Tucumfett, Tucumao). In den Kernen 30 bis 35% eines festen, etwas gelblichen Fettes (Aouaraöl).

Anwendung. Das Fruchtfleischfett sowie nach Raffination auch das Kernfett als Speisefett. Zur Seifenfabrikation. Ein Extrakt aus den Dornen in Brasilien bei Erysipel.

Astronium

Astronium fraxinifolium Schott. Anacardiaceae.
Brasilien, Venezuela.

Cortex Astroniae. Astroniumrinde. Gateado-Rinde. Gonçalo alves. Gurubu preto.

Inhaltsstoffe. Etwa 12 bis 13% Tannin. Aus der verwundeten Rinde fließt Balsam.

Anwendung. In Brasilien arzneilich als Adstringens, technisch als Gerbmaterial.

Astronium juglandifolium. Griseb.
Argentinien.

Anwendung. Liefert Urundayextrakt.

Die Astronium-Arten liefern wertvolle Nutzhölzer.

Asystasia

Asystasia gangetica T. And. Acanthaceae – Acanthoideae – Odontonemeae.
Afrika, Philippinen, Indien.

Inhaltsstoffe. In Blüten und Blättern Steroide, die jedoch keine Hämolyse bewirken. Sie sind reich an Kalium. Außerdem Spuren von Alkaloiden.

Anwendung. In Afrika als Antidot bei Schlangenbiß und gegen Juckreiz. Auf den Philippinen als Darmadstringens. In Indien als Mittel gegen Schwellungen und Rheuma sowie als Vermifugum.

Atherosperma

Atherosperma moschatum LABILL. Monimiaceae – Atherospermatoideae.
Heimisch im südlichen Australien.

Cortex Atherospermae. Australische Sassafrasrinde. Pflaumen-Muskatnußrinde.

Inhaltsstoffe. Äth. Öl. Das Isochinolinalkaloid Atherospermin $C_{30}H_{40}N_2O_5$, die Bisbenzylchinolinalkaloide Berbamin $C_{37}H_{40}N_2O_6$, Fp. 172°, Isotetrandrin $C_{38}H_{42}N_2O_6$, Fp. 182°, das Aporphinalkaloid Isocorydin (Artabotrin, Luteanin) $C_{20}H_{23}NO_4$, Fp. 185 bis 186°, ferner Atherosperminin $C_{20}H_{23}NO_2$, Fp. 199 bis 200°, Atherospermidin (Psolopin, Methoxyliriodenin) $C_{18}H_{11}NO_4$, Fp. 276 bis 278°, Spermatherin $C_{17}H_{11}NO_3$, Fp. 124 bis 125°, und Spermatheridin (Liriodenin) $C_{17}H_9NO_3$, Fp. 275 bis 276°. BICK u. DOUGLAS (Tetrahedron L. 1965, S. 2399) isolierten ein weiteres, phenolisches Alkaloid, Atherolin, Fp. 250 bis 260°, ferner Atherospermolin $C_{35}H_{36}N_2O_6$.

Anwendung. Aromaticum. Nach USD 50 bei Rheuma und akuter Bronchitis. Die Samen werden als Pflaumen-Muskatnuß bezeichnet (s. Myristica).

Athyrium

Athyrium filix-femina (L.) ROTH [Polypodium filix-femina L., Asplenium filix-femina (L.) BERNH.] Polypodiaceae – Asplenioideae – Athyrieae. Waldfrauenfarn. Echter Frauenfarn. Farnweiblein.

Europa. Anden bis Peru. Häufiger Erdfarn schattiger Wälder.

Rhizom schief aufsteigend, 10 cm lang, 0,5 bis 1 cm im Durchmesser, innen blaßgrün, im Querschnitt mit 4 bis 7 Bündeln. Im Parenchym keine Drüsen. Blattbasen im Querschnitt fast dreieckig mit breiter Basis, mit 2 Bündeln; ähnlich wie Asplenium montanum, aber größer. Spreublättchen ganzrandig, ohne Drüsen.

Inhaltsstoffe. 7,9% Gerbstoffe.

Anwendung. Früher als Vermifugum.

Atractylis

Atractylis gummifera L. (Carlina gummifera LESS.). Asteraceae – Asteroideae – Cardueae. Mastixdistel.
Heimisch im Mittelmeergebiet.

Die Pflanze besitzt vielblütige Köpfe und zottige, ungeränderte, grundständige Früchte.

Inhaltsstoffe. In der Wurzel das Glykosid Astractylsäure (Carlininsäure): Aglykon Atractyligen, Harz, Kautschuk, Eiweiß, die Diterpenoidglykoside Atractylosid $C_{30}H_{44}K_2O_6S_2$, Fp. 157 bis 158° (Zers.) (Genin Atractyligenin $C_{19}H_{28}O_4$) und Gummiferin [STANISLAS et al.: Compt. rend. 259, 4872 (1964); PIOZZI et al.: Chem. Abstr. 59, 15322 (1963) und 72, 43914 (1970)] sowie in geringen Mengen 2-O-Methylatractyligenin.

Anwendung. Die Wurzel gegen Hydrops, Harnbeschwerden, Schlangenbiß, Hautkrankheiten; das Harz, Acanthomastix, ähnlich dem echten Mastix. Als Verfälschung von Radix und Succus Liquiritiae.

Bemerkung. Giftdroge! Atractylin wirkt strychninähnlich. Botanische Unterscheidung von Carlina vulg. s. d.

Atractylis ovata THUNBG.
Heimisch in China und Japan.

Inhaltsstoffe. Im Rhizom 5 bis 10% Öl, das hauptsächlich aus β-Eudesmol und Hinesol sowie Atractylon, Elemol, α-Isovetiven, β-Selinen, α-Curcumen besteht.

Anwendung. Das dickflüssige, angenehm würzig riechende Öl in der Parfümerie.

Atractylodes

Atractylodes japonica KOIDZUMI. Asteraceae.
Atractylodis Rhizoma Jap. 62.
Die von Stengeln und Wurzeln weitgehend befreiten Rhizome.

Rhizomstücke unregelmäßig geformt oder zylindrisch, braun bis graubraun, häufig mit knotigen Vorsprüngen, überdeckt mit groben Runzeln sowie Stengel-, Wurzel- und Keimlingsresten. Im Bruch schwach grau bis gelblichbraun, Rinde und Xylem ineinander verlaufend, mit verstreuten, durch bräunliche bis braune Ausscheidungen ins Hauptgewebe verursachten, kleinen Flecken. Im Zentrum um das Mark sehr faserig.
Geruch charakteristisch aromatisch, Geschmack schwach bitter.

Mikroskopisches Bild. Querschnitt. Dicker Kork, häufig nach 1 bis 3 Schichten von Steinzellen, die gelegentlich in die Korkschicht hineinreichen. In der Bastschicht Faserbündel, die an der Außenseite von Siebröhren liegen. Ölbehälter mit bräunlichen bis braunen Einlagerungen am Ende der Markstrahlen. In der Nähe des umfangreichen Markes radial angelegte, feine Tracheen, die von einzelnen Faserbündeln umgeben sind. Innerhalb der Markstrahlen Ölgänge. Das Parenchym enthält kleine rundliche Inulinkristalle und Kristallnadeln aus Calciumoxalat.

Pulverdroge. Graubraun, von charakteristischem Geruch und Geschmack, fühlt sich etwas feucht an. Unter dem Mikroskop Korkfragmente, Parenchymzellen, Holzfasern, vereinzelt Steinzellen, treppen- und netzförmige Tracheen sowie braune bis dunkelbraune Öltröpfchen, kleine rundliche Inulinkristalle und Kristallnadeln von Calciumoxalat. Stärkekörner fehlen.

Inhaltsstoffe. Äth. Öl, Atractylon $C_{15}H_{20}O$ ($\Delta^{4,14,7,11}$-Tridehydro-8,12-epoxyeudesman).

Prüfung (Jap. 62). Mindestgehalt an äth. Öl 0,5 ml von 50 g Droge. Max. Aschegehalt 5,0%.

Dosierung. Übliche Einzeldosis 0,5 bis 1 g (Pulver), übliche Tagesdosis 1,5 bis 3 g. Von einem Infus beträgt die Einzeldosis 1 bis 1,5 g, die Tagesdosis 3 bis 5 g.

Atriplex

Atriplex hortensis L. Chenopodiaceae – Chenopodieae. Melde. Gartenmelde. Spanischer Spinat. Garden orache. Arroche. Atriplice.

In Europa stellenweise als Spinat angebaut. Auch als Zierpflanze, fast über die ganze Welt verschleppt.

Einjährig, 0,3 bis 1,25 (2,5) m hoch. Stengel aufrecht, einfach oder verzweigt (Äste aufrecht), stumpfkantig, kahl oder mehr oder weniger rot überlaufen. Laubblätter gestielt, wechselständig oder die unteren zuweilen gegenständig; die unteren herz- oder spießförmig dreieckig, leicht buchtig gezähnt oder fast ganzrandig, spitz, die mittleren aus spießförmigem Grunde länglich, die oberen länglich oder länglich-lanzettlich, alle zuerst mehlig, später verkahlend, erwachsen beiderseits grün, glanzlos, seltener mehlig bleibend. Weibliche Blüten verschieden gestaltet, weibliche z.T. mit Vorblättern, z.T. mit drei- bis fünfteiligem Perigon. Blütenknäuel zu gedrängten, traubig-rispigen Scheinähren angeordnet. Fruchthülle rundlich-eiförmig, stumpf, seltener etwas spitz, netznervig, 5 bis 15 mm lang, ganzrandig, nur am Grunde verwachsen. Fruchtstiel innerhalb der Vorblätter bis so lang wie die Frucht. Samen aufrecht oder waagerecht, scherbenfarbig bis schwärzlich. Keimblätter meistens beiderseits grün.

Inhaltsstoffe. Saponine und ein noch nicht näher bekannter Giftstoff (bewirkt Hämolyse).

Anwendung. Bei Erkrankungen der Atmungs- und Verdauungsorgane. Bei längerem Genuß als Gemüsepflanze kann es zu toxischen Hautschäden kommen. Beim Vieh wurden zuweilen Vergiftungen beobachtet.

Atriplex nummularia LINDL.

Inhaltsstoffe. Kalium- und Natriumoxalat.
Wird in Südafrika als Futterpflanze verwendet.

Atriplex semibaccata R.BR.

Heimisch in Australien.

Einjährige, locker verzweigte, meist schwach beschilferte Pflanze mit langen Ästen. Blätter bis 4 cm lang und 1 cm breit, länglich-elliptisch und dann unregelmäßig scharfbuchtig gezähnt, oder kurz verkehrt-eiförmig und dann ganzrandig, keilförmig in den Blattstiel verschmälert. Blütenknäuel endständig oder blattwinkelständig. Vorblätter bis 0,5 cm lang und 0,4 cm breit, rhombisch, schwach bauchig, ganzrandig oder an der breitesten Stelle mit einfachen oder etwas lappig ausgezogenen, mehreren kleinen Zähnen, stark längs- und quernervig, zur Zeit der Fruchtreife verhärtend und gelblich, braun oder gar schwarz werdend, ohne Anhängsel, selten mit 1 bis 2 rückenständigen Zähnchen, die an der lebenden Pflanze fleischig und kirschrot gefärbt sind.

Wird in Südafrika und Kalifornien als Futterpflanze kultiviert.

Atriplex vestita AELLEN.

Wird von den Europäern in Südafrika in Form eines heißen Umschlages bei Bronchitis verwendet.

Atropa

Atropa belladonna L. (Belladonna trichotoma, SCOP., B. baccifera LAM., außerdem laut HPUS 64 Atropa lethalis, Solanum furiosum, S. hortense, S. lethale, S. magus, S. maniacum, S. melanoceros, S. somniferum, S. sylvaticum). Solanaceae – Solaneae. Tollkirsche. Schwindel-, Schlaf-, Teufelskirsche. Judenkernlein. Walker-, Irr-, Wut-, Wolfsbeere. Waldnachtschatten. Dwale. Common dwale. Bauewort. Deadly nightshade. Draw berries. Morel. Belladone. Morelle furieuse. Bouton noir. Belladona.

Heimisch in schattigen Bergwäldern (Buchenwäldern) Mittel- und Südeuropas sowie Vorderasiens, bevorzugt auf kalkhaltigen Böden. Zum arzneilichen Gebrauch auch in vielen Ländern, besonders in England, Frankreich und den USA kultiviert.

Ausdauernde, 1 bis 2 m hohe Pflanze mit mehreren rötlichen, verzweigten Stämmen, die alljährlich neu aus ihrem Wurzelstock austreiben. Pfahlwurzel bis 1 m lang. Blätter eiförmig, zugespitzt, etwas in den Stiel verschmälert, ganzrandig, oberseits dunkelgrün, unterseits blasser, flaumig behaart, paarig, je ein größeres und ein kleineres zusammenstehend. Blüten groß, röhrig glockenförmig, bräunlich purpurn, blattachselständig, hängend. Frucht eine kirschgroße, vom fünfblättrigen Kelch umgebene Beere, zunächst grün, dann rot, dunkelpurpurn und schließlich schwarz; zahlreiche blaßbraune Samen, süßlicher, violett gefärbter Fruchtsaft. Blütezeit in Europa von Juni bis Juli, Fruchtreife im September (Abb. 63).

Folia (Herba) Belladonnae. Herba Solani furiosi. Tollkirschen-, Belladonna-, Tollkraut-, Waldnachtschatten-, Wolfsbeeren-, Wolfskirschenblätter. Tollkraut. Tollkirschenkraut. Belladonna leaves. Belladonna herb. Black cherry leaf. Dwale leaves. Dwayberry leaf. Deadly nightshade leaf. Belladonné. Feuilles de belladone. Feuilles de la morelle furieuse. Foglia di belladonna. Hoja de belladona. Folhas de belladona. Belladonnablad. Rulikovy list. Calnebaerblad. Phüllon eythaleias. Nadragulya-levél. Sag-angur. List od velebilja. Liscpokryku. Erva midriatica. Belladon yapragi. List'ja krasavki. Cereza de ribazo. Morella furiosa. Solano furioso.

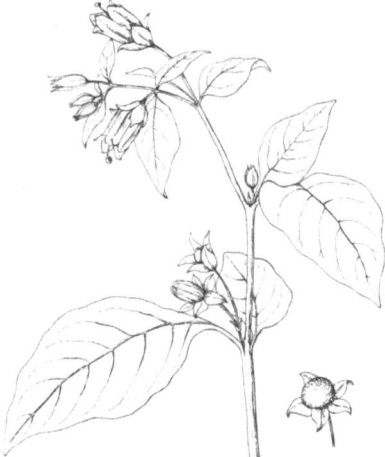

Abb. 63. Atropa belladonna – Tollkirsche (J. BOHM).

Die Arzneibücher verlangen unterschiedlich entweder die getrockneten Blätter oder die getrockneten Blätter und blüten- oder fruchttragenden Zweigspitzen.

Folgende Arzneibücher verlangen Foliadroge: Folium Belladonnae ÖAB 9, Helv. VI, Nord. 63, Ross. 9, Pol. III, CsL 2. Belladonnae Folium Hisp. IX, Hung. VI, Jug. II. Belladonnablätter DAB 7 – BRD. Belladona Chil. III, Ross. 9 läßt als Stammpflanze außerdem Atropa caucasica KREYER zu. Folgende Arzneibücher lassen die Herbadroge zu: Herba Belladonnae DAB 7 – DDR. Belladonnae Herba Pl.Ed. I/1, Belg. V, Ned. 6, Jap. 62, Ind. P. C. 53. Belladonnae Folium Ph. Europ. 69. Belladonna Herb BP 68, BPC 68, Ind.

P. 66. Belladonna Leaf USP XVIII. Belladone CF 65. Belladonna foglie Ital. VII. Beladona Brasil. 2. – Pl.Ed. I/1, Ind. P. 66, Ind. P. C. 53 und USP XVIII nennen als Stammpflanze noch Atropa acuminata ROYLE ex LINDL. CF 65 läßt Varietäten zu. Ferner in Fenn. 37, der Egypt. P. und der Mex. P. offizinell.

Gewinnung. Von wildwachsenden und kultivierten Pflanzen vor oder während der Blütezeit gesammelte Blätter oder blätter- und blütentragende Zweigspitzen. Nach SCHRÖDER (Hdb. der Pflanzenernährung, SCHARRER u. LINSER, Wien/New York: Springer 1965) können die Blätter vom 2. Kulturjahr an mehrmals in einer Vegetationsperiode geerntet werden. Die Trocknung kann im Schatten sowie an der Sonne ohne unterschiedliche Einwirkung auf den Alkaloidgehalt erfolgen. Die im Schatten getrocknete Droge behält dagegen ein schönes Aussehen. Nach Jug. II wird an der Sonne oder bei 50 bis 60° getrocknet. Die Trocknung sollte möglichst schnell beendet werden, um den enzymatischen Abbau zu unterbinden. Der frisch schwach betäubende Geruch verschwindet beim Trocknen. 13 Teile frischer Blätter ergeben 2 Teile trockene (s. auch Anbau).

Beschreibung. Oft zerdrückt und zusammengerollt und teilweise miteinander verknäuelt oder aus Bruchstücken bestehend. Blätter wechselständig, häufig in Paaren, wobei jedes Paar aus einem größeren und einem kleineren Blatt besteht; grün oder braungrün, dünn und brüchig; Blattspreite schwach behaart, meist 5 bis 25 cm lang, 2,5 bis 12 cm breit, ungeteilt, eiförmig-lanzettlich oder breit eiförmig mit einer scharfen Spitze und einer sich verjüngenden, etwas herablaufenden Blattbasis; der Querbruch zeigt weiße Punkte; Blattstiel **meist** zwischen 0,5 und 4 cm lang. Mit vielen Blattpaaren ist eine auf einem kurzen Stiel sitzende Blüte oder ein Achselsproß, der eine oder mehrere Blüten trägt, vergesellschaftet. Krone etwa 2,5 cm lang, 1,2 cm breit, glockenförmig, purpurfarben oder gelbbraun mit 5 kleinen, zurückgebogenen Zipfeln. Staubgefäße 5, epipetal; Fruchtknoten oberständig, zweifächerig, mit vielen Samenanlagen. Frucht unreif, abgeflacht kugelig, grün bis braun, bis ungefähr 12 mm breit mit zahlreichen abgeflacht nierenförmigen Samen. Stengel mehr oder weniger hohl, abgeflacht und in jungem Zustande schwach behaart.

Geruch schwach, Geschmack schwach bitter, scharf.

Mikroskopisches Bild. Epidermiszellen mit mehr oder weniger welligen, antiklinalen Wänden und einer gestreiften Kutikula. Haare auf den jungen Blättern zahlreicher; einreihige, glattwandige, spitz zulaufende Gliederhaare, kurzgestielte Drüsenhaare mit vielzelligem Köpfchen und lange Drüsenhaare mit mehrzelligem Stiel und einzelligem Köpfchen. Spaltöffnungen vom „Cruciferen"-Typ, zahlreicher auf der Blattunterseite. Blattspreite, Palisadenschicht einreihig; einzelne Schwammparenchymzellen enthalten Kristallsand (s. Abb. 64). Der Mittelnerv enthält einen Bogen aus mehreren kollateralen Leitbündeln, die oberhalb zusätzliche Phloemgruppen und Kollenchym aufweisen. Stengel wenig behaart, Kutikula längsgestreift; Endodermis stärkefüh-

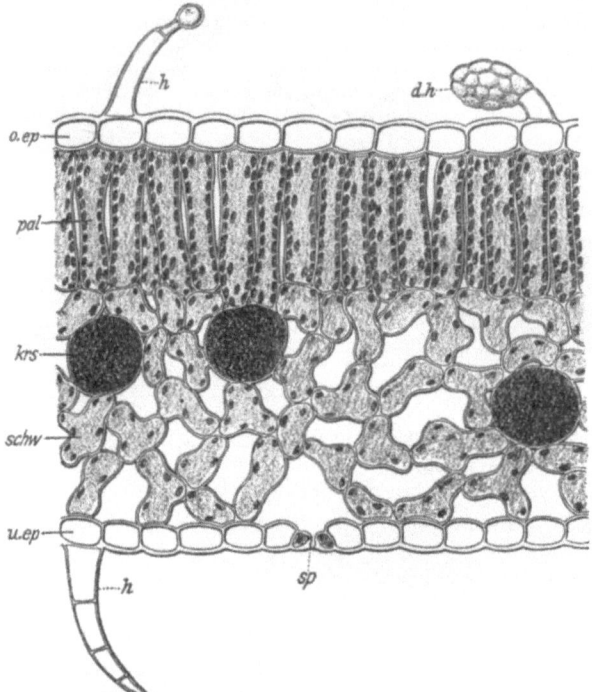

Abb. 64. Folia Belladonnae, Querschnitt. *o.ep* obere Epidermis mit einem ziemlich langgestielten Drüsenhaar mit kleinem Köpfchen (*h*) und einem sehr kurzgestielten Drüsenhaar mit großem, vielzelligem Kopf (*d.h*), *pal* Palisadengewebe, *krs* Kristallsandzellen, *schw* Schwammparenchym, *u.ep* untere Epidermis mit Spaltöffnung (*sp*) und einfachem, mehrzelligem Haar (*h*). (Vergr. 175 fach.) (GILG.)

rend; kleine Stränge aus Perizykelfasern; Xylemfasern; weite Netzgefäße mit Hoftüpfeln; markständiges Phloem; Mark mit vereinzelten Kristallsandzellen. Kelch: zahlreiche Haare mit mehrzelligem Stiel und ein- bis dreizelligem Drüsenköpfchen; die Kelchblätter einzelner Blüten färben sich an ihren Rändern und an ihrer Basis in Chloralhydrat-Lsg. rot. Krone mit papillöser innerer und behaarter äußerer Epidermis; diese Haare sind denen des Kelches ähnlich. Die Kronblätter einiger Blüten färben sich in Chloralhydrat rot. Pollenkörner in Chloralhydrat angenähert kugelig, ungefähr 40 µm groß mit drei breiten Keimfurchen und abwechselnden Reihen von Poren und Höckern auf der Exine. Exokarp: polygonale Epidermiszellen mit geraden Wänden und Kutikularstreifung. Samenschale: weiß bis braun gefärbt mit wellenförmigen Leisten über den antiklinalen Wänden.

Pulverdroge. Grün. Epidermis: Wände wellig-buchtig, besonders auf der Unterseite Kutikula gestreift, Spaltöffnungen vom „Cruciferen"typ, auf der Blattunterseite zahlreicher; Deckhaare: einreihig, spitz zulaufend, 4 bis 5 Zellen lang; Drüsenhaare: 2 Typen, keulenförmige und solche mit einreihigem Stiel; Mesophyll: Palisaden einreihig, im Schwammparenchym runde, Kristallsand enthaltende Idioblasten; Gefäße: Spiral-, Ring- und Netzgefäße; Pollenkörner: charakteristisch; Samenschale: weiß bis braun mit welligen Leisten.

Atropa acuminata ROYLE ex LINDL. (A. lutescens JACQUEM.), im Handel als Indische Belladonna bezeichnet, unterscheidet sich von Atropa belladonna nur wenig, nach einigen in USD 60 zitierten Autoren in der Blattform und Blütenfarbe sowie im Stomataindex. Nach BERGER kann sie kaum als selbständige Art angesehen werden. Nach Ind. P. C. 53 sind die Blätter länglich-elliptisch, nach beiden Seiten spitz zulaufend, braungrün, die Blüten besitzen eine gelblich-braune Korolle. Die Art ist heimisch in Kashmir in 2000 bis 4000 m Höhe sowie in Beludschistan. Studien über die Indische Belladonna veröffentlichten CHATTERJEE u. LAHIRI [J. Amer. pharm. Ass., sci. Ed. *38*, 11 (1949)].

Verfälschungen. 1. Solanum nigrum L., Solanaceae, heimisch in Europa, Asien, Amerika. Blätter kleiner, 4 bis 8 cm lang, 3 bis 4 cm breit, eiförmig oder fast dreieckig, gestielt oder kurz in den Stiel verschmälert, ganzrandig oder stumpf gezähnt, ohne weiße Punkte, enthalten Einzelkristalle. – 2. Scopolia carniolica JACQ., Solanaceae, heimisch im östlichen und südöstlichen Europa. Blätter schmal-länglich, nach oben breiter, bis 18 cm lang, kahl, sehr dünnhäutig, hellgrün. Epidermiszellen mit weniger ausgeprägten Kutikularstreifen; Spaltöffnungen nur auf der Unterseite. Calciumoxalat wie bei Belladonna, es fehlen die für Belladonna ziemlich charakteristischen Haare. Das beste Erkennungszeichen sind die zuweilen in der Droge anzutreffenden Früchte, bei Belladonna eine zweifächerige, vielsamige Beere mit tief fünfspaltigem Kelch, bei Scopolia eine zweifächerige Kapsel von 1 cm Durchmesser mit hellgrünem, dünnem Kelch, die eine Anzahl lichtbrauner, etwas nierenförmiger, 2 bis 2,5 mm langer Samen enthält. Laut WELLENDORF [Dansk. T. Farm. *30*, 281 (1956)] wird die Verunreinigung des Belladonnapulvers mit Blättern von Scopolia carniolica mittels Zählung von Idioblasten (pro mm) festgestellt. Eine gute Unterscheidung ist papierchromatographisch auf Grund des unterschiedlichen Scopolamingehaltes möglich. – 3. Phytolacca americana L., Phytolaccaceae, Kermesbeere, heimisch in Nordamerika, im Mittelmeergebiet verwildert. Blätter 20 cm lang, eilanzettförmig, gestielt, kahl. Epidermiszellen auf beiden Blattseiten geradlinig-polygonal, ohne Kutikularstreifen; Spaltöffnungen etwas mehr gestreckt, Oxalat reichlich in Form großer Raphidenbündel. – 4. Ailanthus altissima (MILL.) SWINGLE, Simaroubaceae, Götterbaum, heimisch in Indien, China und Japan, als Zierbaum angepflanzt. Blätter zeigen zahlreiche einzellige, sehr kurze Deckhaare, die auch fehlen können. Spaltöffnungen unterseits zahlreich. Calciumoxalat in der Nachbarschaft der Nerven in Form von Rauten. – 5. Physalis alkekengi L., Solanaceae, Judenkirsche. Die Blätter lassen sich mikroskopisch von Belladonnablättern unterscheiden. Nach Aufhellung mit Kalilauge und Natriumperborat findet man reichlich Calciumoxalatdrusen und Einzelkristalle, die über die ganze Fläche zerstreut sind. – 6. Lonicera xylosteum L., Caprifoliaceae. Lonicera-Blätter wurden von WEBER u. STAHL [Dtsch. Apoth.-Ztg *91*, 849 (1951)] wiederholt als Verunreinigungen beobachtet. Blätter 3 bis 5 cm lang und 3 bis 3 cm breit. Sie besitzen etwa 35 µm große Oxalatdrusen und etwa 700 µm lange, dickwandige, einzellige Haare. Kristallsand und Gliederhaare fehlen. Epidermiszellwände getüpfelt (perlschnurartiges Aussehen). Die für Belladonnablätter charakteristische Kutikularstreifung fehlt. Weitere Verfälschungen sind die Blätter von Carpinus betulus L., Betulaceae, Hain- oder Weißbuche, Solidago virgaurea L., Asteraceae, und verschiedener Plantago-Arten, Plantaginaceae. Phytolacca acinosa ROXB., Phytolaccaceae, kommt nach KHANNA u. ATAL [J. Pharm. Pharmacol. *12*, 365 bis 371 (1960)] als Verfälschung von Atropa acuminata ROYLE vor.

Inhaltsstoffe. Durchschnittlicher Gesamtalkaloidgehalt 0,2 bis 0,5%. Da er von verschiedenen Faktoren wie Standort, Zeitpunkt der Ernte, Trocknungsweise u.a. abhängig ist, kann er von dem genannten Wert stark abweichen und zwischen 0,1 und 1,2% betragen. Nach SCHRÖDER (Hdb. der Pflanzenernährung, SCHARRER u. LINSER, Wien/New York: Springer 1965) wird der Alkaloidgehalt durch Sonneneinstrahlung und Stickstoffdüngung erhöht, durch Niederschlagsreichtum vermindert. Vergesellschaftung mit Artemisia vulgaris soll ihn bis auf 1,3% erhöhen. DALEFF et al. [Pharm. Zentralh. *95*, 437 (1956)] stellten folgenden Alkaloidgehalt fest: während der Knospenbildung 0,45% in den Blättern, 0,35% in den oberen Stengelteilen, 0,19% in den unteren Stengelteilen; zu Beginn der Blütezeit entsprechend 0,47%, 0,45%, 0,20% und zur Fruchtreife 0,36%, 0,27% und 0,09%. In den Blüten durchschnittlich 0,4%, in den Früchten 0,65% und in den Samen 0,8% Alkaloide. Über Tagesschwankungen des Alkaloidgehaltes bei Atropa, Datura und Hyoscyamus berichtet HEGNAUER [Pharm. Weekbl. *88*, 106 (1953)]. Nach Ind. P. C. 53 beträgt der durchschnittliche Gesamtalkaloidgehalt der Droge aus Atropa acuminata 0,45%, der aus A. belladonna 0,4%. Nach MERCKWELL (zit. nach HENRY: Plant Alkaloids, London 1949) enthält A. acuminata viele flüchtige Alkaloide. Hauptalkaloid ist das L-Hyoscyamin $C_{17}H_{23}NO_3$, Fp. 108 bis 111°, je nach Racemisierung zu 70% und mehr. In frischer Droge ist Atropin (D,L-Hyoscyamin), Fp. 116 bis 117°, kaum oder gar nicht vorhanden. Es entsteht durch Racemisierung von L-Hyoscyamin während der Trocknung und Lagerung der Droge oder bei nicht schonender Extraktion der Alkaloide.

Atropin (D,L-Hyoscyamin)

Weitere Alkaloide sind in geringer Menge Scopolamin (Hyoscin) $C_{17}H_{21}NO_4$, Fp. 59° (Hydrat), nach OSWALD u. FLÜCK [Sci. pharm. (Wien) *32*, 136 (1964)] jedoch zu 1/10 des Gesamtalkaloidgehaltes, Atropamin (Apoatropin) $C_{17}H_{21}NO_2$, Fp. 62°, und Belladonnin $C_{34}H_{42}N_2O_4$, Fp. 129°, ferner Nicotin.

Scopolamin   Atropamin

In der unreifen Frucht überwiegend Hyoscyamin, in der reifen dagegen fast ausschließlich Atropin. In den Samen hauptsächlich Hyoscyamin. An wasserdampfflüchtigen Basen sind N-Methylpyrrolin, N-Methylpyrrolidin, Pyridin und ein noch nicht näher charakterisiertes Diamin mit einem Pyrrolkern vorhanden, außerdem das Cumaringlucosid Scopolin (Methylaesculin) $C_{16}H_{18}O_9$, Fp. 218° und das entsprechende Aglykon Scopoletin (Chrysatropin) $C_{10}H_8O_4$, Fp. 204 bis 205°, das als im UV-Licht blau fluoreszierende Substanz nach VARADI [ref. Pharm. Zentralh. *100*, 176 (1961)] zur Identifizierung der Belladonnablätter dienen kann. Ferner Cholin, Asparagin, Bernsteinsäure, Phytosterin, Leukatropasäure und 8 bis 9% Gerbstoffe. SONANINI u. STEINEGGER [Pharm. Acta Helv. *41*, 670 (1966)] fanden in der Blattdroge Quercetin- und Kämpferol-7-glucosido-3-rhamnogalaktosid sowie Quercetin- und Kämpferol-7-glucosido-3-rhamnoglucosid, außerdem Mono- und Diglykoside, die nach LIST [Arch. Pharm. (Weinheim) *298*, 107 (1965)] aus den zuckerreichen genuinen Glykosiden durch enzymatische und saure Hydrolyse entstehen.

Für den qualitativen Nachweis der Tropaalkaloide in der Droge eignen sich neben der Vitali-Methode (s. Identitätsreaktionen der Arzneibücher) besonders chromatographische Verfahren, wie die 3 Vorschläge für Dünnschichtchromatographie nach TEICHERT et al. [Dtsch. Apoth.-Ztg *100*, 477 (1960)] sowie die Rundfilterchromatographie nach ROMEIKE [Pharmazie *7*, 496 (1952)]. Auch einige Pharmakopöen haben die Chromatographie als Prüfungsmethode aufgenommen (s. Prüfung). Dünnschichtchromatographie nach TEICHERT: Die Alkaloide werden auf neutralen Kieselgelplatten mit Dimethylformamid-Diäthylamin-Äthanol-Essigester (1:1:6:12) (I) oder auf den mit 0,5 n KOH imprägnierten Kieselgelplatten mit Äthanol 70%ig-Ammoniak 25%ig (99:1) (II) oder auf Celluloseplatten, die mit Formamid imprägniert sind, aufgetrennt. Im letzteren Falle wird zunächst mit Heptan-Diäthylamin (500:1) (IIIa), dann in gleicher Richtung mit Benzol-Heptan-Chloroform-Diäthylamin (6:5:1:0,02) (IIIb) chromatographiert. Zur Herstellung der alkalischen Kieselgelschicht wird anstatt Wasser 0,5 n Kalilauge verwendet. Zur Bereitung der imprägnierten Celluloseschicht werden die 30 Min. lang bei 110° getrockneten Celluloseplatten in Aceton-Formamid (4:1) eingetaucht und anschließend 5 bis 10 Min. mit Kaltluft (Föhn) getrocknet. Auf der imprägnierten Celluloseschicht chromatographiert man zunächst über 15 cm mit Laufmittel IIIa, dann über 10 cm mit IIIb in gleicher Richtung. R_f-Werte nach TEICHERT et al.:

Verbindung	Laufmittel			Verbindung	Laufmittel		
	I	II	III		I	II	III
Tropin	0,16	0,03	0,13	Atropamin	0,44	0,44	0,74
Belladonnin	0,26	0,17	0,69	Scopolamin	0,73	0,83	0,53
Atropin	0,37	0,36	0,15				

Der Nachweis erfolgt für I und II mit modifiziertem Dragendorff-Reagens. Bei III wird die Anfärbung durch das Formamid gestört: Das Chromatogramm wird vor dem Aufbringen von Dragendorff-Reagens mit einer 0,25%igen Lösung von $NaNO_2$ in 0,5%iger HCl besprüht. Hierdurch wird das Formamid zu Ameisensäure oxydiert. Höhere Nitritkonzentrationen sind zu vermeiden, da überschüssige HNO_2 aus dem Reagens Jod freimacht, das die Platten braunschwarz färbt. Erfassungsgrenze etwa 1 γ. Eine Reinigung der Belladonnaauszüge vor der Chromatographie kann nach der folgenden Methode von ROMEIKE vorgenommen werden. Rundfilterchromatographie nach ROMEIKE: Extraktion. Das bei 60 bis 70° getrocknete und zerriebene Pflanzenmaterial wird 1 Std. mit Äthanol ausgeschüttelt. Nach Filtration wird der Alkohol abdestilliert, der Rückstand mit einigen ml Chloroform aufgenommen, 10 ml 6%ige Essigsäure zugesetzt und das Chloroform auf dem Wasserbad verdunstet. Der essigsaure Extrakt wird filtriert, Schale und Filter werden zweimal mit einigen ml Wasser nachgespült. Nach Alkalisieren mit 5%igem Ammoniak wird zunächst mit Chloroform ausgeschüttelt, dann die ammoniakalische Lösung auf dem Wasserbad eingedampft und der Rückstand mit Chloroform behandelt. Die vereinigten Chloroformauszüge sind nach Eindampfen auf 1/2 bis 1 ml zur Chromatographie bereit. Chromatographie. Die Rundfilter werden in einer Größe von etwa 12 cm Durchmesser zugeschnitten, so daß sie etwa 1 cm über den Rand der Petrischale (10 cm Durchmesser) hinausragen. Zwei Parallelschnitte in der Laufrichtung des Papieres, beginnend an der Peripherie und genau links und rechts des Mittelpunktes endend, bilden einen 2 bis 3 mm breiten Streifen, der später als Docht dient. Mit Hilfe einer Mikropipette wird das Alkaloidgemisch, in Alkohol oder Chloroform gelöst, auf den Startpunkt, den Mittelpunkt des Filters, aufgetragen, so daß 0,0025 ml ausfließen, wobei ein Fleck von etwa 5 mm Durchmesser entsteht. Nach Verdunsten des Lösungsmittels bringt man das Filter in eine mit Dampf der stationären Phase gesättigte Atmosphäre. Am zweckmäßigsten benutzt man dazu einen Exsiccator, auf dessen Grund sich mit Butanol gesättigtes und mit einigen ml Eisessig versetztes Wasser befindet. Nach 3 bis 6 Std. wird das vorbereitete Filter rasch über die Petrischale gespannt, deren Boden mit der mobilen Phase (Gemisch von 100 Teilen Butanol und 10 Teilen Eisessig, das tropfenweise mit Wasser gesättigt worden war) bedeckt ist, so daß der Docht in die Flüssigkeit taucht. Der überstehende Rand wird durch Aufstülpen des Deckels festgeklemmt. Nach 2 bis 3 Std. hat die Lösungsmittelfront den Rand der Schale erreicht, das Filter wird vorsichtig herausgenommen und nach Markierung der Lösungsmittelfront bei 100° getrocknet. Bei Besprühen mit verd. Dragendorff-Reagens werden die Einzelsubstanzen als konzentrische farbige Ringe sichtbar. Scopolamin und Atropin geben eine orange, Scopin[1] und Tropin eine violette Färbung. Die R_f-Werte sind bei Papiersorte 2043a von Schleicher & Schüll für Atropin 0,70, für Scopolamin 0,60, für Tropin 0,46 und für Scopolin 0,36. Die Methode ist bei Atropin und Scopolamin für Mengen zwischen 30 und 200 γ anwendbar. bei Tropin und Scopin für Mengen von 10 bis 50 γ. Aus dem ungefähren Gesamtalkaloidgehalt des Pflanzenmaterials läßt sich die für ein brauchbares Chromatogramm aufzutragende Menge abschätzen. In den einfachsten Fällen genügen 0,0025 ml Lösung. Ist diese weniger konzentriert, so müssen mehrere Tropfen nacheinander aufgetragen werden, wobei immer so lange zu warten ist, bis der vorhergehende Tropfen getrocknet ist. Im ganzen sind etwa 50 bis 100 γ Alkaloid für ein gutes Chromatogramm erforderlich. Dieses Verfahren läßt sich zu einer quantitativen, kolorimetrischen und getrennten Bestimmung von Atropin/Hyoscyamin und Scopolamin erweitern. Nach ROMEIKE (s. o.) werden die Alkaloidflecken eluiert und nach der Methode von VAN OS [Rec. Trav. chim. Pays-Bas 64, 1 (1945)] mit Dimethylaminobenzaldehyd im Pulfrichphotometer bestimmt. HÖRHAMMER et al. [Dtsch. Apoth.-Ztg 108, 1616 (1968)] arbeiteten für die Identifizierung und Untersuchung von Tinkturen und Extrakten der pharmazeutisch verwendeten Solanaceendrogen Folia Belladonnae, Folia Hyoscyami, Herba Hyoscyami mutici, Folia Stramonii, Semen Stramonii und Radix Belladonnae ein dünnschichtchromatographisches Schnellverfahren aus, das sich auf den Nachweis der für die einzelnen Drogen charakteristischen Flavonoide, Cumarine und anderen sekundären Inhaltsstoffe gründet.

Prüfung. Identität. Fällungs- und Farbreaktionen nach ÖAB 9: Schüttelt man etwa 0,5 g gepulverte Tollkirschenblätter mit einer Mischung von 2,5 ml verd. Salzsäure (R) und 2,5 ml Wasser 3 Min. lang und filtriert, so gibt 1 ml des Filtrates auf Zusatz von Mayers

---

[1] Anstelle der Bezeichnung Scopin wird in der Literatur auch Scopolin und Oscin gebraucht. Ersteres führt leicht zu Verwechslungen mit Scopolin (= Methylaesculin, s. S. 312).

Reagens (R) sofort einen deutlichen Niederschlag. Analog Hisp. IX. – Der Rest des Filtrates wird mit Ammoniak (R) bis zur alkalischen Reaktion versetzt und mit 10 ml Äther (R) ausgeschüttelt. Die abgetrennte Ätherlösung dampft man in einer Porzellanschale auf dem Wasserbad zur Trockne ein, versetzt mit einigen Tropfen rauchender Salpetersäure (R) und verdampft nochmals zur Trockne. Befeuchtet man den gelblichen Rückstand mit einigen Tropfen alkoholischer Kaliumhydroxidlösung (R), so tritt eine violette Färbung auf. Fügt man 5 ml Aceton (R) hinzu, so entsteht eine violette Lösung, die sich nach einiger Zeit wieder entfärbt (Vitali-Methode). Analog DAB 7 – BRD und Ned. 6. – Chromatographische Methoden (s. auch Inhaltsstoffe): Dünnschichtchromatographie nach DAB 7 – DDR: Adsorptionsschicht: Kieselgel G. – Aufzutragende Lösung: 0,5 g fein gepulverte Substanz werden mit 5 ml n Schwefelsäure versetzt und 2 Min. geschüttelt. Die Mischung wird filtriert. Das Filtrat wird nach Zusatz von 5 ml 6 n Ammoniaklösung und 5 ml Äther geschüttelt. 48 bis 50 µl der abgetrennten Ätherlösung werden auf den ersten Startpunkt aufgetragen. – Aufzutragende Lösung der Testsubstanz: 0,005 g Atropinsulfat werden in 20 ml Methanol gelöst. 28 bis 30 µl der Lösung werden auf den zweiten Startpunkt aufgetragen. – Lösungsmittelgemisch: 50 ml Chloroform, 40 ml Aceton und 10 ml Diäthylamin werden gemischt. Die Mischung wird als Laufmittel verwendet. – Laufstrecke: 10 bis 12 cm. – Trocknung: Die Dünnschichtplatte wird im Trockenschrank bei 120° 30 bis 40 Min. getrocknet. – Reagens: Kaliumtetrajodowismutat(III)-RL. – Sichtbarmachung: Die Dünnschichtplatte wird mit dem Reagens besprüht. – Auswertung: Der R_f-Wert des Testsubstanzfleckes muß im Bereich von 0,35 bis 0,50 liegen. Das Chromatogramm zeigt über dem ersten Startpunkt einen braunen Fleck mit dem R_f-Wert des Fleckes der Testsubstanz. – Helv. VI verwendet als Laufmittel Methyläthylketon-Methanol-Ammoniak 25%-Wasser 60 : 30 : 3 : 7 (Vol.), als Sprühmittel Dragendorff-Reagens. Es werden aufgetragen: 10 µl der bei der Gehaltsbestimmung erhaltenen Lösung, 10 µl einer 0,35 Gew./Vol.%Lösung von Atropiniumsulfat und 2 µl einer 0,35 Gew./Vol.%-Lösung von Scopolaminiumbromid. Es erscheint ein kräftiger, orangefarbener Fleck, der mindestens so groß sein muß wie der entsprechende Fleck bei Atropin. Ein sehr kleiner Fleck, entsprechend dem Scopolamintest, kann vorhanden sein. Bei R_f ca. 0,43 darf höchstens ein sehr kleiner Fleck auftreten (Apoatropin). Bei R_f ca. 0,09 darf kein roter Fleck sichtbar sein (Tropanol). – Ph. Europ. 69 entwickelt mit Aceton-Wasser-konz. Ammoniak 90 : 7 : 3 (Vol.). Sprühmittel Kaliumtetrajodowismutat, anschließend 0,1 n Schwefelsäure; die Flecken erscheinen orangerot auf gelbem bis grauem Hintergrund.

Papierchromatographie nach CF 65: Die Chromatographie erfolgt mit Butanol-Eisessig-Wasser (4 : 1 : 5) nach der aufsteigenden Methode. Man trägt 5 bis 10 µl einer etwa 1%igen äthanolischen (95%) Gesamtalkaloidlösung (durch vorherige Gehaltsbestimmung ermittelt und eingestellt) sowie 0,5%ige Testlösungen von Hyoscyaminsulfat und Scopolaminhydrobromid tropfenweise auf Papier (Fa. Le Laboratoire National de la Santé Publique) auf. Die Detektion erfolgt nach dem Entwickeln und Trocknen des Chromatogramms mit salzsaurem Dragendorff-Reagens (R). Es zeigt sich ein deutlicher Fleck in Höhe der Testsubstanz Hyoscyamin und ein weiterer schwächerer, der dem Scopolamintest entspricht (letzterer kann sehr schwach sein und bei manchen Proben sogar fehlen!).

In der CF 65 ist ferner eine Methode für die Anwendung der Elektrophorese beschrieben. Hierbei wird 2%ige Ammoniaklösung als Elektrolyt verwendet. Die Bestimmung wird mit 10 µl der Alkaloidlösung und mit je 5 µl der Testlösungen ausgeführt. Dauer $1^1/_2$ Std. Nach dem Trocknen werden die Flecken wie oben beschrieben, sichtbar gemacht und mit den Testflecken verglichen. Jap. 62: Identität wie unter Scopolia.

Mindestgehalt an Alkaloiden, ber. als Hyoscyamin bzw. Atropin: 0,3% fordern alle Pharmacopöen mit folgenden Ausnahmen: 0,35% USP XVIII, Ned. 6; 0,25% Hung. VI; mind. 0,3%, max. 0,5% CF 65. Nach Ross. 9 muß der Alkaloidgehalt jährlich überprüft werden. Wäßriger Extraktgehalt mind. 25%, Extraktgehalt in 70% Alkohol mind. 20%, Hung. VI. – Max. Aschegehalt 14% Pol. III; 15% DAB 7 – BRD, DAB 7 – DDR, ÖAB 9, Pl.Ed. I/1, Ross. 9, Jug. II, CsL 2, Ned. 6, Belg. V, Ital. VII, Chil. III, Brasil. 2, Jap. 62, Ind. P. C. 53; 16% Nord. 63, Fenn. 37, Hisp. IX; 16,5% Hung. VI. – Sulfatasche max. 16% Helv. VI; 18% Ph. Europ. 69, CF 65. – Säureunlösliche Asche max. 1% ÖAB 9; 2% Pol. III; 3% BP 68, USP XVIII, Ross. 9, Ned. 6, Ital. VII, Jug. II, Hung. VI, CsL 2, Brasil. 2, Jap. 62; 4% Ph. Europ. 69; 5% Belg. V, Hisp. IX, Chil. III, Ind. P. 66, Ind. P. C. 53. – Max. Feuchtigkeitsgehalt 10% Pol. III; 13% Ross. 9, Jug. II, CsL 2, Hung. VI. – Fremde org. Beimengungen max. 0,5% Ross. 9; 2% Ind. P. 66, Ind. P. C. 53, BP 68. – Fremde Pflanzenteile max. 2% Belg. V; 10% Hung. VI. – Mineralische Beimengungen max. 0,5% Ross. 9. – Unschädliche Beimengungen max. 0,5% DAB 7 – DDR. – Stengel und andere Pflanzenteile: Blüten, Früchte und Stengel von Atropa belladonna dürfen nicht vorhanden sein, DAB 7 – BRD; max. 3% Stengel, Früchte und Blüten der Stammpflanze, CsL 2; max. 3% Stengel (mehr als 5 mm Durchmesser) Ph. Europ. 69, BP 68, CF 65; (mehr als 10 mm Durchmesser) USP XVIII, Hung. VI, Ned. 6, Jap. 62; max. 4% Knospen, Früchte und Blüten, Ross. 9; max. 10% Stengel, Früchte u. a. Teile, Jug. II. – Verfärbte

Bestandteile max. 3% CsL 2; 4% Ross. 9; 5% (bei mehr als 5% ist die Droge als 2. Qualität zu kennzeichnen) DAB 7 – DDR. – Andere Solanaceendrogen: Das Chromatogramm (s. Identitätsprüfung) darf nach DAB 7 – DDR nur den Fleck mit dem R_f-Wert des Fleckes der Testsubstanz zeigen. Der Fleck muß nahezu die gleiche Größe wie der Testsubstanzfleck haben. – Minderwertige Droge: Blüten, Früchte und Stengel dürfen nicht vorhanden sein. Blüten sind gekennzeichnet durch Kronblattfragmente, deren Epidermis innen papillös ist und außen Köpfchenhaare trägt. Die gelben, etwa 40 µm großen, fast kugeligen Pollenkörner haben 3 breite Keimfurchen und abwechselnde Reihen von Poren und Höckern auf der Exine. Früchte sind gekennzeichnet durch polygonale Epidermiszellen, teilweise mit gekräuselter Kutikula. Samenschalen besitzen große, weiße bis braune, dickwandige, wellige Epidermiszellen. Stengel haben verholzte Fasern, DAB 7 – BRD.

Gehaltsbestimmung. Über die quantitative Bestimmung der Alkaloide in der Droge existieren zahlreiche Arbeiten, die versuchen, Fehlerquellen auszuschalten, die besonders in den Zersetzungsprodukten der Alkaloide und in den flüchtigen Pflanzenbasen zu suchen sind. Eine Reihe von Arbeiten beschäftigen sich mit Vergleichen bekannter Methoden und kommen zu teilweise recht unterschiedlichen Ergebnissen. So konnten SCHNEKENBURGER u. HARTIKAINEN [Dtsch. Apoth.-Ztg *105*, 861 (1965)] mit Hilfe der Dünnschichtchromatographie nachweisen, daß die für das DAB 7 – BRD vorgeschlagene Methode (s. u.) recht genaue Alkaloidwerte ergibt. Ferner wurde gezeigt, daß bei der als sehr genau geltenden Methode der BP 63 (übernommen in BP 68) Überwerte erhalten werden, weil sie zwar Alkaloidverluste vermeidet, aber nicht alle aus der Droge extrahierten basischen Verunreinigungen entfernen kann. Zusammenfassungen über die maßanalytischen, gravimetrischen, kolorimetrischen und chromatographischen Verfahren findet man bei GSTIRNER sowie bei SCHULTZ u. ZYMALKOWSKI (Die quantitative Bestimmung der Alkaloide in Drogen und Arzneizubereitungen, Stuttgart 1960). Nach den Gehaltsbestimmungen der meisten Pharmacopöen werden die Alkaloidlösungen zur Vertreibung der flüchtigen Basen mehrmals vor der Filtration zur Trockne eingeengt. Die Basen lassen sich auf diese Weise jedoch nur unvollständig entfernen. Die Methode nach PI.Ed. I/1 läßt neben der direkten Titration der Alkaloide die alkalimetrische Bestimmung der Tropasäure nach alkalischer Verseifung der Tropaalkaloide zu. Dieses Verfahren vermeidet die Mitbestimmung der fremden Basen mit Sicherheit (s. Gesamtalkaloidbestimmung nach PI.Ed. I/1). Nach Nord. 63 werden die Alkaloidlösungen durch Säulenchromatographie an Kieselgur und Aluminiumoxid mit Chloroform und einer Mischung von Chloroform-Ammoniak als Elutionsmittel gewonnen. Von der zu bestimmenden Chloroformlösung wird ein Teil zur Ermittlung der Drehung im polarisierten Licht, der Rest wie bei der oben erwähnten Methode der meisten Arzneibücher zur Titration verwendet. – Gesamtalkaloidbestimmung nach DAB 7 – BRD: 10 g fein gepulverte Droge (Sieb VI), bis zur 2. Dezimale des Grammgewichtes genau gewogen, werden in einem 250-ml-Kolben mit 100,0 g Äther (R) und nach kräftigem Umschütteln mit 7,0 g 6 n Ammoniak (R) versetzt. Die Mischung bleibt unter häufigem, kräftigem Umschütteln 1 Std. lang stehen. Nach dem Absetzenlassen wird die ätherische Lösung durch einen kleinen Wattebausch in einen 150-ml-Kolben gegossen, das Gemisch mit 1,0 g Talcum (R) und nach 3 Min. langem Schütteln mit 5,0 ml Wasser versetzt. Nach kräftigem Durchschütteln und vollständiger Klärung wird die ätherische Lösung durch ein trockenes, gut bedecktes Filter in ein Kölbchen filtriert und gewogen (50 g Filtrat entsprechen 5,0 g Droge); etwa 2/3 des Äthers werden abdestilliert. Nach Zusatz von 10,0 ml Wasser und 5,0 ml 0,1 n Salzsäure (V) wird die Mischung auf dem Wasserbad bis zum Verschwinden des Äthergeruches erwärmt, (= saure Lösung) und in einen Scheidetrichter filtriert; Kolben und Filter werden dreimal mit je 5,0 ml Wasser nachgewaschen. Die saure Lösung wird dreimal mit je 20 ml Äther (R) ausgeschüttelt. Die Ätherausschüttelungen werden in einem 2. Scheidetrichter gesammelt; die wäßrige Abscheidung, die sich nach kurzem Stehenlassen bilden kann, wird zur sauren Lösung zurückgegeben. Die Ätherauszüge werden verworfen. Die saure Lösung wird mit 6 n Ammoniak (R) bis zur deutlich alkalischen Reaktion versetzt und dreimal mit je 20,0 ml Chloroform (R) ausgeschüttelt. Die Abtrennung der einzelnen Chloroformauszüge, sofern diese nicht klar sind, erfolgt etwa 1 Std. nach dem Ausschütteln. Die gesammelten Chloroformauszüge werden auf dem Wasserbad zur Trockne eingedampft; der Rückstand wird bis zum Verschwinden des Chloroformgeruches erwärmt, in 5,00 ml 0,02 n Salzsäure (V) aufgenommen und die Lösung nach Zugabe von 10 ml frisch ausgekochtem und wieder abgekühltem Wasser mit 0,02 n Natronlauge (V) unter Zusatz von 0,10 ml Methylrotlösung I (J) zurücktitriert (Feinbürette). 1 ml 0,02 n Salzsäure entspricht 5,788 mg Alkaloiden, berechnet als Hyoscyamin. – Gesamtalkaloidbestimmung nach PI.Ed. I/1: 10,0 g des mittelfeinen Pulvers werden in einen Kolben gebracht und 50 ml einer Mischung aus 4 Raumteilen Äther (R) und 1 Raumteil 95%igem Äthanol (R) zugegeben, kräftig geschüttelt und 10 Min. stehengelassen. Dann fügt man eine Mischung aus 1,5 ml verd. Ammoniak (RL) mit 2 ml Wasser hinzu und schüttelt häufig während 1 Std. Die Mischung wird in einen kleinen, mit Watte verschlossenen Perkolator gebracht. Sobald das Menstruum zu fließen aufgehört hat, wird die Droge kräftig gestopft. Die Perkolation wird mit weiteren 25 ml der Äthanol-Äthermischung und anschließend mit Äther (R) bis zur vollständigen Extraktion der Alkaloide fortgesetzt. Die vollständige Extraktion soll nicht länger als 3 Std. dauern. Dem Perkolat fügt man 20 ml 0,5 n Salzsäure hinzu, schüttelt, läßt trennen und die untere Schicht ablaufen. Die Extraktion wird so oft mit jeweils 10 ml einer Mischung aus 3 Raumteilen 0,1 n Salzsäure und 1 Raumteil 95%igem Äthanol (R) wiederholt, bis alle Alkaloide herausgelöst sind. Die gemischten salzsauren Lösungen werden mit ungefähr 10 ml Chloroform (R) gewaschen. Man läßt das Chloroform in einen zweiten Scheidetrichter, der 20 ml 0,1 n Salzsäure enthält, ablaufen, schüttelt, läßt trennen und verwirft das Chloroform. Die Extraktion der Flüssigkeit im ersten Scheidetrichter wird noch zweimal mit je 5 ml Chloroform (R) wiederholt. Beide Chloroformlösungen läßt man in den zweiten Scheidetrichter abfließen und wäscht mit derselben wäßrigen, salzsauren Lösung wie oben. Zur weiteren Wertbestimmung wird dann eine der beiden folgenden Methoden a) oder b) verwendet: a) Die saure Lösung wird aus dem zweiten Scheidetrichter in den ersten gebracht, mit verd. Ammoniak (RL) deutlich alkalisch gemacht und wiederholt bis zur völligen Extraktion der Alkaloide mit Chloroform (R) ausgeschüttelt. Die vereinigten Chloroformauszüge werden mit ungefähr 3 ml Wasser gewaschen. Der Hauptteil des Chloroforms wird verdampft und der Rückstand der Chloroformlösung in eine flache, offene Schale gebracht. Das Chloroform wird vollständig verdampft, zum Rückstand 2 ml entwässertes Äthanol (R) gegeben, zur Trockne eingedampft, bei 100° getrocknet und so oft in einstündigen Abständen gewogen, bis zwei aufeinanderfolgende Wägungen sich um höchstens 0,001 g voneinander unterscheiden. Der Rückstand wird in 20 ml 0,02 n Schwefelsäure gelöst und mit 0,02 n Natriumhydroxid unter Verwendung von Methylrot (RL) als Indikator titriert. 1 ml 0,02 n Schwefelsäure entsprechen 0,005788 g Hyoscyamin. b) Die sauren Lösungen des ersten und zweiten Scheidetrichters werden in einen Kolben gebracht und nach Zugabe von 10 ml 1 n Natriumhydroxid (RL) auf dem Wasserbad bis auf 10 ml eingedampft. Nach dem Abkühlen wird der verbleibende Rest in einen Scheidetrichter gebracht, der Kolben wird mit 10 ml Wasser gewaschen und 1 Tropfen Methylrot (RL) und tropfenweise 2 n Salzsäure bis zur deutlichen Rotfärbung zugegeben. Dann werden 0,5 ml verd. Salzsäure (R) zugefügt und viermal mit einer Mischung aus 15 ml Chloroform (R) und 5 ml Isopropanol (R) extrahiert. Die filtrierten Auszüge werden auf dem Wasserbad zur Trockne verdampft, der Rückstand in 10 ml Wasser gelöst und nach Zugabe von 5 Tropfen Phenolphthalein (RL) mit 0,02 n Natriumhydroxid bis zur deutlichen Rotfärbung titriert. 1 ml 0,02 n Natriumhydroxid entsprechen 0,005788 g Alkaloiden, berechnet als Hyoscyamin.

Als Mikromethode eignet sich die kolorimetrische Gesamtalkaloidbestimmung nach COLBY und BEAL: Aufstellung der Standardeichkurve: 10 mg Hyoscyaminsulfat (genau gewogen) werden in 15 ml 0,5 n Schwefelsäure gelöst, die Lösung mit 10%iger Ammoniaklösung alkalisiert und mit Chloroform vollständig extrahiert. Aliquote Teile der Chloroformlösung werden in je ein 50-ml-Becherglas überführt und bis fast zur Trockne eingedampft. Dann werden 5 ml 0,5 n Schwefelsäure hinzugefügt, das restliche Chloroform vertrieben, 10 ml 1%ige wäßrige Ammoniumreineckatlösung zugesetzt, um das Alkaloid als unlösliches Reineckat auszufällen. Nach dreißigminütigem Stehen unter häufigem Umrühren wird durch einen Glasfiltertiegel (G 3) vorsichtig abgesaugt und Becherglas und Niederschlag dreimal mit je 2 ml kaltem Wasser nachgewaschen. Ein 25-ml-Meßkolben wird so in die Saugflasche gesetzt, daß das Abflußrohr des Filtertiegels in den Kolbenhals hineinragt. Der Niederschlag wird in kleinen Portionen Aceton quantitativ gelöst und der Meßkolben mit Aceton bis zur Marke aufgefüllt. Nach sorgfältigem Mischen wird die Extinktion der Lösung bei etwa 530 nm in einem geeigneten Photometer gegenüber Aceton als Vergleichslösung gemessen und die gefundenen Werte in einer Standardkurve eingetragen. Ausführung der Bestimmung: Etwa 1 g pulverisierte Belladonnadroge (genau gewogen) werden mit 1 ml 95%igem Äthanol und 1 ml 10%iger Ammoniaklösung befeuchtet, 5 ml Chloroform zugesetzt und die Mischung 2 bis 3 Min. zum Sieden erhitzt. Die Mischung wird in einen Mikroperkolator überführt, der mit einem mit Chloroform angefeuchteten Wattebausch verschlossen ist und in einen 60-ml-Scheidetrichter mündet. Es wird mit warmem Chloroform mit einer Geschwindigkeit von höchstens 1 Tr. je Sek. perkoliert, bis mind. 30 ml Perkolat erhalten sind. Das Perkolat wird fünfmal mit je 10 ml 0,5 n Schwefelsäure ausgeschüttelt. Die vereinigten Säurelösungen werden mit 10%iger Ammoniaklösung alkalisiert und mit Chloroform vollständig extrahiert. Die Chloroformlösungen werden vereinigt und wie bei der Aufstellung der Standardeichkurve weiter verfahren. Die vorhandene Alkaloidmenge, bezogen auf Hyoscyamin, ist aus der Eichkurve abzulesen und der Prozentgehalt in der Droge zu berechnen. Eine weitere kolorimetrische Methode ist die nach FEBVRE [Ann. pharm. franç. *15*, 638—639 (1957)] modifizierte Vitali-Morin-Probe, die als zuverlässig angesehen wird. Wegen der unterschiedlichen Wirksamkeit von L-Hyoscyamin nnd Atropin ist auch die Bestimmung der Einzelalkaloide wünschenswert, wozu sich vor allem polarimetrische und chromatographische Methoden eignen.

Nach EDER u. RUCKSTUHL [Pharm. Acta Helv. *18*, 605 (1943)] wird der Hyoscyamingehalt neben Atropin unter Vernachlässigung des Scopolamins, das die Autoren nicht in der

Blattdroge fanden, polarimetrisch festgestellt. 30 g Droge werden mit 300 g Narkose-Äther und nach kräftigem Umschütteln mit 15 g Ammoniak (10%) versetzt und 1/2 Std. mechanisch geschüttelt. Man läßt 1/2 Std. absetzen und gießt mindestens 220 g der Ätherlösung durch Watte. Gegen Ende der Filtration wird durch Aufgießen von einigen ml Wasser auf den Brei im Trichter der Äther verdrängt. Zum Filtrat fügt man 15 ml Wasser, schüttelt kräftig durch und läßt bis zur Klärung stehen (etwa 15 Min.). 203 g der klaren Ätherlösung (= 20 g Droge) werden durch Watte in einen 500-ml-Erlenmeyerkolben gegeben, der Äther auf dem Wasserbad vollkommen abdestilliert, der Kolben nach dem Erkalten mit Rückstand bis auf eine Dezimalstelle genau gewogen und das Gewicht notiert. Der Rückstand wird in 70 g Narkose-Äther gelöst, 90 ml 0,1 n Salzsäure hinzugefügt, der Kolben einige Male kräftig umgeschwenkt, der Äther auf dem Wasserbad vorsichtig abdestilliert und der Kolbeninhalt bis zum Verschwinden des Äthergeruchs erwärmt. Nach dem Erkalten wird das Gewicht der Flüssigkeit mit 0,1 n Salzsäure auf 98 g ergänzt, die saure Alkaloidlösung mit 1,5 g Talk geschüttelt und 80 g der Lösung (= 16 g Droge) durch ein Faltenfilter von 7 cm Durchmesser in einen Scheidetrichter von 150 ml Inhalt filtriert. In mehreren Portionen werden insgesamt 1,8 g festes Natriumhydrogencarbonat in den Scheidetrichter gegeben. Die hydrogencarbonatalkalische Lösung wird zwecks Entfernung gefärbter Stoffe dreimal mit je 20 ml Äther ausgeschüttelt. (Die geringe Basizität des Natriumhydrogencarbonats reicht nicht aus, um die stärker basischen Solanaceenalkaloide aus ihren Salzen in Freiheit zu setzen, genügt aber zur Ausscheidung schwach basischer Stoffe.) Die das Atropin und Hyoscyamin enthaltende wäßrige Lösung wird mit 3 ml konz. Ammoniak versetzt und mit 30, 25, 20, 20 ml Chloroform ausgeschüttelt. Die erhaltene Chloroformlösung wird nach etwa halbstündigem Stehen durch einen Faltenfilter von 7 cm Durchmesser in einen 250-ml-Erlenmeyerkolben filtriert. Arzneiflasche und Filter werden mehrmals mit wenig Chloroform nachgewaschen. Die erhaltene Chloroformlösung wird auf dem Wasserbad fast vollständig abdestilliert; die letzten Chloroformreste werden zwecks vollständiger Beseitigung des Ammoniaks durch Einblasen eines Luftstroms entfernt. Der Alkaloidrückstand wird hierauf in wenig Chloroform gelöst, die Lösung in ein Meßkölbchen von 20 ml Inhalt gespült und bis zur Marke mit Chloroform aufgefüllt. Die gut durchgemischte Chloroformlösung wird, falls notwendig, blank filtriert und zur Bestimmung des Hyoscyamins im 220-mm-Rohr polarimetriert. Der Nullpunkt des Polarimeters muß vorher mit reinem Chloroform ermittelt werden.

Die Berechnung des Hyoscyamingehalts erfolgt nach folgender Formel:

$$p = \frac{\alpha \cdot 100 \cdot 100}{l \cdot [\alpha]_D^{20} \cdot 5 \cdot S}.$$

α gefundener Drehwinkel;
l Länge des Polarisationsrohres in Dezimetern;
p Gehalt der Droge an Hyoscyamin in %.

Die spezifische Drehung des Hyoscyamins in Chloroform beträgt $-25{,}2°$. S ist das Gewicht der Droge, in diesem Fall 16 g, welche den 20 ml der polarimetrierten Chloroformlösung entsprechen.

10 ml der zur Messung benutzten Lösung (= 8 g Droge) werden in einen Erlenmeyerkolben von 100 ml abpipettiert. Das Chloroform wird auf dem Wasserbad abdestilliert und der Rückstand mit 5 ml Äthanol aufgenommen. Das Äthanol wird vollständig verdampft und der Rückstand während 2 Std. auf dem siedenden Wasserbad oder bei 100° getrocknet. Anschließend wird er in 3 ml Äthanol gelöst, dann werden 25 ml frisch ausgekochtes und wieder erkaltetes Wasser und 10 Tropfen Methylrot-Lösung oder Methylrot-Methylenblau-Lösung (8 Tropfen Methylrotlösung + 1 Tropfen Methylenblau-Lösung, 0,1% in Äthanol) hinzugegeben und mit 0,1 n Salzsäure bis zur Rotfärbung bzw. Rosaviolettfärbung titriert. 1 ml 0,1 n Salzsäure = 0,0289 g Alkaloide.

Die Titration ergibt die Summe von Hyoscyamin + Atropin. Zieht man den durch Polarisation für Hyoscyamin erhaltenen Prozentwert von dem durch Titration ermittelten Atropin-Hyoscyamin-Prozentwert ab, so erhält man den Prozentgehalt der Droge an Atropin.

Getrennte Bestimmungen von Hyoscyamin/Atropin und Scopolamin lassen sich nach ROMEIKE [Pharmazie 7, 496 (1952)] mit Hilfe p.chr. Trennung (s. Inhaltsstoffe – qualitative Nachweise) und kolorimetrischer Bestimmung der Alkaloide durchführen. SOLOM et al. (Amer. Soc. Pharmacogn. Iowa, 1968) verwenden zur quant. Bestimmung von Atropin und Scopolamin die Gaschromatographie.

Ferner beschreiben OSWALD u. FLÜCK [Pharm. Acta Helv. 39, 293 (1964)] eine dünnschichtchromatographische Methode, deren quantitative Auswertung auf der Planimetrierung der entsprechenden Flecken und Bezugnahme auf eine mitchromatographierte Standardsubstanz beruht.

Aufbewahrung. Vorsichtig. Separandum. In gut verschlossenen Behältern, trocken (nach CsL 2 zuvor über Kalk getrocknet), vor Licht geschützt. Über Kalk bis zu 1 Jahr, Jug. II. Eine Äthylenoxidbehandlung bewirkt eine Abnahme des Alkaloidgehaltes um 11% [SAMUELSSON et al.: Acta Pharm. Suecica 5, 199 (1968)].

Wirkung. L-Hyoscyamin und Atropin wirken qualitativ gleichartig und haben zwei typische Wirkungskomponenten: 1. eine zentral-erregende Wirkung durch relativ hohe Dosen und 2. eine peripher-lähmende, schon durch niedrige Gaben zustande kommende Wirkung. Die zentral-erregende Wirkung betrifft vor allem das Großhirn, das Zwischenhirn und das verlängerte Mark. Es treten mit der Größe der Dosis an Stärke zunehmend, auf: zunächst Anregung, Munterkeit, lebhafte Ideenflucht, Rede- und Bewegungsdrang, Heiterkeit, Lachlust, dann regelrechte Aufregungs- und Verwirrungszustände mit Sinnestäuschungen (besonders Gesichts- und Gehörhalluzinationen), auffallend starke Suggestibilität, nach noch größeren Gaben schwere akute Geistesstörung „symptomatische Psychose" mit bis zur Raserei sich steigernden heftigen Tobsuchtsanfällen und klonischen (epileptiformen) Krämpfen. Zeichen zentraler Erregung sind außerdem: Beschleunigung und Vertiefung der Atmung, Steigerung der Körpertemperatur (Reizung des sympathischen Wärmeregulationszentrums), intensive Hautrötung (Erregung des Vasodilatatorenzentrums). Der zentralen Erregung folgt – um so schneller je größer die Dosis war – zentrale (narkoseartige) Lähmung, die sich in Verschwinden der Erregungserscheinungen, zunehmender Beruhigung, Erschlaffung, Schlafsucht, endlich in tiefem Schlaf äußert und (nach letalen Dosen) unter Absinken der Körpertemperatur und Kollaps im Koma zur tödlichen zentralen Atemlähmung führt. Die peripher-lähmende Wirkung kommt schon durch zentral noch nicht oder nur wenig erregend wirkende Hyoscyamin- bzw. Atropingaben zustande und betrifft in spezifischer Weise alle cholinergisch reagierenden parasympathischen Nervenendigungen. Durch die Ausschaltung dieser Elemente – und durch dadurch gleichzeitig erfolgende kompensatorische Erregbarkeitssteigerung der adrenergischen Nerven, ergeben sich als wichtigste Symptome der peripheren Hyoscyamin- bzw. Atropinwirkung: starke und langanhaltende Mydriasis mit gleichzeitiger erheblicher Erhöhung des intraokularen Druckes, etwas später einsetzende und nicht so nachhaltige Ausschaltung der Akkomodation (dadurch Unmöglichwerden des Nahsehens); Einschränkung bis Aufhebung der Sekretion der Tränen-, Speichel-, Nasen-, Rachen-, Kehlkopf-, Bronchial-, Magen-, Milch- und besonders auch der Schweißdrüsen; Erschlaffung (Erweiterung) der Bronchien, Ruhigstellung (vor allem Tonusabnahme, Spasmolyse, Dämpfung oder Stillstellung der Peristaltik) des Magen-Darm-Kanals und anderer glattmuskeliger Organe; Abnahme der Sekretion der Darmanhangdrüsen (besonders Gallen- und äußere Pankreassekretion), Abnahme aber auch der Inkretion der durch Erregung cholinergischer Nerven geförderten inkretorischen Organe; starke Beschleunigung und Verstärkung der Herztätigkeit durch Ausschaltung des Vaguseinflusses, was, verbunden mit gleichzeitiger Ausschaltung der Depressorfunktion, zu erheblicher (bis 100%iger) Blutdrucksteigerung und Zunahme des Herzminutenvolumens (etwa 20% durch 1 mg Atropin) führt; dabei ist der Puls hart und steil. Im Endstadium der toxischen Hyoscyamin- bzw. Atropinwirkung ist der Puls äußerst frequent, unregelmäßig und klein.

Hyoscyamin bzw. Atropin werden rasch resorbiert, in Blut und Geweben (besonders in der Leber) teilweise zerlegt und damit unwirksam gemacht, teils aber in noch wirksamer Form an die Kolloide des Organismus fixiert, was bei den fast atropinrefraktären Kaninchen in so hohem Ausmaß geschieht, daß durch das Fleisch atropinvergifteter Kaninchen beim Menschen Vergiftungen hervorgerufen werden können. Beim Menschen können bis zu 30% des zugeführten Atropins nach etwa 12 Std. unverändert mit dem Harn ausgeschieden werden. Einerseits ist Neigung zu Kumulation vorhanden, andrerseits kommt es, z.B. bei der längeren Anwendung großer Atropindosen zur Behandlung des Parkinsonismus zu erheblicher Gewöhnung; bei plötzlicher Entziehung können in solchen Fällen schwere Abstinenzerscheinungen auftreten.

L-Scopolamin hat wie Hyoscyamin bzw. Atropin eine zentrale und eine periphere Hauptwirkungskomponente. Während die periphere Scopolaminwirkung sich qualitativ eng an die Hyoscyamin- bzw. Atropinwirkung anschließt und bei kleinen Dosen das Wirkungsbild beherrscht, ist die zentrale, bei größeren Dosen ganz im Vordergrund stehende Scopolaminwirkung der zentralen Atropinwirkung geradezu entgegengesetzt: Scopolamin bewirkt keine oder eine nur sehr geringfügige zentrale Erregung, dagegen meist von vornherein eine sehr starke Herabsetzung der Erregbarkeit des Zentralnervensystems, insbesondere der psychomotorischen Sphäre; dies zeigt sich in psychischer und motorischer Beruhigung selbst bei stärksten Erregungszuständen, z.B. auch bei Tobsuchtsanfällen Geisteskranker. Das Atemzentrum wird von Scopolamin von Anfang an gedämpft, durch größere Dosen irreversibel gelähmt, weswegen besondere Vorsicht vor allem bei der Kombination mit dem auf die Atmung gleichsinnig wirkenden Morphin und anderen Opiaten geboten ist. Solche Kombinationen sind an sich sehr wertvoll wegen des potenzierenden Synergismus der narkotischen bzw. zentral-beruhigenden Wirkungen beider Pharmaka. In ähnlicher Weise wird auch die Wirkung der indifferenten Narkotica durch Scopolamin potenziert.

In seinen peripheren Wirkungen weicht Scopolamin insofern von Atropin ab, als es am Auge auf die Pupille zwar schneller und stärker einwirkt, aber eine bedeutend kürzere Wirkungsdauer als Atropin hat. Außerdem scheint Scopolamin keinen atropinartigen Einfluß auf den Herzvagus zu haben, jedenfalls fehlen Tachykardien fast immer, nicht selten treten sogar Bradykardien unter der Scopolaminwirkung auf.

Die Gesamtwirkung der Wurzel wird zwar auch in erster Linie von L-Hyoscyamin bzw. Atropin bestritten, hier dürften aber die in nennenswerter Menge vorhandenen Nebenalkaloide Apoatropin und Belladonnin durch ihren Synergismus mit Hyoscyamin die Wirkung der Radix Belladonnae modifizieren; so zeigt die Wurzel im Vergleich mit dem Blatt bei Einstellung auf gleichen Alkaloidgehalt am isolierten und am in situ befindlichen Darm zwölfmal stärkere muskuläre Wirkung bei am Darm und Auge gleichstarker parasympathikotrop lähmender Wirkung. Jedenfalls kann die Tatsache, daß die Wurzel pharmakologisch erheblich wirksamer ist als ihrem Alkaloidgehalt entspricht, wohl nur durch einen potenzierenden Synergismus erklärt werden, und mit einem solchen potenzierenden Synergismus glaubt man auch die besonders günstige Wirkung der „Bulgarischen Kur" mit Radix Belladonnae bei Parkinsonismus erklären zu können. Die Wirkung der (reifen) Früchte (Beeren) endlich ist praktisch eine reine Atropinwirkung. SOLIMAN et al. [Chem. Abstr. 66, 27570 (1967)] fanden eine prophylaktische Wirkung der gesamten Belladonna Alkaloide gegenüber der Leberschädigung durch Tetrachlorkohlenstoff.

Vergiftungserscheinungen. Bei den am häufigsten auftretenden Vergiftungen mit den Beeren der Tollkirsche handelt es sich praktisch um reine Atropinvergiftungen. Demgemäß stellen sich bald nach der oralen Aufnahme des Giftes (bei Vergiftungen mit Atropinum sulfuricum innerhalb 1/4 Std.) folgende Vergiftungserscheinungen ein: Psychomotorische Unruhe und allgemeine Erregung, nicht selten auch in erotischer Hinsicht, Rededrang, starke Euphorie (Heiterkeit, Lachlust), aber auch Weinkrämpfe, starker Bewegungsdrang, u.a. Tanzlust, Intentionsstörungen, manirierte stereotype Bewegungen, choreatische Zustände, Ataxie, Ideenflucht, Umnebelungsgefühl, Irrereden, Schreien, Halluzinationen der verschiedensten Art; Zunahme des Erregungszustandes bis zu Anfällen von Tobsucht, Wut, Raserei, mit völliger Verkennung der Umgebung (wie bei manischer Psychose), ferner Zuckungen oder allgemeine klonische (epileptiforme) Krämpfe. Außerdem Schwindel, Übelkeit, aber nur selten und dann meist initiales, bei reiner Atropinvergiftung stets fehlendes Erbrechen, starke Beschleunigung und Vertiefung der Atmung, heftiges Herzklopfen, Klopfen der Pulse, insbesondere auffälliges Pulsieren der Carotiden, Tachykardie (bis 160 pro Min.), Blutdrucksteigerung, bei hartem und steilem Puls; maximale Erweiterung und Starre der Pupillen, dadurch bedingt Blendungsgefühl und Lichtscheu, glanzvolle Augen, langanhaltende Sehstörungen (undeutliches Sehen in der Nähe, Diplopie, Mikropie, Chromopie), in schweren Fällen völlige Aufhebung des Sehvermögens; Sprachstörungen bis zum Sprechunvermögen; scharlachrote, trockene und heiße Haut, stark erhöhte Körpertemperatur, Trockenheit in Mund, Schlund und Kehlkopf (Aphonie), Durst, dabei Wasserscheu wegen vorhandener Schluckstörungen. Allmählich tritt, oft unter zeitweiser Wiederkehr der Erregungszustände einschließlich der Krämpfe, zunehmende Bewußtlosigkeit, Erschöpfung und ein narkoseähnlicher Schlafzustand ein, in dem die bis dahin anhaltende Gesichtsröte einer durch die fortschreitende Atemschädigung zustande kommenden Cyanose Platz macht; die Körpertemperatur ist nunmehr unter die Norm gesunken. Entweder kommt es aus diesem Lähmungsstadium heraus allmählich wieder zur Erholung oder es tritt unter Fortschreiten der Lähmung und Zunehmen der Atemschädigung im Koma der Tod durch zentrale Atemlähmung ein. Als letale Dosen werden angegeben: 10 bis 20 Tollkirschenbeeren, nach anderer Angabe nur 3 bis 4 Früchte sowie 0,06 bis 0,1 g Atropin.

Behandlung der Vergiftung. 1. ätiotrop: Da Erbrechen meist nicht oder nicht schnell genug zu erzielen ist, sofortige Magenspülung, wobei wegen der Schluckstörungen die Sondeneinführung schwierig ist; Tierkohle per os bzw. schon durch den Schlauch in den Magen, möglichst auch intraduodenal. Gerbstoffe sind bei Atropinvergiftung wertlos. – 2. symptomatisch: gegen die Erregungszustände einschließlich der Krämpfe indifferente Narkotica (z. B. Chloralhydrat per klysma oder Luminalnatrium i.m., Evipannatrium i.v.). Das früher als spezifisches Gegengift empfohlene Morphin und andere Opiate sind wegen der Gefahr der Atemschädigung zu meiden, zumal sie sowieso nicht günstig antagonistisch wirken. Als homoiotop angreifenden Antagonisten der peripheren Atropinwirkungen kann man Pilocarpin in vorsichtig steigenden Dosen von 0,005 bis 0,02 g bis zur Wiederkehr der Sekretion s.c. geben; am Auge (sonst zu vermeiden) auch Physostigminum salicylicum (Eserin) 0,005 bis 0,01%, tropfenweise gegen Mydriasis und Akkomodationslähmung. Bei Bestehen von Koma und Atemschädigung Analeptica, evtl. auch künstliche Atmung, bei etwaigen Kreislaufstörungen die entsprechenden Kreislaufmittel, zur Not starker Kaffee oder Tee.

Anwendung. Innerlich in Form von Galenica bei Spasmen des Magen- und Darmkanals, der Gallen- und Harnblase, gegen Asthma bronchiale Bronchitis, seltener bei Keuchhusten, bei erhöhter Speichel- und Magensaftsekretion, Nachtschweiß und ähnlichen Symptomen sowie bei Neuralgien und Bradykardie, besonders in allen Fällen von Tonussteigerung des Herzvagus, äußerlich zu Räucherungen (aus dem Rauch verbrennender Belladonnablätter konnten POURRAT u. POURRAT [Ann. pharm. franç. *24*, 177 (1966)] Atropin isolieren), zur Herstellung von Asthmazigaretten und zur Bereitung von schmerzstillenden Umschlägen. In der Homöopathie besonders bei Schweißfiebern und entzündlichen Erkrankungen. Herba Belladonnae wird von der Industrie in großem Maßstab zur Gewinnung der Alkaloide verwertet.

Dosierung. 0,03 bis 0,2 g USD 60. Einzeldurchschnittsdosis: 0,02 g Jap. 62; 0,05 g Jug. II; 0,05 bis 0,1 g ÖAB 9; 0,1 g Helv. VI. Tagesdurchschnittsdosis: 0,06 g Jap. 62. 0,3 g Helv. VI. Einzeldosis max. 0,1 g Jap. 62; 0,15 g Hisp. IX; 0,2 g DAB 7 – BRD, DAB 7 – DDR, ÖAB 9, Ross. 9, Jug. II, Hung. V, Pol. III, CsL 2, Ned. 6, Fenn. 37, Norv. V, Svec. 46, Chil. III., Helv. VI. Tagesdosis max. 0,3 g Belg. IV, Jap. 62; 0,5 g Hisp. IX; 0,6 g DAB 7 – BRD, DAB 7 – DDR, ÖAB 9, Ross. 9, Jug. II, Hung. V., Pol. III, CsL 2, Ned. 6, Fenn. 37, Norv. V, Svec. 46, Chil. III., Helv. VI.

Die Dosen nach Helv. VI beziehen sich auf eine Droge vom Mindestgehalt und sind bei höheren Gehalten entsprechend herabzusetzen.

Bemerkungen: Die Substanz ist als 2. Qualität zu kennzeichnen, wenn bei der Prüfung auf verfärbte Bestandteile mehr als 5,0% nachgewiesen werden, DAB 7 – DDR. Zur Verwendung als Arzneimittel oder in Arzneimitteln ist die Substanz zu pulvern und mit Laktose auf einen Alkaloidgehalt von 0,30%, berechnet als Hyoscyamin und auf die bei 105° getrocknete Substanz einzustellen, DAB 7 – DDR, Helv. VI. Analog verlangen verschiedene andere Arzneibücher eine auf einen bestimmten Alkaloidgehalt eingestellte Pulverdroge und deren Abgabe bei verordneter Herba- bzw. Folia-Droge, s. Pulvis Belladonnae. Nach Ross. 9 wird zur Herstellung von Arzneimitteln, wenn der Alkaloidgehalt höher als 0,3% ist, eine entsprechend kleinere Menge von Belladonnablättern verwendet.

Abgabe nach Helv. VI: Wenn Herba belladonnae verordnet ist, muß Folium belladonnae abgegeben werden.

Pulvis Belladonnae. Pulvis Belladonnae Herbae. Belladonnae Herba pulverata. Tollkirschenkrautpulver bzw. -blattpulver. Powdered Belladonna herb. Pó de Belladona.

Pulvis Belladonnae Herbae Pl.Ed. I/1. Powdered Belladonna Herb BP 68, Jap. 62. Belladonna herb powder Ind. P. 66. Pó de Belladona Brasil. 2.

Beschreibung und Prüfung s. Herba Belladonnae. Alkaloidgehalt mind. 0,27%, max. 0,33% Brasil. 2. Jap. 62 läßt die Gehaltsbestimmung wie bei Scopolia durchführen.

Pulvis Belladonnae Herbae standardisatus.

Pulvis Belladonna Herbae standardisatus Pl.Ed. I/1. Pulvis Belladonnae Belg. V, Hisp. IX. Belladonnae pulvis normatus Ph. Europ. 69. Prepared Belladonna Herb BP 68, BPC 68, Ind. P. 66. Belladonna foglie polvere Ital. VII. Belladona Chil. III.

Unter „Eingestellte Pulver" bzw. „Pulveres titrati" ist die gepulverte Droge von ÖAB 9 bzw. CsL 2 aufgeführt. Jug. II führt ebenfalls ein eingestelltes Pulver. Der Alkaloidgehalt wird durch Verreiben mit Milchzucker, Stärkemehl oder Reisstärke eingestellt, nach BP 68 und Ind. P. 66 durch Zugabe von Drogenpulver mit geringerem oder höherem Alkaloidgehalt bzw. mit extrahierter Belladonnadroge. Pl.Ed. I/1 und ÖAB 9 lassen beide Methoden zu. Nach Hisp. IX wird eine bei 30 bis 40° getrocknete Pulverdroge verwendet.

Beschreibung. Wie Folia bzw. Herba Belladonnae unter Pulver (s.d.). Milchzuckerkristalle und Stärkekörner, nach Pl.Ed. I/1 Reisstärkekörner von 2 bis 8 μm Durchmesser, dürfen vorhanden sein.

Prüfung. Wie Folia bzw. Herba Belladonnae.

Alkaloidgehalt 0,28 bis 0,32% Pl.Ed. I/1, Ph. Europ. 69, Hisp. IX, Ital. VII, Chil. III, Jug. II, ÖAB 9, BP 68, Belg. V, CsL 2. – Max. Aschegehalt 15% Pl.Ed. I/1, Belg. V.

Wirkung und Anwendung. Wie Folia und Herba Belladonnae.

Dosierung. 0,03 bis 0,2 g BP 68, Ind. P. 66. Einzeldosis max. 0,1 g Belg. V; 0,2 g ÖAB 9, Fenn. 37. Tagesdosis max. 0,3 g Belg. V; 0,6 g ÖAB 9, Fenn. 37. Gebräuchliche Einzeldosis 0,05 bis 0,1 g ÖAB 9.

Pulvis antiasthmaticus Belg. IV:

Folia Belladonnae 300 g, Folia Stramonii 300 g, Herba Lobeliae 100 g, Kalium nitricum 300 g, alles mittelfein gepulvert.

Cigarettes de belladone CF 37, Cigarros de Belladonna, enthalten je 1 g Folia Belladonnae.

Species narcoticae (Hamb. Vorschr.).

Folia Belladonnae
Herba Hyoscyami
Herba Conii
Flores Chamomillae　　　　　　　　　　　　āā part. aequ.
Werden als grobe Pulver gemischt.

Pulvis antasthmaticus fumalis CREVOISIER.

Folia Belladonnae
Folia Digitalis
Folia Stramonii
Folia Salviae
Kalium nitricum　　　　　　　　　　　　　āā part. aequ.

Die grob gepulverten Kräuter werden mit dem etwas angefeuchteten Salpeter gemischt. 1/2 Teelöffel voll wird angezündet, mit einem oben offenen Papierkegel bedeckt und der Dampf bei Atemnot eingeatmet.

Pulvis antasthmaticus fumalis CLERY.

1. Opium pulveratum		3 g
2. Folia Belladonnae		
3. Folia Stramonii	āā	45 g
4. Kalium nitricum		7 g
5. Aqua destillata		20 g

Die Mischung von 1 bis 3 wird mit der Lösung von 4 in 5 befeuchtet, getrocknet und gemischt. Man streut das Pulver auf eine heiße Platte und atmet die Dämpfe ein.

Asthmazigaretten von Grimault u. Co. bestanden im wesentlichen aus Belladonnablättern. Ferner Bestandteil zahlreicher Spezialitäten.

Radix Belladonnae. Belladonnawurzel. Tollkirschenwurzel. Tollwurz. Belladonna root. Deadly nightshade root. Racine de belladone. Radice di belladonna. Raíz de belladona. Natakade. Ríza eythaleías. Sag-angur. Korzen pokrzyku. Wagbaer. Krasavitsa.

Radix Belladonnae Erg.B. 6, DAB 7 – DDR, ÖAB 9, Helv. V, Ross. 9, Pol. III. Belladonnae Radix Pl. Ed. I/1, Jap. 62, Hung VI, Ind. P. C. 53. Belladonna Root BP 53, BPC 68, USP XI, Ind. P. 66. Belladonna Radice Ital. VII.

Pl.Ed. I/1 und Ind. P. C. 53 lassen außerdem als Stammpflanze Atropa acuminata ROYLE ex LINDL. zu, Ross. 9. Atropa caucasica KREYER.

Gewinnung. Wurzel und Wurzelstock werden meistens von der verblühten drei- bis vierjährigen Pflanze gesammelt, teilweise auch von der blühenden, Helv. V; nach ÖAB 9 vor der Blütezeit oder nach dem Abblühen. Die Wurzelernte ist noch im zeitigen Frühjahr möglich. Ältere Wurzeln verholzen sehr stark und eignen sich nicht als Droge. Die größeren Wurzelstücke werden zum Trocknen der Länge nach gespalten. Durch rasches Trocknen bei 50 bis 60° im Luftstrom oder bei 30° im Vakuum soll die Hauptmenge von L-Hyoscyamin in der Droge erhalten bleiben. Helv. V und ÖAB 9 verlangen eine bei etwa 50° getrocknete Droge, Helv. V nicht über 50°. 8 Teile frische Wurzel liefern 3 Teile getrocknete.

Beschreibung. I. Atropa belladonna: Wurzelstücke zylindrisch, oft der Länge nach gespalten, bis 10 cm und darüber lang, bis 2 cm dick, außen hellgraubraun, längsrunzelig oder fast glatt, im Innern weiß oder grauweißlich, mehlig, am fast ebenen Bruch stäubend. Geruchlos, Geschmack anfangs süßlich, schleimig, dann bitter, zuletzt scharf und würgend (Vorsicht!).

Lupe. Rinde 1/8 des Durchmessers, durch eine dunkle Kambiumlinie von dem fleischigen, starken Holzkörper getrennt. Weder Rinde noch Holzkörper sind deutlich strahlig. Letzterer zeigt spärliche zitronengelbe Gefäßgruppen, dem Kambium zu sind diese in einem Kreise gedrängt und durch schmale Markstrahlen getrennt, in der mittleren Region weniger und sehr zerstreut, im Zentrum zu einem zentralen Bündel vereinigt. Zu junge Wurzeln sind an den größeren Zwischenräumen zwischen den Gefäßgruppen und an der Dicke der Zellwände zu erkennen.

Mikroskopisches Bild. Epidermis und Rinde meistens abgestoßen; Kork aus 6 bis 8 Lagen bräunlicher, viereckiger Zellen; Phelloderm aus bis zu 5 Lagen radial angeordneter, parenchymatischer Zellen; die sekundäre Rinde bildet ein breites Band, das aus kleinen

Siebgewebebündeln, eingebettet in reichliches Phloemparenchym, mit einfachen, runden oder eckigen, ungefähr 3 bis 30 µm großen oder zu 2 bis 3 zusammengesetzten Stärkekörnern und mit zahlreichen Idioblasten mit Oxalatkristallsand besteht; innere Teile der sekundären Rinde radial angeordnet; Kambium aus ungefähr 5 bis 8 Lagen rechteckiger, prismatischer Zellen; sekundäres Xylem bildet den größeren Teil der Wurzel und besteht hauptsächlich aus radial angeordnetem, cellulosehaltigem Xylemparenchym mit zahlreichen, verstreuten Gruppen aus ungefähr 3 bis 10 Gefäßen, begleitet von getüpfelten Tracheiden und Fasern; gelegentlich im Holzteil verstreut kleine Siebröhrengruppen; Markstrahlen 1 bis 5 Zellen breit, Zellen in der Näh eder Gefäße manchmal dickwandig und getüpfelt; im Zentrum eine getüpfelte Gruppe aus primärem Xylem. Wurzelstock: Periderm und Rinde ähnlich dem der Wurzel, manchmal noch mit Teilen der Außenrinde und mit vereinzelten Perizykelfasern; der breite cremefarbene oder gelbliche Holzteil zeigt sekundäres Dickenwachstum mit abwechselnden Ringen aus Parenchym und aus verholztem Gewebe mit verstreuten Gefäßgruppen ähnlich denen der Wurzel und viel verholztem Xylemparenchym mit Hoftüpfeln; markständiges Phloem gelegentlich mit schlanken Fasern, die einzeln oder bis zu 5 Fasern in Gruppen vorkommen; äußerer Teil des Markes parenchymatisch mit Oxalatkristallsandzellen, manchmal ein inneres Periderm umschließend; innerer Teil des Markes lückig.

II. *Atropa acuminata:* Wurzelstücke fast zylindrisch, ungefähr 0,5 bis 3 cm dick, gelegentlich verzweigt; am kronentragenden Ende 3 bis 9 cm dick mit Stengelbasen; Wurzel leicht verdreht; Bruch kurz; außen schwach bräunlichgrau und längsrunzelig.

Mikroskopisches Bild. Ziemlich dunkle Rinde, ungefähr 1 mm dick, einen gelblichgrauen Holzkern umschließend, der aus einem festen Zentralzylinder aus porösem Xylem oder aus cellulosehaltigem Gewebe mit zerstreuten Gruppen großer Gefäße besteht; darum angeordnet 1 bis 4 konzentrische Zylinder gelblicher Xylembündel, voneinander durch enge Parenchymzylinder mit Siebgewebe getrennt und radial von zahlreichen, engen Markstrahlen durchschnitten; Kork besteht aus mehreren Lagen bräunlicher Zellen; sekundäre Rinde mit zerstreuten, wenig verholzten Fasern und faserartigen Zellen, kollabierten Siebröhren und Zellen mit braunem Inhalt; primäres Xylem diarch; Markstrahlen aus stärkeführendem, dünnwandigem Parenchym, gelegentlich mit Oxalatkristallsandzellen; im Zentrum nur 2 Markstrahlen; in den umgebenden Holzzylindern viele Markstrahlen. Wurzelstock: Zentrales Mark ungefähr 5 mm dick, umgeben von konzentrischen Zylindern von Xylemsträngen mit Markstrahlen wie in der Wurzel; außen eine schmale, ungefähr 1 bis 2 mm breite Rinde; Mark oft dunkel gefärbt, manchmal mit zentraler Höhle. Stengelbasen ungefähr 1 bis 2 cm dick; hohl mit einem ungefähr 2 bis 3 mm dicken Xylemzylinder; Kork, Rinde und sekundäres Xylem ähnlich dem der Wurzel; im Zentrum ein Mark aus dünnwandigem, rundem, cellulosehaltigem Parenchym mit einigen Oxalatkristallsandzellen; direkt innerhalb des Xylems im markständiges Phloem mit vereinzelten Fasern an der Innenseite; in den Zellen der Markstrahlen Phloem- und Xylemparenchym, kleine, rundliche, 3 bis 27 µm große Stärkekörner und gelegentlich zusammengesetzte Stärke mit 2 Einzelkörnern.

Pulverdroge (Atropa belladonna und A. acuminata). Grau bis hellbraun. Diagnostische Merkmale: Parenchymgewebe mit Oxalatkristallsandzellen; einzelne kleine Calciumoxalatkristalle; Bruchstücke aus Korkgewebe; Gefäße groß mit eng angeordneten Hoftüpfeln; Holzfasern und faserartige Tracheiden mit dünnen Wänden; Stärkekörner einzeln oder gelegentlich zu 2 bis 3 zusammengesetzt, Einzelkörner zwischen 3 bis 30 µm dick; Steinzellen fehlen, Fasern nur vereinzelt.

Erhitzt man ein kleines Stückchen Radix Belladonnae mit alkoholischer Kalilauge, so entsteht im UV-Licht eine durch das Scopoletin bedingte blaugrüne Fluoreszenz. Der Nachweis der Alkaloide in der geschnittenen Droge geschieht durch Einlegen der Schnitte in Jod-Jodkali, Chlorzinkjod oder Jodwasser in feuchter Kammer. Es bilden sich schwarzbraune bis violette Kristalle mit dreieckigem Umriß. Bei jungen Wurzeln finden sich die Alkaloide hauptsächlich in den äußersten Zellreihen und in einigen Zellen des Rindenparenchyms. Ältere Wurzeln besitzen auch Alkaloide im sekundären Holzparenchym.

Verfälschungen. Als solche kommen in Frage: 1. die Wurzel von Phytolacca americana L., Phytolaccaceae, Phytolaccawurzel, erkennbar an den konzentrischen Leitbündeln, die mit Parenchymbündeln abwechseln. Das Pulver kann an den Oxalatraphiden und den Gefäßen mit rautenförmigen Poren erkannt werden. – 2. Das Rhizom von Scopolia carniolica JACQ., Solanaceae, erkennbar an der gelblich braunen Farbe, den zahlreichen, napfförmigen Stengelnarben an der Oberfläche, dem hornigen Mark und mikroskopisch an den vielen verzweigten Gefäßen. – 3. Die Wurzeln von Inula, Lappa, Althaea und Malva. Diese sind sämtlich ohne Oxalatsandzellen. Eibischwurzel besitzt zahlreiche Schleimzellen, Sklerenchymfasern, ellipsoide Stärkekörner und vereinzelt Calciumoxalatrosetten.

Inhaltsstoffe. Durchschnittlich 0,45 bis 0,85% Gesamtalkaloide. DALEFF et al. [Pharm. Zentralh. 95, 437 (1956)] fanden folgende Werte: Zu Beginn der Vegetationsperiode 0,63%, während der Knospenbildung 0,88%, während der Blütezeit 0,69% und während der

Fruchtreife 0,49%. Einjährige Wurzeln haben mit 0,7% den höchsten Alkaloidgehalt, sind aber wegen der geringen Größe für den Handel ungeeignet. Wie Pfropfversuche auf Tomaten- und Tabakunterlagen zeigten, sind die Wurzeln der Bildungsort für die Alkaloide. Hauptalkaloid mit etwa 77 bis 87% ist das L-Hyoscyamin. Der Hyoscyamingehalt kann bis zu 99% betragen. An Nebenalkaloiden sind meist etwas Atropin und bis zu 1% Scopolamin sowie Atropamin, Belladonnin, Cuskhygrin (Belladarin) $C_{13}H_{24}N_2O$, Fp. 40 bis 41° (Hydrat), Tropin $C_8H_{15}NO$, Fp. 64° und Scopin $C_8H_{13}NO_2$, Fp. 76°, vorhanden.

$$\text{Cuskhygrin}$$

Ferner laut USD 60 Norhyoscyamin und Noratropin $C_{16}H_{21}NO_3$, Tropacocain $C_{15}H_{19}NO_2$, Meteloidin $C_{13}H_{21}NO_4$ und einige Nebenalkaloide [s. HENRY: Plant Alkaloids (1949)]. STEINEGGER u. PHOKAS [Pharm. Acta Helv. 31, 284, 330 (1960)] isolierten aus griechischer Belladonnawurzel mit 0,002%iger Ausbeute ein neues Alkaloid mit atropinähnlicher Wirkung vom Fp. 117 bis 118,5° (Pikrat), das die Autoren „Helladrin" nannten. Wurzeldrogen aus Griechenland und Kaschmir besaßen nach STEINEGGER u. PHOKAS [Pharmazie 11, 652 (1956)] einen erhöhten Gehalt an Helladrin und Cuskhygrin. Ferner wurden die flüchtigen Basen Methylpyrrolin, Methylpyrrolidin und Pyridin gefunden, die nach anderen Angaben jedoch fehlen sollen, sowie Leukatropasäure, Scopoletin, Asparagin, Cholin, Phytosterin, 12% Gerbstoffe und Stärke. Über den chr. Nachweis der Akaloide s. Folia Belladonnae, Inhaltsstoffe.

Prüfung. Identität. Nachweis der Alkaloide nach ÖAB 9 mit Mayers Reagens und Vitalischer Reaktion sowie chr. Alkaloidnachweis wie unter Folia Belladonnae beschrieben. DAB 7 – DDR verwendet bei der Wurzel als Laufmittel Chloroform-Methanol-konz. Ammoniak 60:40:3 (Vol.) Das Chromatogramm zeigt einen orangeroten Fleck vom $R_f = 0,5$ bis 0,7 (Atropin). Es darf keine anderen Flecken aufweisen (zersetzte Substanz).

Mind. Gehalt an Alkaloiden berechnet bzw. Hyoscyamin bzw. Atropin: 0,5% Ross. 9; 0,45% DAB 7 – DDR, ÖAB 9, Helv. V, BP 53, USP XI, Pol. III; 0,4% PI.Ed. I/1, Hung. VI, BPC 68, Ital. VII, Jap. 62, Ind. P. 66; 0,35% bzw. max. 0,5% Erg.B. 6. – Wäßriger Extraktgehalt mind. 25% Hung. VI. – Max. Aschegehalt 6% ÖAB 9, Ross. 9, Pol. III, Jap. 62; 8% Erg.B. 6, DAB 7 – DDR, Hung. VI; 9% PI.Ed. I/1, Ital. VII, Ind. P. C. 53. – Säureunlösliche Asche max. 2% BP 53, BPC 68, Hung. VI, Ital. VII, Ross. 9, Ind. P. 66; 4% USP XI, Jap. 62. – Max. Feuchtigkeitsgehalt 10% Pol. III; 13% Ross. 9, Hung. VI. – Andere Pflanzenteile max. 3% Hung. VI. – Fremde org. Beimengungen max. 1% Ross. 9; 2% PI.Ed. I/1, BP 53, BPC 68, Hung. VI, USP XI, Ind. P. 66. – Fremde mineral. Beimengungen max. 0,5% Ross. 9. – Stengelbasen und holzige Spitzen max. 10% USP XI. – Unschädliche Beimengungen max. 1%, DAB 7 – DDR. – Verholzte Wurzeln max. 3% Hung. VI. – Dunkelgefärbte Wurzeln und weniger als 1 cm lange Wurzelstöcke max. je 3% Ross. 9.

Gehaltsbestimmung. PI.Ed. I/1, Ross. 9, Ital. VII lassen sie wie unter Folia bzw. Herba Belladonnae angegeben durchführen, Jap. 62 wie unter Scopolia. Die einfache Methode des Erg.B. 6 liefert nach GSTIRNER u. STEIN [Pharmazie 7, 362 (1952)] bei Radix Belladonnae im Gegensatz zur Blattdroge genaue Werte, da die Wurzel keine flüchtigen Pflanzenbasen enthalten soll. ÖAB 9 und Helv. V lassen den Alkaloidgehalt sehr ähnlich bestimmen.

Erg.B. 6: 10 g mittelfein gepulverte Belladonnawurzel übergießt man in einem 200-ml-Arzneiglas mit 100 g Äther sowie nach kräftigem Umschütteln mit 5 g Natronlauge und läßt das Gemisch unter häufigem, kräftigem Umschütteln 1 Std. lang stehen. Danach gießt man soviel wie möglich vom Ätherauszug in ein 200-ml-Arzneiglas durch ein Wattebäuschchen, versetzt den Ätherauszug mit etwa 10 ml Wasser, schüttelt kräftig durch und überläßt einige Zeit der Ruhe. Nach völliger Klärung und Filtrieren durch ein Wattebäuschchen befreit man 70 g (= 7 g Belladonnawurzel) in einem Kölbchen durch vorsichtiges Erwärmen vom Äther. Den Rückstand nimmt man mit 10 ml Weingeist auf, verdünnt die Lösung mit 10 ml Wasser und titriert nach Zusatz von 2 Tropfen Methylrotlösung mit 0,1 n Salzsäure bis zum Farbumschlag. Hierzu müssen mind. 0,85 ml 0,1 n Salzsäure und dürfen nicht mehr als 1,21 ml 0,1 n Salzsäure verbraucht werden, was einem Gehalt von 0,35 bis 0,5% Hyoscyamin entspricht (1 ml 0,1 n Salzsäure = 0,0289 g Hyoscyamin, Methylrot als Indikator).

Nach DAB 7 – DDR: 0,2500 g gepulverte Substanz werden in einem gewogenen, mit Glasstopfen verschließbaren 100-ml-Erlenmeyerkolben mit 40,00 g Äther und 0,50 g konzentrierter Ammoniaklösung versetzt. Die Mischung wird 30 Min. stehengelassen und innerhalb dieser Zeit häufig und kräftig geschüttelt. Danach wird mit Äther auf die ursprüngliche Masse ergänzt und die Mischung durch ein Filterpapier der Sorte h von 9 cm Durchmesser filtriert, wobei der Trichter mit einem Uhrglas zu bedecken ist. 10,00 g des Filtrates werden in einem Scheidetrichter dreimal mit je 5,0 ml 0,1 n Salzsäure jeweils 120 Sek. ausgeschüttelt. Die vereinigten salzsauren Auszüge werden in einem Scheidetrichter nach Zusatz von 3,00 ml 6 n Ammoniaklösung viermal mit je 10,0 ml Chloroform jeweils 120 Sek. ausgeschüttelt. Die Chloroformauszüge werden durch ein Filterpapier der Sorte h von 9 cm Durchmesser in einen 100-ml-Erlenmeyerkolben filtriert, wobei der Trichter mit einem Uhrglas zu bedecken ist. Das Filterpapier wird zweimal mit je 5,0 ml Chloroform gewaschen. Die vereinigten Filtrate werden im Wasserbad auf 0,5 bis 1 ml eingedampft. Der Rest des Lösungsmittels wird durch Einblasen von Luft entfernt. Der Rückstand wird mit 5,0 ml wasserfreiem Äthanol aufgenommen. Die Lösung wird im Wasserbad auf 0,5 bis 1 ml eingedampft. Der Rest des Lösungsmittels wird durch Einblasen von Luft entfernt.

Der Erlenmeyerkolben mit dem Rückstand wird nach dem Erkalten auf 0,1 g genau gewogen. Der Rückstand wird mit 5,0 ml Äther sowie 10,00 ml Zitronensäure-Phosphat-Puffer versetzt und die Mischung im Wasserbad erhitzt, bis der Äther verdunstet ist. Nach dem Abkühlen auf 20° wird diese Mischung mit Wasser zu 10,00 g ergänzt und durch ein Filterpapier der Sorte h von 7 cm Durchmesser filtriert.

5,00 ml des Filtrates werden in einem Scheidetrichter mit 5,00 ml Zitronensäure-Phosphat-Puffer sowie 2,00 ml Bromkresolgrün-RL versetzt und anschließend fünfmal mit je 10,0 ml Chloroform jeweils 60 Sek. ausgeschüttelt. Die Chloroformauszüge werden durch Watte filtriert und durch eine Adsorptionssäule aus 1,50 g Aluminiumoxid „neutral", die einen Durchmesser von 15 bis 16 mm hat, gegeben. Danach wird 3 Min. Luft durch die Säule gesaugt. Anschließend wird nacheinander mit 5,0 ml Methanol, dreimal mit je 5,0 ml Wasser und mit 5,0 ml 0,1 n Natronlauge eluiert. Das Eluat wird in einem 50-ml-Meßkolben aufgefangen, mit Wasser zu 50,00 ml aufgefüllt und durch ein Filterpapier der Sorte m von 9 cm Durchmesser filtriert. Die Extinktion des Filtrates wird in einer Schichtdicke von 1 cm bei der Wellenlänge von 620 nm gegen Wasser gemessen.

Vergleichsprobe: 0,0200 g Atropinsulfat werden in Wasser zu 500,00 ml gelöst. 5,00 ml der Lösung werden in einem Scheidetrichter mit 5,00 ml Zitronensäure-Phosphat-Puffer sowie 2,00 ml Bromkresolgrün-RL versetzt und, wie vorstehend angegeben, weiterbehandelt.

Berechnung: % Alkaloide, berechnet als Hyoscyamin und auf die bei 105° getrocknete Substanz

$$= \frac{E_1 \cdot 13,32}{E_2 \cdot \text{Ew} \cdot (100 - a)}.$$

E_1 = Extinktion des Filtrates;
E_2 = Extinktion der Vergleichsprobe;
a = Trocknungsverlust in Masseprozent;
Ew = Einwaage der Substanz in Gramm.

Zur quantitativen Einzelbestimmung der Alkaloide in der Wurzel haben KUHN u. SCHÄFER [Dtsch. Apoth.-Ztg 53, 405 (1938)] ein Verfahren ausgearbeitet, bei dem Scopolamin zunächst quantitativ abgetrennt und L-Hyoscyamin nach einer titrimetrischen Gesamtalkaloidbestimmung polarimetrisch ermittelt wird. BÜCHI u. ZIMMERMANN [Pharm. Acta Helv. 40, 292, 361, 395 (1965)] führten mit Hilfe der Papier- und Dünnschichtchromatographie sehr eingehende Untersuchungen der getrennten Bestimmung von Atropin, Hyoscyamin und Scopolamin durch. Dabei fanden sie, daß die Bestimmungsmethoden der Helv. V einen zu hohen, die getrennten Verfahren nach EDER u. RUCKSTUHL (s. Gehaltsbestimmung Fol. Belladonna) sowie nach KUHN u. SCHÄFER (s.d.) zu tiefe Alkaloidgehalte ergeben, letztere aber für wissenschaftliche Reihenuntersuchungen geeignet sei. Es wird eine d.chr., getrennte Gehaltsbestimmung vorgeschlagen, die gegenüber den bisher bekannten Verfahren wesentliche Vorteile zeigt: 5 g Radix Belladonnae werden in einer Weithalsflasche mit Stopfen mit 50 g Äther und 2 ml verd. Ammoniak während 30 Min. häufig geschüttelt. Nach dem Absetzen des Drogenbreis werden 30,3 g Ätherphase (= 3 g Droge) in einen trockenen Erlenmeyer filtriert und der Äther auf dem Wasserbade bei 50° abdestilliert. Den Rückstand nimmt man in 5 ml Äther auf und verdampft auch diesen vollständig. Nun versetzt man den Rückstand mit 5 ml Alkohol und löst den Rückstand durch leichtes Erwärmen auf dem Wasserbade. Diese Lösung gibt man in ein 10-ml-Meßkölbchen, spült den Kolben mit wenig Alkohol nach und füllt damit bis zur Marke auf. Von dieser Lösung werden mit einer Mikropipette oder Agla-Spritze 1, 2, 3, 4 und 5 µl auf eine vorbereitete Kieselgel-G-Platte mit einer Schichtdicke von 0,3 mm aufgetragen. Auf dieselbe Platte werden 5 bis 6 Startpunkte von reinem Hyoscyamin, in Alkohol gelöst, in steigender Menge von 1 bis 5 γ aufgetragen. Das Entwickeln erfolgt mit einer Mischung von Aceton-verd. Ammoniak (95:5). Die Laufstrecke beträgt 10 cm, die Laufzeit etwa 20 Min. Nach dem Sichtbarmachen der Flecken mit Dragendorff-Reagens werden diese auf ein transparentes Millimeterpapier gepaust und die Flächen der bekannten Alkaloidmengen graphisch dargestellt. Die Flächen des zu bestimmenden Drogenextraktes werden auf der Eichkurve eingetragen und das Lot gefällt, wobei auf der Abszisse der Gehalt in γ abgelesen und hernach in Prozent Alkaloidgehalt umgerechnet wird.

Über verschiedene andere Methoden vgl. Gehaltsbestimmung von Folia Belladonnae sowie GSTIRNER, BERGER, SCHULTZ-ZYMALKOWSKY.

Aufbewahrung. Vorsichtig. Separandum. Trocken, in einem gut verschlossenen Behälter, vor Insektenfraß geschützt, Helv. V, ÖAB 9, vor Licht geschützt ÖAB 9.

Anwendung. Hauptsächlich zur Gewinnung der Alkaloide und zur Herstellung galenischer Präparate wie Folia Belladonnae (s. d.). Zur Behandlung des postenzephalitischen Parkinsonismus in Form der ,,Bulgarischen Kur". Diese Kur geht auf einen bulgarischen Kräutersammler zurück, der ein Weindekokt aus Belladonnawurzel gegen diese Krankheit einnehmen ließ. Die hierzu verwendete Wurzel wurde als Radix Belladonnae bulgaricae, Bulgarische Belladonna, Chipka- oder Raeff-Wurzel gehandelt. Sie soll von einer besonders hochgezüchteten Belladonnapflanze mit einem Alkaloidgehalt von 0,8% stammen. Die sichtbare Besserung leichter und mittelschwerer Erkrankungen, wobei im Gegensatz zur reinen Atropinkur nach dem Absetzen der Arznei keine Rückfälle beobachtet wurden, führte zu zahlreichen Untersuchungen der bulgarischen Belladonnawurzel. Die Forschungen ergaben, daß das Weißweindekokt in seiner Wirkung nicht immer befriedigend war. Ein Belladonna-Wasservollauszug führte zu einer wesentlich größeren therapeutischen Wirksamkeit, ebenso ein stabilisiertes und standardisiertes Perkolat, das unter dem Namen Homburg 680 im Handel ist. Nach DEGEN beruht die günstige Wirkung auf dem Zusammenwirken aller Inhaltsstoffe, einschließlich der Ballaststoffe. Er veröffentlichte folgende Vorschrift:

Radix Belladonnae Erg.B. 6 minut. conc.	50 g
werden bei Zimmertemperatur unter häufigem Umschütteln in einer verschlossenen Flasche ausgezogen mit einer Mischung von	
Weingeist 95%	200 g
Glycerin DAB 6	50 g
Wasser, dest.	750 g

Nach 4 Tagen wird ohne Auspressen der Wurzel filtriert (diese Vorschrift ist auf einen Alkaloidgehalt von 0,4% berechnet). Bei 0,5% werden 40 g, bei 0,35% sind 57 g Droge notwendig.

Ein Weißweindekokt nach KAUDERS, der neben der bulgarischen auch mitteleuropäische bzw. österreichische Radix Belladonnae versuchsweise verwendete, wird wie folgt hergestellt: Zu 30 g der bulgarischen Wurzel von Atropa belladonna werden 600 g reiner, unverfälschter Wein (Weißwein) zugesetzt. Das Ganze wird 24 Std. stehengelassen. Dann kocht man 1/4 Std. (nicht länger) auf nicht zu großer Flamme auf, seiht das Dekokt über ein weißes Tuch und läßt das Ganze etwa 1 bis 1½ Std. im Eisschrank erkalten. Danach wird filtriert und dem Filtrat ein 20%iger Glycerinzusatz beigegeben. Der so hergestellte Atropinwein ist nur begrenzt haltbar und soll in dunklen Gefäßen, an einem kalten, dunklen Ort aufbewahrt werden. Durch das Kochen und durch die übrige Manipulation tritt gewöhnlich ein Mengenverlust von etwa 200 bis 300 ml ein. Eine Zusammenfassung der Arbeiten über die Bulgarische Belladonnawurzel und über die Bulgarische Kur findet man bei BERGER unter Angabe zahlreicher Literaturstellen.

Dosierung. 0,003 bis 0,12 g USD 60, Ind. P. C. 53. Durchschnittsdosis: 0,05 g ÖAB 9. Einzeldurchschnittsdosis 0,02 g, Tagesdurchschnittsdosis 0,06 g Jap. 62. Einzeldosis max. 0,1 g Helv. V, Pol. III, Jap. 62; 0,2 g Erg.B. 6, ÖAB 9. Tagesdosis max.: 0,3 g Helv. V, Pol. III, Jap. 62; 0,6 g Erg.B. 6, ÖAB 9.

Pulvis Belladonnae radicis.

Pulvis Belladonnae radicis Pl.Ed. I/1. Belladonnae radice polvere Ital. VII.

Beschreibung s. Radix Belladonae.

Prüfung s. Radix Belladonnae.

Aufbewahrung. Pulverisierte Tollkirschenwurzel muß in einem dicht verschlossenen Behälter, dessen Inneres durch ein geeignetes wasserentziehendes Mittel wie z.B. Calciumoxid trocken gehalten wird, vor Licht geschützt, aufbewahrt werden, Pl.Ed. I/1.

Belladonna e radice HAB 34.

Frische, im Herbst gesammelte Wurzel.

Arzneiform. Essenz nach § 2.

Arzneigehalt. 1/2.

Aufbewahrung. Bis 3. Dez.Pot. vorsichtig.

Homburg 680 ist ein stabilisierter und standardisierter Auszug aus bulgarischer Belladonnawurzel. 1 ml enthält 3 mg Gesamtalkaloide als Hyoscyamin berechnet, 1 Tablette enthält 0,3 mg Gesamtalkaloide.

Belladonna HAB 34. Tollkirsche.
Frische Pflanze, zur Zeit der beginnenden Blüte.

Arzneiform. Essenz nach § 1.
Arzneigehalt. 1/2.
Mindestalkaloidgehalt 0,025%.

Aufbewahrung. Bis 3. Dez.Pot. vorsichtig.

Nach den Vorschlägen für das neue Deutsche HAB, Heft 2, S. 94 (1956) wird die frische, am Ende der Blütezeit gesammelte Pflanze ohne verholzte Stengelteile mit Wurzelstock und Wurzeln verwendet. Außerdem werden eine Prüfungsreaktion, die Chromatographie, Heft 7, S. 377 (1961) und eine Gehaltsbestimmung der Tinktur beschrieben.

Belladonna HPUS 64. Deadly Nightshade.
Die ganze Pflanze zur beginnenden Blüte.

Arzneiform. Urtinktur: Arzneigehalt 1/10. Belladonna, feuchte Masse mit 100 g Trockensubstanz und 567 ml Wasser = 667 g, Alkohol USP (94,9 Vol.-%) 470 ml zur Bereitung von 1000 ml der Tinktur. – Dilutionen: D 2 (2×) enthält 1 T. Tinktur, 4 T. dest. Wasser und 5 T. Alkohol; D 3 (3×) und höher mit Alkohol HPUS (88 Vol.-%). – Medikationen: D 3 (3×) und höher.

Semen Belladonnae. Tollkirschensamen. Graine de belladone. Semillas de beladona.

Samen nierenförmig, von der Seite zusammengedrückt, 1 bis 2 mm lang, grubig punktiert, graubraun. Der im reichlichen Nährgewebe liegende Embryo stielrund und gebogen. Zellen der Epidermis der Samenschale an der Innenwand und den Seitenwänden stark verdickt, eine Form, die sich auch sonst bei den Solanaceen findet. Bei dem botanischen Nachweis einer Vergiftung mit Belladonnafrüchten ist auf diese Zellen zu achten.

Belladonna e semine HAB 34.
Getrocknete Samen.

Arzneiform. Tinktur nach § 4 mit 90%igem Weingeist. *Arzneigehalt.* 1/10.

Aufbewahrung. Bis 3. Dez.Pot. vorsichtig.

Belladonna e fructibus immaturis HAB 34.
Unreife Beeren.

Arzneiform. Essenz nach § 1. *Arzneigehalt.* 1/2.

Belladonna e fructibus maturis HAB 34.
Reife Beeren.

Arzneiform. Essenz nach § 1. *Arzneigehalt* 1/2.

Bemerkung: Belladonna gehört zu den Giftdrogen! Über Vergiftungserscheinungen der Droge und Möglichkeiten der Behandlung berichtet GESSNER; s. auch S. 319.

Anbau

Über Tollkirschenkulturen finden sich ausführliche Hinweise bei HEGER/BRÜCKNER (Heil- und Gewürzpflanzen, 2. Aufl. 1952). Nach Angaben von GONZALES [Medicamenta (Madr.) 10, 176 (1958)] sind für den Belladonna-Anbau folgende Faktoren von Bedeutung: Besonders alkaloidreich sind die Hybriden Atropa boetica WILK. und A. belladonna var. lutea. Durch Polyploidisierung wird die Drogenausbeute erhöht. Starkes Sonnenlicht führt zur Verbesserung der Alkaloidausbeute. Die Pflanze benötigt sauren Boden (pH 5,5 bis 6,5). Vergesellschaftung mit Galega officinalis L., Fabaceae, und Artemisia vulgaris L., Asteraceae, Beifuß beeinflussen das Wachstum günstig.

Boden und Klima. Die Tollkirsche bevorzugt Urgesteins- und Kalkboden. Ihr häufig vergesellschaftetes Vorkommen mit der Rotbuche (Fagus silvatica L.) wird in Zusammenhang mit der Vorliebe der Buche und der Tollkirsche für Kalk gebracht. In der Kultur gedeiht Atropa belladonna sehr gut auf tiefgründigem, lockerem, humosem und kalkhaltigem Lehmboden. Etwas feuchte Lagen werden bevorzugt. Wildwachsend findet sie sich von der Ebene bis in die montane Stufe. Der Alkaloidgehalt ist u. a. abhängig vom Standort. Pflanzen auf schwerem Boden und in höheren Lagen sollen besonders alkaloidreich sein.

Als eine Halbschattenpflanze besiedelt sie besonders gern Waldlichtungen und Kahlschläge. Den Belichtungsverhältnissen des Standortes paßt sie sich gut an. So gedeiht sie auch in sonnigen Lagen. AUSTER/SCHÄFER zufolge entwickelten Pflanzen in sonniger Lage zwar kleinere Blätter, dafür aber soll der Alkaloidgehalt der Sonnenblätter weit höher als der der größeren Schattenblätter sein. Nach anderen Autoren wiederum soll eine Beschattung der Pflanzen eine Steigerung des Wirkstoffgehaltes zur Folge haben. So berichtet ZHUKOVSKY über Versuche, bei denen er unter den klimatischen Bedingungen des Kamenez-Podolsk-Distriktes durch Verminderung der Belichtung eine Steigerung der Atropin-Ausbeute um 29 bis 49% erzielte. Nach einer weiteren Arbeit von GASSTEW u. PELECHOWA wurden obige Angaben bestätigt. Ganz allgemein ist man der Meinung, daß der Alkaloidgehalt in Jahren mit warmem und sonnigem Wetter höher ist als in Jahren mit kühlerer und feuchterer Witterung.

Herkünfte des Drogenhandels. Herkunfstgebiete der Drogen von Atropa belladonna sind u. a. die UdSSR, ČSR, die Balkanländer, Österreich und Ungarn. Auch in Frankreich, England und den USA (besonders Kalifornien) wird Atropa belladonna angebaut. In Deutschland erfolgt der Anbau verschiedenenorts großflächig.

Sorten und Herkünfte für den Anbau. Die „Schwarz"- und die „Gelbfrüchtige Tollkirsche" werden im Handel als zwei Landsorten geführt. Letztere soll alkaloidreicher sein als die erstere, doch gehen die Meinungen hierüber auseinander. Letztere ist etwas weniger frostempfindlich als die schwarzfrüchtige.

Züchterisch sind frohwüchsige, blattreiche Sorten mit einem hohen Wertstoffgehalt anzustreben.

Saatgut. Das 1000-Korn-Gewicht der „Schwarzfrüchtigen Tollkirsche" beträgt 0,9666 bis 1,330 g, das der „Gelbfrüchtigen" 0,671 bis 1,150 g. Die Mindestreinheit von Handelssaatgut sollte 95% betragen, die Mindestkeimfähigkeit 75%. Die Samen keimen sehr verschieden.

Die „Technischen Vorschriften für die Prüfung von Saatgut" schreiben Wechseltemperatur vor, wobei die Samen entweder als Dunkel- oder Lichtkeimer zu behandeln sind. Der Keimversuch wird nach 28 Tagen abgeschlossen, und die Keimschnelligkeit soll bereits nach 10 Tagen festgestellt werden. Diese Termine werden für zu kurz bemessen gehalten, da die Samen sehr langsam, oft erst nach Monaten, keimen. Nach Untersuchungen von KINZEL ist die Keimung stark vom Licht abhängig. Innerhalb von 30 Monaten keimte im Dunkeln nur 1%, im Licht dagegen keimten in 4 Monaten bereits 38%. Die weitere Keimung begann auffallenderweise erst nach 2 Jahren. Starke Abkühlung konnte nach KINZEL keine Beschleunigung des Keimungsverlaufes herbeiführen, während SIEVERS jedoch das Gegenteil behauptet. Es konnten die von KINZEL getroffenen Feststellungen hinsichtlich des Lichteinflusses bestätigt werden.

LWOW u. JAKOWLEWA stellten eine Erhöhung der Keimfähigkeit fest, wenn die Samen von Atropa belladonna während der Wintermonate stratifiziert wurden. Auch nach den Ausführungen von SIEVERS wird durch Frosteinwirkung die Keimung gefördert. Letztere empfiehlt die Behandlung der Samen mit Wasserstoffperoxid. Nach AUSTER/SCHÄFER führte eine Behandlung der Samen weder mit Wasserstoffperoxid noch mit Schwefelsäure zu einer Beschleunigung der Keimung.

Kultur. Fruchtfolgemäßig dürfte es ratsam sein, Atropa belladonna nach mit Stallmist gedüngten Hackfrüchten oder direkt in Stalldung anzubauen. Es eignen sich für die Aussaat vor allem Samen vollreifer, natürlich getrockneter Früchte.

Die Pflanzenanzucht erfolgt auf Freilandsaatbeeten oder in Kästen, wobei die Aussaat im Herbst oder Frühjahr vorgenommen wird. Mit gutem Erfolg können im Herbst bis Frosteintritt entweder die getrockneten Beeren oder die Samen ausgesät werden. Wir verwenden zur Aussaat die Samen, die als Lichtkeimer nur wenig mit Erde bedeckt werden. Das Anzuchtbeet wird gartenmäßig hergerichtet, der Samen in 25 cm Reihenabstand sehr flach ausgedrillt und anschließend leicht zugeharkt. Die Verwendung einer Markiersaat, z. B. Winterraps, kann angebracht sein, um im Frühjahr ein rechtzeitiges Hacken zu ermöglichen. 2 bis 3 kg gut keimfähiges Tollkirschensaatgut genügen für eine Anzuchtfläche von 1000 qm. Bei einem Vermehrungsverhältnis von etwa 1 : 10 erhält man somit die Pflanzen für 1 ha. Bei Herbstaussaat scheint auch Frosteinwirkung auf die Samen von günstigem Einfluß auf die Keimfähigkeit zu sein. Trotzdem läuft die Saat im Frühjahr oft noch ungleichmäßig auf. Zu beachten ist auch, daß die Samen viel Feuchtigkeit zum Keimen benötigen. Bei starkem Aufgang sind die Pflanzen auf dem Saatbeet zu vereinzeln. Im Mai/Juni werden dann die jungen, aber kräftig entwickelten Pflänzchen in einem Abstand von 50 × 40 cm auf ihren eigentlichen Standort verpflanzt. Wirtschaftlicher ist das Verbleiben der jungen Sämlinge im Saatbeet bis zum Herbst oder Frühjahr und die Verpflanzung im

März/April des kommenden Jahres nach Überwinterung im Saatbeet oder im Einschlag. Das mit Tollkirsche zu bestellende Feld muß sorgfältig vorbereitet sein. Zu bedenken ist, daß die Pflanzen Tiefwurzler sind. Auch eine Anzucht im Frühbeet ist möglich. Die jungen Pflanzen werden dann pikiert und, wenn sie gekräftigt sind, im Mai/Juni ins Freiland verpflanzt.

Nur gelegentlich erfolgt die Vermehrung durch Wurzelstockteilung.

Die Pflegearbeiten bestehen in guter Bodenlockerung und Unkrautbekämpfung. Ein Winterschutz ist angebracht. Die Überwinterung der jungen Pflanzen birgt ein gewisses Risiko in sich. Aus diesem Grund läßt man gelegentlich die Sämlinge der Herbstaussaat im zweiten Winter noch im gut abgedeckten Freilandsaatbeet stehen und pflanzt sie dann im zeitigen Frühjahr (März/April) aus, nachdem sie vorher auf etwa 7 cm Länge zurückgeschnitten wurden. Von den Pflanzen der Anzuchtfläche ist etwa im Juli ein Laubschnitt möglich, der am besten mit der Sichel in etwa 20 cm Höhe erfolgt. Ein zeitiger Schnitt wäre bei normaler Entwicklung etwa im September möglich, ist aber nicht immer ratsam, da sich ein solcher unter mitteldeutschen Anbauverhältnissen für die Überwinterung der Jungpflanzen als nachteilig erwiesen hat. Diese Anbaumethode eignet sich besonders gut für den feldmäßigen Anbau.

Über den Einfluß der Düngung auf den Alkaloidgehalt ist man verschiedener Meinung. CROMWELL stellte an Wasserkulturen fest, daß Stickstoff als Asparagin, Hexamethylentetramin oder Ammoniumsulfat verabreicht, eine Alkaloidzunahme bedingte, während als Calciumnitrat oder Kaliumnitrat gegeben, eine Alkaloidabnahme festzustellen war. Sind Reservekohlenhydrate verfügbar, dann soll auch Kaliumnitrat von günstiger Wirkung sein. Im Zusammenhang hiermit steht die Annahme, daß aus den Eiweißabbauprodukten die Alkaloide entstehen. GSTIRNER erzielte mit Volldüngung den höchsten Massen- und Alkaloidertrag, bezogen auf die Anbaufläche. Bei Folia Belladonnae wirkte sich die Kalidüngung besonders günstig aus. Nach dem ersten Schnitt soll noch eine Kopfdüngung mit leichtlöslichem Stickstoff gegeben werden. Kompost, der nach dem Absterben der oberirdischen Pflanzenteile vor Eintritt des Winters verabreicht wird, ist von günstiger Wirkung auf das Pflanzenwachstum im Frühjahr.

Ernte. Nach Untersuchungen von TORRES stieg der Alkaloidgehalt maximal bis zum September an und sank dann im Oktober nur wenig ab. Regenwetter zur Erntezeit wirkt sich nachteilig aus. Die Blatternte sollte daher nur während einer Schönwetterperiode möglichst in den Vormittagsstunden nach dem Abtrocknen erfolgen. Die Meinungen über die günstigste Tageszeit der Ernte sind verschieden. Sie gehen dahin, daß die beste Erntezeit die Morgenstunden sind, da um diese Zeit der Alkaloidgehalt am größten sein soll. HEGNAUER hält aber dieses Abhängigkeitsverhältnis für noch nicht geklärt.

Die Tollkirsche liefert 2 bis 3 Schnitte im Jahr. Ältere Pflanzen treiben Ende April aus, und der Bestand schließt sich bei warmer Witterung schon im Mai. Der erste Schnitt wird bei Beginn der Blüte genommen. Bei der Neuanlage ist er meist im Juni/Juli und ein zweiter Schnitt im September möglich. Ein älterer Bestand kann schon ab Ende Mai das erste Mal, im Juli zum zweiten und im September/Oktober das dritte Mal geschnitten werden. Mit der Sichel wird zunächst die Blattware geerntet. Danach werden, ebenfalls in Handarbeit, die Stengel als sog. ,,Industrieware" in 30 cm Höhe geschnitten. Auf Grund von Untersuchungen über den Alkaloidgehalt von Herba Belladonnae schlägt AKAČIČ vor, sofern die Krautdroge nicht mehr als 25% obere Stengelteile von einem maximalen Durchmesser von 8 mm enthält, sie in die Jugoslawische Pharmacopoe II aufzunehmen. Nach Genanntem ist eine solche Krautdroge Folia Belladonnae gleichwertig. Vor Winter können die abgestorbenen Stengelreste mit einem Grasmäher zurückgeschnitten werden. Atropa belladonna ist sehr frostempfindlich. Späte Fröste im Frühjahr oder zeitige im Herbst können unter Umständen erheblichen Schaden anrichten. Frostgeschädigtes Erntegut hat einen auffälligen Alkaloidverlust aufzuweisen (AUSTER/SCHÄFER).

Unter günstigen Anbaubedingungen können die oberirdischen Teile der Pflanzen 4 bis 5 Jahre genutzt werden, dann aber lassen sie im Ertrag sehr nach. Bei Beendigung der Kultur erntet man bis zum Spätherbst neben dem Kraut auch die Wurzeln. Die Früchte für die Saatgutgewinnung werden von (August) September bis Oktober geerntet. Die saftigen Beeren werden in einen Bottich geschüttet, worin man sie leicht in Gärung kommen läßt, zerstampft und dann mit Wasser mehrmals aufrührt. Unter einem Wasserstrahl werden die Samen sauber auf Sieben ausgewaschen und sorgfältig in dünner Schicht getrocknet. Das Abfallwasser muß beseitigt werden. Am besten gießt man es auf den Kompost oder auf die Düngerstätte, denn es ist stark giftig. Man kann auch die Früchte an den Pflanzen ausreifen und soweit wie möglich eintrocknen lassen. Die Samen werden dann ausgerieben. Zu diesem Zweck können die Beeren künstlich bei mäßiger Wärme (bis 30°) nachgetrocknet werden.

Alle Ernte- und Aufbereitungsarbeiten sollten wegen der starken Giftigkeit der ganzen Pflanze ausnahmslos nur von zuverlässigen Erwachsenen ausgeführt werden.

Erträge. Der Ertrag an Blattdroge beläuft sich im zweiten Vegetationsjahr bis auf

7 kg/a und im dritten Jahre auf 12 bis 20 kg/a. Die Erträge an Krautdroge liegen weit höher, die an Wurzeldroge belaufen sich bis auf 15 kg/a. Der Saatgutertrag kann bis 4 kg/a betragen.

Krankheiten und Schädlinge. Eine Wurzelfäule und damit im Zusammenhang eine Welkekrankheit an Atropa belladonna wird durch die Peronosporacee Phytophthora erythroseptica PETH. verursacht. Ein verwandter Pilz, den WILSON (zit. nach HEGI) als Phytophthora cryptogaea var. atropae bezeichnet, bewirkt das Absterben der Pflanze und Wurzelschwund. Welkeerscheinungen können aber noch andere Ursachen haben wie Engerlinge und Erdraupen. Von tierischen Schädlingen können ferner die drei Erdflcharten Epithrix atropae FOUDR (da das Insekt vornehmlich auf den älteren Blättern der Pflanzen lebt, ist eine dreimalige Ernte der wirksamste Schutz), E. pubescens KOCH und der Kartoffelerdfloh, Psylliodes affinis PAYK., größere Schäden anrichten. Letzterer tritt im allgemeinen an Solanaceen häufig auf. Ferner der Blattrandkäfer Sitona sulcifrons THB., die Blasenfüße Thrips tabaci LIND. und Th. communis UZEL, die Grünzirpe, Chlorita flavescens F., und die Schwarzpunktzikade, Eupteryx atropunctata GOEZE, die Larve der Rübenfliege, Pegomyia hyoscyami Tz., die Blindwanze Lygus pratensis L., Blattläuse, die Raupen von Agrotis baja F., A. pronuba L. und A. candelisequa HB., der Kartoffelkäfer, Leptinotarsa decemlineata SAY. Die Beeren werden von Amseln und Drosseln gefressen, ohne daß diese gesundheitlichen Schaden nehmen. Dabei passieren die kleinen Samen unzersetzt den Vogeldarm und werden auf diese Weise verschleppt und gleich mit einer gewissen Düngemenge abgesetzt.

Die Droge wird vom Kleinen Tabakkäfer, Lasioderma serricorne F., und vom Messingkäfer, Niptus hololeucus FALDERM., befallen. In Radix Belladonnae wurden die Bücherlaus, Liposcelis divinatorius MÜLL., und der Brotbohrer, Stegobium paniceum L., gefunden.

Belladonna-Alkaloide und verwandte Basen
(vgl. Bd. II, 485 ff.)

Zur Stereochemie der Tropan-Alkaloide. Bis heute sind etwa 25 Alkaloide bekannt, die sich vom Tropan-Ringsystem ableiten. Die Stereochemie der Tropan-Alkaloide ist bes. von FODOR in den letzten Jahren bearbeitet worden. 1952 konnte der Unterschied im räumlichen Bau des Tropins und Pseudotropins durch Acylwanderung vom N zum O dokumentiert werden. Danach kommen für die Tropan-Derivate folgende Stereoformeln in Frage:

Tropin   Pseudotropin

Im Tropin steht die OH-Gruppe axial, im Pseudotropin äquatorial. Tropin-Derivate sind die natürlichen Solanaceenalkaloide mit Ausnahme des Tigloidins (Tiglyl-pseudotropin) und Meteloidins (Tiglyl-teloidin). Diese beiden Alkaloide gehören zusammen mit den Coca-Alkaloiden in die Reihe der Pseudotropin-Derivate. Coca-Alkaloide leiten sich vom Ecgonin ab, das eine zusätzliche axiale COOH-Gruppe in Position 4 besitzt. Pseudoecgonin hat eine äquatorial angeordnete COOH-Gruppe:

Ecgonin   Pseudoecgonin

Der konfigurative Unterschied von Atropin und Hyoscyamin besteht darin, daß Atropin das optisch inaktive Racemat bedeutet, während Hyoscyamin in einer L- und einer D-Form vorkommen kann. In den Pflanzen ist primär L-Hyoscyamin enthalten, das bei der Aufarbeitung teilweise zu Atropin racemisiert:

L-Hyoscyamin   D-Hyoscyamin

Atropin

Atropinum nitricum. Atropinnitrat.

Strukturformel: Bd. II, 485.

$C_{17}H_{23}NO_3 \cdot HNO_3$ M.G. 352,4

Eigenschaften. Weißes, krist. Pulver, lösl. in W. und A.

Aufbewahrung. Gut verschlossen und vor Licht geschützt.

Anwendung. Wie Atropinsulfat. (Vgl. auch S. 319).

Atropinum salicylicum. Atropinsalicylat. Salicylsaures Atropin.

Strukturformel: Bd. II, 485.

$C_{17}H_{23}NO_3 \cdot C_6H_4(OH)COOH$ M.G. 427

Herstellung. Durch Auflösen von 2,89 T. Atropin in einer Lsg. von 1,38 T. Salicylsäure in 10 T. A. und Einengen zur Trockne.

Eigenschaften. Weißes krist. Pulver, bitter schmeckend, ziemlich schwer lösl. in W.

Aufbewahrung. Sehr vorsichtig, vor Licht und Luft geschützt.

Anwendung. Wie Atropinsulfat. (Vgl. auch S. 319).

Atropinum valerianicum. Atropinvalerianat. Atropin-isovalerianat. Baldriansaures Atropin. Atropine Valerianate. Valérianate d'atropine.

Strukturformel: Bd. II, 485.

$C_{17}H_{23}NO_3 \cdot C_4H_9COOH \cdot {}^1/_2 H_2O$ M.G. 400,52

Herstellung. In einer Lsg. von 10 T. wasserfreier Baldriansäure in 20 T. abs. A. werden 28 T. zerriebenes Atropin gelöst. Die Lsg. wird in 150 T. wasserfreien Ae., der sich in einem Becherglas befindet, unter Umrühren eingegossen und die Mischung erst 1 Tag bei Raumtemp., dann bei −5 bis +5° stehengelassen. Die Krist. werden abgesaugt, mit wasserfreiem Ae. gewaschen und bei Raumtemp. an einem trockenen Ort belassen. Wenn die angewandte Baldriansäure und die Lsgm. nicht wasserfrei sind, erhält man keine Krist., sondern eine sirupartige Ausscheidung.

Eigenschaften. Weiße, nach Baldrian riechende Krist., sehr leicht lösl. in W., A., wenig lösl. in Ae. Beim Erwärmen erweicht die Substanz bei etwa 20°, schmilzt bei etwa 42° und gibt bei stärkerem Erwärmen Baldriansäure ab.

Erkennung. 1. Wird 0,1 g Substanz in 1 bis 2 ml verd. Schwefelsäure erwärmt, so tritt der Geruch nach Baldriansäure auf. – 2. Die Substanz gibt die VITALIsche Rk. wie Atropinsulfat.

Prüfung. 1. Apoatropin u.a. Alkaloide: Die Lsg. von 0,1 g Substanz in 6 ml W. darf durch 2 ml Ammoniak-Fl. nicht sofort verändert werden. – 2. Fremde Alkaloide und org. Verunreinigungen: 50 mg Substanz müssen sich in 1 ml konz. Schwefelsäure ohne Fbg. lösen. Die Lsg. darf auch nach Zusatz von 1 Tr. Salpetersäure nicht gefärbt werden. – 3. Ammoniumsalze: Werden 100 mg Substanz mit 10 Tr. Natronlauge erwärmt, so darf der Dampf Lackmuspapier nicht bläuen. – 4. Verbrennungsrückstand: Höchstens 0,1%.

Aufbewahrung. Sehr vorsichtig, in dicht schließenden Gefäßen.

Anwendung. Wie Atropinsulfat. Früher innerlich als Antineuralgicum, Antispasmodicum und Antiepilepticum. Diese Indikation ist heute obsolet.

Homatropinum. Homatropin. Phenyl-glykoloyl-tropein, Mandelsäuretropylester. Mandelyltropein.

$$\begin{array}{c}CH_2\text{——}CH\text{——}CH_2\\|\quad\quad N\text{—}CH_3\quad CH\text{—}O\text{—}CO\text{—}CH\text{—}\phi\\CH_2\text{——}CH\text{——}CH_2\quad\quad\quad OH\end{array}$$

$C_{16}H_{21}NO_3$ \hfill M.G. 275,33

Bemerkung: Homatropin ist erstmals von LADENBURG aus Tropin und Mandelsäure künstlich dargestellt worden. Natürlich kommt es nicht vor. Die synthetisierten Ester des Tropins werden als Tropeine bezeichnet. Homatropin ist Mandelsäuretropinester.

Herstellung. Die konz. Lsg. von mandelsaurem Tropin wird mit Salzsäure versetzt und mehrere Tage lang im W.-Bad erhitzt unter zeitweiligem Ersatz der verdampfenden Säure. Nach Übersättigung mit Ammoniak wird die Mischung mit Chlf. extrahiert. Unverändert gebliebenes Tropin bleibt dabei in der wss. Phase. Die Lsg. des entstandenen Homatropins in Chlf. wird mit Kaliumcarbonat entwässert und schließlich eingedampft. Das Homatropin wird dann in verd. Bromwasserstoff-Lsg. gelöst und die Lsg. bei gelinder Wärme eingedunstet. Umkrist. wird aus A. Das freie Homatropin läßt sich aus dem reinen Hydrobromid durch Zusatz von Ammoniak-Fl. zu einer konz. wss. Lsg. abscheiden.

Eigenschaften. Farblose, prismatische, hygroskopische Krist., schwer lösl. in W., lösl. in Ae., Bzl., Aceton, A., Chlf. und verd. Säuren unter Salzbildg. Fp. 98 bis 100°.

Erkennung. 1. Die Substanz gibt nicht wie Atropin die Vitalische Fbg., sondern eine rotgelbe Fbg. bei der Behandlung mit Salpetersäure und alkoholischer Kalilauge. Mit einem Gemisch von konz. Wasserstoffperoxid und Schwefelsäure entsteht zuerst eine laubgrüne, dann eine olivgrüne und schließlich eine mißfarbig braungrüne Fbg. (wie bei Hyoscyamin, Atropin und Scopolamin).

Aufbewahrung. Sehr vorsichtig, in gut schließenden Gefäßen.

Anwendung. Siehe Homatropin-Hydrobromid (Bd. II, 485, 502), zur Herst. von Homatropinsalzen, bes. zur Herst. des Hydrobromids.

Homatropinum hydrochloricum. Homatropinhydrochlorid.

$C_{16}H_{21}NO_3 \cdot HCl$ \hfill M.G. 311,82

Eigenschaften. Weiße Krist., leicht lösl. in W. und A.; Fp. etwa 220°. Die 1%ige wss. Lsg. zeigt einen pH-Wert von 5,4.

Anwendung. Siehe Homatropinum hydrobromicum (Bd. II, 485, 502).

Aufbewahrung. Sehr vorsichtig, gut verschlossen, vor Licht geschützt.

Homatropinum methylonitricum. Homatropinmethylnitrat. Methylhomatropiniumnitrat.

$C_{16}H_{21}NO_3 \cdot CH_3NO_3$ \hfill M.G. 352,4

DL-Mandelsäure-tropeinmethylnitrat.

Eigenschaften. Weißes, krist. Pulver von bitterem Geschmack, leicht lösl. in W. und M. lösl. in A., sehr schwer lösl. in Aceton, Ae., Chlf. und Bzl.

Aufbewahrung. Sehr vorsichtig, gut verschlossen, vor Licht geschützt.

Anwendung. Als Spasmolyticum, bes. bei Spasmen der Gallen- und Harnblase.

Dosierung. 1 bis 5 mg.

Handelsform: Atoxatrin.

Homatropinum salicylicum. Homatropinsalicylat.

$C_{16}H_{21}NO_3 \cdot C_6H_4(OH)COOH$ \hfill M.G. 413,45

Eigenschaften. Farblose Krist. leicht lösl. in W. und A.

Homatropinum sulfuricum. Homatropinsulfat.

$(C_{16}H_{21}NO_3)_2 \cdot H_2SO_4$ M. G. 648,75

Eigenschaften. Farblose Krist., leicht lösl. in W. und A.

Hyoscyaminum. Hyoscyamin. L-Hyoscyamin. Links-Hyoscyamin. [(−)-Tropasäure]-tropylester. [(−)-Tropoyl]-tropein.

Strukturformel: Siehe S. 330 und Bd. II, 485.

$C_{17}H_{23}NO_3$ M.G. 289,36

Gewinnung. Bilsenkrautsamen oder das Kraut von Hyoscyamus muticus, die bis zu 1,3% Hyoscyamin enthalten, werden mit A. ausgezogen und analog der Atropingew. aufgearbeitet. Zur Abscheidung des Alkaloids wird Kaliumcarbonat verwendet, das im Gegensatz zu Alkalihydroxiden und Calciumhydroxid das Hyoscyamin nicht verändert. Die freie Base wird zur Reinigung erst in das Sulfat überführt, indem man sie in schwefelsaurem A. löst und die Lsg. mit Aceton versetzt. Das in Aceton unlösl. Sulfat scheidet sich aus, wird mit Aceton gewaschen, getrocknet und in konz. wss. Lsg. mit Kaliumcarbonat zerlegt, wobei sich das reine Hyoscyamin krist. abscheidet.

Eigenschaften. Feine weiße Nadeln oder farblose, seidenartig glänzende Krist. von bitterem und kratzendem Geschmack. Sehr schwer lösl. in PAe. und Tetrachlorkohlenstoff, schwer lösl. in W., wenig lösl. in Ae. und verd. Säuren, lösl. in Essigester, Bzl. und Chlf.; die wss. und alkoholische Lsg. bläut Lackmuspapier und rötet Phenolphthalein. Fp. 108,5°. Opt. Drehung: $[\alpha]_D^{20} = -20{,}7°$ ($c = 4$ in abs. A.).

Erkennung. Hyoscyamin gibt alle Rk. des Atropins, unterscheidet sich aber durch den Fp., ferner durch den Fp. des Goldchloriddoppelsalzes und dadurch, daß es linksdrehend ist.

Prüfung. 1. Fremde Alkaloide und org. Verunreinigungen: Durchschnittlich 50 mg Substanz müssen sich in 1 ml konz. Schwefelsäure ohne Fbg. lösen. Die Lsg. darf sich auch nach Zusatz von 1 Tr. Salpetersäure nicht färben. – 2. Chloride und Bromide: Wird 0,1 g Substanz in 10 ml W. geschüttelt, so darf das Filtrat der Silbernitrat-Lsg. nicht verändert werden. – 3. Sulfate: Die unter 2. beschr. Lsg. darf durch Bariumnitrat-Lsg. nicht verändert werden. – 4. Verbrennungsrückstand: Höchstens 0,1%. – 5. Weitere Prüf. s. Atropinum.

Aufbewahrung. Sehr vorsichtig, gut verschlossen.

Anwendung. Ähnlich wie Atropin, auch zur Behandlung des Parkinsonismus (s. auch S. 319).

Dosierung. Innerlich 0,5 bis 1 mg, mehrmals täglich. Größte Einzelgabe 1 mg. Größte Tagesgabe 3 mg.

Hyoscyaminum hydrobromicum. Hyoscyaminhydrobromid. Bromwasserstoffsaures Hyoscyamin. Hyoscyaminae hydrobromidum. L-Hyoscyaminhydrobromid.

Strukturformel: Bd. II, 485.

$C_{17}H_{23}NO_3 \cdot HBr$ M.G. 370

Herstellung. Aus 10 T. Hyoscyamin und 11,2 T. 25%iger Bromwasserstoffsäure.

Eigenschaften. Weiße, zerfließliche Krist. oder derbe prismatische Krist., sehr leicht lösl. in W., leicht lösl. in A. und Chlf., schwer lösl. in Ae.; Fp. 152°.

Erkennung. Siehe Atropinsalze. Die Substanz gibt einen positiven Bromidnachweis.

Aufbewahrung. Sehr vorsichtig, gut verschlossen, vor Feuchtigkeit geschützt.

Anwendung. Wie Atropinsulfat, vgl. auch Hyoscyaminum.

Hyoscyaminum hydrochloricum. L-Hyoscyaminhydrochlorid. Chlorwasserstoffsaures Hyoscyamin.

$C_{17}H_{23}NO_3 \cdot HCl$ M.G. 325,85

Eigenschaften. Weiße Krist., leicht lösl. in W., lösl. in A. Fp. 149 bis 151°.

Aufbewahrung. Gut verschlossen, vor Licht und Feuchtigkeit geschützt.

Anwendung. Wie Atropinsulfat (s. auch S. 319).

Hyoscyaminum salicylicum. Hyoscyaminsalicylat. Salicylsaures Hyoscaymin.

$C_{17}H_{23}NO_3 \cdot C_6H_4(OH)COOH$ M.G. 427

Herstellung. 10 T. Hyoscyamin und 4,8 T. Salicylsäure werden zusammen in A. gelöst.

Eigenschaften. Farblose Krist., lösl. in W. und A.

Anwendung. In der Augenheilkunde; wie Hyoscyaminum.

Scopolaminum. Scopolamin. L-Scopolamin. Hyoscin. Scopolamine. Hyoscine. O-Tropoylscopin.

$$\begin{array}{c} \text{HC———CH———CH}_2 \\ \diagup | | \\ \text{O} \text{N—CH}_3 \text{CH—O—CO—CH—}\langle\text{C}_6\text{H}_5\rangle \\ \diagdown | | | \\ \text{HC———CH———CH}_2 \text{CH}_2\text{OH} \end{array}$$

$C_{17}H_{21}NO_4$ M.G. 303,37

Bemerkung: Scopolamin ist in verschiedenen Solanaceen enthalten, bes. in Datura Metel, in den Samen von Hyoscyamus niger L., in den Blättern von Duboisia myoporoides, in den Wurzeln von Scopolia japonica und in anderen Scopoliaarten sowie in den Samen von Datura stramonium und in den Wurzeln von Atropa belladonna. Es wurde früher für eine isomere Verbindung des Hyoscyamins aufgefaßt und deshalb Hyoscin genannt.

Gewinnung. Aus den Mutterlaugen, die beim Umkrist. des Hyoscyamins aus Bilsenkraut oder Stechapfelsamen aus A. erhalten werden. Die in diesen Mutterlaugen enthaltenen Basen werden mit Bromwasserstoff-Lsg. oder Jodwasserstoff-Lsg. in die Hydrobromide bzw. Hydrojodide überführt, die durch wiederholtes Umkrist. gereinigt werden. Aus den Salzen wird das Scopolamin in wss. Lsg. durch Kaliumcarbonat abgeschieden und mit Chlf. ausgeschüttelt. Beim Verdunsten des Chlf. hinterbleibt es als dicker farbloser Sirup, der aus Ae. umkrist. werden kann. Aus den Mutterlaugen läßt sich das Hyoscyamin mit Goldchlorid nach dem Ansäuern mit Salzsäure als Golddoppelsalz abscheiden und von den übrigen Basen trennen.

Eigenschaften. Viskose Fl., lösl. in W., leicht lösl. in A., Ae., Chlf. und Aceton, wenig lösl. in Bzl. und PAe. Das aus Ae. krist. Scopolamin bildet farblose Krist. der Zusammensetzung $C_{17}H_{21}NO_4 \cdot H_2O$, die bei 59° schmelzen. $[\alpha]_D^{20} = -28°$ ($c = 2,7$ in W.).

Erkennung. 1. Die Substanz färbt sich mit Perhydrol-Schwefelsäure zuerst grün, dann braungrün. – 2. Die alkoholische Lsg. reagiert stark sauer. – 3. Wird die alkoholische Lsg. mit wenig Natronlauge versetzt, so wird sie allmählich inaktiv, da L-Scopolamin racemisiert wird. – 4. Die Substanz gibt die Vitalische Rk. (s. Atropin). – 5. Die Substanz erweitert ebenso wie Atropin die Pupille. – 6. Das Goldchloriddoppelsalz, das aus der Lsg. des Hydrochlorids mit Goldchlorid ausgeschieden wird, krist. aus W. in breiten glänzenden Nadeln, die einen Fp. von 212 bis 214° zeigen.

Aufbewahrung. Sehr vorsichtig, vor Licht und Luft geschützt.

Anwendung. Zur Herst. von Scopolaminsalzen.

Scopolaminum hydrochloricum. Scopolaminhydrochlorid. Hyoscinum hydrochloricum. Hyoscinhydrochlorid.

$C_{17}H_{21}NO_4 \cdot HCl \cdot 2H_2O$ M.G. 375,86
     wasserfrei M.G. 339,83

Herstellung. Durch Auflösen von Scopolamin in verd. Salzsäure und Eindunsten zur Krist. oder durch Fällen einer Lsg. aus Scopolamin in alkoholischer Chlorwasserstoff-Lsg. mit Ae.

Eigenschaften. Weißes, krist. Pulver, oder farblose Prismen, sehr leicht lösl. in W., lösl. in A., praktisch unlösl. in Ae.; Fp. etwa 80°. Die wasserfreie Substanz zeigt einen Fp. von etwa 200°. $[\alpha]_D^{20} = -26$ bis $-31°$ ($c = 2$ in W.).

Erkennung. 1. Die wss. Lsg. gibt mit Silbernitrat einen weißen, in Ammoniak unlösl. Nd. – 2. Siehe Scopolaminhydrobromid.

Aufbewahrung. Sehr vorsichtig, vor Licht und Luft geschützt.

Anwendung. Siehe Scopolaminhydrobromid (Bd. II, 484 und 499).

Dosierung. Größte Einzelgabe 0,5 mg, größte Tagesgabe 1,5 mg.

Scopolaminum hydrojodicum. Scopolaminhydrojodid. Hyoscinum hydrojodicum. Hyoscinhydrojodid.

$C_{17}H_{21}NO_4 \cdot HJ$ M.G. 431

Herstellung. Aus Scopolamin und Jodwasserstoff-Lsg., durch Eindunsten zur Krist. oder durch Fällen der alkoholischen, jodwasserstoffsauren Lsg. mit Ae. Es kann aus A. umkrist. werden.

Eigenschaften. Farblose, durchscheinende Krist., leicht lösl. in W., lösl. in A., die wss. Lsg. ist neutral oder reagiert schwach sauer.

Erkennung. 1. Die wss. Lsg. gibt mit Silbernitrat-Lsg. einen gelblichen, in Ammoniak-Fl. unlösl. Nd. – 2. Siehe Scopolaminum hydrobromicum.

Aufbewahrung. Sehr vorsichtig, vor Licht und Luft geschützt.

Anwendung. Wie Scopolaminhydrobromid (s. Bd. II, 484 und 499).

Dosierung. Größte Einzelgabe 0,5 mg; größte Tagesgabe 1,5 mg.

Scopolamin-N-oxid-hydrobromid.

$C_{17}H_{21}NO_5 \cdot HBr$ M.G. 400,29

Eigenschaften. Kleine, weiße, nadelförmige Krist., geruchlos, von bitterem Geschmack. Leicht lösl. in W., lösl. in A. Fp. 139 bis 140°. $[\alpha]_D^{20} = -22$ bis $-25°$ ($c = 2$ in W.). Fp. der Base: 80°.

Aufbewahrung. Gut verschlossen, vor Licht geschützt.

Anwendung. Wie Scopolaminhydrobromid, wobei die Wrkg. schwächer ist.

Atroscinum. Atroscin. D,L-Scopolamin.

$C_{17}H_{21}NO_4 \cdot H_2O$ M.G. 321

Eigenschaften. Farblose Krist., die an der Luft verwittern, wenig lösl. in W., leicht lösl. in A., Ae., Chlf., Aceton und Bzl. Die wasserfreie Substanz schmilzt bei 82 bis 83°. Das Monohydrat zeigt einen Fp. von etwa 56°, das Dihydrat einen Fp. von 37 bis 38°. Die Substanz ist physiologisch etwa in gleicher Weise wirksam wie L-Scopolamin.

Aufbewahrung. Sehr vorsichtig, gut verschlossen, vor Licht geschützt.

Anwendung. Wie Scopolamin.

Atroscinum hydrobromicum. Atroscinhydrobromid. D,L-Scopolaminhydrobromid.

$C_{17}H_{21}NO_4 \cdot HBr$ M.G. 384

Eigenschaften. Ähnlich wie L-Scopolaminhydrobromid. Fp. 180 bis 181°.

Erkennung. Zur Unterscheidung von inaktivem Scopolaminhydrobromid (= Atroscinum hydrobromicum) und L-Scopolaminhydrobromid können die Pikrate dienen. Eine Lsg. von 0,1 g Substanz in 4 ml W. wird mit 10 ml gesätt. Pikrinsäure-Lsg. versetzt und erwärmt. Beim Stehen scheiden sich die Pikrate krist. ab. Das Pikrat des L-Scopolamins bildet dünne Nadeln von Fp. 190 bis 191°, das des inaktiven Scopolamins länglich gezackte Blättchen vom Fp. 192 bis 194°.

Aufbewahrung. Sehr vorsichtig vor Licht und Luft geschützt.

Anwendung. Wie Scopolaminhydrobromid (s. Bd. II, 484 und 499).

Duboisinum sulfuricum. Duboisinsulfat.

Bemerkung: Die Substanz ist ein Gemisch von wechselnden Mengen Hyoscyaminsulfat und Scopolaminsulfat mit kleinen Mengen der Sulfate der Nebenalkaloide, die in den Blättern von Duboisia myoporoides enthalten sind.

Gewinnung. Die Blätter von Duboisia myoporoides werden mit A. extrahiert. Aus dem Auszug werden nach dem Eindampfen die Alkaloide mit Kaliumcarbonat abgeschieden und ohne Trennung voneinander in die Sulfate überführt.

Eigenschaften. Gelblichweißes, krist. Pulver, sehr leicht zerfließlich, leicht lösl. in W. und in A.

Erkennung. Die Substanz gibt alle Rk. des Atropinsulfats.

Aufbewahrung. Sehr vorsichtig, vor Licht und Luft geschützt.

Anwendung. In der Augenheilkunde wie Atropinsulfat oder Scopolaminhydrobromid, als Antihydroticum und Mydriaticum.

Dosierung. Größte Einzelgabe 1,5 mg, größte Tagesgabe 3 mg.

Attalea

Attalea spectabilis MART. Arecaceae – Cocosoideae – Attaleeae. Curuapalme.
Heimisch in Äquatorialbrasilien.

Inhaltsstoffe. In den Kernen zwischen 62 und 65% eines hellgelben, weichen Fettes von angenehmem Geruch, das Curuafett, sowie Curuapalmöl.

Anwendung. Wie andere Palmfette.

Attalea maripa AUBL.
Äquatorialbrasilien, Guayana, Westindien.

Die Früchte liefern das weißlichgelbe, butterartige, dem Kokosfett ähnliche Maripafett, das zur Seifenfabrikation und raffiniert als Speisefett Verwendung findet.

Attalea funifera MART. ex SPRENG. Piassavapalme.
Heimisch im östlichen Brasilien.

Inhaltsstoffe und Anwendung. In den Früchten ein gelblichrotes Kernfett, das Piassavafett, das wie Babassufett gebraucht wird und früher auch zusammen mit Palmfett gehandelt wurde. In den Palmfasern (Piassava-Fasern) 0,55 bis 0,65% einer noch nicht näher bekannten Substanz, die eine gute Wirkung bei Erysipel haben soll.

Attalea cohune MART. s. Orbignya.

Attalea excelsa MART. s. Scheelea.

Aurelia

Aurelia aurita L. Klasse Scyphomedusae – Ordnung Discophora – Familie Ulmariidae.
Ohren- oder Lappenqualle. Meduse.
Europäische Meere, bes. Nord.- und Ostsee.

Medusa HAB 34.
Mit 90%igem Weingeist getötetes, zerriebenes Tier.

Arzneiform. Tinktur mit 90%igem Weingeist nach § 4.

Arzneigehalt. 1/10.

Aurum

Aurum. Gold. Or.

Au
Atomgew. 196,97
Massenzahl 197[1]

Vorkommen. Gold findet sich hauptsächlich gediegen auf Quarzgängen in feiner Zerteilung, begleitet von Kupferkies, Arsenkies, Zinkblende, Bleiglanz, Silbererzen und vor allem Pyrit, FeS_2. Nach Verwitterung des Gesteins wird das Gold von Wasser weggewaschen und findet sich dann als Seifen- oder Waschgold in den Flußsanden und Ablagerungen als Goldstaub, auch als Goldkörner und zuweilen in Form von Klumpen. Die Häufigkeit

---

[1] Über Gold mit der Massenzahl 198 s. Radioaktive Isotope, Bd. I, 530.

des Goldes in der Lithosphäre liegt bei $5 \cdot 10^{-7}\%$, das sind 5 mg/t. Zur Geschichte und Bedeutung des metallischen Goldes s. H. QUIRING, „Geschichte des Goldes", Stuttgart: Ferdinand Enke 1948.

Gewinnung s. Ullmanns Encyklopädie der technischen Chemie, München/Berlin: Urban & Schwarzenberg 1964.

Rund die Hälfte der Welterzeugung an Gold wird vermünzt; etwa 20% werden für Schmuckwaren, 20% in der Zahnheilkunde und der Rest für industrielle Zwecke verbraucht. Die Gehaltsangaben für Goldlegierungen und Feingold erfolgen üblicherweise in Karat[1] oder in Teilen von Tausend (millièmes).

  8 Karat enthalten   333 T. Gold auf 1000 T. (333/000)
  9 Karat enthalten   375 T. Gold auf 1000 T. (375/000)
 10 Karat enthalten   417 T. Gold auf 1000 T. (417/000)
 12 Karat enthalten   500 T. Gold auf 1000 T. (500/000)
 14 Karat enthalten   585 T. Gold auf 1000 T. (585/000)
 18 Karat enthalten   750 T. Gold auf 1000 T. (750/00)
 22 Karat enthalten   917 T. Gold auf 1000 T. (917/000)
 24 Karat enthalten 1000 T. Gold auf 1000 T.

Bis zu einem Feingehalt von 995/1000 herab gilt Gold börsenmäßig als Feingold, wobei der Goldgehalt durch Analyse ermittelt wird. Feingold und goldreiche Legierungen sind wegen ihrer hohen Dichte (s. Eigenschaften) leicht von ähnlich gefärbten Kupferlegierungen zu unterscheiden.

Eigenschaften. Gold kristallisiert im regulären System. Aus seinen Lösungen ausgefällt bildet es ein mattbraunes Pulver. Fp. 1063°. In kompakter Form ist es charakteristisch gelb. $d = 19{,}3$. Gold ist das dehnbarste aller Metalle und kann zu Folien bis herab zu 0,0001 mm Dicke ausgeschlagen, zu Drähten von 0,006 mm Durchmesser gezogen werden. Galvanisch lassen sich dichte Schichten von nur 0,00001 mm Dicke herstellen. In durchfallendem Licht erscheinen Goldfolien grün, blau, violett bis rot.

Als Edelmetall wird Gold von Luft und Säuren nicht angegriffen. Lösungsmittel für Gold sind nur starke Oxydationsmittel wie Königswasser (s. Bd. II, 985) und Chlorwasser oder bei Luftzutritt Komplexbildner wie Kaliumcyanidlösung. In seinen Verbindungen tritt Gold ein- und dreiwertig auf. Die Verbindungen sind alle wenig beständig und zersetzen sich beim Erhitzen leicht unter Zurücklassung des Metalls.

Erkennung. Goldsalzlösungen sind gelb, konz. Lsg. rötlich bis bräunlich. Alkalilaugen fällen braunes Goldhydroxid, $Au(OH)_3$, das sich im Überschuß von Alkali unter Bildung von Alkaliaurat, z.B. $Au(ONa)_3$, wieder auflöst. Alkalicarbonate scheiden erst beim Erhitzen Goldhydroxid ab. Ammoniak und Ammoniumcarbonat geben mit konz. Goldsalzlsg. rötlichgelbe Niederschläge von Goldoxidammoniak (Knallgold), das trocken schon bei leiser Berührung sehr heftig explodiert. – Schwefelwasserstoff fällt aus einer neutralen oder sauren Goldsalzlsg. alles Gold aus. Die braunschwarzen Niederschläge sind Gemenge von Goldsulfid, metallischem Gold und Schwefel. Sie sind unlösl. in Salzsäure oder Salpetersäure, dagegen lösl. in Königswasser, ferner in farblosen oder gelben Alkalisulfidlsg. – Zinn(II)-chloridlsg., die etwas Zinn(IV)-chlorid enthält [man füge zu Zinn(II)-chloridlsg. etwas Chlorwasser], erzeugt auch in sehr verdünnten Goldlösungen einen purpurroten, bisweilen ins Violette oder Braunrote spielenden Niederschlag von Goldpurpur. – Eisen(II)-salze reduzieren Goldchlorid in seinen Lösungen und scheiden metallisches Gold als feines braunes Pulver ab; die darüber befindliche Flüssigkeit erscheint im durchfallenden Lichte schwärzlichblau. Wird der getrocknete Niederschlag mit einer Messerklinge gedrückt, so nimmt er Metallglanz an. – Kaliumnitrit fällt ebenfalls metallisches Gold; bei sehr starker Verdünnung ist die Flüssigkeit zunächst nur blau gefärbt. – Oxalsäure fällt aus der nicht zu sauren Lösung in der Siedehitze metallisches Gold. Die meisten unedlen Metalle, ferner Quecksilber, Silber, Platin fällen aus den Goldsalzlösungen metallisches Gold. Ebenso wirken als Reduktionsmittel: Eisen(II)-chlorid, Eisen(II)-sulfat, Kupfer(I)-chlorid, Antimon(III)-chlorid, Arsenige Säure, Schweflige Säure, Phosphorige Säure usw. Endlich führen auch viele organische Verbindungen, z.B. Chloralhydrat, Ameisensäure, Oxalsäure, Formaldehyd, Hydroxylamin, Phenylhydrazin usw. die gleiche Reduktion herbei.

Alle Goldverbindungen geben beim Erhitzen auf Kohle vor dem Lötrohr gelbe, glänzende, duktile Metallkörner, beim Schmelzen mit Soda oder Borax gelbe, glänzende, dehnbare Metallflitter.

---

[1] Karat, von Semen Ceratoniae (s. S. 814), wird sowohl als Goldgewicht (s. o.) als auch als Edelsteingewicht (1 Karat = 200 mg) gebraucht.

Erkennung des Goldmetalles oder echter Vergoldung. Ob ein Gegenstand, z. B. eine Münze oder ein Schmuckstück usw., aus reinem Gold hergestellt ist, läßt sich durch Bestimmung der Dichte feststellen. Die Dichte des Münzgoldes liegt zwischen 18,0 und 19,0. Die Dichte anderer, z. B. zu Schmucksachen verarbeiteter Legierungen nähert sich den angegebenen Zahlen um so mehr, je mehr Gold die Legierungen enthalten. – Wird eine Goldlegierung (z. B. von 14 Karat) mit einem angefeuchteten Silbernitratstift berieben, oder mit einer Lösung von Kupferchlorid (1 : 10) befeuchtet, so entsteht kein schwarzer Fleck. Messing und ähnliche goldähnliche Legierungen (Goldimitationen) geben einen schwarzen Strich. Lückenlose Vergoldungen bleiben gleichfalls ungefärbt. Man kann daher mit Hilfe dieser Reaktionen auch feststellen, ob ein gelber Metallüberzug Gold ist. Will man das darunter befindliche Metall prüfen, so macht man an einer unauffälligen Stelle mit einer Nadel einen Ritz und prüft diesen mit dem Silbernitratstift oder mit der Kupferchloridlösung.

Bestimmung. Man fällt das Gold aus der stark salzsauren (weder freies Chlor noch Salpetersäure enthaltenden) Lösung mit Eisen(II)-chlorid oder Eisen(II)-sulfat, wäscht es auf dem Filter mit Salzsäure, dann mit Wasser aus, trocknet und glüht es mit dem Filter im Porzellantiegel. Aus der nicht zu sauren Lösung kann die gleiche Reduktion durch Oxalsäure oder durch Formaldehyd oder Wasserstoffperoxidlsg. in der Siedehitze erfolgen.

Gewinnung von reinem Gold aus Legierungen. Bruchgold oder Goldmünzen werden durch Ausglühen von äußeren Verunreinigungen befreit und in einem Kolben mit der vierfachen Menge Königswasser auf dem Wasserbad erwärmt. Die Lsg. wird in einer Porzellanschale bis zur Sirupdicke eingedampft, der Rückstand in der 30fachen Menge W. gelöst und die Lsg. von dem Silberchlorid abfiltriert. Letzteres wird auf Silber verarbeitet. Die filtrierte Lsg. wird, wenn eine Probe mit Natriumsulfatlsg. eine weiße Trübung von Bleisulfat gibt (aus bleihaltigen Lötstellen herrührend) mit Natriumsulfatlsg. versetzt und wieder filtriert. Das Filtrat wird dann mit einer filtrierten Lsg. von 8 T. krist. Eisen(II)-sulfat in 40 bis 50 T. W. und 1 T. Salzsäure versetzt. Das Gold scheidet sich als braunes Pulver aus. Es wird gesammelt, erst mit verd. Salzsäure, dann mit Wasser gewaschen und getrocknet.

Anwendung von Goldpräparaten. Kolloides Gold und Goldsalze (vorwiegend mit komplexbildenden Säuren) werden im frühen Stadium primär chronischer Polyarthritis gegeben, obgleich diese Therapie umstritten ist. Die Applikation sollte parenteral erfolgen, da im Magen-Darm-Trakt nicht resorbierbares metallisches Gold ausfällt. Als weitere Indikationen werden chronische Collagenosen, Psoriasis und Lupus erythematodes genannt. Der Wirkungsmechanismus von Goldpräparaten im allgemeinen wird in einer chemotherapeutischen Wirkung, in einer unspezifischen Aktivierung des Mesenchyms und einer Steigerung der Abwehrkräfte gesehen; z. T. soll die Wirkung auf einer Stimulierung des Hypophysen-Nebennierenrindensystems beruhen [WEEG, W.: Arzneimittel-Forsch. 5, 529 (1955)].

Goldpräparate sind relativ giftig und werden vom Organismus nur langsam ausgeschieden. An Nebenwirkungen treten gelegentlich Exantheme, Nierenreizungen, Knochenmarkschäden, Stomatitis und Colitis auf. Als Gegenmittel bei Intoxikationen eignet sich Dimercaprol; bei Nebenwirkungen der Goldtherapie ist Corticotropin (s. Bd. II, 57) leichter und sicherer als Antidot anzuwenden (NND 64).

Gegenindiziert sind Nieren- und Lebererkrankungen, Anämie, Bereitschaft zu Hämorrhagien und ausgedehnter Lupus erythematodes (bei letzterem besteht meist Idiosynkrasie gegen Gold).

Aurum foliatum. Blattgold. Leaf Gold. Or en feuilles.

Zur Herstellung von Blattgold wird fast reines, höchstens etwas Silber enthaltendes Gold zunächst zu dünnem Blech ausgewalzt, dann zwischen Pergamentblättern und schließlich zwischen Blättern aus Goldschlägerhaut (der äußeren, dünnen Haut des Blinddarmes des Rindes) geschlagen. Es kommt in kleinen Büchern zwischen Blättern aus glattem, mit Ton eingeriebenem Papier in den Handel. Ein Buch enthält etwa 250 Blatt, jedes Blatt ist etwa 170 cm^2 groß. Die Dicke des Blattgoldes beträgt 0,0001 mm.

Prüfung. 1. Wird 0,1 g Blattgold mit 2 bis 3 ml Salpetersäure erhitzt, so muß es unverändert bleiben (unechtes Blattgold aus Kupferlegierungen löst sich auf). – 2. Die abgegossene Flüssigkeit darf durch überschüssige Ammoniakflüssigkeit nicht blau gefärbt (Kupfer) und nicht getrübt werden (fremde Metalle). – 3. In Königswasser muß es sich bis auf einen sehr geringen Rückstand von Silberchlorid lösen.

Anwendung. Zuweilen zum Vergolden von Pillen; die Vergoldung wird in gleicher Weise ausgeführt wie die Versilberung (s. Bd. VII A, 804). Technisch zum Vergolden von Bilderrahmen, Buchbinderarbeiten u. a.

Aurum pulveratum. Gepulvertes Gold. Aurum alcoholisatum.

Höchst fein gepulvertes Gold erhält man durch Zerreiben von Blattgold mit der 20fachen Menge Kaliumsulfat, Auswaschen mit Wasser und Trocknen.

Aurum praecipitatum. Gefälltes Gold. Aurum (als homöopathische Ursubstanz).

Eine Lösung von Goldchlorid wird mit etwas verd. Salzsäure und dann unter Umrühren mit Eisen(II)-sulfatlösung versetzt, solange wie noch ein Niederschlag entsteht. Der Niederschlag wird mit Wasser gewaschen und getrocknet. Das gefällte Gold ist ein zimtbraunes Pulver, das beim Reiben Metallglanz annimmt.

Anwendung. In der Glas- und Porzellanmalerei.

Goldschwamm für Zahnplomben. 100 g einer 10%igen Goldchloridlösung werden mit Kaliumbicarbonat neutralisiert, dann mit einer gesättigten Lösung von 3,3 g Kaliumbicarbonat versetzt, hierauf mit 20,8 g gepulverter Oxalsäure vermischt und die Mischung 2 Min. lang gekocht. Das Gold scheidet sich als schwammartige Masse aus, die nach dem Auswaschen und sehr gelindem Glühen zu Zahnfüllungen verwendet wird.

Aurum colloidale. Kolloides Gold.

Herstellung. Eine sehr verdünnte kolloide Goldlösung erhält man nach ZSIGMONDY auf folgende Weise: 25 ml einer Lsg. von 0,6 g Goldchloridchlorwasserstoff im Liter werden mit etwa 100 ml W. verdünnt, mit 0,04 g Kaliumcarbonat versetzt und zum Sieden erhitzt. Unmittelbar nach dem Aufkochen entfernt man die Flüssigkeit von der Flamme und fügt nach und nach unter Umrühren 4 ml einer Lsg. von 1 T. frisch destillierter Formaldehydlsg. in 100 T. W. hinzu. Die Flüssigkeit wird zuerst prächtig hellrot, schließlich tiefrot gefärbt. Das Wasser muß völlig rein sein; schon geringe Mengen Erdalkalisalze verhindern den Eintritt der Reaktion.

Man erhält so rotgefärbte Lösungen, aus denen das Gold durch Neutralsalze, durch Säuren und Alkalien metallisch gefällt wird.

Auch durch Wasserstoffperoxid kann man das Gold aus seinen Salzen kolloid gelöst abscheiden. Werden 20 ml der Lsg. von Goldchloridchlorwasserstoff, mit 100 ml W. verdünnt, unter Umschütteln mit 5 Tr. Wasserstoffperoxidlsg. versetzt, so färbt sich die Flüssigkeit nach etwa 1 Min. bläulich und dann sehr rasch tief weinrot. Eine tiefblaue Lsg. von kolloidem Gold erhält man nach GUTBIER durch Reduktion von Goldchlorid mit Hydrazinhydrat. Auch durch elektrische Zerstäubung von Gold unter Wasser erhält man kolloide Goldlösungen. Die Farbe der kolloiden Goldlösungen wechselt von tiefrot bis schwarzblau. In trockenem Zustand erhält man kolloides Gold, ähnlich wie kolloides Silber, durch Reduktion von Goldchlorid in Lösungen, die Eiweißstoffe als Schutzkolloide enthalten; das kolloide Gold kann dann zusammen mit den Schutzkolloiden ausgefällt werden.

Aurum chloratum crystallisatum flavum. Aurum chloratum acidum (flavum). Goldchlorid-chlorwasserstoffsäure. Goldchlorid-chlorwasserstoff. Hydrogenium-tetrachloroaurat(III). Aurichlorwasserstoff. Chlorauric Acid.

$$HAuCl_4 \cdot 4H_2O \qquad \text{M.G. } 411,85$$
$$HAuCl_4 \cdot 3H_2O \qquad \text{M.G. } 393,84$$

Gehalt an Gold 47,85%.

Herstellung. Gold wird in Königswasser unter mäßigem Erwärmen gelöst. Die Lösung dampft man zur Sirupdicke ein, nimmt mit Wasser auf, filtriert und wiederholt das Eindampfen, bis Nitrat nicht mehr nachweisbar ist. Die konz. Lösung läßt man über Ätzkalk eintrocknen, zerreibt die Kristallmasse und trocknet erneut über Ätzkalk.

Eigenschaften. Goldgelbe bis rötlichgelbe, sehr hygroskopische lichtempfindliche Kristalle. Sie ätzen die Haut und hinterlassen nach Belichtung braunviolette Flecken. Bei starkem Erhitzen zerfällt die Verbindung in Chlor, Salzsäure und metallisches Gold. $d \sim 3,9$. Leicht lösl. in W., in A.; lösl. in Ae.

Aufbewahrung. Vorsichtig. Vor Licht geschützt in dicht schließenden Glasstopfenflaschen oder Ampullen.

Anwendung. In der Photographie, zum Vergolden, als Reagens (Alkaloid-Goldchlorid-Doppelsalze). Medizinisch früher gegen Krebs (Landolfi).

Aurum chloratum neutrale (fuscum). Goldchlorid. Aurichlorid. Goldtrichlorid. Auric Chloride. Chlorgold.

$$AuCl_3 \qquad \text{M.G. } 303,33$$
oder
$$AuCl_3 \cdot 2H_2O \qquad \text{M.G. } 339,36$$

Herstellung. Goldchloridchlorwasserstoff wird im Sandbad so lange erhitzt, bis freies Chlor zu entweichen beginnt. Nach dem Erkalten löst man die Masse in Wasser auf, filtriert die Lösung und dampft sie im Wasserbad ein, bis sie beim Erkalten fest wird. Die so erhaltene Kristallmasse hat die Zusammensetzung $AuCl_3 \cdot 2H_2O$. Durch Trocknen bei 150° erhält man die wasserfreie Verbindung.

Eigenschaften. Braune, sehr zerfließliche Masse, sehr leicht löslich in Wasser. Die wasserfreie Verbindung enthält 64,9% Gold, das beim Glühen zurückbleibt.

Aufbewahrung und Anwendung. Wie bei Goldchloridchlorwasserstoff.

Auro-Natrium chloratum. Natriumgoldchlorid. Chlorgoldnatrium. Goldsalz (offizinelles). Gozzisches Goldsalz. Gold Sodium Chloride.

Das Natriumgoldchlorid des Handels ist ein Gemisch von reinem Natriumchloroaurat mit Natriumchlorid mit wechselndem Gehalt an Natriumchloroaurat. Es soll einen Gehalt von 30% Gold haben (Merck Ind. 60). (Reines Natriumchloroaurat ist das Natriumsalz der Goldchloridchlorwasserstoffsäure, $NaAuCl_4 + 2H_2O$ mit einem Gehalt von 49,5% Gold.)

Herstellung. 13 T. reines Gold werden, wie unter Aurum chloratum angegeben, in Königswasser gelöst, und die durch Asbest oder Glaswolle filtrierte Lsg. in einer Porzellanschale bis zum Verjagen der überschüssigen Säure eingedampft. Der Rückstand wird in 20 T. W. gelöst, die Lsg. mit 20 T. reinem, trockenem Natriumchlorid versetzt und erst auf dem Wasserbad, nachher im Trockenschrank zur Trockne gebracht, bis bei Annäherung eines mit Ammoniakflüssigkeit befeuchteten Glasstabes kein Nebel von Ammoniumchlorid mehr auftritt. Die trockene Masse wird in einer erwärmten Reibschale zerrieben und sofort in kleine dichtschließende Gläser abgefüllt.

Eigenschaften. Pomeranzengelbes, kristallines Pulver, lösl. in 2 T.W. mit neutraler oder schwach saurer Reaktion. A. löst nur das Natriumchloroaurat und hinterläßt Natriumchlorid. An der Luft zieht es allmählich Wasser an; bis zu 5% Wasser kann es aufnehmen, ohne feucht zu werden. Beim Glühen hinterläßt es unter Abgabe von Chlor Natriumchlorid und Gold. Das nach der angegebenen Vorschrift hergestellte Präparat enthält 61 bis 62% Natriumchloroaurat, $NaAuCl_4 + 2H_2O$ = rund 30% Gold, 35 bis 37% Natriumchlorid und 2 bis 4% Wasser.

Prüfung. Bei Annäherung eines mit Ammoniakflüssigkeit benetzten Glasstabes an die Öffnung des vorher umgeschüttelten Glases dürfen keine Nebel von Ammoniumchlorid auftreten (freier Chlorwasserstoff).

Gehaltsbestimmung. Da der Gehalt der Handelspräparate an reinem Natriumchloroaurat wechselt, ist eine Bestimmung des Goldgehaltes die einzige sichere Probe zur Beurteilung des Wertes. 0,5 g Natriumgoldchlorid werden in einer Porzellanschale in etwa 25 ml W. gelöst, die Lsg. mit etwa 5 ml Kalilauge und 5 ml Wasserstoffperoxidlsg. versetzt, und das Gemisch 1 Std. lang auf dem Wasserbad erhitzt. Das ausgeschiedene Gold wird abfiltriert, erst mit salzsäurehaltigem W., dann mit reinem W. gewaschen, geglüht und gewogen. Das Filter wird mit verbrannt. Es müssen mindestens 0,15 g Gold erhalten werden = mindestens 30%. Man kann auch 0,5 g des Präparates 3mal mit je 2 bis 3 ml Ameisensäure (25%) in einer Porzellanschale abdampfen, dann das ausgeschiedene Gold abfiltrieren, auswaschen und glühen.

Aufbewahrung. Vorsichtig, vor Licht geschützt, in dichtschließenden Gläsern.

Anwendung. Das Natriumgoldchlorid wirkt stark ätzend; es wurde früher bei syphilitischen Erkrankungen der Zunge und des Zahnfleisches in Einreibungen verwendet. Die Haut wird durch das ausgeschiedene Gold violett bis schwarz gefärbt. In der Photographie wird es zum Tönen der Bilder verwendet, ferner dient es zur Herstellung von Goldbädern für die galvanische Vergoldung.

Natrium aurichloratum. Natrii auri chloridum Dan. IX. Natriumaurichlorid. Natrium-tetrachloroaurat(III). Natriumchloroaurat. Chlorure d'or et de sodium. Auro-Natrium chloratum crystallisatum. Goldsalz. Figuieresches Goldsalz.

$NaAuCl_4 \cdot 2H_2O$ \hfill M.G. 397,80

Gehalt. 98,5 bis 100,1% $NaAuCl_4 \cdot 2H_2O$, 48,8 bis 49,6% Au.

Eigenschaften. Orangegelbe Kristalle oder kristallines, lichtempfindliches Pulver, ohne Geruch und von sauer-salzigem, zusammenziehendem Geschmack. Leicht lösl. in W. und in A. Die wss. Lsg. reagiert schwach sauer.

Prüfung (Dan. IX). 1. Natriumchlorid. 0,10 g Natriumchloroaurat muß sich in 10 ml abs. A. klar lösen. (Die Lsg. wird zu Prüf. 3 verwendet.) — 2. Natriumchloroaurat darf an Luft innerhalb 6 Std. nicht feucht werden. — 3. Freie Säure. Die unter 1 bereitete Lsg. gibt auf Zusatz von 10 Tr. Bromphenolblaulsg. eine schwach grünliche Färbung. Nach Zusatz von 0,05 ml 0,01 n Natronlauge muß die Lsg. grün sein. — 4. Nitrat. 5 ml einer wss.

Lsg. (1 + 49) werden 1 Min. lang mit 0,1 g Natriumpyrosulfit und 2 ml 2 n Salzsäure gekocht. Nach Abkühlen wird filtriert. Das Filtrat muß die Grenzwertbestimmung für Nitrat (s. Bd. I, 261) halten. — 5. *Kupfer.* 5 ml der wss. Lsg. (1 + 49) werden 1 Min. mit 5 ml Wasserstoffperoxidlsg. und 5 ml Ammoniaklsg. gekocht, abgekühlt und filtriert. Das Filtrat muß farblos sein.

Gehaltsbestimmung (Dan. IX). 0,2500 g Natriumchloroaurat werden in 20 ml W. gelöst, mit 5 ml Wasserstoffperoxidlsg. (3%ig) und 5 ml 2 n Natronlauge versetzt und 15 Min. lang gekocht. Der ausgeschiedene Nd. wird auf einem 9-cm-Filter gesammelt und mit der vierfachen Menge W. gewaschen. Danach werden Filter und Nd. mit 10 ml 2 n Salzsäure und dann mit 20 ml kochendem W. gewaschen, getrocknet und in einem Porzellantiegel verascht. Der aus Gold bestehende Rückstand muß zwischen 0,1220 und 0,1240 g wiegen. Das entspr. 98,5 bis 100,1% $NaAuCl_4 \cdot 2H_2O$. 1 g Au entspr. 2,019 g $NaAuCl_4 \cdot 2H_2O$.

Aufbewahrung. Vorsichtig. Vor Licht und Feuchtigkeit geschützt.

Unverträglichkeiten. Alle Metalle, die in der Spannungsreihe oberhalb von Gold stehen, basisch reagierende Stoffe, Reduktionsmittel, organische Verbindungen (auch Kork, Gummistopfen usw.).

Anwendung (Extra P.). Natriumchloroaurat war früher das Goldsalz zur oralen Anwendung. Heute dient es nur noch zur Herst. kolloider Goldlösungen für diagnostische Zwecke bei Erkrankungen des Zentralnervensystems (Lange-Test, s. Bd. I, 668).

Aurum-Natrium thiosulfuricum. Gold-Natrium-thiosulfat. Gold Sodium Thiosulfate. Sodii Aurothiosulphas BPC 49. Auri et Sodii thiosulfas NF VIII. Sel de Fordas et Gelis.

$Na_3Au(S_2O_3)_2 \cdot 2H_2O$ M.G. 526,23
Gehalt: Au 37,46%.

Herstellung. Durch allmähliche Zugabe von Gold(III)-chlorid zu einer gesättigten Lsg. von Natriumthiosulfat; nach jedem Zusatz von Goldchlorid entsteht Rotfärbung, die erst verschwinden muß, ehe weiteres Goldchlorid zugesetzt wird. Die entstandene Komplexverbindung wird mit A. ausgefällt.

Eigenschaften. Weiße, geruchlose Kristalle von süßem Geschmack. Das Kristallwasser wird erst beim Erhitzen auf 150 bis 160° abgegeben. 1 T. löst sich in etwa 2 T. W.; unlösl. in A. und den meisten anderen organischen Lösungsmitteln.

Erkennung. Werden 50 mg in 1 ml W. gelöst, 1 ml verd. Salzsäure hinzugegeben und auf dem Wasserbad erwärmt, so tritt SO_2-Geruch auf, und eine braune Fllg. entsteht. Der Nd. wird mit heißem W. gewaschen und in einem Porzellantiegel mit 3 ml Salzsäure und 1 ml Salpetersäure fast bis zur Trockne eingedampft. Man gibt 10 ml W. hinzu und filtriert. 2 ml des Filtrates werden mit 5 ml W., 2 ml Natronlauge und 1 ml Wasserstoffperoxidlsg. versetzt und auf dem Wasserbad erhitzt: es entsteht eine rote bis braune Fllg. 1 ml des Filtrates wird mit 5 ml W. verdünnt und mit einigen Tr. Zinn(II)-chloridlsg. versetzt: es entsteht Rotfärbung durch kolloides Gold.

Gehaltsbestimmung. 0,5 g werden in W. gelöst, mit Salpetersäure gekocht, verdünnt und die Fllg. von metallischem Gold gewaschen und bis zum konstanten Gewicht erhitzt.

Forderungen: 36,7 bis 37,7% Au (NF VIII); 37,0 bis 37,6% Au (BPC 49).

Anwendung. Wie Natriumaurothiomalat. 0,025 pro die i.v. bis insgesamt 1 g (intramusculäre Injektionen sind schmerzhaft) (Extra P.). Einzeldosis nicht über 50 bis 75 mg (USD) in 1- bis 10%iger Lsg.

Handelsformen: Novacrysin (Napp), Crisalbine (May u. Baker).

Aurothioglucose NF XI. Goldthioglucose. Gold Thioglucose.

$C_6H_{11}AuO_5S$ M.G. 392,19
Gehalt: Au 50,25%.

Aurothioglucose, 24 Std. über P_2O_5 getrocknet, muß zwischen 95 und 105% $C_6H_{11}AuO_5S$ enthalten. Der stabilisierende Zusatz von Natriumacetat darf nicht größer als 5% sein (NF XI).

Herstellung. Durch Erwärmen einer Goldbromidlsg. mit einer SO_2 enthaltenden Lsg. von Thioglucose und Fällung der organischen Goldverbindung mit A. [LEBEAU: Traité de Pharm. Chimiq. *II*, 1205 (1944); Merck Ind. 60]. Thioglucose erhält man aus Tetraacetbromglucose mit Thioessigsäure.

Eigenschaften. Gelbe Kristalle von schwachem, mercaptanähnlichem Geruch. Lösl. in W., unlösl. in Aceton, A., Chlf. und Ae. Wss. Lösungen zersetzen sich.

Erkennung (NF XI). 1. Das aus Aurothioglucose und Phenylhydrazin in essigsaurer Lsg. durch Kochen sich bildende Glucosazon schmilzt nach Umkristallisieren aus A. bei 189 bis 194°. [Die heiße alkoholische Lsg. des Glucosazons ist über Kieselgur und Kohle (4 T. und 1 T.) zu klären.] − 2. Zu einem Teil des Filtrats aus der Gehaltsbestimmung gibt man einige Tr. Bariumchloridlsg. Es entsteht ein weißer Nd. von $BaSO_4$.

Prüfung (NF XI). 1. $[\alpha]_D^{20}$ + 65° bis + 75° ($c = 1,0$, in W., bezogen auf die getrocknete Substanz). − 2. Trocknungsverlust. 24 Std. über P_2O_5 getrocknet, höchstens 1%.

Gehaltsbestimmung (NF XI). Etwa 1 g der getrockneten Substanz, genau gewogen, wird in 100 ml W. gelöst. Man fügt langsam 10 ml Salpetersäure zu, läßt die Rk. abklingen und kocht dann 5 Min. lang. Dann filtriert man das ausgefallene Gold ab (Filtrat zu Erk. 2), wäscht gut mit heißem W. aus, trocknet und glüht bis zum konstanten Gew. Das Gew. des Goldes multipliziert mit 1,9909 ergibt die Menge $C_6H_{11}AuO_5S$ in der Einwaage.

Aufbewahrung. Gut verschlossen, vor Licht geschützt.

Anwendung. Bei chronischem Gelenkrheumatismus, Tuberculose und Lupus erythematodes. Soll auch bei Asthma bronchiale wirken. Gebräuchliche Dosis NF XI. 50 mg i.m.

Handelsformen: Solganal B oleosum (Schering, Berlin) nicht mehr im Handel. Suspension Solganal in Oil (Schering Corp., USA). Fläschchen mit Susp. in Sesamöl und Zusatz von 2% Aluminiummonostearat und 0,1% Propylparaben.

Aurothioglycanide NND 64. α-Auromercaptoacetanilid.

C_8H_8AuNOS M.G. 363,19

Eigenschaften. Graugelbes Pulver. Unlösl. in W., Säuren, Basen, Ae., Chlf., Bzl. Fp. 238 bis 241°.

Anwendung. Wie Aurothioglucose, doch wird es langsamer resorbiert.

Handelsform: Lauron (Endo Products, USA) ölige Suspension.

Dinatrium-Goldthioäpfelsäure. Goldnatriumthioäpfelsäure. Sodium Aurothiomalate BP 63, BPC 68. Sodium Aurothiosuccinate BP 63, BPC 68.

$$\begin{array}{c} \text{NaOOC—CH—CH}_2\text{—COONa} \cdot H_2O \\ | \\ S \\ | \\ Au \end{array}$$

$C_4H_5AuNa_2O_5S$ M.G. 408,10

Nach BP 63 besteht Goldnatriumthioäpfelsäure aus einem Gemisch und nur zur Hauptsache aus dem Natriumsalz der Goldthioäpfelsäure. Der Gehalt an Gold muß zwischen 44,5 und 46,0%, der an Natrium zwischen 10,8 und 11,3% liegen, bezogen auf die 24 Std. über P_2O_5 bei höchstens 5 Torr getrocknete Substanz.

Herstellung. Durch Umsetzung von Goldjodid mit thioäpfelsaurem Natrium und Fällung der organischen Goldverbindung mit Natriumchlorid.

Eigenschaften. Blaßgelbes Pulver von metallischem Geschmack. Sehr gut lösl. in W., praktisch unlösl. in A. und Ae.

Erkennung. Man verbrennt etwa 0,1 g und extrahiert den Rückstand mit verd. Salzsäure; der Rückstand gibt Goldrk., die Lsg. Na-Rk.

Prüfung. 1. Reaktion. pH einer 10%igen (w/v)-Lsg. etwa 6,0 bis 7,0 (BP 63). − 2. Stabilität: Man löst 1 g in 10 ml W., filtriert, verschließt die Lsg. in einer Ampulle und erhitzt 1 Std. auf 100°. Die Lsg. darf nicht dunkler gefärbt sein als eine 0,05%ige $K_2Cr_2O_7$-Lsg. − 3. Gewichtsverlust beim Trocknen. 24 Std. über P_2O_5 im Vakuum (5 Torr), nicht über 2,0%.

Gehaltsbestimmung. Au: 0,2 g erhitzt man mit 10 ml H_2SO_4; nach dem Erkalten wird 1 ml Salpetersäure tropfenweise hinzugegeben und 1 Std. erneut erhitzt; nach dem Erkalten verdünnt man mit 70 ml W., kocht 5 Min., filtriert, wäscht den Goldrückstand mit W., trocknet und glüht bis zum konstanten Gewicht.

Na: Das wss. Filtrat der Goldbestimmung wird zur Trockne eingedampft, mit H_2SO_4 befeuchtet und bis zum konstanten Gewicht geglüht. 1 g Rückstand entspr. 0,3237 g Na.

Anwendung (BPC 68). Goldverbindungen, i. m. verabfolgt, werden langsam resorbiert und im reticulo-endothelialen System gespeichert. Sie werden langsam, hauptsächlich im Urin ausgeschieden. Bislang wurde keine befriedigende Erklärung für ihre Wirkung gefunden.

Goldnatriumthioäpfelsäure wird vorwiegend zur Behandlung rheumatischer Arthritis verwendet. Es wird als wss. Lsg. oder auch als ölige Suspension tief i. m. appliziert. Die Anfangsdosis beträgt 10 mg, die in wöchentlichen Intervallen von bis zu 50 mg steigenden Dosen gefolgt wird. Selten werden Dosen bis 100 mg gegeben. Die Gesamtdosis innerhalb einer Kur sollte 1 g nicht übersteigen. Vor jeder Injektion ist der Harn auf Eiweiß zu prüfen. Eine Injektion kann eine vorübergehende Verschlimmerung der rheumatischen Symptome hervorrufen, so daß ein Herabsetzen der Dosen erforderlich wird.

Als unerwünschte Nebeneffekte sind Hautreaktionen wie Pruritus, Purpura, Enythem, Ausschläge und Urticaria relativ häufig. Auch können ernstere Reaktionen wie exfoliative Dermatitis, toxische Hepatitis, Nephrose, Agramulozytose und Thrombozytopenie auftreten. In solchen Fällen ist die Behandlung sofort abzubrechen und Dimercaprol zu geben.

Handelsform: Myochrysine Injection (Merck Sharp and Dohme, USA) Ampullen mit wss. Lösung.

Myocrisin (May and Baker, England) Ampullen mit wss. Lösung. Auro-Calcium (Crookes, London) (Ca-Salz der Aurothioäpfelsäure) Ampullen.

Natrium-auromercaptoaethan-sulfonat. Sodium Auromercaptoethanesulfonate.

$$Au-S-CH_2-CH_2-SO_3Na$$

$C_2H_4AuNaO_3S_2$ M.G. 360,14

Weißes Pulver, das sich beim Erhitzen gelb verfärbt ohne zu schmelzen. Lösl. in etwa 25 T. W.; unlösl. in organischen Lösungsmitteln.

Anwendung. Wie Natrium-Aurothiomalat.

Handelsform: Crysethane (Ampullen, ölige Suspensionen).

Natrium-3-aurothio-2-hydroxypropansulfonat.

Allochrysine (Lumiere, Lyon), mit einem Gehalt von 30% Au, kommt in Form von Trockenampullen und Suppositorien in den Handel.

Natrium-4-amino-2-aurothiosalicylat.

$C_7H_5AuNNaO_2S$ M.G. 387,15

Grüngelbes Pulver, das licht- und luftempfindlich ist. Leicht lösl. in W.; in A. und in Ae.

Handelsform: Krysolgan (Schering) nicht mehr im Handel.

Au-Bi-Ol (Tosse, Hamburg) ist eine ölige Suspension von Aurothiosalicylsäure und basischem Wismutsalicylat.

Avena

Avena sativa L. [A. orientalis SCHREB.; außerdem laut HPUS 64 A. nuda HOEJER, A. chinensis (FISCH.) DÖLL.]. Poaceae – Pooideae – Aveneae. Gemeiner oder Rispenhafer (A. sativa). Fahnen- oder Kammhafer (A. orientalis). Oats. Avoine. Aveia sativa. Avena.

In gemäßigten Zonen (bis 69,5° n. Br.), in Süd- und Ostafrika sowie in Indien.

Einjährige Pflanze mit büscheliger Wurzel, aus der sich büschelig mehrere Stengel entwickeln. Jeder einzelne Stengel einfach, 0,6 bis 1,5 m hoch, mit grünen, beiderseits besonders am Rande rauhen, bis 1,5 cm breiten, lineal-lanzettlichen Blättern und einer 15 bis 30 cm langen, lockeren, ausgebreiteten Blütenrispe. Rispenäste in Halbquirlen zu 4 bis 6, mehr oder weniger waagerecht abstehend. Ährchen meist zweiblütig, anfangs zylindrisch, später etwas zusammengedrückt, grannenlos oder begrannt.

Inhaltsstoffe. 3 bis 4% Zucker, 2 bis 3% Albuminoide, Kohlenhydrate, Laevulosane, das Polysaccharid Avenarin, org. Säuren, Vitamine, Chinon, neutrales Saponin, Cholin, Hypoxanthin, Guanin. In den Keimlingen Xanthophylleoxid und Diadenosin-tetraphosphorsäure sowie das Triterpensaponin Avenacin. Im Saft junger Pflanzen gonadotrope Wirkstoffe. In der blühenden Pflanze Saccharose und reichlich Secalose $C_{24}H_{42}O_{21}$, Fructose, Glucose (Gesamtzucker 3 bis 4%), Albuminose 2 bis 3%, Vitamine, Äpfel-, Citronen-, Malon-, Aconit-, Oxalsäure, letztere zu 0,04% sowie Oxalessigsäure. Die Asche der ganzen Pflanze besteht zu 50 bis 60% aus SiO_2, die der Blätter bis zu 70%. Im Rhizom Graminin und Scopoletin. In den Rispen das Fructan Aegilopsin. Nach REID et al. [Phytochemistry 8, 2053 (1969)] Hemicellulose (Galaktose, Glucose, Arabinose, Xylose 2,8:11,4:10:23,5), u. a. ein saures Galaktoarabinoxylan, mit mind. 3 bis 4% Uronsäuren.

Anwendung. Die Samen als Nahrungsmittel (s. u.). Als Grün- oder Futterhafer. Homöopathisch bei nervöser Erschöpfung, Schlaflosigkeit und Nervenschwäche.

Avena sativa HAB 34. Hafer.

Frische, blühende Pflanze.

Arzneiform. Essenz nach § 1.

Arzneigehalt. 1/2.

In den Vorschlägen für das neue Deutsche HAB, Heft 1, S. 58 (1955) werden für die Urtinktur eine Dichte von 0,930 bis 0,970, ein Trockenrückstand von 2,5 bis 3,5% und ein pH von 5,0 bis 5,5 verlangt. Ferner werden einige Prüfungsreaktionen sowie die Chr. [Heft 7, S. 376 (1961)] der Tinktur beschrieben.

Fructus Avenae excorticatus. Fructus Avenae (decorticatus). Semen Avenae excorticatum. Hafer. Hafermehl. Hafergrütze. Haferflocken. Oat. Oat-meal. Avoine. Farine d'Avoine. Avena. Havre. Brómos lelepisménos. Aveia. Hafra. Havina de avena.

Die ungeschälte Frucht 6 bis 7 mm lang, von Spelzen umschlossen aber nicht verwachsen, fast stielrund, schlank zugespitzt, glatt, glänzend, strohgelb, am Rücken stark gekrümmt, an der Innenseite flach. Die entspelzte Frucht zeigt auf der Innenseite eine nach oben erweiterte Längsfurche und ist mit stark glänzenden, weißlichen Haaren bedeckt, letztere am stumpfen Scheitel etwas zottig. Roher Hafer gibt 70% geschälten Hafer und 30% Schalen.

Inhaltsstoffe. Zusammensetzung schwankend, meist etwa 6 bis 9% Fett, 50 bis 60% Stärke, 2 bis 5% Zucker, etwa 14 bis 15% Eiweiß, Haferlichenin. Über das Haferlichenin und seine quantitative Bestimmung berichtete LETZIG [Nahrung 4, 832 (1960)]. Ferner Trigonellin, Colamin, Cholin, Tyrosin, L(−)-Leucin, L(+)-Isoleucin, (−)-Threonin, L(−)-Asparaginsäure, Cystin, Lysin, Histidin, Arginin, Glycin, Methionin, Valin, Phenylalanin, Tryptophan, Oxylysin, Avenin (Alkaloid?), Saponin, Vitamine der B-Gruppe (B_1, B_2, B_6, Pantothensäure, Nicotinsäureamid), Vit. K_1, Hämatin, Phytin und Flavone. In den Hülsen Glucovanillin. TSCHESCHE et al. [Chem. Ber. 102, 2072 (1969)] berichten über die Steroidsaponine Avenacosid A, ein 3-O-1-[α-L-Rhamnosyl-(1→4)-β-D-glucopyranosyl-(1→2)-β-D-glucopyranosyl]-nuatigenin, und Avenacosid B (Aglykon ebenfalls Nuatigenin); nach KNIGHTS [Phytochemistry 4, 857 (1965)] die Sterine β-Sitosterin, $\Delta^{5,24(28)}$- und $\Delta^{7,24(28)}$-Stigmastadienol, Cholesterin, Brassicasterin, Campestrol, Stigmasterin und Δ^7-Stigmasterin. DANIELS et al. [J. Sci. Food Agric. 19, 710 (1968)] fanden als Antioxidantien hauptsächlich Glycerinester der Kaffee- und Ferulasäure.

Anwendung. Diäteticum und Roborans. Als Haferschleim bei Gastroenteritiden und Dyspepsie.

Avena sativa HPUS 64. Oat.

Die frischen Samen.

Arzneiform. Urtinktur: Arzneigehalt 1/10. Avena sativa, feuchte Masse mit 100 g Trockensubstanz und 233 ml Wasser = 333 g, dest. Wasser 167 ml, Alkohol USP (94,9 Vol.-%) 635 ml zur Bereitung von 1000 ml der Tinktur. – Dilutionen: D 2 (2×) enthält 1 Teil Tinktur, 3 Teile dest. Wasser und 6 Teile Alkohol; D 3 (3×) und höher mit Alkohol HPUS (88 Vol.-%). – Medikationen: D 3 (3×) und höher.

Stramentum Avenae. Haferstroh.

Inhaltsstoffe. Etwa 0,8% Pektine, Pentosane (Xylan), Saponin, Vitamin A, geringe Mengen Wachs und Fett, viel Kieselsäure und Calcium.

Bemerkung: Für eine eventuelle Giftwirkung wird die Umwandlung von Nitrat in Nitrit im Stroh verantwortlich gemacht.

Anwendung. Als Volksheilmittel (Haferstrohbäder) bei Gicht, Rheuma, Lähmungen, Leberkrankheiten und Hautleiden. In der Homöopathie bei Neurasthenie und als Sedativum.

Amylum Avenae. Farina Avenae. Haferstärke. Siehe auch S. 53.

Reine Haferstärke ist nur selten im Handel, meist wird Farina Avenae (Hafermehl) angeboten.

Anwendung. Zu Nährmitteln, Pudern, Pillen usw.

Anbau

Hafer steht im Weltgetreideverkehr vor Roggen und Gerste. Flächen- und erzeugungsmäßig steht Nordamerika mit USA und Kanada an der Spitze, 51% des Hafers in der (nichtrussischen) Welt wird in Nordamerika gebaut und die Erzeugung beträgt 48% der Weltproduktion. In Europa sind Frankreich, Deutschland, Polen und Großbritannien die wichtigsten hafererzeugenden Länder, in Südamerika kommt Argentinien große Bedeutung zu (La-Plata-Hafer) und Australien ist für den Welthafermarkt wegen der hohen Qualität des dort gebauten Hafers von Wichtigkeit. Der Hafer gedeiht am besten im niederschlagsreichen Klimagebiet der gemäßigten Zone und wird im hohen Norden von der Gerste abgelöst. Sessous gibt als nördliche Anbaugrenze den 69. Grad n. Br. an, in östlichen Kontinentallagen liegt die Anbaugrenze zwischen dem 50. und 60. Grad n. Br. Die höheren Temperaturen in heißen Gegenden verträgt der Hafer nicht.

Der Anbau des Hafers, welcher in der gemäßigten Zone vor allem als Sommerhafer kultiviert wird, fällt in das zeitige Frühjahr und soll so früh wie möglich vorgenommen werden. Winterhafer wird in Gegenden mit warmem Winter je nach der Regenzeit angebaut, meist Anfang Dezember. Die Saatzeit des Hafers wirkt sich auf die Kornerträge wesentlich aus, da der Hafer im frühen Entwicklungsstadium niedrige Temperaturen benötigt. Da Hafer eine typische Langtagspflanze ist, spielt der Photoperiodismus eine große Rolle. Bei früher Aussaat erfolgt zunächst ein starkes vegetatives Wachstum und wenn der Hafer nach Überschreiten der kritischen Tageslänge in die generative Phase eintritt, kann er mit der größeren Blattmasse höhere Erträge liefern. Die optimale Keimtemperatur beträgt 25°, 4 bis 5° sind die minimale und 30° die maximale Keimtemperatur. Die Durchschnittstemperatur soll in der Zeit bis etwa 20 Tage nach dem Aufgehen nicht mehr als 11° betragen. Mit Äthylen, Butylen oder Propylen behandelte Hafersamen entwickelten die Keime schneller, und die Pflanzen zeigten eine Verkürzung der Vegetationsperiode.

Der Wasserbedarf des Hafers ist sehr hoch und eine ausreichende Winterfeuchtigkeit für eine gute Jugendentwicklung daher unerläßlich. An Düngung ist vor allem die Stickstoffdüngung wichtig, ferner Kalidüngung, empfindlich ist der Hafer auch gegen MgO-Mangel.

Ernte. Hafer reift um etwa 4 bis 6 Wochen später als Roggen. Wird Hafer als Grünhafer für Futterzwecke genutzt, so erfolgt der Schnitt knapp vor dem Rispenschieben und daher gilt wie bei Futterroggen, daß ein Schnitt vor dem Rispenschieben nährstoffreicheres und rohfaserärmeres Futter liefert.

Avicennia

Avicennia marina L. (Avicenna officinalis L.). Verbenaceae. White mangrove.

Heimisch in der östlichen Mangrove von Afrika über Madagaskar, Indomalaysien bis Nordost-Australien und Polynesien.

Kahler, graufarbener Hochstrauch mit ganzrandigen, ledrigen Laubblättern und in fast kopfig zusammengedrängten Trugdolden angeordneten Blüten.

Inhaltsstoffe. In Rinde und Wurzel Gerbstoffe; in der Rinde ferner eine kristalline Substanz, die identisch mit Lapachol $C_{15}H_{14}O_3$ ist. Eine gewisse Bedeutung hat auch das Harz des Holzes. – *Anwendung.* In den Heimatländern zum Gerben und als Färbemittel. Die Früchte auch als Nahrung. Wurzel und Rinde als Aphrodisiacum. Die unreife Frucht als Kataplasma bei Wunden und gegen Hautkrankheiten (Blattern). Das Harz gegen Schlangenbiß. Wäßrige Extrakte des Samens gegen Geschwüre.

Avicularia

Avicularia avicularia L. (Aranea avicularia L., Mygale avicularis LATREILLE, M. hirsutissima C. L. KOCH, Avicularia vulpina AUSSERER). Klasse Arachnida – Ordnung Araneae – Familie Aviculariidae. Vogelspinne. Brasilianische oder Gemeine Vogelspinne. Riesen-, Krabben-, Buschspinne. Bird spider. Araignée aviculaire. Arana avicular. Ragno aviculario.

Im tropischen Mittel- und Südamerika in von Gespinst ausgekleideten Schlupfwinkeln.

Das dunkelbraun bis schwarz gefärbte Tier ist die größte Spinne. Sie erreicht eine Länge von 8 cm und umfaßt mit ausgespreizten Beinen einen Raum von etwa 20 cm. Ihre Behaarung zeigt oft einen irisierenden Reflex, der sich beim Konservieren in Alkohol verliert und nach dem Trocknen wieder erscheint. Gelbliche Härchen an den Enden der Tarsen. Auffallend sind die langen Spinnwarzen am Ende des Hinterleibes sowie die kräftigen, waagrechten Chelizeren, die aus einem Basalglied und einer Klaue bestehen. Letztere wird in einer gezähnten Klauentasche eingeschlagen getragen. Mit dieser Bezahnung wird die Haut des Opfers zerstört, da die Unterkiefer hierfür zu weich sind. Am Taschenrand finden sich zahlreiche Wimperhaare, die dem Tier als Geruchsorgane dienen. Die langen, spindelförmig gebogenen Giftdrüsen befinden sich in den kräftigen Basalgliedern, wo sie durch einen Bindegewebsstrang inseriert sind. Der lange, dünne Ausführungsgang verläuft durch die Klaue zu seiner Öffnung am spitzen Ende derselben.

Inhaltsstoffe. Das Gift ist chemisch noch nicht genau untersucht, doch scheinen neben Proteinen größere Mengen freier Glutaminsäure, γ-Aminobuttersäure, basische Bestandteile und reichlich anorganisches Phosphat vorhanden zu sein.

Wirkung. Der Biß soll sehr schmerzhaft sein, seine Gefährlichkeit für den Menschen ist sehr umstritten. Bei Tieren verursacht subcutan injiziertes Trockengift Lähmung, Atemnot und curareähnliche Effekte. Der Extrakt aus der ganzen Spinne bewirkt beim Menschen starke muskuläre Unruhe, besonders Zuckungen der Gesichtsmuskeln, Empfindlichkeit der Wirbelsäule gegen Berührung, Zucken der Augenlider, Unruhe, Schwäche, Frostgefühl, fieberartige Erscheinungen, usw.

Anwendung. In der Homöopathie bei Magen-Darm-Erkrankungen und bei unspezifisch entzündlich-enteralen Prozessen.

Aranea avicularis HAB 34. Vogelspinne.

Das nach vorausgegangener Betäubung zerquetschte Tier.

Arzneiform. Tinktur nach § 4 durch Mazeration mit 90%igem Weingeist.

Arzneigehalt. 1/10.

Mygale HPUS 64. Bird Spider.

Die ganze Vogelspinne.

Arzneiform. Urtinktur: Arzneigehalt 1/10 mit verdünntem Alkohol [gleiche Volumina von Alkohol USP (94,9 Vol.-%) und Wasser]. – Dilutionen: D 2 (2×) und höher mit Alkohol HPUS (88 Vol.-%). – Medikationen: D 3 (3×) und höher.

Azidamfenicolum

Azidamfenicolum. Azidamfenicol.

$C_{11}H_{13}N_5O_5$ M.G. 295,3

D(−)-threo-1-p-Nitrophenyl-2-azidoacetylaminopropan-1,3-diol.

Gehalt. Mindestens 98% $C_{11}H_{13}N_5O_5$, wenn die Substanz chemisch quant. bestimmt wird und mindestens 90%, wenn man eine mikrobiologische Bestimmung durchführt, beides bezogen auf die getrocknete Substanz.

Eigenschaften. Weißes, krist. stark bitter schmeckendes Pulver, das sich bei Belichtung allmählich zersetzt. Löslichkeit: Leicht lösl. in M., A., Aceton, wenig lösl. in W., Essigester, sehr schwer lösl. in Chlf., praktisch unlösl. in Ae.; Fp. 103 bis 107°; $[\alpha]_D^{20} = +12$ bis $+17°$; ($c = 5,0$, in M.).

Erkennung. 1. UV-Absorption: $E_{1\,cm}^{1\%}$, gemessen bei 273 nm, in einer 0,01%igen Lsg. in M. beträgt etwa 340. – 2. In eine über kleiner Flamme erhitzte Mischung von 0,5 ml Phenol-W. (9:1) und 0,2 g Natriumhydroxid wird 10 mg Substanz eingetragen. Nach dem Schütteln entsteht eine braunrote Fbg., die nach Zugabe von 2 ml W. in Dunkelgrün umschlägt. – 3. Das IR-Spektrum der Probe entspr. dem des Vergleichspräparates.

Gehaltsbestimmung. A. Titanometrische Titrationen. Durch Reduktion der aromatischen Nitrogruppe mit Titantrichlorid und Titration des Überschusses an Reduktionsmittel mit Ammonium-Eisen(III)-sulfat kann die Substanz quant. bestimmt werden. Durchführung: Etwa 120 mg Substanz werden genau gewogen und in einem Gemisch von 60 ml Dimethylformamid, 50 ml Essigsäure (99%ig) und 25 ml Pyridin gelöst. In die Lsg. wird zur Verdrängung der Luft zunächst 3 Min. lang Kohlendioxid eingeleitet; die weitere Durchführung der Bestimmung erfolgt ohne Unterbrechung unter Einleiten von Kohlendioxid. Die Lsg. wird mit 30,00 ml 0,1 n Titantrichlorid-Lsg. versetzt und nach 10 Min. durch vorsichtige Zugabe von 25 ml Salzsäure (33%) angesäuert. Der nicht verbrauchte Anteil an Titantrichlorid wird nach Zusatz von 5 ml Kaliumrhodanid-Lsg. (20%ig) mit 0,1 n Ammonium-Eisen(III)-sulfat-Lsg. zurücktitriert. 1 ml 0,1 n Titantrichlorid-Lsg. entspr. 4,92 mg $C_{11}H_{13}N_5O_5$.

B. Mikrobiologische Bestimmung: Etwa 0,1 g Substanz wird genau gewogen, im 100-ml-Meßkolben in wenig A. gelöst und mit 1/15 m Phosphatpuffer vom pH 6,0 zur Marke ergänzt. Die Lsg. wird mit dem Phosphatpuffer soweit verdünnt, daß 1 ml der Endverdünnung 50 γ D(−)-threo-1-p-Nitrophenyl-2-azidoacetylaminopropan-1,3-diol entspr. In dieser Lsg. wird der Wirkstoff mit Sarcina lutea P. C. I. Nr. 1001 als Testkeim im Plattendiffusionstest gegen Azidamfenicol-Standard bestimmt. Für die Umrechnung des Geh. auf getrocknete Substanz wird der Trocknungsverlust durch Erhitzen auf 60° unter 5 mm Druck bis zur Gew.-Konstanz bestimmt.

Aufbewahrung. In gut schließenden Gefäßen, sorgfältig vor Licht geschützt.

Anwendung. Als Antibioticum (s. Bd. I, 1042).

Handelsform: Leukomycin-N (Bayer).

Azorella

Azorella gilliesii Hook. et Arn. (Bolax gilliesii Hook.). Apiaceae – Hydrocotyloideae – Mulineae.

Charakteristische polsterbildende Halbsträucher der Hochanden von Peru, Chile, Falklandinseln, Kerguelen und Neuseeland.

Die Pflanze liefert Bolaxharz und Bolaxgummi.

Baccharis

Baccharis genistelloides Pers. (Molina trimera Less., M. reticulata Less., Caccalia decurrens Arrb., Baccharis trimera). Asteraceae.

Heimisch in Südamerika (Brasilien).

Herba Baccharis genistelloides (Herba florens).
Carqueja amarga Brasil. 1.
Das Kraut der blühenden Pflanze.

Inhaltsstoffe. Äth. Öl, Carqueja-Öl, mit 15% β-Pinen, 6 bis 7% Carquejol [cis-(2S)-Isopropenyl-3-methylencyclo-hex-4-en-1-ol], Fp. 34 bis 36,5°, 55% Carquejylacetat, 10 bis 12% C_{15}-Kohlenwasserstoffen, 6 bis 8% C_{15}-Alkoholen (darunter Ledol), γ- und δ-Cadinen, Calamenen, Elemol, Eudesmol und Palustrol. Ferner ein Saponin und nach USD 50 das Glykosid Baccharonin.

Carquejol

Anwendung. In Brasilien als Febrifugum, bei Dyspepsie, Diarrhoe und Leberleiden.

Baccharis cordifolia Dc. Mio-Mio.

Inhaltsstoffe. Die im südöstlichen Südamerika heimische Giftpflanze enthält das Alkaloid Baccharin, das jedoch nach der angewandten Isolierungsmethode auch ein Zersetzungsprodukt sein könnte. MOREIRA [ref. Chem. Abstr. *66*, 849 (1967)] trennte dünnschichtchromatographisch auf Kieselgel G im Laufmittel Chloroform-Cyclohexan (7 : 3) einen Komplex von 8 Alkaloiden auf. Als Sprühmittel wurde modifiziertes Dragendorff-Rg. verwendet.

Baccharis aphylla Dc.

Anwendung. Bei Gastritis.

Baccharis dracunculifolia Dc. Vassourinha.

Inhaltsstoffe. In den Blättern 0,15 bis 0,50% ätherisches Öl mit α- und β-Pinen, Limonen und Nerolidol als Hauptbestandteile sowie Alkoholen und Estern dieser Alkohole.
Anwendung. Bei Gastritis.

Baccharis silvestris Dc. Alecrim do Matto.

Heimisch in Brasilien.
Anwendung. Als Stomachicum und Diureticum.

Baccharis vulneraria Dc.

Anwendung. Als Wundmittel.

Baccharis pillularis Dc. Herva Santa. Nierenwurzel. Kidney root.

Die Droge wurde nach USD 50 als Dekokt bei Nierenerkrankungen verwendet.

Baccharis glutinosa PERS.

Anwendung. In Mexico in der Volksmedizin gegen Tumoren benützt.

Baccharis notosergila GRISEB.

Anwendung. In der mexikanischen Volksmedizin gegen Leberkrebs verwendet.

Bacopa

Bacopa monniera (L.) WETTST. [Gratiola monniera L., Herpestis monniera (L.) H.B. K., Monniera cuneifolia MICHX.]. Scrophulariaceae.

Heimisch in feuchten, moorigen Gebieten Indiens.

Unbehaartes, succulentes, kriechendes Kraut. Stengel 10 bis 30 cm lang, mit Wurzeln an den Knoten; zahlreiche aufsteigende Äste. – Blätter 6 bis 25 cm lang, 2,5 bis 10 mm breit, sitzend, dekussiert (6 bis 25 × 2,5 bis 10 mm), eiförmig-länglich oder spatelförmig, ziemlich fleischig, mit schwarzen Flecken gesprenkelt, sehr stumpf, völlig ungeteilt, Nerven nicht sichtbar. – Blüten achselständig, alleinstehend, Vorblätter 5 mm lang, linear, Blütenstiele 0,6 bis 2 cm lang, dünn, Kelch kahl, zur Basis geteilt; die oberen Kelchblätter 6 mm lang, 3 bis 4 mm breit, eiförmig zugespitzt; die anderen 4 Kelchblätter wenig kürzer als die oberen, die beiden inneren seitenständigen 1,5 mm breit, lanzettlich, spitz. Blumenkrone fahlblau oder fast weiß, 8 mm lang, Lappen nahezu symmetrisch, rund, in frischem Zustand mit hellen Punkten übersät. Antheren blau-purpurn. Pollen weiß. – Kapselfrucht 5 mm lang, oval, spitz, mit zugespitzter Griffelbasis. – Samen etwa 0,85 mm lang, länglich, gefurcht, fahl.

Bacopa Herba Ind. P.C. 53.

Mikroskopisches Bild. Der Stengel ist aus einer einzigen Schicht Epidermiszellen, einer ausgedehnten parenchymatischen Rindenschicht, einem Zentralzylinder und etwas Mark aufgebaut. Epidermiszellen schmal, kubisch, 20 bis 40 µm groß. Die Rinde aus dünnwandigen, isodiametrischen und fast runden Zellen mit sehr großen Interzellularräumen, die als Luftkammern dienen. An den Endodermiszellen kann man die Casparyschen Streifen erkennen. Ferner das Perizykel, das aus einer ununterbrochenen engen Schicht Phloem und einer ausgedehnteren Schicht Xylem besteht, die durch das Kambium voneinander getrennt werden. Das Phloem aus Siebröhren, Begleitzellen und Phloemparenchym, das Xylem aus Gefäßen mit dazwischen liegendem Xylemparenchym. Die Gefäße polygonal, isodiametrisch und radiär angeordnet. Das Blatt zeigt einen mehr oder weniger aequifazialen Aufbau. Epidermis mit gestreifter Cuticula, auf der Unterseite mehr ausgeprägt; Spaltöffnungen auf beiden Seiten; Epidermiszellen mit mehr oder weniger gewellten Wänden; Drüsenhaare auf beiden Seiten, kleinere auf fast kegelförmigem Stiel und größere mit einem achtzelligen Köpfchen; im Mesophyll wenig Calciumoxalatprismen; die Gefäßbündel werden von Scheiden umgeben; die Mittelrippe wird von einer deutlichen Gefäßbündelscheide eingehüllt.

Inhaltsstoffe. 0,01 bis 0,02 % eines Alkaloides Bramhin, zwei weitere Basen, Stigmasterin; nach CHATTERJEE et al. [Indian J. Chem. *3*, 24 (1965)] Bacosid A, Fp. 250 bis 251° (Zers.). BROWN u. MARTIN-SMITH (J. chem. Soc. *1960*, S. 2783) isolierten Betulinsäure $C_{30}H_{48}O_3$, Fp. 316 bis 320°, deren Methylester, Fp. 224 bis 225°, D-Mannit und Heptacosan, Octacosan, Nonacosan, Triacontan, Hentriacontan und Dotriacontan. BASU et al. [Indian J. Chem. *5*, 84 (1967)] isolierten Bacosid B, $C_{41}H_{68}O_{13} \cdot 5H_2O$, Fp. 203°. DUTTA et al. [Indian J. Chem. *6*, 471 (1968)] isolierten Monnierin, Fp. 262 bis 263°, ein Triterpensaponin, welches bei der sauren Hydrolyse 3 Mol Arabinose, 1 Mol Glucose und ein Triterpenaglykon, $C_{30}H_{48}O_4$, Fp. 235 bis 237°, liefert.

Bacosid A

Betulinsäure

Prüfung. Fremde organ. Beimengungen max. 2%.

Anwendung. In Indien als Tonicum bei Geisteskrankheit und Epilepsie; bei Heiserkeit sowie als Diureticum und Laxans, der Saft der Blätter lokal bei Rheuma appliziert.

Balanites

Balanites aegyptiaca DEL. (B. roxburghii PLANCH.). Zygophyllaceae – Balanitoideae.
Heimisch im tropischen Afrika, Indien und Asien.

Ein bis über 6 m hoher, dorniger Strauch oder Baum mit graugrünen, lederartigen Laubblättern. – Das Holz gelblichweiß und sehr hart. – Die Früchte gelblich, fast pflaumengroß.

Inhaltsstoffe. Im Fruchtfleisch 7% Saponin, 38 bis 40% Zucker. Aus dem Perikarp und den Samen isolierte DUTTA [Pharm. Acta Helv. *29*, 260 (1954)] je ein Saponin. Das Perikarpsaponin enthält als Zucker Glucose und Rhamnose, das Samensaponin Glucose, Rhamnose, Xylose und Ribose. VARSHNEY u. SHAMSUDDIN [Arch. Pharm. (Weinheim) *295*, 401 (1962)] isolierten aus den Samenkernen das Steroidsaponin Balanitesin, mit Sapogenin Diosgenin $C_{27}H_{42}O_3$, Fp. 205 bis 208°, identisch.

Diosgenin

HARDMAN u. SOFOWORA [Phytochemistry 9, 645 (1970)] fanden Yamogenin, Fp. 184 bis 185°, das 25-β-Epimere von Diosgenin (1% in der Wurzel, 0,7% in der Stammrinde und 1,2% im Fruchtfleisch). Ferner in den Samen 30 bis 55% fettes, durch α-Carotin gelb gefärbtes Öl, das Zachun- oder Zahnbaumsamenöl, mit 19% Palmitinsäure, 14% Stearinsäure, 27% Ölsäure, 40% Linolsäure und Spuren von Arachidonsäure im Säureanteil.

Anwendung. Frucht, Blätter und die ganze Pflanze in Afrika als Emeticum; Anthelminticum und Laxans. Fruchtfleisch und Samen als Nahrungsmittel (Sklavendatteln). Im unreifen Zustand vergoren, gewinnt man aus ersterem ein berauschendes Getränk. In Tanganjika und im Sudan die Rinde als Fischgift. In allen Fällen wird die Wirkung dem Gehalt an Saponin zugeschrieben. Das dem Sesam- oder Mohnöl ähnliche fette Öl der Samen als Speiseöl und Einreibung.

Balanites maughamii SPRAGUE.

Inhaltsstoff. In den Samen etwa 45% fettes Öl.

Anwendung. Ein Dekokt der Wurzel als Emeticum. Die Frucht ist eßbar.

Balanites mayumbensis EXELL.

Angola.

Inhaltsstoff. In den Samen etwa 35% fettes Öl.

Balanites wilsoniana DAWE et SPRAGUE.

Ost-Afrika.

Inhaltsstoff. In der Pflanze Gummi.

Balanophora

Balanophora elongata BL. (Langsdorffia indica ARN.). Balanophoraceae.

Heimisch im tropischen Asien, bes. auf Java und in Australien.

Balanophorenwachs. Balanophor wax. Cire de Balanophore.

Inhaltsstoffe. Gemenge von Glyceriden mit Balanophorin (β-Amyrinpalmitat) als Hauptbestandteil, etwas Kautschuk und Harz.

Anwendung. Zur Kerzenherstellung („Karsjes von Tijbodas").

Andere **Balanophora-Arten** liefern ebenfalls Wachs.

Aus **Balanophora polyandra** GRIFF. wurde von W. D. OLLIS et al. [Phytochemistry 8, 913 (1969)] das Phenolglykosid Coniferin isoliert.

Bemerkung: Der Wachsgehalt der Balanophora-Stämme ist häufig so groß, daß sie, angezündet, mit leuchtender Flamme brennen.

Ballota

Ballota nigra L. (B. foetida LAM.). Lamiaceae – Prasioideae – Stachyeae. Ballote. Schwarznessel. Schwarzer Andorn. Gottvergeß. Ballote fétide. Marrube noir.

Heimisch in Südeuropa, Nordafrika und Kleinasien; in Hecken, an Zäunen, schattigfeuchten Mauern, auf Schutt- und Misthaufen, besonders in Dörfern.

Mehrjährige Staude mit kurzem, kriechendem Wurzelstock und aufrechten, meist ästigen, 3 bis 8 cm hohen, kräftigen Stengeln. – Sprosse in der Regel locker, weich behaart (seltener fast zottig oder fast kahl), trübgrün, besonders im Herbst oft braunviolett angelaufen, unangenehm riechend. Mittlere Stengelinternodien 5 bis 12 cm lang. – Laubblätter mit 0,5 bis 1 cm langem Stiel und eiförmiger bis fast kreisrunder, etwa 2 cm langer und 1,5 bis 3,5 cm breiter, am Grund schwach herzförmiger, gestutzter oder keilförmiger, ringsum fein gekerbter bis grob und oft unregelmäßig gesägter, durch die auf der Unterseite stark vortretenden Nerven runzeliger, meist beiderseits behaarter, oberseits oft verkahlender und etwas glänzender Spreite. – Blüten kurz, aber deutlich gestielt, 1 bis 1,5 cm lang, in meist vier- bis zehnblütigen, ziemlich lockeren, oft kurz gestielten Trugdolden in den

Achseln gewöhnlicher Stengelblätter; Vorblätter pfriemlich, weich, halb so lang bis so lang wie die Kelche. Kelch röhrig-trichterförmig, flaumig bis seidig-zottig behaart, mit 10 kräftig hervortretenden Nerven und 5 begrannten Zähnen; letztere meist 1/3 bis 3/4 so lang wie die Röhre. Krone rötlich-lila, selten weiß, mit aus dem Kelchschlund vortretender, gerader, am Grund mit einem Haarring versehener Röhre, mit elliptischer, wenig gewölbter, außen angedrückt weiß behaarter Oberlippe und ebenso langer, herabgeschlagener, weißlich gezeichneter dreilappiger Unterlippe mit verkehrt-eiförmigem, oft ausgerandetem oder schwach gezähneltem Mittellappen. Staubblätter nur am Grund schwach behaart, mit kleinen, stark spreizenden Pollensäcken. – Nüßchen eiförmig, 2 mm lang, ziemlich glatt.

Herba Ballotae nigrae. Herba Marrubii nigri.

Verfälschung[1]. Die Droge kann (HÖRHAMMER, L.: Teeanalyse, 1970) mit Folia Melissae verwechselt werden. BERGER [Sci. pharm. (Wien) *32*, 615 (1964)] berichtet über eine Verfälschung von Folia Melissae mit Ballota nigra L. ssp. ruderalis, wobei eingehend die Morphologie der Ballota nigra sowie die ihrer Unterarten ssp. foetida und ssp. ruderalis beschrieben wird.

Inhaltsstoffe. Im Kraut äth. Öl, geringe Mengen des Bitterstoffes Marrubiin $C_{20}H_{28}O_4$, Fp. 158 bis 160°, Gerbstoff, Cholin; in den Blättern 0,2% Kaffeesäure, in den unterirdischen Organen Saccharose, Raffinose, Stachyose und Verbascose.

Anwendung. Innerlich als Sedativum bei Hysterie und Hypochondrie, als Spasmolyticum, Cholereticum, äußerlich gegen Gicht.

Ballota africana BENTH.

Heimisch in Afrika.

Inhaltsstoff. Äth. Öl.

Anwendung. Als Volksheilmittel gegen Asthma, Bronchitis, Grippe und Heiserkeit. Ferner bei Koliken und gegen Schlangenbisse.

Ballota lanata L. (Leonurus lanatus SPRENG.) s. Leonurus.

Balsamum canadense

Abies balsamea (L.) MILL. (A. balsamifera MICHX., Pinus balsamea L.). Abietaceae – Abietoideae. Balsamtanne, heimisch in den nördlichen und nordwestlichen USA und in Kanada, Abies fraseri (PURSH) POIR. (Pinus fraseri PURSH), etwas südlicher wachsend und Tsuga canadensis (L.) CARR. [T. americana (MILL.) FARW., Abies canadensis (L.) MICHX., Picea canadensis (L.) LINK], Schierlingstanne.

Bäume nur Langtriebe bildend; Zweige mit spiralig gestellten Nadelblättern. Zapfen meist monözisch. Samenzapfen holzig, im ersten Jahr reifend, bis zur Reife geschlossen, wesentlich aus den stark vergrößerten Samenschuppen gebildet; Same einseitig geflügelt. Samenzapfen bei Abies aufrecht, bei der Reife zerfallend, bei Tsuga hängend, im Ganzen abfallend.

Balsamum canadense. Terebinthina canadensis. Kanadabalsam. Kanadischer Terpentin. Balsam of fir. Balsam of gilead. Canada turpentine. Baume du canada. Térébenthine du Canada. Balsamo del Canada.

Balsamum canadense Erg.B. 6. Canada Balsam BPC 34.

Der von oben genannten Bäumen in langen, in der Rinde unter der Korkschicht liegenden Sekretbehältern ausgeschiedene Balsam.

---

[1] Abbildungen bei L. HÖRHAMMER: Teeanalyse, Tafel 1, Abb. 1 und 2.

Gewinnung. Zwischen Anfang Juni und Ende August werden die in der Rinde der Stämme und dickeren Äste vorkommenden, schon außen sichtbaren Harzbeulen mit der scharfen, schnabelförmigen Mündung eines eigenartig geformten, kleinen, eisernen Ännchens aufgestochen und der ausfließende Balsam direkt in den Ännchen aufgefangen (etwa 2,5 kg täglich). Die Ännchen werden jeden Tag entleert und erneut in die Harzanschwellungen gesteckt. Ein Baum kann 2 Jahre lang fließen. Nach zwei- bis dreijähriger Pause darf er wieder angestochen werden, doch ist später die Ausbeute bedeutend geringer.

Eigenschaften. Blaß- oder grünlichgelbe, schwach fluoreszierende, vollständig klare und durchsichtige, stark klebende Flüssigkeit, von dünner Honigkonsistenz. An der Luft verdickt sich der Balsam allmählich, erstarrt schließlich, bleibt aber stets klar.

Geruch angenehm balsamisch, nicht terpentinartig, Geschmack aromatisch und etwas bitter.

Verfälschung. Ein Verschnitt mit Kolophonium ist durch unvollständige Klarheit zu erkennen.

Inhaltsstoffe. Etwa 16 bis 27% äth. Öl mit L-Pinen und Bornylacetat; 70 bis 80% Harz mit etwa 50% Harzsäuren, davon etwa 13% Abietinsäure $C_{20}H_{30}O_2$, Fp. 170 bis 174°, 8% Neoabietinsäure $C_{20}H_{30}O_2$, Fp. 167 bis 169°, Palustrinsäure, Dextropimarsäure $C_{20}H_{30}O_2$, Fp. 217 bis 219°, 50% α- und β-Canadinolsäure $C_{19}H_{30}O_2$, Canadinsäure $C_{20}H_{38}O_2$, 20% Canadoresen $C_{21}H_{40}O$ u. a. Ferner Bitterstoff, Bernsteinsäure, Essigsäure und 1,7% Ameisensäure. Nach USD 55 soll das Harz aus einem Resen, 2 amorphen Säuren (α- und β-Kanadolinsäure) und einer kristallinen Kanadolsäure (isomer mit Abietinsäure) bestehen. GRAY et al. (J. chem. Soc. *1964*, S. 5822) isolierten noch den Diterpenalkohol Abienol.

Abienol

Aus der tschechoslowakischen Balsamtanne, Abies balsamea L., isolierten SORM et al. (Tetrahedron L. *1967*, S. 1053) Dehydrojuvabion. CHALLEN et al. [J. Chromatog. 32, 53 (1968)] führten chromatographische Studien über den Kanadabalsam und einige Harzsäuren mit Hilfe der Dünnschicht- und Gas-Chromatographie durch.

Prüfung. Identität. Erg.B. 6: Durch Mischen mit 1/6 seines Gewichtes gebrannter Magnesia wird Kanadabalsam verdickt und schließlich fest. – Löslichkeit. Erg.B. 6: Kanadabalsam löst sich leicht und vollständig in Chloroform, Benzol, Toluol, Xylol und Schwefelkohlenstoff; fast völlig in Äther und Terpentinöl; nur unvollständig in abs. Alkohol und Weingeist. – Kennzahlen. Dichte: Etwa 0,994, Erg.B. 6. Säurezahl: 82 bis 97. Verseifungszahl: 89 bis 100. Dichtezahl: 4 bis 16.

Anwendung. Wie Terpentin, besonders in Amerika, England und Frankreich, innerlich früher in Pillen bei Bronchial- und Urethralerkrankungen. Als Kitt für optische Apparate (Zusammenkitten der Linsen), zum Einschließen von mikroskopischen Präparaten, meist mit Chloroform oder Xylol verdünnt.

Bemerkung: Die Bezeichnung „Kanadabalsam" ist nach USD 55 eigentlich unrichtig, da es sich um ein Oleoresin handelt. Es müßte richtig Kanadaterpentin (Terebinthina canadensis) heißen. – Als Ersatz dient Oregonbalsam und der sibirische Zedernbalsam (s. Pseudotsuga u. Pinus).

Pseudotsuga menziesii (MIRBEL) FRANCO. [P. taxifolia (POIR.) BRITT. ex SUDWORTH, P. douglasii (LINDL.) CARR., Abies taxifolia, POIR. non DESF., A. menziesii MIRB.]. Sibirische Zeder.

Liefert Oregonbalsam, der dem Kanadabalsam sehr ähnlich ist und als Ersatz für diesen verwendet wird.

Gewinnung. Entweder durch Fällen der Bäume und Einsammeln des ausfließenden Balsams in geeigneten Gefäßen oder durch Anbohren des Baumes bis ins Kernholz und Einführen eines Rohres.

Eigenschaften. In Geruch und Aussehen dem Kanadabalsam vollkommen gleich, nur etwas dunkler.

Bestandteile. 18% einer Isomeren der Abietinsäure $C_{20}H_{30}O_2$, Fp. 165 bis 168°.

Erkennung. Dichte 0,985 bis 1,01. Säurezahl: 105 bis 108.

Pinus sibirica (Rupr.) Mayr. Sibirische Zeder.

Liefert Sibirischen Zedernbalsam, der sich in Rußland als gleichwertiger Ersatz für Kanadabalsam erwies.

Balsamum Cativo s. Prioria.

Balsamum Copaifera s. Copaifera.

Balsamum Gurjunae s. Dipterocarpus.

Balsamum Hardwickiae s. Kingiodendron.

Balsamum de Mecca s. Commiphora.

Balsamum Peruvianum s. Myroxylon.

Balsamum Tolutanum s. Myroxylon.

Bamifyllin

Bamifyllinum. Bamifyllin. Bamifylline.

$C_{20}H_{27}N_5O_3$ M.G. 385,5

7-(2-[N-Aethyl-N-(2-hydroxyl-aethyl)-amino]-aethyl)-8-benzyl-theophyllin.

Anwendung. Zur Beseitigung von Ventilations- und Zirkulationsstörungen und zur Entlastung des rechten Herzens. Zur Dauer- und Notfalltherapie bei broncho-pulmonalen und cardio-pulmonalen Erkrankungen.

Handelsform: Trentadil (Endopharm, Frankfurt a. M.).

Banisteria

Banisteria caapi Spruce. [Banisteriopsis caapi (Spruce) Morton]. Malpighiaceae – Hiraeoideae – Banisterieae.

Eine im tropischen Südamerika heimische Liane.

Lignum Banisteriae.

Der Stengel der Liane.

Inhaltsstoffe. In der Rinde etwa 2,2%, im Holz etwa 1,06% des Alkaloides Harmin (Banisterin, Yagein, Telepathin) $C_{13}H_{12}N_2O$, Fp. 262 bis 263°, ferner das Alkaloid Harmalin $C_{13}H_{14}N_2O$, Fp. 238°, und 0,66% Saponine.

Hochstein u. Paradies [J. Amer. chem. Soc. *79*, 5735 (1957)] isolierten ein weiteres Alkaloid D-Tetrahydroharmin $C_{13}H_{16}N_2O$, Fp. 198 bis 200°, das möglicherweise die mit der Droge auslösbaren Psychosen verursacht.

D-Tetrahydroharmin

DER MARDEROSIAN et al. [Amer. J. Pharm. *140*, 137 (1968)] und AGURELL et al. [Amer. J. Pharm. *140*, 148 (1968)] fanden N,N-Dimethyl-tryptamin als Hauptbestandteil, daneben N-Methyl-tryptamin, 5-Methoxy-N,N-dimethyl-tryptamin und 5-Hydroxy-N,N-dimethyl-tryptamin.

Wirkung. Harmin ruft psychomotorische Exzitation mit extrapyramidalen Störungen, Mydriasis, Salivation, Defäkation, Erbrechen, Schweißausbruch hervor. Daneben treten erhebliche psychische Veränderungen, Illusionen und Pseudohalluzinationen optischer Natur, erhöhte „innere Schau", Auftauchen des Unterbewußten und erhöhte Zugänglichkeit gegenüber dem Psychotherapeuten auf. Die psychischen Effekte ähneln denen des Mescalins und LSD. Diese psychodysleptischen vegetabilischen Drogen sind an sich nicht psychotherapeutisch wirksam, sondern stellen Katalysatoren und Enthemmer unterdrückter unterbewußter Erlebnisse dar [LEMLIJ et al.: Rev. Sanid. Polic. (Lima) *1966*, S. 195].

Anwendung. Harmin bei Paralysis agitans und Parkinsonismus nach Encephalitis lethargica. Aus der Pflanze und aus anderen Arten wie z. B. B. inebrians u. B. rusbyana stellen die Eingeborenen ein berauschendes Getränk, den Yagé-Trank („Ayahuasca" = „Todes-Strick") oder „Natem" her: Ein Stück des der Wurzel nahen Lianenholzes wird in etwa handgroße Scheiben geschnitten. Innerhalb von 2 bis 24 Std. wird dieses Holz abgekocht und so lange eingekocht, bis der Absud die für die Wirkung erwünschte Konzentration erreicht hat. Die Flüssigkeit wird dann abgeseiht und wieder Wasser zugefügt. Das Ganze wird weitergekocht und erneut eingedickt.

Bemerkung: Giftdroge!

Harmalinum. Harmalin. Harmalol-methyläther. 3,4-Dihydroharmin.

$C_{13}H_{14}N_2O$ M.G. 214,26

6-Methoxy-2'-methyl-5',6'-dihydro-[pyridino-3',4': 2,3-indol].

11-Methoxy-3-methyl-5,6-dihydro-4-carbolin.

Eigenschaften. Schwachgelbe, prismatische Kristalle von bitterem Geschmack, schwer lösl. in W., wenig lösl. in A,. Ae., Chlf. und Pyridin. Fp. 250° unter Zers. Die Lsg. von Harmalin fluoreszieren blau.

Eigenschaften des Hydrochlorids: Gelbe, nadelförmige Kristalle, lösl. in W. und A.

Anwendung. Harmalin wurde bei Parkinsonismus angewandt.

Harmalolum. Harmalol.

$C_{12}H_{12}N_2O$ M.G. 200,24

11-Hydroxy-3-methyl-5,6-dihydro-4-carbolin.

Eigenschaften. Rote Nadeln (aus W.), leicht lösl. in heißem W., Aceton, Chlf., in Lsg. von Alkalihydroxiden, jedoch nicht in Lsg. von Alkalicarbonaten. Die wss. Lsg. sind gelb und zeigen eine grüne Fluoreszenz. Aus W. krist. die Substanz mit 3 Mol Kristallw.; die w.-freie Substanz schmilzt bei 212° unter Zers.

Harmanum. Harman. Aribin.

$C_{12}H_{10}N_2 \cdot 4 H_2O$ M.G. 254,28

3-Methyl-4-carbolin.

Eigenschaften. Farblose, bitter schmeckende, opt. inakt. Kristalle. Fp. 229 bis 230°. Unlösl. in W., lösl. in verd. Säuren.

Harminum. Harmin. Harmol-methyläther. Banisterin. Yagein. Telepathin. Leukoharmin.

$C_{13}H_{12}N_2O$ $\qquad$ M.G. 212,25

6-Methoxy-2'-methyl-[pyridino-3',4':2,3-indol].
11-Methoxy-3-methyl-4-carbolin.

Eigenschaften. Farblose Kristalle, sehr schwer lösl. in W., schwer lösl. in Ae. und Chlf., lösl. in Pyridin. Die Substanz löst sich in konz. Schwefelsäure mit gelber Farbe und grüner Fluoreszenz, in verd. Essigsäure und anderen verd. Säuren farblos mit violetter Fluoreszenz. Fp. 246° unter Zers.

Harminum hydrochloricum Ross. 8 (!). Harminhydrochlorid.

$C_{13}H_{12}ON_2 \cdot HCl \cdot H_2O$ $\qquad$ M.G. 248,71 (wasserfrei)

Eigenschaften. Weißes, krist. Pulver, wenig lösl. in kaltem W., lösl. in heißem W. und A. Stark verd. Lsg. fluoreszieren bläulich. Die Substanz wird bei 100° w.-frei. Aus abs. A. kristallisiert sie w.-frei aus. Fp. 277° unter Zers.

Erkennung. 1. 0,2 g Substanz werden unter Erhitzen in 20 ml W. gelöst. Gibt man zu 10 ml dieser Lsg. 0,5 ml n Natronlauge, so fällt ein weißer Nd. aus. Der Nd. wird filtriert, in 5 ml 2%iger Essigsäure gelöst und mit 25 ml W. versetzt. Die Lsg. zeigt eine bläulich-violette Fluoreszenz. – 2. Gibt man zu 5 ml der wss. Lsg. 0,5 ml Salpetersäure, so fällt Harminnitrat aus. Das Filtrat wird mit 0,5 ml Silbernitrat-Lsg. versetzt: Es entsteht ein weißer Nd.

Prüfung. 1. 0,5 g Substanz werden unter Erhitzen in 50 ml W. gelöst und mit genau 19 ml 0,1 n Natronlauge versetzt. Der Nd. wird filtriert und das Filtrat zwei- bis dreimal mit Ae. extrahiert. Zur wss. Lsg. gibt man 1 ml 0,1 n Natronlauge und extrahiert erneut dreimal mit je 10 ml Ae. Die vereinigten 3 letzteren Ae.-Auszüge werden mit 0,5 g w.-freiem Natriumsulfat getrocknet und mit 5 ml 2%iger Essigsäure ausgeschüttelt. Die wss. Schicht soll blauviolett (Harmin) und nicht grün (Harmalin) fluoreszieren. – 2. Sulfat: Höchstens 0,3%. – 3. Freie Salzsäure: 0,5 g Substanz schüttelt man 1 Min. lang mit 10 ml gegen Bromphenolblau neutralisiertem Aceton und filtriert durch ein mit Aceton befeuchtetes Filter. Zum Filtrat gibt man 1 Tr. Bromphenolblau. Die Lsg. soll grünlichgelb werden. Nach Zugabe von 1 bis 2 Tr. 0,1 n Natronlauge soll Blaufbg. entstehen. – 4. Trocknungsverlust: Höchstens 12,7%, wenn die Substanz bei 100 bis 105° bis zur Gew.-Konstanz getrocknet wird. – 5. Sulfatasche: Höchstens 0,1%. – 6. Schwermetalle: In der Sulfatasche dürfen Schwermetalle nicht nachweisbar sein.

Gehaltsbestimmung. 0,25 g Substanz werden unter Erhitzen in 50 ml frisch ausgekochtem und wieder erkaltetem W. gelöst. und mit 0,1 n Natronlauge gegen Phenolphthalein als Indikator titriert. 1 ml 0,1 n Natronlauge entspr. 0,02487 g Harminhydrochlorid (mindestens 99%). Die titrierte Lsg. wird filtriert. Zum Filtrat gibt man 1 ml 40%ige neutralisierte Formaldehyd-Lsg.; die Lsg. soll nach Zugabe von 1 bis 2 Tr. 0,1 n Natronlauge rot gefärbt sein (Abwesenheit von Ammoniumsalzen).

Anwendung. Bei postencephalitischem Parkinsonismus, Encephalitis lethargica und Paralysis agitans. Bei Muskelrigor, Hypokinese.

Dosierung. Größte Einzelgabe 0,01 g, größte Tagesgabe 0,03 g (parenteral).

Banisteriopsis

Siehe Banisteria.

Baphia

Baphia nitida AFZEL. Fabaceae – Faboideae – Sophoreae.
Heimisch an der Westküste Afrikas, bes. in Sierra Leone und in Liberia.

Afrikanisches Rotholz. Dunkelrotes Camholz. Gabanholz. Camwood. Bois du Cam.

Inhaltsstoffe. Baphiin $C_{24}H_{20}O_8$, Fp. unter 200°, Baphiniton (Homopterocarpin) $C_{17}H_{16}O_4$, Fp. 85 bis 87°, Pterocarpin $C_{17}H_{14}O_5$, Fp. 164 bis 165°, das Isoflavon Santal $C_{16}H_{12}O_6$ Fp. 223°, ferner Baphiasäure und ein roter Farbstoff.

Baphiniton

Pterocarpin

Santal

Anwendung. In der Kunsttischlerei sowie zum Rotfärben.

Baphia obovata SCHINZ.
Heimisch in Südafrika.

Anwendung. In der Eingeborenenmedizin bei Schwindelanfällen in Form eines Gesichtswassers aus den Blättern; zerstoßene, mit Wasser und Salz vermischte Blätter zu Wundauflagen. Ein Kaltaufguß der Blätter mit Asche gemischt wird bei Röteln auf den Körper aufgetragen. Die pulverisierte Wurzel als Seifenersatz. Das harte Holz zur Herstellung von Gewehrschäften.

Baptisia

Baptisia tinctoria (L.) R.BR. (Außerdem lt. HPUS 64 Podalyria tinctoria WILLD., Sophora tinctoria L.). Fabaceae – Faboideae – Podalyrieae. Wilder Indigo. Färberhülse. Baptisie. Indigo weed. Horsefly weed. Wild indigo. Indigofera. Indigo broom. Yellow broom. Rattle bush. Indigo sauvage.

Heimisch in Nordamerika, im östlichen Teil der USA und im südlichen Kanada (Ontario). Auf trockenen Böden.

Bis 1 m hohe, stark verzweigte Staude mit 1 bis 3 mm dicken, runden, schwachgerieften, kahlen Stengeln. – Blätter blaugrün, wechselständig, dreizählig mit etwa 1 bis 2,5 cm langen, eiförmigen, am Grunde keilförmigen, fast sitzenden, ganzrandigen, am oberen Ende abgerundeten bzw. manchmal etwas eingekerbten Blättchen mit deutlich sichtbarem Hauptnerv. Am Mittelnerv unterseits behaart (Lupe!). Die Blätter färben sich beim Trocknen schwarz und sind leicht zerbrechlich. – Blüten in kurzer endständiger oder blattgegenständiger, wenigblütiger Traube, gelb, kleiner als die von Baptisia australis. Fahne kreisrund, mit zurückgeschlagenen Seiten, fast so lang wie die länglichen Flügel, Schiffchen am Rücken leicht verwachsen. 10 Staubblätter, frei; Fruchtknoten gestielt, mit zahlreichen Samenanlagen. Kelch glockig, fünfhängig. Hülse schwarzblau, ei- oder mehr kugelförmig mit scharfer Spitze. – Samen gelblichbraun, klein, etwa 2 mm lang.

Inhaltsstoffe. In Stengeln und Blättern die Alkaloide Cytisin (Baptitoxin, Sophorin, Laburnin, Ulexin) $C_{11}H_{14}N_2O$, Fp. 155°, Methylcytisin (Caulophyllin) $C_{12}H_{16}N_2O$, Fp. 138°, Anagyrin (Monolupin, Rhombinin) $C_{15}H_{20}N_2O$ (Öl) und 13-Hydroxyspartein. In den Blättern Baptisol. MARKHAM et al. [Phytochemistry 9, 2359 (1970)] fanden Luteolin, Luteolin-7-O-rhamnoglucosid, Genistein, Genistein-7-O-rhamnoglucosid, Biochanin A, Biochanin A-

7-O-rhamnoglucosid, Orobol, Orobol-7-O-rhamnoglucosid, Tectorigenin, Pseudobaptigenin, Pseudobaptigenin-7-O-rhamnoglucosid, Scopoletin und Scopoletin-7-O-glucosid.

Cytisin: R=H
Methylcytisin: R=CH$_3$

Anagyrin: R=H

Radix Baptisiae tinctoriae. Baptisiawurzel. Wilde Indigowurzel. Baptisia root. Wild or yellow indigo. Yellow clover broom. Racine de baptisie.

Die im Herbst gesammelten Wurzelstöcke sind etwa 20 cm lang und 0,7 bis 1,2 cm dick, selten verzweigt, meist schwach gebogen, von zylindrischer Form, untermischt mit den wenige Zentimeter langen, bis 2 cm dicken, durch Wurzel- und Stengelreste knorrigen Rhizomen. Wurzeln und Rhizome sind von einem graubraunen, längsrunzeligen, vielfach abschilfernden Kork bedeckt, brechen mit kerniger Bruchfläche, aus der zahlreiche kurze, feine Fasern herausragen, und zeigen auf dem Querschnitt eine bis 2 mm breite, graubräunliche Rinde und einen gelben, feinstrahligen, konzentrisch geschichteten Holzkörper. Geruchlos, Geschmack bitterlich.

Mikroskopisches Bild. Nach Untersuchungen von BRAND und WASICKY ist der Wurzelstock im Perizykel entstanden; demgemäß fehlt die primäre Rinde. Die sekundäre Rinde besteht aus graubraunen, flachen, sehr dünnwandigen Zellen; das vom Phellogen nach innen abgeschiedene Phelloderm ist nur wenige Zellagen breit und besteht aus farblosen, dünn- bis derbwandigen Zellen. Die bis ins Phelloderm deutlich verfolgbaren Markstrahlen der sekundären Rinde verbreitern sich nach außen kaum, zeigen aber in den äußeren Rindenschichten ebenso wie die zwischen ihnen liegenden Rindenstrahlen wesentlich derbwandigere Zellformen als in den inneren Rindenteilen. Sie sind 2 bis 5 Zellen breit, im Tangentialschnitt meist sehr hoch, ihre Zellen außen tangential gedehnt, in der Nähe des Kambiums nur wenig radial gestreckt. Siebröhrengruppen der Rindenstrahlen schon in großer Nähe des Kambiums obliteriert, in den äußeren Rindenschichten kaum noch kenntlich. An mechanischen Elementen sind in das reichliche Parenchym zahlreiche, einzeln oder in Gruppen liegende Fasern eingebettet, deren Wände bis zum punktförmigen Lumen verdickt, jedoch nur in den älteren, äußeren Verdickungsschichten verholzt sind. Markstrahlen des Holzes verholzt, ihre Zellwände schwach verdickt und reichlich getüpfelt. Die Holzstrahlen bestehen ausschließlich aus sehr zahlreichen, bis nahezu 100 µm weiten Hoftüpfelgefäßen mit einfacher Perforation der Querwände, reichlichem, ebenfalls stark getüpfeltem Holzparenchym und aus verhältnismäßig wenigen und wenig umfangreichen Gruppen von Fasern, die in Wandstärke und Verholzung denen der Rinde gleichen. Das Parenchym der Markstrahlen der Rinde und des Holzes führt in geringer Menge Stärke in meist einfachen, selten zu wenigen zusammengesetzten Körnern von 3 bis 6 µm Korngröße. Kristalle fehlen.

Inhaltsstoffe. Cytisin, die Glykoside Baptisin (Baptigenin C$_{14}$H$_{12}$O$_6$ + D-Rhamnose) C$_{26}$H$_{32}$O$_{14}$ · 9 H$_2$O, Fp. 240°, und Pseudobaptisin (Pseudobaptigenin C$_{15}$H$_{10}$O$_5$ + Rhamnose + Glucose) C$_{27}$H$_{30}$O$_{14}$ · 7,5 H$_2$O, Fp. 248°. Ferner in sehr geringer Menge Baptin.

Pseudobaptigenin

Anwendung. Als Laxans; in größeren Dosen bewirkt die Droge Erbrechen und Diarrhoe. In der Homöopathie gegen septische Prozesse mit Fieber. Äußerlich gegen Geschwüre. Außerdem als Lebermittel. Die frische Pflanze zum Blaufärben. Die jungen Sprosse werden als Gemüse wie Spargel gegessen.

Baptisia HAB 34. Wilder Indigo.
Frische Wurzel mit der Rinde.

Arzneiform. Essenz nach § 3.

Arzneigehalt. 1/3.

Aufbewahrung. Bis 3. Dez.Pot. vorsichtig.

Nach den Vorschlägen für das neue Deutsche HAB, Heft 4, S. 160 (1958) zur Urtinktur nach § 3. Stammpflanzen sind B. tinctoria und B. australis (s. u.). Dichte der Tinktur 0,900 bis 0,901; Trockenrückstand 1,0 bis 2,5% (B. tinctoria) und 3 bis 5% (B. australis). Außerdem werden einige Prüfungsreaktionen, die Chromatographie sowie eine Gehaltsbestimmung der Tinktur beschrieben.

Baptisia tinctoria HPUS 64. Wild Indigo.
Rinde der frischen Wurzel.

Arzneiform. Urtinktur: Arzneigehalt 1/10. Baptisia, feuchte Masse mit 100 g Trockensubstanz und 233 ml Wasser = 333 g, dest. Wasser 100 g, Alkohol USP (94,9 Vol.-%) 700 ml zur Bereitung von 1000 ml der Tinktur. – Dilutionen: D 2 (2×) enthält 1 Teil Tinktur, 2 Teile dest. Wasser und 7 Teile Alkohol; D3 (3×) und höher mit Alkohol HPUS (88 Vol.-%). – Medikationen: D 3 (3×) und höher.

Baptisia australis (L.) R.BR. (Sophora australis L.). Blauer falscher Indigo. Blue false indigo.

Heimisch in den USA von Columbien bis Pennsylvanien, südlich bis Georgia und Texas.

Die Pflanze ist leichter kultivierbar und liefert größere Ausbeuten.

Aufrechte, verzweigte, bis 1,5 m hohe Staude mit bis 1 cm starken, glatten, unten verholzten und scheidigen, weiter oben hohlen Stengeln. – Blätter wechselständig, kurz gestielt, dreiteilig, Blättchen länglich-oval oder oval, an der Spitze stumpf, an der Basis keilförmig in den sehr kurzen Stiel verschmälert, 3 bis 7 cm lang und bis 2,5 cm breit, mit stark hervortretendem Mittelnerv, beim Trocknen nicht schwarz werdend. Nebenblätter eiförmig, zugespitzt bzw. weiter oben länglich-lanzettlich, 1 bis 2 cm lang, beim Trocknen an der Luft schwarz werdend. – Blüten indigoblau, etwa 2,5 cm lang, Fahne zurückgeschlagen, an 20 bis 30 cm langem, lockerem Blütenstand. Kelch glockenförmig mit 4 Zähnen, von denen der oben stehende schwach behaart ist. – Frucht eine 5 bis 7 cm lange und bis 2 cm dicke, zugespitzte, schwarzblaue Hülse (länger als die von Baptisia tinctoria). – Samen braun, etwa doppelt so groß wie die von Baptisia tinctoria (2 × 4 mm), abgeflacht.

Inhaltsstoffe. Cytisin (Wurzel), Methylcytisin (Wurzel), D-Spartein (Pachycarpin) $C_{15}H_{26}N_2$, Kp.$_{18}$ 188° (Wurzel), ein Stoff P 2, $C_{11}H_{18}N_2O$(?), Fp. 300°. Nach LEBRETON et al. [Phytochemistry 6, 1675 (1967)] sechs Flavonoide, Apigenin-7-O-β-D-glucosid (Cosmosiin, Blatt), Luteolin-7-O-β-D-glucosid (Blatt), Formononetin (Blüte), Formononetin-7-O-β-D-glucosid (Ononin, Wurzel und Blatt), Afrormosin (Blüte) und Afrormosin-7-O-β-D-glucosid (Blüte), ferner noch das Chromanocumarin Trifolirhizin (Wurzel) und nach MARKHAM et al.

Apigenin - 7-O-β-D-glucosid: R=H
Luteolin - 7-O-β-D-glucosid: R=OH

Formononetin : R_1=H , R_2=H
Formononetin-7-O-β-D-glucosid : R_1=Glucose, R_2=H
Afrormosin : R_1=H , R_2=OCH$_3$
Afrormosin - 7-O-β-D-glucosid : R_1=Glucose, R_2=OCH$_3$
Texasin - 7-O-β-D-glucosid : R_1=Glucose, R_2=OH

Trifolirhizin

Spartein

[J. org. Chemistry *33*, 462 (1968)] u. Phytochemistry *9*, 2359 (1970)] Apigenin, Luteolin, Luteolin-7-O-galaktosid, 7,4'-Dihydroxyflavon, 7,4'-Dihydroxyflavon-7-O-glucosid, 7,3',4'-Trihydroxyflavon, 7,3',4'-Trihydroxyflavon-7-O-glucosid, Daidzein, Texasin und Texasin-7-O-β-D-glucosid.

Wirkung. Nach OUNG et al. [Planta med. (Stuttg.) *17*, 301 (1969)] zeigt das Alkaloidgemisch bei Mäusen eine LD_{50} von 14 mg/kg, bewirkt Peristaltik ohne Veränderung des Darmtonus, Verlangsamung des Herzens und Hypotension; den 2 Hauptalkaloiden Cytisin und N-Methylcytisin wird gangliotrope Wirkung zugeschrieben.

Baptisia alba R.BR. White wild indigo.
Heimisch in den südl. und westl. Vereinigten Staaten.

Inhaltsstoffe. In Stengeln und Blättern Cytisin, Methylcytisin, Anagyrin, 13-Hydroxyspartein und Spuren von Thermopsin (Hexalupin) $C_{15}H_{20}N_2O$, Fp. 207°. Nach MARKHAM et al. [Phytochemistry *9*, 2359 (1970)] Kämpferol, Kämpferol-3-O-rhamnoglucosid, Quercetin, Quercetin-3-O-glucosid, Quercetin-3-O-rhamnoglucosid, Quercetin-3,7-di-O-glucosid, Quercetin-3-O-rhamnoglucosid-7-O-glucosid und Quercetin-3,7-di-O-glucosid.

Thermopsin: R=H

Anwendung. Die Wurzel als Ersatz für Baptisia tinctoria.

Baptisia leucantha TORR. et GRAY.
Heimisch im Osten Nordamerikas.

Inhaltsstoffe. In Stengeln, Blättern und Blüten Cytisin und Methylcytisin, in Stengeln, Blättern und Samenschalen Cytisin, Methylcytisin und Anagyrin. Nach KUPCHAN u. DAHLE [J. pharm. Sci. *50*, 627 (1961)] ist das Hauptalkaloid D-Spartein. Nach MARKHAM et al. [Phytochemistry *9*, 2359 (1970)] Kämpferol, Kämpferol-3-O-glucosid, Kämpferol-2-O-rhamnoglucosid, Quercetin, Quercetin-3-O-glucosid, Quercetin-3-O-rhamnoglucosid, 4',7-Dihydroxyflavonol-3-O-glucosid, 3',4',7-Trihydroxyflavonol-3-O-glucosid, Orobol. Orobol-7-O-glucosid und Orobol-7-O-rhamnoglucosid.

Anwendung. Als Abführmittel, in größeren Dosen als starkes Brechmittel.

Baptisia perfoliata R.BR.
Heimisch in Südafrika.

Inhaltsstoffe. In Stengeln und Blättern Cytisin, Methylcytisin, Anagyrin, D-Spartein, Baptifolin (Alkaloid P 3) $C_{15}H_{20}N_2O_2$, Fp. 210° und die Substanz P 2. In den Samen Cytisin.

Barbexaclonum

Barbexaclonum. Barbexaclon.

$C_{12}H_{12}N_2O_3 \cdot C_{10}H_{20}N$ M.G. 232,23 + 154,28

Verbindung (1:1) von (−)-N-(2-Cyclohexyl-1-methyl-aethyl)-N-methyl-amin mit 5-Aethyl-5-phenyl-barbitursäure.

Anwendung. Als Antiepilepticum.

Handelsform: Maliasin (Knoll).

Barbus

Barbus fluviatilis AG. (B. barbus L.). Cyprinedae. Barbe. Flußbarbe. Barbel. Barm. In Mitteleuropa weit verbreitet. Ferner in England und im östlichen Balkan. In raschfließenden Flüssen mit klarem Wasser und sandigem oder kiesigem Grund (Barbenregion). Steht tagsüber am Grund in der Strömung, geht nachts auf Nahrungssuche. Lebt gesellig. Winterruhe in größeren Rudeln an tiefen, ruhigen Stellen.

Körper schlank, verhältnismäßig niedrig. Schuppen ganzrandig, mittelgroß, gegen den Schwanz zu größer als im Vorderteil. Mund unterständig, Lippen dick, fleischig, 4 Barteln am Oberlippenrand. Rücken- und Afterflosse kurz, Schwanzflosse eingeschnitten. Längster Rückenflossenstrahl sehr kräftig, sein Hinterrand gesägt. Färbung sehr wechselnd. Meist Rücken- und Kopfoberseite graugrün, Seiten heller, besonders Kiemendeckelregion, mit Goldglanz. Iris der Augen mit Goldglanz. Paarige Flossen und Afterflosse an der Basis graugrün, gegen die Spitze mit immer stärkerem rötlichem Ton. Brustflossen dunkler als Bauchflossen. Rücken- und Schwanzflosse graugrün, letztere mit hellroter Tönung des Unterlappens. Mitunter stark gelb gefärbte Tiere (Goldbarben). Mittlere Länge 30 bis 50 cm. Wird bis 90 cm lang und 8,5 kg schwer. – Laicht von Mai bis Juli (je nach Wasserwärme). In dieser Zeit Wanderungen großer Scharen flußaufwärts. Männchen mit Laichausschlag (weiße Körner in Längsreihen) auf Scheitel und Rücken. Die gelblichen Eier von ungefähr 2 mm Durchmesser kleben in Fließgewässern auf Steinen des Grundes. Laichreife wahrscheinlich am Ende des 3., durchgehend im 4. Jahr.

Anwendung. Speisefisch mit wohlschmeckendem, aber grätenreichem Fleisch. Laich in der Homöopathie. Vorsicht, da Laich an vielen Orten giftig (bakteriell verunreinigt), verursacht heftigen Durchfall und Erbrechen und andere Vergiftungserscheinungen.

Cyprinus barbus HAB 34.
Im Mai gesammelter Rogen.

Arzneiform. Tinktur nach § 4 mit 90%igem Weingeist.

Arzneigehalt. 1/10.

Barium

Barium.

Ba Atom-Gew. 137,34

Gewinnung. Durch Reduktion von Bariumoxid mit Aluminium oder durch Reduktion mit Silicium in einem Stahlrohr bei etwa 1200°.

Eigenschaften. Silberweißes, ziemlich weiches Metall, das in der Geschmeidigkeit dem Blei entspricht, jedoch etwas härter als dieses ist. Sehr leicht oxydierbar, muß unter Petroleum oder anderen sauerstofffreien Lsgm. aufbewahrt werden. d: 3,5. Fp. 850°. Kp. 1140°. Das Metall reagiert mit W. oder A. unter Entw. von Wasserstoff.

Bariumverbindungen. Barytverbindungen

Gewinnung. Zur technischen Gewinnung der Bariumverbindungen und zur Darst. im Laboratoriums-Maßstab dient das natürliche Bariumcarbonat (Witherit). Salze des Bariums lassen sich daraus durch Auflösen in Säuren darstellen. Für die technische Gewinnung hat das natürliche Bariumsulfat (Schwerspat, Baryt) eine größere Bedeutung, weil es in viel größerer Menge vorkommt. Man gewinnt daraus durch Glühen mit Kohle zunächst Bariumsulfid, das sich in Säuren unter Entw. von Schwefelwasserstoff auflöst.

Eigenschaften. Die Bariumverbindungen sind zweiwertig und meist farblos. Weitere Eig. s. unter den einzelnen Bariumverbindungen.

Erkennung. 1. Flammenfbg.: grün. – 2. Aus konz. Bariumsalzlsg. wird durch Natronlauge Bariumhydroxid gefällt. – 3. Mit Ammoniakfl. entsteht keine Fllg. – 4. Natrium- und Ammoniumcarbonat fällen weißes Bariumcarbonat, das in verd. Salzsäure oder Salpetersäure lösl. ist. – 5. Verd. Schwefelsäure und Sulfatlsg. fällen weißes Bariumsulfat, das unlösl. in verd. Mineralsäuren und Alkalilaugen ist. – 6. Kaliumchromatlsg. ergibt einen gelben Nd. von Bariumchromat, lösl. in Salzsäure und Salpetersäure. – 7. Natriumphosphat-Lsg. fällt weißes Bariumphosphat, lösl. in verd. Salzsäure und Salpetersäure. – 8. Kieselfluorwasserstoffsäure fällt weißes, gallertartiges Bariumsilicofluorid ($BaSiF_6$).

Gehaltsbestimmung. 1. Gravimetrisch: Das Barium wird als Bariumsulfat gefällt, geglüht und gewogen. Dazu wird die mit wenig Salzsäure angesäuerte Lsg. zum Sieden erhitzt, mit heißer, verd. Schwefelsäure gefällt und der Nd. nach quant. Absetzen (Stehenlassen über Nacht) und Erkalten abfiltriert, mit W. sulfat- und säurefrei gewaschen und geglüht. 1 mg $BaSO_4$ entspr. 0,5885 mg Ba. — 2. Komplexometrisch: 0,3 bis 0,5 g Substanz werden genau gewogen, in 50 ml W. gelöst, mit 50 ml M., 10 ml konz. Ammoniak-Lsg. und 0,5 ml Phthaleinpurpur-Mischindikator-Lsg. versetzt und mit 0,1 m Na-ÄDTA-Lsg. von Violett nach Hellgrün titriert.

Toxikologischer Nachweis. Bei der toxikologischen Analyse findet man einen T. des Bariums, unter Umständen auch die gesamte Menge, als Bariumsulfat in dem beim Erhitzen des Untersuchungsobjektes mit Salzsäure und Kaliumchlorat verbleibenden Rückstand. Nach dem Veraschen dieses Rückstandes wird durch Schmelzen der Asche mit Kalium- und Natriumcarbonat das Bariumsulfat in Bariumcarbonat übergeführt. Die Schmelze wird in W. gelöst, der Nd. abfiltriert, ausgewaschen, in verd. Salzsäure gelöst, und das Barium in der Lsg. nachgewiesen. In dem salzsauren Auszug des Untersuchungsobjektes wird das Barium nach dem Ausfällen der Schwermetalle mit verd. Schwefelsäure nachgewiesen. — Wenn eine Probe des salzsauren Auszuges des Untersuchungsobjektes mit Bariumchloridlsg. eine Fllg. gibt, können keine lösl. Bariumsalze zugegen sein.

Wirkung. Alle wasserlösl. oder magensaftlösl. Bariumverbindungen sind giftig. Ungiftig ist das praktisch unlösl., reine Bariumsulfat. Die DL für den erwachsenen Menschen liegt für $BaCl_2$ oder $Ba(NO_3)_2$ zwischen 2 und 4 g.

Vergiftungssymptome. Übelkeit, Erbrechen, Angstgefühl, kolikartige Schmerzen, Muskelkrämpfe, Herzstörungen (Bradykardie), Diarrhoe, Kältegefühl, Lähmungserscheinungen.

Gegenmittel. Magenausheberung, Magenspülung mit 1%iger Natriumsulfat-Lsg., i.v. Injektion von 3%iger Natriumsulfat-Lsg., Brechmittel, bei Koliken Atropin, bei Lähmungen Pilocarpin.

Barium aceticum. Bariumacetat. Bariumazetat. Essigsaures Barium. Acétate de Baryum (als Rg. in CF 65).

$Ba(CH_3COO)_2 \cdot H_2O$
$C_4H_8BaO_5$ M.G. 273,4

Herstellung. Durch Auflösen von reinem Bariumcarbonat in verd. Essigsäure unter mäßigem Erwärmen und Eindampfen der filtrierten Lsg. zur Kristallisation. Die Kristallisation kann auch durch Eingießen der konz. Lsg. in A. herbeigeführt werden.

Eigenschaften. Farblose Kristalle, die bei 110° ihr Kristallw. verlieren. 1 g Substanz ist lösl. in 1,5 ml W. oder 700 ml A. Die wss. Lsg. reagiert neutral bis höchstens schwach sauer gegen Lackmus.

Erkennung. 1. Die wss. Lsg. gibt mit verd. Schwefelsäure eine weiße Fllg., mit Eisen-(III)-chlorid-Lsg. eine tiefrote Fbg. — 2. Die Substanz zeigt eine grüne Flammenfbg.

Aufbewahrung. Vorsichtig.

Anwendung. Als Reagens.

Barium aethylosulfuricum. Bariumäthylsulfat. Barium ethylsulfate.

$Ba(C_2H_5SO_4)_2 \cdot 2H_2O$ M.G. 423,7

Eigenschaften. Farblose, glänzende Blättchen, leicht lösl. in W., wenig lösl. in A. Beim Kochen der verd. Lsg. erfolgt keine Zers. Beim Kochen der konz. Lsg. tritt allmählich Spaltung in Bariumsulfat, A. und Schwefelsäure ein.

Aufbewahrung. Vorsichtig.

Barium amylosulfuricum. Bariumamylsulfat. Barium amylsulfate.

$Ba(C_5H_{11}SO_4)_2 \cdot 2H_2O$ M.G. 507,8

Eigenschaften. Weiße Kristalle, die sich fettig anfühlen. Lösl. in W., weniger in A. Bei Zugabe von verd. Schwefelsäure zur wss. Lsg. fällt kein Bariumsulfat aus.

Aufbewahrung. Vorsichtig.

Barium benzoatum. Bariumbenzoat. Barium Benzoate.

$Ba(C_6H_5CO_2)_2 \cdot 2H_2O$ M.G. 415,6

Eigenschaften. Weiße, perlmuttartig schimmernde Blättchen. Lösl. in etwa 20 T. W., wenig lösl. in A.

Aufbewahrung. Vorsichtig.

Barium benzolsulfonicum. Bariumbenzolsulfonat. Barium benzolsulfonate.

$Ba(C_6H_5SO_3)_2 \cdot 2H_2O$ \hfill M.G. 469,7

Eigenschaften. Weiße, perlmuttartig schimmernde Blättchen, leicht lösl. in W., wenig lösl. in A.

Aufbewahrung. Vorsichtig.

Barium bioxalicum. Bariumbioxalat. Bariumbisoxalat. Bariumhydrogenoxalat. Barium binoxalate. Acid barium oxalate.

$Ba(HC_2O_4)_2 \cdot 2H_2O$ \hfill M.G. 351,5

Eigenschaften. Farblose Kristalle. Schwer lösl. in W., lösl. in verd. Salzsäure oder verd. Salpetersäure.

Aufbewahrung. Vorsichtig.

Barium borowolframatum. Bariumborwolframat. Barium borowolframate. Barium borotungstate.

$2BaO \cdot B_2O_3 \cdot 9WO_3 \cdot 18H_2O$ \hfill M.G. 2787,9

Eigenschaften. Krist., an der Luft rasch verwitternde Substanz.

Aufbewahrung. Vorsichtig.

Barium bromatum. Bariumbromid. Barium bromide.

$BaBr_2 \cdot 2H_2O$ \hfill M.G. 333,2

Herstellung. Durch Auflösen von 6 T. Bariumcarbonat in einer Mischung von 20 T. 25%iger Bromwasserstoff-Lsg. und 10 T. W. und Eindampfen der filtrierten Lsg. bis zur Kristallisation.

Eigenschaften. Farblose Kristalle, von unangenehm bitterem und herbem Geschmack. Lösl. in W., A. und M. Bei 75° tritt Verlust von Kristallw. ein, bei 120° entsteht die wasserfreie Substanz.

Erkennung. 1. Grüne Flammenfbg. – 2. Die wss. Lsg. gibt mit verd. Schwefelsäure einen weißen Nd., mit Silbernitrat-Lsg. einen gelblichweißen Nd. Wird die wss. Lsg. mit verd. Chloramin-Lsg. versetzt, mit Salzsäure angesäuert und mit Chlf. ausgeschüttelt, so färbt sich die Chlf.-Schicht braungelb.

Aufbewahrung. Vorsichtig.

Barium bromicum. Bariumbromat. Barium bromate.

$Ba(BrO_3)_2 \cdot H_2O$ \hfill M.G. 411,2

Eigenschaften. Farblose Kristalle, die beim Erhitzen auf 260° unter Entw. von Sauerstoff zersetzt werden. 1 g Substanz löst sich in 125 ml W. oder 18 ml siedendem W., unlöslich in A.

Aufbewahrung. Vorsichtig.

Barium carbonicum. Bariumcarbonat. Barium carbonate.

$BaCO_3$ \hfill M.G. 197,4

Kommt in der Natur als Witherit vor.

Herstellung. Eine heiße Lsg. von 10 T. Bariumchlorid in 100 T. W. wird mit einer heißen Lsg. von 12 T. krist. Natriumcarbonat in 100 T. W. gefällt, der Nd. nach dem Absetzen erst durch Abgießen gewaschen, dann abfiltriert, mit W. gewaschen und getrocknet. Technisch wird es durch Erhitzen von Bariumsulfat mit Kaliumcarbonat-Lsg. unter Druck gewonnen oder durch Einleiten von Kohlendioxid in Bariumsulfidlsg.

Eigenschaften. Schweres, weißes Pulver, geschmacklos, praktisch unlösl. in W., unter Aufbrausen lösl. in Salzsäure, Salpetersäure, Eisessig. Die Substanz wird erst bei 1360° vollständig in Bariumoxid und Kohlendioxid zerlegt.

Erkennung. 1. Grüne Flammenfbg. — 2. Die Substanz löst sich in Salzsäure unter Aufbrausen. — 3. Die salzsaure Lsg. gibt mit verd. Schwefelsäure einen weißen Nd.

Prüfung. 1. Chloride: Die Lsg. von 1 g Substanz in 5 ml Salpetersäure und 20 ml W. darf durch Silbernitrat-Lsg. nicht verändert werden. — 2. Alkalimetalle, Magnesium, Calcium: 2 g Substanz werden nach dem Erhitzen in einer Lsg. von 5 ml Salzsäure und 35 ml W. mit 10 ml verd. Schwefelsäure versetzt. 25 ml des Filtrates dürfen nach dem Verdampfen und Glühen höchstens 1 mg Rückstand hinterlassen. — 3. Calcium: Das Filtrat darf auch nach Zusatz von Ammoniakfl. durch Ammoniumoxalat-Lsg. nicht verändert werden.

Anwendung. Zur Darst. von Barium-Salzen, zur Herst. best. Glassorten, zur Beseitigung von Sulfat-, Schwermetall-, Erdalkali- und Magnesium-Ionen aus wss. Lsg. und zur Wasserenthärtung.

Aufbewahrung. Vorsichtig.

Barium chloratum. Bariumchlorid DAB 7 − BRD, DAB 7 − DDR. Bariumchloride BP 68, USP XVII (!), Ross. 9, Ned. 6. Bariumklorid Nord. 63. Chlorure de Baryum CF 65.

$BaCl_2 \cdot 2 H_2O$ \hfill M.G. 244,3

Herstellung. Technisch aus Schwerspat durch Glühen mit Kohle zu Bariumsulfid, das dann mit Calciumchlorid zu Bariumchlorid und Calciumsulfid umgesetzt wird. In Labormengen durch Auflösen von Bariumsulfid oder Witherit in Salzsäure.

Gehalt. DAB 7 − BRD, Nord. 63: 99,0 bis 101,0%.

Bemerkung: Die Substanz ist in den zitierten Pharmakopöen jeweils als Rg. aufgeführt.

Eigenschaften. Farblose Kristalle oder weißes, krist. Pulver von unangenehm bitterem und scharf salzigem Geschmack. Lösl. in etwa 3 T. W. von 20°, in etwa 2 T. siedendem W., praktisch unlösl. in A. Bei 120° wird die Substanz wasserfrei und zeigt dann einen Fp. von 965°.

Erkennung. 1. Die wss. Lsg. gibt mit verd. Schwefelsäure einen weißen Nd. von $BaSO_4$ und mit Silbernitrat-Lsg. einen weißen Nd. von AgCl. — 2. Die Substanz zeigt eine grüne Flammenfbg.

Prüfung. Prüflsg. nach DAB 7 − BRD: 10 g Substanz werden zu 50 ml gelöst. — 1. Aussehen der Lsg.: Die Prüflsg. muß klar und farblos sein (DAB 7 − BRD). — 2. Alkalisch oder sauer reagierende Verunreinigungen: Die Verdünnung von 5 ml Prüflsg. mit 5 ml W. wird mit 0,10 ml Phenolphthalein-Lsg. versetzt. Eine Rotfbg. muß nach Zugabe von 0,050 ml 0,01 n Salzsäure verschwinden. Die farblose Lsg. muß sich auf Zusatz von 0,10 ml 0,01 n Natronlauge rot färben (DAB 7 − BRD). — 3. Schwermetall-Ionen: 1,0 g Substanz wird in 40 ml frisch aufgekochtem und wieder erkaltetem W. gelöst, mit 5 ml Essigsäure versetzt, mit Ammoniak-Lsg. alkalisch gemacht und dann mit 2 Tr. Natriumsulfid-Lsg. versetzt, es darf höchstens eine sehr schwache Fbg. auftreten (BP 68). — 4. Eisen-Ionen: 5 g Substanz werden unter Erwärmen in 15 ml W. und 2 ml 6 n Salzsäure gelöst. Nach Zusatz von 2 ml Ammoniumthiocyanat-Lsg. darf die Lsg. nicht stärker gefärbt sein als eine in gleicher Weise mit 0,50 ml Ammoniumeisen(II)-sulfat-Lsg. II bereitete Vergleichslsg. (DAB 7 − BRD). — 5. Nitrat-Ionen: 5,0 ml Prüflsg. werden mit 1,0 ml konz. Schwefelsäure versetzt und nach 10 Min. filtriert. 2,0 ml des Filtrates werden nach Zusatz von 0,2 ml Natriumchlorid-Lsg. I unter Kühlen mit 5,0 ml Diphenylamin-Schwefelsäure gemischt. Die Lsg. darf sich innerhalb 30 Min. gegenüber einer Blindprobe nicht verändern (DAB 7 − BRD). 1,0 g Substanz wird in 10 ml W. gelöst, mit 1 ml Indigokarmin-Lsg. und 10 ml stickstofffreier Schwefelsäure versetzt und dann erhitzt. Die blaue Fbg. darf nicht vollkommen verschwinden (BP 68). — 6. Mit Schwefelsäure nicht fällbare Verunreinigungen: Höchstens 0,05%; 20,0 g Substanz werden unter Erwärmen in 200 ml W. gelöst und nach Zugabe von 3,0 ml 6 n Salzsäure mit 75,0 ml heißer 3 n Schwefelsäure versetzt. Nach dem Abkühlen wird auf 300 ml verdünnt. 150 ml Filtrat werden auf dem Wasserbad eingedampft, die überschüssige Schwefelsäure wird abgeraucht und der Rückstand geglüht (DAB 7 − BRD, ähnlich USP XVII).

Gehaltsbestimmung. 1. Komplexometrisch nach DAB 7 − BRD: 0,30 g Substanz, genau gewogen, werden in 50 ml W. gelöst, mit 50 ml konz. Ammoniak-Lsg. und 0,50 ml Phthaleinpurpur-Mischindikator-Lsg. versetzt und mit 0,1 m-NaÄDTA-Lsg. von Violett nach Hellgrün titriert. 1 ml 0,1 m-NaÄDTA-Lsg. entspr. 13,73 mg Ba^{2+} oder 24,43 mg $BaCl_2 \cdot 2 H_2O$. Phthaleinpurpur-Mischindikator-Lsg.: 0,10 g Phthaleinpurpur, 5,0 mg Methylrot und 50 mg Diamingrün B werden in möglichst wenig konz. Ammoniak-Lsg. gelöst.

und zu 100 ml aufgefüllt. – 2. Argentometrisch nach BP 68: Etwa 0,5 g Substanz werden genau gewogen, in einem Jodzahlkolben in 50 ml W. gelöst, mit 10 ml Salpetersäure, 50 ml 0,1 n Sibernitrat-Lsg. und 3 ml Nitrobenzol versetzt. Nachdem 1 Min. kräftig geschüttelt wurde, titriert man den Silbernitrat-Überschuß mit 0,1 n Ammoniumthiocyanat-Lsg. unter Verwendung von Eisen(III)-ammoniumsulfat als Indikator und mehrfachem Schütteln zwischen der successiven Zugabe der volumetrischen Lsg. zurück. 1 ml 0,1 n Silbernitrat-Lsg. entspr. 12,21 mg $BaCl_2 \cdot 2H_2O$.

Aufbewahrung. Vorsichtig und gut verschlossen.

Anwendung. In der Tierheilkunde: Bei Verstopfungskolik der Pferde, bei Pansen- und Darmatonie der Rinder. In der Humanmedizin wurde Bariumchlorid wegen seiner digitalisartigen Wirkung auf das Herz früher bei Herzmuskelschwäche, bei atrioventrikulärem Herzblock und bei Störungen im Reizleitungssystem, ferner auch bei Uterus-Atonie verwandt. Die Substanz erzeugt tonische Kontraktionen sowohl der quergestreiften als auch der glatten Muskulatur. DL für den erwachsenen Menschen etwa 0,8 g. Heute obsolet.
Technische Verwendung: Ausgangsmaterial für andere Bariumverbindungen, als Schädlingsbekämpfungsmittel, mit Aluminiumsulfat zusammen als Frostschutzmittel für Mörtel und Beton, zur Wasserenthärtung, in der Keramik (verhindert das Ausblühen von Tonwaren) und in der Stahlindustrie für Härtezwecke. Verwendung als Rg. Zum Nachw. und zur gravimetrischen Bestimmung des Sulfat-Ions. MAK des Staubes 0,76 mg/m^3.

Barium chloricum. Bariumchlorat. Barium chlorate.

$Ba(ClO_3)_2 \cdot H_2O$ M.G. 322,3

Herstellung. Durch Elektrolyse einer auf 70 bis 80° erwärmten gesätt. Lsg. von Bariumchlorid mit Platin-Anoden und Graphit-Kathoden.

Eigenschaften. Farblose Kristalle, sehr leicht lösl. in siedendem W., leicht lösl. in W., praktisch unlösl. in abs. A. Beim Erhitzen auf 120° verliert die Substanz das Kristallw. Beim raschen Erhitzen oder durch Schlag, besonders in Gegenwart brennbarer Stoffe, tritt Explosion ein. Beim langsamen Erhitzen über 250° wird Sauerstoff abgegeben.

Anwendung. Als Herbizid, in der Feuerwerkerei (Grünfeuer).

Aufbewahrung. Vorsichtig, gut verschlossen.

Barium chromicum. Bariumchromat. Chromsaures Barium. Barium chromate.

$BaCrO_4$ M.G. 253,4

Eigenschaften. Gelbes, schweres, krist. Pulver, praktisch unlösl. in W., lösl. in verd. Mineralsäuren und in Lsg. von Alkalitartraten und Alkalicitraten.

Aufbewahrung. Vorsichtig.

Anwendung. Als gelbe Malerfarbe, in der Zündholzfabrikation, als Reagens zur indirekten titrimetrischen Sulfatbestimmung.

Barium citricum. Bariumcitrat. Bariumzitrat. Zitronensaures Barium. Barium citrate.

$Ba(C_6H_5O_7)_2 \cdot 5H_2O$ M.G. 880,4

Eigenschaften. Weißes, krist. Pulver, sehr schwer lösl. in warmem W., etwas leichter lösl. in kaltem W., praktisch unlösl. in A., leicht lösl. in verd. Salz- und Salpetersäure. Verliert bei 150° das Kristallw.

Aufbewahrung. Vorsichtig.

Barium cyanatum. Bariumcyanid. Barium cyanide. Cyanbarium.

$Ba(CN)_2 \cdot 2H_2O$ M.G. 225,4

Eigenschaften. Zerfließliche Kristalle, leicht lösl. in W., praktisch unlösl. in A. Das wasserfreie Salz sintert bei 600° und wird zu Cyanamid und Kohlenstoff zersetzt.

Aufbewahrung. Vorsichtig, gut verschlossen und vor Feuchtigkeit geschützt (sehr giftig!).

Anwendung. In der Galvanotechnik.

Barium dichromicum. Bariumdichromat. Barium dichromate. Barium bichromate.

$BaCr_2O_7 \cdot 2H_2O$ M.G. 389,4

Eigenschaften. Bräunlichrote, krist. Masse. Wird durch W. in $BaCrO_4$ und CrO_3 zersetzt. Lösl. in konz. wss. Lsg. von CrO_3.

Aufbewahrung. Vorsichtig.

Barium formicicum. Bariumformiat. Ameisensaures Barium. Barium formiate. Barium formate.

$Ba(COOH)_2$ M.G. 227,4

Eigenschaften. Weiße, rhombische Kristalle, leicht lösl. in W., praktisch unlösl. in A.

Aufbewahrung. Vorsichtig.

Barium hypophosphorosum. Bariumhypophosphit. Barium hypophosphite. Unterphosphorigsaures Barium.

$Ba(H_2PO_2)_2 \cdot H_2O$ M.G. 285,4

Eigenschaften. Farblose Kristalle, leicht lösl. in W., lösl. in verd. A., unlösl. in A.

Anwendung. Wurde früher wie Calciumhypophosphit verwandt.

Aufbewahrung. Vorsichtig.

Barium jodatum. Bariumjodid. Barium iodide.

$BaJ_2 \cdot 2H_2O$ M.G. 427,2

Herstellung. Durch Auflösen von Bariumcarbonat in verd. Jodwasserstoffsäure und Eindampfen bis zur Kristallisation oder durch Einwirkung von Jod auf Bariumsulfid.

Eigenschaften. Weißes, krist. Pulver, sehr leicht lösl. in W., lösl. in A. und Aceton. Wird bei 540° kristallwasserfrei. Das wasserfreie Salz ist ebenfalls sehr leicht lösl. in W. und lösl. in A. Die Substanz ist hygroskopisch und färbt sich an der Luft allmählich gelb.

Anwendung. Wurde früher wie andere Jodsalze gebraucht.

Aufbewahrung. Vorsichtig, gut verschlossen, vor Licht geschützt.

Barium lacticum. Bariumlactat. DL-milchsaures Barium.

$Ba[CH_3 \cdot CH(OH) \cdot COO]_2$
$C_6H_{10}BaO_6 \cdot 4H_2O$ M.G. 387,6

Eigenschaften. Weißes Pulver, leicht lösl. in W. und Glycerin, praktisch unlösl. in abs. A. Verliert bei 100° 3 Mol Kristallw. und schmilzt dann bei etwa 130°.

Aufbewahrung. Vorsichtig.

Barium nitricum. Bariumnitrat Helv. V. Barium nitrate USP XVII (!), Nitrate de Baryum CF 65. Bariumnitraat Ned. 6.

$Ba(NO_3)_2$ M.G. 261,4

Herstellung. 1. Durch Eintragen der berechneten Menge von Natriumnitrat in heiße Bariumchlorid-Lsg. Das sofort ausfallende Bariumnitrat wird aus W. umkristallisiert. – 2. Durch Auflösen von Witherit in verd. Salpetersäure und Eindampfen der Lsg. zur Kristallisation.

Eigenschaften. Farblose Kristalle, lösl. in W., praktisch unlösl. in A. Luftbeständig.

Erkennung. 1. Siehe Bariumverbindungen. – 2. Positiver Nitrat-Nachw.

Prüfung. Nach USP XVII: 1. Unlösl. Verunreinigungen: Höchstens 1 mg in 10,0 g, die in 150 ml heißem W. gelöst werden. – 2. Chlorid-Ionen: Höchstens 0,0005%. – 3. Mit Schwefelsäure nicht fällbare Verunreinigungen: Höchstens 0,05%. – 4. Schwermetall-Ionen: Höchstens 0,0005%. – 5. Eisen-Ionen: Höchstens 0,0002%.

Gehaltsbestimmung. Analog Bariumchlorid.

Aufbewahrung. Vorsichtig.

Anwendung. Technisch, in der Glas- und Keramikindustrie und in der Feuerwerkerei (Grünfeuer). Als Reagens.

Barium oleinicum. Bariumoleat. Ölsaures Barium.

$Ba(C_{18}H_{33}O_2)_2$ M.G. 700,3

Eigenschaften. Weißes, amorphes Pulver. Lösl. in Ae. und Mineralölen, wenig lösl. in siedendem A., schwer lösl. in Bzl., praktisch unlösl. in W. Zers.-Punkt bei 350°.

Aufbewahrung. Vorsichtig.

Anwendung. Als Mäuse- und Rattenvertilgungsmittel.

Barium oxalicum. Bariumoxalat. Neutrales Bariumoxalat.

$BaC_2O_4 \cdot H_2O$ M.G. 243,4

Eigenschaften. Weißes Pulver, lösl. in heißer konz. Oxalsäure-Lsg., in verd. Salpeter- oder Salzsäure, sehr schwer lösl. in W. Die Substanz wird beim Erhitzen auf 140 bis 150° kristallwasserfrei. Bei 400° tritt Zers. in CO_2, Bariumcarbonat und Kohlenstoff ein.

Aufbewahrung. Vorsichtig.

Barium oxydatum. Bariumoxid. Bariumoxyd. Oxyde de Baryum CF 65. Ätzbaryt. Baryt.

BaO M.G. 153,4

Herstellung. Durch Erhitzen von Bariumhydroxid oder Glühen von Bariumnitrat auf 1000 bis 1500°.

Eigenschaften. Farbloses Pulver oder kubische bzw. hexagonale Kristalle, die gegenüber W. und CO_2 sehr reaktionsfähig sind. Bei Zutritt feuchter Luft entsteht unter Wärmeentw. $Ba(OH)_2$ und $BaCO_3$. Fp. 1923°.

Aufbewahrung. Vorsichtig, gut verschlossen, vor Luft- und Feuchtigkeitszutritt geschützt.

Anwendung. Zur Herst. von Bariumhydroxid und Bariumperoxid.

Barium oxydatum hydricum. Bariumhydroxyd Helv. V. Bariumhydroxid DAB 7 – BRD, Nord. 63. Barium Hydroxide BP 68, USP XVII, Ross. 9. Hydroxyde de Baryum CF 65. Baryum Hydroxyde Ned. 6.

Bemerkung: Die Substanz ist in den zitierten Pharmakopöen als Rg. aufgeführt.

$Ba(OH)_2 \cdot 8H_2O$ M.G. 315,5

Herstellung. Durch „Löschen" von Bariumoxid mit W. Das dazu notwendige Bariumoxid erhält man technisch aus Bariumcarbonat (Witherit) durch Glühen mit Kohle im elektrischen Ofen. Die Darst. ist auch durch Umsetzung von Natriumhydroxid mit Bariumchlorid in heißer wss. Lsg. möglich, indem man in heiße, 15%ige Natronlauge die berechnete Menge gepulvertes Bariumchlorid einträgt und das beim Erkalten ausgeschiedene Bariumhydroxid aus heißem W. umkristallisiert.

Gehalt. DAB 7 – BRD: 96,0 bis 100,5% $Ba(OH)_2 \cdot 8H_2O$. USP XVII (!): Mindestens 98%.

Eigenschaften. Farblose Kristalle oder weißes, krist. Pulver, lösl. in etwa 20 T. W. und etwa 3 T. siedendem W. Die wss. Lsg. reagieren stark alkalisch. Die Substanz verliert, über Schwefelsäure aufbewahrt, einen Teil ihres Kristallw. Bei starker Rotglut wird die Substanz wasserfrei, schmilzt und erstarrt beim Erkalten zu einer krist. Masse. Aus der Luft nimmt sie CO_2 auf und ist dann nicht mehr klar wasserlösl.

Erkennung. 1. Grüne Flammenfbg. – 2. Die wss. Lsg. bläut Lackmuspapier. – 3. Beim Einleiten von CO_2 in die wss. Lsg. entsteht ein weißer Nd. von Bariumcarbonat. – 4. Beim Versetzen der wss. Lsg. mit verd. Schwefelsäure entsteht ein weißer Nd. von Bariumsulfat.

Prüfung. Prüflsg. nach DAB 7 – BRD: 10,0 g Substanz werden in 15,0 ml 6 n Salzsäure und 10 ml W. gelöst. Die Lsg. wird mit 6 n Ammoniak-Lsg. neutralisiert und mit W. zu 50 ml verdünnt. 1. Aussehen der Lsg.: 5 ml Prüflsg. müssen klar und farblos sein (DAB 7 – BRD). – 2. Schwermetall-Ionen: 12,0 ml Prüflsg. werden nach dem in Bd. I, 254 angegebenen Verfahren (DAB 7 – BRD) geprüft. – 3. Eisen-Ionen: 5,0 ml Prüflsg. werden mit 4 ml W., 1,0 ml 6 n Salpetersäure und 2,0 ml Ammoniumthiocyanat-Lsg. gemischt. Die Probe darf nicht stärker gefärbt sein als folgende Vergleichslsg.: Die Verdünnung von 1,0 ml Ammonium-Eisen(II)-sulfat-Lsg. zu 5,0 ml wird in gleicher Weise behandelt, wie es bei der Prüf. der Substanz angegeben ist (DAB 7 – BRD). – 4. Chlorid-Ionen: 1,00 g Substanz wird in 2,0 ml 6 n Salpetersäure und 9,0 ml W. gelöst und nach dem in Bd. I, 257 (DAB 7 – BRD) angegebenen Verfahren geprüft. Bei der Untersuchungs-Lsg. entfällt der Salpetersäure-Zusatz. – 5. Sulfid-Ionen: Die Lsg. von 1,00 g Substanz, 1,00 ml Essigsäure und 9,0 ml W. wird sofort mit 0,30 ml alkalischer Blei(II)-salz-Lsg. versetzt. Die Probe darf nicht stärker gefärbt sein als folgende Vergleichslsg.: Die Lsg. von 5 µg S^{2-}-Ionen in 10,0 ml W. wird nach dem Ansäuern mit 0,10 ml Essigsäure mit 0,30 ml alkalischer Blei(II)-salz-Lsg. versetzt (DAB 7 – BRD). – 6. Carbonat-Ionen: Höchstens 3,0%, berechnet nach der Geh.-Bestimmung (s. u.!) (DAB 7 – BRD). Höchstens 2%, berechnet nach der Geh.-Bestimmung (USP XVII). – 7. Mit Schwefelsäure nicht fällbare Verunreinigungen: Höchstens 0,025%. Dazu werden 20,0 ml Prüflsg. nach dem Verdünnen mit 150 ml W. zum Sieden erhitzt und mit 20,0 ml heißer 3 n Schwefelsäure versetzt. Nach dem Erkalten wird zu 200 ml verdünnt. 50,0 ml des Filtrats werden eingedampft; die überschüssige Schwefelsäure wird abgesaugt und der Rückstand geglüht (DAB 7 – BRD). – 8. In Salzsäure unlösl. Verunreinigungen: 10,0 g Substanz werden in einer Mischung von 100 ml W. und 10 ml Salzsäure 1 Std. auf einem Dampfbad erhitzt und filtriert. Der Rückstand wird sorgfältig gewaschen, 2 Std. bei 105° getrocknet und darf dann nicht mehr als 1 mg wiegen (0,01%) (USP XVII).

Gehaltsbestimmung. Die Lsg. von 2 g Substanz, genau gewogen, in 100 ml W. wird nach Zusatz von 0,2 ml Phenolphthalein-Lsg. und 0,20 ml Methylenblau-Lsg. I mit n Salzsäure titriert (Titration *a*). Nach Zusatz von 0,40 ml Methylorange-Lsg. wird mit n Salzsäure weiter titriert (Titration *b*).

Berechnung:

$$\text{Prozent } Ba(OH)_2 \cdot 8 H_2O = \frac{15{,}78 \cdot (a - b)}{e};$$

$$\text{Prozent } BaCO_3 = \frac{19{,}74 \cdot b}{e}.$$

a = Verbrauch ml n Salzsäure bei Titration *a*;
b = Verbrauch ml n Salzsäure bei Titration *b*;
e = Einwaage in g (DAB 7 – BRD).

Nach USP XVII werden etwa 5 g nicht verwitterter Kristalle in etwa 200 ml CO_2-freiem W. gelöst, nach Zusatz einiger Tropfen Phenolphthalein-Lsg. wird mit 1 n Salzsäure titriert, bis die Rosafbg. verschwindet. 1 ml 1 n Salzsäure entspr. 157,7 mg $Ba(OH)_2 \cdot 8 H_2O$.

Zur Ermittlung des Carbonat-Geh. werden der titrierten Lsg. 5,00 ml 1 n Salzsäure zugesetzt; man erhitzt vorsichtig zum Sieden, kühlt auf Raumtemp. und versetzt mit Methylorange-Lsg. Der Überschuß an Säure wird mit 1 n Natronlauge zurücktitriert. 1 ml 1 n Salzsäure entspr. 98,67 mg $BaCO_3$.

Aufbewahrung. Vorsichtig, gut verschlossen, vor Licht geschützt.

Anwendung. Zur Wasserenthärtung, zur Reinigung und zum Entsäuern von fetten Ölen und Wachsen, zum Entzuckern der Melasse, als Reagens.

Barium perchloratum. Barium perchlorate BP 68. Perchlorate de Baryum CF 65. Bariumperchlorat.

Nach BP 68: $Ba(ClO_4)_2$ M.G. 336,3
Nach CF 65: $Ba(ClO_4)_2 \cdot 3 H_2O$ M.G. 390,3

Eigenschaften. Weißes Pulver, lösl. in W. und A.

Aufbewahrung. Vorsichtig.

Anwendung. Nach BP 68 und CF 65 als Reagens.

Barium peroxydatum. Bariumperoxid. Bariumperoxyd. Bariumsuperoxyd.

BaO_2 M.G. 169,4

Herstellung. Durch Erhitzen von Bariumoxid auf 500 bis 600° und Durchleiten von Sauerstoff oder trockener, CO_2-freier Luft.

Eigenschaften. Weißes, schweres Pulver, schwer lösl. in W. unter Bildung von Bariumperoxid-Hydrat ($BaO_2 \cdot 8 H_2O$), praktisch unlösl. in A. und Ae. Die Substanz entwickelt mit verd. Mineralsäuren Wasserstoffperoxid. Bei Einw. konz. Salzsäure entstehen Chlor und Sauerstoff. Bei Berührung mit org. Substanzen besteht Explosions- bzw. Entzündungsgefahr.

Aufbewahrung. Vorsichtig, gut verschlossen und explosionssicher.

Anwendung. Zur Darst. von Wasserstoffperoxid. Als Bleich-, Reinigungs- und Entfärbungsmittel. Mit Aluminiumpulver zum Schweißen. Im Labor zur Herst. von Sauerstoff. Analytisch als Oxydationsmittel.

Barium propionicum. Bariumpropionat.

$Ba(CH_3 \cdot CH_2 \cdot COO)_2 \cdot H_2O$ M.G. 301,5

Eigenschaften. Weißes Pulver oder rhombische Prismen, leicht lösl. in W., weniger in A. Fp. bei 300°.

Aufbewahrung. Vorsichtig.

Barium salicylicum. Bariumsalicylat.

$Ba(HO \cdot C_6H_4 \cdot COO)_2 \cdot H_2O$ M.G. 429,6

Eigenschaften. Weißes Pulver oder weiße Nadeln, lösl. in W. Neben der wasserfreien Substanz ist auch ein Dihydrat bekannt.

Aufbewahrung. Vorsichtig, gut verschlossen und vor Licht geschützt.

Barium selenosum. Bariumselenit. Selenigsaures Barium.

$BaSeO_3$ M.G. 264,3

Eigenschaften. Weißes, an der Luft beständiges Pulver, lösl. in Mineralsäuren und wss. H_2SeO_3, schwer lösl. in W. Neben der wasserfreien Substanz ist auch ein Monohydrat bekannt.

Aufbewahrung. Vorsichtig.

Anwendung. In der Glasindustrie.

Barium stearinicum. Bariumstearat.

$Ba(C_{18}H_{35}O_2)_2$ M.G. 704,3

Eigenschaften. Weißes Pulver, schwer lösl. in Bzl., Toluol und Petroleum, praktisch unlösl. in W. und A. Fp. bei 145°. Die Handelspräparate enthalten geringe Mengen Bariumoleat und freie Stearinsäure.

Aufbewahrung. Vorsichtig.

Anwendung. In der Gummiindustrie, zum Stabilisieren von PVC, zum Imprägnieren von Papier, Textilien, Holz usw.

Barium succinicum. Bariumsuccinat. Bernsteinsaures Barium.

$Ba(CO_2 \cdot CH_2 \cdot CH_2 \cdot CO_2)$ M.G. 253,4

Eigenschaften. Weißes, krist. Pulver, schwer lösl. in W., sehr schwer lösl. in M., praktisch unlösl. in A.

Aufbewahrung. Vorsichtig.

Barium sulfuratum. Bariumsulfid. Schwefelbarium.

BaS M.G. 169,4

Herstellung. Durch Glühen von gemahlenem Schwerspat mit Kohle.

Eigenschaften. Weißes, krist. Pulver, lösl. in W. unter Hydrolyse, wobei sich bei Luftabschluß $Ba(OH)_2$ und $Ba(SH)_2$ bilden. Lösl. in Mineralsäuren unter Bldg. von H_2S. Die Substanz zersetzt sich an feuchter Luft.

Erkennung. 1. Beim Übergießen mit verd. Salzsäure entwickelt sich H_2S. – 2. Die filtrierte Lsg. von 1. färbt die nichtleuchtende Bunsenflamme grün. – 3. Sie gibt auf Zusatz von verd. Schwefelsäure einen weißen Nd.

Aufbewahrung. Vorsichtig, in dicht schließenden Gefäßen.

Anwendung. Zur Herst. von Enthaarungsmitteln, als Pflanzenschutzmittel. Zur Darst. anderer Bariumverbdg. In der Analyse zur Entw. von arsenfreiem H_2S.

Barium sulfuricum DAB 7 − DDR, Helv. V, ÖAB 9. Bariumsulfat DAB 7 − BRD. Barium sulphate BP 68, BPC 68. Barium sulfate USP XVIII. Barii sulfas Nord. 63, Jap. 61, Pl.Ed. II, Ned. 6. Baryum sulfuricum CsL 2. Sulfate de Baryum CF 65. Barium sulfuricum pro roentgeno Ross. 9.

BaSO$_4$ M.G. 233,4

Herstellung. Durch Umsetzung eines lösl. Bariumsalzes mit einem lösl. Sulfat oder verd. Schwefelsäure.

Bemerkung: Bei Abkürzungen in der ärztlichen Verordnung (sulf., sulfur.) ist stets Bariumsulfat abzugeben, um eine Verwechselung mit dem giftigen Bariumsulfid und Bariumsulfit zu vermeiden.

Eigenschaften. Feines, schweres, weißes Pulver, geruch- und geschmacklos, unlösl. in W., sehr wenig lösl. in Salz- und Salpetersäure, unlösl. in org. Lsgm.

Erkennung. 1. 0,20 g Substanz werden mit 2,0 ml Natriumcarbonat-Lsg. I und 3,0 ml W. 5 Min. lang zum Sieden erhitzt und nach dem Erkalten abfiltriert. 0,50 ml Filtrat werden mit 2,0 ml W. verdünnt und mit 3 n Salzsäure angesäuert. Die klare Lsg. gibt auf Zusatz von 1,0 ml Bariumchlorid-Lsg. III einen weißen, krist.; in 6 n Salzsäure unlösl. Nd. (DAB 7 − BRD, ähnlich DAB 7 − DDR, Ross. 9, ÖAB 9 u.a.). − 2. Schmilzt man 1 T. Substanz mit je 4 T. Natriumcarbonat und Kaliumcarbonat in einem Porzellantiegel, laugt die erkaltete Schmelze mit heißem W. aus und filtriert, so gibt das Filtrat nach dem Ansäuern mit verd. Salpetersäure auf Zusatz von Bariumchlorid-Lsg. einen weißen Nd. (Helv. V, ähnlich USP XVIII u.a.). − 3. 1,0 g Substanz wird mit 10 ml Natriumcarbonat-Lsg. versetzt und zur Trockne eingedampft. Nach Zusatz von 20 ml W. wird bis zum beginnenden Sieden erhitzt und filtriert. Das mit verd. Salzsäure angesäuerte Filtrat gibt auf Zusatz von 1 ml Bariumchlorid-Lsg. einen weißen Nd. (BP 68). − 4. Der Rückstand von 1. wird dreimal mit wenig W. ausgewaschen und mit 5,0 ml 3 n Salzsäure übergossen. Das salzsaure Filtrat gibt mit 0,30 ml 3 n Schwefelsäure einen weißen, krist.; in 6 n Salzsäure unlösl. Nd. (DAB 7 − BRD, ähnlich DAB 7 − DDR, USP XVIII, ÖAB 9 u.a.). − 5. Der Rückstand von 1. wird mit W. ausgewaschen und dann mit 5 ml heißer verd. Salzsäure übergossen. Die erkaltete Lsg. färbt die nicht leuchtende Flamme grün (ÖAB 9, ähnlich BP 68 u.a.).

Prüfung. Nach DAB 7 − BRD: Prüflsg. I: 3,00 g Substanz werden mit 30 ml frisch ausgekochtem W. 5 Min. auf dem Wasserbad digeriert und anschließend filtriert. Prüflsg. II: 15,0 g Substanz werden mit einer Mischung von 60,0 ml W. und 15,0 ml 6 n Essigsäure 5 Min. zum Sieden erhitzt. Nach dem Erkalten wird mit W. zum ursprünglichen Vol. ergänzt und filtriert. 1. Sauer oder alkalisch reagierende Verunreinigungen: Je 5,0 ml Prüflsg. I dürfen sich nach Zusatz von 0,10 ml Methylorange-Lsg. II nicht rot und nach Zusatz von 0,10 ml Bromthymolblau-Lsg. nicht blau färben. − 2. Arsen: 1,00 g Substanz wird nach dem in Bd. I, 244 unter a) angegebenen Verfahren geprüft. Der Kaliumjodidzusatz zu Prüf- und Vergleichslsg. entfällt. − 3. Schwermetall-Ionen: 12,0 ml Prüflsg. II werden nach dem in Bd. I, 254 angegebenen Verfahren geprüft. − 4. Eisen-Ionen: 5,0 ml Prüflsg. II werden nach dem in Bd. I, 259 angegebenen Verfahren geprüft. − 5. Lösliche Bariumsalze: 10,0 ml Prüflsg. II werden mit 1,0 ml 3 n Schwefelsäure versetzt. Innerhalb 1 Std. darf sich die umgeschüttelte Probe gegenüber einer Mischung von 10,0 ml Prüflsg. II und 1,0 ml W. nicht verändern. − 6. Phosphat-Ionen: Die Mischung von 2,50 ml Prüflsg. II und 10,0 ml Ammoniummolybdat-Lsg. darf sich innerhalb 15 Min. gegenüber einer Blindprobe von 2,50 ml W. und 10,0 ml Ammoniummolybdat-Lsg. nicht verändern. − 7. Säurelösl. Verunreinigungen: 20,0 ml Prüflsg. II werden eingedampft. Der bei 105° getrocknete Rückstand darf höchstens 15 mg betragen. − Zusätzliche Prüfungen nach anderen Pharmakopöen: − 8. Sulfid: 10 g Substanz werden mit einer Mischung von 10 ml verd. Salzsäure und 90 ml W. 10 Min. lang in einem Erlenmeyerkolben zum Sieden erhitzt. Ein in die entstehenden Dämpfe gehaltenes Bleiacetatpapier darf sich nicht dunkel färben (USP XVIII, ähnlich DAB 7 − DDR und Ross. 9). − 9. Sulfit und andere reduzierende Substanzen: 1 g Substanz wird mit 10 ml W. vermischt und dann mit 1 ml verd. Schwefelsäure und 2 Tr. Kaliumpermanganat-Lsg. versetzt. Innerhalb von 10 Min. darf keine Entfbg. eintreten (Ross. 9, ähnlich ÖAB 9). − 10. Chlorid: Eine Mischung von 3 g Substanz und 15 ml Salpetersäure wird zum Sieden erhitzt und nach dem Erkalten filtriert. Im Filtrat darf nach dem Verdünnen mit W. kein Chlorid nachweisbar sein (ÖAB 9). − 11. Glührückstand: Die Substanz muß mindestens 98,5 % Rückstand hinterlassen (DAB 7 − DDR).

Wertbestimmung. Nach ÖAB 9: In einem 50 ml fassenden graduierten Mischzylinder, dessen oberste Marke 11 bis 14 cm vom Boden entfernt ist, werden 5 g Substanz mit W. auf ein Volumen von 50 ml gebracht und 5 Min. lang kräftig geschüttelt. Hierauf läßt man 15 Min. lang ruhig stehen. Während dieser Zeit darf das Bariumsulfat nicht unter die 25-ml-Marke gesunken sein. Die überstehende Fl. muß gegen Lackmus neutral reagieren.

Sedimentationsgeschwindigkeit nach DAB 7 — BRD (entspricht der Wertbestimmung nach ÖAB 9): Abweichend von der voranstehenden Bestimmung werden 5,0 g der gesiebten Substanz verwandt. Der Glasstopfenzylinder muß eine 0,5-ml-Einteilung aufweisen. Das Gemisch wird nur 1 Min. lang geschüttelt. Innerhalb 15 Min. darf die Aufschwemmung nicht unter den Teilstrich 15 ml herabsinken (ähnlich Feinheitsgrad nach DAB 7 — DDR).

Aufbewahrung. In gut schließenden Gefäßen.

Anwendung. Als Röntgenkontrastmittel.

Barium sulfurosum. Bariumsulfit. Bariumsulfite.

$BaSO_3$ M.G. 217,4

Herstellung. Durch Einleiten von Schwefeldioxid bis zur Sättigung in eine Anreibung von 100 T. Bariumcarbonat in 300 T. W. unter ständigem Umrühren.

Eigenschaften. Weißes, geruchloses Pulver, wenig lösl. in W., lösl. in warmer SO_2-Lsg. Bei Einw. von Mineralsäuren wird SO_2 entwickelt. Beim Lagern an der Luft bildet sich allmählich Bariumsulfat.

Aufbewahrung. Vorsichtig, in dicht schließenden Gefäßen.

Anwendung. In der Papierfabrikation und als Reagens.

Barosma

Barosma betulina (THUNB.) BARTL. et WENDL. [Diosma betulinum THUNB., D. crenatum LODD., Hartogia betulina BERG, Agathosma betulina (BERG) PILLANS]. Rutaceae – Rutoideae – Diosmeae.

Heimisch in Kapland als kleine buschige Pflanze.

Barosma crenulata (L.) HOOK. [B. crenatum (L.) KUNZE; außerdem laut HPUS 64 B. crenata, B. eckloniana BARTL., B. odoratum, Baryosma odorata, Buchu crenata, Diosma crenata, D. crenulata, D. latifolia, Parapetalifera odorata].

Heimisch in Kapland.

Beide Pflanzen liefern Folia Bucco rotunda.

Barosma serratifolia (CURT.) WILLD. (Diosma serratifolia VENT.; außerdem laut HPUS 64 Adenandra serratifolia, Parapetalifera serrata). Gesägtblättriger Bukkostrauch.

Heimisch in Kapland.

Die Pflanze liefert Folia Bucco longa.

Folia Bucco rotunda[1]. Folia Barosmae. Folia Buchu. Folia Diosmae lata (rotunda). Folia Diosmeae. (Breite) Buccoblätter. Bukkoblätter. Buchublätter. Buchu leaves. Feuilles de buchu (bucco). Folhas de bucco. Hojas de bucco.

Folia Bucco longa[1]. Lange (schmale) Buccoblätter. Buchu. Buco.

Folia Bucco Erg.B. 6. Folium bucco CsL 2. Buchu BPC 63, CF 49, NF X. Buco Brasil.[1] Außerdem in USP XI und Egypt. P. 53 offizinell.

Erg.B. 6, BPC 63 und CF 49 schreiben die getrockneten Blätter von Barosma betulina vor; NF X und CsL 2 die getrockneten Blätter von Barosma betulina, B. crenulata und B. serratifolia; Brasil. 1 die getrockneten Blätter von Parapetalifera betulina (THUNB.) FARWELL (Barosma betulina) und P. serratifolia (CURT.) FARWELL (Barosma serratif.). – In der Handelsdroge finden sich auch die Blätter von Barosma ericifolia ANDR. und Adenandra fragrans (SIMS) ROEM. et SCHULT. (Diosma fragans SIMS).

Barosma betulina[1]: Blätter 1 bis 2 cm lang, verkehrt eiförmig oder rhombisch, kurzgestielt und glänzend. Blattrand klein gesägt und meist zur Oberseite hin aufgebogen. Die Blattspitze fast immer zurückgekrümmt (s. Abb. 65, 2).

Die Schnittdroge besteht größtenteils aus ganzen, kleineren Blättchen und größeren Bruchstücken der Ganzdroge.

---

[1] Abbildung bei L. HÖRHAMMER: Teeanalyse, Tafel 10, Abb. 57 und 58.

Mikroskopisches Bild. Dicke Kutikula mit anschließender Schleimschicht, darunter ein einreihiges Palisadengewebe und ein lose gefügtes Schwammparenchym. Die untere Epidermis besteht aus niedrigen Zellen. Legt man den Blattquerschnitt in eine Chloralhydratlösung, so quillt der Schleim so stark auf, daß die Epidermis abreißt. In den oberen Epidermiszellen Diosminkristalle in Form feiner Nadeln, kleiner Rosetten oder als Sphäriten (von Hesperidin nach WASICKY durch ihre Unlöslichkeit in Ammoniak zu unterscheiden). Einzelne Epidermiszellen können zu einzelligen, kegelförmigen Haaren umgewandelt sein. Im Mesophyll Calciumoxalatdrusen und von unverholzten Bastfasern begleitete Gefäßbündel. Am auffallendsten sind die sehr großen, kugeligen, schizolysigenen Ölräume.

Pulverdroge. Gelbgrün. Zahlreiche Blattbruchstücke, die in den vieleckigen Epidermiszellen gelbbraune Sphärokristalle und Schollen von Diosmin enthalten und an dickeren Blattstückchen durchscheinende, kugelige Sekretbehälter zeigen. An Blattquerschnittsteilen sind neben der dicken Kutikula sehr kräftig entwickelte Schleimepidermiszellen und unter den einreihigen Palisadenzellen im breiten Schwammparenchym die bis 120 µm großen, runden, lysigenen Ölräume auffallend. Sehr vereinzelt finden sich bis 40 µm lange, dickwandige, einzellige Kegelhaare mit körniger Kutikula. Die Mesophyllbruchstücke enthalten Calciumoxalatdrusen.

Barosma crenulata: Blätter länglich oder eilanzettförmig, bis 2,5 cm lang und bis 1 cm breit, am Rande gesägt, nach unten in den kurzen Stiel verschmälert (s. Abb. 65,*1*). – Barosma serratifolia: Blätter kurzgestielt, lanzettlich, stumpflich, am Rande gesägt, bis 4 cm lang und bis 0,4 cm breit (s. Abb. 65,*3*).

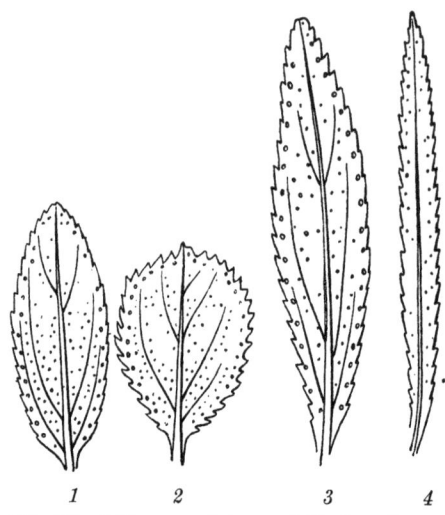

Abb. 65. *1* B. crenulata; *2* B. betulina; *3* B. serratifolia; *4* Empleurum unicapsulare.

Mikroskopisches Bild. In der zweireihigen Epidermis sind die Zellen der inneren schleimhaltigen Schicht drei- bis fünfmal größer als die äußeren. Der Raum zwischen diesen Epidermisschichten und die Zellen der äußeren Epidermis zeigen nach Einlegen der Schnitte in Flüssigkeiten und eingetretener Quellung Diosminmassen. Spaltöffnungen nur in der Blattunterseite. Im Mesophyll an beiden Blattseiten eine einreihige, unterseits weniger deutliche Palisadenschicht, dazwischen Schwammparenchym mit großen, kugeligen, schizogenen Sekretbehältern. Reichlich Zellen mit Calciumoxalatdrusen. Kurze, einzellige, einseitig gekrümmte, stark verdickte Haare mit warzig rauher Kutikula nur oberhalb der Gefäßbündel.

Die Blätter aller drei Barosma-Arten sind steif, brüchig, gelblichgrün, durchscheinend punktiert und an der Unterseite meist fein höckerig.

Verwechslungen und Verfälschungen. 1. Die langen Buccoblätter sind oft vermischt mit den bis 4 cm langen und bis 4 mm breiten, schmal lanzettlichen, stachelspitzigen Blättern von Empleurum unicapsulare (L. f.) SKEELS (s. Abb. 65,*4*). Geruch abweichend, Geschmack stark bitter. Sie enthalten 0,64 bis 1,15% gelbes äth. Öl mit Diosphenol und Methylnonylketon. Ferner Diosmin und Hesperidin. – 2. Die Blätter von Diosma succulentum BERG, Karoo-Buchu. Diese sind 3 bis 6 mm lang, bis 1,75 mm breit, ganzrandig, fast oval, mit scharfer, schwach zurückgebogener Spitze versehen, lederartig und voll von Öldrüsen. Das Öl dürfte dem der Blätter von Barosma betulina usw. gleichwertig sein; es ist halbfest und besitzt kräftigen, pfefferminzartigen Geruch. – 3. Anis-Buccoblätter, wahrscheinlich von Agathosma variabilis SOND., Anis-Seed-Buchu, Rutaceae (s. Agathosma). Dieselben ähneln den Karoo-Buccoblättern, besitzen aber einen ausgesprochen anisartigen Geruch. Sie sind 5 bis 8 mm lang, 3 mm breit und eilanzettlich. – 4. Früher wurde noch eine andere Form von Buccoblättern beobachtet, die von Barosma pulchella (L.) BARTL. et H. L. WENDL. stammten. Bei oberflächlicher Betrachtung sehen sie wie eine kleine Form der Blätter von Barosma betulina aus, doch sind sie im Gegensatz zu diesen am Grunde abgerundet und verbreitert und nach der Spitze zu schmäler. Der Geruch erinnert an Citronell, wodurch eine Verwechslung ausgeschlossen ist. – 5. Erg.B. 6 nennt als Verfälschung die Blätter von Barosma serratifolia und von Barosma crenulatum, BPC 63 die Blätter von Barosma bathii DÜMMER (verdickt mit gekerbtem Rand und ohne Öldrüsen an der Spitze) und USD 60 die Blätter von Psoralea obliqua oder P. bracteata (Fabaceae) und Empleurum unicapsulare.

Inhaltsstoffe. 1,5 bis 2,5% ätherisches Öl mit etwa 12% Barosmacampher (Diosphenol)

$C_{10}H_{16}O_2$, Fp. 83 bis 84°, 35% (−)-Isomenthon, 9% (+)-Menthon, 10% (+)-Limonen, 11% (−)-Pulegon, 9,5% (±)-Piperitonepoxid, (+)-Isopulegon, (−)-iso-Isopulegon, 4-Terpineol, p-Cymol, α-Pinen, Myrcen, Spuren von Camphen, β-Pinen, α-Terpinen, γ-Terpinen [KLEIN et al.: Dragoco Rep. 14, 183 (1967); ref. Chem. Abstr. 68, 16059 (1968)].

Diosphenol

Ferner je nach der Art 0,02 bis 0,05% Diosmin (Barosmin, Rutinosid des 5,7,3′-Trihydroxy-4′-methoxyflavons) $C_{28}H_{32}O_{15}$, Fp. 275 bis 277° (Zers.), das bei der Hydrolyse Diosmetin $C_{16}H_{12}O_6$, Fp. 253 bis 255°, ergibt. Hesperidin ist nach THIEL [Rev. Fac. Farm. Bioquim. (Lima) 17, 67/68, 111 (1955)] zu 1 bis 3,4% vorhanden, nach BERGER jedoch überhaupt nicht. Nach PINKAS et al. [C. R. Acad. Sci. (Paris), Ser. D 267, 1656 (1968); ref. Chem. Abstr. 70, 44807 (1969)] Rutin und Quercetin-3,7-glucosid, letzteres jedoch nur in Pflanzen von bestimmter Herkunft. Weiterhin etwa 5% Harz, Schleim und Gummi. CAHIKELIS [J. Amer. pharm. Ass. 35, 343 (1964)] fand außerdem noch 1,9 mg-% Vitamin B_1 in den getrockneten Blättern von Barosma betulina.

Diosmin: R = Rutinose
Diosmetin: R = H

Prüfung. Mindestgehalt an äth. Öl: 1,8% (1,3% im Pulver), BPC 63; 1,25 ml in 100 g Droge NF X; 0,8% Erg.B. 6; 0,4% CsL 2. — Alkohollöslicher Extrakt etwa 25% BPC 63. — Max. Aschegehalt: 4% Brasil. 1, USP XI; 5% Erg.B. 6, BPC 63, CsL 2. — Säureunlösl. Asche max. 1% NF X, CsL 2. — Fremde Beimengungen (Stengel) max.: 5% BPC 63; 8% Brasil. 1, NF X, CsL 2. Nach Erg.B. 6 keine Stengel, Blüten oder Früchte der Stammpflanzen und anderer Arten. — Org. Stoffe max.: 1% BPC 63; 2% Brasil. 1, NF X, CsL 2.

Aufbewahrung. Das Pulver an einem kühlen, trockenen Platz, vor Licht geschützt, BPC 63.

Wirkung. Bucco entwickelt eine diuretische und antiseptische Wirkung auf die ableitenden Harnwege, indem dort phenolische, entzündungswidrige Substanzen freigesetzt werden; der Effekt ähnelt also dem von Folia Uvae ursi und ist vielleicht noch etwas stärker.

Anwendung. Als Diureticum bei chronischem Blasenkatarrh, Gonorrhoe und als Stimulans, in Form von Infus, Tinktur und Fluidextrakt (0,3 bis 0,5 g mehrmals täglich).

Dosierung. 2 bis 4 g USD 60; 1 bis 2 g BPC 63, USP XI. Durchschnittsgabe der Blätter 2 g. Mittlere Einzelgabe als Einnahme 1,0 g (zu 1 Tasse Aufguß), Erg.B. 6.

Bucco HAB 34. Buccoblätter.

Die getrockneten Blätter von Barosma betulina BARTL.

Arzneiform. Tinktur nach § 4 mit 60%igem Weingeist.
Trockenrückstand. 2,20 bis 2,78%. Spez.Gew. 0,900 bis 0,903.

Arzneigehalt. 1/10.

Barosma crenata HPUS 64. Buchu.

Die getrockneten Blätter.

Arzneiform. Urtinktur: Arzneigehalt 1/10. Barosma crenata in mäßig grobem Pulver 100 g, dest. Wasser 200 ml, Alkohol USP (94,9 Vol.-%) 824 ml zur Bereitung von 1000 ml der Tinktur. — Dilutionen: D 2 (2×) und höher mit Alkohol HPUS (88 Vol.-%). — Medikationen: D 3 (3×) und höher. — Verreibungen: D 1 (1×) und höher.

Barosma serratifolia HPUS 64. Buku.

Die getrockneten Blätter.

Arzneiform. Urtinktur: Arzneigehalt 1/10. Barosma serratifolia in mäßig grobem Pulver 100 g, dest. Wasser 200 ml, Alkohol USP (94,9 Vol.-%) 824 ml zur Bereitung von 1000 ml der Tinktur. – Dilutionen: D 2 (2×) und höher mit Alkohol HPUS (88 Vol.-%). – Medikationen: D 2 (2×) und höher. – Verreibungen: D 1 (1×) und höher.

Barosma pulchella (L.) BARTL. et H. L. WENDL.

Inhaltsstoffe. In den Blättern 3% äth. Öl mit einem hohen Anteil an Citronellal und Methylheptenon.

Barosma scoparia E. et Z.

Inhaltsstoffe. In den Blättern, die unter dem Namen „Buchu" gehandelt werden, äth. Öl, das aber kein Diosphenol enthält.

Barosma venusta E. et Z.

Inhaltsstoffe. 1,1 bis 4,12% grünes äth. Öl mit 43% Myrcen, 16% Chavicol, 15% Myrcenol, Sesquiterpenalkohol und 15% Methylchavicol und Anethol.

Barringtonia

Barringtonia racemosa ROXB. [B. racemosa (L.) BLUME]. Lecythidaceae – Planchonioideae.

Heimisch in Afrika, Indonesien, Indien, auf Madagaskar und den Philippinen.

Inhaltsstoffe. In allen Pflanzenteilen mehr oder weniger Gerbstoff. In den Früchten gegen 15% Rohsaponin, das bei Hydrolyse Barringtogenol $C_{30}H_{50}O_4$, Fp. 290 bis 291°, und Barringtogensäure $C_{30}H_{46}O_6$, Fp. 332 bis 334° (Zers.), liefert. Eines der Saponine wurde kristallisiert erhalten und Barringtonin genannt; es spaltet sich in Barringtogenol, Rhamnose, Sorbose und weitere, nicht identifizierte Zucker.

(Konfiguration noch nicht abgeklärt)
Barringtogenol

(Konfiguration noch nicht abgeklärt)
Barringtogensäure

In den Samen die neutralen Sapogenine R_1-Barrigenol $C_{30}H_{50}O_6$ und R_2-Barrigenol $C_{30}H_{50}O_5$, Fp. 278 bis 284° (= Barringtogenol C = Theasapogenol B). In der Frucht ferner 13,4%, in der Rinde 4,4% Gerbstoff.

$R = R_1 = H, X = Y = OH$
R_1-Barrigenol

$R^1, R^2, R^3, R^4, R^5 = H$
R_2-Barrigenol

Anwendung. In den Heimatländern als Fischgift. Wurzel und Rinde als Stomachicum und bei Hautkrankheiten. Der Fruchtsaft gegen Ekzeme. Die Samen als Heilmittel bei Augenkrankheiten und als Vermifugum. Die jungen Blätter werden nach Entbittern mit kalkhaltigem Wasser als Gemüse gegessen. Stamm- und Wurzelrinde zum Gerben. Die Wurzelfaser für Flechtarbeiten.

Barringtonia speciosa (FORST.) GAERTN. (B. asiatica KURZ).
Heimisch von den Komoren bis Queensland und Neukaledonien.

Inhaltsstoffe. Nach ERRINGTON et al. (Tetrahedron L. *1967*, S. 1289) A_1-Barrigenol $C_{30}H_{50}O_{51}$, Fp. 300 bis 302°, und R_1-Barrigenol.

A_1-Barrigenol

Anwendung. Die Samen als Fischgift. Sie liefern auch Brennöl. Die Blätter auf Java zur Herstellung von Firnis, das Holz für Möbeltischlerei. Die Pflanze gilt als herzwirksam.

Barringtonia excelsa BLUME [Chydenanthus excelsa (BLUME) MIERS].
Heimisch auf den Malayischen Inseln.

Inhaltsstoffe. In den Samen Chydenanthin und ein Saponin.

Anwendung. Die Samen als Fischgift,

Barringtonia acutangula GAERTN.
Weit verbreitet in Indien, in Bengalen Hijal genannt.

Inhaltsstoffe. In den Samen reichlich Saponin; die Hydrolyse liefert viel Barringtogenol B (Acutagenol A) $C_{30}H_{50}O_6$, Fp. 249°, Barringtogenol C (Acutagenol B), wenig Barringtogensäure und Acutagensäure. In den Früchten Barringtogenol B, C und D, $C_{30}H_{48}O_4$, Fp. 233 bis 234°, sowie Barringtogensäure frei und als Methylester und Acutagensäure. Im Kernholz β- und γ-Sitosterin; 0,35% Tanginol, ein Hexahydroxytriterpen $C_{30}H_{50}O_6$, Fp. 283 bis 284°, und eine Triterpendicarbonsäure $C_{30}H_{46}O_7 \cdot 2H_2O$, Fp. 285°, (eine Hydroxybarringtogensäure, Barringtoniasäure; $2\alpha, 3\beta$, x-Trihydroxyolean-12 en-23,28-dien-Säure) aus dem Ätherextrakt, sowie eine Saponinmischung (Äthanolextrakt), aus der bei Hydrolyse Tanginol, Barringtogensäure und zwei weitere Triterpene freigesetzt wurden [Row et al.: Indian J. Chem. *1* (7), 322 (1963) u. *2* (*11*), 463 (1964)]. Nach BARUA [J. Indian Chem. Soc. *44*, 991 (1967); ref. Chem. Abstr. *68*, 49885 (1968)] Barringtogenol E, Fp. 220 bis 221°, ein Dibenzoylbarringtogenol C, und ein zweites Terpen $C_{42}H_{62}O_{10}$, Fp. 149 bis 152°, ein Monoarabinosid des Barringtogenol C-monobenzoates. Ferner eine weitere Triterpendicarbonsäure, Säure A, und ihr Dimethylester [BARUA: Sci. Cult. *34*, 259 (1968)].

Tanginol

Barringtogenol B

Säure A

$R^1 = R^2 = R^3 = H$, $R^4 = R^5 =$ Benzyl
Barringtogenol E

Anwendung. Der Same gegen Diarrhoe und Stuhlzwang, als Emeticum und Fischgift. Der Saft der Blätter gegen Krätze.

Batilolum

Batilolum NFN. Batilol. Batyl Alcohol.

$C_{21}H_{44}O_3$ $CH_2OH-CHOH-CH_2O(CH_2)_{17}-CH_3$ M.G. 344,56

3-(Octadecyl-oxy)-propan-1,2-diol
(+)-(S)-Glycerin-1-n-octadecyläther.

Gewinnung. Aus Leberölen verschiedener Fische und Seetiere: Haifisch, Rochen, Schimärenarten, Thunfisch, Seesterne; ferner enthalten in gelbem Rückenmark von Rindern, in der Schweinemilz und in arteriosklerotischen Aorten von Menschen.

Eigenschaften. Glänzende Blättchen (aus verd. Aceton). Fp. 70,5 bis 71° (64,5 bis 65,5°). Wenig lösl. in den üblichen lipophilen Lsgm. $[\alpha]_D^{21} = +5,3 \pm 1,5$ ($c = 1,3$ in Chlf.). Bis-p-nitrobenzoat: Blaßgelbe Nadeln aus M. Fp. 65 bis 66°.

Anwendung. In der Kosmetik.

Bauhinia

Bauhinia esculenta BURCH (B. burkeana). Fabaceae – Caesalpinioideae – Bauhinieae. Heimisch in Südwestafrika.

Inhaltsstoffe. In den Samen, Gemsbockbohnen, 21,3%, in den Kernen 41,6% fettes Öl mit Linolsäure, das Gemsbocksamen- oder Ozombanuiöl. Ferner 0,5% Thiamin.

Anwendung. Das Öl als Speiseöl.

Bauhinia fassoglensis KOTSCHY.
Vorkommen in Ostafrika.

Inhaltsstoffe. Gummi minderer Qualität, in Blättern und Früchten Gerbstoff.

Anwendung. Als Adstringens. Die Fasern für Kleidung und Seide.

Bauhinia malabarica ROXB. Alibangbang.
Heimisch in Indien und auf den Philippinen.

Inhaltsstoff. In der Rinde 22,8% Gerbstoff.

Anwendung. Die sog. „Bauhiniarinde" zu Gerbzwecken. Die Rindenstreifen als Taue.

Bauhinia radiata. Cipo de escada.
Heimisch in Brasilien.

Anwendung. Die Stengel als Expectorans.

Bauhinia reticulata Dc.
Heimisch in Angola, Kongo und Südrhodesien.

Inhaltsstoffe. In der Rinde Gerbstoff, in den Früchten 1,4% freie Weinsäure und 3,9% Natriumtartrat, in den Blättern Gerbstoff, 1,5% freie Weinsäure, 3,9% Natrium- und 1,4% Calciumtartrat, ferner Quercitrin.

Anwendung. In den verschiedenen Staaten Afrikas; keine einheitliche Anwendung. Bei Malaria, Schwarzwasserfieber, Blutvergiftung, bei Nervenleiden und Lepra, ferner als Blutreinigungsmittel, Adstringens und gegen Asthma. Bastfaser für die Färberei. Die Blätter als Koagulationsmittel bei der Kautschukgewinnung.

Bauhinia tomentosa L.

Heimisch in Ostafrika, Indien und auf Ceylon.

Inhaltsstoffe. In den Blüten 4,6% Rutin sowie geringe Mengen Quercetin. In den Samen fettes Öl, ebony oil.

Anwendung. Die Blüten bei Ruhr und Durchfall, die Frucht als Diureticum, die Rinde und Wurzelrinde als Adstringens und gegen Abszesse, die Blätter ebenfalls gegen Abszesse.

Bauhinia variegata L.

Heimisch in Afrika, Indien und Brasilien.

Inhaltsstoffe. In den Samen etwa 30% fettes Öl. Nach HARBORNE in den Blütenblättern als Pigmente Kämpferol-3-galaktosid und Kämpferol-3-rutinosid sowie vier weitere Flavonoide. In der Rinde Tannin.

Anwendung. Der Baum liefert einen braunen, völlig löslichen Gummi mit mittelmäßiger Klebkraft und Nutzholz. Die Rinde bei Geschwüren, Hautleiden und Lepra. Als Vermifugum und bei Diarrhoe. Die Wurzel als Stomachicum, Anthelminticum und bei Erkältung.

Bemerkung: Zahlreiche Arten dieser Familie sind auch in Brasilien, Indien und im trop. Afrika beheimatet und werden z.T. als Arznei-, z.T. als Nahrungsmittel verwendet. Wurzel und Blätter verschiedener Bauhinia-Arten, bekannt unter der Bezeichnung ,,Pata de Vacca'' finden auch als Diureticum Verwendung.

Bdellium

Siehe Commiphora.

Becantonum

Becantonum. Becanton. Becanthone hydrochloride USAN.

$C_{22}H_{28}N_2O_2S$ M.G. 384,52

1-(4-Aethyl-6-hydroxy-6-methyl-1,4-diaza-heptyl)-4-methyl-thioxanthen-9-on.

Anwendung. Therapeuticum gegen Schistosomeninfektionen.

Handelsform: Loranil (Winthrop).

Belamcanda

Belamcanda chinensis (L.) DC. [B. chinensis (L.) LEMAN, B. punctata MOENCH, Pardanthus chinensis (L.) KER-GAWL., Gemmingia chinensis (L.) O.KTZE]. Iridaceae.

Heimisch in allen gebirgigen Gegenden Chinas.

Radix Belamcandae chinensis.

Die im Frühjahr oder Herbst grabene, gewaschene und an der Sonne getrocknete Wurzel.

Dorsiventrale, quergeringelte, etwa 5 cm lange, 1,5 cm dicke, dunkelgräuliche Rhizome, die vorzugsweise auf der Bauchseite zahlreiche Wurzeln und auf der Rückenseite einige etwas vertiefte große Stengelnarben tragen. Besonders auffallend sind an den zuweilen verzweigten Rhizomen die Narbenstellen der jährlichen Triebe, die an die des Salomonsiegels erinnern sowie die faltigrunzelige Rinde. Dem Rhizom haften Wurzelreste an.

Lupenbild. Querschnitt. Zentralkörper ziemlich dick, schwach gelblich. Endodermis kaum sichtbar. Rinde ziemlich dünn, blaßgelb gefärbt. Rand bräunlich. Leitbündel häufen sich meist im Zentralzylinder.

Geruch würzig, Geschmack stechend und kratzend.

Inhaltsstoffe. 1,5 % des Glykosides Shekanin (Tectoridin) $C_{22}H_{22}O_{11}$, Fp. 257 bis 258° (Zers.). KUTANI et al. [Chem. Abstr. 45, 820 (1951)] fanden in der gleichen Droge an Stelle des Shekanins das Iridin $C_{24}H_{26}O_{13}$, Fp. 213 bis 217°.

Tectoridin

Iridin

Anwendung. In der chinesischen Volksheilkunde gegen Kropf, Rheuma, Dysmenorrhoe und Verstopfung. Nach Untersuchungen von MANNICH et al. (cit. nach BERGER) soll jedoch eine völlige Wirkungslosigkeit vorliegen.

Bellis perennis

Bellis perennis L. Asteraceae – Asteroideae – Astereae. Gänseblümchen. Marienblume. Maßliebchen. Tausendschön. English daisy. Garden daisy. Hen and chickens. La pâquerette. Pâquerette vivace. Maya Bellorita o Margarita.

Heimisch in ganz Europa und Asien, in Nordamerika eingebürgert; häufig auf Wiesen- und Grasplätzen.

Pflanze ausdauernd, 4 bis 15 cm hoch, kahl oder behaart. Wurzelstock kurz, walzlich, schief, rasenbildend. Laubblätter alle zu einer grundständigen Rosette vereinigt, spatelförmig bis verkehrt-eilänglich, stumpf, in der Regel entfernt gekerbt, einnervig, plötzlich in den breiten Stiel verschmälert, kurzhaarig bis kahl. Stengel schaftartig, blattlos, einschöpfig, angedrückt-kurzhaarig. Köpfchen durchschnittlich 16 (10 bis 30) mm breit. Blütenboden kegelförmig, höckerig, hohl. Hülle halbkugelig; Hüllschuppen krautartig, zweireihig, fast gleichlang, elliptisch oder länglich, meist stumpf, behaart. Scheibe 4 bis 5 mm breit. Scheibenblüten zahlreich, zwitterig, röhrig, gelb. Randblüten weiblich, zungenförmig (Zunge bis 8 mm breit), länger als die Hülle, 0,5 bis 1 mm breit und 8 bis 15 mm lang, weiß, an der Spitze oft rötlich bis ganz purpurn. Antheren am Grunde stumpf, mit an der Basis eingefügten Staubfäden. Frucht klein (etwa 1 mm lang), verkehrt-eiförmig, seitlich zusammengedrückt, glatt, mit Randnerven. Pappus fehlend.

Herba (Flores) Bellidis perennis (minoris). Herba (Flores) Symphiti minoris (minimi). Gänseblümchen. Maßliebchen.

Inhaltsstoffe. Saponine, Äpfel-, Wein-, Essig-, Oxalsäure, ein eisengrünender Gerbstoff, Weichharz, Wachs und Pflanzenschleim, Spuren äth. und fetten Öles, Inulin, Bitterstoff, Anthoxanthin. In der Wurzel trans-Lachnophyllumester $C_{11}H_{12}O_2$, Fp. 16 bis 17°. In der Blüte das Flavon Cosmosiin (Apigenin-7-glucosid) $C_{21}H_{20}O_{10}$.

Cosmosiin

Anwendung. In der Volksheilkunde als Expectorans und bei Hautkrankheiten sowie bei entzündlichen Schwellungen. In der Homöopathie.

Bellis perennis HAB 34. Gänseblümchen.
Frische, blühende Pflanze.

Arzneiform. Essenz nach § 2.

Arzneigehalt. 1/2.
In den Vorschlägen für das neue Deutsche HAB, Heft 2, S. 97 (1956) werden eine Dichte von 0,920 bis 0,941 und ein Trockenrückstand der Tinktur von etwa 2 bis 3% verlangt. Außerdem werden einige Prüfungsreaktionen der Tinktur beschrieben.

Bellis perennis HPUS 64. Daisy.
Die ganze, frische Pflanze.

Arzneiform. Urtinktur: Arzneigehalt 1/10. Bellis perennis, feuchte Masse mit 100 g Trockenrückstand und 350 ml Wasser = 450 g, Alkohol USP (94,9 Vol.-%) 683 ml zur Bereitung von 1000 ml der Tinktur. – Dilutionen: D 2 (2×) enthält 1 Teil Tinktur, 2 Teile dest. Wasser und 7 Teile Alkohol; D 3 (3×) und höher mit Alkohol HPUS (88 Vol.-%). – Medikationen: D 3 (3×) und höher.

Bemigridum

Bemigridum DAB 7 – DDR, Pl.Ed. II. Bemigride USP XVII, BP 68, BPC 68. Bemegrid.

$C_8H_{13}NO_2$ M.G. 155,19

4-Äthyl-4-methyl-piperidin-2,6-dion.

Herstellung. Methyläthylketon (I) und Cyanessigsäure-ester (II) werden in Ggw. von Ammoniak zum cyclischen 4-Äthyl-4-methyl-3,5-dicyanglutarimid (III) kondensiert. Mit Schwefelsäure wird unter Verseifung der CN-Gruppen und Decarboxylierung zur Äthylmethyl-glutarsäure (IV) aufgespalten. Durch Kochen mit Acetanhydrid erhält man das substituierte Glutarsäureanhydrid (V), das schließlich mit Ammoniak zum 4-Äthyl-4-methyl-piperidin-2,6-dion (VI) umgesetzt wird.

Literatur: BENICA, W. S., u. C. H. O. WILSON: J. Amer. pharm. Ass. *39*, 451–454 (1950).

Gehalt. 98 bis 101% (DAB 7 – DDR); 98,5 bis 101,1% (USP XVII); mindestens 99,0% (BP 68, Pl. Ed. II).

Eigenschaften. Weiße, tafelförmige Kristalle oder weißes, krist. Pulver von schwach bitterem Geschmack. Löslichkeit: Leicht lösl. in Chlf., lösl. in A. und Ae., schwer lösl. in W., unter Salzbldg. lösl. in Alkalilaugen. Fp. 127°; 126 bis 128° (BP 68); 125 bis 128° (USP XVII); 123 bis 125° (DAB 7 – DDR); 127°. Sublimierbar bei 100°/2 Torr.

Erkennung. 1. 0,1 g Substanz wird nach Zusatz von 5,0 ml 3 n Natronlauge erhitzt. Die entweichenden Dämpfe färben angefeuchtetes rotes Lackmuspapier blau (DAB 7 − DDR, ähnlich BP 68, PI.Ed. II, USP XVII). − 2. 0,1 g Substanz wird mit 1 ml 3 n Natronlauge und 5 Tr. Brom-Lsg. versetzt. Die Mischung wird im Wasserbad 10 Min. erhitzt, nach dem Erkalten mit 5 n Essigsäure auf einen pH-Wert im Bereich von 6 bis 7 eingestellt und mit 5 Tr. Triketohydrinden-Hydrat-Lsg. versetzt. Nachdem die Mischung 5 Min. im Wasserbad erhitzt wurde, zeigt sie eine blauviolette Fbg. (DAB 7 − DDR, ähnlich BP 68, PI.Ed. II). − 3. 0,01 g Substanz wird in 2 ml Kobalt(II)-nitrat-Lsg. gelöst. Die Lsg. zeigt nach Zusatz von 1 Tr. 6 n Ammoniak eine violette Fbg. (DAB 7 − DDR). − 4. Das IR-Spektrum (Nujol als Dispersionsmittel) zeigt nur bei den gleichen Wellenlängen Maxima wie der entsprechend präparierte USP-Reference-Standard (USP XVII).

Prüfung. Nach DAB 7 − DDR: Prüflsg.: 1,500 g Substanz werden mit 30,0 ml W. versetzt. Die Mischung wird 5 Min. erwärmt und nach dem Erkalten filtriert. Das Filtrat wird unter Waschen des Rückstandes mit W. zu 30,0 ml aufgefüllt. − 1. Unlösl. Verunreinigungen, Farbe der Lsg.: 0,300 g Substanz werden in 60,0 ml kohlendioxidfreiem W. gelöst. 5 ml dieser Lsg. müssen klar und farblos sein. − 2. Sauer reagierende Verunreinigungen: 50 ml der Lsg. von 1. müssen nach Zugabe von 2 Tr. Phenolphthalein-Lsg. und 1,00 ml 0,01 n Kalilauge rot gefärbt sein. − 3. Schwermetall-Ionen: 10,0 ml Prüflsg. dürfen bei der Prüf. auf Schwermetalle nach Methode I (s. Bd. I, S. 254) weder eine Trbg. noch eine stärkere Fbg. als die Vergleichsprobe zeigen (höchstens 0,002%, berechnet als Pb^{2+}). − 4. Chlorid: 4,00 ml Prüflsg. dürfen nach Zusatz von 6,0 ml W. bei der Prüf. auf Chlorid (s. Bd. I, S. 257) keine stärkere Trbg. als die Vergleichsprobe zeigen (höchstens 0,005% Cl^-). − 5. Sulfat: 10,0 ml Prüflsg. dürfen bei der Prüf. auf Sulfat (Bd. I, S. 263) keine stärkere Trbg. als die Vergleichsprobe zeigen (höchstens 0,01% SO_4^{2-}). − 6. Sulfatasche: Höchstens 0,10%. − 7. Trocknungsverlust: Höchstens 0,50%.

Gehaltsbestimmung. Nach DAB 7 − DDR, USP XVII, BP. 68 und PI. Ed. II wird eine Kjeldahl-Bestimmung durchgeführt. 1 ml 0,1 n Schwefelsäure entspr. 15,52 mg $C_8H_{13}NO_2$. 1 mg N entspr. 11,08 mg $C_8H_{13}NO_2$.

Dünnschichtchromatographie (GÄNSHIRT, H., in E. STAHL: Dünnschicht-Chromatographie, 2. Aufl. Berlin/Heidelberg/New York: Springer 1967). Sorptionsschicht: Kieselgel H; Fließmittel: Methyläthylketon; Nachw.: Jodatmosphäre; oder: Sorptionsschicht: Kieselgel HF_{254}; Fließmittel: Cyclohexan + Chlf. + Eisessig (40 + 50 + 10); Nachw.: Jodatmosphäre.

Kolorimetrische Bestimmung. Nach K. W. ANDERSON [J. Pharm. Pharmacol. 10, 242 (1958)] durch Umsetzung mit alkalischer Hydroxylamin-Lsg. in das entsprechende Hydroxamsäurederivat, das mit Eisen(III)-salzen farbige Komplexe gibt, die sich kolorimetrisch bestimmen lassen. Temp. und Konzentration des Eisen(III)-chlorids müssen exakt eingehalten werden (s. auch B. KAKÁC u. Z. J. VEJDELEK: Handbuch der Kolorimetrie, Bd. II, Jena: VEB G. Fischer 1963, S. 578).

Aufbewahrung. Vorsichtig, vor Licht geschützt.

Anwendung. Als zentrales Analepticum, als unspezifischer Barbitursäureantagonist, zur Unterbrechung von Narkosen, nach Operationen oder nach Schockbehandlungen.

Dosierung. 50 mg i. v., bei Coma im Intervall von etwa 5 Min. Maximaldosis 4 g.

Handelsformen: Eukraton (Nordmark). Megimide (Abbott Laboratories). Malysol.

Bencyclanum

Bencyclanum. Bencyclan.

$C_{19}H_{31}NO$ M.G. 289,45

N-[3-(1-Benzyl-cycloheptyl-oxy)-propyl]-N,N-dimethyl-amin.

Anwendung. Ulcustherapeuticum.

Bendazolum

Bendazolum NFN. Bendazol DCF. Dibazolum Ross. 9. Dibazol.

$C_{14}H_{12}N_2$ M.G. 208,3
$C_{14}H_{12}N_2 \cdot HCl$ M.G. 244,73
2-Benzyl-benzimidazol.

Gehalt. Mindestens 99,0% (Ross. 9).

Bemerkung: Bendazolum ist die internationale Kurzbezeichnung für die 2-Benzyl-benzimidazol-Base. Das Hydrochlorid ist unter der Bezeichnung Dibazolum in Ross. 9 enthalten. Die folgenden Ausführungen beziehen sich auf das Hydrochlorid.

Eigenschaften. Weißes, gelbliches oder leicht graues krist. Pulver von bitterem, salzartigem Geschmack. Wenig lösl. in W., Aceton, Chlf., leicht lösl. in heißem W. und A., unlösl. in Ae. Hygroskopisch. Die Substanz reizt die Nasenschleimhaut. Fp. 182 bis 186°.

Erkennung 1. 50 mg Substanz werden in 5 ml W. gelöst und dieser Lsg. 1,5 ml konz. Ammoniak-Lsg. zugesetzt. Der entstandene Nd. wird abfiltriert. Das Filtrat säuert man mit verd. Salpetersäure an, setzt 0,5 ml Silbernitrat-Lsg. hinzu, wobei sich ein weißer Nd. bildet, der in Ammoniak lösl. ist. – 2. 20 mg Substanz werden in 5 ml W. gelöst und mit 3 Tr. verd. Salzsäure sowie 2 bis 3 Tr. 0,1 n Jodlsg. versetzt. Nach dem Schütteln entsteht ein rötlich-silbriger Nd. Diese Rk. muß bei einer 25° nicht übersteigenden Temp. ausgeführt werden.

Prüfung. 1. Phenylendiamin: 0,5 g Substanz werden unter Erwärmen auf 90° in 10 ml W. gelöst, mit 0,5 ml 1 n Salzsäure angesäuert und mit 1 Tr. 1%iger Eisen(III)-chlorid-Lsg. versetzt. Es darf keine Rosafbg. auftreten. – 2. Trocknungsverlust: Etwa 0,5 g Substanz werden genau gewogen, bei 70 bis 80° bis zur Gew.-Konstanz getrocknet. Der Gew.-Verlust darf höchstens 1,5% betragen. – 3. Sulfatasche: Höchstens 0,1%. – 4. Schwermetalle: Höchstens 0,001%. – 5. Arsen: Höchstens 0,0002%.

Gehaltsbestimmung. Etwa 0,3 g Substanz werden genau gewogen, in 25 ml A. gelöst, der zuvor gegen Phenolphthalein neutralisiert wurde. Man titriert gegen den gleichen Indikator mit 0,1 n Natronlauge bis zur Rosafbg. 1 ml 0,1 n Natronlauge entspr. 0,02447 g Dibazol.

Aufbewahrung. Vorsichtig, gut verschlossen.

Anwendung. Als Coronarvasodilatans, Spasmolyticum und Antihypertonicum.

Dosierung. Einzeldosis 0,05 g, maximale Tagesdosis 0,15 g.

Bendroflumethiazidum

Bendroflumethiazidum Pl.Ed. II. Bendrofluazide BP 68. Bendroflumethiazide. Bendrofluaz. Bendroflumethiazid.

$C_{15}H_{14}F_3N_3O_4S_2$ M.G. 421,42

3-Benzyl-3,4-dihydro-7-sulfamoyl-6-(trifluormethyl)-2H-1,2,4-benzothiadiazin-1,1-dioxid.

Gehalt. Pl.Ed. II: Mindestens 98,0 und höchstens 100,2% des theor. Wertes von $C_{15}H_{14}F_3N_3O_4S_2$, berechnet auf die bei 105° bis zur Gew.-Konstanz getrocknete Substanz; BP 68 ebenso.

Herstellung. HOLDREGE, C. T. et al.: J. Amer. chem. Soc. *81*, 4807 (1959).

Eigenschaften. Weiße, krist., fast geruchlose und geschmacklose Substanz, praktisch unlösl. in W. und Chlf., lösl. in A., schwer lösl. in Ae., gut lösl. in Aceton, lösl. in Alkalilaugen unter Zers. Fp. 230° (DAB 7 – BRD, Methode b); 224° (in der Kapillare). UV-Spektrum: Die Substanz zeigt in 0,01 n NaOH 2 Maxima: bei 273 nm: $E_{1\,cm}^{1\%} = 400$, bei 328 nm $E_{1\,cm}^{1\%} = 80$. In 0,1 n Salzsäure zeigt die Substanz folgende Maxima: Bei 273 nm $E_{1\,cm}^{1\%} = 500$ und bei 325 nm $E_{1\,cm}^{1\%} = 100$.

Erkennung. 1. Werden 0,02 g Substanz mit Kaliumpermanganat-Lsg. und Schwefelsäure erhitzt, so entsteht der Geruch nach Benzaldehyd. – 2. D.chr. Vergleich mit Standardsubstanz: Sorptionsmittel: Silicagel; Lsgm.-Gemisch: 5 T. Bzl., 3 T. Ae., 2 T. Aceton. Die Substanz wird in M. gelöst. Konzentration der Lsg.: 0,02% (PB 68). – 3. Beim oxydativen Abbau der Substanz mit H_2O_2 entsteht Sulfat, das mit Bariumchlorid nachgewiesen wird (BP 68 und PI.Ed. II).

Prüfung. 1. 80 mg Substanz werden in wasserfreiem Aceton zu 100 ml gelöst. 1 ml dieser Lsg. wird mit 9 ml 1 n Salzsäure verd. Nach Zusatz von 0,1 ml 4%iger Natriumnitrit-Lsg. wird umgeschüttelt und 1 Min. lang stehengelassen. Dann fügt man 0,2 ml einer 10%igen Ammoniumsulfamat-Lsg. zu, schüttelt um und läßt wiederum 3 Min. stehen. Anschließend versetzt man noch mit 0,8 ml einer 2%igen Lsg. von N-(1-Naphthyl)-äthylendiaminhydrochlorid-Lsg. in A. (50%ig), mischt und läßt dann noch 2 Min. lang stehen. Die Extinktion dieser Lsg. wird in einer Schichtdicke von 1 cm bei 518 nm gemessen, wobei man als Vergleichslsg. die Mischung von 1 ml wasserfreiem Aceton und 9 ml 1 n Salzsäure, die in der gleichen Weise behandelt wurde, verwendet. Die Extinktion darf nicht mehr als 0,11 betragen. (Freie aromatische Amine; BP 68, ähnlich PI.Ed. II.) – 2. Trocknungsverlust: 0,5%, wenn die Substanz bei 105° bis zur Gew.-Konstanz getrocknet wird (BP 68, ähnlich PI.Ed. II). – 3. Sulfatasche: Höchstens 0,1% (BP 68, PI.Ed. II). – 4. Schwermetalle: Höchstens 20 ppm (PI.Ed. II).

Gehaltsbestimmung. Es sind folgende Bestimmungsverfahren möglich: 1. Schwefelbestimmung nach Parr-Aufschluß. – 2. Über die UV-Absorption im Vergleich zu einem Standard. – 3. Kolorimetrische Bestimmung durch Ringspaltung in alkalischer Lsg., Diazotierung des entstandenen primären aromatischen Amins und Kuppeln mit einem Phenol oder aromatischen Amin. – 4. Titration in wasserfreiem Milieu. Nach BP 68 wird folgendermaßen verfahren: 0,4 g Substanz werden genau gewogen, in 50 ml Pyridin gelöst und mit 0,1 n Tetrabutylammoniumhydroxid-Lsg. titriert, wobei man für eine gute Durchmischung und Luftabschluß sorgt. Der Endpunkt wird potentiometrisch ermittelt mit Hilfe einer Glaselektrode und einer Kalomelelektrode. 1 ml 0,1 n Tetrabutylammoniumhydroxid entspr. 0,02107 g $C_{15}H_{14}F_3N_3O_4S_2$.

Aufbewahrung. Gut verschlossen.

Anwendung. Als Diureticum (Galureticum).

Dosierung. 2,5 bis 10 mg täglich (BP 68).

Handelsform: Benzylrodiuran (Boehringer Sohn, Ingelheim).

Benethamine Penicillin

Benethamine Penicillin BPC 68. Benethamini Penicillinum. Benethamin-Penicillin. Penicillinbenethaminum.

$C_{15}H_{17}N \cdot C_{16}H_{18}N_2O_4S$, $C_{31}H_{35}N_3O_4S$ M.G. 545,7

3,3-Dimethyl-7-oxo-6-(α-phenyl-acetamido)-4-thia-1-aza-bicyclo[3,2,0]heptan-2-carbonsäure, N-Benzyl-phenaethylamin-Salz.

Gehalt. 95,0 bis 100,2% des theor. Wertes.

Eigenschaften. Weißes oder fast weißes krist. Pulver, praktisch geruchlos, lösl. bei 20° in 1500 T. W. in 50 T. Chlf., in 100 T. Aceton (50%ig) und in 50 T. M. (75%ig).

Erkennung. 1. Mit Hilfe von Penicillinase-Lsg. wird eine Desaktivierungsbestimmung durchgeführt. – 2. 1 g Substanz wird 2 Min. lang mit 5 ml verd. Natronlauge geschüttelt und zweimal mit je 10 ml Äther extrahiert. Die vereinigten Ae.-Auszüge werden zur Trockne eingedampft. Der Rückstand wird in 5 ml A. (95%ig) gelöst, erwärmt und mit 5 ml einer gesätt. Pikrolonsäure-Lsg. in 95%igem A. versetzt und gekühlt. Der ausgefallene Nd. wird aus 95%igem A. umkristallisiert, getrocknet und zeigt dann einen Fp. von etwa 230°.

Prüfung. 1. Rk.: Der pH-Wert einer 1,5%igen Suspension in kohlendioxidfreiem W. beträgt 0,55 bis 0,70. – 2. Spez. Drehung: Eine 1,0%ige Lsg. in Chlf. muß eine spez. Drehung von $+120$ bis $+125°$ zeigen. – 3. Wasserlösl. Verunreinigungen: Nicht mehr als 2,5%, bestimmt nach der folgenden Methode: 2,5 g Substanz werden mit 50 ml W. 1 Std. lang geschüttelt und filtriert. 25 ml des Filtrates werden zur Trockne auf dem W.-Bad eingedampft und der Rückstand bis zur Gew.-Konstanz bei 60° i. Vak. getrocknet. Nach dem Abkühlen wird gewogen. Von dem Gew. des Rückstandes wird 0,0225 g zur Korrektur abgezogen. – 4. Trocknungsverlust: Höchstens 0,5%, bestimmt bei 105°. – 6. Sulfatasche: Höchstens 0,2%. – 7. Sterilität: Der übliche Sterilitätstest muß positiv ausfallen. – 8. Pyrogene: Es wird nach der Methode der BP 68 geprüft.

Gehaltsbestimmung. 1. Benethamin: Etwa 0,1 g Substanz werden genau gewogen und mit 20 ml W., 2,5 ml Natriumcarbonat-Lsg. und 20 ml Ae. durchgeschüttelt. Nach der Phasentrennung wird die wss. Schicht erneut zweimal mit je 20 ml Ae. ausgeschüttelt. Die vereinigten Ae.-Auszüge werden dreimal mit je 5 ml W. gewaschen und dann mit 25 ml 0,01 n Schwefelsäure extrahiert. Die ätherische Schicht wird anschließend noch dreimal mit je 5 ml W. gewaschen. Der Überschuß an Schwefelsäure in den vereinigten wss. Auszügen (0,01 n Schwefelsäure und Waschwasser) wird mit 0,01 n Borax-Lsg. unter Verwendung von Methylrot und Methylenblau als Indikator zurücktitriert. 1 ml 0,01 n Schwefelsäure entspr. 0,002113 g $C_{15}H_{17}N$. Die Substanz muß 36,5 bis 39,0% $C_{15}H_{17}N$ enthalten, berechnet auf die getrocknete Substanz. – 2. Penicillin: Der Geh. an Penicillin wird nach der Methode der BP 68 bestimmt. 1 mg Natriumbenzylpenicillin entspr. 1,531 mg Totalpenicillin, berechnet als $C_{15}H_{17}N \cdot C_{16}H_{18}N_2O_4S$.

Aufbewahrung. In gut schließenden Gefäßen, vor Feuchtigkeit geschützt, an einem kühlen Ort.

Dosierung. 300 bis 600 mg, alle 3 bis 4 Tage.

Anwendung. Als Antibioticum mit Langzeitwirkung (s. auch Bd. I, 983ff.).

Bengalrosa

Bengalrosa. Bengalrosa 2 B. Tetrajodtetrachlorfluorescein, Kaliumsalz. Tetrajodtetrachlorphenylhydroxyfluoron-o-carbonsaures Kalium.

$C_{20}H_2Cl_4J_4K_2O_5$ M.G. 1049,90

Eigenschaften. Bräunlichgrünes Pulver, mit kirsch- bis bläulichroter Farbe lösl. in W., lösl. in A. und Aceton, praktisch unlösl. in Ae. Die wss. Lsg. fluoresziert nicht. Fp. nicht definiert.

Anwendung. Zum Nachfärben von Hämatoxylin-Präparaten in der Mikroskopie. Technisch zum Färben von Baumwolle, Wolle, Seide, Kokos, Jute und Stroh.

Benhepazonum

Benhepazonum. Benhepazon.

$C_{15}H_{12}N_2O$
1-Benzyl-1H-cycloheptimidazolin-2-on.

M.G. 236,26

Anwendung. Analgeticum, Antipyreticum, Antiphlogisticum.

Benincasa

Benincasa hispida (THUNB.) COGN. (Benincasa cerifera SAVI, Cucurbita hispida THUNB., Cucurbita farinosa BL.) Cucurbitaceae – Cucurbiteae. Wachsgurke. Wachskürbis. Heimisch in Ostindien, China und im tropischen Amerika.

Frucht groß, nicht aufspringend, rauhhaarig, von ausgeschiedenem Wachs blaugrün.

Inhaltsstoffe. In den Samen fettes Öl mit Palmitin-, Stearin- und Linolsäure im Säureanteil.

Wirkung. Die Pflanze soll nach HARTWELL [Lloydia *32*, 79 (1969)] gegen experimentelle Tumoren wirksam sein.

Anwendung. Kraut gegen Fieber und Erkältungskrankheiten. Samen gegen Dysurie. Frucht liefert ein ausgezeichnetes Gemüse.

Benorteronum

Benorteronum. Benorteron. Benorterone USAN.

$C_{19}H_{28}O_2$
17β-Hydroxy-17-methyl-B-nor-androst-4-en-3-on.

M.G. 288,41

Anwendung. Antiandrogen (s. auch Bd. II, 135 ff.).

Handelsform: Benorterone (Smith, Kline u. French, USA).

Bentiaminum

Bentiaminum NFN. Bentiamin. Dibenthiamine.

$C_{26}H_{26}N_4O_4S$
N-[(4-Amino-2-methyl-pyrimidin-5-yl)-methyl]-N-(4-hydroxy-2-mercapto-1-methylbut-1-en-yl)-formamid-O,S-dibenzoat.

M.G. 490,58.

Anwendung. Neurotropes Lokalanalgeticum zur percutanen Anw.

Benzalazin

Benzalazin. Dibenzalhydrazin. Dibenzylidenhydrazin. Benzaldazin.

$$\text{C}_6\text{H}_5-\text{CH}=\text{N}-\text{N}=\text{CH}-\text{C}_6\text{H}_5$$

$C_{11}H_{12}N_2$ M.G. 208,25

Eigenschaften. Gelbes Pulver oder gelbe Kristalle, unlösl. in W., lösl. in A., Chlf., Bzl., fetten Ölen und flüssigem Paraffin, wenig lösl. in n-Propanol und Polyäthylenglykol. Fp. 93 bis 94°.

Anwendung. Als Sonnenschutzmittel in Kosmetica, die auf wasserfreier, neutral bis höchstens schwach alkalisch reagierender Fettgrundlage hergestellt werden. Anwendungskonzentration 0,5 bis 2%.

Benzaldehydum

Benzaldehydum Ned. 6. Benzaldehyde USP XVII, BPC 68, Ross. 9. Benzaldehyd. Künstliches Bittermandelöl. Oleum Amygdalarum aetherum artificiale.

C_7H_6O M.G. 106,0

Herstellung. Durch Kochen von Benzalchlorid mit W. unter Zusatz kleiner Mengen Eisen oder Eisen(III)-benzoat, das als Katalysator wirkt. Der auf diese Weise dargestellte Benzaldehyd enthält stets kleine Mengen Chlor-benzaldehyd, weil bei der Chlorierung von Toluol zur Darst. von Benzalchlorid immer kleine Mengen von Chlorbenzalchlorid entstehen. Chlorfreier Benzaldehyd wird unmittelbar aus Toluol in Ggw. von 65%iger Schwefelsäure durch Oxydation mit Braunstein dargestellt. Zur Reinigung wird der Benzaldehyd in die krist. Natriumbisulfitverbindung übergeführt und aus dieser durch Erhitzen mit Natriumcarbonat oder mit verd. Schwefelsäure wieder abgeschieden. Man kann auch mit einer wss. Lsg. von schwefliger Säure zur Reinigung arbeiten. Die dadurch entstehende Additionsverbindung läßt sich durch Erhitzen mit W. wieder zerlegen.

Eigenschaften. Farblose, stark lichtbrechende, nach Bittermandelöl riechende, aromatisch schmeckende Fl. Schwer lösl. in W., mischbar mit A., Ae., fetten und ätherischen Ölen in jedem Verhältnis. Fp. —26°; Kp. 179°; $d_4^{20} = 1,046$; $n_D^{20} = 1,545$. Die Substanz oxydiert sich an der Luft allmählich zu Benzoesäure, die sich krist. abscheidet. Reiner Benzaldehyd ist nicht giftig; das aus Amygdalin dargestellte Prod. ist meist blausäurehaltig und daher giftig.

Erkennung. Schüttelt man 1 Tr. Substanz mit 1 bis 2 ml rauchender Salpetersäure 1 bis 2 Min. lang, verd. die Mischung mit der gleichen Menge W., fügt 15 bis 20 Tr. Aceton hinzu und dann rasch Natronlauge bis zur alkalischen Rk., so entsteht ein blauer Nd. von Indigo, der sich beim Schütteln mit Chlf. in diesem mit blauer Farbe löst (Ned. 6).

Prüfung. 1. Org. Chlorverbindungen: Wird die Substanz mit Calciumhydroxid geglüht und der Rückstand in verd. Salpetersäure aufgenommen, so darf nach Zusatz von Silbernitrat keine Trbg. bzw. keine Fllg. entstehen (Ned. 6). – 2. Chlorbenzaldehyd: Ein Filtrierpapierstreifen wird mit Benzaldehyd getränkt und in einer kleinen Porzellanschale verbrannt. Über die Flamme stülpt man sofort 1 großes Becherglas, das innen mit W. befeuchtet ist. Nach einigen Sek. erlischt die Flamme, man läßt das Becherglas noch 1 Min. lang stehen, spült es dann mit etwa 10 ml W. aus und filtriert die Fl. Nach dem Ansäuern mit 1 bis 2 Tr. Salpetersäure darf die Fl. durch Silbernitrat-Lsg. nicht verändert werden. – 3. Nitrobenzol: Die Lsg. von 1 g Substanz in 25 ml A. wird in einem Kölbchen von etwa 100 ml Inhalt mit 20 bis 25 ml W. verd., mit 10 ml verd. Schwefelsäure und 3 g Zinkspänen versetzt und das Gemisch auf dem Wasserbad erwärmt bis der Geruch des Benzaldehyds verschwunden ist. Die vom ungelösten Zink abgegossene Fl. wird zur Entfernung des A. auf etwa 10 bis 15 ml eingedampft, mit W. wieder auf etwa 25 ml verd. und filtriert. Werden

10 ml des Filtrates mit einigen Tr. Chlorkalk-Lsg. versetzt und erhitzt, so darf die Fl. sich nicht rot oder purpurviolett färben. Weitere 10 ml des Filtrates werden mit Natronlauge bis zur alkalischen Rk. und dann mit einigen Tr. Chlorkalk-Lsg. versetzt. Die Fl. darf sich nicht blau oder violett färben. − 1 ml Substanz wird in 25 ml A. gelöst, mit 25 ml W. und 5 g Zinkstaub sowie 10 ml verd. Schwefelsäure versetzt, durchgeschüttelt und 30 Min. auf dem Wasserbad erwärmt. Das Filtrat darf nach dem Eindampfen auf 10 ml mit 1 ml 0,1 n Kaliumdichromat-Lsg. keine blaue oder violette Fbg. zeigen (Ned. 6). − 4. Cyanwasserstoff: Werden 0,2 g Substanz mit 10 ml W. und einigen Tr. Natronlauge geschüttelt, nach Zusatz von einigen Körnchen Eisen(III)-sulfat und 1 Tr. Eisen(II)-chlorid-Lsg. gelinde erwärmt, die Mischung mit Salzsäure angesäuert, so darf, selbst nach mehrstündigem Stehen, weder ein blauer Nd. noch eine grünblaue Fbg. auftreten (ähnlich USP XVII). − 5. Freie Säure: Höchstens 1,0%, berechnet als Benzoesäure. Dazu werden 10 ml Substanz mit 20 ml 95%igem A. versetzt, der vorher gegen Phenolphthalein neutralisiert wurde und mit 0,1 n Natronlauge titriert, Phenolphthalein als Indikator. 1 ml 0,1 n Natronlauge entspricht 0,01221 g $C_7H_6O_2$ (BPC 68).

Gehaltsbestimmung. Nach USP XVII wird etwa 1 mg Substanz abpipettiert, in einem tarierten Wägegläschen gewogen und mit Wägegläschen in einen 250-ml-Erlenmeyerkolben überführt, der 25 ml einer wss.-alkoholischen Lsg. von Hydroxylaminhydrochlorid enthält. Die Hydroxylaminhydrochlorid-Lsg. wird aus 34,7 g Hydroxylaminhydrochlorid bereitet, in dem man zunächst in 160 ml W. löst und die erhaltene Lsg. mit A. auf 1000 ml auffüllt. Anschließend werden weitere 50 ml Rg.-Lsg. im Meßzylinder abgemessen und zum Nachspülen der Kolbenwände verwendet. Nachdem die gesamte Lsg. 10 Min. bei Raumtemp. gestanden hat, wird 1 ml Bromphenolblauindikator-Lsg. zugesetzt, die freigewordene Salzsäure mit 1 n Natronlauge titriert. Als Vergleich wird ein Blindversuch ohne Einwaage durchgeführt. 1 ml 1 n Natronlauge entspr. 106,1 mg C_7H_6O.

BP 68 enthält eine ähnliche Bestimmung.

Aufbewahrung. In dicht schließenden Gefäßen, vor Licht geschützt.

Anwendung. Als Geruchs- und Geschmackskorrigens. Durchschnittsdosis: 0,03 bis 0,06 g. Benzaldehyd wird z. B. zur Geschmacks- und Geruchsverbesserung von Lebertranemulsionen, zur Herst. von Likören und Branntweinen mit Bittermandelgeschmack, als Bittermandelessenz in Küche und Feinbäckerei und als Riechstoff verwendet.

Technisch: Zum Parfümieren von Seifen und Ölen, zur Herst. pharmazeutischer Präparate, zur Herst. von Triphenylmethan und Acridin-Farbstoffen, als Lsgm. für Polyvinylchlorid und als Rg.

Benzaldehydcyanhydrinum ÖAB 9, CsL 2. Benzaldehydcyanhydrin. Benzaldehydzyanhydrin. Mandelsäurenitril.

C_8H_7ON M.G. 133,15
DL-α-Hydroxy-phenylessigsäurenitril.

Gehalt. Mindestens 89,5% (CsL 2); 90,0 bis 100,1% (ÖAB 9).

Vorkommen. Benzaldehydcyanhydrin ist der Hauptbestandteil des ätherischen Bittermandelöles.

Herstellung. Synth. durch Anlagerung von Cyanwasserstoff an Benzaldehyd:

Die Darst. erfolgt am einfachsten durch Umsetzung der Benzaldehydnatriumdisulfitverbindung mit Kaliumcyanid.

Verfahren nach ROJAHN: In einem Jodzahlkolben versetzt man 200 g Natriumbisulfit-Lsg. (40%ig) nach und nach unter kräftigem Schütteln mit 60 g frisch dest. Benzaldehyd, schüttelt noch etwa 5 Min. kräftig und saugt dann die krist. Benzaldehydbisulfitverbindung auf der Nutsche unter Nachwaschen mit wenig kaltem W. ab. Dann rührt man die Bisulfitverbindung mit W. zu einem Brei an und fügt unter Rühren eine kalte Lsg. von 48 g Kaliumcyanid in 100 ml W. hinzu. Die Bisulfitverbindung löst sich dabei auf und das Benzaldehydcyanhydrin scheidet sich als ölige Fl. ab.

Eigenschaften. Klare, gelbe, ölige Fl., die ähnlich wie Benzaldehyd riecht und mit Wasserdampf flüchtig ist. Praktisch unlösl. in W., leicht lösl. in A., Ae. und Chlf. Fp. —10°; Kp. 170° unter Zers., $d_4^{20} = 1{,}116$. Die Substanz ist leicht zersetzlich und läßt sich auch im Vak. nicht unzersetzt dest.

Erkennung. Erwärmt man 1 Tr. Substanz mit 1 ml verd. Natronlauge und einigen Kristallchen Eisen(II)-sulfat und säuert hierauf mit verd. Salzsäure an, so entsteht ein tiefblauer Nd. (ÖAB 9).

Prüfung. 1. Eine Lsg. von 1 ml Substanz in 10 ml A. und 20 ml W. muß klar sein und darf Kongorotpapier nicht bläuen (ÖAB 9). — 2. Fremde Öle, Nitrobenzol: Eine Mischung von 1 ml Substanz und 3 ml verd. A. muß klar sein. Versetzt man die Mischung mit 2 ml verd. Schwefelsäure und 1 bis 2 g Zinkgranalien und kocht auf, so darf sich die nach dem Erkalten abgegossene Lsg. auf Zusatz von etwa 20 mg Chloramin-Lsg. innerhalb von 10 Min. nicht verfärben (ÖAB 9). — 3. Chlorverbindungen: Erhitzt man 1 Tr. Substanz auf einem frisch ausgeglühten und wieder erkalteten Kupferblech in der nicht leuchtenden Flamme, so darf diese sich nicht grün färben (ÖAB 9). — 4. Unzulässiger Geh. an freiem Cyanwasserstoff: 1,000 g Substanz werden in einem 100 ml fassenden Meßkolben in 50 ml A. gelöst; die Lsg. wird sodann mit W. bis zur Marke aufgefüllt. 25,00 ml dieser Lsg. werden nach Zusatz von 25 ml W. gegen Bromphenolblau neutralisiert. Hierauf fügt man eine Lsg. von 0,3 g Quecksilber(II)-chlorid und 0,5 g Natriumchlorid in 10 ml W. hinzu und titriert mit 0,1 n Natronlauge (Mikrobürette). Für die angegebene Menge dürfen nicht mehr als 2,00 ml 0,1 n Natronlauge verbraucht werden (ÖAB 9).

Gehaltsbestimmung. Nach ÖAB 9 werden 25,00 ml der für die Prüf. auf unzulässigen Geh. an freiem Cyanwasserstoff bereiteten Lsg. mit 25 ml W. verd. und hierauf mit 3 ml Ammoniaklsg. und 0,1 g Kaliumjodid versetzt. Die Lsg. wird sodann mit 0,1 n Silbernitrat-Lsg. titriert, bis eine gelbliche Trbg. bestehen bleibt. Für die angegebene Menge müssen 8,45 bis 9,40 ml 0,1 n Silbernitrat-Lsg. verbraucht werden, entsprechend 90,0 bis 100,1% des theor. Wertes. 1 ml 0,1 n Silbernitrat-Lsg. entspr. 26,63 mg C_8H_7ON. 1 g Benzaldehydcyanhydrin entspr. 37,55 ml 0,1 n Silbernitrat-Lsg.

Aufbewahrung. Vorsichtig, vor Licht geschützt, in dicht schließenden Gefäßen.

Anwendung. Medizinisch: Zur Herst. von Bittermandelwasser. Technisch: Zur Darst. von Mandelsäure.

4-Carboxy-benzaldehyd-thiosemicarbazon. Terephthalaldehydsäure-thiosemicarbazon. Benzaldehyd-thiosemicarbazon-4-carbonsäure.

$C_9H_9N_3O_2S$ M.G. 223,26

Eigenschaften. Kristalle, sehr schwer lösl. in 3%iger Essigsäure, lösl. in Alkalilaugen oder wss. Lsg. von org. Basen. Fp. 310° unter Zers.
Diäthanolaminsalz: Hellgelbes, krist. Pulver, leicht lösl. in W. Fp. 167 bis 168°.
Isotonie: Die 1,4%ige Lsg. ist blut- bzw. gewebe-isotonisch.

Anwendung. Das Diäthanolaminsalz wird in Form von 10- bzw. 20%igen Lsg. i.v., intralumbal, intrapleural und intraartikulär angewandt bei Lungentuberkulose, tuberkulöser Meningitis, Pleuraempyem, Gelenktuberkulose, tuberkulösen Fisteln und Abszessen.

Handelsform: Solvoteben.

Benzalkonium

Benzalkonium bromatum DAB 7 — DDR. Benzalkoniumbromid. Benzalkonium Bromide Solution BPC 68.

$C_{21}H_{38}BrN$ M.G. 384,5

N-Benzyl-N-dodecyldimethylammoniumbromid.

Gehalt. 98,0 bis 101,0% Benzalkoniumbromid, berechnet auf die wasserfreie Substanz.

Eigenschaften. Weißes oder gelblichweißes, krist. oder mikrokrist. Pulver, Geruch schwach wahrnehmbar, Geschmack stark bitter. Leicht lösl. in W. und A. Die Prüflsg. zeigt einen pH-Wert im Bereich von 4,0 bis 6,0 (potentiometrisch).

Erkennung. Prüflsg. (nach DAB 7 – DDR): 1,000 g Substanz wird in kohlendioxidfreiem W. zu 20,0 ml gelöst. 1. 10 Tr. Prüflsg. geben nach Zusatz von 5,0 ml W., 10 Tr. Kobalt(II)-chlorid-Lsg. (1,00 g/100,0 ml) und 5 Tr. Kaliumhexacyanoferrat(II)-Lsg. (5,0 g/100,0 ml) sofort einen grünen Nd. – 2. 10 Tr. Prüflsg. geben nach Zusatz von 5,0 ml W. und 5 Tr. Diammoniumtetrathiocyanato-Kobalt(II)-Lsg. einen blauen Nd. Die Mischung wird mit 5,0 ml Ae. versetzt und kräftig geschüttelt. Nach dem Entmischen zeigt die Ae.-Schicht eine blaue Fbg. – 3. 0,150 g Substanz werden in 1,0 ml konz. Schwefelsäure gelöst. Die Lsg. wird nach Zusatz von 0,100 g Kaliumnitrat im W.-Bad 5 Min. erhitzt. Nach dem Abkühlen auf 20° wird die Lsg. vorsichtig mit 9,0 ml W. sowie 0,50 g Zinkstaub versetzt, erneut im W.-Bad 5 Min. erhitzt und anschließend auf 20° abgekühlt. 2,00 ml der überstehenden klaren Lsg. werden unter Kühlen mit 1,0 ml frisch bereiteter Natriumnitrit-Lsg. (10,0 g je 100,0 ml) und 2,0 ml β-Naphthol-Lsg. versetzt. Die Mischung zeigt sofort eine rotorange Fbg. – 4. 2,0 ml Prüflsg. geben nach Zusatz von 1,00 ml Kaliumdichromat-Lsg. (5,0 g je 100,0 ml) sofort einen gelben Nd. Die Mischung wird filtriert. Das Filtrat wird nach Zusatz von 5 Tr. 3 n Schwefelsäure, 3,0 ml Chlf. und 10 Tr. frisch bereiteter Tosylchloramid-Natrium-Lsg. (5,0 g/100,0 ml) geschüttelt. Nach dem Entmischen zeigt die Chlf.-Schicht eine bräunlichrote Fbg.

Prüfung (nach DAB 7 – DDR). 1. Unlösl. Verunreinigungen. Farbe der Lsg.: 5,0 ml Prüflsg. müssen klar und dürfen nicht stärker gefärbt sein als 5,0 ml der folgenden Farblsg.: 0,050 ml Eisenfarblsg. + 0,100 ml Kobaltfarblsg. + 0,050 ml Kupferfarblsg. + 9,80 ml 0,5 n Salzsäure. [Eisenfarblsg.: 50,00 g Eisen(III)-chlorid werden in 0,5 n Salzsäure zu 1000,0 ml gelöst. Kobaltfarblsg.: 65,00 g Kobalt(II)-chlorid werden in 0,5 n Salzsäure zu 1000,0 ml gelöst. Kupferfarblsg.: 65,00 g Kupfer(II)-sulfat werden in 0,5 n Salzsäure zu 1000,0 ml gelöst.] – 2. Ammonium, flüchtige Amine: 1,00 ml Prüflsg. wird nach Zusatz von 4,0 ml W., wie bei der ,,Prüf. auf Ammonium" (Bd. I, 241) angegeben, behandelt, wobei anstelle von 5,0 ml 3 n Natronlauge 1,00 g Natriumcarbonat zu verwenden ist. Das Lackmuspapier darf keine blaue Fbg. zeigen. – 3. Sulfatasche: 1,00 g Substanz dürfen bei der Bestimmung der Sulfatasche höchstens 0,10% Rückstand hinterlassen. – 4. Wassergehalt: 0,2000 bis 0,2500 g Substanz werden nach der Karl-Fischer-Methode bestimmt. Die Substanz darf höchstens 5,0% W. enthalten.

Gehaltsbestimmung. 0,3000 g Substanz werden in 30,0 ml Essigsäure gelöst. Nach Zusatz von 10,0 ml Quecksilber(II)-acetat-Lsg. und 3 Tr. Kristallviolett-Lsg. wird die Lsg. mit 0,1 n Perchlorsäure bis zum Farbumschlag nach Blau titriert (Feinbürette).

Berechnung: Prozent Benzalkoniumbromid, berechnet auf die wasserfreie Substanz

$$= \frac{a \cdot 384{,}5}{\mathrm{Ew} \cdot (100 - b)}$$

a = Anzahl ml verbrauchter 0,1 n Perchlorsäure;
b = Wassergeh. in Masseprozent;
Ew = Einwaage der Substanz in Gramm.

Aufbewahrung. In sehr gut verschlossenen Gefäßen, vor Licht geschützt.

Anwendung. Als Desinfektionsmittel (s. auch Bd. I, 1234).

Benzamidum

Siehe Benzoesäureamide.

Benzanilid

Siehe Benzoesäureamide.

Benzaronum

Benzaronum. NFN. Benzaron.

$C_{17}H_{14}O_3$ M.G. 266,3

2-Äthyl-3-(4-hydroxy-benzoyl)-benzofuran.

Eigenschaften. Farbloses bis hellbeiges Pulver, praktisch geruchlos, von bitterem Geschmack. Sehr gut lösl. in M., A., Isopropanol, Aceton, Dioxan und Chlf. Lösl. in Ae. und Bzl. Schwerlösl. in W., Tetrachlorkohlenstoff und Petroläther. Unter Salzbldg. lösl. in Natronlauge. Fp. 123 bis 125°.

Erkennung. 1. 100 mg Substanz werden in 2 ml Aceton gelöst. Diese Lsg. wird mit 2 ml einer 1%igen wss. Eisen(III)-nitrat-Lsg. überschichtet. An der Berührungsfläche bildet sich eine Trbg. von purpurner Farbe (Phenolradikal). – 2. Versetzt man einige Körnchen der Substanz mit einigen Tropfen konz. Schwefelsäure, so entsteht eine gelborange Fbg. (Benzofuranring). – 3. Lichtabsorption: 100,0 mg Substanz werden mit 95%igem A. oder Isopropanol zu 100,0 ml gelöst. Diese Stammlsg. wird mit dem ausgewählten Lsgm. auf eine Konzentration von 1 mg pro 100 ml verdünnt. Das UV-Spektrum der verd. Lsg. zeigt Maxima bei 232 bis 234 nm, bei 283 bis 284 nm und bei 293 bis 297 nm.

Die Absorptionskurve zeigt ein Minimum bei ungefähr 265 nm. Bei 233 nm liegt

$E_{1\,cm}^{1\%}$ zwischen 665 und 705.

Der Quotient der optischen Dichten für

$$\frac{E\ 233\ nm}{E\ 284\ nm}$$ liegt zwischen 1,11 und 1,27

und für

$$\frac{E\ 233\ nm}{E\ 294\ nm}$$ zwischen 1,15 und 1,30.

Prüfung. 1. Reflektionsvermögen: In einem Mörser zerreibt man das Pulver sehr fein. Man mißt das Reflektionsvermögen in einem Spektrophotometer bei einer Wellenlänge von 420 nm. Man benutzt Magnesiumcarbonat „pro analysi" als Referenzsubstanz: Das minimal zugelassene Reflektionsvermögen beträgt 75%. – 2. Schwermetall-Ionen: 2 g Substanz werden in einem Quarz- oder Porzellantiegel verascht. Man nimmt den Rückstand mit 0,5 ml konz. HNO_3 und 3 ml konz. HCl auf und läßt auf dem Sandbad zur Trockne verdampfen. Dann löst man den Rückstand in 5 ml 10%iger Essigsäure, fügt 10 ml W. zu und gießt diese Lsg. in einen Kolben von 50 ml. Man spült den Tiegel mit 20 ml W. aus, fügt 0,5 ml Natriumsulfid-Lsg. dem Inhalt des Kolbens zu und füllt mit W. auf 50 ml auf. Nach 10 Min. vergleicht man mit dem Vergleichsversuch, der 40 µg Blei enthält. Die Braunfbg. des Analysenproduktes darf an Intensität die Vergleichslsg. nicht überschreiten. Maximaler Schwermetallgeh.: 20 ppm. – 3. Verbrennungsrückstand: Höchstens 0,1%. – 4. Eisen-Ionen: Höchstens 50 ppm. Zur Best. wird der voranstehend beschriebene Verbrennungsrückstand in 0,5 ml konz. Salzsäure aufgenommen, mit 5 ml W. versetzt und langsam zum Sieden erhitzt. Nach 1 Min. Sieden füllt man in ein Rg.-Glas von 25 ml um, wäscht den Tiegel mit W. und benützt dieses zum Auffüllen auf 25 ml. 10 ml dieser Lsg. werden mit 10 ml 3 n Salzsäure und 1 ml 10%iger Hexacyanoferrat(II)-Lsg. versetzt. Nach 30 Min. vergleicht man mit einem Bezugsmuster, welches wie folgt hergestellt wird: Die Standardlsg. der belgischen Pharmakopöe enthält 1,72 g Eisenalaun und 5 ml 10%iger Schwefelsäure pro Liter. Beim Gebrauch verd. man 5 ml dieser Lsg. in W. auf 50 ml. Die Endverdünnung entspricht 20 µg/ml Eisen. Man entnimmt 2 ml (= 40 µg Eisen) der Lsg. und gibt sie in ein Rg.-Glas. Mit W. füllt man auf 10 ml auf, fügt 1 ml 3 n HCl und 1 ml Hexacyanoferrat(II)-Lsg. (10%ig) bei. Die Blaufärbung der Substanz darf an Intensität die Vergleichslsg. nicht überschreiten. – 5. Trocknungsverlust: Höchstens 0,5%. Die Substanz wird 4 Std. bei 50° i. Vak. (5 mm) über Magnesium-Perchlorat getrocknet.

Gehaltsbestimmung. Titration in wasserfreiem Milieu (alkalimetrische Best. der Phenolfunktion). Volumetrische Lsg.: 0,1 n Natriummethylat-Lsg. Einwaage: Etwa 250 mg Substanz, genau gewogen. Lsgm.: 30 ml Dimethylformamid. Ausführung: Während der Titration wird Stickstoff durch die zu untersuchende Lsg. geleitet und magnetisch gerührt. Der Endpunkt wird elektrometrisch bestimmt. Ein Blindversuch wird mit Hilfe von Benzoesäure durchgeführt. 1 ml 0,1 n Natriummethylat-Lsg. entspricht 26,63 mg Substanz.

Anwendung. Zur Behandlung peripherer kapillärer Gefäßwandschädigungen.

Handelsform: Fragivix (Labaz).

Benzbromaronum

Benzbromaronum NFN. Benzbromaron.

$C_{17}H_{12}Br_2O_3$ M.G. 424,10

(2-Aethyl-benzofuran-3-yl)-(3,5-dibrom-4-hydroxy-phenyl)-keton.

Anwendung. Spasmolyticum (s. auch Bd. II. 484 ff.).

Benzetimidum

Benzetimidum. Benzetimid.

$C_{23}H_{26}N_2O_2$ M.G. 362,45

3-(1-Benzyl-4-piperidyl)-3-phenyl-piperidin-2,6-dion.

Anwendung. Als Anticholinergicum (s. auch Bd. II, 484 ff.).

Handelsform: Dioxatrine: Hydrochlorid (Janssen Beerse, Belgien).

Benzhydrol

Benzhydrol BP 68. Diphenylcarbinol.

$C_{13}H_{12}O$ M.G. 184,23

Gehalt. Mindestens 98% $C_{13}H_{12}O$ (BP 68).

Herstellung. Durch Reduktion von Benzophenon mit Zinkstaub in Lauge oder mit Magnesium in M.

Eigenschaften. Weiße, seidig glänzende Nadeln, unlösl. in W., lösl. in A. und Ae.; Fp. 68 bis 69°.

Prüfung. Sulfatasche: Höchstens 0,1%.

Gehaltsbestimmung. Etwa 2 g Substanz werden genau gewogen, mit 20 ml einer Lsg. von 15 g Essigsäureanhydrid in 110 g Pyridin versetzt und unter Rückfluß 4 Std. lang erhitzt. Nach dem Kühlen verd. man mit W. und titriert mit 1 n Natronlauge unter Verwendung von Phenolphthalein als Indikator. Die Durchführung wird als Blindversuch ohne Einwaage wiederholt; die Differenz zwischen beiden Titrationen ergibt den Verbrauch an Natronlauge. 1 ml 1 n Natronlauge entspr. 184,2 mg $C_{13}H_{12}O$.

Anwendung. Zur Arzneimittelsynthese.

Benzidinum

Benzidin. DAB 7 – BRD, CsL 2, Helv. V, Nord. 63. Benzidine. USP XVII, Ross. 9, Ned. 6, CF 65. Benzidinum.

$$H_2N-\!\!\!\underset{}{\bigcirc}\!\!\!-\!\!\!\underset{}{\bigcirc}\!\!\!-NH_2$$

$C_{12}H_{12}N_2$ M.G. 184,2
4,4′-Diaminodiphenyl.

Gehalt. 98,0 bis 100,5% (DAB 7 – BRD).

Eigenschaften. Weißes bis bräunlichgelbes, krist. Pulver, das sich an der Luft verfärbt. Sehr schwer lösl. in kaltem W., leichter in siedendem W., lösl. in A. und Ae. Fp. 127 bis 129° (DAB 7 – BRD), USP XVII; 127 bis 128° (CF 65); 128 bis 129° (Ross. 9).

Prüfung. Prüflsg. nach DAB 7 – BRD: 0,200 g Substanz werden mit Essigsäure zu 10,0 ml gelöst. – 1. Aussehen der Lsg.: 5 ml Prüflsg. müssen klar und dürfen nicht stärker gefärbt sein als eine Mischung von 0,20 ml Eisen(III)-chlorid-Lsg. III, 0,10 ml Kobalt(II)-chlorid-Lsg. und 4,70 ml 1%ige Salzsäure (DAB 7 – BRD). Die Lsg. von 1 g Substanz in 50 ml W. muß nach dem Ansäuern mit 5 ml Salzsäure klar und farblos sein (Ross. 9). – 2. Verhalten gegen Wasserstoffperoxid: 5,0 ml Prüflsg. werden mit einer Mischung von 0,50 ml konz. Wasserstoffperoxid-Lsg. und 4,5 ml W. versetzt. Innerhalb 5 Min. darf sich die Lsg. weder blau noch grünlich färben (DAB 7 – BRD). – 3. Sulfat-Ionen: Höchstens 0,01% (Ross. 9). – 4. In verd. Salzsäure unlösl. Verunreinigungen: Höchstens 0,02% (Ross. 9, ähnlich USP XVII). – 5. Sulfatasche: Höchstens 0,05% (DAB 7 – BRD, USP XVII, Ross. 9).

Gehaltsbestimmung. 0,10 g Substanz, genau gewogen, werden in 50 ml Essigsäure gelöst und nach Zusatz von 0,15 ml 1-Naphtholbenzein-Lsg. mit 0,1 n Perchlorsäure bis zum Umschlag nach Grün titriert. 1 ml 0,1 n Perchlorsäure entspr. 9,210 mg $C_{12}H_{12}N_2$ (DAB 7 – BRD).

Aufbewahrung. Gut verschlossen, vor Licht geschützt.

Anwendung. Als Reagens zum Blutnachw., zum Nachw. von freien Pentosen im Harn und zur Zuckerbestimmung, zum Nachw. verschiedener Metalle. Technisch: Zur Herst. substantiver Baumwollfarbstoffe.

Bemerkung: Die Substanz besitzt cancerogene Eig.

Benzidinum hydrochloricum. Benzidinhydrochlorid.

$C_{12}H_{14}Cl_2N_2$ $H_2N \cdot C_6H_4 \cdot C_6H_4 \cdot NH_2 \cdot 2\,HCl$ M.G. 257,2

Eigenschaften. Weißes, krist. Pulver, lösl. in W. und A., praktisch unlösl. in Ae. Die Substanz geht beim Kochen mit W. in Benzidin-Monohydrochlorid und Salzsäure über. Im UV-Licht fluoresziert sie hellblau-violett.

Monohydrochlorid: Weiße, nadelförmige Kristalle, die sich an der Luft verfärben, schwer lösl. in W., leicht lösl. in verd. Salzsäure.

Aufbewahrung. Gut verschlossen und vor Licht geschützt.

Anwendung. Zur Best. von Schwefelsäure und Sulfaten.

Bemerkung: Cancerogen!

Benzidinum sulfuricum. Benzidinsulfat.

$C_{12}H_{14}N_2O_4S$ $H_2N \cdot C_6H_4 \cdot C_6H_4 \cdot NH_2 \cdot H_2SO_4$ M.G. 282,3

Eigenschaften. Weißes, krist. Pulver, das sich an der Luft grau oder rötlich verfärbt. Schwer lösl. in A., praktisch unlösl. in W. Im UV-Licht fluoresziert die Substanz bläulichweiß.

Aufbewahrung. Gut verschlossen, vor Licht geschützt.

Anwendung s. Benzidin.

Bemerkung: Cancerogen!

Benzilum

Benzilum. Benzil. Diphenyldiketon. Dibenzoyl. α,α'-Dioxodibenzyl.

$C_{14}H_{10}O_2$ M.G. 210,2

Darstellung. Durch Oxydation von Benzoin mit Salpetersäure.

Eigenschaften. Gelbliche Kristalle, praktisch unlösl. in W., lösl. in A., Ae., Chlf. und Bzl. Fp. 95°. Kp. 346 bis 348°. Kp.$_{12}$ 188°.

Anwendung. In der org. und Arzneimittel-Synthese.

α,α-**Benzildioxim.** anti-Benzildioxim. α-Diphenylglyoxim.

$C_{11}H_{12}N_2O_2$ M.G. 240,25

Eigenschaften. Weiße Kristalle, lösl. in Natronlauge, sehr schwer lösl. in A., Ae. und Aceton, unlösl. in W. Fp. 243 bis 244° (Zers.).

Anwendung. Als sehr empfindliches Rg. auf Nickel.

Benzilonium

Benzilonii bromidum. Benzilonium bromide BAN, USAN. Benziloniumbromid.

$C_{22}H_{28}BrNO_3$ M.G. 434,4

1,1-Diäthyl-3-hydroxypyrrolidinium-benzil-säureester-bromid.

Eigenschaften. Weiße Kristalle von intensiv bitterem Geschmack, leicht lösl. in W.

Anwendung. Als Anticholinergicum. Zur Therapie der Supersekretion und Hypermotilität im Magen- und Darmtrakt (s. auch Bd. II, 484ff.).

Handelsformen: Minelcin und Minelcin retard (Parke Davis).

Benzilsäure

Benzilsäure. Acidum benzilicum. Diphenylglykolsäure. Diphenylcarbinol-α-carbonsäure. α-Hydroxy-diphenylessigsäure.

$C_{14}H_{12}O_3$ M.G. 228,24

Herstellung. Durch Benzilsäure-Umlagerung aus Benzil.

Eigenschaften. Weißes, krist. Pulver, lösl. in Ae., A. und heißem W., schwer lösl. in kaltem W. Fp. 151°. Bei weiterem Erhitzen nimmt die geschmolzene Masse eine tiefrote Farbe an.

Anwendung. In der Arzneimittelsynthese zur Darst. verschiedener Wirkstoffe, besonders von Spasmolytica.

Benzilylcholin

Benzilylcholinum bromatum DAB 7 – DDR. Benzilylcholinbromid.

$C_{19}H_{24}BrNO_3$ M.G. 394,3

α-Hydroxydiphenylessigsäure-β-trimethylammonioäthylesterbromid.

Gehalt. 98,0 bis 100,5%, bezogen auf die getrocknete Substanz.

Eigenschaften. Farblose oder nahezu farblose Kristalle oder weißes, rosa oder gelbstichiges Pulver von höchstens schwach wahrnehmbarem Geruch und bitterem Geschmack. Lösl. in W., A., fast unlösl. in Ae. und Chlf. Fp. 195 bis 202° unter Zers. (das Erwärmen wird so geregelt, daß ab 185° die Temp. fortlaufend um 4° in der Min. steigt).

Erkennung. Prüflösg.: 0,500 g Substanz werden in kohlendioxidfreiem W. zu 50,0 ml gelöst. Der pH-Wert dieser Lsg. beträgt 4,0 bis 5,8. 1. 50 mg Substanz werden mit 2 ml konz. Schwefelsäure versetzt. Die Substanz zeigt zunächst eine rotorange Fbg. und löst sich dann. Die Lsg. zeigt eine orangerote Fbg., die innerhalb 10 Min. in eine kräftig rote übergeht. – 2. 200 mg Substanz werden mit 5 ml 3 n Natronlauge versetzt. Die Mischung wird im Wasserbad 30 Min. erhitzt, anschließend auf 20° abgekühlt und unter Kühlen mit 3,5 ml 6 n Salzsäure versetzt und filtriert. Die dreimal mit je 5,0 ml W. gewaschenen, aus 5,0 ml siedendem W. umkrist. und bei 105° 60 Min. lang getrockneten Kristalle schmelzen im Bereich von 138 bis 148°. Das Erwärmen wird so geregelt, daß ab 128° die Temp. fortlaufend um 3 bis 4° in der Min. steigt. – 3. 10 ml Prüflsg. werden mit 10 ml Pikrinsäure-Lsg. versetzt. Es entsteht eine gelbe Trbg., die innerhalb 90 Min. in einen krist. Nd. übergeht. Der auf dem Filter gesammelte, zweimal mit je 5 ml W. gewaschene und bei 105° 30 Min. lang getrocknete Nd. wird aus 2 bis 8 ml siedendem M. umkrist. Die bei 105° 30 Min. lang getrockneten Kristalle schmelzen im Bereich von 181 bis 192°. – 4. 5 ml Prüflsg. werden nach Zusatz von 5 Tr. 3 n Schwefelsäure, 5 ml Chlf. und 10 Tr. frisch bereiteter Tosylchloramidnatrium-Lsg. (5,0 g/100,0 ml) geschüttelt. Nach dem Entmischen zeigt die Chlf.-Schicht eine rotbraune Fbg.

Prüfung. 1. Unlösl. Verunreinigungen; Farbe der Lsg.: 5,0 ml Prüflsg. müssen nach Zusatz von 5,0 ml W. klar und farblos sein. Die Lsg. ist für die Prüf. nach 3. aufzubewahren. – 2. Schwermetallionen: 10,0 ml Prüflsg. dürfen bei der Prüf. auf Schwermetallionen nach Methode 1 (Bd. I, 254) weder eine Trbg. noch eine Fbg. zeigen. – 3. Sulfat: Die Lsg. von 1 darf bei der Prüf. auf Sulfat (Bd. I, 263) keine Trbg. zeigen. – 4. Sulfatasche: Höchstens 0,30%. – 5. Trocknungsverlust: 0,400 g Substanz werden bei 105° getrocknet. Die Substanz darf höchstens 0,5% Masse verlieren. Die getrocknete Substanz wird für die Gehaltsbestimmung verwendet.

Gehaltsbestimmung. 0,3500 g getrocknete Substanz werden in einem Erlenmeyerkolben mit aufgesetztem Silicagel-Rohr in 20,0 ml wasserfreier Essigsäure unter Erwärmen gelöst. Nach dem Abkühlen auf 20° und Zusatz von 15,0 ml Quecksilber(II)-acetat-Lsg. sowie 3 Tr. Kristallviolett-Lsg. wird die Lsg. mit 0,1 n Perchlorsäure bis zum Farbumschlag nach Blau titriert (Feinbürette). 1 ml 0,1 n Perchlorsäure entspr. 39,43 mg $C_{19}H_{24}BrNO_3$.

Aufbewahrung. Vorsichtig, vor Licht geschützt.

Anwendung. Anticholinergicum, Spasmolyticum (s. auch Bd. II, 484 ff., 506).

Dosierung. Einzelmaximaldosis: oral 0,1 g; Tagesmaximaldosis: oral 0,3 g.

Benzinum

Benzinum DAB 7 – DDR, ÖAB 9, CsL 2, Helv. V. Benzin DAB 7 – BRD. Benzinum Petrolei Ned. 6. Benzine Ross. 9. Benzinum medicinale Nord. 63. Benzina. Benzinum petrolei. Petroleumbenzin. Erdölbenzin. Wundbenzin.

Zusammensetzung. Gemisch niedrig siedender, aliphatischer Kohlenwasserstoffe mit durchschnittlich 5 bis 12 C-Atomen, das wechselnde Mengen an ungesätt., aromatischen oder Naphthenkohlenwasserstoffen enthalten kann.

Eigenschaften. Farblose, leicht bewegliche, leicht entzündbare, flüchtige Fl. von eigenartigem Geruch, nicht fluoreszierend. Die Fl. erstarrt auch bei starker Abkühlung nicht (Unterschied von Bzl.). Leicht lösl. in abs. A., Ae. und Chlf., unlösl. in W. Bei der Destillation müssen mindestens 90% zwischen 50 und 90° übergehen. $d_{15}^{15} = 0{,}666$ bis $0{,}686$. Siedebereich nach DAB 7 – DDR und ÖAB 9: 50 bis 75°.

Erkennung. Siedeverlauf: Bei der Destillation müssen zwischen 40 und 60° mindestens 76% übergehen. Zur Bestimmung des Siedeverlaufs werden 100,0 ml Substanz aus einem 100-ml-Destillationskolben dest., der mit einem mindestens 40 cm langen, absteigenden Kühler und einem Vorstoß verbunden ist. Der Kolben steht auf einer mindestens 15 × 15 cm großen Hartasbestplatte mit kreisrunder Öffnung von 32 mm Durchmesser und wird mit einem regelbaren Gasbrenner beheizt. Im Hals des Kolbens wird mittels eines dicht schließenden Korkstopfens das Thermometer so befestigt, daß es sich in der Mitte des Halsdurchmessers befindet und der obere Rand des Quecksilbergefäßes mit dem tiefsten Punkt der Innenseite des Ableitungsrohres an seiner Verbindungsstelle mit dem Kolben auf gleicher Höhe steht. Nach Beendigung der Vorbereitung wird die auf 13 bis 18° abgekühlte Substanz in den Destillationskolben gegeben. Der Kolben wird mit dem Brenner gleichmäßig so erwärmt, daß der erste Tr. des Destillates frühestens 5 Min. und spätestens 10 Min. nach Beginn der Wärmezufuhr vom Vorstoß abtropft. Die weitere Wärmezufuhr wird so geregelt, daß unter gleichmäßigem Destillieren in der Sek. 2 Tr. Destillat übergehen, entsprechend einer Destillatmenge von 4 bis 5 ml in der Min. Die zwischen 40 und 60° übergehenden Destillationsanteile werden gesondert in einem mit 1-ml-Einteilung versehenen 100-ml-Meßzylinder aufgefangen, in den das Ende des Vorstoßes 2,5 cm weit hineinragt (DAB 7 – BRD).

Prüfung. 1. Aussehen: 5,0 ml Substanz müssen klar und farblos sein und dürfen bei Tageslicht nicht fluoreszieren (DAB 7 – BRD, ähnlich ÖAB 9). – 2. Fremder Geruch, nicht flüchtige Verunreinigungen: 5,0 ml Substanz dürfen, langsam auf einen Rundfilter von 11,0 cm Durchmesser getropft, bei und nach dem Verdunsten keinen fremden Geruch zeigen und auf dem Papier keinen transparenten Fleck hinterlassen (DAB 7 – BRD, ähnlich ÖAB 9). – 3. Alkalisch oder sauer reagierende Verunreinigungen: Nach dem Schütteln von 10,0 ml Substanz mit 5,0 ml frisch ausgekochtem und wieder abgekühltem W. und 0,25 ml Phenolrot-Lsg. muß die wss. Schicht gelb gefärbt werden und auf Zusatz von 0,050 ml 0,01 n Natronlauge nach Rot umschlagen (DAB 7 – BRD, ähnlich DAB 7 – DDR). – 4. Tetraäthylblei: 10,0 ml Substanz werden nach Zusatz von 0,15 ml Jod-Lsg. II 2 Std. lang hellem Tageslicht oder 10 Min. lang direktem Sonnenlicht ausgesetzt und dann 2 bis 3 Min. lang mit einer Mischung von 1,0 ml 3 n Natronlauge und 5,0 ml Thioacetamid-Reagens geschüttelt. Nach dem Absetzenlassen darf in der Grenzschicht zwischen den Fl. kein brauner oder schwarzer Nd. auftreten und die Farbe der wss. Schicht nicht verändert sein (DAB 7 – BRD). – 5. Schwefelverbindungen, reduzierende Verunreinigungen: 2,0 ml Silberdiaminnitrat-Lsg. dürfen beim Schütteln mit 10,0 ml Substanz innerhalb 15 Min. nicht verändert werden (DAB 7 – BRD, ähnlich DAB 7 – DDR). – Versetzt man 3 Tr. Silbernitrat-Lsg. mit 1 Tr. Ammoniak und 3 ml A., so darf sich die Mischung nach dem Schütteln mit 10 ml Substanz beim Erwärmen auf 50 bis 60° innerhalb von 2 Min. nicht verfärben (ÖAB 9). – 6. Verhalten gegen Schwefelsäure: 5,0 ml konz. Schwefelsäure dürfen bei 5 Min. langem Schütteln mit 5,0 ml Substanz nicht verändert werden (DAB 7 – BRD). – 7. Benzol: Die Extinktion einer Mischung von 5,00 ml Substanz mit 95,0 ml Cyclohexan darf bei 261 nm in einer Schichtdicke von 1,000 cm höchstens 0,40 betragen (DAB 7 – BRD). – 8. Nicht flüchtige Bestandteile: Höchstens 1 mg/100 ml. 50 ml Substanz werden auf dem Wasserbad verdampft; der Rückstand wird bei 105° getrocknet (DAB 7 – BRD, ähnlich DAB 7 – DDR, ähnlich ÖAB 9).

Aufbewahrung. In dicht schließenden Gefäßen; in Mengen über 1 l an einem kühlen, feuersicheren Ort.

Anwendung. Medizinisch: zum Ablösen von Kautschukpflastern, äußerlich zur Tötung von Hautparasiten, zu Einreibungen bei Rheumatismus und als Lsgm. für Jod zur Hautdesinfektion.

Veterinärmedizinisch: Zum Reinigen und Entfetten der Haut und der Hufe.
Technisch: Als Treibstoff, Lsgm. für Fette und Öle, zur Reinigung von Maschinenteilen.

Toxikologie. Benzin bewirkt bei oraler Zufuhr Kopfschmerz, Schwindel, Erbrechen, Cyanose, Bewußtlosigkeit, Bronchitis, Pneumonie. Auch Inhalation ist gefährlich.

Gegenmittel: Abführmittel, Auspumpen des Magens, Sauerstoffzufuhr u. U. mit Zusatz von Kohlensäure, Bluttransfusion.

Benzindopyrinum

Benzindopyrinum NFN. Benzindopyrin. Benzindopyrine.

$C_{22}H_{20}N_2$ M.G. 312,40
1-Benzyl-3-[2-(4-pyridyl)-äthyl]-indol.

Anwendung. Psychotherapeuticum.

Handelsform. Hydrochlorid: Benzindopyrine hydrochloride (Irwin, Neisler, USA).

Benziodaronum

Benziodaronum. Benziodaron. Benziodarone.

$C_{17}H_{12}O_3J_2$ M.G. 518
2-Äthyl-3-(4-hydroxy-3,5-dijod-benzoyl)-benzofuran.

Eigenschaften. Weißes bis hellbeiges Pulver, von schwach herbem Geschmack. Lösl. in Dioxan, Chlf., Aceton, Bzl. und Ae.; wenig lösl. in M., A., Petroläther und Tetrachlorkohlenstoff, praktisch unlösl. in W. Fp. 165 bis 167°.

Erkennung. 1. Die Substanz zeigt eine positive Beilsteinprobe. – 2. 100 mg Substanz werden in 10 ml Aceton gelöst und mit 1 ml einer 10%igen Eisen(III)-nitrat-Lsg. versetzt. Es entsteht eine gelbe Fbg. – 3. 20 mg Substanz werden in 2 ml Aceton gelöst und mit 8 ml W. verdünnt. Dabei bildet sich ein milchiger Nd., der nach Zusatz eines Tr. Eisen(III)-nitrat-Lsg. eine leichte Rosaviolettfbg. annimmt. – 4. Lichtabsorption: 100,0 mg Substanz werden bis zur vollständigen Lsg. mit 10 ml Chlf. geschüttelt. Dann wird mit folgender Mischung (R 1) auf 200,0 ml aufgefüllt:

R 1 = 100 ml 0,1 n Natronlauge + 900 ml 95%iger A.

Anschließend werden 2 ml der so bereiteten Lsg. mit 10 ml 0,1 n Natronlauge vermischt und mit W. auf 100 ml aufgefüllt (= Meßlsg.). Als Vergleichslsg. (Leerprobe) wird folgende Mischung verwandt: 0,5 ml Chlf., 9,5 ml Lsg. R 1 und 50,0 ml 0,1 n Natronlauge werden mit W. auf 500,0 ml aufgefüllt. Die vermessene Lsg. zeigt Maxima bei 238 bis 241 nm und 268 bis 272 nm. Das Verhältnis der optischen Dichten E 240 nm/E 270 nm liegt zwischen 1,63 und 1,80.

Prüfung. 1. Aussehen der Chlf.-Lsg.: Die Lsg. von 1 g Substanz in 20 ml Chlf. muß vollkommen klar sein. – 2. Reflektionsvermögen: Die Substanz wird durch ein Sieb No. 60 (Maschenbreite 0,3 mm) gepreßt. Das Pulver wird in einem Becher zusammengedrückt. Die

Oberfläche soll dabei so glatt wie möglich sein. Mit Hilfe eines Spektralphotometers wird das abs. Reflexionsvermögen bei 420 nm gemessen. Als Vergleichssubstanz dient Magnesiumcarbonat „pro analysi", dessen Reflexionsvermögen mit 98% angenommen wird. Das minimale, zugelassene Reflexionsvermögen für die Substanz beträgt 75%. – 3. Geruch: 25 g Substanz werden in ein Becherglas von 250 ml gegeben. Man läßt nun das Becherglas 15 Min. offenstehen. Nach dieser Zeitspanne darf nur ein schwacher Jodgeruch auftreten. – 4. Freies Halogen: Höchstens 0,018%. 1 g Substanz wird 5 Min. mit 25 ml 0,1 n Salpetersäure geschüttelt. Man filtriert und nimmt anschließend 10 ml Filtrat ab, zu welchem 1 ml einer 0,1 n Sibernitratlsg. hinzugefügt wird. Die nach 5 Min. auftretende Trbg. darf nicht stärker sein als diejenige, die bei Vermischung von 10 ml 0,1 n Salpetersäure, 0,1 ml 0,02 n Salzsäure und 1 ml 0,1 n Silbernitrat-Lsg. auftritt. – 5. Freies Jod: Zu 20 ml einer 10%igen Kaliumjodid-Lsg., die mit kochendem W. hergestellt und anschließend abgekühlt wurde, wird 1 g Substanz hinzugefügt. Man schüttelt 2 Min. und filtriert. 10 ml des Filtrats werden mit einigen Tropfen Stärke-Lsg. versetzt. Hierbei darf sich nicht sofort eine Violettfbg. ergeben. – 6. Glührückstand: Höchstens 0,1%. – 7. Eisen-Ionen: Höchstens 0,005%. A. Reagentien: a) 10 g Hydroxylamin-Chlorhydrat werden in 100 ml dest. W. aufgelöst. b) Salzsäure „pro analysi", $d = 1,19$. c) Pufferlsg.: Natriumacetat $\cdot$ 3 H_2O : 136 g; Eisessig : 58 ml. Mit dest. W. auf 1000 ml auffüllen. d) 1 g o-Phenanthrolin wird in 100 ml 95%igen A. aufgelöst. e) Eisen-Bezugslsg.: 1,726 g eines Eisensulfat-Aminkomplexes (USP XVII) werden in 500 ml W. gelöst, 10 ml 2 n Schwefelsäure hinzugefügt und auf 1 l mit dest. W. aufgefüllt. Unmittelbar vor Gebrauch werden 5 ml dieser Eisen-Lsg. mit dest. W. auf ein Vol. von 200 ml gebracht. 1 ml der verd. Lsg. enthält 5 µg Eisen. f) Perhydrol „pro analysi". Wss. Lsg. mit einem Geh. von 30 Gew.-% Wasserstoffperoxid. – B. Arbeitsvorschrift: Der nach 6. erhaltene Glührückstand wird mit 2 ml konz. Salzsäure aufgenommen, bis zur Trockne eingedampft, abgekühlt und mit 1 ml Perhydrol versetzt. Nach Beendigung der Gasentw. wird bis zur Trockne eingedampft. Man läßt nun abkühlen und fügt 2 ml konz. Salzsäure hinzu. Das Gemisch wird zum Kochen gebracht, wobei darauf zu achten ist, daß keine festen Partikel zurückbleiben. Ist dies der Fall, so muß der Oxydationsprozeß wiederholt werden. Dann werden 5 ml W. in den Tiegel gegeben und das Gemisch quantitativ in einen 50-ml-Meßkolben übergeführt. Unter Nachspülung des Tiegels füllt man den Kolben mit dest. W. bis zur Eichmarke auf (Lsg. E). In drei 25-ml-Meßkolben werden 10 ml Lsg. E, 3 ml und 5 ml der Bezugslsg. (5 µg Eisen/ml) gegeben. Zu jedem Kolben werden folgende Lsgn. hinzugefügt: 10 ml Pufferlsg., 1 ml Hydroxylamin-Lsg., 1 ml o-Phenanthrolin-Lsg. Anschließend wird mit dest. W. auf 25 ml aufgefüllt. 15 Min. nach Zugabe der o-Phenanthrolinlsg. werden die Fbg. miteinander verglichen. Der Vergleich erfolgt visuell. In Zweifelsfällen werden die optischen Dichten bei 510 nm in 1-cm-Küvette gemessen. Die von der Substanz hervorgerufene Fbg. darf diejenige von 5 ml Bezugslsg. (= 25 µg Eisen) nicht übersteigen. – 8. Schwermetalle: Höchstens 0,002% (Ausführung nach Methode 2 der USP XVII). – 9. Trocknungsverlust: Höchstens 0,5%. Die Substanz wird 4 Std. über Magnesiumperchlorat bei 50° i. Vak. (1 bis 5 mm) getrocknet.

Gehaltsbestimmung. A. Reagentien: *Essigsäure-Acetat-Puffer:* 136 g Natriumacetat (mit 3 Kristallwasser) und 20 ml Eisessig mit dest. W. auf 1 l auffüllen. Indikatoren: a) Frische Lsg. von 0,1% Tetrabromphenolphthaleinäthylester in Eisessig. b) Frische Lsg. von 0,05% Eosin Y in Eisessig. – *Aluminium-Nickel-Legierung* s. CF 49, S. 1072. – *0,05 n-Silbernitrat-Lsg.:* Die Einstellung dieser Lsg. geschieht wie folgt: Präzisionseinwaage von etwa 170 mg Kaliumjodid, das bei 105 bis 110° getrocknet wurde. Man löst die Probe in 100 ml W. auf und fügt 25 ml Essigsäure/Acetat-Puffer und 1 ml Indikator-Lsg. hinzu. Man titriert mit der Silbernitrat-Lsg., bis der Silberjodid-Nd. eine grünblaue (Indikator a) oder rosarote Fbg. (Indikator b) annimmt. 1 ml 0,5 n Sibernitrat-Lsg. = 8,3 mg Kaliumjodid.

$$\text{Titer} = \frac{\text{Gew. der Probe in mg}}{8,3 \cdot \text{ml AgNO}_3}.$$

B. Arbeitsvorschrift: Präzisionseinwaage von etwa 250 bis 270 mg Substanz. Auflösung der Probe in einem Gemisch von 15 ml M. und 15 ml 20%iger NaOH-Lsg. Man fügt 2 g Zinkpulver (oder 3 g feine Späne) und 1 g Aluminium-Nickel-Legierung hinzu. Es wird nun 1 Std. unter Rückfluß erhitzt ($1^1/_2$ Std. bei Verwendung von Zinkspänen). Man läßt anschließend abkühlen, fügt durch den Kühler 20 ml W. hinzu, vermischt und läßt die unlösl. Bestandteile absitzen. Die überstehende Fl. wird in einen 250-ml-Meßkolben dekantiert. Ggf. muß durch eine Glasfritte filtriert werden, um die unlösl. Bestandteile zu eliminieren. Man wäscht den Nd. mit 4×30 ml dest. W. auf die gleiche Weise. Alle Waschwässer werden in dem 250-ml-Kolben vereinigt. Die aufgefangenen Fl. werden in Anwesenheit von Phenolphthalein durch Zugabe von 2 n Schwefelsäure neutralisiert. Man fügt nochmals 1 ml der gleichen Säure hinzu und füllt dann mit dest. W. bis zur Eichmarke auf. Die Filtrierung wird mit Falten- oder Büchnerfilter durchgeführt. Es werden 200 ml des Filtrats aufgefangen und 25 ml Essigsäure/Acetat-Puffer und 1 ml Indikator-Lsg. hinzugegeben. Man titriert nun mit einer 0,05 n Silbernitrat-Lsg., bis die Farbe des Silberjodidnd. von Gelb auf Grünblau (Indikator *a*) oder auf Rosa (Indikator *b*) übergeht. 1 ml 0,05 n Silbernitrat-Lsg. entspr. 6,35 mg Jod.

$$\% \text{ Jod} = \frac{6{,}35 \cdot 1{,}25 \cdot n \cdot T}{P} \cdot 100 \, .$$

n = Zahl ml Silbernitrat-Lsg.;
T = Titer der Silbernitrat-Lsg.;
P = Probe in mg;

$$\text{Titer} = \frac{\% \text{ Jod}}{49} \cdot 100 \, .$$

Der auf diese Weise ermittelte Jodgeh. darf zwischen 27,8 und 29,5% liegen, das entspr. 97,5 bis 101% Substanz.

Anwendung. Als Coronartherapeuticum zur Dauerbehandlung der Angina pectoris, zur Prophylaxe pectanginöser Anfälle, vor Grundbehandlung der Coronarerkrankungen und zur Behandlung der Folgezustände nach Myocard-Infarkt.

Handelsform: Amplivix (Labaz).

Benzmalecenum

Benzmalecenum. Benzmalecene. Benzmalecen. Benzmalacen.

$C_{20}H_{19}Cl_2NO_3$ M.G. 392,27

N-[1-Methyl-2,3-bis-(p-chlorphenyl)-propyl]-maleamsäure. (α-Isomer).

Eigenschaften. Kristalle oder krist. Pulver, lösl. in verd. Alkalihydroxid- und Alkalicarbonat-Lsg., wenig lösl. in Natriumhydrogencarbonat-Lsg., unlösl. in W. Fp. 215 bis 216°. Lichtabsorption: 680 bis 741 nm.

Anwendung. Antihistaminicum. (s. auch Bd. I, 1177 ff.).

Dosierung. Oral 250 bis 500 mg.

Handelsform: Benzmalacene (Merck, Sharp & Dohme).

Benzochinaldinsäure

5,6-Benzochinaldinsäure. 5,6-Benzochinolin-carbonsäure-(2). Naphthochinolincarbonsäure.

$C_{14}H_9NO_2$ M.G. 223,23

Eigenschaften. Weiße, nadelförmige Kristalle, schwer lösl. in A. und Essigsäure, wenig lösl. in wss. Alkalien, sehr schwer lösl. in W. Fp. 187° (Zers.). Natriumsalz: Weiße, nadelförmige Kristalle, schwer lösl. in W.

Anwendung. Zur analytischen Best. von zweiwertigen Metallen.

Benzochinon

1,4-Benzoquinone BP 68. Benzochinon-1,4. p-Chinon. Cyclohexadien-(1,4)-dion-(3,6). Chinon.

$C_6H_4O_2$ M.G. 108,09

Eigenschaften. Goldgelbe Kristalle von stechendem, chlorähnlichem Geruch, wenig lösl. in W., lösl. in A., Ae., heißem Petroläther und Alkalilaugen. Die Substanz sublimiert allmählich bei Raumtemp. und ist mit W.-Dampf flüchtig. Fp. 116,5°; $d_4^{20} = 1,318$. Die Substanz reizt die Schleimhäute und färbt die Haut braun.

Prüfung. Sulfatasche: Höchstens 0,1% (BP 68).

Anwendung. Zur Herst. von Farbstoffen und Hydrochinon, in der Photographie und Gerberei als Oxydationsmittel, in der Analyse als Rg., als Redoxindikator.

Aufbewahrung. Gut verschlossen, vor Licht geschützt.

Benzochinonoxim-benzoylhydrazon.

$C_{13}H_{11}N_3O_2$ M.G. 241,24

Eigenschaften. Gelbes, krist. Pulver oder gelbe Kristalle, lösl. in A. und den gebräuchlichen Lsgm. sowie wss. Alkali-Lsg., praktisch unlösl. in W. Zersp. bei 207°.

Anwendung. Als Fungizid (s. Bd. II, 427).

Handelsformen: Cerenox, Ceredon, (Bayer).

Benzododecinium

Benzododecinii chloridum. Benzododeciniumchlorid.

$C_{21}H_{38}NCl$ M.G. 339,99

N-Benzyl-N-dodecyl-N,N-dimethyl-ammonium-chlorid.

Anwendung. Desinficiens (s. auch Bd. I, 1234 ff.).

Benzoe

Siehe Styrax.

Benzoesäureamide

Benzamidum. Benzamid. Benzoesäureamid.

C_7H_7NO M.G. 121,14

Eigenschaften. Weiße, glänzende Blättchen, leicht lösl. in A., lösl. in siedendem Bzl., schwer lösl. in Ae., wenig lösl. in W. Fp. 130°. Kp. 290°.

Anwendung. Reagens auf Glykokoll.

Benzanilid. Benzoesäure-anilid.

$C_{13}H_{11}NO$ M.G. 197,23

Eigenschaften. Weiße Kristalle, lösl. in Chlf., Bzl., A., wenig lösl. in Ae., unlösl. in W. Fp. 162°. Kp.$_{10}$ 117 bis 119°.
Die Substanz kann bei normalem Druck unzersetzt destilliert werden.

Anwendung. Benzanilid wurde früher, besonders bei Infektionskrankheiten der Kinder, als Antipyreticum angewandt.

Benzoesäureester

Benzoesäure-(1-cyclohexylamino-2-propyl)-ester-hydrochlorid. 1-Cyclohexylamino-2-propylbenzoat-hydrochlorid. Hexylcain-hydrochlorid. Cyclaine-hydrochlorid.

$C_{16}H_{23}O_2N \cdot HCl$ M.G. 297,82

Eigenschaften. Weißes Pulver von bitterem Geschmack und leicht aromatischem Geruch, leicht lösl. in A. und W. Die Substanz ist koch- und hitzebeständig. Der pH-Wert einer 5%igen wss. Lsg. liegt zwischen 4,1 und 4,7.

Aufbewahrung. Gut verschlossen.

Anwendung. Zur Infiltrations-, Lumbal- und Oberflächenanästhesie (s. Bd. II, 300).

Handelsform: Cyclaine.

Benzoesäure-2-methyl-2-n-propylamino-propylester-hydrochlorid. Meprylcain-hydrochlorid.

$C_{14}H_{21}NO_2 \cdot HCl$ 71,78

Eigenschaften. Weißes, geruchloses, krist. Pulver, leicht lösl. in A., Chlf. und W., wenig lösl. in Aceton. Fp. 150 bis 152°. Der pH-Wert einer 2%igen wss. Lsg. liegt bei 5,7.

Aufbewahrung. Gut verschlossen.

Anwendung. Als Lokalanästheticum (s. auch Bd. II, 275ff.).

Handelsform: Fracaine (Mizzy).

Benzonaphtholum Ross. 9. Benzonaphthol CF 65. Naphtholum benzoicum Helv. V. Naphthylium benzoicum CsL 2. Benzonaphthol. Benzoesäure-β-naphthylester. Benzoyl-β-naphthol. Naphthylbenzoat. β-Naphtholum benzoicum. β-Naphthylbenzoat. Beta-Naphtholum benzoicum. β-Naphthyl-Benzoate. β-Naphtoli benzoas. Benzoate de β-Naphtyle. Naphthyli benzoas. Benzoato de Naftol. Beta-Naphthyli benzoas. Benzonaftolo.

$C_{17}H_{12}O_2$ M.G. 248,3

Gehalt. Mindestens 99,0% (CsL 2); 99,5 (Ross. 9).

Herstellung. Durch Erhitzen von 25 T. β-Naphthol mit 27 T. Benzoylchlorid während 30 Min. auf 170° im Sandbad. Das Reaktionsprod. wird mit 2%iger Natronlauge gewaschen und aus siedendem A. umkrist.

Eigenschaften. Weißes, krist. Pulver oder weiße Nadeln, geruch- und geschmacklos. Leicht lösl. in heißem A., Chlf. und fetten Ölen, schwer lösl. in Ae. und 95%iger Ameisensäure, sehr schwer lösl. in W. Fp. 108 bis 110°; 106,5 bis 108° (Helv. V).

Erkennung. 1. Wird die Substanz mit wenig alkoholischer Kalilauge erhitzt, so entsteht eine klare Lsg. und nach dem Verdünnen mit W. tritt der Geruch nach Benzoesäureäthylester auf (Helv. V, Ross. 9). – 2. Versetzt man diese Lsg. mit überschüssiger verd. Salzsäure, so entsteht ein weißer Nd. (Helv. V, ähnl. Ross. 9). – 3. Bei weiterem Zusatz von 1,5 bis 2 ml konz. Ammoniak-Lsg. löst sich der Nd. wieder auf. Die entstandene Lsg. zeigt dann eine violettblaue Fluoreszenz (Ross. 9). – 4. Die Substanz löst sich in konz. Schwefelsäure mit gelber, beim Erwärmen dunkel werdender Farbe. Gießt man die erwärmte Schwefelsäure-Lsg. in viel W., so zeigt die Fl. nach dem Übersättigen mit verd. Ammoniak eine lebhaft grüne bis blaugrüne Fluoreszenz (Helv. V).

Prüfung. 1. Freies β-Naphthol: Schüttelt man 20 mg Substanz mit der Mischung aus 1 ml verd. Natronlauge und 4 ml W. kräftig durch und filtriert sofort, so darf das Filtrat auf 55° erwärmt, nach dem Schütteln mit 1 ml Chlf. nicht grün oder blau gefärbt sein (Helv. V). Schüttelt man 1 g Substanz mit 5 ml 0,5 n Natronlauge und filtriert durch Glaswolle, säuert dann das Filtrat mit einem geringen Überschuß an Salzsäure an, so darf sich keine Trbg. oder Kristallbldg. zeigen (Ross. 9). – 2. Saure oder alkalische Verunreinigungen: Werden 50 mg Substanz mit 10 ml W. geschüttelt, so muß das Filtrat neutral reagieren (Helv. V). – 3. Chlorid und Sulfat: In dem nach 2. erhaltenen Filtrat darf weder Chlorid noch Sulfat nachweisbar sein (Helv. V). – 4. Sulfatasche: Höchstens 0,1% (Ross. 9). – 5. Schwermetalle: Höchstens 0,001% (Ross. 9). – 6. Freie Benzoesäure: 1 g Substanz wird mit 10 ml 10%iger Natriumcarbonat-Lsg. geschüttelt und dann filtriert. Setzt man dem Filtrat verd. Schwefelsäure zu, so darf sich kein Nd. bilden (CF 65).

Gehaltsbestimmung. CsL 2 und Ross. 9 enthalten jodometrische Bestimmungen. Vorschrift der Ross. 9: Etwa 0,3 g Substanz werden genau gewogen, in einem 200-ml-Rundkolben mit 0,5 g Kaliumhydroxid und 10 ml 95%igem A. versetzt. Anschließend wird 5 Min. unter Rückfluß auf einem siedenden Wasserbad erhitzt. Nach dem Abkühlen wird der Kühler mit 5 ml W. gewaschen, wobei das Waschw. der Lsg. zugesetzt wird. Man fügt dann 10 ml verd. Salzsäure und in kleinen Mengen Natriumhydrogencarbonat so lange zu, bis die CO_2-Entwicklung beendet ist. Anschließend wird noch ein Überschuß von 1,5 g Natriumhydrogencarbonat zugegeben. Dann versetzt man mit 150 ml W. und titriert mit 0,1 n Jod-Lsg., bis die blaue Farbe 1 Min. lang bestehen bleibt (Stärke als Indikator). 1 ml 0,1 n Jod-Lsg. entspr. 12,41 mg Benzonaphthol.

Aufbewahrung. Vor Licht geschützt, gut verschlossen.

Inkompatibilitäten. Alkalien und alkalisch reagierende Stoffe.

Anwendung. Als Darmantisepticum bei infektiösen Darmerkrankungen, u.a. bei den Sommerdiarrhoe der Kinder.

Dosierung. Einzelmaximaldosis 2,0 g; Tagesmaximaldosis 6,0 g.

Benzoflavonum

7,8-Benzoflavon. 2-Phenyl-7,8-benzochromon. 4-Oxo-2-phenyl-7,8-benzo-[1,4-chromen]. α-Naphthoflavon.

$C_{19}H_{12}O_2$ M.G. 272,31

Eigenschaften. Graugelbe Kristallblättchen. Fp. 154 bis 156°.

Anwendung. Als äthanolische Lsg. zum Nachw. von aktivem Chlor.

Benzohexonium

Benzohexonium Ross. 9. Benzohexon.

$$\left[\begin{array}{c}CH_3\\CH_3-N-(CH_2)_6-N-CH_3\\CH_3\hspace{2.2cm}CH_3\end{array}\right]^{2\oplus} \cdot 2\ C_6H_5SO_3^{\ominus}$$

$C_{24}H_{40}O_6N_2S_2$　　　　　　　　　　　　　　　　　　　　M.G. 516,7

1,6-Bis-(N,N,N-trimethylammonium)-hexan-dibenzosulfonat.

Gehalt. Mindestens 99,0%.

Eigenschaften. Weißes oder schwach gelbliches, feinkrist. Pulver von schwach eigenartigem Geruch. Leicht lösl. in W., wenig lösl. in A., unlösl. in Ae. und Aceton. Fp. 196 bis 202°.

Erkennung. 1. 50 mg Substanz werden in einem trockenen Rg.-Glas bis zum Schmelzen erhitzt. Es entsteht der Geruch nach Trimethylamin. – 2. 0,1 g Substanz werden mit der gleichen Menge festen Natriumhydroxids geschmolzen. Nach dem Abkühlen wird die Masse in W. gelöst, mit verd. Salzsäure gegen Lackmus neutralisiert und filtriert. Es entsteht ein gelblicher Nd., wenn man 1 ml Bromwasser zu dem Filtrat gibt.

Prüfung. 1. Aussehen der Lsg.: 0,1 g Substanz werden in 5 ml frisch aufgekochtem und wieder erkaltetem W. gelöst; die Lsg. muß klar und farblos sein. – 2. Sauer und alkalisch reagierende Verunreinigungen: Die unter 1. erhaltene Lsg. wird mit frisch aufgekochtem und wieder erkaltetem W. zu 10 ml verd. und mit 1 Tr. Methylrot-Lsg. versetzt. Die Farbe der Lsg. muß bei Zusatz von höchstens 0,1 ml 0,05 n Natronlauge nach Gelb und nach Zusatz von höchstens 0,1 ml 0,05 n Salzsäure nach Rot umschlagen. – 3. Sulfat: Höchstens 0,05%. – 4. Trocknungsverlust: Höchstens 1%, wenn 0,5 g Substanz, genau gewogen und bei 75 bis 80° bis zur Gew.-Konstanz getrocknet werden. – 5. Sulfatasche: Höchstens 0,1%. – 6. Schwermetalle: Höchstens 0,001%. – 7. Arsen: Höchstens 0,0002%.

Gehaltsbestimmung. Es wird mit etwa 0,4 g Substanz (genau gewogen) eine Kjeldahlbestimmung durchgeführt. 1 ml 0,1 n Salzsäure entspr. 25,83 mg Benzohexon.

Aufbewahrung. Vorsichtig, gut verschlossen.

Anwendung. Als Ganglienblocker.

Dosierung. Einzeldosis 0,3 g; Tagesmaximaldosis 0,9 g; Einzeldosis zur s.c. Injektion 0,075 g; maximale Tagesdosis zur s.c. Injektion 0,3 g.

Benzoinoxim

α-**Benzoinoxim.** Cupron.

$C_{14}H_{13}NO_2$　　　　　　　　　　　　　　　　　　　　M.G. 227,25

Eigenschaften. Weiße, bei Belichtung sich dunkel verfärbende Kristalle, lösl. in A. und wss. oder äthanolischer Ammoniak-Lsg., wenig lösl. in W. Fp. 153 bis 155°.

Aufbewahrung. Gut verschlossen und vor Licht geschützt.

Anwendung. Als Rg. auf Kupfer (s. Bd. I, 225).

Benzolum

Benzolum ÖAB 9, Ned. 6, Helv. V. Benzol DAB 7 – BRD, DAB 7 – DDR. Benzene BP 68, USP XVII, Ross. 9, Jap. 61. Benzenum CsL 2. Benzene CF 65. Benzen Nord. 63. Benzenium. Benzolo. Benzinum Lithanthracis. Steinkohlenbenzin.

C_6H_6　　　　　　　　　　　　　　　　　　　　　　　　M.G. 78

Bemerkung: ÖAB 9, Ned. 6, Helv. V, CF 65 und CsL 2 enthalten die Monographie „Benzol" im Arzneimittelteil. Die restlichen Pharmakopöen enthalten Benzol als Rg.

Gewinnung. Benzol wurde früher nur aus dem Steinkohlenteer der Gasanstalten und der Kokereien durch Destillation gewonnen, und zwar aus den ersten Anteilen des Steinkohlenteerdestillates, dem Leichtöl. Jetzt wird eine erheblich größere Menge Benzol aus den Koksofengasen durch Waschen mit höher siedenden Teerölen und Wiederabdestillieren gewonnen. Das aus dem Leichtöl oder aus den Waschölen der Koksofengase gewonnene Rohbenzol ist ein Gemisch aus Benzol, Toluol, Xylolen, wenig Naphthalin und einer Reihe von anderen leicht siedenden Kohlenwasserstoffen wie Hexen, Hepten, Hydrobenzolen, Cyclopentadien, ferner Thiophen und Pyridinbasen. Es wird zuerst mit Schwefelsäure vom spez. Gew. 1,3 gewaschen, wodurch die Pyridinbasen entfernt werden und dann mit 1 bis 2% konz. Schwefelsäure, die verschiedene ungesätt. Kohlenwasserstoffe und einen Teil des Thiophens aufnimmt. Das so gewaschene Rohbenzol wird dann durch Destillation aus Kolonnenapparaten weiter gereinigt. Man kann auch erst die fraktionierte Destillation ausführen und dann die einzelnen Fraktionen jede für sich mit Schwefelsäure reinigen.

Handelsformen: Neben dem Reinbenzol des Handels, das auch als 80/81er Benzol bezeichnet wird, weil es zwischen 80 und 81° siedet, oder als Kristallbenzol, weil es bei 0° kristallin erstarrt, kommen in den Handel noch weitere Benzolsorten, die noch erhebliche Mengen Toluol und andere höhere Kohlenwasserstoffe enthalten. Diese Benzolsorten werden nach der Menge der unter 100° überdestillierenden Anteile, als 30-, 50-, 60-, 70- oder 90%iges Benzol bezeichnet. Für pharmazeutische Zwecke kommt nur das Reinbenzol des Handels in Frage, das in den Preislisten als Benzolum purum (kristallisierbar) bezeichnet wird. Es enthält noch kleine Mengen von Thiophen, C_4H_4S (etwa 0,15%), ferner von Schwefelkohlenstoff (etwa 0,1 bis 0,2%) und von Toluol.

Eigenschaften. Klare, farblose, leicht entflammbare, stark lichtbrechende, flüchtige Fl. von charakteristischem Geruch, die mit leuchtender, stark rußender Flamme verbrennt. Gemische von Benzoldämpfen mit Luft oder Sauerstoff sind explosiv. Praktisch unlösl. in W., mischbar mit A., Ae., Chlf., Aceton, Eisessig, Schwefelkohlenstoff und fetten Ölen, lösl. in den meisten org. Lsgm. Fp. 5,5°; Kp. 80,1° $d_4^{20} = 0,8790$; $n_D^{20} = 1,5011$. Siedeintervall nach ÖAB 9 und DAB 7 − BRD: 79 bis 81°. Ep. 4 bis 5° (ÖAB 9 und DAB 7 − BRD).

Erkennung. 1. Schüttelt man vorsichtig eine Mischung aus gleichen T. Bzl., konz. Salpetersäure und konz. Schwefelsäure, so entsteht unter Selbsterwärmung des Gemisches der bittermandelölähnliche Geruch des Nitrobenzols (Helv. V). − 2. Die Substanz löst sich in konz. Schwefelsäure beim Schütteln allmählich unter Erwärmen auf, wobei Benzolsulfonsäure gebildet wird.

Prüfung. 1. Alkalisch oder sauer reagierende Verunreinigungen: 20,0 ml Substanz werden mit 10,0 ml W. 1 Min. lang kräftig geschüttelt. Die abgetrennte wss. Schicht muß sich nach Zugabe von 0,10 ml Bromthymolblau-Lsg. gelb oder grün färben; auf Zusatz von 0,25 ml 0,02 n Natronlauge muß die Farbe in Blau umschlagen (DAB 7 − BRD, ähnlich ÖAB 9). − 2. Schwefelverbindungen: 10,0 ml Substanz werden mit 1,0 ml abs. A. und 3,0 ml alkalischer Blei(II)-salz-Lsg. 15 Min. lang unter Rückfluß zum Sieden erhitzt. Nach weiteren 5 Min. darf weder ein schwarzer Nd. noch eine Verfbg. wahrnehmbar sein (DAB 7 − BRD). Nach ÖAB 9 werden 3 Tr. Silbernitrat-Lsg. mit 1 Tr. Ammoniak und 3 ml A. mit 10 ml Bzl. geschüttelt. Die Mischung darf sich beim Schütteln und Erhitzen im Wasserbad innerhalb von 2 Min. nicht verfärben. − 3. Thiophen: 10,0 ml Substanz werden mit einer frisch bereiteten Lsg. von 3,0 mg Isatin in 10 ml konz. Schwefelsäure 5 Min. lang geschüttelt. Innerhalb 1 Std. darf sich das Gemisch nicht blau oder grün färben (DAB 7 − BRD, ÖAB 9, Helv. V u.a.). − 4. Verhalten gegen Schwefelsäure: 10,0 ml Substanz werden mit 5,0 ml konz. Schwefelsäure kräftig geschüttelt. Nach Trennung der beiden Schichten muß die Schwefelsäureschicht farblos sein (DAB 7 − BRD, ähnlich Helv. V u.a.). − 5. Wasser: Höchstens 0,05%, bestimmt nach der Karl-Fischer-Methode (DAB 7 − BRD). − 6. Verdampfungsrückstand: 25 ml Bzl. dürfen nach dem Verdampfen und Trocknen höchstens 0,5 mg Rückstand hinterlassen. Die Bestimmung ist wegen der Feuergefährlichkeit der Bzl.-Dämpfe mit entsprechender Vorsicht auszuführen (ÖAB 9, ähnlich Helv. V). − 7. Nicht flüchtige Verunreinigungen: Höchstens 1 mg pro 100 ml (DAB 7 − BRD). − 8. Schwefelkohlenstoff: Werden 10 ml Substanz mit 4 bis 5 Tr. Phenylhydrazin versetzt und unter häufigem Schütteln 1 Std. lang stehen gelassen, so darf weder ein gelblicher Nd. noch eine Trbg. auftreten (Helv. V).

Aufbewahrung. Vor Licht geschützt, in dicht schließenden Gefäßen, in Mengen über 1 l an einem kühlen, feuersicheren Ort.

Anwendung. Medizinisch: Die Substanz wurde früher äußerlich in Salben bei Krätze, im Klysma gegen Eingeweidewürmer und Darmtrichinen sowie innerlich zu 0,5 bis 1,0 g mehrmals täglich bei Gärungen im Magen, gegen Darmtrichinen und gegen Leukämie verwandt. Heute obsolet.

Veterinärmedizinisch: Innerlich als Anthelminticum und gegen Gastruslarven. Dosis für Pferde und Rinder: 30 bis 50 g, Schafe, Ziegen und Schweine: 2 bis 5 g, Hunde bis 1 g. Äußerlich gegen Hautparasiten wie Läuse, Zecken und Milben.

Technisch: Als Treibstoff, als Rohstoff für Bzl.-Derivate, als Lsgm. für Fette, ätherische Öle, Harze, Kautschuk, Guttapercha, Jod, Phosphor, Naphthalin, Wachse, Campher usw. Zur Herst. von Teerfarbstoffen, von Lacken, Firnissen und Ähnlichem.

Toxikologie. Bzl.-Dampf ruft bei längerem Einatmen Kopfschmerzen, Bewußtlosigkeit und Blutungen an verschiedenen Organen hervor. Charakteristisch für schwere Bzl.-Vergiftungen sind die sehr frühzeitig auftretenden Rauschzustände und Krämpfe. Dem Rauschzustand folgen Gliederschwere, Mattigkeit, Schlafbedürfnis, Schwindel und Kopfschmerzen. Akute Bzl.-Vergiftung kann infolge Lähmung des Atemzentrums zu raschem Tode führen. Chronische Bzl.-Vergiftungen verursachen schwere Schädigungen des Blutes und der blutbildenden Organe. Personen, bei denen ein Absinken der Leukozytenwerte unter 5000 festgestellt wird, sollten grundsäztlich von weiteren Arbeiten in Bzl.-Betrieben ausgeschlossen werden.

Im Organismus wird Bzl. oxydativ abgebaut, dabei können sich Phenol, Brenzkatachin, Hydrochinon, Oxyhydrochinon und Muconsäure bilden. Alle Abbauprodukte des Bzl. mit Ausnahme der Muconsäure sind giftig. Bei Bzl.-Vergiftungen finden sich diese Verbindungen im Harn.

Zur Frühdiagnose von Bzl.-Vergiftungen wird die verringerte Ausscheidung von Ascorbinsäure sowie die Abnahme des Prozentgeh. an org. Sulfaten im Harn herangezogen.

Benzolum chloratum. Monochlorbenzol. Benzolchlorid. Phenylchlorid.

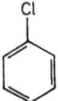

C_6H_5Cl M.G. 112,6

Eigenschaften. Farblose, beständige, angenehm riechende Fl. Sehr schwer lösl. in W., mischbar mit A., Ae., Bzl., lösl. in Chlf. und Schwefelkohlenstoff. Die Substanz ist mit Wasserdampf flüchtig. Fp. $-45°$; Kp. $132°$; $d_4^{20} = 1,1066$; $n_D^{20} = 1,5246$. Brennbar!

Aufbewahrung. Gut verschlossen und feuersicher.

Anwendung. Als Lsgm. für org. Substanzen wie Naphthalin, Kautschuk, Äthylcellulose usw., Öle und Fette. Als Zwischenprod. bei der Synth. von Farbstoffen, pharmazeutischen Präparaten und Insektiziden.

Benzolum monobromatum. Brombenzol. Monobrombenzol.

C_6H_5Br M.G. 157,02

Herstellung. Durch Bromieren von Bzl.

Eigenschaften. Farblose Fl. von xylolähnlichem Geruch, unlösl. in W., lösl. in A., Ae., Chlf. und Benzol. Fp. $-30,6°$; Kp. $146,1°$; $d_4^{20} = 1,4951$; $n_D^{15} = 1,5625$. Wirkt auf die Haut reizend, ist brennbar.

Aufbewahrung. Gut verschlossen, feuersicher.

Anwendung. Für Grignard-Synth.

Benzolum sulfochloratum. Benzolsulfochlorid. Benzolsulfonsäurechlorid.

$C_6H_5-SO_2Cl$

$C_6H_5ClO_2S$ M.G. 176,6

Herstellung. Aus Bzl. und Chlorsulfonsäure oder dem Natriumsalz der Benzolsulfonsäure und Phosphorpenta- bzw. Phosphoroxichlorid.

Eigenschaften. Farblose, ölige, unangenehm riechende Fl. oder farblose Kristalle, unlösl. in kaltem W., lösl. in A., Ae. und Chlf. Fp. $14,5°$; Kp. etwa $251°$ unter Zers.; $Kp._{15} = 119°$; $d_{15}^{15} = 1,3842$.

Aufbewahrung. Gut verschlossen, vor Feuchtigkeit geschützt.

Anwendung. In der chemischen Synth. und als Rg.

Benzotrichlorid. Trichlormethyl-benzol. ω,ω,ω-Trichlortoluol. Phenylchloroform.

$$C_6H_5\text{—}CCl_3$$

$C_7H_5Cl_3$ \hfill M.G. 195,5

Herstellung. Durch Chlorieren von Toluol.

Eigenschaften. Farblose, stechend riechende, an der Luft rauchende Fl., die sich in Ggw. von W. zersetzt. Lösl. in Ae., Bzl., Schwefelkohlenstoff und fetten Ölen. Kp. 197°; Fp. —1°; $d_4^{20} = 1{,}2122$; $n_D^{20} = 1{,}5537$. Die Substanz wirkt ätzend.

Aufbewahrung. Gut verschlossen, vor Feuchtigkeit geschützt.

Anwendung. Zur Herst. von Benzoesäureanhydrid und Benzoylperoxid; als Rg.

Dichlorbenzolum Ned. 6. Dichlorbenzol. p-Dichlorbenzol. 1,4-Dichlorbenzol.

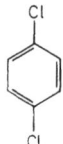

$C_6H_4Cl_2$ \hfill M.G. 146,9

Herstellung. Das p-Dichlorbenzol wird als Nebenprod. bei der Darst. von Monochlorbenzol durch Einw. von Chlor auf Bzl. erhalten.

Eigenschaften. Farblose Kristalle von ätherischem Geruch. Die Substanz ist schon bei Raumtemp. flüchtig. Fp. 53°; Kp. 174°. Praktisch unlösl. in W., leicht lösl. in heißem abs. A., Ae., Bzl., Chlf. und Schwefelkohlenstoff. $d_4^{55} = 1{,}48$; $n_D^{20} = 1{,}5266$. Die Dämpfe sind bei längerer Einw. gesundheitschädigend.

Erkennung. Wird die Substanz mit wasserfreiem Natriumcarbonat erhitzt und der Rückstand in verd. Salpetersäure gelöst, so gibt die Lsg. mit Silbernitrat die Identitätsrk. auf Chlorid (Ned. 6).

Prüfung. Wird die Lsg. von 500 mg Substanz in 5 ml A. mit 45 ml W. gemischt, so darf das Filtrat weder sauer reagieren noch einen positiven Chloridnachw. zeigen (Ned. 6).

Aufbewahrung. Vorsichtig, gut verschlossen, vor Licht geschützt.

Anwendung. Als Mittel zur Vernichtung von Motten u. a. Insekten, ähnlich wie Naphthalin und Campher. Die Substanz wirkt auch wurmwidrig.

m-Dichlorbenzol. 1,3-Dichlorbenzol.

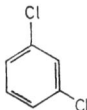

$C_6H_4Cl_2$ \hfill M.G. 146,9

Eigenschaften. Farblose, ölige Fl., praktisch unlösl. in W., lösl. in A. und Ae. Fp. —24,4°; Kp. 172°; $d_4^{20} = 1{,}2882$; $n_D^{21} = 1{,}5457$. Die Substanz hat ähnliche Eig. wie die o-Verbindung und ist brennbar.

Aufbewahrung. Gut verschlossen, vor Licht geschützt.

Anwendung. Technisch: In der org. Synth.

o-Dichlorbenzol. 1,2-Dichlorbenzol.

$C_6H_4Cl_2$ \hfill M.G. 146,9

Eigenschaften. Farblose, ölige Fl., praktisch unlösl. in W., lösl. in abs. A., Ae. und Chlf. Fp. —17°; Kp. 179,5°; $d_4^{20} = 1{,}2979$; $n_D^{22} = 1{,}5518$. Die Substanz ist brennbar.

Aufbewahrung. Gut verschlossen, vor Licht geschützt.

Anwendung. Technisch: In der org. Synth.

Nitrobenzol DAB 7 – DDR. Nitrobenzen Nord. 63, ČsL 2. Nitrobenzene USP XVII (!), Jap. 61, BP 68, PI.Ed. II. Nitrobenzeen Ned. 6. Nitrobenzolum. Nitrobenzine. Mirbanöl. Mirbanessenz. Essentia Mirbani.

$C_6H_5NO_2$ M.G. 123

Bemerkung: Die Substanz ist in den zitierten Pharmakopöen als Rg. aufgeführt.

Herstellung. In einen geräumigen Kolben bringt man 100 T. Bzl. und läßt aus einem Tropftrichter allmählich unter Umschwenken und Kühlen des Kolbens eine erkaltete Mischung von 115 T. roher Salpetersäure (d 1,42) und 160 T. konz. Schwefelsäure zufließen. Ein in das Bzl.-Gemisch eingetauchtes Thermometer darf dabei nicht über 30° steigen. Wenn alle Nitriersäure zugesetzt ist, wird der Kolben noch 1/2 Std. auf dem Wasserbad unter Umschütteln erwärmt. Das Mischen und Erwärmen ist unter dem Abzug vorzunehmen. Nach dem Erkalten wird das Gemisch mit etwa 300 T. W. versetzt, das Nitrobenzol (untere Schicht) von der wss. Fl. getrennt, mit W. gewaschen und dann mit Wasserdampf überdest. zur Trennung von gleichzeitig entstandenem m-Dinitrobenzol. Das von dem W. getrennte Nitrobenzol wird mit Calciumchlorid getrocknet und aus einem Siedekolben über freier Flamme dest.

Eigenschaften. Farblose, stark lichtbrechende Fl. von bittermandelölähnlichem Geruch. Leicht lösl. in A., Ae., Bzl. sowie fetten Ölen, schwer lösl. in W. Die Substanz ist wasserdampfflüchtig. Fp. 5,7°; Kp. 210,9°; Kp.$_{20}$ 99,8°; $d_4^{28} = 1{,}205$; $n_D^{20} = 1{,}5524$. Die Substanz ist giftig und wird auch von der Haut resorbiert.

Erkennung. 1. Geruch. – 2. Die Lsg. einiger Tr. Substanz in 20 ml A. versetzt man mit verd. Schwefelsäure und so viel W., daß die Lsg. sich eben trübt, fügt 2 bis 3 g Zinkfeile hinzu und erwärmt etwa 30 Min. auf dem Wasserbad. Die von dem ungelösten Zink abgegossene Fl. wird durch Abdampfen vom A. befreit, nochmals mit W. verd. und nach Zusatz von Natronlauge bis zur stark alkalischen Rk. mit Chlorkalk-Lsg. versetzt, wodurch sie sich violett färbt. – 3. Nach Reduktion der Substanz in ähnlicher Weise tritt auf Zusatz von Chloramin-Lsg. und Salzsäure eine Violettfbg. auf (Nord. 63). – 4. Die mit Zink reduzierte Substanz entwickelt nach Zusatz von Kalilauge und Chlf. beim Erhitzen einen widerlichen Isonitrilgeruch.

Prüfung. 1. Saure Verunreinigungen: 8 ml Substanz werden mit 25 ml W. 1 Min. lang geschüttelt und die beiden Fl. getrennt. Die wss. Schicht versetzt man mit 2 Tr. Bromphenolblau-Lsg. und titriert mit 0,02 n Natronlauge. Dabei dürfen nicht mehr als 0,5 ml verbraucht werden bis zum Umschlag nach Blauviolett (USP XVII, ähnlich Nord. 63). – 2. Chlorid: Höchstens 10 µg pro g (Nord. 63). – 3. Asche: Höchstens 0,1% (Nord. 63).

Aufbewahrung. Vorsichtig, vor Licht geschützt, gut verschlossen.

Anwendung. Als Riechstoff, besonders zur Herst. billiger Seifen, Schuhcremes und Schmiermittel. Zur Darst. von Anilin, Dinitrobzl., Chlornitrobzl. u.a. Bzl.-Derivate. Bei der Herst. von Chinolin und Chinolinderivaten dient nach der Methode von SKRAUP Nitrobenzol als Oxydationsmittel.

Toxikologie. Nitrobenzol wirkt giftig, es kann dampfförmig eingeatmet oder durch die Haut resorbiert werden. Im Blut erzeugt es Methämoglobin.

Tetrachlorbenzol. 1,2,4,5-Tetrachlorbenzol. sym. Tetrachlorbenzol.

$C_6H_2Cl_4$ M.G. 215,9

Eigenschaften. Farblose, prismatische Kristalle von durchdringend unangenehmem Geruch. Praktisch unlösl. in W. und kaltem A., wenig lösl. in warmem A., lösl. in Ae., Bzl., Chlf. und Schwefelkohlenstoff. Fp. 140°; Kp. 245°; $d_{20}^{22} = 1,858$.

Aufbewahrung. Gut verschlossen.

Anwendung. Zur Herst. von Farbstoffen, Flammschutzmittel und wasserabweisenden Präparaten.

Toluol DAB 7 – BRD, DAB 7 – DDR. Toluolum. Toluene PI.Ed. II, BP 68, Jap. 61, USP XVII. Toluène pur. CF 65. Toluen Nord. 63. Methylbenzol.

C_7H_8 M.G. 92

Bemerkung: Die Substanz ist in den zitierten Pharmakopöen als Rg. enthalten.

Herstellung. Siehe Benzol. Im sog. 50%igen sind neben 43 bis 45% Bzl. und 12% Xylol etwa 40% Toluol enthalten. Das sog. 0%ige Bzl., dessen Kp. über 100° liegt, besteht aus etwa 73% Toluol neben etwa 13 bis 15% Bzl. und 11% Xylol. Desgleichen besteht das Leichtbzl. des Handels zum großen T. aus Toluol. Das reine Toluol wird aus diesen Prod. durch sorgfältiges Fraktionieren in leistungsfähigen Kolonnen erhalten.

Eigenschaften. Farblose, leicht bewegliche, stark lichtbrechende Fl. von charakteristischem benzolartigem Geruch. Sehr schwer lösl. in W., mischbar mit A., Ae., Aceton, Chlf., Schwefelkohlenstoff und Eisessig. Fp. −95°; Kp. 110,6°; Siedetemp. nach DAB 7 – BRD: 109 bis 112°, ähnlich andere Pharmakopöen; $d_4^{20} = 0,867$; $n_D^{20} = 1,4969$.

Erkennung. Versetzt man 1 ml Substanz mit einigen Tr. rauchender Salpetersäure, so erwärmt sich das Gemisch unter Entweichen von Stickoxiden und Auftreten eines bittermandelölähnlichen Geruches.

Prüfung. Nach DAB 7 – BRD: 1. Aussehen: 10,0 ml Substanz dürfen nicht stärker gefärbt sein als 10 ml einer Mischung von 0,10 ml Eisen(III)-chlorid-Lsg. III (Bd. I, 706) und 39,90 ml 1%iger Salzsäure. – 2. Sauer oder alkalisch reagierende Verunreinigungen: 20,0 ml Substanz werden mit 20,0 ml W. 3 Min. lang geschüttelt. Die abgetrennte wss. Schicht wird mit 0,20 ml Methylrot-Lsg. II versetzt. Eine rot gefärbte Lsg. darf höchstens 0,25 ml 0,02 n Natronlauge bis zur Gelbfbg., eine gelb gefärbte Lsg. höchstens 0,25 ml 0,02 n Salzsäure bis zur Rotfbg. verbrauchen. – 3. Schwefelverbindungen: 10,0 ml Substanz werden in 1,0 ml abs. A. und 3,0 ml alkalischer Blei(II)-salz-Lsg. 15 Min. lang unter Rückfluß zum Sieden erhitzt. Nach 5 Min. darf weder ein schwarzer Nd. noch eine Verfbg. der wss. Schicht wahrnehmbar sein. – 4. Thiophenderivate: 10,0 ml Substanz werden mit einer frisch bereiteten Lsg. von 3,0 mg Isatin in 10 ml konz. Schwefelsäure 5 Min. lang geschüttelt. Nach 1 Std. darf das Gemisch nicht blau oder grün gefärbt sein. – 5. Verhalten gegen Schwefelsäure: 4,0 ml Substanz werden vorsichtig unter Kühlen mit 10,0 ml konz. Schwefelsäure versetzt und 10 Min. lang geschüttelt. Die abgetrennte Schwefelsäureschicht darf nicht stärker gefärbt sein als das gleiche Vol. einer Mischung von 0,20 ml Eisen(III)-chlorid-Lsg. (Bd. I, 707), 0,10 ml Kobalt(II)-chlorid-Lsg. (Bd. I, 730) und 19,70 ml 1%iger Salzsäure. – 6. Wasser: Höchstens 0,05%, bestimmt nach der Karl-Fischer-Methode. – 7. Nicht flüchtige Verunreinigungen: Höchstens 2 mg auf 100 ml.

Aufbewahrung. Gut verschlossen, feuersicher.

Anwendung. Als unpolares Lsgm., ähnlich wie Bzl. Technisch: Zur Darst. von Benzoesäure, Benzaldehyd, Saccharin, Nitrotoluol, Nitrotoluidin, Fuchsin, Farbstoffen u. a. org. Verbindungen. In der mikroskopischen Technik: Bei der Einbettung histologischer Präparate. Zur Vergällung von A. Bei der argentometrischen Bestimmung nach VOLHARD als Lsgm.-Zusatz.

Xylol DAB 7 – BRD, DAB 7 – DDR, ÖAB 9. Xylolum Helv. V. Xylene PI.Ed. II, Jap. 61, Ross. 9, BP 68. Xyleen Ned. 6. Xylen Nord. 63, CsL 2. Xilolo. Dimethylbenzol.

Gemisch der drei Isomeren:

o-Xylol   m-Xylol   p-Xylol

Bemerkung: Die Substanz ist als Rg. in den zitierten Pharmakopöen enthalten.

Gewinnung. Siehe Bzl. und Toluol. Xylol findet sich im sog. 50- und 0%igen Bzl. sowie im Leichtbzl. und in der Solventnaphtha I und wird durch Auffangen der von 136 bis 140° siedenden Anteile gewonnen. Das Prod. besteht aus etwa 10% o-, etwa 70% m- und etwa 20% p-Xylol, und kann, da die Kp. der 3 Xylole zu nahe beieinander liegen, durch weiteres Fraktionieren nicht getrennt werden.

Eigenschaften. Das Gemisch der isomeren Xylole ist eine klare, farblose oder fast farblose, stark lichtbrechende Fl., die charakteristisch riecht und mit leuchtender, stark rußender Flamme brennt. Praktisch unlösl. in W., leicht lösl. in A. und in jedem Verhältnis mischbar mit abs. A., Ae., Chlf., Petroläther, Schwefelkohlenstoff und vielen fetten und ätherischen Ölen. Fp. -115; Kp. 139 bis 140°. Nach DAB 7 – BRD besitzt die Substanz eine Siedetemp. von 137 bis 142°, die d von 0,862 bis 0,865 und den Brechungsindex: n_D^{20} = 1,496 bis 1,497.

Prüfung. Nach DAB 7 – BRD: 1. Fremder Geruch: 5,0 ml Substanz dürfen, auf Papierfilter gebracht, bei und nach dem Verdunsten keinen fremden Geruch zeigen. – 2. Sauer oder alkalisch reagierende Verbindungen: 20 ml Substanz werden mit 10,0 ml W. 1 Min. lang geschüttelt. Die abgetrennte wss. Schicht wird mit 0,05 ml Methylrot-Lsg. II versetzt. Eine rotgefärbte Lsg. darf höchstens 0,10 ml 0,02 n Natronlauge bis zur Gelbfbg., eine gelbgefärbte Lsg. höchstens 0,10 ml 0,02 n Salzsäure bis zur Rotfbg. verbrauchen. – 3. Schwefelverbindungen: 20 ml Substanz werden mit 1,0 ml abs. A. und 3,0 ml alkalischer Blei(II)-salz-Lsg. 15 Min. lang unter Rückfluß zum Sieden erhitzt. Nach 5 Min. darf weder ein schwarzer Nd. noch eine Verfbg. der wss. Schicht wahrnehmbar sein. – 4. Verhalten gegen Schwefelsäure: 5,0 ml Substanz werden mit 5,0 ml konz. Schwefelsäure 5 Min. lang kräftig durchgeschüttelt. Die abgetrennte Schwefelsäureschicht darf nicht stärker gefärbt sein, als das gleiche Vol. einer Mischung von 2,50 ml Eisen(II)-chlorid-Lsg. III (Bd. I, 706), 0,30 ml Kobalt(II)-chlorid-Lsg. (Bd. I, 730) und 2,20 ml 1%iger Salzsäure. – 5. Wasser: Höchstens 0,05%, bestimmt nach der Karl-Fischer-Methode. – 6. Nicht flüchtige Verunreinigungen: Höchstens 2 mg auf 100 ml.

Aufbewahrung. Gut verschlossen, vor Licht geschützt, feuersicher.

Anwendung. Technisch: Als Lsgm., in der Mikroskopie als Aufhellungsmittel, zur Bestimmung des ätherischen Öles in Drogen, zum Sterilisieren von Catgut und in der org. Synth., außerdem als Rg. zum Nachw. von W. in org. Substanzen.

Medizinisch: Früher wurde die Substanz äußerlich bei Hautkrankheiten wie Krätze, Ekzem, Herpes tonsurans und innerlich bei verschiedenen Infektionskrankheiten verwandt.

Veterinärmedizinisch: Xylol wird äußerlich bei Räude der Pferde und zur Bekämpfung von Hautparasiten eingesetzt.

m-Xylol. m-Xylolum. 1,3-Dimethyl-benzol.

Eigenschaften. Farblose Fl., praktisch unlösl. in W., leicht lösl. in A., Ae. und anderen org. Lsgm. Fp. $-52°$; Kp. 139,2°; $d_4^{20} = 0,1841$; $n_D^{20} = 1,497$.

Aufbewahrung. Gut verschlossen, vor Licht geschützt.

Anwendung. Technisch: Als Lsgm. sowie zur Synth. von Kunstharzen, Duftstoffen und Farbstoffen.

o-Xylol. o-Xylolum. 1,2-Dimethyl-benzol.

Eigenschaften. Farblose Fl., leicht lösl. in A. und Ae., praktisch unlösl. in W. Fp. $-29°$; Kp. 144,4°; $d_4^{20} = 0,8802$; $n_D^{20} = 1,5052$.

Aufbewahrung. Gut verschlossen, vor Licht geschützt, feuersicher.

Anwendung. Technisch: Als Ausgangsstoff für die Herst. von Phthalsäureanhydrid.

p-Xylol. p-Xylolum. 1,4-Dimethyl-benzol.

Eigenschaften. Farblose Kristalle, praktisch unlösl. in W., leicht lösl. in A., Ae. und anderen org. Lsgm. Fp. 13,3°; Kp. 138,4°; $d_4^{20} = 0{,}8610$; $n_D^{20} = 1{,}4958$.

Aufbewahrung. Gut verschlossen, vor Licht geschützt, feuersicher.

Benzolsulfonsäure-Derivate

[Benzol-sulfonsäure-(1)]-⟨4 azo 4⟩-naphthylamin-(1), Natriumsalz. p-Benzol-sulfonsäure-azo-α-naphthylamin, Natriumsalz.

$C_{16}H_{12}N_3NaO_3S$ M.G. 349,34

Eigenschaften. Gelblichbraunes Pulver oder Tafeln, leicht lösl. in heißem W. und 60%igem A., wenig lösl. in kaltem W.

Anwendung. Als Indikator (Umschlagsbereich zwischen pH 3,5 und pH 5,7 von bläulichlila nach bräunlichgelb). Technisch in der Färberei.

Benzonatate

Benzonatate NND 63. Benzonatatum. Benzonatat. Benzononatin.

$C_{30}H_{53}NO_{11}$ M.G. 603,76

4-n-Butylaminobenzoesäure-(nonaäthylenglykol-monomethyläther)-ester.

Herstellung. Durch Umesterung von 4-n-Butylaminobenzoesäureäthylester mit Nonaäthylenglykolmomethyläther.

Eigenschaften. Farbloses Öl, lösl. in A., Ae. und anderen org. Lsgm.; sehr schwer lösl. in aliphatischen Kohlenwasserstoffen.

Anwendung. Als hustenstillendes Mittel bei Bronchitis, Pneumonie oder Fremdkörperreiz. Zur Reizminderung bei Bronchoskopie und Bronchographie.

Dosierung. 100 mg bis sechsmal täglich oral oder 5 bis 10 mg s.c. bzw. langsam i.v.

Handelsform: Tessalon (Ciba).

Benzonitrilum

Benzonitrilum. Benzonitril. Cyanbenzol. Phenylcyanid.

C_7H_5N M.G. 103,12

Eigenschaften. Farblose, stark lichtbrechende Fl., die nach Bittermandelöl riecht. Unbegrenzt mischbar mit A. und Ae., wenig lösl. in siedendem W., schwer lösl. in kaltem W. Fp. —13°. Kp. 191°. $d_{14}^{20} = 1{,}005$. $n_D^{20} = 1{,}5289$.

Aufbewahrung. Gut verschlossen.

Anwendung. Zur Herst. von Benzoesäure; in der Arzneimittelsynth.; als Lsgm. für Acrylnitril-Polymere.

Benzophenonum

Benzophenonum. Benzophenon. Diphenylketon. Benzoylbenzol. α-Oxo-diphenylmetan.

$C_{13}H_{10}O$ M.G. 182,22

Bemerkung: Die Substanz ist in 4 Modifikationen bekannt.

Eigenschaften (der stabilen α-Form). Farblose, rhombische Prismen von angenehmem geraniumähnlichem Geruch, der bes. beim Erhitzen deutlich wird. Leicht lösl. in A., Ae. und Chlf., praktisch unlösl. in W. Fp. 48°. Kp. 306°. $d_8^{14} = 1{,}1108$.

Anwendung. Zusammen mit DDT als Insektizid. Zur Parfümierung von Seifen.

Benzphetaminum

Benzphetaminum NFN. Benzphetamine BAN, DCF.

$C_{17}H_{21}N$ M.G. 239,4

N-Benzyl-α,N-dimethyl-phenäthylamin.

Anwendung. Als Appetitzügler mit relativ geringer stimulierender Wrkg. auf das Zentralnervensystem und auf den Kreislauf (s. auch Bd. II, 568ff.).

Handelsform: Didrex (Upjohn, USA).

Benzopyrronium

Benzopyrronii bromidum. Benzopyrroniumbromid.

$C_{20}H_{24}NO_3Br$ M.G. 406,32

3-(Benziloyl-oxy)-1,1-dimethyl-pyrrolidinium-bromid.

Anwendung. Anticholinergicum (s. auch Bd. II, 484ff.).

Handelsform: Benzopyrronium bromide (Robins, USA).

Benzoylchlorid

Benzoylchlorid DAB 7 – BRD, DAB 7 – DDR, CsL 2, Helv. V – Suppl. I. Benzoylchloride Ned. 6. Benzoyl chloride PI.Ed. II, Ross. 9. Benzoyl Chloride USP XVII, Jap. 61, BP 68. Benzoylklorid Nord. 63. Benzoyle (chlorure de) CF 65.

C_7H_5ClO \hfill M.G. 140,6

Gehalt. DAB 7 – BRD und USP XVII: 98,0 bis 100,5%. BP 68: Mindestens 97%.

Herstellung. 1 Mol Benzoesäure wird in einem Rundkolben mit 0,4 Mol Phosphortrichlorid übergossen, mehrmals umgeschüttelt und unter Feuchtigkeitsausschluß über Nacht stehen gelassen. Anschließend wird im Wasserbad 3 Std. unter Rückfluß auf etwa 50° erwärmt. Dann wird von der als Bodensatz abgeschiedenen phosphorigen Säure dekantiert und fraktioniert dest.

Eigenschaften. Klare, farblose bis schwach gelbliche Fl., die sich an der Luft bei Ggw. von W. zersetzt. Mischbar mit Ae. und Bzl., Schwefelkohlenstoff und Ölen. Fp. −1°; Kp. 197°; $d_4^{20} = 1,2122$; $n_D^{20} = 1,5537$. d nach DAB 7 – BRD: 1,210 bis 1,215. Brechungsindex nach DAB 7 – BRD = 1,553 bis 1,555. Die Substanz wirkt ätzend.

Erkennung. 0,5 g Substanz werden mit 5 ml Natronlauge und 20 ml W. 5 Min. lang gekocht. Nach dem Kochen versetzt man sie mit verd. Salpetersäure bis zur sauren Rk. und filtriert von dem entstandenen weißen, krist. Nd. ab, der nach Waschen und Trocknen bei 121 bis 122° schmilzt (Benzoesäure). Das saure Filtrat wird mit Silbernitrat-Lsg. versetzt, wobei sich ein weißer, käsiger Nd. bildet, der in verd. Ammoniak-Lsg., nicht jedoch in Salpetersäure lösl. ist (Ned. 6, ähnlich Nord. 63 u.a.).

Prüfung. Nach DAB 7 – BRD. 1. Aussehen der Lsg.: Die Lsg. von 1,00 ml Substanz in Bzl. zu 25,0 ml muß klar und farblos sein. – 2. Schwermetall-Ionen: Der Rückstand von 6. wird mit 0,50 ml 3 n Salzsäure aufgenommen und die Lsg. zu 20,0 ml verd. 12,0 ml dieser Lsg. werden nach Bd. I, 254 geprüft. – 3. Eisen-Ionen: 5,00 ml der Lsg. von 2. werden nach Bd. I, 259 geprüft. – 4. Schwefelverbindungen: 1,00 ml Substanz werden mit 1,00 ml W. und 3,0 ml 6 n Salpetersäure 1 Min. lang gekocht. Nach dem Verdünnen mit 20 ml W. wird filtriert und das Filtrat zur Trockne eingedampft. Die Lsg. des Rückstandes in 10,0 ml W. wird nach Bd. I, 263 (Sulfat) geprüft. Für die Vergleichslsg. sind 0,30 ml Kaliumsulfat-Lsg. III zu verwenden. – 5. Phosphorverbindungen: 1,00 ml Substanz werden mit 7,0 ml W. und 3,0 ml 6 n Salpetersäure 2 Min. lang gekocht. Zu der heißen Lsg. werden 2,0 ml W. gegeben. Nach dem Erkalten wird filtriert und das Filtrat unter Nachwaschen des Filters zu 20,0 ml ergänzt. Nach Zugabe von 5,0 ml Ammoniummolybdat-Lsg. wird zum Sieden erhitzt, auf Raumtemp. abgekühlt und nach Zusatz von 7,0 ml 6 n Salzsäure im Scheidetrichter 1 Min. lang mit 20 ml Ae. ausgeschüttelt. Die ätherische Lsg. wird abgetrennt und nach dem Auswaschen mit 20 ml 1 n Salzsäure mit 0,20 ml Zinn(II)-chlorid-Lsg. versetzt und kräftig geschüttelt. Die Äther-Lsg. darf nach dem Klären mit 1,0 geklärtem Natriumsulfat nicht stärker blau gefärbt sein als eine in gleicher Weise behandelte Vergleichslsg. mit 20 µg PO_4^{3-}. Ammoniummolybdat-Lsg.: 1,00 g/10 ml; Zinn(II)-chlorid-Lsg.: 0,20 g je 10 ml konz. Salzsäure. – 6. Nicht flüchtige Bestandteile: Höchstens 60 mg pro 100 ml. 2,0 ml Substanz werden auf dem Wasserbad zur Trockne eingedampft. Der Rückstand wird bei 200° getrocknet. – 7. Verbrennungsrückstand: Höchstens 0,02%. Dazu wird die Substanz zunächst zur Trockne eingedampft und anschließend verascht (USP XVII).

Gehaltsbestimmung. Die quant. Bestimmung der Substanz kann entweder acidimetrisch (DAB 7 – BRD, USP XVII und BP 68) oder argentometrisch (DAB 7 – BRD) durchgeführt werden. Vorschrift nach DAB 7 – BRD: 2,0 g Substanz werden genau gewogen, mit 50,00 ml 1 n Natronlauge versetzt und auf dem Wasserbad bis zur Lsg. erwärmt. Nach dem Erkalten wird unter Zusatz von 0,10 ml Phenolphthalein-Lsg. mit 1 n Schwefelsäure zurücktitriert. Die titrierte Lsg. wird zu 200,0 ml aufgefüllt. 20,00 ml dieser Verdünnung werden mit 5,00 ml 3 n Salpetersäure angesäuert, mit 25,00 ml 0,1 n Silbernitrat-Lsg. und 5,0 ml Toluol versetzt. Nach Zusatz von 5,0 ml Ammoniumeisen(III)-sulfat-Lsg. wird mit 0,1 n Ammoniumthiocyanat-Lsg. zurücktitriert. Der Geh. wird aus der zweiten Titration berechnet. 1 ml 0,1 n Silbernitrat-Lsg. entspr. 3,545 mg Cl oder, berechnet auf die Substanz, 14,06 mg C_6H_7ClO. Die Differenz im Verbrauch an n-Natronlauge und 0,1 n Silbernitrat-Lsg. darf, bezogen auf 1,00 g Substanz, höchstens 0,10 ml betragen.

Aufbewahrung. In dicht schließenden Gefäßen, vor Feuchtigkeit geschützt.

Anwendung. Zur Herst. von Benzoesäureanhydrid und Benzoylperoxid, als Rg. (u.a. auch zur Identitätsprüfung von Oestron und Theophyllin-äthylendiamin nach DAB 7 – BRD).

Benzoyl-pseudotropin-propylester

Benzoyl-d-pseudotropin-carbonsäure-propylester-hydrochlorid.

$C_{19}H_{25}O_4N + HCl$ M.G. 367,86

Eigenschaften. Weißes, krist. Pulver, leicht lösl. in W. und A. Fp. 220 bis 225° unter Zers. $[\alpha]_D^{20} = +44$ bis $+46°$ ($c = 5$, in W.). Die Substanz ruft auf der Zunge langdauernde Unempfindlichkeit hervor.

Aufbewahrung. Gut verschlossen und vor Licht geschützt.

Anwendung. Medizinisch: Als Oberflächenanaestheticum, anstelle von Cocain, besonders für die Behandlung am Auge, im Mund, an der Nase und der Harnwege (s. auch Bd. II, 275ff.).
Veterinärmedizinisch: Als Schleimhautanaestheticum wie in der Humanmedizin.

Benzpiperylonum

Benzpiperylonum NFN. Benzpiperylon.

$C_{22}H_{25}N_3O$ M.G. 347,44

4-Benzyl-1-(1-methyl-4-piperidyl)-3-phenyl-3-pyrazolin-5-on.

Anwendung. Als Antirheumaticum.

Handelsform: Telon (Sandoz, USA).

Benzquinamidum

Benzquinamidum. Benzquinamid. Benzchinamidum NFN. Benzquinamide BAN, USAN.

$C_{22}H_{32}N_2O_5$ M.G. 404,5

2-Acetoxy-1,3,4,6,7,11b-hexahydro-9,10-dimethoxy-2H-benzo[a]chinolizin-3-carbonsäure-diäthylamid.

Herstellung. Nach US-Pat. 3 053 845.

Eigenschaften. Weißes oder fast weißes Pulver oder Kristalle (aus Diisopropyläther), lösl. in M., Chlf., Aceton, schwer lösl. in W. Fp. 130 bis 131,5°.

Erkennung. 1. Das UV-Spektrum zeigt bei 285 nm ein Maximum. – 2. Wird die Substanz mit Natronlauge zum Sieden erhitzt, so tritt nach einiger Zeit der Geruch nach Diäthylamin auf.

Prüfung. 1. Schwermetalle: Höchstens 25 ppm. – 2. Sulfatasche: Höchstens 0,1%. – 3. Trocknungsverlust: Höchstens 1%, wenn die Substanz 2 Std. bei 100° getrocknet wird.

Gehaltsbestimmung. Spektralphotometrisch in methanolischer Lsg. $E_{1\,cm}^{1\%} = 95$, bei 285 nm.

Anwendung. Zur Vorbeugung und Behandlung von Übelkeit und Erbrechen bei Infektionskrankheiten und Toxikosen, in der postoperativen Phase, bei Antitumor- und Strahlentherapie, bei Mittel- und Innenohr-Störungen (chirurgische Eingriffe, Labyrinthitis).

Handelsform: Quantril (Pfizer).

Benztriazolum

1,2,3-Benztriazol. Aziminobenzol.

$C_6H_5N_3$ M.G. 119,12

Eigenschaften. Weißes, amorphes oder krist. Pulver, lösl. in A., Chlf. und einer Bzl.-Toluol-Mischung. Wenig lösl. in W.

Erkennung. 1. Positive Lassaigne-Probe. – 2. Nach Nitrieren und Reduzieren zum Anilin-Derivat entsteht nach dem Diazotieren und Kuppeln mit β-Naphthylamin eine rote Fbg.

Anwendung. Als Pflanzenwuchsstoff. Als Hilfsmittel in der Photographie (Schleierverhütung). Als Rg. auf Kupfer s. Bd. I, 226.

Benzimidazolin

Benzimidazolinum hydrochloricum ÖAB 9. Benzimidazolinhydrochlorid. 2-Benzimidazolin-hydrochlorid. Tolazolini Hydrochloridum. Benzimidazolinchlorhydrat. Benzazolinhydrochlorid.

$C_{10}H_{12}N_2 \cdot HCl$ M.G. 196,69

Gehalt. 99,0 bis 101,0% des theor. Wertes.

Herstellung. Durch Einwrkg. von Äthanol-Salzsäure auf Benzylcyanid und Umsetzen des Rk.-Prod. mit Äthylendiamin.

Eigenschaften. Farblose Kristalle oder weißes, krist. Pulver, praktisch geruchlos, von bitterem Geschmack. Leicht lösl. in W., Chlf. und A., fast unlösl. in Ae.; Fp. 170 bis 171°; Schmelzintervall im Kapillarröhrchen: 170 bis 176°; Schmelzintervall unter dem Mikroskop: 172 bis 175°; eutektische Temp. der Mischung mit Salophen: 138°; Lichtbrechungsvermögen der Schmelze: $n_D = 1,5502$ bei 189 bis 190° (ÖAB 9). pH-Wert der wss. Lsg.: 4,9 bis 4,3 ($c = 2,5$).

Erkennung. 1. Die wss. Lsg. gibt mit Silbernitrat einen weißen käsigen Nd., der in Salpetersäure unlösl. und in verd. Ammoniak leicht lösl. ist. – 2. Versetzt man eine Lsg. von etwa 2 mg Substanz in 1 ml W. mit 5 Tr. Jod-Lsg., so scheidet sich ein Perjodid in Form schwarzer, öliger Tröpfchen aus. – 3. Erhitzt man eine Lsg. von etwa 10 mg Substanz in 1 ml W. mit 2 ml Kaliumpermanganat-Lsg., so tritt der Geruch nach Benzaldehyd auf. – 4. Versetzt man etwa 1 mg Substanz mit 1 ml Paraform-Schwefelsäure, so entsteht eine farblose Lsg., die allmählich schon bei Zimmertemp., rascher bei gelindem Erwärmen gelblichrosa wird. Bei stärkerem Erhitzen entsteht eine Lsg., die in dünner Schicht grünlich ist, in dicker Schicht tiefrot erscheint und intensiv rot fluoresziert. – 5. Versetzt man eine Lsg. von etwa 0,1 g Substanz in 1 ml W. mit 5 ml Pikrinsäure-Lsg., so entsteht ein gelber, krist. Nd. von Benzyl-imidazolin-pikrat, der abgesaugt, gewaschen und getrocknet wird. Schmelzintervall im Kapillarröhrchen: 145 bis 150°.

Prüfung. 1. Aussehen der Lsg.: Eine Lsg. von 1 T. Substanz in 19 T. kohlendioxidfreiem W. muß klar und farblos sein. – 2. Freie Base, freie Säure: 5 ml der Lsg. (1 + 19) müssen sich auf Zusatz von 2 Tr. Bromthymolblau-Lsg. gelb oder grün und bei darauffolgendem Zusatz von 1 Tr. 0,1 n Natronlauge blau färben. – 3. Sulfat: In einer Mischung von 5 ml Lsg. (1 + 19) und 5 ml W. darf Sulfat in unzulässiger Menge nicht nachweisbar sein (s. Bd. I, 262). – 4. Ammonium: Erhitzt man 3 ml der Lsg. (1 + 19) mit 1 ml verd. Natronlauge zum Sd., so dürfen die entweichenden Dämpfe rotes Lackmuspapier nicht bläuen. – 5. Trocknungsverlust: Höchstens 0,5%. – 6. Verbrennungsrückstand: Höchstens 0,1%.

Gehaltsbestimmung. 0,3934 g Substanz werden in einem 100 ml fassenden Meßkolben in 40 ml W. gelöst. Die Lsg. versetzt man mit 10 ml Salpetersäure und 30,00 ml 0,1 n Silbernitrat-Lsg. und füllt mit W. bis zur Marke auf. Man schüttelt kräftig um, bis sich der Nd. zusammengeballt hat, filtriert durch ein trockenes Filter und verwirft die ersten 20 ml des Filtrates. In 50,0 ml des Filtrates wird nach Zusatz von 5 ml Eisen(III)-ammoniumsulfat-Lsg. das überschüssige Silbernitrat mit 0,1 n Ammoniumrhodanid-Lsg. zurücktitriert unter Verwendung einer Mikrobürette. Für die angegebene Einwaage muß sich ein Verbrauch an 0,1 n Silbernitrat-Lsg. von 19,80 bis 20,20 ml ergeben, entspr. 99,0 bis 101,0% des theor. Wertes. 1 ml 0,1 n Silbernitrat-Lsg. entspr. 19,67 mg $C_{10}H_{12}N_2 \cdot HCl$.

1 g Benzimidazolinhydrochlorid entspr. 50,84 ml 0,1 n Natronlauge.

Aufbewahrung. Vorsichtig, vor Licht geschützt, in gut schließenden Gefäßen.

Entkeimung. Lsg. können durch Erhitzen in gespanntem Wasserdampf im Autoklaven während 20 Min. bei 120° entkeimt werden.

Anwendung. Als gefäßerweiterndes Mittel bei peripheren Zirkulationsstörungen, auch zur aktiven Erzeugung einer Hyperämie.

Dosierung. Gebräuchliche Einzeldosis 0,025 g. Einzelmaximaldosis 0,05 g. Tagesmaximaldosis 0,1 g. Gebräuchliche Einzeldosis bei s.c. Verabreichung 0,01 bis 0,02 g. Einzelmaximaldosis bei s.c. Verabreichung 0,03 g. Tagesmaximaldosis bei s.c. Verabreichung 0,06 g. Gebräuchliche Einzeldosis bei i.v. Verabreichung 0,005 bis 0,01 g. Einzelmaximaldosis bei i.v. Verabreichung 0,02 g und Tagesmaximaldosis bei i.v. Verabreichung 0,04 g.

Handelsform: Priscol (Ciba).

Benzydaminum

Benzydaminum. Benzidaminum. Benzydamin. Benzydamine BAN.

$C_{19}H_{23}ON_3$ M.G. 309,4
$C_{19}H_{23}ON_3 \cdot HCl$ M.G. 345,6

1-Benzyl-3-(3-dimethylamino-propoxy)-1H-indazol.

Eigenschaften. Hydrochlorid: Weißes, krist., geruchloses Pulver von saurem und bitterem Geschmack. Ruft auf der Zunge eine stark anästhesierende Wkg. hervor. Leicht lösl. in W., lösl. in A. und Chlf., wenig lösl. in Ae. Fp. 155 bis 157°.

Erkennung. Lichtabsorption: Die Substanz zeigt bei 306 nm ein Maximum. $E_{1\,cm}^{1\%} = 160 \pm 5$ (bei 306 nm).

Dünnschicht-Chromatographie. Laufmittel: M. + 1% einer 40%igen Dimethylamin-Lsg. Sorptionsmittel: Kieselgel G. Sprührg.: Dragendorff-Rg., anschließend Jod-Lsg.; es entsteht ein brauner Fleck.

Gehaltsbestimmung. 1. Spektrophotometrisch: Durch Vermessen der wss. Lsg. gegen W. in einer Quarzküvette bei 306 nm. – 2. Argentometrisch: Die Substanz wird in einem Gemisch gleicher T. Acetatpuffer (pH = 6) und Isopropanol gelöst und mit 0,01 n Silbernitrat-Lsg. unter Verwendung einer Silber- und einer Kalomel-Elektrode potentiometrisch titriert. Während der Titration wird magnetisch gerührt. 1 ml 0,01 n $AgNO_3$-Lsg. entspr. 3,456 mg Benzydamine · HCl.

Anwendung. Als Antiphlogisticum bei Entzündungen und Schwellungszuständen verschiedener Genese.

Handelsform: Tantum (Kali-Chemie, Hannover).

Benzyl-äthyl-dimethoxy-isochinolin

1-Benzyl-3-äthyl-6,7-dimethoxy-isochinolin-hydrochlorid.

$C_{20}H_{21}NO_2 \cdot HCl$ M.G. 343,9

Eigenschaften. Weißes, krist. Pulver oder farblose Kristalle, lösl. in den meisten org. Lsgm., in heißem A. und in heißem W.; wenig lösl. in kaltem W. Fp. 214°. Fp. der Base 78 bis 79°.

Aufbewahrung. Gut verschlossen, vor Licht geschützt.

Anwendung. Spasmolyticum der glatten Muskulatur (analog Papaverin) (s. auch Bd. II, 484).

Handelsformen: Eupaverin (Merck, Darmstadt), Paverin (Bracca).

Bemerkung: Die Bezeichnung Eupaverin wurde früher für 3-Methyl-6,7-methylendioxy-1-piperonyl-isochinolin (vgl. Erg.B. 6) verwendet.

Benzylamin und Derivate

Benzylamine BP 68. Benzylamin. Phenylmethylamin. ω-Aminotoluol.

C_7H_9N M.G. 107,15

Bemerkung: Benzylamin ist in der BP 68 als Rg. aufgeführt.

Gehalt. Mindestens 98,0 Gew.-% C_7H_9N.

Eigenschaften. Klare, farblose, lichtbrechende, stark alkalisch reagierende Fl., mischbar in jedem Verhältnis mit W., A., Ae. und Glycerin. Kp. 185°. $n_D^{20} = 1,5401$. $d = 0,981$ bis 0,984.

Gehaltsbestimmung. 3,0 g Substanz, genau gewogen, werden in 100 ml W. gelöst und mit 0,1 n Salzsäure gegen Methylrot titriert. 1 ml 0,1 n HCl entspr. 107,2 mg C_7H_8N.

Aufbewahrung. Gut verschlossen.

Anwendung. Als Reagens. Zur Herst. von Invertseifen.

Benzylanilin. Benzylphenylamin.

C$_{13}$H$_{13}$N M.G. 183,24

Eigenschaften. Farblose Kristalle oder weißes, krist. Pulver, lösl. in A., leicht lösl. in Ae. und Chlf., praktisch unlösl. in W. Fp. 37 bis 38°. Kp. 306 bis 307°.

Anwendung. Als Zwischenprod. in der Farbstoff- und Kunststoffsynth.

Benzylsulfamidum. Benzylsulfanilamidum NFN. Benzylsulfamid DCF.

C$_{13}$H$_{14}$N$_2$O$_2$S M.G. 262,3
N^4-Benzyl-sulfanilamid.

Eigenschaften. Farblose Kristalle (aus Dioxan-W.), lösl. in Aceton und Dioxan, weniger lösl. in A., schwer lösl. in W.

Aufbewahrung. Vorsichtig.

Anwendung. Als Chemotherapeuticum. Nach Verabreichung entsteht durch Hydrolyse freies Sulfanilamid (s. auch Bd. II, 519 ff.).

Handelsformen: Proseptazine, Septazine.

Benzylchlorid

Benzylchlorid Helv. V – Suppl. II. Benzylchloride Ned. 6. Benzylum chloratum. ω-Chlor-toluol.

C$_7$H$_7$Cl M.G. 126,6

Bemerkung: Als Rg. in den zitierten Pharmakopoen.

Eigenschaften. Klare, farblose, lichtbrechende Fl., die stechend riecht und die Augen reizt. Brennbar, lösl. in A. Ae. und Chlf., unlösl. in W. Fp. −39°. Kp. 179,4°. $n_D^{15} = 1{,}5415$. $d_{15}^{15} = 1{,}104$.

Aufbewahrung. Gut verschlossen.

Anwendung. Als Reagens, zu Benzylierungen. Zur Herst. von Benzylalkohol.

Benzylcyanid

Benzylcyanid. Benzylum cyanatum. Phenylacetonitril. Phenylessigsäurenitril.

C$_8$H$_7$N M.G. 117,1

Eigenschaften. Farblose, klare, aromatisch riechende Fl., mischbar mit A. und Ae., unlösl. in W. Fp. $-24°$. Kp. $233{,}9°$. $n_D^{25} = 1{,}5210$. $d_4^{20} = 1{,}1018$.

Aufbewahrung. Vorsichtig, gut verschlossen.

Anwendung. In der org. und Arzneimittel-Synth.

Benzylium

Benzylium aceticum. Benzylacetat. Essigsäurebenzylester.

$C_9H_{10}O_2$ M.G. 150

Vorkommen. Zu 65% im Jasminblütenöl, auch im Ylang-Ylang-Öl. Gardenia-Öl besteht größtenteils aus Benzylacetat.

Herstellung. Durch zweistd. Erhitzen von Benzylalkohol mit der doppelten Menge Essigsäureanhydrid unter Zusatz von wenig wasserfreiem Natriumacetat oder durch Erhitzen von 50 T. Benzylalkohol mit 95 T. Essigsäure und 5 T. konz. Schwefelsäure. Der Ester wird mit W. gewaschen, mit Calciumchlorid getrocknet und dest.

Eigenschaften. Farblose Fl., lösl. in den üblichen org. Lsgm. Kp. 215 bis $216°$. $d = 1{,}062$. Der Geruch ist angenehm fruchtartig.

Anwendung. Zur Darst. künstlicher Blütenöle und Fruchtäther.

Benzylium cinnamylicum. Zimtsäurebenzylester.

$C_{16}H_{14}O_2$ M.G. 238

Vorkommen. Neben Benzoesäurebenzylester im Tolubalsam, Perubalsam und in Storaxöl

Herstellung. Durch Kochen von zimtsaurem Natrium mit Benzylchlorid und A.

Eigenschaften. Weiße, glänzende Kristalle von würzigem Geruch. Fp. $39°$, Kp. 335 bis $340°$ unter Zers. Lösl. in A., unlösl. in W.

Anwendung. Wurde früher zur Behandlung der Lungentuberkulose verwandt und kam in Form von Tabletten in den Handel. Technisch: In der Parfümerie.

Benzylthiuronium

S-Benzylthiuronium Chloride BPC 68. Benzyltiuroniumklorid Nord. 63. S-Benzylthiuroniumchlorid.

$C_8H_{10}N_2S \cdot HCl$ M.G. 202,7

Gehalt. BPC 68: Mindestens 95,0%.

Eigenschaften. Weiße Kristalle, lösl. in W. Fp. 148 bis $150°$ oder 177 bis $180°$ (2 Modifikationen).

Erkennung. 1. 1 g Substanz wird in 10 ml W. gelöst und mit einer Lsg. von 0,8 g Sulfanilsäure in 10 ml W. versetzt, die vorher mit Natronlauge gegen Lackmus neutralisiert wird. Der beim Kühlen mit Eis ausfallende Nd. wird aus wss. A. umkristallisiert und schmilzt nach dem Trocknen bei 233 bis $236°$ (BPC 68). – 2. Der aus 0,5 ml Natriumacetat-Lsg., 1 Tr. Essigsäure und 5 ml Prüflsg. (1 g Substanz, gelöst zu 20 ml) entstehende krist.

Nd. von Benzylthiuroniumacetat schmilzt nach dem Trocknen (bei 105°) zwischen 136 und 140° (Nord. 63). – 3. Positiver Chlorid-Nachweis mit Silbernitrat (Nord. 63).

Prüfung. 1. Die Prüflsg. muß klar und farblos sein. – 2. Glührückstand: Höchstens 0,1%.

Gehaltsbestimmung. 1. Kjeldahl-Best. mit 80 mg Substanz, mit einer Blindwertbest., wobei anstelle des Benzylthiuroniumchlorids Saccharose verwandt wird. 1 ml 0,02 n Schwefelsäure entspr. 2,027 mg $C_8H_{11}ClN_2S$ (BPC 68). – 2. Argentometrisch: 0,5 g Substanz werden genau gewogen, in 10 ml W. gelöst und mit 50,0 ml 0,1 n Silbernitrat-Lsg. sowie 5 ml verd. Salpetersäure versetzt. Der Überschuß an Silbernitrat wird mit 0,1 n Ammoniumthiocyanat-Lsg. unter Verwendung von Eisen(III)-ammoniumsulfat als Indikator zurücktitriert. 1 ml 0,1 n Silbernitrat-Lsg. entspr. 20,72 mg $C_8H_{11}ClN_2S$ (BPC 68).

Anwendung. Als Reagens.

Benzylum bichloratum

Benzylum bichloratum. Benzalchlorid. Benzylidenchlorid. ω,ω-Dichlortoluol.

$C_7H_6Cl_2$ M.G. 161,03

Eigenschaften. Farblose, stechend riechende, die Augen reizende, an der Luft rauchende, lichtbrechende Fl., leicht lösl. in A. und Ae., unlösl. in W. Fp. −17,4°. Kp. 205° (Zers.) $d_4^{16} = 1,295$. $n_D^{20} = 1,5502$.

Aufbewahrung. Gut verschlossen.

Anwendung. Zur Herst. von Benzaldehyd und Zimtsäure.

Berberis

Berberis vulgaris L. (Außerdem laut HPUS 64 B. canadensis dumetorum, B. irritabalis, B. pisifera, B. serrulata, B. sinensis, Oxyacantha, Pedunculis racemosis, Spina acida, Spinis triplicibus). Berberidaceae – Berberidoideae – Berberideae. Berberitze. Sauerdorn. Common barberry. Pipperidge bush. Épine-vinette. Crespino. Berbero. Cachisda.

Verbreitet in fast ganz Europa, im westlichen Asien, in Pakistan und den USA (Neu-England, Pennsylvania, Virginia). An sonnigen Stellen, trockenen, steinigen Hügeln, in Gebüschen, Flußauen usw. Außerdem auch zu Hecken gepflanzt.

Bis 3 m hoher Strauch mit glatter, hellgrüner Rinde. – Laubblätter der Langtriebe zu 1 bis 2 cm langen, einfachen oder bis siebenteiligen Dornen umgewandelt, in deren Achseln die Kurztriebe stehen, letztere tragen einen Büschel von kurzgestielten, länglich-eiförmigen, am Rande scharf dornig-gewimperten, derben Laubblättern. – Blüten gelb, in einfachen, hängenden, vielblütigen Trauben, ebenfalls aus den Kurztrieben entspringend, mit intensivem Geruch. Kelchblätter meist 6, in 2 Kreisen angeordnet, goldgelb. Kronblätter 6, in 2 Kreisen angeordnet, 5 bis 7 mm lang, eiförmig, hohl, halbkugelig zusammenneigend, am Grunde mit 2 Drüsenhöckern. Staubblätter 6, in 2 Kreisen stehend, reizbar, d.h. nach Berührung auf der Innenseite sich an den Fruchtknoten legend, mit breiten Filamenten und zweifächerigen, intorsen Antheren; letztere sich mit einer von unten nach oben zurückrollenden Klappe öffnend. Fruchtknoten 1, kurz, oberständig, mit breiter Narbe und 2 Samenanlagen; letztere mit 2 ungleich großen Integumenten. – Beeren länglich, bis 10 mm lang, scharlachrot und sauer schmeckend. – Samen 2 bis 6 mm lang, mit geradem, fast ebenso langem Keimling im reichlichen Endosperm.

Die Berberitze ist u.a. als Zwischenwirt des Getreiderostes (Puccinia graminis) von Bedeutung und wird aus diesem Grunde in manchen Ländern ausgerottet.

Cortex Berberidis radicis[1]. Berberitzenrinde. Berberitzenwurzelrinde. Sauerdornrinde. Sauerdornwurzelrinde. Barberry root bark. Écorce de la racine de berbéride.

---

[1] Abbildungen bei L. Hörhammer: Teeanalyse, Tafel 45, Abb. 397 und 398.

In den Handel kommt die Rinde allein oder die ganze Wurzel. Erstere ist außen gelblich-grau bis hellbraun, glatt oder runzelig, auf der Innenfläche grüngelb, gestreift, im Bruch locker und blätterig.

Geschmack stark bitter, der Speichel wird beim Kauen gelb.

Mikroskopisches Bild. Querschnitt. Unter einem lockeren, vielreihigen Kork eine primäre Rinde aus großlückigem, dünnwandigem Parenchym mit gelbbraunem Inhalt; keine Bastfasern und keine Kristallbildungen. In der sekundären Rinde breite, deutlich geschichtete Rindenstrahlen und vier und mehr Zellreihen breite, nach außen sich erweiternde Markstrahlen. Die Markstrahlzellen getüpfelt, zuweilen stellenweise sklerotisiert, mit gelbbraunem Inhalt oder mit großen, rhomboedrischen Einzelkristallen von Calciumoxalat. Die Rindenstrahlen aus tangentialen, abwechselnden Schichten von meist kollabierten Siebröhren und kleinzelligem Parenchym; keine Kristalle. Zuweilen in den Rindenstrahlen gelbwandige, stark verdickte, beiderseits zugespitzte Sklerenchymfasern, im äußeren Teil der Innenwände vereinzelt, im mittleren Teil in einfachen tangentialen Reihen, noch weiter nach innen einzeln. Diese Fasern können auch völlig fehlen. Werden Schnitte der Wurzelrinde unter dem Mikroskop in 1%ige Salpetersäure gebracht, so scheiden sich alsbald in den Zellen büschelförmig angeordnete Kristalle von Berberinnitrat aus.

Inhaltsstoffe. Etwa 1 bis 3% Berberin $C_{20}H_{18}\overset{\oplus}{N}O_4$, Fp. 144° oder 205° (Hydrat), 1,5% Oxyacanthin $C_{37}H_{40}N_2O_6$, Fp. 216 bis 217°, Magnoflorin $C_{20}H_{24}\overset{\oplus}{N}O_4$, Berberrubin $C_{19}H_{15}\overset{\oplus}{N}O_4$, Fp. 285° (Hydrat), Berbamin $C_{37}H_{40}N_2O_6$, Fp. 172°, Jatrorrhizin (Jatrorhizin) $C_{20}H_{20}\overset{\oplus}{N}O_4$, Columbamin $C_{20}H_{20}\overset{\oplus}{N}O_4$, Palmatin $C_{21}H_{22}\overset{\oplus}{N}O_4$ und Isotetrandrin $C_{38}H_{42}N_2O_6$, Fp. 182°. DÖPKE [Naturwissenschaften *50*, 595 (1963)] fand ferner die isomeren Apomorphinalkaloide Bervulcin $C_{18}H_{19}NO_3$, Fp. 125 bis 126° (Zers.), und Vulracin, Fp. 164°. Ferner Tannin, Harz, Wachs, Gummi und Chelidonsäure.

Magnoflorin

Berberrubin

$R_1 = H$, $R_2 = CH_3$: Jatrorrhizin
$R_1 = R_2 = CH_3$: Palmatin
$R_1 = CH_3$, $R_2 = H$: Columbamin

Isotetrandrin

Prüfung. Das HAB 34 enthält eine Bestimmungsmethode von RICHTER [Arch. Pharm. (Weinheim) *252*, 192 (1914)], die auf der Fällung der Alkaloide mit Pikrolonsäure beruht, tertiäre und quaternäre Basen zusammen bestimmt und etwas zu niedrige Werte liefert, weil das Berberinpikrolonat in Äther nicht ganz unlöslich ist.

NEUGEBAUER u. BRUNNER [Pharm. Zentralh. *80*, 113 (1939)] arbeiteten ein titrimetrisches Verfahren aus, mit dem tertiäre, quaternäre und phenolische Basen gesondert bestimmt werden. Die tertiären Basen lassen sich aus einer ammoniakalischen, wäßrigen Lösung mit Äther ausschütteln, während die quaternären Basen zurückbleiben und auf diese Weise abgetrennt werden können. Hierauf werden die quaternären Basen mit Zink und Säure zu den tertiären Basen reduziert und in gleicher Weise wie die tertiären Basen bestimmt. Die Phenolbasen lassen sich von den nichtphenolischen, quaternären Basen durch nochmaliges Ausschütteln der natron-alkalisch gemachten, titrierten Lösung mit Äther trennen, wobei die Phenolbasen in der alkalischen, wäßrigen Lösung verbleiben. Die Autoren geben folgende Ausführung für die Droge an: 2 g der Wurzelrinde werden in einem kleinen Glaskolben mit 30 g Äther und 2 g Ammoniakflüssigkeit übergossen und nach Verschließen des Kolbens 5 Min. geschüttelt. Unter wiederholtem Umschütteln läßt man darauf 1 Std.

lang stehen. Schließlich wird nach Zugabe von 2 g geglühtem Natriumsulfat nochmals kräftig durchgeschüttelt und nach etwa zehnminütigem Stehen vorsichtig, ohne den Bodensatz aufzuwirbeln, in einen Schüttelzylinder filtriert. Kolben und Filter werden noch zweimal mit je 20 ml Äther gründlich nachgespült. In den vereinigten ätherischen Ausschüttelungen werden die tertiären Basen bestimmt. Da die direkte Bestimmung der Alkaloide in der ätherischen Lösung infolge vorhandener Verunreinigungen zu Schwierigkeiten führt, wird diese Lösung drei- bis viermal mit je etwa 10 ml schwach angesäuertem Wasser (0,5%ige Schwefelsäure) ausgeschüttelt und die vereinigten wäßrigen Ausschüttelungen wiederum, nachdem sie mit Ammoniak alkalisch gemacht wurden, zweimal mit je 40 ml Äther ausgeschüttelt. Die vereinigten ätherischen Lösungen werden mit Natriumsulfat getrocknet und der Äther bis auf einige ml verdunstet. Nach Zugabe von 3 ml Wasser und 3 ml 0,1 n Salzsäure wird der restliche Äther entfernt und darauf mit Alkali zurücktitriert. Es wird auf Oxyacanthin berechnet; 1 ml 0,1 n Salzsäure = 0,03141 g Oxyacanthin, Methylrot als Indikator.

Zu dem im Kolben befindlichen Rückstand, mit dem der auf dem Filter verbliebene Anteil der Wurzelrinde wieder vereinigt wird, werden nach Abdampfen des restlichen Äthers auf dem Wasserbad 30 ml Wasser, 5 ml verd. Schwefelsäure und 5 ml verd. Essigsäure sowie 2 g Zinkstaub gegeben. Es wird zur Reduktion der quaternären Basen 2 Std. auf dem Wasserbad erwärmt und dann die überstehende Lösung vorsichtig durch ein Filter in einen Schüttelzylinder gegossen. Der Rückstand wird nochmals dreimal mit je 10 ml Wasser und 10 Tr. verd. Schwefelsäure etwa 5 Min. auf dem Wasserbad erwärmt. Die vereinigten Filtrate werden mit Ammoniak im Überschuß versetzt, nach nochmaligem Erkalten zweimal mit je 20 ml Äther ausgeschüttelt, der Äther über geglühtem Natriumsulfat gut getrocknet und bis auf einen geringen Rest verdampft. Dann setzt man 3 ml 0,1 n Salzsäure und 3 ml Wasser zu, befreit durch nochmaliges, vorsichtiges Erwärmen vom restlichen Äther und titriert mit 0,1 n Natronlauge nach dem Erkalten auf rein Gelb zurück (2 Tr. Dimethylgelb als Indikator). 1 ml 0,1 n Salzsäure = 0,0353 g Berberin. – Zur Bestimmung der Phenolbasen wird die titrierte Lösung mit 1 ml Natronlauge alkalisch gemacht, nochmals mit 30 ml Äther ausgeschüttelt und die in den Äther übergehenden nichtphenolischen Basen wiederum in üblicher Weise bestimmt. Da in diesem Fall die wäßrige Lösung nicht mehr benötigt wird, kann dieselbe mit Tragant in der üblichen einfachen Weise gebunden werden. Die Differenz zwischen den Werten dieser und der obigen Bestimmung ergibt den Gehalt an Phenolbasen. Emulsionen, die sich beim Ausschütteln mit Äther mitunter bilden können, lassen sich durch Zugabe von geglühtem Natriumsulfat wieder trennen. Die nach dieser Methode gefundenen Werte stimmten innerhalb der Fehlergrenze gut mit den Werten überein, die in Lösungen erhalten wurden, die durch Extraktion im Soxhlet bzw. durch erschöpfendes Auskochen der Wurzelrinde mit verd. Weingeist unter Zugabe einiger Tropfen verd. Essigsäure erhalten wurden.

Gehaltsbestimmung nach BROCKMANN-HANSSEN [Pharm. Acta Helv. 21, 23 (1946)]: 2,5 g fein gepulverte Wurzelrinde übergießt man in einem Arzneiglas von 200 ml Inhalt mit 50 ml Äther und nach kräftigem Umschütteln mit 2,5 ml Ammoniakflüssigkeit und läßt das Gemisch unter häufigem kräftigem Umschütteln 1/2 Std. lang stehen. Nun fügt man 5 ml Wasser hinzu und schüttelt einige Min. lang, bis das Drogenpulver sich zusammengeballt hat und die ätherische Flüssigkeit klar oder beinahe klar geworden ist. Diese ätherische Alkaloidlösung gießt man möglichst vollständig durch ein Wattebäuschchen in einen Scheidetrichter, jedoch ohne etwas von der Droge mitzureißen. Der Drogenrückstand wird noch zweimal mit 10 ml Äther ausgeschüttelt, jedesmal etwa 2 Min. lang. Zu den gesammelten ätherischen Auszügen gibt man 10 ml Wasser und schüttelt kräftig 5 Min. lang. Nach dem Absetzen und Klären läßt man die wäßrige Phase dem berberinhaltigen Drogenrückstand zufließen, fügt noch 10 ml 10%ige Schwefelsäure hinzu und wärmt auf dem siedenden Wasserbad 1/2 Std. lang unter häufigem Umschwenken des Arzneiglases. Danach setzt man das Gemisch bis zum völligen Erkalten beiseite, gibt dann 75 g Äther und 7 ml 30%ige Natronlauge hinzu und schüttelt kräftig 10 Min. lang. Dann versetzt man mit 2,5 g Traganthpulver und schüttelt noch ein paar Min. kräftig durch. Nach dem Absetzen filtriert man 60 g der ätherischen Flüssigkeit durch ein trockenes, gut bedecktes Faltenfilter in einen Erlenmeyerkolben. In den Trichter legt man zur Vorsicht einen kleinen Wattebausch unter das Filter. Man destilliert den Äther bis auf einen kleinen Rest ab, gibt noch 10 ml Äther hinzu und destilliert weiter bis auf ein paar ml ab. Nun fügt man 10 ml 0,1 n Salzsäure und etwa 40 ml Wasser hinzu und erwärmt die Flüssigkeit auf dem Wasserbad bis zum Verschwinden des Äthergeruches und bis sich das abgeschiedene Berberinchlorid wieder gelöst hat. Nach dem Erkalten versetzt man mit 5 Tr. Methylrot und titriert mit 0,1 n Natronlauge bis zum Farbumschlag. 1 ml 0,1 n Salzsäure = 0,0353 g Berberin. Während des Erwärmens und des Erkaltens des berberinhaltigen Gemisches bestimmt man den Gehalt an tertiären Basen in folgender Weise: Zuerst trocknet man die ätherische Lösung durch kräftiges Schütteln mit einer kleinen Menge Tragantpulver und gießt sie dann aus der oberen Öffnung des Scheidetrichters durch ein mit Äther angefeuchtetes Wattebäuschchen in einen Erlenmeyerkolben. Man wäscht den Scheidetrichter und die Watte mit zweimal 5 ml Äther nach und destilliert dann den Äther völlig ab, löst den Rückstand in 10 ml Äther, den man bis auf einige ml abdestilliert. Nach Zusatz von 5 ml 0,1 n Salzsäure und etwa 10 ml Wasser erwärmt man die Flüssigkeit bis zum Verschwinden des Äthergeruches, fügt nach dem Erkalten 2 Tr. Methylrot hinzu und titriert mit 0,1 n Natronlauge bis zum Farbumschlag. Den Gehalt an tertiären Basen berechnet man als Oxyacanthin. 1 ml 0,1 n Salzsäure = 0,03141 g Oxyacanthin. – CSUPUR [Dtsch. Apoth.-Ztg *111*, 481 (1971)] bestimmt das Berberin nach d. chr. Abtrennung photometrisch.

Wirkung. Berberin, oral und parenteral leicht resorbierbar, im tierischen Organismus (Kaninchen) fast völlig zerstört, vom Menschen aber in beträchtlicher Menge unverändert durch die Nieren, teilweise auch durch die Leber ausgeschieden, ist wenig toxisch (DL m. für Kaninchen = 0,1 g/kg). Es erregt in kleinen Gaben das Atemzentrum, erst hohe Dosen führen nach starker Dyspnoe und unter Krämpfen zur tödlichen, primären Atemlähmung. Letale Dosen erzeugen außerdem hämorrhagische Nephritis. – Berberin hat in kleinen Dosen blutdrucksteigende Wirkung, größere Berberingaben erweitern die Blutgefäße in der Peripherie (insbesondere im Splanchnicusgebiet) und senken dadurch den Blutdruck anhaltend, führen außerdem am Herz zu Leistungsverminderung. Berberin wirkt außerdem cholekinetisch [RENTZ: Naunyn-Schmiedeberg's Arch. exp. Path. Pharmak. *205*, 332 (1948)], an glattmuskeligen Organen erregend [CHOPRA et al.: Indian J. med. Res. *19*, 1193 (1932) und KREITMAIR: Merck's Jber. Pharm. *1936*, S. 106], es verstärkt (am Herzen) die Acetylcholinwirkung; diese Wirkung ist aber tachyphylaktisch, größere Dosen heben die Acetylcholin- und Pilocarpinwirkung auf. Berberin wirkt (im Quaddelversuch) lokalanästhetisch, es hat eine spezifische Wirkung auf die Erreger der Leishmaniosen und besitzt trypanozide Wirkung bei mit Trypanosoma equiperdum infizierten Ratten [SEERY et al.: J. Pharmacol. (Kyoto) *69*, 64 (1940)]. Über die Wirkung der einzelnen Nebenalkaloide ist nur bekannt, daß Oxyacanthin in größeren Dosen den Blutdruck, im wesentlichen durch periphere Gefäßerweiterung senkt [RAYMOND-HAMET: C. R. Soc. Biol. (Paris) *136*, 112 (1942)], ohne aber bei Anwendung von Gesamtextrakten der Droge an den oben beschriebenen Kreislaufwirkungen des Berberins beteiligt zu sein. Es wirkt im übrigen spasmolytisch auf die glatte Muskulatur [RAYMOND-HAMET: C. R. Acad. Sci. (Paris) *197*, 1354 (1933)]. Gesamtextrakte der Berberitze haben außer den unter Berberinwirkung beschriebenen Wirkungen auf Atmung, Kreislauf und glattmuskelige Organe, an denen die Nebenalkaloide nicht beteiligt zu sein scheinen, eine nicht durch Berberin, sondern durch Oxyacanthin und Berbamin hervorgerufene antipyretische Wirkung, ferner diuretische, choleretische und cholekinetische Wirkung, wobei letztere vor allem dem Berberin, daneben aber auch den Alkaloiden Oxyacanthin und Berbamin zukommt.

Vergiftungen. Bisher wurden nur medizinale Vergiftungen beschrieben. Vergiftungen durch die Pflanze selbst sind um so weniger zu befürchten, als die lockenden roten Beeren alkaloidfrei und die alkaloidreichen Wurzeln schwer zugänglich sind.

Vergiftungserscheinungen. Als Nebenwirkungen (nach arzneilichen Gaben von Berberin) leichte Benommenheit, Nasenbluten, Erbrechen und Diarrhoe, Nierenreizung, evtl. Nephritis.

Anwendung. Heute noch bei Leberfunktionsstörungen und Gallenstauungen. Ebenfalls bei Steinleiden, insbesondere bei Cholelithiasis, Nephrolithiasis mit häufigen Koliken, bei Gelbsucht, Hämorrhoiden, Milzleiden, Nephritis und Cholezystitis mit besonders starkem Rückenschmerz, Wassersucht, Retentio urinae und Urethraschmerzen verwendet. Auch bei Gicht, Rheuma, Lumbago und Arthritis deformans wird Berberis gerne verwendet. Gelegentlich wird die Droge auch bei Verdauungsstörungen, Diarrhoe, besonders in Verbindung mit Skrofulose und Tuberkulose verwendet. Bei fieberhaften Nierenentzündungen soll Berberis nicht angewendet werden. Nach einem Bericht von BRISSE-MORET [J. Pharm. Chim. (Paris) *1926*, S. 364] ist Berberis vulgaris mit Erfolg gegen gewohnheitsmäßigen Gebrauch von Opium und Morphin angewendet worden. Mit verhältnismäßig geringen Dosen soll bei Opiumrauchern eine sehr schnelle Heilung erzielt werden können. In der Homöopathie bei Nieren-, Harn-, Leber- und Gallenleiden. Gegen Hämorrhoiden. Zum Gelbfärben von Leder, Wolle, Baumwolle, Seide und Holz. Zur Darstellung des Berberins und seiner Salze.

Berberis HAB 34. Sauerdorn, Berberitze.
Getrocknete Wurzelrinde.

Arzneiform. Tinktur nach § 4 mit 60%igem Weingeist. *Arzneigehalt.* 1/10.

Trockenrückstand. 3,25 bis 3,27%. Dichte 0,897 bis 0,904.

In den Vorschlägen für das neue Deutsche HAB, Heft 2, S. 98 (1956) werden folgende Angaben gemacht: Verwendeter Pflanzenteil: Frische, nach der Fruchtreife gesammelte Wurzelrinde. – Arzneiform: 1 Teil frische Wurzelrinde wird mit 1,5 Teilen 90%igen Weingeistes versetzt; die Masse wird dann kräftig durchgearbeitet und 8 Tage lang mazeriert. Nach dem Abpressen und Filtrieren der Tinktur wird der Gehalt an Berberin bestimmt (s. Prüfung). Durch Hinzufügen von 60%igem Weingeist wird die Flüssigkeit auf einen Gehalt von 0,40 bis 0,45% Berberin gebracht. Diese Tinktur stellt die 1. Dez.Pot. dar (Urtinktur = D 1). Dichte: 0,910 bis 0,920; Trockenrückstand: 2,5 bis 3%. — Ferner werden verschiedene Prüfungsreaktionen, eine Gehaltsbestimmung [Heft 7, S. 378 (1961)] sowie die Chromatographie der Tinktur beschrieben.

Berberis vulgaris HPUS 64. Barberry.

Die Rinde der Wurzel.

Arzneiform. Urtinktur: Arzneigehalt 1/10. Berberis vulgaris, feuchte Masse mit 100 g Trockensubstanz und 80 ml Wasser = 180 g, dest. Wasser 420 ml, Alkohol USP (94,9 Vol.-%) 537 ml zur Bereitung von 1000 ml der Tinktur. — Dilutionen: D 2 (2 ×) enthält 1 Teil Tinktur, 4 Teile dest. Wasser und 5 Teile Alkohol; D 3 (3 ×) und höher mit Alkohol HPUS (88 Vol.-%). — Medikationen: D 3 (3 ×) und höher.

Cortex Berberidis.

Barberry Bark BPC 23.

Die getrocknete Stammrinde.

Inhaltsstoffe. Nach PETCU u. GOINA [Planta med. (Stuttg.) *18*, 372 (1970)] 5,54% Gesamtalkaloide, 2,23% tertiäre Basen (Berbamin und Oxyacanthin), 2,16% quaternäre Basen (Berberin und Palmatin) und 1,15% Phenolbasen (Yatrorrhizin, Columbamin und Berberrubin).

Anwendung. Als Bittermittel.

Fructus Berberidis.
Baccae Berberidis vulgaris. Berberitzen-, Sauerdornfrüchte. Berberitzen-, Sauerdorn-, Saurach-, Essig-, Erbsel-, Reißbeeren. Weinscharl. Dreidorn. Barberry. Épine-vinette.

Fructus Berberidis Erg. B.6.

Die getrockneten Früchte.

Die Ganzdroge besteht aus den scharlach- bis schwarzroten, länglich-ovalen, bis 10 mm langen und bis 5 mm breiten, stark eingefallenen und geschrumpften, weichen Beeren, die oben eine braune, 1 mm breite, ring-wulstige Narbenscheibe und unten die Abbruchstelle des Stieles erkennen lassen. Sie enthalten meist 1 bis 2 feingerunzelte, rotbraune, länglicheiförmige Samen von 5 bis 6 mm Länge und 2 bis 3 mm Breite.

Geruchlos, Geschmack angenehm sauer.

Die Schnittdroge besteht aus sehr kleinen, roten bis schwarzroten, schwach glänzenden Fruchtwandstückchen und zahlreichen ganzen, rotbraunen Samen und Bruchstückchen derselben.

Fluoreszenzmikroskopische Untersuchung. Das Perikarp zeigt im Querschnitt eine ziemlich intensive, blaue bis blauweiße Epidermis, das Parenchym ist dunkelbraun, braun, blaugrau und gelblichbraungrau gefärbt, auf der Innenseite hie und da von einer schmalen gelben Zone begrenzt. Die Samen erscheinen von der Fläche violettgrau. Im Querschnitt ist die Samenschale dunkel- bis schwarzviolettbraun mit einem schmalen, violetten bis violettgrauen Außenstreifen. Das Sameninnere ist intensiv gelb bis gelbgrün.

Pulverdroge. Rotbraun. Gekennzeichnet durch die vieleckigen Endokarpzellen, die nach innen linsenartig vorgewölbt sind und auf diesen derben Zellwänden wellenförmig verlaufende Falten zeigen, durch 30 bis 50 µm große, fast kollenchymatisch ausgebildete Epidermiszellen des Exokarps und durch palisadenförmige, auf der Außenseite verdickte und kutikularisierte Epidermiszellen der Samenschale.

Inhaltsstoffe. Glucose und Fructose zusammen bis 4,7%, bis 6,6% freie Säure (als Äpfelsäure berechnet), etwa 6,6% Gummi, angeblich eine flüchtige aromatische Säure und Vitamin C. Reife Früchte enthalten eine Mischung von Farbstoffen, in der 0,8% α-Carotin, 5,7% β-Carotin, 39% Lutein, 8,6% Zeaxanthin, 7,6% Chrysanthemaxanthin, 11,7% Flavoxanthin, 5,7% Auroxanthin und 1,9% Capsanthin nachgewiesen wurden. Nach älteren Angaben Pektose.

Prüfung. Max. Aschegehalt: 3% Erg.B. 6.

Anwendung. In der Volksheilkunde bei Lungenerkrankungen. In saurem Kompott und Wein gegen Verstopfung und Appetitlosigkeit. Zu Erfrischungsgetränken. Frisch zur Darstellung eines schön gefärbten Sirups, der als Geschmackskorrigens dient.

Folia Berberidis. Berberitzenblätter.

Inhaltsstoff. Berberin.

Anwendung. Als Abführmittel.

Radix Berberidis vulgaris. Berberitzenwurzel. Sauerdornwurzel.

Wurzel stark verästelt, holzig, mit dünner, außen gelblichgrauer, innen orangegelber Rinde (s. Cortex Berberidis). Das Holz zitronengelb, mit deutlichen Markstrahlen, an der Grenze der Jahresringe fein porös. Die Gefäßbündel mit nur wenigen Gefäßen, Markstrahlen 4 bis 5 Reihen breit.

Inhaltsstoffe und *Anwendung*. Wie Cortex Berberidis.

Berberis aristata Dc.

Heimisch in Indien und auf Ceylon.

Der in der Regel 1,8 bis 3,6 m hohe, dornige Strauch kann eine Höhe bis zu 4,5 m erreichen. — Der Stamm besitzt einen Durchmesser von 20 cm. — Zweige weißlich bis blaß gelbgrau gefärbt. — Blätter 3,8 bis 10 cm lang, 1,3 bis 3,3 cm breit, eiförmig, ganzrandig oder vereinzelt scharf gezähnt, auf der Unterseite blaßgrün mit sehr feinen Adern; sie fallen jährlich ab. — Blüten in 5 bis 7,5 cm langen, einfachen Trauben auf leicht gewinkelten Blütenstengeln. Stiele der Einzelblüten 5 bis 7,5 cm lang. Die Hochblätter fallen nicht ab. — Beeren eiförmig, blauviolett gefärbt, mit einem Schimmer überzogen.

Indian Barberry.

Berberis BCP 34, Ind. P. C. 53.

BPC 34 verwendet die getrockneten Zweige, Ind. P. C. 53 die getrockneten Wurzeln, auch von anderen Arten.

Nach BPC 34: Wellig gebogene Stücke von 2,5 bis 5 cm Durchmesser. Kork orangebraun; darunter eine dunkler braune Rinde, die mit leicht längswelligen Streifen und gelegentlich schwachen, querlaufenden Vertiefungen versehen ist. Auf dem Querschnitt erkennt man einen schmalen, braunen Kork, einen breitschichtigen, dunkelbraunen Bast, der von deutlich sichtbaren, gelben Markstrahlen durchzogen wird. Darauf folgt der breite, gelbgefärbte Holzkörper, der aus zahlreichen schmalen Gefäßsträngen besteht, die viele Einzelgefäße enthalten und durch schmale, blasser gefärbte Markstrahlen getrennt sind.

Geruch schwach, Geschmack bitter.

Nach Ind. P. C. 53: Wurzeln hart, spröd, oft knotig, gelbbraun gefärbt, zylindrisch geformt, stark gesplittert mit nur wenigen Nebenwurzeln. Länge der Stücke unterschiedlich, Breite bis zu 45 mm. Rinde weniger als 1 mm dick, innen dunkelbraun gefärbt, weich und pulverig zerbröckelnd. Das zitronengelbe Holz ist deutlich strahlenförmig ausgeprägt, die Markstrahlen sind schmal, das gelbgefärbte Holz fehlt meistens.

Geruch schwach, Geschmack bitter.

Mikroskopisches Bild. Der Querschnitt zeigt eine schmale Korkschicht, gefolgt von der schmalen Rinde. Diese besteht aus Parenchymzellen mit gelbbraunen, amorphen Inhaltsstoffen. Im sekundären Siebteil befinden sich mehrere Schichten von Bastfasern, die oft radial von sekundären Markstrahlen getrennt werden. Der Kambiumring ist sehr schmal. Die zahlreichen, offenen, kollateralen Leitbündel werden durch Markstrahlen getrennt, deren Zellen viele zwei- bis dreiteilige Stärkekörner enthalten. Im breiten Xylem befinden sich zwischen getüpfelten Tracheen zahlreiche Holzfasern. Die Markstrahlen, abwechselnd mit Holzfasern und getüpfelten Gefäßen, bilden klare breite Zonen. Das Mark fehlt meist.

Pulverdroge. Das stark gelbgefärbte Pulver besteht hauptsächlich aus Bruchstücken von Markstrahlen und Holzfasern mit einigen Tracheen. Die gelblichen Holzfasern zeigen große, einfache, querverlaufende Tüpfel, während die Tracheen u. a. Hoftüpfel besitzen. Die zahlreichen Stärkekörner sind einfach oder zwei- bis dreiteilig. Die unregelmäßig runden Einzelkörner haben einen Durchmesser von 3 bis 20 μm.

Verfälschung. Ind. P. C. 53: Die Stengel von Coscinium fenestratum (GAERTN.) COLEBR., Menispermaceae. Sie können gut an den weiten Gefäßen im Holz, an dem Fehlen von Jahresringen, an dem gekerbten Sklerenchymring nahe der Rinde und an dem halbmondförmig angeordneten Phloem erkannt werden.

Inhaltsstoffe. Berberin, nach BHAKUNI [Indian J. Chem. 6, 123 (1968)] Oxyberberin, Fp. 199 bis 200°, Tetrahydropalmatin, Fp. 145° und zwei amorphe Basen. Sonst wie Berberis vulgaris.

Prüfung. Nach Ind. P. C. 53: Mindestgehalt an Alkaloiden 1%. — Säureunlösliche Asche max. 2%. — Stengelanteil max. 5%. — Andere org. Beimengungen max. 2%.

Gehaltsbestimmung. Ind. P. C. 53: 10 g Pulver (No. 60) werden mit 90%igem Alkohol in einem Soxhlet extrahiert. Der Alkohol wird dann verjagt und der Rest in Wasser gelöst. Dann werden 30 ml einer 15%igen (g/ml) Natriumhydroxidlösung hinzugegeben und mit 300 ml Äther 1/2 Std. geschüttelt. 30 ml des ätherischen Extraktes (entspr. 1 g Rinde) werden mit 5 ml Pikrinsäure-Lsg. gefällt, der Niederschlag wird abgesaugt, getrocknet und gewogen. Multiplikation des Gewichtes mit 0,501 ergibt die Menge an Berberin.

Anwendung. In Indien als Bittermittel und gegen Malaria.

Dosierung. 2 bis 3 g, Ind. P. C. 53.

Berberis NF VII besteht aus Rhizom und Wurzeln von Mahonia aquifolium (PURSH) NUTT. und Mahonia nervosa PURSH (NUTT.). Siehe Mahonia.

Berberis hakodate HORT.

Züchtung im Klausenburger Botanischen Garten in Rumänien.

Inhaltsstoffe. Berberin, Berbamin, Oxyacanthin, Palmatin, Jatrorrhizin, Berberrubin, Columbamin und Isotetrandrin.

Wirkung. Berberis hakodate besitzt insbesondere eine cholekinetische und choleretische Wirkung. Laut PETCU [Arch. Pharm. (Weinheim) *296*, 753 (1953)] infolge des Gehaltes an Berberin antibiotische Wirkung auf grampositive und gramnegative Bakterien sowie auf Pilze.

Berberis laurina (BILLB.) THUNB. St. Johanniswurzel. St. John's root.

Panama.

Inhaltsstoffe. In den Blättern Berberin, (−)-Tetrahydropalmatin und Protopin. LIBERALLI [An. Fac. Farm. Odont. Univ. Sao Paulo *15*, 147 (1957/58)] fand in den Wurzeln und in der Stammrinde neben Berberin noch 4 weitere Alkaloide, kein Hydrastin. Später isolierten FALCO et al. (Tetrahedron L. *1968*, S. 1953) aus den Wurzeln und der Stammrinde neben Berberin die 3 Bisbenzylisochinolinbasen Obaberin (O-Methyloxyacanthin), O-Methylisothalicberin $C_{38}H_{42}N_2O_6$, Fp. 208 bis 209°, und Lauberin $C_{37}H_{40}N_2O_6$, Fp. 250 bis 255° (als Bromid).

O-Methylisothalicberin

Lauberin: R = H

Bemerkung: Untersuchungen von PETCU an Berberis serrata KOEHNE [Pharmazie *19*, 53 (1964)], Berberis guimpelii KOCH (B. chinensis POI, B. spathulata SCHRAD., B. sanguinolenta SCHRAD., B. serotina LGE.) [Planta med. (Stuttg.) *2*, 178 (1965)] und Berberis hauniensis ZAB. [Arch. Pharm. (Weinheim) *298*, 73 (1965)], alle aus Rumänien, ergaben die gleichen Alkaloide wie in Berberis vulgaris, doch in größerer Ausbeute. Alle Pflanzen enthalten besonders in ihren reifen Früchten erhebliche Mengen an Ascorbinsäure.

DZHALILOV et al. [Izv. Akad. Nauk Kazakh., Ser. tekh. Khim. Nauk *3*, 15 (1964)] berichteten über Alkaloide, die aus Berberis iliensis isoliert wurden. Bei phytochemischen Untersuchungen von Berberis virescens HOOK. f. stellte PETCU [Pharmazie *21*, 54 (1966)] in der Stammrinde einen höheren Gehalt an Gesamtalkaloiden als in Berberis vulgaris fest. KHAN et al. [ref. Chem. Abstr. *71*, 122185a (1969)] isolierten aus Berberis lycium ROYLE Berbamin mit hypotensiver Wirkung.

Berberis aquifolium HAB 34 und HPUS 64 s. Mahonia.

Bemerkung. Berberis aristata Dc., B. asiatica ROXB., B. lycium ROYLE und B. vulgaris L. wurden früher in der Volksheilkunde gegen verschiedene Arten von Krebs verwendet.

Berbaminum. Berbamin.

$C_{37}H_{40}N_2O_6$ M.G. 608,71

Eigenschaften. Weiße Kristalle aus PAe.; Fp. 197 bis 210°; wenig lösl. in W., lösl. in A., Ae., Chlf. und PAe.; $[\alpha]_D^{15} = +108,6°$ (in Chlf.). Hydrochlorid: $C_{37}H_{40}N_2O_6 \cdot HCl \cdot 4H_2O$. $[\alpha]_D^{20} = +63,2°$; Fp. der w.-freien Substanz: 270° (unter Zers.). Hydrobromid: $C_{37}H_{40}N_2O_6 \cdot HBr$; Fp. 283° (unter Zers.).

Die Substanz ist mit Oxyacanthin isomer.

Berberinum. Berberin. Berberine.

$C_{20}H_{19}NO_5$ M.G. 353,36

Eigenschaften. Gelbe Nadeln, unlösl. in W., lösl. in kaltem A., leicht lösl. in Ae. und Bzl.; Fp. 145°; UV-Absorptionsmaxima bei 265 und 343 nm.

Das Hydrat $(C_{20}H_{19}NO_5 \cdot 5^1/_2 H_2O)$ kristallisiert in gelben Nadeln. 1 g löst sich in 20 ml W. und in 100 ml A.; die Substanz krist. auch mit 1 Mol Chlf., 1 Mol Aceton oder $1^1/_2$ Mol Bzl. Die Salze des Berberins sind gelb gefärbt.

Erkennung. 1. Berberinsalz-Lsg. geben mit Kaliumjodid-Lsg. und mit Salpetersäure gelbe Nd. von Berberinhydrojodid und Berberinnitrat. – 2. Die wss. Lsg. der Berberinsalze wird durch Chlor oder Chlorw. blutrot gefärbt, ebenso durch Brom oder Bromw. – 3. Versetzt man die alkoholische Lsg. eines Berberinsalzes mit Jod oder mit Jod-Jodkalium in geringem Überschuß, so scheiden sich grünglänzende Nadeln oder Plättchen von jodwasserstoffsaurem Berberindijodid aus $(C_{20}H_{17}NO_4J_2 \cdot HJ)$.

Anwendung. In Form des neutralen Berberinsulfates oder anderer Salze wurde die Substanz früher bei Dyspepsien, Magenschmerzen und Durchfällen, bei Dysmenorrhoe, Wehenschwäche und Malaria gebraucht.

Technisch. In der Mikroskopie als Fluoreszenzmittel.

Dosierung. Einzeldosis 0,03 bis 0,2 g; Tagesdosis 0,1 bis 0,6 g (Sulfat).

Berberinum carbonicum. Berberincarbonat. Berberine carbonate. Kohlensaures Berberin.

$(C_{20}H_{18}O_4N)_2CO_3 \cdot 2H_2O$ M.G. 768,76

Eigenschaften. Braungelbe oder gelbe Kristalle, lösl. in heißem W. und in A.

Berberinum hydrobromicum. Berberinbromid. Berberiniumbromid. Berberinhydrobromid. Bromwasserstoffsaures Berberin.

$C_{20}H_{18}O_4N \cdot Br \cdot 2H_2O$ M.G. 452

Eigenschaften. Gelbe Nadeln, schwer lösl. in W.

Berberinum hydrochloricum. Berberinhydrochlorid. Berberiniumchlorid. Salzsaures Berberin. Berberinchlorid.

$C_{20}H_{18}O_4N \cdot Cl \cdot 2H_2O$ \hfill M.G. 407,86

Eigenschaften. Goldgelbe glänzende Nadeln, schwer lösl. in W. und A. bei Raumtemp., leichter lösl. beim Erhitzen, unlösl. in kaltem A., Ae. und Chlf.

Aufbewahrung. Gut verschlossen und vor Licht geschützt.

Anwendung s. Berberinum.

Berberinum nitricum. Berberiniumnitrat. Berberinnitrat. Salpetersaures Berberin.

$C_{20}H_{18}O_4N \cdot NO_3$ \hfill M.G. 398

Eigenschaften. Hellgelbe Kristalle, schwer lösl. in kaltem W., leichter lösl. in heißem W.

Berberinum phosphoricum. Berberiniumphosphat. Berberinphosphat. Phosphorsaures Berberin.

$(C_{20}H_{18}O_4N)_3 \cdot (PO_4) \cdot H_3PO_4 \cdot 5H_2O$ \hfill M.G. 1291

Eigenschaften. Gelbes, krist. Pulver, lösl. in 15 T. W., wenig lösl. in A.

Berberinum sulfuricum. Berberiniumsulfat. Berberinsulfat. Schwefelsaures Berberin. Berberinae Sulphas. Neutrales Berberinsulfat.

$(C_{20}H_{18}NO_4)_2SO_4 \cdot 3H_2O$ \hfill M.G. 822,82

Eigenschaften. Gelbes, krist. Pulver, lösl. in W. und A., praktisch unlösl. in Ae., PAe. und Chlf. Die Substanz zeigt einen bitteren Geschmack.

Entkeimung. Wss. Lsg. können durch Erhitzen im Autoklaven oder durch Filtration bzw. durch Erhitzen mit bakteriziden Stoffen sterilisiert werden.

Anwendung. Bei Orientbeulen werden 20 mg in 3 ml W. gelöst subcutan am Rande der Geschwüre injiziert.

Berberinum bisulfuricum. Berberinhydrogensulfat. Saures Berberinsulfat.

$C_{20}H_{18}NO_4 \cdot HSO_4$ \hfill M.G. 433,43

Eigenschaften. Gelbe Nadeln, schwer lösl. in kaltem W., lösl. in sd. W., wenig lösl. in A.

Anwendung. Wie das neutrale Berberinsulfat.

Aufbewahrung. Gut verschlossen, vor Licht geschützt.

Berbinum. Berbin. Berbine.

$C_{17}H_{17}N$ \hfill M.G. 235,31

5,6,13,13a-Tetrahydro-8-dibenzo-[a,g]-chinolizin.

Eigenschaften. Verfilzte Nadeln aus Ae.; Fp. 85°. Die Substanz reagiert stark basisch, löst sich leicht in A., Ae. und ist praktisch unlösl. in PAe.

Hydrochlorid: Feine Nadeln, sehr leicht lösl. in W. Pikrat: Gelbe Nadeln. Fp. 151°, lösl. in heißem A.

Coclaurinum. Coclaurin. Coclaurine.

$C_{17}H_{19}NO_3$ \hfill M.G. 285,33

1-(p-Hydroxybenzyl)-6-methoxy-7-hydroxy-1,2,3,4-tetrahydroisochinolin.

Eigenschaften. Plättchen oder kleine Tafeln aus A., wenig lösl. in W., A., Chlf., Ae., Aceton, besser lösl. in heißem A. und heißem Aceton, unlösl. in Bzl. und PAe.; Fp. 221°; $[\alpha]_D^{20} = -17°$.

Oxyacanthinum. Oxyacanthin. Vinetier. Vinetine.

$C_{37}H_{40}N_2O_6$ M.G. 608,71

Eigenschaften. Farblose, bitter schmeckende Kristalle bzw. krist. Pulver; unlösl. in W., lösl. in A., Chlf., Ae. und verd. Säuren. Fp. 216 bis 217°. $[\alpha]_D^{20} = +131,5°$ (in Chlf.).
Hydrochlorid: Fp. der w.-freien Substanz: 270 bis 271°. $[\alpha]_D = +185,5°$; lösl. in W.

Bergenia

Bergenia crassifolia (L.) FRITSCH [B. bifolia MOENCH, Megasea crassifolia (L.) HAW., Saxifraga crassifolia L.]. Saxifragaceae – Saxifragoideae – Saxifrageae. Wickelwurz.

Im Atlasgebirge, in der nördlichen Mongolei und in Sibirien vorkommend.

Grundblätter groß, bis über 10 cm breit, derb, fleischig, kahl, etwas gezähnt; letztere wie bei allen Arten der Gattung mit eingesenkten Drüsen. – Blüten groß, rot, fünfzählig in wickeligen Blütenständen. – Fruchtknoten 2 bis 3, nur am Grunde zusammenhängend.

Radix Bergeniae. Bodanwurzel. Boda. Badan.

Inhaltsstoffe. 18 bis 25% Gerbstoff, Bergenin (Bergenit, Vakerin, Cusaitin, „ardisic acid B") $C_{14}H_{16}O_9$, Fp. 230 bis 234° (Zers.), Stärke und ein gelber oder brauner Farbstoff.

Bergenin

Anwendung. Innerlich bei Durchfall und als Teesurrogat. Außerdem als fäulniswidriges und Gerbmittel, besonders für Sohlenleder und Juchten. Zusammen mit Weidenrinde zur Herstellung eines Gerbextraktes.

Folia Bergeniae.

Inhaltsstoffe. Etwa 22% Gerbstoffe aus der Gruppe der Gallotannine, im Herbst etwa 12% Arbutin. THIEME et al. [Pharmazie *24*, 648 (1969)] fanden ferner 0,04% Rhododendrin (Betulosid), Fp. 190°, und 0,3% freies Hydrochinon. HASLAM (J. chem. Soc. C *1969*, S. 1824) fand in der Pflanze (+)-Catechin-3-gallat und ein polymeres Proanthocyanidin.

Anwendung. Als Adstringens und zur Herstellung des „Tschagorischen Tees".

Bergenia cordifolia (HAW.) STERNB. (Megasea cordifolia HAW.).
Westlicher Himalaya.

Laubblätter wellig, grobgezähnt. – Blüten rosa.

Inhaltsstoffe. In den Blättern, Folia Bergeniae cordifoliae, ebenfalls Gerbstoffe und Arbutin. HASLAM (J. chem. Soc. C *1969*, S. 1824) fand (+)-Catechin-3-gallat und ein polymeres Proanthocyanidin.

Bemerkung: Papierchromatographische Analyse der Blätter von Bergenia species s. ADAMANIS [Acta Pol. pharm. *17*, 7 (1960); ref. Dtsch. Apoth.-Ztg *102*, 11 (1962)].

Bernsteinsäure-Derivate

Benzylum succinicum. Bernsteinsäure-dibenzylester. Dibenzyl-succinat.

$C_{18}H_{18}O_4$ M.G. 298,3

Eigenschaften. Weißes, krist. Pulver, wenig lösl. in W., lösl. in den üblichen org. Lsgm., in Fetten und ätherischen Ölen.

Anwendung. Bei spastischen Zuständen der glatten Muskulatur, z.B. Magen-, Darm-, Gallen-, Nieren- und Blasenkoliken. Techn.: Als Lsgm. und Weichmacher in der Cellulose-Lackindustrie.

Bernsteinsäureanhydrid.

$C_4H_4O_3$ M.G. 100,1

2,5-Dioxo-tetrahydrofuran.

Eigenschaften. Farblose, rhombische oder pyramidale Kristalle, leicht lösl. in A., lösl. in Chlf., praktisch unlösl. in W. und Ae. Fp. 120°. Kp. 261°. Sublimiert bei 115° und 5 Torr. $d_4^{20} = 1,504$.

Aufbewahrung. Gut verschlossen.

Anwendung. In der Arzneimittelsynth.

Bernsteinsäure-mono-[α-(2,5-endomethylen-Δ³-cyclohexenyl)]-äthylester.

$C_{13}H_{18}O_4$ M.G. 238,3

Eigenschaften. Weiße, krist. Substanz. Als Natriumsalz gut wasserlöslich.

Anwendung. Als Cholereticum.

Handelsform: Felogen (Asta).

Bersama

Bersama abyssinica FRES. ssp. abyssinica. Melianthaceae – Meliantheae.

Heimisch in Ostafrika.

Inhaltsstoffe. Nach LOCK [J. Pharm. Pharmacol. *14*, 496 (1962)] in der Pflanze cardiotonische Substanzen. KUPCHAN et al. (Tetrahedron L. *1968*, S. 152) isolierten aus der

Stammrinde Hellebrigenin-3-acetat $C_{26}H_{34}O_7$, Fp. 230 bis 232°, und Hellebrigenin-3,5-diacetat $C_{28}H_{36}O_8$, Fp. 217 bis 219°.

Hellebrigenin-3-acetat : R^1=Ac ; R^2=H
Hellebrigenin-3,5-diacetat : R^1 = R^2=Ac

Weiter fanden sie im Holz und in der Rinde Bersaldegenin-1,3,5-orthoacetat $C_{26}H_{32}O_7$, Fp. 288 bis 295°, und Bersaldegenin-3-acetat $C_{26}H_{34}O_8$, Fp. 283 bis 287° (Tetrahedron L. *1969*, S. 1709).

Bersaldegenin-orthoacetat

Bersaldegenin-3-acetat

Wirkung. Alle Inhaltsstoffe wirken in vitro zytotoxisch, Hellebrigenin-3-acetat auch in vivo. Bersaldegenin-ortho-acetat besitzt Aktivität gegen menschliches Nasopharynx-Carcinom.

Bersama abyssinica FRES. ssp. paullinioides VERDC.

Inhaltsstoffe. Aus der Wurzel isolierten TAYLOR-SMITH (J. chem. Soc. C *1967*, S. 1268) Oleanolsäure.

Anwendung. In der Volksmedizin als Anthelminticum für Kinder und als Abführmittel.

Bersama yangambiensis

Inhaltsstoffe. Vor allem in der Rinde ein Bufadienolid, das eine digitalisähnliche Wirkung besitzt.

Bersama hebecalyx

Inhaltsstoffe. In der Stamm- und Wurzelrinde zwei Stoffe: I, Fp. 320° und II, Fp. 267 bis 268° (Zers.).

Wirkung. Diese Stoffe sind aktiv gegen das Virus der Pocken, der Lungenentzündung und der Encephalomyelitis.

Bertholletia

Bertholletia excelsa HUMB. et BONPL. Lecythidaceae – Lecythideae. Brasil- oder Paranußbaum. Castanheira do Pará.

Heimisch im tropischen nördlichen Südamerika, besonders am Orinoco und im Amazonasgebiet, in Pará, Territorium Acre, Matto Grosso, Maranhão, Guayana (verwildert und kultiviert).

Bis zu 50 m hoher Waldbaum mit großen, ganzrandigen Laubblättern. – Blüten in Ährentrauben, epigyn. Kelch verwachsenblättrig, Knospen kugelig-sackartig, fast geschlossen, später in 2 schwach dreizähnige, stark konkave, abfallende Lappen zerreißend. Staubblattröhre kurz napfförmig, Fruchtknoten vierfächerig, mit zahlreichen Samenanlagen. – Frucht gestreckt-ellipsoidisch, Endokarp viel dicker als das glatt bleibende Exokarp, hoher, glatter und stumpf-nabelförmiger Deckel nach der Reife durch Verwitterung des oberen Endes der Plazentarsäule abfallend.

Fructus Bertholletiae. Paranüsse. Brasilnüsse. Brasilianische Kastanien. Amazonasmandeln. Brasil nuts. Castanha do Pará.

Die großen Kapselfrüchte enthalten in ihrem Inneren große, längliche, ölhaltige Samen. Samen etwa 4 cm lang mit einem dreikantig gerundeten Querschnitt; der graubraunen, derben Samenschale liegt innen ein zweireihiges Endosperm an, das den großen, ölhaltigen Embryo allseitig umhüllt. Die Samenschale trägt außen eine derbe Palisadenschicht, deren farblose Zellen teils stärker, teils schwächer verdickt und getüpfelt sind. Innere Schicht der Samenschale aus braunem Parenchym bestehend. Fetzen dieses Parenchyms pflegen dem von der Schale befreiten Samen regelmäßig anzuhaften. Der große Keimling wird außen von einer wenig charakteristischen, zweireihigen Aleuronschicht eingeschlossen. Das Keimlingsgewebe besteht aus dünnwandigen, parenchymatischen Zellen, die außer Öl- und Eiweißresten verhältnismäßig wenige, aber sehr große Aleuronkörner mit Globoiden in Kristalloiden aufweisen. Zwischen den großen Keimlingszellen befinden sich schichtweise auffallend kleinzellige Gewebekomplexe. Alle Gewebe frei von Stärke.

Inhaltsstoffe. Etwa 65 bis 70% fettes Öl, Oleum Bertholletiae, Paranußöl, Brasilnußöl, mit etwa 1,8% Myristin-, 13,5% Palmitin-, 2,5% Stearin-, 55,6% Öl- und 21,6% Linolsäureglyceriden. Ferner 0,24 bis 0,26% Barium. – Zum qualitativen Nachweis des Bariums verascht man am zweckmäßigsten dünne Schnitte der Nüsse auf dem Platinblech, tränkt die Asche mit einer 0,5%igen Lösung von rhodizonsaurem Natrium und behandelt abwechselnd mit Salz- und Salpetersäuredämpfen. Bei Anwesenheit von Barium entsteht Rotfärbung.

Anwendung. Die Kerne werden roh gegessen. Das daraus gewonnene Öl als Speiseöl (schlecht haltbar) gebraucht, oft nur zur Seifenfabrikation verwendet. Die Samenschalen der Paranüsse dienen zum Räuchern der Kautschukmilch.

Bemerkung. Auf Grund des Bariumgehaltes wurde empfohlen, die Einfuhr von Paranüssen zu unterbinden.

Bertholletia nobilis MIERS.
Tropisches Südamerika.

Früchte abgeplattet-ellipsoidisch, das Endokarp wenig dicker als das abblätternde, rauhe Exokarp. Der flache, radial gerifte, zugespitzte Deckel wird nach der Reife von der fest damit verbundenen Plazentarsäule nach innen gezogen.

Anwendung. Liefert ebenfalls Paranüsse und Paranußöl.

Bemerkung: Daneben werden Lecythis-Arten als Para- oder Paradiesnüsse gehandelt. Sie müßten richtiger Spucaja-Nüsse heißen. Das fette Öl wird in ähnlicher Weise wie das der Paranuß verwendet.

Beryllium

Beryllium. Glucinum. Glucinium.

Be   Atom-G. 9,01

Gewinnung. Durch Elektrolyse von Berylliumchlorid.

Eigenschaften. Stahlgraues, sehr hartes Metall, das bei gewöhnlicher Temp. spröde ist, sich bei Rotglut dehnen läßt und sich an der Luft mit einer hauchdünnen, sehr fest anhaftenden Oxidschicht überzieht. Praktisch unlösl. in W., lösl. in Alkalilaugen und nicht oxydierenden Säuren unter Salzbldg. In kalter und warmer Salpetersäure unlösl. Fp. 1284°; Kp. 2970°; $d^{20} = 1,82$.

Beryllium läßt sich mit Al, Ag, Fe und Co leicht legieren, jedoch nicht mit Mg. Es gehört zu den seltenen Elementen, sein Anteil an der obersten Erdkruste beträgt nur etwa 1/200 000. In der Natur kommt es nur in Form von Verbindungen vor (unedles Metall). Es besitzt große Durchlässigkeit für Röntgenstrahlen und eignet sich daher als Strahlenaustrittfenster für Röntgenröhren.

Toxikologie. Beryllium und seine Verbindungen können in Form von Staub oder Dämpfen beim Einatmen schwere Lungen- und Herzschädigungen hervorrufen. Neben akuten Erscheinungen werden auch Spätschäden beobachtet. Schnittwunden durch zerbrochene Leuchtröhren mit Berylliumbelag sind gefährlich und heilen äußerst schwer. Berylliumvergiftungen rufen auch Erkrankungen der Haut und Schleimhäute hervor. Es sind auch Todesfälle beobachtet worden. Wahrscheinlich ist Beryllium ein akkomodationsfähiges, allergisierendes Gift, das nur bei besonders empfindlichen Personen nach allmählicher Aufnahme tödlich wirkt.

Anwendung. Technisch als Desoxydationsmittel beim Kupferguß, als Zusatz zu Metallen und Legierungen. Berylliumnickellegierungen sind sehr hart und werden u. a. für Einstichnadeln und andere chirurgische Instrumente verwendet. Es wird ferner für Fernsehzwecke, zur Herst. für Elektroden für Vakuumröhren verwendet.

Auch für Atomkernreaktionen ist Beryllium als Neutronenquelle und zur Herabminderung der Geschwindigkeit der Neutronen von Bedeutung.

Beryllium aceticum basicum. Berylliumacetat, basisch.
Basisches essigsaures Beryllium.

$$Be_4O(CH_3\text{---}COO)_6$$

$C_{12}H_{18}Be_4O_{13}$ \hfill M.G. 406,3

Herstellung. Aus Berylliumcarbonat oder Berylliumhydroxid und verd. Essigsäure.

Eigenschaften. Weißliche, octaedrische Kristalle, unlösl. in W., lösl. in Eisessig, Chlf. u. a. org. Lsgm. Fp. 282 bis 284°. $d_4^4 = 1,36$; Kp. 330 bis 331°.

Anwendung. Als Ausgangsverbindung für reinste Berylliumsalze.

Beryllium bromatum. Berylliumbromid.
$BeBr_2$ \hfill M.G. 168,85

Eigenschaften. Weiße, an feuchter Luft leicht zerfließliche Nadeln, sehr leicht lösl. in W. unter starker Wärmeentw., lösl. in A. und leicht lösl. in wasserfreiem Pyridin (etwa 1 + 5,5 bei 25°). Reagiert lebhaft mit Organomagnesiumhalogeniden unter Bldg. von Berylliumalkylen. $d_4^{25} = 3,465$. Sublimierbar. Fp. (im geschlossenen Rohr) = 490°.

Aufbewahrung. Gut verschlossen, vor Feuchtigkeit geschützt.

Berylliumcarbid.
Be_2C \hfill M.G. 30,04

Eigenschaften. Ziegelrote, octaedrische Krist., die durch W. langsam und nur oberflächlich, durch Mineralsäuren und Alkalilaugen heftiger unter Bldg. von Methan angegriffen werden. Zerfällt beim Erhitzen oberhalb 2100° unter Abscheidung von Graphit. Sauerstoff ruft bei Rotglut nur oberflächliche Oxydation hervor. $d^{15} = 1,9$.

Beryllium chloratum. Berylliumchlorid.
$BeCl_2$ \hfill M.G. 79,9

Eigenschaften. Weiße, zerfließliche Kristalle, leicht lösl. in W. unter Wärmeentw., lösl. in A., Ae. und Bzl. Fp. 340°; Kp. etwa 520°.

Aufbewahrung. Gut verschlossen, vor Feuchtigkeit geschützt.

Anwendung. Zur Herst. von reinem Beryllium und für org. Synth.

Beryllium fluoratum. Berylliumfluorid.
BeF_2 \hfill M.G. 47,02

Herstellung. Durch Erhitzen von Ammoniumfluoroberyllat.

Eigenschaften. Sehr hygroskopische, glasartige Masse, leicht lösl. in W., lösl. in A. und in einem Gemisch von A. und Ae.; wenig lösl. in absolutem A., praktisch unlösl. in wasserfreiem Fluorwasserstoff. Fp. etwa 800°; $d^{25} = 1,986$. Mit Alkalifluoriden bildet Berylliumfluorid Komplexsalze: Fluoroberyllate.

Aufbewahrung. Gut verschlossen, vor Feuchtigkeit geschützt, in Kunststoff-, Blei- oder paraffinierten Gefäßen.

Anwendung. Zur Herst. von metallischem Beryllium als Zusatz zu Schweiß- und Lötpulvern für Leichtmetalle.

Beryllium nitricum. Berylliumnitrat.
$Be(NO_3)_2 + 3H_2O$ \hfill M.G. 187,1

Eigenschaften. Weiße, zerfließliche, krist. Masse, leicht lösl. in W. und A. Fp. 60°. Wird bei 100° kristallwasserfrei und zersetzt sich ab etwa 200°.

Aufbewahrung. Gut verschlossen, vor Feuchtigkeit geschützt, kühl.

Anwendung. In der Glühlichtindustrie zum Härten der Glühkörper.

Beryllium oxydatum anhydricum. Berylliumoxid. Berylliumoxyd. Beryllerde.

BeO   M.G. 25,02

Eigenschaften. Weißes, leichtes Pulver, praktisch unlösl. in W., leicht lösl. in Fluorwasserstoff-Lsg. Fp. etwa 2570°; $d = 3{,}02$.

Aufbewahrung. Gut verschlossen.

Anwendung. Medizinisch: Für Puder. Technisch: Für hochfeuerfeste Tiegel, Rohre usw., für keramische Spezialerzeugnisse, Gläser, Farbkörper, Leuchtstoffe, zur Herst. künstlicher Edelsteine, als Katalysator für org. Synth. Außerdem bei Atomenergieanlagen als Bestandteil von Abdeckmassen und Regulatoren.

Beryllium sulfuricum. Berylliumsulfat.

$BeSO_4 + 4H_2O$ M.G. 177,14

Eigenschaften. Farblose, an der Luft beständige, octaedrische Kristalle, leicht lösl. in heißem W., unlösl. in A. $d^{10} = 1{,}713$. Verliert beim Erhitzen auf 400° sein Kristallw. und beginnt bei 550 bis 600° sich in Berylliumoxid und Schwefeltrioxid zu zersetzen. Das wasserfreie Salz hat eine d von 2,44.

Anwendung. In der keramischen Industrie.

Beta

Beta vulgaris L. Chenopodiaceae – Beteae. Bete. Rübe. Gemeine Rübe. Runkelrübe. Zuckerrübe. Mangold. Mangel. Beet. Bette. Betterave. Barba bietola.

Heimisch in West- und Südeuropa, an den Küsten des Mittelmeeres. Wird in vielen Formen als Viehfutter, Zucker- und Salatpflanze kultiviert.

Pflanze ein- bis zweijährig, 60 bis 120 cm hoch. – Wurzel fleischig, rübenförmig. – Stengel aufrecht, ästig, kahl, kantig gefurcht. – Grundständige Laubblätter rosettenartig, lang gestielt, stumpf, herzförmig oder in den Blattstiel zusammengezogen, meist mit welligem Rande, die stengelständigen länglich bis lanzettlich. – Blüten zwittrig, sitzend, mit 2 kleinen, krautartigen, zuweilen fehlenden Vorblättern, am Grunde miteinander verwachsen, je 2 bis 4 (5) zu einzelnen Blütenknäueln vereinigt; diese in rispigen Blütenständen. Blütenhülle krugförmig, bleichgrün, fünfteilig, am Grunde mit dem Fruchtknoten verbunden. Blütenhüllblätter länglich-linealisch, am Rücken gekielt, zuerst ausgebreitet, später kugelig zusammenneigend, bei der Fruchtreife erhärtend und die Frucht einschließend. 5 Staubblätter vor den Perianthblättern stehend. Staubfäden am Grunde zu einem drüsigen Ringwulst verschmolzen. – Fruchtknoten schwach dreikantig eingesenkt, halbunterständig. Griffel kurz, mit 2 oder 3 (seltener 4 bis 5) kurzen, länglich ovalen Narben. Samenanlage auf einem dicken Funiculus krummläufig oder doppelwendig. – Frucht eine Scheinfrucht, niedergedrückt, 4 bis 5 mm breit, einsamig. – Samen waagerecht, kugelignierenförmig, mit dünner Schale. Keimling fast ringförmig um das mehlige Nährgewebe gekrümmt.

Inhaltsstoffe. Nach PIATTELLI et al. [Phytochemistry *4*, 121 (1965)] die zwei Betaxanthine Vulgaxanthin I und II; nach URBAN [Naturwissenschaften *45*, 291 (1958)] Kämpferolglykoside, Chlorogen- und Kaffeesäure; nach GARDNER et al. [Phytochemistry *6*, 417 (1967)] in den Blättern ein Quercetinglucosid, eine Vitexinverbindung mit Glucose und Xylose und 3-Hydroxytyramin, ferner β-Sitosterin und organische Säuren, u. a. Oxalsäure, Tricarballylsäure, Aconitsäure, Schleimsäure und Ferulasäure; in Wurzel, Kraut und Samen Raphanol und Coniferin $C_{16}H_{22}O_8$, Fp. 185°, Vitamin A, B, C und Betain; in der Wurzel Rohfett mit Palmitin-, Öl-, Eruca- und γ-Aminobuttersäure; ferner freie und gebundene Invertase und pectolytische Enzyme. KRETSU et al. [ref. Chem. Abstr. *73*, 63 200 t (1970)] isolierten aus den Wurzeln 3 Triterpenglykoside, 3-O-β-D-Glucopyranosid der Oleanolsäure, Fp. 242 bis 244°, dessen Methyläther, Fp. 248 bis 250°, und das Glucuronosid der Oleanolsäure. Nach FILIPPOVA [ref. Chem. Abstr. *72*, 19 113 y (1970)] (hauptsächlich in den Wurzeln) lösliche Hemicellulosen, vor allem mit Glucose, Galaktose und Xylose; Hexosane überwiegen vor Pentosanen. In den Samen Stärke, 11 bis 15% Eiweiß, 2,8 bis 7% fettes Öl.

Bemerkung: Beim Vieh kam es zu Vergiftungen, u. a. durch toxische Konzentrationen von Nitrat in den Blättern.

Beta vulgaris L. ssp. vulgaris var. conditiva ALEF. Rote Rübe. Rote Bete. Salatrübe. Rande. Ranne.

Wurzel innen rot bis blutrot, Stengel und Blätter rot überlaufen.

Inhaltsstoffe. Nach WYLER et al. [Experientia (Basel) *17*, 23 (1961); Helv. chim. Acta *50*, 545 (1967)] Betanin (β-D-Glucopyranosid), Betanidin (Aglykon, ein Betacyan) $C_{18}H_{16}N_2O_8$ und Praebetanin: 6'-Schwefelsäurehalbester des Betanins, $C_{24}H_{26}N_2O_{16}S(HCl)_{0,5}$. Nach URBAN [Züchter *28*, 275 (1958)] 4 Betacyane und 10 Betaxanthine (Chromoalkaloide), nach NILSSON [Chem. Abstr. *73*, 116523 (1970)] ferner Vulgaxanthin I und II. Nach TYIHÁK [Sci. pharm. (Wien) *30*, 185 (1962)] im Saft Allantoin und die Aminosäuren Leucin, Tryptophan, Valin, Alanin, Phenylalanin, Tyrosin, Glutamin, Glutaminsäure, Ornithin und 5 weitere Aminosäuren sowie 0,01% äth. Öl mit Farnesol. Ferner Eisen und Kupfer.

Wirkung. Die rote Rübe soll eine gute Wirkung gegen Tumoren zeigen. Nach SCHMIDT [Z. inn. Med. *16*, 485 (1961)] und FINK [Ärztl. Praxis *12*, 1357 (1960)] wird angenommen, daß sowohl die Betacyane im Saft der roten Rübe als auch die Anthocyane in der Lage sind, als Redoxkatalysatoren im Stoffwechsel der Krebszellen zu fungieren. Im Gegensatz zu der Annahme, daß das Pigment der wirksame Stoff sei, veröffentlichte TYIHÁK [Naturwissenschaften *51*, 315 (1964)] eine Untersuchung über die zwei Hauptkomponenten der Amine, das Cholin und dessen Oxydationsprodukt, das Betain, deren Mangel bei Mäusen Tumoren erzeugen.

Anwendung. In der Volksheilkunde auf Grund des Eisen- und Kupfergehaltes als wirksames Mittel bei Blutarmut, als allgemeines Roborans sowie bei Leber- und Nierenleiden. In den Balkanländern bei Krebserkrankungen.

Beta vulgaris L. ssp. vulgaris var. altissima DOELL. Zuckerrübe. Sugar beet.

Wurzel dick, fleischig, innen weiß, sehr zuckerreich, nur wenig aus dem Boden hervorragend.

Der Zucker in der Wurzel wurde erst um die Mitte des 18. Jahrhunderts durch den Berliner Apotheker MARGGRAF entdeckt.

Inhaltsstoffe. In der Rübe bzw. deren Saft bis zu 27% Saccharose, ferner Coniferin, Galaktinol $C_{12}H_{22}O_{11}$, Fp. 220 bis 222°, Formaldehyd, Vanillin, L-Arabinose (Pektinose), Maltose, Glykolsäure, Glutarsäure, Adipinsäure, L(−)-Äpfelsäure, D(+)-Weinsäure, Mesoxalsäure bzw. Dioxymalonsäure, Tricarballylsäure, Citronensäure, Oxycitronensäure, Homogentisinsäure, Acetamid, L(+)-Isoleucin, L(+)-Glutamin, L(+)-Arginin, Betain, Guanidin, Protoporphyrin $C_{34}H_{34}N_4O_4$, Hypoxanthin $C_5H_4N_4O$, Xanthin $C_5H_4N_4O_2$, Fp. 220° (Zers.), Heteroxanthin $C_6H_6N_4O_2$, Fp. etwa 380° (Zers.), Allantoin $C_4H_6N_4O_3$, Fp. 238 bis 240° (Zers.); außerdem ein Saponingemisch. Es wurde nachgewiesen, daß die sog. Rübenharzsäure das Zuckerrübensapogenin darstellt und mit Oleanolsäure $C_{30}H_{48}O_3$, Fp. 305 bis 310°, identisch ist. Einem während der Rübenzuckerfabrikation anfallenden Saponin kommt die Struktur eines Oleanolsäure-β-glucuronids zu. Neben Oleanolsäureglykosiden enthalten Zuckerrüben auch ein α-Spinasterylglucosid $C_{35}H_{58}O_6$, Fp. 292°.

Zuckerrübensaponin

BEISS [Zucker *20*, 611 (1967), ref. Chem. Abstr. *72*, 63628 t (1970)] fand in jungen Pflanzen einen Gesamtfettgehalt von 2 bis 4%, der aber während des Wachstums auf 0,4 bis 0,6% abfällt. Er isolierte 11 Glykolipide (identifiziert: Mono- und Digalaktosyldiglycerid, Glykocerebrosid und Sterylglykosid) und 13 Phosphatide.

In der Melasse Brenzcatechin, p-Hydroxybenzoesäure, Melilotsäure, Salicylsäure, Syringasäure, Vanillinsäure, Vanillin, Raffinose, D-α-Oxyglutarsäure, L(−)-Leucin, L(−)-Tyrosin, L(−)-Histidin, β-Indolylessigsäure, Adenin, Guanin und Guanosin. In den Blättern D-Ribulose $C_5H_{10}O_5$, Sedoheptulose $C_7H_{14}O_7$, Fp. 100 bis 102°, Oxalsäure, Hydrokaffeesäure, Chinasäure. In den Schößlingen Glyoxalsäure und Hydantoin $C_3H_4N_2O_2$, Fp. 216 bis 220°. Im Samen Phytinsäure $C_6H_{24}O_{27}P_6$ bzw. $C_6H_{18}O_{24}P_6 \cdot 3H_2O$.

GRUNERT [Planta med. (Stuttg.) *17*, 71 (1969)] fand in den oberirdischen Teilen Phytöstrogene.

Anwendung. Zur Gewinnung von Rübenzucker (s. Saccharum). Geröstete Zuckerrüben auch als Kaffee-Ersatz.

Betahistinum

Betahistinum NFN. Betahistin.

$C_8H_{12}N_2$ M.G. 136,19
2-(2-Methylamino-aethyl)-pyridin.

Anwendung. Hydrochlorid: Diaminooxydaseinhibitor mit histaminähnlicher Wirkung.
Handelsform. Hydrochlorid: Serc (Spencer, USA).

Betanidinum

Betanidinum NFN. Betanidin. Bethanidine BAN.

$C_{10}H_{15}N_3$ M.G. 177,24
1-Benzyl-2,3-dimethyl-guanidin.

Anwendung. Hypotensivum.

Handelsform. Sulfat: Esbatal (Burroughs Wellcome, England).

Betainum

Betainum. Betain. Dimethylaminoessigsäuremethylbetain. Trimethylglykokoll. Trimethylglycin.

$$[(CH_3)_3\overset{\oplus}{N}-CH_2-COOH]OH^{\ominus}$$

$C_5H_{13}NO_3$ M.G. 135,2

Vorkommen. Weit verbreitet im Pflanzen- und Tierreich, besonders im Saft von Runkelrübe und Roter Rübe.

Herstellung. Durch Umsetzung von Trimethylamin mit Chloressigsäure, durch Oxydation von Cholin oder durch Methylierung von Glykokoll.

Eigenschaften. Weißes, krist., hygroskopisches Pulver von süßem Geschmack. Sehr leicht lösl. in W., leicht lösl. in abs. A., sehr wenig lösl. in Ae. Der pH-Wert einer 10%igen wss. Lsg. liegt zwischen 9 und 10. Beim Erhitzen auf 100° gibt die Substanz ein Mol W. ab. Fp. 293° unter Zers.

Aufbewahrung. Gut verschlossen, vor Feuchtigkeit und Licht geschützt.

Anwendung. Als lipotroper Wirkstoff bei bestimmten, bes. mit Leberverfettung einhergehenden Lebererkrankungen. Ferner bei Arteriosklerose.

Betainum-Cholinum tartaricum. Betain-Cholintartrat.

$$[(CH_3)_3\overset{\oplus}{N}-CH_2-COOH \cdot (CH_3)_3\overset{\oplus}{N}-CH_2-CH_2OH]\,C_6H_4O_6{}^{2\ominus}$$

Gehalt. 31 bis 32% wasserfreies Betain; 32 bis 33% Cholin.

Bemerkung: Die Substanz ist ein Gemisch äquimolarer Mengen von reinem wasserfreiem Betain und Cholinbitartrat.

Eigenschaften. Weißes, geruchloses Pulver von säuerlichem Geschmack. Leicht lösl. in W., lösl. in abs. A. Der pH-Wert einer 10%igen wss. Lsg. beträgt 3 bis 4.

Aufbewahrung. Gut verschlossen.

Anwendung. Bei Arteriosklerose und Coronarsklerosen, bei Lebererkrankungen, die mit Leberverfettung einhergehen, bei hypertrophischen Formen der Leberzirrhose, bei akuter gelber Leberatrophie und hepatozellulärem Ikterus. Wirkung fraglich.

Betainum hydrochloricum DAB 7 – DDR, ÖAB 9. Betainhydrochlorid.

$$\left[H_3C-\overset{CH_3}{\underset{CH_3}{\overset{|}{N^\oplus}}}-CH_2-COOH \right] Cl^\ominus$$

$C_5H_{12}O_2NCl$

M.G. 153,6

Carboxymethyl-trimethylammoniumchlorid.

Gehalt. DAB 7 – DDR: 99,7 bis 101,0%. ÖAB 9: 99,0 bis 100,5% des theor. Wertes.

Herstellung. Durch Einleiten von Chlorwasserstoff in eine äthanolische Lsg. von Betain und Fällen des Salzes mit Ae.

Eigenschaften. Farblose Kristalle oder weißes krist. Pulver, fast ohne Geruch, von stark saurem Geschmack. Leicht lösl. in W., lösl. in A., praktisch unlösl. in Ae. und Chlf. Die Verbindung spaltet in wss. Lsg. allmählich Salzsäure ab. Fp. 227 bis 228° unter Zers. Nach ÖAB 9: Schmelzintervall im Kapillarröhrchen: 235 bis 240° unter Zers. Identifizierung nach KOFLER: Schmelzintervall unter dem Mikroskop: 240 bis 250° unter Zers. Eutektische Temp. der Mischung mit Salophen: 182°; mit Dizyandiamid: 135°.

Erkennung. Prüflsg. nach DAB 7 – DDR: 1,500 g Substanz werden in W. zu 15,0 ml gelöst. 1. Chlorid: 1,0 ml Prüflsg. geben nach Zusatz von 1,0 ml 0,1 n Silbernitrat-Lsg. einen weißen Nd., der sich nach Zusatz von 2,0 ml 6 n Ammoniak-Lsg. löst und durch Ansäuern mit 5 n Salpetersäure erneut entsteht (DAB 7 – DDR, ähnlich ÖAB 9). – 2. Betain: 0,20 g Substanz werden mit 1,00 ml 6 n Natronlauge versetzt. Die Mischung wird erhitzt, bis das W. fast vollständig verdampft ist. Die bei weiterem Erhitzen entweichenden Dämpfe färben angefeuchtetes rotes Lackmuspapier blau. Es ist der Geruch des Trimethylamins wahrnehmbar (DAB 7 – DDR, ähnlich ÖAB 9). – 3. 0,20 g Substanz werden in 1,00 ml W. gelöst. Die Lsg. wird mit 4,0 ml Pikrinsäure-Lsg. versetzt. Es entsteht ein gelber, krist. Nd., der auf einem Filter gesammelt und mit 2,0 ml A. gewaschen wird. Die über Silicagel 24 Std. getrockneten Kristalle schmelzen im Bereich von 181 bis 184° unter Zers. (DAB 7 – DDR). – 4. Versetzt man eine Lsg. von etwa 5 mg Substanz in 1 ml W. mit 5 Tr. Jod-Lsg., so scheidet sich ein Perjodid in Form schwarzbrauner öliger Tröpfchen aus, die nach einiger Zeit zu nadelförmigen, grünglänzenden Kristallen erstarren (ÖAB 9). – 5. Erhitzt man etwa 20 mg Substanz mit 1 ml konz. Natronlauge, so entweicht zunächst Trimethylamin, das charakteristisch fischartig riecht und rotes Lackmuspapier bläut. Versetzt man dann die erhaltene Lsg. mit einigen Tr. Jod-Lsg. und erwärmt, so tritt kein Jodoformgeruch auf (Unterschied gegenüber Cholinderivaten) (ÖAB 9). – 6. Eine Lsg. von etwa 10 mg Substanz in 1 ml W. färbt sich auf Zusatz von Thymolblau-Lsg. rot (ÖAB 9).

Prüfung. 1. Unlösliche Verunreinigungen, Farbe der Lsg.: 0,50 g Substanz müssen sich in 4,00 ml W. lösen. Die Lsg. muß klar und farblos sein (DAB 7 – DDR, ähnlich ÖAB 9). – 2. Ammonium, flüchtige Amine: 2,50 ml Prüflsg. werden nach Zusatz von 2,50 ml W., wie bei der „Prüf. auf Ammonium" (Bd. I, 241) angegeben, behandelt, wobei anstelle von 5,0 ml 3 n Natronlauge 1,00 g Natriumcarbonat zu verwenden ist. Das Lackmuspapier darf keine blaue Fbg. zeigen (DAB 7 – DDR). – 3. Eisen-Ionen: 10,0 ml Prüflsg. dürfen bei der „Prüf. auf Eisen-Ionen" (Bd. I, 259) keine stärkere Fbg. als die Vergleichsprobe zeigen (höchstens 0,001% Fe^{3+} bzw. Fe^{2+}) (DAB 7 – DDR). – 4. Sulfat: 0,50 ml Prüflsg. dürfen nach Zusatz von 5,9 ml W. bei der „Prüf. auf Sulfat" (Bd. I, 263) keine Trbg. zeigen (DAB 7 – DDR, ähnlich ÖAB 9). – 5. Arsen: In 5 ml Lsg. (1 + 4) darf nach Zusatz von 0,1 g Kaliumjodid und 5 ml Hypophosphit-Lsg. Arsen nicht nachweisbar sein (ÖAB 9). – 6. Schwermetalle: In eine Mischung von 2,5 ml der Lsg. (1 + 4), 2,5 ml verd. Ammoniak und 5 ml W. dürfen Schwermetalle in unzulässigen Mengen nicht nachweisbar sein (ÖAB 9). – 7. Trocknungsverlust: 0,4000 g Substanz werden, wie unter „Bestimmung des Trocknungsverlustes" angegeben, behandelt und bei 105° getrocknet. Die Substanz darf höchstens 0,05% Masse verlieren. (Die getrocknete Substanz ist für die Gehaltsbestimmung aufzubewahren.) Zur Bestimmung des Trocknungsverlustes wird die gepulverte Substanz in einem bis zur Massenkonstanz getrockneten Wägeglas in flacher Schicht ausgebreitet und unter den jeweils vorgeschriebenen Bedingungen während der vorgeschriebenen Zeit, bzw. bis zur Massenkonstanz getrocknet. Nach dem Erkalten im Exsikkator über Silicagel wird die getrocknete Substanz gewogen (DAB 7 – DDR, ähnlich ÖAB 9). – 8. Sulfatasche: 1,000 g Substanz wird, wie unter „Bestimmung der Sulfatasche" angegeben, behandelt. Die Substanz darf höchstens 0,10% Rückstand hinterlassen. Dazu wird die erforderliche gepulverte Substanz in einem bis zur Massenkonstanz geglühten Porzellan- oder Platintiegel in flacher Schicht ausgebreitet und nach Zusatz von 0,5 bis 1,0 ml konz. Schwefelsäure vorsichtig erhitzt. Die Substanz wird verbrannt und der Rückstand bei schwacher Rotglut bis zur Massenkonstanz geglüht. Nach dem Erkalten im Exsikkator über Silicagel wird der Rückstand gewogen (DAB 7 – DDR). – 9. Verbrennungsrückstand: Höchstens 0,1% (ÖAB 9).

Gehaltsbestimmung. DAB 7 – DDR und ÖAB 9 lassen eine acidimetrische Verdrängungstitration durchführen. Nach DAB 7 – DDR werden 0,3000 g getrocknete Substanz in 50 ml W. gelöst. Nach Zusatz von 5 Tr. Phenolphthalein-Lsg. wird die Lsg. mit 0,1 n Kalilauge bis zur Rosafärbung titriert. 1 ml 0,1 n Kalilauge entspr. 15,36 mg Betainhydrochlorid. Das ÖAB 9 läßt mit 0,1 n Natronlauge titrieren und für die Bereitung der Lsg. kohlensäurefreies W. verwenden. Im ÖAB 9 wird außerdem der Chloridgeh. anschließend bestimmt. Dazu werden 0,7681 g Substanz in einem Meßkolben mit kohlensäurefreiem W. zu 50,00 ml gelöst. 20,00 ml dieser Lsg. werden mit etwa 0,2 g Natriumhydrogencarbonat und einigen Tr. Kaliumchromat-Lsg. versetzt und hierauf mit 0,1 n Sibernitrat-Lsg. auf Rötlichgelb titriert. Für die angegebene Menge müssen 19,80 bis 20,10 ml 0,1 n Silbernitrat-Lsg. verbraucht werden, entsprechend 99,0 bis 100,5% des theor. Wertes. 1 ml 0,1 n Silbernitrat-Lsg. entspr. 15,36 mg $C_5H_{12}ClNO_2$. 1 g Betainhydrochlorid entspr. 65,10 ml 0,1 n Silbernitrat-Lsg.

Aufbewahrung. In gut schließenden Gefäßen.

Dosierung. Gebräuchliche Einzeldosis: 0,5 bis 1,0 g in 100 ml W. (ÖAB 9).

Anwendung. Medizinisch: In viel W. gelöst anstelle von Salzsäure bei Subacidität und Achlorhydrie des Magensaftes gebraucht. Außerdem zur Erniedrigung der Lipämie bei Diabetes (in Dosen von 3 bis 6 g täglich).

Veterinärmedizinisch: Gegen Achlorhydrie.

Technisch: Zur Herst. metallischer Überzüge auf Metallen und von wasserlösl. Derivaten von Alkoholen und Aminen.

Betazolum

Betazole Hydrochloride USP XVIII. Betazolum hydrochloricum. Ametazolum hydrochloricum.

$C_5H_9N_3 \cdot 2HCl$ M.G. 184,07

3-(2-Amino-aethyl)-pyrazol dihydrochlorid.

Gehalt. Mindestens 98 und höchstens 101% $C_5H_9N_3 \cdot 2HCl$, berechnet auf die getrocknete Substanz.

Eigenschaften. Weißes, krist., nahezu geruchloses Pulver. Der pH-Wert einer 5%igen Lsg. beträgt etwa 1,5. Die Substanz sintert bei einer Temp., die nicht unterhalb 215° liegen soll, und schmilzt dann unterhalb von 240°. Lösl. in W., praktisch unlösl. in Chlf.

Erkennung. 1. Das IR-Spektrum einer Nujolpräparation der 3 Std. bei 105° getrockneten Substanz darf nur die gleichen Banden aufweisen wie das in gleicher Weise vorbereitete USP-Standard-Präparat. – 2. Die Substanz gibt positive Chloridnachw.

Prüfung. 1. Trocknungsverlust: Höchstens 1%, wenn die Substanz 3 Std. bei 105° getrocknet wird. – 2. Chloridgehalt: Etwa 200 mg Substanz, die 3 Std., bei 105° getrocknet wurde, werden genau gewogen und in 5 ml W. gelöst. Nach Zusatz von 5 ml Eisessig, 50 ml M. und 1 Tr. Eosin wird mit 0,1 n Silbernitrat-Lsg. titriert. 1 ml 0,1 n Silbernitrat-Lsg. entspr. 3,545 mg Cl. Der Geh. darf nicht unter 37,8% liegen und 38,9% nicht überschreiten.

Gehaltsbestimmung. Etwa 100 mg Substanz werden genau gewogen, in 17 ml W. gelöst, mit 3 ml Salzsäure versetzt und die Lsg. zum Sieden erhitzt. Dann setzt man unter Rühren

15 ml Phosphorwolframsäure-Lsg. zu, kocht die Mischung 3 Min. unter ständigem Rühren und läßt dann auf Raumtemp. abkühlen. Nach dem Filtrieren durch einen tarierten Glassintertiegel mittlerer Porenweite und Waschen des Nd. und des Gefäßes mit insgesamt 50 ml Betazol-phosphorwolframat-Lsg. wird 2 Std. bei 100° getrocknet. Das Gew. des erhaltenen Betazol-phosphorwolframates wird mit dem Faktor 0,09058 multipliziert, woraus sich der Geh. an $C_5H_9N_3 \cdot 2\,HCl$ ergibt.

Phosphorwolframsäure-Lsg.: 10 g Phosphorwolframsäure werden in 100 ml W. gelöst und unmittelbar vor Gebrauch filtriert.

Betazol-phosphorwolframat-Lsg.: Nach der o. a. Vorschrift wird Phosphorwolframat gefällt und mit 50 ml W. gewaschen. Der Nd. wird zur Herst. einer gesätt. Lsg. verwandt, die mit einer Mischung von 25 ml Salzsäure und 225 ml W. hergestellt wird. Nach dem Filtrieren wird die klare Lsg. zur o. a. Geh.-Bestimmung verwandt.

Aufbewahrung. In gut verschlossenen Gefäßen.

Anwendung. Als Stimulans der Magensekretion zu diagnostischen Zwecken.

Dosierung. Subcutan 50 mg, üblicher Dosierungsbereich 40 bis 60 mg.

Handelsform: Betazol (Lilly GmbH, Gießen).

Betonica

Siehe Stachys.

Betoxycainum

Betoxycainum. Betoxycain. Betoxicainum NFN. Betoxycaine DCF.

$C_{19}H_{32}N_2O_4$ M.G. 352,46

3-Amino-4-butoxy-benzoesäure-[2-(2-diäthylamino-äthoxy)-äthyl]-ester.

Anwendung. Lokalanästheticum (s. auch Bd. II, 275 ff.).

Handelsform. Hydrochlorid: Millicaine (Corbiere, Frankreich).

Betula

Betula pendula ROTH (B. alba L. p. p., B. verrucosa EHRH.). Betulaceae – Betuleae. Hängebirke. Rauhbirke. Weißbirke. Sandbirke.

Heimisch in Europa (bis 65° nördl. Breite), im gemäßigten Asien. An trockenen Stellen in Laub- und Nadelwäldern, Mooren und auf Wiesen.

Bis 30 m hoher Baum, seltener strauchartig. – Rinde schneeweiß, meist in horizontalen Streifen sich abschälend, bald sich in eine schwarze, steinharte Borke verwandelnd, die bis in die Krone reicht. – Zweige zuletzt meist hängend. Junge Zweige ziemlich dicht mit warzigen Harzdrüsen besetzt, außerdem kahl, die alten Zweige kahl, oft drüsenlos. – Blätter s. unten. – Männliche Kätzchen sitzend, länglich-walzenförmig, hängend, bis 10 cm lang. – Weibliche Kätzchen gestielt, zylindrisch, ausgewachsen 2 bis 4 cm lang und 8 bis 10 mm dick, dichtblütig, zuerst gelbgrün, später hellbraun. Fruchtschuppen bräunlich, behaart oder kahl. Mittellappen klein, kurz dreieckig, kürzer als die breiten, stets zurückgebogenen Seitenlappen. Fruchtflügel halboval, zwei- bis dreimal so breit wie die Frucht.

Betula pubescens EHRH. (B. alba L. p. p.). Besenbirke. Moorbirke.

Heimisch in Mittel- und Nordeuropa (bis 71° nördl. Breite), im nördlichen Asien. Fehlt in Nordamerika. In Mooren, Sümpfen, Wäldern und Dünen.

Die Hauptherkunftsgebiete für Rinde und Knospen sind Polen und Rußland, für die Blätter außerdem die Balkanländer.

Aufrechter, bis 30 m hoher Baum oder Strauch. Rinde meist weiß bleibend, erst spät sich in eine rissige, schwarze, in dünnen Lagen sich ablösende Borke verwandelnd. — Äste aufrecht oder ausgebreitet. Zweige nicht oder erst bei alten Exemplaren an der Spitze leicht überhängend. Junge Zweige dicht flaumig-behaart, drüsenlos; ältere Zweige nicht selten fast vollständig kahl. — Blätter s. unten. — Männliche Kätzchen sitzend, länglich-walzlich, hängend, bis 8 cm lang. Tragblätter braun, Staubbeutel gelb. Weibliche Kätzchen zylindrisch, anfangs aufrecht, später hängend, 2,5 bis 4 cm lang und 6 bis 10 mm dick, grünlich bis hellbraun. Mittellappen der Fruchtschuppen deutlich vorgezogen, meist zungenförmig verlängert, die gewöhnlich spitzeckigen, deutlich nach aufwärts gebogenen Seitenlappen überragend. Fruchtschuppen ungefähr so breit wie die Frucht.

Beide Arten liefern

Folia Betulae[1]. Birkenblätter. Birch leaves. Feuilles de bouleau. Hojas de abedul. Foglia di betulla. Lisc brzozy. Bioerk.

Folia Betulae Erg.B. 6, DAB 7 – DDR. Folium Betulae ÖAB 9, Helv. VI, Pol. III.

Verwendet werden die im Frühjahr gesammelten und im Dunkeln getrockneten Laubblätter. Nach Helv. VI auch die Blätter der Bastarde der beiden Arten.

Die Ganzdroge besteht aus den langgestielten, 3 bis 7 cm langen und 1,5 bis 4 cm breiten, dreieckigen, oberseits dunkelgrünen, unterseits hellgrünen, wenig geschrumpften Blättern. Diese sind teils eckig, rhombisch, mit nicht abgerundeten Seitenecken, scharf doppelt gesägt, dicht drüsig punktiert und unbehaart (Betula pendula), teils dreieckig-eiförmig, mit abgerundeten Ecken, grob gesägt, fast drüsenlos und schwach oder meist nur noch in den Aderwinkeln stärker behaart (Betula pubescens). Die feinadrige Nervatur ist besonders auf der dunkelgrünen Blattoberseite durch ihre helle Zeichnung deutlich zu erkennen.

Geruch eigenartig, schwach aromatisch. Geschmack schwach bitter.

Die Mikrosublimation liefert ein reichliches Sublimat feiner Nädelchen.

Die Schnittdroge[1] ist gekennzeichnet durch die tiefgrünen, spröden Blattstückchen mit ihrer charakteristischen, hellen Netznervatur, der mehr oder weniger dichten, vor allem bei Lupenbetrachtung gut wahrnehmbaren, dunkelbraunen, drüsigen Punktierung und der auf den unterseits reliefartig hervorragenden Haupt- und Seitennerven mitunter anzutreffenden Behaarung. Bruchstücke von einzelnen Blattstielen und dunkelrotbraunen, drüsig gefleckten Zweigstückchen kommen vor. Gelegentlich sind auch Bruchstücke der bis 0,5 cm breiten, braungrünen, weiblichen Blütenkätzchen, ihre bis 2,5 mm langen und breiten zweiflügeligen, zugespitzten Fruchtschuppen und ihre etwa 1 mm langen, gelbbraunen, einsamigen, zweiflügeligen Nüßchen vorhanden.

Mikroskopisches Bild. Beide Betula-Arten sind anatomisch sehr ähnlich gebaut, trotzdem aber unterscheidbar. Die obere Epidermis besteht aus geradlinig-polygonalen Zellen mit nicht vorgewölbter Außenwand und mehr oder weniger tief in das Palisadengewebe vordringender, gewölbter Innenwand. Sie zeigt weder Spaltöffnungen noch Kutikularfalten. Anschließend findet sich eine Reihe typischer Palisadenzellen, darunter eine Reihe palisadenartig gestreckter, aber kürzerer, oft konischer Zellen. Das Schwammparenchym besteht aus gespreizten Zellen. Das Schwammparenchym von Betula pubescens ist in der Regel deutlich armig gespreizt und parallel zur Blattfläche gestreckt. Betula verrucosa besitzt dagegen ein Schwammgewebe aus mehr rundlich geformten Zellen. Im Mesophyll verstreut einige Oxalatdrusen, am leichtesten in der Nähe der Nerven zu finden. In den größeren Nerven schwache subepidermale Kollenchymstreifen und auf beiden Seiten des Gefäßbündels Faserzüge, begleitet von einzelnen Calciumoxalatkristallen. Die untere Epidermis ebenfalls geradlinig polygonal, doch mit kleineren Zellen und von 4 bis 7 gewöhnlichen Epidermiszellen umgebenen Spaltöffnungen. Betula pubescens besitzt außerdem einzellige, dickwandige, spitze Deckhaare, Betula verrucosa Drüsenschuppen auf den Epidermiszellen der Nerven.

Pulverdroge. Graugrün. Auf den Blattflächen- und Querschnittsbruchstücken besonders in der Nähe der Nerven zahlreiche, schildförmige Drüsenschuppen. Diese kurzgestielten, in ihrer Flächenausdehnung bis 140 µm langen und 120 µm breiten, ovalen Drüsenhaare bestehen aus einer zentralen Gruppe brauner, verkorkter Zellen und einer peripheren Lage palisadenartig gestreckter, unverkorkter Zellen und sind von einer dicken Kutikula bedeckt. Bei schwacher Vergrößerung oder Lupenbetrachtung sind die Drüsenschuppen als braune, runde Flecken auf den Blattstückchen zu erkennen. Kleine, spitze, einzellige, dickwandige, glatte Haare von 80 bis 400 µm Länge und bis 15 µm Breite sind gelegentlich an Blattbruchstückchen in der Nähe der Nerven oder einzeln im Pulver verstreut anzutreffen. An den Blattquerschnittsbruchstücken ist die Epidermis der Oberseite mit den großen Schleimepidermiszellen und ihren stark vorgewölbten Innenflächen auffallend. Die bis 40 µm

---

[1] Abbildungen bei L. HÖRHAMMER: Teeanalyse, Tafel 2, Abb. 9 und 10.

lange Palisadenschicht ist meist ein-, selten zweireihig und das Schwammparenchym besteht aus 3 bis 6 Lagen sternförmiger bis kugeliger Zellen mit großen Interzellularen. Die Spaltöffnungen, die nur in der Epidermis der Blattunterseite vorhanden sind, und die nächsten Nebenzellen zeigen eine schwache Kutikularstreifung. Calciumoxalatdrusen finden sich besonders in der Nähe der Nerven.

Verwechslungen. Häufig mit den Blättern von Populus nigra L., Salicaceae, Schwarzpappel. Laubblätter dreieckig-eiförmig bis rautenförmig, 5 bis 6 cm lang und 2,5 bis 7 cm breit, zugespitzt, am Grunde abgestutzt oder breit keilförmig bis schwach herzförmig, am Rande gekerbt-gezähnt, kahl, nur in der Jugend schwach behaart, auf der Blattoberseite lebhaft dunkelgrün, auf der Blattunterseite heller mit scharf hervortretenden Rippen. Die Blätter besitzen einen 2 bis 6 cm langen Blattstiel.

Inhaltsstoffe. Methylpentosane, Harze, Betulalbin, Bitterstoff, Gerbstoff, verschiedene Gerbstoffverbindungen der Pyrocatechingruppe (5 bis 9%), Farbstoffe, 0,05 bis 0,1% äth. Öl, das durch ein bei 49,5 bis 50° erhärtendes Stearopten sehr rasch erstarrt, 197 mg Vitamin C für 100 g frische, 502 mg für 100 g wasserfreie Blätter. Ferner 8 bis 9% Zucker (Methylpentose), Methylsalicylat, Betuloretinsäure $C_{36}H_{62}O_5$, Fp. 94°, ihr Butylester und etwa 3% Saponin. Weiterhin Hyperosid, etwas Nicotinsäure bzw. Nicotinsäureamid, Inosit, Betulafolientriol $C_{30}H_{52}O_3$ und Betulafolientetrol $C_{30}H_{52}O_4$. HÖRHAMMER et al. [Arch. Pharm. (Weinheim) *290*, 338 (1957)] isolierten Myricetin-3-digalaktosid, Fp. 195 bis 196°, aus beiden Arten und konnten es auch in anderen Betula-Arten p.chr. nachweisen.

Myricetin-3-digalaktosid:
R = 2 Mol Galaktose

Prüfung. Reinheit. Hämolytische Wirksamkeit mind. 1 Ph. Helv. – Einheit pro g, Helv. VI.-Max. Aschegehalt 5% Erg.B. 6, ÖAB 9, Pol. III. – Sulfatasche max. 6,5%, Helv. VI.-Max. Feuchtigkeitsgehalt 10%, Pol. III. – Fremde Beimengungen max. 3% ÖAB 9. – Unschädliche Beimengungen max. 2% DAB 7 – DDR. Verfärbte Bestandteile, Blattstiele, Teile der Zweige und der weiblichen Blütenstände max. 13% DAB 7 – DDR. Hämolytische Wirksamkeit nach Helv. VI. 0,7 g (315/200) + 70,00 ml einer Mischung von 2 Vol.-T. Äthanol 94% R und 1 T. Wasser werden in einem Erlenmeyerkolben von 100 ml am Rückflußkühler auf dem Wasserbad 1/2 Std. unter häufigem Umschwenken erwärmt. Die Mischung wird noch warm durch Watte filtriert. 50,00 ml des Filtrates (= 0,50 g Arzneidroge) werden bei einer 80° nicht übersteigenden Temperatur zur Trockne verdampft. Der Rückstand wird mit Phosphatpuffer pH 7,4 RS aufgenommen, die Lösung durch Watte R in einen Meßkolben 50 ml filtriert und unter Nachwaschen mit der Pufferlösung bis zur Marke aufgefüllt (= S). 1 ml S entspricht 10 mg Arzneidroge. Weitere Bestimmung s. Bd. I, 448.

Aufbewahrung. Vor Licht geschützt, in gut schließenden Behältern.

Wirkung. Die Blätter haben eine kräftige, experimentell bestätigte diuretische Wirkung, die in der Hauptsache den Saponinen zuzuschreiben ist. Die bessere Wirkung frischer (Frühlings-) Blätter spricht dafür, daß auch das äth. Öl an der diuretischen Wirkung maßgeblich beteiligt ist. Sie sollten daher der Droge vorgezogen werden. Mit einem Blätterextrakt nach i.v. Injektion weniger Gaben kann bei Typhus schneller Fieberabfall und „Heilung" erzielt werden (ref. Merck's Jber. Pharm. *1939*, S. 175).

Anwendung. Als Diureticum. Bei Rheuma, Gicht und Wassersucht. „Blutreinigungsmittel". Bei Haarausfall und Hautausschlag.

Dosierung. 1,5 g auf eine Teetasse als Aufguß. Als Diureticum zwei- bis dreimal täglich 20 bis 30 g in 200 g Aufguß. Letzterer soll unter Zusatz von etwas Natriumbicarbonat hergestellt wirksamer sein (wirksame Betuloretinsäure ist dann besser gelöst).

Cortex Betulae. Birkenrinde. Birch bark. Ecorce de bouleau. Corteza de abedul.

Die Birkenrinde des Handels besteht aus flachen, harten, von dem weißen Kork teilweise befreiten, hellbraunen Rindenstücken des Stammes, die eine Stärke von 5 bis 20 mm erreichen. Ältere Rinden mit oft rissigen Borken sind wertlos und daher abzulehnen. Die außen und innen glatte Rinde zeigt auf dem Bruch eine körnige Struktur. Auf der Außenseite fast immer Fragmente des blendendweißen Korkes, der aus mehreren Lamellen gebildet wird.

Geruchlos, Geschmack herb und zusammenziehend.

Inhaltsstoffe. Etwa 10 bis 14% Betulin (Birkencampher) $C_{30}H_{50}O_2$, Fp. 251 bis 252°, Betulosid $C_{16}H_{24}O_7$, Fp. 189 bis 190°, Bitterstoff, Saponin, Säuren und Resinsäuren, ferner Betuloretinsäure, die durch konz. Schwefelsäure rot gefärbt wird.

Betulin   R = CH$_2$OH
Betulinsäure R = COOH

Betulosid: R = Glucose

Weiterhin 4 bis 15% Gerbstoff (in B. pendula Pyrocatechingerbstoffe), äth. Öl, das hauptsächlich aus Methylsalicylat und Triacontan besteht, Phlobaphene. Betulin ist als körnige, farblose Masse in den dünnwandigen Korkzellen enthalten und bedingt die weiße Farbe der Rinde. RIMPLER et al. [Arch. Pharm. (Weinheim) *299*, 422 (1966)] fanden keine Unterschiede in der Triterpenführung der Rinde beider Betula-Arten. Sie isolierten neben Betulin noch Lupeol, Acetyloleanolsäure, Betulinsäure $C_{30}H_{48}O_3$, Fp. 316 bis 320° (Zers.), Betulinaldehyd $C_{30}H_{48}O_2$, Fp. 190 bis 192°, Betulonaldehyd $C_{30}H_{46}O_2$, Fp. 164 bis 166°, Oleanolsäure, Ursolsäure und β-Sitosterin.

Nach HOWAK [ref. Chem. Abstr. *66*, 49207z (1967)] außerdem noch Rhododendrin $C_{16}H_{24}O_7$, Gallus- und Behensäure und Rhododendrol $C_{10}H_{14}O_2$. Aus dem weißen Teil der Birkenrinde isolierten HEJNO et al. [Coll. czech. chem. Comm. *30*, 1009 (1965)] Lupeol, Allobetulin, Betulinsäure, Phellonsäure, zwei acetylierte Hydroxylactone und ein verestertes Betulin. Im Holz laut LINDBERG et al. [Acta chem. scand. *12*, 1512 (1958)] Myoinosit, Glucose, Fructose, Saccharose, Raffinose, Stachyose, Verbascose und 2 höhere Oligosaccharide. Ferner laut LINDGREN [Acta chem. scand. *19*, 1317 (1965)] Betulaprenole (Isoprenalkohole von n = 6, 7, 8 und 9). Im Holz von B. pendula Palmitin-, Stearin-, Arachin-, Behen-, Propion- und Buttersäure.

Anwendung. In der Volksheilkunde innerlich als Dekokt bei Hautkrankheiten, Wechselfieber, Wassersucht, Gicht, äußerlich zu Bädern gegen Fußschweiß und Hautausschläge sowie in Form von Umschlägen gegen Abszesse. Technisch in der Juchtenlederfabrikation als Gerbmaterial, besonders in Norwegen, Finnland und Rußland. Zur Darstellung des Birkenrindenöles und als Aromaticum.

Gemmae Betulae. Birkenknospen.

Inhaltsstoffe. 4 bis 6% äth. Öl mit Betulen, α-, β- und γ-Betulenol, Sesquiterpene, Naphthalin, ferner Saponine, Bitterstoffe und ein gelber Farbstoff. HOLUB et al. [Chem. Abstr. *54*, 7773 (1960)] ermittelten die Konstitution von Betulenolen im äth. Öl. Nach NOWAK [ref. Chem. Abstr. *66*, 79486 g (1967)] im Öl, ferner n-Pentacosan und Dimethoxyflavon.

Anwendung. Als Aromaticum, Diureticum, Cholereticum. In der Kosmetik zu Haarwässern.

Pix Betulina u. Oleum Betulae empyreumaticum.

Siehe unter Pix.

Birkensaft

Birkensaft ist der Kambialsaft (Blutungs- oder Frühjahrssaft) der Stämme junger Birken. Ausgewachsene Birken mit einem Durchmesser von 25 bis 30 cm vertragen ohne weiteres einen Saftentzug von etwa 2 Litern. Danach ist eine mehrjährige Ruhezeit erforderlich.

Gewinnung (bes. in den skandinavischen und baltischen Ländern). Schräg von unten wird etwa 30 cm über dem Erdboden ein Loch in die Rinde bis zum Weichholz gebohrt. Damit kein Saft verlorengeht, treibt man in das Loch eine gut passende Röhre. Der Saft beginnt schon nach einigen Minuten zu tropfen, man lenkt ihn in eine darunter gestellte 1- bis 2-l-Flasche. Zwecks Fernhaltung von Schmutz oder anderen Fremdkörpern im Birkensaft umwickelt man das Auslaufende der Röhre oder den Flaschenhals mit einer engmaschigen Gaze, wozu sich auch Verbandsmull eignet. Über Nacht beläßt man die Flaschen nicht am Bohrloch, sondern zieht die Röhrchen heraus und treibt mit einem Hammer in das Bohrloch einen passenden Pfropfen aus hartem Holz, damit kein Saft verlorengeht.

Birkensaft ist gegen Gärung beim Lagern zu konservieren. Geeignete Zusätze sind: 8% Äthylalkohol 95 Vol.-%ig, 0,5% Salicylsäure, Borsäure oder 0,2% p-Hydroxybenzoesäuremethylester.

Inhaltsstoffe. Etwa 1% Invertzucker, Äpfel-, Citronen- und andere Säuren. Der im Handel erhältliche Birkensaft hat laut JANISTYN [Parfümerie u. Kosmetik *43*, 459 (1962)] einen Trockenrückstand unter 1%. Dieser besteht hauptsächlich aus Sacchariden (Glucose, Fructose und Arabinose), größeren Mengen anorganischer und organischer Salze, kleinen Anteilen Aminosäuren (Glutaminsäure, Alanin, Leucin, Glykokoll und 6 weitere) sowie Peptiden. Pflanzliche Wuchsstoffe (Giberelline) wurden auch nachgewiesen. Aus der bisher gefundenen Zusammensetzung ist eine vertretbare kosmetische Wirkung nicht ersichtlich.

Anwendung. Diätetisches und Naturheilmittel bei Blasen- und Nierenleiden, Gicht, Rheuma, Ischias, Hautausschlägen. Zu Haarwässern. Stellenweise als erfrischendes Getränk, in nordischen Ländern auch in Form von Birkenmet genossen. In der Homöopathie wegen seines Calciumphosphatgehalts bei Magen-Darm-Beschwerden.

Betula alba HAB 34. Birke.

Der durch Anbohren junger, kräftiger Birken im Frühjahr gesammelte Saft.

Arzneiform. Essenz nach § 1.

Arzneigehalt. 1/2.

Betula lenta L. Zuckerbirke. Sweet birch. Cherry birch. Black birch.

Heimisch in Nordamerika, besonders im südlichen Kanada.

Cortex Betulae lentae. Zuckerbirkenrinde. Sweet birch bark.

Inhaltsstoffe. 3% Monotropitosid (Salicylsäureprimverosid, Gaultherin) $C_{19}H_{26}O_{12}$, Fp. 180°, 0,23 bis 0,6% äth. Öl, Oleum Betulae lentae, Zuckerbirkenrindenöl, Oil of sweet birch, Essence de betula, mit 99,8% Methylsalicylat. In den Knospen 4 bis 6% äth. Öl mit Betulol.

Anwendung. Als Aromaticum und Antirheumaticum. In der Zuckerwarenindustrie als Geschmackskorrigens. Die Knospen als Aromaticum, Diureticum und in der Kosmetik besonders zu Haarwässern. Das Öl wie Methylsalicylat.

Betula papyrifera MARSH. (B. papyracea AIT.). Papierbirke.

Subarktisches Nordamerika.

Inhaltsstoffe. In der Rinde Hemicellulosen mit D-Galakturonsäure und 4-O-Methyl-D-glucuronsäure.

Anwendung. Die papierähnliche Borke und Rinde zum Gerben von Juchtenleder.

Betula latifolia

Heimisch in China.

Anwendung. Die Rinde wird in Ostasien als Heilmittel gegen Gelbsucht empfohlen.

Betula humilis SCHRANK.

Inhaltsstoffe. Aus den Blättern isolierten HÖRHAMMER et al. [Arch. Pharm. (Weinheim) *288*, 441 (1955)] etwa 1,4% Rutin und ein weiteres Glykosid.

Bemerkung: In der Volksmedizin verschiedener Länder werden Betulaarten gegen Krebs verwendet.

Bezitramidum

Bezitramidum. Bezitramid.

$C_{31}H_{32}N_4O_2$ M.G. 492,60

1-[1-(3-Cyan-3,3-diphenyl-propyl)-4-piperidyl]-3-propionyl-benzimidazolin-2-on.

Anwendung. Analgeticum, Antitussivum.

Biacetyl

Biacetyl BP 68. Diacetyl. 2,3-Butandion. Dimethylglyoxal. β,γ-Dioxo-butan. Dimethyldiketon. 2,3-Diketobutan.

$$CH_3-CO-CO-CH_3$$

$C_4H_6O_2$ M.G. 86,09

Eigenschaften. Gelbe Fl. von chinonartigem, in verd. Zustand von butterähnlichem Geruch, leicht lösl. in W., A. und Ae. Fp. -3 bis $-4°$; Kp. $88°$; $d_4^{20} = 0{,}990$; $n_D^{18,5} = 1{,}3933$.

Siedeverhalten. Nach BP 68 müssen zwischen 88 und 92° mindestens 95% der Substanz übergehen.

Anwendung. Unter Beachtung der gesetzlichen Bestimmungen der einzelnen Länder als Aromastoff (Butteraroma), in der Margarineindustrie, als Zusatz zu Back- und Puddingpulvern, zum Aromatisieren von Essig und anderen Nahrungsmitteln.

Aufbewahrung. Gut verschlossen, feuersicher.

Bialamicolum

Bialamicolum NFN. Bialamicol BAN. Bialamicol hydrochloride USAN.

$C_{28}H_{40}N_2O_2$ M.G. 436,62

3,3'-Diallyl-5,5'-bis-(diäthylamino-methyl)-biphenyl-4,4'-diol.

Herstellung. Durch Umsetzung von 2,2'-Diallyl-p,p'-biphenol mit Diäthylamin und Formaldehyd.

Eigenschaften. Dihydrochlorid: Kleine Kristalle. Fp. 209 bis 210°; lösl. in W.

Anwendung. Chemotherapeuticum gegen Protozoeninfektionen.

Handelsform: Camoform (Parke-Davis, USA).

Bibenzonium

Bibenzonii bromidum. Bibenzoniumbromid. Bibenzonium bromide BAN.

$C_{19}H_{26}NOBr$ M.G. 364,32

N,N,N-Trimethyl-N-[2-(1,2-diphenyl-äthoxy)-äthyl]-ammonium-bromid.

Anwendung. Antitussivum.

Handelsform: Thoragol (Lloyd-Hamol, England).

Bicyclohepten-dicarbonsäure-dimethylester

cis-Bicyclo-[2,2,1]-5-hepten-2,3-dicarbonsäure-dimethylester. α-cis-3,6-Endomethylen-1,2,3,6-tetrahydrophthalsäuredimethylester. Dimethylcarbat.

$C_{11}H_{14}O_4$ M.G. 210,2

Eigenschaften. Farblose Fl., lösl. in den üblichen organ. Lsgm. Kp.$_{3-8}$: 114 bis 115°; $d_4^{35} = 1{,}1637$; $n_D^{25} = 1{,}4829$.

Anwendung. Als Repellent (Insektenabwehrmittel).

Bidens

Bidens tripartitus L. (B. cannabina LAM.). Asteraceae – Asteroideae – Heliantheae. Dreiteiliger Wasserdost. Gelber Wasserdost (Wasserhanf). Sumpf-Zweizahn. Ackerzweizahn.

Heimisch in fast ganz Eurosibirien an feuchten, sumpfigen Stellen und Flußufern.

Pflanze bis 1,50 m hoch, einjährig, aufrecht, stark verästelt. – Blätter gestielt, am Rande rauh, meist dreiteilig (oft ungerade dreipaarig fiederteilig), mit lanzettlichen, grob gesägten Abschnitten und größerem, rhombischem Endlappen. Selten sind die Blätter ungeteilt. – Köpfchen gestielt, doldentraubig-rispig angeordnet, 13 bis 22 mm breit und hoch. Die äußeren Hüllschuppen blattartig, meist länger als das Köpfchen, die inneren breit-oval und braungelb. Die Blumen schmutziggelb. Zungenblüten fehlen. – Früchte verkehrt eiförmig, am Rande rückwärts stachelig.

Geruch beim Zerreiben eigentümlich, Geschmack beißend und herb.

Bidens cernuus L. (B. minima HUDSON, Coreopsis bidens L., C. quadricornis KROCKER). Nickender Zweizahn.

Pflanze 15 bis 90 cm hoch, einjährig. – Blätter sitzend, gegenseitig zu zweien am Grunde etwas zusammengewachsen, lanzettlich zugespitzt, grob gesägt, selten ganzrandig. – Blütenköpfchen 35 mm breit, ziemlich flach. Die gelben Zungenblüten sind meist vorhanden, können aber auch fehlen.

Beide Pflanzen liefern:

Herba Bidentis tripartitae. Herba Verbesinae. Herba Cannabis aquaticae.

Inhaltsstoffe. C_{13}-Polyacetylene, sauerstoffhaltige Tetraacetylene, darunter auch ein Aldehyd, ferner Schleim, Spuren von äth. Öl und Bitterstoffen, 6,84% Gerbstoffe, 0,012% Carotin und 0,18% Ascorbinsäure. Höchster Gehalt vor der Blüte.

Anwendung. Als Dekokt oder Infus innerlich gegen Hämorrhoiden, außerdem in beiden Zubereitungsformen als Diureticum und Diaphoreticum. Gegen Nieren- und Gallensteine. Äußerlich zur Wundbehandlung. In der Volksmedizin auch bei Tumoren.

Bidens bipinnatus L. (Kerneria bipinnata L.). Fiederblättriger Zweizahn.
Heimisch in Süd- und Ostafrika.

Inhaltsstoff. In den zarten, jungen Blättern 4 mg% Vitamin C.

Anwendung. Der warme Saft der frischen Pflanze als Ohrentropfen, bei Bindehautentzündung und als Hämostypticum.

Bemerkung: Die Pflanze soll lokal reizend wirken.

Bidens pilosus L. Beggar-ticks. Romerillo.
Heimisch in Brasilien, auf Kuba und in Südafrika.

Inhaltsstoffe. Die Pflanze soll Alkaloide enthalten.

Anwendung. Das junge Kraut als Antirheumaticum, bei Diarrhoe und in Form eines Klistieres bei Darmerkrankungen. Ein Dekokt aus den Blättern gegen Entzündungen jeder Art. In Mexiko als Tonicum und Stimulans, auch bei Tumoren.

Bietaserpinum

Bietaserpinum. Bietaserpin. Bietaserpine DCF.

$C_{39}H_{53}N_3O_9$　　　　　　　　　　　　　　　　　　　　　　M.G. 707,84

1-(2-Diäthylamino-äthyl)-reserpin.

Anwendung. Hypotensivum.

Handelsform. Bitartrat: Tensibar (Lavril, Frankreich).

Bifora

Bifora radians BIEB. Aplaceae – Apioideae – Coriandreae. Strahlensame. Hohlsamen. Coriandro selvatico.

Heimisch in Mittel- und Südeuropa, unter Getreide, an grasigen Orten und in Weinbergen.

Pflanze einjährig, kahl, mit dünner, spindelförmiger Wurzel. – Stengel aufrecht, etwa 15 bis 40 cm hoch, kantig-gefurcht, beblättert und fast vom Grunde an ästig. Laubblätter zwei- bis dreifach fiederschnittig; die unteren gestielt und mit gedrängten, flachen, linealischen, spitzlichen, ganzrandigen Zipfeln letzter Ordnung, die oberen auf der Scheide sitzend und mit entfernten, faden- bis haarförmigen, spitzen Zipfeln. Blattscheiden schmal länglich, weißlich-hautrandig. – Dolden mittelgroß, drei- bis achtstrahlig, mit feinen, kahlen, bis 25 mm langen Strahlen. Döldchen sieben- bis neunblütig; Randblüten zwittrig, groß, strahlend, innere Blüten männlich, kleiner, mit wenig ungleichen Kronblättern. Hülle null- oder einblättrig; Hüllchen einseitig, aus 2 bis 3 pfriemlich-fadenartigen Blättern gebildet. Strahlende Kronblätter 2 bis 4 mm lang, weiß. – Frucht sehr fein gekörnelt-runzelig, etwa 3 mm hoch und 6 mm breit, oben und unten fast gleich stark sattelförmig vertieft, das Griffelpolster zur Reifezeit kaum vorspringend. Griffel fadenartig, etwa 1,5 mm lang, vielmal länger als das Griffelpolster, anfangs aufrecht, später der Frucht angedrückt, mit kopfiger Narbe.

Inhaltsstoff. Ein intensiv riechendes äth. Öl.

Anwendung. Die Früchte als Gewürz.

Bignonia

Bignonia chica Humb. et Bonpl. [B. triphylla W., Arabidaea chica (Humb. et Bonpl.) Bur.]. Bignoniaceae – Bignonieae.

Nördliches Südamerika, bes. Venezuela und Brasilien.

Inhaltsstoffe. In den Blättern ein roter Farbstoff (Chicarot, Vermeillon americanum, Chika, Carneru), das Hauptpigment Carajurin $C_{17}H_{14}O_5$, Fp. 205 bis 207°, und in kleinen Mengen Carajuron $C_{16}H_{12}O_5$.

Carajurin

Anwendung. Die Blätter als Diureticum und bei Erysipel. Der Farbstoff als Kosmeticum sowie zum Rot- und Gelbfärben von Baumwollgeweben. Die Indianer bemalten ihren Körper mit Chika, wahrscheinlich aber auch zum Schutz gegen Insektenstiche.

Bignonia flava Vell.

Heimisch in Brasilien.

Inhaltsstoff. In den Samen, Semen Bignoniae, ein nicht trocknendes Öl.

Bignonia tecomoides (B. tecoma; ohne Autor, Art sehr unsicher).

Heimisch in Brasilien (Hochland von Minas Gerais).

Inhaltsstoff. Im Kernholz bis 7% Lapachol (Tecomin) $C_{15}H_{14}O_3$, Fp. 139 bis 142°.

Lapachol

Anwendung. Abfälle und Sägespäne dieses Baumes, mit gelöschtem Kalk erhitzt, als Bad zum Färben von Baumwolle.

Bignonia quinquefolia Vell. (Cybistax antisyphilitica Mart.). Caroba de flor verde.

Heimisch in Südbrasilien.

Anwendung. Die Blätter, Folia Carobae, als Diureticum und Depurativum.

Bigumalum

Bigumalum Ross. 9. Bigumal. Proguanili Hydrochloridum Pl.Ed. II. Proguanil Hydrochloride BP 68. Chlorguanid-hydrochlorid. Proguanil-hydrochlorid.

$C_{11}H_{16}ClN_5$, HCl

M.G. 290,2

N^1-(4-Chlorphenyl)-N^5-isopropylbiguanidhydrochlorid.

Gehalt. BP 68 und Ross. 9: Mindestens 99,0%, berechnet auf die getrocknete Substanz. Pl.Ed. II: Mindestens 98,0%, berechnet auf die getrocknete Substanz.

Eigenschaften. Weißes, krist. Pulver, geruchlos, von bitterem Geschmack. Lösl. bei 20° in 110 T. W., besser lösl. in heißem W., lösl. bei 20° in 40 T. A. (95%), unlösl. in Chlf. und Ae. Fp. 245°.

Erkennung. 1. 10 ml der gesätt. Lsg. werden mit 5 Tr. Kaliumhexacyanoferrat(II)-Lsg. versetzt. Es entstht ein weißer Nd., der sich nach Zufügen einiger Tr. verd. Salpetersäure auflöst (BP 68, ähnlich PI.Ed. II). – 2. Zu 10 ml der gesätt. Lsg. gibt man 1 Tr. Kupfersulfat-Lsg. und 2,5 ml verd. Ammoniaklsg., schüttelt um und setzt dann 5 ml Toluol zu. Nachdem erneut umgeschüttelt wurde, färbt sich die Toluolschicht purpurrot (BP 68, ähnlich PI.Ed. II und Ross. 9). – 3. Zu 15 ml der gesätt. Lsg. fügt man 2 ml Natronlauge und 20 ml Ae., schüttelt durch und trennt die Ae.-Schicht ab. Nach zweimaligem Waschen mit je 10 ml W. und Eindampfen zur Trockne schmilzt der hinterbliebene Rückstand nach zweistündigem Trocknen bei 105° bei 131° (BP 68 und PI.Ed. II). – 4. Das IR-Spektrum zeigt die gleichen Maxima wie die Proguanilhydrochlorid-Standard-Substanz (BP 68).

Prüfung 1. Saure oder alkalische Verunreinigungen: 350 ml W. werden auf 60 bis 65° erwärmt, mit 0,2 ml Methylrotlsg. und 0,2 ml Methylenblaulsg. versetzt und mit 0,1 n Natronlauge bzw. 0,1 n Salzsäure neutralisiert. Man setzt dann 4,0 g Substanz zu und löst, ebenfalls bei 60 bis 65°. Die Lsg. darf nicht sauer reagieren und zur Neutralisation nicht mehr als 0,2 ml 0,1 n Salzsäure verbrauchen (BP 68 und PI.Ed. II, ähnlich Ross. 9). – 2. Sulfat: Höchstens 0,05% (Ross. 9). – 3. Blei: Höchstens 10 ppm (BP 68). – 4. Schwermetalle: Höchstens 0,001%, bestimmt in der Sulfatasche (Ross. 9). – 5. Sulfatasche: Höchstens 0,1% (BP 68 und Ross. 9). – 5. Gewichtsverlust: Höchstens 0,5%, wenn die Substanz bei 105° bis zur Gew.-Konstanz getrocknet wird (BP 68 und PI.Ed. II). – 6. Arsen: Höchstens 0,0002% (Ross. 9). – 7. Chloranilin: 0,10 g Substanz werden in 1 ml verd. Salzsäure gelöst und mit W. auf 20 ml verd. Nach dem Abkühlen auf 5° setzt man 1 ml 0,05 n Natriumnitrit-Lsg. zu und läßt bei 5° 5 Min. lang stehen. Dann wird mit 2 ml einer 5%igen Ammoniumsulfamat-Lsg. versetzt und wiederum 10 Min. stehengelassen. Nach Zusatz von 2 ml 0,1%iger N-(1-Naphthyl)-äthylendiaminhydrochlorid-Lsg. verd. man auf 50 ml mit W. und läßt 30 Min. stehen. Die sich entwickelnde Farbe darf nicht stärker sein als die einer Vergleichslsg., die mit 0,025 mg 4-Chloranilin unter den gleichen Bedingungen bereitet wurde (BP 68, PI.Ed. II). – 8. Phenylcyanguanidin: 0,5 g Substanz muß sich vollständig in 5 ml verd. Salzsäure lösen (Ross. 9).

Gehaltsbestimmung. Nach PI.Ed. II und Ross. 9 wird eine gravimetrische Bestimmung durchgeführt. BP 68 enthält eine Titration in wasserfreiem Milieu.
Vorschrift der PI.Ed. II: Etwa 0,6 g Substanz werden genau gewogen, in 50 ml W. unter Erwärmen gelöst, auf 10° abgekühlt und mit ammoniakalischer Kupferchloridlsg. versetzt, wobei so lange gerührt wird, bis die Lsg. eine tiefblaue Farbe angenommen hat. Man läßt dann 1 Std. stehen, filtriert durch einen tarierten Glassintertiegel, der eine Asbesteinlage enthält und bei 130° getrocknet war. Der Nd. wird mit 100 ml einer Mischung von 1 T. verd. Ammoniak und 5 T. W. und anschließend mit kaltem W. gewaschen, bis die Waschfl. farblos sind. Nach Trocknen bei 130° bis zur Gew.-Konstanz wird gewogen. 1 g Rückstand entspr. 1,020 g $C_{11}H_{16}ClN_5 \cdot HCl$.
Vorschrift der BP 68: Etwa 0,3 g Substanz werden genau gewogen und mit 0,1 n Perchlorsäure in der üblichen Weise titriert, wobei der Endpunkt potentiometrisch ermittelt wird. 1 ml 0,1 n Perchlorsäure entspr. 14,51 mg $C_{11}H_{16}ClN_5 \cdot HCl$.

Aufbewahrung. Gut verschlossen und vor Licht geschützt.

Anwendung. Als Malariaschutz und -heilmittel, bes. wirksam gegenüber Plasmodium falciparum (Malaria tropica).

Dosierung. 100 bis 300 mg täglich (BP 68). Einzelmaximaldosis 0,3 g; Tagesmaximaldosis 0,6 g (Ross. 9).

Bilirubin

Bilirubin.

$C_{33}H_{36}N_4O_6$ M.G. 584,65

Eigenschaften. Orangerote Prismen, unlösl. in W., lösl. in Bzl., Chlf., Schwefelkohlenstoff, Mineralsäuren und Alkalilaugen. Wenig lösl. in A. und Ae. Die grünliche Lsg. fluoresziert im UV-Licht rot. Bilirubin ist der wichtigste Gallenfarbstoff.

Anwendung. Zur Prüf. der Leberfunktion.

Bilitrastum

Bilitrastum Ross. 9. Bilitrast. Jodoalphionic acid NF XII. Pheniodol. Pheniodolum.

$C_{15}H_{12}J_2O_3$ M.G. 494,1

β-(4-Hydroxy-3,5-dijod-phenyl)-α-phenyl-propionsäure.

Gehalt. Ross. 9: Mindestens 99,0%. NF XII: 98 bis 102%.

Eigenschaften. Weißes, krist. oder schwach gelblich gefärbtes Pulver von charakteristischem Geruch und Geschmack. An der Luft ist die Substanz beständig, doch zersetzt sie sich bei längerer Lichteinwrkg. Lösl. in A., Ae., leicht lösl. in Bzl. und Chlf., unlösl. in W. Unter Salzbldg. lösl. in Alkalilaugen und Lsg. von Alkalicarbonaten. Fp. 160 bis 164° (NF XII); 158 bis 162° (Ross. 9).

Erkennung. 1. 0,1 g Substanz werden in 1 ml konz. Schwefelsäure gelöst und erwärmt. Es entstehen violette Joddämpfe (Ross. 9). – 2. 0,05 g Substanz werden in 2 ml A. gelöst, mit 0,5 ml alkoholischer Silbernitrat-Lsg. versetzt und geschüttelt. Es entsteht ein weißer Nd., der sich auf Zusatz einiger Tr. verd. Salpetersäure auflöst. Versetzt man mit einem Überschuß von Salpetersäure, so entsteht ein Nd. von 1-Phenyl-2-(3,5-dijod-4-hydroxyphenyl)-propionsäure (Ross. 9). – 3. 100 mg Substanz werden mit 500 mg Natriumcarbonat vermischt und geglüht. Nach dem Abkühlen versetzt man mit 5 ml heißem W., erhitzt 5 Min. auf dem Wasserbad und filtriert. Das erhaltene Filtrat gibt einen positiven Jodnachweis (NF XII). – 4. 1 g Substanz wird in einem 25-ml-Erlenmeyer-Kolben mit 10 ml w.-freiem A. und 1 ml Acetylchlorid versetzt. Nach dem Verschließen des Gefäßes läßt man das Gemisch über Nacht bei Raumtemp. stehen und gießt es dann in 25 ml eiskaltes W. ein. Das nach Kratzen mit einem Glasstab erhaltene Kristallisat wird fünfmal mit je 2 ml kaltem W. gewaschen und anschließend getrocknet. Zu den erhaltenen Kristallen fügt man 2 ml Chlf. und 40 ml Hexan, erwärmt bis zur Lsg., kühlt ab und läßt erneut auskristallisieren. Nach dem Trocknen bei 55° schmilzt der erhaltene Äthylester der Jodalphionsäure zwischen 84 und 87° (NF XII).

Prüfung. 1. Chlorid: 0,1 g Substanz werden mit 10 ml W. und 1 ml verd. Salpetersäure versetzt, geschüttelt und filtriert. 10 ml des Filtrates dürfen nicht mehr als 0,02% Chlorid-Ionen enthalten (Ross. 9, ähnlich NF XII). – 2. Freies Jod: 0,2 g Substanz werden in 1 ml A. gelöst, mit 5 ml W. und 3 ml Chlf. versetzt und geschüttelt. Die Chlf.-Schicht darf keine Rosafbg. annehmen (Ross. 9, ähnlich NF XII). – 3. Sulfatasche: Höchstens 0,1% (Ross. 9). Höchstens 0,3% (NF XII). – 4. Schwermetalle: 500 mg Substanz werden in einer Mischung von 5 ml Natronlauge und 20 ml W. gelöst und mit 5 Tr. Natriumsulfid-Lsg. versetzt. Die Lsg. wird mit einer Blindlsg. verglichen, die 0,5 ml Standard-Blei-Lsg. enthält und darf nicht stärker gefärbt sein als diese. Toleranz: 10 ppm (NF XII). Nach Ross. 9 darf die Sulfatasche höchstens 0,001% Schwermetalle enthalten. – 5. Trocknungsverlust: Höchstens 0,5% (NF XII).

Gehaltsbestimmung. Nach Ross. 9 und NF XII wird eine argentometrische Bestimmung nach oxydativer Abspaltung des Jods als Jodid durchgeführt. Ross. 9 enthält außerdem eine argentometrische Bestimmung des reduktiv abgespaltenen Halogens.

Arbeitsvorschrift nach Ross. 9: 1. Etwa 0,2 g Substanz werden genau gewogen, in 15 ml Natronlauge gelöst und in einem Erlenmeyerkolben von 100 ml mit 1 g Zinkpulver versetzt. Anschließend erhitzt man vorsichtig 30 Min. am Rückfluß. Nach dem Abkühlen und Auswaschen des Rückflußkühlers mit 10 ml W. werden 15 ml verd. Essigsäure zugesetzt und durch ein kleines Filter filtriert. Der Rückstand wird dreimal mit 15 ml W. gewaschen. Das Waschw. wird ebenfalls filtriert und zum ursprünglichen Filtrat gegeben. Dann versetzt man die gesammelten Filtrate mit 5 Tr. einer 0,5%igen Eosinnatrium-Lsg. und titriert mit 0,1 n Silbernitrat-Lsg. bis der gelbliche Rückstand eine purpurrote Fbg. annimmt. Vor Beendigung der Titration wird die Silbernitrat-Lsg. tropfenweise zugegeben, wobei man die gesamte Lsg. kräftig durchschüttelt. 1 ml 0,1 n Silbernitrat-Lsg. entspricht 0,02470 g Bilitrast. – 2. Etwa 0,25 g Substanz werden genau gewogen, in einem 100-ml-Meßkolben mit 40 ml 0,1 n Natronlauge versetzt, bis zur Lsg. geschüttelt und dann mit W. auf 100 ml aufgefüllt. 10 ml dieser Lsg. werden in einen Erlenmeyerkolben von 100 ml Inhalt gegeben, mit 10 ml 1%iger Kaliumpermanganat-Lsg. und 5 ml konz. Schwefelsäure versetzt. Nachdem die Mischung 3 Min. gekocht wurde, läßt man auf 40 bis 50° abkühlen, versetzt langsam, tropfenweise mit einer Lsg. von Natriumnitrit, bis vollkommene Entfbg. eingetreten ist. Anschließend wird der Überschuß von Natriumnitrit mit Kaliumpermanganat-Lsg. zersetzt, indem zuerst eine 1%ige und dann eine 0,1 n Lsg. verwendet und tropfenweise zugesetzt wird. Anschließend wird die Lsg. mit 50 ml W. verdünnt und mit 3 ml Kaliumjodid-Lsg. versetzt. Das ausgeschiedene Jod wird mit 0,1 n Natriumthiosulfat-Lsg., Stärkelsg. als Indikator, titriert. 1 ml 0,1 n Natriumthiosulfat-Lsg. entspr. 0,004117 g Bilitrast.

Aufbewahrung. In gut schließenden, braunen Glasgefäßen.

Anwendung. Gallenblasenröntgenkontrastmittel, Anthelminticum.

Handelsformen: Biliselectan (Schering, BRD), Priodax (Schering, USA).

Biliverdin

Biliverdin.

$C_{33}H_{34}N_4O_6$ M.G. 582,63

Eigenschaften. Dunkelgrüne Plättchen oder Prismen mit violett schimmernder Oberfläche (nach Umkristallisieren aus M.). Die Substanz schmilzt nicht, sondern zers. sich bei 300°. Lichtabsorption: Maxima bei 460 nm und 362 nm. Lösl. in M., Ae., Chlf., Schwefelkohlenstoff, Bzl. und Lsg. von Alkalilaugen.

Biopterin

Biopterin.

$C_9H_{11}N_5O_3$ M.G. 237,23

2-Amino-4-hydroxy-6-[L-erythro-1,2-dihydroxy-propyl]-pteridin.

Bemerkung: Die Substanz kommt im Weiselzellenfuttersaft (Weiselfuttersaft) der Honigbienen vor. Sie besitzt charakteristische Wachstumswrkg. auf Protozoen.

Eigenschaften. Hellgelbes Pulver, schwer lösl. in W., verd. Säuren und Alkalilaugen, praktisch unlösl. in den üblichen Lsgm. Zersetzt sich bei 250 bis 280° ohne zu schmelzen. Die Substanz flouresziert in UV-Licht schwachblau. $[\alpha]_D^{25} = -50°$; ($c = 0,4$ in 0,1 n HCl).

Bis-acetylamino-trijodbenzoesäure

3,5-Bis-(acetylamino)-2,4,6-trijodbenzoesäure. 3,5-Diacetylamino-2,4,6-trijodbenzoesäure. Amidotrizoat.

$C_{11}H_9J_3N_2O_4$ M.G. 613,9

Eigenschaften. Kristalle oder krist. Pulver, sehr schwer lösl. in W. Fp. 260° unter Zers. Die Substanz kommt als 76-, 60- oder 30%ige wss. Lsg. des Natrium- und Methylglucamin-Salzes im Verhältnis 10 : 66 in den Handel (Handelsform: Urografin). Die Lsg. ist gelbbraun gefärbt und zeigt einen pH von 7,2 bis 7,6.

Anwendung. Zur Röntgendarst. der ableitenden Harnwege und der Blutgefäße.

Dosierung. Normaldosis für Erwachsene beträgt 20 ml der 76%igen Salzlsg., die i.v. injiziert wird. Bei schlechtem Allgemeinzustand, Schädigungen der Leber- und der Nierenfunktion, Jodüberempfindlichkeit sowie bei Morbus Basedow ist die Anw. kontraindiziert.

Bisacodyl

Bisacodyl BP 68, BPC 68. Bisacodylum.

$C_{22}H_{19}NO_4$ M.G. 361,4
4,4'-(2-Pyridyl-methylen)-diphenol-diacetat.

Gehalt. 98,0 bis 101,0% des theoretischen Wertes von $C_{22}H_{19}NO_4$, berechnet auf die getrocknete Substanz.

Eigenschaften. Weißes oder fast weißes krist. Pulver, geruch- und geschmacklos. Praktisch unlösl. in W. und Alkalilaugen, lösl. in A. und anderen org. Lsgm., bei 20° lösl. in 100 T. A. (95%), in 35 T. Chlf. und in 170 T. Ae. Fp. 138°.

Erkennung. 1. Beim Befeuchten mit Schwefelsäure entsteht sofort eine rotviolette Verfbg. – 2. Die Lichtabsorption im Bereich von 230 bis 350 nm einer 0,001%igen Lsg. in 0,1 n methanolischer Natronlauge, gemessen in einer Schichtdicke von 2 cm, zeigt nur ein Maximum bei 248 nm. Die Extinktion bei 248 nm beträgt etwa 1,3.

Prüfung. 1. Saure und alkalische Verunreinigungen: 1,0 g Substanz wird mit 20 ml kohlendioxidfreiem W. erhitzt und sofort abgekühlt. Zu dieser Lsg. setzt man 2 Tr. Bromkresolpurpur-Lsg.; es entsteht entweder sofort oder nach Zusatz von 0,05 ml 0,01 n Natronlauge bzw. 0,05 ml von 0,01 Salzsäure eine graue Farbe. – 2. Trocknungsverlust: Höchstens 1,0%, wenn bei 105° bis zur Massenkonstanz getrocknet wird. – 3. Sulfatasche: Höchstens 0,1%.

Gehaltsbestimmung. Nach BP 68 wird eine Titration im w.-freien Milieu durchgeführt, wobei etwa 0,5 g Substanz genau eingewogen werden und mit 0,1 n Perchlorsäure unter Verwendung von 1-Naphtholbenzein als Indikator titriert wird. 1 ml 0,1 n Perchlorsäure entspr. 36,14 ml $C_{22}H_{19}NO_4$.

Aufbewahrung. Gut verschlossen, vor Licht geschützt.

Anwendung. Als Kontaktlaxativum bei verschiedenen Formen der Dickdarmobstipation.

Dosierung. 5 bis 10 mg tägl. oral oder rectal.

Handelsform: Dulcolax (Thomae, Biberach).

Bisäthylenimino-propoxy-benzochinon

2,5-Bis-(äthylenimino)-3,6-bis-(n-propoxy)-1,4-bezochinon. Bayer E 39.

$C_{16}H_{22}N_2O_4$ M. G. 306,37

Eigenschaften. Bräunliche Krist., leicht lösl. in organ. Lsgm., lösl. in Oliven- und Sesamöl, schwer lösl. in W. Fp. = 103,5 bis 104°. In Lsg. und in saurem Milieu unbeständig.

Anwendung. Als Zytostaticum. Bei Carcinom und Sarkom, postoperativ zur Verhütung von Metastasen, bei myeloischer und lymphatischer Leukämie und Lymphogranulomatose.

Dosierung. Per os, i.v. oder intratumoral 5 mg pro dosi.

Bisäthylenimino-methoxy-äthoxy-benzochinon

2,5-Bis-(äthylenimino)-3,6-bis-(methoxy-äthoxy)-1,4-benzochinon. Bayer E 39 solubile.

$C_{16}H_{22}N_2O_6$ M.G. 338,37

Eigenschaften. Glänzende, rote Krist., lösl. in W. und organ. Lsgm., wenig lösl. in fetten Ölen. Fp. = 79 bis 80,5°. In wss. Lsg. nicht stabil.

Anwendung. Als Zytostaticum bei bösartigen Neubildungen (s. auch Bd. II, 738ff., 754).

Dosierung. 5 bis 20 mg pro die i.v.

Bisäthylxanthogen

Bisäthylxanthogen. Dixanthogen.

$$[C_2H_5—O—CS—S—]_2$$

$C_6H_{10}O_2S_4$ M.G. 242,4

Eigenschaften. Kristalle bzw. ölige Fl., sehr leicht lösl. in abs. A., leicht lösl. in Schwefelkohlenstoff, Bzl. und fetten Ölen, unlösl. in W. Die Substanz ist Alkali-empfindlich. Fp. 28°: Kp. 112°; $d = 1,29$.

Anwendung. Als Insektizid (s. auch Bd. II, 457ff.).

1,3-Bis-(4-amidino-2-brom-phenoxy)-propan-diisäthionat

Siehe Dibrompropamidinum.

Bisamidinophenoxy-pentan-diisäthionat

1,5-Bis-(4-amidino-phenoxy)-pentan-diisäthionat. Pentamidin-diisthionat.

$$\cdot (HO—CH_2—CH_2—SO_3H)_2$$

$C_{19}H_{24}N_4O_2 \cdot C_4H_{12}O_8S_2$ M.G. 592,68

4,4′-Pentamethylendioxy-dibenzamidin-di-β-hydroxy-äthansulfonat.

Eigenschaften. Stark bitter schmeckende, geruchlose, hygroskopische Krist., leicht lösl. in W., lösl. in Glycerin, schwer lösl. in A., unlösl. in Ae. und Chlf. Fp. = etwa 190°; pH der 5%igen wss. Lsg. = 4,5 bis 6,5.

Aufbewahrung. Gut verschlossen, vor Feuchtigkeit geschützt.

Anwendung. Bei Trypanosomiasis, Leishmaniose, multiplem Myelom.
Dosierung. 1 mg/kg Körpergewicht i.m.
Handelsform: Diamidine. Lomidine.

Bis-aminophenyl-butanon

3,3-Bis-(4-aminophenyl)-butanon-(2)-dihydrochlorid. Amphenon B-dihydrochlorid.

$C_{16}H_{18}N_2O \cdot 2 HCl$ M.G. 327,3

Eigenschaften. Weißes, krist. Pulver, leicht lösl. in W., schwer lösl. in A. Fp. 272 bis 275° unter Zers. Fp. der Base 137,5 bis 138°.

Anwendung. Hemmstoff der Nebennierenrinde bei prim. und sek. Hyperaldosteronismus und zur Ausschaltung restlicher androgener bzw. östrogener Stoffe nach Kastration bei Neoplasmen. Nebenwrkg.: Schläfrigkeit, Benommenheit und gastrointestinale Reizerscheinungen.

Bisatinum

Bisatinum Jap. 61. Bisatin.

$C_{24}H_{19}NO_5$ M.G. 401,42

Diacetyl-bis-p-hydroxyphenyl-isatin.

Eigenschaften. Weißes, feinkrist. Pulver, geruchlos, geschmacklos. Leicht lösl. in heißem Eisessig, wenig lösl. in A., sehr schwer lösl. in Ae., praktisch unlösl. in W. und verd. Salzsäure. Fp. etwa 252°.

Erkennung. 1. 0,05 g Substanz werden mit 5 ml Natronlauge (1 + 5) erwärmt und mit 1 Tr. Kaliumhexacyanoferrat(III)-Lsg. versetzt. Die Mischung färbt sich dunkelrot. Die Fbg. verschwindet nach kurzer Zeit wieder. – 2. Werden 0,2 g Substanz mit 5 ml Natronlauge (1 + 5) in einem Wasserbad einige Min. erwärmt, abgekühlt und mit 15 ml verd. Schwefelsäure versetzt, so entsteht ein weißer Nd. Nach dem Abfiltrieren werden 5 ml Filtrat mit 5 ml Schwefelsäure und 1 ml A. zum Sieden erhitzt; es entsteht der Geruch von Äthylacetat.

Prüfung. 1. Chlorid-Ionen: 1,0 g Substanz wird mit 10 ml W. geschüttelt und filtriert. 5 ml des Filtrates versetzt man mit 2 Tr. Silbernitrat-Lsg., wobei keine Trbg. auftreten darf. – 2. Sulfat-Ionen: 5 ml des obigen Filtrates werden mit 2 Tr. Bariumchlorid-Lsg. versetzt. Es darf ebenfalls keine Trbg. auftreten. – 3. Phenol: Zu 5 ml Filtrat werden 2 Tr. Eisen(III)-chlorid-Lsg. gegeben, wobei sich keine rotviolette Fbg. zeigen darf. – 4. Diphenolisatin: 0,10 g Substanz werden mit 30 ml verd. Salzsäure (1 + 100) 1 Min. lang geschüttelt und filtriert. Das Filtrat wird mit 2 ml Natronlauge (1 + 5) und 1 Tr. Kaliumhexacyanoferrat(III)-Lsg. versetzt. Dabei darf sich keine rote Fbg. zeigen. – 5. Trocknungsverlust: Höchstens 0,50%, wenn die Substanz 3 Std. bei 105° getrocknet wird. – 6. Verbrennungsrückstand: Höchstens 0,50%.

Aufbewahrung. Gut verschlossen, vor Licht geschützt.

Anwendung. Als Laxativum (Wirkung im Dickdarm).

Dosierung. Einzeldosis: 10 mg; Tagesmaximaldosis; 20 mg.

Bisbentiaminum

Bisbentiaminum NFN. Bisbentiamin.

$C_{38}H_{42}N_8O_6S_2$ M.G. 770,90

2,2'-Dithio-bis-[N-(4-hydroxy-1-methyl-but-1-en-yl)-N-(4-amino-2-methyl-pyrimidin-5-yl-methyl)-formamid]-O,O-dibenzoat.

Anwendung. Neurotropes Analgeticum (Vitamin-B$_1$-Derivat).

Bis-chlormethyl-hexachlor-bicyclohepten

5,6-Bis-(chlormethyl)-1,2,3,4,7,7-hexachlor-bicyclo-[2,2,1]-hepten-(2). Hoe 2705.

$C_9H_6Cl_8$ M.G. 397,8

Eigenschaften. Grauweißes, körniges, fast geruchloses Pulver, praktisch unlösl. in W., lösl. in A., leicht lösl. in Olivenöl, Ae., Chlf. und anderen org. Lsgm. Fp. 105 bis 107°.

Anwendung. Als Insektizid (s. auch Bd. II, 456ff., 460ff.).

Bis-chlorphenyl-äthoxy-äthan

1,1-Bis-(p-chlorphenyl)-2-äthoxy-äthanol.

$C_{16}H_{16}Cl_2O_2$ M.G. 311,2

Eigenschaften. Weiße Kristalle, leicht lösl. in den üblichen org. Lsgm., unlösl. in W. Fp. 58 bis 59°; Kp.$_{0,06}$ = 155 bis 157°.

Anwendung. Als lähmendes Akarizid mit Kontaktwrkg. gegenüber allen beweglichen Entwicklungsstadien der roten Spinne mit Rückstandswrkg. (s. auch Bd. II, 473ff.).

Bis-cyclohexanon-oxalyl-dihydrazon

Biscyclohexanone Oxalyldihydrazone BP 68.

$C_{14}H_{22}N_4O_2$ M.G. 278,4
Oxalyldi-(N'-cyclohexyliden-hydrazid).

Eigenschaften. Weißes oder schwachgelbliches, krist. Pulver. Praktisch unlösl. in W., lösl. in heißem 95%igem A. Fp. 210 bis 213°.

Empfindlichkeit: 1 ml einer 0,5%igen Lsg. der Substanz wird mit 50 ml einer Lsg. versetzt, die 2 g kupferfreie Citronensäure, 10 ml verd. Ammoniak-Lsg. und 0,1 ml verd. Kupfersulfat-Lsg. enthält. Man läßt 10 Min. stehen. Es muß dann eine blaue Fbg. entstehen. Als Vergleich dient eine ähnlich bereitete Lsg., die keine verd. Kupfersulfat-Lsg. enthält.

Anwendung. Als Rg. auf Kupfer: Kupfer bildet mit der Substanz bei pH 9 bis 7 einen wasserlösl. blauen Komplex, der bei 595 nm photometriert werden kann. Bei geeigneter Arbeitsweise können die meisten Störungen ausgeschaltet werden. Empfindlichkeit: bis 0,2 μg Cu. Das Rg. kann außer bei spektrophotometrischen auch bei polarographischen Kupferbestimmungen angewandt werden. Als Rg.-Lsg. verwendet man eine 0,5%ige Lsg. in 50%gem A.

Bis-dimethylamino-benzophenonimid

4,4'-Bis-(dimethylamino)-benzophenonimid-hydrochlorid. Auramin.

$C_{17}H_{21}N_3 \cdot HCl \cdot H_2O$ M.G. 321,86

Eigenschaften. Goldgelbes Pulver, wenig lösl. in kaltem, lösl. in heißem W., Chlf. und A., praktisch unlösl. in Ae., wss. und salzsaure Lsg. zersetzen sich oberhalb 60° unter Abscheidung von Tetramethyldiaminobenzophenon.

Anwendung. Medizinisch: Äußerlich als Antisepticum bei Wunden, Geschwüren, Stomatitis, Ekzemen, Follikulitis, Furunkulose, Impetigo, Brandwunden etc. Innerlich als Anthelminticum gegen Oxyuren, Strongyliden und Clonorchis sinensis.
Als Nebenwirkg. können Übelkeit, Erbrechen, Leibschmerzen und Diarrhoe auftreten. Bei Leber- und Nierenerkrankungen ist die Substanz kontraindiziert.
Technisch: Zum fluoreszenzmikroskopischen Nachw. von Tuberkelbazillen nach HAGEMANN-HERRMANN.

Bis-dimethylamino-fluorphosphinoxid

Bis-(dimethylamino)-fluorphosphinoxid. N,N,N',N'-Tetramethylphosphorodiaminfluorid.

$C_4H_{12}FN_2OP$ M.G. 154,13

Eigenschaften. Farblose, leicht bewegliche, stabile Fl. von schwachem Geruch, lösl. in kaltem W., Chlf., Ae. und anderen org. Lsgm. Kp.$_{10}$ = 80°; $d_4^{20} = 1,12$; $n_D^{20} = 1,427$.

Anwendung. Als systemisches Insektizid (s. auch Bd. II, 456ff., 463ff.).

Bis-dimethylamino-propyl-phenothiazin

10-[2′,3′-Bis-(dimethylamino)-propyl]-phenothiazin-fumarat. Amimopromazin-fumarat. Aminopromazinum fumaratum.

$C_{38}H_{50}N_6S_2 \cdot C_4H_4O_4$ M.G. 771,03

Eigenschaften. Weißes, krist., praktisch geruchloses Pulver, lösl. in W., M., schwer lösl. in A., sehr schwer lösl. in Aceton, Isopropanol, praktisch unlösl. in Bzl. und Ae. Fp. 166 bis 170° unter Zers.

Aufbewahrung. Gut verschlossen, vor Licht geschützt.

Anwendung. Als Spasmolyticum bei Colitis, Nierenkoliken, postoperativen Schmerzen u. a. Schmerzen (s. auch Bd. II, 376ff.).

Dosierung. Zwei- bis sechsmal täglich 25 mg oral oder 50 mg i.m.

Handelsform: Lorusil (Bayer; heute nicht mehr im Handel). Lispamol.

Bis-hydroxyäthylamino-terephthalsäure

2,5-Bis-(β-hydroxyäthylamino)-terephthalsäure.

$C_{12}H_{16}N_2O_6$ M.G. 284,26

Eigenschaften. Gelbes, krist. Pulver, wenig lösl. in W. und A., leicht lösl. in Alkalilaugen mit tiefgelber Farbe. Bildet mit Oxydationsmitteln wie $AgNO_3$, $Hg(NO_3)_2$, $FeCl_3$ intensiv rotgefärbte Verbindungen.

Anwendung. Als Indikator in der Argentometrie.

Bis-hydroxymethyl-benzimidazolin-thion

1,3-Bis-(hydroxymethyl)-2-benzimidazolin-thion.

$C_9H_{10}N_2O_2S$ M.G. 210,26

Eigenschaften. Farblose Kristalle von sehr bitterem Geschmack; praktisch unlösl. in W., lösl. in verd. Alkalilaugen. Die Substanz löst sich in konz. Schwefelsäure mit grüngelber Farbe unter Zers. Fp. 160 bis 162°.

Anwendung. Thyreostaticum mit sedativer Wrkg. Zur Behandlung von Hyperthyreosen, Thyreotoxikosen und zur Vorbereitung von Strumektomien.

Bis-isopropylamino-fluorphosphinoxid

Bis-(isopropylamino)-fluorphosphinoxid.

$C_6H_{16}FN_2OP$ M.G. 182,18

Eigenschaften. Krist. Pulver, lösl. in W. (etwa 1 + 13 bei 25°); leicht mit Ton usw. zu dispergieren. $d_4^{25} = 1,2$; Fp. = 65°; Kp.$_2$ = 125°.

Anwendung. Als Insektizid (s. auch Bd. II, 456 ff., 463 ff.).

Handelsformen: Isopestox, Pestox-15, Mipafox.

Bismarckbraun

Bismarckbraun. Phenylenbraun. Vesuvin. Manchesterbraun.

Bemerkung: Die Substanz besteht in der Hauptsache aus dem Hydrochlorid des Benzol-1,3-bis-[azo-m-phenylendiamin]:

$C_{18}H_{18}N_8 \cdot 2\,HCl$ M.G. 419,32

Das Handelspräparat enthält daneben andere Azoverbindungen, u. a. in kleinen Mengen Triaminoazobenzol als Hydrochlorid.

Eigenschaften. Schwarzbraunes Pulver, lösl. in W. mit brauner Farbe, leicht lösl. in A.

Anwendung. Zum Färben von Leder, Baumwolle und Wolle; in der Mikroskopie zur Bakterienfbg.

Bis-methoxyphenyl-hydroxyl-amino-oximino-penten

1,5-Bis-(p-methoxyphenyl)-1-hydroxyl-amino-3-oximino-4-penten, anti-.

$C_{19}H_{22}N_2O_4$ M.G. 342,38

Eigenschaften. Gelbe, nadelförmige Kristalle, praktisch unlösl. in W. und PAe., lösl. in Essigsäure, Aceton, Bzl., Dioxan, A., Essigester und Ae. Fp. 156 bis 157°.

Anwendung. Zur gravimetrischen Wolfram-Bestimmung in 0,76%iger alkoholischer Lsg.

Literatur: YOE, J. H., u. A. L. JONES: Ind. Eng. Chem. Anal. Ed. *16*, 45 (1944).

Bis-methylaminochinolyl-carbamid

N,N'-Bis-[2-methyl-4-amino-chinolyl-(6)]-carbamid-hydrochlorid.

$C_{21}H_{20}N_6O \cdot 2HCl$ M.G. 445,37

4,4'-Diamino-6,6'-dichinaldyl-harnstoff-dihydrochlorid.

Eigenschaften. Gelbliches Pulver, schwer lösl. in kaltem W. und Glycerin, lösl. in siedendem W. (1 + 10). Fp. 225°.

Anwendung. In 1- bis 2⁰/₀₀iger Lsg. zur antiseptischen Oberflächenbehandlung frischer und infizierter Wunden. Zur Blasenspülung in 0,1⁰/₀₀iger Lsg. Als Salbe in 1%iger Konzentration.

Handelsform: Surfen.

Bis-methyl-trisulfo-naphthyl-carbamoyl-phenyl-carbamoyl-harnstoff

N,N'-Bis-[3-(2'-methyl-5'-⟨4'',6'',8''-trisulfo-naphthyl-carbamoyl⟩-phenyl-carbamoyl)-phenyl]-harnstoff, Hexanatriumsalz. Suramin-Natrium.

$C_{51}H_{34}N_6Na_6O_{23}S_6$ M.G. 1429,17

Carbonyl-bis-[8-(3-⟨3-amino-benzamino⟩-4-methyl-benzamino)-naphthalin-trisulfonsäure-(1,3,5)], Natriumsalz.

Eigenschaften. Weißes, geruchloses, hygroskopisches Pulver von schwach alkalischbitterem Geschmack, leicht lösl. in W., praktisch unlösl. in A., Ae., Chlf. und Bzl. Die wss. Lsg. reagiert gegen Lackmus neutral.

Aufbewahrung. Gut verschlossen, kühl, vor Licht und Feuchtigkeit geschützt.

Anwendung. Zur Therapie und Prophylaxe der afrikanischen Schlafkrankheit (Trypanosomiasis).

Dosierung. 1 bis 2 g i.v., zuerst täglich, später in größeren Abständen.

Handelsformen: Germanin, Bayer 205, F 309, Naganol.

Bisoxatinum

Bisoxatinum. Bisoxatin BAN.

C$_{20}$H$_{15}$NO$_4$ M.G. 333,33
2,3-Dihydro-2,2-bis-(p-hydroxy-phenyl)-1,4-benzoxazin-3-on.

Anwendung. Als dickdarmwirksames Laxativum.

Handelsform: Laxonalin: Diacetat (Fher, BRD).

Bis-phenyl-methyl-pyrazolon

4,4'-Bis-(1-phenyl-3-methyl-5-pyrazolon).

C$_{20}$H$_{18}$N$_4$O$_2$ M.G. 346,38
1,1'-Diphenyl-5,5'-dioxo-3,3'-dimethyl-dipyrazolinyl-(4,4').

Eigenschaften. Feines, weißes, krist. Pulver, praktisch unlösl. in den meisten Lsgm., lösl. in Pyridin, leicht lösl. in Natronlauge und Mineralsäuren. Zersetzt sich bei etwa 250°.

Anwendung. Zur quant. Mikrobest. von Cyaniden. Rg. auf Vitamin B$_{12}$.

Bis-phenylpropyl-äthylamin

Bis-(γ-phenylpropyl)-äthylamin-hydrochlorid. Phenpropamin.

C$_{20}$H$_{27}$N · HCl   M.G. 317,89
N-Äthyl-3,3'-diphenyl-dipropylamin-hydrochlorid.

Eigenschaften. Sirupartige Fl., leicht lösl. in W. Base: Farblose, ölige Fl. Kp.$_{12}$ = 212°.

Anwendung. Spasmolyticum bei krampfartigen Ulcusschmerzen, Cardio- und Pylorusspasmus, Gastritis und Gastroenteritis; Colitis, spastischer Obstipation, Cystitis.

Dosierung. Ein- bis dreimal tägl. 0,08 bis 0,16 g oral oder rectal; 0,04 bis 0,08 g s.c. oder langsam i.v.

Handelsform: Sestron (Hydrochlorid).

Bis-propionylamino-trijodbenzoesäure

3,5-Bis-(propionylamino)-2,4,6-trijodbenzoesäure. Diprotrizoesäure.

$$H_5C_2-OC-HN-\underset{\underset{COOH}{\underset{J}{\bigcirc}}}{\overset{J}{\underset{J}{}}}-NH-CO-C_2H_5$$

$C_{13}H_{13}J_3N_2O_4$ M.G. 641,99

Eigenschaften. Weißes, geruchloses Pulver, sehr wenig lösl. in Ae. und Chlf., schwer lösl. in A. (etwa 1 + 150) und W. (1 + 1000), leicht lösl. in Natronlauge; der pH-Wert der gesätt. wss. Lsg. beträgt 2,7 bis 3,3. Fp. 280 bis 295° unter Zers.

Anwendung. Lsg. des Na-Salzes zur i.v. Ausscheidungs-Urographie.

Dosierung. 20 bis 30 ml der 50%igen wss. Lsg. i.v.

Handelsform: Miokon.

Bismutum

Bismutum. Wismut. Bismut. (Wismutverbindungen).

Bi A.G. 208,98

Vorkommen. Wismut kommt gediegen und in Form von Verbindungen vor. Es gehört zu den seltensten Elementen der Erdrinde. Die wichtigsten in der Natur zu findenden Wismutverbindungen sind Wismutglanz (Bi_2S_3) und Wismutoker (Bi_4O_6).

Gewinnung. Durch Reduktion der oxidischen Erze mit Kohle:

$$Bi_2O_3 + 3C \rightarrow 2Bi + 3CO$$

oder durch Verschmelzen der sulfidischen Erze mit Eisen:

$$Bi_2S_3 + 3Fe \rightarrow 2Bi + 3FeS.$$

Das auf diesen Wegen gewonnene Rohwismut wird elektrolytisch gereinigt.

Eigenschaften. Glänzendes, rötlichweißes, sprödes, luftbeständiges Metall von großblättrig-kristallinischem Gefüge oder rhomboedrischer Kristallform. Es läßt sich im Eisenmörser pulvern. In reinem Zustand ist es hämmerbar. Mit Silber, Blei, Quecksilber, Kupfer, Zinn, Gold und den Platinmetallen läßt sich Wismut leicht legieren. Wismut und viele seiner Legierungen haben einen negativen Ausdehnungskoeffizienten. Die Substanz brennt bei Rotglut mit bräunlicher Flamme zu Wismuttrioxid und setzt sich in der Hitze mit Halogenen und mit Schwefel um.

Praktisch unlösl. in W., sehr schwer lösl. in nicht oxydierenden Säuren, unter Salzbildg. lösl. in Salpetersäure, Königsw. und konz. Schwefelsäure. Fp. 271°. Kp. 1560°. Härte: 2,5 (nach Mohs). $d_4^{20} = 9{,}84$. $n_D = 1{,}78$.

Erkennung. 1. Wird eine Wismutverbindung mit Natriumcarbonat vermischt und auf Kohle der Reduktionsflamme des Lötrohrs ausgesetzt, so erhält man weiße, spröde Metallkörner und zugleich einen gelben, in der Hitze orangegelben Beschlag von Wismutoxid. – 2. Die Lsg. der Wismutsalze ergeben mit Kalilauge, Natronlauge oder Ammoniakfl. weißes Wismuthydroxid [$Bi(OH)_3$]. – 3. Mit Natriumcarbonat oder Ammoniumcarbonat fällt weißes, basisches Wismutcarbonat aus. – 4. Kaliumdichromat fällt basisches Wismutchromat, das sich leicht in verd. Salpetersäure löst, dagegen in Kali- oder Natronlauge unlösl. ist (Unterschied von Bleichromat). – 5. Mit alkalischer Zinn(II)-chlorid-Lsg. fällt feinzerteiltes, schwarzes metallisches Wismut aus. – 6. Mit Schwefelwasserstoff oder Ammoniumsulfid-Lsg. entsteht in saurer oder neutraler Lsg. schwarzes Wismutsulfid, unlösl. in Alkalihydroxid- und Kaliumcyanid-Lsg., lösl. in heißer Salpetersäure. – 7. Kaliumjodid gibt mit konz. Wismutsalz-Lsg. einen rotbraunen Nd. von Wismutoxyjodid. Stark verd. Lsg. geben mit Kaliumjodid intensiv gelb gefärbte Lsg. von Kaliumwismutjodid. – 8. Die Lsg. von neutralen Wismutsalzen werden durch Zugabe von viel W. unter Ausscheidung unlösl. basischer Salze getrübt. Diese Rk. ist am empfindlichsten beim Wismutchlorid. Weinsäure verhindert die Fllg. der Wismutverbindungen durch W. nicht.

Gehaltsbestimmung. 1. Das Wismut wird aus der sauren, mit essigsaurem W. stark verd. Lsg. durch Schwefelwasserstoff gefällt. Das ausgefallene Wismutsulfid wird in Salpetersäure gelöst; die durch Erwärmen vom Schwefelwasserstoff befreite Lsg. wird mit Ammoniakfl. gefällt und das gewaschene und getrocknete Wismuthydroxid durch Glühen im Porzellantiegel (nicht Platintiegel) in Wismutoxid verwandelt. $Bi_2O_3 \cdot 0{,}8965 =$ Wismut. Durch direktes Glühen kann man den Geh. an Wismutoxid bestimmen im: Wismutnitrat, Wismuthydroxid, Wismutoxid, Wismutcarbonat; in org. Wismutsalzen mit verkohlenden Säuren durch Abrauchen des Glührückstandes mit Salpetersäure und erneutes Glühen. – 2. Unter Umständen kann man das Wismut auch als Metall wägen. Man schmilzt das zu reduzierende Wismutoxid, Wismutoxychlorid oder Wismutsulfid mit der sechsfachen Menge Kaliumcyanid einige Zeit in einem gewogenen Porzellantiegel, laugt die erkaltete Schmelze mit W. aus, wäscht das Wismut zunächst mit W., dann mit verd., schließlich mit konz. A., sammelt auf gewogenem Filter, trocknet und wägt. Hat man bei der ersten Schmelze nicht Metallkörner, sondern nur ein schwarzes Pulver erhalten, so wiederholt man das Schmelzen mit Kaliumcyanid. – 3. Komplexometrisch: Etwa 0,25 g Wismutsalz werden genau gewogen, mit 15 bis 20 ml 3 n Salpetersäure bis zur völligen Lsg. geschüttelt und nach Zusatz von 250 bis 300 ml W. sowie Methylthymolblau als Indikator sofort mit 0,1 m Na-ÄDTA-Lsg. bis zum Umschlag nach Gelb titriert.

Aufbewahrung. Gut verschlossen.

Anwendung. Zu leicht schmelzbaren Legierungen, zu Wismutbronze (Spiegelbelag, Lampenreflektoren).

Wismut-Legierungen

Eigenschaften. Die Legierungen des Wismuts zeichnen sich durch niedrige Fp. aus.

Bibras Münz-Abguß-Metall: Bi 60,0, Pb 130,0, Sn 30,0.

Engströms Tutania- oder Königin-Metall: Bi 9,0, Pb 71,0, Sn 885,0, Cu 35,0.

Klischee-Metall: Bi 50, Pb 30, Sn 20. Oder: Bi 20, Pb 10, Sn 10.

Eigenschaften. Klischee-Metall dehnt sich beim Erstarren aus, wodurch die Feinheiten der Formen besonders gut wiedergegeben werden.

Newtons-Metall: Bi 80,0, Pb 50,0, Sn 30,0. Fp. 94,5°. Oder: Bi 80,0, Pb 30,0, Sn 20,0. Fp. 91,6°.

Rosesches Metall: Bi 50,0, Pb 30,0, Sn 20,0. Fp. 92°. Durch Zusatz von 2,0 Quecksilber sinkt der Fp. auf 55°.

Wickersheimer Metall: Bi 8,0, Pb 3,0, Sn 2,0, Hg 2,0.

Wismutbronze: Cu 52,0, Ni 30,0, Sn 12,0, Pb 5,0, Bi 1,0. Beständig gegen Witterungseinflüsse.

Wismut-Amalgam: Hg 100,0, Sn 175,0, Pb 310,0, Bi 500,0. Fp. 70°.

Dient zum Ausspritzen anatomischer Präparate. Oder: Hg 200,0, Bi 120,0, Pb 40,0, Sn 70,0.

Woods-Metall: Bi 150,0, Pb 80,0, Sn 40,0, Cd 30,0. Fp. 60°.

Wismut-Verbindungen

Bismutum albuminatum. Wismutalbuminat. Wismut-Eiweiß.

Herstellung. 25 T. Wismutammoniumcitrat werden in möglichst wenig W. gelöst und mit einer filtrierten wss. Lsg. von 75 T. trockenem Eiweiß gemischt. Diese Mischung wird bei niederer Temp., am besten i. Vak., zur Trockne verdunstet.

Eigenschaften. Grauweißes Pulver, in W. meist trübe lösl. infolge seines Geh. an unlösl. gewordenem Eiweiß. Die Lsg. rötet Lackmuspapier schwach. Es enthält 10 bis 12% Wismut.

Anwendung. Bei Magen- und Darmerkrankungen.

Dosierung. Drei- bis viermal täglich 0,3 bis 1,0 g.

Bismutum-Ammonium citricum. Wismut-Ammoniumcitrat.

Herstellung. Man rührt 100 T. Wismutcitrat mit 200 T. W. zu einem Brei an, erwärmt die Mischung auf dem Wasserbad und gibt so viel Ammoniakfl. hinzu, bis das Salz gelöst und die Lsg. neutral oder nur schwach alkalisch ist. Man filtriert alsdann, dampft im Wasserbad zum Sirup ein, und trocknet diesen durch Aufstreichen auf Glasplatten zu Lamellen.

Eigenschaften. Weißes, feines Pulver oder durchsichtige, farblose Blättchen, geruchlos, von metallischem Geschmack. An der Luft tritt Verwitterung ein. Leicht lösl. in W., wenig lösl. in A.

Anwendung. Bei Magen- und Darmerkrankungen, Brechdurchfall der Kinder, Sodbrennen. Äußerlich zur Behandlung eiternder Wunden, Brandwunden, Geschwüren, Ekzemen.

Bismutum benzoicum. Basisches Wismutbenzoat. Basisch benzoesaures Wismut. Bismutum subbenzoicum.

$C_7H_5BiO_3$ $\qquad\qquad\qquad$ $C_6H_5COO \cdot BiO$ $\qquad\qquad\qquad$ M.G. 347,10

Herstellung. Man fällt aus 48,4 T. krist. Wismutnitrat, wie unter Bismutum subsalicylicum angegeben ist, das Wismuthydroxid, wäscht es gut aus, spült es ohne Verlust in eine Porzellanschale, gibt W. bis zum Gesamtgewicht von 450 T. sowie 13 T. Benzoesäure hinzu und erhitzt unter Umrühren etwa 1/2 Std. auf dem Wasserbad. Man sammelt dann den Nd., wäscht ihn zwei- bis dreimal mit kleinen Mengen lauwarmem W. aus, saugt ab und trocknet bei etwa 80°.

Eigenschaften. Weißes, amorphes Pulver, geruch- und geschmacklos. Praktisch unlösl. in kaltem W., unter Abscheidung von Benzoesäure lösl. in Salzsäure, Salpetersäure und verd. Schwefelsäure.

Erkennung. 1. Siehe Wismut-Verbindungen. — 2. Beim Befeuchten mit Eisen(III)-chlorid-Lsg. färbt sich die Substanz lederbraun (Eisenbenzoat).

Anwendung. Bei Magen- und Darmerkrankungen, besonders bei Brechdurchfall der Kinder. Es soll besser vertragen werden als basisches Wismutsalicylat.

Bismutum bitannicum Helv. V. Bismuti bitannas. Bitannate de bismuth. Wismutbitannat. Bitanno di bismuto. Basisches Wismutbitannat.

Gehalt. 20 bis 24% Wismutoxid (Bi_2O_3).

Herstellung. Nach DRP 172933: Zu einer Lsg. von 854 g Tannin und 340 g Natriumcarbonat in 4 l W. läßt man unter Rühren eine Lsg. von 322 g Wismutnitrat und 52 g Salpetersäure in 350 ml W. laufen, wäscht den Nd. mit W. aus und trocknet ihn bei 40°.

Nach Helv. V werden 75 T. Gerbsäure in 400 T. W. gelöst. In diese Lsg. läßt man unter lebhaftem Umrühren in dünnem Strahl eine Lsg. von 48 T. Wismutnitrat in 60 T. verd. Essigsäure einfließen. Der entstandene Nd. wird unter häufigem Umrühren 6 Std. lang stehengelassen, dann so lange mit W. ausgewaschen, bis im Filtrat Nitrat nicht mehr nachweisbar ist (Diphenylamin-Rk.), und hierauf bei 40° getrocknet, bis der geforderte Geh. an Wismutoxid erreicht ist. Dann wird durch Sieb VI geschlagen.

Eigenschaften. Feines, grünlichgelbes, geruchloses Pulver von schwach säuerlichem, adstringierendem Geschmack, das befeuchtetes Lackmuspapier rötet. Praktisch unlösl. in W. und A., lösl. in verd. Natronlauge und verd. Salzsäure.

Erkennung. 1. Die Substanz verkohlt beim Erhitzen ohne zu schmelzen unter Hinterlassung eines gelben Rückstandes, der die Identitätsrk. auf Wismut gibt. — 2. Die gelbe Lsg. in verd. Natronlauge färbt sich bei Berührung mit Luft rot. — 3. Werden 10 mg Substanz in 2 ml verd. Salzsäure durch Erwärmen gelöst und das Wismut durch Zusatz von 2 ml Natriumsulfid-Lsg. gefällt, so gibt das Filtrat mit 2 bis 3 Tr. Gelatine-Lsg. einen flokkigen Nd. (Gerbsäure).

Prüfung. 1. Nitrat: Werden 50 mg Substanz mit 4 ml verd. Schwefelsäure gekocht, abgekühlt und filtriert, so darf im Filtrat Nitrat nicht nachweisbar sein. — 2. Unzulässige Menge freier Gerbsäure: Wird 1 g Substanz 2 Min. lang mit 10 ml A. geschüttelt und filtriert, so darf das klare Filtrat höchstens schwach gelb gefärbt sein. 5 ml des Filtrates dürfen nach Verdampfen und Trocknen bei 103 bis 105° höchstens 6 mg Rückstand hinterlassen. — 3. Ammonium-Ionen: Die Mischung von 200 mg Substanz und 3 ml verd. Natronlauge darf keinen Ammoniak entwickeln (nachzuweisen mit angefeuchtetem Lackmuspapier). — 4. Blei: Wird die Asche von 1 g Substanz in 1 ml konz. Salpetersäure gelöst und die Lsg. mit 10 ml verd. Schwefelsäure versetzt, so darf diese Mischung weder sofort noch innerhalb 5 Min. getrübt werden. — 5. Kupfer: Wird die obige Mischung sodann mit 20 ml verd. Ammoniak versetzt und der entstandene Nd. abfiltriert, so muß das Filtrat farblos und darf nicht bläulich sein. — 6. Alkali- und Erdalkalimetalle: Die Lsg. nach 5. darf nach dem Verdampfen und Glühen höchstens 5 mg Rückstand hinterlassen. — 7. Chlorid und Sulfat: 500 mg Substanz werden verascht, in 1 ml konz. Salpetersäure gelöst, mit 5 ml W. verd. und filtriert. In je 2 ml des Filtrats dürfen Chlorid und Sulfat nicht nachweisbar sein. — 8. Verschiedene

Verunreinigungen: 0,5 g Substanz müssen sich in einer Mischung aus je 5 ml Natronlauge und W. beim Erhitzen klar lösen.

Gehaltsbestimmung. Etwa 0,5 g Substanz (genau gewogen) werden in einem Porzellantiegel über einer kleinen Flamme erhitzt. Wenn die Masse anfängt zu verglimmen, wird die Flamme entfernt. Nachdem die Substanz vollständig verglimmt ist, wird der Rückstand auf dem Wasserbad tropfenweise mit rauchender Salpetersäure versetzt, die entstandene Lsg. zur Trockne verdampft, der Rückstand anfangs vorsichtig, dann kräftig geglüht und nach dem Erkalten gewogen. Wismutbitannat muß mindestens 20% und darf höchstens 24% Bi_2O, enthalten. (0,5000 g müssen also mindestens 0,100 g und dürfen höchstens 0,120 g Bi_2O_3 ergeben.)

Aufbewahrung. Vor Licht geschützt, gut verschlossen.

Anwendung. Als Adstringens bei Darmkatarrhen und Durchfällen. Äußerlich wie Wismutsubgallat.

Dosierung. Innerlich: Mehrmals täglich 0,5 bis 1 g.

Bismutum chloratum. Wismutchlorid. Wismutbutter. Butyrum Bismuti. Bismutum trichloratum. Wismuttrichlorid. Wismut(III)-chlorid.

$BiCl_3$ $\qquad$ M.G. 315,34

Eigenschaften. Farblose, hygroskopische Kristalle oder butterähnliche Kristallmasse. Lösl. in Salpetersäure, Salzsäure, Aceton, Essigester und abs. A. Fp. 230°. Kp. 447°. Sublimierbar. Mit W. entsteht eine trübe Lsg. unter Abscheidung von basischem Wismutchlorid.

Aufbewahrung. Gut verschlossen, vor Feuchtigkeit geschützt.

Bismutum citricum. Wismutcitrat. Bismuthi Citras.

$C_6H_5BiO_7$ $\qquad$ M.G. 398,09

Herstellung. 100 T. Wismutsubnitrat werden mit 70 T. Citronensäure und 400 T. W. 15 Min. oder so lange gekocht, bis 1 Tr. der Mischung sich in Ammoniakfl. klar auflöst. Dann gibt man 5000 T. W. hinzu, läßt absetzen, wäscht den Nd., bis das Waschw. geschmacklos abläuft und trocknet den Rückstand bei 50 bis 60°.

Eigenschaften. Weißes, amorphes oder mikrokrist. Pulver, ohne Geruch und Geschmack, luftbeständig. Unlösl. in W. oder A., lösl. in Ammoniakfl. und in den Lsg. der Alkalicitrate.

Anwendung. Zur Herst. von Wismut-Ammoniumcitrat.

Bismutum jodatum. Wismutjodid. Wismuttrijodid.

BiJ_3 $\qquad$ M.G. 589,69

Eigenschaften. Grauschwarzes, krist. Pulver, lösl. in A., Salzsäure und 10%iger Kaliumjodidlsg. Mit W. geht die Substanz in Wismutoxyjodid über. Fp. etwa 400°, sublimierbar.

Aufbewahrung. Gut verschlossen, vor Licht geschützt.

Anwendung. Med.: Früher i.v. bei Syphilis. Analytisch: Zur Herst. von Reagentien auf Alkaloide, Cystin, Piperazin und Peptone.

Bismutum-Kalium-Tataricum. Basisches Wismutkaliumtartrat. Bismuthi et Potasi Tartras. Bismuth and Potassium Tartrate. Potassium Bismuthyl Tartrate.

Herstellung. Durch Lösen von Wismuthydroxid in einer Kaliumhydrogentartrat-Lsg. und Eindampfen zur Trockne.

Eigenschaften. Weißes, geruchloses, süß schmeckendes Pulver. Leicht lösl. in W., praktisch unlösl. in A., Ae. und Chlf. Mit verd. Mineralsäuren wird die Substanz zersetzt. Die wss. Lsg. reagiert schwach alkalisch.

Erkennung. 1. Wismut: Die wss. Lsg. ergibt mit Ammoniumsulfid-Lsg. eine braunschwarze Fllg. – 2. Kalium: Flammenfbg. violettrot. – 3. Weinsäure: Die wss. Lsg. gibt mit einigen Tr. Silbernitrat-Lsg. einen weißen Nd. Wird die Mischung erhitzt, so schwärzt sie sich und bildet einen Silberspiegel.

Prüfung. 1. Fremde Salze: Etwa 1 g Substanz, genau gewogen, wird mit 20 ml 95%igem A. 15 Min. am Rückfluß gekocht. Nach dem Abkühlen wird filtriert, der Rückstand mit 5 ml A. nachgewaschen und das Filtrat in einem genau gewogenen Gefäß eingedampft. Das Gew. des bei 100° getrockneten Rückstandes darf nicht mehr als 0,5% der Einwaage betragen. — 2. Blei: 3 g Substanz werden in einem Tiegel verascht. Den Rückstand versetzt man tropfenweise mit so viel Salpetersäure, daß er sich beim Erwärmen löst. Die Lsg. wird in 100 ml W. gegossen, das ausgeschiedene Wismutsubnitrat abfiltriert, das Filtrat auf 30 ml eingedampft und wieder filtriert. Werden 5 ml des Filtrats mit 5 ml verd. Schwefelsäure versetzt, so muß die Mischung klar bleiben. — 3. Fremde Metalle: Der Rest des Filtrats darf keine fremden Metalle enthalten. — 4. Arsen: Der Glührückstand von 1 g Substanz wird wie bei Bismutum subnitricum (s. S. 471) untersucht.

Gehaltsbestimmung. Die Lsg. von etwa 0,4 g Substanz, genau gewogen, in 100 ml W. wird mit so viel Salzsäure versetzt, daß der zuerst entstehende Nd. sich wieder auflöst. In die auf 70 bis 80° erwärmte Lsg. leitet man Schwefelwasserstoff bis zur Sättigung ein. Das Wismutsulfid wird in einem gewogenen Filtertiegel gesammelt, mit W., dann mit A., Schwefelkohlenstoff, A. und Ae. gewaschen und bei 110° getrocknet. $Bi_2S_3 \cdot 0,9063 = Bi_2O_3$.

Aufbewahrung. Gut verschlossen, vor Licht und Luft geschützt.

Anwendung. In Form wss. Lsg. oder öliger Suspensionen zur i.m. Injektion bei Lues, Streptokokken-Tonsillitis und Angina Plaut-Vincenti.

Bismutum lacticum. Wismutlactat. Milchsaures Wismut.

Annähernd: $C_6H_9BiO_6 \cdot 7H_2O$ M.G. 512,2

Herstellung. Durch Mischen von frisch gefälltem Wismuthydroxid mit Milchsäure und Eindampfen auf dem Wasserbad bis zur Trockne.

Eigenschaften. Weißes, krist. Pulver, wenig lösl. in W. unter Bldg. eines basischen Salzes, praktisch unlösl. in A. Die wss. Lsg. zersetzt sich beim Stehen oder Erhitzen.

Anwendung. Innerlich bei Magen- und Darmerkrankungen, Äußerlich zur Wundbehandlung. Technisch in der Druckerei und Färberei, zusammen mit Tannin anstelle von Brechweinstein.

Bismutum-β-naphtholicum. Basisches β-Naphthol-Wismut. Basisches Wismut-β-naphtholat.

$C_{10}H_7OBi_2O_2 \cdot OH$ M.G. 610,13

Eigenschaften. Hellbraunes, geruch- und geschmackloses Pulver, das feuchtes Lackmuspapier nicht verändert, unlösl. in W. und in A.

Erkennung. Kocht man 0,5 g Substanz mit 10 ml Salzsäure, so löst es sich beinahe vollständig auf; aus der Lsg. scheidet sich beim Erkalten β-Naphthol krist. aus. Die abfiltrierte Lsg. gibt mit Schwefelwasserstoffw. einen schwarzen Nd. von Wismutsulfid.

Prüfung. Die Prüf. wird in gleicher Weise ausgeführt wie bei basischem Wismutsalicylat. Zur Prüf. auf Arsen wird das bei der Geh.-Bestimmung erhaltene Wismutoxid in 2 ml Salzsäure gelöst und die Lsg. mit 4 ml Zinn(II)-chlorid-Lsg. versetzt; die Mischung darf innerhalb 1 Std. keine dunklere Fbg. annehmen.

Gehaltsbestimmung. 1 g basisches β-Naphtholwismut muß beim Veraschen, Abrauchen mit Salpetersäure und Glühen mindestens 0,76 g Wismutoxid hinterlassen = mindestens 68,1% Wismut.

Aufbewahrung. Vorsichtig.

Anwendung. Innerlich als Darmantisepticum zu 0,5 bis 1,0 g dreimal täglich, für Kinder die Hälfte, bei Cholera zu 2,0 g. Größte Einzelgabe 0,75 g, größte Tagesgabe 4,0 g. Äußerlich als Wundantisepticum.

Bismutum-Natrium jodatum. Wismut-Natriumjodid. Natrium-Wismutjodid.

Annähernd: $BiJ_3 \cdot 2NaJ + 6H_2O$.

Eigenschaften. Rotes Pulver oder rote Kristalle. Im Verhältnis 1 : 1 lösl. in W. Zur Vermeidung der Hydrolyse setzt man der wss. Lsg. wenige Tr. verd. Jodwasserstoffsäure zu. Lösl. in abs. A., Glycerin und Aethylenglykol, praktisch unlösl. in Ae., Chlf., Schwefelkohlenstoff, Petroläther und fetten Ölen.

Aufbewahrung. Gut verschlossen, vor Licht geschützt.

Anwendung. Med.: Früher in Form von Injektionen bei Syphilis. Analytisch: Als Fällungsrg. auf Alkaloide.

Bismutum-Natrium tartaricum. Wismutnatriumtartrat. Bismuthi et Sodii Tartras. Sodium Bismuthyltartrate. Bismuth Sodium Tartrate.

Herstellung. Durch Lösen von Wismuthydroxid in einer Lsg. von Natriumhydrogentartrat und Eindampfen zur Trockne.

Eigenschaften. Weißes, geruch- und geschmackloses Pulver oder schwach gelbe Lamellen. Leicht lösl. in W., praktisch unlösl. in A. und den üblichen organ. Lsgsm. Das arzneilich verwendete Präparat zeigt in 10%iger wss. Lsg. einen pH-Wert zwischen 5,4 und 7,0.

Erkennung. 1. Wismut: Siehe Wismut-Verbindungen. – 2. Natrium: Gelbe Flammenfbg.

Aufbewahrung. Gut verschlossen, vor Licht und Luft geschützt.

Anwendung. Wie bei Wismut-Kalium-tartrat.

Bismutum-Natrium thioglycolicum. Wismut-Natriumthioglykolat. Natrium-Wismutthioglykolat.

$$Bi(S-CH_2-COONa)_3$$

$C_6H_6BiNa_3O_6S_3$ M.G. 548,19

Eigenschaften. Gelbes, hygroskopisches Pulver, von knoblauchartigem Geruch. Leicht lösl. in W. Die wss. Lsg. zersetzen sich rasch. Durch Lichteinw. wird die Substanz ebenfalls zersetzt.

Aufbewahrung. Gut verschlossen, vor Licht und Feuchtigkeit geschützt.

Anwendung. Früher bei Syphilis.

Bismutum nitricum Helv. V. Bismuth Nitrate BP 68. Wismutnitrat. Nitrate de bismuth. Nitrato di bismuto. Salpetersaures Wismut. Azotate de bismuth neutre. Bismuthi Trinitras.

$Bi(NO_3)_3 \cdot 5H_2O$ M.G. 485,07

Bemerkung: Wird laut Helv. V nicht als Arzneimittel verwendet, sondern dient zur Darst. der offizinellen Wismutpräparate.

Herstellung. 100 g grobgepulvertes Wismut werden in einen Kolben von 1 bis 1,5 l Inhalt gebracht, mit 600 g reiner Salpetersäure (25%) übergossen und unter einem Abzug oder im Freien sich selbst überlassen. Die Fl. erwärmt sich, ohne daß die Einw. zu stürmisch wird, auf etwa 50 bis 60°. Ist die Einw. schwächer geworden, nach etwa 1 Std., so erhitzt man den Kolben im Sandbad oder auf dem Drahtnetz mit nicht zu großer Flamme, bis das Metall völlig gelöst ist. Dann wird die klare Lsg. in einer Porzellanschale auf dem Wasserbad auf etwa 300 bis 350 g eingedampft und erkalten gelassen. Nach 24 Std. werden die ausgeschiedenen Kristalle gesammelt, am besten auf einer Nutsche, und die Mutterlauge wieder zur Kristallisation eingedampft.

Aus technischem, arsenhaltigem Wismut kann man durch Auflösen in roher Salpetersäure auch reines Wismutnitrat darstellen, da das beim Auflösen in Salpetersäure sich bildende Wismutarsenat sich unlösl. abscheidet und die Nitrate fremder Metalle in Lsg. bleiben. Man trägt grobgepulvertes Wismut (2 T.) nach und nach in ein Gemisch von je 5 T. roher Salpetersäure und W. ein, das auf 75 bis 90° erhitzt wird. Nach mehrtägigem Stehen wird die Lsg. klar abgegossen und zur Kristallisation eingedampft. Zur Darst. im Kleinen empfiehlt es sich aber, reines Wismut und auch reine Salpetersäure zu verwenden, namentlich, wenn das Nitrat gleich zu anderen Wismutsalzen verarbeitet werden soll; man braucht es dann nicht erst auskrist. zu lassen.

Eigenschaften. Farblose, säulenförmige, trikline, durchsichtige, zerfließliche Kristalle. Die Substanz wird durch W. bei gewöhnlicher Temp. unter Abscheidung eines weißen, krist. Nd. von basischem Nitrat zersetzt. Fp.: bei 30° beginnende Zers., bei 73° Schmelzen im Kristallw. bei weiterem Erwärmen über 80° wird W. und Salpetersäure abgegeben und basisches Wismutnitrat gebildet. Es löst sich ohne Zers. in der gleichen Gew.-Menge verd. Salpetersäure von 8,5%.

Prüfung. 1. 0,1 g Substanz muß sich in 3 ml kalter verd. Schwefelsäure farblos und klar oder höchstens bis auf eine schwache Trbg. lösen. Die Lsg. gibt die Identitätsrk. auf Nitrat. – 2. 1,7 g Substanz müssen sich in 10 ml heißer verd. Salpetersäure klar und farblos völlig lösen. Die Lsg. ist als Stammlsg. zu den folgenden Prüf. zu verwenden. – 3. Chlorid und Sulfat: In der Stammlsg. dürfen Chlorid und Sulfat nicht nachweisbar sein. – 4. Eisen und Kupfer: 1 ml Stammlsg. muß mit 2 ml verd. Ammoniak einen rein weißen Nd. geben (Eisen), das Filtrat muß farblos, nicht bläulich sein (Kupfer). – 5. Silber und Zink: Beim Ansäuern von 1 ml Filtrat mit 1 ml verd. Salzsäure darf keine Trbg. entstehen (Silber), auch nicht nach weiterem Zusatz von 1 ml Kaliumhexacyanoferrat(II)-Lsg. (Zink). — 6. Blei: 2 ml Stammlsg. werden mit 3 ml verd. Natronlauge versetzt und filtriert. Das Filtrat darf nach Zusatz von 1,5 ml verd. Essigsäure und 3 Tr. Kaliumdichromat-Lsg. keine Trbg. zeigen. — 7. Calcium: Die Mischung von 4 ml Stammlsg., 3 ml Ammoniumchlorid-Lsg. und 8 ml verd. Ammoniak wird aufgekocht und heiß filtriert. Im Filtrat darf kein Calcium nachweisbar sein. — 8. Alkalien und Erdalkalien: 6 ml des obigen Filtrates dürfen nach dem Verdampfen und Glühen höchstens einen Rückstand von 1 mg hinterlassen. — 9. Glührückstand: 1 g Substanz darf nicht weniger als 46,9 und nicht mehr als 48,1% Glührückstand hinterlassen. Vor dem Glühen ist bis zum Entweichen des Kristallw. vorsichtig zu erwärmen. — 10. Arsen und Selen: Der Glührückstand wird in 1 ml konz. Salzsäure gelöst. In dieser Lsg. darf Arsen nicht nachweisbar sein. Bei dieser Prüf. darf auch keine Rotfbg. auftreten (Selen).

Gehaltsbestimmung. Die Substanz wird bis zum Entweichen des Kristallw. vorsichtig erhitzt und darauf geglüht. Der erhaltene Rückstand muß mindestens 46,9% betragen (Wismutoxid). Das entspr. einem Geh. von mindestens 42,0% Wismut.

Anmerkungen. Wenn es sich um ein trockenes Präparat handelt, dessen Reinheitsprüf. keine Verunreinigung ergeben hat, ist die Geh.-Bestimmung überflüssig. Reines trockenes Wismutnitrat enthält 43% Wismut oder 48% Wismutoxid.

Aufbewahrung. Vor Licht geschützt, gut verschlossen.

Abgabe. Wenn Bismutum nitricum verordnet ist, so muß Bismutum subnitricum abgegeben werden.

Anwendung. Zur Herst. anderer Wismutverbindungen, von Leuchtfarben, von Katalysatoren für die Verbrennung von Ammoniak, als Rg. auf Alkalisalze.

Bismutum oxybromatum. Wismutoxybromid.

BiBrO $\qquad$ M.G. 304,89

Eigenschaften. Gelbliches Pulver, unlösl. in W., lösl. in Salz- oder Salpetersäure.

Erkennung. 1. Die salpetersaure Lsg. gibt mit Silbernitrat-Lsg. einen gelben Nd. — 2. Mit Schwefelwasserstoffwasser entsteht ein braunschwarzer Nd.

Bismutum oxychloratum. Wismutoxychlorid. Basisches Wismutchlorid. Schminkweiß. Perlweiß.

BiClO $\qquad$ M.G. 260,43

Herstellung. Durch Eintröpfeln einer Wismutnitrat-Lsg. in eine verd. Natriumchlorid-Lsg. oder in stark verd. Salzsäure. Der Nd. wird gewaschen und unter Abschluß des Sonnenlichtes bei mäßiger Temp. getrocknet.

Eigenschaften. Weißes, krist. Pulver, praktisch unlösl. in W., A. und Essigsäure, lösl. in Mineralsäuren. Die Substanz färbt sich beim Erhitzen gelb und wird beim Erkalten wieder weiß. Lichtempfindlich.

Erkennung. 1. Die salpetersaure Lsg. gibt mit Silbernitrat-Lsg. einen weißen Nd. — 2. Mit Schwefelwasserstoff entsteht ein braunschwarzer Nd.

Prüfung. 1. Wird 1 g Substanz mit 30 ml W. geschüttelt, so darf das Filtrat beim Eindampfen keinen wägbaren Rückstand hinterlassen. — 2. Weitere Prüf. werden wie bei Bismutum subnitricum ausgeführt.

Gehaltsbestimmung. 0,5 g Wismutoxychlorid wird in Salzsäure gelöst, die Lsg. mit W. verdünnt und mit Ammoniumcarbonat-Lsg. im Überschuß versetzt. Der Nd. wird abfiltriert, mit W. gewaschen, getrocknet, geglüht, in Salpetersäure gelöst, die Lsg. vorsichtig zur Trockne eingedampft und der Rückstand geglüht; es müssen annähernd 0,45 g Wismutoxid zurückbleiben = 80,7% Wismut.

Anwendung. Medizinisch: Innerlich bei Magen- und Darmerkrankungen, äußerlich zur Wundbehandlung.
Kosmetisch: Als Pigment und zu Schminken. Technisch: Zum Erzeugen von Perlmutterglanz und Irisierungseffekten auf Folien und auf künstlichen Perlen.

Aufbewahrung. Gut verschlossen und vor Licht geschützt.

Bismutum oxydatum. Wismutoxyd. Wismutoxid. Bismuthi Oxydum.

Bi_2O_3 $\qquad$ M.G. 465,96

Herstellung. Man trägt eine Lsg. von 100 T. krist. Wismutnitrat in 100 T. verd. Salpetersäure (12,5%) in eine Mischung von 600 T. Natronlauge (15% NaOH) und 400 T. W. ein und erhitzt die Mischung einige Zeit zum Sieden (in einer Porzellanschale), bis sich der Nd. als schweres gelbliches Pulver zu Boden setzt. Nach dem Absetzen und Abgießen der Fl. wird der Nd. mit W. durch Abgießen gewaschen und getrocknet. — Durch längeres Kochen von Wismutsubnitrat mit Natronlauge erhält man das Wismutoxid als schön gelbes bis orangerotes mikrokrist. Pulver.

Eigenschaften. Hellgelbes, krist. Pulver, praktisch unlösl. in W. und Alkalilaugen, lösl. in Mineralsäuren. Färbt sich beim Erhitzen rotbraun und wird beim Erkalten wieder gelb.

Aufbewahrung. Gut verschlossen.

Anwendung. Zur Darst. anderer Wismutverbindungen und zur Einstellung des Wismutgeh. anderer Verbindungen auf die geforderte Höhe.

Bismutum oxydatum hydricum. Wismuthydroxyd. Wismuthydroxid. Oxyde de bismuth hydraté.

$Bi(OH)_3$ M.G. 260,0

Herstellung. Eine Lsg. von 100 T. krist. Wismutnitrat in 100 T. verd. Salpetersäure (12,5% HNO_3) wird unter Umrühren in eine Mischung von 600 T. Natronlauge (15% NaOH) und 400 T. W. eingetragen. Nach dem Absetzen wird die Fl. von dem Nd. abgegossen, letzterer mit 100 T. Ammoniakfl. versetzt und einige Std. lang stehengelassen. Dann wird der Nd. mit W. gewaschen (durch Abgießen) und auf Salpetersäure geprüft: 2 ml des feuchten Nd. werden mit 3 ml konz. Schwefelsäure gemischt, und die Mischung nach dem Erkalten mit 1 ml Eisen(II)-sulfatlsg. überschichtet; innerhalb 5 Min. darf keine dunkle Zone auftreten. Ist noch Salpetersäure nachweisbar, so wird die Behandlung mit Ammoniakfl. und das Auswaschen mit W. wiederholt. Der ausgewaschene abfiltrierte Nd. wird auf Tontellern, zuletzt bei 60 bis 70° getrocknet.

Eigenschaften. Weißes, amorphes Pulver, praktisch unlösl. in W., verd. A. und Alkalilaugen, lösl. in Mineralsäuren. In frisch gefälltem Zustand löst sich die Substanz in Glycerin, das mit Natronlauge alkalisch gemacht ist. Fp. 415° (Zers.). Beim Erhitzen auf 100° entsteht die wasserärmere Form: BiO(OH). Erhitzt man über 415°, so entsteht das in der Kälte gelbe, in der Hitze rotbraune Wismuttrioxid (Bi_2O_3).

Aufbewahrung. Gut verschlossen.

Anwendung. Zur Herst. verschiedener Wismutverbindungen.

Bismutum oxyjodatum. Wismutoxyjodid. Basisches Wismutjodid.

BiJO M.G. 351,88

Herstellung. 10 T. basisches Wismutnitrat werden mit einer Lsg. von 4 T. Kaliumjodid in 50 T. W. 1 Std. lang auf dem Wasserbad erhitzt. Dann wird der Nd. gesammelt, mit W. gewaschen, bis eine Probe des Waschw. durch Silbernitrat-Lsg. nur noch schwach opalisierend getrübt wird, und dann bei gelinder Wärme vor Licht geschützt getrocknet, am besten auf porösen Tontellern.

Eigenschaften. Ziegelrotes, in reiner Form geruchloses, jedoch oft nach Jod riechendes, schweres Pulver. Praktisch unlösl. in W., Chlf. und A., lösl. in Salzsäure, wird durch Salpeter- und Schwefelsäure sowie Alkalilaugen unter Jodabscheidung zersetzt.

Erkennung. 1. Beim Erhitzen im Rg.-Glas tritt violetter Joddampf auf. — 2. Wird der Glührückstand der Substanz in Salpetersäure gelöst und die Lsg. mit Ammoniumchlorid-Lsg. und anschließend mit viel W. versetzt, so tritt eine weiße Trbg. auf. — 3. Nach Zusatz von Schwefelwasserstoff zu dieser getrübten Lsg. entsteht ein braunschwarzer Nd.

Prüfung. 1. Werden 0,5 g Substanz mit 10 ml W. geschüttelt, so darf das Filtrat nach Zusatz von 1 bis 2 Tr. Salpetersäure höchstens opalisierend getrübt werden (lösl. Jodide, Chloride). — 2. Zur Prüf. auf Arsen wird das bei der Geh.-Bestimmung erhaltene Wismutoxid in 2 ml Zinn(II)-chlorid-Lsg. gelöst. Die Lsg. darf innerhalb 1 Std. keine dunklere Fbg. annehmen.

Gehaltsbestimmung. Wird 1 g Wismutoxyjodid in einem gewogenen Porzellantiegel bis zum Verschwinden der Joddämpfe erhitzt, der Rückstand mit 1 bis 2 ml Salpetersäure übergossen, letztere verdampft und der Rückstand geglüht, so müssen 0,66 bis 0,675 g Wismutoxid hinterbleiben = 59,2 bis 60,5% Wismut.

Aufbewahrung. Vorsichtig, vor Licht geschützt.

Anwendung. Äußerlich anstelle von Jodoform als Streupulver zur Wundbehandlung. Früher innerlich bei Magengeschwüren und Gastroenteritis. Als Darmantisepticum bei Hunden.

Bismutum oxyiodogallicum Helv. V. Bismuthi oxyiodogallas Ned. 6. Bismuthi oxijodogallas Nord. 63. Bismuthum jodogallicum basicum CsL 2. Wismutoxyjodidgallat. Oxyiodogallate de bismuth. Ossiiodogallato di bismuto. Wismut-hydroxy-jodidgallat. Bismutum oxyjodogallicum.

$$C_6H_2(OH)_3 \cdot COOBi(OH)J$$

$C_7H_6BiJO_6$ M.G. 522,01

Gehalt. Helv. V: 20 bis 24,5% Jod und 45 bis 48,5% Wismutoxid (Bi_2O_3). Ned. 6: Mindestens 35,0 und höchstens 40,0% Wismut, mindestens 20,0% und höchstens 25,0% Jod. CsL 2: 45,0 bis 48,5% Wismut, 20,0 bis 24,5% Jod. Nord. 63: 20 bis 25,5% Jod, 39 bis 48,0% Wismut.

Herstellung. Nach Helv. V: 24 T. Kaliumjodid und 35 T. Natriumacetat werden in 1000 T. W. gelöst. In diese Lsg. läßt man unter lebhaftem Rühren in dünnem Strahl eine Lsg. von 45 T. Wismutnitrat in 260 T. verd. Essigsäure einfließen. Das entstandene Wismutoxyjodid läßt man absetzen und wäscht durch Dekantieren so oft mit W. aus, bis im Filtrat Nitrat nicht mehr nachweisbar ist (Diphenylamin-Rk.). Hierauf läßt man den Nd. wieder absetzen, gießt das überstehende W. so weit wie möglich ab und bestimmt in einer Probe von etwa 2 g des gut durchgemischten Breies von Wismutoxyjodid den Trockenrückstand. Der Brei wird nun mit so viel Gallussäure-Lsg. vermischt, daß auf 35 T. trockenes Wismutoxyjodid eine Lsg. von 18,8 T. Gallussäure in 80 T. siedendem W. verwendet wird. Man erwärmt die Mischung, bis die Farbe in Graugrün übergegangen ist. Der Nd. wird auf einer Nutsche gesammelt, mit wenig W. ausgewaschen, bei 40° vor Licht geschützt getrocknet und durch Sieb VI geschlagen.

Nach DRP 80399: 350 T. frisch gefälltes Wismutoxyjodid werden mit 188 T. Gallussäure und etwa 500 T. W. so lange erwärmt, bis die ziegelrote Farbe des Wismutoxyjodids verschwunden ist und der Nd. graugrün geworden ist. Es wird auch durch Erwärmen von Wismutsubgallat (1 Mol) mit W. und Jodwasserstoffsäure (1 Mol) erhalten.

Eigenschaften. Graugrünes oder dunkelgraues, geruch- und geschmackloses, schweres Pulver, das befeuchtetes Lackmuspapier schwach rötet und bei starkem Reiben braunschwarz wird. Praktisch unlösl. in W., A., Chlf. und Ae., lösl. unter Zers. in Alkalilaugen und Mineralsäuren. In heißem W. und in A. löst sich die Substanz teilweise zu einer orangeroten Fl., in warmer verd. Salzsäure löst sie sich klar, in Natronlauge trüb.

Erkennung. 1. Die Substanz verkohlt bei schwachem Erhitzen, gibt ein Sublimat von Wismutoxyjodid und hinterläßt einen gelben Rückstand, der die Identitätsrk. auf Wismut gibt. – 2. Wird die Lsg. von wenig Substanz in verd. Salzsäure mit einigen Tr. Eisen(III)-chlorid-Lsg. versetzt und dann mit Chlf. ausgeschüttelt, so färbt sich das Chlf. violett. – 1. Die Substanz löst sich in verd. Natronlauge zu einer gelben Fl., die sich bei Berührung mit Luft rot färbt. – 4. Werden 100 mg Substanz unter Erwärmen in 0,5 ml verd. Salzsäure gelöst, so scheiden sich beim Abkühlen Kristallnadeln aus, welche durch Zugabe von 5 ml W. wieder in Lsg. gehen und bei weiterem Verdünnen mit 50 ml W. einen weißen bis gelblichen Nd. ergeben.

Prüfung. 1. Basisches Wismutgallat: Werden 0,5 g Substanz mit 5 ml W. geschüttelt, so dürfen in dem sich absetzenden Nd. keine gelben Teilchen zu erkennen sein. – 2. Werden 0,2 g Substanz in 4 ml verd. Salzsäure durch Erwärmen gelöst und wird das Wismut durch Zusatz von 5 ml Natriumsulfid-Lsg. aus der Lsg. gefällt, so dürfen 3 ml des Filtrats durch 2 bis 3 Tr. Gelatine-Lsg. nicht sofort stärker getrübt werden. (Gerbsäure.) – 3. Nitrat: Werden 0,5 g Substanz mit 4 ml verd. Schwefelsäure gekocht, abgekühlt und filtriert, so darf im Filtrat Nitrat nicht nachweisbar sein. – 4. Chlorid: Werden 100 mg Substanz unter Erwärmen in 5 ml verd. Salpetersäure gelöst, mit 5 ml Ammoniakfl. und 3 ml Silbernitrat-Lsg. versetzt und anschließend filtriert, so darf im Filtrat nach Ansäuern mit verd. Salpetersäure keine Trbg. auftreten. – 5. Blei: 1 g Substanz wird zuerst tropfenweise mit konz. Salpetersäure versetzt bis die Entw. von Joddämpfen und nitrosen Gasen aufhört. Dann wird mit weiteren 10 ml konz. Salpetersäure auf dem Wasserbad zur Trockne verdampft und vorsichtig geglüht. Wird der erkaltete Rückstand in 1 ml konz. Salpetersäure gelöst und die Lsg. mit 10 ml verd. Schwefelsäure vermischt, so darf die Mischung weder sofort noch binnen 5 Min. getrübt werden. – 6. Kupfer: Wird die Mischung alsdann mit 20 ml verd. Ammoniak versetzt und der entstandene Nd. abfiltriert, so muß das Filtrat farblos und darf nicht bläulich sein. – 7. Alkalien und Erdalkalien: Dampft man das vorhergehend erhaltene Filtrat ein und glüht, so darf der hinterbleibende Rückstand höchstens 5 mg betragen. – 8. Ammoniumionen: Höchstens 0,3 mg pro g. – 9. Arsen: Werden etwa 200 mg Substanz mit 200 mg Magnesiumperoxid vermischt und geglüht, dann darf der Rückstand keine Rk. auf Arsen geben.

Gehaltsbestimmung. Die in den Pharmakopöen beschriebenen Geh.-Bestimmungen beruhen entweder auf der Ermittlung des enthaltenen Jodgehaltes (als Jodid) oder des Wismuts.

1. Jodbestimmung (nach Helv. V): Etwa 0,5 g Substanz werden genau gewogen, in einem Erlenmeyerkolben von 200 ml Inhalt mit 20 ml 0,1 n Silbernitrat-Lsg. und 10 ml konz. Salpetersäure vermischt. Die Mischung wird im Sieden gehalten, bis die Entw. von nitrosen Gasen aufgehört und das Silbernitrat gelblich geworden ist. Sodann verd. man mit 50 ml W., setzt nach dem Erkalten ml-weise Kaliumpermanganat-Lsg. zu, bis die Rotfbg. mindestens 1 Min. lang bestehen bleibt und entfärbt dann mit wenig festem Eisen(II)-sulfat. Unter Verwendung von 5 ml Ammoniumeisen(III)-sulfat-Lsg. wird das überschüssige Silbernitrat mit 0,1 n Ammoniumthiocyanat-Lsg. bis zum Farbumschlag nach Rötlichgelb zurücktitriert. 1 ml 0,1 n Silbernitrat-Lsg. entspr. 0,012693 g Jod. – 2. Wismutbestimmung (nach Helv. V): Etwa 0,5 g Substanz werden genau gewogen, zuerst tropfenweise mit konz. Salpetersäure versetzt, bis die Entw. von Joddämpfen und nitrosen Gasen aufhört, dann mit weiteren 5 ml konz. Salpetersäure auf dem Wasserbad verdampft. Der Rückstand wird anfangs vorsichtig, dann kräftig geglüht und nach dem Erkalten gewogen. Die Substanz muß mindestens 45% und darf höchstens 48,5% Bi_2O_3 enthalten. 0,50 g Substanz müssen also mindestens 0,225 g und dürfen höchstens 0,2425 g Bi_2O_3 ergeben.

Aufbewahrung. Vor Licht geschützt, gut verschlossen.

Anwendung. Äußerlich: Anstelle von Jodoform in der Wundbehandlung. In Form von Pulvern oder Salben (die Salben dürfen kein W. enthalten; die Substanz wird mit Glycerin oder fetten Ölen angerieben). – Innerlich: Früher bei Lues und Lepra.

Bismutum peptonatum. Wismutpeptonat. Peptonwismut.

Herstellung. Eine Lsg. von 20 T. Wismut-Ammoniumcitrat in möglichst wenig W. wird mit einer filtrierten wss. Lsg. von 80 T. trockenem Pepton versetzt und diese Mischung, am besten unter vermindertem Druck, zur Trockne verdampft.

Eigenschaften. Graubraunes, schwach sauer reagierendes Pulver, leicht lösl. in W., unlösl. in A. Es enthält 7 bis 8% Wismut.

Anwendung. Wie Bismutum albuminatum als ein mildes Darmadstringens. Es wird bei Dyspepsien und Gastralgien empfohlen.

Bismutum phenolicum. Phenolwismut. Wismutphenolat.

$C_6H_7BiO_3$ M.G. 336,11

Herstellung. Durch Umsetzung von Wismutnitrat mit Natriumphenolat.

Eigenschaften. Grauweißes Pulver, fast geruch- und geschmacklos, lösl. in Salzsäure unter Abscheidung von Phenol.

Erkennung. 1. Beim Erwärmen mit Salpetersäure färbt sich die Mischung gelb durch Bldg. von Nitrophenol. – 2. Siehe Wismutverbindungen.

Anwendung. Äußerlich als Wundstreupulver. Früher innerlich als Darmantisepticum.

Bismutum phosphoricum. Wismutphosphat. Wismutorthophosphat.

$BiPO_4$ M.G. 303,95

Eigenschaften. Weißes, krist., geruchloses Pulver. Lösl. in konz. Salpeter- und Salzsäure, schwer lösl. in verd. Salpeter- und Salzsäure, prakt. unlösl. in W., A. und Essigsäure.

Aufbewahrung. Gut verschlossen.

Anwendung. Innerlich: Bei Gastroenteritis, Sodbrennen, Magen- und Darmgeschwüren. Äußerlich: Zur Wundbehandlung.

Bismutum phosphoricum solubile. Lösliches Wismutphosphat. Wismut-Natriumphosphat.

Herstellung. Durch Zusammenschmelzen von Wismutoxid mit Metaphosphorsäure und Natriumphosphat.

Eigenschaften. Weißes, krist. Pulver, lösl. in 2 T. W. Die Lsg. bläut Lackmuspapier, beim Erhitzen trübt sie sich.

Erkennung. 1. Die wss. Lsg. (1 + 10 ml) gibt mit Silbernitrat-Lsg. einen weißen Nd., lösl. in Salpetersäure. – 2. Mit Kalilauge gibt sie einen weißen Nd. von Wismuthydroxid. – 3. Mit verd. Salzsäure gibt sie einen weißen Nd. von Wismutoxychlorid, der sich bei weiterem Zusatz von Salzsäure wieder löst. – 4. Die salzsaure Lsg. gibt mit Schwefelwasserstoffwasser eine braunschwarze Fllg. von Wismutsulfid.

Prüfung. Eine Mischung von 1 g fein zerriebenem Wismutphosphat und 3 ml Zinn(II)-chlorid-Lsg. darf innerhalb 1 Std. keine dunklere Fbg. annehmen (Arsen).

Gehaltsbestimmung. 0,5 g Wismutphosphat werden in etwa 30 bis 40 ml W. gelöst und die Lsg. mit Salzsäure versetzt, bis der zuerst entstehende Nd. sich wieder gelöst hat. Aus der Lsg. wird dann durch Einleiten von Schwefelwasserstoff das Wismut als Sulfid gefällt. Das Wismutsulfid wird auf einem bei 100° getrockneten Filter gesammelt, mit W. und A. gewaschen und getrocknet. Das Gew. des Wismutsulfids muß mindestens 0,11 g betragen = mindestens 17,3% Wismut.

Anwendung. Als Adstringens bei Darmerkrankungen, akuter Diarrhoe Erwachsener, Darmtuberkulose, Typhus, Magenkrampf, bei Brechdurchfällen der Kinder. Erwachsene 0,2 bis 0,5 g, Kinder 0,05 g bis 0,15 g mehrmals täglich in Mixturen.

Bismutum praecipitatum. Precipitated Bismuth. Gefälltes Wismut.

Herstellung. Durch Reduktion von Wismutchlorid mit unterphosphoriger Säure in salzsaurer Lsg.

Eigenschaften. Dunkelgraues Pulver, leicht verteilbar in W. Unter dem Mikroskop sind in der Verteilung in W. höchstens 15 µm große Teilchen sichtbar. Unlösl. in W., lösl. in Salpetersäure.

Erkennung. Die salpetersaure Lsg. gibt die üblichen Wismutrk.

Prüfung. 1. Kupfer: Die Lsg. von 3 g Substanz in 6 ml warmer Salpetersäure (70%) wird in 100 ml W. gegossen. Der Nd. wird abfiltriert und mit W. nachgewaschen. Filtrat und Waschw. werden auf 30 ml eingedampft und wieder filtriert. 5 ml des Filtrats werden mit einem kleinen Überschuß von Ammoniak-Lsg. (10%) versetzt. Nach dem Absetzen des weißen Nd. darf die Fl. nicht bläulich gefärbt sein. – 2. Silber: 1 g Substanz wird mit 6 ml Salzsäure (32%) und 1 g Kaliumchlorat bis zur Lsg. erwärmt, nötigenfalls unter weiterem Zusatz von Kaliumchlorat. Die Lsg. wird fast bis zur Trockne eingedampft, bis alles Chlor ausgetrieben ist; der Rückstand wird mit Salzsäure auf 6 ml gebracht und die Lsg. mit 2 Tr. Kaliumjodid-Lsg. versetzt; es darf keine Trbg. oder Opaleszenz entstehen. – 3. Chlorid: In der Lsg. von 0,25 g Substanz in 5 ml Salpetersäure (70%) dürfen Chloride nicht nachweisbar sein. – 4. Zulässiger Arsengeh.: 10 ppm.

Gehaltsbestimmung. Die schwach salpetersaure Lsg. von 0,2 g Wismut wird mit Ammoniumphosphat gefällt. Das Wismutphosphat wird in einem Goochtiegel gesammelt, mit W. ausgewaschen und geglüht. 1 g des geglühten Phosphats = 0,6879 g Bi. Wenn das Wismut rein ist, dürfte folgendes Verfahren genügen: Man löst eine gewogene Menge, etwa 0,2 g, Wismut in einem gewogenen Tiegel in Salpetersäure, dampft die Lsg. auf dem Wasserbad ab und glüht den Rückstand. 1 g Bi_2O_3 = 0,8965 g Bi.

Anwendung. In Suspensionen als i. m. Injektion früher bei Syphilis und anderen Treponemen-Infektionen gebraucht.

Bismutum subaceticum. Basisches Wismutacetat. Wismutsubacetat.

$CH_3COO \cdot BiO$ M.G. 284,02

Eigenschaften. Weißes, äußerst feines Pulver, geruch- und geschmacklos, unlösl. in W., lösl. in Mineralsäuren.

Erkennung. 1. Beim Übergießen mit Schwefelwasserstoffw. färbt sich die Substanz braunschwarz. – 2. Werden etwa 0,2 g Substanz mit 2 ml A. und 10 Tr. konz. Schwefelsäure kurze Zeit erhitzt und die Mischung mit W. verdünnt, so tritt der Geruch nach Essigsäureäthylester auf.

Prüfung. 1. Carbonate: 0,5 g Substanz müssen sich in 10 ml Salpetersäure ohne Aufbrausen lösen. – Die mit 10 ml W. verdünnte Lsg. nach 1. darf nicht verändert werden: – 2. Chloride: durch Silbernitrat-Lsg.; – 3. Sulfate: durch Bariumnitrat-Lsg. – 4. Die Lsg. von 0,5 g Substanz in 10 ml Salpetersäure muß beim Übersättigen mit Ammoniakfl. (etwa 10 ml) eine rein weiße Fllg. geben. – 5. Fremde Schwermetalle: Die abfiltrierte Fl. muß farblos sein und darf sich beim Ansäuern mit Salzsäure nicht trüben. Die angesäuerte Fl.

darf durch Kaliumhexacyanoferrat(II)-Lsg. nicht sofort getrübt werden und darf mit Schwefelwasserstoffw. nur eine schwache Bräunung, aber keine gelbe Fbg. oder Trbg. geben. – 6. Arsen: Die Lsg. von 1 g Substanz in 3 ml Zinn(II)-chlorid-Lsg. darf sich in 1 Std. nicht dunkler färben. – 7. Blei: 0,5 g Substanz werden mit 5 ml Natronlauge kurze Zeit gekocht; die Mischung wird mit 5 ml W. verdünnt und filtriert. Das Filtrat wird mit 10 ml verd. Schwefelsäure versetzt; innerhalb 1 Std. darf die Fl. sich nicht verändern. – 8. Nitrate: 0,5 g Substanz werden mit 2 ml verd. Schwefelsäure gemischt. Dann werden 2 ml konz. Schwefelsäure hinzugefügt und der entstandene weiße Kristallbrei mit etwa 1 ml Eisen-(II)-sulfat-Lsg. überschichtet; innerhalb 5 Min. darf sich keine dunkle Zone bilden. (Die Probe läßt sich am besten in einem kleinen Porzellantiegel ausführen.) – 9. Alkali- und Erdalkalisalze: 0,5 g Substanz werden mit 5 ml W. angeschüttelt. Dann fügt man 5 ml Ammoniumsulfid-Lsg. und nach dem Durchschütteln allmählich 10 ml verd. Essigsäure (30%) hinzu, erhitzt zum Sieden und filtriert. 10 ml des Filtrates werden in einem Porzellantiegel verdampft, der Rückstand mit 1 bis 2 Tr. konz. Schwefelsäure versetzt und kurze Zeit schwach geglüht; es dürfen höchstens 4 mg Rückstand hinterbleiben.

Gehaltsbestimmung. 0,5 g Substanz werden in einem gewogenen Porzellantiegel mit etwa 10 Tr. Salpetersäure befeuchtet, durch vorsichtiges Erhitzen wieder getrocknet und dann geglüht. Das Gew. des Rückstandes (Bi_2O_3) muß 0,405 bis 0,410 g betragen (= 81 bis 82% Bi_2O_3).

Anwendung. Äußerlich in Wundstreupulvern und Salben zur Wundbehandlung; früher innerlich bei Magen- und Darmerkrankungen.

Bismutum subcarbonicum DAB 7 – DDR, Helv. V. Basisches Wismutcarbonat. Bismutylum carbonicum ÖAB 9. Bismuthi subcarbonas Pl.Ed. II, Ned. 6, Nord. 63. Bismuth Subcarbonate USP XVII. Bismuth carbonate BPC 68. Bismuthum carbonicum basicum CsL 2. Carbonate basique de Bismuth CF 65. Carbonato basico di bismuto.

Gehalt. DAB 7 – DDR: 80,7 bis 82,5% Bi. USP XVII: Mindestens 90% Bi_2O_3, berechnet auf die getrocknete Substanz. Helv. V, CsL 2: 90 bis 92% Bi_2O_3. Ned. 6: 76,5 bis 81,0% Bi. Nord. 63: 80,5 bis 82,5% Bi. CF 65: 89,8% Bi_2O_3. Pl.Ed. II: 80,0 bis 82,5% Bi.

Herstellung. Nach Helv. V: 100 T. Wismutnitrat werden unter Umrühren in einer Mischung von 100 T. Glycerin + 200 T. W. gelöst. Die Lsg. wird filtriert und in einem geräumigen Gefäß mit einer filtrierten Lsg. von 50 T. Kaliumcarbonat in 100 T. W. bei gewöhnlicher Temp. und bei gutem Rühren versetzt. Man läßt absetzen, dekantiert, wäscht zweimal mit je 1000 T. W. durch Dekantieren, nutscht ab und wäscht mit W. bis zur Nitratfreiheit des Waschw. (Diphenylamin-Rk.). Dann wird mit A. und schließlich mit Ae. gewaschen, bei 30° vorgetrocknet, durch Sieb VI geschlagen und im Schwefelsäure-Exsikkator nachgetrocknet.

Eigenschaften. Weißes oder gelbliches Pulver, fast geruch- und geschmacklos. Praktisch unlösl. in W. und A., lösl. in Mineralsäuren unter Zers. Die Substanz hinterläßt beim Glühen einen gelben Rückstand.

Erkennung. Prüflsg. nach DAB 7 – DDR: 4,000 g Substanz werden in der Mischung aus 5,0 ml konz. Salpetersäure und 5,0 ml W. unter Erhitzen gelöst. Die Lsg. wird in die Mischung aus 38,0 ml W. und 2,0 ml 6 n Salzsäure gegeben, unter wiederholtem Schwenken 5 Min. stehengelassen und filtriert. Der Rückstand wird mit 5 ml W. gewaschen, die vereinigten Filtrate werden auf dem Wasserbad bis 20 ml eingedampft, nach dem Erkalten mit W. zu 20,0 ml aufgefüllt, ggf. filtriert und als Prüflsg. verwendet. – 1. 5 Tr. Prüflsg. geben nach Zusatz von 2,0 ml 2 n Salpetersäure, 2,0 ml Hydroxychinolin-Lsg. und 2 Tr. frisch bereiteter Kaliumjodid-Lsg. (10,0 g/100,0 ml) einen orangeroten Nd. (DAB 7 – DDR). – 2. 0,50 g Substanz entwickeln mit Zusatz von 5,0 ml 2 n Salpetersäure unter Aufschäumen ein Gas, das Bariumhydroxid-Lsg. trübt (DAB 7 – DDR, ähnlich ÖAB 9 u. a.). – 3. In der erkalteten Lsg. der Substanz entsteht beim Verdünnen mit viel W. eine weiße Trbg., die auf Zusatz von Natriumsulfid-Lsg. dunkelbraun wird (ÖAB 9).

Prüfung. 1. Säureunlösl. Stoffe: 3 g Substanz werden unter Erwärmen in 20 ml Salpetersäure gelöst. Hierauf erhitzt man 1 Min. lang zum Sieden und verd. nach dem Abkühlen mit 10 ml W. Die Lsg. muß klar und farblos sein (ÖAB 9). – 2. Chlorid-Ionen: In einer Mischung von 5 ml Lsg. nach 1. und 5 ml W. darf Chlorid in unzulässiger Menge nicht nachweisbar sein (vgl. Bd. I, 257) (ÖAB 9, ähnlich DAB 7 – DDR u. a.). – 3. Nitrat-Ionen: 0,100 g Substanz wird in 1,00 ml 6 n Salzsäure gelöst. Die Lsg. darf nach Zusatz von 2,00 ml W. bei der „Prüf. auf Nitrat" (Bd. I, 261) keinen blauen Ring zeigen (DAB 7 – DDR). Nach ÖAB 9 wird in einer Lsg. von 0,1 g Substanz und 2 ml verd. Salzsäure etwa 0,1 g Eisen(II)-sulfat gelöst. Unterschichtet man die Lsg. mit konz. Schwefelsäure, so darf sich zwischen den beiden Fl. keine gefärbte Zone bilden. – 4. Sulfat: 0,50 ml Prüflsg. werden mit 9,5 ml

Schwefelwasserstoff-Lsg. versetzt. Das Filtrat darf bei der „Prüf. auf Sulfat" (Bd. I, 263) keine stärkere Trbg. als die Vergleichsprobe zeigen (höchstens 0,05% SO_4^{2-}) (DAB 7 — DDR, ähnlich ÖAB 9 u.a.). — 5. Alkali- u. Erdalkali-Ionen: 10,00 ml Prüflsg. werden nach Zusatz von 0,50 g Ammoniumchlorid und 10,0 ml 6 n Ammoniak-Lsg. zum Sieden erhitzt und filtriert. Der Nd. wird zweimal mit je 5,0 ml W. gewaschen. Die vereinigten Filtrate werden in einem bis zur Massenkonstanz geglühten Porzellantiegel zur Trockne eingedampft. Der Rückstand wird wie unter „Bestimmung des Glührückstandes" (s. Bismutum subsalicylicum) angegeben, behandelt. Es dürfen höchstens 0,0080 g Rückstand verbleiben. — 6. Ammonium-Ionen: 0,50 ml Prüflsg. werden nach Zusatz von 4,5 ml W., wie bei der „Prüf. auf Ammonium" (Bd. I, 241) angegeben, behandelt. Das Lackmuspapier darf keine blaue Fbg. zeigen (DAB 7 — DDR, ähnlich ÖAB 9 u.a.). — 7. Arsen-Ionen: 0,200 g Substanz werden nach Zusatz von 30,0 ml W., wie bei der „Prüf. auf Arsen-Ionen" (Bd. I, 242) angegeben, behandelt. Das Quecksilberbromidpapier darf keine stärkere Fbg. als das der Vergleichsprobe zeigen (höchstens 0,0005% As^{3+}) (DAB 7 — DDR). In 1 g Substanz darf mit 10 ml Hypophosphit-Lsg. Arsen nicht nachweisbar sein. Tritt bei der Prüf. Gelbfbg. auf, so setzt man tropfenweise Zinn(II)-chlorid-Lsg. zu, bis sich die Farbe nicht mehr ändert (ÖAB 9). — 5. Barium-Ionen: 0,50 ml Prüflsg. dürfen nach Zusatz von 4,5 ml 6 n Schwefelsäure keine Trbg. zeigen (DAB 7 — DDR, ähnlich ÖAB 9). — 9. Blei-Ionen: 1,00 ml Prüflsg. werden mit 2,5 ml W. und 1,5 ml 2 n Natronlauge versetzt und dann filtriert. Das unter Waschen des Filters mit W. auf 5,0 ml ergänzte Filtrat darf nach Zusatz von 1,50 ml 5 n Essigsäure und 10 Tr. Kaliumdichromat-Lsg. (0,50g/100,0 ml) weder eine Trbg. noch einen Nd. zeigen (DAB 7 — DDR). — 10. Eisen- und Kupfer-Ionen: 2,50 ml Prüflsg. geben nach Zusatz von 2,50 ml 6 n Ammoniak-Lsg. einen Nd. Der auf einem Filter gesammelte Nd. darf keine Färbung zeigen. Das unter Waschen des Filters mit W. auf 5,0 ml ergänzte Filtrat darf keine blaue Fbg. zeigen (DAB 7 — DDR, ähnliches ÖAB 9 u.a.). — 11. Silber- und Zink-Ionen: Das bei der vorhergehenden Prüf. erhaltene Filtrat darf weder beim Ansäuern mit Salzsäure noch bei darauffolgendem Zusatz von Kaliumhexacyanoferrat(II)-Lsg. getrübt werden (ÖAB 9).

Gehaltsbestimmung. Komplexometrische Bestimmungen sind enthalten in DAB 7 — DDR, CF 65, Pl.Ed. II, gravimetrische Bestimmungen findet man z.B. in ÖAB 9, USP XVII, Helv. V und Ned. 6.

Komplexometrische Bestimmung (nach DAB 7 — DDR): 0,500 g Substanz werden in 5,0 ml 5 n Salpetersäure unter Erwärmen gelöst. Die Lsg. wird mit W. zu 100,00 ml aufgefüllt. 10,00 ml dieser Lsg. werden nach Zusatz von 60 ml W. und 0,050 g Xylenolorange-Lsg. und 0,1 m Natrium-ÄDTA-Lsg. bis zum Farbumschlag nach Gelb titriert. 1 ml 0,01 m Natrium-ÄDTA-Lsg. entspr. 2,090 mg Bi.

Gravimetrische Bestimmung (nach ÖAB 9): 0,5000 g Basisches Wismutcarbonat müssen beim Glühen einen Rückstand von 0,4500 g bis 0,4600 g Wismutoxid hinterlassen, entsprechend 98,5 bis 100,7% des theoretischen Wertes.

1 mg Wismutoxid entspricht 1,094 mg $(BiO)_2CO_3$.

Aufbewahrung. Vor Licht geschützt, in gut schließenden Gefäßen.

Anwendung. Bei Gastroenteritis, Hyperacidität, sowie Ulcus ventriculi et duodeni. In Ölsuspension i.m. bei Arthrosis deformans. Auch bei Syphilis empfohlen. Technisch: Als Schminke und Röntgenkontrastmittel (nicht beim Menschen).

Dosierung. Gebräuchliche Einzeldosis: 0,5 bis 1,0 g (ÖAB 9).

Bismutum subgallicum DAB 7 — DDR, Helv. V. Basisches Wismutgallat DAB 7 — BRD. Bismutylum gallicum ÖAB 9. Bismuthi subgallas Ned. 6, Jap. 61. Bismuth subgallate BPC 68. Bismuthum gallicum basicum CsL 2. Dermatolum Ross. 9. Gallate basique de bismuth. Gallato basico di bismuto.

$C_7H_7BiO_7$ M.G. 412,13

Gehalt. DAB 7 — DDR: 46,6 bis 50,0% Bi. DAB 7 — BRD: 48,0 bis 52,0% Bi. Helv. V: 52 bis 56,5% Bi_2O_3, ebenso Ross. 9. — Ned. 6: 46,8 bis 50,4% Bi. — Jap. 61: 52,0 bis 57,0% Bi_2O_3, ebenso CsL 2.

Herstellung. Nach Helv. V: 15 T. Wismutnitrat werden in einem Gemisch von 60 T. verd. Essigsäure und 40 T. W. gelöst. In diese, auf 30 bis 40° erwärmte Lsg. läßt man langsam unter Umrühren die 60 bis 70° warme Lsg. von 6 T. Gallussäure in 50 T. W. einfließen. Der entstandene Nd. wird so lange mit W. von 40 bis 50° ausgewaschen, bis im Filtrat Nitrat nicht mehr nachweisbar ist (Diphenylaminreaktion), bei 30 bis 40° getrocknet und durch Sieb VI geschlagen.

Eigenschaften. Hell- oder dunkelgelbes, nicht krist. Pulver, fast geruch- und geschmacklos. Praktisch unlösl. in W., A., Ae. und sehr verd. Mineralsäuren. Lösl. unter Zers. in Säuren; in Alkalilaugen lösl. unter Salzbldg. zu klaren gelben Lsg., die an der Luft, besonders beim Umschütteln, bald eine tiefrote Farbe annehmen.

Erkennung. Prüflsg. nach DAB 7 − BRD: 3,00 g Substanz werden vorsichtig erhitzt, bis die org. Substanz vollständig verkohlt ist. Die Lsg. des Rückstandes in 5,0 ml konz. Salpetersäure wird mit 20,0 ml W. versetzt und filtriert. Prüflsg. nach DAB 7 − DDR: 4,000 g Substanz werden in einer Porzellanschale von 10 cm Durchmesser unter häufigem Rühren vorsichtig bis zum vollständigen Verglimmen erhitzt. Der erkaltete Rückstand wird in einer Mischung aus 5,0 ml konz. Salpetersäure und 5,0 ml W. unter Erwärmen gelöst. Die Lsg. wird nach dem Erkalten in die Mischung aus 38,0 ml W. und 2,0 ml 6 n Salzsäure gegeben, unter wiederholtem Schwenken 5 Min. stehengelassen und filtriert. Der Rückstand wird mit 5,0 ml W. gewaschen. Die vereinigten Filtrate werden auf dem Wasserbad auf 15 bis 20 ml eingedampft, nach dem Erkalten mit W. zu 20,0 ml aufgefüllt, ggf. filtriert und als Prüflsg. verwendet. 1. In einer Verdünnung von 1,0 ml Prüflsg. mit 5,0 ml W. entsteht auf Zusatz von 0,50 ml Kaliumjodid-Lsg. ein schwarzer Nd., der sich in überschüssiger Kaliumjodid-Lsg. unter Orangefbg. löst (DAB 7 − BRD). − 2. 10 Tr. Prüflsg. geben nach Zusatz von 2,0 ml 2 n Salpetersäure, 2,0 ml Hydroxychinolin-Lsg. und 2 Tr. frisch bereiteter Kaliumjodid-Lsg. (10,0 g/100,0 ml) einen orangeroten Nd. (DAB 7 − DDR). − 3. Die Mischung von 0,10 g Substanz mit 5,0 ml W. und 0,10 ml Phosphorsäure (25%) wird 2 Min. lang zum Sieden erhitzt. Das nach dem Erkalten erhaltene Filtrat gibt mit 0,50 ml Eisen(III)-chlorid-Lsg. eine blauschwarze Fbg. (DAB 7 − BRD, ähnlich DAB 7 − DDR). − 4. Einige mg Substanz werden in einigen Tr. verd. Salzsäure gelöst. Die Lsg. versetzt man mit so viel verd. Ammoniak, daß der zunächst entstehende gelbe Nd. wieder verschwindet. Säuert man die erhaltene gelbe Lsg. mit verd. Essigsäure an und versetzt sie mit einigen Tr. Eisen(III)-chlorid-Lsg., so färbt sie sich tiefblau (ÖAB 9). − 5. Einige mg Substanz werden mit etwa 0,1 g Kaliumjodid, 2 ml W. und einigen Tr. 0,1 n Salzsäure versetzt. Beim Erwärmen entsteht allmählich eine intensive orangegelbe Lsg. Versetzt man diese Lsg. mit Natriumsulfid-Lsg., so fällt ein braunschwarzer Nd. aus (ÖAB 9).

Prüfung. 1. Aussehen der Lsg.: 0,50 g Substanz müssen sich in 5,0 ml einer Mischung gleicher Teile 3 n Natronlauge und W. klar lösen (DAB 7 − BRD). − 2. Sauer oder alkalisch reagierende Verunreinigungen: 1,50 g Substanz werden mit 15,0 ml W. 1 Min. lang geschüttelt; 10 ml des Filtrates müssen sich nach Zusatz von 0,10 ml Phenolphthalein-Lsg. und 0,30 ml 0,01 n Natronlauge rot färben und nach darauffolgendem Zusatz von 0,40 ml 0,01 n Salzsäure entfärben (DAB 7 − BRD, ähnlich ÖAB 9). − 3. Unlösliche Verunreinigungen: 1,000 g Substanz wird nach Zusatz von 5,0 ml W. und 5,0 ml 3 n Natronlauge 60 Sek. lang geschüttelt. Die Mischung wird durch einen bei 105° bis zur Massenkonstanz getrockneten Glasfiltertiegel (G 4) filtriert. Der Rückstand wird mit 5,0 ml 3 n Natronlauge sowie dreimal mit je 10,0 ml W. gewaschen, bei 105° bis zur Massenkonstanz getrocknet. Die Substanz darf höchstens 0,25% Rückstand hinterlassen (DAB 7 − DDR). − 4. Alkali-, Erdalkali-Ionen: 10,00 ml Prüflsg. werden nach Zusatz von 0,50 g Ammoniumchlorid und 10,0 ml 6 n Ammoniak-Lsg. zum Sieden erhitzt und filtriert. Der Nd. wird zweimal mit je 5,0 ml W. gewaschen. Die vereinigten Filtrate werden in einem bis zur Massenkonstanz geglühten Porzellantiegel zur Trockne eingedampft. Der Rückstand wird wie unter „Bestimmung des Glührückstandes" angegeben (s. Bismutum subsalicylicum), behandelt. Es dürfen höchstens 0,0060 g Rückstand verbleiben (DAB 7 − DDR, ähnlich ÖAB 9). − 5. Arsen-Ionen: Das Gemisch von 1,00 g Substanz, 1,0 g Calciumhydroxid und 2,0 ml W. wird nach dem Trocknen bei 105° 1 Std. lang bei 600 bis 700° geglüht. Nach dem Erkalten wird der Rückstand in 25,0 ml bromhaltiger Salzsäure gelöst; die Lsg. wird nach 3 Min. mit 1,0 ml Zinn(II)-chlorid-Lsg. I und anschließend mit 1,0 ml Kaliumjodid-Lsg. versetzt und unter öfterem Umschütteln 10 Min. lang stehengelassen. Das Gemisch wird mit 25 ml Bzl. 3 Min. lang ausgeschüttelt und die Bzl.-Schicht mit 20 ml konz. Salzsäure gewaschen. Die Bzl.-Phase wird anschließend mit 30 ml W. 3 Min. lang ausgeschüttelt. Der wss. Auszug wird nach Bd. I, 244, Methode b) geprüft (DAB 7 − BRD). Nach DAB 7 − DDR werden 0,200 g Substanz nach Zusatz von 30,0 ml W. wie bei der „Prüf. auf Arsen-Ionen" (Bd. I, 242) angegeben, behandelt. Das Quecksilberbromidpapier darf keine stärkere Fbg. als das der Vergleichsprobe zeigen (höchstens 0,0005% As^{3+}). − 6. Blei-Ionen: 5,0 ml Prüflsg. dürfen sich auf Zusatz von 5,0 ml 3 n Schwefelsäure innerhalb 1 Std. gegenüber einer Mischung von 5,0 ml Prüflsg. und 5,0 ml 3 n Salpetersäure nicht verändern (DAB 7 − BRD, ähnlich

ÖAB 9). – Nach DAB 7 – DDR werden 1,00 ml Prüflsg. mit 2,5 ml W. und 1,5 ml 3 n Natronlauge versetzt und filtriert. Das unter Waschen des Filters mit W. auf 5,0 ml ergänzte Filtrat darf nach Zusatz von 1,50 ml 5 n Essigsäure und 10 Tr. Kaliumdichromat-Lsg. (0,50 g/100,0 ml) weder eine Trbg. noch einen Nd. zeigen. – 7. Eisen- und Kupfer-Ionen: 2,50 ml Prüflsg. geben nach Zusatz von 2,5 ml 6 n Ammoniak-Lsg. einen Nd.; der auf einem Filter gesammelte Nd. darf keine Fbg. zeigen. Das unter Waschen des Filters mit W. auf 5,0 ml ergänzte Filtrat darf keine blaue Fbg. zeigen (DAB 7 – DDR, ähnlich DAB 7 – BRD, ähnlich ÖAB 9). – 8. Silber-Ionen: Die Mischung von 2,50 ml Prüflsg. und 7,50 ml 3 n Salpetersäure darf sich auf Zusatz von 0,1 ml 3 n Salzsäure gegenüber einer Mischung von 2,5 ml Prüflsg. und 7,50 ml 3 n Salpetersäure nicht verändern (DAB 7 – BRD). – 9. Silber und Zink: Das bei der Prüf. auf Eisen- und Kupfer-Ionen erhaltene Filtrat darf weder beim Ansäuern mit Salzsäure noch beim darauffolgenden Zusatz von Kaliumhexacyanoferrat(II)-Lsg. getrübt werden (ÖAB 9). – 10. Mit Ammoniak nicht fällbare Verunreinigungen: 10,0 ml Prüflsg. werden mit einem Überschuß von 6 n Ammoniak-Lsg. versetzt. Das Filtrat muß farblos sein. Der Nd. wird mehrmals mit W. gewaschen. Das Filtrat mitsamt der Waschfl. wird zur Trockne eingedampft, der Rückstand mit 0,10 ml 6 n Schwefelsäure versetzt und geglüht. Das Gew. des Rückstandes darf höchstens 6 mg betragen (DAB 7 – BRD). – 11. Chlorid-Ionen: 2,0 ml Prüflsg. werden nach Bd. I, 257 geprüft (DAB 7 – BRD, ähnlich DAB 7 – DDR, ähnlich ÖAB 9). – 12. Sulfat-Ionen: 0,50 g Substanz werden mit einer Mischung von 6,0 ml 3 n Salzsäure und 4,0 ml W. 10 Min. lang geschüttelt. 5,0 ml des Filtrates werden nach Bd. I, 263 geprüft. Die Vergleichslsg. ist aus 1,00 ml Kaliumsulfat-Lsg. III, 3,0 ml 3 n Salzsäure und 6,0 ml W. zu bereiten (DAB 7 – BRD, ähnlich DAB 7 – DDR, 0,05% SO_4^{2-}; ähnlich ÖAB 9). – 13. Nitrat-Ionen: 0,25 g Substanz werden mit 4,0 ml 3 n Schwefelsäure kurz aufgekocht; das Gemisch wird abgekühlt. 1 ml des Filtrates wird mit 1,0 ml Eisen(II)-sulfat-Lsg. versetzt und die Mischung mit 3,0 ml konz. Schwefelsäure unterschichtet; an der Berührungsfläche der beiden Schichten darf innerhalb 2 Min. kein brauner Ring entstehen (DAB 7 – BRD). Nach DAB 7 – DDR werden 0,20 g Substanz mit 2,00 ml 6 n Salzsäure und 4,00 ml W. versetzt. Die Mischung wird zum Sieden erhitzt und nach dem Erkalten filtriert. 3,0 ml des Filtrates dürfen bei der „Prüf. auf Nitrat" (Bd. I, 261) keinen blauen Ring zeigen. – 14. Freie Gallussäure: 1,00 g Substanz wird mit 10,0 ml A. versetzt. Die Mischung wird 1 Min. geschüttelt, filtriert und der Rückstand mit 5,0 ml A. gewaschen. Die vereinigten Filtrate werden, wie unter „Bestimmung des Verdampfungsrückstandes" angegeben, behandelt. Die Substanz darf höchstens 0,10% Rückstand hinterlassen. Verdampfungsrückstand: Die Substanz wird in einem bei 105° bis zur Massenkonstanz getrockneten Gefäß auf dem Wasserbad verdampft oder ggf. abdest. Anschließend wird der Rückstand bei 105° bis zur Massenkonstanz getrocknet. Nach dem Erkalten im Exsikkator über Silicagel wird der Rückstand gewogen (DAB 7 – DDR, ähnlich Helv. V). – 15. Trocknungsverlust: Höchstens 6,5%, wenn die Substanz bei 105° getrocknet wird (DAB 7 – BRD).

Gehaltsbestimmung. Komplexometrisch oder gravimetrisch.
Komplexometrische Bestimmung nach DAB 7 – BRD: 0,25 g Substanz, genau gewogen, werden mit 20,0 ml 3 n Salpetersäure ohne Erwärmen bis zur völligen Lsg. geschüttelt. Die Lsg. wird sofort mit 300 ml W. und 0,20 g Methylthymolblau-Indikator versetzt und mit 0,1 m Natrium-ÄDTA-Lsg. bis zum Umschlag nach Gelb titriert (Feinbürette). 1 ml 0,1 m Natrium-ÄDTA-Lsg. entspr. 20,90 mg Bi.
Gravimetrische Bestimmung nach ÖAB 9: 0,5000 g Substanz werden in einem mindestens 15 ml fassenden Porzellantiegel vorsichtig verascht. Der Rückstand wird in wenig konz. Salpetersäure gelöst; die Lsg. wird eingedampft und der Rückstand bis zur Gew.-Konstanz geglüht. Das Gew. des Rückstandes von Wismutoxid muß 0,2600 bis 0,2830 g betragen, entspr. 92,0 bis 100,1% des theoretischen Wertes. 1 mg Wismutoxid entspr. 1,769 mg $C_7H_7BiO_7$.

Aufbewahrung. Gut verschlossen, vor Licht geschützt.

Anwendung. Als Adstringens an Haut und Schleimhäuten. Durch Schorfbldg. wird zugleich eine mechanische Schutzwrk. und eine Hemmung des Bakterienwachstums erzielt. Wegen der schweren Löslichkeit fehlen Reizwrkg. fast völlig. Außerdem bei nässenden Ekzemen, Geschwüren, Verbrennungen, Intertrigo, als Ersatz von Jodoform in Form von Pudern, Salben und Tampons gebraucht.

Innerlich wird die Substanz bei Gastritis und bei akuter Enteritis verwendet. Infolge Sulfidbldg. färbt sich der Kot schwärzlich. Früher bei Syphilis in Form von i.m. Injektionen einer 10%igen Suspension in Öl empfohlen.

Dosierung. Einnahme 0,5 g mehrmals täglich. Als Wundpuder unverdünnt, in Salben und Zäpfchen 10%ig.
Bei Tieren innerlich gegen Durchfall; Dosis für Hunde 0,1 bis 1 g, für Kälber 1 bis 2 g. Äußerlich wie in der Humanmedizin.

Unverträglichkeiten. Mineralsäuren (Zers.), Alkalien (Verfbg.).

Bismutum subnitricum DAB 7 – DDR, Helv. V. Basisches Wismutnitrat DAB 7 – BRD. Bismutylum nitricum ÖAB 9. Bismuthi subnitras Pl.Ed. II, Ned. 6, Jap. 61. Bismuth Subnitrate BPC 68. Bismuthum subnitricum Ross. 9. Bismuthum nitricum basicum CsL 2. Nitrate basique de bismuth CF 65. Nitrato basico di bismuto.

Gehalt. DAB 7 – BRD: 71,0 bis 74,0% Bi. DAB 7 – DDR: 70,9 bis 73,6% Bi. Helv. V, ÖAB 9, Ross. 9, Jap. 61: 79,0 bis 82% Bi_2O_3. Pl.Ed. II: 70,5 bis 73,5% Bi. Ned. 6: 71,1 bis 72,9% Bi. CsL 2: 78,0 bis 82,0% Bi_2O_3. CF 65: 79,0 bis 81,0% Bi_2O_3.

Herstellung. Nach Helv. V: 100 T. Wismutnitrat werden mit 400 T. W. gleichmäßig verrieben und das Gemisch unter Umrühren in 2000 T. kaltes W. eingetragen. Sobald sich der Nd. abgesetzt hat, wird die darüberstehende Fl. abgezogen und der Nd. auf einem Filter gesammelt. Nachdem die Fl. abgelaufen ist, wird der Nd. mit etwa 2000 T. kaltem W. gewaschen, bei etwa 30° getrocknet und durch Sieb VI geschlagen.

Eigenschaften. Weißes, fast geruch- und geschmackloses, mikrokrist. Pulver. Praktisch unlösl. in W. und A., lösl. in konz. Mineralsäuren unter Salzbldg. Die Feinheit der Substanz hängt von den Fllg.-Bedingungen ab, namentlich von der Menge und von der Temp. des zur Fllg. verwendeten W. Je niedriger die Fllgs.-Temp. ist, desto grobkörniger ist das Wismutsubnitrat. Außerdem enthält das bei Siedehitze gefällte Wismutsubnitrat mehr Wismut als das bei niedriger Temp. gefällte. Die Feinheit des Wismutsubnitrats ist nicht ohne Einfluß auf seine Löslichkeit in Säuren und wohl auch auf seine therapeutische Wrkg. (vgl. CF 65).

Erkennung. Prüflsg. nach DAB 7 – DDR: 4,000 g Substanz werden in 10,0 ml 5 n Salpetersäure unter Erhitzen gelöst. Die Lsg. wird in die Mischung aus 38,0 ml W. und 2,0 ml 6 n Salzsäure gegeben, unter wiederholtem Schwenken 5 Min. stehengelassen und filtriert. Der Rückstand wird mit 5,0 ml W. gewaschen. Die vereinigten Filtrate werden auf dem Wasserbad auf 15 bis 20 ml eingedampft, nach dem Erkalten mit W. auf 20,0 ml aufgefüllt, ggf. filtriert und als Prüflsg. verwendet. 1. 5 Tr. Prüflsg. gehen nach Zusatz von 2,0 ml 2 n Salpetersäure, 2,0 ml Hydroxychinolin-Lsg. und 2 Tr. frisch bereiteter Kaliumjodid-Lsg. (10,0 g/100,0 ml) einen orangeroten Nd. (DAB 7 – DDR). – Prüflsg. nach DAB 7 – BRD: 3,00 g Substanz werden unter Erhitzen in einer Mischung aus 5 T. 6 n Salpetersäure und 7 T. W. zu 60,0 ml gelöst. – 1. In eine Verdünnung von 1,0 ml Prüflsg. mit 5,0 ml W. entsteht auf Zusatz von 0,50 ml Kaliumjodid-Lsg. ein schwarzer Nd., der sich in überschüssiger Kaliumjodid-Lsg. unter Orangefbg. löst (DAB 7 – BRD). – 3. Beim Erhitzen von 0,10 g Substanz bilden sich gelbbraune Dämpfe. Der Rückstand ist nach dem Erkalten gelb gefärbt (DAB 7 – BRD, ähnlich ÖAB 9). – 4. 0,010 g Substanz wird nach Zusatz von 0,10 g Zinkstaub und 10 Tr. 5 n Essigsäure 10 Sek. lang geschüttelt und anschließend mit 2,0 ml W. versetzt. Die vom Bodensatz abgegossene Lsg. zeigt nach Zusatz von 5,0 ml Sulfanilsäure-Naphthylamin-Lsg. sofort eine rotviolette Fbg. (DAB 7 – DDR). – 5. Die Substanz wird in verd. Salzsäure unter Erwärmen gelöst. Wird ein T. der Lsg. nach Zusatz von Eisen(II)-sulfat-Lsg. mit konz. Schwefelsäure unterschichtet, so entsteht zwischen den beiden Fl. eine braune Zone (ÖAB 9). – 6. Der Rest der Lsg. wird mit W. stark verd. Es entsteht eine weiße Trbg., die sich auf Zusatz von Natriumsulfid-Lsg. dunkelbraun färbt (ÖAB 9, ähnlich Ross. 9 u.a.).

Prüfung. 1. Aussehen der Lsg.: 5,0 ml Prüflsg. dürfen nicht stärker getrübt sein als 5,0 ml der Vergleichslsg. für die Grenzwertbestimmung für Sulfate (Bd. I, 263), für die statt 1,00 ml Kaliumsulfat-Lsg. III nur 0,60 ml zu verwenden sind. Die Beurteilung erfolgt 5 Min. nach Herst. der Vergleichslsg. 5,0 ml der filtrierten Prüflsg. müssen farblos sein (DAB 7 – BRD). – 2. Sauer reagierende Verunreinigungen: Eine Suspension von 1,0 g Substanz in 15,0 ml W. wird unter häufigem Umschütteln 2 Std. lang stehengelassen. 10,0 ml Filtrat dürfen nach Zusatz von 0,5 ml Phenolphthalein-Lsg. höchstens 0,30 ml 0,1 n Natronlauge bis zur Rosafbg. verbrauchen (DAB 7 – BRD). – 3. Alkali-Erdalkali-Ionen: 10,00 ml Prüflsg. werden nach Zusatz von 0,50 g Ammoniumchlorid und 10,0 ml 6 n Ammoniak-Lsg. zum Sieden erhitzt und filtriert. Der Nd. wird zweimal mit 5,0 ml W. gewaschen. Die vereinigten Filtrate werden in einem bis zur Massenkonstanz geglühten Porzellantiegel zur Trockne eingedampft. Der Rückstand wird, wie unter „Bestimmung des Glührückstandes" angegeben, behandelt (s. Bismutum subsalicylicum und subcarbonicum). Es dürfen höchstens 0,0012 g Rückstand verbleiben (DAB 7 – DDR). – 4. Ammonium-Ionen: 0,50 ml Prüflsg. werden nach Zusatz von 4,5 ml W. wie bei der „Prüf. auf Ammonium" (Bd. I, 241) angegeben behandelt. Das Lackmuspapier darf keine blaue Fbg. zeigen (DAB 7 – DDR, ähnlich DAB 7 – BRD). – 5. Barium-Ionen: 0,50 ml Prüflsg. dürfen nach Zusatz von 4,5 ml 6 n Schwefelsäure keine Trbg. zeigen (DAB 7 – DDR). – 6. Eisen- und Kupfer-Ionen: 2,50 ml Prüflsg. geben nach Zusatz von 2,50 ml 6 n Ammoniak-Lsg. einen Nd., der auf einem Filter gesammelt wird. Er darf keine Fbg. zeigen. Das unter Waschen des Filters mit W. auf 5,0 ml ergänzte Filtrat darf keine blaue Fbg. zeigen (DAB 7 – DDR, ähnlich DAB 7 – BRD). –

7. Blei-Ionen: 5,0 ml der filtrierten Prüflsg. dürfen sich auf Zusatz von 5,0 ml 3 n Schwefelsäure innerhalb 1 Std. gegenüber einer Mischung von 5,0 ml Prüflsg. und 5,0 ml 3 n Salpetersäure nicht verändern (DAB 7 – BRD). – Nach DAB 7 – DDR werden 1,00 ml Prüflsg. mit 2,5 ml W. und 1,5 ml 3 n Natronlauge versetzt und filtriert. Das unter Waschen des Filters mit W. auf 5,0 ml ergänzte Filtrat darf nach Zusatz von 1,50 ml 5 n Essigsäure, 10 Tr. Kaliumdichromat-Lsg. (0,50 g/100,0 ml) weder eine Trbg. noch einen Nd. zeigen. –
8. Silber-Ionen: 10,0 ml der filtrierten Prüflsg. dürfen sich nach Zusatz von 0,15 ml 3 n Salzsäure innerhalb 10 Min. gegenüber 10,0 ml Prüflsg. nicht verändern (DAB 7 – BRD). –
9. Arsen: 1,0 g Substanz werden in 25,0 ml bromhaltiger Salzsäure gelöst; die Lsg. wird nach 3 Min. mit 1,0 ml Zinn(II)-chlorid-Lsg. I und anschließend 1,0 ml Kaliumjodid-Lsg. versetzt und unter öfterem Umschütteln 10 Min. lang stehengelassen. Das Gemisch wird mit 25 ml Bzl. 3 Min. lang ausgeschüttelt und die Bzl.-Schicht mit 20 ml konz. Salzsäure gewaschen. Die Bzl.-Phase wird anschließend mit 30 ml W. 3 Min. lang ausgeschüttelt. Der wss. Auszug wird wie unter „Grenzwertbestimmung für Arsen" (Bd. I, 244), nach Methode b) geprüft (DAB 7 – BRD). Nach DAB 7 – DDR werden 0,200 g Substanz nach Zusatz von 30,0 ml W. wie bei der „Prüf. auf Arsen-Ionen" (Bd. I, 242) angegeben, behandelt. Das Quecksilberbromidpapier, darf keine stärkere Fbg. als der Vergleichsprobe zeigen (höchstens 0,0005% As^{3+}). – 10. Zink: Das Filtrat der Prfg. auf Eisen- und Kupfer-Ionen darf beim Ansäuern mit Salzsäure und beim darauffolgenden Zusatz von Kaliumhexacyanoferrat(II)-Lsg. nicht getrübt werden (ÖAB 9). – 11. Chlorid-Ionen: 10,0 ml der filtrierten Prüflsg. dürfen nach Zusatz von 0,50 ml 0,1 n Silbernitrat-Lsg. nach 5 Min. nicht stärker getrübt sein als folgende Vergleichslsg.: 0,70 ml Natriumchlorid-Lsg. IV werden mit einer Mischung von 2 T. 6 n Salpetersäure und 3 T. W. zu 10,0 ml verd. und mit 0,50 ml 0,1 n Silbernitrat-Lsg. versetzt (DAB 7 – BRD, ähnlich DAB 7 – DDR; höchstens 0,1% Cl^-). –
12. Carbonat-Ionen: 1,00 g Substanz darf nach Zusatz von 3,0 ml 5 n Salpetersäure keine Entw. von Gasblasen zeigen (DAB 7 – DDR). – 13. Sulfat-Ionen: Die ggf. filtrierte Lsg. von 0,50 g Substanz in einer Mischung aus 5,0 ml 3 n Salzsäure und 5,0 ml W. wird nach Bd. I, 263 geprüft. Die Lsg. darf nicht stärker getrübt sein als eine in gleicher Weise behandelte Vergleichslsg. aus 1,00 ml Kaliumsulfat-Lsg. III, 4,0 ml 3 n Salzsäure und 4,5 ml W. (DAB 7 – BRD, ähnlich DAB 7 – DDR; höchstens 0,05% SO_4^{2-}). – 14. Trocknungsverlust: Höchstens 3,0%, wenn die Substanz bei 105° 2 Std. lang getrocknet wird (DAB 7 – BRD).

Gehaltsbestimmung. Die zitierten Pharmakopöen enthalten zum größten T. komplexometrische Bestimmungen, einzelne enthalten gravimetrische Bestimmungen.

Komplexometrische Bestimmung nach DAB 7 – BRD: 0,20 g Substanz, genau gewogen, werden unter schwachem Erwärmen in 10,0 ml 3 n Salpetersäure gelöst. Nach Zusatz von 300 ml W. und 0,10 g Methylthymolblauindikator wird mit 0,1 m Natrium-ÄDTA-Lsg. bis zum Umschlag nach Gelb titriert (Feinbürette). 1 ml 0,1 m Natrium-ÄDTA-Lsg. entspr. 20,90 mg Bi.

Gravimetrische Bestimmung nach ÖAB 9: 0,5000 g Substanz müssen beim Glühen 0,3950 bis 0,4100 g Rückstand hinterlassen, entspr. einem Geh. an Wismutoxid von 79,0 bis 82,0%.

Aufbewahrung. Gut verschlossen.

Dosierung. Gebräuchliche Einzeldosis 0,5 bis 1,0 g (ÖAB 9).

Anwendung. Äußerlich: Zur Wundbehandlung, bes. bei Brandwunden (Wismutbrandbinden), auch bei jauchigen Wunden, bes. in Körperhöhlen, zum Einblasen in den Kehlkopf.

Innerlich: Bei Dyspepsie, Magen- und Darmgeschwüren, Darmkatarrhen, Brechdurchfall usw. Die Substanz ist auch bei Oxyuriasis gebraucht worden. Früher bei Syphilis als Suspension i. m. injiziert.

Die Wrkg. des Wismutsubnitrats beruht z. T. auf der Eig. Schwefelwasserstoff zu binden. Die Ausscheidung erfolgt durch die Fäces als Wismutsulfid. Letztere sind deshalb schwarz gefärbt. In großen Gaben kann die Substanz giftig wirken, in dem sie teilweise zu giftigem Wismutnitrit reduziert wird. Bei Röntgenaufnahmen des Magens und Darmes wird sie deshalb nicht mehr angewandt, sondern durch Wismutcarbonat, Bariumsulfat u. a. Verbindungen ersetzt.

Anwendung bei Tieren: Innerlich bei Geschwüren und infektiösen Prozessen in Magen und Darm. Äußerlich für die Behandlung von Wunden und Geschwüren wie in der Humanmedizin.

Technisch: Zur Herst. künstlicher Perlen, für kosmetische Präparate, in der Analyse zum Nachw. von Glucose im Harn nach NYLANDER.

Bismuth (nitrate basique de) léger CF 65 und

Bismuth (nitrate basique de) lourd CF 65.

Die CF 65 unterscheidet zwei Arten von Wismutsubnitrat, wobei das Bismuth (nitrate basique de) lourd dem oben beschriebenen Bismutum subnitricum entspricht.

Bismuth (nitrate basique de) léger wird hergestellt durch Fllg. aus einer Lsg. von Wismutnitrat mit Alkalien. Es ist ein leichtes, weißes Pulver, das aus wechselnden Mengen Wismuthydroxid, basischem Wismutcarbonat und basischem Wismutnitrat besteht.

Gehalt. 82 bis 89% Wismutoxid (Bi_2O_3). Die Prüf. erfolgt wie oben beschrieben.

Bismutum subsalicylicum DAB 7 – DDR, Helv. V. Basisches Wismutsalicylat DAB 7 – BRD. Bismuthi subsalicylas Ned. 6, Pl.Ed. II, Nord. 63. Bismutylum salicylicum ÖAB 9. Bismuthum salicylicum basicum CsL 2. Bismuth Subsalicylate. Salicylate basique de bismuth. Salicilato basico di bismuto. Wismutsubsalicylat.

$$\text{[Strukturformel: 2-Hydroxybenzoesäure-BiO-ester]}$$

$C_7H_5BiO_4$ M.G. 362,1

Gehalt. DAB 7 – DDR: 56,5 bis 58,5% Bi. DAB 7 – BRD: 56,5 bis 60,0% Bi. Ned. 6: 54,0 bis 58,5% Bi. Pl.Ed. II: 55,2 bis 60,0% Bi. Nord. 63: 56,5 bis 60,5% Bi. CsL 2: 63,0 bis 66,0% Bi_2O_3. Helv. V: 63 bis 65,2% Bi_2O_3.

Herstellung. Nach Helv. V: 5 T. Wismutnitrat werden in 12 T. verd. Essigsäure gelöst, die Lsg. wird mit 40 T. W. verd., wenn nötig filtriert und in eine Mischung von 17 T. Ammoniakfl. und 65 T. W. unter Umrühren eingegossen. Die Mischung muß alkalisch reagieren. Nötigenfalls ist noch etwas Ammoniak-Lsg. hinzuzufügen. Der entstandene Nd. wird nach dem Absetzen durch Dekantieren so lange gewaschen, bis in dem Waschw. kein Nitrat mehr nachweisbar ist (Diphenylamin-Rk.). Darauf wird der Nd. in eine Porzellanschale gebracht, mit warmem W. zu einem dünnen, milchartigen Gemisch verrührt und nach Zusatz von 1,45 T. Salicylsäure auf dem Wasserbad so lange erwärmt, bis das Filtrat einer Probe des Gemisches nach dem Erkalten klar bleibt. Der Nd. wird dann auf einem mit W. angefeuchteten, leinenen Tuche gesammelt, mit warmem W. gewaschen, bis das Waschw. Lackmuspapier nicht mehr sofort rötet, nach dem Abtropfen bei etwa 70° getrocknet und durch Sieb VI geschlagen.

Eigenschaften. Weißes bis fast weißes Pulver, praktisch geruch- und geschmacklos, das beim Erhitzen unter Abgabe von phenolartig riechenden Dämpfen ohne zu schmelzen verkohlt und beim Glühen einen graugelben Rückstand hinterläßt. Praktisch unlösl. in W. u. A.; wird durch verd. Mineralsäuren zersetzt.

Erkennung. Prüflsg. nach DAB 7 – BRD: 3,00 g Substanz werden vorsichtig erhitzt bis die org. Substanz vollständig verkohlt ist. Die Lsg. des Rückstandes in 5,0 ml konz. Salpetersäure wird mit 20,0 ml W. versetzt und filtriert. Prüflsg. nach DAB 7 – DDR: 4,000 g Substanz werden in einem Porzellantiegel verbrannt. Der zusammenhaftende Rückstand wird durch vorsichtiges Klopfen des Tiegels zum Zerfallen gebracht und anschließend 10 Min. schwach geglüht. Nach dem Erkalten wird der Rückstand mit 2,0 ml Ammoniumnitrat-Lsg. (10,0 g/100,0 ml) durchfeuchtet und vorsichtig bis zur schwachen Rotglut erhitzt. Der erkaltete Rückstand wird in der Mischung aus 5,0 ml konz. Salpetersäure und 5,0 ml W. unter Erwärmen gelöst. Die Lsg. wird nach dem Erkalten in die Mischung aus 38,0 ml W. und 2,0 ml 6 n Salzsäure gegeben, unter wiederholtem Schwenken 5 Min. stehengelassen und filtriert. Der Rückstand wird mit 5,0 ml W. gewaschen. Die vereinigten Filtrate werden auf dem Wasserbad auf 15 bis 20 ml eingedampft, nach dem Erkalten mit W. zu 20,0 ml aufgefüllt, ggf. filtriert und als Prüflsg. verwendet.

1. In einer Verdünnung von 1,0 ml Prüflsg. mit 5,0 ml W. entsteht auf Zusatz von 0,50 ml Kaliumjodid-Lsg. ein schwarzer Nd., der sich in überschüssiger Kaliumjodid-Lsg. unter Orangefbg. löst (DAB 7 – BRD). – 2. 10 Tr. Prüflsg. geben nach Zusatz von 2,0 ml 2 n Salpetersäure, 2,0 ml Hydroxychinolin-Lsg. und 2 Tr. frisch bereiteter Kaliumjodid-Lsg. (10,0 g/100,0 ml) einen orangeroten Nd. (DAB 7 – DDR). – 3. Die Ausschüttelung von 0,10 g Substanz mit 10 ml W. färbt sich nach Zugabe von 0,25 ml Eisen(III)-chlorid-Lsg. VI violett (DAB 7 – BRD, ähnlich DAB 7 – DDR). – 4. Beim Erhitzen entwickelt die Substanz Dämpfe, die phenolartig riechen und hinterläßt einen gelben Rückstand, der die charakteristischen Rk. auf Wismut gibt (Pl.Ed. II).

Prüfung. 1. Freie Salicylsäure: 1,50 g Substanz werden mit 30,0 ml Ae. 3 Min. lang geschüttelt. 20,0 ml des ätherischen Filtrats werden zur Trockne eingedampft. Der Rückstand wird in 10,0 ml A. 90%ig und 10 ml W. gelöst. Diese Lsg. darf nach Zusatz von 0,1 ml Phenolphthalein-Lsg. höchstens 0,10 ml 0,1 n Natronlauge bis zur Rosafbg. verbrauchen (DAB

7 – BRD). Nach DAB 7 – DDR: 1,000 g Substanz wird nach Zusatz von 15,0 ml Chlf. 5 Min. geschüttelt. Die Mischung wird in eine über Silicagel bis zur Massenkonstanz getrocknete Abdampfschale filtriert. Das Chlf. wird bei 25° verdampft und der Rückstand über Silicagel bis zur Massenkonstanz getrocknet. Die Substanz darf höchstens 0,50% Rückstand hinterlassen. – 2. Arsen: Das Gemisch von 1,00 g Substanz, 1,0 g Calciumhydroxid und 2,0 ml W. wird nach dem Trocknen bei 105° 1 Std. lang bei 600 bis 700° geglüht. Nach dem Erkalten wird der Rückstand in 25,0 ml bromhaltiger Salzsäure gelöst. Die Lsg. wird nach 3 Min. mit 1,0 ml Zinn(II)-chlorid-Lsg. I und anschließend mit 1,0 ml Kaliumjodid-Lsg. versetzt und unter öfterem Umschütteln 10 Min. lang stehengelassen. Das Gemisch wird mit 25 ml Bzl. 3 Min. lang ausgeschüttelt und die Bzl.-Schicht mit 20 ml konz. Salzsäure gewaschen. Die Bzl.-Phase wird anschließend mit 30 ml W. 3 Min. lang ausgeschüttelt. Der wss. Auszug wird nach Bd. I, 244 geprüft (DAB 7 – BRD). Nach DAB 7 – DDR: Es werden 0,100 g Substanz nach Zusatz von 5,0 ml W. wie bei der „Prüf. auf Arsen" (Bd. I, 242) angegeben, behandelt. Das Quecksilberbromidpapier darf keine stärkere Fbg. als das der Vergleichslsg. zeigen (höchstens 0,0005% As^{3+}). – 3. Blei-Ionen: 5,0 ml Prüflsg. dürfen sich auf Zusatz von 5,0 ml 3 n Schwefelsäure innerhalb 1 Std. gegenüber einer Mischung von 5,0 ml Prüflsg. und 5,0 ml 3 n Salpetersäure nicht verändern (DAB 7 – BRD). Nach DAB 7 – DDR wird 1,00 ml Prüflsg. mit 2,5 ml W. und 1,50 ml 3 n Natronlauge versetzt und filtriert. Das unter Waschen des Filtrats mit W. auf 5,0 ml ergänzte Filtrat darf nach Zusatz von 1,50 ml 5 n Essigsäure und 10 Tr. Kaliumdichromat-Lsg. (0,50 g/100,0 ml) weder eine Trbg. noch einen Nd. zeigen. – 4. Kupfer-Ionen: 10,0 ml Prüflsg. werden mit einem Überschuß von 6 n Ammoniak-Lsg. versetzt. Das Filtrat muß farblos sein (Filtrat und Nd. sind für die Reinheitsprüf. Nr. 6 zu verwenden) (DAB 7 – BRD, ähnlich DAB 7 – DDR). – 5. Silber-Ionen: Die Mischung von 2,50 ml Prüflsg. und 7,5 ml 3 n Salpetersäure darf sich nach Zusatz von 0,15 ml 3 n Salzsäure gegenüber einer Mischung von 2,50 ml Prüflsg. und 7,5 ml 3 n Salpetersäure nicht verändern (DAB 7 – BRD). – 6. Mit Ammoniak nicht fällbare Verunreinigungen: Der Nd. von 4. wird mehrmals mit W. gewaschen. Das Filtrat von 4. mitsamt der Waschfl. wird zur Trockne eingedampft, der Rückstand mit 0,20 ml 6 n Schwefelsäure versetzt und geglüht. Das Gew. des Rückstandes darf höchstens 12 mg betragen (DAB 7 – BRD). – 7. Alkali-, Erdalkali-Ionen: 10,00 ml Prüflsg. werden nach Zusatz von 0,50 g Ammoniumchlorid und 10,0 ml 6 n Ammoniak-Lsg. zum Sieden erhitzt und filtriert. Der Nd. wird zweimal mit je 5,0 ml W. gewaschen. Die vereinigten Filtrate werden in einem bis zur Massenkonstanz geglühten Porzellantiegel zur Trockne eingedampft. Der Rückstand wird wie unter „Bestimmung des Glührückstandes" angegeben, behandelt; es dürfen höchstens 0,0060 g Rückstand verbleiben (DAB 7 – DDR). Zur Bestimmung des Glührückstandes wird die gepulverte Substanz in einem bis zur Massenkonstanz geglühten Porzellantiegel in flacher Schicht ausgebreitet und vorsichtig erhitzt. Nachdem evtl. vorhandenes Kristallw. verdampft, bzw. die Substanz verbrannt ist, wird der Rückstand bei schwacher Rotglut bis zur Massenkonstanz geglüht. Nach dem Erkalten im Exsikkator über Silicagel wird der Rückstand gewogen. – 8. Ammonium: 0,100 g Substanz wird nach Zusatz von 5,0 ml W. wie bei der „Prüf. auf Ammonium" (Bd. I, 240) angegeben, behandelt. Das Lackmuspapier darf keine blaue Fbg. zeigen (DAB 7 – DDR). – 9. Barium-Ionen: 0,50 ml Prüflsg. dürfen nach Zusatz von 4,5 ml 6 n Schwefelsäure keine stärkere Trbg. zeigen (DAB 7 – DDR). – 10. Eisen-Ionen: 2,50 ml Prüflsg. geben nach Zusatz von 2,50 ml 6 n Ammoniak-Lsg. einen Nd. Der auf einem Filter gesammelte Nd. darf keine Fbg. zeigen (DAB 7 – DDR). – 11. Chlorid-Ionen: 2,00 ml Prüflsg. werden nach Bd. I, 257 geprüft (DAB 7 – BRD). Nach DAB 7 – DDR wird 0,0100 g Substanz in einem Porzellantiegel 5 Min. schwach geglüht und der erkaltete Rückstand in 1,00 ml konz. Salpetersäure gelöst. Die Lsg. darf nach Zusatz von 9,0 ml W. bei der „Prüf. auf Chlorid" (Bd. I, 257) keine stärkere Trbg. als die Vergleichsprobe zeigen (höchstens 0,1% Cl^-). – 12. Sulfat-Ionen: 0,50 g Substanz werden mit einer Mischung von 6,0 ml 3 n Salzsäure und 4,0 ml W. 10 Min. lang geschüttelt. 5,0 ml des Filtrats werden nach Bd. I, 263 geprüft. Die Vergleichslsg. ist aus 1,00 ml Kaliumsulfat-Lsg. II, 3,0 ml 3 n Salzsäure und 6,0 ml W. zu bereiten (DAB 7 – BRD). Nach DAB 7 – DDR werden 0,50 ml Prüflsg. mit 9,5 ml Schwefelwasserstoff-Lsg. versetzt. Das Filtrat darf bei der „Prüf. auf Sulfat" (Bd. I, 263) keine stärkere Trbg. als die Vergleichsprobe zeigen (höchstens 0,05% SO_4^{2-}). – 13. Nitrat-Ionen: 0,25 g Substanz werden mit 4,0 ml 3 n Schwefelsäure kurz aufgekocht; das Gemisch wird abgekühlt. 1,0 ml des Filtrats wird mit 1,0 ml Eisen(II)-sulfat-Lsg. versetzt und die Mischung mit 3,0 ml konz. Schwefelsäure unterschichtet. An der Berührungsfläche der beiden Schichten darf innerhalb 2 Min. kein brauner Ring entstehen (DAB 7 – BRD, ähnlich DAB 7 – DDR). – 14. Trocknungsverlust: Höchstens 0,5%, wenn die Substanz bei 105° bis zur Gew.-Konstanz getrocknet wird (DAB 7 – BRD).

Gehaltsbestimmung. Nach Helv. V und Ned. 6 werden gravimetrische Bestimmungen, nach DAB 7 – BRD, DAB 7 – DDR und Pl.Ed. II komplexometrische Bestimmungen durchgeführt.

Komplexometrische Bestimmung (nach DAB 7 – BRD): 0,25 g Substanz werden genau gewogen, mit 15,0 ml 3 n Salpetersäure, 20 ml W. und 20 ml Ae. bis zur völligen Lsg. geschüttelt. Nach Zusatz von 250 ml W. und 0,20 g Methylthymolblau-Lsg. wird mit 0,1 m Natrium-ÄDTA-Lsg. bis zum Umschlag nach Gelb titriert (Feinbürette). Gegen Ende der Titration muß langsam titriert und gut umgeschüttelt werden. 1 ml 0,1 m Natrium-ÄDTA-Lsg. entspr. 20,90 mg Bi.

Gravimetrische Bestimmung (nach Helv. V): Etwa 0,5 g Substanz werden genau gewogen, in einem Porzellantiegel von 30 ml Inhalt über einer kleinen Flamme erhitzt. Wenn die Masse anfängt zu verglimmen, wird die Flamme entfernt. Nachdem die Substanz vollständig verglimmt ist, wird der Rückstand auf dem Wasserbad tropfenweise mit rauchender Salpetersäure versetzt, die entstandene Lsg. zur Trockne verdampft, der Rückstand anfangs vorsichtig, dann kräftig geglüht und nach dem Erkalten gewogen. Es müssen mindestens 63 und dürfen höchstens 65,2% Bi_2O_3 hinterbleiben. 0,500 g Substanz müssen also mindestens 0,315 g und dürfen höchstens 0,326 g Bi_2O_3 ergeben.

Aufbewahrung. Vor Licht geschützt, gut verschlossen.

Anwendung. Das basische Wismutsalicylat vereinigt die Wrkg. der Salicylsäure und der Wismutverbindung. Innerlich zu 0,5 bis 1,0 g mehrmals täglich bei Magen- und Darmerkrankungen, besonders bei Brechdurchfall der Kinder, auch bei Typhus als Darmadstringens und als Antisepticum. In Ölsuspension i.m. früher bei Syphilis, Erythematodes und Angina, vor allem bei Angina Plaut-Vincenti gebraucht. Äußerlich in Form von Streupulver zur Wundbehandlung.

Bismuth (succinate de) CF 65. Bismuthi succinas. Bismutum succinatum.

$C_4H_4Bi_2O_6$ M.G. 566,1

Gehalt. 73,83% Wismut, entspr. 82,3% Bi_2O_3.

Eigenschaften. Weißes, geruchloses Pulver, praktisch unlösl. in W., A. und Ae., lösl. in verd. Mineralsäuren.

Erkennung. 1. Wird die Substanz zur Rotglut erhitzt und nach dem Abkühlen in verd. Mineralsäure gelöst, so gibt diese Lsg. die Rk. auf Wismut. – 2. Etwa 50 mg Substanz werden in 1 ml konz. Schwefelsäure gelöst und mit etwa 10 mg Resorcin versetzt. Man erhitzt dann einige Augenblicke auf 170°, läßt abkühlen und fügt unter großer Vorsicht zunächst tropfenweise und dann etwas rascher 15 ml konz. Ammoniakfl. hinzu. Nach dem Dekantieren zeigt die vom entstandenen Wismuthydroxid-Nd. abgetrennte Fl. eine kräftige Rosa-fbg. und eine grüne Fluoreszenz.

Prüfung. 1. Arsen: Höchstens 2 ppm. – 2. Carbonate: 1 g Substanz wird in 5 ml W. verteilt und mit 2 ml Salpetersäure versetzt. Beim leichten Erwärmen darf keine Gasentw. eintreten. – 3. Chlorid: Nach dem Abkühlen wird die unter 2. erhaltene Lsg. mit W. auf 10 ml aufgefüllt. 5 ml dieser Lsg. werden mit 5 ml verd. Salpetersäure und 0,5 ml Silbernitrat-Lsg. versetzt. Wenn sich eine Opaleszenz zeigt, darf diese nicht stärker sein als in einer Vergleichslsg. Dazu werden 0,10 g Salzsäure auf 1000 ml verdünnt. Von dieser verd. Salzsäure wird 1 ml mit 4 ml W. weiter verdünnt und die Vergleichslsg. unter analogen Bedingungen mit Silbernitrat-Lsg. versetzt (200 ppm). – 4. Sulfat: 2 g Substanz werden in 10 ml W. und 10 ml 1 n Salzsäure gelöst. 2 ml dieser Lsg. werden erhitzt, wieder erkalten gelassen, filtriert und dann mit W. auf 20 ml aufgefüllt. 10 ml hiervon werden anschließend mit 2 ml Bariumchlorid-Lsg. versetzt und durchmischt. Wenn sich eine Opaleszenz zeigt, darf diese nicht stärker sein als in der Vergleichslsg. Vergleichslsg.: 0,1 g Schwefelsäure wird auf 1000 ml verd. 2 ml hiervon werden mit 8 ml W. gemischt. Diese Lsg. wird unter den oben angegebenen Bedingungen mit Bariumchlorid-Lsg. versetzt (200 ppm).

Gehaltsbestimmung. Etwa 1 g Substanz wird genau gewogen und in einer Mischung von 5 ml Salzsäure und 5 ml W. gelöst. Anschließend setzt man 50 ml W. und unmittelbar darauf 40 ml 0,2 m ÄDTA-Lsg. sowie 2 ml Alizarin-Lsg. zu und fügt dann noch, zunächst tropfenweise, soviel Ammoniak-Lsg. hinzu, bis die Lsg. eine rotviolette Fbg. annimmt. Anschließend wird dann soviel 1 n Salzsäure zugesetzt, daß die Farbe nach Gelb umschlägt und anschließend noch 10 ml Natrium-monochloracetat-Lsg., so daß insgesamt ein pH-Wert von 2,5 erreicht wird. Schließlich füllt man auf etwa 400 ml mit W. auf und titriert mit 0,1 m Thoriumnitrat-Lsg. bis zum Farbumschlag von Gelb nach Orangerot. 1 ml 0,1 m Thoriumnitrat-Lsg. entspr. 0,0233 g Bi_2O_3. Der Geh. wird nach folgender Formel errechnet:

$$\frac{2{,}33\,(40 - n)}{p}$$

(n = Anzahl ml 0,1 m Thoriumnitrat-Lsg., p = Einwaage in g).

Aufbewahrung. Gut verschlossen, vor Licht geschützt.

Bismutum tannicum. Wismuttannat. Gerbsaures Wismut.

Herstellung. Aus 22 T. krist. Wismutnitrat wird Wismuthydroxid gefällt (wie unter Bismutum subsalicylicum angegeben) und dieses noch feucht mit einer Lsg. von 15 T. Gerbsäure in 15 T. W. sorgfältig gemischt, auf dem Wasserbad zur Trockne gebracht und fein zerrieben.

Eigenschaften. Gelbes oder hell bräunlichgelbes Pulver, geschmacklos, in W., A. und Ae. unlösl.

Erkennung. 1. Beim Schütteln mit Schwefelwasserstoffw. färbt es sich braunschwarz. – 2. Die abfiltrierte Fl. gibt nach dem Verjagen des Schwefelwasserstoffs durch Erhitzen mit einigen Tr. verd. Eisenchlorid-Lsg. eine blauschwarze Fbg.

Prüfung. Die Prüf. kann ausgeführt werden wie bei Bismutum subgallicum.

Gehaltsbestimmung. In einem möglichst flachen, nicht zu kleinen Tiegel werden 0,5 g Substanz erhitzt. Auf die verkohlte, teilweise veraschte Masse gibt man nach dem Abkühlen einige Tr. Salpetersäure und erhitzt jetzt, um ein Spritzen zu vermeiden, vorsichtig, indem man am besten den Tiegel auf eine Asbestplatte stellt und die Flamme verkleinert. Ist die Salpetersäure allmählich verdampft, so erhitzt man stärker und glüht den Tiegelinhalt nach Fortnahme der Asbestplatte. Sollte jetzt noch metallisches Wismut vorhanden sein, so muß das Befeuchten mit Salpetersäure und das Glühen wiederholt werden. Das Gew. des so erhaltenen Wismutoxids muß mindestens 0,2 g betragen = mindestens 35,8% Wismut.

Anwendung. Bei Diarrhoe zu 0,5 bis 2,0 g mehrmals täglich.

Bismutum tribromphenolicum DAB 7 – DDR. Bismutum tribromophenylicum Helv. V. Bismutylum tribromphenolicum ÖAB 9. Bismuthum tribromphenolatum basicum CsL 2. Bismuthi tribromphenylas Ned. 6. Wismuttribromphenolat. Basisches Wismuttribromphenolat. Tribromphenolwismut. Tribromophénate de bismuth. Tribromofenato di bismuto.

$C_6H_4BiBr_3O_3$ M.G. 572,8

Gehalt. DAB 7 – DDR: 44,9 bis 50,5% Wismut. Ned. 6: 45,0 bis 49,5% Wismut. CsL 2, Helv. V: 50,0 bis 55,0% Wismut.

Herstellung. Nach Helv. V: 32 g Phenol werden in 320 g A. gelöst und dieser Lsg. unter gutem Kühlen und ständigem Umrühren 165 g Brom zugetropft. Die erhaltene alkoholische Lsg. gießt man unter gutem Rühren in 2 l W. ein. Der entstandene Nd. wird auf der Nutsche so lange mit W. ausgewaschen, bis im Filtrat Bromid nicht mehr nachweisbar ist. Dann wird das erhaltene Tribromphenol bei etwa 60° getrocknet. 90 g des getrockneten Tribromphenols werden in 575 ml verd. Natronlauge gelöst. In diese Lsg. wird unter kräftigem Umrühren eine Lsg. von 198 g Wismutnitrat in einer Mischung von 450 g Glycerin und 450 g W. einfließen gelassen. Die fertige Mischung muß unter rotes Lackmuspapier sehr schwach bläuen. Sollte dies nicht der Fall sein, so wird diese Rk. hergestellt durch tropfenweise Zugabe von verd. Natronlauge. Hierauf wird die Mischung unter ständigem Umrühren und Innehalten schwach alkalischer Rk. während 1 Std. zum schwachen Sieden erhitzt. Nach dem Erkalten verd. man die breiige Masse mit 500 g W. und wäscht mit W. bis zur Nitratfreiheit aus (Diphenylaminrk.). Hierauf wird zur Entfernung des freien Tribromphenols so oft mit je 150 ml A. angeteigt und jeweils wieder abgenutscht, bis 1 ml des Filtrates beim Verd. mit etwa 15 ml W. klar bleibt. Dann wird das Tribromphenylwismut bei etwa 40° getrocknet und durch Sieb VI geschlagen.

Man kann anstelle der in Helv. V gegebenen Vorschrift zur Herst. des Tribromphenols auf den A. verzichten, indem mit einer wss. Phenollsg. und Bromw. gearbeitet wird.

In eine Lsg. von 1 T. Phenol in 50 bis 60 T. W. wird eine Lsg. von 5 T. Brom in 200 T. W. unter Umrühren eingegossen und die Mischung, wenn sie durch überschüssiges Brom gelblich gefärbt ist, durch Natriumsulfid-Lsg. entfärbt. Der weiße Nd. wird abgesaugt, in W. gewaschen und aus verd. A. umkrist.

Eigenschaften. Gelbes oder zitronengelbes, schweres, fast geschmackloses Pulver von eigenartigem, an Jodoform erinnerndem Geruch. Praktisch unlösl. in W., A., Chlf. und Ae. Durch Säuren und Alkalien wird die Substanz zersetzt. Beim Erhitzen zersetzt sie sich, wobei ein gelber, nach Tribromphenol riechender Dampf entweicht; nach dem Glühen hinterbleibt ein graugelber Rückstand. Zers.Punkt: Bei 120°.

Erkennung. 1. Tribromphenol: Etwa 0,5 g Substanz werden mit etwa 5 ml verd. Natronlauge zum Sieden erhitzt. Das Filtrat gibt nach Ansäuern mit verd. Salzsäure einen weißen, flockigen Nd. von Tribromphenol, der abgesaugt, gewaschen und im Exsikkator getrocknet wird. Fp. 90 bis 95° (ÖAB 9, ähnlich DAB 7 – DDR u.a.). – 2. Beim Erhitzen des gewonnenen Tribromphenols auf einem ausgeglühten und wieder erkaltetem Kupferblech färbt sich die nicht leuchtende Flamme blaugrün (ÖAB 9). – 3. 50 mg Substanz werden nach Zusatz von 0,5 g Zinkstaub und 5 ml 3 n Salzsäure im Wasserbad 2 Min. erhitzt. Die erkaltete Mischung wird filtriert und das Filtrat nach Zusatz von 3 ml Chlf. und 10 Tr. frisch bereiteter Tosylchloramid-Natrium-Lsg. (5,0 g/100,0 ml) geschüttelt. Nach dem Entmischen zeigt die Chlf.-Schicht eine gelbe oder braunrote Fbg. (DAB 7 – DDR). – 4. Wismut: Der nach dem Erhitzen mit verd. Natronlauge abfiltrierte Nd. (s. 1.) wird mit W. ausgewaschen und in 2 ml heißer Salzsäure gelöst. Beim Verdünnen der Lsg. mit viel W. entsteht eine weiße Trbg., die sich auf Zusatz von Natriumsulfid-Lsg. dunkelbraun färbt (ÖAB 9).

Prüfung. Prüflsg. nach DAB 7 – DDR: 4,000 g Substanz werden mit 40,0 ml 1 n Salzsäure versetzt. Die Mischung wird auf dem Wasserbad unter Schütteln erhitzt, bis der Rückstand weißgrau gefärbt ist. Anschließend wird die Mischung auf 5 bis 10° abgekühlt und durch einen Glasfiltertiegel G 4 filtriert. Das klare Filtrat wird als Prüflsg. verwendet. 1. Alkali- und Erdalkali-Ionen: 10,0 ml Prüflsg. werden nach Zusatz von 0,5 g Ammoniumchlorid und 10,0 ml 6 n Ammoniak-Lsg. zum Sieden erhitzt und filtriert. Der Nd. wird zweimal mit je 5 ml W. gewaschen. Die vereinigten Filtrate werden in einem bis zur Massenkonstanz geglühten Porzellantiegel nach Zusatz von 5 Tr. konz. Schwefelsäure zur Trockne eingedampft. Nach Zusatz weiterer 0,5 ml konz. Schwefelsäure wird die Substanz verbrannt und der Rückstand bei schwacher Rotglut bis zur Massenkonstanz geglüht. Nach dem Erkalten im Exsikkator über Silicagel wird der Rückstand gewogen. Er darf höchstens 8 mg betragen (DAB 7 – DDR). – 2. Arsen-Ionen: 2,0 ml Prüflsg. werden nach Zusatz von 28,0 ml W. wie bei der „Prüf. auf Arsen-Ionen" (Bd. I, 242) angegeben, behandelt. Das Quecksilberbromidpapier darf keine stärkere Fbg. als das der Vergleichsprobe zeigen (höchstens 0,0005% As^{3+}) (DAB 7 – DDR). – 3. Barium-Ionen: 0,50 ml Prüflsg. dürfen nach Zusatz von 4,5 ml 6 n Schwefelsäure keine Trbg. zeigen (DAB 7 – DDR). – 4. Tribromphenol: 0,50 g Substanz werden mit 5,0 ml A. versetzt. Die Mischung wird 60 Sek. geschüttelt und durch einen Glasfiltertiegel G 4 filtriert. 1,00 ml des Filtrates darf nach Zusatz von 15,0 ml W. nach 15 Min. eine Trbg. aber weder einen Nd. noch eine flockige Abscheidung geben (DAB 7 – DDR). – 5. Basisches Wismutgallat: Eine Mischung von 0,05 g Substanz und 1 ml verd. Natronlauge darf sich beim Erwärmen und Schütteln nicht rot oder rötlich färben. Wird die Mischung nach dem Abkühlen mit 1 ml Ammoniak und 1 Tr. Silbernitrat-Lsg. versetzt, so darf keine Verfbg. eintreten (ÖAB 9, ähnlich Ned. 6). – 6. Nitrat: 0,1 g Substanz wird mit 4 ml verd. Schwefelsäure zum Sieden erhitzt. Nach dem Abkühlen wird filtriert. In 2 ml des Filtrates wird 0,1 g Eisen(II)-sulfat gelöst. Unterschichtet man die Lsg. mit konz. Schwefelsäure, darf keine gefärbte Zone bilden (ÖAB 9). – 7. Sulfat: 2 g Substanz werden in einer Porzellanschale mit 20 ml Salpetersäure auf dem Wasserbad zur Trockne eingedampft. Den Rückstand verrührt man mit 10 ml W., fügt 2 g Oxalsäure hinzu und dampft nach gutem Durchmischen nochmals zur Trockne ein. Sodann erhitzt man, zuerst vorsichtig, dann stärker bis zur schwachen Rotglut. Nach dem Erkalten wird der Rückstand mit einigen Tr. konz. Salpetersäure befeuchtet, auf dem Wasserbad getrocknet und vorsichtig geglüht. Hierauf löst man den Rückstand unter Erwärmen in 10 ml Salzsäure, filtriert die Lsg. nach dem Abkühlen und ergänzt das Filtrat mit Salzsäure auf 10 ml. Eine Mischung von 2 ml des Filtrates und 9 ml W. darf bei der Prüf. auf Sulfat (Bd. I, 262) nicht stärker getrübt werden als eine mit 6 Tr. Sulfatstandard-Lsg., 1 ml Bariumchlorid-Lsg., 1 ml Salzsäure und einer Lsg. von 0,4 g Oxalsäure in 10 ml W. vorschriftsmäßig bereitete Vergleichslsg. (ÖAB 9). – 8. Blei: Eine Mischung von 1 ml des für die Prüf. auf Sulfat bereiteten Filtrates und 4 ml W. darf auf Zusatz von 5 ml verd. Schwefelsäure innerhalb von 1 Std. nicht getrübt werden (ÖAB 9). – 9. Eisen, Kupfer: Der Rest des für die Prüf. auf Sulfat bereiteten Filtrates wird mit Ammoniak alkalisch gemacht. Der entstehende Nd. muß rein weiß, die abfiltrierte Fl. muß farblos sein (ÖAB 9). – 10. Selen: Werden 0,5 g Substanz mit 5 ml konz. Salpetersäure zur Trockne eingedampft, vorsichtig geglüht und der hinterbleibende Rückstand in 1 ml konz. Salzsäure gelöst, so darf keine Rotfbg. auftreten (Helv. V).

Gehaltsbestimmung. Der Wismutgeh. kann entweder gravimetrisch oder komplexometrisch ermittelt werden.

Gravimetrische Bestimmung (nach ÖAB 9): 0,5000 g Substanz werden in einem 50 ml fassenden Becherglas mit 15 ml W. und 5 ml verd. Natronlauge übergossen. Die Mischung erhitzt man unter Umrühren 10 Min. lang zum Sieden, verdünnt hierauf mit 15 ml W., läßt den Nd. absetzen und gießt die überstehende Fl. durch ein aschefreies Filter. Der Nd. wird nochmals in der beschriebenen Weise mit W. und verd. Natronlauge behandelt. Hierauf durch dasselbe Filter abfiltriert und bis zum Verschwinden der alkalischen Rk. ausgewaschen. Das Filter mit dem Nd. wird getrocknet und dann vorsichtig verascht. Nach dem Abkühlen befeuchtet man den Rückstand mit einigen Tr. konz. Salpetersäure und glüht bis zur Gew.-Konstanz. Das Gew. des Rückstandes von Wismutoxid muß 0,2500 g bis 0,2751 g betragen, entspr. 96,7 bis 106,4% des theor. Wertes. 1 mg Wismutoxid entspr. 1,934 mg Substanz.

Komplexometrische Bestimmung (nach DAB 7 – DDR): 0,400 g Substanz werden in einem 50-ml-Kjeldahl-Kolben nach Zusatz von 0,3 ml konz. Salpetersäure und 3,0 ml konz. Perchlorsäure erhitzt, bis eine klare farblose oder höchstens gelbliche Lsg. entstanden ist. Nach dem Erkalten und Zusatz von 2,0 ml konz. Salpetersäure wird die Lsg. 5 Min. im Sieden gehalten. Die erkaltete Lsg. wird mit W. zu 100,0 ml aufgefüllt, 20,00 ml dieser Lsg. werden nach Zusatz von 80 ml W. und 0,10 g Xylenolorange-Lsg. mit 0,01 m ÄDTA-Lsg. bis zum Farbumschlag nach Gelb oder Orange titriert. 1 ml 0,01 m ÄDTA-Lsg. entspr. 2,090 mg Wismut.

Eine weitere Möglichkeit der Geh.-Bestimmung besteht in der Erfassung des Tribromphenols. Dazu werden 1,2 g Substanz in einen 100-ml-Jodzahl-Kolben gegeben, mit einer Mischung von 2 g Salzsäure und 8 g W. versetzt und gelinde geschüttelt bis das Pulver benetzt ist. Man erwärmt dann das Gemisch durch Eintauchen des Kolbens in heißes W., bis die gelbe Farbe verschwunden ist. Nach Abkühlen wägt man in den Kolben 60 g Äther ein, schüttelt kräftig durch, wobei das Tribromphenol in Lsg. geht. Die wss. Fl. bleibt trübe infolge der Ausscheidung von Wismutoxychlorid. Nach dem Absetzen filtriert man 50 g der ätherischen Schicht (entspr. 1 g Tribromphenolwismut) in ein gewogenes Becherglas, läßt den Äther verdunsten, trocknet den Rückstand im Exsikkator und wägt.

Aufbewahrung. Vor Licht geschützt, in gut schließenden Gefäßen.

Anwendung. Innerlich wie Wismutsubsalicylat als Darmantisepticum (gebräuchliche Dosis 0,3 bis 1 g, nach ÖAB 9). – Äußerlich als Jodoformersatz, vor allem bei Patienten mit Jodüberempfindlichkeit. Die Substanz wirkt antiseptisch und austrocknend auf Schnitt- und Brandwunden.

Veterinärmedizinisch: Bei Darmkatarrhen der Pferde, Kälber, Hunde sowie äußerlich bei Wunden und Eiterungen.

Handelsform: Xeroform (Chem. Fabrik von Heyden AG, München).

Bismutum valerianicum. Wismutvalerianat. Baldriansaures Wismut. Bismuth Valerianate. Valérianate de bismuth.

$C_4H_9COOBiO$ M.G. 326,1

Herstellung. 105 T. Wismutsubnitrat werden in einer Reibschale mit wenig W. fein verrieben. Dann wird eine Lsg. von 40 T. krist. Natriumcarbonat und 30 T. Baldriansäure in 100 T. W. hinzugefügt und das Gemisch unter öfterem Umrühren 1 Std. lang gelinde erwärmt. Die Substanz wird nach dem Erkalten abgenutscht, mit kaltem W. gewaschen und bei 50 bis 60° getrocknet.

Eigenschaften. Schweres, weißes Pulver, das nach Baldriansäure riecht. Unlösl. in W. und A., lösl. in Salpetersäure unter Abscheidung von Baldriansäure in Form öliger Tr.

Erkennung. 1. Die salpetersaure Lsg. (1 + 10) wird nach Zusatz von Ammoniumchlorid-Lsg. beim Verdünnen mit viel W. weiß getrübt. – 2. Siehe Wismutverbindungen.

Prüfung. 1. Sulfat: 1 g Substanz wird in 10 ml Salpetersäure gelöst und mit 10 ml W. verdünnt. 5 ml dieser Lsg. dürfen durch Bariumnitrat-Lsg. nicht verändert werden. – 2. Blei, Calcium: 5 ml Prüflsg. (s. 1.) dürfen durch 10 ml verd. Schwefelsäure nicht verändert werden. – 3. Chlorid: 5 ml Prüflsg. (s. 1.) dürfen durch Silbernitrat-Lsg. höchstens schwach opalisierend getrübt werden. – 4. Arsen: Das bei der Geh.-Bestimmung erhaltene Wismutoxid wird in wenig Salzsäure gelöst und die Lsg. mit dem doppelten Vol. Zinn(II)-chlorid-Lsg. versetzt; innerhalb 1 Std. darf die Lsg. keine dunkelbraune Fbg. annehmen.

Gehaltsbestimmung. 0,5 g Substanz werden in einem gewogenen Porzellantiegel verascht, der Rückstand mit einigen Tr. Salpetersäure befeuchtet und nach dem Verdampfen der Salpetersäure geglüht. Es müssen 0,365 bis 0,375 g Wismutoxid hinterbleiben = 65,4 bis 67,2% Wismut.

Aufbewahrung. Gut verschlossen, vor Licht geschützt.

Anwendung. Früher bei Neuralgien, Cardialgie, Epilepsie, Chorea.

Bibrocatholum DAB 7 – DDR, Nord. 63. Bismuthi tetrabrompyrocatechinas Ned. 6. Bibrokathol. Bibrokatol. Bibrocathinum. Tetrabrombrenzkatechinwismut. Wismuttetrabrompyrocatechinat. Brompyrokatekolbismut.

Gehalt. DAB 7 – DDR: 30,0 bis 34,0% Wismut. Nord. 63: 27,0 bis 33,0% Wismut. Ned. 6: 28,0 bis 32,2% Wismut.

Herstellung. DRP 207544. Man läßt eine angesäuerte Lsg. von 175 T. Wismutnitrat unter Rühren langsam zu einer Lsg. von 350 T. Tetrabrombrenzkatechin und 80 T. Natriumhydroxid in 3000 T. W. hinzufließen und erwärmt vorsichtig. Der Nd. wird abgenutscht, mit W. und A. gewaschen und getrocknet. Man kann auch Wismuthydroxid, das man mit Ammoniak aus Wismutnitrat frisch gefällt hat, in W. suspendieren und unter Rühren bei 50 bis 70° mit einer alkoholischen Lsg. von Tetrabrombrenzkatechin behandeln.

Eigenschaften. Gelbes oder dunkelgelbes Pulver von nicht wahrnehmbarem Geruch, praktisch geschmacklos. Unlösl. in W., A. und Ae.

Erkennung. Prüflsg. nach DAB 7 – DDR: 2,500 g Substanz werden mit 25,0 ml 3 n Salzsäure versetzt. Die Mischung wird 5 Min. geschüttelt und durch einen Glasfiltertiegel G 4 filtriert. Das klare Filtrat wird als Prüflsg. verwendet. Der Rückstand ist für die zweite Erkennungsreaktion aufzubewahren. – 1. 5 Tr. Prüflsg. geben nach Zusatz von 2,0 ml 2 n Salpetersäure, 2,0 ml Hydroxychinolin-Lsg. und 2 Tr. frisch bereiteter Kaliumjodid-Lsg. (10,0 g/100,0 ml) einen orangeroten Nd. (DAB 7 – DDR). – 2. Der bei der Herst. der Prüflsg. verbliebene Rückstand wird mit 3 n Salzsäure sowie mit W. gewaschen und aus der Mischung von 5,0 ml A. und 5,0 ml W. umkrist. Die bei 105° getrockneten Kristalle schmelzen im Bereich von 185 bis 183° unter Zers. (DAB 7 – DDR). – 3. 0,050 g Substanz werden nach Zusatz von 0,50 g Zinkstaub und 5,0 ml 3 n Salzsäure im Wasserbad 2 Min. erhitzt. Die Mischung wird filtriert und das erkaltete Filtrat nach Zusatz von 3,0 ml Chlf. und 10 Tr. frisch bereiteter Tosylchloramid-Natrium-Lsg. (5,0 g/100,0 ml) geschüttelt. Nach dem Entmischen zeigt die Chlf.-Schicht eine rotbraune Fbg. (DAB 7 – DDR).

Prüfung. Nach DAB 7 – DDR: 1. Alkalisch oder sauer reagierende Verunreinigungen: 0,500 g Substanz werden mit 20,0 ml kohlendioxidfreiem W. versetzt. Die Mischung wird 1 Min. geschüttelt und durch einen Glasfiltertiegel G 4 filtriert. 10,0 ml des Filtrates müssen nach Zusatz von 1 Tr. Methylrot-Methylthioninchlorid-Lsg. grauviolett oder violett und nach darauffolgendem Zusatz von 0,150 ml 0,01 n Kalilauge grün gefärbt sein. – 2. Alkali-Erdalkali-Ionen: 10,00 ml Prüflsg. werden nach Zusatz von 0,50 g Ammoniumchlorid und 10,0 ml 6 n Ammoniak-Lsg. zum Sieden erhitzt und filtriert. Der Nd. wird zweimal mit je 5,0 ml W. gewaschen. Die vereinigten Filtrate werden in einem bis zur Massenkonstanz geglühten Porzellantiegel zur Trockne eingedampft. Der erhaltene Rückstand darf höchstens 0,0030 g Glührückstand ergeben. – 3. Ammonium: 1,00 ml Prüflsg. wird nach Zusatz von 4,0 ml W. auf Ammonium-Ionen geprüft (Bd. I, 241). Das Lackmuspapier darf keine blaue Fbg. zeigen. – 4. Arsen-Ionen: 0,200 g Substanz werden nach Zusatz von 30,0 ml W. auf Arsen geprüft (s. Bd. I, 242). Das Quecksilberbromidpapier darf keine stärkere Fbg. als der Vergleichsprobe zeigen (höchstens 0,0005% As^{3+}). – 5. Barium-Ionen: 1,00 ml Prüflsg. darf nach Zusatz von 4,0 ml 6 n Schwefelsäure keine Trbg. zeigen. – 6. Blei-Ionen: 0,200 g Substanz werden in einem Scheidetrichter nach Zusatz von 5,00 ml 5 n Salpetersäure und 10,0 ml Ae. 1 Min. geschüttelt. Die wss. Schicht wird abgetrennt, im Wasserbad 2 Min. erhitzt, nach dem Erkalten mit 4,00 ml 6 n Natronlauge versetzt und filtriert. Das unter Waschen des Filters mit W. auf 8,0 ml ergänzte Filtrat darf nach Zusatz von 2,00 ml 5 n Essigsäure und 2 Tr. Kaliumdichromat-Lsg. (5,0 g/100,0 ml) innerhalb 30 Min. weder eine Trbg. noch einen Nd. zeigen. – 7. Eisen-, Kupfer-Ionen: 1,00 ml Prüflsg. wird mit 2,0 ml 3 n Salzsäure, 2,00 ml Zinksulfat-Lsg. (10,0 g/100,0 ml) und 1,00 ml Ammoniumtetrathiocyanatomercurat(II)-Lsg. versetzt. Der auf einem Rundfilter von 5 cm Durchmesser gesammelte Nd. darf keine andere Fbg. zeigen als der in gleicher Weise gesammelte Nd., den 2,00 ml Zinksulfatlsg. (10,0 g/100,0 ml) nach Zusatz von 3,00 ml 3 n Salzsäure und 1,00 ml Ammoniumtetrathiocyanatomercurat(II)-Lsg. geben. – 8. Chlorid: 0,100 g Substanz wird in einem Scheidetrichter nach Zusatz von 25,0 ml 2 n Salpetersäure und 10,0 ml Ae. 1 Min. geschüttelt. Die wss. Schicht wird abgetrennt, im Wasserbad 2 Min. erhitzt und nach dem Erkalten mit W. zu 100,0 ml aufgefüllt. 10 ml dieser Lsg. dürfen bei der „Prüf. auf Chlorid" (Bd. I, 257) keine stärkere Trbg. als die Vergleichsprobe zeigen (höchstens 0,1% Cl^-). – 9. Nitrat: 1,0 ml Prüflsg. darf nach Zusatz von 2,00 ml W. bei der „Prüf. auf Nitrat" (Bd. I, 261) keinen blauen Ring zeigen. – 10. Sulfat: 1,00 ml Prüflsg. darf nach Zusatz von 5,0 ml 3 n Salzsäure und 4,0 ml W. bei der „Prüf. auf Sulfat" (Bd. I, 263) keine stärkere Trbg. als die Vergleichsprobe zeigen (höchstens 0,05% SO_4^{2-}). – 11. Basisches Wismutgallat: 0,200 g Substanz werden mit 5,0 ml W. und 5,0 ml 3 n Natronlauge versetzt. Die Mischung wird 1 Min. geschüttelt und durch einen Glasfiltertiegel G 4 filtriert. Das Filtrat darf keine stärkere Fbg. zeigen als die Mischung aus 4,5 ml Eisenfarblsg. 1,00 ml Kobaltfarblsg. und 4,5 ml 0,5 n Salzsäure. [Eisenfarblsg.: 50,00 g Eisen(III)-chlorid werden in 0,5 n Salzsäure zu 1000,0 ml gelöst. Kobaltfarblsg.: 65,00 g Kobalt(III)-chlorid werden in 0,5 n Salzsäure zu 1000,0 ml gelöst.] – 12. Brombrenzkatechin, Brenzkatechin: 0,500 g Substanz werden nach Zusatz von 10,0 ml Bzl. 1 Min. geschüttelt. 5,00 ml des Filtrates werden in einem bei 105° bis zur Massenkonstanz getrockneten Gefäß auf dem Wasserbad verdampft und anschließend bei 105° bis zur Massenkonstanz getrocknet. Nach dem Erkalten im Exsikkator über Silicagel wird der Rückstand gewogen. Er darf höchstens 0,0010 g betragen.

Gehaltsbestimmung. DAB 7 – DDR und Nord. 63 enthalten komplexometrische, Ned. 6 bringt eine gravimetrische Bestimmung.

Vorschrift des DAB 7 – DDR: 0,5000 g Substanz werden in einem 50-ml-Kjeldahl-Kolben nach Zusatz von 2,0 ml konz. Salpetersäure und 3,0 ml konz. Perchlorsäure erhitzt, bis keine braunen Dämpfe mehr entweichen. Die entfärbte Lsg. wird nach dem Erkalten mit W. zu 100,0 ml aufgefüllt, 20,00 ml dieser Lsg. werden nach Zusatz von 80 ml W. und 0,100 g Xylenolorange-Lsg. mit 0,01 m ÄDTA-Lsg. bis zum Farbumschlag nach Gelb titriert. 1 ml 0,01 m ÄDTA-Lsg. entspr. 2,09 mg Wismut.

Aufbewahrung. Gut verschlossen, vor Licht geschützt.

Anwendung. Siehe Tribromphenolwismut.

Handelsform: Noviform (v. Heyden, München).

Biuret

Biuret.

$$H_2N-CO-HN-CO-NH_2$$

$C_2H_5N_3O_2$ M.G. 103,08

Allotrophansäureamid.

Herstellung. Durch langsames Erhitzen von Harnstoff auf 150 bis 160° unter Abspaltung von Ammoniak.

$$H_2N-CO-NH\,|\,H + H_2N\,|\,-CO-NH_2 \rightarrow H_2N-CO-NH-CONH_2 + NH_3$$

Eigenschaften. Feste, wasserlösl. Substanz. Fp. = 183°.

Anwendung. Zur Herst. von Biuret-Formaldehydkunstharzen.

Bixa

Bixa orellana L. (B. americana POIR., B. platycarpa RUIZ et PAV.). Bixaceae. Achote. Orleanstrauch. Orlean- oder Rukubaum. Rocouyer. Achiote o Urucú. Koesoewé.

Heimisch auf den Antillen und im tropischen Südamerika; in allen tropischen Ländern, besonders in Brasilien, Guayana, Westindien, Panama, Vorderindien, auf Java, Borneo und Madagaskar sowie in Westafrika kultiviert.

Strauch bzw. Baum, 5 bis 10 m hoch. – Laubblätter einfach, spiralig gestellt, 15 bis 32 cm lang, handnervig, zugespitzt, sehr selten am Grunde verschmälert. – Blüten ansehnlich, strahlig, zwittrig, pfirsichrot, zu Rispen angeordnet mit zahlreichen, auf einer schwach konvexen Scheibe stehenden Staubblättern.

Inhaltsstoffe. SCHNEIDER et al. [J. org. Chemistry *30*, 2856 (1965)] isolierten aus dem Extrakt Tomentosasäure. CHACO et al. [ref. Chem. Abstr. *71*, 116469 e (1969)] isolierten aus den Blättern ein Sesquiterpen $C_{15}H_{24}$, Bixaghanen.

Tomentosasäure

Semen Orleanae. Semen Orellanae. Semen Achiotti. Terra indica. Orleansamen. Orleansaat. Annattosamen (-saat). Acafraosamen. Ruku- oder Roucon-Samen. Anotto. Orléana.

Kapselfrucht einfächerig, aber zweilappig, braunrot, außen mit weichen, 4 mm langen Stacheln versehen (wie bei Datura). In der Kapselfrucht 36 bis 48 von einem roten, zuerst weichen und fleischigen Samenmantel umgebene Samen, die nach Veilchen duften und nach erfolgter Trocknung sehr hart sind. Dieser Samenmantel (Endokarp) enthält den als Orleana bekannten, orangegelben Farbstoff. Samen etwa 4 mm lang, 3 mm breit, matt rotorangefarben, von etwas unregelmäßiger Gestalt, dreikantig abgerundet, einseitig zugespitzt, mit einer Längsfurche versehen und von der Seite her meist etwas eingedellt. Das Hilum ist öfters als kleiner, kreisförmig dunkel begrenzter Hof am breiten Ende in einer Vertiefung sichtbar.

Beim Zerreiben der Samen werden die Finger gelbrot gefärbt; auf Papier erzeugen sie einen ziegelroten Strich.

Anwendung. Die Samen zur Gewinnung von Farbstoff.

Orleana. Orlean. Annatto. Anotto. Arnotto. Arnotta. Orellin. Terra orellana (oleana). Achiote. Rocou. Roucon. Urucu. Ruku. Bicha. Gintjöe. Acafrao. Kernrot.

Gewinnung. Früher aus dem vergorenen, breiartigen Fruchtfleisch, heute aus den Samenschalen. Die Samen werden mit heißem Wasser übergossen und längere Zeit gründlich gerührt. Die Brühe wird geseiht und die Flüssigkeit sich selbst überlassen, wobei sich der Extrakt am Boden absetzt. Nach Ablassen des Wassers wird der Rückstand getrocknet, zu 50 bis 100 g in Rollen oder Kuchen geformt und in Canna- oder Bananenblätter eingewickelt. Man kann auch die Samen mehrere Tage in Wasser einweichen, bis Gärung eintritt, dann erst die Masse zerstampfen, durch ein Sieb schlämmen und die trübe Flüssigkeit kochen. Den als Schaum sich abscheidenden Orlean nimmt man ab, kocht ihn ein und trocknet ihn. Vielfach wird auch die durch Umrühren der Samen und Abschlämmen erhaltene Flüssigkeit sogleich zur Extraktdicke eingedampft.

Handelssorten. 1. Cayenne- und Gouadeloupe-Orlean. Früher in 2 bis 10 und mehr Pfund schweren, in Blätter gewickelten Kuchen im Handel, jetzt in zugelöteten Weißblechbüchsen. Diese Sorten enthalten mehr Farbstoff als die brasilianische Ware, sie sind auch teurer. – 2. Rollen-Orlean aus Brasilien. Harte, trockene, außen braune, innen schön rote, 30 bis 500 g schwere rundliche Stangen, nur noch selten im Handel. – 3. Ostindischer Orlean. Dünne, trockene, ziemlich harte, abgeplattete Kuchen von dunkelroter Farbe. – 4. Brasilianischer Orlean. In Fässern verpackt, von weicher, salbenartiger Konsistenz. Zur Zeit ist nur noch der Cayenne- und Gouadeloupe-Orlean regelmäßig im Handel erhältlich, auch getrocknet in Pulverform.

Eigenschaften. Weiche, nicht erdige, knetbare, gleichförmige, schön orangerote, unangenehm und häufig nach faulem Harn riechende, widrig und salzig-bitter schmeckende Masse. Orlean trocknet leicht aus, ist dann rotbraun, hart, brüchig und geruchlos. Zur Verhütung des Austrocknens wird Orlean von den Händlern durch Benetzen mit Harn feucht gehalten, daher der widerliche Geruch.

Mikroskopisches Bild. Rundliche, mit dem Farbstoff erfüllte Epidermiszellen, unter der Epidermis Palisadenzellen, beide aus der Samenschale der Pflanze stammend. Ferner Steinzellen und Bastfasern fremden Ursprungs, sowie lebende Exemplare des Fadenwurmes Pelodera.

Verfälschungen. Krappmehl, Bolus usw. Bei weichen, mit Harn feucht gehaltenen Sorten erkennt man diesen Zusatz am Auftreten weißlicher Effloreszenzen und am Geruch. Eine solche Sorte ist vom Gebrauch auszuschließen.

Inhaltsstoffe. Bis 13% des Farbstoffes Bixin, vor allem in der roten Samenschale. Man unterscheidet zwei Isomere: Das labile Bixin (14-cis-Bixin, natürliches Bixin, Orleanfarbstoff, Monomethylester des Norbixins) $C_{25}H_{30}O_4$ und das stabile Bixin (β-Bixin, all-trans-Bixin, Monomethylester des stabilen Norbixins, Isobixin), gelbe rhombische Tafeln, schwerer löslich als labiles Bixin. Ferner im Samenöl 0,58% eines dunkelgrünen (?), dünnflüssigen Öles, dem Bixol $C_{18}H_{30}O$, weiterhin ein amorpher roter Farbstoff Bixein, Crocetin und andere Carotinoide und Bitterstoffe von harzigem Charakter. Im Fett der Samen Palmitin-, Stearin- und Ölsäure.

$$CH_3-C=CH-CH_2-C=CH-CH_2-C=CH-CH_2-C=CH-CH_2-CH_2OH$$
$$\quad\;\;|\qquad\qquad\;\;|\qquad\qquad\;\;|\qquad\qquad\;\;|$$
$$\quad CH_3\qquad\quad CH_3\qquad\quad CH_3\qquad\quad CH_3$$

Bixol

$$\qquad\qquad\;\;CH_3\qquad\quad CH_3\qquad\qquad CH_3\qquad\qquad CH_3$$
$$\qquad\qquad\;\;|\qquad\qquad\;\;|\qquad\qquad\;\;\;|\qquad\qquad\;\;\;|$$
$$HOOC-CH=CH-C=CH-CH=CH-C=CH-CH=CH-C=CH-CH=C-CH=CH-COOCH_3$$

Bixin

Erkennung. Trockener Orlean gibt auf Papier einen goldgelben Strich und verrieben ein schön braunrotes Pulver. Er schmilzt nicht beim Erhitzen, erweicht aber, bläht sich auf und verbrennt mit heller Flamme. Orlean löst sich nur wenig in Wasser, aber vollständig in Weingeist und Äther mit orangegelber Farbe, in Alkalien, in fetten Ölen, in Terpentinöl mit dunkelroter Farbe. Mit Schwefelsäure färbt sich Orlean indigoblau, dann grün, zuletzt violett.

Für den Nachweis des Annatto-Farbstoffes dient das chromatographische Verhalten des Bixins, das an einer Aluminiumoxidsäule fest haften bleibt und sich im Unterschied zu den anderen Carotinoiden weder mit Fettlösungsmitteln noch mit Alkohol eluieren läßt.

Aufbewahrung. Kühl und trocken, vor Licht geschützt. Haltbarer als der feuchte Orlean ist das Pulver.

Anwendung. Pflanze und Pflanzenteile werden in der mexikanischen Volksmedizin gegen Tumoren verwendet. Bixin in wasser- und öllöslicher Form zum Färben von Lebensmitteln, vor allem von Milchprodukten (Chesterkäse, Edamer, Butter), Margarine, Teigwaren, Nudeln, Puddingpulver usw., auch Salben und Pflastern, heute zum großen Teil durch synthetische Farbstoffe verdrängt. Annatto-Präparate sind nicht cancerogen. Auch zum Orangefärben von Baumwolle und Seide.

Bixa urucarana WILLD.

Heimisch in Brasilien.

Anwendung. Wie Bixa orellana L.

Blatta

Blatta orientalis L. (Periplaneta orientalis BURM.). Orthoptera – Blattidae. Gemeine Schabe. Küchenschabe. Kakerlake. Cucaracha commun.

In ganz Europa und Nordafrika, häufig in menschlichen Wohnungen, Küchen und namentlich in Bäckereien.

Kopf klein, Halsschild flach abgerundet dreieckig, dunkelbraun, Hinterleib abgeflacht, braun, Fühler dünn, so lang wie der Leib. Je nach dem Alter Leib 5 bis 30 mm lang. Hinterleib der männlichen Schabe fast vollständig von pechbraunen, am Hinterleib fast fächerförmig geaderten Flügeln bedeckt. Weibliche Schaben dagegen tragen über dem schwarzglänzenden Rücken nur seitliche, kleine lappenähnliche Flügelreste.

Inhaltsstoffe. Als wirksames Prinzip Blattasäure, über die jedoch noch keine genauen Angaben vorliegen. Im Sekret des lateralen Zervikal-Organs Periplanetin (1-Benzoyl-β-D-glucose) $C_{13}H_{16}O_7$ und laut KENT et al. [Tetrahedron (Lond.) 7, 252 (1959)] 4-O-β-D-Glucosidoprotocatechusäure. Nach SAKUMA [Vitamin 21, 297 (1960)] auch Riboflavin.

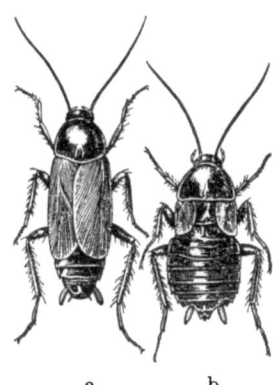

Abb. 66 a u. b. Küchenschabe (Blatta orientalis), Rückenansicht. a) Männchen; b) Weibchen.

Anwendung. Früher als Diaphoreticum und Diureticum. In Rußland ein altes Volksheilmittel bei Wassersucht. Das getötete Tier in der Homöopathie.

Blatta orientalis HAB 34. Schabe.

Arzneiform. Das mittels 90%igen Weingeistes getötete, zerriebene Tier zur Tinktur nach § 4 durch Mazeration mit 90%igem Weingeist. 2. und 3. Dez.-Pot. mit 60%igem, höhere Verdünnungen mit 45%igem Weingeist.

Trockenrückstand. Etwa 0,6%. Spez. Gew. etwa 0,850.

Arzneigehalt. 1/10.

Blautetrazol

Blautetrazolium Helv. V – Suppl. III. Tetrazolblau. Ditetrazolium-chlorid.

$C_{40}H_{32}Cl_2N_8O_2$ M.G. 727,67
3,3'-Dianisol-bis-4,4'-(3,5-diphenyl)-tetrazoliumchlorid.

Bemerkung: Die Substanz wird in der Helv. V als Reagens verwendet.

Eigenschaften. Gelbe, nadelförmige Kristalle; schwer lösl. in kaltem W., lösl. in warmem W., leicht lösl. in A., M. und Chlf., praktisch unlösl. in Essigester, Aceton und Ae. Fp. 245 bis 247° (Zers.).

Der gelbe Farbstoff wird von Reduktionsenzymen zu einem blau gefärbten, in W. praktisch unlösl. Formazan reduziert.

Anwendung. Als Redox-Indikator, bei biochem. Versuchen als Vitalfarbstoff (Best. der Keimfähigkeit von Samen). Ferner zur Bestimmung von α-Ketosteroiden [vgl. Justus Liebigs Ann. Chem. *581*, 20 (1953)].

Blepharis

Blepharis edulis PERS. (Acanthum edule FORSK., A. spicatum DEL.). Acanthaceae – Acanthoideae – Antheae.

Heimisch in Indien.

Inhaltsstoffe. In den Samen 0,7% des bitteren Glucosides Blepharin, nach CHATTERJEE et al. [ref. Chem. Abstr. *70*, 385 (1969)] ein Isocumaringlucosid, Fp. 226 bis 227°. Emulsinspaltung liefert Blepharigenin und Glucose. Ferner 2,1% Allantoin und 3,8% fettes Öl.

Blepharin
R = Glucosyl

Anwendung. Die Samen als Mucilaginosum, Diureticum und Aphrodiasicum. Die Blätter als Gemüse.

Blepharis capensis (L. f.) PERS.

Heimisch in Südafrika.

Herba Blepharidis.

Anwendung. Wird in Südafrika von den Eingeborenen wie von den Europäern innerlich und äußerlich bei Milzbrand, Schlangenbiß und Stichen giftiger Insekten verwendet. Die Blätter bei Zahnschmerzen.

Weitere Blepharis-Arten werden in Südafrika in der Volksheilkunde bei Schnupfen, Milzbrand, Zahnschmerzen und Juckreiz verwendet.

Bletilla

Bletilla striata (THUNB.) RCHB. f. [Bletia hyacinthina R.BR., Bletilla hyacinthina (R.BR.) RCHB. f.]. Orchidaceae – Orchidoideae – Epidendreae.
Vorwiegend in den Gebirgsgegenden Südchinas heimisch.

Inhaltsstoff. In den Rhizomknollen Schleim.

Anwendung. Als Emulgens. Laut SCHRAMM [Pharmazie *12*, 103 (1957)] wird der aus den Rhizomknollen extrahierte Schleim in China für die moderne Pharmazie als Emulgator und Bindemittel für die Tablettenherstellung empfohlen. Ein 2%iger Mucilago Bletillae striatae ist einem 15%igen Mucilago Gummi arabici und einer 10%igen Stärkepaste überlegen. Hinsichtlich Viskosität, Suspensionskraft und Emulgatoreigenschaft ein guter Ersatz für Tragant und Gummi arabicum-Schleim.

Blumea

Blumea balsamifera (L.) DC. (Pluchea balsamifera LESS., Conyza balsamifera L.). Asteraceae – Asteroideae – Inuleae.
Heimisch in Ostindien, Cochinchina, den indomalaiischen Gebieten sowie auf den Philippinen. Wild und kultiviert.

Folia Blumeae. Daoen Semboeng. Semboeng oetan.
Folia Blumeae Ned. 5.

Blätter länger oder kürzer gestielt, mit vielen einzelnen, gewöhnlich zu zweien benachbarten, sitzenden, schmal lanzettlichen, gelappten Teilblättern. Das Blatt erscheint ungerade gefiedert mit einem großen Endblatt. Blattrand scharf gezähnt, mitunter gesägt; auf beiden Blattseiten, besonders unterseits, sehr dicht wollig behaart. Zwischen den Haaren viele rundliche, gelbbraune Drüsenhaare, die schon bei schwächerer Vergrößerung deutlich erkennbar sind.
Geruch campherartig, Geschmack campherartig, schwach bitter.

Inhaltsstoffe. 0,1 bis 0,4% äth. Öl mit Limonen, (–)-Borneol, (–)-Campher (Ngai Campher), Cineol, Phloracetophenondimethyläther (Xanthoxylin, Brevifolin) und Sesquiterpenen.

Anwendung. In der Heimat der Pflanze als Expectorans, Diaphoreticum, Anticatarrhale. Zur Gewinnung von Ngai-Campher.

Blumea lacera DC.
Heimisch in Indien sowie in Süd- und Ostafrika (Angola, Tanganjika).

Inhaltsstoffe. In den Blättern viel Carotin und Vitamin C, ferner ein äth. Öl mit stark campherartigem Geruch, aus dem Blumeacampher gewonnen wird. In den Wurzeln das 4100-Pigment. BOHLMANN u. ZDERO (Tetrahedron L. *1969*, S. 69) isolierten aus der Wurzel zwei Acetylenverbindungen, einen öligen Coniferylalkoholdiester und ein weiteres Coniferylalkoholderivat.

Anwendung. In Angola des hohen Vitamin-C-Gehaltes wegen gegen Skorbut. Als Insektizid.

Blumea aurita DC.
Heimisch in Indien, Süd- und Ostafrika.

Anwendung. Ein Aufguß der stark aromatischen Pflanze als Antirheumaticum.

Boerhaavia

Boerhaavia diffusa L. (B. repens L.). Nyctaginaceae.
Heimisch in Indien und in anderen tropischen Ländern.

Wurzel breit und leicht spindelförmig. – Stengel gabelig verzweigt, entweder kriechend oder aufsteigend, dünn, steif, zylindrisch, grünlich-violett, an den Knoten verdickt und glatt bis schwach flaumig behaart. – Zweige vom Hauptsproß abgehend und bis zu mehrere Zentimeter lang. – Blätter paarweise gegenständig, ungleich groß, die größeren 2,5 bis 3,7 cm, die kleineren 1,2 bis 1,8 cm lang, länglich-eiförmig oder fast rund mit abgerundeter oder leicht zugespitzter Blattspitze und eiförmiger bis runder Basis. Blattoberseite glatt und grün, Blattunterseite weißlich. Blattrand glatt oder leicht gewellt, oft blaßrosa gefärbt. Blattstiel dünn und fast so lang wie die Spreite. – Blüten winzig klein, fast sitzend oder kurz gestielt, zu 4 bis 10 in kleinen Dolden beisammenstehend. Vorblätter klein und spitz. Blütenröhre fünflappig, oberhalb des Fruchtknotens verengt, im unteren Teil eiförmig, gerippt, grünlich, oben rosa gefärbt, tonnenförmig und 3 mm lang. Staubblätter 2 bis 3. – Frucht eine einsamige Nuß, 6 mm lang, keulenförmig, fünfrippig, mit klebrigen Drüsen.

Punarnava Ind. P. C. 53, Ind. P. 66.
Die frische oder getrocknete Pflanze.

Ind. P. C. 53 läßt als zweite Stammpflanze noch Trianthema portulacastrum L., aizoaceae, zu (s. d.).

Mikroskopisches Bild. Unter der Epidermis des Stengels befindet sich kollenchymatisches Gewebe, das Anthocyanin-Pigmente enthält. Der Perizykel ist sklerenchymatisch. Die Zellwände der Epidermiszellen auf der Blattunterseite sind stärker gewellt als auf der Oberseite. Zahlreiche Spaltöffnungen auf beiden Seiten. Der Blattrand trägt wenig kurze, drei- bis vierzellige Haare. Im Querschnitt sehen die Epidermiszellen auf beiden Seiten gleich aus, die Palisadenzellen sind in regelmäßigen Reihen angeordnet, um die Nerven stehen typische Mesophyllzellen mit dunkelgrünem Pigment. Das zwei- bis dreizellige Schwammparenchym hat meist kleine Interzellularen. In stark vergrößerten Zellen liegen Raphidenbündel. Das Mesophyll enthält orangerote Harzstücke und gelegentlich Kristallbündel.

Inhaltsstoffe. 0,01% des Alkaloides Punarnavin $C_{17}H_{22}NO_2$, Fp. 236 bis 237°, ferner etwa 6,5% Kaliumnitrat, Sulfate, Chloride, fettes Öl und Aminosäuren. Vermutlich noch Betacyanin-Pigmente. In den Früchten 5,8% Lipoide, 9,2% Eiweiß, 56,3% Kohlenhydrate und Öl in geringen Mengen mit Palmitin-, Öl- und Linolsäure als Hauptfettsäuren.

Prüfung. Fremde org. Beimengungen max. 2% Ind. P. C. 53, Ind. P. 66.

Anwendung. Als Diureticum, gewöhnlich in Form eines Fluidextraktes (2 : 1). Auch bei Gonorrhoe, Ödemen und Wassersucht. Die Droge ist Bestandteil einiger Spezialitäten.

Dosierung. 2 bis 8 ml eines Fluidextraktes, Extra P. 67.

Bemerkung. Die weißblühende Varietät von Boerhaavia diffusa stellt nach SUBRAMANIAN et al. [Indian J. Pharm. 27, 41 (1965)] eine neue Art dar, die von den Autoren als Boerhaavia punarnava bezeichnet wird. Sie unterscheidet sich von der rotblühenden Boerhaavia diffusa durch das Vorkommen bestimmter Aminosäuren und Flavone (Quercetin und Quercitrin).

Boerhaavia hirsuta WILLD. (B. coccinea MILL., B. caribaea JACQ.).
Heimisch in Brasilien

Erva tostão Brasil. 1.
Die Wurzel.

Inhaltsstoffe. Das Glykosid Boerhavin, Harz, Stärke (15,8% in frischen Wurzeln), Betacyane und Säure.

Anwendung. Als Diureticum. Das Kraut als Kataplasma.

Boerhaavia paniculata RICH.
Heimisch in Brasilien.

Anwendung. In gleicher Weise.

Boerhaavia adscendens WILLD.

In Angola medizinisch angewendet.

Bolandiolum

Bolandioli dipropionas. Bolandiol-dipropionat. Bolandiol dipropionate (USAN).

$C_{24}H_{36}O_4$ M.G. 388,53

Oestr-4-en-3β,17β-diol-dipropionat.

Anwendung. Als Anabolicum (s. auch Bd. II, 138 ff.).

Handelsform: Bolandiol (Searle, USA).

Boldo

Siehe Peumus.

Boletus

Boletus satanas LENZ. Polyporaceae – Boletoideae. Satanspilz. Satansröhrling.

Heimisch in Nord- und Mitteleuropa sowie in Nordamerika. In Laubwäldern, besonders unter Buchen, auf Kalkböden.

Stiel 5 bis 12 cm lang, fast ebenso dick, entweder tonnenförmig (teils zylindrisch) oder keulenförmig, immer aber kurz und plump. Färbung der Stieloberfläche im Jugendzustand im ganzen scharlach- bis zinnoberrot, später im oberen Teil goldgelb, in den unteren Teilen karminrötlich, am Grunde olivgrau und gelblich, meist mit karminrotem Adernetz überzogen. Hut 6 bis 25 cm im Durchmesser (erst halbkugelig, später flach gewölbt, polsterartig), Oberhaut trocken, nicht abziehbar, oft zerrissen, trübweiß, hellockergelb bis schmutzig olivgelb, selten bräunlich. Röhren (Sporenlager) um den Stiel verkürzt, gelb, an der Mündung im Jugendzustand blaßgelb, dann rötlich überhaucht, später blutrot, auf Druck grünblau anlaufend. Fleisch gelblichweiß, beim Brechen sich erst rötlich, dann violett und blaufleckig, selten dunkelblau verfärbend. Sporen elliptisch, 12 bis 13 μm lang und 6 bis 7 μm breit. Giftpilz.

Geruch und Geschmack bei jungen Pilzen angenehm, bei älteren Pilzen Geruch widerlich, aasartig.

Inhaltsstoffe. Muscarin $C_9H_{20}\overset{\oplus}{N}$, 0,005% Boletol (Vorläufer des blauen Pigments) $C_{15}H_8O_7$, Fp. 275 bis 280° (Zers.), ferner ein Krampf- und ein Kapillargift (beide bisher nur durch die Wirkung bekannt).

Muscarin

(die 3.OH-Gruppe in 2- oder 3-Stellung)
Boletol

Wirkung. Der Genuß erzeugt anhaltendes, auch blutiges Erbrechen, Leibschmerzen, blutigen Durchfall, Kollaps und Muskelkrämpfe. In letalen Fällen tritt der Tod im Koma nach Krämpfen und unter Kreislaufkollaps ein.

Vergiftungserscheinungen. Die Symptome sind in erster Linie die einer Muscarinvergiftung und treten bald nach der Aufnahme der Pilze ein. Sie ähneln den Symptomen bei der Inocybevergiftung (s. S. 2).

Vergiftungsbehandlung. Gegen die Muscarinsymptome sofort Atropin wie bei der Inocybevergiftung (s. S. 2).

Anwendung. In der Homöopathie.

Boletus satanas HAB 34.
Frischer Pilz.

Arzneiform. Essenz nach § 3.
Arzneigehalt. 1/3.
Bemerkung: Boletus suaveolens HAB 34 stammt von Agaricus suaveolens SCHUM., Agaricaceae.

Boletus laricis HAB. 34 s. **Ungulina**.

Bolmantalatum

Bolmantalatum. Bolmantalat. Bolmantalate BAN, USAN.

$C_{29}H_{40}O_3$ M.G. 436,61
Adamantan-1-carbonsäure-(3-oxo-oestr-4-en-17β-γ)-ester.

Anwendung. Als Anabolicum (s. auch Bd. II, 138ff.).
Handelsform: Bolmantalate (Lilly, USA).

Bomarea

Bomarea salsilla (L.) HERB. Liliaceae – Alstroemerioideae.
Heimisch in Chile.

Wurzel mit erbsengroßen, fleischigen Knollen, die innen weiß, außen schwarz sind. – Stiel groß, einfach. – Blätter kahl, länglich-oval, spitz und zäh. – Blüten purpurn, 5 bis 7 in einer Dolde.

Inhaltsstoff. Wahrscheinlich saponinhaltig.

Anwendung. Als schweißtreibendes Mittel und als Stomachicum. Die Wurzel wird wie Sarsaparilla gebraucht.

Bombax

Bombax aquaticum (AUBL.) K. SCHUM. Bombacaceae. – Bombaceae.
Heimisch in Brasilien, Guayana.

Inhaltsstoffe. In den Samenkernen etwa 55 bis 60% fettes Öl, das „Mamuranafett".
Anwendung. Das Fett zur Seifenfabrikation.

Bombax crenulatum H.B.K., Brasilien, Bombax cyatophorum (CASAR.) K. SCHUM., Brasilien, Bombax buonopozense, Sudan, Bombax rhodognaphalon K. SCHUM., Ostafrika,

Bombax angulicarpum ULBRICH, Togo, Ostkamerun, Bombax brevicuspe SPRAGUE, Kamerun, Goldküste, Bombax flammeum ULBRICH, Südkamerun, Togo, und Bombax reflexum SPRAGUE, Angola, bes. Westuganda, werden für die Gewinnung von Kapok und Kapoksamenöl verwendet, s. auch Ceiba.

Bombax ceiba L. (B. malabaricum DC., B. heptaphyllum CAV., Ceiba malabaricum). Malabarischer Wollbaum.

Heimisch in Südasien bis Nordaustralien.

Inhaltsstoffe. In den Samen fettes Öl, Indisches Kapoköl, Paineiraöl, ähnlich dem Cottonöl, und ein gerbstoffhaltiges, kinoartiges Sekret. Nach KHAN et al. [ref. Chem. Abstr. *71*, 72212 j (1969)] im Samenöl 16,8% freie Fettsäuren (32,94% gesättigte Fettsäuren, 48,38% Öl- und 18,68% Linolsäure).

Anwendung. Zur Gewinnung von Kapokwolle, Kapoksaat und Gummi. Das Gummi als Adstringens. In Indien auch gegen Tumore.

Bombyx

Bombyx mori L. Lepidoptera – Frenatae – Bombycidae. Echter Seidenspinner. Seidenwurm.

Heimisch in China und Japan, in vielen Kulturstaaten gezüchtet.

Der Schmetterling hat einen dicken, kurzen, rundlich-ovalen Leib und ziemlich kurze Flügel. Flügelspannweite 4 bis 4,5 cm. Sowohl am Leib als auch an den Flügeln schmutzig mehligweiß, nur die Fühlerzähne schwarz, über beide Flügel oftmals eine bräunliche Querbinde. Flügelschuppen weißlich-grau. Unter dem Mikroskop erscheinen sie als kurzgestielte Platten von schmälerer oder breiterer Gestalt, vorn mit mehreren Zähnen, über ihrer ganzen Fläche mit vielen parallelen Strichen.

Im August werden die Schmetterlinge zur Eiablage in hölzerne Behälter gebracht. In diesen sondert sich durch das beständige Hin- und Herflattern der Tiere ein gelblichweißer Staub (Flügelschuppen) ab, der gesammelt und in der Homöopathie verwendet wird.

Inhaltsstoffe. In den Seidenraupenpuppen, den Chrysaliden, Lupeol. HOFFMEISTER et al. (Tetrahedron L. *1966*, S. 4017) isolierten Ecdysteron $C_{27}H_{44}O_7$.

Ecdysteron

TOMINO [ref. Chem. Abstr. *63*, 5944 (1965)] fand phenolische Substanzen, darunter N-Acetyl-3,4-dihydroxy-β-phenylaethylamin-4-O-β-glucosid und 3,4-Dihydroxyphenylalanin.

Aus den Larven isolierten LINZEN u. ISHIGURO [Z. Naturforsch. *21b*, 132 (1966)] 3-Hydroxy-kynurenin und 3-Hydroxy-kynureninglucosid.

3-Hydroxy-kynurenin

In den Raupen bakterizid wirkende Substanzen. HAYASHIYA et al. [Chem. Abstr. *54*, 26131 (1960)] und FUJIMOTO et al. [Chem. Abstr. *54*, 3763 (1960)] fanden in den grünen Kokons 9 gelbe, fluoreszierende Flavonoide, die als Glucoside vorliegen.

Anwendung. Aus dem Saft der Spinndrüse des Seidenspinners gewinnt man vor der Verpuppung den Seidenwurmdarm, Wormsilk, Fil de Florence, der als chirurgisches Nahtmaterial Verwendung findet. Die Seidenraupenpuppen liefern Spezialöle für industrielle Zwecke.

Bombyx mori HAB 34. Seidenspinner.

Die Flügelschuppen.

Arzneiform. Tinktur nach § 4 durch Mazeration mit 90%igem Weingeist. 2. und 3. Dez.Pot. mit 60%igem, höhere Verdünnungen mit 45%igem Weingeist.

Arzneigehalt. 1/10.

Bombyx chrysorrhea (Euproctis chrysorrhea L.) HAB 34.

Mit 90%igem Weingeist getötete, zerriebene Raupe.

Arzneiform. Tinktur nach § 4 durch Mazeration mit 90%igem Weingeist.

Arzneigehalt. 1/10.

Bomelia

Bomelia obtusifolia Sapotaceae.

Brasilianische Küstengebiete.

Inhaltsstoffe. In den Samen 15 bis 16% farb- und geruchloses fettes Öl, Sapitiöl, Pombehaöl, das im Geschmack dem Nußöl ähnlich ist.

Anwendung. Die schwarzen, schlehenartigen Früchte werden als Wildobst gegessen. Samen und Rinde dienen als Volksheilmittel, das Öl als Speiseöl.

Bonduc

Siehe Caesalpinia.

Bor

Bor. Borium.

B $\qquad$ A.G. 10,82

Vorkommen. Bor kommt in der Natur nur in gebundenem Zustand als Borsäure und in Form von Mineralien vor, z. B. Kernit ($Na_2B_4O_7 \cdot 4H_2O$), Borax oder Tinkal ($Na_4B_7O_2 \cdot 10H_2O$), Borocalcit ($CaB_4O_7 \cdot 4H_2O$), Pandermit ($Ca_2B_6O_{11} \cdot 3H_2O$). Die Substanz kann aus ihren Verbindungen in amorpher oder krist. Form dargestellt werden.

Eigenschaften. Amorphes Bor: Braunes, amorphes Pulver, praktisch unlösl. in W., A., Ae. und Alkalilaugen, lösl. in konz. Salpetersäure und Königsw. unter Oxydation zur Borsäure. Auch lösl. in vielen Metallschmelzen. $d_{15}^{15} = 1{,}73$. Bei gewöhnlicher Temp. ist Bor luftbeständig, entzündet sich bei 700° und verbrennt mit rötlicher Flamme zu Bortrioxid. In Sauerstoff verbrennt es mit grüner Flamme. Fp. etwa 2300°; Kp. etwa 2550°.

Krist. Bor: Schwarze, äußerst harte, chemisch sehr widerstandsfähige krist. Masse, die nicht von kochender konz. Salzsäure, Flußsäure oder Natronlauge angegriffen wird. In gepulvertem Zustand wird die Substanz von heißer konz. Salpetersäure, Schwefelsäure, Chromschwefelsäure nur langsam oxydiert; sie wird dagegen rasch durch geschmolzenes Na_2O_2 oder durch eine Schmelze von KNO_3 und Na_2CO_3 oxydiert. $d = 2{,}34$.

Anwendung. In geringen Mengen als Zusatz zu Metallen und Legierungen, zur Erhöhung der Haltbarkeit von Stählen und zur Bindung von Sauerstoff und Stickstoff bei metallurgischen Prozessen. Zur Herst. von Leuchtraketen, Zündern, Zünd- und Treibmitteln, hochtemperaturbeständigen Boriden und in Verbindung mit Kunststoffen für Abschirmwände leichter Neutronen.

Bortrioxid. Bortrioxyd. Borsäureanhydrid. Anhydridum acidi borici. Borsesquioxid.

B_2O_3 M.G. 69,64

Eigenschaften. Farblose, glasartige, hygroskopische Stücke von bitterem Geschmack; lösl. in W. unter Wärmeentw. zu Borsäure; lösl. in A. und Glycerin. Fp. 450°; Kp. 1500°; $d_4^{12} = 1{,}8476$; $n_D^{15} = 1{,}436$. Bortrioxid ist eine sehr beständige Verbindung. Sie wird durch Kohle, selbst bei Weißglut, nicht reduziert.

Anwendung. In der Analyse und zum Aufschließen von Silicaten. In der Metallurgie.

Aufbewahrung. Gut verschlossen, vor Feuchtigkeit geschützt.

Borsäure s. Bd. II, 932.

Borago

Borago officinalis L. Boraginaceae – Boraginoideae – Anchuseae. Boretsch.

Heimisch in Kleinasien; in Nordamerika und Europa als Küchengewürz kultiviert, stellenweise auch verwildert auf Schutt usw.

Pflanze einjährig. – Stengel bis 60 cm hoch und bis 1 cm dick, aufrecht, einfach oder ästig, gefurcht, dicht rauhhaarig, hohl und saftig. – Blätter wechselständig, die untersten rosettig gehäuft, bis 12 cm und mehr lang, bis über 6 cm breit, verkehrt eiförmig, eirund oder länglich herzförmig, stumpf oder spitz, die grundständigen in den Blattstiel verschmälert, die oberen sitzend, halbstengelumfassend. Alle Blätter fast ganzrandig oder leicht ausgebuchtet, oberseits dunkelgrün, unterseits blasser und meist beiderseits stark steif oder borstenhaarig. – Die Blüten stehen an 0,5 bis 2 cm langen Stielen abstehend bis nickend in etwas beblätterten, ziemlich armblütigen, aber oft zu umfangreichen Doldenrispen zusammengestellten Wickeln. Kelch fast bis zum Grund in lineale, ziemlich spitze, dicht rauhhaarige Zipfel geteilt, zur Blütezeit ausgebreitet und etwa 1,5 cm breit, nach dem Abfallen der Krone sich schließend und bis zu 2 cm Länge heranwachsend. Krone rein himmelblau, selten weißlich, 20 bis 26 mm breit, mit sehr kurzer Röhre, lanzettlichen Spitzenzipfeln und abgerundeten, weißen, vorragenden Schlundschuppen. Staubblätter mit einem verbreiterten und außen spornähnlichen, oft violetten Fortsatz versehenen Filament und linealer, etwa 7 mm langer, kurz bespitzter, die Schlundschuppen weit überragender, schwarzer Anthere. Griffel fädlich, mit kleiner, kopfiger Narbe, dem ziemlich flachen Griffelpolster aufsitzend.

Geruch und Geschmack der Blätter schwach gurkenähnlich.

Herba Boraginis. Boretschkraut. Gurkenkraut. Borage. Bourrache.

Mikroskopisches Bild. Epidermiszellen beiderseits wellig-buchtig, Spaltöffnungen in beiden Epidermen 20 bis 50 µm groß mit 3 bis 4 Nebenzellen. Palisadengewebe zweischichtig.

Haarbildungen. In Ober- und Unterseite des Blattes: 1. 1 bis 3 mm lange, warzige, starkwandige Hügelborsten, nur allmählich sich in eine Spitze verjüngend. – 2. bis 1 mm lange, dickwandige Deckhaare mit 120 µm breiter Basis, von einem ein- bis zweireihigen Kranz verdickter, größerer Epidermiszellen umgeben. – 3. bis 300 µm lange, dünnwandige, spitze Deckhaare mit erweiterter Basis. – 4. dünnwandige Köpfchenhaare, 100 µm lang, mit einzelligem Köpfchen und ein- bis zwei-, seltener dreizelligem Stiel. Die Haare 1 bis 4 zeigen Cystolithen, die Epidermisnachbarzellen cystolithische Gebilde.

Inhaltsstoffe. Bis 30% Pflanzenschleim mit Glucose, Galaktose und Arabinose (nach Hydrolyse), Pentosen, Harz, (–)-Bornesit, cyanogene Stoffe, Farbstoff, Essig-, Milch- und Äpfelsäure, gebunden und frei. In der Frischpflanze 0,04%, nach dreitägiger Trocknung 0,003% Vitamin C. Etwa 3% Gerbstoff, 1,5 bis 2,2% lösliche Kieselsäure, Spuren äth. Öles. In der Asche Mineralsalze. In den Keimlingen Allantoin. In der mit der Samenschale verwachsenen Fruchtwand geringe Mengen Eiweiß u.a. mit Hydroxyprolin.

Anwendung. In der Volksheilkunde als Emolliens, Mucilaginosum, bes. bei Husten und Halserkrankungen. Als Adstringens. Als entzündungswidriges Mittel bei Nieren- und Blasenleiden. Gegen Schwellungen. Als Küchengewürz und zu Gewürzextrakten.

Flores Boraginis. Boretschblüten. Pectoral flowers. Fleurs de bourrache.
Bourrache CF 65.

Die Droge besteht nach CF 65 aus den hellblauen Blüten mit und ohne Kelch. Blütenstände dürfen nicht enthalten sein.

Verwechslungen. Die Blüten von Echium vulgare L., Boraginaceae, Natternkopf. Blumenkrone 14 bis 22 mm lang, schief-trichterig-glockig, fast zweilippig, ohne Schlundschuppen. Die Staubblätter ragen weit aus der Blumenkrone heraus, sind gebogen und dem Kronsaum aufliegend.

Inhaltsstoffe. Wie Herba Boraginis.

Anwendung. Als Emolliens, Mucilaginosum und Gewürz. Früher zum Färben von Essig.

Borago officinalis HAB 34. Borretsch.
Frische Blätter.

Arzneiform. Essenz nach § 1.

Arzneigehalt. 1/2.

Borneolum

Borneolum. Borneol. Borneocampher. Bornylalkohol.

$C_{10}H_{18}O$ M.G. 154,25
1,7,7-Trimethyl-bicyclo-[1,2,2]-heptanol-(2).

Bemerkung: Borneol kommt in mehreren isomeren Formen vor; die am häufigsten auftretende ist die D-Form.

Eigenschaften. Farblose Kristalle von brennendem Geschmack und campherartigem Geruch. Praktisch unlösl. in W., leicht lösl. in A., Ae., Chlf., Bzl. und PAe. $d_4^{20} = 1{,}011$. Fp. $= 208{,}5°$. Kp. $= 212°$. $[\alpha]_D^{20} = +37{,}44°$ ($c = 2$ in A.). Fp. der DL-Form $= 210°$, Fp. $= 150°$.

Anwendung. Wurde medizinisch früher in Form seiner Ester verwendet. Technisch: in der Parfümerie und zu Räucherungen.

Borreria

Borreria centranthoides CHAM. et SCHLECHTD. Rubiaceae.
Heimisch in Brasilien.

Die Pflanze war als Sabugueirinho do Campo in Brasil. 1 offizinell.

Borreria compacta K. SCHUM.

Eine Paste aus den Blättern wird in Südafrika als Hautreizmittel ähnlich wie Senfpflaster in Europa angewandt.

Borreria natalensis K. SCHUM. ex S. MOORE.

Das Infus aus der Wurzel dient bei den Zulus als Antiemeticum.

Boscia

Boscia albitrunca GILG. et BENEDICT. Capparidaceae.
Heimisch in Süd-, West- und Ostafrika.

Anwendung. Die Wurzel bei Europäern und Eingeborenen als Kaffee-Ersatz. Ein Dekokt der Wurzel bei Hämorrhoiden. Ein aus den Blättern kalt bereitetes Infus bei Augenentzündungen des Viehs. Die Blütenknospen als Kapernersatz.

Boscia coriacea PAX.

Die Rinde wird bei den Eingeborenen arzneilich verwendet.

Boscia foetida SCHINZ.

Das Dekokt der Pflanze wirkt als Emmenagogum. Das Fruchtmark schmeckt süßlichölig und ist eßbar.

Bemerkung: Die Wurzeln von Boscia rehmanniana PEST., Boscia salicifolia OLIV., Boscia hildebrandtii GILG. und Boscia transvaalensis PEST. als Kaffee-Ersatz.

Boswellia

Boswellia carteri BIRDW. Burseraceae – Boswellieae. Frankincense tree.

Heimisch in Somaliland, Ägypten, Südarabien. Ausfuhr meist über Aden.

Kleines, vom Boden verzweigtes Bäumchen mit sieben- bis neunpaarigen Laubblättern.

Inhaltsstoff. Gummiharz (Olibanum, s. unten).

Anwendung. Das Harz in der Eingeborenenmedizin Afrikas als Diureticum, bei Bilharziosis und Magenleiden, in Indien gegen Rheuma und Nervenleiden.

Boswellia serrata ROXB. [B. thurifera (COLEBR.) ROXB., B. glabra ROXB. z.T.]
Salaibaum. Indian Olibanum.

Heimisch in Ostindien.

Inhaltsstoffe. Ein aromatisches Gummiharz mit etwa 12% äth. Öl mit α-Thujen, (+)-Limonen und möglicherweise Terpinolen sowie mit einem sauren Schleim, der bei Hydrolyse Arabinose, Xylose, Galaktose und vermutlich Uronsäuren liefert, ferner Harz und Gummi. Außerdem fanden BERI et al. [ref. Chem. Abstr. *63*, 16 772 (1965)] in der Rinde β-Sitosterin, Catechingerbstoffe, Harzsäuren und Phlobaphene. BHAKARE et al. [Curr. Sci. *36*, 668 (1967)] untersuchten die Samen und fanden 8,7% gelbes, fettes Öl mit 6,2% Linolen-, 15,3% Palmitin-, 9,5% Stearin- und 13,3% Oleinsäure im Säureanteil.

Anwendung. Liefert ,,Salaigugul" oder Indischen Weihrauch. Das Harz als Bestandteil von Wundsalben, gegen Tumoren und Geschwüre.

Boswellia carteri BIRDW., daneben noch Boswellia bhaw-dajiana BIRDW. (nördliches Somaliland) und Boswellia frereana BIRDW. (Ostafrika, Somaliküste) liefern das Gummiharz.

Olibanum. Gummi. Gummiresina. Thus. Resina Thuris. Incensum. Weihrauch. Kirchenharz. Kirchenrauch. Weißer Wirk. True Frankincense. Gum olibanum. Incense. Encens. Incenso. Icienso. Virakk.

Olibanum Erg.B. 6, Helv. V, Dan. IX, Ital. VI, BPC 34. Gummiresina Olibanum Norv. V. Encens CF 49. Thus Hisp. IX. Ferner offizinell in Portug. 35.

Gewinnung. Die Gewinnung erfolgt durch künstliches Einschneiden, besonders in den Monaten Februar und März. Später werden die Einschnitte vertieft. Das austretende Gummiharz wird abgelesen und an die Sammelstellen gebracht. Man unterscheidet im europäischen Handel Olibanum electum (von den Stämmen abgelöst) und Olibanum in sortis (unreines, vom Boden aufgelesenes Gummiharz); nur das erstere ist pharmazeutisch verwendbar.

Beschreibung. Die Handelsware bildet fast kugelige, tränenförmige oder unregelmäßige Körner oder stalaktitenartige Massen, die gelblich, gelbrötlich oder bräunlich, außen weiß bestäubt und wenig durchsichtig sind, leicht zerbrechlich, am muscheligen Bruch wachsglänzend, in dünnen Splittern meist durchsichtig und klar. Gekaut erweicht das Gummiharz, zerfließt fast im Munde. Weihrauch riecht schwach, aber auf glühende Kohlen gestreut angenehm aromatisch; der Geschmack ist bitter aromatisch.

Verfälschungen. Mitunter ,,Wilder Weihrauch" oder Olibanum silvestre, ein Fichtenharz. Man erkennt es an der Rotfärbung, die die Lösung des Gummiharzes in Essigsäure mit konz. Schwefelsäure gibt. Mitunter wird auch mit Colophonium verfälscht. Die Unterscheidung ist nach WOLFF folgendermaßen möglich: Die Droge wird zunächst mit Petroläther ausgezogen. Der Petroläther wird aus der Lösung verdampft und der Rückstand mit höchstens der gleichen Menge an Aceton aufgenommen. Aus der Lösung kristallisiert, wenn man für langsame Verdunstung sorgt, bei Vorhandensein von Colophonium, Abietinsäure aus. Diese kann man aus Essigsäureäthylester umkristallisieren und durch Bestimmung des Schmelzpunktes (etwa 165°) und der Säurezahl (180 bis 184) sowie durch die Storch-

Morawski-Reaktion und durch die Bildung des gelatinösen Ammoniumsalzes beim Schütteln der petrolätherischen Lösung mit 1 bis 2 Tropfen Ammoniak identifizieren:

Inhaltsstoffe. 5 bis 9% äth. Öl mit L-Pinen, Dipenten, Phellandren und Terpenalkoholen (Olibanol), etwa 60 bis 66% Harz, das zur Hauptsache aus 3-Acetyl-β-boswelliasäure $C_{30}H_{48}O_3$, Fp. 238 bis 240° und aus α-Boswelliasäure, Fp. 289° besteht; etwa 12% Schleim mit Galaktose, Arabinose und 4-O-Methylglucuronsäure im Verhältnis 7 : 1 : 4, etwa 6 bis 8% Bassorin, Gummi und Bitterstoffe.

α-Boswelliasäure   R=H: β-Boswelliasäure

Prüfung. Identität. In Wasser zerfällt Weihrauch und bildet eine trübe, schleimige Flüssigkeit, Erg.B. 6, Helv. V. – In Weingeist, Äther und Chloroform nur teilweise löslich, Erg.B. 6. – Säurezahl 30 bis 35 Erg.B. 6, Helv. V, Ital. VI, Hisp. IX; 42 bis 52 Dan. IX. – Verseifungszahl 75 bis 85 Helv. V, Ital. VI, Hisp. IX. – Reinheit. Alkoholunlösliche Substanz max. 30% Helv. V, Ital. VI, Hisp. IX. – Max. Aschegehalt 2% Norv. V; 3% Erg. B. 6, Helv. V, Ital. VI, Hisp. IX; 4% Dan. IX. – Säureunlösliche Asche max. 0,1% (in 2 n HCl) Dan. IX. – Pflanzenteile dürfen nur in ganz geringer Menge enthalten sein, Helv. V, Hisp. IX.

Zur Bestimmung der Säurezahl werden 2 g gepulverter Weihrauch zunächst mit 50 ml Isopropylalkohol am Rückflußkühler zum Sieden erhitzt. Nach dem Erkalten wird die Mischung mit weingeistiger 0,5 n Kalilauge unter Zugabe von 1 ml Phenolphthaleinlösung bis zum Auftreten der Rotfärbung titriert, Erg.B. 6.

2 g Weihrauch werden mit 50 ml Weingeist bis zum Sieden des Weingeistes erhitzt. Man läßt unter häufigem Umschütteln 2 Std. lang stehen und filtriert durch ein bei 103 bis 105° getrocknetes, tariertes Filter. Das Unlösliche wird zweimal mit je 10 ml Weingeist nachgewaschen und mit dem Filter bei 103 bis 105° getrocknet. Das in Weingeist Unlösliche darf höchstens 30% betragen, Helv. V, analog Hisp. IX.

Wirkung. Nach KAR u. MEMON [ref. Chem. Abstr. *71*, 111282 d (1969)] im Tierversuch analgetische Wirkung.

Aufbewahrung. Vor Licht geschützt, Helv. V, Extra P. 67; in gut verschlossenen Gefäßen, nicht in gepulvertem Zustand, Helv. V, Ital. VI.

Anwendung. Früher bei Asthma und Uterusleiden. Heute nur noch selten als Bestandteil von Pflastern, Salben; das äth. Öl in der Parfümindustrie. Jedoch bedeutende Mengen als Räuchermittel zu kirchlichen Zwecken.

Olibanum HPUS 64.

Triturationen: D 1 (1×) und höher.

Pulvis fumalis ENGEL. Engels Räucherpulver.

Myrrhae grosso m. pulver.	25,0	Succini raspat.	50,0
Olibani grosso m. pulver.	250,0	Sacchari albi	50,0
Mastichis grosso m. pulver.	50,0	Boli Armeniae	575,0

Zu Räucherungen bei Rheuma.

Weihrauch für Kirchen.

I.

Benzoes	175,0
Styracis	175,0
Olibani	250,0
Myrrhae	250,0
Cortic. Cascarilla	144,0
Olei Lavandulae	2,0
Olei Bergamottae	2,0
Olei Caryophyllor.	1,0
Olei Cinnamomi	1,0

II.

Olibani	200,0
Styracis calamit.	300,0
Benzoes	300,0
Succini	100,0
Florum Lavandulae	100,0

III. Nach RODY

Olibani elect. in lacrim.	500,0
Olibani natural.	500,0
Benzoes sumatr.	100,0
Styracis calamit.	100,0

Bothriospora

Bothriospora corymbosa HOOK. (Erosmia corymbosa SCHOMB.). Rubiaceae.
Heimisch in Südamerika (Guayana).

Inhaltsstoffe. In der Rinde 1 bis 1,35% Emetin $C_{29}H_{40}N_2O_4$, Fp. 104 bis 105°, 0,1 bis 0,22% Cephaelin $C_{28}H_{38}N_2O_4$, Fp. 115 bis 116° und wahrscheinlich noch Psychotrin $C_{28}H_{36}N_2O_4$, Fp. 138°.

Cephaelin : R=H
Emetin : R=CH₃

Psychotrin : R=H

Boucerosia

Boucerosia aucheriana DECNE. Asclepiadaceae.
Heimisch in Pakistan.

Anwendung. Als Tonicum, Stomachicum und Carminativum.

Boucerosia stocksiana
Heimisch in Pakistan und Beludschistan.

Anwendung. Die ganze Pflanze als Antirheumaticum.

Bowdichia

Bowdichia virgilioides H.B.K. Fabaceae.
Heimisch in Kolumbien, Venezuela und Brasilien (von Venezuela bis Minas Gerais).

Cortex Bowdichiae. Cortes Chaparra. Alcornoco. Cortex Alcornoco. Alcornocorinde. Chabarrorinde. Chaparrarinde. Alcornoco bark. American alcornoque. Écorce d'alcornoque. Ecorce du bowdichia.
Sucupira Brasil. 1.

Im Handel in etwa 10 cm langen, 2 cm breiten und 1 cm dicken, gelbbraunen Stücken. Die sehr höckerige Borke trennt sich leicht von dem im Querschnitt harten, im Längsschnitt zähfaserigen Bast. In der Mittelrinde finden sich reichlich Zellreihen mit Einzelkristallen von Calciumoxalat, in Mittel- und Innenrinde Platten von bald tangential-, bald radialgestreckten, stark verdickten Steinzellen. Die weißlichgelblichen, verdickten Fasern sind von Kristallkammerfasern begleitet. Die Markstrahlen sind 4 Zellen breit und 12 Zellen hoch. Der Bruch ist außen grobkörnig, innen splitterig-faserig.

Geruch kaum wahrnehmbar, Geschmack bitter und herb.

Verwechslungen und Verfälschungen. Unter der Bezeichnung Alcornoco-(Alchornoque)-Rinden kommen verschiedene Rinden in den Handel. Sehr ähnlich und in anatomischer Hinsicht nicht zu unterscheiden, doch als Verfälschung anzusehen ist Cortex Sebipirae oder Cortex Sicopirae (Cortex Bowdichiae majoris), die Rinde von Bowdichia major MART. (Sebipira major MART., Bowdichia sebipira STEUD.), einer sehr nahe verwandten, fast identischen Art. Nur in chemischer Beziehung bestehen Unterschiede: Bowdichia major enthält nach PECKOLT das glykosidische Sicopirin und Sicopiraharz. In Brasilien ist Subupira oder Sukupira die Bezeichnung für Bowdichia major.

Inhaltsstoffe. Alcornin (Alcornol) $C_{22}H_{34}O$ und Gerbstoff. Nach USD 50 angeblich ein mydriatisch wirkendes Alkaloid.

Prüfung. Max. Aschegehalt 12% Brasil. 1.

Anwendung. In Form galenischer Präparate in der Lungentherapie. Die Rinde wirkt ferner betäubend und pupillenerweiternd und gilt als Antisyphiliticum. Nach USD 50 in Venezuela und Brasilien bei Fieber und Rheuma.

Bemerkung: Cortex Alcornoco hispanicus ist die Rinde von Quercus suber L. (s. d.).

Bowiea

Bowiea volubilis HARV. ex HOOK. f. [Schizobasopsis volubilis (HARV. ex HOOK. f.) MACBR.]. Liliaceae – Asphodeloideae– Bowieae.
Heimisch in Süd- und Südostafrika.

Die Pflanze besitzt im Frühstadium weiße, kleinere, im Alter durch Assimilationstätigkeit grüne, große Zwiebeln, einen reichlich verzweigten, dünnen, windenden Stengel sowie kleine linealische Blätter, die früh abfallen. In den Gewächshäusern wird sie wegen ihres bizarren Aussehens kultiviert. Sie hat grüne, langgestielte Blüten.

Verwendet werden die kleinen weißen und die großen grünen Zwiebeln. Der Wirkstoffgehalt ist am höchsten bei Zwiebeln, die während der Ruhezeit (Juli) geerntet werden.

Inhaltsstoffe. Mehrere herzwirksame Glykoside (Monoside) vom Scillarentyp, also Bufodianolide: 0,01% Bovosid A, $C_{31}H_{44}O_9$, Fp. 244 bis 251° (aus Methanol-Äther-Chloroform); 0,022% Glucobovosid A, $C_{37}H_{54}O_{14} \cdot 1{,}5$ Pyridin, Fp. 188 bis 196° (aus Pyridin-Äther); 0,0002% Bovosid B, $C_{33}H_{44}O_{13}$, Fp. 297 bis 301° (Zers.); 0,001 bis 0,01% Bovosid C, $C_{31}H_{42-44}O_{11}$, Fp. 266 bis 271° (aus Methanol-Wasser); 0,005% Bovochrysoid (Bovosid D) $C_{31}H_{44}O_{10}$, Fp. 288 bis 296° (Zers.); 0,0014% Bovopurpurosid [möglicherweise identisch mit

Bovosid A	(bewiesen)	: R=H ; R_1= H_2
Bovosid D	(vorgeschlagen)	: R=H ; R_1= H,OH
Bovokryptosid	(vorgeschlagen)	: R=OH ; R_1= H,OH
Bovorubosid	(vorgeschlagen)	: R=OH ; R_1= O

Bowieatoxin „A" von SCHEERMESSER (Diss. Braunschweig 1936)] $C_{33}H_{46}O_{11}$, Fp. 159 bis 164°; 0,002% Bovorubosid $C_{31}H_{42}O_{11}$, Fp. 273 bis 278° (aus Methanol-Äther); 0,0006% Bovokryptosid $C_{31}H_{42-44}O_{11}$, Fp. 334 bis 339°; Bovoeolotoxin (Bovogenin E) $C_{35}H_{48}O_{14}$, Fp. 277 bis 280°; 0,006% Bovoxanthotoxin $C_{35}H_{46}O_{14} + 1/2 H_2O$, Fp. 263 bis 268°; Bovocyanotoxin $C_{31}H_{40}O_{12}$, Fp. 316 bis 322° (Zers.); Bovoerythrotoxin $C_{31}H_{40}O_{11}$, Fp. 244 bis 252°; Kilimandscharotoxin (Kilimandscharogenin B) $C_{31}H_{40}O_{12}$, Fp. 266 bis 269°; Kilimandscharogenin A (eventuell identisch mit dem Genin des Bovosid A) $C_{24}H_{32}O_5$, Fp. 248 bis 252°.

L-Thevetose

Eine als Nabogenin bezeichnete Substanz erwies sich als unreines Scilliglaucosidin (s. Urginea). Der Gehalt an Wirkstoffen ist in Blüten, Blättern und Zwiebeln verschieden.

Wirkung. Die Glykoside aus Bowiea volubilis besitzen Digitaliswirkung, die Kumulation ist ähnlich wie die des Digoxins. Bovosid A besitzt die gleiche biologische Aktivität wie k-Strophanthin. Die Bowieazwiebel hat aber auch eine hautreizende Wirkung und ist gegenüber Ratten toxisch, ähnlich der Meerzwiebel.

Anwendung. Bei den Eingeborenen Südafrikas als Purgans, gegen Wassersucht und Sterilität der Frau, ein Dekokt bei entzündeten Augen.

Bowiea kilimandscharica MILDBR.

Diese in Ostafrika verbreitete Art stellt vielleicht nur eine geographische Variante von Bowiea volubilis dar.

Inhaltsstoffe. In den Zwiebeln Bovosid A als Hauptglykosid, daneben Spuren eines kristallinen Wirkstoffes vom Fp. 245 bis 255° sowie in geringer Ausbeute z.T. gleiche Verbindungen wie in Bowiea volubilis.

Anwendung. Wie Bowiea volubilis.

Brachycladus

Brachycladus stuckerti SPEGAZZINI (Trichocline argentea GRISEB.). Asteraceae – Asteroideae – Mutisieae.

Heimisch in Argentinien [Sierra Chica, Sierra Grande (Sierra Achala) de Cordoba] in Höhen bis 1500 m.

Die frühere Bezeichnung Punaria ascochingae ist ohne Berechtigung.

Krautige Pflanze mit ziemlich dicker Wurzel; die Blätter bilden eine grundständige Rosette, aus der die großen Blütenstände einzeln entspringen.

Herba et Radix Brachycladi stuckerti (fälschlich „Punariatee" genannt).

Das getrocknete Kraut wird mit der Wurzel in gepulvertem Zustand oder in ganzer Form über Buenos Aires in den Handel gebracht.

Inhaltsstoffe. Als wirksame Bestandteile werden ein Harz und vermutlich ein Glykosid angegeben.

Anwendung. Wie Stechapfelblätter, als Räuchermittel bei Asthma, auch innerlich in Form eines wäßrigen Auszuges. Als Antirheumaticum.

Brachyglottis

Brachyglottis repanda J. R. et G. FORST. (außerdem laut HPUS 64 B. forsteri). Asteraceae. Puka-Puka.

Inhaltsstoffe. Nach BULL et al. (Pyrrolizidin alkaloids, Amsterdam: North-Holland Publ. 1968) Senecionin $C_{18}H_{25}NO_5$, Fp. 237° und Senkirkin $C_{18}H_{25}NO_6$, Fp. 197 bis 198°.

Brachyglottis repens HAB 34.

Frische Blätter und Blüten.

Arzneiform. Essenz nach § 3.

Arzneigehalt. 1/3.

Brachyglottis repens HPUS 64. Puka-Puka.

Die grünen Blätter und Blüten.

Arzneiform. Urtinktur: Arzneigehalt 1/10. Brachyglottis, feuchte Masse mit 100 g Trockensubstanz und 233 ml Wasser = 333 g, dest. Wasser 167 ml, Alkohol USP (94,9 Vol.-%) 635 ml zur Bereitung von 1000 ml der Tinktur. – Dilutionen: D 2 (2×) enthält 1 Teil Tinktur, 2 Teile dest. Wasser und 7 Teile Alkohol; D 3 (3×) und höher mit Alkohol HPUS (88 Vol.-%). – Medikationen: D 3 (3×) und höher.

Brasilinum

Brasilinum. Brasilin.

$C_{16}H_{14}O_5$ M.G. 286,27
3,7,5′,6′-Tetrahydroxy-3,4-dihydro-[indeno-2′,1′ : 3,4-chromen].

Vorkommen. Bestandteil des Brasilholzes (Fernambukholz) von Caesalpinia echinata Lamarck und des Sappanholzes von Caesalpinia Sappan L. (Leguminosen).

Eigenschaften. Gelbe Kristalle, von süßlichem Geschmack, lösl. in W., A. und Ae. Löst sich in sehr verd. Natronlauge mit schöner Carminfarbe. Opt. aktiv. Zers. > 130°. Außerdem sind Hydrate mit 1 Mol und $1^1/_2$ Mol Kristallw. bekannt.

Aufbewahrung. Gut verschlossen, vor Licht und Luft geschützt.

Anwendung. Als Farbstoff zum Färben mikroskopischer Präparate und als Indikator in der Maßanalyse sowie als Redox-Indikator. Farbumschlag im pH-Bereich von 5,85 (gelb) bis 7,73 (karminrot).

Brassica

Brassica nigra (L.) W. D. J. Koch [Sinapis nigra (L.) Koch; außerdem laut HPUS 64 Brassica sinapioides, Melanosinapis communis]. Brassicaceae – Brassiceae. Schwarzer (brauner, roter) Senf. Senfkohl.

Heimisch in Mittel- und Osteuropa, Asien, Afrika, Nord- und Südamerika; wildwachsend und kultiviert. Die Hauptherkunftsgebiete sind Holland, Italien, bes. im Süden (Bari und Sizilien), die Balkanländer (bes. Rumänien), UdSSR (Ukraine, Asow-Schwarzmeergebiet, Wolgagebiete, Saratow, Sarepta, Nordkaukasus, Ordschonikidse, in Südrußland in großem Maße als Ölpflanze angebaut), Türkei, Pakistan, Indien, China, Nordafrika (Marokko), Südamerika (Chile) und Nordamerika (Californien, Oregon, Washington, Idaho, Montana).

Die Qualitäten der Senfsamen unterscheiden sich in Korngröße, Farbe und Geschmack nach der Provenienz.

Einjährige, hochwüchsige, schlankästige Pflanze. – Wurzel dünn, spindelförmig. – Stengel bis 1 m hoch, fast stielrund, am Grunde oft 5 mm dick und meist borstig behaart, oberwärts kahl und bläulich bereift mit zahlreichen, fast aufrechten, oft gebündelten Ästen. – Laubblätter sämtlich gestielt. Untere und mittlere Stengelblätter grasgrün, zerstreut mit weißen, pfriemlichen, bis über 1 mm langen Borstenhaaren besetzt, bis 12 cm lang und 5 cm breit, leierförmig-fiederspaltig oder -fiederlappig, mit jederseits meist 2 bis 4 stumpfen Lappen und großem, buchtig gelapptem Endabschnitt. Abschnitte und Lappen dicht gezähnt, mit in ziemlich regelmäßigem Wechsel größeren und kleineren, knorpelig bespitzten Zähnen. Obere Stengel- und Astblätter kleiner, meist kahl und blaugrün, eiförmig- oder länglich-lanzettlich, an beiden Enden spitz zulaufend, entfernt gezähnelt, in einen deutlich abgesetzten Stiel verschmälert. – Blütenstände am Stengel und an den Verzweigungen end- und achselständig, am blühenden Ende dicht halbkugelig-kopfig gedrängt, unterwärts stark verlängert. Blütenstiele dünn, kürzer als der Kelch. Blüten mittelgroß. Knospen verkehrt-eiförmig. Kelchblätter etwa 3,5 bis 4,5 mm lang, schmal elliptisch, aber sogleich nach dem Aufblühen durch Einschlagen der Ränder linealisch erscheinend, gelbgrün, meist kahl, aufrecht-abstehend, am Grunde nicht gezackt. Kronblätter lebhaft gelb, mit dunkleren Adern, etwa doppelt so lang wie der Kelch, verkehrt-eiförmig, an der Spitze abgerundet, am Grunde in einen etwa gleichlangen, schlanken Nagel ziemlich plötzlich verschmälert. Fruchtknoten auf dem Blütenboden sitzend, linealisch-pfriemlich. Griffel fädlich, viel dünner als die große, halbkugelig polsterförmige Narbe. – Fruchtstände stark rutenförmig verlängert. Fruchtstiele kurz, etwa 2 bis 3 mm lang, oberwärts oft schwach kreiselförmig verdickt, aufrecht, der Traubenachse anliegend. Frucht aufrecht, der Achse angedrückt, linealisch-schotenförmig, meist 15 bis 20 mm lang und 1,5 bis 2 mm breit, beiderseits ziemlich plötzlich verschmälert, durch den dünnen Griffel bespitzt, zusammengedrückt-vierkantig; Fruchtklappen kahnförmig, mit fast ebenen Flächen, durch den vorspringenden Mittelnerv scharf gekielt, mit schwachen und undeutlich netzförmig anastomosierenden Seitennerven, innen unter der Spitze mit einem sehr kurzen, die Spitze kaum überragenden Fortsatz. Scheidenwand ziemlich dünn und durchscheinend, zwischen den Samen stark grubig-verbogen. Griffel dünn, samenlos, fast walzlich-fädlich, am Grunde nur schwach kegelförmig-verdickt, bei unseren Formen etwa 1,5 bis 3 mm lang.

Semen Sinapis[1]. Semen Sinapis nigrae (viridis). Semen Sinapeos. Senfsamen. Grüner (schwarzer, brauner, holländischer, französischer) Senf. Braunsenf. Black (brown, red) mustard. Black (brown) mostard. Mustard seed. Moutarde noire. Graine de moutarde noire. Semence de moutarde noire. Mostarda negra. Mostarde preta. Mostaza. Senape nera. Semilla de mostaza negra. Svart sennep.

Semen Sinapis DAB 6, ÖAB 9, Ross. 9, Svec. 46, CsL 2, Ned. 5, Norv. V. Semen Sinapis nigrae Helv. VI, Pol. III. Sinapis nigrae semen Hung. V. Sinapis semen Belg. V, Hisp. IX, Jug. II, Jap. 62. Sinapis Ind. P.C. 53. Black mustard BPC 49, NF XI. Moutarde noire CF 65. Mostarde preta Brasil. 2. Senape nera Ital. VII. Mostaza Chil. III. Außerdem offizinell in USP XI, Fenn. 37, Portug. 35, Chin. P. 53, Egypt. P. 53 und Mex. P. 52.

Nach fast allen Pharmakopöen die Samen von Brassica nigra (L.) W. D. J. Koch, nach USP XI, Ross. 9, NF XI auch von Brassica juncea (L.) Czern. et Coss., nach Jap. 62 nur die Samen von Brassica juncea (L.) Czern. et Coss., nach Ind. P. C. 53 von Brassica integrifolia (West.) Schulz und Brassica juncea (L.) Czern. et Coss. („Bombay-Senf"; Herkunft Marokko, Italien, Südrußland und Indien) (s. d.), nach Helv. VI hauptsächlich Brassica nigra, B. juncea, B. integrifolia und B. cernua. Ind. P. C. 53 nennt noch die Samen von Argemone mexicana L., Papaveraceae.

Die reifen getrockneten Samen[1]. Diese sind annähernd kugelig oder kurz eiförmig, etwa bis 1,5 mm lang und 1 mg schwer, außen dunkelrotbraun, innen gelb. Der Nabel tritt als helles Pünktchen hervor. Unter der Lupe betrachtet ist der Samen netzig-grubig und schilfert leicht etwas ab (Epidermisfetzen). Im Querschnitt sieht man, daß die beiden Keimblätter der Länge nach gefaltet sind, so daß das eine das andere umfaßt; in der so entstandenen Rinne liegt die Radicula.

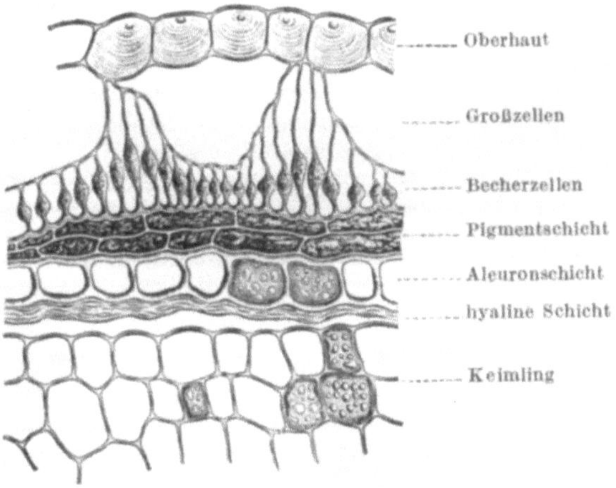

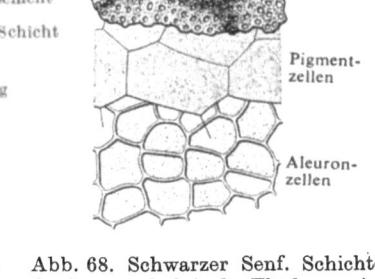

Abb. 67. Semen Sinapis, Querschnitt der Samenschale (nach Moeller).

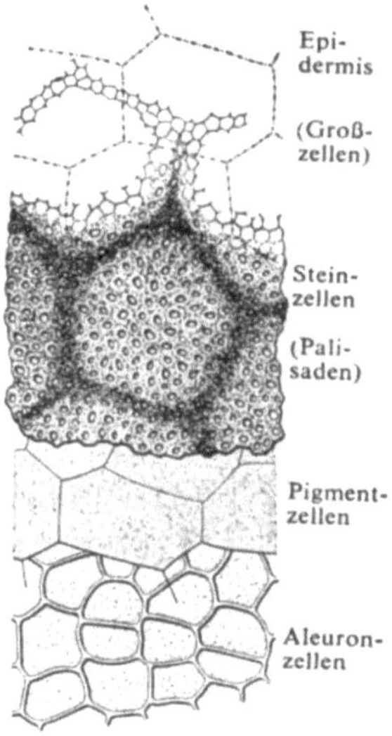

Abb. 68. Schwarzer Senf. Schichten der Samenschale in der Flächenansicht (nach G. Gassner).

---

[1] Abbildungen bei L. Hörhammer: Teeanalyse, Tafel 40, Abb. 301 und 302.

Geruchlos, entwickeln jedoch zerdrückt und dann mit Wasser befeuchtet den scharfen Senfgeruch; Geschmack anfangs mild ölig und schwach säuerlich, darauf brennend scharf.

Mikroskopisches Bild. Querschnitt (Abb. 67). Die Samenschale besteht: 1. aus der Epidermis, deren Wände quellen, tangential gestreckt und stark verdickt sind; 2. einer Schicht großer, leerer Zellen; 3. einer Schicht hoher, becherförmiger Zellen, deren Seitenwände im unteren Teile stärker verdickt sind und die so in Gruppen angeordnet sind, daß die kürzesten in der Mitte stehen und nach außen immer größere folgen; in die so entstehenden Gruben legen sich beim trockenen Samen die beiden Schichten 1 und 2 hinein und bedingen so das charakteristische Aussehen desselben unter der Lupe. Die folgende 4., die „Pigmentschicht", hat einen braunen, mit Eisenchlorid schmutzig blau werdenden Inhalt. Die 5. Schicht enthält Aleuron und fettes Öl, die letzte ist stark zusammengefallen. Das dünnwandige Gewebe des Embryos enthält fettes Öl und Aleuronkörner, in den letzteren zahlreiche kleine Globoide. Einzelne Zellen zeigen einen abweichenden, ebenfalls aus Eiweißstoffen bestehenden Inhalt, sie sind vielleicht Sitz des Myrosins.

Pulverdroge (Abb. 68). Hauptsächlich Stücke des Kotyledonargewebes aus kleinen, dünnwandigen, mit Aleuronkörnern und einem öligen Plasma erfüllten Zellen; reichlich gelblichbraune Fetzen der Samenschale mit einer Schicht 60 bis 120 μm breiter Großzellen und braunen, von der Fläche gesehen polygonalen, auf dem Querschnitt flaschen-, becher- oder fast spindelförmigen, ungleich langen und ungleich stark verdickten, 4 bis 10 μm breiten Sklereiden (Palisaden- oder Becherzellenschicht); Stücke der Epidermis mit großen, in der Fläche sechseckigen, tafelförmigen, 40 bis 80 μm breiten, im Querschnitt niedrigen, farblosen, schleimführenden Zellen; Stücke einer Schicht aus polygonalen, mit braunem Pigment gefüllten Zellen; der Farbstoff färbt sich mit Eisenchlorid blau; Fetzen der relativ großen, rechtwinkligen Zellen der Kleberschicht und der dünnwandigen, zusammengefallenen Zellen der Endospermhaut.

Verfälschungen. Der zum pharmazeutischen Gebrauch bestimmte Senfsamen besteht nicht immer ausschließlich nur aus dem Samen von Brassica nigra, sondern er findet sich öfter mit minderwertigen Samen gemischt. Zu nennen sind die Samen von 1. Brassica juncea (Sarepta-Senf); sind den Samen von Brassica nigra als gleichwertig anzusehen; 2. Brassica rapa L., Rübsen; 3. Brassica napus L., Raps; 4. Sinapis arvensis L. und anderen. Ferner Unkrautsamen. Verfälschungen des Pulvers kommen vor mit Getreidemehlen (erkennbar an den Stärkekörnern), Raps- und Leinsamenpreßkuchen (s. u.), Curcumapulver u. a. Eine in England und Amerika nicht seltene Verfälschung besteht darin, daß enthülste Senfkörner zum Teil entölt in den Handel gebracht, die Hülsen für sich gemahlen und dem fertigen Senfmehl zugefügt werden.

Zur Erkennung der verschiedenen Senfsorten des Handels und deren Beimengungen dient der Bau der Samenschale. Bestimmungsschlüssel für die einzelnen Species:

A. Zellen der Epidermis deutlich zu erkennen; quellbar.

I. Großzellschicht in mehreren Reihen, die Wände der Zellen in den Ecken kollenchymatisch verdickt und mit Intercellularräumen. Pigmentschicht mehrreihig.

1. Die Sklereiden farblos, gleich hoch. Pigmentschicht ohne Farbstoff. Sinapis alba. –
2. Die Sklereiden braun, ungleich hoch. Pigmentschicht mit Farbstoff. Sinapis dissecta.

II. Großzellschicht aus zwei Zellreihen, aber ohne kollenchymatische Verdickungen; im reifen Samen schwer aufzufinden; stark kollabiert. Pigmentschicht einreihig.

1. Sklereiden 15 bis 20 μm hoch, 10 bis 20 μm breit, sehr stark verdickt. Epidermis der Kotyledonen mit blauem Farbstoff, in Glycerin löslich, in Chloralhydrat sich rot färbend. Eruca sativa. – 2. Sklereiden 35 bis 40 μm hoch, 4 bis 12 μm breit, gleichmäßig verdickt. Lumina der Sklereiden mit schwarzem Farbstoff, der sich mit Chloralhydrat rot färbt. Sinapis arvensis. – 3. Sklereiden 25 bis 30 μm hoch, 8 bis 20 μm breit, stark verdickt, mit basaler Verengung. Verdickungen bis ans obere Zellende, ohne Farbstoff in den Sklereiden und in der Epidermis der Kotyledonen. Sinapis dichotoma.

III. Großzellschicht aus sehr weiten Zellen, fast immer in einfacher Reihe. Pigmentschicht einreihig.

1. Sklereiden 15 bis 40 μm hoch, 4 bis 10 μm breit, Großzellen stets deutlich zu sehen. Brassica nigra. – 2. Sklereiden 15 bis 40 μm hoch, 8 bis 20 μm breit. Trennungslinie der Zellen auf der Flächenansicht doppelt wellig konturiert. Großzellen nicht immer deutlich zu sehen. Wände der Epidermiszellen hier und da verschleimt. Brassica juncea.

B. Epidermis verschleimt, läßt keine Zellen erkennen, nicht quellbar. Pigmentschicht einreihig.

I. Samen in einer gelben und braunen Varietät vorkommend.

1. Samenschale glatt. Sklereiden 18 bis 22 μm hoch, 8 bis 18 μm breit, sehr stark verdickt mit basaler Verengung. Innere Kontur glatt. Proteinschicht hier und da zweireihig.

Sinapis glauca. – 2. Samenschale mit zierlicher Maschenzeichnung. Sklereiden 20 bis 30 µm hoch, 8 bis 18 µm breit. Innere Kontur zackig. Proteinschicht stets einreihig. Sinapis cernua.

II. Nur Samen von dunkler Farbe.

1. Samenschale glatt oder äußerst fein punktiert. Sklereiden 25 bis 30 µm hoch, 8 bis 20 µm breit, bis an die obere Zellwand verdickt. Innere Kontur glatt. Brassica napus. – 2. Samenschale mit deutlicher Maschenzeichnung. Sklereiden 20 bis 30 µm hoch, 8 bis 20 µm breit, mit basaler Verengung. Innere Kontur zackig. Brassica rapa (nach VUILLEMIN).

Inhaltsstoffe. 25 bis 30% fettes Öl, Oleum Sinapis pingue, das zu etwa 90% aus Glyceriden folgender ungesättigter Fettsäuren besteht: Öl-, Linol-, Linolen-, Eicosen-, Eruca-, Docosadiensäure und zu weniger als 10% aus Glyceriden gesättigter Fettsäuren. Ferner größere Mengen von Proteinen und etwa 2% Phytinsäure (Mesoinosit-hexaphosphorsäureester) $C_6H_{18}O_{24}P_6 \cdot 3H_2O$. Der wichtigste Inhaltsstoff ist das Glucosid Sinigrin.

$$\left[CH_2{=}CH{-}CH_2{-}C \begin{smallmatrix} S-\text{Glucose} \\ \\ N-O-SO_2-O^{\ominus} \end{smallmatrix} \right] K^{\oplus}$$

Sinigrin

Der in den Myrosinzellen lokalisierte Fermentkomplex spaltet das Senfölglucosid in Kaliumbisulfat, Glucose und Allylsenföl C_4H_5NS, das das eigentliche Aglucon darstellt. Bei dieser enzymatischen Spaltung findet gleichzeitig eine Umlagerung im Aglucon statt, denn die Senföle entsprechen der allgemeinen Formel $R{-}N{=}C{=}S$; sie sind demnach Ester der Isothiocyansäure (Isorhodansäure) und werden deshalb auch Isothiocyanate genannt. Weiterhin 1,1 bis 1,2% des Pseudoalkaloides Sinapin, das einen Ester des Cholins mit Sinapinsäure darstellt.

$$\underset{\text{Sinapin}}{\overset{H_3CO}{\underset{H_3CO}{HO}}\text{-CH=CH-}\overset{O}{\underset{\|}{C}}-O-CH_2-CH_2-\overset{\oplus}{N}-(CH_3)_3}$$

Sinapin ist eine alkaliempfindliche Base von bitterem Geschmack. Daneben noch äth. Öl mit Allylcyanid, Spuren von Allylrhodanid, Schwefelkohlenstoff, etwa 20% Schleim.

Prüfung. Reinheit. ÖAB 9: Werden 0,1 g Senfsamenpulver mit 5 ml Wasser 5 Min. lang ausgekocht, so darf die abfiltrierte Flüssigkeit auf Zusatz von 3 Tr. Millons Reagens innerhalb von 30 Min. keine Rotfärbung zeigen. Analog Helv. V, Hisp. IX und Ross. 9.– Helv. V: Gelbe Kleisterballen (Curcuma), fremde Stärke (besonders Mais und Erbse), reich getüpfelte große Sklereiden (Piment), braune Sklereiden von anderer Breite (andere Brassicaceensamen) oder solche, die gestreckt (Linum) oder hellgelb sind (weißer Senf), dürfen im Senfpulver nicht vorhanden sein. Analog Hisp. IX und CsL 2. – DAB 6: Das Pulver des schwarzen Senfes darf Schalenteilchen mit ungefärbten oder gelblichweißen Palisaden (weißer Senf), Stärke und in einem mit 3 Tr. Schwefelsäure und 1 Tr. Weingeist hergestellten Präparat rot gefärbte Teilchen (Curcuma) nicht zeigen. – Ross. 9: Eine Abkochung von Senfsamen 1 : 10, gekühlt und durch Watte filtriert, darf sich durch Zugabe von einigen Tropfen Jodlösung nicht blau färben (Stärke). Analog Ital. VII.

Mindestgehalt an Allylisothiocyanat: 0,8% Portug. 35, Brasil. 2; 0,7 bis 0,11% Ital. VII; 0,7% DAB 6, ÖAB 9, Helv. VI, CF 65, Belg. V, Ross. 9, Ned. 5, Hung. V, Fenn. 37, Hisp. IX, CsL 2, Pol. III, Chil. III; 0,6% NF XI, Ind. P. C. 53, USP XI, Jap. 62; 0,5% Jug. II. – Max. Aschegehalt: 5% DAB 6, ÖAB 9, Ital. VII, Ross. 9, Hisp. IX, Fenn. 37, Portug. 35, Jug. II, Pol. III, CsL 2, Jap. 62; 6% Ned. 5, Norv. V, Hung. V, Brasil. 2; 8% Svec. 46, Chil. III. – Sulfatasche max. 6% Helv. VI. – Säureunlösliche Asche max.: 1% Hung. V; 1,5% Ross. 9 (10% HCl); 2% CsL 2. – Max. Feuchtigkeitsgehalt: 9% Pol. III; 10% Hung. V; 12% Ross. 9. – Fremde Beimengungen max.: 3% ÖAB 9; 5% Ind. P. C. 53, NF XI, Jap. 62; 4% Ross. 9 (fremde und ölige Beimengungen wie Samen von Raps, Rübe, Rauke, Eruca, Ackersenf und auch beschädigter Senfsamen), davon einschließlich 2% max. fremde Beimengungen wie mineralische und organische Stoffe, Samen oben nicht beschriebener Pflanzen und Stücke, die nicht durch ein 1-mm-Sieb gehen; 10% Jug. II (unreife und geschrumpfte Samen). Samen von B. napus dürfen nicht vorhanden sein, Helv. VI.

Gehaltsbestimmung. ÖAB 9: 5,00 g grob gepulverte (IV) Senfsamen werden in einem 250 ml fassenden Schliffkolben mit 100 ml Wasser übergossen und gut verschlossen unter zeitweiligem Umschütteln 2 Std. lang stehengelassen. Dann setzt man 30 ml Alkohol (R) zu und destilliert unter Verwendung eines absteigenden Liebigkühlers. Das Destillat fängt man in einem 100 ml fassenden Meßkolben auf, der eine Mischung von 5 ml Wasser und 7 ml Ammoniak (R) enthält. Während der Destillation muß der Vorstoß in die Flüssigkeit eintauchen; es wird anfangs mit kleiner, später mit starker Flamme erhitzt. Sobald etwa 70 ml übergegangen sind, wird die Destillation unterbrochen. Der Inhalt des Meßkolbens wird hierauf 10 Min. lang auf 50 bis 60° und sodann 30 Min. lang im siedenden Wasserbad erhitzt, wobei man in den Kolbenhals einen kleinen Trichter einsetzt. Nach dem Abkühlen füllt man mit Wasser bis zur Marke auf und mischt gut durch. 25,00 ml dieser Lösung (= 1,25 g Senfsamen) werden in einem Schliffkolben mit 2 Tr. Methylrotlösung (I) versetzt und mit n Salzsäure (T) neutralisiert. Hierauf fügt man noch 5 ml n Salzsäure (T) und 5 ml konz. Essigsäure (R) hinzu, versetzt sodann mit 10,00 ml 0,1 n Jodlösung (T) und läßt den Kolben verschlossen 30 Min. lang im Dunkeln stehen. Hierauf titriert man das überschüssige Jod mit 0,1 n Natriumthiosulfatlösung (T) unter Verwendung von Stärkelösung (I) als Indikator zurück (Mikrobürette). Es muß sich ein Verbrauch an 0,1 n Jodlösung von mind. 1,76 ml ergeben, entsprechend einem Gehalt an Allylsenföl von 0,7% (1 ml 0,1 n Jodlösung entspricht 4,958 mg Allylsenföl). Analog Helv. VI und Brasil. 2. – DAB 6: 5 g gepulverter schwarzer Senf werden in einem Kolben von etwa 300 ml Inhalt mit 100 ml Wasser von 20 bis 25° übergossen. Den verschlossenen Kolben läßt man unter wiederholtem Umschwenken 2 Std. lang stehen und destilliert unter sorgfältiger Kühlung. Zur Verhütung des Schäumens erhitzt man zunächst sehr langsam mit kleiner Flamme bis zum Sieden und dann mit größerer Flamme weiter. Die zuerst übergehenden 40 bis 50 ml werden in einem Meßkölbchen von 100 ml Inhalt, das 10 ml Ammoniakflüssigkeit und 10 ml Weingeist enthält, aufgefangen und mit 20 ml 0,1 n Silbernitratlösung versetzt. Dem Kölbchen wird ein kleiner Trichter aufgesetzt und die Mischung 1 Std. lang auf dem Wasserbad erhitzt. Nach dem Abkühlen und Auffüllen mit Wasser bis zur Marke dürfen für 50 ml des klaren Filtrates nach Zusatz von 6 ml Salpetersäure und 5 ml Ferriammoniumsulfatlösung bis zum Farbumschlag höchstens 6,5 ml 0,1 n Ammoniumrhodanidlösung verbraucht werden, was einem Mindestgehalt von 0,7% Allylsenföl entspricht (1 ml 0,1 n Silbernitratlösung = 0,004956 g Allylsenföl, Ferriammoniumsulfat als Indikator). Nach CF 65, Belg. V, NF XI, Ital. VII, Ross. 9, Hisp. IX, Jug. II, Ind. P. C. 53, Jap. 62 ebenfalls argentometrisch. – Nach WOJAHN [Pharm. Zentralh. *91*, 326 (1952)] mit Hypojodit (s. auch GSTIRNER): 5 g Senfsamen werden in einen 300 ml fassenden Schliffrundkolben gebracht, mit 100 ml Wasser übergossen und, mit einem Schliffstopfen verschlossen, 2 Std. lang bei Zimmertemperatur stehengelassen. Dann setzt man 30 ml Weingeist hinzu und destilliert nach Anschluß an einen senkrecht absteigenden Schliff-Liebig-Kühler in einen 100-ml-Meßkolben, der eine Mischung von 5 ml Wasser und 5 ml 20%igem Ammoniak enthält. Während der Destillation muß der Vorstoß in die Ammoniakflüssigkeit eintauchen; es wird anfangs mit kleiner, später mit starker Flamme destilliert. Sobald 80 ml übergetrieben sind, wird die Destillation unterbrochen, der Inhalt des Meßkolbens mit aufgesetztem Trichter 10 Min. gelinde und dann 20 Min. auf dem siedenden Wasserbad erhitzt. Nach dem Auffüllen werden je 25 ml Lösung bis zur restlosen Entfernung von Äthanol und Ammoniak auf freier Flamme erhitzt. Nach Zugabe von 2,5 bis 3,0 ml 1 n Natronlauge werden langsam 10 ml 0,1 n Jodlösung zugesetzt, nach 5 Min. wird angesäuert und das nicht gebundene Jod zurücktitriert. Der Jodverbrauch (1 ml 0,1 n Jodlösung = 1,2375 mg Allylsenföl) mit 4 multipliziert, ergibt die in 5 g Droge enthaltene Senfölmenge. – Nach BÖHM [Pharm. Zentralh. *87*, 299 (1948)] acidimetrisch (s. auch GSTIRNER): 10 g Senfsamen werden in einem 300 ml Rundkolben mit 100 ml Wasser von 20 bis 25° übergossen und 2 Std. lang verschlossen bei Zimmertemperatur stehengelassen. Dann setzt man 30 ml Alkohol zu und destilliert unter guter Kühlung in einen Erlenmeyerkolben von 100 ml Inhalt, der eine Mischung von 5 ml Wasser und 7 ml verd. Ammoniak enthält. Der Vorstoß muß in diese Mischung eintauchen. Man erhitzt bis zum Aufhören des Schäumens mit kleiner, später mit stärkerer Flamme. Sobald etwa 70 ml übergegangen sind, wird die Destillation unterbrochen und der Vorstoß mit 10 ml Wasser nachgespült. Das Destillat wird auf dem siedenden Wasserbad zunächst 1/2 Std. unter Rückfluß erhitzt und dann zur Trockne eingedampft. Der Rückstand wird in einigen ml Wasser aufgenommen, 2 ml 10%ige Wasserstoffperoxidlösung und 25 ml 0,1 n Kalilauge zugesetzt und 2 Std. bei Zimmertemperatur verschlossen stehengelassen. Nach dem Zufügen von 25 ml 0,1 n Salzsäure wird mit 0,1 n Kalilauge gegen Methylorange zurücktitriert (1 ml 0,1 n Kalilauge entspricht 0,004956 g Allylsenföl).

Bestimmung des Gehaltes an fettem Öl. Da das Senfmehl des Handels nicht selten teilweise entölt ist und aus den gemahlenen Preßkuchen besteht, ist eine Bestimmung des Ölgehaltes für die Beurteilung des Senfmehles von Wert. Nach RUPP und KÜRBITZ kann diese Bestimmung mit genügender Genauigkeit in folgender Weise ausgeführt werden:

5 g Senfmehl werden in einem Kolben (oder Arzneiglas) mit 50 ml Äther übergossen und unter öfterem Umschütteln 24 Std. stehengelassen. Von dem abfiltrierten Äther werden 25 ml in einem gewogenen Becherglas (oder Kölbchen) auf dem Wasserbad verdunstet und der Rückstand gewogen. Im nicht entölten Senfsamen fanden RUPP und KÜRBITZ 32,4% Öl; nach VUILLEMIN enthält der Senfsamen 28,5 bis 34,5% Öl. Ist das Öl auffallend tief gelb gefärbt, so liegt der Verdacht einer künstlichen Färbung des Senfmehles nahe.

Der Nachweis einer künstlichen Färbung von Senfmehl und Senf mit Teerfarbstoffen oder Curcuma kann durch folgende Proben erbracht werden: 1. Wollfadenprobe: 20 g Senf werden in einer Porzellanschale mit 100 ml Wasser übergossen, die Mischung wird unter häufigem Umrühren 1/2 Std. auf dem Wasserbad erwärmt und noch heiß filtriert. 50 ml des Filtrates werden mit 10 ml 10%iger Kaliumbisulfatlösung zum Kochen erhitzt und ein ungebeizter Wollfaden 10 Min. lang darin belassen. Nach dem Auswaschen mit Wasser bzw. verd. Ammoniak zeigt er folgendes Aussehen:

	mit Wasser	mit Ammoniak
Senfmehl mit fettem Öl	bräunlichgelb	schmutziggelb
Senfmehl entfettet	schmutzig gelbbraun	bräunlichgelb
Sarepta-Senf	schwach gelbbraun	gelblich

Daraus geht hervor, daß auch natürlicher Senf dem Wollfaden eine Färbung verleiht, die nach der Behandlung mit Ammoniak ziemlich intensiv gelb wird und leicht für künstlich gehalten werden kann. Hingegen zeigt der Faden nach bloßem Auswaschen mit Wasser niemals eine rein gelbe, sondern höchstens eine bräunliche Färbung, die nicht mit dem intensiv zitronengelben Ton bei Anwesenheit von Teerfarben verwechselt werden kann, und es besteht demnach der einzige zuverlässige Beweis für den Zusatz von Teerfarbstoffen bei Senf und besonders bei Speisesenf darin, daß der Wollfaden, sowohl direkt nach dem Auswaschen mit Wasser, wie auch nach Behandeln mit verd. Ammoniak, eine rein zitronengelbe Färbung behält. Manche gelbe Teerfarbstoffe lassen sich auch schon dadurch erkennen, daß das Senfpulver durch Salzsäure rot gefärbt wird. – 2. Nachweis von Curcuma: 3 g Senfmehl werden mit 30 ml Alkohol übergossen und dieser nach zwölfstündigem Stehen abfiltriert (bei Speisesenf werden 10 g durch Erhitzen auf dem Wasserbad möglichst weit getrocknet und dann mit 30 ml Alkohol ausgezogen). Den alkoholischen Auszug läßt man von Filtrierpapierstreifen aufsaugen. Die Streifen zeigen bei Gegenwart von Curcuma eine stark gelbe, nach dem Trocknen bräunliche Zone. Wird diese mit salzsäurehaltiger Borsäurelösung befeuchtet und wieder getrocknet, so zeigt die Rotfärbung, die beim Befeuchten mit Ammoniakflüssigkeit blauschwarz wird, mit Sicherheit die Gegenwart von Curcuma an.

Aufbewahrung. Vor Insektenfraß geschützt, an einem trockenen, kühlen Ort, Helv. V. Vor Licht geschützt, in gut schließenden Behältnissen, ÖAB 9, Ross. 9, Ind. P. C. 53, Brasil. 2, Jap. 62.

Wirkung. Allylsenföl und die übrigen, aus verwandten Senfölglykosiden frei werdenden Senföle wirken sowohl örtlich als auch resorptiv. Durch die starke örtliche Reizwirkung sind alle Senföle ganz typische Hautreizmittel (Rubefacientia), sie dringen als flüchtige, zudem lipoidlösliche Substanzen besonders leicht und schnell in die Haut ein und rufen sofort heftiges Brennen, Stechen, Wärmegefühl und gleichzeitig starke Rötung der Haut hervor. Bei Anwendung zu hoher Konzentrationen bzw. bei zu langer Einwirkungsdauer kommt es zu unerträglich heftigen Schmerzen und zu irreversibler Schädigung des Gewebes. Bei längerer Einwirkung, vor allem höherer Konzentrationen, tritt schwere Entzündung mit Blasenbildung, geschwüriger Zerfall der betroffenen Gewebsteile bis zur völligen Nekrose ein. Auf die Schleimhäute der Augen und der Nase wirken schon die Dämpfe der Senföle stark reizend, nach Einatmung der Dämpfe werden nicht nur die oberen Luftwege heftig gereizt, sondern bei tieferer Inhalation auch die Lungen betroffen und unter Umständen Lungenödem erzeugt; an der Hornhaut des menschlichen Auges können Dämpfe von Senfölen das Auftreten Hunderter allerfeinster, nur mit der Lupe erkennbarer Bläschen hervorrufen. Durch ihre starke örtliche Reizwirkung lösen die Senföle – wie alle Hautreizmittel – reflektorisch eine Reihe von Fernwirkungen aus, die z.T. in wertvoller Weise therapeutisch ausgenutzt werden können: Anregung des Atem- und Vasomotorenzentrums, dadurch Verbesserung der Atmung, Verstärkung und Beschleunigung der Herztätigkeit, Verengung großer Gefäßbezirke in der Peripherie und damit im Verein mit der Herzwirkung Erhöhung des Blutdruckes, vor allem des (im Kollaps) gesunkenen Blutdruckes und Steigerung des Herzminutenvolumens. Ferner kommt es durch die von den gereizten Hautbezirken ausgehenden Reflexphänomene in den den Headschen Zonen entsprechenden inneren Organen ebenfalls zur Erweiterung der Blutgefäße und damit zu einer besseren Durchblutung dieser Organe, die sich bei einer Reihe von Erkrankungen, z. B. bei Muskel- und Gelenkrheuma, Neuritis, Pleuritis, Pericarditis, sowohl hinsichtlich der Schmerzmilderung oder -beseitigung als auch bezüglich der Beeinflussung der Entzündungen, bei exsudativen Prozessen auch hinsichtlich der Resorption der Exsudate sehr günstig auswirken kann. Innerlich kann die örtliche Reizwirkung kleiner Senfölmengen wie die anderer scharfer Gewürze (Senföle gehören zur Gruppe der Acria) Anregung des Appetites, Förderung der Sekretionen und wahrscheinlich auch Steigerung der Resorptionsvorgänge hervorrufen, wodurch senföllieferende Pflanzen als Stomachica begründet werden. Größere orale Gaben führen zu sehr heftigen Reizerscheinungen im gesamten Magen-Darm-Kanal (Gastroenteritis) und reflektorisch auch zu Erregung des schwangeren Uterus und können dadurch Abort hervorrufen; Senföle sind aber keine spezifischen Abortiva. Die Dämpfe wirken bakterizid, Verfütterung von Allylsenföl hemmt das Wachstum von Transplantationstumoren. – Dem Sinapin und seinen Zerfallsprodukten Cholin (s. Capsella) und Sinapinsäure kommt für die Gesamtwirkung des schwarzen Senfes keine Bedeutung zu. – Die Ausscheidung der Senföle erfolgt vor allem durch die Nieren, die hierbei, ebenso wie die ableitenden Harnwege, stark gereizt werden und schwere Entzündungen, auch Dauerschädigungen, erleiden können. Teilweise werden die Senföle auch durch die Lungen ausgeschieden.

Vergiftungen. Verhältnismäßig selten, entweder handelt es sich um Vergiftungen durch unbeabsichtigte bzw. beabsichtigte (Selbstmord- bzw. Abortivversuche), innerliche Anwendung größerer Mengen von Senfsamen, Senfmehl oder Speisesenf (Mostrich) oder um medizinale Vergiftungen durch zu intensive äußerliche Anwendung (zu hohe Konzentrationen, zu lange Einwirkungsdauer!) von Senfpflastern, Senfteigen, Senfbädern bzw. Senfspiritus u. a. senfölhaltigen Zubereitungen; außerdem kommen in Senffabriken Vergiftungen durch die Dämpfe des Senföles in Form von Schleimhautreizungen und in Gestalt der oben angeführten Schädigungen der Hornhaut der Augen vor.

Vergiftungserscheinungen. Äußerlich, wie oben schon beschrieben, mehr oder weniger schwere Reizung, Entzündung der Haut und der zugänglichen Schleimhäute, an der Haut in schweren Fällen tiefgreifende ulceröse Veränderungen und Nekrosen. Innerlich Brennen, Stechen, starke Schmerzen in Mund, Rachen, Schlund und Magen, Übelkeit, Erbrechen, heftige Diarrhöen mit Koliken und schmerzhaften Tenesmen, bei Schwangeren u. U. Abort, Schmerzen in der Nierengegend, Abnahme der Harnsekretion, Hämaturie, Albuminurie und Strangurie, in den schwersten Fällen auch Anurie. Erregung (Krämpfe), dann Lähmung des Zentralnervensystems; Beschleunigung, dann Verlangsamung und Abschwächung der Herz- und Atemtätigkeit, fortschreitende Lähmungen und endlich Kollaps und Tod im Koma.

Prognose der Vergiftung. Im allgemeinen ungünstig, besonders dann, wenn die resorptiven Vergiftungserscheinungen, insbesondere die Schädigungen an den Nieren stark ausgeprägt sind.

Vergiftungsbehandlung. 1. Ätiotrop: Auf möglichst baldige Magen- und Darmentleerung und auf Verabreichung von Mucilaginosa ist besonderer Wert zu legen, als Abführmittel sind am besten die reizlosen salinischen Laxantien geeignet, Drastica aber unter allen Umständen zu vermeiden; 2. symptomatisch: gegen die starken Schmerzen (Koliken, Tenesmen) und gegen die Diarrhöen Opium bzw. Uzara, gegen die Nierenschädigungen Wärmeapplikation in der Lendengegend und über den ableitenden Harnwegen, reichliche Flüssigkeitszufuhr (solange die Diurese noch nicht allzusehr beschränkt ist), nichtreizende Diuretica (keine Drogen mit äth. Ölen); gegen Kollapszustände Analeptica und Kreislaufmittel.

Anwendung. Äußerlich als Hautreizmittel in Form von Packungen, Senfpapier, Senfbädern bei Rheuma, Gelenkserkrankungen, Bronchitis, Pneumonie, Angina pectoris, Kardialgie. Auch gegen Tumoren verwendet. In der Homöopathie bei Rhinitis, Heufieber, Sodbrennen. In der Veterinärmedizin als Stomachicum und Diureticum. Zur Darstellung von Oleum Sinapis aethereum. Zur Gewinnung des fetten Öles. Als Gewürz. Zur Herstellung von Speisesenf (Mostrich). Das fette Öl zur Seifenfabrikation und als Schmieröl.

Dosierung. Als Emeticum 10 g in ungefähr 200 ml warmen Wassers, NF XI.

Sinapis nigra HAB 34.

Reife Samen wie Semen Sinapis DAB 6.

Arzneiform. Tinktur nach § 4 mit 90%igem Weingeist.

Arzneigehalt. 1/10.

Aufbewahrung. Bis 1. Dez.Pot. vorsichtig.

Sinapis nigra HPUS 64. Black Mustard.
Die frischen reifen Samen.

Arzneiform. Urtinktur: Arzneigehalt 1/10. Sinapis nigra, zerstoßen 100 g, Alkohol USP (94,9 Vol.-%) q. s. zur Bereitung von 1000 ml der Tinktur. – Dilutionen: D 2 (2 ×) und höher mit Alkohol HPUS (88 Vol.-%). – Medikationen: D 1 (1 ×) und höher. – Triturationen: D 1 (1 ×) und höher.

Semen Sinapis pulveratum. Farina Sinapis. Pulvis Sinapis nigrae. Senfmehl. Farine de moutarde. Farine de Semence de moutarde. Farinha de mostarda.

Sinapis Seminis pulvis Belg. IV. Poudre de graine de moutarde noire CF 65. Senape nera polvere Ital. VII. Pó de mostarda preta Brasil. 2.

Das Pulver stellt man aus den kurze Zeit bei sehr gelinder Wärme, besser im Kalktrockenschrank getrockneten Samen her. Man verwahre es in dichtverschlossenen Blechbüchsen und halte davon nicht zu viel vorrätig, da es bei längerem Lagern an Wirksamkeit verliert. Es darf mit Jodlösung keine Blaufärbung geben (Nachweis fremder Mehle). Senfmehl muß den Anforderungen der entsprechenden Arzneibücher für die Ganzdroge entsprechen.

Prüfung. Mindestgehalt an Allylsenföl. 0,8 bis 1,2% im entölten, 0,7% im nichtentölten Senfmehl, CF 65. – Mindestgehalt an Allylisothiocyanat: 0,7 bis 1,1% Ital. VII; 0,8% Brasil. 2; 0,7% Belg. IV.

Semen Sinapis pulveratum exoleatum. Pulvis Sinapis concentratus. Entöltes Senfmehl. Exoleated mustard.

Semen Sinapis exoleatum Jap. 62.

Entöltes Senfmehl ist das getrocknete Pulver des entfetteten Senfes, der durch Auspressen von pulverisiertem Senf ohne Anwendung von Wärme erhalten wird. Es ist haltbarer und für längere Aufbewahrung geeigneter.

Prüfung. Mindestgehalt an Allylisothiocyanat 0,8% Jap. 62. – Max. Trocknungsverlust 5% Jap. 62. – Max. Aschegehalt 7% Jap. 62.

Anwendung. Das entölte Senfmehl wirkt schneller und kräftiger als das nicht entölte und wird deshalb zur Herstellung der Senfpapiere des Handels benutzt. Es darf aber nicht ohne weiteres an Stelle des offizinellen ölhaltigen Senfpulvers abgegeben werden! Durch Senfmehl werden viele Riechstoffe, selbst der Moschus, zerstört; deshalb eignet es sich vortrefflich zur Entfernung des dumpfen Geruches aus Flaschen, Wein- oder Bierfässern. In ein Faß von 100 l gibt man 10 g Senfmehl, dazu 1 l heißes Wasser und läßt dicht verschlossen einige Tage stehen.

Mostardum. Mostrich.

Mostrich enthält im allgemeinen Senfmehl, Salz, Zucker, Essig, Sardellen und Gewürze. Zusätze ohne Würzkraft, z. B. Mehlarten, sind als Verfälschungen zu beanstanden. Nach der 14. Anordnung der Hauptvereinigung der deutschen Gartenbauwirtschaft gelten für Speisesenf folgende Normen: 1. Erlaubt ist ohne Kennzeichnung die Verwendung von entöltem oder nichtentöltem braunem oder gelbem Senfsamen, auch in Mischung mit Essig, Salz, Gewürzen, Kräutern, Zucker, Sardellen. – 2. Nur unter Kennzeichnung: Farbstoffe und Konservierungsmittel entsprechend der Verordnung über diese. – 3. Verboten sind Zusätze wie Weizen-, Kartoffel-, Mais-, Sojamehl, Senföl, Süßstoff, Essig mit Süßstoff. – 4. Irreführend und verboten sind Angaben wie: Rein oder naturrein bei gefärbter oder konservierter Ware, Weinsenf, wenn der Essig nicht ganz aus Wein gewonnen ist.

Mostardum. Mostrich. Tafelsenf. Moutarde.

1. Semen Erucae pulvis	250 g	4. Saccharum pulvis	250 g
2. Semen Sinapis pulvis	250 g	5. Aqua	250 g
3. Acetum forte (Essigsprit)	500 g	6. Aqua	250 g

Man läßt 1. bis 3. 24 Std., nach Zusatz von 4. und 5. so lange stehen, bis der Mostrich mäßig scharf ist, mischt 6. hinzu und füllt in Steingutbüchsen.

Deutscher Senf mit Gewürz.

I.

Semen Sinapis nigrum	250 g	Piper album	2,5 g
Semen Erucae	150 g	Rhizoma Zingiberis	2,5 g
Acetum	400 g	Saccharum album	100 g
Fructus Amomi	5 g	Natrium chloratum	50 g
Cortex Cinnamomi	2,5 g	Acetum	q. s.
Caryophyllum	2,5 g		

II.

Semen Sinapis angl. pulvis (Semen Erucae)	1800 g	Cortex Cinnamomi		
Semen Sinapis Sarepta	225 g	Piper album		
Saccharum pulvis	1500 g	Herba Majoranae	āā	20 g
Amylum Tritici	450 g	Caryophyllum		
Natrium chloratum	150 g	Rhizoma Zingiberis	āā	9 g
Acetum	7000 g	Fructus Cardamomi		4,5 g

Mit heißem Essig anzurühren, zuletzt werden die Gewürze zugesetzt.

Französischer Senf.

Fructus Capparidis spin.	50 g	Semen Amomi	1 g
Bulbus Allii cepae	25 g	Natrium chloratum	50 g
Bulbus Allii sativi	5 g	Saccharum	150 g
Flores Cassiae	2 g	Semen Sinapis Sarepta	700 g
Macis	1 g	Acetum Dracunculi	q. s.

Man mischt oder mahlt in der Mostrichmühle und füllt, sobald die übermäßige Schärfe sich verloren hat, in Steingutgefäße.

Brassica rapa L. emend. METZG. Rübenkohl. Rübe. Rave. Turnip. Rapa.

Verbreitet in fast ganz Europa, Westasien, China und Nordafrika; verwildert und kultiviert in Nordamerika, Westindien, Uruguay, Chile, Neuseeland (hier als eingebürgert angegeben). Überall in Feldern und Gärten angebaut, verwildert auf Kulturland, Grasplätzen, Schutt.

Pflanze ein- bis zweijährig. — Wurzel bald dünn-spindelförmig, bald fleischig und rübenförmig-verdickt. — Stengel bis mannshoch, an gut ausgebildeten Exemplaren ästig, beblättert, krautig, am Grunde nur mit wenigen, nicht auffälligen Blattnarben besetzt. — Untere Laubblätter gestielt, meist leierförmig-fiederschnittig, mit verhältnismäßig nicht sehr großem Endabschnitt und mit gut ausgebildeten, gezähnten Seitenlappen, grasgrün, stets mehr oder weniger dicht borstlich-behaart, mit pfriemlichen, etwa 1 mm langen Haaren. — Mittlere und obere Stengelblätter sitzend, ungeteilt und oft ganzrandig, bläulich-bereift, fast oder völlig kahl, mit tief herzförmigem Grunde den Stengel völlig umfassend. — Blütenstand am blühenden Ende fast stets dicht doldentraubig, selten etwas verlängert. Blütenstiele länger als die verhältnismäßig kleinen, zuweilen eingeschlechtigen Blüten. Kelchblätter fast waagrecht abstehend, schmal eiförmig-elliptisch, am Grunde nicht gezackt, etwa 4 bis 5 mm lang und 1/3 bis 1/4 so breit. Kronblätter wenig mehr als eineinhalb mal so lang wie der Kelch, meist lebhaft gelb, mit rundlicher Platte und kurz- und breitkeilförmigem, nur reichlich die Hälfte der Platte und der Kelchblätter erreichendem Nagel. Seitliche Staubblätter aus weit bogig-abstehendem Grunde aufstrebend, viel kürzer als die medianen Staubblätter. Mediane Honigdrüsen abstehend. — Frucht auf abstehendem Stiel aufrecht abstehend, kürzer als bei den anderen Arten, im Mittel 3 mm breit, von vorn und hinten stärker zusammengedrückt. Fruchtklappen stark gewölbt, außen stark netzadrig und nur schwach höckerig, aber innen den Abdruck der Samen zeigend, innen unter der Spitze mit einem spornartigen Fortsatz. Scheidewand dünn, nur schwach grubigfaltig. Fruchtschnabel verhältnismäßig lang, zusammengedrückt kegelförmig, vom Grunde an allmählich pfriemlich verjüngt, an der Spitze wenig schmäler als die halbkugeligpolsterförmige Narbe. — Samen in jedem Fach einreihig, schwärzlich oder grauschwärzlich und mit deutlicher Netzzeichnung, bei den Kulturformen rot- oder dunkelrotbraun und mit sehr schwacher und undeutlicher Netzzeichnung.

Man unterscheidet verschiedene Varietäten: var. rapa: Weiße Rübe, Wasser-, Saat-, Herbst-, Stoppelrübe; var. silvestris (LAM.) BRIGGS: Rübsen, Ölrübsen, Rübsenreps.

Anwendung. Als Viehfutter, hierzu eignet er sich nur bis zur Blüte. Während der Blütezeit geschnitten zur Gärfutterbereitung.

Brassica napus L. emend. METZG. Raps. Reps. Repskohl. Chou Navet. Rape. Navone.

Verwildert und kultiviert im größten Teil von Europa, in West- und Südasien, Nordafrika, in manchen Teilen von Nord- und Südamerika, in Neuseeland; wildwachsend mit Sicherheit nicht bekannt. Als wichtige Gemüse-, Futter- und Ölpflanze im ganzen Gebiet angebaut und nicht selten auf Äckern, Brachen, Schuttstellen verwildert.

Pflanze ein- oder zweijährig. — Wurzel bald dünn spindelförmig, bald rübenförmig verdickt und fleischig. — Stengel bis mannshoch, bei kräftigen Exemplaren ästig, beblättert, krautig oder am Grunde nur wenig verhärtet, hier mit spärlichen, nicht sehr auffälligen

Blattnarben besetzt. – Laubblätter sämtlich bläulich-bereift. Untere Stengelblätter gestielt, leierförmig-fiederschnittig, mit verhältnismäßig großem Endlappen, in der Jugend schwach borstig, mit dünnen, nur etwa 0,5 mm langen Haaren. Mittlere und obere Stengelblätter sitzend, ungeteilt, nur gezähnt oder auch völlig ganzrandig mit seicht herzförmigem Grunde, 1/2 bis 2/3 des Stengelumfanges umfassend. – Blütenstand meist auch am blühenden Ende verlängert, seltener doldentraubig. Blütenstiele so lang oder wenig länger als die mittelgroßen Blüten. Kelchblätter aufrecht-abstehend, schmal elliptisch-eiförmig, am Grunde nicht gesackt, etwa 6 bis 8 mm lang und 1/4 so breit. Kronblätter heller oder dunkler gelb, fast doppelt so lang wie der Kelch, mit rundlich-elliptischer Platte und oben verbreitert-keilförmigem, nahezu die Länge der Platte und der Kelchblätter erreichendem Nagel. Seitliche Staubblätter aus etwas bogig abstehendem Grunde fast aufrecht, deutlich kürzer als die medianen Staubblätter. – Mediane Honigdrüsen aufrecht-abstehend. – Frucht auf abstehendem Stiel aufrecht abstehend oder im Alter zuweilen hängend, 4,5 bis 11 cm lang und im Mittel etwa 3,5 bis 4 mm breit, von vorn und hinten deutlich zusammengedrückt. Scheidewand bald mit deutlichen Eindrücken der Samen, bald fast eben. Fruchtschnabel mittellang, etwa 1/5 bis 1/3 so lang wie die Klappen, zusammengedrückt-kegelförmig, an der Spitze wenig schmäler als die halbkugelig-polsterförmige Narbe. – Samen in jedem Fache einreihig, kugelig, mittelgroß; Samenschale bereift, bläulich-schwarz, seltener dunkelrot, unter der Lupe mit sehr schwacher und undeutlicher Netzzeichnung bis fast glatt, kaum quellbar.

Man unterscheidet auch hier verschiedene Varietäten: var. napobrassica (L.) RCHB.: Kohlrübe, Wruke, Steckrübe, Unterkohlrabi; var. napus: Raps, Ölraps, Ölreps, Lewat, Kohlsaat, Kohlsamen; u. v. m.

Inhaltsstoffe. In den jungen Sprossen von Brassica rapa und B. napus Senföl. In den Blättern Carotinoide mit Vitamin A-Wirkung. In den Blättern und Wurzeln von Brassica rapa L(+)-Cystein und (+)-S-Methyl-L-cystein-sulfoxid. In der Wurzel noch Crotonylsenföl. Ein wäßriger Extrakt aus Blatt und Wurzeln hemmt das Wachstum von Escherichia coli. Aus den Schalen der Knolle wurde eine gelbe, ölige Substanz, Rapin, isoliert, die das Wachstum von Bakterien, Pilzen, Hefen und anderen Parasiten hemmt. Im Blatt von Brassica napus Hexadecatrien-(7,10,13)-säure-(1), $C_{16}H_{26}O_2$. In der Wurzel Allantoinsäure, Allantoin und Lycopin $C_{40}H_{56}$, Fp. 173°. Aus Brassica napus L. var. oleifera isolierten TAPPER et al. [Phytochemistry *6*, 749 (1967)] Napoleiferin[(−)-5-Allyl-2-thiooxazolidon].

Über Brassica-Faktor und andere antithyreoide Stoffe als Ursache der Kropfnoxe berichtet ZWERGAL [Pharmazie *7*, 93 (1952)].

Anwendung. Als Viehfutter.

Semen Rapae. Semen Napi. Rübsen. Rapssamen. Colza seed. Semence de colza (von Brassica rapa und B. napus).

Inhaltsstoffe. 30 bis 50% fettes Öl, Raps- und Rüböl (s. d.) und Eiweiß. Im Samen von Brassica rapa Allyl-, Crotonyl-, Angelyl- und Phenyläthylsenföl. Im Samen von Brassica napus Buten-(2)-ol(−1), Gluconapin (Crotonylsenföl + Glucose), Penten-(4)-yl-isothiocyanat, Angelylsenföl, Progoitrin, Colamin, Sinapin und α-Kephalin. Ferner Eikosanylferulat [TAMURA et al.: Chem. Abstr. *59*, 5230 (1963)].

Anwendung. Zur Gewinnung des fetten Öles. Als Vogelfutter.

Flores Napi. Rapsblüten.

Die getrockneten Blüten von Brassica napus und anderen Brassica-Arten.

Inhaltsstoffe. Aus den Blüten von Brassica napus L. ssp. oleifera (DC.) METZG. var. biennis METZG. (Winterraps) isolierten HÖRHAMMER et al. [Chem. Ber. *100*, 2301 (1967)] ein Isorhamnetinglykosid Brassicosid $C_{34}H_{42}O_{22}$, Fp. 209 bis 212°.

Anwendung. Als Schönungsmittel in Teemischungen.

Brassica oleracea L. Gemüsekohl. Küchen- oder Gartenkohl. Chou potager. Cabbage. Cavolo.

Wildformen finden sich im Mittelmeergebiet sowie an der atlantischen Küste Europas. Verwildert und angebaut auf der ganzen Erde.

Pflanze zweijährig bis ausdauernd, kräftig, bis mannshoch und höher werdend. – Wurzel verhältnismäßig dünn, nie fleischig verdickt. – Stengel meist schon im ersten Jahr kräftig, strunk- oder stammartig entwickelt, später unterwärts verholzend und dicht mit Blattnarben besetzt, kahl, bläulich-bereift, oberwärts meist ästig. — Laubblätter dicklich, etwas fleischig, blaugrün. Untere Laubblätter gestielt, meist leierförmig fiederschnittig oder auch ungeteilt; obere Laubblätter länger bis linealisch-länglich, meist fast ganzrandig, nach dem Grunde verschmälert bis abgerundet, aber kaum je deutlich herzförmig-stengelumfassend. — Blütenstand schon beim Aufblühen verlängert und locker; die geöffneten Blüten tiefer stehend als die Knospen. Blütenstiele meist länger als der Kelch, fast so lang wie die ganze Blüte. Blüten groß. Kelchblätter aufrecht, schmal-elliptisch, etwa 6 bis 12 cm lang und 1/4 so breit; die seitlichen am Grunde etwas höckerartig vorgewölbt, aber nicht eigentlich gesackt. Kronblätter etwa doppelt so lang wie der Kelch, schwefelgelb, mit schmalelliptischer oder schmal-verkehrteiförmiger, an der Spitze oft etwas ausgerandeter, am Grunde allmählich verschmälerter Platte und etwa gleichlangem, schmal-keilförmigem, den Kelch an Länge erreichendem Nagel. Staubblätter sämtlich aufrecht und dem Fruchtknoten genähert; die seitlichen und die mittleren an Länge wenig verschieden. Honigdrüsen fast aufrecht. — Frucht auf abstehendem Stiel anfangs aufstrebend bis fast aufrecht, zuletzt oft abstehend oder selbst hängend, verlängert-schotenförmig, etwa 7 bis 10 cm lang und 3 bis 5 mm dick, fast walzlich oder von vorn und hinten nur wenig zusammengedrückt. Fruchtklappen gewölbt, dicklich oder dünn, durch die Samen höckerig-aufgetrieben, mit starkem, kielartig vorspringendem Mittelnerv und mit schwachen, netzförmig verästelten Seitennerven, unter der Spitze auf der Innenseite mit einem spornartig vorspringenden, in eine Höhlung des Fruchtschnabels greifenden Fortsatz. Scheidewand dünn, zwischen den Samen grubig-faltig. Fruchtschnabel verhältnismäßig kurz, etwa 1/4 bis 1/10 der Länge der Klappen erreichend, zusammengedrückt-kegelförmig, etwas kantig-gestreift, fast vom Grunde an oder wenigstens gegen die Spitze verjüngt, hier schmäler als die halbkugeligpolsterförmige Narbe, samenlos oder am Grunde 1 bis 2 Samen enthaltend. — Samen in jedem Fach etwa 8 bis 16, einreihig, fast kugelig, etwas zusammengedrückt, etwa 2 bis 4 mm im Durchmesser. Samenschale meist dunkel-graubraun, unter der Lupe fein netzigrunzelig.

Inhaltsstoffe. In den Blättern hoher Gehalt an Vitamin A und Vitaminen des B-Komplexes. Ferner Ubichinon und Ascorbinsäure. SCHMID et al. [Hoppe-Seylers Z. physiol. Chem. *350* (4), 462 (1969)] isolierten aus den Oberflächenlipoiden der Blätter langkettige Aldehyde, darunter hauptsächlich n-Triacontanal und n-Octacosanal. TANCHEV et al. [Phytochemistry *8,* 1825 (1969)] fanden die Anthocyane Cyanidin-3,5-diglucosid und Cyanidin-3-sophorosid-5-glucosid sowie Cyanidin-3-sophorosid-5-glucosid acyliert mit einem und zwei Äquivalenten Sinapinsäure. Der Extrakt aus den Samen ergibt einen positiven antibiotischen Test und ist fungizid. Aus Blättern, Stamm und Wurzel wurden Spuren von Blausäure isoliert. Aus dem Kraut- oder Rosenkohlsaft isolierten JUROUSEK u. STARKA [Naturwissenschaften *45,* 386 (1958)] Polysulfidstoffe (Trithione, 1,2-Dithiacyclopent-4-en-3-thione).

Anwendung. Brassica oleracea liefert ein wertvolles Gemüse und wird in vielen Unterarten kultiviert (Blattkohl, Sprossenkohl, Wirsing, Broccoli usw.). In der Homöopathie.

Brassica oleracea HAB 34.
Frische, blühende Pflanze.
Arzneiform. Essenz nach § 1.
Arzneigehalt. 1/2.

Brassica oleracea L. convar. capitata ALEF. var. capitata. Rotkohl. Weißkohl. Kopfkohl.

Inhaltsstoffe. Im roten Farbstoff Protocatechusäure und 4% Sinapinsäure. Nach STROH et al. [Z. Naturforsch. *20b,* 36 (1965)] stellt vor ihnen isolierte Anthocyan Rubrobrassinchlorid ein Cyanidin-5-glucosid-3-sophorosid dar. Über die Biosynthese von Wachs berichtet KOLATTUKUDY [Biochemistry *4,* 1844 (1965) u. *5,* 2265 (1966)].

Anwendung. Der Saft bei Magengeschwüren, latenter Hepatopathie und chronischen Pankreasfunktionsstörungen. In Indien wird der Saft als Sirup bei chronischem Husten, bei Bronchitis und Asthma verwendet.
Robufakton (Robugen GmbH, Pharmazeut. Fabrik, Eßlingen). Wirkstoffe aus Weißkohl mit einem standard. Gehalt an: S-Methyl-methionin-sulfoniumbromid 25 mg, S-Methylcysteinsulfoxid 0,1 mg, L(−)-Cystein-0,3 mg, D,L-Methionin 1,3 mg, L-Glutamin 0,3 mg. — 3 Dragees entsprechen ca. 1 Liter Kohlsaft, bezogen auf S-Methylmethioninsulfonium-bromid.

Brassica juncea (L.) CZERN. et COSS. (B. juncea HOOK. f. et THOMS, B. iberidifolia C. O. HARZ, Sinapis juncea L.). Rübensenf. Rutensenf. Indischer Senf. Sareptasenf.

Heimisch angeblich in Abessinien, ferner in Süd-, Zentral- und Ostasien. Verwildert und angebaut in einem großen Teil der Tropen und Substropen beider Hemisphären sowie im Süden der UdSSR. Auf Schuttstellen, an Wegrändern, Dämmen, Äckern.

Pflanze einjährig, hochwüchsig, schlankästig, in der Tracht an Brassica nigra erinnernd.— Wurzel dünn, spindelförmig. — Stengel stielrund, am Grunde bis zu 1 cm dick und meist borstlich-behaart, im übrigen Teil kahl und bläulich bereift, etwa von der Mitte an ästig, mit zahlreichen, fast aufrechten, oft gebüschelten Ästen. — Untere und mittlere Laubblätter meist unterseits mit zerstreuten, weißen, pfriemlichen, bis über 1 mm langen Börstchen besetzt, gestielt, bis 20 cm lang und 8 cm breit, in der Regel leierförmig-fiederspaltig mit jederseits 1 bis 2 kleinen, länglichen bis eiförmigen Seitenabschnitten und sehr großem, eiförmigem oder verkehrteiförmigem bis rundlichem Endabschnitt; Lappen unregelmäßig eingeschnitten-gezähnt, die Zähne mit breitem, stumpfem Knorpelspitzchen. — Obere Stengel- und Astblätter kleiner, meist ungeteilt, länglich-verkehrt-eiförmig bis lanzettlich oder fast linealisch, meist über der Mitte am breitesten, am Grunde stielartig verschmälert; die obersten unscheinbar, hochblattartig. Blütenstände am Stengel und an den Ästen end- und achselständig, am blühenden Ende dicht doldentraubig, unterwärts stark verlängert. Blütenstiele ziemlich dünn, länger als der Kelch. — Blüten ziemlich groß. Knospen verkehrteiförmig, Kelchblätter etwa 4 bis 5 mm lang, länglich-elliptisch, aber bald nach dem Aufblühen durch Einschlagen der Ränder viel schmäler erscheinend, gelblich-grün, kaum merklich hautrandig, kahl, aufrecht abstehend, am Grunde nicht gesackt. Kronblätter fast doppelt so lang wie der Kelch, blaß- bis ziemlich lebhaft-gelb, mit rundlich-verkehrt-eiförmiger, ziemlich plötzlich in einen schlanken, wenig kürzeren Nagel zusammengezogener Platte. Fruchtknoten walzlich, auf dem Blütenboden sitzend. Narbe fast kopfig, breiter als der Griffel. Fruchtstände stark rutenförmig verlängert. Fruchtstiele dünn, meist 8 bis 12 mm lang, aufrecht abstehend. Frucht von der Achse entfernt, aufrecht abstehend bis fast aufrecht, breitlinealisch-schotenförmig, 3 bis 5 cm lang, 2 bis 2,5 mm breit, an der Spitze allmählich in den Schnabel verjüngt, am Grunde plötzlich verschmälert, von vorn und hinten etwas zusammengedrückt, Fruchtklappen gewölbt, durch die Samen aufgetrieben-holperig, durch einen starken, vorspringenden Mittelnerv gekielt; daneben mit schwachen, netzförmig verästelten Seitennerven, innen unter der Spitze mit einem sehr kurzen, die Spitze kaum überragenden Fortsatz, Scheidewand ziemlich dünn und durchscheinend, zwischen den Samen stark grubig-verbogen. Griffel schmal-kegelförmig, meist 6 bis 10 mm lang, vom Grunde zur Spitze allmählich pfriemlich verjüngt, an der Spitze schmäler als die halbkugelige Narbe, samenlos. — Samen in jedem Fache etwa 8 bis 12, einreihig, fast kugelig, etwa 1,5 mm im Durchmesser. Samenschale dunkelrötlichbraun oder gelblich, schwach netzig-grubig, bei Benetzung nicht verschleimend.

Man unterscheidet ssp. integrifolia (WEST) THELL. und ssp. juncea.

Brassica juncea und Brassica besseriana ANDR. liefern den Sareptasenf.

Der Sareptasenf des Handels ist meistens geschält, im Pulver fehlen deshalb die Elemente der Samenschalen oder diese sind nur in Spuren vorhanden. Die Breite der Sklereiden der Becherzellenschicht 3 beträgt 8 bis 20 μm, bei Brassica nigra 4 bis 10 μm. Die Außenwand dieser Schicht besteht aus einer dicken Schleimmembran, die vielleicht durch Verschleimung einer Zellschicht entstanden ist.

Inhaltsstoffe. Die Zusammensetzung des äth. Öles weicht von der von Brassica nigra ab. In den Blättern Vitamin B.

Anwendung. Die Samen unter dem Namen Sareptasenf wie schwarzer Senf. Zur Herstellung von Mostrich und zur Gewinnung von fettem Senföl (30 bis 47%).

Bemerkung: Über die Verbreitung von Thioglucosiden in Brassica-Arten berichtet JOSEFSSON [Phytochemistry *6*, 1617 (1967)].

Bredemeyera

Bredemeyera floribunda WILLD. Polygalaceae – Polygaleae.

Ein in ganz Brasilien verbreiteter Strauch.

Inhaltsstoffe. In der Wurzel, deren makroskopische und mikroskopische Merkmale von MARTINS [ref. Sci. pharm. (Wien) *19*, 121 (1951)] beschrieben werden, laut WASICKY u. FERREIRA [ref. Sci. pharm. (Wien) *19*, 122 (1951)] Saponine von auffallend niedrigen Indices, die bei der Hydrolyse Senegenin (Tenuifolinsäure) liefern. Eingehende Untersuchungen über die Eigenschaften dieser Saponine führten SCHENK u. HENNIG [Sci. pharm. (Wien) *22*, 17 (1954) und Arch. Pharm. (Weinheim) *288*, 173 (1955)] durch.

Anwendung. Die Wurzel in der Volksmedizin.

Brenzcatechin

Brenzkatechin Helv. V. Catechol USP XVIII. Brenzcatechin. Pyrocatechinum. Pyrocatechin. Brenzcatechinsäure. Oxyphensäure. Pyrocatechusäure.

$C_6H_6O_2$
1,2-Dihydroxybenzol.

M.G. 110,11

Bemerkung: Die Substanz ist in den zitierten Pharmakopöen als Rg. enthalten.

Vorkommen. Die Substanz kommt in geringer Menge in einigen Pflanzen und im rohen Holzessig vor. Sie ist als Brenzcatechin-Schwefelsäure im menschlichen Harn und im Pferdeharn enthalten. Sie entsteht bei trockener Destillation von Catechu, Kino, einigen Gerbsäuren, ferner durch Einw. von schmelzendem Alkali auf Braunkohle und auf einige Harze wie Benzoe, Guajakharz usw.

Herstellung. Durch Erhitzen von Catechu oder Kino oder durch Schmelzen von 2-Jodphenol, 2-Chlorphenol oder 2-Bromphenol oder auch 2-Phenolsulfonsäure bzw. 2-Benzoldisulfonsäure mit Kaliumhydroxid. Sie kann ferner durch Erhitzen von Guajakol auf 200° erhalten werden, wobei Jodwasserstoff eingeleitet wird.

Eigenschaften. Farblose, monokline Kristalle, lösl. in W. mit schwach saurer Rk., in A., Ae., Bzl., Chlf., sehr leicht lösl. in Pyridin. Fp. 104 bis 105°; Kp. 265°; n_D^{20} = etwa 1,627.

Erkennung. 1. Die Substanz wird sublimiert und bildet dabei weiße, glänzende, bitter schmeckende rhombische Kristalle, während sie aus Lsgm. in Form kurzer, säulenförmiger Kristalle auskristallisiert. – 2. Die wss. Lsg. wird durch Eisen(III)-chlorid-Lsg. grün gefärbt. Diese Fbg. geht durch Zusatz von wenig Natriumcarbonat oder Ammoniak in Violett über. – 3. Die Lsg. in Kalilauge oder Ammoniak färben sich zunächst an der Luft grün, dann braun und schließlich schwarz. – 4. In der wss. Lsg. erzeugt Bleiacetat einen weißen Nd. – 5. Edelmetallsalz-Lsg. werden durch Brenzcatechin schon in der Kälte, alkalische Kupfersalz-Lsg. dagegen erst beim Erwärmen reduziert.

Prüfung. Sulfatasche: Höchstens 0,2%. Es werden 500 mg Substanz mit 5 Tr. Schwefelsäure benetzt und verascht. Der Rückstand darf dabei nur 1 mg betragen (USP XVIII).

Aufbewahrung. Vorsichtig, vor Licht geschützt, gut verschlossen.

Anwendung. Medizinisch: Als Antisepticum bei Wunden und Verbrennungen. Technisch: Zur Herst. künstlicher Gerbstoffe, zur Herst. von Farbstoffen, in der Färberei, als Zusatz zu Treibstoffen, als Ausgangsmaterial für die Adrenalin- und Papaverin-Synthese. Bei der Herst. von Nylonerzeugnissen, als Beize für Holz, in der Photographie als Entwickler, als Rg. auf Niob, Titan und Vanadin.

Brenztraubensäure

Brenztraubensäure. Acidum pyruvicum. Propanonsäure.

$H_3C-CO-COOH$

$C_3H_4O_3$
1-Oxo-äthan-carbonsäure-(1).
α-Oxo-propionsäure.

M.G. 88,06

Eigenschaften. Gelbliche, eigenartig nach Essigsäure riechende Fl., mischbar mit W., A. und Ae. d_{25}^{25} = 1,2649. Fp. = 13,6°. Kp. = 165° unter Zers. Kp.$_{100}$ = 106,5°. n_D^{20} = 1,413.

Aufbewahrung. Gut verschlossen, vor Luft geschützt.

Anwendung. Zur Behandlung von Brandwunden (0,7%ige Lsg.) empfohlen. – In der organ. Synth., u.a. für die Doebnersche Kondensation mit Aldehyden und aromatischen Aminen zu Chinolin-Derivaten.

Bretylium

Bretylii tosylas. Bretylium-tosylat. Bretylium tosylate BAN.

$C_{18}H_{24}BrNO_3S$ M.G. 414,38

N-Aethyl-N-(o-brom-benzyl)-N,N-dimethyl-ammonium-p-toluol-sulfonat.

Eigenschaften. Weißes, krist., hygroskopisches Pulver, leicht lösl. in W. und A., praktisch unlösl. in Ae. und Essigester.

Aufbewahrung. Gut verschlossen, vor Licht und Feuchtigkeit geschützt.

Anwendung. Sympathicolyticum mit blutdrucksenkender Wrkg.

Dosierung. Bei Hypertonie in oralen Dosen von 0,6 bis 2 bis 4 g pro die, verteilt auf 3 Einzeldosen.

Handelsform: Bretylan (Burroughs Wellcome, England; Vertr.: Dr. E. Fresenius, BRD).

Bridelia

Bridelia micrantha (HOCHST.) BAILL. Euphorbiaceae – Phyllantoideae – Bridelieae.

Heimisch in Südafrika, an der Südküste von Natal.

Inhaltsstoffe. PEGEL u. ROGERS [Phytochemistry 7, 656 (1968)] isolierten aus der Rinde Taraxerol $C_{30}H_{50}O$, Fp. 279 bis 282°, Taraxeron $C_{30}H_{48}O$, Fp. 240 bis 241°, Friedelin $C_{30}H_{50}O$, Fp. 257 bis 265°, und Epifriedelinol, ferner fanden sie Gallus- und Ellagsäure. Aus dem Holz isolierten sie Taraxerol und Friedelin, aus den Blättern Delphinidin.

Taraxerol

Friedelin

Anwendung. Blattsaft und Dekokt bei Bindehautentzündung, die Wurzel bei Magenbeschwerden und als Purgans. Die schwarze Frucht schmeckt süß und ist eßbar.

Bridelia cathartica BERTOL. f.

Anwendung. Als Purgans.

Bridelia scleroneuroides PAX.

Anwendung. Ein Infus aus der Wurzel bei den Eingeborenen als Mittel gegen Leibschmerzen und bei Verdauungsbeschwerden. Die Frucht ist eßbar.

Bridgesia

Bridgesia incisifolia BERT. Sapindaceae. Rumpiata.

Heimisch in Chile, zu Füßen der Kordilleren, auf sonnenbeschienenen Hügeln.

1 m hoher Strauch mit glattem, dickem Stamm. – Blätter etwas ledrig, länglich, wechselständig, gezähnt und stumpf, mit vielen Nerven auf beiden Seiten. – Blüten klein, gelblich, zu zweien oder dreien auf einem schwach behaarten Stiel, der axillar am Fuße der Blätter entlang den Zweigen steht.

Anwendung. Als Infus gegen Blähungen. Leicht adstringierend und wundheilend.

Brillantkresylblau

Brillantkresylblau. Kresylblau.

$C_{15}H_{16}ClN_3O$ M.G. 289,76

7-Amino-2-dimethylamino-3-methyl-phenoxazonium-chlorid.

Eigenschaften. Grünes Pulver, lösl. in W. mit grünblauer Farbe, lösl. in A., Aceton, Eisessig. Die alkoholische Lsg. wird auf Zusatz von Ammoniakfl. oder Alkalilaugen rot mit gelber Fluorescenz. Absorptionsmaximum: 629 bis 632 nm. Auch als Monohydrat bekannt.

Anwendung. In der mikroskopischen Technik als 1%ige alkoholische Lsg. zur Fbg. der Reticulozyten. Als Redoxindikator; $E_0^{1/2}$ bei pH 7 = +0,05 Volt; Farbumschlag: blau (ox.) bis farblos (red.).

Brillantschwarz

Brillantschwarz B. Naphtholschwarz B.

$C_{30}H_{16}N_4Na_4O_{13}S_4$ M.G. 860,72

Tetranatriumsalz der [Naphthalin-disulfonsäure-(1,3)]-⟨6 azo 1⟩-naphthalin-⟨4 azo 1⟩-[naphthol-(2)-disulfonsäure-(3,6)].

Eigenschaften. Blauschwarzes Pulver, lösl. in W. mit violetter Farbe, in konz. Schwefelsäure mit grüner Farbe.

Anwendung. Färbt Wolle in saurem Bade blauschwarz, als Indikator für r_H-Bestimmungen.

Brom

Brom DAB 7 – BRD, Helv. V, Nord. 63, CsL 2. Brome CF 65. Bromine USP XVII (!), BP 68, Jap. 61, Ross. 9. Broom Ned. 6. Bromum.

Br   A.G. 79,91

Vorkommen. Brom kommt in der Natur ebenso wie die anderen Halogene nur in gebundenem Zustand vor. Es findet sich meist zusammen mit Chlor in Form analoger Verbindungen.

Herstellung. Da Brom weniger reaktionsfähig ist als Chlor, kann es durch Chlor aus seinen Verbindungen verdrängt werden (unterschiedliche Elektroaffinität). Zur technischen Herst. wird hauptsächlich das Doppelsalz Bromcarnallit (KBr · $MgBr_2$ · $6H_2O$) verwandt:

$$2 KBr + Cl_2 \rightarrow 2 KCl + Br_2$$
$$MgBr_2 + Cl_2 \rightarrow MgCl_2 + Br_2$$

Bromcarnallit findet sich in den sog. Endlaugen der Kaliumchloridgew. Diese bromhaltigen Endlaugen werden durch einen „Abtreibturm" herabrieseln gelassen, wobei von unten her ein Chlorstrom entgegengeleitet wird. Nach inniger Vermischung mit der Mutterlauge wird das Brom ausgetrieben. Das auf diese Weise gewonnene Rohbrom enthält stets kleine Mengen von Chlor. Das Chlor läßt sich aber wegen seiner größeren Flüchtigkeit vom Brom leicht abtrennen.

Eigenschaften. Dunkelrotbraune, erstickend riechende Fl., die lebhaft rotbraune Dämpfe entwickelt. Mischbar mit A. (99%ig), Ae., Chlf., Schwefelkohlenstoff, Bzn. und Bzl., sehr schwer lösl. in W. $d_4^{20} = 3{,}119$. Fp. $-7{,}2°$. Kp. $58{,}8°$. – Die Substanz wirkt stark ätzend. Sie ist weniger reaktionsfähig als Chlor, vereinigt sich jedoch leicht mit Kalium, Zinn, Aluminium, Arsen und Antimon. Org. Stoffe, wie Holz, Kork, Papier, Farbstoffe, auch Kunststoffe werden durch Brom leicht zerstört.

Erkennung. 1. Einige Tr. Brom werden mit 1 ml verd. Natronlauge vermischt und die Lsg. anschließend auf 10 ml verd. 1 ml dieser Lsg. gibt nach dem Ansäuern mit Salpetersäure nach Zusatz von Silbernitrat-Lsg. einen gelblichen, käsigen Nd. – 2. 2 ml der obigen Lsg. geben nach Zusatz von einigen Tr. A. und kurzem Erwärmen den charakteristischen Geruch des Bromoforms. – 3. Durch Einw. von Brom auf wss. Lsg. von Jodiden entsteht freies Jod, das sich mit violetter Farbe in Chlf. löst. – 4. Brom färbt Stärke orangegelb. – 5. 1 Tr. Brom wird in der ausreichenden Menge W. gelöst. Gibt man zu dieser Lsg. einige Körnchen Salicylsäure und schüttelt kräftig durch, so verschwindet die gelbliche Farbe der Bromlsg.

Prüfung. 1. Arsen: Die Mischung von 0,65 ml Substanz, 50 mg Natriumcarbonat-monohydrat und 0,50 ml W. wird auf dem W.-Bad zur Trockne eingedampft. Die Lsg. des Rückstandes in 40 ml W. wird nach Bd. I, 244 geprüft. Nach Zugabe der Zinn(II)-chlorid-Lsg. II wird noch Zinn(II)-chlorid bis zur Entfbg. zugesetzt. Der Zusatz von Kupfer(II)-sulfat-Lsg. entfällt (DAB 7 – BRD). – 2. Schwermetall-Ionen: Die Lsg. des Rückstandes von 7. in 3,0 ml 3 n Salpetersäure eingedampft und der Rückstand in 15,0 ml W. gelöst. 12,0 ml dieser Lsg. werden nach Bd. I, 254 geprüft (DAB 7 – BRD). – 3. Chlor: 0,65 ml Substanz werden mit 10 ml 3 n Salpetersäure und 5,0 ml konz. Wasserstoffperoxid-Lsg. versetzt und im W.-Bad bis zur Entfbg. erhitzt. Nach dem Abspülen der Kolbenwand mit W. wird erneut 15 Min. lang auf dem W.-Bad erwärmt. Die abgekühlte Lsg. wird zu 100 ml verd.; 1,00 ml dieser Lsg. werden nach Bd. I, 257 geprüft (DAB 7 – BRD). – 4. Jod: 1,00 ml Substanz wird mit 50 ml W. und 3,0 g Zinkgranalien so lange geschüttelt, bis die Lsg. völlig entfärbt ist. Das Filtrat wird mit 1,0 ml Eisen(III)-chlorid-Lsg. I und 5,0 ml Chlf. geschüttelt. Die Chlf.-Schicht darf sich nicht violett färben (DAB 7 – BRD). – 5. Schwefelverbindungen: 1,60 ml Substanz werden mit 5 ml W. versetzt und auf dem W.-Bad zur Trockne eingedampft. Die Lsg. des Rückstandes in W. zu 10,0 ml wird nach Bd. I, 263 geprüft (DAB 7 – BRD). – 6. Org. Bromverbindungen: 1,00 ml Substanz muß sich in 30,0 ml 3 n Natronlauge klar lösen. Innerhalb 6 Std. dürfen sich keine öligen Tr. abscheiden (DAB 7 – BRD). – 7. Nicht flüchtige Verunreinigungen: Höchstens 70 mg/100 ml. 5,00 ml Substanz werden auf dem W.-Bad eingedampft. Der Rückstand wird bei 105° getrocknet (DAB 7 – BRD). – 8. Sulfat: 1,5 ml Substanz werden mit 20 ml verd. Ammoniak-Lsg. geschüttelt und zur Trockne auf dem W.-Bad eingedampft. Der Rückstand wird auf Sulfat geprüft (s. Bd. I, 262) (BP 68).

Bestimmung des Chlorgehaltes (nach Ross. 9). Etwa 0,3 g bei 100 bis 105° getrocknetes Kaliumbromid werden genau gewogen und mit 25 ml W. in einem Jodzahlkolben gelöst. Anschließend wird der Kolben mit der Kaliumbromid-Lsg. genau tariert und dann etwa 2 ml Brom zugegeben, wonach wiederum genau gewogen wird. Das Gemisch wird auf dem W.-Bad unter Rückfluß so lange erhitzt, bis die Bromdämpfe quant. verschwunden sind. Anschließend wird die Lsg. in einem tarierten Plantintiegel zur Trockne eingedampft und der Rückstand bei 170 bis 180° bis zur Konstanz getrocknet.

Der Chlorgeh. wird nach folgender Formel berechnet:

$$\frac{(a-b) \cdot 0{,}8 \cdot 100}{c} + 0{,}8 \cdot d.$$

a = Gew. der Kaliumbromideinwaage,
b = Gew. des Rückstandes, der bei dem Eindampfen der Lsg. von Kaliumbromid mit Brom erhalten wird,
c = Gew. des eingewogenen Broms,
d = der ermittelte, nicht flüchtige Rückstand.

Der Chlorgehalt soll nicht über 0,3% liegen.

Der Chlorgehalt kann auch nach folgendem Verfahren bestimmt werden: Etwa 3 g Brom werden genau gewogen und in etwa 150 ml W. gelöst. Diese Lsg. wird allmählich in etwa 20 ml Ammoniakfl. eingetragen und dann unter öfterem Zusatz von einigen weiteren Tr. Ammoniakfl. zur Trockne verdampft. 3 g des bei 100° getrockneten Ammoniumbromids werden in W. zu 500 ml gelöst. 50 ml dieser Lsg. dürfen nach Zusatz von 2 bis 3 Tr. Kaliumchromat-Lsg. nicht mehr als 30,9 ml 0,1 n Silbernitrat-Lsg. bis zur Rotfbg. verbrauchen. Das entspr. höchstens 1% Chlor. Bei chlorfreiem Brom würden 30,6 ml 0,1 n Silbernitrat-Lsg. verbraucht werden.

Aufbewahrung. Vorsichtig, kühl, vor Licht geschützt, in braunen Gefäßen mit gut eingeriebenem Glasstopfen, dunkel (im Keller).

Bemerkung: Das Abwiegen und Umgießen von Brom darf nur unter einem Abzug oder im Freien vorgenommen werden. Die Metallteile der Waage, ebenso verschiedene Schmucksachen werden von den Bromdämpfen angegriffen. Verschüttetes Brom ist sofort mit sehr viel W. fortzuspülen. Etwaige Bromätzungen, die sehr schmerzhaft sind, sind ebenfalls zunächst mit reichlich W. zu bespülen.

Anwendung. Medizinisch: Früher äußerlich als Antisepticum in wss.-alkoholischer oder öliger Lsg. (0,25- bis 1%ig). Bei Verätzungen der Haut ist sofort mit Petroleum und anschließend mit Kalkw. zu spülen. Bei Verätzungen der Augen wird mit Natriumhydrogencarbonat-Lsg. gespült. Bei Reizung der Atemwege durch Einatmen von Bromdämpfen sollen A.- und nicht die schwache Ammoniakdämpfe eingeatmet werden.

Technisch: Zur Herst. von anorg. und org. Bromverbindungen, als Zusatz zu Bleitetraäthyl-haltigen Treibstoffen, in der Farbstoff- und pharmazeutischen Industrie, als Oxydationsmittel in der Analyse. In etwa 3%iger wss. Lsg. für die Analyse und zur Absorption von Kohlenwasserstoffen.

Bromwasser ÖAB 9. Bromlösung II DAB 7 – BRD. Brom-RL DAB 7 – DDR. Broom water Ned. 6. Bromine Water Ross. 9. Bromine Solution BP 68. Bromine Test Solution Pl.Ed. II, USP XVII (!); Jap. 61.

Bemerkung: Bromwasser ist in allen aufgeführten Pharmakopoen als Rg. enthalten.

Gehalt. Die einzelnen Arzneibücher enthalten folgende wss. Bromlsg.: Geh. an Br_2: ÖAB 9: 3,3%; DAB 7 – BRD: 3,41%; DAB 7 – DDR, Ned. 6, Ross. 9: 3%; USP XVII, Jap. 61: 2 bis 3%.

Herstellung. Man übergießt in einer Flasche mit Glasstopfen etwa 5 g Brom mit 100 ml W., schüttelt durch und gießt beim Gebrauch von der wss. Lsg. die nötige Menge ab. Die Lsg. enthält etwa 3% Brom.

Eigenschaften. Es handelt sich um eine gesätt. Lsg. von Brom in W.

Gehaltsbestimmung. 10 g Bromwasser werden in eine Lsg. von 2 g Kaliumjodid und etwa 20 ml W. eingetragen und das ausgeschiedene Jod nach Zusatz von Stärkelsg. als Indikator mit 0,1 n Natriumthiosulfat-Lsg. titriert. 1 ml 0,1 n Natriumthiosulfat-Lsg. entspr. 8 mg Brom.

Anwendung. Wird Bromwasser für medizinische Zwecke verordnet, so ist vom Arzt die Angabe des Geh. zu fordern oder eine Lsg. von 1 T. in 200 T. W. abzugeben mit Angabe des Geh.

Bromacrylidum

Bromacrylidum NFN. Bromacrylid.

$$Br-CH_2-CH_2-\overset{O}{\underset{\|}{C}}-NH-CH_2-NH-\overset{O}{\underset{\|}{C}}-CH=CH_2$$

$C_7H_{11}BrN_2O_2$ M.G. 235,08

N-[(β-Brom-propionamido)-methyl]-acrylamid.

Anwendung. Cancerostaticum (s. auch Bd. II, 738ff.).

Handelsform: Bromacrylide (Lederle, USA).

Bromallyl-amyl-barbitursäure

β-Bromallyl-sek.amyl-barbitursäure. Acidum bromallyl-isoamylbarbituricum. 5-(2-Bromallyl)-5-(1-methylbutyl)-barbitursäure.

$C_{12}H_{17}BrN_2O_3$ M.G. 317,20
5-(2'-Bromallyl)-5-sek.amyl-hexahydropyrimidin-2,4,6-trion.

Eigenschaften. Kristalle von schwach bitterem Geschmack, schwer lösl. in W. und Chlf., lösl. in A. und M. sowie in wss. Alkalilaugen unter Salzbldg. Fp. 161 bis 163°.

Aufbewahrung. Gut verschlossen, kühl und vor Licht geschützt.

Anwendung. In Form des Natriumsalzes in 10%iger wss. Lsg. als rektales Narcoticum zur Einleitung von Inhalationsnarkosen, Lokal- und Spinalanästhesien, Dämmerschlaf in der Geburtshilfe und bei Entziehungskuren (s. auch Bd. II, 190ff.).

Bromamidum

Bromamidum. Bromamid.

$C_{11}H_{15}BrN_2O$ M.G. 271,16
3-(p-Brom-anilino)-N,N-dimethyl-propionamid.

Anwendung. Sedativum, Analgeticum, Antiphlogisticum.

Bromanilin

4-Bromoaniline Hydrochloride BP 68. 4-Bromanilinhydrochlorid.

$C_6H_6BrN \cdot HCl$ M.G. 208,49

Gehalt. Mindestens 99,0% $C_6H_6BrN \cdot HCl$.

Eigenschaften. Weißes oder leicht cremefarbenes krist. Pulver, lösl. in W. und verd. Mineralsäuren.

Prüfung. Sulfatasche: Höchstens 0,3%.

Gehaltsbestimmung. Etwa 0,5 g Substanz werden genau gewogen, in 20 ml 5 n Salzsäure gelöst und mit 20 ml W. versetzt. Nach dem Abkühlen verd. man mit W. auf 100 ml und pipettiert 25 ml in einen Jodzahlkolben. Nach Zusatz von 50 ml 0,1 n Brom-Lsg. und 5 ml 5 n Salzsäure läßt man 5 Min. stehen, dann wird die Lsg. mit 1 g Kaliumjodid versetzt, das in wenigen ml W. gelöst ist. Nach dem Durchmischen titriert man mit 0,1 n Natriumthiosulfat-Lsg. unter Verwendung von Stärke als Indikator zurück. 1 ml 0,1 n Brom-Lsg. entspr. 5,213 mg $C_6H_6BrN \cdot HCl$.

Bromchlorenonum

Bromchlorenonum NFN. Bromchlorenone USAN. Bromchlorenon.

$C_7H_3BrClNO_2$ M.G. 248,47
6-Brom-5-chlor-benzoxazolin-2-on.

Anwendung. Desinficiens (s. auch Bd. I, 1216 ff.).
Handelsform: Vinyzene (Scientific Chemicals, USA).

Bromcholinum bromatum

Siehe S. 889.

Bromcyan

Bromcyan. Cyanogenbromid.

$Br-C \equiv N$ M.G. 105,93

Eigenschaften. Leicht flüchtige, nadel- oder würfelförmige Kristalle, leicht lösl. in W., A. und Ae. $d_4^{20} = 2,015$; Fp. = 52°; Kp. = 61 bis 62°. Die Dämpfe sind stark reizend. Giftig! MAK auf Cyan berechnet = 20,35 mg pro m³ Luft.

Aufbewahrung. Gut verschlossen und kühl.
Anwendung. In organ. Synth., zur Spaltung tertiärer Amine.

Brometenaminum

Brometenaminum NFN. Brometenamin.

$[CHBr_3][(CH_2)_6N_4]$

$C_7H_{13}N_4Br_3$ M.G. 392,94
(Tribrom-methan)-(1,3,5,7-tetraaza-adamantan)-Komplex(1 : 1).

Anwendung. Hustensedativum.
Handelsform: Codoforme (Bottu, Frankreich).

Brom-methyl-pentinol

1-Brom-3-methyl-pentin-(1)-ol-(3).

C_6H_9BrO M.G. 177,05

Anwendung. Als Hypnoticum und Tagessedativum (s. auch Bd. II, 190 ff.).
Dosierung. Bei Schlafstörungen und Übererregbarkeit 0,25 g peroral.
Handelsform: Bason.

Bromindionum

Bromindionum NFN. Bromindion. Bromindione BAN, USAN.

$C_{15}H_9BrO_2$
2-(p-Brom-phenyl)-indan-1,3-dion.

M.G. 301,15

Anwendung. Anticoagulans (s. auch Bd. I, 1158, 1162).

Handelsformen: Fluidemin (Maggioni, Italien), Halinon (US Vitamin and Pharmaceutical, USA).

Bromnaphthalin

1-Bromnaphthalin. α-Bromnaphthalin. α-Monobromnaphthalin.

$C_{10}H_7Br$

M.G. 207,07

Eigenschaften. Farblose ölige Fl., praktisch unlösl. in W., mischbar mit abs. A., Ae., Bzl. und Chlf., flüchtig mit W.-Dampf. Fp. 6,2°; Kp. 281,1°; $d_4^{20} = 1,4875$; $n_D^{20} = 1,6582$.

Anwendung. Wegen des hohen Brechungsindexes als Einschlußmittel in der Mikroskopie und als Immersionsfl. für die Refraktionsbestimmung bei festen Körpern.

Bromoform

Siehe Bd. II, 1202.

Bromphenacylbromid

p-Bromfenacylbromid Nord. 63. p-Bromphenacylbromid.

$C_8H_6OBr_2$
1-(Bromacetyl)-4-brombenzol.

M.G. 277,95

Eigenschaften. Farblose bzw. grünliche oder bräunliche Kristalle oder krist. Pulver von eigentümlich aromatischem Geruch und kratzendem Geschmack. Die Lsg. reagieren nahezu neutral. Lösl. in A., Ae. und Chlf., unlösl. in W. Fp. 109 bis 113°.

Erkennung. 0,25 g Natriumsalicylat werden in einer Mischung von 2 ml W. und 5 ml A. gelöst, mit 2 Tr. Salzsäure und 0,40 g Substanz versetzt. Man erwärmt 15 Min. im Rg.-Glas, kühlt ab und sammelt das entstandene 4-Bromphenacylsalicylat auf einem Filter. Nach mehrmaligem Umkrist. aus 10 ml A. und Trocknen bei 105° schmilzt die Substanz zwischen 140 und 143°.

Prüfung. 1. Chlorid, Bromid: 0,15 g Substanz werden 2 Min. lang mit 15 ml W. geschüttelt und filtriert. Das Filtrat wird nach Bd. I, 257 auf Chlorid geprüft. – 2. Asche: Höchstens 0,1%. Dazu werden 500 mg Substanz verascht, die höchstens 0,5 mg Rückstand hinterlassen dürfen.

Aufbewahrung. Gut verschlossen, vor Licht geschützt.

Anwendung. Als Rg.

Bromphenolrot

Bromphenolrot.

$C_{19}H_{12}Br_2O_5S$ M.G. 512,20
3′,3′′-Dibrom-phenolsulfonphthalein.

Eigenschaften. Rötlichbraunes Pulver, lösl. in A., wenig lösl. in W., unlösl. in Bzl. und Ae. Fp. = etwa 230° (Zers.).

Anwendung. Als Indikator für den Umschlagsbereich pH 5,2 (gelb) bis pH 6,8 (rot) in 0,04%iger alkoholischer Lsg. oder in wss. Lsg. des Natriumsalzes.

Bromsäure

Bromsäure. Acidum bromicum.

$HBrO_3$ M.G. 128,92

Eigenschaften. Die Substanz ist nur in verd. Lsg., die weniger als 50% Bromsäure enthalten, haltbar. Eine 5%ige wss. Lsg. hat folgende Eigenschaften: Farb- und geruchlose Fl.; d_{15}^{15} = 1,12 (entspr. 15,5° Bé). Bromsäure reizt die Haut, die Augen und die Schleimhäute.

Aufbewahrung. Gut verschlossen, kühl, vor Licht geschützt.

Anwendung. Als Oxydationsmittel in der analytischen und präparativen Chemie.

Bromwasserstoff

Bromwasserstoff.

HBr M.G. 80,92

Eigenschaften. Farbloses, an feuchter Luft rauchendes, nicht brennbares Gas, das die Schleimhäute reizt; lösl. in W. (100 g W. lösen bei 0° 221 g, bei 25° 193 g und bei 100° 130 g HBr) und flüssigem Schwefelwasserstoff, mischbar mit flüssigem Schwefeldioxid in jedem Verhältnis, lösl. in M. und A. d (Luft = 1,00) = 2,71; Fp. = − 86,8°; Kp. = − 66,7°; Dampfdruck bei −52,3° = 1,98 at; bei 19,8° = 20,7 at; bei 50° = 40,2 at. Krit. Temp. = 89,8°; krit. Druck = 84,5 at.

Anwendung. Zur Herst. von Bromwasserstoffsäure, anorgan. und organ. Bromverbindungen.

Aufbewahrung. In Druckflaschen.

Bromwasserstoffsäure. Acidum hydrobromicum.

$HBr \cdot xH_2O$ M.G. 80,92

Eigenschaften. Klare, farblose, nahezu geruchlose Fl., die sich beim Aufbewahren an der Luft oder am Licht allmählich gelblich bis braun verfärbt. Sie bildet mit Ammoniakdämpfen weiße Nebel.

Dichte, Volumenprozentgehalt, Beaumé-Grade einiger handelsüblicher Bromwasserstoff-Lsg.:

d_4^{20} = etwa 1,072 = etwa 10° Bé entspr. etwa 10% HBr
d_4^{20} = etwa 1,158 = etwa 20° Bé entspr. etwa 20% HBr
d_4^{20} = etwa 1,208 = etwa 25° Bé entspr. etwa 25% HBr
d_4^{20} = etwa 1,38 = etwa 40° Bé entspr. etwa 40% HBr
d_4^{20} = etwa 1,78 = etwa 65° Bé entspr. etwa 66% HBr

Eine Lsg. von Bromwasserstoff in W., die etwa 48% HBr enthält, bildet ein aceotropes Gemisch und siedet konst. bei 125°.

Aufbewahrung. Gut verschlossen, vor Luft und Licht geschützt.

Anwendung. Bei der Herst. anorg. und org. Bromverbindungen, in der Erdölindustrie als Katalysator, in der Analyse. Die 48%ige Säure kann in der mikroskopischen Technik zum Fixieren und Bromieren von Golgi-Präparaten gebraucht werden.

Bromus

Bromus mango E. Desv. Poaceae – Pooideae – Poeae.
Heimisch in Chile.

War vor der Einführung der europäischen Getreidearten für die Einwohner von Chile die wichtigste Brotfrucht.

Anwendung. Als Purgans.

Bromus stamineus Desv., Chile, eine ausdauernde, bis 60 cm hohe Pflanze und **Bromus catharticus** Vahl. [B. unioloides (Willd.) H. B. K.], Chile, werden in Form des Dekoktes als Expectorans, als Purgans und als Emeticum verwendet.

Bronopolum

Bronopolum. Bronopol BAN.

$C_3H_6BrNO_4$ M.G. 199,99
2-Brom-2-nitro-propan-1,3-diol.

Anwendung. Antisepticum, Konservans (s. auch Bd. I, 1216 ff.).

Broparestrolum

Broparestrolum. Broparestrol. Broparoestrol DCF. Broparoestrolum NFN.

$C_{22}H_{19}Br$ M.G. 363,30
1-(p-Aethyl-phenyl)-2-brom-1,2-diphenyl-aethen.

Anwendung. Synth. Oestrogen (s. auch Bd. II, 150, 173).

Handelsform: Longestrol (Laroche-Navarron, Frankreich).

Brosimum

Brosimum galactodendron G. Don (Galactodendron utile KTH.). Moraceae – Moroideae – Brosimeae. Amerikanischer Kuhbaum. Milchbaum. Arbole de Leche.

Heimisch in den Gebirgen Südamerikas, besonders in Venezuela, Guayana und Caracas.

Inhaltsstoffe. Im Milchsaft etwa 30 bis 35% des harzartigen Stoffes Galactin und Kautschuk.

Anwendung. Das Wachs, Kuhbaumwachs, Cow tree wax, das aus dem Milchsaft durch Kochen gewonnen wird, ist dem Bienenwachs ähnlich und dient zur Herstellung von Kerzen. Die Milch kann anstatt Kuhmilch genossen werden.

Brosimum alicastrum Sw. Brotnußbaum.

Heimisch in Jamaica, Mexiko (Capomo) und Venezuela.

Inhaltsstoff. Kautschuk.

Anwendung. Samen eßbar, als Galaktagogum. Der Milchsaft gegen Asthma.

Broxaldinum

Broxaldinum. Broxaldin. Brobenzoxaldin.

$C_{17}H_{11}Br_2NO_2$ M.G. 421,1

Benzoesäure-(5,7-dibrom-2-methyl-8-chinolyl)-ester. 5,7-Dibrom-8-benzoyl-oxychinaldin.

Eigenschaften. Hellbeiges bis gelblichgraues Pulver von schwachem Geruch. Fp. 129 bis 135°. Fast unlösl. in W., schwer lösl. in A., lösl. in Ae. (1,5 + 100), leicht lösl. in Bzl. (1 + 4) und in Chlf. (1 + 2).

Erkennung. D.Chr. auf Kieselgel-G-Platte; Methode: Aufsteigend. Fließmittel: n Hexan-Ae.-Aceton-M.-2 n Ammoniak (45 + 35 + 15 + 5 + 1); Laufstrecke 12 cm. Sprührg.: nach DRAGENDORFF. 50 mg Substanz in 20 ml Aceton lösen und 10 µl dieser Lsg. auf die Startlinie der Platte auftragen, daneben 10 µl Standardlsg. setzen (50 mg Referenzsubstanz in 20 ml Aceton gelöst). Die Hauptflecken beider Punkte sollen sich in R_f-Wert (etwa 0,8) und Farbe (orangegelb) entsprechen.

Prüfung. 1. Halogen: Schwache Trbg. zulässig. – 2. Sulfat: Schwache Trbg. zulässig. – 3. Schwermetalle: Höchstens 100 ppm (Pb). – 4. Arsen: Höchstens 10 ppm (As_2O_3). – 5. Trocknungsverlust: Höchstens 0,5% nach 4 Std. bei 105°. – 6. Asche: Höchstens 0,2% nach 1 Std. bei 900°.

Gehaltsbestimmung. Etwa 0,3 g Substanz, genau gewogen, werden in 50 ml Eisessig-Essigsäureanhydrid (1 + 1) gelöst und mit 0,1 n Perchlorsäure (in wasserfreiem Eisessig) gegen Kristallviolett als Indikator bis zum Umschlag nach Gelb titriert. 1 ml 0,1 n $HClO_4$ entspr. 42,11 mg $C_{17}H_{11}Br_2NO_2$. – Geh. an Broxaldin 100 ± 3%.

Handelsform: Broxaldinum ist enthalten in Intestopan-Tabletten (Sandoz AG, Nürnberg).

Broxyquinolinum. Broxyquinolin. Broxichinolinum. Broxychinolin. Bromoxin.

$C_9H_5Br_2NO$ M.G. 302,96

5,7-Dibrom-chinolin-8-ol. 5,7-Dibrom-8-hydroxychinolin.

Eigenschaften. Fast weißes oder cremefarbenes bis hellgraues Pulver von schwachem Geruch. Fp. 195 bis 201°. Praktisch unlösl. in W., schwer lösl. in A. Lösl. in Aceton (1 + 80), in Ae., Bzl., Chlf. (bis 1 + 50) und in konz. Mineralsäuren.

Erkennung. 1. Schon mit geringsten Mengen Eisensalz liefert die Substanz eine intensiv grünschwarze Komplexverbindung, die zur quant. Bestimmung des Eisens dienen kann. − 2. Wegen seiner empfindlichen Rk. (Nd.) kann Broxychinolin auch als Rg. auf Kupfer dienen. − 3. D.Chr. auf Kieselgel-G-Platte; Methode: Aufsteigend. Fließmittel: n Hexan-Ae.-Aceton-M.-2 n Ammoniak (45 + 35 + 15 + 5 + 1); Laufstrecke 12 cm. Sprührg.: 0,5% wss. Eisen(III)-chloridlsg. Evtl. unter leichtem Erwärmen 50 mg Substanz in 20 ml Aceton lösen und 10 µl dieser Lsg. auf die Startlinie der Platte auftragen, daneben 10 µl Standardlsg. setzen (50 mg Referenzsubstanz in 20 ml Aceton gelöst). Die Hauptflecken beider Punkte sollen sich in R_f (etwa 0,3), Farbe (grünlichgrau) und Form (gezogen) entsprechen.

Prüfung. 1. Halogen: Schwache Trbg. zulässig. − 2. Sulfat: Schwache Trbg. zulässig. − 3. Schwermetalle: Höchstens 100 ppm (Pb). − 4. Arsen: Höchstens 10 ppm (As_2O_3). − 5. Trocknungsverlust: Höchstens 0,5% nach 4 Std. bei 105°. − 6. Asche: Höchstens 0,2% nach 1 Std. bei 900°.

Gehaltsbestimmung. Etwa 0,3 g Substanz, genau gewogen, werden in 50 ml Eisessig-Essigsäureanhydrid (1 + 1) gelöst und mit 0,1 n Perchlorsäure (in wasserfreiem Eisessig) gegen Kristallviolett als Indikator bis zum Umschlag nach Gelb titriert. 1 ml 0,1 n $HClO_4$ entspr. 30,30 mg $C_9H_5Br_2NO$. − Geh. an Broxychinolin 100 ± 3%.

Handelsform: Broxychinolin ist enthalten in Intestopan-Tabletten (Sandoz AG, Nürnberg).

Intestopan.

Intestopan ist ein Gemisch von 5,7-Dibrom-8-hydroxychinolin und 5,7-Dibrom-8-benzoyl-oxychinaldin im Verhältnis 5 : 1.

Eigenschaften. Cremefarbenes bis hellgraues Pulver von schwachem Geruch. Fp. 191 bis 197° (sintert bei 180°). Fast unlösl. in W., schwer lösl. in A., besser lösl. in Ae., Bzl., Chlf. (1 + 50) und in konz. Mineralsäuren.

Erkennung. 1. Schon mit geringsten Mengen Eisensalz ergibt Intestopan eine intensiv grünschwarze Komplexverbindung. − 2. D.Chr. auf Kieselgel-G-Platte; Methode: Aufsteigend, eindimensional. Fließmittel: Diäthylcarbonat-Ae.-konz. Ammoniak (100 + 40 + 0,5); Laufstrecke 10 cm. Sprühg. I: 1%ige Eisen(III)-chlorid-Lsg. in 0,1 n Salzsäure. Sprühg. II: nach DRAGENDORFF. 60 mg Intestopan mit 50 ml Methylenchlorid versetzen und unter Rühren lösen. 10 µl der filtrierten Analysenlsg. auf die Startlinie der Platte auftragen, daneben je 10 µl Broxychinolin- und Broxaldin-Standardlsg. setzen (hierfür 100 mg Broxychinolin in 10 ml Methylenchlorid bzw. 50 mg Broxaldin in 25 ml Methylenchlorid lösen). Chromatogramm zur Erkennung der beiden Wirkstoffe mit Sprühg. I und unmittelbar darauf mit Sprühg. II besprühen. Lage und Fbg. der zwei Standardflecken müssen mit denen der Analysenlsg. übereinstimmen (Identität, Reinheit).

Prüfung. 1. Halogen: Schwache Trbg. zulässig. − 2. Sulfat: Schwache Trbg. zulässig. − 3. Schwermetalle: Höchstens 100 ppm (Pb). − 4. Arsen: Höchstens 10 ppm (As_2O_3). − 5. Trocknungsverlust: Höchstens 0,5% nach 4 Std. bei 105°. − 6. Asche: Höchstens 0,2% nach 1 Std. bei 900°.

Gehaltsbestimmung. Etwa 0,24 g Intestopan, genau gewogen, werden in 50 ml Eisessig-Essigsäureanhydrid (1 + 1) unter Erwärmen gelöst und nach dem Abkühlen mit 0,1 n Perchlorsäure (in wasserfreiem Eisessig) gegen Kristallviolett als Indikator bis zum Umschlag nach Gelb titriert. 1 ml 0,1 n $HClO_4$ entspr. 31,78 mg Intestopan.

Anwendung. Antisepticum. Darmtherapeuticum gegen Diarrhoe als Folge von Infektionen und Entzündungen der Verdauungswege, bei Magen-Darm-Störungen infolge von Gärungs- und Fäulnisprozessen sowie nach Antibiotica-Anw. Zur Vorbeugung gegen Darmerkrankungen, die durch Reisen, Klima- und Kostwechsel oder funktionell bedingt sind.

Brucea

Brucea sumatrana ROXB. (Gonus amarissimus LOUR., Brucea amarissima). Simarubaceae − Simaruboideae − Picrasmeae.

Heimisch in Hinterindien, Südvietnam, vom Malaiischen Archipel bis Australien.

Ein Holzgewächs mit unpaarig gefiederten Blättern und kleinen vierzähligen Blüten in rispigen Blütenständen.

Fructus (Semen) Bruceae. Bruceafrüchte. Macassarkerne. Asiatische Ruhrsamen. Kô-Sam-Samen. Bidji makasar. Tambara maridja.

Fructus Bruceae Ned. 5.

Früchte bis 1 cm lang und 0,5 cm breit, runzelig, ungefähr eiförmig, mit ziemlich stumpfer Spitze und am Fuße mit einer kleinen, runden Stielnarbe. Überzogen mit einem groben, unregelmäßig verzweigten Netzwerk von Furchen, oft mit zwei stärkeren Leisten, die die Frucht in gleiche Hälften teilen. Die Farbe variiert von lichtbraun bis glänzend blauschwarz, bisweilen auch unregelmäßig gefleckt. Fruchtwand dünn, hart und spröde. Innerhalb der Fruchtschale ein einziger, grünlichgelber, sehr ölreicher Samen mit schwachem Endosperm und dicken, fleischigen Kotyledonen.

Geschmack sehr stark bitter.

Vor dem Gebrauch müssen die Früchte zerdrückt und von der harten Fruchtwand befreit werden.

Inhaltsstoffe. Die Bitterstoffe Brucamarin und Kosamin, 1,8% Gerbsäure. In den Samen 23% fettes Öl, Kô-Sam-Öl, das aus den Glyceriden der Stearin-, Palmitin-, Öl- und Linolsäure sowie aus einem gesättigten Kohlenwasserstoff besteht. Nach STOECKLIN et al. (Tetrahedron L. *1968*, S. 6007) ein Lacton $C_{20}H_{28}O_9$, Fp. 258°, nach SIM et al. [J. org. Chemistry *33*, 429 (1968)] Brusatol $C_{25}H_{34}O_{11}$, Fp. 254 bis 256°, nach UNO et al. [J. Pharm. Soc. Japan *63*, 579 (1943); ref. Chem. Abstr. *45*, 1731a (1953)] Brucenol $C_{21}H_{25}O_9$, Fp. 260 bis 261°, und Bruceolsäure $C_{47}H_{94}O_3$, Fp. 88,5°.

Brusatol

Lacton R = H

Anwendung. Gegen Dysenterie und Amöbiasis. Die Samen zur Ölgewinnung.

Brucea antidysenterica MILL. (B. ferruginea L'HÉRIT.).

Heimisch im trop. Afrika und Abessinien.

Kleiner Baum mit dichter, rostroter Behaarung und zusammengezogenen, fast ährenförmigen Rispen.

Inhaltsstoffe. In den Früchten 22% fettes Öl, kleine Mengen flüchtiger Säuren, 1% Harz, eine bitterschmeckende Substanz, ein gelber Farbstoff und Glucose. In der bitterschmekkenden Rinde Glucose, Harze, Phytosterin, flüchtige Säuren, Bitterstoffe und 0,023% äth. Öl.

Anwendung. Die sehr bitteren Früchte und Rinden als Magenmittel, gegen Ruhr, Fieber und Würmer. Die Pflanze liefert Cortex Angosturae spuriae.

Brucea javanica.

Inhaltsstoffe. In den Früchten fettes Öl mit gesättigten Fettsäuren, davon etwa 67% Arachin-, 3% Capron-, 30% unbekannte Säuren und ungesättigte Fettsäuren, davon etwa 99% Öl-, 0,75% Linol- und Spuren von Clupanodonsäure, ferner Phytosterin.

Brucin

Bruzin Helv. V. Brucine BP 68. Brucinum. Brucin. Caniramin. Vomicin. 2,3-Dimethoxystrychnin.

$C_{23}H_{26}N_2O_4 \cdot 4H_2O$

M.G. 466,52

bzw. M.G. (wasserfrei) 394,45

Bemerkung: Die Substanz ist als Rg. in den zitierten Pharmakopöen aufgeführt.

Herstellung. Aus den Mutterlaugen, die bei der Gewinnung des Strychnins erhalten werden. Das Brucin wird durch Oxalsäure in das gut krist. Oxalat übergeführt, aus dem das freie Brucin durch Eindampfen mit Magnesiumoxid zur Trockne abgeschieden wird. Durch Umkrist. aus A. und Entfärbung mit Tierkohle wird es rein erhalten. Große Kristalle erhält man bei langsamem Verdunsten der alkoholischen Lsg.

Eigenschaften. Farblose, durchsichtige Tafeln oder glänzende, farblose, federartige Kristalle von sehr stark bitterem Geschmack, die an trockener Luft teilweise verwittern. Die Substanz wird bei 100° über Schwefelsäure im Exsikkator wasserfrei. Das Kristallw. enthaltende Brucin schmilzt bei etwa 100°; die wasserfreie Substanz bei 178°. Krist. Brucin löst sich in 320 T. kaltem oder 150 T. sd. W., die wss. Lsg. reagiert alkalisch. Leicht lösl. in A., Ae. und Chlf. Beim Verdunsten einer Lsg. von Brucin in Chlf. hinterbleibt eine Verbindung von Brucin mit Chlf. in der Zusammensetzung 1 + 1, die das Chlf. erst über 100° allmählich abgibt. Durch Abdampfen mit A. läßt sich das Chlf. leicht wieder entfernen. $[\alpha]_D^{17} = -127°$ ($c = 1,9$, in Chlf.).

Erkennung. 1. In konz. Schwefelsäure löst sich die Substanz ohne Fbg. Wird die Lsg. mit 1 Tr. Salpetersäure versetzt, so färbt sie sich rot. – 2. In Salpetersäure löst sich die Substanz mit roter Fbg., die allmählich in Orange und Gelb übergeht. Die gelbe Lsg. wird durch Zinn(II)-chlorid-Lsg. oder durch farblose Ammoniumsulfid-Lsg. violett gefärbt. – 3. In Chlorwasser oder mit sehr wenig Kaliumchlorat versetzter Salzsäure löst sich die Substanz mit roter Farbe.

Bemerkung zu Erkennung. Die Rotfbg., die Brucin mit Salpetersäure in Ggw. konz. Schwefelsäure gibt und außerdem mit anderen Oxydationsmitteln eingeht, beruht auf Chinonbldg.:

Prüfung. 1. Strychnin: 1 g Substanz wird mit 10 ml abs. A. geschüttelt und 1 bis 2 Std. unter wiederholtem Umschütteln stehengelassen. Sofern sich die Substanz nicht vollständig gelöst hat, wird vom Ungelösten abfiltriert. Mit dem Rückstand führt man die Erkennungs-Rk., die unter Strychninum beschrieben sind, durch. Strychnin darf nur in Spuren vorhanden sein. – 2. Asche: Höchstens 0,1%.

Aufbewahrung. Sehr vorsichtig, vor Licht und Luft geschützt.

Anwendung. Medizinisch: Brucin wirkt wie Strychnin, jedoch etwas schwächer. Größte Einzelgabe: 0,1 g; größte Tagesgabe: 0,2 g; mittlere Einzelgabe: 0,01 g peroral. Brucin soll bei lokaler Anwendung anästhesierende Wrkg. haben, doch ist diese Angabe unsicher. Technisch: Als Rg. auf Salpetersäure und zur Spaltung von Racematen.

Brucinum nitricum. Brucinnitrat. Salpetersaures Brucin.

$C_{23}H_{26}N_2O_4 \cdot HNO_3 + 2H_2O$ M.G. 493

Herstellung. 100 T. krist. Brucin werden in 200 T. warmem verd. A. (45%) gelöst und mit 53 T. Salpetersäure (25%) neutralisiert, worauf die Lsg. an einem warmen Ort langsam abgedunstet wird.

Eigenschaften. Farblose, vierseitige Prismen, leicht lösl. in W. und A.

Aufbewahrung. Gut verschlossen, vor Licht geschützt.

Anwendung. Siehe Brucinum.

Brucinum sulfuricum. Brucinsulfat. Schwefelsaures Brucin.

$(C_{23}H_{26}N_2O_4)_2 \cdot H_2SO_4 + 7H_2O$ M.G. 1012

Herstellung. Man löst 100 T. Brucin in so viel (etwa 64 T.) verd. Schwefelsäure (16%), daß eine neutrale Lsg. entsteht und bringt diese durch Abdunsten zur Kristallisation. Aus der Lsg. in überschüssiger Schwefelsäure kristallisiert ein saures Salz.

Eigenschaften. Weißes, mikrokrist. Pulver, lösl. in etwa 70 T. W., leichter lösl. in sd. W., wenig lösl. in A.

Erkennung. 1. Siehe Brucinum. – 2. Die Substanz gibt einen positiven Sulfatnachweis.

Prüfung. 1. Trocknungsverlust: Höchstens 13%. – 2. Glührückstand: Höchstens 0,1%.

Aufbewahrung. Vor Licht geschützt, in gut schließenden Gefäßen.

Anwendung. Siehe Brucinum.

Bruguiera

Bruguiera gymnorrhiza Lam. (Rhizophora gymnorrhiza L.). Rhizophoraceae – Rhizophoreae.

Heimisch in den sumpfigen Flußmündungen des östl. Afrika und anderer tropischer Gebiete.

Inhaltsstoffe. In der Rinde, Rhizophorarinde, Mangroverinde, 28 bis 50% Gerbstoff und ein roter Farbstoff. Ferner ein Leucocyanidin $C_{15}H_{14}O_7 \cdot H_2O$, Fp. $>300°$, mit Flavandiolstruktur.

Anwendung. Mark und Same eßbar. Rinde adstringierend. Sonst Rinde als Färbemittel zum Rot-, Braun- und Schwarzfärben. Als Gerbmaterial nur bedingt geeignet.

Brunfelsia

Brunfelsia hopeana (Hook.) Benth. [Franciscea hopeana Hook., F. uniflora Pohl, Brunfelsia uniflora (Pohl) D. Don]. Solanaceae – Salpiglossideae.

Bis 1,2 m hoher Strauch; heimisch im äquatorialen Amerika (besonders in Brasilien).

Radix Manaca. Radix Brunfelsiae. Radix Franciseeae uniflorae. Mercurius vegetabilis. Manakawurzel. Manaca root. Genuine Franciscea. Racine de manaca. Manacá. Camgauba. Manacá Brasil. 1.

Ungleich lange, 1 bis 3 cm dicke, zylindrische, einfache, seltener wenig verzweigte, mit nur einigen feinen Nebenwurzeln besetzte, außen schwarz- bis rostbraune Hauptwurzeln, daneben Teile der an die Hauptwurzel sich nach oben anschließenden oberirdischen Achsen. Geruch- und geschmacklos.

Mikroskopisches Bild. Querschnitt. Außen ein schwarz- bis rostbrauner Kork aus niederen, nur an der einen Tangentialwand verdickten Zellen. Darunter eine nicht starke bräunliche Rinde, die einen rötlichgelblichen, dichten Holzkörper umgibt. In der Mittelrinde und an der Außengrenze zur Innenrinde Gruppen stark verdickter Steinzellen. Im Holz ein- bis zweireihige, sehr hohe Markstrahlen; die Gefäße in den Holzstrahlen zerstreut, kleinlumig, spärliches Holzparenchym nur an den Gefäßen, die Holzfasern ziemlich dickwandig, nicht sehr englumig, undeutlich hofgetüpfelt. Bei der Hauptwurzel im Innern des Holzkörpers stets ein enges, rundliches Mark, die dünnen Seitenwurzeln ohne Mark. Primäre Rinde, Markstrahlen und Mark führen reichlich große, zusammengesetzte (3 bis 4 Teilkörner) Stärkekörner. Hartwich nennt für die primäre Rinde große Oxalatdrusen, Solereder hat keine Kristallbildungen angetroffen; wenig Gerbstoff.

Inhaltsstoffe. Nach Berger die Alkaloide Manacin $C_{22}H_{32}N_2O_{10}$ und Manacein $C_{15}H_{26}N_2O_9$, ferner Aesculetin. Nach Merck Ind. 68 das Alkaloid Manacin (Franciscein), Aesculetin und wahrscheinlich Gelsemiasäure. Ferner 1,3% Stärke. In der Rinde etwa 0,08% Manacin.

Anwendung. Als Antisyphiliticum, Antiarthriticum, Diureticum und Purgans. Man verwendet die Droge als Fluidextrakt zusammen mit Natriumsalicylat.

Franciscea uniflora HAB 34.
Frische Wurzel.

Arzneiform. Essenz nach § 3.

Arzneigehalt. 1/3.

Folia Francisceae.
Die Blätter enthalten die gleichen Wirkstoffe.

Brunfelsia ramosissima (Franciscea ramosissima).
In Brasilien kultiviert.
Inhaltsstoffe. In den Samen etwa 12 bis 14% fettes Öl. In Samen und Blättern Manacin und Brunfelsin.

Bryonia

Bryonia alba L. (außerdem laut HPUS 64 B. vera, Uva angina, U. serpentina, Vitis alba, V. nigra). Cucurbitaceae – Cucurbiteae. Weiße oder schwarzbeerige Zaunrübe. Gichtrübe. White Bryony. Blackberried Bryony. Blackberried white Bryony. Wild hops. English or false mandrake. Couleuvrée. Brionia blanca.

Heimisch in Mittel- und Südeuropa, mehr gegen Osten. Zerstreut an Hecken, Zäunen, in Gebüschen und am Rande von Weingärten.

Ausdauernde Pflanze. – Stengel verästelt und langgliedrig, mit Hilfe von einfachen Ranken kletternd, 2,4 bis 4 m lang, von spitzen Knötchen und kurzen Borsten rauh. – Laubblätter kurz gestielt, im Umriß breit-herzförmig, fünfeckig bis handförmig-fünflappig, mit eiförmigen oder dreieckigen, spitzen, ungleich eckig-gezähnten oder ausgeschweiften Lappen, beiderseits kurz borstig-rauh. – Blüten einhäusig. Männliche Blüten in langgestielten Trauben, 10 bis 12 mm breit, grünlichweiß, leicht abfallend; die weiblichen in kurz gestielten, doldenförmigen Büscheln, 9 bis 10 mm lang, grünlich, ihre Kelchzähne so lang wie die Blumenkrone. Nabel kahl. – Beeren 7 bis 8 mm dick, kugelig und schwarz.

Bryonia dioica JACQ. Rote (rotbeerige) Zaunrübe. Gicht-, Hecken-, Hunds-, Roß-, Teufelsrübe. Hundskürbis. Falsche Alraune.

Heimisch im westlichen Mittel- und Südeuropa. An Zäunen, Hecken, in Gebüschen und Auwäldern.

Ausdauernde Pflanze. – Stengel mit Hilfe von einfachen Ranken kletternd, 2 bis 4 m lang, ästig, von spitzen Knötchen und kurzen Borsten rauh. – Laubblätter kurz gestielt, im Umriß breit-herzförmig, fünfeckig bis handförmig-fünflappig, mit eiförmigen bis dreieckigen, spitzen, ungleicheckig-gezähnten oder ausgeschweiften Lappen, beiderseits kurz borstig-rauh. – Blüten vollständig zweihäusig. Männliche Blüten in langgestielten Trauben. Krone etwa 10 mm breit, grünlichweiß, leicht abfallend. Weibliche Blüten in kurzgestielten, doldenähnlichen Büscheln. Krone nur etwa 6 mm lang, grünlich, ihre Kelchzähne nur halb so lang wie die Blumenkrone, letztere gelblichweiß, die der weiblichen Pflanzen doppelt so groß wie bei Bryonia alba. Nabel rauhhaarig. – Beeren kugelig, 6 bis 7 mm dick, erst grün, dann rotfleckig, zuletzt scharlachrot.

Da die beiden Arten ähnliches Aussehen, weitgehend gleiche Inhaltsstoffe und gleiche Anwendung besitzen, können sie in der Drogenbeschreibung zusammengefaßt werden. Vielfach findet auch nur die Wurzel von der letztgenannten Art Verwendung.

Inhaltsstoffe. In den Blättern von Bryonia dioica N^4-Äthyl-L-asparagin, N^4-Hydroxyäthyl-L-asparagin und Kaffeesäure. Ferner nach PARIS et al. [C. R. Acad. Sci. (Paris) *262*, 1372 (1966)] das C-Flavonoid Alliarosid. In den Samen Saponine und β-Pyrazolyl-alanin.

Radix Bryoniae. Radix Vitis albae. Radix Uvae anginae. Zaun-, Fasel-, Faul-, Gicht-, Hecken-, Hunds-, Tollrübe. Hundskürbiswurzel. Sauwurzel. Bryony root. Racine de bryone. Raíz de brionia.

Bryonia (Bryony) NF VIII, BPC 34.

Die in Querscheiben zerschnittene, getrocknete Wurzel. Zum raschen Trocknen werden die Scheiben auf Bindfäden aufgereiht, 9 Teile frische Wurzel ergeben 1 Teil Droge. Wurzel bis 50 cm lang und im oberen Teil bis 10 cm dick, rübenförmig, fleischig und saftig. Die etwa 6 cm messenden Querscheiben sind durch ein ungleichmäßiges Eintrocknen des frisch fleischigen Gewebes mit unregelmäßigen, konzentrischen, höckerigen Ringen und radialen Strahlen und Furchen versehen, in der Droge sind die Scheiben vielfach verbogen und zerbrochen. Außen ein gelblichweißer, quergeringelt-unebener, tieflängsrissiger Kork.

Geruch der frischen Wurzel widerlich, die getrocknete Wurzel geruchlos, Geschmack ekelhaft bitter und scharf.

Mikroskopisches Bild. Die Korkzellen groß und dünnwandig. In der stärkereichen Mittelrinde zuweilen sklerotisierte Zellen mit weitem Lumen und relativ dünnen Wänden, in der schmalen Innenrinde axial verlaufende Reihen von Sekretzellen. Der Holzkörper stark entwickelt, deutlich radial gestreift, breite, großzellige Markstrahlen und von diesen nur wenig sich abhebende Holzstrahlen mit radialen Reihen von Gefäßgruppen. Die Gefäße weitlumig, die Gruppen durch tangentiale Lagen großzelligen Parenchymgewebes getrennt. Um viele Gefäßgruppen bzw. einzeln liegende Gefäße sekundäres Kambium mit sekundärem Phloem. Das Mark verschwindend klein, im Zentrum der Wurzel eine kleine Gruppe primärer Gefäße. Die Stärkekörner einfach und zusammengesetzt zwischen 20 und 120 µm, zuweilen mit kleinem Kern und Schichtung.

Inhaltsstoffe. In Bryonia alba Bryonidin, Bryonin $C_{48}H_{66}O_{18}$ (Aglucon Bryogenin $C_{30}H_{48}O_3$, Fp. 157°), in Bryonia dioica Bryonicin $C_{10}H_{17}NO_2$, Fp. 81 bis 83° (Zers.), und Bryonol $C_{22}H_{34}O_2(OH)_2$, Fp. 210 bis 212° (Zers.). — Nach BERGER 2 bis 6,8% Bryoresin $C_{37}H_{68}O_{18}$, ferner Trimethylamin, ein Sterin, Cerylalkohol, Phlobaphene, Catechingerbstoff, äth. Öl, verschiedene Fermente wie Amylase, Invertase, Peroxydase (keine Oxydase) und glykosidspaltende Fermente sowie Fett mit Palmitin-, Stearin-, Öl- und Linolensäure und ein Phytosterin. In Bryonia alba auch Harnstoff. — TUNMANN et al. [Arch. Pharm. (Weinheim) *289/61*, 459 (1956); *293/65*, 195 (1960)] isolierten aus Bryonia dioica Bryoamarid, ein kristallines Bitterstoff-Glucosid, $C_{36}H_{54}O_{12}$, Fp. 248°, dessen Aglucon $C_{30}H_{44}O_7$, Fp. 129 bis 131°, vermutlich ein tetracyclisches Triterpen ist. TUNMANN et al. [Arch. Pharm. (Weinheim) *289/61*, 459 (1956); *292/64*, 745 (1959)] isolierten ferner daraus das Triglykosid Bryodulcosid $C_{49}H_{84}O_{20}$, Fp. 198 bis 205°, einen sehr süß schmeckenden Stoff. Beim fermentativen Abbau erhält man Bryoiosid $C_{36}H_{62}O_{12}$, Fp. 172 bis 175°, und 1 Mol Glucose. Weitere Hydrolyse ergibt Bryodulcosigenin $C_{30}H_{50}O_4$, Fp. 181 bis 182°, sowie 1 Mol Glucose und 1 Mol Rhamnose. [TUNMANN et al.: Pharmazie *15*, 269 (1960); Tetrahedron L. *1964*, S. 2521; Pharm. Zentralh. *107*, 46 (1968)].

Bryodulcosigenin

BIGLINO et al. [Ann. Chim. (Roma) *49*, 782 (1959); XXI e Congresso Scienze Farmaceutiche Pisa 1961, Ed. Feder. Ordini Farmacisti Italiani, Roma 1962, S. 193 ff.; Tetrahedron L. *1963*, S. 1651] isolierten neben Δ^7-Stigmasterin und Bryonolsäure (3-Hydroxyurs-12-en-29-säure) $C_{30}H_{48}O_3$, Fp. 303°, 2 Triterpenglykoside, mit je 1 Mol Rhamnose und 1 Mol Glucose. In der Wurzel von Bryonia alba eine stark pyrogene Substanz, bei der es sich laut HAHN et al. [Arzneimittel-Forsch. *13*, 1043 (1963)] wahrscheinlich um das Polysaccharid Bryopolyose handelt. TUNMANN et al. [Arch. Pharm. (Weinheim) *291*, 263 (1958)] fanden ein Peptid vom Fp. 206°, das nach Hydrolyse Glycin, Alanin, Leucin, Serin, Threonin, Cystin, Asparagin- und Glutaminsäure ergab. Nach TUNMANN et al. [Naturwissenschaften *52*, 661 (1965)] ein weiteres Glykosid Bryosid (Aglykon Bryosigenin $C_{30}H_{48}O_4$, Fp. 188 bis 191°). Nach GMELIN [Arzneimittel-Forsch. *14*, 1021, 1367 (1964)] in Bryonia dioica ein Gemisch von Cucurbitacinglykosiden, darunter Bryoamarid. Nach enzymatischer Spaltung wurden dünnschichtchromatographisch 8 Cucurbitacine gefunden, von denen 3 als Cucurbitacin L, J und K identifiziert wurden. Die vierte Substanz ist identisch mit Tetrahydrocucurbitacin I, $C_{30}H_{46}O_7$ (Tetrahydroelatericin B und 2-epi-Dihydrocucurbitacin D). ZIELINSKI et al. [J. Chromatog. *36*, 540 (1968)] isolierten weiterhin noch Cucurbitacin B, D, E und I, DUNCAN et al. [Planta med. (Stuttg.) *16*, 224 (1968)] Dihydrocucurbitacin B.

Cucurbitacin L ; R=H
Cucurbitacine J und K; R=OH

Cucurbitacin B ; R = Acetyl
Cucurbitacin D ; R = H

Cucurbitacin E ; R = Acetyl
Cucurbitacin I ; R = H

Nach TUNMANN [Dtsch. Apoth.-Ztg *107*, 1356 (1967)] ferner Stigmasterin, α-Spinasterin und Chrysophansäure.

Prüfung. Identität nach NF VIII: Bryoniapulver wird auf Zusatz von Schwefelsäure braun und dann purpurrot.

Reinheit: Säureunlösliche Asche max. 2% NF VIII. — Fremde org. Substanzen max. 2%, NF VIII.

Aufbewahrung. In gut schließenden Blechgefäßen oder Gläsern. Bei längerer Lagerung verliert die Droge an Wirksamkeit.

Wirkung. Das Harz hat dieselbe drastisch abführende Wirkung wie Resina Jalapae; es erregt schon in kleinen Dosen durch Reizung der Darmschleimhaut reflektorisch die Peristaltik des Dünn- und Dickdarms und kann sehr leicht zu Spasmen und kolikartigen Schmerzen führen. Das Glykosid Bryonin wirkt auch örtlich stark reizend und führt resorptiv in höheren Dosen zur zentralen Lähmung. KONOPA et al. [Neoplasma (Bratisl.) *13*, 335 (1966)] fanden Antitumor-Eigenschaften in Extrakten von getrockneten Wurzeln.

Vergiftungserscheinungen. Der Saft der frischen Zaunrübe bewirkt auf der Haut Rötung, dann schmerzhafte Entzündung mit Blasenbildung, bei intensiverer und längerer Einwirkung auch Zerstörung der betroffenen Hautstellen unter Auftreten von Nekrosen und geschwürigen Veränderungen. Innerlich führt Bryonia zu Übelkeit, Erbrechen, heftigen Koliken und starken, dünnflüssigen, auch blutigen Diarrhöen, ferner zu Nierenreizung, bei Schwangeren auch zu Abort. Außerdem treten resorptive Vergiftungserscheinungen wie Schwindel, Erregungszustände, selbst Krämpfe auf. Tod durch Atemlähmung.

Anwendung. Als Diureticum. Da Bryonia eine spezifische Beziehung zum Nervensystem und zu den Schleimhäuten, besonders zu den serösen Häuten zugeschrieben wird, stellt sie in der Homöopathie das Hauptmittel bei allen akuten fieberhaften, katarrhalischen und rheumatischen Erkrankungen dar. Bei Brustfell- und Lungenentzündung. Als drastisches Abführmittel wegen unangenehmer Nebenwirkungen kaum mehr angewandt.

Dosierung. Nach Extra P. 67 von der Tinktur 1 : 10 0,06 bis 0,6 ml zur Hustenlinderung bei Brustfellentzündung.

Bryonia HAB 34. Zaunrübe.

Die frische, vor der Blüte gegrabene, dicke, rübenförmige Wurzel von Bryonia alba und B. dioica.

Arzneiform. Essenz nach § 1.

Arzneigehalt. 1/2.

Aufbewahrung. Bis 3. Dez.Pot. vorsichtig.

In den Vorschlägen für das neue Deutsche HAB, Heft 2, S. 103 (1956) werden eine Dichte von 0,92 bis 0,95 und ein Trockenrückstand von 3 bis 5% verlangt. Außerdem wird in Heft 7, S. 379 (1961) die Chromatographie der Tinktur beschrieben.

Bryonia alba HPUS 64. White Bryony.

Die frische Wurzel vor der Blüte.

Arzneiform. Urtinktur: Arzneigehalt 1/10. Bryonia, feuchte Masse mit 100 g Trockensubstanz und 400 ml Wasser = 500 g, Alkohol USP (94,9 Vol.-%) 635 ml zur Bereitung von 1000 ml der Tinktur. — Dilutionen: D 2 (2 ×) enthält 1 Teil Tinktur, 4 Teile dest. Wasser und 5 Teile Alkohol; D 3 (3 ×) und höher mit Alkohol HPUS (88 Vol.-%). — Medikationen: D 3 (3 ×) und höher.

Bucco

Siehe Barosma, S. 369.

Bucetinum

Bucetinum NFN. Bucetin BAN.

$$H_3C-H_2C-O-\underset{}{\bigcirc}-NH-\underset{\underset{O}{\|}}{C}-CH_2-CH(OH)-CH_3$$

$C_{12}H_{17}NO_3$ M.G. 223,26
3-Hydroxy-p-butyro-phenetidid.

Anwendung. Analgeticum.

Bucolomum

Bucolomum. Bucolom.

$C_{14}H_{22}N_2O_3$ M.G. 266,33
5-Butyl-1-cyclohexyl-barbitursäure.

Anwendung. Hypnoticum (s. auch Bd. II, 190ff.).

Buddleja

Buddleja brasiliensis JACQ. f. (B. connata MART., B. neemade LK., B. thapsioides DESF., B. australis VELL.). Buddlejaceae.
Heimisch in Süd- und Mittelamerika sowie auf Brasilien (São Paolo, Minas Gerais).

Folia Buddlejae. Salvia mexicana. Salvia de Bolita. Verbasco. Barbasco. Barbasco Brasil. 1.

Inhaltsstoffe. Saponine.

Anwendung. In Form galenischer Präparate als Expectorans. Als Fischgift und gegen Oxyuren. In der Veterinärmedizin.

Buddleja officinalis MAXIM.
Heimisch in China.

Inhaltsstoff. Linarin (Acacetin-7-rutinosid, Buddleoflavonolosid).

Anwendung. In China in der Augenheilkunde.

Bemerkungen: Buddleja lobulata PHILL., Buddleja saligna WILLD., Buddleja salviifolia LAM. werden alle ähnlich wie Buddleja brasiliensis verwendet.
Nach Untersuchungen von DUFF [Biochem. J. *96*, 1 (1965)] enthalten die Blätter von Buddleja-Arten die beiden Glykoside Catalpol und Methylcatalpol.

Bufenadrinum

Bufenadrinum NFN. Bufenadrin.

$C_{21}H_{29}NO$ M.G. 311,45

N-[2-(o-tert. Butyl-benzhydryl-oxy)-aethyl]-N,N-dimethyl-amin.

Anwendung. Antiemeticum, Antihistaminicum (s. auch Bd. I, 1177ff.).

Bufo

Bufo bufo L. (B. vulgaris LAUR., B. rana, B. terrestris Rös., Rana bufo L.). Amphibia – Anura – Bufonidae. Gemeine Kröte. Graue Kröte. Landkröte. Erdkröte. Toad. Crapaud.

Heimisch in Europa, im nördlichen Asien und in Japan; auf Feldern, Wiesen, in Gärten, Kellern, Hecken und Steinbauten.

Sie ist der größte Froschlurch Europas. Weibchen bis zu 20 cm lang, Männchen erheblich kleiner und schlanker, etwa 9 bis 10 cm lang. Der plumpe Körper ist mit mehr oder weniger vorspringenden Warzen besetzt, die bei südlichen Exemplaren dornig sein können. Oberseite rot-, grau- oder schwarzbraun gefärbt mit wenig deutlichen, dunklen Flecken; schmutzigweiße Bauchseite meist graubraun gesprenkelt. Der breite, abgerundete Kopf trägt hinter den Augen zwei längliche, halbmondförmig gekrümmte Haufen von Giftdrüsen, die sog. Parotoiden. Die Schwimmhäute zwischen den Zehen sind schwach entwickelt, wohl infolge des vorherrschenden Landlebens der Kröte. Sie füllen nur den halben Raum zwischen den einzelnen Zehen. Zur Paarungszeit entwickeln sich beim Männchen an der Unterseite der drei Innenfinger schwarze hornige Schwielen, die sog. Brunstschwielen. Eine Schallblase fehlt den Männchen völlig. Sie besitzen jedoch eine etwas dumpf und bellend klingende Stimme. Die Erdkröte besitzt wie alle Kröten neben den Schleimdrüsen, die über die gesamte Körperoberfläche verteilt sind und deren Sekret die Haut schlüpfrig hält, auch größere Giftdrüsen, die zu Parotoiden vereinigt und über die gesamte Rückenhaut verteilt sind.

Die Kröte unterscheidet sich von den übrigen Froschlurchen durch einen langsamen, schleichenden Gang, zahnlose Kiefer, gleichlange Beine und Ablegen des Laiches in doppelreihigen Schnüren (nicht massenhaft). Bei Gefahr sondert sie aus den Rückenhautdrüsen eine gelblichweiße, dickliche Flüssigkeit von übel bitterem Geschmack aus. Der Geruch ist ebenfalls unangenehm. Die sauer reagierende Flüssigkeit trocknet rasch zu einer glasartig spröden Masse ein.

Gewinnung des Krötengiftes. 1. Zur Gewinnung der Krötengifte (nach TSCHESCHE) kann von der getrockneten Krötenhaut ausgegangen werden, die durch Mazeration mit verd. Alkohol extrahiert wird. Der Extrakt wird im Vakuum getrocknet und der Rückstand mit Wasser aufgenommen, in dem die Bufadienolide (Bufagine) bzw. die Bufotoxine ungelöst bleiben, während die basischen Begleitstoffe (Adrenalin, Bufotenin) gelöst werden. Eine getrocknete Krötenhaut von Bufo vulgaris von 15 g Gewicht ergibt 7 bis 10 mg Bufadienolid. – 2. Geeigneter ist die Gewinnung bei lebenden Kröten, die durch Ausdrücken der Parotisdrüsen mit einer Pinzette erfolgt. Das milchige Sekret wird mit Watte aufgesaugt. 33 000 Kröten (Bufo vulgaris) liefern auf diese Weise etwa 36 g Bufotalin. Das Sekret wird mit Chloroform extrahiert, gereinigt und schließlich an einer Aluminiumoxidsäule chromatographiert. – 3. Nach HAB 34 wird das lebende Tier auf einer mit Einschnitten versehenen Korkplatte festgebunden. Dann fährt man mit den Polen eines Induktionsapparates langsam über den Rücken des Tieres, worauf sehr bald das Sekret aus den Rückenhautdrüsen austritt und mit einem Hornmesserchen abgestreift wird.

Das Gift ist unter der Bezeichnung „Bufo" im Handel. In China, wo es heute noch ein begehrtes Volksheilmittel ist, heißt es „Ch'an Su", in Japan „Senso". Dort kommt es in Form von dunkelbraunen, durchlöcherten Scheiben in den Handel.

Bestandteile des Krötengiftes (nach SCHINDLER). Schleimstoffe; Steroide mit einer den Digitalisglykosiden analogen Herzwirkung in Form zuckerfreier Verbindungen, die von MEYER Bufogenine genannt werden und den pflanzlichen herzwirksamen Glykosiden verwandt sind; Bufotoxine: Mit Korksäure und Arginin (Suberylarginin) verknüpfte Bufogenine; Org. Basen (meist Indolderivate): Bufotenin, Bufotenidin u.a., ferner Adrenalin und Noradrenalin; Sterine: Cholesterin, Ergosterin und γ-Sitosterin.

1. Bufogenine: Sie entstehen wahrscheinlich durch enzymatische Hydrolyse der Bufotoxine (s. 2.) und sind ebenso wie die strukturell verwandten pflanzlichen Wirkstoffe vom Scilla- bzw. Digitalistyp herzwirksam. Die Bufogenine sind Steranderivate, ihr Grundgerüst wird als „Bufadienolid" bezeichnet.

Bufadienolid

Zur Gruppe der Bufogenine gehören: Bufotalin $C_{26}H_{36}O_6$, Fp. 223 bis 226°; Bufotalidin (identisch mit Hellebrigenin, dem Aglykon des Hellebrin aus Helleborus) $C_{24}H_{32}O_6$, Fp. 237 bis 240°; Bufotalinin $C_{24}H_{30}O_6$, Fp. 200 bis 220°; Marinobufagin $C_{24}H_{32}O_5$, Fp. 220 bis 224° und Telocinobufagin $C_{24}H_{34}O_5$, Fp. 207 bis 211°.

Bufotalin

Bufotalidin (Hellebrigenin) : R = CHO
Telocinobufagin : R = CH_3

2. Bufotoxine: Beim Krötengift vertritt das Suberylarginin (Korksäure + Arginin) die Stelle des Zuckers, durch den sich die pflanzlichen herzaktiven Glykoside auszeichnen. Dazu gehört das Bufotoxin $C_{40}H_{60}N_4O_{10}$, Fp. 204 bis 205°.

Bufotalin Korksäure Arginin
Bufotoxin

3. Org. Basen (Krötenbasen): Sie bestehen aus Derivaten des Brenzcatechins und aus Indolylalkylaminen. Dazu gehören Adrenalin $C_9H_{13}NO_3$, Noradrenalin $C_8H_{11}NO_3$, Bufotenin (Mappin, 5-Hydroxy-dimethyl-tryptamin, N-Dimethylserotonin) $C_{12}H_{16}N_2O$, Fp. 146 bis 147°, Bufotenidin (Methylbetain des Bufotenins) $C_{13}H_{18}N_2O$ und Dehydrobufotenin, ein cyclisches Betain.

[Bufotenin structure: 5-hydroxy-N,N-dimethyltryptamine derivative]

KAMANO et al. (Tetrahedron L. *1968*, S. 5673) gelang die Isolierung von drei 3-Suberyl-bufogeninen mit den Bufogeninen Resibufogenin, Bufalin und Cinobufagin: I. $C_{34}H_{46}O_9$, Fp. 138 bis 140°; II. $C_{32}H_{44}O_7$; III. $C_{32}H_{46}O_7$.

R = H Cinobufagin
I. R = —CO—(CH$_2$)$_6$—COOH

R = H Resibufogenin
II. R = —CO—(CH$_2$)$_6$—COOH

R = H Bufalin
III. R = —CO—(CH$_2$)$_6$—COOH

Weiter konnten sie (Tetrahedron L. *1968*, S. 5669) ein neues Bufogenin, das Resibufagin, $C_{24}H_{30}O_5$, Fp. 210 bis 212° isolieren.

R = H Resibufagin

Nach HOERIGER et al. [Helv. chim. Acta *53*, 1503, 1993 u. 2051 (1970)] neben den Bufogeninen auch Cardenolide: 3β-Hydroxy-14,15β-epoxy-16β-acetoxy-5β,14β-card-20(22)-enolid $C_{25}H_{34}O_6$; ein 14,15-Epoxycardenolid III, Fp. 228 bis 234; Oleandrigenin; Digitoxigenin; Periplogenin; Sarmentogenin; 3-Digitoxigenyl-korksäurehalbester, Fp. 132 bis 139°; 3-(14,15β-Epoxy-14-desoxy-digitoxigenyl)-korksäurehalbester; zwei weitere 14,15β-Epoxycardenolide entsprechen dem Cinobufotalin und Marinobufagin; sie berichten ferner über eine Reihe weiterer Bufadienolidkorksäurehalbester.

Wirkung. Die Bufogenine und Bufotoxine wirken in gleicher Weise wie die pflanzlichen Herzgifte der Digitalisreihe, in großen Dosen erzeugen sie wie diese Nausea, Erbrechen, Störungen im Magen-Darm-Kanal, Krämpfe, dazu Blutdrucksteigerung und Erregung isolierter glattmuskeliger Organe (Darm, Uterus). Die giftigen Krötensteroide beeinflussen in kleinen und kleinsten Dosen am erkrankten Herzen sowohl die Herzmuskelleistung (Verstärkung der Diastole und Systole) als auch die Herzfrequenz (Verlangsamung). Im Blut der Kröten selbst sind die körpereigenen Herzgifte in einer Verdünnung von 1 : 5000 bis 1 : 20000 für die normale Funktion des Herzens notwendig. Da im Organismus bei den Bufotoxinen der Suberylargininrest leicht abgespalten wird, unterscheiden sich diese Körper in ihrer Wirkung fast nicht von den Bufogeninen. Im Gegensatz zu manchen pflanzlichen Herzglykosiden tritt bei den Bufogeninen keine Kumulation auf. Viele Bufotenine steigern den Blutdruck und wirken erregend auf den isolierten Uterus. Bufotenidin wirkt ähnlich, die Blutdrucksteigerung wird sowohl durch Vasokonstriktion als auch durch Intensivierung der muskulären Herzleistung erreicht. Injiziert man Bufotenin intravenös, so kommt es zu akuten Intoxikationserscheinungen mit Bewußtseinstrübung und Halluzinationen. Die Wirkung tritt rasch ein, ohne den Blutdruck zu ändern. Das Gesicht färbt sich dabei infolge Anoxämie hochrot. Bufotenin gehört als Serotoninabkömmling zu den ,,somatogenen Halluzinogenen", d. h. Substanzen, die bei exogener Zufuhr psychoseartige Zustände erzeugen.

Toxizität der Bufogenine in LD_{50} mg/kg Katze: Bufotalin 0,13; Bufotalidin 0,077; Marinobufagin 0,556; Telocinobufagin 0,1102.

Anwendung. Zur Anregung der Bildung von Corticosteroiden bei rheumatischer Arthritis und bei Infektionskrankheiten. Bei Epilepsie. In den USA als Herzmittel ähnlich denen der Digitalis- und Strophanthus-Gruppe.

Bufo HAB 34. Kröte (Bufo rana).

Gewinnung des Sekretes s. oben.

Arzneiform. Verreibung des Sekretes nach § 8.

Aufbewahrung. 2. und 3. Dez.Pot. vorsichtig.

Bufo bufo gargorizans CANTOR (B. asiaticus).

Bufonis Venenum. Toad venom. Krötengift.

Bufonis venenum Jap. 62.

Das giftige Sekret.

Beschreibung. Runde Scheibe mit flacher Unterseite und gekrümmter Oberfläche, Durchmesser ca. 7 cm, Dicke ca. 1,5 cm und Gewicht einer Scheibe ca. 120 g; oder runde Scheibe mit flachen Seiten, Durchmesser ca. 3 cm, Dicke 0,5 cm, Gewicht einer Scheibe ca. 8 g. Die ganze Oberfläche ist rotbraun bis stark dunkelbraun, leicht glänzend, einheitlich hart, hornig und schwer zu brechen; fast flache Fraktur, die Ränder der gebrochenen und der dünnen Stücke sind rotbraun und durchscheinend. Geruchlos; bitterer und reizerregender Geschmack, verbunden mit einer längeren Taubheit der Zunge.

Inhaltsstoffe. Cinobufotoxin, Resibufogenin, Cinobufagin, Bufalin, Cinobufotalin, Telocinobufagin, Bufogenin B (Desacetylbufotalin) und Gamabufotalin.

Prüfung. Identität. 0,1 g pulverisiertes Krötengift wird 10 Min. mit 5 ml Chloroform im Wasserbad erwärmt und filtriert. 1. Man schüttelt 1 ml der Testlösung mit einigen Tropfen einer Lösung aus gereinigter Saccharose (1 : 1000) und gibt langsam entlang der Gefäßwand 1 ml Schwefelsäure zu: die Berührungszone nimmt eine rote Färbung an. − 2. Zu 1 ml Versuchslösung gibt man 1 ml Schwefelsäure wiederum entlang der Gefäßwand: die an der Berührungszone entstehende stark gelbe Färbung wird nach 15 bis 20 Min. rot; die Chloroformschicht nimmt eine hellrote Färbung an.

Reinheit. Es darf keine Stärke enthalten sein.

Gebrauchsdosis: Täglich 2 bis 5 mg.

Maximale Dosis: Einzeldosis 15 bis 50 mg.

Bufo paracnemis LUTZ.

Inhaltsstoffe. Nach Untersuchungen von ZELNIK [J. Chromatog. 15, 9 (1964)] γ-Sitosterin, Argentinogenin, Bufalin, Bufotalinin, Gamabufotalin, Hellebrigenin, Hellebrigenol, Resibufogenin und Telocinobufogenin.

Weitere Krötengifte sind eingehend von CHEN et al. untersucht worden. Es sind folgende Bufotoxine und Bufagine (nach BAUMGARTEN) bekannt: Alvarobufotoxin $C_{38}H_{56}O_6$, Fp. 214°, DLm 0,756 mg/kg Katze (Bufo alvarius GIRARD); Arenobufagin $C_{24}H_{32}O_6$, Fp. 218 bis 224°; Arenobufogenin (wahrscheinlich identisch mit Arenobufagin) $C_{24}H_{32}O_6$, Fp. 252°; Arenobufotoxin $C_{38}H_{56}N_4O_9$, Fp. 214°, DLm 0,406 mg/kg Katze (Bufo arenarum HENSEL); Bufalin $C_{24}H_{34}O_4$, Fp. 242 bis 244°, DLm 0,137 mg/kg Katze (Ch'an Su); Bufagin (Bufo japonicus); Bufarenogin $C_{24}H_{32}O_6$, Fp. 230 bis 233°; Bufotalien (Desacetyldianhydrobufotalin) $C_{24}H_{30}O_3$, Fp. 224°; Bufotalin $C_{26}H_{36}O_6$, Fp. 223 bis 226°, DLm 0,130 mg/kg Katze. (Ch'an Su und Bufo formosus BOULENGER); Desacetyl-bufotalin $C_{24}H_{34}O_5$, Fp. 210 bis 223°; Bufotalinin $C_{24}H_{30}O_6$, Fp. 200 bis 220°; Bufotoxin $C_{40}H_{60}N_4O_{10}$,

Fp. 204 bis 205°; Cinobufagin $C_{26}H_{34}O_6$, Fp. 213 bis 216° (aus Methanol); Cinobufotalin $C_{26}H_{34}O_7$, Fp. 257 bis 259°; Desacetylcinobufotalin $C_{24}H_{32}O_6$, Fp. 251 bis 261° (Zers.); Acetylcinobufotalin, Fp. 212 bis 214°; Cinobufotoxin $C_{38}H_{54}N_4O_{12}$, Fp. 200°; Fowlerobufagin, Fp. 153°; Fowlerobufotoxin, DLm 0,80 mg/kg Katze (Bufo fowleri); Gamabufotalin (Gamabufogenin, Gamabufagin) $C_{24}H_{34}O_5$, Fp. 258 bis 266°, DLm 0,101 mg/kg Katze; Gamabufotoxin $C_{38}H_{58}N_4O_{10}$, Fp. 210° (Zers.), DLm 0,374 mg/kg Katze (Bufo vulgaris formosus); Jamaicabufagin $C_{24}H_{32}O_6$(?), Fp. 164 bis 173°; Marinobufagin $C_{24}H_{32}O_5$, Fp. 215 bis 220°; Marinobufotoxin $C_{38}H_{56}N_4O_9$, Fp. 204 bis 205°, DLm 0,417 mg/kg Katze (Bufo agua, Bufo marinus [L.] SCHNEIDER); Quercicobufagin, Fp. 258 bis 259° (Bufo quercicus); Regularobufagin, Fp. 235 bis 236°, nach BHARUCHA et al. [Helv. chim. Acta *44*, 844 (1961)] wahrscheinlich ein Gemisch von Arenobufagin und Gamabufotalin; Regularobufotoxin, Fp. 205°, DLm 0,477 mg/kg Katze (Bufo regularis REUSS.); Resibufogenin $C_{24}H_{32}O_4$, Fp. 155 bis 168°; Telocinobufagin $C_{24}H_{34}O_5$, Fp. 207 bis 211°, DLm 0,102 mg/kg Katze (Ch'an Su und Bufo marinus [L.] SCHNEIDER); Vallicepobufagin $C_{26}H_{38}O_6$(?), Fp. 212 bis 213° (Bufo valliceps WIEGMANN); Viridobufagin, Fp. 255°; Viridobufotoxin, Fp. 198 bis 199°, DLm 0,270 mg/kg Katze (Bufo viridis); 4-Bufarenogin (Ch'an Su) nach HUBER et al. [Helv. chim. Acta *50*, 1994 (1967)].

Bufogeninum. Bufogenin. Resibufogenin. Respigon.

$C_{24}H_{32}O_4$ M.G. 384,50
14,15β-Epoxy-3β-hydroxy-5β-bufa-20,22-dienolid.

Anwendung. Als Respirationsstimulans.

Bulbocapnin

Bulbocapninum hydrochloricum. Bulbocapninhydrochlorid.

$C_{19}H_{19}NO_4 \cdot HCl$ M.G. 361,84
4-Hydroxy-3-methoxy-5,6-methylendioxy-aporphinhydrochlorid.

Vorkommen. Die Alkaloidbase findet man in den Knollen von Corydalis cava Schweigg. et Körte (Papaveraceen).

Eigenschaften. Weißes, krist. Pulver, wenig lösl. in W. (1 + 40), schwer lösl. in A. (1 + 150); die wss. Lsg. reagiert gegen Lackmus neutral oder höchstens schwach sauer; $[\alpha]_D^{20}$ = +183 bis +185° (c = 2 in W.). Zersetzt sich zwischen 230 und 270°. Fp. der Base = 200 bis 202°.

Anwendung. Bei Tremor verschiedener Herkunft, wie bei Paralysis agitans, Parkinsonismus, Chorea. Bei Meniérescher Krankheit.

Dosierung. Einzelgabe: 0,1 g, Tagesgabe: 0,2 g; höchste Einzelgabe: 0,2 g.

Veterinärmedizinische Anwendung. Vor der Anw. von Barbitursäurederivaten gegen Excitationen. 20 Min. vor der eigentlichen Narkose 15 mg/kg s.c.

Bulbocapninum phosphoricum. Bulbocapninphosphat.

$C_{19}H_{19}NO_4 \cdot H_3PO_4$ M.G. 423,37

Eigenschaften. Weißes bis silbergraues Pulver, leicht lösl. in W., löslich in A. Die wss. Lsg. reagiert deutlich sauer.

Anwendung. Wie das Hydrochlorid gebraucht.

Bulnesia

Bulnesia sarmienti LORENTZ. Zygophyllaceae.

Der 40 bis 60 m hohe Baum ist heimisch in Südamerika, besonders in Brasilien, Paraguay und Argentinien.

Inhaltsstoff. Im Holz 5 bis 6% äth. Öl, Oleum Bulnesiae aethereum, mit 42 bis 72% Guajol $C_{15}H_{26}O$, Fp. 91°, Bulnesol, α,β-Bulnesen, Guajoxid, α-Guajen und β-Patchoulin.

Anwendung. Das Öl in der Parfümerie und Seifenindustrie zur Erzeugung des Teerosenduftes. Das Holz ist dem Guajak- oder Pockholz sehr ähnlich und wird als Palo balsamo oder Palo santo gehandelt.

Bulnesia arborea (JACQ.) ENGL., Columbien und Venezuela, wird wie Bulnesia sarmienti ausgewertet.

Bunamidinum

Bunamidinum. Bunamidin.

$C_{25}H_{38}N_2O$ M.G. 382,57
N,N-Dibutyl-4-(hexyl-oxy)-1-naphthamidin.

Anwendung. Veterinär-Anthelminticum (Taeniazid) (s. auch Bd. I, 899ff.).

Handelsform: Hydrochlorid: Bunamidine hydrochloride (Burroughs Wellcome, USA).

Bunamiodyl

Bunamiodylum. Bunamiodyl. Bunamijodylum. Buniodyl.

$C_{15}H_{16}J_3NO_3$ M.G. 639,01
α-Aethyl-β-(3-butyramido-2,4,6-trijod-phenyl)-acrylsäure.

Erkennung. D.Chr.: Schicht: D.Chr.-Alufolie mit Kieselgel F 254 (Merck, Darmstadt). Fließmittel: Chlf./Cyclohexan/Eisessig (5:4:1). Laufzeit: 45 Min. Nachw.: UV-Betrachtung (bei 254 nm) Fluoreszenzlöschung bei R_f = etwa 0,50.

Gehaltsbestimmung. 1. Spektralphotometrisch: Das Extinktionsmaximum der methanolischen Lsg. liegt bei 237 nm $\left(E_{1\,cm}^{1\%} = 523\right)$. — 2. Nach SCHÖNIGER: Etwa 40 mg Substanz, genau gewogen, werden auf ein zu den Ecken hin gefaltetes 2 × 2 cm großes Stückchen Filtrierpapier gebracht, an dem sich ein 3,5 cm langer Zündstreifen befindet. Die Substanz wird mit 3 bis 4 Tr. 4%iger Kollodium-Lsg. befestigt. Dann bringt man das Filtrierpapier mit der Probe zwischen die Platinnetze des Stopfens zum Verbrennungskolben nach SCHÖNIGER, so daß der Zündstreifen 2 cm herausragt und in die Wendel der Zündspirale geschoben werden kann. In einen 750-ml-Schliffkolben nach ERLENMEYER gibt man 5 ml 1 n Natronlauge und 5 ml W., leitet 1 bis 2 Min. lang aus der Sauerstoffbombe Sauerstoff in den Kolben, setzt rasch den Zündstopfen auf, dreht den Kolben vorsichtig, damit das Papier nicht benetzt wird, und klemmt die Anordnung zur Zündung in den Schutzkasten ein. Nach der Verbrennung wird sofort einmal kräftig geschüttelt. Nach weiteren 5 Min. Absorptionszeit schüttelt man nochmals, spült Stopfen und Platin mit 15 ml W. ab, gibt 10 ml Brom-Eisessig-Lsg. in den Kolben und schüttelt. Darauf werden 0,5 ml konz. Ameisensäure zugesetzt und wiederum geschwenkt. Nach 2 Min. fügt man 0,5 g Kaliumjodid hinzu und titriert mit 0,1 n Natriumthiosulfat-Lsg. gegen Stärkelsg. als Indikator. 1 ml 0,1 n Natriumthiosulfat-Lsg. entspr. 3,6722 mg Bunamiodylum. Bromeisessig-Lsg.: 10 g Kaliumacetat werden in 100 ml Eisessig gelöst. Dann werden 0,4 ml Brom zugegeben.

Anwendung. Als orales Kontrastmittel zur Darst. der Gallenblase und der großen Gallengänge.

Handelsform: Orabilix-Kapseln; sie enthalten das Natriumsalz der o. a. Säure (Hefa-Frenon Arzneimittel GmbH, Werne).

Buphane

Buphane disticha (L. f.) HERB. (B. toxicaria HERB., Boöphane toxicaria HERB., Brunswigia toxicaria KER., Haemanthus toxicaria AIT.). Amaryllidaceae.

Heimisch in Südafrika.

Inhaltsstoffe. In den Zwiebeln 0,3% Alkaloide [Chromatogr. Rev. *11*, 1 (1969)] mit 19,4% Buphanidrin $C_{18}H_{21}NO_4$, Fp. 90 bis 92°, 14,1% Buphanamin $C_{17}H_{19}NO_4$, Fp. 184 bis 185°, 11,1% Buphanitin (Haemanthin, Nerbowdin) $C_{17}H_{21}NO_5$, Fp. 240 bis 242°, 0,4% Lycorin $C_{16}H_{17}NO_4$, Fp. 253 bis 255°, 18,6% Undulatin $C_{18}H_{21}NO_4$, Fp. 152 bis 154°, 16,9% Buphanisin $C_{17}H_{19}NO_3$, Fp. 124 bis 125°, 7,2% Crinin (Crinidin) $C_{16}H_{17}NO_3$, Fp. 209 bis 211°, 1,2% Crinamidin $C_{17}H_{19}NO_5$, Fp. 221 bis 223°, 5,4% Distichamin $C_{18}H_{19}NO_5$, Fp. 161 bis 162°, 0,6% Acetylnerbowdin $C_{19}H_{23}NO_6$, Fp. 207 bis 209°, und 0,3% Buphacetin $C_{20}H_{25}NO_7$, Fp. 182 bis 183°.

Neben den Alkaloiden ferner kleine Mengen äth. Öles mit Furfuraldehyd und einer nach Baldriansäure riechenden Säure, Acetovanillon $C_9H_{10}O_3$, Fp. 115°, Chelidonsäure $C_7H_4O_6$, Fp. 262° (Zers.), n-Pentatriacontan $C_{35}H_{72}$, Fp. 74,4 bis 74,6°, ein Phytosterin $C_{27}H_{46}O$, Ipuranol (Sitosterin-D-glucosid), Fructose und eine Mischung freier und gebundener Fettsäuren sowie Kupfer.

Wirkung. Beim Menschen entstehen nach Verzehr der Pflanze Schwäche, Delirium, Trockenheit des Mundes, vermehrte Harnabsonderung und Pupillenerweiterung.

Anwendung. Kraut, Zwiebel und Zwiebelsaft zur Herstellung von Pfeilgift.

Bemerkung: Giftpflanze.

Bupleurum

Bupleurum falcatum L. Apiaceae – Apioideae – Apieae. Sichelblätteriges Hasenohr. Oreille de lièvre.

Heimisch in Süd- und Mitteleuropa, in Asien (Japan), vorzugsweise auf Kalk und Mergel, doch auch auf Sand.

Eine sehr vielgestaltige Art. – Pflanze ausdauernd, am Grunde mehr oder weniger verholzend und meist mit kräftig entwickelter Grundachse. – Stengel einzeln oder zu mehreren, bis über 1 m hoch, zickzackförmig verbogen, reich beblättert, meist verzweigt. – Laubblätter derb, in Form und Größe veränderlich, fast kreisrund bis linealisch, die unteren gestielt, die oberen mit schmalem Grunde sitzend. Blattnerven fast parallel oder handförmig auseinandertretend, vorspringend, oft geschlängelt, meist mit vereinzelten, anders gestalteten Zwischennerven untermischt. – Dolden meist ansehnlich, drei- bis fünfzehnstrahlig. Hüllblätter 1 bis 3, ungleich, wenigernervig, stets viel kürzer als die Doldenstrahlen. – Hüllchenblätter 5, ziemlich unansehnlich, linealisch-lanzettlich, sehr spitz, drei- bis fünfnervig mit fast unverästelten Nerven. – Die ziemlich zahlreichen Blüten deutlich, die Früchte meist nicht überragend. – Frucht in Gestalt und Größe sehr veränderlich. Fruchtrippen fadenartig, selten fast geflügelt. Ölstriemen unter den Tälchen zu 1 bis 6, an der Fugenfläche 2 bis 10.

Radix Bupleuri: Bupleuri radix Jap. 62.

Die Droge besteht aus Wurzelhals, Haupt- und Nebenwurzeln. Hauptwurzel meist unverzweigt, am oberen Ende dick, aber kaum über 1,5 cm im Durchmesser, das untere Ende dünn und lang. Nur am Wurzelhals Narben der Stengel; außen braun mit zahlreichen Vertiefungen; leicht zerbrechlich, Bruchstelle etwas faserig.

Geruch charakteristisch, Geschmack leicht sauer.

Mikroskopisches Bild. Längsschnitt zeigt viele Risse in der primären Rinde; Rinde etwa 1/2 bis 2/5 so dick wie der Radius; durchsetzt mit interzellularen, schizogenen Ölkanälen; Gefäße radial im Xylem angeordnet mit zerstreuten Bastfasern; Ölkanäle rund um das Mark, am oberen Ende identisch mit denen in der Rinde; Parenchymzellen gefüllt mit Stärkekörnern und einigen Öltropfen.

Inhaltsstoffe. In der Wurzel laut SHIBATA et al. (Tetrahedron L. *1965*, S. 3783) einige Fettsäuren, neutrale Phytosterine und Saikogenin A, $C_{30}H_{48}O_4$, Fp. 287 bis 293°. Nach KUBOTA et al. (Tetrahedron L. *1966*, S. 701) die Triterpenalkohole Saikogenin B, $C_{30}H_{48}O_3$, Fp. 267 bis 269°, Saikogenin C, $C_{30}H_{48}O_3$, Fp. 291 bis 294°, und Saikogenin D, $C_{30}H_{48}O_4$,

Saikogenin A: $R_1 = \alpha\text{-}CH_2OH$, $R_2 = \beta\text{-}OH$
Saikogenin C: $R_1 = \beta\text{-}CH_3$, $R_2 = \beta\text{-}OH$
Saikogenin D: $R_1 = \alpha\text{-}CH_2OH$, $R_2 = \alpha\text{-}OH$

Saikogenin B

Saikogenin E: $R_1 = \beta\text{-}CH_3$, $R_2 = \beta\text{-}OH$
Saikogenin F: $R_1 = \alpha\text{-}CH_2OH$, $R_2 = \beta\text{-}OH$
Saikogenin G: $R_1 = \alpha\text{-}CH_2OH$, $R_2 = \alpha\text{-}OH$

Fp. 261 bis 266°, die bei der Hydrolyse entstehen, sowie Longispinogenin. Derselbe Autor isolierte ferner die genuinen Sapogenine Saikogenin E, F, G, sowie die Saikosaponine a bzw. d, das 3-[O-β-D-Glucopyranosyl-(1 → 3)]-β-D-fucopyranosid des Saikogenins F, Fp. 225 bis 232°, bzw. des Saikogenins G, Fp. 212 bis 218°, und Saikosaponin c, das Saikogenin E-3-[O-β-D-glucopyranosyl-(1 → 6)]-[O-α-L-rhamnopyranosyl-(1 → 4)]-β-D-glucopyranosid, Fp. 202 bis 210°.

Nach SHIBATA et al. [Chem. Abstr. *66*, 5875 (1967)] die Saponine Saikosid Ia, Ib, II. Ferner Adonit $C_5H_{12}O_5$, Fp. 102° und α-Spinasterin $C_{29}H_{48}O$, Fp. 169 bis 175°. Im Samenöl Petroselin- und Petroselidinsäure.

Prüfung. Identität: 0,5 g gepulverte Droge geben mit 10 ml Wasser einen für längere Zeit anhaltenden Schaum (Saponin). Reinheit. Max. Aschegehalt 3%. – Fremde org. Beimengungen max. 10%.

Anwendung. In der chinesischen Medizin gegen Fieber.

Dosierung. Täglich 3 bis 9 g als Dekokt.

Bupleurum rotundifolium L. (B. perfoliatum LAM.). Rundblättriges Hasenohr. Durchwachs-Hasenohr. Ackergoldschirm. Ackerdurchwachs.

Heimisch in Vorderasien, mit Getreide nach Süd- und Mitteleuropa usw. verschleppt. Auf Äckern und Brachfeldern, in Gärten, Weinbergen, an Wegen und Dämmen als Unkraut.

Pflanze einjährig, 15 bis 75 cm hoch. – Wurzel dünn, senkrecht, verbogen, meist verlängert, mit wenigen, sehr dünnen, abstehenden Fasern versehen. – Stengel stielrund, etwas gestreift, bis 4 mm dick, entweder weißlich glänzend oder purpurn überlaufen, oberwärts wiederholt gabelästig. – Laubblätter bläulichgrün, im frischen Zustand dünnfleischig, getrocknet derb- bis dünnledrig. – Blätter grund- und stengelständig, entweder undeutlich gestielt oder meist sitzend, stengelumfassend, ganzrandig, verkehrt eiförmig oder länglich-verkehrt-eiförmig, bis 7 cm lang und bis 3 cm breit, der Länge nach von sieben- bis dreizehnbogigen Nerven durchzogen. Die mittleren Stengelblätter vollkommen durchwachsen, bis fünfundvierzignervig. – Doldenstiele 2 bis 4 cm lang mit gelben Blüten. Die zur Blütezeit abstehenden Hüllblätter gelblichgrün, halb durchscheinend, zur Reifezeit zusammenneigend, am Grunde sehr kurz verbunden, die äußeren breit-eiförmig oder eiförmig-rundlich, fünf- bis neunnervig, mit besonders zur Fruchtzeit vorspringenden Nerven, zwei- bis dreimal so lang wie die Blüten, an den Enddolden 15 mm lang und zwei- bis dreimal so groß wie die inneren Hüllblätter. Döldchen zehn- bis zwölfblütig. Blumenkronblätter gelb, querrechteckig-rundlich bis fast halbkreisrund, 0,5 bis 0,7 mm lang, etwa 1 mm breit, mit einem kurzen, quadratischen, stumpfen, eingeschlagenen Läppchen versehen. Das Griffelpolster überragt den Rand des Fruchtknotens weit, denjenigen der reifen Frucht nur wenig. – Früchte schwarzbraun, elliptisch-länglich, 3 bis 3,5 mm lang, in der Droge jedoch selten zu finden. Teilfrüchte auf dem Rücken stark gewölbt, gegen die Spitze deutlich verschmälert.

Kraut und Früchte zur Reifezeit wegen fehlender Ölstriemen geruchlos, Geschmack schwach zusammenziehend.

Herba und Semen Perfoliatae.

Über Inhaltsstoffe ist nichts bekannt.

Anwendung. Im 15. Jh. als Arzneipflanze. In der Volksheilkunde in Form eines Dekoktes zur Wundheilung, gegen Knochenbrüche und zur „Zerteilung" des Kropfes.

Buquinolatum

Buquinolatum. Buquinolat. Buquinolate USAN.

$C_{20}H_{27}NO_5$ M.G. 361,42
4-Hydroxy-6,7-diisobutoxy-chinolin-3-carbonsäure-aethylester.

Anwendung. Als Coccidiostaticum.

Handelsform: Buquinolate (Eaton, USA).

Buramatum

Buramatum. Buramat. Buramate USAN.

$C_{10}H_{13}NO_3$ M.G. 195,21
N-Benzyl-carbaminsäure-(2-hydroxy-aethyl)-ester.

Anwendung. Anticonvulsivum, Tranquillizer (s. auch Bd. II, 190ff., 231).

Handelsform: Buramate (Xyttrium, USA).

Bursaria

Bursaria spinosa CAV. Pittosporaceae.
Heimisch in Australien.

Inhaltsstoff. Im Blatt 4 bis 5% Aesculin.

Anwendung. Zur Gewinnung des Aesculins. Das Holz, Native box, Boxthorn, als geringwertiges Buchsbaum-Ersatzholz.

Bursera

Bursera microphylla A. GRAY. Burseraceae – Bursereae.

Inhaltsstoffe. In Zweigen und Blättern äth. Öl mit α- und β-Phellandren, Phellandral und Tetrahydrocuminsäure (Phellandriumsäure). BIANCHI et al. [Dtsch. Apoth.-Ztg *106*, 1328 (1966)] isolierten 4 Verbindungen, von denen 3, darunter Deoxypodophyllotoxin, eine hohe Antitumorwirkung im Zelltest zeigten. Weitere Stoffe mit Antitumorwirkung fanden COLE et al. [J. pharm. Sci. *58*, 175 (1969)]: Burseran, ein 3-(3,4-Methylendioxybenzyl)-4-(3′,4′,5′-trimethoxybenzyl)tetrahydrofuran und eine Komponente II.

Ferner 8% gummiartige Stoffe und Harze.

Burseran

Komponente II

Deoxypodophyllotoxin

Bursera delpechiana POISS. Linaloebaum.

Ein in Mexiko heimischer, wildwachsender Baum. Hauptproduktionszentren am Rio Balsa bei Puebla.

Inhaltsstoffe. 2,5 bis 3% äth. Öl, Oleum Linaloes, mexikanisches Linaloeöl, Mexico linaloe oil, Essence de linaloé du Mexique, in den frischen Früchten, 12 bis 14% aus trokkenen Fruchthülsen. Als Hauptbestandteil des Öles Linalool, ferner Geraniol, Nerol, 1-Methylheptenol, α-Terpineol, Linaloolmonoxid, Methylheptenon und Sesquiterpene.

Anwendung. In der Parfümerieindustrie für Seifen und kosmetische Artikel (Maiglöckchendüfte). Für besonders feine Parfüms eignet sich das Samenöl.

Bursera aloexylon (SCHIEDE) ENGL. (Amyris linaloe LLALAVE), **Bursera glabrifolia** (H. B. K.) ENGL., **Bursera fagaroides** (G. B. K.) ENGL. var. ventricosa.

Heimisch in Mexiko.

Liefern Holz mit aromatischem Harz und ein kümmelartig riechendes äth. Öl. Die Samen bzw. Fruchtöle sind minderwertig.

Aus Bursera fagaroides isolierten BIANCHI et al. (Tetrahedron L. *1969*, S. 2759) zwei Stoffe mit Antitumorwirkung, β-Peltatin-A-methyläther $C_{23}H_{24}O_8$ (I) und 5'-Desmethoxy-β-peltatin-A-methyläther $C_{22}H_{22}O_7$, Fp. 182°, deren Isomere jedoch keine Wirkung mehr zeigten.

I

Bursera simaruba (L.) SARG. (B. gummifera L.), Westindien, liefert elemiartiges Gommart-Gummi als Mastixersatz (amerikan. Elemi).

Bursera tomentosa (JACQ.) TRIAMA et PLANCH.

Anwendung. Liefert westindisches Tacamahak; das Harz, erbsen- bis walnußgroße, blaßgelbe oder rötliche Körner, zur Wundbehandlung.

Bursera excelsa (H. B. K.) ENGL.

Liefert ebenfalls westindisches Tacamahak.

Weitere Tacamahak liefernde Arten s. Calophyllum und Protium.

Butadiazamidum

Butadiazamidum NFN. Butadiazamid.

$C_{12}H_{14}ClN_3O_2S_2$
N-(5-Butyl-1,3,4-thiadiazol-2-yl)-p-chlor-benzol-sulfonamid.

M.G. 331,84

Anwendung. Antidiabeticum (s. auch Bd. II, 92ff.).
Handelsform: Butadiazamid (Lederle, USA).

Butamoxanum

Butamoxanum NFN. Butamoxan.

$C_{13}H_{19}NO_2$
2-(Butylamino-methyl)-1,4-benzodioxan.

M.G. 221,29

Anwendung. Als Psychosedativum (s. auch Bd. II, 351ff.).
Handelsform. Butamoxane: Hydrochlorid (Lilly, USA).

Butaverinum

Butaverinum NFN. Butaverin.

$C_{18}H_{27}NO_2$
3-Phenyl-3-(1-piperidyl)-propionsäure-butyl-ester.

M.G. 289,40

Anwendung. Spasmolyticum (s. auch Bd. II, 484ff.).
Handelsform. Hydrochlorid: Gémora (Dr. Plantier, Frankreich).

Butaxaminum

Butaxaminum. Butaxamin. Butoxamine BAN.

$C_{15}H_{25}NO_3$
α[1-(tert. Butylamino)-äthyl]-2,5-dimethoxy-benzylalkohol.

M.G. 267,36

Anwendung. Das Hydrochlorid als Inhibitor der Fettsäuremobilisation.

Butea

Butea monosperma (Lam.) O. Ktze. (B. frondosa Roxb., Erythrina monosperma Lam.). Fabaceae – Faboideae – Phaseoleae. Ostindischer Plossa- oder Palasabaum. Malabarischer Lackbaum.

Heimisch in Ostindien und Burma, in anderen Teilen der Tropen kultiviert.

Kleiner bis mittelgroßer Baum mit einem häufig gebogenen Stamm. Einzelblättchen der dreiteiligen Blätter 10 bis 20 cm breit, ledrig, starr, auf der Oberseite glatt, unten seidigfilzig behaart, mit vielen Adern. Das endständige Blättchen ist von einer keilförmigen Basis aus rhomboid oder eiförmig, glattrandig oder gekerbt, die Seitenblättchen sind schräg eiförmig. An den meist blattlosen Zweigen sitzen in großer Menge die starren Blütentrauben, jeweils drei an den angeschwollenen Knoten, mit breiten, scharlach- und orangefarbenen Blüten. Kelch dunkel und samtartig. Die beiden oberen Zähne verwachsen, die unteren dreieckig. Blütenkrone an der Außenseite silbrig-filzig behaart mit einem stark gekrümmten, spitzen Kiel. Hülse fest, gestielt, flaumig behaart, 12,5 bis 20 cm lang und 2,5 bis 8 cm breit. An ihrer Spitze sitzt nur 1 Samen. Die Hülse springt unterhalb des Samens nicht auf.

Inhaltsstoff. In den Blütenblättern nach LAUMAS et al. [Indian J. exp. Biol. *4*, 246 (1966); ref. Chem. Abstr. *66*, 4961 (1967)] ein Stoff mit antioestrogener Wirkung. Nach GUPTA et al. [Phytochemistry *9*, 2231 (1970)] in den Blüten die Flavanone Butin, Butrin, Isocoreopsin, Isomonospermosid, die Chalkone Butein, Isobutrin, Coreopsin, Monospermosid und die Aurone Palasitrin und Sulphurein.

Semen Buteae. Buteae Semen. Buteasamen. Butea seed. Palas-papra.

Buteae Semen Ind. P. C. 53. Butea seed BPC 34, Ind. P. 55.

Samen nierenförmig, flach, 25 bis 38 mm lang, 16 bis 25 mm breit und 1,5 bis 2 mm dick. Samenschale dunkelrötlichbraun, glänzend, dünn und gerunzelt, mit einem großen Nabel in der Mitte der konkaven Krümmung. Keimblätter groß und von gelber Farbe.

Geruch schwach, Geschmack leicht scharf und bitter.

Die Integumente werden durch Einweichen in Wasser entfernt, anschließend werden die Kerne getrocknet und gepulvert.

Inhaltsstoffe. Gegen 18% fettes Öl, Kinobaumöl, mit 45% Fettsäuren, 19% Proteiden, 6% Zucker und Sitosterolin. RAJ et al. [Indian J. Chem. *5*, 86 (1967)] isolierten Palasonin, ein Exo-cis-3,6-epoxy-1-methylhexahydro-phthalsäureanhydrid (Desmethyl-cantharidin), $C_9H_{10}O_4$, Fp. 109 bis 111° (BOCHIS et al.: Tetrahedron L. *1968*, S. 1974).

Palasonin

Prüfung. Nach Ind. P. C. 53: Gesamt-Eiweißkörper mind. 18%. – Max. Aschegehalt 6%. – Fremde org. Beimengungen max. 2%. – Trocknungsverlust bei 100° max. 8%.

Aufbewahrung. In gut verschlossenen Behältern vor Feuchtigkeit geschützt, Ind. P. C. 53.

Anwendung. In Indien vor allem das Öl als Anthelminticum und Santoninsurrogat. Mit Zitronensaft verrieben als reizendes Mittel zu Hauteinreibungen.

Dosierung. 0,6 bis 1,3 g, Extra P. 67.

Bemerkung: Die Blüten mit Butein und Butin werden zum Gelbfärben benutzt. Der an den jungen Trieben von Butea monosperma und anderen Arten durch den Stich der befruchteten weiblichen Schildlaus (Coccus lacca) entstehende Gummilack (Stocklack) wird auf Schellack, Lack-dye (roter Farbstoff) oder Lac-Lac verarbeitet. Der Baum liefert Bengalisches Kino (s. d.) und Bastfasern für Seilwaren.

Butetamatum

Butetamatum. Butetamat. Butethamate.

$C_{16}H_{25}NO_2$ M.G. 263,37

α-Phenyl-buttersäure-(2-diaethylamino-äthyl)-ester.

Anwendung. Spasmolyticum (s. auch Bd. II, 484 ff.).

Butinolinum

Butinolinum. Butinol.

$C_{20}H_{21}NO$ M.G. 291,38
1,1-Diphenyl-4-pyrrolidino-but-2-in-1-ol.

Anwendung. Anticholinergicum, Spasmolyticum (s. auch Bd. II, 484 ff.).

Butizid

Butizidum. Butizid. Buthiazide. Isobutylhydrochlorothiazid.

$C_{11}H_{15}ClN_3O_4S_2$ M.G. 353,86
6-Chlor-3,4-dihydro-3-isobutyl-7-sulfamoyl-2H-1,2,4-benzothiadiazin-1,1-dioxid.

Eigenschaften. Weißes bis schwach cremefarbenes, feines, fast geruchloses Pulver. Leicht lösl. in Aceton, lösl. in M., praktisch unlösl. in Chlf., Bzl. und W. Fp. 120 bis 124°.

Erkennung. Die Substanz zeigt in methanolischer Lsg. 2 starke Absorptionsmaxima bei 225 bis 227 nm und bei 270 bis 272 nm sowie 1 schwaches Maximum bei 315 bis 320 nm.

Gehaltsbestimmung. Der Geh. wird spektralphotometrisch bestimmt in einer Lsg. von 0,5 mg Substanz in 100 ml M., durch Messung der UV-Absorption im Maximum bei 271 nm. Theor. Wert von $E_{1\%}^{1\,cm} = 618,5$.

Anwendung. Als Salureticum und Antihypertonicum.

Handelsform: Saltucin (Boehringer Mannheim GmbH).

Butopiprinum

Butopiprinum NFN. Butopiprin. Butopiprine.

$C_{19}H_{29}NO_3$ M.G. 319,43
α-Phenyl-α-piperidino-essigsäure-(2-butoxy-äthyl)-ester.

Anwendung. Antitussivum.

Handelsform: Taci-Bex (Synthelabo, Frankreich).

Butopyrammonium

Butopyrammonii iodidum. Butopyrammoniumjodid.

$C_{17}H_{26}JN_3O$ M.G. 415,32

N-Butyl-N-(2,3-dimethyl-5-oxo-1-phenyl-3-pyrazolin-4-yl)-N,N-dimethyl-ammoniumjodid.

Anwendung. Analgeticum, Antirheumaticum.

Butoxy-thiocyanato-diäthyläther

2-Butoxy-2'-thiocyanato-diäthyläther.

$$C_4H_9O-CH_2-CH_2-O-CH_2-CH_2-SCN$$

$C_9H_{17}NO_2S$ M.G. 203,30

2-[2-Butoxy-äthoxy]-äthylester der Thiocyansäure.

Eigenschaften. Braunes Öl, praktisch unlösl. in W., lösl. in den meisten organ. Lsgsm.
Anwendung. Insektizid, Herbizid (s. auch Bd. II, 439ff., 457.).
Handelsform: Butyl-carbitol-rhodanat. Lethane 384.

Butriptylinum

Butriptylinum. Butriptylin.

$C_{21}H_{27}N$ M.G. 293,43

N-[3-(Dibenzo[a,d][1,4]cycloheptadien-5-yl)-2-methyl-propyl]-N,N-dimethyl-amin.

Anwendung. Antidepressivum (s. auch Bd. II, 351ff., 398ff.).
Handelsform. Hydrochlorid: Butriptyline hydrochloride (Ayerst, USA).

Buttersäure

n-Buttersäure. Acidum butyricum. Äthylessigsäure. Propan-carbonsäure-(1). Butansäure.

$$CH_3-CH_2-CH_2 \cdot COOH$$

$C_4H_8O_2$ M.G. 88,1

Eigenschaften. Farblose Fl. von unangenehmem, ranzigem Geruch und saurem Geschmack, mischbar mit W., A. und Ae. Fp. $-7,9°$; Kp. $163,5°$; $d_4^{20} = 0,959$; $n_D^{20} = 1,3984$.

Anwendung. Dient zur Herst. von technisch wichtigen Estern. In der pharmazeutischen und Riechstoffindustrie als Vergällungsmittel; als Entkalkungsmittel in der Gerberei.

Buttersäure, iso. Isobuttersäure. Dimethylessigsäure. Methylpropansäure. Propancarbonsäure-(2).

$$\begin{array}{c} CH_3 \\ \diagdown \\ CH-COOH \\ \diagup \\ CH_3 \end{array}$$

$C_4H_8O_2$ M.G. 88,1

Vorkommen. Isobuttersäure kommt frei im Johannisbrot und in der Arnikawurzel vor, in veresterter Form in verschiedenen ätherischen Ölen (Crotonöl, Pastinaköl).

Eigenschaften. Farblose, unangenehm riechende, ölige Fl., leicht lösl. in W., mischbar mit A., Chlf. und Ae. Kp. $154,4°$; $d_4^{20} = 0,9490$; $n_D^{20} = 1,3930$.

Aufbewahrung. Gut verschlossen.

Anwendung. Zur Herst. von Estern, die als Aromen und Parfüme gebraucht werden. Als Desinfektionsmittel. Als Gerbereihilfsmittel und zum Koagulieren von Kautschukmilch.

Buttersäure-äthylester. Aethylium butyricum. Äthylbutyrat. Aether butyricus. Ananasäther. Butyric Ether. Éther butyrique.

$$CH_3-CH_2-CH_2-COO-CH_2-CH_3$$

$C_6H_{12}O_2$ M.G. 116

Herstellung. 100 T. reine Buttersäure werden mit 100 T. A. (95%ig) und 50 T. konz. Schwefelsäure vermischt. Man erhitzt die Mischung langsam auf $80°$, hält sie einige Std. bei dieser Temp. und läßt dann noch 1 Tag bei Raumtemp. stehen. Nach dieser Zeit gießt man die Fl. in das zweifache Vol. kaltes W., worauf sich der Ester als ölige Schicht abscheidet. Man trennt, wäscht zunächst mit verd. Natriumcarbonat-Lsg., sodann mit W., entwässert den Ester mit geschmolzenem Calciumchlorid und destilliert.

Eigenschaften. Farblose, leicht bewegliche, brennend schmeckende, in W. wenig lösl., mit A. in jedem Verhältnis mischbare, leicht entzündliche Fl., die in verd. Zustand ananasartig riecht. Kp. $121°$; $n^{15} = 0,900$.

Aufbewahrung. In gut schließenden braunen Gefäßen, an einem kühlen Ort.

Anwendung. Mit der acht- bis zehnfachen Menge A. verd. als Ananasessenz, in der Zuckerbäckerei und zur Herst. von Fruchtessenzen sowie von künstlichem Rum.

Buttersäureanhydrid. Anhydridum acidi butyrici.

$$\begin{array}{c} CH_3-CH_2-CH_2-CO \\ \diagdown \\ O \\ \diagup \\ CH_3-CH_2-CH_2-CO \end{array}$$

$C_8H_{14}O_3$ M.G. 158,19

Eigenschaften. Farblose Fl., die sich in W. langsam unter Bldg. von Buttersäure löst; lösl. in Ae. Fp. $-75°$; Kp. $199,5°$; $d_4^{20} = 0,969$; $n_D^{20} = 1,4127$.

Anwendung. Die Substanz dient zur Einführung der Butyrylgruppe in org. Verbindungen, z.B. zur Herst. von Celluloseacetat-butyrat.

Buttersäure-isoamylester. Amylium butyricum. Isoamylbutyrat.

$$CH_3-CH_2-CH_2-COO-CH_2-CH_2-CH\begin{array}{c}\diagup CH_3 \\ \diagdown CH_3\end{array}$$

$C_9H_{18}O_2$ M.G. 158,24

Eigenschaften. Farblose, aromatisch riechende Fl., unlösl. in W., lösl. in A. und Ae. Fp. — 73,2°; Kp. 178,5°; $d_4^0 = 0,882$.

Anwendung. Als Fruchtaroma für Liköre und Bonbons und für Rumessenz; in der Riechstoffindustrie und als Lsgm.

Butylacetat

Butyl Acetate BP 68. Butyl Acetate, Normal USP XVIII. Butylium aceticum. n-Butylacetat. Essigsäure-n-butylester.

$CH_3-CO-O-CH_2-CH_2-CH_2-CH_3$

$C_6H_{12}O_2$ M.G. 116,16

Gehalt. Mindestens 97,0% $C_6H_{12}O_2$.

Eigenschaften. Klare, farblose Fl. von angenehmem fruchtartigem Geruch. Schwer lösl. in W., mischbar mit A. und den meisten org. Lsgm.
Siedebereich: 95% der Substanz müssen zwischen 124 und 127° übergehen. Fp. —76,8°; Kp. 126,5°; $d_4^{20} = 0,882$; nach BP 68: 0,878 bis 0,880.

Gehaltsbestimmung. Etwa 1,5 g Substanz werden genau gewogen, mit 50 ml 0,5 n alkoholischer Kalilauge verseift und der Überschuß an Kalilauge zurücktitriert. 1 ml 0,5 n alkoholischer Kalilauge entspr. 58,08 mg $C_6H_{12}O_2$.

Anwendung. Als Lsgm. für Celluloid und Kollodiumwolle, verschiedene Zellulosearten, Natur- und Kunstharze, Mineral- und Pflanzenöle. Zur Herst. von Lacken, Filmen, plastischen Massen, Kunstleder usw. In der Chromatographie als Elutions- und Steig-Fl. Auch zur Extraktion von Antibiotica geeignet.

Aufbewahrung. Gut verschlossen und feuersicher.

Butylamin

n-Butylamine USP XVII (!), BPC 68. n-Butylamin.

$CH_3-CH_2-CH_2-CH_2-NH_2$

$C_4H_{11}N$ M.G. 73,14

Eigenschaften. Farblose bis blaßgelbliche, entflammbare Fl. Mischbar mit W., A. und Ae. Die Substanz zeigt einen starken Amingeruch. Destillationsbereich: Zwischen 76 und 78° müssen mindestens 95% der Substanz übergehen (USP XVII). Nach BPC 68 müssen zwischen 77 und 79° mindestens 95% der Substanz übergehen. Spez. Gew. bei 20°: 0,742 bis 0,746 (BPC 68).

Prüfung. 1. Wasser: Höchstens 1%, bestimmt nach der Karl-Fischer-Methode. — 2. Chlorid: Höchstens 0,001%. — 3. Saure Verunreinigungen: 50 ml Substanz werden mit 5 Tr. einer gesätt. Azoviolett-Lsg. in Bzl. versetzt und rasch mit 0,1 n Natriummethylat-Lsg. bis zu einer tiefblauen Farbe titriert, wobei zum Ausschluß von CO_2 unter Stickstoff zu arbeiten ist. Es dürfen höchstens 1,0 ml 0,1 n Natriummethylat-Lsg. zur Neutralisation verbraucht werden.

Gehaltsbestimmung (nach BPC 68). 3 g Substanz werden genau gewogen, in 50 ml W. gelöst und mit 1 n Schwefelsäure gegen Methylrot als Indikator titriert. 1 ml 1 n Schwefelsäure entspr. 73,14 mg $C_4H_{11}N$.

Anwendung. Als Rg.

Aufbewahrung. Gut verschlossen.

Butylbiguanidum

Butylbiguanidum hydrochloricum DAB 7 — DDR. Butylbiguanidhydrochlorid. 1-Butylbiguanid-hydrochlorid.

$$\left[C_4H_9-NH-\underset{NH}{\overset{\|}{C}}-NH-\underset{NH}{\overset{\|}{C}}-\overset{H}{N}H_2 \right]^{\oplus} Cl^{\ominus}$$

$(C_6H_{15}N_5)HCl$ M.G. 193,7

Gehalt. 99,0 bis 101,0% des theor. Wertes, bezogen auf die bei 105° getrocknete Substanz.

Eigenschaften. Weißes, krist. oder mikrokrist. Pulver von nicht wahrnehmbarem Geruch und zunächst schwach säuerlichem, dann bitterem Geschmack, leicht lösl. in W. und A., fast unlösl. in Ae. und Chlf. Fp. 176 bis 180°.

Prüf-Lsg.: 1,000 g Substanz wird in kohlendioxidfreiem W. zu 20,0 ml gelöst.

Erkennung. 1. 0,20 g Substanz werden mit 1,00 ml 6 n Natronlauge versetzt, die Mischung wird zum Sd. erhitzt, die entweichenden Dämpfe färben angefeuchtetes rotes Lackmuspapier blau. – 2. 5,0 ml Prüf-Lsg. werden mit 1,00 ml 3 n Salzsäure und 4,0 ml Pikrinsäure-Lsg. versetzt. Es entsteht ein gelber, krist. Nd., der auf einem Filter gesammelt und über Silicagel getrocknet wird. Die aus 2,0 ml W. umkrist. und bei 105° 2 Std. lang getrockneten Krist. schmelzen im Bereich von 181 bis 185°. – 3. 5,0 ml Prüf-Lsg. geben nach Zusatz von 10 Tr. 5 n Salpetersäure und 1,0 ml 0,1 n Silbernitrat-Lsg. einen weißen Nd., der sich nach Zusatz von 2,0 ml 6 n Ammoniak-Lsg. löst.

Prüfung. 1. Unlösl. Verunreinigungen, Farbe der Lsg.: 5,0 ml Prüf-Lsg. müssen klar und farblos sein. – 2. Alkalisch oder sauer reagierende Verunreinigungen: 5,0 ml Prüf-Lsg. müssen nach Zusatz von 3 Tr. Bromthymolblau-Lsg. gelb oder grün und nach darauffolgendem Zusatz von 0,150 ml 0,01 n Kalilauge blau gefärbt sein. – 3. Sulfatasche: Höchstens 0,10%. – 4. Trocknungsverlust: Höchstens 0,50%, wenn die Substanz bei 105° bis zur Gew.-Konstanz getrocknet wird.

Gehaltsbestimmung. Mit 0,150 g getrocknete Substanz wird eine Kjeldahl-Bestimmung durchgeführt. 1 ml 0,1 n Schwefelsäure entspr. 3,874 mg $(C_6H_{15}N_5)$HCl.

Aufbewahrung. Vorsichtig, gut verschlossen.

Anwendung. Als orales Antidiabeticum (s. Bd. II, 92 ff., 95).

Dosierung. Einzelmaximaldosis: oral 0,1 g; Tagesmaximaldosis: oral 0,3 g.

Butyl-dimethyl-phenyl-methyl-imidazolin

2-(4'-tert. Butyl-2',6'-dimethyl-phenyl-methyl)-imidazolin-hydrochlorid. Xylometazolin.

$C_{16}H_{24}N_2 \cdot HCl$ M.G. 280,85

Eigenschaften. Farblose Kristalle, wenig lösl. in W. und A., unlösl. in Ae. und Bzl.

Anwendung. Auf die entzündete Nasenschleimhaut abschwellend wirkender Vasokonstriktor. Lokal bei Schnupfen und Rhinitis vasomotorica in 0,05- bis 0,1%iger Konzentration.

Handelsformen: Otriven. Otrivin.

Butylnitrit

n-Butyl Nitrite USP XVIII. n-Butylnitrit.

$$CH_3-CH_2-CH_2-CH_2-ONO$$

$C_4H_9NO_2$ M.G. 103,12

Gehalt. Mindestens 79% $C_4H_9NO_2$.

Eigenschaften. Farblose bis gelbliche Fl. von charakteristischem Geruch, entflammbar. Wenig lösl. in W., wobei die Substanz allmählich zers. wird. Mischbar mit A. und den üblichen org. Lsgm. Spez. Gew.: Etwa 0,88. Siedebereich: Zwischen 76 und 79° müssen mindestens 90% der Substanz übergehen.

Gehaltsbestimmung. Etwa 3 ml Substanz werden mit 500,0 mg w.-freiem Kaliumcarbonat geschüttelt und sorgfältig in einen tarierten, 20 ml A. enthaltenden 100-ml-Meßkolben abgegossen und genau gewogen. Dann füllt man mit A. auf und mischt. Ein Azotometer wird mit einer gesätt. Natriumchlorid-Lsg. gefüllt. 10 ml der alkoholischen Lsg. werden zur Bestimmung verwandt und durch den Trichter in die Apparatur gegeben. Dabei ist ein Lufteinschluß zu vermeiden. Man wäscht mit 5 ml A. nach und gibt dann 10 ml Kaliumjodid-Lsg. und schließlich 5 ml verd. Schwefelsäure zu, wobei jedes Rg. für sich in den Meßzylinder gegeben wird. Wenn das Vol. des entstandenen Gases konst. bleibt, was nach etwa 30 bis 60 Min. der Fall ist, wird die Gasmenge, die Temp. und der Luftdruck gemessen. Man multipliziert das notierte Gasvol. mit dem Faktor 4,8 und dividiert durch die Einwaage. Bei 25° und 760 mm Quecksilber entspr. der erhaltene Wert dem Prozentgeh. von $C_4H_9NO_2$ in der Fl. Für jeden Grad unterhalb 25° muß ein Korrekturfaktor von 1/298 hinzugezählt und für jeden Grad oberhalb 25° abgezogen werden. Die Luftdruckkorrektur beträgt 1/760; für jeden mm über 760 mm ist der Faktor zuzurechnen, für jeden mm unter 760 mm ist dieser Faktor abzuziehen.

Anwendung. Orales Antidiabeticum (s. auch Bd. II, 92 ff.).

Butylphenoxypropyl-chloräthylsulfit

Butylphenoxypropyl-chloräthylsulfit.

$C_{15}H_{23}ClO_4S$ M.G. 334,86
2-(p-tert.Butylphenoxy)-isopropyl-2'-chloräthylsulfit.

Eigenschaften. Farblose, etwas viskose Fl., unlösl. in W., mischbar mit org. Lsgsm., unbeständig gegen starke Säuren und Alkalilaugen. $d = 1,158$. Fp. $= -31,7°$. Kp.$_{.0,1}$ = 175°. $n_D^{20} = 1,51$. Dampfdruck bei 25° = < 10 mm Hg.

Anwendung. Als Insektizid (s. auch Bd. II, 456 ff.).

Handelsform: Aramite.

Butylphenamid

Butylphenamid.

$C_{17}H_{19}NO_2$ M.G. 269,35
N-Butyl-3-phenyl-salicylamid.

Eigenschaften. Farblose oder gelbliche krist. Substanz. Wenig lösl. in W. und verd. A., lösl. in Alkalien. Fp. 71 bis 72°.

Anwendung. Als Fungizid (s. auch Bd. II, 422 ff.).

Butynaminum

Butynaminum NFN. Butynamin.

$C_{10}H_{19}N$ M.G. 153,26
N-tert.Butyl-N-(1,1-dimethyl-prop-2-in-yl)-N-methyl-amin.

Anwendung. Als Antihypertonicum.

Handelsform. Butynamine: Hydrochlorid (Lilly, USA).

Butyrchloralhydrat

Butyrchloralhydrat. Trichlorbutyraldehydhydrat. Butylchloralhydrat.

$$CH_3-CHCl-CCl_2-CH(OH)_2$$

$C_4H_7Cl_3O_2$ M.G. 193,47

Eigenschaften. Weiße, dünne Plättchen von bitterem, brennendem Geschmack und eigenartig süßlichem Geruch. Lösl. in W., A., Ae., Bzl., Glycerin und heißem Chlf. Fp. 78°.

Anwendung. Früher als Mittel gegen Trigeminusneuralgie, tabische Schmerzen, stenokardische Anfälle und Krampfhusten gebraucht (s. auch Bd. II, 190 ff., 233).

Dosierung. 0,1 bis 0,3 g als Einzeldosis; bis zu 1,2 g täglich.

Butyrinum

Butyrin, mono-. α-Monobutyrin. Glycerin-α-monobutyrin. Glycerinmonobuttersäureester.

$$\begin{array}{l} CH_2OH \\ | \\ CH(OH) \\ | \\ CH_2O-CO-C_3H_7 \end{array}$$

$C_7H_{14}O_4$ M.G. 162,18

Eigenschaften. Farblose Fl., mit W. nur im Verhältnis 8 + 3 klar mischbar. $d_4^{19} = 1,088$. Kp.$_{16}$ = 160 bis 163°. Kp. = 269 bis 271°.

Anwendung. Als Lsgsm. im Zeugdruck.

Butyrin, tri-. Tributyrin. Glycerintributtersäureester.

$$\begin{array}{l} CH_2O-CO-C_3H_7 \\ | \\ CHO-CO-C_3H_7 \\ | \\ CH_2O-CO-C_3H_7 \end{array}$$

$C_{15}H_{26}O_6$ M.G. 302,36

Eigenschaften. Klare, farblose Fl., ölig, von bitterem Geschmack, praktisch unlösl. in W., sehr leicht lösl. in A. und Ae. $d_4^{20} = 1,035$. Ep. = <-75. Kp. = 315°. $n_D^{20} = 1,4359$.

Anwendung. Davidsohns Rg. auf Frauenmilch.

Butyrospermum

Butyrospermum parkii (G. Don) Kotschy (Bassia parkii G. Don, Illipe parkii). Sapotaceae – Achradoideae – Mimusopeae.

Heimisch im tropischen Afrika, von Senegambien durch das Hinterland der Goldküste und Nigeriens bis zum oberen Nil, sowohl wildwachsend als auch, besonders im Süden und im Tschad-Gebiet, kultiviert.

Inhaltsstoffe. In den Samen 50 bis 53% (nigerische Samen oder Sheanüsse) oder 32 bis 35% (sudanesische Samen oder Kariténüsse) Fett, Shea-, Galam-, Schi-, Karitébutter, Sheabutter, Beurre de shée. Es besteht aus Glyceriden gesätt. und einfach ungesätt. Fettsäuren einer wachsartigen Substanz und 8 bis 12% freien Fettsäuren. Im Unverseifbaren ferner α- und β-Amyrin, Basseol, Parkeol und Lupeol.

Anwendung. Die Shea- oder Karitébutter bei den Eingeborenen als Speisefett, für Seifen, kosmetische Zwecke und als Leuchtöl. In Europa für zahlreiche technische Zwecke, insbesondere in der Seifen- und Kerzenindustrie. Die Preßrückstände mit 16 bis 18% Eiweiß und 12 bis 16% Fett als wertvolles Futtermittel.

Bemerkung: Westafrikanische Butyrospermum-Arten, besonders die oben genannte Art, liefern Guttapercha (s. d.). – Illipe mottevana Pierre (s. d.) soll ebenfalls ein als Galambutter bezeichnetes Fett liefern.

Buxus

Buxus sempervirens L. var. sempervirens (B. sempervirens var. arborescens L., B. sempervirens var. suffruticosa L., B. sempervirens L., B. arborescens MILL.). Buxaceae – Buxeae. (Gemeiner) Buchsbaum. Buxbaum. Buchs. Palm. Splintbaum. Buis benit. Box. Bosso. Boj.

Heimisch in Südeuropa, den Mittelmeerländern und im Kaukasus, an warmen, ziemlich trockenen Orten, auf Felsschutt, meist in Laubmischwäldern. Häufig als Zier- und Heckenpflanze in Gärten.

0,15 bis 1 m hoher Strauch oder niedriger, bis 8 m hoher Baum. – Wurzeln sehr kräftig, häufig mit langen Wurzelsprossen. – Borke gelbbraun, runzelig, flachrissig. – Äste kurz, dick und meist aufrecht, Zweige anfangs behaart, später verkahlend, olivgrün, kantig, dicht beblättert. – Laubblätter gegenständig, auf kurzen, anfangs behaarten Stielen, eirund bis eilänglich oder länglich-elliptisch, stumpf oder ausgerandet, am Rande etwas eingebogen, meist 1,5 bis 2 cm lang und bis 2,5 cm breit, ledrig, immergrün, oberseits kahl, glänzend dunkelgrün, unterseits matt bleichgrün; längs des Hauptnerven mit je einem Streifen heller Pünktchen; Deckhaare meist sehr vereinzelt in der Blattspitze und über den Hauptnerven, einzellig, dickwandig, ziemlich stumpf. Nebenblätter fehlend. – Blüten in blattachselständigen Knäueln, eingeschlechtig, einhäusig, strahlig, aus einer weiblichen und zahlreichen männlichen Blüten bestehend. Männliche Blüten regelmäßig. Perigonblätter 4 bzw. 2 + 2, ungleich, eiförmig, etwa 2 mm lang, grünlichgelb, Staubblätter 2 + 2, vor den Perigonblättern stehend, etwa 2,5 bis 3 mm lang; Staubbeutel ei-pfeilförmig, zuletzt herabgekrümmt; Fruchtknotenrudiment sehr klein. Weibliche Blüten von Vorblättern umgeben, endständig; Perigonblätter in wechselnder Zahl, 4 bis 8, meist 5 bis 6, weißlich; Fruchtblätter 3, zu einem dreifächerigen Fruchtknoten verwachsen; Fächer mit je 2 herabhängenden, ana- und apotropen, introrsen, zweihülligen Samenanlagen; Griffel 3, frei, kurz und dick; Narben groß, zweihörnig, auf der Innenseite der Griffel herablaufend; zwischen den 3 Griffeln rundlich-höckerige Nektarien. – Frucht fachspaltig, dreifächerig, durch die sich spaltenden, bleibenden Griffel zweihörnig, verkehrt-eiförmig-kugelig, 7 bis 8 mm lang, ledrig, netzgrubig-runzelig, zuletzt schwarzbraun. Samen länglich, 5 bis 6 mm lang, dreikantig, glänzend schwarz, mit kleiner Caruncula, zu zweien von der sich ablösenden, inneren, knorpeligen Fruchtwand bedeckt. Keimling gerade im fast fleischigen Nährgewebe.

Folia Buxi. Buchsbaumblätter. Buchsblätter. Buxblätter.

Mikroskopisches Bild. Die Epidermiszellen beiderseits polygonal mit fast geraden, stark getüpfelten Wänden. Spaltöffnungen nur unterseits. Die Kutikula sehr dick, nahe den Spaltöffnungen fein gestreift. Haare nur sehr vereinzelt, einzellig, dickwandig, ziemlich stumpf. Im Mesophyll 3 bis 4 Schichten Palisadenzellen. Kristalldrusen reichlich im Mesophyll, Einzelkristalle längs der Nerven.

Inhaltsstoffe. Die früher als Inhaltsstoffe beschriebenen Alkaloide Buxin, Parabuxin, Buxinidin, Parabuxinidin und Buxinamin werden in der neueren Literatur nicht mehr erwähnt. Bei BOIT und HEGNAUER werden folgende Alkaloide angegeben: Alkaloid A, $C_{25}H_{42}N_2O$, Fp. 247° (= Cyclobuxin D, s. u.); Alkaloid B, $C_{24}H_{42}N_2O$, Fp. 205 bis 207°; Alkaloid C, $C_{24}H_{42}N_2O$, Fp. 212 bis 214°; Alkaloid D, $C_{29}H_{50}N_2O$, Fp. 182 bis 183°; Alkaloid L, $C_{27}H_{48}N_2$, Fp. 198 bis 203°; Alkaloid M, $C_{27}H_{26}N_2O$, Fp. 203 bis 204°; Alkaloid N, $C_{22}H_{35}NO_2$, Fp. 178 bis 179°.

Alkaloid L

STAUFFACHER [Pharm. Ztg (Frankfurt) *109*, 1274 (1965)] fand Buxamin $C_{26}H_{44}N_2$, Norbuxamin $C_{25}H_{42}N_2$ und Buxaminol $C_{26}H_{44}N_2O$. Weiterhin drei neue herzwirksame Alkaloide: I, $C_{26}H_{44}N_2$, II, $C_{25}H_{42}N_2$ und III, $C_{26}H_{44}N_2O$. KUPCHAN et al. (Tetrahedron L. *1964*, S. 3145) berichten über Buxanin G, $C_{25}H_{42}N_2$ sowie über [J. org. Chemistry *30*, 2046 und

3931 (1965)] Cyclobuxoxin und Cycloprotobuxin D. Ferner fanden sie [Tetrahedron (London) 23, 4563 (1967)] N-Benzoylcyclobuxin F, N-Benzoylcyclobuxidin F, N-Benzoyldihydrocyclomicrophyllin F, N-Benzoyl-O-acetylcyclobuxolin F, N-Benzoylbuxidienin F, N-Benzoylcycloprotobuxolin D, N-Benzoylcyclobuxolin C, Tigloylcyclovirobuxein B und N-Acetylcycloprotobuxin D.

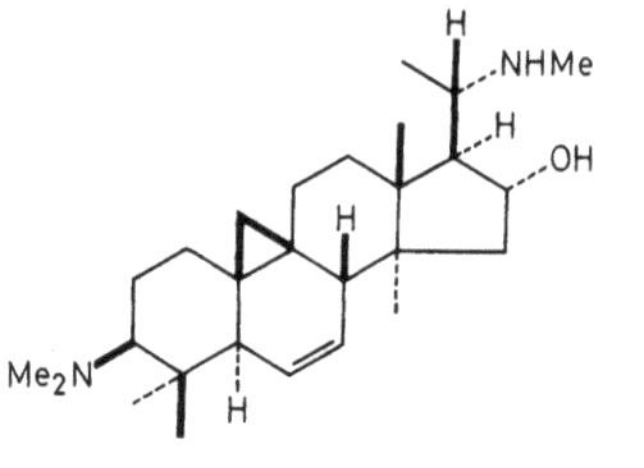

Cyclovirobuxin B

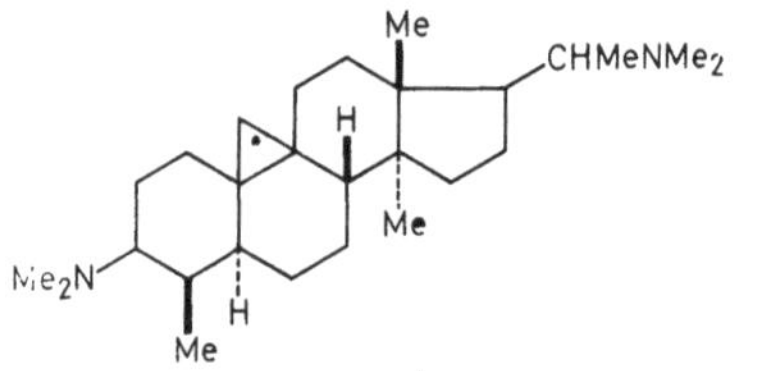

Buxocyclamin A

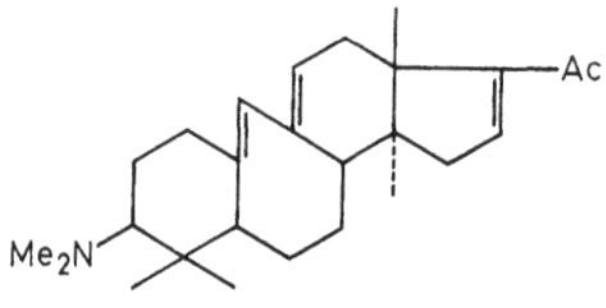

Buxpsiin

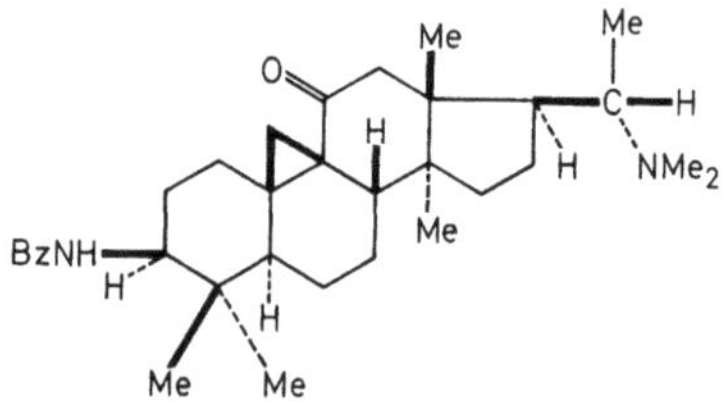

N - Benzoylcyclobuxin F

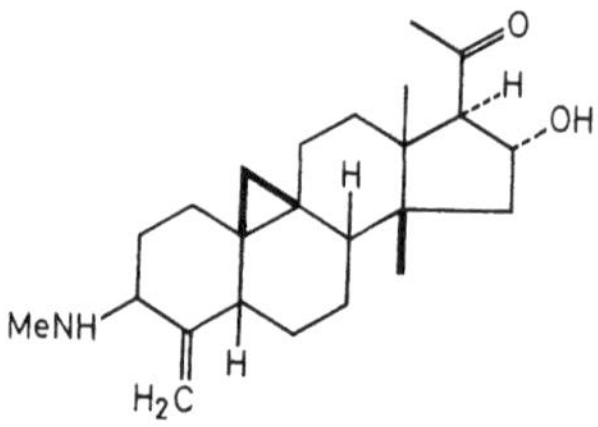

Cyclobuxoxin

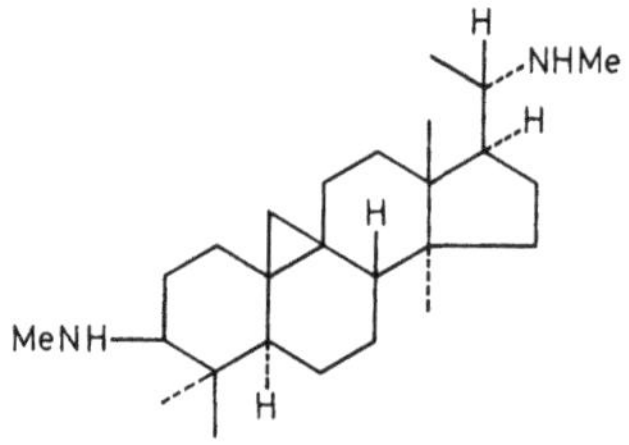

Cycloprotobuxin D

BRONWN u. KUPCHAN [Tetrahedron L. 1964, S. 2895; s. auch J. Amer. chem. Soc. 86, 4414 (1964)] fanden Cyclobuxin D (= Alkaloid A), Cyclobuxamin H, Cycloprotobuxin C, Cycloprotobuxin D und Cyclovirobuxin D, $C_{26}H_{46}N_2O$, Fp. 221 bis 224°. VOTICKY et al. [ref. Chem. Abstr. 73, 35591 c (1970)] fanden Cyclobuxin B.

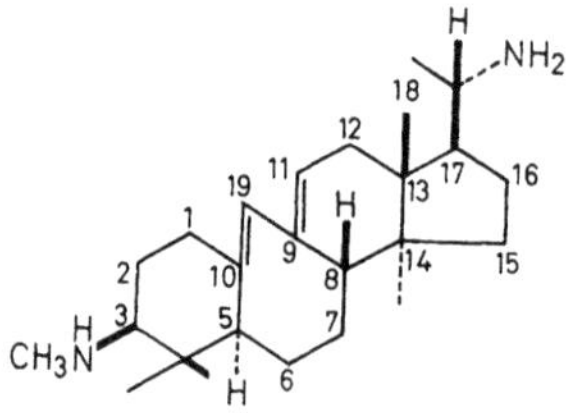

Buxenin G

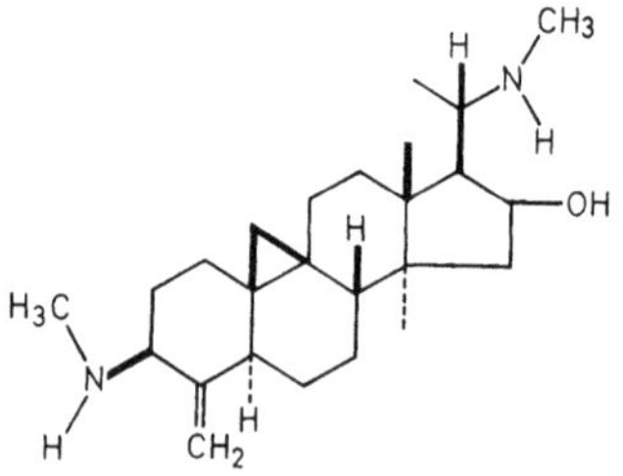

Cyclobuxin D

TOMKO et al. [Chem. Zvesti 18, 721 (1964); ref. Pharm. Zentralh. 105, 22 (1966)] isolierten aus der ganzen Pflanze Alkaloid A (s. d.), Bebuxin $C_{26}H_{46}N_2O$, Fp. 212 bis 214°; Buxomegin $C_{23}H_{39}NO$, Fp. 172 bis 173°; Buxpiin $C_{25}H_{39}NO_2$, Fp. 173°; Buxtauin $C_{24}H_{37}NO_2$, Fp. 172 bis 178°; Buxalphin $C_{33}H_{48}N_2O_2$, Fp. 202 bis 205°; Buxdeltin $C_{32}H_{44}N_2O_3$, Fp. 275°

und Buxetin $C_{32}H_{50}N_2O_3$, Fp. 263 bis 265°. VOTICKY [Coll. czech. chem. Comm. 30, 348 (1950)] fand die Identität zwischen Buxomegin und Irehin. DÖPKE et al. [Naturwissenschaften 52, 61 (1965); 54, 200, 249 (1967); Pharmazie 21, 643, 769 (1966); 23, 37 (1968); 24, 649 (1969); Tetrahedron L. 1967, S. 4247; 1969, S. 4423] fanden Buxidin $C_{33}H_{48}N_2O_3$, Fp. 154 bis 157°; Buxandrin $C_{35}H_{52}N_2O_4$, Fp. 289 bis 290° (Zers.); Buxarin $C_{33}H_{48}N_2O_3$, Fp. 210 bis 212°; Buxenon $C_{25}H_{39}NO$, Fp. 174°; Buxanin $C_{32}H_{43}NO_2$, Fp. 196 bis 199°; Buxazidin B, $C_{27}H_{46}N_2O_2$, Fp. 234 bis 236°; Buxeridin $C_{34}H_{50}N_2O$, Fp. 208 bis 211°; Buxatin $C_{33}H_{48}N_2O_2$, Fp. 214 bis 217° (Zers.); Buxarin $C_{33}H_{48}N_2O_3$, Fp. 210 bis 212°; Buxenon $C_{25}H_{39}NO$, Fp. 174°; Buxpsiin $C_{26}H_{39}NO_2$, Fp. 176 bis 178°; Buxazin $C_{28}H_{48}N_2O_2$, Fp. 238 bis 239° (Zers.); Cyclovirobuxein B, $C_{27}H_{46}N_2O$, Fp. 198°; Buxaltin $C_{35}H_{48}N_2O_3$, Fp. 188 bis 191°; Buxiramin $C_{27}H_{44}N_2O_2$, Fp. 213 bis 215°; Buxen $C_{27}H_{41}NO_3$, Fp. 202 bis 204°; N-Methylbuxen $C_{28}H_{43}NO_3$, Fp. 180 bis 182°.

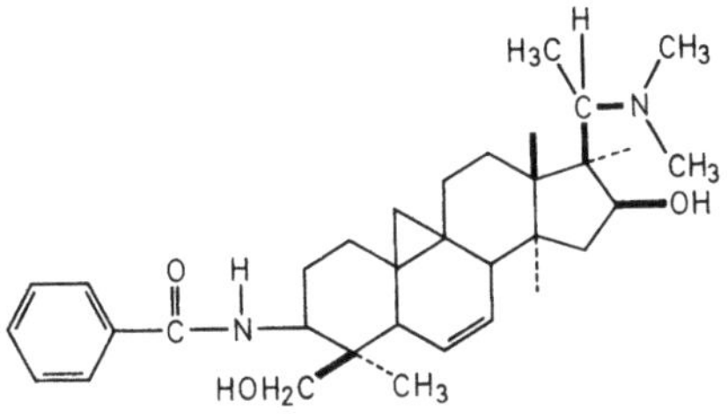

Buxidin

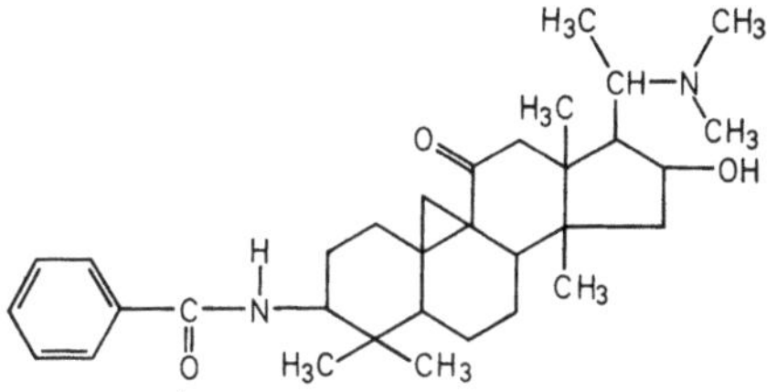

Buxarin

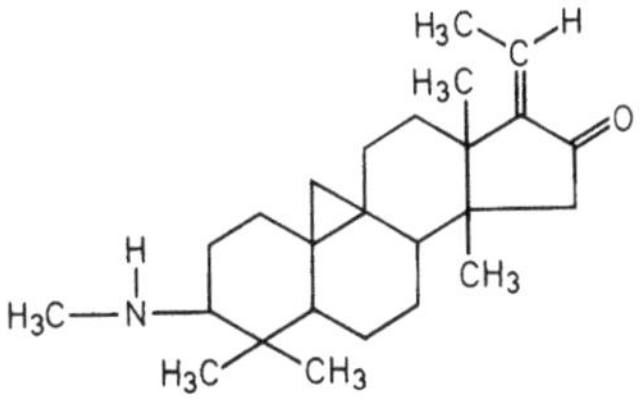

Buxenon

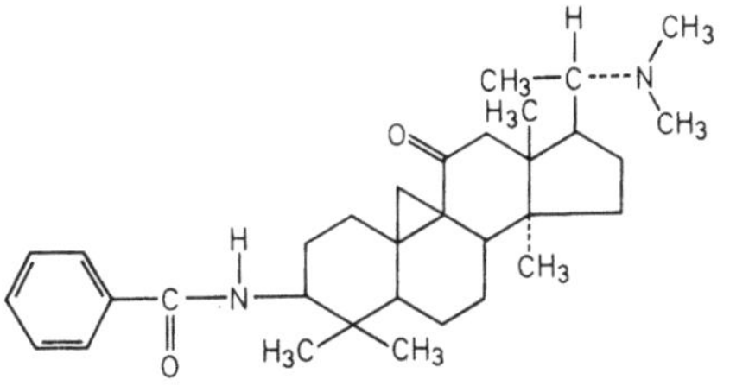

Buxatin

Dieselben Autoren [Pharmazie 11, 666 (1967)] isolierten die Alkaloide Buxepidin $C_{33}H_{50}N_2O_3$, Fp. 278 bis 279° (Zers.) und Buxandonin $C_{24}H_{39}NO$, Fp. 157 bis 159° sowie Buxocylamin A, $C_{27}H_{48}N_2$, Fp. 187 bis 188° und [Pharmazie 23, 37 (1968)] Cyclovirobuxein A.

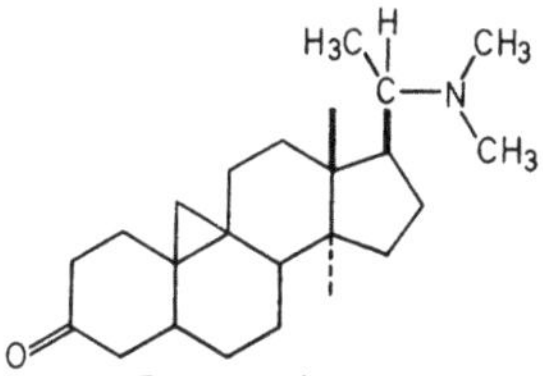

Buxandonin

Im Blatt, Rinde und Frucht ferner geringe Mengen äth. Öles und Gerbstoff. Im Samenöl gesätt. C_{14} bis C_{18} Fettsäuren, Öl-, Linol- und Linolensäure.

Wirkung. Die Buchsbaumalkaloide wirken zentral zuerst erregend, dann lähmend; sie erzeugen ohne Reflexerregbarkeitssteigerung heftige klonische Krämpfe, denen zentrale Lähmung, auch Atemlähmung (Todesursache) folgen. Blutdrucksenkend. Einige Alkaloide wirken zytotoxisch [MAHLER et al.: Proc. nat. Acad. Sci. (Wash.) *58*, 256 (1967)].

Vergiftungserscheinungen. Erbrechen, Diarrhöen, Zittern, Krämpfe, Schwindel, Kollaps.

Vergiftungsbehandlung. 1. Ätiotrop: Meist erst nach Ausschaltung der Krämpfe durch Narcotica möglich. – 2. Symptomatisch: Gegen die Krämpfe Chloralhydrat (Klysma) oder Luminal (i. m.); bei Atemschädigung Analeptica, wenn nötig auch künstliche Atmung.

Anwendung. Altes Heilmittel. Folia, Lignum, Radix und Cortex Buxi früher wie Lignum Guajaci bei Spätlues (III), bei chronischen Hautleiden, Gicht und Rheuma, auch als Chininersatz in der Malariabehandlung sowie als Krebsheilmittel. Als Laxans. Heute in der Homöopathie. Das äth. Öl bei Epilepsie.

Bemerkung: Manchmal findet man Buxblätter als Verfälschung von Folia Uvae ursi.

Buxus sempervirens HAB 34. Buxbaum.

Frische, junge Sprossen mit den Blättern.

Arzneiform. Essenz nach § 3.

Arzneigehalt. 1/3.

Aufbewahrung. Bis 3. Dez.-Pot. vorsichtig.

Zahlreiche Alkaloide finden sich auch in weiteren Vertretern der Gattung Buxus, so z.B. in Buxus microphylla SIEB. et ZUCC. var. suffruticosa MAK. und var. suffruticosa MAK. forma major MAK., Buxus balearica LAM. und Buxus rolfei VIDAL.

Buzepidum

Buzepidi metiodidum. Buzepid-metiodid. Métazépiumjodid.

$C_{23}H_{31}JN_2O$ M.G. 478,42

1-(3-Carbamoyl-3,3-diphenyl-propyl)-perhydro-1-methyl-azepinium-jodid.

Anwendung. Anticholinergicum (s. auch Bd. II, 484ff.).

Cabralea

Cabralea cangerana SALDANHA DA GAMA (Trichilia canjerana VELL.). Meliaceae – Melioideae – Trichilieae.

Heimisch in Brasilien (São Paulo, Rio de Janeiro).

Cortex Cangeranae. Cangerana.

Cangerana Brasil 1.

Anwendung. In Brasilien in Form galenischer Präparate als Febrifugum. Name des Holzes ebenfalls „Cangerana". In Argentinien als „Cedro macho" im Handel.

Caccinia

Caccinia glauca SAVI. Boraginaceae – Boraginoideae – Cynoglosseae. Gaozaban.

Heimisch in Indien.

Inhaltsstoffe. BANERJEE et al. [J. Sci. Ind. Res. *18B*, 493 (1959)] und ARORA et al. [Indian J. Pharm. *25*, 271 (1963)] isolierten aus der Pflanze 0,5% Caccinin $C_{26}H_{36}O_{14}$, Fp. 137 bis 138°, 0,7% Caccinetin (Aglucon: Dimethylallylester der Kaffeesäure) und 1,4% weißes Wachs. Die Asche ist reich an Kalium. Nach PARTHASARATHY et al. [Indian J. Chem. *2*, 130 (1964)] außerdem Rutin und 0,2% Saponin mit dem Aglykon Caccigenin $C_{30}H_{48}O_6$ [AYENGAR et al.: Tetrahedron L. *1966*, S. 1947)]. Nach TEWARI et al. [Indian J. Chem. *8*, 593 (1970)] neben Caccigenin dessen Lacton und 23-Deoxycaccigenin.

Caccinin

Caccigenin

Wirkung. ARORA et al. [J. pharm. Sci. *51*, 1040 (1962)] führten mit Caccinin und Caccinetin pharmakologische Versuche durch und fanden bei Gabe von nicht toxischen Dosen eine diuretische Wirkung.

Cadaba

Cadaba farinosa FORSK. Capparidaceae – Capparoideae – Cappareae. Asal. Ṣarah. Heimisch in Ägypten, Arabien und Indien.

Inhaltsstoffe. Aus den Blättern wurden ein bitteres Alkaloid und zwei organische Säuren isoliert.

Anwendung. Frucht und Rinde eßbar. Ein Wurzeldekokt äußerlich bei Milzbrand. Die Blätter in Westafrika als Mittel gegen Husten, Fieber und Dysenterie, in Indien zusammen mit den Blütenknospen als Anregungsmittel, Purgans, Emmenagogum, Antiphlogisticum, Anthelminticum und gegen Skorbut.

Cadaverin

Cadaverinum. Cadaverin. Pentamethylendiamin.

$$H_2N-(CH_2)_5-NH_2$$

$C_5H_{14}N_2$ M.G. 102,18
1,5-Diamino-pentan.

Entstehung. Die Substanz bildet sich u. a. bei Fäulnisvorgängen aus Eiweißstoffen, und zwar durch Decarboxylierung von Lysin. Cadaverin gehört zu den sog. bakteriellen biogenen Aminen und hat in letzter Zeit wieder Interesse gefunden, da es in Ribosomen aufgefunden wurde.

Eigenschaften. Sirupartige, nach Piperidin und Sperma riechende, an der Luft rauchende, CO_2-anziehende, hygroskopische Fl., die im Kältegemisch kristallin erstarrt. Leicht lösl. in W. und A., wenig lösl. in Ae. Fp. +9°; Kp. 178 bis 179°; $d_{15}^{15} = 0{,}8846$; $n_D^{20} = 1{,}463$. Cadaverin bildet ein öliges Dihydrat der Zusammensetzung $C_5H_{14}N_2 \cdot 2H_2O$.

Aufbewahrung. Gut verschlossen, vor Feuchtigkeit und CO_2 geschützt.

Cadaverinum dihydrochloricum. Cadaverindihydrochlorid. Pentamethylendiamindihydrochlorid.

$$H_2N-(CH_2)_5-NH_2 \cdot 2\,HCl$$

$C_5H_{14}N_2 \cdot 2\,HCl$ \hfill M.G. 175,11

1,5-Diamino-pentan-dihydrochlorid.

Eigenschaften. Nadelförmige, hygroskopische Kristalle, schwer lösl. in kaltem, lösl. in heißem W. und M., praktisch unlösl. in abs. A. und Ae. Fp. 255°.

Aufbewahrung. Gut verschlossen, vor Feuchtigkeit geschützt.

Anwendung. In der organischen Synthese.

Cadmium

Cadmium.

Cd \hfill A.G. 112.40

Gewinnung. Cadmium ist in kleinen Mengen in den meisten Zinkerzen enthalten und wird bei der Gewinnung des Zinks als Nebenprodukt erhalten. Bei der Destillation des Zinks geht es zuerst über, weil es niedriger als Zink siedet. Aus rohem Zinksulfat, das aus dem Flugstaub beim Rösten der Zinkblende gewonnen wird, wird es durch Zink abgeschieden. Auch elektrolytisch kann es aus cadmiumhaltigen Zinksulfatlsg. gewonnen werden. Es kommt meist in starren Formen in den Handel.

Eigenschaften. Weißes, glänzendes Metall, das härter ist als Zinn, sich aber mit dem Messer noch schneiden läßt und wie Zink zu Draht ausgezogen und zu Blech ausgewalzt werden kann. Fp. etwa 320°; Kp. etwa 780°. An trockener Luft verändert sich das Metall nicht, an feuchter Luft überzieht es sich mit einer sehr dünnen Schicht von basischem Cadmiumcarbonat. Der Cadmiumdampf ist gelb gefärbt. An der Luft erhitzt, verbrennt das Metall unter Entwicklung eines widerlichen Geruchs mit roter Flamme und gibt einen braunen Rauch von Cadmiumoxid. In Salzsäure und verd. Schwefelsäure ist es langsam lösl. In Salpetersäure löst es sich leicht unter Entw. von Stickoxid. Aus den Salzlsg. wird es durch Zink gefällt. In den Verbindungen ist Cadmium normalerweise zweiwertig. Lösl. Cadmiumverbindungen sind giftig, sie wirken ähnlich wie Zink- und Quecksilbersalze. Cadmium bildet mit anderen Metallen, z. B. Blei, Zinn, Wismut und Zink, niedrigschmelzende Legierungen und mit Quecksilber ein entsprechendes Amalgam.

Erkennung. 1. Das Metall verbrennt beim Erhitzen vor dem Lötrohr auf Kohle und gibt einen braunen Beschlag von Cadmiumoxid. – 2. Den gleichen Beschlag geben Cadmiumsalze, wenn sie mit Soda gemischt auf Kohle erhitzt werden. – 3. Natronlauge fällt aus Cadmiumsalzlsg. weißes Cadmiumhydroxid aus, das im Überschuß von Natronlauge nicht lösl. ist. – 4. Aluminiumhydroxid fällt ebenfalls Cadmiumhydroxid, das sich im Überschuß von Ammoniakfl. auflöst. – 5. Natriumcarbonat oder andere Alkalicarbonate fällen weißes Cadmiumcarbonat, das in Ammoniumcarbonat-Lsg. etwas lösl. ist. – 6. Schwefelwasserstoff fällt aus saurer und alkalischer Lsg. gelbes Cadmiumsulfid, das in Ammoniumsulfid-Lsg. unlösl. ist, sich aber beim Erwärmen in Salzsäure, Salpetersäure und verd. Schwefelsäure auflöst. – 7. Aus stark sauren Lsg. fällt Cadmiumsulfid erst beim Verdünnen mit W. aus. – 8. Schwefelammonium fällt ebenfalls gelbes Cadmiumsulfid.

Prüfung. 1. Reinheit: 2 g Substanz werden unter Erwärmen in 20 ml Salpetersäure gelöst. Die Lsg. muß klar sein. (Zinn/Antimon). – 2. Die Hälfte der Lsg. darf, mit Ammoniakfl. übersättigt, keinen Nd. bilden (Eisen und Blei). – 3. Sie darf keine Blaufärbung geben beim Übersättigen mit Ammoniakfl. (Kupfer). – 4. Wird die andere Hälfte der Lsg. mit Natronlauge im Überschuß versetzt und filtriert, so darf das Filtrat mit Ammoniumsulfid-Lsg. keine Fbg. oder Fällg. geben (Blei und Zink). – 5. Auf Arsen prüft man 1 bis 2 g Substanz nach der Gutzeit-Methode.

Gehaltsbestimmung. Cadmium kann als Oxid, als Sulfid oder komplexometrisch bestimmt werden.

Als Cadmiumoxid: Die Lsg. des Cadmiumsalzes wird mit Kaliumcarbonat in der Wärme gefällt. Man sammelt den Cadmiumcarbonat-Nd. auf einem Filter, wäscht ihn aus und trocknet ihn. Dann wird der Nd. vom Filter möglichst getrennt, letzteres mit Ammoniumnitrat-Lsg. befeuchtet, getrocknet und im Porzellantiegel verascht. Hierauf bringt man die Hauptmenge des Cadmiumcarbonats dazu und glüht erst schwach, dann stärker bis zum konstanten Gewicht. Berechnung: $CdO \cdot 0{,}8754 = Cd$.

Als Cadmiumsulfid: Man fällt die nicht zu stark saure Lsg. unter mäßigem Erwärmen mit Schwefelwasserstoff, filtriert durch ein gewogenes Filter, wäscht mit Schwefelwasserstoffw., dem ein wenig Salzsäure zugegeben ist, aus, dann, zur Entfernung von Schwefel, nacheinander mit A., Ae. und Schwefelkohlenstoff, trocknet bei 100° bis zum konstanten Gew. und wägt. Berechnung: CdS · 0,778 = Cd.

Komplexometrisch: Man bereitet eine Lsg. der Cadmiumverbindung, die bis 100 mg Cadmium pro 100 ml enthalten darf, und versetzt, sofern die Lsg. stark sauer ist, mit Natronlauge, bis annähernde Neutralisation erreicht ist. Anschließend setzt man Erio-T (als Indikatorpuffertablette) und, nachdem der Indikator gelöst ist, 1 ml Ammoniaklsg. hinzu und titriert mit 0,1 m Natrium-ÄDTA-Lsg. bis zum scharf erfolgenden Umschlag von Rot nach Grün. 1 ml 0,1 m Natrium-ÄDTA-Lsg. entspr. 11,240 mg Cadmium.

Bei dieser Bestimmung wird evtl. enthaltenes Zink mittitriert. Erdalkalien, Titan und Aluminium können mittels Fluorid maskiert werden. Eisen, Wismut und Blei müssen als Hydroxide abgeschieden werden. Anstelle von Erio-T kann für die komplexometrische Bestimmung auch Xylenolorange als Indikator verwandt werden. Dazu wird eine Lsg., die in 100 ml bis zu 0,1 g Cadmium enthalten darf, mit etwa 50 mg Xylenolorange-Indikator-Verreibung versetzt. Danach setzt man festes Hexamethylentetramin hinzu, bis die Lsg. ein pH von 6 zeigt. Es wird dann bis zum scharfen Umschlag nach Gelb mit 0,1 m Natrium-ÄDTA-Lsg. titriert. 1 ml 0,1 m Natrium-ÄDTA-Lsg. entspr. 11,240 mg Cadmium.

Anwendung. Zahnmedizinisch: Zur Herst. von Cadmiumamalgam, das zu Zahnfüllungen verwendet wird. Bei Gebrauch wird das gefeilte Metall mit soviel Quecksilber zusammengeknetet, daß eine plastische Masse entsteht, die bald erhärtet.

Technisch: Zur Herstellung niedrigschmelzender Legierungen, zu Metallüberzügen und als Lötmittel u. a. auch für Aluminium. Für photoelektrische Zellen. Für Weston-Normalelemente. Als Elektroden für Cadmiumdampflampen.

Aufbewahrung. Gut verschlossen, vor Feuchtigkeit geschützt.

Toxikologie. Cadmiumdämpfe sind giftig und schädigen vor allem die Atmungsorgane.

Cadmium aceticum. Cadmiumacetat.

$$(CH_3COO)_2Cd \cdot 3H_2O$$

$C_4H_6CdO_4 \cdot 3H_2O$
M.G. 284,55
wasserfrei M.G. 230,50

Eigenschaften. Weiße, säulenförmige, nach Essigsäure riechende Kristalle, sehr leicht lösl. in W. und A. Die Substanz wird bei 130° wasserfrei. Außer dem beschriebenen Trihydrat ist auch ein Dihydrat bekannt.

Das wasserfreie Salz ist ein weißes, etwas hygroskopisches, schuppenförmiges, kristallines Pulver, leicht lösl. in W. und A. Fp. 256°; $d = 2,34$.

Anwendung. Technisch: Zur Herstellung von Lüstern auf Tonwaren und als Reagens zur Schwefel-, Selen- und Tellur-Bestimmung.

Aufbewahrung. Gut verschlossen.

Cadmium bromatum. Cadmiumbromid. Bromcadmium.

$CdBr_2 \cdot 4H_2O$
M.G. 344,31
wasserfrei M.G. 272,25

Herstellung. Durch Übergießen von 110 T. Cadmium, das in kleine Stückchen geschnitten ist, mit 600 T. W. und 150 T. Brom. Man läßt das Gemisch unter gelegentlichem Umschwenken so lange an einem warmen Ort stehen, bis eine farblose Lsg. entstanden ist. Sodann gießt man von etwa nicht gelöstem Cadmium ab, filtriert und dampft so lange ein, bis sich ein Salzhäutchen bildet. Durch weiteres Stehen bei 35 bis 40° kristallisiert die Masse durch.

Eigenschaften. Farb- und geruchlose Kristallnadeln, die durchsichtig glänzend erscheinen. Sehr leicht lösl. in W., löslich in A., schwer lösl. in Aceton und Ae. Die Substanz wird bei 145° wasserfrei.

Das wasserfreie Salz stellt weiße, verwitternde Kristalle dar, die sich am Licht und an der Luft leicht gelblich färben. Fp. 580°; Kp. 963°; $d = 5,20$.

Erkennung. Siehe Cadmium.

Prüfung. 1. Die wss. Lsg. (1 + 10) wird, wie unter Cadmium angegeben, auf fremde Metalle geprüft. Wird aus der wss. Lsg. (1 + 20) das Cadmium durch Ammoniumsulfid-Lsg. oder Schwefelwasserstoff gefällt und 10 ml des Filtrates verdampft und geglüht, so dürfen höchstens 2 mg Rückstand hinterbleiben (Alkali- und Erdalkalisalze).

Aufbewahrung. Vorsichtig, gut verschlossen und vor Licht geschützt.

Anwendung. Technisch: In der Photographie, im Steindruck und in der Reproduktionstechnik.

Cadmium carbonicum. Cadmiumcarbonat. Kohlensaures Cadmium.

$CdCO_3$ M.G. 172,42

Herstellung. Durch Fällen von Cadmiumsulfat-Lsg. mit Natriumcarbonat-Lsg.

Eigenschaften. Weißes, kristallines Pulver, unlösl. in W., lösl. in verd. Säuren und konz. Ammoniumsalzlsg. Die Substanz zersetzt sich oberhalb 360° und ist giftig.

Aufbewahrung. Vorsichtig, gut verschlossen.

Anwendung. Zur Herstellung von Cadmiumfarben und Cadmiumverbindungen.

Cadmium chloratum. Cadmiumchlorid. Chlorcadmium. Cadmiumklorid Nord. 63.

$CdCl_2$ M.G. 183,32

Herstellung. Durch Auflösen von Cadmiumoxid in verd. Salzsäure und Eindampfen der Lsg. bis zur Kristallisation.

Eigenschaften. Farblose, glänzende Kristalle, leicht lösl. in W., lösl. in M. und A. Fp. 568°; Kp. 960°; $d = 4,05$. Die Substanz ist giftig. Sie bildet verschiedene Hydrate.

Erkennung. Prüflsg. nach Nord. 63: 1,50 g Substanz werden in 30 ml W. gelöst. 1. 1 Tr. Prüflsg. wird mit 2 ml W. versetzt. Diese Lsg. gibt die Identitätsreaktionen auf Chlorid. – 2. 2 Tr. Prüflsg. werden mit 2 ml Salpetersäure versetzt. Auf Zusatz von 5 Tr. Natriumsulfid-Lsg. entsteht ein gelber Nd., der sich im Überschuß von 5 m Natronlauge löst.

Prüfung. 1. Aussehen der Lsg. und Farbe der Lsg.: Die Substanz muß den allgemeinen Bestimmungen der Nord. 63 genügen. – 2. Saure Verunreinigungen: 10 ml Prüflsg. werden mit 0,7 ml 0,01 n Natronlauge und 5 Tr. Methylrot-Lsg. versetzt, wobei eine gelbe Farbe entstehen muß. Bei anschließender Zugabe von 1 ml 0,01 n Salzsäure muß die Farbe nach Rot umschlagen. – 3. Sulfat: 2 ml Prüflsg. werden mit 8 ml W. verd. und auf Sulfat geprüft. Es dürfen höchstens 0,3 mg Sulfat pro Gramm enthalten sein.

Gehaltsbestimmung. Komplexometrisch (s. Cadmium).

Aufbewahrung. Vorsichtig, gut verschlossen.

Anwendung. Technisch: In der Galvanotechnik, Photographie, Färberei und Stoffdruckerei. Als Absorptionsmittel für Schwefelwasserstoff in der Analyse. Als Fixierungsmittel in der mikroskopischen Technik.

Cadmium jodatum. Cadmiumjodid. Jodcadmium.

CdJ_2 M.G. 366,25

Herstellung. 115 T. zerkleinertes Cadmium werden mit 1200 T. W. übergossen. In die Lsg. trägt man unter Erwärmen nach und nach 250 T. Jod ein. Die farblose Lsg. wird filtriert und entweder bis zur Bldg. eines Salzhäutchens oder bis zur Trockne eingedampft. Zur Herstellung kann auch von Cadmiumsulfat ausgegangen werden. Dazu dampft man die wss. Lsg. von 10 T. Cadmiumsulfat und 13 T. Kaliumjodid zur Trockne ein und zieht den Salzrückstand bei gelinder Wärme mit abs. A. aus. Beim Verdunsten des A. hinterbleibt das Salz in Form von Kristallen.

Eigenschaften. Weiße, geruchlose, glänzende Tafeln, die sich durch Licht- und Lufteinwirkung gelb färben. Sehr leicht lösl. in W. und A., leicht lösl. in Ae. und Aceton. Die wss. Lsg. reagieren sauer. Die Substanz ist dimorph. Eigenschaften der α-Form: Fp. 385°; Kp. 713°; $d = 5,67$. β-Form: $d = 5,30$.

Aufbewahrung. Vorsichtig, gut verschlossen.

Anwendung. Medizinisch: Früher bei Skrofulose, Hautkrankheiten und chronischer Arthritis in Form von Salben gebraucht.
Technisch: In der Photographie, in der Steindruckerei und in der Reproduktionstechnik.
Analytisch: Als Reagens auf Alkaloide.

Cadmium-Kalium cyanatum. Cadmium-Kaliumcyanid. Kaliumcyanocadmat.

$$K_2[Cd(CN)_4]$$

$C_4CdK_2N_4$ M.G. 294,67

Eigenschaften. Farblose Krist., leicht lösl. in W.; die Substanz ist giftig und schmilzt beim Erhitzen zu einer farblosen Flüssigkeit, die beim Erkalten zu einer grauen, krist. Masse erstarrt.

Anwendung. In der Galvanotechnik.

Cadmium nitricum. Cadmiumnitrat. Salpetersaures Cadmium.

$Cd(NO_3)_2 \cdot 4H_2O$ M.G. 308,49

Herstellung. Durch Auflösen von Cadmium in Salpetersäure und Eindampfen der Lsg. bis zur Kristallisation.

Eigenschaften. Farblose, kleine zerfließliche Kristalle. Sehr leicht lösl. in W., lösl. in A. und in Pyridin. Fp. 59,5°; Kp. 132°; $d = 2,46$. Die Substanz ist giftig.

Aufbewahrung. Vorsichtig, gut verschlossen, vor Feuchtigkeit geschützt.

Anwendung. In der Glas- und Porzellanmalerei zur Herstellung von rötlichem Lüster. Als Reagens. Zur Herstellung von Cadmiumoxid.

Cadmium oxalicum. Cadmiumoxalat. Oxalsaures Cadmium.

$Cd(CO_2)_2 \cdot 3H_2O$ M.G. 254,48
    wasserfrei M.G. 200,43

Eigenschaften. Weißes, kristallines Pulver, praktisch unlösl. in W. Bei Anwesenheit von Ammoniumsalzen erhöht sich die Löslichkeit beträchtlich; lösl. in verd. Säuren. Die Substanz ist auch als Monohydrat bekannt. Sie ist giftig.

Aufbewahrung. Vorsichtig, gut verschlossen.

Anwendung. Technisch: Zur Herstellung bestimmter Sorten von Cadmiumgelb.

Cadmium oxydatum anhydricum. Cadmiumoxyd. Cadmiumoxid.

CdO M.G. 128,41

Eigenschaften. Die Substanz ist in 2 Formen bekannt. Amorphe Form: Gelbrotes, braunrotes bis braunschwarzes Pulver, unlösl. in W. und Lösungen von Alkalien, leicht lösl. in verd. Säuren, Ammoniumsalz- und Alkalicyanid-Lsg. $d = 6,95$.
Kristalline Form: Kubische Kristalle. $d = 8,15$. Die Substanz sublimiert bei etwa 700°.

Aufbewahrung. Vorsichtig, gut verschlossen, vor Feuchtigkeit geschützt.

Anwendung. In der Galvanotechnik. Als Katalysator bei der Herstellung stark ungesättigter Alkohole und bei der Hydrierung ungesättigter Fettsäuren bzw. ihrer Ester. Als Zusatz zu Malerfarben und für Leuchtstoffe.

Cadmium salicylicum. Cadmiumsalicylat. Salicylsaures Cadmium.

$[C_6H_4(OH)COO]_2Cd \cdot H_2O$
$C_{14}H_{10}CdO_6 \cdot H_2O$ M.G. 404,65

Herstellung. Man erwärmt 10 T. Salicylsäure mit 300 T. W. und trägt unter Umrühren so viel Cadmiumcarbonat (etwa 12 T.) ein, daß die Fl. neutral reagiert. Dann säuert man mit Salicylsäure ganz schwach an, dampft auf etwa 120 T. ein und läßt kristallisieren. Die Mutterlauge liefert nach dem Eindampfen auf 30 T. nochmals einige Kristalle.

Eigenschaften. Farblose, tafelförmige Kristalle von neutraler oder sehr schwach saurer Reaktion. Lösl. in 68 T. kaltem oder in 24 T. siedendem W., lösl. in A., Ae. und in warmem Glycerin.

Erkennung. 1. Die wss. Lsg. (1%ig) wird durch Eisen(III)-chlorid-Lsg. violett gefärbt. – 2. Nach dem Ansäuern mit Salzsäure entsteht auf Zusatz von Schwefelwasserstoffwasser ein zitronengelber Nd. – 3. Die Substanz hinterläßt beim Glühen braunes Cadmiumoxid.

Aufbewahrung. Vorsichtig, gut verschlossen.

Anwendung. Die Substanz wurde früher äußerlich in wss. Lsg. als desinfizierendes und adstringierendes Mittel empfohlen, z.B. bei eitrigen Ophthalmien, Hornhautentzündungen, Bindehautentzündungen, Syphilis, Gonorrhoe, Vaginitis.

Cadmium stearinicum. Cadmiumstearat. Stearinsaures Cadmium.

$[CH_3(CH_2)_{16}COO]_2Cd$
$C_{36}H_{70}CdO_4$ M.G. 679,33

Eigenschaften. Fast weißes, feines, fettiges Pulver, unlösl. in W., sehr wenig lösl. in A. und Ae. In Benzol tritt Gelbildung und Synärese ein, ebenso in Toluol und Xylol.

Aufbewahrung. Vorsichtig, gut verschlossen.

Anwendung. Technisch: In der Kunststoffindustrie als Lichtstabilisator für transparente und gefärbte Mischungen, z.B. Folien, Schläuche, Kabelmischungen und andere Plastikmaterialien auf PVC-Basis, bei denen es gleichzeitig Verbesserung der Wetterbeständigkeit und Klarheit bewirkt.

Cadmium sulfuratum. Cadmiumsulfid. Schwefelcadmium. Cadmiumgelb. Brillantgelb. Cadmium Yellow. Jaune de cadmium. Cadmium Sulfide NND.

CdS $\qquad$ M.G. 144,48

Herstellung. Durch Fällen verd. Cadmiumsalzlsg. (z.B. Cadmiumsulfat) mit Schwefelwasserstoff oder Natriumsulfidlsg., Auswaschen und Trocknen des Nd. Aus neutraler oder schwach saurer Lsg. erhält man zitronengelbes, aus saurer Lsg. orangegelbes Cadmiumsulfid. Auf trockenem Wege durch Glühen eines Gemisches von Cadmiumcarbonat mit der Hälfte des Gew. an Schwefel erhält man dunkelorangerotes bis mennigerotes Cadmiumsulfid.

Eigenschaften. Die Substanz ist in kristalliner und in amorpher Form bekannt. Die kristalline Form ist dimorph. α-Form: Zitronengelbes Pulver, unlösl. in W., lösl. unter Schwefelwasserstoffentwicklung in warmer verd. Salz- oder Schwefelsäure. $d = 3{,}91$ bis $4{,}15$. β-Form: Zinnoberrotes Pulver, ebenso lösl. wie die α-Form. $d = 4{,}48$ bis $4{,}51$. Die Farbe der amorphen Form liegt je nach Verteilungsgrad zwischen Gelb, Orange und Braun. Die Substanz ist giftig.

Erkennung. 1. Beim Erhitzen mit Salzsäure entweicht Schwefelwasserstoff. – 2. Die Lsg. gibt die Reaktionen der Cadmiumsalze (s. Cadmium).

Prüfung. 1. 1 g Substanz muß sich in 10 ml Salzsäure beim Erhitzen klar und farblos lösen (Arsensulfid, Bariumsulfat, Teerfarbstoffe). – 2. Wird die salzsaure Lsg. mit 20 ml Natronlauge versetzt und filtriert, so darf das Filtrat durch Schwefelwasserstoffwasser nicht gebräunt (Blei) und höchstens schwach weiß getrübt werden.

Aufbewahrung. Vorsichtig, gut verschlossen.

Anwendung. Medizinisch: In 1%iger kolloider Lsg. oder in Ölsuspension als Mittel gegen Tuberkulose empfohlen. Zur Behandlung der Kopfhaut bei übermäßiger Schuppenbildung.
Technisch: Als Malerfarbe (Brillantgelb) in allen Tönungen von Hellgelb bis Orangerot. Die Substanz verträgt keinen Zusatz von Bleiweiß u.a. Bleifarben, ebenso nicht von Kupferfarben, wohl aber von Zinkweiß und Bariumsulfat. Außerdem zum Färben von Papier, Seide, Textilien, Glas und zur Herstellung von Feuerwerkskörpern. Cadmiumgrün ist ein Gemisch von Cadmiumsulfid mit Ultramarin oder Berlinerblau.

Cadmium sulfuricum. Cadmiumsulfat. Schwefelsaures Cadmium.

$CdSO_4 \cdot 8/3\,H_2O$ $\qquad$ M.G. 256,52
wasserfrei M.G. 208,48

Herstellung. In eine Mischung von 50 T. W., 19 T. konz. Schwefelsäure und 31 T. Salpetersäure (25%ig) trägt man 20 T. Cadmium in kleinen Stücken ein. Das Metall löst sich allmählich unter Entwicklung von Stickoxid, weshalb man das verwendete Gefäß im Abzug oder im Freien mit aufgesetztem Trichter stehenläßt. Wenn die Reaktion nachläßt, erwärmt man, bis das Metall vollständig gelöst ist. Die Lsg. wird dann in einer Porzellanschale unter Umrühren mit einem Glasstab oder Porzellanspatel zur Trockne eingedampft. Der Rückstand wird in der zweieinhalbfachen Menge heißem W. gelöst, die Lsg. filtriert und etwa auf die Hälfte eingedampft. Nach dem Erkalten werden die ausgeschiedenen Kristalle auf einem Trichter gesammelt und nach dem Abtropfen zwischen Filtrierpapier bei etwa 30° getrocknet. Aus der letzten Mutterlauge kann man das Cadmium mit Zink wieder ausfällen. 20 T. Cadmium geben etwa 47 T. kristallisiertes Sulfat.

Außer dem Salz der Zusammensetzung: $3\,CdSO_4 \cdot 8\,H_2O$, das aus gesättigter Lsg. bei mittlerer Temp. auskristallisiert, können unter anderen Bedingungen auch das Trihydrat ($CdSO_4 \cdot 3\,H_2O$) und das Tetrahydrat ($CdSO_4 \cdot 4\,H_2O$) erhalten werden.

Eigenschaften. Farblose, monokline, an der Luft verwitternde Kristalle, leicht lösl. in W., fast unlösl. in A. Die Substanz schmeckt herb, an Metalle erinnernd. Die wss. Lsg. reagieren schwach sauer. $d = 3{,}09$. Bei 41,0° schmilzt die Substanz in ihrem Kristallwasser. Fp. des wasserfreien Salzes 1000°.

Erkennung. 1. Die wss. Lsg. (1 + 20) gibt mit Schwefelwasserstoffw. einen gelben Nd. von Cadmiumsulfid, der beim Übersättigen mit Ammoniakfl. nicht verschwindet. – 2. Bariumnitratlsg. gibt einen weißen Nd. von Bariumsulfat. – 3. Mit wenig Ammoniakfl. entsteht ein weißer Nd. von Cadmiumhydroxid, der im Überschuß von Ammoniakfl. löslich ist.

Prüfung. 1. Wird aus der wss. Lsg. (1 + 20) nach Zusatz einiger Tr. Salzsäure das Cadmium durch Einleiten von Schwefelwasserstoff als Sulfid ausgefällt, so dürfen 10 ml des Filtrates beim Verdampfen und Glühen höchstens 1 mg Rückstand hinterlassen (Zink-, Alkali- und Erdalkali-Sulfat). – 2. Wird das abfiltrierte Cadmiumsulfid mit W. ausgewaschen und mit 10 ml Ammoniakfl. geschüttelt, so darf das Filtrat beim Ansäuern mit Salzsäure sich nicht gelb färben oder trüben (Arsen). Die Prüf. auf Arsen kann auch nach der Gutzeit-Methode ausgeführt werden.

Aufbewahrung. Vorsichtig, gut verschlossen.

Anwendung. Medizinisch: Die Substanz wurde früher wie Zinksulfat bei entzündlichen Augenaffektionen und Gonorrhoe, äußerlich in 0,5- bis 2%iger wss. Lsg. oder als Salbe verwandt. Eine 0,4%ige wss. Lsg. dient zur Leberfunktionsprüfung bzw. Prüf. der Serumlabilität nach F. WUHRMANN und CH. WUNDERLY.

Technisch: Für Fluoreszenzschirme, zur Herstellung von Cadmiumgelb und als Zusatz zu Wäschezeichentinte. In der Analyse zur Bestimmung von H_2S und zum Nachweis von Fumarsäure. Als Katalysator bei der Marshschen Probe auf Arsen.

Cadmium wolframicum. Cadmiumwolframat.

$CdWO_4$ M.G. 360,33

Eigenschaften. Gelbes, rhombisch kristallines, schweres Pulver, sehr schwer lösl. in W. oder verd. Säuren, lösl. in wss. Ammoniaklsg. Die Substanz ist giftig.

Aufbewahrung. Vorsichtig, gut verschlossen.

Anwendung. Technisch: Für Fluoreszenzschirme in der Röntgentechnik.

Caesalpinia

Caesalpinia echinata LAM. (Guilandina echinata SPR.). Fabaceae – Caesalpinioideae – Caesalpinieae.

Heimisch im tropischen Amerika, besonders im nördlichen Brasilien (Minas Gerais), Costa Rica, Nicaragua, Sierra Nevada von Mexiko, ferner in Indien und auf Ceylon.

Lignum Fernambuci. Lignum brasiliense rubrum. Fernambukholz. Pernambukholz. Brasilianisches Rotholz. Echtes Brasilholz. Japanholz. Pernambuco (Brazil) wood. Bois de Fernambouc. Bois de Brésil.

Das von Rinde und hellem Splintholz befreite Kernholz (der Farbstoff findet sich nur im Kernholz) wird in 20 bis 50 cm dicken Stücken gehandelt, in den Apotheken meist geraspelt. Die Handelsware ist schmutzig rotbraun oder blauschwarz, innen gelbbraun bis gelbrot, seidig glänzend, hart, feinfaserig, leicht spaltbar, in der Querrichtung jedoch schwer zu schneiden.

Geruch kaum wahrnehmbar, Geschmack schwach süßlich, kaum herb; beim Kauen färbt sich der Speichel rot.

Lupenbild. Querschnitt. Im tiefrotbraunen Holz hellere und dunklere Zonen (Scheinjahresringe). Die Grenzlinien werden durch zahlreiche dichtgestellte, oft zu kleinen Gruppen vereinigte und von Holzparenchym umgebene hellere Gefäße gebildet. Zahlreiche zarte, sehr genäherte helle Markstrahlen durchschneiden diese Scheinringe in radialer Richtung.

Mikroskopisches Bild. Die Holzstrahlen bestehen aus abwechselnden Lagen sehr langer, dickwandiger, englumiger Holzfasern und schmaleren Schichten Holzparenchym mit Gefäßen. Die Gefäße sind sehr zahlreich, behöft getüpfelt, stets umgeben von Holzparenchym, dann folgen Ersatzfasern und anschließend Holzparenchym. Hie und da Kristallkammerfasern mit Einzelkristallen. Die Markstrahlen sind auf dem Querschnitt 1 bis 3 Reihen breit, die Zellen radial gestreckt, getüpfelt, auf dem tangentialen Längsschnitt 10 bis 24, meist 18 bis 22 Zellen hoch. In den Markstrahlzellen, den Holzparenchymzellen und in den Holzfasern ein gelb- oder braunrotes, seltener karminrotes Exkret, das durch Kalilauge, Schwefel-, Salz- und Salpetersäure karminrot gefärbt wird.

Handelssorten. Man unterscheidet Hirnschnitt und geraspelte Ware, naturell oder fermentiert. Fermentierte Ware darf für medizinische Zwecke nicht verwendet werden.

Inhaltsstoffe. Etwa 6% Gerbstoff und Brasilin $C_{16}H_{14}O_5$, eine fast farblose Verbindung, die durch Oxydation in einen roten chinoiden Farbstoff, das Brasilein $C_{16}H_{12}O_5$, umgewandelt wird.

Brasilin

Brasilein

Prüfung. PEYER (Jber. Caesar u. Lorentz *1925*, S. 175) hat zur Unterscheidung von Lignum Fernambuci und Lign. Campechianum folgende Reaktionen ausgearbeitet.

Dekokt 0,5 : 100

	Campecheholz	Fernambukholz
Farbe	dunkelkirschrot, in dicker Schicht bräunlich	hellkirschrot
Geschmack	fade	süßlich
20 ml Lösg. + 1 Tr. NH_3 10%	dunkelrotviolett	karmoisinrot
dito + 5 Tr. Kalkwasser	dunkelrotviolett	karmoisinrot
dito + 1 Tr. $FeCl_3$ 1 : 5	schwarz	braunviolett
dito + 2 Tr. Bleiacetat 10%	schwarz, ins Braune gehend, absetzend	schmutzig
dito + 2 Tr. Bleiessig	schwarz	schmutzig blauviolett
Kapillarbild in 24 Std.	Streifen hellbraun, oberes Viertel mit dunkelbraunen Kanten	Viertel mit roten Kanten
3 Tage im Licht stehen	bräunlich, fluoresziert nicht	kaum verändert, fluoresziert grünlich

Färbung von versch. Lösungsmitteln bei einer Mazeration der Hölzer (1 : 5) unter Umschütteln. Beobachtung nach 24 Std.

Lösungsmittel	Campeche	Fernambuk
Absoluter Alkohol	rotgelb	kirschrot
Petroläther	zitronengelb	fast ungefärbt
Amylalkohol	braungelb	kirschrot
Schwefelkohlenstoff	braunrot	zartrosa
Äther	schmutzig gelbbraun	zitronengelb

RINGER [Pharmazie *5*, 384 (1950)] hat ausführliche Absorptionsmessungen der Auszüge vorgenommen.

Anwendung. Früher als Adstringens, Tonicum, gegen Fieber und Durchfall. Heute technisch als Färbemittel, besonders in Form von Extrakten, in der Textilindustrie (Baumwollfärberei), Gerberei, Tintenfabrikation und Druckerei. Zur Herstellung von sog. „Florentinerlack" für Schminken und Lippenstifte, Rotholzlacke in der Tapeten- und Buntpapierindustrie, zu Künstler- und Druckfarben sowie zu Lacken für Luxusartikel. Die Rinde des Baumes wird unter dem Namen Nacasculorinde zum Gerben benutzt. — Beim Nicaraguaholz handelt es sich wahrscheinlich um die Äste von Caesalpinia echinata.

Caesalpinia sappan L.
Heimisch im indisch-malaiischen Gebiet, auch kultiviert.

Inhaltsstoffe. In Rinde, Hülsen und Blättern Tannin, in den Hülsen 44%, in den Blättern 19%. In den Blättern ferner 0,16 bis 0,25% äth. Öl mit D-α-Phellandren als Hauptbestandteil.

Lignum Sappan. Sappanholz. Ostindisches Rotholz. Japanholz. Unechtes, rotes Sandelholz.

Man unterscheidet Sappan-China, Sappan-Java, Sappan-Padang, Sappan-Bimas, Sappan-Siam u.a. Das sog. Limaholz oder Costaricaholz stammt von einer Varietät von Caesalpinia sappan.

Dieses Holz stimmt äußerlich wie in seinem anatomischen Bau mit Lignum Fernambuci überein. Der einzige Unterschied besteht darin, daß Sappanholz ein 10 bis 15 mm breites Mark von korkiger Beschaffenheit besitzt.

Mikroskopisches Bild des Markes. Dünnwandige, teilweise große, zum geringeren Teil kleinere Zellen mit eingestreuten, derbwandigen, deutlich getüpfelten Zellen gleicher Form und Größe. Da das Mark nur bei der unzerkleinerten Droge zu erkennen ist, kann man in der Praxis das Sappanholz vom Fernambukholz in geschnittenem oder gepulvertem Zustand nicht unterscheiden.

Inhaltsstoffe. Wie Lignum Fernambuci.

Anwendung. Wie Lignum Fernambuci, in der chinesischen und indischen Medizin als Adstringens, in letzterer auch als Emmenagogum und bei Hautkrankheiten, jeweils in Form des Dekoktes.

Caesalpinia coriaria WILLD. Dividivibaum.

Heimisch in Columbien, Zentralamerika und Westindien (Jamaica, Curaçao), ferner in Indien, Birma, Ceylon, teilweise kultiviert. In Ostafrika von geringer Bedeutung.

Fructus Dividivi. Dividivifrüchte. Libidibifrüchte. Samak.

Anbau. Die Pflanzen werden den Saatbeeten sorgfältig entnommen und auf den späteren Standort in einem Abstand von 4:4 oder 4:5 m ausgepflanzt. In 600 m Höhe beginnen die Bäume im 5. Jahr zu tragen; in 900 m Meereshöhe erst im Alter von 11 Jahren. Die Ernte beträgt je nach Klima, Boden und Alter der Bäume 10 bis 50 kg trockene Dividivi-Hülsen je Baum; nach neueren Veröffentlichungen des Imperial Institutes (Kew bei London) liefern im Vollertrag stehende Bäume 300 lbs je Baum und Jahr. Der Gerbstoffgehalt der Handelsware beträgt 40 bis 45%. Im größten indischen Anbaugebiet, in Madras, wird Ware mit 41,9% Gerbstoff erzeugt. Die in Amani durchgeführten Kulturen liefern Ware mit einem Gerbstoffgehalt von 43,67 bis 57,7%. Der Gerbstoffgehalt war in mehreren Versuchen höher, wenn die Hülsen etwas vor Eintritt der Vollreife geerntet wurden, als in völlig ausgereiften, tiefbraun gefärbten Hülsen [MARX: Tropenpflanzer *33*, 100 (1930)].

Die Dividivifrüchte werden im reifen Zustand gesammelt und kommen aus Caracas, Maracaibo, von Curaçao und aus den mexikanischen Häfen in den Handel.

Beschreibung. Die Frucht ist schnecken- oder S-förmig eingerollt, trocken und spröde, an beiden Enden stumpf zugespitzt. Die zusammengerollte Hülse ist 1,5 bis 3 cm lang (völlig gestreckt würde ihre Länge 3 bis 10 cm betragen), 2 bis 3 cm breit und 3 bis 5 mm dick. Die beiden Klappen sind bis auf die zur Beherbergung der Samen dienenden, linsenförmigen Räume völlig verwachsen. Die Außenfläche der Hülse ist glatt, schwach glänzend, kastanienbraun gefärbt. An der Fruchtwand lassen sich mit freiem Auge drei Schichten unterscheiden: Die äußere bildet eine dünne, sehr spröde, braune Haut, die sich leicht von den trockenen Hülsen ablöst, die eine matte, ockergelbe Färbung mit einer rauhe, gelb abstäubende Oberfläche besitzen; die mittlere Schicht, die als eigentliche Gerbstoffschicht bezeichnet werden kann, ist ockergelb und am stärksten entwickelt. Die innerste Schicht ist eine gelblichweiße, sehr zähe Haut. In jeder Frucht sind 2 bis 8, gewöhnlich 4 bis 5 mm breite, mit harter, brauner, glänzender Schale versehene Samen enthalten.

Inhaltsstoffe. Gerbstoff (s. o.) mit Gallussäure $C_7H_6O_5$, Fp. 240° (Zers.), Corilagin $C_{27}H_{22}O_{18}$, Fp. 204 bis 205° (Zers.), Ellagsäure und Chebulsäure (Spaltsäure) $C_{14}H_{12}O_{11}$. MADHAVAKRISHNA et al. [ref. Chem. Abstr. *65*, 17297 (1966)] fanden im Gerbstoff Aminosäuren mit 1,2% Arginin, 0,9% Histidin, 11,3% Lysin, 15,7% Asparaginsäure, 14,4% Glutaminsäure, 15,6% Glycin, 4,5% Alanin, 9,4% Serin, 7,6% Threonin, 13,2% Tyrosin, 7% Prolin und 9,8% Cysteinsäure. Außerdem 2,8% Gesamtzucker, 0,2% Hexosamine, 1,3% Glucose und 1,1% Galaktose.

Corilagin

Chebulsäure

Anwendung. In der Eingeborenenmedizin in Form eines Dekoktes als Adstringens zur Behandlung von Hämorrhoiden. Technisch in großen Mengen zum Gerben und in der Färberei, in Amerika auch zur Herstellung von Tinte. Zur Gewinnung von Gallussäure und zur Synthese von Farbstoffen.

Bemerkung: Caesalpinia paipae RUIZ et PAV. Peru, ist wahrscheinlich die Stammpflanze der sog. ,,falschen Dividivi-Früchte" oder ,,Pi-Pi". Diese Früchte unterscheiden sich von den echten durch gerade oder schwach gekrümmte Form. Sie sind lederbraun oder bräunlichgelb, etwas glänzend, 6 bis 9 cm lang und 1 bis 1,8 cm breit. Anwendung als Gerb- und Färbemittel.

Caesalpinia bonducella FLEMING (Guilandina bonducella L., Caesalpinia crista L.). Nata. Kugelstrauch.

Heimisch auf Sumatra, Borneo, den Molukken, Neu-Guinea, in Neu-Südwales, Afrika und Brasilien, in den Tropen kultiviert. Die Früchte und Samen werden nicht nur an den tropischen Küsten häufig angeschwemmt, sondern gelangen auch mit der Golfstromdrift bis nach Norwegen.

Strauchartige, stachelige Kletterpflanze mit grauen, flaumig behaarten Sprossen mit geraden und hakenförmigen, harten, gelben Stacheln. – Blätter 30 bis 60 cm lang mit einem stacheligen Blattstiel. Die Nebenblätter an der Blattbasis bestehen aus einem Paar reduzierter Fiederblätter mit einer langen, stacheligen Spitze. Jede der in 6 bis 8 Paaren stehenden Blattfiedern ist 5 bis 7,5 cm lang und trägt an der Basis ein Paar nebenblattartiger, gekrümmter Dornen. Die Fiederblättchen stehen in 6 bis 9 Paaren. Sie sind 2 bis 3,8 cm lang und 1,3 bis 2,2 cm breit, häutig, länglich elliptisch mit einer stacheligen Spitze. Oberseite der Blätter unbehaart, Unterseite mehr oder weniger flaumig behaart mit sehr kurzen Blattstielen. Trauben ährenförmig, dicht, 15 bis 25 cm lang, langgestielt, endständig oder über den Blattachseln stehend, an der Spitze dicht, nach unten locker. Einzelblüten mit 5 bis 8 mm langen, braunen, flaumig behaarten Stielen. Die bis zu 1 cm langen Hochblätter sind gerade, sparrig, spitz zulaufend, mit langen dunkelgelben Haaren. Der 6 bis 8 mm lange Kelch trägt ebenfalls gelbe Haare. Die Blütenkrone besteht aus gelben, lanzettlichen Blütenblättern. Die Filamente sind gebogen. Hülsen länglich, kurzgestielt, 5 bis 7,5 cm lang und 4,5 cm breit. Ihre Stirnseite ist dicht mit starren Stacheln bewehrt. Sie enthalten 1 bis 2 längliche, bleigraufarbene, 1 bis 3 cm lange Samen.

Semen (Nuces) Bonducellae. Semen Bonduc. Semen Guilandinae. Kugelstrauchsamen. Nickersamen. Bonduc seed. Nicker seed. Bonduc nut. Fever nut. Physic nut. Graine de bonduc.

Bonducella Ind. P. 55, Ind. P. C. 53.

Samen kugelig oder eiförmig, etwas zusammengedrückt, 1 bis 2,5 cm lang, glatt, außen grau mit horizontalen, sehr feinen, dunklen Linien. Innerhalb der harten Schale ein gelblichweißer Kern aus 2 Kotyledonen und dem Würzelchen. Die Samen liegen einzeln oder zu 2 bis 3 in der etwas aufgetriebenen, stacheligen, zweiklappigen Hülse. Meist kommt nur der von der Samenschale befreite, etwas geschrumpfte Kern in den Handel.

Geschmack sehr bitter.

Inhaltsstoffe. Nach älteren Angaben 20 bis 25% fettes, unangenehm riechendes Öl, Bonducnußöl, mit 10% Palmitin-, 6% Stearin-, 21% Öl- und 61% Linolsäure im Fettsäureanteil. Ferner 20% Albumin, 36% Stärke, 6% Zucker, 2% Harz, kleine Mengen eines Alkaloides, Enzyme, Saponin, n-Heptacosan $C_{27}H_{56}$, Fp. 59 bis 59,1°, Sitosterolin $C_{35}H_{60}O_6$, Fp. 285 bis 295° (Zers.), und der Bitterstoff Bonducin (Guilandinin, nach GHATAK [Proc. Acad. Sci. Unit. Prov. *4*, 141 (1935)] $C_{20}H_{28}O_8$, Fp. 119 bis 120°). – ALIME et al. (Chem. and Ind. 1960, S. 463), KHUDA et al. [Pak. J. Sci. Ind. Res. *6*, 65 (1963), *1*, 135 (1964); Chem. Abstr. *61*, 10718 (1964)] und CANONICA et al. [Gazz. chim. Ital. *96*, 662 (1966); Tetrahedron L. *1963*, S. 2079] isolierten α-Caesalpin $C_{24}H_{32}O_8$, Fp. 187°, β-Caesalpin $C_{20}H_{28}O_6$, Fp. 243° (Zers.), γ-Caesalpin $C_{20}H_{30}O_6$, Fp. 252° (Zers.), δ-Caesalpin und ε-Caesalpin $C_{24}H_{34}O_7$, Fp. 191 bis 194°, dessen Konstitution von BALMAIN et al. (Tetrahedron L. *1967*, S. 5027) aufgeklärt wurde.

α - Caesalpin R = Ac
β - Caesalpin R = H

γ - Caesalpin

ε - Caesalpin

Wirkung. JYENGAR et al. [Indian J. Pharm. *27*, 307 (1965)] stellten eine antidiarrhoische Wirkung an der Maus fest.

Anwendung. Als Tonicum (ähnlich wie Chinin), Antipyreticum, Stypticum, Anthelminticum, gegen Wechselfieber, Asthma, Koliken und Wassersucht. Das Öl zu Einreibungen gegen Rheuma, als Emolliens, in der Kosmetik und als Brennöl.

Dosierung. Als Tonicum in Gaben zu 1 g mit gleichviel Pfefferpulver vermischt. Nach älteren Angaben soll das Bonducin in Gaben von 0,1 bis 0,2 g bei Wechselfieber ebensogut fiebersenkend wirken wie Chinin.

Bemerkung: Nach BERGER soll auch Caesalpinia bonduc ROXB. Semen Bonducellae liefern.

Caesalpinia tinctoria (H. B. K.) BENTH. (Coulteria tinctoria H. B. K.).

Heimisch in Brasilien, Peru, Chile.

Früchte groß, flach und von fuchsroter Farbe, manchmal auch hellbraunrot gefärbt. Samen plattgedrückt, gerundet, trapez- oder unregelmäßig-breiteiförmig, kastanienbraun.

Anwendung. Die Hülsen unter der Bezeichnung „Tara" zum Gerben und Schwarzfärben. Nicht zu verwechseln ist „Tara" mit der „Teri"- oder „Tari"-Hülse von Caesalpinia digyna ROTTL., die in Vorderindien und im Malaiischen Archipel geerntet wird und als Tarischoten oder Tarihülsen als Gerbemittel Anwendung finden. Der Baum liefert das „Westindische Rotholz", auch Lima- oder Brasilietteholz, das von geringerer Qualität als Lignum Fernambuci ist.

Caesalpinia vesicaria L. (C. bijuga Sw.), „Palo campeche", „Palo negro", liefert ein braunes Brasilietteholz.

Caesalpinia bicolor C. H. WRIGHT.

Heimisch in Brasilien, Columbien, Peru.

Liefert Lima- oder Brasilietteholz.

Caesalpinia brasiliensis L., Brasilien, liefert Lignum brasiliense flavum, das St. Marthaholz (Peachwood, Bois du Sang, Brasilietto of the Antilles).

Caesalpinia brevifolium (CLOS.) BAILL. (Balsamocarpon brevifolium CLOS.), Chile, liefert gerbstoffreiche Früchte, die Algarroba oder Algarobilla.

Inhaltsstoffe. Etwa 50 bis 60% Gerbstoff (Algarobillagerbstoff), Ellagsäure, Phloroglucin, Gallussäure, Brevifolincarbonsäure $C_{13}H_8O_8$, Fp. über 250° (Zers.). Nach SCHMIDT et al. [ref. Chem. Abstr. *67*, 108926 d (1967)] Algarobin [(−)-Brevifolincarbonsäure-D-glucosid]. Ebenfalls SCHMIDT [Pharm. Ztg (Frankfurt) *105*, 945 (1960)] isolierte die kristallinen Gerbstoffverbindungen Brevilagin I und II, beide o-chinoide Dehydrierungsprodukte der Hexahydroxydiphensäure.

Anwendung. Als Gerbmaterial.

Caesalpinia gilliesii (HOOK.) WALL. (Poinciana gilliesii HOOK.).

In Südafrika als Zierstrauch.

Inhaltsstoffe. ULUBELEN et al. [J. pharm. Sci. *56*, 914 (1967)] fanden Proteinverbindungen mit Antitumorwirkung.

Anwendung. In Libyen die Blätter als Abführmittel. Die Staubfäden sollen als Safranersatz gebraucht werden.

Bemerkung: Die Pflanze, besonders die Hülsen sollen giftig sein!

Caesalpinia pulcherrima (L.) Sw. [Poinciana pulcherrima (L.). Sw.]

Heimisch in tropischen Gebieten.

Inhaltsstoffe. In den Blüten, Blättern und Früchten Gerbstoff. In den Blättern Blausäure, Benzoe- und Gallussäure, Gummi und Harz. SENGUPTA et al. (Chem. and Ind. *1970*, S. 534) isolierten aus der Rinde α-Caesalpin. PARIS et al. [ref. Chem. Abstr. *68*, 908 f (1968)] isolierten Myricitrin (Myricetin-3-rhamnosid). In den Samen Schleim (Galaktomannose-Polysaccharid).

Anwendung. Blüten, Wurzel und Rinde bei Lungen- und Hauterkrankungen, Fieber, Tumoren, ferner auch als Emmenagogum. Blüten und Samen in Ostindien als Purgativum und Abortivum. Die Blätter wirken antipyretisch, stimulierend, purgierend, menstruationsfördernd und abortiv. Ferner bei Leberkrankheiten und als Gurgelmittel. Äußerlich als Pulver gegen Erysipel. Nach STEINMETZ [Quart. J. Crude Drug Res. (Amst.) *4*, 590 (1964)] soll ein Auszug aus den Blättern die Eigenschaft besitzen, Nierensteine aufzulösen. In Guatemala die Pflanze als Fischgift. Die Früchte als Gerbmaterial.

Cafedrinum

Cafedrinum. Cafedrin.

$C_{18}H_{23}N_5O_3$ M.G. 357,40

7-[2-(2-Hydroxy-1-methyl-2-phenyl-äthyl-amino)-äthyl]-theophyllin.

Anwendung. Als Kreislauf-Analepticum.

Handelsform: Akrinor (Homburg).

Caiman

Caiman sclerops SCHN. Klasse Reptilia – Ordnung Crocodilia – Familie Alligatoridae.

Alligator. Brillenkaiman.

Heimisch in Afrika.

Die oberen Augenlider sind zum Teil knöchern, zum Teil häutig, auf der Oberfläche gerunzelt und mit einem kleinen, aufgerichteten Hörnchen versehen, die Augendecken vorne durch eine Querleiste verbunden, die den Namen Brillenkaiman veranlaßt hat. Die vorderen Nackenschilde sind groß und in 2, höchstens 3 Querreihen angeordnet, die hinteren Nackenschilde bilden 5 Querreihen. Länge max. 2,8 m. Färbung der Oberseite dunkelolivbraun; junge Brillenkaimane erinnern in der Färbung durch die hell olivfarbige Oberseite mit braunen oder schwärzlichen Flecken und Querbinden an echte Krokodile; die Unterseite ist grüngelblichweiß.

Inhaltsstoffe. Im eingetrockneten Sekret Jacarol (Geruchsträger).

Anwendung. Zur Gewinnung einer moschusartigen Substanz.

Caladium

Caladium bicolor (AIT.) VENT. (Arum bicolor AIT., A. vermitoxicum VILL.). Araceae – Colocasioideae – Colocasieae. Tinhorao.
Heimisch in Brasilien.

Inhaltsstoff. In den Knollen Stärke.

Anwendung. In Brasilien als Gurgelmittel bei Angina und als Wundheilmittel bei Entzündungen. Der Wurzelstock als Brech- und Abführmittel, gekocht als Nahrungsmittel. Der Saft gegen Ascariden und Bremsenlarven.

Calamagrostis

Calamagrostis lanceolata ROTH (Arundo calamagrostis L.). Poaceae – Pooideae – Aveneae. Schilfgras. Riedgras. Schilfrohr.
Heimisch in Nord- und Mitteleuropa, auf feuchten Wiesen und an Flußufern.

60 bis 150 cm hoch. Grundachse unterirdisch kriechend, kleine Rasen und ziemlich dünne Ausläufer bildend. – Stengel steif aufrecht, etwas schlaff, unten glatt, oberwärts rauh, aus den Knoten oft verzweigt. – Blätter schmal, steif, meist glatt, seltener (besonders an den Seitentrieben) borstig, zusammengefaltet, rauh. – Rispe länglich, schlaff, öfter überhängend, bis über 20 cm lang, während der Blütezeit regelmäßig ausgebreitet, gleichmäßig mit Ährchen besetzt. Rispenäste dünn, meist nicht über 5 cm lang. Ährchen schmal-lanzettlich, viel kürzer als die Hüllspelzen. Hüllspelzen ungleich, etwa 4 bis 6 mm lang, meist violett punktiert mit grünen Mittelstreifen, in Form und Größe wechselnd, obere unmerklich, untere doppelt so lang wie die Deckspelzen. Deckspelze mit sehr kurzer (kaum 1 mm langer), die Seitenspitzen nicht oder wenig überragender, endständiger Granne.

Radix Calamagrostis. Schilfgraswurzel. Riedgraswurzel.

Inhaltsstoff. Saponin.

Anwendung. Als Diureticum, bei Wassersucht und bei Erkrankungen der Atmungsorgane.

Calamintha

Calamintha officinalis MOENCH [C. montana LAM., Melissa calamintha L., Satureja calamintha (L.) SCHEELE, Thymus calamintha DC.]. Lamiaceae – Stachyoideae – Saturejeae. Bergmelisse. Ackermelisse. Bergminze. Waldquendel. Calament.
Heimisch in Mittel- und Südeuropa, besonders an Berghängen in den Alpengebieten. In Asien.

Pflanze 25 bis 80 cm hoch. – Stengel 1 bis 3 mm dick, ästig, stumpfkantig oder stielrund, am Grunde manchmal verholzt. Blätter elliptisch, fast deltoidisch, 15 bis 50 mm lang, in der Mitte 12 bis 18 mm breit, mit einem 5 bis 10 mm langen Stiel. Jede Blattseite hat 2 bis 10 meist flache Kerbzähne und 3 bis 6 bogige Fiedernerven. – Blüten hell- bis purpurrot, hüllenlos, 10 bis 18 mm lang, in blattwinkelständigen, gestielten, 3 bis 6 oder mehrblütigen Trauben. Kelch grün bis schwach rötlich gefärbt, rohrig, tief gezähnt. Die zwei äußeren Lappen ungefähr doppelt so lang wie die anderen. Blumenkrone zweilippig, 15 bis 18 mm lang, etwa zweimal länger als der Kelch. Staubgefäße 4.

Geruch nach Melisse.

Herba Calaminthae (montanae). Kalaminthkraut. Bergmelisse. Waldquendel. Calament CF 37 (die blühenden Zweige).

Inhaltsstoffe. Etwa 0,35% schwach gelbes oder grünliches äth. Öl von angenehmem Geruch, das selbst in 10 Vol. 90%igem Alkohol nicht klar löslich ist. Hauptbestandteil (+)-Pulegon und andere Ketone sowie Terpene.

Anwendung. Als Stomachicum und Diureticum, selten als Gewürz. Die Frucht in Indien als Aphrodisiacum.

Calandrinia

Calandrinia discolor SCHRAD. Portulacaceae – Portulacoideae – Calandrinieae. Renilla.

Heimisch im Gebirge von Chile.

Pflanze ziemlich groß, ausdauernd, mit einfachem Stiel. – An der Spitze des Stieles stehen die purpurnen, großen Blüten. – Blätter fleischig, sitzend, länglich, oberseits grün, unterseits rötlich. – Frucht groß, schwarz, mit kleinen, rauhen, dornigen Punkten übersät.

Inhaltsstoffe. In den Blüten Betacyanine und Quercetin- und Kämpferolglykoside.

Anwendung. Gegen Kopfschmerzen, Rheuma und Wunden (als Bade- und Massagemittel.)

Calcein

Calcein. Fluoresceinimino-diessigsäure. Fluorescein-Complexone.

$C_{30}H_{26}N_2O_{13}$ M.G. 622,55
Bis-N,N'-[di-(carboxymethyl)-aminomethyl]-fluorescein.

Eigenschaften. Hellgelbes Pulver, schwer lösl. in W., lösl. in A. und Lsg. von Alkalien. Natriumsalz: Orangerote Kristalle, leicht lösl. in W., unlösl. in A. Die rotgefärbten verdünnten wss. Lsg. zeigen eine gelblichgrüne Fluoreszenz, die sich in ansteigend alkalischen Lsg. verringert und in einer Konzentration von 0,025 n Natronlauge verschwindet. Die Gegenwart verschiedener zwei- und dreiwertiger Metallionen (Ca^{2+}, Sr^{2+}, Ba^{2+}, Cu^{2+}, Al^{3+}, Sn^{2+}, Mg^{2+}) verursacht ein Wiederauftreten der Fluoreszenz im alkalischen Bereich.

Anwendung. Die Base wird als Fluoreszenzindikator verwandt. Das Natriumsalz als Metallindikator für die komplexometrische Bestimmung von Ca^{2+}.

Zur Anwendung gelangt eine Verreibung mit Kaliumnitrat im Verhältnis 1 : 99. Mit Hilfe von Calcein ist es möglich, selektiv Calcium neben Magnesium zu titrieren.

Calceolaria

Calceolaria thyrsiflora GRAH. Scrophulariaceae – Antirrhinoideae – Calceolarieae. Palpi. Yerba dulce.

Heimisch in Zentral-Chile.

Kleine, drüsige, wenige Zentimeter hohe Staude mit vielen schmalen, länglichen, gezähnten, grünen, sehr süßen Blättern. – Blüten gelb mit einem langen Stiel.

Anwendung. Bei Lippen-Affektionen als Gurgelmittel und Stimulans. Äußerlich bei Wunden.

Mehrere Arten der Gattung Calceolaria (Pantoffelblumen) gehören zu den beliebtesten Garten- und Zierpflanzen.

Calcium

Calcaria chlorata DAB 7 – DDR, Helv. V, Ross. 9, CsL 2. Chlorkalk. Calcium hypochlorosum. Chlorinated Lime. Calx chlorata Nord. 63.

Gehalt. DAB 7 – DDR und CsL 2: Mindestens 25% aktives Chlor. Helv. V: Mindestens 30% aktives Chlor. Ross. 9: Mindestens 32% aktives Chlor. Nord. 63: Mindestens 25,0% Calciumhypochlorit, entspr. mindestens 24,8% Chlor.

Zusammensetzung. Chlorkalk weist je nach Herstellung unterschiedliche Zusammensetzung auf. Handelspräparate enthalten im wesentlichen $Ca(OCl)_2 \cdot CaCl_2 \cdot xCa(OH)_2 + n\,H_2O$. Nach DAB 7 – DDR enthält die Substanz Calciumhypochlorit, das an Calciumchlorid, Calciumhydroxid und Wasser gebunden ist.

Eigenschaften. Weißes oder grauweißes, krümeliges oder lockeres, hygroskopisches Pulver von charakteristischem Geruch. Die Substanz ist thermolabil, teilweise wasserlösl. und teilweise lösl. in 95%igem A. Die Substanz wird durch Feuchtigkeit und Luftzutritt zersetzt, außerdem auch durch Lichteinwirkung. Die wss. Lsg. bläut Lackmuspapier zuerst und bleicht es dann aus. Das mit Säure freiwerdende Chlor (= wirksames oder aktives Chlor) beträgt bei den Handelspräparaten 25 bis 30%. Dieser Gehalt nimmt beim Aufbewahren ab. Die Bldg. von HOCl und der weitere Zerfall bewirken die bleichende, desinfizierende und geruchsbeseitigende Wrkg. des Chlorkalks.

Herstellung. Technisch durch Einwrkg. von Chlor auf gelöschten Kalk: Der verwendete Kalk soll möglichst rein und bes. frei von Ton und Magnesiumoxid, Eisen- und Manganverbindungen sein. Der gesiebte, gelöschte Kalk wird in Kammern aus Blei in einer Schichtdicke von 3 bis 10 cm ausgebreitet. In die Schichten werden zur Vergrößerung der Oberfläche Rillen gezogen, und dann wird in die dicht verschlossenen Kammern Chlor eingeleitet. Gewöhnlich sind mehrere Kammern hintereinander angeordnet, so daß das Chlor zuerst in die Kammer eintritt, die fast fertigen Chlorkalk enthält, und zuletzt in die frisch mit Kalk beschickte Kammer. Wenn der Kalk vollständig chloriert ist, wird die betreffende Kammer ausgeschaltet, durch Absaugen von dem noch darin enthaltenen Chlor befreit und dann entleert. Durch Mahlen wird der rohe Chlorkalk gepulvert und gleichmäßig gemischt. Die Chlorierung des Kalkes wird auch in eisernen Zylindern ausgeführt, die mit einem Rührwerk versehen sind. Mehrere Zylinder sind übereinander angeordnet. In den oberen wird fortwährend frischer Kalk nachgefüllt und aus dem unteren der fertige Chlorkalk entnommen.

Erkennung. 1. 0,050 g Substanz werden mit 5,0 ml W. versetzt. Nach dem Schütteln färbt die Mischung rotes Lackmuspapier blau und bleicht es anschließend (DAB 7 – DDR, ähnlich andere Pharmakopöen). – 2. 0,050 g Substanz werden in 2,0 ml 3 n Essigsäure gelöst, wobei sich ein stechend riechendes Gas entwickelt. Nach Zusatz von 3,0 ml W. wird die Lsg. filtriert. Das Filtrat gibt nach Zusatz von 1,0 ml Ammoniumoxalat-Lsg. (4,00 g/ 100,0 ml) einen weißen Nd., der sich nach Zusatz von 2,0 ml 6 n Salzsäure löst (DAB 7 – DDR u.a.). – 3. Die Mischung gleicher Teile Kaliumjodid und verd. Essigsäure wird durch Chlorkalk braun gefärbt (Helv. V, ähnlich Nord. 63).

Gehaltsbestimmung. Alle zitierten Pharmakopöen enthalten eine jodometrische Gehaltsbestimmung. Vorschrift nach DAB 7 – DDR: 5,000 g Substanz werden in einer Reibschale unter Zusatz von W. zu einem feinen Brei zerrieben. Dieser wird unter Spülen der Reibschale mit W. in einen 500-ml-Meßkolben überführt. Die Mischung wird mit W. zu 500,0 ml aufgefüllt und kräftig geschüttelt. 50,00 ml dieser Mischung werden mit 20,0 ml frisch bereiteter Kaliumjodidlsg. (10,0 g/100,0 ml) und 5,0 ml 6 n Salzsäure versetzt. Anschließend wird das ausgeschiedene Jod mit 0,1 n Natriumthiosulfat-Lsg. titriert. Sobald die Lsg. nur noch schwach gelb gefärbt ist, werden 2,0 ml Stärkelsg. hinzugefügt. 1 ml 0,1 n Natriumthiosulfat-Lsg. entspr. 3,545 mg Chlor.

Aufbewahrung. Vor Licht geschützt, gut verschlossen, kühl.

Anwendung. Medizinisch: Äußerlich für die Behandlung von Wunden, z.B. in Form der Dakinschen Lsg. und als 50%ige Salbe zur Behandlung von Frostbeulen. Heute wird Chlorkalk hauptsächlich nur noch als Grobdesinfektionsmittel verwendet. Außerdem benötigt man es zum Unschädlichmachen von Gelbkreuz (Dichlordiäthylsulfid).

Veterinärmedizinisch: In wss. Aufschwemmung (1 : 20 bis 1 : 3) zur Desinfektion von Ställen; zur Behandlung von Wunden, Geschwüren, Mauke, Klauenseuche, Strahlenkrebs, Geflügeldiphtherie und Augenentzündungen.

Technisch: Als Bleichmittel in der Textil-, Cellulose- und Papierindustrie sowie zur Desinfektion von Abwässern und Fäkalien.

Calcium. Calcium metallicum. Kalzium.

Ca A.G. 40,08

Vorkommen. Das Metall ist zu 3,4% am Aufbau der äußeren Erdrinde beteiligt. In der Natur findet es sich als Carbonat (Kalkstein, Kreide, Marmor), als Doppelcarbonat $CaCO_3 \cdot MgCO_3$ (Dolomit), als Sulfat (Gips, Anhydrit), in Form von Phosphaten (Phosphorit, Apatit), als Fluorid (Flußspat), als Silicat und als Doppelsilicat.

Gewinnung. Durch Elektrolyse von geschmolzenem Calciumchlorid. Man läßt dabei die Kathode die Oberfläche des Calciumchlorids nur eben berühren und zieht sie in dem Maße höher, in dem sich das Calcium an ihrem unteren Ende abscheidet. Das abgeschiedene Calcium wirkt dann weiter als Kathode. Man erhält so das Calcium in Stäben von 2 bis 3 cm Dicke, die sich an der Oberfläche rasch mit einer grauweißen Schicht von Calciumhydroxid und Calciumcarbonat bedecken und dadurch vor weiterer Oxydation geschützt werden.

Eigenschaften. Silberweißes, weiches Metall mit glänzender Schnittfläche, das sich an der Luft sehr rasch mit einer Oxidhaut überzieht. Bei Raumtemp. wird es unter lebhafter Reaktion von Fluor und beim Erhitzen von Sauerstoff, Chlor, Brom und Jod angegriffen. An der Luft verbrennt das Metall mit ziegelroter Flamme zum Oxid und Nitrid. Wasser und Säuren zersetzen es unter Entw. von Wasserstoff. Fp. 845°; Kp. 1439°; $d = 1,54$. Das Metall läßt sich schneiden, hämmern, feilen und zu Draht ausziehen. Beim Erhitzen im Wasserstoffstrom gibt es Calciumhydrid. In allen Verbindungen ist es zweiwertig.

Erkennung. Man löst das Metall in einer geeigneten Mineralsäure, z.B. verd. Salzsäure, und führt mit dieser Lsg. folgende Reaktionen aus: 1. Die Lsg. zeigt eine gelbrote Flammenfärbung. – 2. Mit Alkalilaugen fällt aus genügend konz. Lsg. weißes Calciumhydroxid aus. – 3. Natriumcarbonat und andere lösl. Carbonate fällen weißes Calciumcarbonat. – 4. Oxalsäure und Ammoniumoxalat fällen aus ammoniakalischer oder essigsaurer Lsg. weißes, kristallines Calciumoxalat, das sich in Mineralsäuren löst. – 5. Schwefelsäure fällt aus nicht zu sehr verd. Lsg. weißes Calciumsulfat. – 6. Chromsäure gibt keine Fllg. zum Unterschied von Barium.

Gehaltsbestimmung. Calcium und seine Verbindungen können gravimetrisch oder komplexometrisch bestimmt werden.

Gravimetrische Bestimmung: Das Calcium wird als Calciumoxalat gefällt und als Calciumoxid gewogen. Die Lsg., die keine Phosphorsäure und Oxalsäure enthalten darf, wird mit so viel Ammoniakfl. versetzt, daß sie deutlich danach riecht. Entsteht hierbei ein Nd. von Magnesiumhydroxid, wird dieser durch Zugabe hinreichender Mengen von Ammoniumchlorid in Lsg. gebracht. Man erwärmt die klare Lsg. bis fast zum Sieden und fällt unter Umrühren durch allmähliche Zugabe von Ammoniumoxalat-Lsg., bis diese im Überschuß vorhanden ist. Man läßt dann 12 Std. an einem warmen Ort absetzen, filtriert darauf das Calciumoxalat ab, wäscht es mit siedendem W. aus, trocknet und führt es durch Glühen vor dem Gebläse in Calciumoxid über. Es empfiehlt sich, nur so viel Substanz anzuwenden, daß nicht mehr als etwa 0,3 g Calciumoxid zur Wägung gelangen. Berechnung: $CaO \cdot 0,7148$ = Ca.

Bei Gegenwart von Magnesium ist so viel Ammoniumoxalat anzuwenden, daß das Magnesium sicher in das lösl. Ammoniummagnesiumoxalat übergeführt wird. Bei Gegenwart von größeren Mengen Magnesium empfiehlt es sich, das abfiltrierte Calciumoxalat noch einmal mit verd. Salzsäure in Lsg. zu bringen und es in ammoniakalischer Lsg. erneut mit Ammoniumoxalat zu fällen. Bei Gegenwart von Magnesium kann man auch die ammoniakalische Lsg. bei der ersten Fllg. mit verd. Essigsäure ansäuern. Ein Mitausfallen von Magnesiumoxalat ist dann ausgeschlossen.

Komplexometrische Bestimmung: 1. Ausführung der Bestimmung bei magnesiumfreien Proben: Die Lsg., die etwa 50 mg Calcium enthalten kann, wird mit W. auf 100 ml verd. Sollte die Lsg. sehr stark sauer sein, wird mit Natronlauge annähernd neutralisiert. Dann wird eine Indikatorpuffertablette (Eriochromschwarz T-Mischindikator) in 1 ml Ammoniaklsg. aufgelöst und hinzugegeben. Die Titration erfolgt bis zum scharf erfolgenden Umschlag von Rot nach Grün und wird mit 0,1 m ÄDTA-Lsg. ausgeführt. Berechnung: 1 ml 0,1 m ÄDTA-Lsg. = 4,008 mg Ca. – 2. Bestimmung in Gegenwart von Magnesium: Die komplexometrische Bestimmung von Calcium neben Magnesium hat praktische Bedeutung. Man benötigt dazu calciumspezifische Indikatoren, wie Calcein, Calcon oder Calconcarbonsäure. Weniger geeignet ist für diese Bestimmung Murexid als Indikator. – a) Bestimmung mit Calcein als Indikator: Eine Lsg. von etwa 100 ml, die etwa 5 mg Calcium enthält, wird mit n Natronlauge deutlich alkalisch gemacht, mit etwa 20 mg Calceinmischindikatorverreibung (Calcein + Kaliumnitrat = 1 + 99) versetzt und mit 0,01 m ÄDTA-Lsg. titriert, bis die gelbgrüne Fluoreszenz verschwindet und eine nicht mehr fluoreszierende violette Farbe auftritt. 1 ml 0,01 m ÄDTA-Lsg. entspricht 0,4008 mg Ca. b) Bestimmung mit Calcon oder Calconcarbonsäure als Indikator: Eine Lsg. von 100 ml, die etwa 50 mg Calcium neben

Magnesium enthält, wird mit einer Lsg. von 2,5 g Kaliumhydroxid in 10 ml W. versetzt, wobei etwa vorhandenes Magnesium ausfällt. Die Lsg. soll ein pH von rd. 12 besitzen. Nach Zugabe von 5 bis 10 Tr. Calconcarbonsäure- bzw. Calcon-Lsg. oder von 0,2 bis 0,4 g Calconcarbonsäureverreibung (1%ige Verreibung mit wasserfreiem Natriumsulfat) wird unter kräftigem Rühren mit 0,1 m ÄDTA-Lsg. bis zum Farbumschlag von Weinrot nach rein Blau titriert (Feinbürette). 1 ml 0,1 m ÄDTA-Lsg. entspr. 4,008 mg Ca.

Mit den Indikatoren Calcon und Calconcarbonsäure wird Barium und Strontium miterfaßt. Andere Metalle können getarnt werden. Blei und Zink lassen sich durch 2,3-Dimerkaptopropanol maskieren. Weitere Schwermetalle mit Kaliumcyanid. Eisen und Mangan können bis zu Mengen von 1 bis 5 mg mit Triäthanolamin maskiert werden.

Aufbewahrung. In dicht schließenden Gefäßen oder unter Petroleum.

Anwendung. In der org. Chemie als Reduktionsmittel. Bei der Darstellung von abs. A. zur Entfernung der letzten Wasserreste. Technisch als Bestandteil von Bleilegierungen (Lagermetalle). In der Metallurgie als Desoxydationsmittel; zusammen mit Cer als Zündmetall; zum Trocknen org. Verbindungen anstelle von metallischem Natrium; bei der Grignard-Synthese als Ersatz für Magnesium.

Calcium aceticum. Calciumacetat. Essigsaures Calcium. Calcium Acetate USP XVIII.

$C_4H_6CaO_4$ $\quad\quad Ca(CH_3COO)_2 \quad\quad$ M.G. 158,17 (wasserfrei)

$C_4H_6CaO_4 \cdot H_2O$ $\quad\quad Ca(CH_3COO)_2 \cdot H_2O \quad\quad$ M.G. 176,19

$C_4H_6CaO_4 \cdot 2H_2O$ $\quad\quad Ca(CH_3COO)_2 \cdot 2H_2O \quad\quad$ M.G. 194,20

Bemerkung: Calciumacetat ist als wasserfreie Substanz, als Monohydrat und als Dihydrat bekannt.

Wasserfreies Calciumacetat.

Eigenschaften: Weißes Pulver, lösl. in W., schwer lösl. in A.

Monohydrat.

Eigenschaften. Weißes, kristallines Pulver oder körnige Substanz, lösl. in etwa 3 T. W., wenig lösl. in A.

Darstellung. In 10 T. warme verd. Essigsäure (30%ig) trägt man gefälltes Calciumcarbonat in geringem Überschuß ein (etwa 2,5 T.), filtriert die Lsg. und dampft bis zur Durchkristallisation ein.

Prüfung (USP XVIII). 1. Unlösl. Verunreinigungen: Nicht mehr als 1,5 mg in 10 g Substanz. – 2. Alkalisch und sauer reagierende Verunreinigungen: Zu einer Lsg. von 2,0 g Substanz in 25 ml W. gibt man einige Tr. Phenolphthalein-Lsg. Es darf keine Rosafärbung auftreten. Zum Erreichen einer Rosafärbung dürfen nicht mehr als 7 ml 0,1 n Natronlauge verbraucht werden, das entspr. 0,2% CH_3COOH. – 3. Chlorid: Höchstens 0,005%. – 4. Nitrat: 1 g Substanz wird in 10 ml W. gelöst und mit 0,05 ml Indigokarmin-Lsg. versetzt. Anschließend versetzt man unter starkem Rühren mit 10 ml Schwefelsäure: Die blaue Farbe muß 19 Min. lang bestehen bleiben (0,003%). – 5. Sulfat: Höchstens 0,04%. – 6. Alkalien und Magnesium: 1 g Substanz wird in 50 ml W. gelöst, mit 2 ml Salzsäure versetzt und bis zum Sieden erhitzt. Dann setzt man 35 ml Oxalsäure-Lsg. (1 + 19) zu und versetzt während des Abkühlens allmählich mit Ammoniakfl. bis zur neutralen Reaktion, verd. dann auf 100 ml und läßt 4 Std. bzw. über Nacht stehen. Nach dem Filtrieren werden zu 50 ml Filtrat 5 Tr. Schwefelsäure gegeben und diese Lsg. zur Trockne eingedampft sowie anschließend verascht. Es dürfen höchstens 1,5 mg Rückstand hinterbleiben (0,3%, berechnet als Sulfat). – 7. Barium: 2 g Substanz werden in 15 ml W. gelöst und mit 2 Tr. Eisessig versetzt. Die Lsg. wird filtriert und das Filtrat mit 0,3 ml Kaliumdichromat-Lsg. (1 + 9) versetzt. Es darf keine Trbg. innerhalb 10 Min. entstehen (etwa 0,01%). – 8. Schwermetalle: Höchstens 0,001%. – 9. Eisen: Höchstens 0,002%.

Dihydrat.

Eigenschaften. Nadelförmige Kristalle von salzig bitterem Geschmack, leicht lösl. in kaltem, lösl. in siedendem W., schwer lösl. in A.

Anwendung (der 3 Salze). 1. Medizinisch: Calciumacetat wird wie Calciumchlorid in durchschnittlichen Dosen von 0,5 g per os gebraucht (s. S. 577). – 2. Analytisch: Als Reagens zum Nachweis und zur Bestimmung von Oxalsäure. – 3. Technisch: In der Färberei, Gerberei, zur Herstellung von Essigsäure und Aceton sowie in der mikroskopischen Technik. Für Bodenuntersuchungen wird ein Präparat von bestimmtem Wassergehalt verwendet.

Calcium arsenicum. Calciumarsenat. Tricalcium-orthoarsenat.

$Ca_3(AsO_4)_2 \cdot 3H_2O$ M.G. 452,11

Eigenschaften. Weißes Pulver, sehr schwer lösl. in W., leicht lösl. in verd. Säuren. Das wasserfreie Salz hat einen Fp. von 1450°.

Aufbewahrung. Vorsichtig, gut verschlossen.

Anwendung. Techn.: Zur Vertilgung von Pflanzenschädlingen (Fraßgift) (s. Bd. II, 458).

Calcium ascorbicum. Calcium ascorbinicum. Calciumascorbat. Ascorbinsaures Calcium.

$$\left[\begin{array}{c} \text{HO-C-C} \\ \text{O=C-C-O} \\ \text{HC-CH}_2\text{-OH} \\ \text{OH} \end{array} \right]_2 Ca^{2\oplus} \cdot 2H_2O$$

$(C_6H_7O_6)_2Ca \cdot 2H_2O$ M.G. 426,35

Ca-Salz des 3-Oxo-L-gulonsäure-γ-lacton.

Bemerkung: Vgl. hierzu Bd. II, 717: Acidum ascorbinicum.

Eigenschaften. Weißes, grießförmiges, geruchloses Pulver von salzigem Geschmack, leicht lösl. in W., schwer lösl. in A. und praktisch unlösl. in Ae. Die wss. Lsg. reagiert gegenüber Lackmus neutral und ist nicht beständig. $[\alpha]_{20}^D =$ etwa $+96°$ ($c = 2$, in W.).

Aufbewahrung. In gut schließenden Gefäßen, vor Licht und Feuchtigkeit geschützt, kühl, zweckmäßig unter Stickstoff.

Anwendung. 1. Medizinisch: Calciumascorbat wird wie Natriumascorbat gebraucht. 1,0 g Calciumascorbat entspr. 0,826 g Ascorbinsäure; 1,0 g Natriumascorbat entspr. 0,889 g Ascorbinsäure. – 2. Pharmazeutisch-technisch: Zur Herstellung von trockenen pharmazeutischen Zubereitungen (Tabletten, Dragees, Kapseln, Multivitaminpräparate usw.) jedoch nicht zur Herstellung flüssiger Arzneizubereitungen (Ampullen, Sirupe usw.).

Calcium benzoicum. Calciumbenzoat. Benzoesaures Calcium.

$(C_6H_5COO)_2Ca \cdot 4H_2O$ M.G. 354,00

Herstellung. Man bereitet aus 10 T. Calciumoxid eine dünne Kalkmilch, trägt in diese 43 T. Benzoesäure ein, erhitzt 5 bis 10 Min. zum Sieden und filtriert. Das Filtrat wird durch Eindampfen konzentriert, nötigenfalls nochmals filtriert und zur Kristallisation stehengelassen. Aus den Mutterlaugen kann man durch Ansäuern mit Salzsäure die Benzoesäure zurückgewinnen.

Eigenschaften. Farblose Nadeln, an der Luft verwitternd, lösl. in 20 T. kaltem W. Aus der wss. Lsg. werden durch Salzsäure Kristalle von Benzoesäure abgeschieden. Die wss. Lsg. wird durch Ammoniumoxalat weiß, durch Eisenchlorid rehbraun gefärbt.

Anwendung. Die Substanz wurde früher innerlich bei Skrofulose und Rachitis in Dosen von 0,6 bis 2,0 g verwendet.

Calcium bisulfurosum. Calciumhydrogensulfit. Calciumbisulfit. Saures schwefligsaures Calcium.

$Ca(HSO_3)_2$ M.G. 202,22

Eigenschaften. Die Substanz ist in fester Form bisher nicht isoliert worden. Es sind nur wss. Lsg. bekannt. Farblose Fl., die nach Schwefeldioxid riecht.

Anwendung. Medizinisch: Früher in verd. Lsg. als Antisepticum für Gurgelwässer, Vaginalspülungen und für die Wundbehandlung gebraucht.
Technisch: Als Konservierungsmittel unter Beachtung der gesetzlichen Bestimmungen der einzelnen Länder. Als Desinfektions- und Bleichmittel, in der Papierfabrikation, als Lösungsmittel bei der Herstellung von Sulfit-Cellulose aus Holz.

Aufbewahrung. Gut verschlossen.

Calcium boricum. Calciumborat.

$CaB_4O_7 \cdot 6H_2O$ M.G. 304,00

Herstellung. Eine Lsg. von 10 T. krist. Calciumchlorid ($CaCl_2 \cdot 6H_2O$) in 100 T. W. wird unter Umrühren mit einer Lsg. von 17,4 T. krist. Borax in 100 T. W. gemischt. Beide Lsg. werden vorher auf 30 bis 40° erwärmt. Der sofort entstehende dicke Nd. wird auf der Nutsche auf einem Leinenfilter abgesaugt, mit möglichst wenig W. gewaschen, bis das W. kein Chlorid mehr enthält, auf porösen Tontellern getrocknet und fein zerrieben.

Eigenschaften. Weißes Pulver oder weiße Masse, die wie weißer Ton an der Zunge haften. Geschmacklos, fast unlösl. in kaltem W., wenig lösl. in heißem W., ziemlich leicht lösl. in Glycerin, besonders unter Erwärmen. Die Lsg. in Glycerin rötet Lackmuspapier.

Erkennung. 1. In Ammoniumchlorid-Lsg. löst sich die Substanz beim Erwärmen unter Entw. von Ammoniak. – 2. Die Lsg. gibt mit Ammoniumoxalat-Lsg. einen weißen Nd. von Calciumoxalat. – 3. Die Substanz ist in verd. Salzsäure lösl. Die Lsg. gibt die Curcumareaktion der Borsäure. – 4. 0,5 g Substanz werden in einem Reagensglas mit aufgesetzter Kapillare mit etwa 3 ml M. und 2 g konz. Schwefelsäure übergossen. Die durch die Kapillare entströmenden Dämpfe werden angezündet und verbrennen mit grüner Flammenfbg.

Anwendung. Äußerlich: Bei nässenden Ekzemen, bei Verbrennungen, gegen Schweißgeruch. Innerlich: Gegen Diarrhoe der Kinder, in Dosen von 0,3 bis 0,4 g.

Calcium borogluconicum ÖAB 9. Calciumborogluconat. Calcii Borogluconas.

Komplexverbindung oder etwa äquimolekulares Gemisch von

$(C_6H_{11}O_7)_2Ca \cdot H_2O$ M.G. 448,40

und

H_3BO_3 M.G. 61,84

Bemerkung: Die Substanz ist eine Komplexverbindung oder ein etwa äquimolekulares Gemisch von Calciumgluconat und Borsäure. Der Calciumgehalt beträgt etwa 7,3 bis 7,9%, der Gehalt an Borsäure 12,0 bis 18,0%.

Eigenschaften. Weißes, feines oder körniges, geruchloses und fast geschmackloses Pulver. Die Substanz löst sich langsam in etwa 5 T. W., leichter in siedendem W.

Erkennung. 1. Borsäure: Erhitzt man etwa 10 mg Substanz mit 1 ml A. und 1 ml konz. Schwefelsäure, so brennen die entweichenden Dämpfe mit grüner Flamme. – 2. Gluconat: a) Eine Lsg. von etwa 2 mg Substanz in etwa 2 ml W. färbt sich mit 1 Tr. Eisen(III)-chlorid-Lsg. zitronengelb. Die Farbe verschwindet auf Zusatz von 1 Tr. verd. Wasserstoffperoxid-Lsg. nicht. b) Versetzt man eine Lsg. von einigen mg Substanz in 1 ml W. mit 1 ml ammoniakalischer Silbernitratlsg. und erhitzt, so tritt Reduktion unter Bldg. eines Silberspiegels ein. c) Versetzt man eine Lsg. von etwas β-Naphthol in 1 ml konz. Schwefelsäure mit etwa 1 mg Substanz und erwärmt im Wasserbad, so färbt sich die Lsg. allmählich blau und fluoresziert intensiv grün. – 3. Calcium: Eine Lsg. der Substanz gibt mit Ammoniumoxalat-Lsg. einen weißen Nd., der in Essigsäure unlösl. ist.

Prüfung. 1. Aussehen und Reaktion: Eine unter Erwärmen bereitete Lsg. von 1 T. Substanz in 19 T. W. muß klar und farblos sein und gegen Methylrot sauer reagieren. – 2. Chlorid: In einer Mischung von 1 ml Lsg. (1 + 19) und 9,5 ml W. darf Chlorid in unzulässigen Mengen nicht nachweisbar sein (s. Bd. I, 257). – 3. Sulfat: In einer Mischung von 0,5 ml der Lsg. (1 + 19) und 9,5 ml W. darf Sulfat in unzulässigen Mengen nicht nachweisbar sein (s. Bd. I, 262). – 4. Arsen: In einer unter Erwärmen bereiteten Lsg. von 0,5 g Substanz in 3 ml W. und 1 ml konz. Salzsäure darf nach Zusatz von 0,1 g Kaliumjodid mit 6 ml Hypophosphit-Lsg. Arsen nicht nachweisbar sein (s. Bd. I, 243). Bei der Prüfung wird die Probe 15 Min. lang auf etwa 50° erwärmt; die Vergleichslsg. wird im siedenden Wasserbad erhitzt. – 5. Schwermetalle: In einer Mischung von 5 ml der Lsg. (1 + 19), 1 ml verd. Ammoniak und 4 ml W. dürfen Schwermetalle nicht nachweisbar sein (s. Bd. I, 253).

Gehaltsbestimmung. 1. Calcium: 0,5000 g Substanz werden in 100 ml W. gelöst. Die Lsg. versetzt man mit etwa 0,3 g Eriochromschwarz-Verreibung, 5 ml Ammoniumchlorid-Ammoniak-Pufferlsg. und etwa 10 mg Magnesium-ÄDTA. Hierauf titriert man mit 0,1 m Natrium-ÄDTA-Lsg. auf Blau. Gegen Ende der Titration ist die Titerlsg. nur langsam und tropfenweise zuzusetzen. Für die angegebene Einwaage müssen 9,11 bis 9,86 ml 0,1 m Natrium-ÄDTA-Lsg. verbraucht werden, entspr. einem Calciumgehalt von 7,3 bis 7,9%. 1 ml 0,1 m Natrium-ÄDTA-Lsg. entspr. 4,008 mg Calcium. – 2. Borsäure: 1,000 g Substanz wird in einer warm bereiteten und wieder abgekühlten, wenn nötig neutralisierten Lsg. von

5 g Mannit in 20 ml W. gelöst. Die Lsg. muß bei der Neutralisation gegen Phenolphthalein 19,40 ml bis 29,11 0,1 n Natriumhydroxid-Lsg. verbrauchen, entspr. einem Gehalt an Borsäure von 12,0 bis 18,0%. 1 ml 0,1 n Natriumhydroxid-Lsg. entspricht 6,184 mg H_3BO_3.

Aufbewahrung. In gut schließenden Gefäßen.

Entkeimung. Lsg. können durch Erhitzen in gesättigtem Wasserdampf im Autoklaven während 20 Min. bei 120° entkeimt werden.

Abgabe. Die Substanz darf nur für den tierärztlichen Gebrauch abgegeben werden.

Calcium bromatum ÖAB 9. Calciumbromid. Bromcalcium. Calcii Bromidum Jap. 61, Ned. 6. Calcium (Bromure De) CF 65.

$CaBr_2 \cdot x\ H_2O$ M.G. 199,91

Gehalt. ÖAB 9: Mindestens 84,7% wasserfreies $CaBr_2$. Helv. V: Mindestens 75% wasserfreies $CaBr_2$. Jap. 61: Mindestens 84,0 und höchstens 94,0% $CaBr_2$. Ned. 6: Mindestens 15 und höchstens 20% Wasser. CF 65: 80% wasserfreies $CaBr_2$.

Herstellung. Durch Eintragen von Calciumcarbonat unter Erwärmen in eine Bromwasserstofflsg. Dazu benötigt man auf 100 T. Calciumcarbonat 162,5 T. HBr, entspr. 650 T. 25%iger Bromwasserstoffsäure. Die filtrierte Lsg. wird zur Trockne eingedampft.

Eigenschaften. Weiße Kristallmasse oder weißes, körniges Pulver, das an der Luft zerfließt; geruchlos, von bitterem und salzartigem Geschmack. Lösl. in etwa 0,7 T. W., in etwa 1 T. A., unlösl. in Ae. oder Chlf.

Erkennung. 1. Bromid: Eine Lsg. von Calciumbromid gibt mit Silbernitrat-Lsg. einen gelblichweißen, käsigen Nd., der in Salpetersäure unlösl. und in konz. Ammoniak lösl. ist (ÖAB 9 u. a.). – 2. Versetzt man eine mit verd. Salzsäure angesäuerte Lsg. der Substanz mit etwa 10 mg Chloramin und schüttelt mit Chlf., so färbt sich dieses braun (ÖAB 9 u. a.). – 3. Calcium: Eine Lsg. von Calciumbromid gibt mit Ammoniumoxalat-Lsg. einen weißen Nd., der in Essigsäure unlösl. ist (ÖAB 9 u. a.)

Prüfung. 1. Aussehen der Lsg.: Eine Lsg. von 1 T. Substanz in 9 T. W. muß klar und farblos sein (ÖAB 9). – 2. Basisches Salz, freie Säure: 10 ml der Lsg. (1 + 9) müssen auf Zusatz von 2 Tr. Phenolphthalein-Lsg. farblos bleiben und sich bei darauffolgendem Zusatz von 0,10 ml 0,01 n Natronlauge rot färben (ÖAB 9). – 3. Bromat, Chlorat: Eine Lsg. von 1 g Substanz in 2 ml verd. Salzsäure muß klar und farblos sein (ÖAB 9). – 4. Chlorid: s. Gehaltsbestimmung (ÖAB 9). – 5. Jodid: Eine Mischung von 5 ml der Lsg. (1 + 9), 3 ml W., 1 ml Stärkelsg. und 1 ml verd. Schwefelsäure darf nach Zusatz von 1 Tr. Natriumnitrit-Lsg. nicht blau gefärbt werden (ÖAB 9). – 6. Sulfat: In einer Mischung von 7,5 ml der Lsg. (1 + 9) und 2,5 ml W. darf Sulfat in unzulässiger Menge nicht nachweisbar sein (s. Bd. I, 262). – 7. Alkalien und Magnesium: 10 ml der Lsg. (1 + 9) werden mit 8 ml Ammoniumcarbonat-Lsg. und 12 ml verd. Ammoniak erhitzt, hierauf erkalten gelassen und filtriert. 20 ml des Filtrates dürfen nach dem Eindampfen und Glühen höchstens 3 mg Rückstand hinterlassen. – 8. Arsen: In einer Lsg. von 1 g Substanz und 0,1 g Kaliumjodid in 4 ml W. darf mit 6 ml Hypophosphit-Lsg. Arsen nicht nachweisbar sein (s. Bd. I, 243). – 9. Barium: 5 ml der Lsg. (1 + 9) dürfen auf Zusatz von 5 ml Calciumsulfatlsg. innerhalb von 5 Min. nicht getrübt werden. – 10. Schwermetalle: In einer Mischung von 5 ml der Lsg. (1 + 9) und 5 ml W. dürfen Schwermetalle nicht nachweisbar sein (s. Bd. I, 253).

Gehaltsbestimmung. Nach Jap. 61 wird das Calciumsalz als Oxalat gefällt und der Oxalsäuregehalt permanganometrisch bestimmt. Ned. 6, Helv. V, ÖAB 9 und CF 65 lassen das Bromid nach der Mohrschen Methode titrimetrisch bestimmen; ÖAB 9 enthält außerdem eine komplexometrische Gehaltsbestimmung.

Oxydimetrische Bestimmung nach Jap. 61: Von der 4 Std. bei 105° getrockneten Substanz werden etwa 0,4 g genau gewogen, in 100 ml W. gelöst und mit 1 ml Salzsäure versetzt. Die Lsg. wird bis zum Aufkochen erhitzt, tropfenweise unter Rühren mit einem Überschuß von heißer Ammoniumoxalat-Lsg. sowie 2 Tr. Methylorangelsg. versetzt. Anschließend wird die Lsg. mit Ammoniak alkalisch gemacht. Man erwärmt 2 Std. auf einem Wasserbad, filtriert und wäscht den Rückstand mit kochendem W., bis das Waschw. bei Zusatz von Calciumchloridlsg. innerhalb 1 Min. nicht mehr getrübt wird. Dann wird das Filter durchstoßen und mit 100 ml kochendem W. der Rückstand in ein Becherglas gespült. Man titriert anschließend mit 0,1 n Kaliumpermanganat-Lsg. 1 ml 0,1 n Kaliumpermanganat-Lsg. entspr. 9,996 mg $CaBr_2$.

Mohrsche Titration nach ÖAB 9: Stammlsg.: 0,6000 g Substanz werden in einem Meßkolben zu 100,0 ml gelöst.

Gesamthalogengehalt: 25,00 ml der Stammlsg. werden nach Zusatz einiger Tr. Kaliumchromatlsg. mit 0,1 n Silbernitratlsg. auf Rötlichgelb titriert. Für die angebene Menge müssen 12,71 bis 15,24 ml 0,1 n Silbernitratlsg. verbraucht werden, entspr. einem Gesamthalogengehalt, berechnet als Brom, von 67,7 bis 81,2%, oder entspr. einem Gehalt an wasserfreiem $CaBr_2$ von mindestens 84,7%. 1 ml 0,1 n Silbernitratlsg. entspr. 7,992 mg Br^- oder 9,996 mg $CaBr_2$.

Bromgehalt: 25,00 ml der Stammlsg. werden in einem 300 ml fassenden Schliffkolben mit 0,5 g Kaliumcyanid und hierauf aus einer Bürette mit genau der dreifachen Menge an 0,1 n Kaliumbromatlsg., die bei der vorhergehenden Bestimmung an 0,1 n Silbernitratlsg. verbraucht wurde, versetzt. Sodann fügt man 20 ml konz. Salzsäure hinzu, verschließt den Kolben und läßt 15 Min. lang stehen. Dann setzt man rasch 2 g Kaliumjodid zu und titriert nach einigen Min. mit 0,1 n Natriumthiosulfat-Lsg. Vor dem Ende der Titration verdünnt man auf etwa 250 ml, setzt Stärkelsg. hinzu und titriert bis zur Entfärbung. Der dem Bromgehalt entspr. Verbrauch (x) an 0,1 n Natriumthiosulfat-Lsg. ergibt sich nach der Formel:

$$x = \frac{3 \cdot b - a}{2}.$$

a = Anzahl ml der zugesetzten 0,1 n Kaliumbromatlsg.;
b = Anzahl der bei der Titration verbrauchten ml 0,1 n Natriumthiosulfat-Lsg.

Der für den Bromgehalt errechnete Verbrauch (x) an 0,1 n Natriumthiosulfat-Lsg. darf höchstens 3,6% kleiner sein als das Dreifache des Verbrauches an 0,1 n Silbernitratlsg. bei der Bestimmung des Gesamthalogengehaltes, entspr. einem Bromgehalt von 65,3 bis 78,3% und einem Höchstgehalt an Chlorid von 1,3%. 1 ml 0,1 n Natriumthiosulfat-Lsg. entspr. 2,64 mg Br.

Komplexometrische Bestimmung nach ÖAB 9: 25,00 ml der Stammlsg. werden auf 100 ml verd. und mit etwa 0,3 g Eriochromschwarz-Verreibung, 5 ml Ammoniumchlorid-Ammoniak-Puffer-Lsg. und etwa 10 mg Magnesium-ÄDTA versetzt. Hierauf titriert man mit 0,1 m Natrium-ÄDTA-Lsg. auf Blau (Mikrobürette). Gegen Ende der Titration ist die Titerlsg. nur langsam und tropfenweise zuzusetzen. Für die angegebene Menge müssen 6,36 bis 7,63 ml 0,1 m Natrium-ÄDTA-Lsg. verbraucht werden, entspr. einem Calciumgehalt von 17,0 bis 20,4% oder einem Gehalt an wasserfreiem $CaBr_2$ von mindestens 84,7%. 1 ml 0,1 m Natrium-ÄDTA-Lsg. entspr. 4,008 mg Ca oder 19,99 mg $CaBr_2$.

Aufbewahrung. In dicht schließenden Gefäßen.

Dosierung. Gebräuchliche Einzeldosis: 0,5 bis 1,5 g (ÖAB 9).

Anwendung. Medizinisch: Innerlich ähnlich wie Kaliumbromid bei Epilepsie, Chorea. Als Sedativum.

Veterinärmedizinisch: Als Beruhigungsmittel bei psychischer Erregung und Hypersexualität.

Technisch: Zur Herstellung photographischer Platten und Papiere.

Calciumcarbid. „Carbid".

CaC_2 M.G. 64,10

Herstellung. Aus Kalk und Koks durch Erhitzen im elektrischen Ofen auf 2400 bis 3000° oder im elektrischen Lichtbogen. Das fl. Carbid wird in fahrbaren Kästen aufgefangen und nach 24stündiger Abkühlung zerkleinert und klassiert. Das anfallende Pulver wird erneut mit eingeschmolzen.

Eigenschaften. Farblose, kristalline Masse, die beim Erhitzen auf 2500° in Calcium und Kohlenstoff zerfällt. $d = 2,155$. Die Substanz setzt sich mit W. bereits bei Raumtemp. unter Wärmeentwicklung zu Acetylen und Calciumhydroxid um; bei erhöhter Temp. mit Stickstoff zu Calciumcyanamid. Sie wird bei Raumtemp. von Chlor und Brom unter Bildung von Hexachlor- bzw. Hexabromäthan angegriffen; von Jod jedoch erst oberhalb 100° und unter erhöhtem Druck. Mit Schwefel bildet sich bei 250 bis 300° Schwefelwasserstoff, bei über 500° Calciumsulfid und Kohlenstoff.

Das technische Produkt, in dem die tetragonale Form überwiegt, bildet graubraune Stücke und enthält Calciumoxid, Calciumphosphid, Calciumsulfid, Ferrosilicium und Siliciumcarbid. $d =$ etwa 2,2. Die Bruchflächen sind frischglänzend kristallinisch. Nach kurzer Zeit werden sie an der Luft matt und grau bis weiß, indem sich das Carbid durch die Feuchtigkeit der Luft zersetzt.

Das aus dem technischen Calciumcarbid durch Einwirkung von W. entwickelte Acetylen hat einen unangenehmen Geruch infolge der Beimengungen von anderen Gasen, die aus Verunreinigungen des Calciumcarbids durch die Einwirkung des W. entstehen, bes. aus dem Calciumphosphid (Ca_3P_2), das mit W. Phosphorwasserstoff liefert.

Aufbewahrung. Gemäß der amtlichen Vorschrift über Lagerung von Calciumcarbid (Acetylenverordnung, s. Bd. II, 887). Die Substanz unterliegt wegen der weiten Explosionsgrenzen des durch Zers. mit W. entstehenden Acetylens und der bei dieser Reaktion auftretenden großen Reaktionswärme bestimmten gesetzlichen Verordnungen und Unfallverhütungsvorschriften. Sie ist deshalb sehr sorgfältig vor Feuchtigkeit zu schützen und in dicht schließenden Blechbüchsen aufzubewahren. Kleinere Mengen können auch in dicht schließenden Glasgefäßen aufbewahrt werden.

Anwendung. Zur Erzeugung von Acetylen.

Calcium carbonicum DAB 7 – DDR. Calciumcarbonat. Kohlensaures Calcium. Calciumcarbonat DAB 7 – BRD. Calcii carbonas Nord. 63. Calcium Carbonate BP 68, BPC 68. Calcii Carbonas Ned. 6. Calcium (Carbonate De) CF 65.

$CaCO_3$ M.G. 100,1

Gehalt. DAB 7 – BRD: Mindestens 98,5%. DAB 7 – DDR: 98,5 bis 100,5%, berechnet auf die getrocknete Substanz. BP 68 und BPC 68: Mindestens 98,5%, berechnet auf die getrocknete Substanz. Ned. 6: Mindestens 99,7%. Nord. 63: Etwa 99,5%. CF 65: Mindestens 98%.

Vorkommen. Calciumcarbonat findet sich in der Natur in verschiedener Reinheit, kristallin und amorph: Als Kalkspat, Aragonit, Marmor, Kalkstein und Kreide. Aus Calciumcarbonat bestehen zum größten Teil die Muschelschalen, Krebssteine, Korallen und die Sepiaknochen.

Herstellung. Durch Fällen einer Lsg. von Calciumchlorid mit Natriumcarbonat-Lsg.

Eigenschaften. Weißes, mikrokristallines Pulver, praktisch geruch- und geschmacklos. In W. fast unlösl., unter Salzbldg. lösl. in Salzsäure.

Erkennung. Prüflsg. nach DAB 7 – DDR: 2,50 g Substanz werden mit 25,0 ml W. und 20,0 ml 3 n Salzsäure versetzt. Die Mischung wird 2 Min. im Sieden gehalten und nach dem Erkalten mit W. zu 50,0 ml aufgefüllt. Das Filtrat wird als Prüflsg. verwendet. 1. 10 Tr. Prüflsg. geben nach Zusatz von 5,0 ml W. und 10 Tr. Ammoniumoxalat-Lsg. (4,00 g/100,0 ml) einen weißen Nd., der sich nach Zusatz von 2,0 ml 6 n Salzsäure löst (DAB 7 – DDR, ähnlich andere Pharmakopöen). – 2. 0,50 g Substanz entwickeln nach Zusatz von 5,0 ml 2 n Salpetersäure unter Aufschäumen ein Gas, das Bariumhydroxid-Lsg. trübt (DAB 7 – DDR u.a.).

Prüfung. 1. Unlösl. Verunreinigungen; Farbe der Lsg.: 2,500 g Substanz werden mit 25,0 ml W. und 20,0 ml 3 n Salzsäure versetzt. Die Mischung wird 2 Min. im Sieden gehalten und anschließend durch einen bei 105⁰ bis zur Massenkonstanz getrockneten Glasfiltertiegel G 4 filtriert. Der Rückstand wird viermal mit je 5,0 ml heißem W. gewaschen, bei 105° bis zur Massenkonstanz getrocknet. Die Substanz darf höchstens 0,10% Rückstand hinterlassen. 5 ml Prüflsg. müssen farblos sein (DAB 7 – DDR). – 2. Alkalisch reagierende Verunreinigungen: 1,50 g Substanz werden nach Zusatz von 25,0 ml kohlendioxidfreiem W. 1 Min. lang geschüttelt. 20,0 ml des Filtrates müssen nach Zusatz von 2 Tr. Phenolphthalein-Lsg. und 1,00 ml 0,01 n Salzsäure farblos sein (DAB 7 – DDR). – 3. Aluminium-Ionen: 3,0 ml Prüflsg. dürfen 15 Min. nach Zusatz von 2,0 ml W. und 1,0 ml 3 n Ammoniaklsg. keine Trbg. zeigen (DAB 7 – DDR). – 4. Bariumionen: 5,0 ml Prüflsg. dürfen nach Zusatz von 2,5 ml Calciumsulfat-Lsg. keine Trbg. zeigen (DAB 7 – DDR). – 5. Eisenionen: 1,00 ml Prüflsg. dürfen nach Zusatz von 9,0 ml W. bei der „Prüf. auf Eisenionen" (s. Bd. I, 259) keine stärkere Fbg. als die Vergleichsprobe zeigen (höchstens 0,02%) (DAB 7 – DDR). – 6. Magnesiumionen: 1,00 ml Prüflsg. werden mit 6,0 ml W., 0,50 g Ammoniumchlorid und 3,0 ml 3 n Ammoniaklsg. versetzt und zum Sieden erhitzt. Nach Zusatz von 10,0 ml Ammoniumoxalat-Lsg. (4,00 g/100,0 ml) wird erneut zum Sieden erhitzt. Die erkaltete Mischung wird durch einen Glasfiltertiegel G 4 filtriert. 5,0 ml des Filtrates dürfen bei der „Prüf. auf Magnesium-Ionen" (s. Bd. I, 260) keine stärkere rote Fbg. als die Vergleichsprobe I zeigen (höchstens 0,08% Mg^{2+}) (DAB 7 – DDR). – 7. Schwermetall-Ionen: 5,0 ml Prüflsg. dürfen nach Zusatz von 5,0 ml W. bei der „Prüf. auf Schwermetall-Ionen" (s. Bd. I, 254) nach Methode II weder eine Trbg. noch eine Fbg. zeigen (DAB 7 – DDR). – 8. Chlorid-Ionen: 0,250 g Substanz werden in 10,0 ml 5 n Essigsäure unter Schütteln gelöst. Die Lsg. wird 30 Sek. im Sieden gehalten. Nach Erkalten darf die Lsg. bei der „Prüf. auf Chlorid" (s. Bd. I, 257) keine stärkere Trübg. als die Vergleichsprobe zeigen (höchstens 0,004% Cl^-) (DAB 7 – DDR). – 9. Sulfat-Ionen: 2,00 ml Prüflsg. dürfen nach Zusatz von 8,0 ml W. bei der „Prüf. auf Sulfat" (s. Bd. I, 263) keine stärkere Trübg. als die Vergleichsprobe zeigen (höchstens 0,05% SO_4^{2-}) (DAB 7 – DDR). – 10. Trocknungsverlust: 0,2000 g Substanz werden bei 200° 4 Std. getrocknet. Die Substanz darf höchstens 1,0% Masse verlieren (DAB 7 – DDR). – 11. Arsen: Höchstens 4 ppm (BP 68). – 12. Blei: Höchstens 10 ppm (BP 68).

Gehaltsbestimmung. DAB 7 – DDR enthält eine komplexometrische, die übrigen Pharmakopöen enthalten acidimetrische Gehaltsbestimmungen. Vorschrift nach DAB 7 – DDR: 0,2000 g getrocknete Substanz (aus Ziff. 10) werden in der Mischung aus 2,0 ml 3 n Salzsäure und 5,0 ml W. gelöst. Nach Zusatz von 15,0 ml W., 30,0 ml 6 n Ammoniaklsg. und 0,020 g Methylthymolblau-Lsg. wird die Lsg. mit 0,1 m ÄDTA-Lsg. bis zum Farbumschlag nach Grau titriert. 1 ml 0,1 m ÄDTA-Lsg. entspr. 10,01 mg Calciumcarbonat.

Vorschrift nach BP 68: Etwa 2 g Substanz werden genau gewogen, zu 100 ml gelöst, mit 50 ml 0,1 n Salzsäure versetzt, bis zum Entweichen des gesamten Kohlendioxids erhitzt, abgekühlt und der Überschuß von Salzsäure mit 0,1 n Natronlauge zurücktitriert, wobei Methylorange-Lsg. als Indikator verwandt wird. 1 ml 0,1 n Salzsäure entspr. 0,05004 g Calciumcarbonat.

Aufbewahrung. Gut verschlossen.

Anwendung. Medizinisch: Bei Hyperacidität des Magens, Sodbrennen und Diarrhoe. Veterinärmedizinisch: Als säurebindendes und recalcifizierendes Mittel bei Pferden, Rindern, Schafen, Ziegen und Hunden.

Technisch: In der Keramik als Flußmittel, als Zusatz zu Erdfarben, als Füllstoff für Kautschukwaren und Papier, zur Herstellung von Linoleum, Kitt-, Putz- und Poliermitteln. Für Zahnpasten, Zahnpulver, Kitte, Putzpulver für Metalle usw.

Dosierung. 1 bis 5 g tägl. bzw. 0,5 bis 2 g mehrmals tägl. Äußerlich als Zusatz zu Streupulvern bei Geschwüren.

Calcium carbonicum leve DAB 7 – DDR.

$CaCO_3$ M.G. 100,1

Gehalt. 95,0 bis 100,5% Calciumcarbonat.

Eigenschaften. Weißes, mikrokristallines Pulver von nicht wahrnehmbarem Geruch und Geschmack. In W. fast unlösl., unter Salzbldg. lösl. in 3 n Salzsäure.

Erkennung. Siehe Calcium carbonicum.

Prüfung. 1. Unlösl. Verunreinigungen; Farbe der Lsg.: Siehe Calcium carbonicum; dabei dürfen höchstens 0,20% Rückstand hinterbleiben. 10 ml Prüflsg. dürfen nicht stärker gefärbt sein als die Mischung aus 0,050 ml Vergleichslsg. von 50,0 g Eisen(III)-chlorid, die in 0,5 n Salzsäure zu 1000,0 ml gelöst sind, und 9,9 ml 0,5 n Salzsäure. – 2. Alkalisch reagierende Verunreinigungen: 1,00 g Substanz werden nach Zusatz von 50,0 ml kohlendioxidfreiem W. 1 Min. lang geschüttelt. 20,0 ml des Filtrates müssen nach Zusatz von 2 Tr. Phenolphthalein-Lsg. und 3,00 ml 0,01 n Salzsäure farblos sein. – 3. Arsen: 2,00 ml Prüflsg. werden nach Zusatz von 28,0 ml W., wie bei der „Prüf. auf Arsen" (s. Bd. I, 242) angegeben, behandelt. Das Quecksilberbromidpapier darf keine stärkere Fbg. als das der Vergleichsprobe zeigen (höchstens 0,001% As^{3+}). – 4. Barium-Ionen: 5,0 ml Prüflsg. dürfen nach Zusatz von 2,5 ml Calciumsulfat-Lsg. keine Trbg. zeigen. – 5. Eisen-Ionen: 0,300 ml Prüflsg. dürfen nach Zusatz von 9,7 ml W. bei der „Prüf. auf Eisen-Ionen" (s. Bd. I, 259) keine stärkere Fbg. als die Vergleichsprobe zeigen (höchstens 0,07% Fe). – 6. Schwermetall-Ionen: 0,100 g Substanz werden in einem Porzellantiegel mit 1,0 ml 3 n Salzsäure versetzt. Die Lsg. wird über kleiner Flamme zur Trockne eingedampft. Der Rückstand wird in 0,70 ml 5 n Essigsäure und 10,0 ml W. unter Erwärmen gelöst und die Lsg. filtriert. Das Filtrat wird unter Waschen des Filters mit W. zu 20,0 ml aufgefüllt. 5,00 ml des Filtrates dürfen nach Zusatz von 5,0 ml W. bei der „Prüf. auf Schwermetall-Ionen" nach Methode II (s. Bd. I, 254) keine Fbg. zeigen. – 7. Chlorid-Ionen: 0,100 g Substanz werden in 2,0 ml 2 n Salpetersäure gelöst und die Lsg. mit W. zu 20,0 ml aufgefüllt. 5,0 ml der Lsg. dürfen nach Zusatz von 5,0 ml W. bei der „Prüf. auf Chlorid" (s. Bd. I, 257) keine stärkere Trbg. als die Vergleichsprobe zeigen (höchstens 0,04% Cl^-). – 8. Sulfat-Ionen: 1,00 ml Prüflsg. wird mit W. zu 100,0 ml aufgefüllt. 6,7 ml der Lsg. dürfen nach Zusatz von 3,3 ml W. bei der „Prüf. auf Sulfat" (s. Bd. I, 263) keine stärkere Trbg. als die Vergleichsprobe zeigen (höchstens 1,5% SO_4^{2-}).

Gehaltsbestimmung. Siehe Calcium carbonicum.

Schüttmasse. Ein 100-ml-Meßzylinder, dessen Fußdurchmesser etwa 60 mm beträgt und der einen inneren Durchmesser von 26 bis 29 mm hat, wird an der 50-ml-Marke glatt abgesprengt. Der Zylinderteil mit Fuß wird gewogen und danach mit dem anderen Zylinderteil durch einen etwa 40 mm langen Schlauch verbunden. In ein 250-ml-Becherglas von etwa 66 mm innerem Durchmesser und etwa 90 mm Höhe wird eine 20 ml hohe Schicht Seesand gegeben. Durch einen Trichter, dessen Hals 60 bis 70 mm lang ist und der einen inneren Durchmesser von höchstens 10 mm hat, wird mit Hilfe eines Drahtes oder Glasstabes Substanz in den vorbereiteten Meßzylinder bis zur 70-ml-Marke gegeben. Der Meßzylinder wird fünfmal aus 6 cm Höhe senkrecht auf die Sandschicht in dem Becherglas fallen gelassen. Anschließend wird erneut Substanz in den Meßzylinder bis zur 70-ml-Marke gefüllt. Der Meßzylinder wird fünfmal aus 3 cm Höhe auf die Sandschicht fallen gelassen. Danach wird der Meßzylinder aus dem Becherglas herausgenommen, der obere Zylinderteil mit dem Schlauch entfernt und die Substanz glattgestrichen. Der Zylinderteil mit der Substanz wird gewogen.

Berechnung:

$$\text{Schüttmasse in Gramm je ml} = \frac{a}{50};$$

a = Masse der Substanz in Gramm.

Die Schüttmasse muß im Bereich von 0,230 bis 0,380 g je ml liegen.

Calcium carbonicum praecipitatum ÖAB 9, CsL 2, Helv. V, Ross. 9. Gefälltes Calciumcarbonat. Calcii Carbonas Praecipitatus Jap. 61. Precipitated Calcium Carbonate USP XVIII.

$CaCO_3$ M.G. 100,1

Gehalt. ÖAB 9: 98,0 bis 100,0%. Helv. V: 98,75 bis 100,5%. USP XVIII: Mindestens 98%, höchstens 100,5%. CsL 2; Ross. 9 und Jap. 61: Mindestens 98,5%.

Herstellung. Eine Lsg. von 100 T. weißem Marmor bzw. Calciumcarbonat in 580 T. verd. Salzsäure (12,5%) oder von 220 T. krist. Calciumchlorid in 400 T. W. oder von 110 T. wasserfreiem Calciumchlorid in 500 T. W. wird mit Chlorw. versetzt, bis sie deutlich nach Chlor riecht. Anstelle von Chlorwasser läßt sich auch Chlorkalklsg. verwenden unter Zusatz von kleinen Mengen Salzsäure. Nach zweistündigem Stehen wird das überschüssige Chlor durch Erhitzen verjagt, die Fl. mit 1000 T. W. verd. und mit Kalkmilch (aus gebranntem Marmor) versetzt bis zur stark alkalischen Reaktion. Die nach dem Absetzen filtrierte Fl. wird mit Salzsäure schwach angesäuert, auf 60 bis 70° erwärmt und unter Umrühren mit einer filtrierten, ebenfalls auf 60 bis 70° erwärmten Lsg. von 300 T. krist. Natriumcarbonat in 1000 T. W. versetzt, bis die Mischung deutlich alkalisch reagiert. Von dem Nd. wird nach mehrstündigem Absetzenlassen die Fl. abgegossen und der Nd. mit W. zuerst durch Abgießen, dann auf dem Filter so lange gewaschen, bis das Waschw. chloridfrei ist. Das zum Waschen verwendete W. muß sehr rein sein, besonders vollkommen frei sein von Eisen, Blei und Kupfer, weil diese von dem Calciumcarbonat zurückgehalten werden. Brunnen- und Leitungsw. beeinträchtigen das weiße Aussehen des Präparates auch dann, wenn das W. vollkommen eisenfrei ist. Nach dem Abtropfen des W. wird das gefällte Calciumcarbonat abgepreßt, getrocknet und gesiebt.

Die Fällungstemp. ist auf die Beschaffenheit des Calciumcarbonats nicht ohne Einfluß. Bei gewöhnlicher Temp. fällt es zunächst als amorpher Nd. aus, der nur schwierig auszuwaschen ist, bei längerem Stehen aber dicht und kristallinisch wird, wobei die einzelnen Teilchen, die rhomboedrische Form des Kalkspats annehmen. Bei 60 bis 70° fällt das Calciumcarbonat sofort krist. aus, in der Form des Kalkspats; die einzelnen Kristallblättchen sind größer als bei dem bei gewöhnlicher Temp. gefällten und dann kristallin gewordenen Calciumcarbonat. Aus siedendheißer Lsg. fällt es kristallin in Form des Aragonits aus.

Eigenschaften. Feines, weißes, mikrokristallines Pulver, geruch- und geschmacklos. Die Substanz ist praktisch unlösl. in W., merklich lösl. in kohlensäurehaltigem W., lösl. in verd. Säuren.

Erkennung. 1. Löst man die Substanz in verd. Essigsäure, so entwickelt sich unter Aufbrausen Kohlendioxid, erkennbar an der Trbg., die es in einem in den Gasraum eingeführten Tr. Bariumhydroxid-Lsg. hervorruft (ÖAB 9, Helv. V u. a.). – 2. Versetzt man die erhaltene Lsg. mit Ammoniumoxalat-Lsg., so fällt ein weißer Nd. aus (ÖAB 9, Helv. V u. a.).

Prüfung. Nach ÖAB 9: 1. Säureunlösl. Bestandteile: Löst man 2 g Substanz in 24 ml verd. Salpetersäure und 15 ml W. und erhitzt hierauf etwa 1 Min. lang zum Sieden, so muß die Lsg. nach dem Abkühlen klar und farblos sein (Stammlsg.). – 2. Chlorid-Ionen: In einer Mischung von 2 ml der Stammlsg. und 8 ml W. darf Chlorid in unzulässiger Menge nicht nachweisbar sein (s. Bd. I, 257). – 3. Sulfat-Ionen: In einer Mischung von 0,5 ml Stammlsg. und 9,5 ml W. darf Sulfat in unzulässiger Menge nicht nachweisbar sein (s. Bd. I, 262). – 4. Alkalicarbonate, Calciumhydroxid: 4,5 g Substanz werden mit 75 ml kohlendioxidfreiem W. 1 Min. lang geschüttelt und hierauf abfiltriert. 20 ml des Filtrates dürfen nach Zusatz von 0,10 ml 0,1 n Salzsäure gegen Phenolphthalein nicht alkalisch reagieren. – 5. Wasserlösl. Salze: 50 ml des bei der vorhergehenden Prüf. erhaltenen Filtrates dürfen höchstens 10 mg Verdampfungsrückstand hinterlassen. – 6. Aluminium-, Eisen-, Phosphat-Ionen: 10 ml der Stammlsg. dürfen auf Zusatz von 3 ml verd. Ammoniak nicht getrübt werden. –

7. Arsen: 1 g Substanz wird nach Zusatz von 0,5 ml W. und 0,1 g Kaliumjodid vorsichtig in 2,5 ml konz. Salzsäure gelöst. In dieser Lsg. darf mit 6 ml Hypophosphit-Lsg. Arsen nicht nachweisbar sein (s. Bd. I, 243). — 8. Barium-Ionen: 10 ml der Stammlsg. dürfen auf Zusatz von 5 ml Calciumsulfat-Lsg. innerhalb von 5 Min. nicht getrübt werden. — 9. Magnesium-Ionen: 6 ml Stammlsg. werden mit 4 ml Ammoniak und 15 ml Ammoniumoxalat-Lsg. zum Sieden erhitzt. Nach dem Abkühlen wird filtriert. Das Filtrat darf auf Zusatz von 1 ml Natriumphosphat-Lsg. innerhalb von 5 Min. nicht getrübt werden. — 10. Schwermetall-Ionen: In einer Mischung von 5 ml Stammlsg., 0,5 g Ammoniumchlorid und 5 ml Ammoniak dürfen Schwermetalle in unzulässiger Menge nicht nachweisbar sein (s. Bd. I, 253). — 11. Trocknungsverlust: Höchstens 1,0%. — 12. Nach Helv. V: Ameisensäure: 5 g Substanz werden mit 20 ml W. gekocht. Man filtriert heiß. 10 ml des erkalteten Filtrates, welches neutral reagieren muß, werden mit 3 Tr. verd. Schwefelsäure und 0,5 g rotem Quecksilberoxid 1 Min. lang geschüttelt und filtriert. Das Filtrat darf sich nach dem Aufkochen nicht trüben.

Gehaltsbestimmung. Die verschiedenen Pharmakopöen enthalten entweder komplexometrische, acidimetrische oder indirekt oxidimetrische Methoden.

Vorschrift nach ÖAB 9: 0,1001 g Substanz werden in 30,00 ml 0,1 n Salzsäure gelöst. Die Lsg. wird zur Entfernung des Kohlendioxids kurz aufgekocht. Nach dem Abkühlen titriert man die überschüssige Salzsäure nach Zusatz von 2 Tr. Methylorange-Lsg. mit 0,1 n Natronlauge zurück. Die austitrierte Lsg. wird auf etwa 100 ml verdünnt, mit 5 ml Ammoniumchlorid-Ammoniak-Puffer-Lsg., etwa 0,3 g Eriochromschwarz-Verreibung und etwa 10 mg Magnesium-ÄDTA versetzt. Hierauf titriert man mit 0,1 m Natrium-ÄDTA-Lsg. auf Blau. Gegen Ende der Titration ist die Titerlsg. nur langsam und tropfenweise zuzusetzen. Für die angegebene Einwaage muß sich bei der ersten Titration ein Verbrauch an 0,1 n Salzsäure von 19,60 ml bis 20,00 ml ergeben; bei der zweiten Titration muß der Verbrauch an 0,1 m Natrium-ÄDTA-Lsg. 9,80 bis 10,00 ml betragen, entspr. 98,0 bis 100,0% d. theor. Wertes. 1 ml 0,1 n Salzsäure entspr. 5,005 mg $CaCO_3$. 1 ml 0,1 m Natrium-ÄDTA-Lsg. entspr. 10,01 mg $CaCO_3$. 1 g gefälltes Calciumcarbonat entspr. 199,8 ml 0,1 n Salzsäure bzw. 99,91 ml 0,1 m Natrium-ÄDTA-Lsg.

Aufbewahrung. In gut schließenden Gefäßen.

Anwendung. Innerlich als Antacidum in Mengen von 0,5 bis 2,0 g, ferner bei Diarrhoe, Knochenerkrankungen, Skrofulose. Äußerlich: Als mildes austrocknendes Streupulver und als Grundlage für Zahnpulver.

Calcium carbonicum praecipitatum ad usum externum Helv. V. Calcii carbonas praecipitatus ad usum externum. Gefälltes Calciumcarbonat für äußerlichen Gebrauch. Carbonate de calcium précipité pour usage externe. Carbonato di calcio precipitato per uso esterno.

$CaCO_3$ M.G. 100,07

Eigenschaften. Feines, weißes, mikrokristallines, geruch- und geschmackloses Pulver.

Erkennung. Siehe Calcuim carbonicum.

Prüfung. 1. Arsen: Versetzt man 0,5 g Substanz mit 1 ml konz. Salzsäure, so darf in dieser Mischung Arsen nicht nachweisbar sein. — 2. Aussehen der Lsg.: 1 g Substanz muß sich in 20 ml verd. Essigsäure klar und farblos lösen. Die Lsg. ist als Stammlsg. zu den folgenden Prüf. zu verwenden. — 3. Schwermetalle-, Eisen-, Chlorid-Ionen: In der Stammlsg. dürfen Schwermetalle (nur in saurer Phase zu prüfen) nicht, Eisen und Chlorid höchstens in geringen Mengen nachweisbar sein. — 4. Barium-Ionen: In der Mischung von 1 ml Stammlsg. und 1 ml Gipsw. darf weder ein Nd. noch eine Trbg. auftreten. — 5. Saure oder alkalische Verunreinigungen: 1 g Substanz wird mit 4 ml W. aufgekocht und heiß filtriert. Das Filtrat muß neutral reagieren.

Füllvolumen. Werden 25 g Substanz ohne Schütteln in einen mit Teilung versehenen Zylinder von 100 ml Inhalt gebracht, so müssen sie nach zehnmaligem leichten Aufstoßen des Zylinders auf die flache Hand einen Raum von mindestens 65 ml einnehmen.

Aufbewahrung. In gut verschlossenen Gefäßen.

Anwendung. Siehe Calcium carbonicum praecipitatum.

Calcium chloratum. Calciumchlorid. Chlorcalcium. Calcium Chloride. Chlorure de Calcium.

$CaCl_2$ M.G. 110,99

Bemerkung: Man unterscheidet 4 handelsübliche Qualitäten:
1. Calcium chloratum cristallisatum; entspr. $CaCl_2 \cdot 6\,H_2O$;
2. Calcium chloratum siccum; entspr. $CaCl_2 \cdot 2\,H_2O$;
3. Calcium chloratum fusum; entspr. $CaCl_2$, wasserfrei, geschmolzen;
4. Calcium chloratum crudum; entspr. rohem $CaCl_2 \cdot 2\,H_2O$.

Calciumchlorid wird in großen Mengen als Nebenprodukt in chemischen Fabriken erhalten, bes. bei der Sodagewinnung nach dem Solvayschen Verfahren. Im kleinen erhält man es durch Auflösen von Marmor in Salzsäure und Eindampfen der nötigenfalls von Verunreinigungen befreiten Lsg.

Calcium chloratum DAB 7 – DDR. Calciumchlorid. Chlorcalcium. Calcium chloratum cristallisatum ÖAB 9, Helv. V, Ros. 9. Calcii chloridum Nord. 63. Calcium Chloride BP 68, BPC 68. Calcii Chloridum Crystallisatum Pl.Ed. II. Calcii Chloridum Ned. 6. Calcium (Chlorure De) Cristallisé CF 65.

$CaCl_2 \cdot 6\,H_2O$ $\hspace{4cm}$ M.G. 219,09

Gehalt. DAB 7 – DDR: 97,0 bis 102,0%. ÖAB 9, BP 68, BPC 68 und Pl.Ed. II: 98,0 bis 102,0%. Helv. V: Mindestens 96%. Ross. 9: Mindestens 97,5%. Nord. 63: 96,0 bis 101,0%. Ned. 6: 48,8 bis 51,1% wasserfreies $CaCl_2$.

Herstellung. 100 T. Calciumcarbonat bzw. weißen Marmor übergießt man mit 290 T. Salzsäure (25%) und erhitzt nach dem Schwächerwerden der Gasentw. im Sandbad. Die Lsg. wird dann mit Chlorw. bzw. Chlorkalklsg. unter Zusatz von Salzsäure versetzt, bis sie deutlich nach Chlor riecht. Nach zweistündigem Stehen wird das überschüssige Chlor durch Erhitzen verjagt, die Lsg. mit Kalkmilch bis zur alkalischen Reaktion versetzt und nach dem Absetzen filtriert. Die auf diese Weise von Eisen, Mangan und Magnesium befreite Lsg. wird mit Salzsäure neutralisiert und zur Sirupdicke eingedampft. Die beim Stehen ausgeschiedenen Kristalle bringt man zum Ablaufen auf einen bedeckten Trichter und trocknet sie rasch durch Wälzen auf Filtrierpapier. Sodann werden sie, obgleich noch feucht, in trockene, gut schließende Gefäße gebracht und verschlossen (paraffiniert). Die Mutterlauge wird von neuem zur Kristallisation eingedampft. Man kann auch die Calciumchlorid-Lsg. im Sandbad bis auf 220 T. eindampfen. Die Lsg. erstarrt dann beim Erkalten zu einer Kristallmasse, die man zerkleinert und in Gläser füllt.

Eigenschaften. Farblose, zerfließliche Kristalle oder Kristallmasse, praktisch geruchlos, von bitterem und salzartigem Geschmack. Sehr leicht lösl. in W., leicht lösl. in A. Prüflsg. nach DAB 7 – DDR: 5,00 g Substanz werden in kohlendioxidfreiem W. zu 50,0 ml gelöst.

Erkennung. 1. 10 Tr. Prüflsg. geben nach Zusatz von 4,0 ml W., 10 Tr. 5 n Essigsäure und 10 Tr. Ammoniumoxalat-Lsg. (4,00 g/100,0 ml) einen weißen Nd., der sich nach Zusatz von 2,0 ml 6 n Salzsäure löst (DAB 7 – DDR, ÖAB 9 u.a.). – 2. 10 Tr. Prüflsg. geben nach Zusatz von 2,0 ml W. und 1,0 ml 0,1 n Silbernitrat-Lsg. einen weißen Nd., der sich nach Zusatz von 2,0 ml 6 n Ammoniaklsg. löst und durch Ansäuern mit 5 n Salpetersäure erneut entsteht (DAB 7 – DDR, ähnlich ÖAB 9 u.a.).

Prüfung. Nach DAB 7 – DDR: 1. Unlösliche Verunreinigungen; Farbe der Lsg.: 5,0 ml Prüflsg. müssen klar und farblos sein. – 2. Alkalisch oder sauer reagierende Verunreinigungen: 10,0 ml Prüflsg. müssen nach Zusatz von 1 Tr. Phenolphthalein-Lsg. und 0,200 ml 0,01 n Kalilauge rot gefärbt und nach darauffolgendem Zusatz von 0,50 ml 0,01 n Salzsäure farblos sein. – 3. Aluminiumionen: 5,0 ml Prüflsg. dürfen 15 Min. nach Zusatz von 1,0 ml 3 n Ammoniaklsg. keine Trbg. zeigen. – 4. Bariumionen: 2,50 ml Prüflsg. dürfen nach Zusatz von 2,5 ml W. und 2,5 ml Calciumsulfatlsg. keine Trbg. zeigen. – 5. Magnesiumionen: 5,0 ml Prüflsg. werden mit 2,0 ml W., 0,50 g Ammoniumchlorid und 3,0 ml 3 n Ammoniaklsg. versetzt und zum Sieden erhitzt. Nach Zusatz von 10,0 ml Ammoniumoxalat-Lsg. (4,00 g/100,0 ml) wird erneut zum Sieden erhitzt. Die erkaltete Mischung wird durch einen Glasfiltertiegel G 4 filtriert. 5,0 ml des Filtrates dürfen bei der ,,Prüf. auf Magnesium-Ionen" (s. Bd. I, 260) keine stärkere rote Frbg. als die Vergleichsprobe I zeigen (höchstens 0,008% Mg^{2+}). – 6. Schwermetall-Ionen: 5,0 ml Prüflsg. dürfen nach Zusatz von 5,0 ml W. bei der ,,Prüf. auf Schwermetallionen" (s. Bd. I, 254) nach Methode II weder eine Trbg. noch eine Fbg. zeigen. – 7. Sulfat-Ionen: 10,0 ml Prüflsg. dürfen bei der ,,Prüf. auf Sulfat" (s. Bd. I, 263) keine stärkere Trbg. als die Vergleichsprobe zeigen (höchstens 0,005% SO_4^{2-}). – Nach ÖAB 9: 8. Aluminium, Eisen, Phosphat: Eine Mischung von 5 ml einer Lsg. (1 + 9) und 5 ml kohlensäurefreiem W. wird mit Ammoniak alkalisch gemacht und zum Sieden erhitzt. Es darf weder ein Nd. noch eine Trbg. auftreten. – 9. Ammonium-Ionen: Erhitzt man 5 ml der Lsg. (1 + 9) mit 5 ml verd. Natriumhydroxid-Lsg. zum Sieden, so dürfen die entweichenden Dämpfe rotes Lackmuspapier nicht bläuen. − 10. Arsen: In einer Lsg. von 1 g Substanz und 0,1 g Kaliumjodid in 4 ml W. darf mit 6 ml Hypophosphit-Lsg. Arsen nicht nachweisbar sein. − Nach BP 68: 11. Alkoholunlösl. Verunreinigungen: 1,0 g Substanz wird ohne Erwärmen in 20 ml wasserfreiem A. gelöst und durch einen Glasfiltertiegel G 4 filtriert. Der Rückstand darf nach zweimaligem Waschen mit je 5 ml wasserfreiem A. und Trocknen bei 105° nicht mehr als 5 mg betragen.

Gehaltsbestimmung. Die quantitative Bestimmungen werden nach den verschiedenen Pharmakopöen entweder komplexometrisch oder argentometrisch (nach MOHR) bzw. indirekt oxidimetrisch durchgeführt. Bestimmung nach DAB 7 − DDR: 0,4000 g Substanz werden in 20,0 ml W. gelöst. Nach Zusatz von 30,0 ml 6 n Ammoniaklsg. und 0,020 g Methylthymolblau-Lsg. wird die Lsg. mit 0,1 m ÄDTA-Lsg. bis zum Farbumschlag nach Grau titriert. 1 ml 0,1 m ÄDTA-Lsg. entspr. 21,91 mg $CaCl_2$. − Bestimmung nach Helv. V: Etwa 1,5 g Substanz werden genau gewogen und in W. gelöst. Die Lsg. wird in einem Meßkolben auf 100 ml verd. 20 ml dieser Lsg. werden nach Zusatz von 5 bis 10 Tr. Kaliumchromat-Lsg. mit 0,1 n Silbernitrat-Lsg. bis zum Farbumschlag nach Bräunlichgelb titriert. 1 ml 0,1 n Silbernitrat-Lsg. entspr. 10,954 mg $CaCl_2 \cdot 6 H_2O$.

Anwendung. Medizinisch: Bei anaphylaktischen und allergischen Zuständen (Bronchialasthma, Heufieber, Ekzemen, Pruritus, Urticaria, Oedemen). Bei Überempfindlichkeit gegen Quecksilber und Salvarsan, bei erhöhtem Kalkbedarf des Organismus, bei Tetanie, Blutungen, entzündlichen Erscheinungen an den Schleimhäuten, bei bedrohlichen Krampfzuständen.

Veterinärmedizinisch: Innerlich wie in der Humanmedizin.
Dosierung wie bei Calciumphosphat.

Technisch: Als Frostschutzmittel, mit einem geringen Zusatz von Natriumchromat gegen Korrosionsgefahr, als Kühlsohle für Heizbadfüllungen, für Feuerlöscher, zur Konservierung von Holz, zum Binden des Straßenstaubes, zur Herstellung von Stärkekleister für Appreturen und Pergamentpapier. Reines Calciumchlorid wird auch als Einschlußmittel in der mikroskopischen Technik und als Reagens verwandt.

Dosierung. Nach ÖAB 9: Gebräuchliche Einzeldosis: 0,3 bis 0,6 g, in W. gelöst. Gebräuchliche Einzeldosis bei intravenöser Verabreichung: 0,5 bis 1.0 g, als 10%ige Lsg. Diese Lsg. darf nicht intramuscular oder subcutan injiziert werden.

Aufbewahrung. In sehr gut verschlossenen Gefäßen, vor Feuchtigkeit geschützt.

Calcium Chloride, Anhydrous USP XVIII. Calcium chloratum fusum. Geschmolzenes Calciumchlorid. Wasserfreies Calciumchlorid.

$CaCl_2$ M.G. 110,99

Gehalt. Mindestens 96% $CaCl_2$.

Herstellung. $CaCl_2 \cdot 2 H_2O$ wird bei 200° durch Schmelzen entwässert.

Erkennung. Siehe Calcium chloratum.

Prüfung. 1. Alkalische Verunreinigungen: 5 g Substanz werden in 50 ml W. gelöst, mit 2 Tr. Phenolphthalein-Lsg. versetzt: Sofern eine Rosafärbung entsteht, muß diese durch Zusatz von 0,3 ml 0,1 n Salzsäure verschwinden [0,02%, berechnet als $Ca(OH)_2$]. − 2. Magnesium und Alkalisalze: 1 g Substanz wird mit 100 ml W., 5 ml Salzsäure und 3 Tr. Methylrotlsg. versetzt und bis zum Sieden erhitzt. Dann setzt man tropfenweise unter Rühren 100 ml warme Ammoniumoxalat-Lsg. zu und erhitzt weiter auf 70 bis 80°. Anschließend wird konz. Ammoniaklsg. zugesetzt bis zur alkalischen Reaktion. Dann verd. man auf 250 ml, läßt 1 Std. stehen und filtriert. 125 ml des Filtrates werden mit 0,5 ml Schwefelsäure versetzt und auf etwa 30 ml eingedampft. Nach dem Abkühlen gibt man 25 ml Salpetersäure zu und dampft erneut auf einem Wasserbad zur Trockne ein. Der Rückstand wird in einigen ml W. aufgenommen, in eine tarierte Porzellanschale gebracht, die vorher konstant getrocknet war und auf einer Heizplatte bis zur Entw. von weißen Dämpfen erwärmt; anschließend verascht man bei etwa 800°. Der Rückstand darf nicht mehr als 10 mg betragen (2%).

Gehaltsbestimmung. Siehe Calcium chloratum.

Aufbewahrung. Sehr gut verschlossen, vor Feuchtigkeit geschützt.

Anwendung. Als Trocknungsmittel für Luft, für technische Gase und für Flüssigkeiten.

Calcii chloridum siccatum Nord. 63. Calciumchlorid DAB 7 − BRD. Calcii Chloridum Jap. 61. Calcium Chloride USP XVIII.

$CaCl_2 \cdot 2 H_2O$ M.G. 147,0

Gehalt. DAB 7 – BRD: Mindestens 96,0% $CaCl_2 \cdot 2H_2O$. USP XVIII: Mindestens 99 und höchstens 107% d. theor. Wertes an $CaCl_2 \cdot 2H_2O$. Jap. 61: 75,0 bis 81,0% $CaCl_2$, wasserfrei. Nord. 63: 70,2 bis 80,8% $CaCl_2$ wasserfrei, das entspr. 93,0 bis 107,0% d. theor. Wertes an $CaCl_2 \cdot 2H_2O$.

Herstellung. Eine von Eisen und anderen Verunreinigungen befreite Lsg. von Calciumchlorid wird eingedampft und bei 200° zur Trockne gebracht. Da bei dieser Operation teilweise basisches Calciumchlorid entstehen kann, verteilt man auf der trockenen Substanz tropfenweise einige ml konz. bzw. rauchender Salzsäure und erhitzt unter weiterem Umrühren auf dem Sandbad noch so lange auf 150°, bis die Lsg. einer Probe des Salzes in W. neutral reagiert. Ist die Lsg. gegen Phenolphthalein noch alkalisch, so ist die Behandlung des Salzes mit Salzsäure zu wiederholen. Reagiert die Lsg. gegen Lackmuspapier sauer, so ist das Salz weiter auf 150° zu erhitzen. Die Salzmasse wird noch warm zerkleinert und in dicht schließende Gefäße gefüllt.

Eigenschaften. Weißes, körniges oder kristallines, hygroskopisches Pulver von brennendem, salzigem und schwach bitterem Geschmack, praktisch geruchlos. Lösl. in etwa 2 T. W., in etwa 5 T. A. (90%ig, bei 20°) und in etwa 2 T. A. (90%ig, siedend). Prüflsg. nach DAB 7 – BRD: 10,0 g Substanz werden zu 100 ml gelöst.

Erkennung. Prüflsg.: 1,00 g Substanz werden zu 100 ml gelöst. 1. 1,0 ml Prüflsg. geben mit 2,0 ml Ammoniumoxalat-Lsg. einen weißen, kristallinen, in 6 n Essigsäure oder 6 n Ammoniak-Lsg. unlöslichen Nd. (DAB 7 – BRD, ähnl. andere Pharmakopöen). – 2. 1,0 ml Prüflsg. geben mit 0,50 ml 3 n Salpetersäure und 1,0 ml Silbernitrat-Lsg. einen weißen, sich zusammenballenden Nd. (DAB 7 – BRD und andere Pharmakopöen).

Prüfung. Nach DAB 7 – BRD: 1. Aussehen der Lsg.: 5,0 ml Prüflsg. müssen klar und farblos sein. – 2. Sauer oder alkalisch reagierende Verunreinigungen: 10,0 ml Prüflsg. dürfen nach Zusatz von 0,10 ml Phenolphthaleinlsg. bis zur Rosafärbung höchstens 0,10 ml 0,01 n Natronlauge und anschließend höchstens 0,40 ml 0,01 n Salzsäure bis zur Entfärbung verbrauchen. – 3. Schwermetallionen: 12,0 ml Prüflsg. werden nach Bd. I, 253 geprüft. – 4. Eisenionen: 10,0 ml Prüflsg. werden nach Bd. I, 258 geprüft. – 5. Bariumionen: 10 ml Prüflsg. dürfen sich auf Zusatz von 0,10 ml 3 n Schwefelsäure innerhalb 15 Min. nicht verändern. – 6. Magnesium-, Alkali-Ionen: Die Mischung von 10,0 ml Prüflsg. und 2,0 ml 6 n Essigsäure wird bis zum Sieden erhitzt und mit 30 ml heißer Ammoniumoxalat-Lsg. versetzt. Nach dem Erkalten wird zu 50,0 ml verd. und nach 2 Std. filtriert. 25,0 ml Filtrat werden nach Zusatz von 0,50 ml 6 n Schwefelsäure auf dem Wasserbad eingedampft, der Rückstand wird geglüht und darf höchstens 5 mg betragen. – 7. Sulfat-Ionen: 5,0 ml Prüflsg. werden nach Bd. I, 263 geprüft. – Nach Jap. 61: 8. Hypochlorit: 0,5 g Substanz werden in 2 ml W. gelöst und mit einigen Tr. verd. Salzsäure und Stärke-Zinkjodid-Lsg. versetzt. Es darf nicht sofort eine blaue Farbe entstehen. – 9. Arsen: 0,20 g Substanz werden auf Arsen geprüft: Höchstens 10 ppm.

Gehaltsbestimmng. Siehe Calcium chloratum. Vorschrift nach DAB 7 – BRD: 2,0 g Substanz werden genau gewogen und zu 100,0 ml gelöst. 10,00 ml dieser Lsg. werden mit 100 ml W. verd., mit 5,0 ml 0,1 m Zinksulfatlsg., 10,0 ml Ammonium-Puffer-Lsg. I und 50 mg Chromschwarz-Mischindikator versetzt und mit 0,1 m Natrium-ÄDTA-Lsg. bis zum Umschlag nach Grün titriert. Aus der Differenz zwischen dem Verbrauch an 0,1 m Natrium-ÄDTA-Lsg. und der vorgelegten Menge an 0,1 m Zinksulfat-Lsg. wird der Gehalt berechnet. 1 ml 0,1 m Natrium-ÄDTA-Lsg. entspr. 4,008 mg Ca^{2+} oder, berechnet auf die Substanz, 14,70 mg $CaCl_2 \cdot 2H_2O$.

Aufbewahrung. Dicht verschlossen, vor Feuchtigkeit geschützt, kühl.

Anwendung. Siehe Calcium chloratum.

Calcium chloricum. Calciumchlorat. Chlorsaures Calcium.

$Ca(ClO_3)_2 \cdot 2H_2O$ M.G. 243,02

M.G. wasserfrei 206,99

Eigenschaften. Farblose bis hellgelbe, hygroskopische, monokline Kristalle, leicht lösl. in W., löslich in A. und Aceton. Das Dihydrat schmilzt bei etwa 100° in seinem Kristallwasser und zersetzt sich beim Erhitzen unter Entw. von Cl_2 und O_2. Der wasserfreie Rückstand reagiert alkalisch.

Aufbewahrung. Gut verschlossen, vor Feuchtigkeit geschützt und getrennt von leicht oxydierbaren Substanzen.

Anwendung. Technisch: In der Feuerwerkerei und als Unkrautvertilgungsmittel.

Calcium citricum DAB 7 − DDR. Calciumcitrat. Citronensaures Calcium.

$$\left[\begin{array}{c} H_2C-COO \\ HO-C-COO \\ H_2C-COO \end{array}\right]_2^{3\ominus} 3\,Ca^{2\oplus} \cdot 4\,H_2O$$

$C_{12}H_{10}Ca_3O_{14} \cdot 4\,H_2O$ M.G. 570,5
Calciumsalz der 2-Hydroxypropan-1,2,3-tricarbonsäure.

Gehalt. 98,5 bis 100,5% des theoretischen Wertes.

Eigenschaften. Weißes, nicht kristallines Pulver von nicht wahrnehmbarem Geruch und Geschmack. In W. praktisch unlösl.
Prüflösung: 2,500 g Substanz werden in einer Mischung aus 10,0 ml 2 n Salpetersäure und 5,0 ml W. unter Erwärmen gelöst. Die Lsg. wird nach dem Erkalten mit W. zu 50,0 ml aufgefüllt.

Erkennung. 1. 10 Tr. Prüflsg. geben nach Zusatz von 5,0 ml W. und 10 Tr. Ammoniumoxalat-Lsg. (4,00 g/100 ml) einen weißen Nd., der sich nach Zusatz von 2,0 ml 6 n Salzsäure löst. − 2. 10 Tr. Prüflsg. werden nach Zusatz von 5,0 ml W. und 1,0 ml Quecksilber-(II)-sulfat-Lsg. zum Sieden erhitzt. Die heiße Lsg. gibt nach Zusatz von 2 Tr. Kaliumpermanganat-Lsg. (1,00 g/100 ml) unter Entfbg. einen weißen Nd. − 3. 5,0 ml Prüflsg. werden mit 2,0 ml Ammoniumchlorid-Lsg. versetzt und 30 Sek. im Sieden gehalten. Es entsteht ein weißer Nd.

Prüfung. 1. Unlösliche Verunreinigungen; Farbe der Lsg.: 5,0 ml Prüflsg. müssen klar und farblos sein. − 2. Alkalisch oder sauer reagierende Verunreinigungen: 0,250 g Substanz werden mit 10,0 ml kohlendioxidfreiem W. versetzt und 2 Min. geschüttelt. Das Filtrat muß nach Zusatz von 2 Tr. Phenolphthalein-Lsg. und 0,200 ml 0,01 n Kalilauge rot gefärbt und nach darauffolgendem Zusatz von 0,50 ml 0,01 n Salzsäure farblos sein. − 3. Barium-Ionen: 5,0 ml Prüflsg. dürfen nach Zusatz von 2,5 ml Calciumsulfat-Lsg. keine Trbg. zeigen. − 4. Eisen-Ionen: 4,00 ml Prüflsg. dürfen nach Zusatz von 6,0 ml W. bei der „Prüf. auf Eisen-Ionen" (s. Bd. I, 259) keine stärkere Fbg. als die Vergleichsprobe zeigen (höchstens 0,005% Fe). − 5. Schwermetall-Ionen: 5,0 ml Prüflsg. dürfen nach Zusatz von 6,0 ml W. bei der „Prüf. auf Schwermetall-Ionen" (nach Methode II, s. Bd. I, 254) ohne Zusatz der 5 n Essigsäure weder eine Trbg. noch eine Fbg. zeigen. − 6. Chlorid-Ionen: 2,00 ml Prüflsg. dürfen nach Zusatz von 9,0 ml W. bei der „Prüf. auf Chlorid" (s. Bd. I, 257) ohne Zusatz der 2 n Salpetersäure keine stärkere Trbg. als die Vergleichsprobe zeigen (höchstens 0,01% Cl^-). − 7. Sulfat-Ionen: 10,0 ml Prüflsg. dürfen bei der „Prüf. auf Sulfat" (s. Bd. I, 263) keine stärkere Trbg. als die Vergleichsprobe zeigen (höchstens 0,01% SO_4^{2-}).

Gehaltsbestimmung. 0,4000 g Substanz werden in der Mischung aus 4,0 ml 3 n Salzsäure und 26,0 ml W. unter Erwärmen gelöst. Nach dem Erkalten und Zusatz von 4,0 ml 3 n Natronlauge, 30 ml 6 n Ammoniaklsg. sowie 0,02 ml Methylthymolblau-Lsg. wird die Lsg. mit 0,1 m ÄDTA-Lsg. bis zum Farbumschlag nach Grau titriert. 1 ml 0,1 m ÄDTA-Lsg. entspr. 19,02 mg Calciumcitrat.

Anwendung. Die Substanz wird wie Calciumchlorid und andere Calciumsalze gebraucht, bes. in der Kinderpraxis.

Aufbewahrung. Gut verschlossen.

Calcium Cyclamate BP 68, BPC 68, NND 63, NF XII.

$$\left[\begin{array}{c} \text{C}_6\text{H}_{11}-N-\overset{O}{\underset{O}{\overset{\|}{S}}}-O \\ H \end{array}\right]_2^{\ominus} Ca^{2\oplus} \cdot 2\,H_2O$$

$C_{12}H_{24}CaN_2O_6S_2 \cdot 2\,H_2O$ M.G. 432,57
Calcium-cyclohexylsulfamat.

Gehalt. Mindestens 9,7, höchstens 10,3% Ca, mindestens 98,0 und höchstens 100,0% d. theor. Wertes von $C_{12}H_{24}CaN_2O_6S_2$ (beide Werte berechnet auf die w.-freie Substanz).

Eigenschaften. Weiße Kristalle oder weißes, kristallines Pulver, geruchlos oder praktisch geruchlos, von intensiv süßem Geschmack, bes. in verd. Lsg. Lösl. bei 20° in etwa 4 T. W., in 50 T. A., in 1,5 T. Propylenglykol, praktisch unlösl. in Chlf. und Ae.

Erkennung. 1. 0,1 g Substanz wird in 10 ml W. gelöst, mit 1 ml Salzsäure und 1 ml Bariumchlorid-Lsg. versetzt. Die Lsg. bleibt klar. Nach weiterem Zusatz von 1 ml Natriumnitrit-Lsg. entsteht eine weiße Fllg. − 2. Die Substanz gibt die charakteristischen Rk. auf Calcium-Ionen.

Prüfung. 1. Saure oder alkalische Verunreinigungen: Eine 10%ige Lsg. zeigt einen pH-Wert zwischen 5,5 und 7,5. − 2. Sulfat-Ionen: 0,5 g Substanz werden zur Grenzwertbestimmung auf Sulfat-Ionen eingesetzt (s. Bd. I, 262). − 3. Wasser: 6,0 bis 9,0%.

Gehaltsbestimmung. 1. Für Calcium: Etwa 0,5 g Substanz werden genau gewogen, in 50 ml W. gelöst, mit 5 ml 0,05 m Magnesiumsulfat-Lsg. und 10 ml konz. Ammoniak-Ammoniumchlorid-Lsg. versetzt und mit 0,05 m Natrium-ÄDTA-Lsg. unter Verwendung von Eriochromschwarz-Mischung als Indikator titriert. Von dem verbrauchten Vol. der 0,05 m Natrium-ÄDTA-Lsg. wird das zugesetzte Vol. der 0,05 m Magnesiumsulfat-Lsg. abgezogen. 1 ml 0,05 m Natrium-ÄDTA-Lsg. entspr. 2,004 mg Ca.

Bestimmung der Cyclohexylsulfaminsäure: Es wird eine Kjeldahl-Bestimmung mit 0,4 g Substanz ausgeführt. 1 ml 0,1 n Schwefelsäure entspr. 19,83 mg $C_{12}H_{24}CaN_2O_6S_2$.

Anwendung. Als Süßstoff.

Calcium Disodium Edetate USP XVIII. Calcitétracémate Disodique CF 65.

$C_{10}H_{12}CaN_2Na_2O_8 \cdot 2 H_2O$

M.G. 410,30
M.G. wasserfrei 374,27

Ca-Komplex des Dinatriumsalzes der Aethylen-diamin-tetraessigsäure.

Gehalt. USP XVIII: Mindestens 97%, höchstens 102%, berechnet auf die wasserfreie Substanz. CF 65: Mindestens 9,47 und höchstens 9,96% Calcium.

Bemerkung: Nach USP XVIII liegt eine Mischung des Di- und Trihydrates von Calciumäthylendiamintetraacetat vor. Nach CF 65 liegt reines Dihydrat vor.

Eigenschaften. Weiße Kristalle bzw. kristallines Pulver bzw. körnige Masse, geruchlos, sehr schwach hygroskopisch, von salzartigem Geschmack. Die Substanz ist an der Luft stabil. Löslichkeit: Gut lösl. in W., unlösl. in A., Äthylacetat und Aceton.

Erkennung. 1. Das IR-Spektrum einer Nujoldispersion zeigt Maxima bei den gleichen Wellenlängen, die eine Probe der USP-Standard-Substanz aufweist (USP XVIII). − 2. Eine Lsg. (1 + 19) gibt positive Calciumreaktionen (USP XVIII). − 3. Gelbe Flammenfbg. (USP XVIII). − 4. 5 ml W. werden mit 2 Tr. Ammoniumthiocyanat-Lsg. und 2 Tr. Eisen(III)-chlorid-Lsg. versetzt. Zu dieser tiefroten Lsg. gibt man 50 mg Substanz, wobei die rote Farbe verschwinden muß (USP XVIII).

Prüfung. 1. Saure und alkalische Verunreinigungen: Der pH-Wert der Lsg. (1 + 4) muß zwischen 6,5 und 8,0 liegen (USP XVIII). − 2. Wassergehalt: Höchstens 13%, bestimmt nach der Karl-Fischer-Methode (USP XVIII). − 3. Magnesium-Ionen: 1,00 g Substanz werden in einem kleinen Becherglas in 5 ml W. gelöst und mit 5 ml Ammoniak-Ammoniumchlorid-Puffer versetzt. Anschließend setzt man noch 5 Tr. Eriochromschwarz-Lsg. zu und titriert mit 0,1 m Magnesiumacetat-Lsg. bis zum Auftreten einer tief weinroten Farbe. Es dürfen höchstens 2,0 ml verbraucht werden (USP XVIII). − 4. Schwermetalle: Höchstens 20 ppm (USP XVIII). − 5. Arsen: Höchstens 10 ppm (CF 65). − 6. Carbonat-Ionen: 0,500 g Substanz werden in 10 ml W. gelöst, mit 5 ml Salzsäure versetzt und vorsichtig erhitzt. Die entstehenden Dämpfe leitet man in ein Reagensglas über, das 5 ml Calciumhydroxid-Lsg. enthält. Es wird anschließend überdestilliert, bis die ursprüngliche Probe noch 10 ml Fl. enthält. Sofern sich eine Opaleszenz oder eine opalisierende Trbg. bildet, darf diese nicht stärker sein als die Trbg., die unter gleichen Bedingungen mit einer Natriumcarbonat-Lsg. erhalten wird. Die Natriumcarbonat-Lsg. enthält 0,65 g Dinatriumcarbonat-Dekahydrat auf 1000 ml (200 ppm) (CF 65). − 7. Chlorid-Ionen: Höchstens 100 ppm. − 8. Eisen-Ionen: Höchstens 100 ppm (CF 65). − 9. Sulfat-Ionen: Höchstens 200 ppm (CF 65). − 10. Sulfatasche: 1 g Substanz muß zwischen 65,8 und 69,2% Sulfatasche ergeben (CF 65).

Gehaltsbestimmung. Nach USP XVIII und CF 65 wird eine komplexometrische Bestimmung des enthaltenen Calciumions durchgeführt. CF 65 läßt außerdem den Stickstoff nach Art einer Kjeldahl-Methode bestimmen.

Vorschrift der USP XVIII: Etwa 1,2 g Substanz werden genau gewogen, in ein 250-ml-Becherglas überführt und in 100 ml W. gelöst. Mit Hilfe einer Glaselektrode wird der pH-Wert auf 2,2 bis 2,6 eingestellt (verd. Salpetersäure). Man setzt dann 0,5 ml Diphenylcarbazon-Lsg. hinzu und titriert mit 0,1 m Quecksilbernitrat-Lsg. bis zum Auftreten einer Purpurfarbe. 1 ml 0,1 m Quecksilbernitrat-Lsg. entspr. 37,43 mg $C_{10}H_{12}CaN_2Na_2O_8$.

Aufbewahrung. In dicht schließenden Gefäßen, vor Feuchtigkeit geschützt.

Anwendung. Zur Behandlung von Schwermetall-, bes. von Bleivergiftungen sowie Vergiftungen mit radioaktiven Isotopen. Die Substanz wird i.v. verabreicht in Mengen von 1 bis 2 g in 400 bis 600 ml isotonischer Kochsalz- oder 5%iger Glucoselsg. als Tropfinfusion.

Dosierung. Maximaldosis: 20 mg pro kg Körpergewicht, 3 Tage lang, dann 3 Tage Pause. Nach USP XVIII: Oral bis 10 g in mehreren Dosen.

Calcium fluoratum. Calciumfluorid. Fluorcalcium. Flußspat.

CaF_2 M.G. 78,08

Vorkommen. Aus Fluorid oder Flußspat in Form derber Massen oder würfeliger Kristalle, die farblos oder auch grün bzw. rot gefärbt sein können.

Herstellung. Durch Fällen von Calciumchlorid-Lsg. mit einer Lsg. von Ammonium- oder Natriumfluorid und längeres Erhitzen des Nd. mit verd. Salzsäure. Dadurch wird das anfangs schleimige, schlecht abfiltrierbare Calciumfluorid mikrokristallin.

Eigenschaften. Weißes Pulver, praktisch unlösl. in W., schwer lösl. in verd. Säuren. Konzentrierte Säuren wirken zersetzend unter Entwicklung von Fluorwasserstoff. $d_4^{20} = 3,18$. Fp. 1392°. Kp. 2500°.

Erkennung. Beim Erhitzen der Substanz mit konz. Schwefelsäure wird Fluorwasserstoff entwickelt, der das Reagensglas ätzt.

Prüfung. 1. Chlorid-Ionen: Schüttelt man 1 g Substanz mit 5 ml W., so darf das Filtrat nach dem Ansäuern mit Salpetersäure durch Silbernitrat-Lsg. höchstens opalisierend getrübt werden. – 2. Arsen: 1 g Substanz wird mit verd. Schwefelsäure angeschüttelt und mit Zinkspänen versetzt. Anschließend verschließt man das Reagensglas mit einem Wattebausch und legt auf die Watte 1 Stück Filtrierpapier und auf dieses 1 Kristall Silbernitrat, auf den man 1 Tr. W. träufelt. Das Filtrierpapier darf nach einiger Zeit keinen gelben Fleck zeigen, der sich beim Übergießen mit W. schwarz färbt.

Anwendung. Als Mittel zur Förderung der Zahnbildung und zur Heilung von Knochenbrüchen sowie bei Zahnkaries. Dosis: 2,5 mg, zusammen mit anderen Calciumsalzen.

Technisch: Zur Herstellung von Flußsäure, als Flußmittel in der Metallurgie, als Trübungsmittel in der Emaille- und Glasindustrie.

Aufbewahrung. Gut verschlossen, vorsichtig.

Calcium formicicum. Calciumformiat. Ameisensaures Calcium.

$$\left[HC \underset{O}{\overset{O}{\diagup\!\!\!\diagdown}} \right]_2 Ca^{2\oplus}$$

$C_2H_2CaO_4$ M.G. 130,12

Eigenschaften. Farblose Kristalle oder weißes, kristallines Pulver, leicht lösl. in kaltem und siedendem W. $d = 2,02$.

Anwendung. Medizinisch: Wie Natriumformiat als diätetisches Kochsalzersatzmittel. Technsich: Als Konservierungsmittel zur Haltbarmachung von Lebensmitteln unter Beachtung der gesetzlichen Bestimmungen der einzelnen Länder.

Aufbewahrung. Gut verschlossen.

Calcium-glucoheptonatum. Calcii glucoheptonas.
Glucoheptonate de calcium (DCF).
Calcium-hexahydroxy heptonat.

$$\left[\begin{array}{c} COO^- \\ | \\ HC-OH \\ | \\ HC-OH \\ | \\ HO-CH \\ | \\ HC-OH \\ | \\ HC-OH \\ | \\ CH_2OH \end{array}\right]_2 Ca^{2\oplus}$$

$C_{14}H_{26}CaO_{16}$ M.G. 458,43

Anwendung. Zur Calcium-Therapeutie (s. auch S. 577).

Handelsformen: Calcium ‚Goda', Calheptose, Captona, Chemocalcium, Heptocal, Calciumglucoheptonate (Lilly, USA).

Calcium gluconicum DAB 7 – DDR, ÖAB 9, Ross. 9, CsL 2. Calciumgluconat DAB 7 – BRD. Calcium glyconicum Helv. V – Suppl. I. Calcii gluconas Nord. 63, Jap. 61, Pl.Ed. II, Ned. 6. Calcium Gluconate BP 68, BPC 68, USP XVIII. Calcium (Gluconate De) CF 65.

$$\left[\begin{array}{c} COO^- \\ | \\ HC-OH \\ | \\ HO-C-H \\ | \\ H-C-OH \\ | \\ H-C-OH \\ | \\ H_2C-OH \end{array}\right]_2 Ca^{2\oplus} \cdot H_2O$$

$C_{12}H_{22}CaO_{14} \cdot H_2O$ M.G. 448,4
Calcium-Salz der D-Gluconsäure.

Gehalt. DAB 7 – DDR und ÖAB 9: 99,0 bis 100,1%, berechnet auf die getrocknete Substanz. Ross. 9: Mindestens 99,5 und höchstens 102,0%. CsL 2: 94,8 bis 98,0%. DAB 7 – BRD: Mindestens 99%. Helv. V – Suppl. I: Mindestens 98,5%. Nord. 63: Etwa 9% Calcium, entspr. 100% Calciumgluconat. Jap. 61: Mindestens 99,0 und höchstens 104,0%. Pl.Ed. II: Mindestens 98,0 und höchstens 103,0%. Ned. 6: Mindestens 99%. BP 68: 99,0 bis 103,0%. USP XVIII: Mindestens 98 und höchstens 102%. CF 65: Mindestens 8,90% Calcium.

Herstellung. Prinzip: Durch Oxydation von Glucose mit Hilfe von Brom zu Gluconsäure und Neutralisation mit Calciumcarbonat.

In einem Kolben mit eingeriebenem Glasstopfen versetzt man eine Lsg. von 50 g Glucose in 250 ml W. mit 50 g Brom und schüttelt die Mischung öfters, bis nach etwa 4 Std. das Brom verbraucht ist. Nach 48 Std. bringt man die Lsg. in einen Siedekolben von 500 ml und destilliert im Vakuum auf dem Wasserbad bei etwa 60°, bis die Lsg. farblos geworden ist. Dabei wird 1 T. des bei der Reaktion gebildeten Bromwasserstoffs abdestilliert. Der zurückbleibende Bromwasserstoff wird anhand einer Probe nach VOLHARD quantitativ bestimmt. und dann mit der berechneten Menge Natriumcarbonat neutralisiert. Für 1 ml 0,1 n Silbernitrat-Lsg., die bei der Titration verbraucht wurde, sind zur Neutralisation dann 5,3 mg Natriumcarbonat erforderlich. Nach Zusatz des Natriumcarbonats wird die Lsg. auf dem Wasserbad erhitzt und nach und nach mit soviel Calciumcarbonat versetzt, daß eine kleine Menge ungelöst bleibt. Die Lsg. wird dabei etwa 1 Std. erhitzt, damit das beim Abdestillieren entstandene Gluconsäurelacton gespalten und ebenfalls in das Calciumsalz übergeführt wird. Die eingeengte Lsg. erstarrt bei mehrtägigem Stehen im Eisschrank zu einem Kristallbrei. Das Präparat wird abgegossen, mit wenig eiskaltem W. gewaschen und aus der doppelten Menge W. umkristallisiert. Die Ausbeute an rohem Salz beträgt 46 bis 48 g. Die Mutterlauge wird unter Zusatz von Calciumcarbonat auf dem Wasserbad erneut eingeengt und gibt nach dem Filtrieren und längerem Stehen im Kühlschrank noch eine weitere kleine Menge Calciumgluconat.

Eigenschaften. Weißes, kristallines, feines oder gekörntes Pulver, geruch- und geschmacklos. Lösl. ohne Erwärmen in etwa 30 T. W., in etwa 5 T. siedendem W., praktisch unlösl. in abs. A., Ae. oder Chlf. Nach DAB 7 – BRD dreht die wss. Lsg. der Substanz die Ebene des polarisierten Lichtes nach rechts.

Erkennung. 1. Eine Lsg. von einigen mg Substanz in etwa 2 ml W. verfärbt sich mit 1 Tr. Eisen(III)-chlorid-Lsg. zitronengelb. Die Farbe verschwindet nach Zusatz von 1 Tr. verd. Wasserstoffperoxid-Lsg. nicht (ÖAB 9, ähnlich DAB 7 – DDR). – 2. Versetzt man eine Lsg. von einigen mg Substanz in 1 ml W. mit 1 ml ammoniakalischer Silbernitratlsg. und erwärmt, so tritt Reduktion unter Bldg. eines Silberspiegels ein (ÖAB 9). – 3. Versetzt man eine Lsg. von etwa 5 mg β-Naphthol in 1 ml konz. Schwefelsäure mit etwa 1 mg Substanz und erwärmt im Wasserbad, so färbt sich die Lsg. blauviolett und fluoresziert grün (ÖAB 9). – 4. Die Lsg. von 50 mg Substanz in 5 ml heißem W. wird nach Zusatz von 1 ml Essigsäure und 0,50 g Phenylhydrazinhydrochlorid im Wasserbad 1 Std. lang erhitzt. Nach dem Abkühlen scheiden sich beim Reiben mit einem Glasstab schwachgelb gefärbte Kristalle ab, die nach dem Absaugen und Auswaschen aus 3,0 ml W. unter Zusatz von wenig medizinischer Kohle umkristallisiert werden. Die farblosen Kristalle von Gluconsäurephenylhydrazid schmelzen nach dem Trocknen bei 105° zwischen 200 und 208° (DAB 7 – BRD). – 5. Die Lsg. der Substanz gibt mit Ammoniumoxalat-Lsg. einen weißen Nd., der in Essigsäure unlösl. ist (ÖAB 9, ähnlich DAB 7 – BRD u.a.).

Prüfung. Nach DAB 7 – DDR: Prüflsg.: 5,0000 g Substanz werden in W. zu 100,00 ml gelöst. Das Filtrat wird als Prüflsg. verwendet. 1. Unlösl. Verunreinigungen und Farbe der Lsg.: 0,550 g Substanz werden in 11,0 ml W. unter Erwärmen gelöst. Die Lsg. darf nicht stärker getrübt sein als die Sulfat-Vergleichsprobe von 8. (s.u.). 5,0 ml Prüflsg. müssen farblos sein. – 2. Alkalisch oder sauer reagierende Verunreinigungen: 10,0 ml Prüflsg. müssen auf Zusatz von 2 Tr. Phenolphthalein-Lsg. farblos und nach darauffolgendem Zusatz von 0,50 ml 0,01 n Kalilauge rot gefärbt sein. – 3. Barium-Ionen: 5,0 ml Prüflsg. dürfen nach Zusatz von 2,5 ml Calciumsulfat-Lsg. keine Trübung zeigen. – 4. Eisen-Ionen: 5,0 ml Prüflsg. dürfen nach Zusatz von 5,0 W. bei der „Prüf. auf Eisen-Ionen" (s. Bd. I, 259) keine stärkere Fbg. als die Vergleichsprobe zeigen (höchstens 0,004% Fe). – 5. Magnesium-Ionen: 5,0 ml Prüflsg. werden mit 2,0 ml W., 0,50 g Ammoniumchlorid und 3,0 ml 3 n Ammoniaklsg. versetzt und zum Sieden erhitzt. Nach Zusatz von 10,0 ml Ammoniumoxalat-Lsg. (4,00 g/100,0 ml) wird erneut zum Sieden erhitzt. Die erkaltete Mischung wird durch einen Glasfiltertiegel G 4 filtriert. 5,0 ml des Filtrates dürfen bei der „Prüf. auf Magnesium-Ionen" (s. Bd. I, 260) keine sräkere rote Färbung als die Vergleichsprobe I zeigen (höchstens 0,015% Mg^{2+}). – 6. Schwermetall-Ionen: 5,0 ml Prüflsg. dürfen nach Zusatz von 5,0 ml W. bei der „Prüf. auf Schwermetall-Ionen" nach Methode II (s. Bd. I, 254) weder eine Trbg. noch eine Fbg. zeigen. – 7. Chlorid-Ionen: 5,0 ml Prüflsg. dürfen nach Zusatz von 5,0 ml W. bei der „Prüf. auf Chlorid" (s. Bd. I, 257) keine stärkere Trbg. als die Vergleichsprobe zeigen (höchstens 0,004% Cl^-). – 8. Sulfat-Ionen: 10,0 ml Prüflsg. dürfen bei der „Prüf. auf Sulfat" (s. Bd. I, 263) keine stärkere Trbg. als die Vergleichsprobe zeigen (höchstens 0,01% SO_4^{2-}). – 9. Saccharose, Glucose: 5,0 ml Prüflsg. werden mit 6 Tr. 3 n Salzsäure versetzt und zum Sieden erhitzt. Nach Zusatz von 6 Tr. 3 n Natronlauge und 5,0 ml Fehlingscher Lsg. wird erneut zum Sieden erhitzt. Die Mischung darf bei der Betrachtung gegen einen weißen Hintergrund weder eine Trbg. noch einen Nd. zeigen. – 10. Trocknungsverlust: Höchstens 2,0%, wenn 16 Std. bei 105° getrocknet wird. – Nach DAB 7 – BRD: 11. Phosphat-Ionen: 1,0 ml Prüflsg. darf sich nach Zusatz von 1,0 ml 6 n Salpetersäure und 2,0 ml Ammoniummolybdat-Lsg. innerhalb 5 Min. nicht verändern. Prüflsg.: 2,50 g Substanz werden unter Erwärmen zu 50,0 ml gelöst. Die Lsg. ist gegebenenfalls zu filtrieren. – 12. Citrat-Ionen: 5,0 ml Prüflsg. werden nach Zusatz von 1,0 ml 3 n Schwefelsäure und 1,0 ml Quecksilber(II)-sulfat-Lsg. zum Sieden erhitzt. Nach Zusatz von 0,10 ml Kaliumpermanganat-Lsg. tritt Entfbg. ein. Es darf sich kein weißer Nd. bilden. – Nach ÖAB 9: 13. Arsen: In einer unter Erwärmen bereiteten Lsg. von 1 g Substanz in 3 ml W. und 1 ml konz. Salzsäure darf nach Zusatz von 0,1 g Kaliumjodid mit 6 ml Hypophosphitlsg. Arsen nicht nachweisbar sein. Bei der Prüfung wird die Probe 15 Min. lang auf etwa 50° erwärmt. Die Vergleichslsg. wird im siedenden Wasserbad erhitzt.

Gehaltsbestimmung. Die modernen Pharmakopöen enthalten je 1 komplexometrische Bestimmung. Vorschrift nach DAB 7 – BRD: 0,60 g Substanz werden genau gewogen und in 150 ml W. gelöst. Nach Zusatz von 5,00 ml 0,1 m Zinksulfatlsg., 10,0 ml Ammonium-Puffer-Lsg. I und 70 mg Chromschwarz-Mischindikator wird mit 0,1 m Natrium-ÄDTA-Lsg. bis zum Umschlag nach Grün titriert. Aus der Differenz zwischen dem Verbrauch an 0,1 m

Natrium-ÄDTA-Lsg. und der vorgelegten Menge an 0,1 m Zinksulfat-Lsg. wird der Gehalt berechnet. 1 ml 0,1 m Natrium-ÄDTA-Lsg. entspr. 4,008 mg Ca^{2+} oder, berechnet auf die Substanz, 44,84 mg $C_{12}H_{22}CaO_{14} \cdot H_2O$.

Aufbewahrung. Gut verschlossen, vor Licht geschützt.

Anwendung. Medizinisch: Als leicht wasserlösl. Calciumsalz zur oralen, intramusculären oder intravenösen Anwendung. Die s.c. Injektion ist nicht schmerzlos. Die Indikationen sind dieselben wie die des Calciumchlorids (s. S. 577).
Veterinärmedizinisch: Bei Hypocalcämie, Acetonämie, s.c., i.m. und i.v.

Dosierung. Dosis für Erwachsene: dreimal tägl. 1 gehäuft. Kaffeelöffel voll; i.m oder i.v. injiziert man alle 2 bis 3 Tage 10 ml einer 10%igen Lsg.

Calcium hippuricum. Calciumhippurat. Hippursaures Calcium.

$$\left[\underset{}{C_6H_5}-\underset{\overset{\|}{O}}{C}-\underset{\overset{|}{H}}{N}-\underset{\overset{|}{H_2}}{C}-COO \right]_2^{\ominus} Ca^{2\oplus} \cdot 3 H_2O$$

$C_{18}H_{16}CaN_2O_6 \cdot 3H_2O$ \hfill M.G. 450,45

Eigenschaften. Weißes, kristallines Pulver, lösl. in kaltem W., leicht lösl. in siedendem W. $d = 1,32$.

Aufbewahrung. Gut verschlossen.

Anwendung. Medizinisch: Früher bei Cystitis, Polyurie und den Indikationen der Kalksalze gebraucht.

Dosierung. Mehrmals täglich 0,4 g.

Calciumhydrid.

CaH_2 \hfill M.G. 42,10

Eigenschaften. Weißes, kristallines, leicht zersetzliches Pulver, das mit W. und verd. Säuren unter lebhafter Wasserstoffentw. reagiert. Bei erhöhter Temp. reagiert es auch mit Alkoholen und mit Schwefelwasserstoff. Unlösl. in den üblichen org. und anorg. Lsgm., lösl. in geschmolzenem Ätzkali und einer eutektischen Schmelze von Lithiumchlorid und Kaliumchlorid. $d = 1,7$.

Anwendung. Technisch: Zur Erzeugung von Wasserstoff als Reduktionsmittel, als Trocknungsmittel für Gase und Fl. sowie zum Nachweis von Wasserspuren in org. Fl.

Aufbewahrung. Gut verschlossen, sorgfältig vor Feuchtigkeit geschützt.

Calcium hydrogenphosphoricum ÖAB 9. Calciumhydrogenphosphat DAB 7 — BRD. Sekundäres Calciumphosphat. Calcium phosphoricum bibasicum Helv. V. Calcii Phosphas Dibasicus Jap. 61. Dibasic Calcium Phosphate USP XVII (!). Calcii phosphas Nord. 63, Ned. 6. Calcium (Phosphates De) CF 65. Calcium phosphoricum CsL 2.

$CaHPO_4 \cdot 2H_2O$ \hfill M.G. 172,13

Gehalt. ÖAB 9: 99,0 bis 101,2%. Helv. V: Mindestens 78,8 und höchstens 80,2%. USP XVII und Jap. 61: Mindestens 98,0%. Nord. 63: 23,1 bis 24,2% Calcium, entspr. 99,0 bis 104,0% Calciumhydrogenphosphat. Ned. 6: Mindestens 78,0% der w.-freien Substanz. CF 65: Mindestens 97%.

Herstellung. 20 bis 25 T. weißer Marmor werden mit 100 T. verd. Salzsäure (12,5%) in eine Calciumchlorid-Lsg. übergeführt, bzw. die entspr. Menge Calciumchlorid wird mit W. zum gleichen Vol. gelöst. Dann wird 0,1 T. frisch gelöschter Kalk oder Calciumcarbonat zugesetzt und die Mischung eine halbe Std. lang bei 35 bis 40° stehengelassen. Die filtrierte und erkaltete Calciumchlorid-Lsg. wird dann mit 1 T. Phosphorsäure versetzt und anschließend mit einer durch Erwärmen hergestellten, filtrierten und auf 20 bis 25° abgekühlten Lsg. von 61 T. Natriumphosphat ($Na_2HPO_4 \cdot 12H_2O$) in 300 T. W. nach und nach unter Umrühren versetzt. Diese Mischung wird so lange gerührt, bis der Nd. krist. geworden ist. Der Nd. wird dann abgenutscht, so lange mit W. gewaschen, bis das Waschw. nach dem Ansäuern mit Salpetersäure durch Silbernitrat-Lsg. nur noch schwach opalisierend getrübt wird, abgepreßt und bei 35 bis 40° getrocknet.

Eigenschaften. Leichtes, weißes, krist. Pulver, geruch- und geschmacklos. Löslichkeit: Praktisch unlösl. in W., leicht lösl. in verd. Säuren unter Salzbildung, lösl. in Ammoniumcitrat-Lsg. $d = 2{,}31$.

Erkennung. 1. Die Substanz wird beim Befeuchten mit Silbernitrat-Lsg. gelb (ÖAB 9). – 2. Eine kleine Menge Substanz wird unter Erwärmen in Essigsäure gelöst. Die, wenn nötig, filtrierte Lsg. gibt auf Zusatz von Ammoniumoxalat-Lsg. einen weißen Nd. (ÖAB 9, ähnlich DAB 7 – BRD u.a.). – 3. Die Lsg. von 0,1 g Substanz in 2,0 ml 6 n Salpetersäure gibt mit 2,0 ml Ammoniummolybdat-Lsg. einen gelben krist. Nd. (DAB 7 – BRD u.a.).

Prüfung. 1. Aussehen der Lsg., Carbonat, säureunlösl. Bestandteile: Löst man 2,5 g Substanz in 17,5 ml Salpetersäure und 30 ml W. unter Erwärmen, so darf keine Gasentw. auftreten, und die entstandene Lsg. muß klar und farblos sein (Stammlsg.) (ÖAB 9, ähnlich DAB 7 – BRD u.a.). – 2. Alkalisch oder sauer reagierende Verunreinigungen: 5,00 g Substanz werden in 50,0 ml W. 5 Min. lang geschüttelt. 10,0 ml des Filtrates müssen sich auf Zusatz von 0,15 ml Bromthymolblau-Lsg. grün färben. Bis zur Blaufbg. dürfen höchstens 0,50 ml 0,02 n Natronlauge verbraucht werden (DAB 7 – BRD). – 3. Chlorid: In einer Mischung von 1 ml Stammlsg. und 9 ml W. darf Chlorid in unzulässigen Mengen nicht nachweisbar sein (ÖAB 9). – 4. Sulfat: In einer Mischung von 0,5 ml der Stammlsg. und 9,5 ml W. darf Sulfat in unzulässigen Mengen nicht nachweisbar sein (ÖAB 9). – 5. Arsen: Die unter Erwärmen von 1,00 g Substanz in 3,0 ml 6 n Salzsäure hergestellte Lsg. wird nach Bd. I, 244; Methode a) geprüft (DAB 7 – BRD, ähnlich ÖAB 9). – 6. Schwermetall-Ionen: 12,0 ml Prüflsg. werden nach Bd. I, 254 geprüft. Prüflsg.: 2,50 g Substanz werden in 12,0 ml 3 n Salzsäure gelöst. Unter Nachwaschen mit W. wird filtriert und das Filtrat mit 6 n Ammoniaklsg. bis zur 1. beständigen Trbg. versetzt, die durch tropfenweisen Zusatz von 3 n Salzsäure wieder beseitigt wird. Die Lsg. wird mit W. zu 50,0 ml vereint (DAB 7 – BRD, ähnlich ÖAB 9). – 7. Eisen-Ionen: 1 ml Prüflsg. wird 10,0 ml verd.; 2,0 ml dieser Verdünnung werden nach Bd. I, 259 geprüft (DAB 7 – BRD). – 8. Barium-Ionen: 10,0 ml Prüflsg. dürfen sich nach Zusatz von 0,10 ml 3 n Schwefelsäure innerhalb 15 Min. nicht verändern (DAB 7 – BRD, ähnlich ÖAB 9). – 9. Magnesium-Ionen: 1,00 g Substanz wird in 4,0 ml 3 n Salzsäure unter schwachem Erwärmen gelöst, die Lsg. mit Natriumcarbonat-Lsg. I bis zur beginnenden Trbg. versetzt und die Trbg. mit einigen Tr. 3 n Salzsäure beseitigt. Die Lsg. wird nach Zugabe von 10,0 ml Eisen(III)-chlorid-Lsg. I und 30,0 ml Natriumacetat-Lsg. I kurz bis zum Sieden erhitzt und zu 50,0 g aufgefüllt. Der Nd. wird heiß abfiltriert. 25,0 g des Filtrates werden nach Zugabe von 10,0 ml 6 n Essigsäure zum Sieden erhitzt und mit 15,0 ml heißer Ammoniumoxalat-Lsg. versetzt; nach dem Abkühlen wird filtriert. 2,00 ml Filtrat werden nach Bd. I, 260 geprüft (DAB 7 – BRD). – 10. Carbonat-Ionen: Die Anschüttelung von 0,50 g Substanz mit 5,0 ml frisch ausgekochtem W. darf auf Zusatz von 2,5 ml 3 n Salzsäure keine Gasentw. geben (DAB 7 – BRD). – 11. Glühverlust: 24,5 bis 26,5%. 1,00 g Substanz wird bei $850 \pm 25°$ geglüht (DAB 7 – BRD). – 12. Glührückstand: 73,2 bis 75,0% (ÖAB 9).

Gehaltsbestimmung. Die verschiedenen Pharmakopöen enthalten acidimetrische Gehaltsbestimmungen. Vorschrift nach ÖAB 9: 1,7210 g Substanz werden in 25,00 ml n Salzsäure unter Erwärmen gelöst. Nach dem Abkühlen wird die überschüssige Salzsäure mit n Natronlauge gegen Methylorange zurücktitriert. Für die angegebene Einwaage soll sich ein Verbrauch an n Salzsäure von 9,90 bis 10,30 ml ergeben. Die austitrierte Lsg. wird in einem Meßkolben auf 100,0 ml verd. 20,0 ml dieser Lsg. werden mit etwa 2 g Natriumoxalat versetzt und mit 0,1 n Natronlauge gegen Thymolphthalein auf Graublau titriert. Nunmehr muß sich ein Verbrauch von 19,80 bis 20,24 ml an 0,1 n Natronlauge ergeben, entspr. 99,0 bis 101,2% des theor. Wertes. 1 ml 0,1 n Natronlauge entspr. 17,21 mg $CaHPO_4 \cdot 2H_2O$.

1 g Calciumhydrogenphosphat entspr. 58,11 ml 0,1 n Natronlauge.

Aufbewahrung. In gut schließenden Gefäßen.

Anwendung. Medizinisch: Die Substanz wird wie andere unlösl. Calciumsalze als säurebindendes und die Kalk- und Phosphorversorgung des Organismus verbesserndes Mittel gebraucht. Außerdem als Stypticum bei Diarrhöen.
Veterinärmedizinisch: Bei Rachitis, Osteomalazie, zur Förderung der Kallusbildung.

Dosierung. Gebräuchliche Einzeldosis 1,0 bis 5,0 g (ÖAB 9).

Calcium hydroxydatum DAB 7 – DDR, ÖAB 9. Calciumhydroxid DAB 7 – BRD. Calcii hydroxidum Nord. 63. Calcium Hydroxide BP 68, BPC 68, USP XVII. Calcium (Hydroxyde De) CF 65.

$Ca(OH)_2$ M.G. 74,09

Gehalt. DAB 7 – DDR: 95,0 bis 100,5% Calciumhydroxid. DAB 7 – BRD: 93,0 bis 100,5% Calciumhydroxid. ÖAB 9 und USP XVII: Mindestens 95% und höchstens 100,5%

Calciumhydroxid. BP 68: Mindestens 90,0% Calciumhydroxid. Nord. 63: Etwa 99% Calciumhydroxid.

Herstellung. Durch Löschen von Calciumoxid mit W.

Eigenschaften. Weißes, nicht kristallines Pulver oder grobe Stücke bzw. feines weißes Pulver, geruchlos, von laugenartigem und schwach bitterem Geschmack. An der Luft zieht die Substanz Kohlendioxid an. Löslichkeit: Die Substanz löst sich in etwa 700 T. W., in etwa 1300 T. siedendem W. Sie ist leichter lösl. in Lsg. von Zuckern oder Glycerin. Praktisch unlösl. in A., in Aceton und M., lösl. in Salz-, Salpeter- und Essigsäure unter Salzbldg.

Erkennung. Prüflsg. I nach DAB 7 – DDR: 2,500 g Substanz werden in 40,0 ml 2 n Salpetersäure gelöst. Die Lsg. wird mit W. zu 50,0 ml aufgefüllt. Das Filtrat wird als Prüflsg. I verwendet. – 1. 5 Tr. Prüflsg. I geben nach Zusatz von 5,0 ml W. und 10 Tr. Ammoniumoxalat-Lsg. (4,00 g/100,0 ml) einen weißen Nd., der sich nach Zusatz von 2,0 ml 6 n Salzsäure löst (DAB 7 – DDR, ähnlich ÖAB 9 u. a.). – 2. 0,50 g Substanz werden nach Zusatz von 20,0 ml W. 5 Min. geschüttelt. 5,0 ml des Filtrates sind für die Prüf. nach 3. aufzubewahren. 5,0 ml des Filtrates zeigen beim Erhitzen im Wasserbad nach 60 Sek. eine weiße Trbg. (DAB 7 – DDR). – 3. 5,0 ml des Filtrates von 2. geben nach Zusatz von 1,0 ml Quecksilber(II)-chlorid-Lsg. (5,0 g/100,0 ml) einen gelben Nd. (DAB 7 – DDR, ÖAB 9 und Nord. 63). – 4. Eine wss. Suspension der Substanz reagiert gegen Phenolphthalein alkalisch (ÖAB 9).

Prüfung. Prüflsg. II nach DAB 7 – DDR: 5,00 ml Prüflsg. I werden mit W. zu 50,0 ml aufgefüllt. 1. Unlösliche Verunreinigungen; Farbe der Lsg.: 2,50 g Substanz werden mit 4,0 ml 2 n Salpetersäure versetzt. Die Mischung wird zum Sieden erhitzt und durch einen bei 105° bis zur Massenkonstanz getrockneten Glasfiltertiegel G4 filtriert. Der Rückstand wird viermal mit je 5,0 ml heißem W. gewaschen und bei 105° bis zur Massenkonstanz getrocknet. Die Substanz darf höchstens 0,20% Rückstand hinterlassen. 5,0 ml Prüflsg. I müssen farblos sein (DAB 7 – DDR). – 2. Carbonat, säureunlösl. Bestandteile: Löst man 1 g Substanz in 19 ml verd. Salpetersäure, wenn nötig, unter Erwärmen, so darf höchstens eine schwache Gasentwicklung auftreten. Die 1 Min. lang zum Sieden erhitzte Lsg. muß nach dem Abkühlen klar und farblos sein (Stammlsg.) (ÖAB 9). – 3. Schwermetall-Ionen: 10,0 ml Prüflsg. II dürfen nach Zusatz von 10 Tr. 6 n Ammoniaklsg. bei der „Prüf. auf Schwermetall-Ionen" nach Methode I (Bd. I, 254) weder eine Trbg. noch eine Fbg. zeigen (DAB 7 – DDR, ähnlich ÖAB 9). – 4. Chlorid: 2,00 ml Prüflsg. nach I dürfen nach Zusatz von 9,0 ml W. bei der „Prüf. auf Chlorid" (Bd. I, 257) ohne Zusatz der 2 n Salpetersäure keine stärkere Trbg. als die Vergleichsprobe zeigen (höchstens 0,01% Cl^-) (DAB 7 – DDR, ähnlich ÖAB 9). – 5. Sulfat: 2,50 ml Prüflsg. II dürfen nach Zusatz von 7,5 ml W. bei der „Prüf. auf Sulfat" (Bd. I, 263) keine stärkere Trbg. als die Vergleichslsg. zeigen (höchstens 0,4% SO_4^{2-}) (DAB 7 – DDR, ähnlich ÖAB 9). – 6. Mit Ammoniak fällbare Verunreinigungen: Höchstens 0,5%. 40 ml Prüflsg. werden nach Zugabe von 0,10 ml Methylorange-Lsg. zum Sieden erhitzt und mit 6 n Ammoniaklsg. bis zur Gelbfärbg. versetzt. Der Nd. wird sofort abgesaugt, mit heißem W. gewaschen, bei 105° getrocknet und geglüht. Prüflsg.: 5,00 g Substanz werden in 20 ml W. und 30,0 ml 6 n Salzsäure gelöst. Die Lsg. wird zu 100 ml verdünnt (DAB 7 – BRD). – 7. Arsen: 10,0 ml Prüflsg. werden nach Bd. I, 243 geprüft (DAB 7 – BRD, ähnlich ÖAB 9). – 8. Barium: 10 ml Stammlsg. dürfen nach Zusatz von 5 ml Calciumsulfat-Lsg. innerhalb von 5 Min. nicht getrübt werden (ÖAB 9). – 9. Schwermetalle: 12,0 ml Prüflsg. werden mit 6 n Ammoniaklsg. neutralisiert und nach Bd. I, 253 geprüft. Für die Vergleichslsg. sind 1,50 ml Blei(II)-nitrat-Lsg. II zu verwenden (DAB 7 – BRD, ähnlich ÖAB 9). – 10. Eisen-Ionen: 1,00 ml Prüflsg. werden nach Bd. I, 259 geprüft (DAB 7 – BRD). – 11. Magnesium-, Alkali-Ionen: Höchstens 3,0%, bestimmt als Sulfate. 20,0 ml Prüflsg. werden zu 60 ml verdünnt. Die zum Sieden erhitzte Lsg. wird mit 60 ml heißer Ammoniumoxalat-Lsg. versetzt und nach Zugabe von 0,10 ml Methylrot-Lsg. in der Hitze mit 6 n Ammoniaklsg. neutralisiert. Nach dem Abkühlen wird zu 150 ml verdünnt und nach 4 Std. filtriert. 75,0 ml des Filtrates werden nach Zusatz von 1,0 ml 6 n Schwefelsäure eingedampft. Der Rückstand wird geglüht (DAB 7 – BRD). – 12. Schwefelverbindungen: Höchstens 0,1%, berechnet als Schwefel. Die Mischung von 2,00 g Substanz, 100 ml W. und 5,0 ml Bromlsg. II wird 5 Min. lang zum Sieden erhitzt. Nach Zusatz von 6,0 ml konz. Salzsäure wird bis zur Entfernung des Broms erhitzt, filtriert und die ungelöste Substanz mit W. nachgewaschen. Das zum Sieden erhitzte Filtrat wird mit 2,50 ml Bariumchlorid-Lsg. I versetzt und 2 Std. lang auf dem Wasserbad erhitzt. Der Nd. wird abgesaugt, mit kaltem W. gewaschen, getrocknet und geglüht (DAB 7 – BRD). – 13. Glührückstand: 73,2 bis 75,0% (ÖAB 9, ähnlich CF 65). – 14. Aluminium: 1 g Substanz wird in einer Mischung von 10 ml und 2 ml Salpetersäure gelöst. Nach Alkalisieren mit konz. Ammoniak darf sich kein weißer Nd. bilden (CF 65).

Gehaltsbestimmung. Die Gehaltsbestimmungen werden entweder acidimetrisch oder komplexometrisch durchgeführt. Vorschrift nach DAB 7 – DDR: 1. 0,1000 g Substanz wird in

40,00 ml 0,1 n Salzsäure gelöst. Die Lsg. wird 4 Min. im Sieden gehalten. Nach dem Erkalten und Zusatz von 3 Tr. Methylrotlsg. wird der Überschuß an 0,1 n Salzsäure mit 0,1 n Kalilauge titriert. Die Lsg. ist für die Prüf. nach 2. aufzubewahren. 1 ml 0,1 n Salzsäure entspr. 3,705 mg Calciumhydroxid. – 2. Die Lsg. von 1. wird nach Zusatz von 30,0 ml 6 n Ammoniaklsg. und 0,020 g Methylthymolblau-Lsg. mit 0,1 m ÄDTA-Lsg. bis zum Farbumschlag nach Gelb titriert. 1 ml 0,1 m ÄDTA-Lsg. entspr. 7,05 mg Calciumhydroxid.

Aufbewahrung. In gut schließenden Gefäßen.

Anwendung. Medizinisch: Innerlich nur in Lsg. (Kalkwasser) gebraucht, als säurebindendes Mittel bei Hyperacidität des Magens, auch als Antidotum bei Vergiftung mit Schwefelsäure oder Oxalsäure. Mit Leinöl als Liniment bei Verbrennungen.

Analytisch: Bei der Prüf. auf Arsen in basischem Wismutgallat und -salicylat nach DAB 7 – BRD.

Technisch: Zur Herstellung von Chlorkalk, für Kunststeine, als Desinfektions- und Anstrichmittel, zur Reinigung von Kesselspeisewasser, in der Gerberei zum Äschern der Häute, zum Entzuckern der Melasse, als Schädlingsbekämpfungsmittel, zur Herstellung konsistenter Fette und zum Härten von Harz.

Calcium hydroxydatum ad absorptionem DAB 7 - DDR.

Ca(OH)$_2$ M.G. 74,09

Bemerkung: Zur Absorption von Kohlendioxid aus der Atemluft bestimmtes und nach einem speziellen Verfahren hergestelltes Calciumhydroxid, das Natriumhydroxid enthält.

Eigenschaften. Weißes oder weißgraues Granulat. Geruch höchstens schwach wahrnehmbar.

Erkennung. 1. 0,10 g zerkleinerte Substanz wird mit 5,0 ml n Essigsäure versetzt. Die Mischung wird 60 Sek. im Sieden gehalten und anschließend filtriert. Das Filtrat gibt nach Zusatz von 10 Tr. Ammoniumoxalat-Lsg. (4,00 g/100,0 ml) einen weißen Nd., der sich nach Zusatz von 2,0 ml 6 n Salzsäure löst. – 2. Die mit konz. Salzsäure befeuchtete Substanz färbt beim Erhitzen am Platindraht die nicht leuchtende Flamme kurzzeitig orange und anschließend kräftig und anhaltend gelb. – 3. 0,50 g zerkleinerte Substanz werden nach Zusatz von 5,0 ml W. 10 Sek. geschüttelt, die Mischung reagiert stark alkalisch.

Prüfung. Trocknungsverlust: 10,00 g Substanz werden bei 150° 60 Min. getrocknet. Die Substanz darf nicht weniger als 7,0% und nicht mehr als 13,0% Masse verlieren.

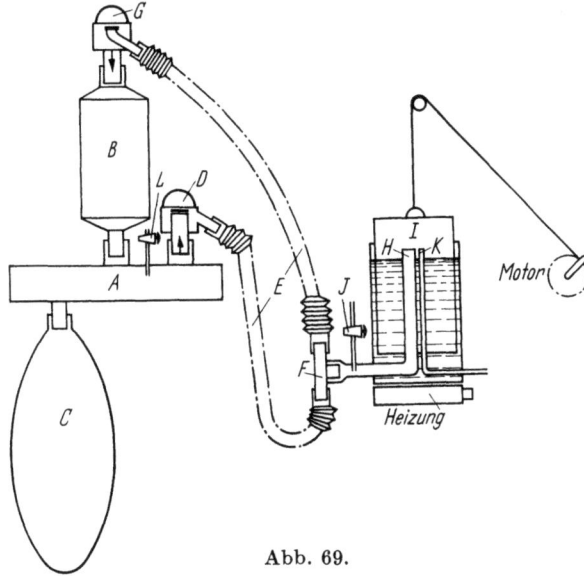

Abb. 69.

Wertbestimmung. Kohlendioxidabsorption: Zur Bestimmung wird die in der Abb. 69 dargestellte Apparatur verwendet. An dem zylindrischen Arm *A* befindet sich der zylindrische, leicht auswechselbare Absorber *B*, mit einem inneren Durchmesser von 80 mm und einer Länge von 130 mm, der Atembeutel C und das Ventil D. Über den Faltenschlauch E wird die Verbindung zu dem Y-Stück F hergestellt. Von diesem führt ein zweiter Faltenschlauch zu dem Ventil G, das sich auf dem Absorber befindet. Die dritte Öffnung des Y-Stückes ist mit einem gewinkelten Rohr H, das in das Innere der Spezialpumpe I führt, verbunden. Die Spezialpumpe, die nach dem Prinzip einer sich in W. auf und nieder bewegenden Glocke arbeitet, hat die Aufgabe, das Gasgemisch in pulsierendem Rhythmus im Kreislauf umzuwälzen. Die Strömung ist dabei durch die Anordnung der beiden Einwegventile D und G in der in der Abb. 69 angegebenen Richtung festgelegt. Die inneren Durchmesser der einzelnen Rohrstücke, Ventile und Schlauchverbindungen betragen 20 bis 30 mm. Der Rauminhalt der Apparatur, ohne Absorber, beträgt etwa 2000 ml. Die Pumpe hat ein Hubvolumen von 500 ml und arbeitet mit einer Frequenz von 20 Hüben pro Min. Die Wassertemp. muß 36 bis 38° betragen. Zur Durchführung der Bestimmung wird der Absorber unter Rütteln und Aufstoßen mit der Substanz gleichmäßig gefüllt, dann wird die Apparatur luftdicht verschlossen. Der Atembeutel soll, wenn sich die Glocke der Pumpe am oberen Totpunkt befindet, eine möglichst kleine Luftmenge enthalten. Die Luftmenge muß jedoch so groß sein, daß ein Unterdruck vermieden wird. Gegebenenfalls ist durch den Hahn J etwas Luft einzudrücken. Nach Inbetriebnahme der Pumpe wird durch das enge Seitenrohr K ein konst. Kohlendioxidstrom mit einer Geschwindigkeit von 400 ml je Min. eingeleitet. Zur Messung der Strömungsgeschwindigkeit ist ein Rotameter geeignet, das über eine Perldrossel mit der Apparatur verbunden ist. Nach einer Versuchsdauer von 90 Min. wird durch den Hahn L Gasgemisch entnommen und der Gehalt an Kohlendioxid bestimmt. Der Kohlendioxidgehalt darf höchstens 0,5 Vol.-% betragen. Zur Bestimmung des Kohlendioxidgehaltes kann jedes Verfahren angewendet werden, das eine Genauigkeit von $\pm 0,05$ Vol.-% aufweist und zur Bestimmung nicht mehr als 150 ml Prüfgas erfordert. Nach Beendigung des Versuches wird der Absorber entleert. Dabei darf kein Zusammenkleben der Substanz festgestellt werden.

Weitere Prüfungen. 1. Zerkleinerungsgrad: 250,0 g Substanz werden gesiebt. Die Substanz muß das Sieb Nr. I vollständig passieren. Das Sieb Nr. III darf höchstens von 2,0% der Substanz passiert werden. Die auf dem Sieb Nr. III verbliebene Substanz ist für die Prüf. nach 2. aufzubewahren. – 2. Abrieb, Festigkeit: 200,0 g Substanz von 1. werden in eine Flasche mit Schraubverschluß gefüllt, die einen Durchmesser von 90 mm und eine Höhe von 170 mm aufweist. Die Flasche wird 10 Min. mit 80 bis 100 U/Min. um ihre Längsachse gedreht. Danach wird die Substanz gesiebt. Das Sieb Nr. III darf höchstens von 2,0% der Substanz passiert werden.

Aufbewahrung. In sehr gut verschlossenen Gefäßen.

Calcium jodatum. Calciumjodid. Jodcalcium.

$CaJ_2 \cdot 6H_2O$ M.G. 402,00

M.G. wasserfrei 293,90

Eigenschaften. Weißes, hygroskopisches Pulver, das sich an der Luft durch Freiwerden von Jod und durch Aufnahme von Kohlendioxid zersetzt. Sehr leicht lösl. in W., lösl. in A., Fp. 42°. Die Substanz bildet auch ein Tetra- und ein Trihydrat. Das wasserfreie Salz hat folgende Daten: Fp. 575°; Kp. 717°; $d = 3,95$.

Anwendung. Medizinisch: Die Substanz kann anstelle von Kalium- oder Natriumjodid gebraucht werden.

Dosierung. 0,25 bis 0,70 g, dreimal täglich.

Aufbewahrung. Gut verschlossen, vor Licht und Feuchtigkeit geschützt.

Calcium iodbehenicum Ross. 9. Calcii iodbehenas. Calciumjodobehenat.

$C_{44}H_{84}CaJ_2O_4$ $[CH_3-(CH_2)_7-CH_2-CHJ-(CH_2)_{10}-CH_2-COO]_2^{\ominus} Ca^{2\oplus}$ M.G. 971,1

Eigenschaften. Feines, gelbliches Pulver, das sich fettig anfühlt, geruchlos bis höchstens schwach nach Fettsäuren riechend; unlösl. in W., sehr wenig lösl. in A. und Ae., lösl. in warmem wasserfreiem Chlf.

Erkennung. 1. Wird die Substanz mäßig erwärmt, so entwickeln sich violette Dämpfe und der Geruch nach überhitztem Fett. – 2. 0,3 g Substanz werden mit 5 ml verd. Salzsäure geschüttelt, mit 15 ml W. verdünnt und eben zum Sieden erhitzt. Auf der Oberfläche der Fl. entstehen Fettaugen, die mit Ae. extrahiert werden. Die wss. Phase versetzt man mit Ammoniumoxalat-Lsg. und macht mit Ammoniaklsg. alkalisch. Es entsteht ein weißer Nd., der unlösl. in Essigsäure, jedoch lösl. in Salzsäure oder Salpetersäure ist.

Prüfung. 1. 1,5 g Substanz werden mit 30 ml W. geschüttelt und filtriert. Beim Eindampfen von 10 ml Filtrat auf dem Wasserbad darf nach Trocknen bei 110° nicht mehr als 0,1% verbleiben (wasserlösl. Salze). – 2. 15 ml des gleichen Filtrates werden mit W. zu 30 ml verdünnt. 10 ml dieser Verdünnung dürfen nicht mehr Chlorid enthalten als 10 ml Standardlsg., d. h. nicht mehr als 0,008%. – 3. 10 ml der Lsg. nach 2. dürfen höchstens 0,04% Sulfat enthalten. – 4. 10 ml der Lsg. nach 2. dürfen keine Schwermetalle enthalten. – 5. 0,5 g Substanz dürfen höchstens 0,0002% Arsen enthalten.

Gehaltsbestimmung. Etwa 0,5 g Substanz werden genau gewogen, in einem 300-ml-Erlenmeyerkolben mit 20 ml 0,5 n alkoholischer Kalilauge versetzt. Dann erwärmt man auf einem Wasserbad bis zum Sieden der Fl., wobei öfters umgeschüttelt wird. Anschließend wird so lange auf dem Wasserbad weiter erhitzt, bis sich durch Verdunsten eine Kruste an der Oberfläche der Fl. bildet und der Geruch nach Alkohol nicht mehr wahrnehmbar ist. Nach Zusatz von 30 bis 40 ml W. und weiterem Erhitzen in der gleichen Weise geht die Substanz in Lsg. Es wird dann abgekühlt, mit 40 bis 70 ml W. versetzt, mit verd. Salpetersäure neutralisiert und mit 3 ml derselben Säure sauer gemacht. Nach Zusatz von 25 ml 0,1 n Silbernitrat-Lsg. wird kräftig umgeschüttelt und der Überschuß an Silbernitratlsg. mit 0,1 n Ammoniumrhodanid-Lsg. zurücktitriert, wobei man Eisen(III)-ammoniumsulfat als Indikator verwendet. Der Verbrauch wird anhand eines Blindversuches korrigiert. 1 ml 0,1 n Silbernitrat-Lsg. entspr. 12,69 mg Jod. Der Gehalt an Jod soll mindestens 24,0% betragen.

Aufbewahrung. In gut verschlossenen braunen Glasgefäßen.

Anwendung. Bei Atherosklerose, Lues III.

Calcium lacticum DAB 7 – DDR, ÖAB 9, Helv. V, Ross. 9, CsL 2. Calciumlactat DAB 7 – BRD. Calcii lactas Nord. 63, Jap. 61, PI.Ed. II, Ned. 6. Calcium Lactate BP 68, BPC 68. Calcium (Lactate De) CF 65.

$C_6H_{10}CaO_6 \cdot 5H_2O$ $[CH_3—CH(OH)—COO]_2^{\ominus}Ca^{2\oplus} \cdot 5H_2O$ M.G. 308,3

Calcium-Salz der 2-Hydroxy-propionsäure.

Gehalt. DAB 7 – DDR: 99,5 bis 100,3% Calciumlactat. ÖAB 9: 97,0 bis 100,0% Calciumlactat. DAB 7 – BRD: Mindestens 97,0%, berechnet auf die getrocknete Substanz. Helv. V: 68,9 bis 73,7% Calciumlactat. Ross. 9: Mindestens 97,5%. CsL 2: 70,5 bis 73,0% wasserfreies Calciumlactat. Ross. 9: 96,2 bis 104,4% Calciumlactat. CF 65 und Jap. 61: Mindestens 98,0%. PI.Ed. II: Mindestens 98,0 und höchstens 100,1%. Ned. 6: Mindestens 99,0%. BP 68 und BPC 68: Mindestens 97,0% und höchstens 103,0%.

Herstellung. Calciumlactat wird bei der Darst. der Milchsäure als Zwischenprodukt gewonnen. Im kleinen erhält man es am einfachsten durch Sättigen von Milchsäure mit Calciumcarbonat. In ein heißes Gemisch von 1 T. Milchsäure mit 5 T. W. wird reines Calciumcarbonat (etwa 0,6 T.) eingetragen. Es bleibt ein geringer T. des Calciumcarbonats ungelöst bleibt. Die Lsg. wird noch warm filtriert und in der Kälte zur Kristallisation gebracht. Die Mutterlaugen werden durch Eindampfen konzentriert. Es kann auch durch Fällen einer konz. wss. Lsg. des Salzes mit Aceton, Auswaschen mit Aceton und Nachwaschen mit Ae. kristallin und mit dem richtigen Kristallwassergehalt erhalten werden.

Eigenschaften. Weißes kristallines oder körniges, feines Pulver von schwach eigenartigem Geruch und Geschmack. Lösl. in etwa 20 T. W. von 20°, leicht lösl. in siedendem W., schwer lösl. in A., fast unlösl. in Ae. und Chlf. Die Substanz wird bei 120° kristallwasserfrei. Die wss. Lsg. reagiert gegen Lackmus neutral.

Erkennung. Prüflsg. nach DAB 7 – DDR: 5,00 g Substanz werden in kohlendioxidfreiem W. zu 100,0 ml gelöst. Das Filtrat wird als Prüflsg. verwandt. Prüflsg. nach DAB 7 – BRD analog. – 1. 2,0 ml Prüflsg. geben auf Zusatz von 2,0 ml Ammoniumoxalat-Lsg. einen weißen kristallinen, in 6 n Essigsäure oder 6 n Ammoniaklsg. unlösl. Nd. (DAB 7 – BRD, ähnlich DAB 7 – DDR u. a.). – 2. Die Mischung von 3,0 ml Prüflsg. mit 1,0 ml Kaliumpermanganat-Lsg. wird zum Sieden erhitzt und nach dem Erkalten filtriert. Das Filtrat wird mit 2,0 ml 2,4-Dinitrophenylhydrazin-Lsg., 8,0 ml 3 n Salzsäure und 8,0 ml W. versetzt. Nach dem Reiben mit einem Glasstab scheidet sich das 2,4-Dinitrophenylhydrazon der Brenztraubensäure in gelben Kristallen ab, die nach dem Absaugen, Waschen, Trocknen und Umkristallisieren aus A. (90%ig) zwischen 216 und 224° unter Zers. schmelzen (DAB 7 – BRD). – 3. 5,0 ml Prüflsg. werden mit 1,0 ml 6 n Schwefelsäure und 2 ml Kaliumpermanganatlsg. (1%ig) versetzt. Beim Erhitzen verschwindet die violette Fbg. der Mischung und der Geruch des Acetaldehyds ist wahrnehmbar (DAB 7 – DDR, ähnlich Ross. 9 u. a.). – 4. Löst man wenig Substanz unter schwachem Erwärmen in konz. Schwefelsäure und kühlt wieder ab, so entsteht auf Zusatz einiger Tr. Guajakol-Lsg. eine beständige, tiefrote Fbg. (Helv. V).

Prüfung. Aussehen der Lsg.: 5,0 ml der Prüflsg. müssen klar und dürfen nicht stärker

Calcium

gefärbt sein als 5,0 ml einer Mischung von 0,25 ml Eisen(III)-chlorid-Lsg. III, 0,25 ml Kobalt(II)-chlorid-Lsg., 0,25 ml Kupfer(II)-sulfat-Lsg. II und 49,25 ml 1%iger Salzsäure. Eisenchloridlsg. III: 4,51 g Eisen(III)-chlorid werden mit 3,20 ml 6 n Salzsäure versetzt und mit W. zu 100,0 ml aufgefüllt. Kobalt(II)-chlorid-Lsg.: 6,50 g Kobalt(II)-chlorid werden mit 3,00 ml 6 n Salzsäure versetzt und mit W. zu 100,0 ml aufgefüllt. Kupfer(II)-sulfat-Lsg. II: 6,242 g Kupfer(II)-sulfat werden mit W. zu 100,0 ml gelöst (DAB 7 – BRD, ähnlich DAB 7 – DDR). – 2. Alkalisch oder sauer reagierende Verunreinigungen: 10,0 ml Prüflsg. werden mit 0,10 ml Phenolphthalein-Lsg. versetzt. Die Lsg. muß auf Zusatz von 0,10 ml 0,01 n Salzsäure farblos sein und sich nach anschließendem Zusatz von 0,60 ml 0,01 n Natronlauge rosa färben (DAB 7 – BRD, ähnlich DAB 7 – DDR). – 3. Schwermetall-Ionen: 12,0 ml Prüflsg. werden nach Bd. I, 254 geprüft (DAB 7 – BRD, ähnlich DAB 7 – DDR u.a.). – 4. Eisen-Ionen: 5,0 ml Prüflsg. werden nach Bd. I, 259 geprüft (DAB 7 – BRD, ähnlich DAB 7 – DDR, höchstens 0,004%). – 5. Barium-Ionen: 10,0 ml Prüflsg. dürfen sich nach Zusatz von 0,10 ml 3 n Schwefelsäure innerhalb 15 Min. nicht verändern (DAB 7 – BRD, ähnlich DAB 7 – DDR). – 6. Magnesium-Alkali-Ionen: Die Mischung von 20,0 ml Prüflsg., 20,0 ml W. und 6,0 ml 6 n Essigsäure wird bis zum Sieden erhitzt und mit 30,0 ml heißer Ammoniumoxalat-Lsg. versetzt. Nach dem Erkalten wird auf 100 ml verd. und nach 2 Std. filtriert. 50,0 ml Filtrat werden nach Zusatz von 0,50 ml 6 n Schwefelsäure auf dem Wasserbad eingedampft. Der Rückstand wird geglüht und darf höchstens 5 mg betragen (DAB 7 – BRD, ähnlich DAB 7 – DDR, höchstens 0,015% Mg^{2+}). – 7. Chlorid-Ionen: 10,0 ml Prüflsg. werden nach Bd. I, 257 geprüft (DAB 7 – BRD, ähnlich DAB 7 – DDR, höchstens 0,01% Cl^-). – 8. Sulfat-Ionen: 1,00 ml Prüflsg. werden nach Bd. I, 263 geprüft (DAB 7 – BRD, ähnlich DAB 7 – DDR, höchstens 0,01% SO_4^{2-}). – 9. Reduzierende Verunreinigungen (Kohlenhydrate): 3,0 ml Prüflsg. werden mit 0,30 ml 6 n Salzsäure versetzt und mindestens 1 Min. lang zum Sieden erhitzt. Nach Zusatz von 0,30 ml 6 n Natronlauge und 5,0 ml Fehlingscher Lsg. darf nach dem Aufkochen und mehrstündigem Stehenlassen kein rötlich gefärbter Nd. auftreten (DAB 7 – BRD, ähnlich andere Pharmakopöen). – 10. Calciumlactyllactat: 20,0 ml Prüflsg. werden nach Zusatz von 2 Tr. Phenolphthalein-Lsg. mit 0,1 n Kalilauge bis zur Rosafbg. titriert, anschließend mit 5,00 ml 0,1 n Kalilauge versetzt und im Wasserbad 10 Min. erhitzt. Nach dem Erkalten und Zusatz von 2,40 ml 0,1 n Salzsäure muß die Lsg. eine Rosafbg. zeigen (höchstens 4,5% Calciumlactyllactat) (DAB 7 – DDR, ähnlich ÖAB 9). – 11. Flüchtige Fettsäuren: Eine Mischung von 5 ml Lsg. (1 + 19) und 5 ml verd. Schwefelsäure darf beim Kochen keinen Geruch nach niederen Fettsäuren aufweisen (ÖAB 9). – 12. Arsen: In einer Mischung von 1 g Substanz in 3 ml W. und 1 ml konz. Salzsäure darf nach Zusatz von 0,1 g Kaliumjodid und 6 ml Hypophosphitlsg. Arsen nicht nachweisbar sein. Bei der Prüf. wird die Probe 15 Min. lang auf etwa 50° erwärmt. Zur Vergleichslsg. wird im siedenden Wasserbad erhitzt (ÖAB 9; s. Bd. I, 243). – 13. Trocknungsverlust: 26 bis 30%, wenn bei 120° bis zur Gewichtskonstanz getrocknet wird (DAB 7 – BRD; 25,0 bis 29,5%, bestimmt bei 120° (ÖAB 9).

Gehaltsbestimmung. Die moderneren Pharmakopöen enthalten komplexometrische Bestimmungen, Jap. 61 läßt indirekt oxydimetrisch bestimmen und nach Helv. V wird eine gravimetrische Bestimmung durchgeführt. Vorschrift nach DAB 7 – BRD: 0,40 g Substanz werden genau gewogen, in 100 ml W. unter schwachem Erwärmen gelöst. Nach Zusatz von 5,0 ml 0,1 m Zinksulfatlsg., 10,0 ml Ammonium-Pufferlsg. I und 50 mg Chromschwarz-Mischindikator wird mit 0,1 m Natrium-ÄDTA-Lsg. bis zum Umschlag nach Grün titriert. Aus der Differenz zwischen dem Verbrauch an 0,1 m Natrium-ÄDTA-Lsg. und der vorgelegten Menge an 0,1 m Zinksulfatlsg. wird der Gehalt berechnet. 1 ml 0,1 m Natrium-ÄDTA-Lsg. entspr. 4,008 mg Ca^{2+} oder, berechnet auf die Substanz, 21,82 mg $C_6H_{10}CaO_6$.

Aufbewahrung. In dicht schließenden Gefäßen.

Anwendung. Medizinisch: Als gutverträgliches Kalksalz bei allen Indikationen der Kalktherapie (s. S. 577).

Veterinärmedizinisch: Wie Calciumchlorid, auch bei Blähungen und Katarrhen der Luftwege.

Technisch: Als Zusatz zu Nährmitteln und für die Bodenuntersuchungen.

Dosierung. Gebräuchliche Einzeldosis: 1,0 bis 5,0 g (ÖAB 9). Erwachsene erhalten oral dreimal tägl. 1 g, Säuglinge tägl. 0,15 bis 0,2 g. Die Substanz kann auch s.c. und i.v. als 1%ige bzw. 0,2- bis 0,4%ige Lsg. injiziert werden.

Calcium laevulicum ÖAB 9. Calcium laevulinicum Helv. V – Suppl. III. Calcii laevulas Nord. 63, Ned. 6. Calcium Levulinate NND 63.

$$\left[CH_3-\overset{O}{\underset{\|}{C}}-CH_2-CH_2-\overset{O}{\underset{\|}{C}}-O \right]_2^{\ominus} Ca^{2\oplus} \cdot 2H_2O$$

$C_{10}H_{14}CaO_6 \cdot 2H_2O$ \hfill M.G. 306,33

Gehalt. ÖAB 9: 97,5 bis 100,5% Calcium laevulinat. Helv. V – Suppl. III: 12,83 bis 13,22% Calcium. Nord. 63: 12,6 bis 13,4% Calcium, entspr. 96,1 bis 102,5% Calcium laevulinat. Ned. 6: Mindestens 99,0%.

Eigenschaften. Weißes, kristallines Pulver, das schwach riecht und etwas bitter und salzartig schmeckt. Die Substanz löst sich in etwa 2,5 T. W. oder in etwa 250 T. A., ist sehr leicht lösl. in siedendem W., praktisch unlösl. in Ae. oder Chlf. Der pH-Wert der 10%igen wss. Lsg. liegt zwischen 7,0 und 8,5. Fp. 120 bis 127° (ÖAB 9); 119 bis 124° (Helv. V – Suppl. III); 123 bis 128° (Nord. 63).

Erkennung. 1. Eine Lsg. der Substanz färbt sich auf Zusatz von Eisen(III)-chlorid-Lsg. schwach orangerot (ÖAB 9). – 2. Versetzt man die Substanz mit verd. Natronlauge und einigen Tr. Jodlsg., so tritt ein intensiver Geruch nach Jodoform auf (ÖAB 9). – 3. Eine wss. Lsg. der Substanz gibt mit Ammoniumoxalat-Lsg. einen weißen Nd., der in Essigsäure unlösl. ist (ÖAB 9, Nord. 63 u.a.). – 4. 1 ml Stammlsg. wird mit 20 ml einer 0,2%igen Dinitrophenylhydrazin-Lsg. in verd. Salzsäure versetzt. Der, wenn nötig nach Reiben der Glaswand mit einem Glasstab entstandene gelbe, kristalline Nd. wird abgenutscht, mit W. gewaschen und während 12 Std. bei 80° getrocknet. Sein Fp. muß zwischen 204 und 209° liegen. Stammlsg.: 2,5 g Substanz müssen sich in 5 ml W. klar und farblos oder höchstens schwach gelbstichig lösen. Diese Lsg. dient nach dem Verdünnen mit 20 ml W. als Stammlsg. für die vorangegangene und für folgende Prüf. (Helv. V – Suppl. III, ähnlich Nord. 63 und Ned. 6). – 5. Werden 2,5 ml Stammlsg. mit 100 mg Zinkstaub und 1,5 ml konz. Salzsäure versetzt und zum Sieden erhitzt, so tritt nach einigen Min. ein baldrianartiger Geruch auf. Nach dem Erkalten wird 1 ml der überstehenden Lsg. abdekantiert und mit 1 ml konz. Schwefelsäure und 0,5 ml A. versetzt. Nach dem Erwärmen entwickelt sich ein apfelartiger Geruch (Helv. V – Suppl. III).

Prüfung. 1. Reinheit: 1 T. Substanz muß sich in 9 T. W. klar lösen (ÖAB 9, ähnlich Helv. V – Suppl. III). – 2. Farbe der Lsg.: Die Lsg. (1 + 9) darf nicht stärker gefärbt sein als eine Mischung von 0,20 ml Eisen-Farbstandard, 0,10 ml Kobaltfarbstandard und 9,70 ml 1%iger Salzsäure [Eisenfarbstandard: 50,0 g Eisen(III)-chlorid werden in 1%iger Salzsäure zu 1000 ml gelöst; Kobaltfarbstandard: 65,0 g Kobaltchlorid werden in 1%iger Salzsäure zu 1000 ml gelöst] (ÖAB 9). – 3. Alkalifreie Säure: 10 ml der Lsg. (1 + 9) müssen auf Zusatz von 2 Tr. Phenolphthalein-Lsg. farblos bleiben und sich nach darauffolgendem Zusatz von 0,10 ml 0,1 n Natronlauge rot färben (ÖAB 9). – 4. Chlorid: In einer Mischung von 2 ml der Lsg. (1 + 9) und 8 ml W. darf Chlorid in unzulässiger Menge nicht nachweisbar sein (s. Bd. I, 257) (ÖAB 9). – 5. Sulfat: In einer Mischung von 1 ml der Lsg. (1 + 9) und 9 ml W. darf Sulfat in unzulässiger Menge nicht nachweisbar sein (Bd. I, 262) (ÖAB 9). – 6. Alkalisalze und Magnesium: 10 ml der Lsg. (1 + 9) werden mit 4 ml Ammoniumcarbonat-Lsg. und 6 ml verd. Ammoniak zum Sieden erhitzt, hierauf erkalten gelassen und filtriert. 10 ml des Filtrates dürfen nach dem Eindampfen und Glühen nicht mehr als 2,5% Rückstand hinterlassen (ÖAB 9). – 7. Schwermetalle: In einer Mischung von 5 ml der Lsg. (1 + 9) und 5 ml W. dürfen Schwermetalle in unzulässiger Menge nicht nachweisbar sein (Bd. I, 253) (ÖAB 9). – 8. Zucker und andere leicht oxydierbare Stoffe: Eine Mischung von 1 ml der Lsg. (1 + 9), 9 ml W. und 1 ml verd. Schwefelsäure darf nach Zusatz von 1 Tr. Kaliumpermanganatlsg. die rote Farbe innerhalb von 5 Min. nicht vollständig verlieren (ÖAB 9). – 9. Alkalisalze der Laevulinsäure: 10 ml Stammlsg. (s.o.) werden mit 4 ml Ammoniumcarbonat-Lsg. und 6 ml verd. Ammoniak versetzt und zum Sieden erhitzt. Nach dem Erkalten wird filtriert. 10 ml des Filtrates werden zur Trockne eingedampft. Nach dem Glühen darf der Rückstand höchstens 2,5 mg betragen (Helv. V – Suppl. III). – 10. Kohlehydrate: In eine erkaltete Mischung von 0,50 ml W. und 4 ml konz. Schwefelsäure wird unter Abkühlung 1 ml Stammlsg. gegeben und die Mischung 3 Min. lang auf dem Wasserbad erwärmt. Nach dem Abkühlen wird eine Lsg. von 50 mg α-Naphthol in 1 ml A. zugesetzt. Die Lsg. darf höchstens eine gelbbraune, nicht aber eine violette Fbg. zeigen (Helv. V – Suppl. III). – 11. Trocknungsverlust: 10,0 bis 12,0% (ÖAB 9), bzw. 11,0 bis 12,5% (Helv. V – Suppl. III), höchstens 10,0 bis 13,5% (Nord. 63). Nach Nord. 63 wird außerdem auf Barium und Pyrogene geprüft.

Gehaltsbestimmung. Die Bestimmung wird nach Helv. V – Suppl. III, ÖAB 9, Nord. 63 komplexometrisch und nach Ned. 6 acidimetrisch durchgeführt.

Vorschrift nach ÖAB 9: 0,2703 g getrocknete Substanz werden in 100 ml W. gelöst. Die Lsg. versetzt man mit etwa 0,3 g Eriochromschwarzverreibung, 5 ml Ammoniumchlorid-Ammoniak-Pufferlsg. und etwa 10 mg Magnesium-ÄDTA. Hierauf titriert man mit 0,1 m Natrium-ÄDTA-Lsg. auf Blau. Gegen Ende der Titration ist die Titerlsg. nur langsam und tropfenweise zuzusetzen. Für die angegebene Einwaage müssen 9,75 bis 10,05 ml 0,1 m Natrium-ÄDTA-Lsg. verbraucht werden, entspr. 97,5 bis 100,5% des theoretischen Wertes. 1 ml 0,1 m Natrium-ÄDTA-Lsg. entspr. 27,03 mg $(C_5H_5O_3)_2$ Ca. 1 g wasserfreies Calciumlaevulat entspr. 37,00 ml 0,1 m Natrium-ÄDTA-Lsg.

Aufbewahrung. In dicht schließenden Gefäßen.

Entkeimung. Lsg. können durch Erhitzen im gesättigten Wasserdampf im Autoklaven während 20 Min. bei 120° entkeimt werden.

Anwendung. Als leichtlösl. Calciumsalz bes. für die i.v., i.m. und s.c. Injektion geeignet. Im übrigen wird die Substanz ebenso angewandt wie Calciumchlorid (s. S. 577).

Dosierung. Gebräuchliche Einzeldosis: 1,0 bis 5,0 g; gebräuchliche Einzeldosis bei i.v. Verabreichung 0,5 bis 1,0 g (ÖAB 9).

Calcium Leucovorin NND 63. Leucovorin Calcium. Citrovorum Factor.

$C_{20}H_{23}CaN_7O_7$ M.G. 513,52
Calcium-Salz der 5-Formyl-5,6,7,8-tetrahydrofolsäure.

Eigenschaften. Gelblichweißes bis gelbes, geruchloses, mikrokristallines Pulver, praktisch unlösl. in A., sehr wenig lösl. in W.

Bemerkung. Die Substanz ist das Calciumsalz der aktiven Folsäure (Folinsäure); vgl. Bd. II, 713.

Calcium Nitrate USP XVIII. Calcium nitricum. Calciumnitrat.

$Ca(NO_3)_2 \cdot 4H_2O$ M.G. 236,15

Eigenschaften. Farblose, an feuchter Luft zerfließliche Kristalle, sehr leicht lösl. in W., lösl. in M., A., Propyl-, Isopropyl-, Amylalkohol und Aceton; praktisch unlösl. in Ae. Die Substanz riecht schwach nach Salpetersäure. $d = 1,82$; Fp. etwa 45°. Die Substanz wird bei 170° w.-frei. Das w.-freie Salz schmilzt bei 561°. Es sind weiße hygroskopische Kristalle.

Prüfung (nach USP XVIII). 1. Saure Verunreinigungen: Eine Lsg. von 10 g Substanz in 50 ml W. wird mit einigen Tr. Phenolphthalein-Lsg. versetzt und mit 0,1 n Natronlauge bis zum Auftreten einer rosa Farbe titriert. Es darf nicht mehr als 0,15 ml 0,1 n Natronlauge verbraucht werden (0,01%, berechnet als HNO_3). – 2. Barium: Eine Lsg. von 2 g Substanz in 15 ml W. wird mit 2 g Natriumacetat und 1 Tr. Eisessig versetzt und nötigenfalls filtriert. Eine Kontroll-Lsg., die 2 g Natriumacetat, 1 Tr. Eisessig und 0,1 mg Barium enthält, wird bereitet und auf das gleiche Vol. aufgefüllt. Dann werden beide Lsg. mit 2 ml Kaliumdichromat-Lsg. (1 in 10) versetzt. Sofern eine Trbg. innerhalb von 10 Min. entsteht, darf sie in der Probe nicht stärker sein als in der Kontrolle (0,005%). – 3. Chlorid: Höchstens 0,002%. – 4. Schwermetalle: Höchstens 0,0005%. – 5. Eisen: Höchstens 0,0005%. – 6. Unlösliche und mit Ammoniak fällbare Niederschläge: Eine Lsg. von 20 g Substanz in 100 ml W. wird zum Sieden erhitzt und mit carbonatfreier konz. Ammoniak-Lsg. bis zur alkalischen Reaktion versetzt. Anschließend wird weitere 5 Min. erhitzt und, sofern sich ein Nd. bildet, filtriert und dieser mit heißem W. ausgewaschen. Der Nd. wird dann mit heißer verd. Salzsäure wieder in Lsg. gebracht und diese Lsg., die etwa 20 ml beträgt, 1 bis 2 Min. lang erhitzt. Dann wird mit konz. Ammoniak wieder alkalisch gemacht und durch das gleiche Filter filtriert. Der neu entstandene Nd. wird ausgewaschen, in einem tarierten Tiegel verascht, abgekühlt und gewogen. Der Rückstand darf nicht mehr als 1,0 mg betragen (0,005%). – 7. Magnesium- und Alkalisalze: 2 g Substanz werden in 100 ml W. gelöst, mit 5 ml Salzsäure und einigen Tr. Methylrot versetzt und bis zum Sieden erhitzt. Dann werden tropfenweise unter Umrühren 100 ml warmer Ammoniumoxalat-Lsg. zugesetzt und auf 70 bis 80° erwärmt. Anschließend versetzt man tropfenweise mit Ammoniak, bis die Lsg. gegen Methylrot alkalisch reagiert. Dann wird auf 250 ml verd., 1 Std. lang stehengelassen und filtriert. Zu 125 ml des Filtrates werden 0,5 ml Schwefelsäure gegeben und die Lsg. auf 30 ml eingeengt sowie abgekühlt. Dann setzt man 25 ml Salpetersäure zu und dampft bis zur Trockne ein. Der Rückstand wird in wenigen ml W. gelöst, in eine tarierte Abdampfschale überführt, zur Trockne eingedampft und so lange auf einer Heizplatte belassen, bis die Entw. von SO_3-Dämpfen beendet ist. Anschließend wird bei 700 bis 750° verascht, abgekühlt und gewogen. Der Rückstand darf höchstens 2,0 mg betragen (0,2%). — 8. Sulfat: 5 g Substanz werden in 10 ml W. und 10 ml Salzsäure gelöst und auf einem Dampfbad zur Trockne eingedampft. Der Rückstand wird in 5 ml W. und 10 ml Salzsäure gelöst und erneut zur Trockne eingedampft. Dieser Rückstand wird dann in 190 ml W. gelöst, das mit 1 ml Salzsäure versetzt ist, und filtriert. Das Filtrat wird zum Sieden erhitzt, mit 5 ml Bariumchlorid-Lsg. versetzt und über Nacht stehengelassen. Sofern sich ein Nd. bildet, wird abfiltriert, gewaschen, verascht, gekühlt und gewogen. Der Nd. darf höchstens 2,4 mg betragen (0,02%).

Anwendung. Als Reagens (nach USP XVIII). Technisch: In der Feuerwerkerei, Zündholzfabrikation, für die Herstellung von Glühstrümpfen; in unreinem Zustand ist Calciumnitrat ein sehr wichtiges Düngemittel.

Aufbewahrung. Gut verschlossen, vor Feuchtigkeit geschützt.

Calcium oxydatum Helv. V, Ross. 9, CsL 2. Calcii oxidum Nord. 63. Calcaria usta. Calciumoxid. Reiner Ätzkalk. Reiner gebrannter Kalk. Calcium Oxide. Lime. Oxyde de calcium. Calx.

CaO M.G. 56,08

Gehalt. CsL 2, Ross. 9: Mindestens 98,5% CaO. Nord. 63: 95,0 bis 105% CaO.

Herstellung. Durch Glühen von reinstem weißem Kalkstein oder von Marmor bei 900 bis 1000°. Das aus letzterem gewonnene Calciumoxid wird im Handel als Calcium oxydatum e Marmore bezeichnet.

Eigenschaften. Weiße oder fast weiße, harte, geruchlose Stücke, schwer lösl. in W., lösl. in Glycerin, in verd. Säuren unter Salzbildung, praktisch unlösl. in A. $d = 3,4$; Fp. etwa 2580°. Die Substanz geht mit 4 T. W. unter starker Wärmeentw. in Calciumhydroxid über (Löschen).

Erkennung. Die Lsg. von 0,25 g Substanz in 5 ml verd. Salzsäure wird mit überschüssiger Ammoniak-Lsg. alkalisch gemacht und mit Ammoniumoxalat-Lsg. versetzt. Es bildet sich ein weißer Nd., unlösl. in Essigsäure, lösl. in Salzsäure (Ross. 9 u. a.).

Prüfung. 1. Calciumcarbonat: 5 g Substanz werden in einem Becherglas mit 10 ml W. vorsichtig befeuchtet. Das entstandene Calciumhydroxid soll sich in 30 ml Salzsäure ohne Aufbrausen lösen (Ross. 9 u. a.). — 2. In Salzsäure unlösl. Substanzen: Das Becherglas (nach 1.) wird mit einem Uhrglas bedeckt und auf einem sd. W.-Bad 30 Min. erhitzt, dann abgekühlt und die Lsg. durch einen tarierten Glasfiltertiegel G 4 filtriert. Der Rückstand wird mit heißem W. bis zur Chloridfreiheit gewaschen und dann bei 105 bis 110° bis zur Gew.-Konstanz getrocknet. Der Rückstand darf nicht mehr als 0,02% betragen (Ross. 9). — 3. Chlorid-Ionen: Höchstens 0,01% (Ross. 9). — 4. Sulfat-Ionen: Höchstens 0,05% (Ross. 9). — 5. Schwermetalle: Höchstens 0,0025% (Ross. 9). — 6. Eisen-Ionen: Höchstens 0,015% (Ross. 9). — 7. Barium-Ionen: Höchstens 0,002% (Ross. 9). — 8. Arsen: Höchstens 0,0004% (Ross. 9). — 9. Trocknungsverlust: Etwa 1 g Substanz wird genau gewogen und in einem tarierten Tiegel bis zur Gew.-Konstanz verascht. Der Gew.-Verlust darf nicht mehr als 5% betragen (Ross. 9).

Gehaltsbestimmung. Ross. 9 und Nord. 63 enthalten eine acidimetrische Bestimmung. Vorschrift nach Ross. 9: 0,5 g der frisch geglühten Substanz werden genau gewogen, in einen Erlenmeyerkolben gebracht, mit 5 ml W. versetzt und das gebildete Calciumhydroxid in 40 ml 0,5 n Salzsäure gelöst. Man titriert dann den Überschuß von Salzsäure mit 0,5 n Natronlauge zurück, unter Verwendung von Methylorange als Indikator. 1 ml 0,5 n Salzsäure entspr. 14,02 mg CaO. Der Gehalt der geglühten Substanz soll mindestens 98,5% betragen.

Aufbewahrung. In gut verschlossenen bzw. paraffinierten Gefäßen, an einem trockenen Ort.

Anwendung. Medizinisch: Früher äußerlich als Ätzmittel (meist als Hydroxid in Verbindung mit Ätzkali und A. als Wiener Ätzpaste) für Geschwüre und Warzen.
Veterinärmedizinisch: Als Desinfektionsmittel in Form von Pulver oder Pasten zur Ätzung von Neoplasmen, Geschwüren, Hufkrebs u. a.; zu Räudebädern und als Enthaarungsmittel.
Technisch: Zur Herstellung von gelöschtem Kalk, Kalkwasser und Kalkmilch. Die technischen Sorten dienen zur Herstellung von Mörtel und Zement, als Zuschläge in der Metallurgie und als Vulkanisationsbeschleuniger.

Calcium perboricum. Calciumperborat. Überborsaures Calcium.

Ca(BO$_3$)$_2 \cdot$ x H$_2$O

Herstellung. Durch Mischen von möglichst starken Lsg. von Alkaliperboraten (Natriumperborat) mit Lsg. von Calciumsalzen (Calciumchlorid) oder durch Zusatz von Alkalimetaboraten zu einer Wasserstoffperoxid enthaltenden Calciumsalzlsg., wobei das Calciumperborat als weißer amorpher Nd. ausfällt, der durch Trocknen unter vermindertem Druck möglichst von W. befreit wird.

Eigenschaften. Weißes Pulver, schwer lösl. in W. Die Substanz enthält neben Calciumperborat wechselnde Mengen von Calciumborat und zersetzt sich allmählich unter Abgabe von Sauerstoff.

Erkennung. 1. Beim Erhitzen mit Salzsäure wird Chlor entwickelt. – 2. Die salzsaure Lsg. gibt die Reaktionen der Borsäure und des Calciums. – 3. Eine Mischung von Calciumperborat mit verd. Schwefelsäure entfärbt Kaliumpermanganat-Lsg. unter Entwicklung von Sauerstoff.

Gehaltsbestimmung. 1 g Substanz wird genau gewogen, mit W. angerieben und mit etwa 50 ml W. in einem Kolben gespült. Dann werden 10 bis 20 ml verd. Schwefelsäure zugesetzt und die Mischung mit 0,1 n Kaliumpermanganat-Lsg. bis zur bleibenden Rotfärbung titriert 1 ml 0,1 n Kaliumpermanganat-Lsg. entspr. 0,8 mg aktivem Sauerstoff. Ein gutes Präparat soll 12% aktiven Sauerstoff enthalten.

Aufbewahrung. Gut verschlossen, vor Luft und Feuchtigkeit geschützt.

Anwendung. In der Dermatologie und Zahnpflege.

Calcium permanganicum. Calciumpermanganat. Übermangansaures Calcium.

Ca(MnO$_4$)$_2 \cdot$ 4 H$_2$O $\hspace{4cm}$ M.G. 350,02

Eigenschaften. Dunkelviolette, hygroskopische Kristalle, lösl. in W., Fp. 140° unter Zers.

Anwendung. Medizinisch: Früher bei chronischen Magen- und Darm-Affektionen, wobei die Substanz mit Paraffinöl verrieben und in Gelatinekapseln verabreicht wurde. Äußerlich: Wie Kaliumpermanganat zu Waschungen und Spülungen bei Geschwüren, zu Mund- und Gurgelwässern.

Technisch: Als Desinfektionsmittel u. a. zur Reinigung von Trinkwasser.

Aufbewahrung. Gut verschlossen, vor Feuchtigkeit geschützt.

Calcium peroxydatum. Calciumperoxid. Calciumsuperoxyd. Bicalcit.

CaO$_2$ ($\cdot$ x H$_2$O)

Herstellung. Reines Calciumperoxid wird durch Entwässern des Hydrates CaO(OH)$_2$ erhalten, das durch Einw. von Wasserstoffperoxid-Lsg. auf Calciumoxid entsteht.

Eigenschaften. Das Calciumperoxid des Handels ist ein weißes Pulver, das nicht vollständig frei von Hydrat ist und in den meisten Fällen noch Calciumcarbonat enthält. In Handelspräparaten werden 50 bis 80% CaO$_2$ gefunden.

Gehaltsbestimmung. Der Gehalt kann jodometrisch oder mit Hilfe von Kaliumpermanganat bestimmt werden (vgl. Bariumperoxid).

Anwendung. Zur Reinigung von Trinkwasser.

Calcium phosphoratum. Calciumphosphid. Photophor.

Ca$_3$P$_2$ $\hspace{6cm}$ M.G. 182,20

Eigenschaften. Rotbraune Stücke, die zusammen mit W. selbstentzündlichen Phosphorwasserstoff entwickeln. d_{15}^{15} = 2,51. Fp. etwa 1600°. Die Substanz ist giftig.

Aufbewahrung. Gut verschlossen, vor Feuchtigkeit geschützt. – *Anwendung.* Technisch: Zu Signalfeuern und als Schädlingsbekämpfungsmittel (s. auch Bd. II, 420ff.).

Calcium phosphoricum bibasicum ad usum veterinarium Helv. V. Phosphorsaurer Futterkalk. Sekundäres Calciumphosphat für tierärztliche Zwecke.

CaHPO$_4 \cdot$ 2 H$_2$O $\hspace{5cm}$ M.G. 172,13

Eigenschaften. Weißes oder höchstens gräulich- bis gelblichweißes, geruch- und geschmackloses Pulver.

Erkennung. Die Substanz gibt die Identitätsreaktionen auf Calcium und Phosphat (s. Calcium hydrogenphosphoricum).

Prüfung (nach Helv. V). 1. Arsen: In der Mischung von 1 g Substanz und 1 ml konz. Salzsäure darf Arsen nicht nachweisbar sein. – 2. Carbonat und fremde Verunreinigungen: 1 g Substanz, mit 12 ml W. angeschüttelt, muß sich auf Zusatz von 5 ml verd. Salpetersäure ohne Aufbrausen klar und farblos entweder völlig oder bis auf einen Rückstand von 50 mg lösen. Diese, wenn nötig filtrierte Lsg. ist als Stammlsg. zu den folgenden Prüf. zu verwenden. – 3. Eisen und Chlorid: In der Stammlsg. dürfen Eisen und Chlorid höchstens in geringen Mengen nachweisbar sein. Bei der Prüf. auf Eisen ist die Lsg. mit dem gleichen Vol. W. zu verdünnen. – 4. Schwermetalle: In der Mischung von 2 ml Stammlsg. und 0,5 ml Natriumacetat-Lsg. sowie 5 ml verd. Essigsäure dürfen Schwermetalle nicht nachweisbar sein. – 5. Barium-Ionen: In der Mischung von 1 ml Stammlsg. und 1 ml Gipsw. darf weder ein Nd. noch eine Trbg. auftreten. – 6. Primäres Phosphat: Wird 1 g Substanz mit 10 ml W. kräftig geschüttelt, so muß die Fl. neutral reagieren.

Gehaltsbestimmung. Etwa 0,4 g Substanz werden genau gewogen, in einem Meßkolben von 100 ml Inhalt in 3 ml verd. Salpetersäure gelöst und die Lsg. mit W. bis zur Marke verd. 50 ml dieser Lsg. werden in einem Becherglas von 400 ml Inhalt mit 30 ml Ammoniumnitrat-Lsg., 10 ml W. und 5 ml konz. Salpetersäure versetzt und zum Sieden erhitzt. In die kochende Fl. gießt man in dünnem Strahl und unter stetem Umschwenken 120 ml einer sd. Mischung von 48 ml Ammoniummolybdat und 72 ml W. Man schwenkt noch etwa 1 Min. lang um, gießt nach 15 Min. Stehenlassen die Fl. durch ein Filter und dekantiert einmal mit 50 ml heißer Waschlsg. Die Waschlsg. besteht aus 50 g festem Ammoniumnitrat, 950 ml W. und 15 ml konz. Salpetersäure. Den Nd. löst man in 25 ml verd. Ammoniak, fügt 20 ml Ammoniumnitrat-Lsg., 15 ml W. und 1 ml der obigen Ammoniummolybdat-Lsg. hinzu, erhitzt zum Sieden und versetzt tropfenweise mit einer heißen Mischung von 8 ml konz. Salpetersäure und 12 ml W. Man läßt 10 Min. lang stehen, filtriert durch einen Filtertiegel und wäscht mit der o. a. Waschlsg. so lange, bis mit Hexacyanoferrat(II)-Lsg. keine Braunfbg. des Filtrates mehr eintritt. Dann trocknet man durch längeres Erhitzen im Trockenschrank, durch den ein Luftstrom streicht, bei 160 bis 170° bis zur Gew.-Konstanz und wägt nach dem Erkalten im Schwefelsäure-Exsikkator. Multipliziert man das Gew. des getrockneten Nd. mit dem Faktor 0,03753, so erhält man die Gesamtphosphorsäure, berechnet als P_2O_5. Die Substanz muß mindestens 35 und darf höchstens 38% P_2O_5 enthalten.

Anwendung. Veterinärmedizinisch als Futterkalk.

Calcium phosphoricum monobasicum Helv. V. Calciumdihydrogenphosphat. Primäres Calciumphosphat. Calcii Phosphas Monobasicus Jap. 61. Phosphate Monocalcique CF 65. Calcium phosphoricum acidum. Fosfato monocalcico. Fosfato monobasico di calcio.

$Ca(H_2PO_4)_2 \cdot H_2O$ M.G. 252,16

Gehalt. Helv. V: Mindestens 92%. Jap. 61: Mindestens 90%. CF 65: Mindestens 97%.

Herstellung. 50 T. Calciumcarbonat, 100 T. Phosphorsäure (89%ig) und 200 T. Phosphorsäure (60%ig) werden bis zur Beendigung der Kohlendioxidentw. vermischt. Die Mischung wird bis zur Bldg. einer klaren Lsg. erwärmt und dann sehr langsam auf 0° abgekühlt. Nach eingetretener Kristallisation wird sieben- bis achtmal mit je etwa 70 ml Aceton gewaschen und an der Luft getrocknet. Die so erhaltenen Kristalle sind frei von überschüssiger Phosphorsäure und bleiben bei Raumtemp. an der Luft unverändert.

Eigenschaften. Farblose, perlmuttglänzende Blättchen oder weißes, krist. Pulver bzw. farblose Kristallnadeln, die an der Luft zerfließen. Lösl. in viel W. unter allmählicher Zers., in Phosphorsäure unter Bldg. von sek. und tert. Calciumphosphat, ferner in verd. Salzsäure, Salpetersäure oder Essigsäure, praktisch unlösl. in A. Bei längerem Erwärmen oder beim Kochen der wss. Lsg. findet Zers. statt unter Abscheidung von sek. und tert. Calciumphosphat. Bei längerem Lagern wird prim. Calciumphosphat teilweise unlösl. $d = 2,22$.

Erkennung. 1. Nachweis des Calciums mit Ammoniumoxalat: s. Calcium hydrogenphosphoricum. – 2. Nachweis des Phosphates mit Ammoniummolybdat s. Calciumhydrogenphosphat.

Prüfung. 1. Sek. und tert. Calciumphosphat: 1 g Substanz muß sich in 20 ml kaltem W. klar und farblos völlig lösen. Die Lsg. muß stark sauer reagieren (Helv. V). – 2. Arsen: In der Mischung von 1 g Substanz und 1 ml konz. Salzsäure darf Arsen nicht nachweisbar sein (Helv. V). – 3. Carbonat: 1 g Substanz muß sich in 2 ml verd. Salpetersäure ohne aufzubrausen vollständig, klar und farblos lösen. Diese Lsg. ist nach dem Verdünnen mit 10 ml W. als Stammlsg. zu den folgenden Prüf. zu verwenden (Helv. V). – 4. Chlorid, Sulfat und Eisen: In der Stammlsg. darf Chlorid und Sulfat nicht, Eisen höchstens in geringen Mengen nachweisbar sein (Helv. V). − 5. Schwermetalle: In der Mischung von 2 ml Stammlsg., 0,5 ml Natriumacetat-Lsg. und 0,5 ml verd. Essigsäure dürfen Schwermetalle nicht nachweisbar sein (Helv. V). − 6. Barium: In der Mischung von 1 ml Stammlsg. und 1 ml Gipsw. darf weder ein Nd. noch eine Trbg. auftreten (Helv. V). − 7. Salzsäureunlösliche Verunreinigungen: Zu 1 g Substanz werden 90 ml W. und 10 ml Salzsäure gegeben und das Gemisch erwärmt sowie filtriert. Der Rückstand wird mit heißem W. bis zur Chloridfreiheit des Wasch-W. gewaschen und dann bei 105° 2 Std. lang getrocknet. Er darf höchstens 20 mg betragen (Jap. 61). − 8. Dibasische Salze und freie Säure: 1,0 g Substanz wird mit 3 ml W. angerieben, mit 100 ml W. und 1 Tr. Methylorange-Lsg. versetzt. Es entwickelt sich eine rote Farbe. Nach Zusatz von 1 ml 1 n Natronlauge muß die Farbe in Gelb umschlagen (Jap. 61). − 9. Trocknungverlust: Höchstens 3,0% (1 g Substanz, getrocknet über Schwefelsäure, 24 Std.) (Jap. 61).

Gehaltsbestimmung. CF 65 und Jap. 61 enthalten indirekte oxydimetrische Bestimmungen, Helv. V läßt acidimetrisch titrieren. Vorschrift nach Helv. V: Etwa 1 g Substanz wird genau gewogen, in 5 ml Salzsäure und 150 ml W. gelöst. Nach Zusatz von 3 bis 4 Tr. Methylorange-Lsg. wird mit n Natronlauge bis zum Verschwinden der Rotfbg. zurücktitriert (Mikrobürette). Der entstehende Nd. muß durch Rühren immer wieder in Lsg. gebracht werden. Die Differenz im Verbrauch von n Natronlauge und n Salzsäure entspr. der freien Phosphorsäure. 1 ml n Natronlauge entspr. 9,804 g H_3PO_4. Primäres Calciumphosphat darf höchstens 5% freie Phosphorsäure enthalten.

Die methylorange-neutrale Lsg. wird mit 100 ml Calciumchlorid (neutral) versetzt und die Mischung nach Zusatz von 2 bis 3 Tr. Phenolphthalein rasch mit n Natronlauge titriert, bis eine schwache Rosafbg. bei ruhigem Stehen während 1 Min. bestehen bleibt. Von der erhaltenen Anzahl ml n Natronlauge muß die doppelte Anzahl der ml n Natronlauge, die bei der 1. Titration mehr verbraucht worden sind, abgezogen werden. 1 ml n Natronlauge entspr. 6,304 g $Ca(H_2PO_4)_2 \cdot H_2O$. 1,000 g Substanz muß also bei der 2. Titration und nach Vornahme des erwähnten Abzuges mindestens 14,59 und höchstens 15,86 ml n Natronlauge verbrauchen, entspr. einem Mindestgehalt von 92% $Ca(H_2PO_4)_2 \cdot H_2O$.

Aufbewahrung. In gut verschlossenen Gefäßen, vor Feuchtigkeit geschützt.

Anwendung. Medizinisch: Als Mittel zur Ergänzung des Kalk- und Phosphorbedarfs. Technisch: Zusammen mit Natriumhydrogencarbonat als Backpulver. Bestandteil des Superphosphates.

Calcium phosphoricum tribasicum Helv. V. Calciumphosphat. Tertiäres Calciumphosphat. Tribasic Calcium Phosphate NF XII. Calcium Phosphate BPC 68. Phosphate Tricalcique CF 65. Calcii phosphas tribasicus. Fosfato tricalcico.

$Ca_3(PO_4)_2$ M.G. 310,25

Gehalt. Helv. V: Mindestens 95%. BPC 68 und NF XII: Mindestens 90%. CF 65: 34,5% Calcium entspr. 89% Calciumphosphat.

Herstellung. Eine Lsg. von etwa 100 T. Marmor in 580 T. verd. Salzsäure (12,5%) oder eine Lsg. von 220 T. krist. Calciumchlorid in 400 T. W. oder von 110 T. w.-freiem Calciumchlorid in 500 T. W. wird zur Befreiung von Eisen und anderen Verunreinigungen mit etwa 0,3 T. Bromw. versetzt und erwärmt, bis der Geruch nach Brom verschwunden ist. Dann wird mit 0,1 T. frisch gelöschtem Kalk oder Calciumcarbonat versetzt und die Mischung 1/2 Std. bei 35 bis 40° stehengelassen. Die filtrierte und erkaltete Calciumchlorid-Lsg. wird unter Umrühren mit einer Lsg. von 360 T. krist. Natriumphosphat ($Na_2HPO_4 \cdot 12H_2O$) in 1800 T. W. und 170 T. Ammoniakfl. (10%ig) versetzt. Die Mischung wird bis zum Sieden erhitzt und die Nd. nach dem Absetzen gesammelt, gewaschen und getrocknet. Da der Nd. sich nur schwer auswaschen läßt, zeigt das Präparat stets einen geringen Chloridgehalt. Will man chloridfreies Calciumphosphat erhalten, nimmt man anstelle von Calciumchlorid-Lsg. Calciumnitrat-Lsg.

Eigenschaften. Weißes, amorphes Pulver, praktisch unlösl. in W. und A., leicht lösl. in Salz- und Salpetersäure. Die Substanz wird von sd. W. allmählich zers., indem sich ein unlösl. basisches Salz und lösl. prim. Calciumphosphat bilden. Nur in frisch gefälltem Zustand ist die Substanz lösl. in Essigsäure; auch von kohlensäurehaltigem W. wird die Substanz merklich gelöst. Durch Glühen wird sie nicht verändert. $d = 3,14$. Fp. etwa 1730°.

Erkennung. 1. Eine warme Lsg. der Substanz wird mit einem geringen Überschuß von Salpetersäure und Ammoniummolybdat-Lsg. versetzt. Es bildet sich ein gelber Nd. (NF XII). − 2. Etwa 100 mg Substanz werden unter Erwärmen in 5 ml verd. Salzsäure gelöst und mit 5 ml W. sowie 1 ml Ammoniak-Lsg. tropfenweise unter Schütteln versetzt. Dann gibt man 5 ml Ammoniumoxalat-Lsg. zu, wobei sich ein weißer Nd. bildet (NF XII u. a.). − 3. Die Substanz zeigt die für Calcium-Ionen charakteristische Flammenfbg.

Prüfung (nach NF XII). 1. Glührückstand: Wird die Substanz bei etwa 800° 30 Min. lang verascht, so darf sie nicht mehr als 8% ihres Gew. verlieren. – 2. W.-lösl. Verunreinigungen: 2 g Substanz werden mit 100 ml W. 30 Min. auf einem W.-Bad erhitzt, abgekühlt und mit so viel W. versetzt, daß das ursprüngliche Vol. wieder aufgefüllt ist, umgerührt und filtriert. 50 ml des Filtrates werden auf dem W.-Bad zur Trockne eingedampft und der Rückstand bei 120° bis zur Gew.-Konstanz getrocknet. Er darf höchstens 5 mg wiegen. – 3. Säureunlösl. Substanzen: Sofern bei der Prüf. auf Carbonat (4.) ein unlösl. Rückstand verbleibt, wird die Lsg. erwärmt, filtriert und der Rückstand mit heißem W. so lange ausgewaschen, bis das Waschw. chloridfrei ist. Anschließend glüht man bis zur Gew.-Konstanz. Das Gew. des dann erhaltenen Rückstandes darf 4 mg nicht überschreiten. – 4. Carbonat: 2 g Substanz werden mit 20 ml W. vermischt und tropfenweise bis zur Lsg. mit verd. Salzsäure versetzt. Es darf beim Zusatz der Salzsäure keine Gasentw. entstehen. – 5. Chlorid-Ionen: 500 mg Substanz werden in 25 ml verd. Salpetersäure gelöst und mit 1 ml Silbernitrat-Lsg. versetzt. Die evtl. entstehende Trbg. darf nicht stärker sein als die mit 1 ml 0,02 n Salzsäure in einer Vergleichslsg. erreichbare (0,14%). – 6. Nitrat-Ionen: 200 mg Substanz werden mit 5 ml W. vermischt und mit so viel Salzsäure versetzt, daß eben Lsg. eintritt. Es wird dann mit W. zu 10 ml verd., mit 0,1 ml Indigokarmin-Lsg. versetzt und unter Umrühren 10 ml Schwefelsäure zugegeben. Die blaue Farbe darf höchstens 5 Min. bestehen bleiben. – 7. Sulfat-Ionen: 500 mg Substanz werden in möglichst wenig verd. Salzsäure gelöst, zu 100 ml mit W. verd. und filtriert. Zu 25 ml des Filtrates gibt man 1 ml Bariumchlorid-Lsg. Die Trbg., die entsteht, darf nicht stärker sein als die durch 1 ml 0,02 n Schwefelsäure unter vergleichbaren Bedingungen erreichbare (0,8%). – 8. Arsen: Höchstens 10 ppm. – 9. Barium-Ionen: 500 mg Substanz werden mit 10 ml W. vermischt, erhitzt und tropfenweise mit so viel Salzsäure versetzt, bis eben Lsg. eingetreten ist. Dann gibt man 2 Tr. Salzsäure als Überschuß hinzu, filtriert und versetzt das Filtrat mit 1 ml Kaliumsulfat-Lsg. Es darf keine Trbg. innerhalb von 15 Min. auftreten. – 10. Dibasische Salze und Calciumoxid: 3 g Substanz werden genau gewogen und durch Erwärmen in 50,0 ml 1 n Salzsäure gelöst. Nach dem Abkühlen versetzt man mit 1 bis 2 Tr. Methylorange-Lsg. und titriert langsam den Überschuß an Salzsäure mit 1 n Natronlauge bis zur Gelbfbg. zurück, wobei kräftig durchgeschüttelt oder durchmischt wird. Dabei müssen mindestens 12,5 ml und dürfen höchstens 13,8 ml n Salzsäure pro Gramm Substanz verbraucht werden, berechnet auf die geglühte Substanz. – 11. Fluorid-Ionen: Höchstens 50 ppm. – 12. Schwermetalle: Höchstens 30 ppm. – 13. Nach CF 65: Eisen: Höchstens 400 ppm. – 13. Nach BPC 68: Blei: Höchstens 5 ppm.

Gehaltsbestimmung. Nach CF 65 wird der Phosphatgehalt als Ammonium-Magnesiumphosphat bestimmt. Nach NF XII wird der Phosphatgehalt als Ammoniummolybdatophosphat bestimmt. BPC 68 läßt eine komplexometrische Bestimmung und Helv. V eine acidimetrische Bestimmung durchführen.

Vorschrift nach BPC 68: Etwa 1 g Substanz wird genau gewogen und in 10 ml Salzsäure durch Erwärmen gelöst, mit 50 ml W. versetzt, abgekühlt und mit 250 ml mit W. aufgefüllt. 25 ml dieser Lsg. werden mit 30 ml 0,05 m Natrium-ÄDTA-Lsg., 10 ml Ammonium-Puffer-Lsg. und 100 ml W. versetzt und der Überschuß an Natrium-ÄDTA-Lsg. mit 0,05 m Zinkchlorid-Lsg. unter Verwendung von Mordant-Black-11-Lsg.[1] als Indikator zurücktitriert. 1 ml 0,05 m Natrium-ÄDTA-Lsg. entspr. 5,170 mg $Ca_3(PO_4)_2$.

Vorschrift nach Helv. V: Etwa 1 g Substanz wird genau gewogen, in 25 ml n Salzsäure gelöst und die Lsg. mit 200 ml W. verd. Nach Zusatz von 3 bis 4 Tr. Methylorange-Lsg. wird mit n Natronlauge bis zum Verschwinden der Rotfbg. zurücktitriert. Der dabei entstehende Nd. muß durch Rühren immer wieder in Lsg. gebracht werden. 1 ml n Salzsäure entspr. 77,56 mg $Ca_3(PO_4)_2$.

Aufbewahrung. In gut verschlossenen Gefäßen.

Anwendung. Medizinisch: Gebraucht wie das sek. Calciumphosphat (s. S. 584).
Technisch: Zur Herst. von Superphosphat, Phosphor, Phosphorsäure, Milchglas, Emaille; für Zahn- und Polierpulver und als Reagens.

Calcium propionicum. Calciumpropionat.

$$[CH_3-CH_2-COO]_2^{\ominus} Ca^{2\oplus}$$

$C_6H_{10}CaO_4$ M.G. 186,22

Eigenschaften. Weißes Pulver, lösl. in W., wenig lösl. in A.

Anwendung. Unter Beachtung der gesetzlichen Bestimmungen der einzelnen Länder als Konservierungsmittel u.a. für Brot in der warmen Jahreszeit.

---

[1] Siehe Calcium Sodium Lactate, S. 600.

Calcium saccharicum Helv. V – Suppl. II. Calcium-D-saccharat. D-zuckersaures Calcium. D-glucozuckersaures Calcium. Calcii Saccharas Pl.Ed. II.

$$\left[\begin{array}{c} \text{COO} \\ | \\ \text{HC—OH} \\ | \\ \text{HO—C—H} \\ | \\ \text{H—C—OH} \\ | \\ \text{H—C—OH} \\ | \\ \text{COO} \end{array}\right]^{2\ominus} \text{Ca}^{2\oplus} \cdot 4\,\text{H}_2\text{O}$$

$C_6H_8CaO_8 \cdot 4\,H_2O$ \hfill M.G. 320,27

Gehalt. Helv. V – Suppl. II: 98,0 bis 101,0%. Pl.Ed. II: Mindestens 98,5 und höchstens 102,0%.

Eigenschaften. Weißes, feinkrist., geruch- und geschmackloses Pulver. Sehr schwer lösl. in kaltem W., schwer lösl. in sd. W. und A., unlösl. in Ae. und Chlf.

Erkennung. 1. Die Substanz gibt die charakteristischen Calciumreaktionen (Pl.Ed. II und Helv. V – Suppl. II). – 2. 0,5 g Substanz werden mit 10 ml W., 1 ml Eisessig und tropfenweise so viel Salzsäure versetzt, bis Lsg. eingetreten ist. Dann gibt man 1 ml frisch destilliertes Phenylhydrazin hinzu und erhitzt 30 Min. lang auf dem W.-Bad, läßt abkühlen und leitet, wenn nötig, die Kristallisation durch Kratzen mit einem Glasstab ein. Die erhaltenen Kristalle von Zuckersäurephenylhydrazid werden abfiltriert, bis zur Säurefreiheit gegen Lackmus mit W. gewaschen und bei 105° getrocknet. Der Schmelzpunkt des erhaltenen Hydrazids liegt bei 203° (Pl.Ed. II, ähnlich Helv. V – Suppl. II). – 3. Wird etwas Substanz im Reagensglas trocken erhitzt, so tritt unter starker Aufblähung Zers. und Verkohlung ein; gleichzeitig wird Karamelgeruch wahrnehmbar (Helv. V – Suppl. II).

Prüfung. 1. Reaktion: Eine gesätt. Lsg. der Substanz in W. reagiert neutral gegen Lackmus (Pl.Ed. II). – 2. Optische Drehung: Zur Ausführung wird nach Helv. V – Suppl. II folgende Lsg. verwandt: 1,000 g Substanz wird im Meßkolben unter Zusatz von 5 ml verd. Salzsäure in W. zu 20 ml gelöst. Die Lsg. muß klar und farblos sein. Sie dient nach Feststellung der optischen Drehung als Stammlsg. für weitere Prüf. Der Drehwinkel dieser Lsg. bei 20° im 200-mm-Rohr, nach spätestens 30 Min. bestimmt, darf nicht weniger als +0,40 und nicht mehr als +0,48° betragen. Nach Pl.Ed. II wird die Drehung an einer 6%igen Lsg., die mit einer Mischung von 7 Vol.-T. Salzsäure und 3 Vol.-T. W. bereitet ist, bestimmt, nachdem diese Lsg. bei Zimmertemp. 1 Std. lang gestanden hat. Der Drehungswinkel muß zwischen +18,5 und +22,5° liegen. – 3. Reduzierende Verunreinigungen, Glucose, Saccharose: 2 ml der Stammlsg. werden mit 0,5 ml verd. Salzsäure versetzt und zum Sieden erhitzt. Dann werden 5 ml Fehlingsche Lsg. zugesetzt. Nach dem Erhitzen im W.-Bad während 2 Min. darf kein roter oder orangebrauner Nd. auftreten (Helv. V – Suppl. II). – 4. Eisen und Sulfat: In der Stammlsg. dürfen Eisen und Sulfat nicht nachweisbar sein (Helv. V – Suppl. II). – 5. Chlorid-Ionen: 10 mg Substanz werden in einer Mischung von 5 ml verd. Salpetersäure und 5 ml W. gelöst. Werden 2 ml dieser Lsg. mit 4 Tr. Silbernitrat-Lsg. versetzt, so darf höchstens eine schwache Opaleszenz auftreten (Helv. V – Suppl. II, ähnlich Pl.Ed. II). – 6. Org. Verunreinigungen: 1 g Substanz wird in einer vorher mit konz. Schwefelsäure gespülten Porzellanschale mit 2 ml konz. Schwefelsäure verrieben. Dabei darf keine Gelb- oder Braunfbg. auftreten (Helv. V – Suppl. II). – 7. Arsen und Schwermetalle: In einem auf Rotglut erhitzten Tiegel wird nach und nach in kleinen Anteilen ein Gemisch von 1 g Substanz, 2,5 g getrocknetem Natriumcarbonat und 2,5 g Kaliumnitrat verpufft. Die Schmelze wird weiter auf Rotglut erhitzt, bis darin keine Blasen mehr aufsteigen. Die abgekühlte Schmelze wird in 50 ml verd. Schwefelsäure gelöst und die Lsg. bis zur Entw. von Schwefeltrioxiddämpfen eingedampft. Nach dem Erkalten wird der Rückstand mit 10 ml W. verrieben und filtriert. Im Filtrat dürfen Arsen und Schwermetalle nicht nachweisbar sein (Helv. V – Suppl. II). – 8. Schwermetalle: Höchstens 20 ppm (Pl.Ed. II).

Gehaltsbestimmungen. Nach Pl.Ed. II wird eine komplexometrische Bestimmung durchgeführt. Nach Helv. V – Suppl. II eine indirekt oxydimetrische Methode. Vorschrift nach Helv. V – Suppl. II: Etwa 0,3 g Substanz werden genau gewogen, in einem Becherglas von 250 ml Inhalt in 100 ml sd. W. gelöst. Nach Zusatz von 5 ml Ammoniumchlorid-Lsg. und 5 Tr. verd. Ammoniak wird die siedendheiße Lsg. langsam mit 10 ml siedendheißer Ammoniumoxalat-Lsg. versetzt. Die Mischung wird während 1 Std. auf dem W.-Bad erhitzt. Nach völligem Erkalten wird durch einen Glasfiltertiegel G 3 abgegossen. Der Nd. wird fünfmal mit je 10 ml W. gewaschen, das jeweils möglichst vollständig abgesogen wird. Dann wird der Filtertiegel abgespült und der Nd. in 50 ml W. und 25 ml verd. Schwefelsäure unter Erwärmen gelöst. Die Lsg. wird mit 0,1 n Kaliumpermanganatlsg. bei 60° bis zur bleibenden Rosafbg. titriert (Mikrobürette). 1 ml 0,1 n Kaliumpermanganatlsg. entspr. 16,01 g $C_6H_8O_8Ca \cdot 4H_2O$.

Anwendung. Zur Stabilisierung von Calciumgluconat-Injektionslsg.

Calcium Saccharin NF XII.

$C_{14}H_8CaN_2O_6S_2 \cdot 3^1/_2 H_2O$ M.G. 467,49
Calcium 1,2-Benzisothiazolin-3-on-1,1-dioxid.

Gehalt. Mindestens 95%, berechnet auf die w.-freie Substanz.

Eigenschaften. Weiße Kristalle oder weißes, krist. Pulver, geruchlos oder von schwach aromatischem Geruch, von intensiv süßem Geschmack, sogar in verd. Lsg. Die Substanz schmeckt etwa fünfhundertmal süßer als Rohrzucker. In der Süßigkeit entspr. etwa 10 mg Substanz 5 g Rohrzucker. Löslichkeit: 1 g löst sich in etwa 1,5 ml W.

Erkennung. 1. Etwa 100 mg Substanz werden in 5 ml Natronlauge (1 in 20) gelöst, zur Trockne eingedampft und dann über kleiner Flamme so lange erhitzt, bis die Ammoniakentw. beendet ist. Nach Abkühlen des Rückstandes wird in 20 ml W. gelöst, mit verd. Salzsäure neutralisiert und filtriert. Auf Zusatz von 1 Tr. Eisen(III)-chlorid-Lsg. zu dem Filtrat entsteht eine violette Farbe. – 2. 20 mg Substanz werden mit 40 mg Resorcin vermischt und mit 10 Tr. konz. Schwefelsäure in einem geeigneten Fl.-Bad 3 Min. lang auf 200° erhitzt. Nach dem Abkühlen versetzt man mit 10 ml W. und einem Überschuß an Natronlauge. Es entsteht eine grün fluoreszierende Fl. – 3. Die Lsg. gibt positive Calciumrk. – 4. 10 ml der Lsg. (1 + 9) werden mit 1 ml Salzsäure versetzt. Es entsteht ein krist. Nd. von Saccharin, der abfiltriert, gewaschen und bei 105° 2 Std. lang getrocknet wird. Er zeigt dann einen Schmelzpunkt zwischen 226 und 230°.

Prüfung. 1. W.-Gehalt: Höchstens 15%, bestimmt nach der Karl-Fischer-Methode. – 2. Salicylate und Benzoate: 10 ml der Lsg. (1 + 19) werden vorsichtig mit 5 Tr. Essigsäure angesäuert und mit 3 Tr. Eisen(III)-chlorid-Lsg. versetzt. Weder ein Nd. noch eine violette Fbg. dürfen auftreten. – 3. Schwermetalle: 2 g Substanz werden in 48 ml W. gelöst, mit 2 ml n Salzsäure versetzt und gemischt. Man kratzt mit einem Glasstab an der Innenwand des Gefäßes bis zur beginnenden Kristallisation. Nachdem die Lsg. 1 Std. lang gestanden hat, wird durch ein trockenes Filter filtriert. 25 ml des Filtrates dürfen höchstens 20 ppm an Schwermetallen enthalten. – 4. Fremde org. Substanzen: 200 mg Substanz werden in 5 ml Schwefelsäure gelöst und bei einer Temp. von 48 bis 50° 10 Min. lang gehalten. Die Lsg. darf nicht stärker gefärbt sein als eine Mischung von 0,1 T. Cobaltchlorid-Lsg., 0,4 ml Eisenchlorid-Lsg., 0,1 ml Kupfersulfat-Lsg. und 4,4 ml W. (Konzentrationen der Metallsalz-Lsg. s. USP XVII, S. 1071).

Gehaltsbestimmung. Etwa 500 mg Substanz werden genau gewogen, mit 10 ml W. in einen Scheidetrichter übergespült, mit 2 ml verd. Salzsäure versetzt, dann zuerst mit 30 ml und dann viermal mit je 20 ml der folgenden Mischung extrahiert: 9 Vol.-T. Chlf. + 1 Vol.-T. A. Die einzelnen Extrakte werden durch je 1 kleines Papierfilter, das mit dem Lsgm.-Gemisch befeuchtet ist, filtriert. Nach dem Vereinen der Filtrate wird das Lsgm. auf einem Dampfbad mit Hilfe einer Wasserstrahlpumpe abgezogen, zur Trockne eingedampft und der Rückstand in 25 ml heißem W. gelöst. Nach dem Abkühlen wird gegen Phenolphthalein-Lsg. mit 0,1 n Natronlauge titriert. 1 ml 0,1 n Natronlauge entspr. 20,22 mg $C_{14}H_8CaN_2O_6S_2$.

Aufbewahrung. In gut verschlossenen Gefäßen.

Anwendung. In Kombination mit Calciumcyclamat als Süßstoff.

Calcium Sodium Lactate BPC 68. Calcii et Natrii Lactas Ned. 6.

$$2 C_3H_5NaO_3, (C_3H_5O_3)_2Ca \cdot 4H_2O$$

$C_{12}H_{20}CaNa_2O_{12} \cdot 4H_2O$ M.G. 514,4

Gehalt. Mindestens 11,5 und höchstens 12,0% Calcium (Ned. 6). 7,5 bis 8,5% (BPC 68).

Herstellung. Es werden gleiche T. Calciumlactat getrennt in W. gelöst. Zu der einen Lsg. gibt man die äquivalente Menge Natriumcarbonat und filtriert vom ausgefallenen Calciumcarbonat ab. Anschließend werden die beiden klaren Lsg. vereint und eingedampft.

Eigenschaften. Weißes Pulver oder weißes Granulat von schwachem charakteristischem Geruch. Beim Erhitzen auf etwa 100° schmilzt die Substanz und verliert bei weiterem Erhitzen Kristallwasser. Sie schmeckt bitter und säuerlich. Löslichkeit bei 20° in etwa 14 T. W., in etwa 25 T. siedendem A., unlösl. in Ae.

Erkennung. 1. 1 g Substanz wird mit verd. Schwefelsäure erhitzt und mit 0,1 g Kaliumpermanganat versetzt. Es entsteht der Geruch nach Acetaldehyd (BPC 68). – 2. Die Substanz gibt die charakteristischen Reaktionen auf Calcium und Natrium (BPC 68 und Ned. 6).

Prüfung. 1. Saure und alkalische Verunreinigungen: 5,0 g Substanz werden in 100 ml heißem, CO_2-freiem W. gelöst. Die Lsg. darf gegen Phenolphthalein nicht alkalisch reagieren und nicht mehr als 0,5 ml 0,5 n Natronlauge bis zur alkalischen Reaktion verbrauchen (BPC 68). – 2. Arsen: Höchstens 2 ppm. – 3. Blei: Höchstens 10 ppm. – 4. Chlorid: Die Substanz wird nach Bd. I, 256 (BP 63) geprüft. – 5. Sulfat: 0,25 g Substanz werden in W. gelöst, mit 3 ml verd. Salzsäure versetzt und nach Bd. I, 262 geprüft. – 6. Eisen: 0,50 g Substanz werden nach Bd. I, 258 geprüft. – 7. Reduzierende Zucker: 1,0 g Substanz werden in 10 ml W. gelöst und mit 5 ml Fehlingscher Lsg. versetzt und erhitzt. Es darf höchstens ein eben noch erkennbarer roter Nd. auftreten (BPC 68).

Gehaltsbestimmung. Ned. 63 enthält eine indirekte oxidimetrische Bestimmung (s. Calcium). Nach BPC 68 wird sowohl der Calcium- als auch der Natriumgehalt bestimmt. 1. Calciumgehalt: Etwa 0,5 g Substanz werden genau gewogen, in 50 ml W. gelöst, mit 5 ml 0,05 m Magnesiumsulfat-Lsg. sowie 10 ml Ammonium-Puffer-Lsg. versetzt und mit 0,05 m Natrium-ÄDTA-Lsg. unter Verwendung von Mordant-Schwarz-11-Lsg.[1] als Indikator titriert. 1 ml 0,05 m Natrium-ÄDTA-Lsg. (nach Abzug der vorgelegten 5 ml 0,05 m Magnesiumsulfat-Lsg.) entspr. 2,004 mg Ca. – 2. Natriumgehalt: Etwa 2 g Substanz werden genau gewogen und vorsichtig verascht. Nach dem Abkühlen wird der Rückstand mit 50 ml W. und 50 ml 0,5 n Salzsäure aufgekocht und filtriert. Der jetzt verbliebene Rückstand wird mit W. gewaschen. Filtrat und Waschw. werden vereint und der darin enthaltene Überschuß an 0,5 n Salzsäure mit 0,5 n Natronlauge unter Verwendung von Methylorange als Indikator zurücktitriert. 1 ml 0,5 n Salzsäure entspr. 11,49 mg Na, wenn vorher von der Anzahl verbrauchter ml 1/5 der Menge an ml 0,05 m Natrium-ÄDTA-Lsg. abgezogen wurden, die dem Calciumgehalt der Einwaage entsprechen.

Aufbewahrung. Luftdicht verschlossen.

Anwendung. Als lösl. Ca-Salz, wie Calciumgluconat (s. auch S. 577).

Dosierung. 0,3 bis 2 g (BPC 68).

Calcium sulfophenolicum. Calciumphenolsulfonat.

$$[C_6H_4(OH)SO_3]_2^\ominus Ca_2^\oplus \cdot H_2O$$

$C_{12}H_{10}CaO_8S_2 \cdot H_2O$ M.G. 404,44
M.G. wasserfrei 386,42

Eigenschaften. Weißes geruchloses Pulver, lösl. in W. und A.; die wss. Lsg. reagiert neutral gegen Lackmus.

Anwendung. Medizinisch: Als Antisepticum bei Brechdurchfällen.

Aufbewahrung. Gut verschlossen.

Calcium sulfuratum. Calciumsulfid. Hepar Calcis. Schwefelcalcium.

CaS   M.G. 72,14

Herstellung. Reines Calciumsulfid erhält man durch Glühen von Calciumsulfat im Wasserstoffstrom. Technisch wird Calciumsulfid durch Glühen eines Gemisches von Calciumsulfat (Gips) und Kohle gewonnen. Das so gewonnene Calciumsulfid enthält immer noch erhebliche Mengen von Calciumsulfat.

Bemerkung: Unter der Bezeichnung „Calcium sulfuratum" oder „Calcium sulfuratum flavum", oder „Kalkschwefelleber" wird im Handel auch ein durch Einwirkung von Schwefel auf Calciumoxid dargestelltes Produkt verstanden, das neben Calciumsulfid auch Cal-

---

[1] Mordant-Schwarz-11: Na-Salz von 2-(2-Hydroxy-6-nitro-4-sulfo-1-naphthylazo)-1-naphthol. Mordant-Schwarz-11-Lsg.: Frisch bereitete, 0,1%ige (g/ml) Lsg. in 95%ig. A.

ciumpolysulfide enthält. Es wird durch Glühen eines Gemisches von 5 T. fein gepulvertem, gebranntem Kalk und 4 T. sublimiertem Schwefel im bedeckten Tiegel erhalten.

Eigenschaften. Weißes bis hellgelbes Pulver, das an feuchter Luft nach Schwefelwasserstoff riecht, sehr schwer lösl. in W. unter Bldg. von Calciumhydrogensulfid, unlösl. in A., leicht lösl. in Ammoniumsalzlsg. Die Substanz wird durch schwache Säuren und an feuchter Luft zers. Durch Zusatz von Spuren eines Schwermetallsalzes und durch starkes Glühen in Ggw. von Schmelzmitteln (Natriumchlorid, Calciumfluorid, Borax usw.) erlangt es die Eigenschaft, nach Belichtung längere Zeit nachzuleuchten und bei Bestrahlung mit unsichtbaren Strahlen (UV-Licht, Röntgen-, α- oder β-Strahlen) sichtbares Licht auszusenden (Leuchtstoffe).

Erkennung. 1. Die Substanz entwickelt mit verd. Essigsäure lebhaft Schwefelwasserstoff. – 2. Die abfiltrierte essigsaure Lsg. gibt mit Ammoniumoxalatlsg. einen weißen Nd. von Calciumoxalat.

Aufbewahrung. In dicht schließenden Gefäßen.

Anwendung. Medizinisch: Früher innerlich und äußerlich bei Hautkrankheiten in Form von Waschungen und Bädern gebraucht.
Veterinärmedizinisch: Früher bei Akarusräude der Hunde sowie gegen Krätze und Läuse. Technisch: Als Depilatorium in der Gerberei und Kosmetik, zur Herstellung von Leuchtfarben.

Calcium sulfuratum hydratum. Calciumhydrogensulfid. Calciumsulfhydrat. Calciumhydrosulfid.

$Ca(SH)_2 \cdot 6 H_2O$ M.G. 214,32

Eigenschaften. Weiße, zerfließliche Kristalle oder Kristallmasse, lösl. in W. und A.
Die Handelsware enthält Calciumhydroxid und Spuren von Eisen(II)-salzen. Es handelt sich um eine grüngraue breiige Masse, die alkalisch reagiert und schwach ätzend wirkt. Im Handel befindet sich normalerweise eine wss. Lsg. mit etwa 7% $Ca(SH)_2$.

Anwendung. Medizinisch: Als Depilatorium, u.a. bei Tinea capitis gebraucht.

Aufbewahrung. Gut verschlossen, vor Feuchtigkeit geschützt.

Calcium sulfuricum. Calciumsulfat.

$CaSO_4 \cdot 2 H_2O$ M.G. 172,18

Vorkommen. Die Substanz kommt in der Natur als Gips und in Form von Abarten als Marienglas sowie Alabaster vor.

Herstellung. Eine filtrierte Lsg. von 100 T. krist. Calciumchlorid ($CaCl_2 \cdot 6 H_2O$) oder von 50 T. w.-freiem Calciumchlorid in 1000 T. W. wird mit einer Lsg. von 150 T. krist. Natriumsulfat in 1500 T. W. versetzt. Nach 24std. Absetzen wird der Nd. gesammelt, mit W. gewaschen und etwa 30° getrocknet.

Eigenschaften. Weißes, monoklin-krist. Pulver, schwer lösl. in W. Die Löslichkeit nimmt mit steigender Temp. ab. Wenig lösl. in Glycerin, unlösl. in A., lösl. in Salzsäure. $d = 2,32$. Beim Erhitzen auf etwa 100° geht das Dihydrat in das Hemihydrat über.

Erkennung. Siehe Calcium sulfuricum ustum.

Anwendung. Technisch: Das Dihydrat dient als weiße Farbe und als Zusatz zu Mineralfarben und Wandtafelkreiden, zum Beimischen in der Papierherstellung (Glätten von Schreibpapier), zur Herstellung von Kitten und künstlichem Elfenbein, als Füllmittel für Kautschukwaren und als Reagens.

Calcium sulfuricum anhydricum. Anhydrid. Wasserfreier Stuckgips.

$CaSO_4$ M.G. 136,15

Herstellung. Durch vollständige Entwässerung von Calciumsulfat-Dihydrat.

Eigenschaften. Weißes, rhomboedrisch-krist. Pulver, praktisch unlösl. in W., lösl. in Mineralsäuren. $d = 2,96$; Fp. etwa 1450°. Die Substanz bindet W. so schnell ab, daß sie im Baugewerbe und in der Bildhauerei praktisch nicht verwendet werden kann.

Bemerkung: Bei 1000 bis 1200° gebrannter Gips, sog. „totgebrannter Gips" setzt sich nur sehr schwer mit W. um.

Calcium sulfuricum ustum DAB 7 − DDR, Helv. V, ÖAB 9, CsL 2, Ross. 9. Dried Calcium Sulphate BPC. Calcii Sulfas Ustus Ned. 6.

$CaSO_4 \cdot 1/2 H_2O$ M.G. 145,1

bzw.

$2 CaSO_4 \cdot H_2O$ M.G. 290,30

Herstellung. Durch Erhitzen von natürlichem Gips auf Temp., die 150° nicht übersteigen.

Eigenschaften. Feines, weißes, geruchloses und geschmackloses Pulver; sehr schwer lösl. in W., praktisch unlösl. in A., wesentlich leichter lösl. in Salzsäure oder Salpetersäure. Die Substanz erstarrt beim Vermischen mit der Hälfte ihres Gew. an W. in kurzer Zeit zu feinfaserigen, miteinander verfilzten Gipskriställchen und wird beim Erhitzen auf 200° wasserfrei.

Erkennung. 1. Eine kleine Menge Substanz wird mit der zehnfachen Menge W. 5 Min. lang geschüttelt. Die Mischung wird hierauf filtriert, ein T. des Filtrates gibt mit Bariumchloridlsg. einen weißen feinkrist. Nd., der in Salzsäure unlösl. ist (ÖAB 9, DAB 7 − DDR u. a.). − 2. Der Rest des Filtrates gibt mit Ammoniumoxalat-Lsg. einen weißen Nd., der in Essigsäure unlösl. ist (ÖAB 9 u. a.).

Wertbestimmung. 1,000 g Substanz dürfen beim Glühen nicht weniger als 0,055 g und nicht mehr als 0,070 g an Gew. verlieren, entspr. einem W.-Gehalt von 5,5 bis 7,0% (ÖAB 9). 10 g Substanz müssen nach dem Vermischen mit 5 ml W. innerhalb von 10 Min. eine harte Masse geben (ÖAB 9, DAB 7 − DDR u. a.).

Abbindevermögen. Werden 20 g Substanz mit 10 ml W. von 15 bis 20° gemischt und in eine zylindrische Form mit innerem Durchmesser von 2,4 cm gefüllt, so tritt nach etwa 4 Min. Erstarrung ein. Die auf diese Weise erhaltene Masse muß nach dreistündigem Stehen so hart sein, daß die Kanten mit dem Finger nicht eingedrückt werden können, ihre Schärfe behalten und nicht bröckeln (BPC 68).

Aufbewahrung. In gut schließenden Gefäßen.

Anwendung. Medizinisch: Zu Gipsverbänden.

Calcium sulfurosum. Calciumsulfit.

$CaSO_3 \cdot 2 H_2O$ M.G. 156,18
M.G. wasserfrei 120,15

Herstellung. Man verrührt 1 T. Calciumcarbonat in 3 T. W. und leitet Schwefeldioxid ein, bis das Calciumcarbonat gelöst ist. Die Lsg. enthält saures Calciumsulfit [$Ca(HSO_3)_2$]. Beim Stehen an der Luft entweicht aus der Lsg. Schwefeldioxid, und es scheidet sich das neutrale Sulfit aus.

Eigenschaften. Weißes, kristallines Pulver, das sich an der Luft langsam zu Calciumsulfat oxydiert. Praktisch unlösl. in W., lösl. in Gegenwart von SO_2 in W., lösl. in Säuren unter SO_2-Abspaltung. Die Substanz geht beim Erhitzen auf 80° in das Hemihydrat und bei etwa 150° in das wasserfreie Salz über, zersetzt sich bei 450° unter Bildung von Calciumsulfat und Calciumsulfid.

Aufbewahrung. Gut verschlossen und vor Luft geschützt.

Anwendung. Technisch: Unter Beachtung der gesetzlichen Bestimmungen der einzelnen Länder als Konservierungsmittel z.B. von Wein und Hopfen. Als Desinfektionsmittel in der Gärungstechnik, als Antichlor in der Bleicherei.

Calcium thiocyanatum. Calciumthiocyanat. Calciumsulfocyanid. Calciumrhodanid.

$Ca(SCN)_2 \cdot 3 H_2O$

$C_2CaN_2S_2 \cdot 3 H_2O$ M.G. 210,30
M.G. wasserfrei 156,25

Eigenschaften. Weißes, hygroskopisches, krist. Pulver, leicht lösl. in W. und heißem A., lösl. in M., Aceton und Essigester.

Erkennung. 1. Die wss. Lsg. gibt mit Ammoniumoxalat-Lsg. einen weißen Nd. − 2. Die wss. Lsg. gibt mit Eisen(III)-chlorid-Lsg. eine Rotfbg.

Aufbewahrung. Gut verschlossen, vor Feuchtigkeit geschützt, an einem kühlen Ort.

Anwendung. In Form konz. Lsg. als Lsgm. für Celluloseacetat. Zur Extraktion von Sojaproteinen. Zum Steifmachen von Textilien.

Calconcarbonsäure

Calconcarbonsäure.

$C_{21}H_{14}N_2O_7S \cdot 3H_2O$ M.G. 492,47

2-Hydroxy-1-(2'-hydroxy-4'-sulfo-1'-naphthyl-azo)-naphthalin-3-carbonsäure.

Eigenschaften. Dunkelbraunes, leicht violettstichiges Pulver, praktisch unlösl. in W., wenig lösl. in A. und M., lösl. in Alkalihydroxid-Lsg.

Anwendung. Als Indikator bei der komplexometrischen Bestimmung von Calcium neben Magnesium (s. Calcium metallicum). Gebraucht wird eine 0,4%ige Lsg. in M. oder eine 1%ige Verreibung mit w.-freiem Natriumsulfat. Der Umschlagsbereich liegt zwischen pH 12 und 14. Der Umschlag erfolgt von Weinrot nach Reinblau.

Calea

Calea zazatechichi SCHLECHTEND. (C. zacatechichi). Asteraceae – Asteroideae – Heliantheae. „Bittergras". „Blatt Gottes". Zacate de perro. Xikni. Thlepela. Hamula. Zacachichic. Dog's grass. Bitter grass.

Heimisch in Mexiko in den Gebieten um San Luis Potosi, Jalisco, Veracruz, Puebla Morelos, Yucatan und Oaxaca.

Viel verzweigter Strauch, 1 bis 1,5 m hoch, flaumig oder fein behaart. Blätter kurzgestielt, eiförmig oder dreieckig-eiförmig, 2 bis 6 cm lang, grob gezähnt, feinnervig, drüsig getüpfelt und an der Unterseite mehr oder weniger fein behaart. Blütenstände klein mit etwa 12 Blüten, in dichten, schirmförmigen Rispen. Hüllblätter ohne verbreiterte Spitze.

Inhaltsstoff. GIRAL et al. [Ciencia (Méx.) 19, 243 (1959); 21, 35 (1961)] isolierten aus der Pflanze 0,01% eines kristallinen Bitterstoffes $C_{21}H_{26-28}O_8$.

Anwendung. Die Blätter in der Eingeborenenmedizin gegen Fieber und zur Stärkung des Magens, ferner gegen Cholera und Gallensteine. Außerdem dienen die getrockneten Blätter, in Form von Tee oder von Zigaretten genossen, neuerdings in erheblichem Ausmaß zur Erzeugung von mehrere Tage lang andauernden Halluzinationen.

Calea pinnatifida LESS. Aruca.

Heimisch in Brasilien.

Anwendung. Die Blätter bei Amöbendysenterie.

Calendula

Calendula officinalis L. (Caltha officinalis MOENCH., C. officinalis L. var. hortensis FIORI; außerdem nach HPUS 64 Caltha sativa, C. vulgaris, Flos omnium mensium, Solsegium aureum, Solis sponsa verrucaria). Asteraceae – Asteroideae – Calenduleae. Ringelblume. Gartenringelblume. Goldblume. Sonnwendblume. Studentenblume. Totenblume. Feminell. Marigold. Garden marigold. Holligold. Goldbloom. Mary-bud. Fleur de tous les mois. Souci des jardins. Calendula. Calta. Fiorrancio.

Heimisch in Mittel-, Ost- und Südeuropa. Hauptherkunftsgebiete sind Mittel- und Süddeutschland, Italien, die Balkanländer, bes. Rumänien (Banat), die UdSSR (in südlichen Gegenden der Ukraine), das westliche Asien, Syrien, Ägypten und die USA (wildwachsend und kultiviert).

Verwildert auf Schuttplätzen, an Wegrändern, Zäunen, seltener auf Äckern, in Weinbergen.

Einjährige, seltener zweijährige, 30 bis 50 cm hohe, balsamisch-harzig (unangenehm) riechende Pflanze mit längsspindelförmiger, reichfaseriger Wurzel. Stengel aufrecht oder kurz aufsteigend, wenig oder erst im oberen Teile verästelt, bis hoch hinauf beblättert, kantig, kurz flaumig behaart. Laubblätter ganzrandig oder entfernt knorpelig gezähnt, auf den Flächen zerstreut weichhaarig, am Rande kurz bewimpert, lebhaft- bis hellgrün; die unteren spatelig, lang stielartig verschmälert, vorn kurz bespitzt, die oberen länglichlanzettlich bis verkehrt-eiförmig, mit abgestutztem oder herzförmigem Grunde sitzend. Köpfe verschieden lang gestielt, zur Fruchtzeit steif aufrecht stehend, 2 bis 7 cm breit. Hülle schüsselförmig, mit lanzettlichen, pfriemlich zugespitzten, wimperig behaarten Hüllblättern. Blüten orange- oder dottergelb, papierartig, getrocknet glänzend. Strahlblüten 15 bis 20 mm lang, doppelt so lang wie die Hülle; Scheibenblüten bisweilen alle in Zungenblüten umgewandelt. Früchte alle eingekrümmt, fast alle kahnförmig, am Rücken kurzstachelig, die äußeren dreiflügelig, grob quergerieft (Kahnfrüchte), die inneren kreisförmig, eingerollt (Larvenfrüchte); geschnäbelte, schmale, ungeflügelte Rand-(Haken-)früchte ganz fehlend. Ein charakteristisches Unterscheidungsmerkmal gegenüber Arnica montana ist diese kahnförmige Gestalt der pappuslosen Früchte.

Flores Calendulae[1]. Flores Feminell. Ringelblumenblüten. Marigold florets. Marygold flowers.

Flores Calendulae DAB 7 – DDR, Ross. 9. Flores Calendulae sine calycibus Erg.B. 6. Calendula BPC 34.

Die zur Blütezeit gesammelten, getrockneten, ganzen oder teilweise zerfallenen Blütenkörbchen, nach Erg.B. 6 nur die Randblüten.

Die Blütenkörbchen haben einen Durchmesser von etwa 5 bis 7 cm. Sie bestehen aus dem Blütenstandsboden, dem Hüllkelch, einer großen Zahl randständiger Zungenblüten und den Röhrenblüten. Der Blütenstandsboden hat einen Durchmesser von etwa 8 mm. Seine Oberseite ist vorgewölbt und seine Unterseite stark behaart. Der Hüllkelch ist ein- oder mehrreihig und besteht je Reihe aus etwa 12 bis 20 auf beiden Seiten stark behaarten, ganzrandigen, spitz auslaufenden Blättern, die etwa 10 bis 12 mm lang und etwa 1 bis 2 mm breit sind. Zungenblüten etwa 2 bis 3 cm lang. Der untere, röhrenförmige Teil der Blütenkrone ist sichelförmig gekrümmt und an seiner Außenseite stark behaart. Er geht in die orangegelbe, etwa 5 mm breite und etwa 20 mm lange, linealische Zunge über, die an ihrem Ende drei kleine Zähne erkennen läßt. Röhrenblüten etwa 5 mm lang. Die gelbe, röhrenförmige, sich nach oben erweiternde Blütenkrone ist fünfzipfelig. Ihr unterer Teil ist an der Außenseite stark behaart. Blütenkörbchen mit bis zu 1 cm langem Stiel können vorhanden sein. Geruch charakteristisch, Geschmack aromatisch, bitter.

Mikroskopisches Bild. Blütenstandsboden: Die Epidermiszellen der Oberseite haben mäßig verdickte Außenwände. Hüllkelch: Spaltöffnungen auf der Außenseite der Blätter vorhanden. Die bohnenförmigen Schließzellen werden von 3 bis 5 Epidermiszellen umgeben. Die Leitbündel werden von Bündeln stark verdickter Sklerenchymzellen begleitet. Zungenblüten: Die Epidermiszellen der Oberseite der Blütenkrone sind mehr oder weniger papillenförmig vorgewölbt und enthalten hellgelbe, kugelförmige Gebilde. Ihre Kutikula ist teilweise deutlich gefurcht. Die Epidermiszellen des Fruchtknotens sind langgestreckt. Röhrenblüten: Die Epidermiszellen der Innenseite der Blütenkrone sind mehr oder weniger papillenförmig vorgewölbt und enthalten Drusen sowie gelbe, kugelförmige Gebilde. Die Epidermiszellen des Fruchtknotens sind langgestreckt. Die Pollenkörner sind etwa 40 µm groß, im Querschnitt abgerundet dreieckig und haben eine grobstachlige Außenseite. Blütenstandsboden, Hüllkelch, Zungen- und Röhrenblüten: Die Haare sind mehrzellig und bestehen aus einem ein- oder mehrzelligen Stiel und einer spitz auslaufenden oder eiförmigen Endzelle.

Pulverdroge. Gelb. Sie ist gekennzeichnet durch die sehr verschieden großen und verschieden ausgebildeten, aus 2 parallelen Zellreihen aufgebauten, bis 120 µm langen oder kurzen, keulenförmigen oder am Ende köpfchenförmigen Zotten und durch kleine, kugelige, gelbe Chromoplasten und einzelne orangerote Tropfen in den Epidermiszellen der Zungenblattstückchen.

Verwechslungen. Mit den Blüten anderer Asteraceen wie 1. Inula-Arten; 2. Anthemis tinctoria L., Färberkamille; 3. Doronicum pardalianches L. emend. SCOP.; 4. Arnica montana L.; 5. Calendula vulgaris L. Blüten kleiner als bei C. officinalis, nur die inneren Achänen sind einwärts gekrümmt, die äußeren aufrecht.

---

[1] Abbildungen bei L. HÖRHAMMER: Teeanalyse, Tafel 38, Abb. 245 und 246.

Inhaltsstoffe. 0,02% äth. Öl, aber ohne Azulen, 19% Bitterstoffe, 3% Carotinoide, 2,5% Gummi, 1,5% Schleim, 3,4% Harz, 0,64% Albumin, 0,64% Äpfelsäure, 6,48% Cholesterinester der Laurin-, Myristin-, Palmitin- und Margarinsäure, 0,133 bis 0,310% Vitamin C und Pentadecansäure $C_{15}H_{30}O_2$, Fp. 52 bis 54°. GOODWIN et al. [Arch. Biochem. Biophys. *47*, 215 (1953); Chem. Abstr. *48*, 2145b (1954)] und GOODWIN [Biochem. J. *58*, 90 (1954); Chem. Abstr. *49*, 1157d (1955)] identifizierten die Carotinoide als Lycopin $C_{40}H_{56}$, Fp. 173°, Neolycopin, Citroxanthin (Mutatochrom) $C_{40}H_{56}O$, Fp. 163 bis 164°, Flavochrom $C_{40}H_{56}O$, Fp. 189°, ζ-Carotin $C_{40}H_{64}$, Violaxanthin $C_{40}H_{56}O_4$, Fp. 200°, Flavoxanthin $C_{40}H_{56}O_3$ und Chrysanthemaxanthin $C_{40}H_{56}O_3$, Fp. 184 bis 185°.

[Structure: Citroxanthin]

[Structure: Flavochrom]

[Structure: ξ-Carotin (Formel noch nicht bewiesen)]

[Structure: Flavoxanthin]

ZIMMERMANN [Helv. chim. Acta *29*, 1455 (1946)] isolierte zwei isomere zweiwertige Alkohole Arnidiol und Faradiol $C_{30}H_{50}O_2$. Die Anthodien sind stark saponinhaltig. WINTERSTEIN et al. [Hoppe-Seylers Z. physiol. Chem. *199*, 64 (1931)] fand als Aglykon Oleanolsäure. Das Saponin hat die Formel $C_{72}H_{116}O_{38}$ und als Zuckerkomponenten Methylpentosen, Uronsäuren und Galaktose [Chem. Abstr. *47*, 6918 (1953)]. SUCHY u. HEROUT [Coll. czech. chem. Comm. *26*, 890 (1961)] fanden zu 0,01% den Bitterstoff Calendin $C_{15}H_{22}O_4$. HEROUT isolierte neben Triterpendiolen auch Paraffine, Cerylalkohol und Stigmasterin. STEVENSON [J. org. Chemistry *26*, 5228 (1961)] fand Pseudotaraxasterol und eine Paraffinmischung. FRIEDRICH [Arch. Pharm. (Weinheim) *295*, 59, 464 (1962)] isolierte 4 verschiedene Glykoside des Isorhamnetins und konnte davon zwei als Isorhamnetin-3-glucosid und Isorhamnetin-3-rutinosid (Narcissin) $C_{28}H_{32}O_{16}$, Fp. 173 bis 174° (Zers.), identifizieren.

[Structure: Isorhamnetin]

KASPRZYK et al. [Phytochemistry *6*, 69 (1967)] fanden fünf Glykoside der Oleanolsäure: Das 3-Glucuronid, 3-(Galaktosyl-glucuronid), 3-(Galaktosyl-glucuronid)-17-glucosid, 3-(Galaktosyl-(glucosyl)-glucuronid) und 3-(Galaktosyl-(glucosyl)-glucuronid)-17-glucosid.

Ebenfalls KASPRZYK et al. [Phytochemistry *7*, 1631 (1967)] isolierten aus den Blüten folgende Triterpenalkohole: An Monohydroxyalkoholen α-Amyrin, Fp. 183 bis 187°, β-

Amyrin, Fp. 194 bis 200°, Taraxasterol, Fp. 217 bis 227°, und Lupeol, Fp. 212 bis 216°, neben ψ-Taraxasterol, Fp. 217 bis 221°; an Dihydroxyalkoholen Brein, Fp. 216 bis 223°, und Calenduladiol (ein Diol vom Lupeol-Typ), Fp. 213 bis 219°, neben Arnidiol und Faradiol. Außerdem sind noch Diole vom Typ des α- und β-Amyrins und des ψ-Taraxasterols vorhanden. Weiterhin Alkohole vom ψ-Taraxasteroltyp mit drei Hydroxylgruppen $C_{30}H_{50}O_3$, Fp. 272 bis 282° und mit 4 Hydroxylgruppen $C_{30}H_{50}O_4$, Fp. 279 bis 281°, sowie in geringer Menge Oleanol-Aldehyd, Fp. 186°. PYREK [ref. Chem. Abstr. *70*, 421 (1969)] fand in den getrockneten Blüten Stigmasterin, β-Sitosterin, 28-Isofucosterin, Spuren von Campesterin, 24-Methylencholesterin, Cholesterin und 4β-Methylstigmasta-7,24(28)-dien-3β-ol $C_{30}H_{50}O$, Fp. 165°, sowie 4β-Methylergosta-7,24(28)-dien-3β-ol $C_{29}H_{48}O$, Fp. 151°. In der Asche 24% K_2O und 14% NaCl. – In den Samen Öl mit 30% Octadecatrien-(8,10,12)-säure $C_{18}H_{30}O_2$, Fp. 77 bis 78°. BADAMI et al. [J. Amer. Oil. Chemists' Soc. *42*, 1119 (1965)] fanden zu etwa 5% unter den Säuren des Samenöles die doppelt ungesättigte Monohydroxysäure D-(+)-9-Hydroxy-10,12-octadecadiensäure (vermutlich 10-trans,12-cis).

Prüfung. Identität. DAB 7 – DDR: Die Prüfung wird dünnschichtchromatographisch durchgeführt. Adsorptionsschicht: Kieselgel G. – Aufzutragende Lösung: 0,30 g gepulverte Substanz werden mit 5,0 ml Methanol versetzt. Die Mischung wird 120 Sek. im Sieden gehalten und nach dem Abkühlen auf 20° filtriert. 18 bis 20 µl des Filtrates werden senkrecht zur Laufrichtung als 13 bis 15 mm lange Linie, deren Breite 5 mm nicht überschreiten soll, auf die Startlinie a aufgetragen. – Aufzutragende Lösung der Testsubstanz: 0,0050 g Rutin werden in 20,0 ml Methanol gelöst. 9 bis 10 µl der Lösung werden als 13 bis 15 mm lange Linie, deren Breite 5 mm nicht überschreiten soll, auf die Startlinie b aufgetragen. – Lösungsmittelgemisch: 80,0 ml Äthylacetat, 10,0 ml Ameisensäure und 10,0 ml Wasser werden gemischt. Die Mischung wird als Laufmittel verwendet. – Laufstrecke: 10 bis 12 cm. – Trocknung: Die Dünnschichtplatte wird bei 20° aufbewahrt, bis der Geruch des Äthylacetates nicht mehr

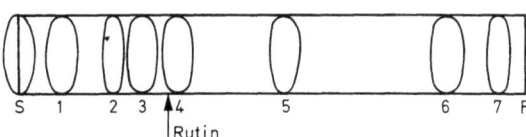

Nr.	Name	Farbe nach Besprühen mit Borsäure-Oxalsäure
7		weißlich rosa
6		schwach violett
5	Isorhamnetin-3-glucosid	schwach gelbgrün
4	Isorhamnetin-3-rutinosid	gelbgrün
3		gelbgrün
2		schwach gelbgrün
1	Isorhamnetin-3-rutinorhamnosid	gelbgrün
S		hell blaugrün

Bemerkung: Fleck 2 ist nicht immer deutlich sichtbar

Abb. 70.

wahrnehmbar ist. – Reagens: 15,0 ml Borsäurelösung und 5,0 ml Oxalsäurelösung (10,0 g/100,0 ml) werden gemischt. – Sichtbarmachung: Die Dünnschichtplatte wird mit dem Reagens besprüht und in einem Trockenschrank bei 120° 15 Min. erhitzt. Nach dem Erkalten wird das Chromatogramm im ultravioletten Licht der Wellenlänge von 360 nm (Filter UG 2) betrachtet. – Auswertung: Der R_f-Wert des gelbgrün fluoreszierenden Testsubstanzfleckes muß im Bereich von 0,10 bis 0,30 liegen. Das Chromatogramm zeigt über der Startlinie a drei gelbgrün fluoreszierende Flecke mit R_x-Werten in den Bereichen von 0,35 bis 0,55, 1,0 bis 1,30 und 1,90 bis 2,60. Weitere, nicht gelbgrün fluoreszierende Flecke sind vorhanden. Das Chromatogramm muß der Forderung der Prüfung nach anderen Substanzen mit flavonoiden Verbindungen entsprechen (s. Reinheit).

Reinheit. DAB 7 – DDR: Das Chromatogramm (s. Identität) darf über der Startlinie a keine anderen als die genannten gelbgrün fluoreszierenden Flecken zeigen (andere Substanzen mit flavonoiden Verbindungen). – Max. Aschegehalt: 10% Ross. 9; 11% Erg.B. 6. – Salzsäureunlösliche Asche max. 2% Ross. 9. – Max. Feuchtigkeitsgehalt 14% Ross. 9. – Alkohol (70%)-löslicher Extrakt mind. 35% Ross. 9. – Blütenkörbchen mit 11 bis 30 mm langem Stiel max. 6% DAB 7 – DDR; Blütenkörbchen mit 3 bis 5 cm langem Stiel max. 7% Ross. 9; Blütenkörbchen ohne Blütenblätter max. 20% Ross. 9; braune Blütenkörbchen max. 3% Ross. 9. – Stengel- und Blattreste max. 3% Ross. 9. – Organische Beimengungen max. 0,5% Ross. 9. – Unschädliche Beimengungen max. 1% DAB 7 – DDR. – Mineralische Beimengungen max. 0,1% Ross. 9. – Kleine kahnförmige oder kreisrunde, eingerollte, am Rücken kurzstachelige, grob quergeriefte Früchte dürfen nicht vorhanden sein, Erg.B. 6.

Aufbewahrung. In dicht schließenden Gefäßen, Ross. 9. Vor Licht geschützt.

Wirkung. Der Calendula wird eine eumenorrhoische Wirkung, vor allem bei blutarmen Menschen, und auch eine choleretische zugeschrieben (KROEBER: Das neuzeitliche Kräuterbuch, Bd. 1, Stuttgart: Hippokrates 1948). Außerdem ist ein geringer spasmolytischer und diaphoretischer Effekt vorhanden. BANASZKIEWICZ et al. [Chem. Abstr. *61*, 2364 (1964)] untersuchten die Blüten auf oestrogene Aktivität und fanden eine Wirkung bei den petrolaetherlöslichen, aetherlöslichen, chloroformlöslichen und wasserlöslichen Substanzen, während die methanollöslichen Substanzen unwirksam waren und hohe Toxizität zeigten. CHAPLINS'KA et al. [Chem. Abstr. *60*, 3945 (1964)] fanden eine antimikrobielle Wirkung von methanolischen Extrakten, während wäßrige Extrakte unwirksam waren.

Anwendung. Früher bei Skrofulose und Krebs. Heute als Schönungsmittel sowie innerlich bei entzündlichen Vorgängen ähnlich Arnika. In Form von Salben zur Behandlung von Wunden und schlecht heilenden Geschwüren. In der Zahnheilkunde. In der Homöopathie bei rissigen, frischen und alten Verletzungen und bei Ulcus cruris. Als Räuchermittel, in der Kosmetik, in der Färberei. Zur Verfälschung von Arnikablüten. Mit Fernambuk oder Anilinrot gefärbt zur Verfälschung von Safran und als Safranersatz. In der Volksheilkunde als Diaphoreticum, Diureticum, Antispasmodicum, Anthelminticum, Laxans, Emmenagogum und Abortivum, ferner bei Leberleiden und Typhus.

Dosierung. Mittlere Einzelgabe als Einnahme 1,0 g (zu 1 Tasse Aufguß), Erg.B. 6.

Harzer Gebirgstee, Lauers, enthielt Flores Acaciae, Flores Calendulae, Flores Lavandulae, Flores Millefolii, Flores Sambuci, Folia Sennae, Folia Menthae pip., Herba Veronicae, Lignum Sassafras, Radix Liquiritiae (Apoth.-Ztg).

Flores Calendulae sind außerdem Bestandteil vieler Teemischungen.

Herba Calendulae. Ringelblumenkraut. Marygold herb. Herbe de souci des jardins.

Mikroskopisches Bild. Im Blatt oberseits 2 bis 3 Reihen Palisadengewebe, darunter etwa 5 bis 7 und mehr Schichten lockeren Schwammgewebes. Stomata in großer Zahl in beiden Epidermen, meist von 4, seltener 3 Epidermiszellen umgeben. Haarbildungen: Köpfchenhaare, zweizellreihig mit mehrzelligem, seltener einzelligem Köpfchen; Gliederhaare aus 3 bis 7, selten mehr starkwandigen, in der Länge wenig differenzierten Zellen mit langgestreckter, dünnwandiger, peitschenförmiger Endzelle, die mindestens dreimal länger ist als die Basalzellen. Am Blattrand die gleichen Haare, doch ohne die lange Endzelle.

Inhaltsstoffe. Äth. Öl, β- und γ-Carotin, Lycopin, Rubixanthin, Violaxanthin, Saponin, Phytosterin und der Bitterstoff Calenden.

Wirkung. MALONOV et al. [Chem. Abstr. *62*, 9652 (1965)] berichten über eine Antitumor-Wirkung von wäßrigen Auszügen bei Mäusen. Die Untersuchung wurde am Crocker-Sarkom 180 durchgeführt. Der Antitumorindex der nichttoxischen Droge ist 25,8%.

Anwendung. Als Cholereticum, äußerlich bei entzündeten Wunden und Flechten, zu Gurgelwässern und in der Homöopathie. Außerdem gegen Krebs.

Bemerkung: Heliothis dipsacea L. (Chloridea dipsacea L.) wird als Schadinsekt für Calendula officinalis angegeben.

Calendula HAB 34. Ringelblume.

Zur Zeit der Blüte gesammeltes Kraut.

Arzneiform. Essenz nach § 3.

Arzneigehalt. 1/3.

Die Vorschläge für das neue Deutsche HAB, Heft 3, S. 134 (1957) und Heft 7, S. 380 (1961) sehen eine papierchromatographische Prüfung der Tinktur vor.

Calendula officinalis HPUS 64. Garden Marigold.

Die frischen, blühenden Spitzen.

Arzneiform. Urtinktur: Arzneigehalt 1/10. Calendula, feuchte Masse mit 100 g Trockensubstanz und 600 ml Wasser = 700 g, Alkohol USP (94,9 Vol.-%) 437 ml zur Bereitung von 1000 ml der Tinktur. – Dilutionen: D 2 (2×) enthält 1 Teil Tinktur, 4 Teile dest. Wasser und 5 Teile Alkohol; D 3 (3×) und höher mit Alkohol HPUS (88 Vol.-%). – Medikationen: D 3 (3×) und höher.

Folia Calendulae. Ringelblumenblätter.

Anwendung. In der Volksmedizin früher als schweißtreibendes Mittel, zur Hebung des Stoffwechsels und als Wundmittel.

Calendula arvensis L. Acker-Ringelblume. Kleine Ringelblume. Petit souci. Calta. Fiorrancio selvatico.

Heimisch im Mittelmeergebiet; Mitteleuropa bis Westasien und Nordafrika.

Auf offenem Boden; in Weingärten, auf Brachen, an Ackerrändern. In der Ebene und im Hügelland. Kalkliebend.

Einjährige, 10 bis 20 cm hohe Pflanze mit spindelförmiger Wurzel. Stengel einzeln oder zu mehreren, niederliegend oder bogig aufsteigend, mit zahlreichen, abstehenden oder aufstrebenden Ästen, bis unter die Köpfe beblättert, kantig, kurz flaumhaarig. Untere Laubblätter spatelig, kurz gestielt, ganzrandig oder entfernt stumpf gezähnt, die mittleren und oberen eilanzettlich bis lanzettlich, mit seicht herzförmigem Grunde stengelumfassend sitzend, ganzrandig oder entfernt kurz gezähnt, alle an der Spitze kurz zugespitzt, flaumig behaart, hellgrün. Köpfe einzeln, ziemlich lang gestielt, zur Fruchtzeit übergeneigt, 1 bis 2 cm breit. Hülle weit glockig; Hüllblätter einreihig, eilanzettlich bis lineal, lang zugespitzt, grün, an der Spitze häufig rötlich überlaufen, weißhäutig berandet. Blüten zitronen-, seltener goldgelb oder orangerot, getrocknet glänzend. Zungenblüten 7 bis 12 mm lang, dreizähnig, mehrreihig angeordnet. Früchte stark eingekrümmt; die randständigen doppelt so lang wie die Hülle, am Rücken stark dornig, in einen zweischneidigen Schnabel verschmälert (Hakenfrüchte), die mittleren schwach kahnförmig (Kahnfrüchte), die innersten ringförmig eingekrümmt, am Rücken stachelig quer gerieft (Larvenfrüchte).

Flores und **Herba Calendulae silvestris.**

Anwendung. Als auflösendes und schweißtreibendes Mittel sowie zum Färben, auch von Butter und Käse.

Calla

Calla palustris L. (Calla aethiopica GAERTN.). Araceae – Monsteroideae – Calleae. Sumpfcalla. Schlangenkraut. Schlangenwurzel. Drachenwurz. Sumpfdrachenwurz. Schweinsohr. Schweinekraut. Anguine. Water Arum.

Heimisch in Europa in Sümpfen, Torfmooren, Erlenbrüchen, an Uferstellen, auch in langsam fließenden Gewässern.

Pflanze ausdauernd, 15 bis 30 cm hoch. – Grundachse walzlich, grün, lang (zuweilen bis 50 cm), kriechend, hohl, mit meist genäherten Blättern. Blütenstengel endständig, etwa so lang wie die Blätter. – Laubblätter langgestielt, zweizeilig angeordnet, mit rundlich-herzförmigen, bis fast nierenförmigen, ausgeschweift-gespitzten, 4 bis 11 cm breiten Spreiten. Scheiden fest, fast lederartig. Hüllblatt (zuweilen 2 bis 3 Hüllblätter) flach ausgebreitet, bleibend, eiförmig bis elliptisch, innen weiß, 6 bis 7 cm lang, in eine schwanzartige Spitze verlängert. – Kolben kurzzylindrisch, 2 bis 2,5 cm lang, stumpf, viel kürzer als die Spatha, grünlichgelb, andromonoezisch, dichtblütig. Blüten spiralig gestellt, nackt, zum größten Teile zwittrig (an der Spitze oft nur männliche Blüten), mit 6 und mehr Staubblättern. Staubbeutel kurz, ellipsoidisch. Staubfäden flach. Fruchtknoten kurz-eiförmig, einfächerig, mit 6 bis 10 länglichen, auf dem Grunde des Faches stehenden, umgewendeten Samenanlagen. Narbe sitzend. Fruchtstand kurz, kolbenartig. – Frucht scharlachrot, beerenartig, schleimig, 4 bis 10 Samen enthaltend. Samen länglich, dickschalig, längsfurchig, schwärzlich, kaum 2 mm breit, 4 bis 5 mm lang, mit Basalhöcker und mit deutlichem Nabelstreifen.

Radix Callae palustris. Radix Dracunculi palustris. Schlangenwurzel.

Inhaltsstoffe. Ein chemisch noch unerforschter scharfer Stoff, ähnlich dem in Arum maculatum. In den Blättern Leucocyanidin.

Anwendung. In der Volksmedizin innerlich gegen Schlangenbisse und gegen Krebs. Nach dem Trocknen als Nahrungsmittel.

Bemerkung: Die Pflanze soll wie Arum maculatum giftig sein.

Calla aethiopica HAB 34.

Siehe Zantedeschia.

Calliandra

Calliandra houstoni BENTH. Fabaceae – Mimosoideae – Ingeae.
Heimisch in Mexiko.

Cortex Calliandrae. Cortex Pambotani. Kalliandrarinde. Pambotano. Ponbotano.

Wurzelrindenstücke 14 bis 20 cm lang, verschieden dick. Die ziemlich dicke Rinde auf dem Querschnitt lederbraun, außen rotbraun, mit zahlreichen Warzen bedeckt, innen gelblich. Bruch faserig. Die ganze Rinde läßt sich leicht in Form langer Streifen von dem Wurzelholz ablösen. Geruch eigentümlich.

Inhaltsstoffe. Gerbstoff, Fett, Harz, ein glykosidischer Körper, Saponin und ein Alkaloid. Das Harz und das Saponin scheinen die wirksamen Bestandteile zu sein.

Anwendung. In der Homöopathie als fiebersenkendes Mittel.

Pambotano HAB 34.
Die getrocknete Rinde.

Arzneiform. Tinktur nach § 4 mit 60%igem Weingeist.

Arzneigehalt. 1/10.

Calliandra tweedei. Mandaravé.
Heimisch in Brasilien (São Paolo).

Anwendung. Als Emeticum.

Callitris

Callitris drummondii (PARL.) F. v. MUELL. (nach BERGER Callitris drummondii BENTH. et HOOK. f., Frenella drummondii PARL.). Cupressaceae. Cypress pine.

Der immergrüne Baum ist in Westaustralien heimisch.

Inhaltsstoff. KIER et al. [J. pharm. Sci. *52*, 502 (1963)] isolierten aus den Nadeln 1,4% Podophyllotoxin $C_{22}H_{22}O_8$, Fp. 188 bis 189°.

Wirkung. Nach KIER et al. (s. o.) haben wäßrige Suspensionen und Extrakte eine tumorhemmende Wirkung bei Sarkom 37 in Mäusen. Sie führen diese Wirkung auf die Anwesenheit von Podophyllotoxin zurück.

Callitris quadrivalvis VENT. [Tetraclinis articulata (VAHL.) MAST., Thuja articulata VAHL.]. Gliederzypresse.

Heimisch in den Gebirgen des nordwestlichen Afrikas, besonders im Atlas (Tetraclinis-Wälder), in Algerien (Tellatlas) und Marokko (Rif-Wälder) forstlich kultiviert. Als Baum wächst die Pflanze bis zu einer Höhe von 12 m, kommt jedoch auch als sparrig ästiger Strauch vor.

Resina Sandaraca. Sandarakharz. Afrikanischer, marokkanischer oder Mogador-Sandarak. Sandarac gum. Gum juniper. Sandaraque. Sandaraco. Sandaraca.

Resina Sandaraca Erg.B. 6. Sandaraca Dan. IX. Sandarac BPC 49. Sandaraque CF 37.

Die Droge stellt den aus Rinde und Ästen ausgeflossenen, an der Luft erhärteten Harzsaft dar. Sie kommt in zwei Sorten in den Handel: Sandaraca electa, offizinelle Ware, und Sandaraca naturalis (in sortis), mit fremden Stoffen vermengt. Fp. der Droge 135 bis 140°.

Meist längliche, verlängert stengelförmige, fast zylindrische, bis 3,5 cm lange, seltener fast kugelige oder birnenförmige, bis 1,5 cm dicke, blaßzitronengelbe, durchsichtige, zerreibliche, auf dem muscheligen Bruch glasglänzende, an der Oberfläche glatte oder etwas pulverig weißlich bestäubte Stücke. Geruch balsamisch, etwas terpentinartig, besonders beim Erwärmen, Geschmack schwach aromatisch, bitterlich. Sandarak zerfällt beim Kauen in ein feines, nicht an den Zähnen haftendes Pulver (Unterschied zu Mastix).

Verfälschungen. Kolophonium, Dammar, Mastix, Resina Pini und in Schweden gesammelter Sandarak. Letzterer, als Sandaraca germanica bezeichnet, besteht wahrscheinlich aus Fichten- oder Wacholderharz und findet sich in Ameisenhaufen unter Wacholderbüschen.

Inhaltsstoffe. 95% Harzsubstanzen, davon an freien Harzsäuren: Sandaracopimarsäure (Pimarsäure) $C_{20}H_{36}O_2$, Oxysandaracopimarsäure $C_{20}H_{30}O_3$, Callitrol-, Sandaracin-, Sandaracol-, Sandaracinol- und andere Säuren. GOUGH (Tetrahedron L. *1968*, S. 295) isolierte eine Diterpensäure, Callitrisinsäure $C_{20}H_{28}O_2$, Fp. des Methylesters 80,5 bis 81°.

Callitrisinsäure

Ferner 1,8% Bitterstoff, etwa 1,3% äth. Öl mit α- und β-Pinen, D-Limonen, Thymochinon, bi- bzw. tricyclischen Alkoholen bzw. Di-Terpen und einem Kohlenwasserstoff, der bei 270 bis 280° destilliert. Im unverseifbaren Anteil etwa 3% Sandaracoresen $C_{20}H_{36}O_2$.

Prüfung. Identität. Nach Dan. IX: 0,5 g pulverisiertes Sandarak werden in 15 ml einer Lösung aus 1 Teil Kaliumhydroxid in 100 Teilen Wasser durch schwaches Erwärmen auf dem Wasserbad gelöst. Durch Zugabe von einigen Tropfen konzentrierter Kaliumhydroxidlösung entsteht ein weißer Niederschlag.

Löslichkeit. Nach Erg.B. 6: Leicht und vollständig löslich in Isopropanol, Amylalkohol, Aceton und heißem Leinöl, teilweise löslich in Äther, Chloroform, Methanol, Schwefelkohlenstoff und Terpentinöl, nur wenig löslich in Petroläther. In Benzol nach DIETRICH bis zu 40%.

Reinheit. Auf Kolophonium nach Dan. IX: 1,0 g pulverisiertes Sandarak werden mit 20 ml Petroläther in einem verschlossenen Glas unter häufigem Umschütteln so lange extrahiert, bis keine weißen Flocken mehr in der Flüssigkeit vorhanden sind. Anschließend wird durch ein 5 cm Filter filtriert und das Filtrat auf dem Wasserbad zur Trockne eingedampft. Nach sechsstündigem Trocknen im Exsikkator über konz. Schwefelsäure darf der Rückstand höchstens 0,080 g betragen. – Max. Aschegehalt: 0,1% Dan. IX; 0,5% Erg.B. 6. – Unverseifbarer Rückstand max. 8% Erg.B. 6. – Säurezahl: 100 bis 150 Dan. IX; 130 bis 150 nach DIETRICH.

Anwendung. Zu Räucherungen, Zahnkitten und Zahnfüllungen. Zur Herstellung von Pflastern, Farben, Lacken, Retouschierlacken (Photographie), Papierlacken, Tablettenlack, Vergolderfirnis, Glas- und Porzellankitt, Radierpulvern.

Neben dem Sandarakharz finden ferner die jungen Zweige mit den nadelförmigen Blättern Verwendung. Sie enthalten etwa 1% äth. Öl mit D-α-Pinen, D-Borneol und Bornylacetat. Das Öl des Holzes enthält Carvacrol, Thymochinon und Thymolhydrochinon.

Callitris macleayana F. v. MUELL. (C. parlatorei F. v. MUELL.), Stringybark pine, Neusüdwales; **Callitris cupressiformis** VENT. (C. australis SWEET, C. rhomboidea R. BR., Thuja australis POIR.), Australien; **Callitris endlicheri** (PARL.) F. M. BAILEY (C. calcarata R. BR. ex F. M. BAILEY), Black pine, Mountain pine, Ostaustralien; **Callitris preissii** MIQ. [C. robusta (A. CUNN ex PARL.) F. M. BAILEY, C. propinqua R. BR.], Westaustralien; **Callitris columellaris** F. v. MUELL. (C. arenosa A. CUNN. ex R. T. BAK. et H. G. SM., C. glauca R. BR. ex R. T. BAK. et H. G. SM.), Westaustralien (enthält zytotoxisches Desoxypodophyllotoxin); **Callitris verrucosa** R. BR., Turpentine pine, Neusüdwales und **Callitris muelleri** (PARL.) BENTH. et HOOK. f., Illawar pine, liefern laut MAIDEN den weniger geschätzten Australischen oder Tasmanischen Sandarak, Pine gum. Die Droge zeichnet sich durch größere Stücke aus und löst sich sehr gut in Alkohol (zu etwa 95 bis 97,5%), weniger gut in Petroläther (zu etwa 22 bis 35%).

Calluna

Calluna vulgaris (L.) HULL (Erica vulgaris L.). Ericaceae – Ericoideae – Ericeae. Heidekraut. Besenheide. Brandheide. Common heather. Bruyère commune. Boughiera.

Heimisch in fast ganz Europa und im atlantischen Nordamerika; häufig in Mooren, lichten, trockenen Wäldern, auf mageren, nährstoffarmen Böden mit geringem Kalkgehalt,

Sanddünen; öfter in ausgedehnten, fast reinen Heiden, so namentlich in Nordwestdeutschland weite Flächen bedeckend.

0,2 bis 1 m hoher Zwergstrauch mit niederliegenden, wurzelnden Sprossen und aufstrebenden Zweigen. — Stämmchen dünn, graubraun, reich verästelt, mit aufrechten, dichtstehenden Ästen. — Laubblätter lineal-lanzettlich, vierzeilig angeordnet, dachartig sich deckend, 1 bis 3,5 mm lang, nach oben eingerollt, sitzend, am Grunde mit 2 langen, spitzen, am Rande drüsigen, abwärtsgerichteten Spornen oder Öhrchen. — Blütenstand mehr oder weniger einseitswendig, dicht- und reichblütig, traubig. Blüten nickend, hellviolettrosa, selten weiß, an 5 bis 15 cm langen Kurztrieben, kurzgestielt, am Grunde mit 4 kleinen, länglich-rundlichen, am Rande häutigen und langgefransten Hochblättern. Kelch vierteilig, glänzend, petaloid, violettrosa, von strohartiger Konsistenz, bleibend, etwa 4 mm lang; Kelchabschnitte eiförmig, stumpflich. Kronblätter halb so lang wie die Kelchblätter, 2 bis 3 mm lang, tief vierlappig. Lappen spitz. Staubblätter 8, mit 8 am Blütengrund eingefügten, dunklen, rundlichen Drüsen; Antheren an der Spitze mit 2 auswärts gekrümmten Hörnchen, am Grunde mit 2 gezähnten Anhängseln. Pollen weißlich, unregelmäßig dicht warzig gestrichelt, 37 bis 44 µm im Durchmesser. — Fruchtknoten vierfächerig; Griffel die Kelchblätter überragend, mit dicker, kopfiger, vierhöckeriger Narbe. Fruchtkapsel kugelig, 1,5 mm lang, vierfächerig, mit steifen, weißen Borstenhaaren besetzt, scheidewandlösend, vielsamig. Samen hellbraun, sehr klein, wenig über 0,1 mm lang, eilänglich.

Herba Callunae (cum floribus)[1]. Herba Ericae (cum floribus). Heidekraut. Besenheide. Brandheide. Common heath. Herbe de bruyère commune.

Herba Callunae Erg.B. 6.

Das getrocknete, während der Blütezeit gesammelte Kraut, bestehend aus den Sprossen, Zweigen, Blättern und Blüten.

Die *Schnittdroge* ist gekennzeichnet durch die violettrosaroten, seidig glänzenden Blüten, deren 4 blumenblattartige Kelchblätter nach innen umgeschlagen sind und die kleine, rosarote, glockenförmige Blumenkrone verdecken, durch die kleinen Zweigstückchen mit den grünen, kreuzgegenständigen, schuppenförmigen Blättern und durch vereinzelte, schwarzbraune, verholzte Aststückchen.

Geschmack herb bitterlich.

Mikroskopisches Bild. Bifazial gebautes Blatt mit eingerollten Blatträndern. Obere Epidermis zeigt in der Flächenansicht wellige, der Länge nach gestreckte Zellen, die untere Epidermis ist dachrinnenförmig eingestülpt und trägt neben Spaltöffnungen einzellige, dickwandige, spitze, glatte, etwas geschlängelte Haare. Nicht unähnlich sind die Haare am Rande der Kelchblätter, nur sind sie etwas gestreckt. Die Antheren besitzen ein kleines, blättchenförmiges Anhängsel und dreiteilige, eingekerbte Pollenkörner mit glatter Exine.

Pulverdroge. Rötlichgrün. Gekennzeichnet durch die langen, einzelligen, dickwandigen, spitzen Haare von Hochblatt- und Laubblattstückchen, durch Kelch- und Kronblattstückchen mit papillösen Epidermiszellen, durch Blattstückchen mit großen Calciumoxalatdrusen, durch im Chloralhydratpräparat sich rot färbende Antheren mit 2 Anhängseln und durch 35 bis 45 µm große Pollenkörner mit körneliger Exine und 3 Austrittsstellen. Blattepidermisfetzen zeigen Spaltöffnungen auf der Unterseite.

Inhaltsstoffe. 0,6 bis 0,86 % (in der spanischen Droge bis 1,5 %) Arbutin sowie (als Spaltungsprodukt) Hydrochinon, Arbutase (Enzym), Quercetin, Myricetin, Leucodelphinidin, Fumarsäure, etwa 3 bis 7 % Catechingerbstoff, 2,5 % Ursolsäure, Stärke, Fett, Gummi, Pentosane, Harze, Spuren von äth. Öl. Nach älteren Angaben Ericodin bzw. Ericodinin (alkaloidartiger Stoff). Der als Ericolin bezeichnete Körper dürfte verunreinigtes Arbutin sein. — In den blühenden Zweigspitzen 0,05 % Hydrochinon. Esdorn et al. [Pharmazie 9, 995 (1954)] stellten Untersuchungen über den Schleim an und Nátherová et al. [Acta Fac. pharm. bohemosl. 7, 63 (1962); ref. Pharm. Zentralh. 105, 39 (1966)] untersuchten den Gerbstoffgehalt im Laufe von zwei Vegetationsperioden.

Quercetin

Myricetin

---

[1] Abbildungen bei L. Hörhammer: Teeanalyse, Tafel 36, Abb. 211 und 212.

Leucodelphinidin

Aus den jungen Zweigen isolierten BRACHET et al. [Phytochemistry *9*, 435 (1970)] drei Proanthocyanidine mit Leucocyanidin als Hauptkomponente.

Prüfung. Max. Aschegehalt 4% Erg.B. 6.

Anwendung. Als Sedativum, besonders bei Schlaflosigkeit, als Adstringens und Diureticum. In der Homöopathie bei Rheuma und Blasenleiden. Heidekrauttee gilt in der Volksheilkunde als harn- und schweißtreibendes Mittel bei Nieren- und Blasenleiden, bösartigen Geschwüren, Gicht und Rheuma. Bestandteil von Blutreinigungs- und Gesundheitstees. Saft bei Augenschwäche.

Dosierung. Mittlere Einzelgabe als Einnahme 1,5 g (zu 1 Tasse Abkochung), Erg.B. 6.

Erica HAB 34.
Frische blühende Zweige.
Arzneiform. Essenz nach § 3.
Arzneigehalt. 1/3.

Flores Ericae. Heideblüten. Heidekrautblüten. Besenheideblüten. Common heath flowers. Fleurs de bruyère commune.

Reine Blüten sind niemals im Handel, sondern mehr oder weniger mit dem Kraut vermengt.

Inhaltsstoffe und Anwendung. Wie Herba Ericae.

Calonyction

Calonyction aculeatum (L.) HOUSE [C. speciosum CHOIS., C. bona-nox (L.) CHOIS., Ipomoea bona-nox L., I. roxburghii STEUD., Convolvulus pulcherrimus, C. duartinus]. Convolvulaceae – Convolvuloideae – Concolvuleae. Mondwinde. Morning glory. Brazilian morning glory.

Heimisch im tropischen Amerika.

Einjährige, sich bis über 3 m hoch windende, sehr formenreiche Pflanze. – Laubblätter herzförmig, groß, kahl. – Blüten in ein- bis fünfblütigen Blütenständen. Kelchzipfel gehörnt. Krone sehr groß, weiß.

Anwendung. Die Samen geröstet als Kaffeesurrogat. Zum Koagulieren des Kautschuk-Milchsaftes. Auf den Antillen die Blätter als Kataplasma bei Schwellungen. Die Blüten in der Homöopathie.

Convolvulus duartinus HAB 34.
Frische Blüten.
Arzneiform. Essenz nach § 3.
Arzneigehalt. 1/3.

Convolvulus duartinus HPUS 64. Morning Glory.
Die Blüten.

Arzneiform. Urtinktur: Arzneigehalt 1/10. Convolvulus duartinus, feuchte Masse mit 100 g Trockensubstanz und 300 ml Wasser = 400 g, Alkohol USP (94,9 Vol.-%) 730 ml zur Bereitung von 1000 ml der Tinktur. – Dilutionen: D 2 (2×) enthält 1 Teil Tinktur, 2 Teile dest. Wasser und 7 Teile Alkohol; D 3 (3×) und höher mit Alkohol HPUS (88 Vol.-%). – Medikationen: D 3 (3×) und höher.

Calonyction muriaticum (L.) G. DON. [Ipomoea muricata (L.) JACQ., Convolvulus muricatus L., Calonyction speciosum CHOIS. var. muricatum (L.) CHOIS., Calonyction bonanox (L.) BOJ. var. muricatum (L.) CHOIS.].

Inhaltsstoffe. In den Samen etwa 13% Harze vom Typ der komplexen Glykoretine (s. Ipomoea-Arten, Inhaltsstoffe). Daneben Glykoside wie Muricatin A, das nach KHANNA u. GUPTA [Phytochemistry *6*, 735 (1967)] nach Hydrolyse Capron-, Palmitin- und Stearinsäure, Glucose und auch freies Muricatin B liefert. Muricatin B, $C_{28}H_{52}O_{11}$, ist nach KHANNA u. GUPTA (s. o.) ein 4-0-L-Rhamnopyranosyl-L-rhamnopyranose-Teil, glykosidisch (wahrscheinlich β-) gebunden an (+)-11-Hydroxyhexadecansäure. Ferner sind in den Samen enthalten: Sterine, β-Glucosidase, fettes Öl, (Fettsäurezusammensetzung: 58,85% Öl-, 18,61% Linol-, 1,13% Linolen-, 7,83% Palmitin-, 11,23% Stearin- und 1% Dihydroxystearinsäure); der unverseifbare Anteil besteht aus 3 Phytosterinen ($C_{27}H_{46}O$) und Phytosterin (Fp. 136 bis 137°). KHANNA u. GUPTA [Phytochemistry *6*, 605 (1967)] fanden schließlich ein Galaktomannan, das aus D-Galaktose und D-Mannose im Verhältnis 1:1,8 besteht.

Muricatin B

Gal = D-Galaktopyranose, Man = D-Mannopyranose
x + z = 3 und y = 4
Galaktomannan

Wirkung. Muricatin A wirkt laxierend [CHAUDHARY et al.: Curr. Sci. *26*, 148 (1957)].

Anwendung. Samen als Laxativum. Der Saft der Pflanze zur Beseitigung von Warzen.

Calophyllum

Calophyllum inophyllum L. (Balsamaria onophyllum LOUR.). Clusiaceae – Kielmeyeroideae – Calophylleae. Alexandrinischer Lorbeerbaum. Tamanou.

Heimisch in den Küstengebieten Ostafrikas, Indiens, auf Ceylon, in Indochina und Indonesien bis Polynesien und in Südamerika (Amazonasgebiet).

Baum mit rötlichem, hartem Holz und glänzenden, ledrigen Laubblättern. Große, wohlriechende Blüten mit weißen Blütenblättern und tiefgelbem oder orangefarbenem Andröceum und pflaumengroßen Früchten.

Inhaltsstoffe. Im Holz 12 bis 19% Gerbstoffe, glykosidische Bitterstoffe, gelbe und rote Pigmente (letztere mit hautirritierenden Eigenschaften), Harze und bis 2,25% scharf schmeckendes ätherisches Öl. GOVINDACHARI et al. [Indian J. Chem. *6*, 57 (1968)] isolierten aus dem Kernholz Mesuaxanthon B (1,5,6-Trihydroxyxanthon) und Calophyllin B [6-(3,3-Dimethylallyl)-1,5-dihydroxyxanthon]. JACKSON et al. [Phytochemistry *8*, 927 (1969)] isolierten Jacareubin $C_{18}H_{14}O_6$, Fp. 256 bis 257° (Zers.), 6-Desoxyjacareubin, Fp. 211 bis 213°, und 2-(3,3-Dimethylallyl)-1,3,5,6-tetrahydroxyxanthon, Fp. 254 bis 257°. Nach SAMPATHKUMAR et al. [Indian J. Chem. *8*, 105 (1970)] im Splintholz neben γ-Sitosterin das Triterpen Erythrodiolacetat. In der Rinde 8,4% Gerbstoff, Saponine und Inophyllsäure $C_{17}H_{20}O_3$.

Inophyllsäure

STOUT et al. (Tetrahedron L. *1970*, S. 1999) fanden, daß es sich bei der von ihnen früher aus dem Harz isolierten ,,Inophylloidsäure" um ein Gemisch von Isomeren handelt, nämlich Inophylloidsäure (A_1), ,,brasiliensic acid" (A_2) und ,,isobrasiliensic acid" (A_3), $C_{32}H_{46}O_6$.

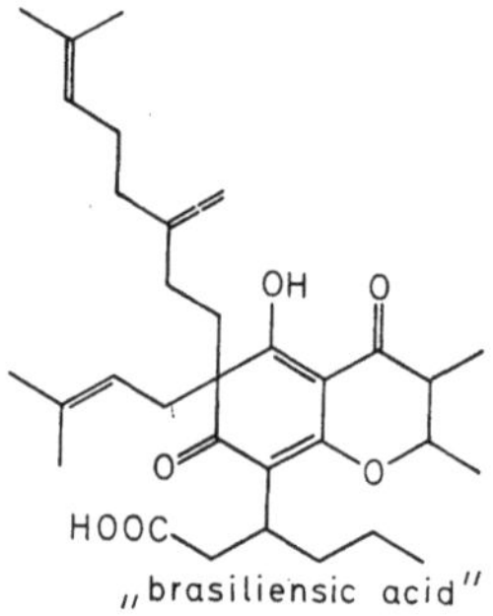

,,brasiliensic acid"

In den Früchten Saponine. In den Samen etwa 41% fettes Öl mit den Glyceriden der Palmitin-, Stearin-, Öl- (36 bis 53%) und Linolsäure (16 bis 29%); ferner 5% Protein, Schleim und Harz. In der Samenschale (±)-Leucocyanidin. In der Harzfraktion der Samen Inophyllolid $C_{25}H_{22}O_5$, Calophyllsäure $C_{25}H_{24}O_6$ und Calophyllolid $C_{26}H_{24}O_5$.

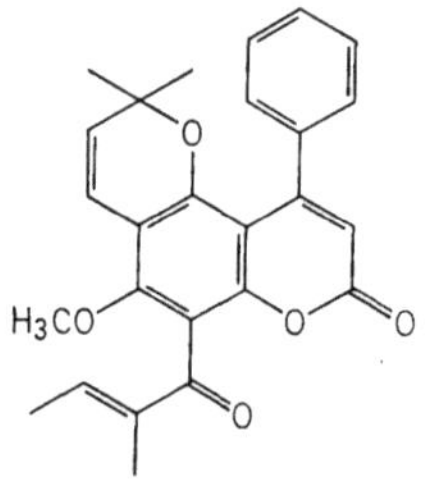

Calophyllolid 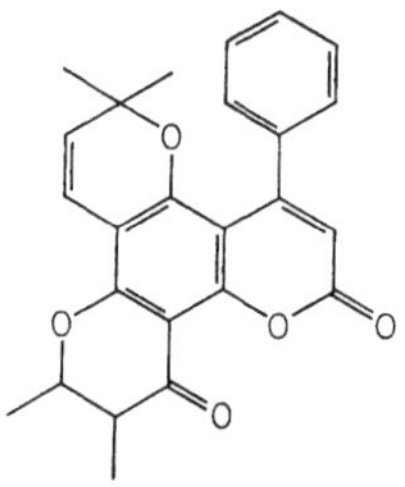   Inophyllolid 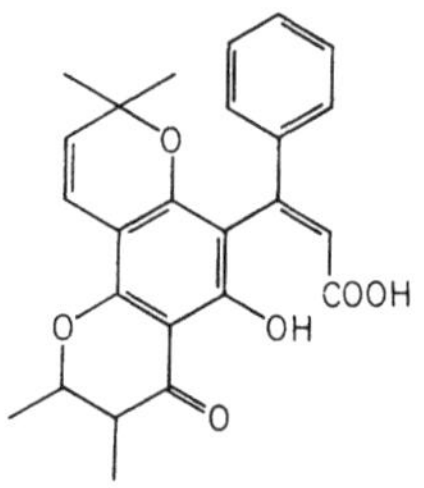   Calophyllsäure

ADINARAYANA u. SESHADRI [Chem. Abstr. *66*, 26565a (1967)] fanden in den unreifen Samen neben Inophyll- und Calophyllsäure Zimtsäure und Ponnalid.

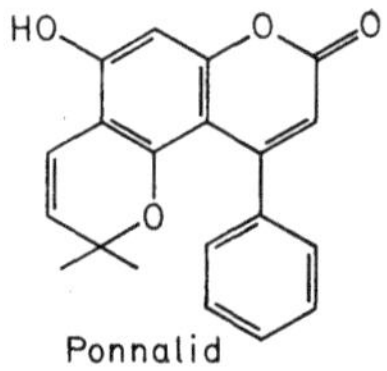

Ponnalid

In den Blättern Saponine. GOVINDACHARI et al. [Tetrahedron (Lond.) *23*, 1901 (1967)] isolierten Friedelin und 3 Triterpene der Friedelingruppe, Canophyllal, Canophyllol und Canophyllsäure.

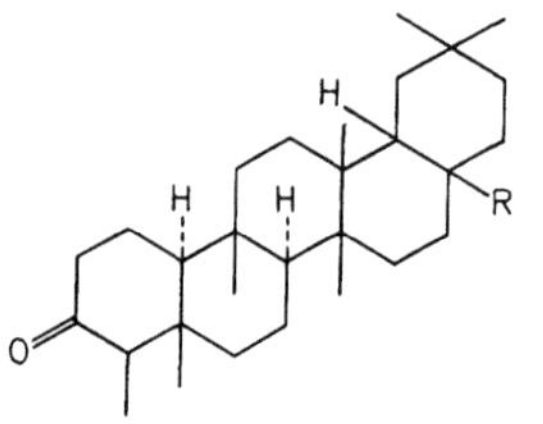

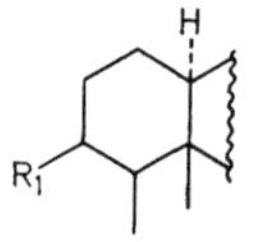

Friedelin   R = Me
Canophyllal R = CHO
Canophyllol R = CH$_2$OH

Canophyllsäure
R=CO$_2$H, R$_1$=OH

KAWAZU et al. (Tetrahedron L. *1968*, S. 2383) isolierten die als Fischgift wirksamen Substanzen trans-(+)-Inophyllolid, Fp. 188 bis 191°, die isomere cis-Verbindung, Fp. 149 bis 151°, und ein 4-Phenylcumarin mit einem 2,3-Dimethylchromanolring $C_{25}H_{24}O_5$, Fp. 200 bis 202° (I).

Nach SUBRAMANIAN u. NAIR [ref. Chem. Abstr. *66*, 26561w (1967)] im Andröceum ein Myricetinglucosid mit geringen Mengen freien Myricetins und Quercetins, in den Blütenblättern Spuren von Leucocyanidin.

Wirkung. Das Samenöl wirkt antibakteriell gegen grampositive Organismen. Nach ARORA [Arch. int. Pharmacodyn. *139*, 75 (1962)] ist Calophyllolid am Tier in oralen Gaben ein Anticoagulans. Es wirkt antiarrhythmisch, erzeugt Bradycardie, wirkt gefäßerweiternd und blutdruckerhöhend und könnte beim Menschen bei der Behandlung des Myocardinfarktes (mit Schock und Tachycardie) verwendet werden.

Anwendung. Das Samenöl (Dombaöl, Ndiloöl) bei den Eingeborenen in Indien gegen Lepra und Rheumatismus; ferner als Brennöl und in der Kerzen- und Seifenfabrikation. Die Rinde als Diureticum, Emmenagogum und auf den Philippinen als Gerbmaterial, das Blatt bei Augenkrankheiten. Same, Rinde und Blatt als Fischgift. Das Holz kam früher als Ostindisches Mahagoni- oder Rosenholz nach Europa. Es liefert ferner ostindisches Tacamahak.

Tacamahaca. Takamahakharz. Ostindisches, echtes Tacamahac. Balsamum mariae. Maricubalsam.

Ein weiches, grünlichgelbes Harz von angenehmem, lavendelartigem Geruch. Säurezahl 21,4 bis 34,4; Verseifungszahl 54 bis 89; Esterzahl 32,64 bis 66,34.

Inhaltsstoffe. Ätherisches Öl und Harzsäuren.

Anwendung. Als Räuchermittel und zu Pflastern.

Bemerkung: Tacamahac ist eine Sammelbezeichnung für verschiedenartige, meist weiche, angenehm aromatisch riechende Harze von zahlreichen Pflanzen meist tropischer Herkunft. Afrikanisches Tacamahac von Calophyllum tacamahaca WILLD. und indisches Tacamahac von C. apetalum s.u. Siehe auch bei Protium heptaphyllum (AUBL.) L. MARCH, Bursera tomentosa (JACQ.) TRIANA et PLANCH. und Bursera excelsa (H. B. K.) ENGL.

Calophyllum brasiliense CAMB. Guanandi. Cedro do pântano. Jacareuba. Mangue. Landi.

Heimisch in Brasilien (Amazonasgebiet).

Baum mit rotgelbem, hartem, dauerhaftem Holz.

Inhaltsstoffe. Im Holz bis 19% Gerbstoffe, 0,33 bis 0,53% ätherisches Öl. Im Kernholz 0,3% Jacareubin. PEREIRA et al. [Chem. Abstr. *68*, 19513 v u. *69*, 27287 k (1968)] isolierten aus dem Stammholz Friedelin, β-Sitosterin, 6-Dehydroxyjacareubin, 1,5-Dihydroxy-6-(β,β-dimethylallyl)xanthon, 1,5-Dihydroxy-8-(β,β-dimethylallyl)xanthon, 4-Hydroxyxanthon, 1-Hydroxy-3,7-dimethoxyxanthon, Dehydrocycloguanandin. Fp. 167 bis 169°, und Gentisin (1,7-Dihydroxy-3-methoxyxanthon), Fp. 297 bis 299°.

Dehydrocycloguanandin

STOUT et al. (Tetrahedron L. *1968*, S. 3285 u. *1970*, S. 1999) isolierten aus der Rinde Harz mit „brasiliensic acid" und wenig „isobrasiliensic acid". – In den Samen etwa 68% Fett.

Anwendung. Liefert einen Balsam (Jacareuba), ein blasenziehendes Mittel, das zu Pflastern verwendet wird. Das Samenfett (Guanandyfett) dient bei Brandwunden und Hautleiden, das Holz als Nutzholz.

Calophyllum jacquinii FAWC. et RENDLE (C. calaba JACQ. non L.). Galba.
Heimisch in Westindien, Brasilien und Guayana.

Inhaltsstoffe. Saponine in den Blättern.

Anwendung. Liefert Calababalsam (Mainasharz, Maynoresin, Resin de Maynas), der bei Hautkrankheiten verwendet wird. Die Samen (Calabanüsse) liefern Calabafett, das als Brennöl und zur Seifenfabrikation verwendet wird.

Calophyllum longifolium WILLD.
Nordwestliches Südamerika.

Liefert ebenfalls Mainasharz.

Calophyllum tacamahaca WILLD. (C. inophyllum LAM. non L.).
Heimisch auf den Maskarenen (Réunion) und Madagaskar.

Inhaltsstoff. Harz, das im reflektierten Licht grün, im durchfallenden Licht braun ist, im Munde erweicht und nach Cumarin bzw. Foenum graecum riecht. – Säurezahl 38 bis 39; Verseifungszahl 106,3 bis 117,5; Esterzahl 68 bis 78,5.

Anwendung. Das Harz [Afrikanisches (Bourbonisches) Tacamahac, Tacamahac de Réunion] bei Wunden und Geschwüren.

Siehe auch Bemerkung bei C. inophyllum.

Calophyllum apetalum WILLD. (C. wightianum T. ANDERS., C. calaba L., C. spuriosum CHOIS.).

Inhaltsstoffe. Im Samen fettes Öl mit Öl- und Linolsäure. GOVINDACHARI et al. (Tetrahedron L. *1967*, S. 4177 u. J. chem. Soc. C *1968*, S. 1323) isolierten aus der Rinde Friedelin und Apetalsäure, Fp. 117°, sowie Apetalacton.

Apetalsäure

Apetalacton

NIGAM u. MITRA [Phytochemistry *8*, 323 (1969)] isolierten aus der Stammrinde β-Amyrin, β-Sitosterin, Betulinsäure $C_{30}H_{48}O_3$ und ein Xanthon, Fp. 240 bis 250°, aus den Samenkernen Apetalolid, Fp. 203 bis 205° (ein Isomeres von Calophyllolid), und das β-Sitosterin-β-D-glucosid $C_{35}H_{60}O_6$, Fp. 288 bis 290°, ferner eine saure Substanz, ähnlich Inophyllsäure und β-Sitosterin [Planta med. (Stuttg.) *16*, 450 (1968)].

Apetalolid

Anwendung. Liefert indisches Tacamahac und Gummi.

Calophyllum tomentosum WIGHT (C. elatum BEDD.).
Heimisch in Indien und Ceylon.

Inhaltsstoffe. NIGAM u. MITRA [Phytochemistry *8*, 323 (1969)] isolierten aus der Stammrinde Friedelin, Friedelan-3β-ol $C_{30}H_{52}O$ und β-Sitosterin, aus den Samenkernen 0,1% Tomentolid A, $C_{25}H_{22}O_5$, Fp. 201 bis 205°, und 0,23% Tomentolid B, $C_{22}H_{24}O_5$, Fp. 158 bis 160°.

Tomentolid A : R = C_6H_5
Tomentolid B : R = $CH_2CH_2CH_3$

Ferner 34% fettes Öl mit C_{16}- und C_{18}-Fettsäuren, eine saure Substanz und β-Sitosterin. GOVINDACHARI et al. (J. chem. Soc. C *1968*, S. 1323) isolierten Apetalacton.

Anwendung. Liefert Gummi. Das Holz wird zu Bauzwecken verwendet.

Calophyllum wightianum WALL.
Heimisch in Indien.

Inhaltsstoff. 45 bis 50% fettes Öl.

Anwendung. Liefert Gummi.

Calotropis

Calotropis procera (AIT.) R. BR. (C. mudarii HAMILT., C. hamiltonii WIGHT, Asclepias procera L.). Asclepiadaceae – Cynanchoideae – Asclepiadeae. Oscherstrauch. Auricula tree. Madar. Yerkum. Uschar.

Heimisch in Kleinasien, Indien, Afrika, Pakistan und auf den Sundainseln, oft massenhaft in trockenen Steppen.

Aufrechte Staude, in der Regel 1,8 bis 2,4 m hoch. – Blätter sehr kurz gestielt, gewöhnlich 5,7 bis 15 cm lang und 4,5 bis 8,2 cm breit, länglich elliptisch bis breit eiförmig. – Blüten duftend, etwa 2,5 cm breit, in doldenartigen Trauben. Blütenblätter aufrecht, weißlich gefärbt mit einem purpurnen Fleck auf der oberen Hälfte. Schuppenblätter der Blütenkrone glatt oder flaumig-behaart, mit gespaltener Spitze, ohne Öhrchen. Sie sind ebenso lang wie die Staubblattsäule oder länger als diese. Balgfrüchte 7,5 bis 10 cm lang und 5 bis 7,5 cm breit, fast rund bis eiförmig. – Die Samen tragen ein Büschel seidiger Haare.

Seine großen, fast kugeligen, grünen und rotbackigen Früchte sind die „Sodomsäpfel" der Bibel. Nach dem jüdischen Geschichtsschreiber JOSEPHUS im 1. Jh. n. Chr. sollen sie zur warnenden Erinnerung an die verbrannten Städte Sodom und Gomorrha „Asche" enthalten. Bei dieser Asche handelt es sich um die stark seidige Behaarung der Samen. Liefert ebenfalls eine Madar-Rinde.

Ausführliche pharmakognostische Untersuchungen (Morphologie und Anatomie) siehe MAHRAN et al. [Bull. Facult. Pharm. Cairo Univ. *6*, 105 (1967); J. pharm. Sci. U. A. R. *8*, 71 (1967)].

Inhaltsstoffe. Interessant sind die aus dem Milchsaft der Blätter und Stengel isolierten „Glykoside" (nach BAUMGARTEN: Die herzwirksamen Glykoside, Leipzig 1963, S. 142), deren Genine nicht an Zucker, sondern an zuckerähnliche Verbindungen mit einem Kohlenstoff-Fünfring, Methyl-, Dehydromethyl- und Oxymethylreduktinsäure gebunden sind und in einem Fall außerdem noch Ammoniak und Mercaptoacetaldehyd enthalten. Nach BRÜSCHWEILER et al. [Helv. chim. Acta *52*, 2086, 2276 (1969)] im Milchsaft der Blätter und Stengel die Cardenolide Calotoxin $C_{29}H_{40}O_{10}$, Fp. 265 bis 271°, Calotropin $C_{29}H_{40}O_9$, Fp. 221°, Calactin $C_{29}H_{40}O_9$, Fp. 262°, Uscharidin $C_{29}H_{38}O_9$, Fp. 298 bis 299°, Uscharin $C_{31}H_{41}NO_8S$,

Fp. 270 bis 271°, Voruscharin $C_{31}H_{43}NO_8S$, Fp. 165 bis 166°, sowie freies Calotropagenin, Fp. 250 bis 252°, Taraxasterol und dessen O-Acetylderivat, Fp. 246 bis 247°, Uzarigenin, Fp. 249 bis 250°, Syriogenin (3β,14α,x-Trihydroxy-card(20:22)-enolid), Fp. 275 bis 278°, und Procerosid $C_{29}H_{40}O_{10} + H_2O$, Fp. 222 bis 223°, ferner Trypsin. In den Samen nach RAJAGO-PALAN et al. [Helv. chim. Acta 38, 1809 (1955)] Frugosid (Coroglaucigenin-D-allomethylosid) $C_{29}H_{44}O_9$, Fp. 160 bis 170°/237 bis 242° (DL 0,161 mg/kg Katze), die Aglykone Corotoxigenin und Coroglaucigenin, das Genin des Gofrusids (Corotoxigenin-D-allomethylosid) $C_{29}H_{42}O_9$, Fp. 248 bis 258° (DL 0,1905 mg/kg Katze), eine kristalline Substanz B, eine nicht kristalline Substanz D und Calotropin. – In den Blättern ein Polysaccharid (Bausteine: Glucose, Arabinose, Rhamnose und D-Glucosamin.

Coroglaucigenin

Corotoxigenin

Uscharin

Voruscharin

Calactin
Calotropin (raumisomer)

Uscharidin

Herzgiftmethylreduktinsäure

Methylreduktinsäure

Calotoxin

Procerosid

Nach MURTI et al. [Proc. Ind. Acad. Sci. *18A*, 145 (1951)] α- und β-Calotropeol. Nach RATHNASABAPATHY [Indian J. vet. Sci. *21*, 95 und *22*, 151 (1951)] Gigantin $C_{24}H_{36}O_9$, Fp. 243°.

Abbauschema von Uscharin u. ähnlichen Verbindungen siehe weiter unten.

Wirkung. Der Milchsaft ruft in Mengen von mehr als 0,2 g Erbrechen und Durchfall hervor. Bei Tierversuchen wurden beschleunigte Atmung, Kopfzittern, Dyspnoe, Cyanose und schließlich Tod ohne Krämpfe beobachtet. Örtlich werden am ganzen Körper Entzündungen erzeugt. Das Sehen wird durch Veränderungen an der Hornhaut beeinträchtigt. SRIVASTAVA et al. [Chem. Abstr. *59*, 1063 (1963)] untersuchten den Milchsaft auf seine Wirkung als Fibrinolyticum und Anticoagulans. Sowohl der Saft als auch eine Proteinfraktion entfalteten in vitro starke Wirkung bei Kaninchen- und Menschenblut.

Cortex Calotropis (Calotropidis) radicis. Cortex radicis Mudar. Mudarwurzelrinde. Gigantic swallow root. Madar root. Calotropis bark. Ecorce de racine de Mudar. Madar.

Calotropis BPC 34, Ind. P. C. 53.

Nach Ind. P. C. 53 die Wurzelrindenstücke von Calotropis gigantea (L.) R. BR. und C. procera (AIT.) R. BR.

Wurzelrindenstücke etwa 2 bis 3 cm breit, 2 bis 6 mm und darüber dick, rinnenförmig oder flach, teils nach außen umgebogen, der Länge nach feingerunzelt, innen blaßrötlichbraun und von körnigem, mehligem Bruch. Vielfach haften in der Handelsware der Innenseite der Rinde noch Stücke des gelblichweißen Holzes an.

Geruch aromatisch, Geschmack schleimig, bitter und scharf.

Mikroskopisches Bild. Querschnitt. Außen ein aus vielen Reihen dünnwandiger, verholzter Zellen gebildeter schwammiger Kork mit mehreren Reihen Korkmutterzellen. Ziemlich breite Mittelrinde aus dünnwandigen, dicht mit Stärke gefüllten, etwas tangential gestreckten Zellen, manche derselben mit Drusen von Calciumoxalat. Hier reichlich Milchröhren, diese auf einem Rindenquerschnitt im äußeren Teile der Mittelrinde vielfach im Längsverlauf getroffen, sonst im Querschnitt. Ferner in der Nähe der Korkschicht einzeln oder in kleineren Gruppen reichporöse, nur wenig verdickte Steinzellen oder kleine Gruppen langer, stark verdickter, schmaler, nicht verholzter Sklerenchymfasern, in ziemlich weiten Abständen zu einem Ring angeordnet (letzterer fand sich nur bei einigen der untersuchten Rindenstücke, nicht bei allen). Die Innenrinde aus ein- bis zweireihigen, nach außen sich etwas erweiternden Markstrahlen, die Zellen dünnwandig und in den jüngeren Lagen etwas radial gestreckt, mit Stärke erfüllt. Die mit den Markstrahlen abwechselnden schmalen, in den inneren Lagen nur 1 bis 3 Zellreihen breiten Rindenstrahlen ohne Bastfasern, nur Weichbast, in den äußeren Teilen großzellig, nach innen kleinzelliger. In den Rindenstrahlen Milchsaftschläuche, teilweise noch reichlicher als in der Mittelrinde. Die Rindenstrahlen zeigen gleichfalls Oxalatdrusen, doch weniger reichlich als in der Mittelrinde. Alle Parenchymzellen erfüllt mit von der Fläche gesehen rundlichen bis eiförmigen, einfachen und zusammengesetzten (meist zu 2, seltener 3 und mehr) Stärkekörnern mit Kernhöhle und deutlicher Schichtung.

Inhaltsstoffe. Nach früheren Angaben in der Rinde etwa 0,6% Alban (Madaralban), 2,5% Fluavil (Madarfluavil), 1% schwarzes, saures Harz, 0,9% Kautschuk, 0,1% bitteres gelbes Harz. Ferner der Bitterstoff Asclepiin (wirkt brechenerregend). ANJANEYULU et al. [Chem. Abstr. *68*, 9004 (1968)] fanden im Petrolätherextrakt der Wurzelrinde die Triterpene α-Amyrin, β-Amyrin, Taraxasterol, ψ-Taraxasterol und β-Sitosterin. Außerdem wurde Essigsäure und Isovaleriansäure gefunden, weshalb die Autoren glauben, daß einige der Triterpene als Ester vorliegen. CHANDLER et al. [Chem. Abstr. *69*, 5574 (1968)] isolierten aus der Wurzelrinde Benzoyllineolon und Benzoylisolineolon. Verseifung ergab die Digitanole Lineolon und Isolineolon.

Lineolon

Isolineolon

Prüfung. Fremde org. Substanz max. 2% Ind. P. C. 53.

Wirkung. Der entzündungserregende Milchsaft erzeugt heftiges Erbrechen und Durchfall.

Anwendung. Nach Extra P. 67 die Wurzelrinde wie Ipecacuanha. In der Volksheilkunde die Wurzel als Purgans und Brechmittel, Diureticum, Diaphoreticum, bei Epilepsie, Hysterie, Krämpfen, Syphilis, Würmern, Fieber, Gicht, Elephantiasis und Schlangenbiß. Gegen Krebs. In der Homöopathie. Der Milchsaft der Rinde wird auf Mudargummi verarbeitet, ein Produkt, das der Guttapercha ähnlicher ist als dem Kautschuk und als Ersatz für Guttapercha gebraucht werden kann.

Dosierung. 0,2 bis 0,3 g, Ind. P. C. 53. Als Expectorans 200 bis 600 mg, als Emeticum 2 bis 4 g, Extra P. 67.

Calotropis gigantea (L.) R. Br. (Asclepias gigantea Willd. non L., außerdem laut HPUS 64 A. procera, Calotropis hamiltonii). Giant milkweed.

Heimisch in Ost- und Hinterindien, im Malayischen Archipel und im südlichen China.

Ein bis zu 3 m hoher, gelegentlich baumartiger Strauch. – Blätter sitzend, dick, 10 bis 20 cm lang und 3,8 bis 10 cm breit, elliptisch oder länglich eiförmig mit schmaler herzförmiger, oft stengelumfassender Basis. – Blüten 3,7 bis 5 cm breit, geruchlos, purpurn oder weiß gefärbt mit abspreizenden Lappen. Die behaarten Schuppenblätter der Blütenkrone kürzer als die Staubblattsäule mit 2 stumpfen Öhrchen unmittelbar unter der abgerundeten Spitze. – Balgfrüchte geschwollen, 9 bis 10 cm lang und zurückgebogen. Die Samen tragen ein Büschel seidiger Haare.

Inhaltsstoffe. In Blättern und Stengeln fanden Varshey et al. [Indian J. Pharm. *27*, 231 (1965)] Saponine und Sapogenine. Im Milchsaft Verbindungen wie bei C. procera.

Abbauschema

Uscharin $C_{31}H_{41}NO_8S$	$\xrightarrow{CaCO_3}$	*Uscharidin* $C_{29}H_{38}O_9$ + NH_3	*Mercaptoacetaldehyd* + $HS \cdot CH_2-CHO$
		$\downarrow$ $C_{23}H_{32}O_6$ Iso-anhydrocalotropagenin (= Calotropagenin)	+ $C_6H_6O_3$ Dehydro-methylreduktinsäure
Calotropin $C_{29}H_{40}O_9$	$\xrightarrow{Borax}$	$C_{23}H_{32}O_6$ Iso-anhydrocalotropagenin	+ $C_6H_8O_3$ Methylreduktinsäure
Calotoxin $C_{29}H_{40}O_{10}$	$\xrightarrow{Borax}$	$C_{23}H_{32}O_6$ Iso-anhydrocalotropagenin	+ $C_6H_8O_4$ Oxymethylreduktinsäure
Calactin $C_{29}H_{40}O_9$	$\xrightarrow[Borax]{NaOH}$	$C_{23}H_{32}O_6$ Pseudo-anhydrocalotropagenin Iso-anhydrocalotropagenin	+ $C_6H_8O_3$ Methylreduktinsäure

Außerdem Gigantin, ein Herz- und Fischgift ähnlich dem Uscharin.

Die den Glykosiden gemeinsame Geninkomponente $C_{23}H_{32}O_6$ besitzt nahe Verwandtschaft zu dem mit ihm isomeren Strophanthidin. Die Glykoside zeigen eine hohe Toxizität an Frosch und Katze:

Uscharin: 0,5 γ/g Frosch entsprechend 2 000 000 F. D.; 0,144 mg/kg Katze. – *Calotoxin:* 0,7 γ/g Frosch entsprechend $\sim$ 1 400 000 F. D.; 0,112 mg/kg Katze. – *Calotropin:* 0,111 mg/kg Katze.

Im Milchsaft nach Saha et al. [Chem. Abstr. *59*, 6863 (1963)] Histamin. Im Latex-Coagulum fanden Bhaskara Rama Murti et al. [Proc. Ind. Acad. Sci. *18A*, 145 (1943)] Ester der Essig- und Isovaleriansäure mit β-Amyrin, α- und β-Calotropeol $C_{30}H_{50}O$. In den Samen ein nicht trocknendes Öl.

Wirkung. Saha et al. [Chem. Abstr. *59*, 6863)] berichten, daß schon kleine Mengen des Milchsafts starke Kontraktionen am Meerschweinchenuterus und am isolierten Ratten- oder Kaninchenuterus hervorrufen. In die Haut gespritzt, erzeugt der Milchsaft histaminähnliche, lokale Reaktionen. Oral erzeugt er bei Meerschweinchen Bronchialkrämpfe, Lähmung, Asphyxie und Tod innerhalb 30 Min.

Zusammen mit Histamin wurde ein Synergismus in Bezug auf Kontraktionen des isolierten Krummdarms des Meerschweinchens festgestellt. Auch die Wirkung auf den Blutdruck und am isolierten Herzen ist ähnlich der des Histamins. Der Unterschied zur Histaminwirkung besteht darin, daß der Milchsaft in hohen Konzentrationen den Blutdruck nicht senkt, sondern steigert. Diese Wirkung wird Begleitstoffen (evtl. Aminosäuren außer Histamin) im Milchsaft zugeschrieben.

Anwendung. Blatt und Blüten gegen Asthma und als Digestivum. Der Milchsaft bei Augenentzündungen und Aphthen. Als Abortivum. Der Saft der Pflanze soll in Indien und Afrika zur Herstellung berauschender Getränke verwendet werden. Auch gegen Krebs. Als Pfeil- und Lanzengift. In der Volksheilkunde ähnlich wie Calotropis procera. Die Wurzelrinde als Cortex Calotropis (s. o.), auch in der Homöopathie.

Dosierung. 200 bis 750 mg des Pulvers, USD 60.

Madar HAB 34.

Getrocknete, im April und Mai gesammelte Wurzelrinde.

Arzneiform. Tinktur nach § 4 mit 90%igem Weingeist. Trockenrückstand etwa 0,7%; Spez. Gew. etwa 0,83.

Arzneigehalt. 1/10.

Calotropis gigantea HPUS 64. Mudar.

Die Wurzel.

Arzneiform. Urtinktur: Arzneigehalt 1/10. Calotropis gigantea in mäßig grobem Pulver 100 g, dest. Wasser 500 ml, Alkohol USP (94,9 Vol.-%) 537 ml zur Bereitung von 1000 ml der Tinktur. – Dilutionen: D 2 (2×) enthält 1 Teil Tinktur, 4 Teile dest. Wasser und 5 Teile Alkohol; D 3 (3×) und höher mit Alkohol HPUS (88 Vol.-%).

Bemerkung: Calotropis gigantea und C. procera sind Lieferanten der vegetabilischen Seide „Akon", die wie Kapok als Polstermaterial verwendet wird.

Caltha

Caltha palustris L. (außerdem laut HPUS 64 auch Caltha arctica). Ranunculaceae – Helleboroideae – Caltheae. Sumpfdotterblume. Dotterblume. Butterblume. Schmalzblume. Kuhblume. Sumpfschmirgel. Cowslip. Marsh marigold. Populage. Souci d'eau. Farferugine.

Heimisch in Europa, Asien und Nordamerika; in Deutschland häufig vorkommend. Vorwiegend an Sümpfen, Gräben, Bachrändern, Teichufern und feuchten Wiesen.

Wurzelstock sehr kurz, kräftig, vielköpfig, mit einem dichten Büschel langer, dicker, weißlicher Wurzeln. – Stengel ein bis mehrere, aufsteigend, meist bis 30, auch bis 60 cm hoch oder niederliegend, kahl, hohl, an den Knoten oft wurzelnd und neue Pflanzen bildend. – Wurzelblätter langgestielt, herzförmig-rundlich, kahl, am Rande fein gekerbt, am Grunde scheidenartig erweitert. Stengelblätter kürzer gestielt, die oberen ungestielt, stengelumfassend, oft mit tütenartiger, häutiger Blattscheide; die ganze Pflanze lebhaft glänzendgrün. – Blüten etwa 2 bis 4 cm groß, einzeln in den Blattwinkeln, im Knospenzustand kugelig; fünf und mehr, bis 18 mm lange, innen lebhaft dottergelbgefärbte, glänzende, eiförmige, gewölbte, blumenblattartige Perigonblätter, außen am Grunde grün, abfallend; keine Blumenblätter. Zahlreiche gelbe Staubgefäße, 5 bis 10 und mehr Fruchtknoten. – Früchte aus 5 sternförmig vereinigten, der Länge nach aufspringenden, vielsamigen Teilfrüchten.

Herba (et Flores) Calthae palustris. Herba Populaginis. Sumpfdotterblumenkraut. Dotterblumenkraut. Butterblumenkraut. Kuhblumenkraut. Wiesengoldkraut. Schmalzblumenkraut.

Inhaltsstoffe. In allen Organen der frischen Pflanze in geringen Mengen Protoanemonin als Hauptwirkstoff. Protoanemonin ist mit dem in Äther löslichen Anemonol (Ranunculol) identisch, hat Lactoncharakter und wandelt sich durch spontane Polymerisation in das völlig geruchlose Anemonin (Anemonen- oder Pulsatillacampher) $C_{10}H_8O_4$, Fp. 158° um.

Anemonin

Ferner Cholin, Saponine, Quercetin-3-galaktosid-7-rhamnosid, Quercetin-3-galaktosid-7-xylosid, Quercetin-3-galaktosid und Isorhamnetin, das wahrscheinlich auch in glykosidischer Bindung vorliegt. In den Blüten etwa 2,5% Xanthophyll, α- und β-Carotin, Trollixanthin und Xanthophyllepoxid $C_{40}H_{56}O_3$, Fp. 192°. — In den Wurzeln fand NIJLAND [ref. Chem. Abstr. 59, 4208 (1963)] Magnoflorin. Aus dem Samenöl isolierten SMITH et al. [Lipids 3, 37 (1968)] 23% all-cis-5,11,14-Eicosatrien-säure, 1% all-cis-5,11,14,17-Eicosatetraensäure, 26% cis-5-Octadecen- und cis-9-Octadecensäure im Verhältnis 2 : 1 und 12% cis-11-Eicosaen- und cis-5-Eicosaensäure im Verhältnis 3 : 1.

Aufbewahrung. Die Droge soll nicht aufbewahrt werden, es ist nur frisches, blühendes Kraut zu verwenden.

Wirkung. Protoanemonin hat im Gegensatz zum Anemonin eine sehr kräftige örtliche Reizwirkung (Schleimhäute). Resorptiv führen beide Stoffe zuerst zu Erregung, dann zu Lähmung des Zentralnervensystems, nach letalen Dosen erfolgt der Tod durch Kreislauf- und Atemlähmung. Es erfolgt auch eine Reizung der Nieren und der ableitenden Harnwege. Auszüge haben bei äußerlichem Gebrauch eine hautreizende und wundheilende, innerlich eine diuretische, abführende, schmerz- und krampfstillende Wirkung. — Vergiftungen nicht ganz selten, z.B. durch Verwenden der Blätter als Salat oder der geschlossenen, noch grünen Blütenknospen als Ersatz für Kapern, während die früher übliche Benutzung der aufgeblühten, gelben Blüten zum Gelbfärben der Butter schon wegen der dazu benötigten geringen Mengen keinen Anlaß zu Vergiftungen gegeben haben dürfte.

Vergiftungserscheinungen. Magen- und Leibschmerzen, Brechreiz, Gesichtsblässe, Ohrensausen, Schwindel und schwacher Puls. Nach 4 bis 5 Std. Anschwellen des Gesichtes und pemphigusartiger Ausschlag.

Behandlung der Vergiftung. 1. Äthiotrop. Entleerung des Magen-Darm-Kanals, Tierkohle. — 2. Symptomatisch: Mucilaginosa, Flüssigkeitszufuhr; bei etwaigen Krämpfen vorsichtige Gaben von Luminal: bei zentraler Lähmung Analeptica.

Anwendung. In der Homöopathie ähnlich wie Pulsatilla gegen Bläschenflechte, jukkende Hautausschläge, Herpes zoster, ferner bei Bronchitis, Pertussis, Dysmenorrhoe und Uteruscarcinom empfohlen. In der Volksheilkunde bei Gelbsucht. Die in Salzwasser und Essig eingelegten Blütenknospen werden wie Kapern benutzt.

Caltha palustris HAB 34. Sumpf-Dotterblume.

Frische blühende Pflanze.

Arzneiform. Essenz nach § 1.

Arzneigehalt. 1/2.

Caltha palustris HPUS 64. Marsh Marigold.

Die ganze Pflanze.

Arzneiform. Urtinktur: Arzneigehalt 1/10. Caltha palustris, feuchte Masse mit 100 g Trockensubstanz und 400 ml Wasser = 500 g, Alkohol USP (94,9 Vol.-%) 635 ml zur Bereitung von 1000 ml der Tinktur. — Dilutionen: D 2 (2×) enthält 1 Teil Tinktur, 3 Teile dest. Wasser und 6 Teile Alkohol; D 3 (3×) und höher mit Alkohol HPUS (88 Vol.-%). — Medikationen: D 3 (3×) und höher.

Calycanthus

Calycanthus floridus L. Calycanthaceae. Gewürznelkenstrauch. Sweet shrub. Strawberry shrub. Carolina allspice.

Heimisch in Nordamerika (Carolina).

Strauch ziemlich sparrig verästelt, dicht, 1 bis 3 m hoch. — Knospen nackt. — Blätter unterseits weichfilzig. — Blüten an den Laubzweigen gestielt, wohlriechend (nach Apfelester), 4 bis 5 cm im Durchmesser. Blütenhüllblätter gleichfarbig, braunrot.

Inhaltsstoffe. Nach ROBINSON (Chem. and Ind. 1963, S. 223) die Alkaloide Calycanthin $C_{22}H_{26}N_4$, Fp. 245°, Folicanthin $C_{24}H_{30}N_4$, Fp. 118 bis 119°, Calycanthidin $C_{23}H_{28}N_4$ Fp. 142°, und Chimonanthin $C_{22}H_{26}N_4$, Fp. 188 bis 189°.

Calycanthin

Folicanthin : $R_1 = R_2 = R_3 = R_4 = CH_3$
Chimonanthin : $R_1 = R_3 = H$; $R_2 = R_4 = CH_3$
Calycanthidin : $R_3 = H$; $R_1 = R_2 = R_4 = CH_3$

ANOT et al. [Bull. Soc. Chim. biol. (Paris) *37*, 365 (1955)] isolierten aus beblätterten Zweigen Calycanthosid $C_{17}H_{20}O_{10} \cdot 2H_2O$.

Calycanthosid

Scyllit

Im Blatt 0,5% Scyllit (Cocosit) $C_6H_{12}O_6$, Fp. 348 bis 352° (Zers.). Im Samenöl β-Sitosterin und Dihydro-β-sitosterin. In den Zweigen 0,25 bis 0,53% äth. Öl mit viel Cineol, daneben α-Pinen und Borneol.

Anwendung. Wurzel und Rinde als Tonicum und Stimulans. Der Fluidextrakt bei Fieberanfällen.

Dosierung. 2 bis 4 ml des Fluidextraktes, USD 60.

Calycanthus fertilis WALT. (C. glaucus WILLD.).

Inhaltsstoffe. Calycanthosid, Calycanthin. – In der Blüte Chrysanthemin (Cyanidin + Glucose) $C_{21}H_{21}O_{11}$, Fp. 205° (Zers.) (Chlorid). – In den Blättern Scyllit. – In den Samen fettes Öl und Isocalycanthin.

Anwendung. Die Samen gegen Wechselfieber.

Calycopteris

Calycopteris floribunda LAM. Combretaceae.
Heimisch in Indien.

Inhaltsstoffe. In den Blättern zu etwa 0,3% das Flavon Calycopterin (Thapsin) $C_{19}H_{18}O_8$. Fp. 224° und etwa 6,8% Gerbstoff.

Calycopterin

Anwendung. Das Kraut gegen Spulwürmer (Calycopterin). Die Blätter als Adstringens und gegen Koliken. Die Wurzel gegen Schlangenbiß. Die Frucht äußerlich bei Geschwüren.

Calystegia

Calystegia sepium (L.) R. BR. (Convolvulus sepium L.). Convolvulaceae – Convolvuloideae – Convolvuleae. Zaunwinde. Convólvulo.

In Europa ziemlich verbreitet, an Zäunen, Hecken, Gebüschen, als krautige Kletterpflanze mit trichterförmigen, weißen Blüten.

Ausdauernde, 1 bis 3 m lange, windende, kahle Pflanze. — Erdstock kriechend, ästig, weißlich, fleischig. — Stengel kletternd oder kriechend, am Grunde Ausläufer treibend, im oberen Teile ästig, rundlich-stumpf-kantig, hohl. — Laubblätter groß, etwa 5 cm lang, gestielt, aus pfeilförmigem Grunde eiförmig-länglich bis dreieckig, vorn stumpf oder lang zungenförmig gespitzt; Öhrchen stumpflich oder spitzlich oder lappig grobzähnig-gestutzt, oberseits hellgrün, unterseits blaßgrün. Blüten auf langen, etwas kantigen, im oberen Teil hie und da verdickten, die Laubblattstiele an Länge übertreffenden Stielen, einzeln in den Achsen der Laubblätter. Vorblätter groß, ei- oder herzeiförmig bis länglich-dreieckig, flach, den Kelch teilweise deckend, bleibend. — Kelchzipfel herzförmig-lanzettlich oder schmal eiförmig, krautig. Krone groß, 3,5 bis 6 cm lang, trichterförmig, weiß, selten rotgestreift oder rosa; Honigring am Grund des Fruchtknotens gelb, Staubblätter kürzer als der Griffel, am Grunde verbreitert; Pollen kugelig, dicht- und kleinwarzig, weiß. Narbenlappen eilänglich, flach. Kapsel rundlich, ein- oder nur im unteren Teile zweifächerig, vier- oder seltener dreisamig. — Samen eiförmig, etwa 5 mm lang, kantig, rauh, mit grubigem, hellem Nabel, schwarz.

Inhaltsstoffe. Jalapinähnliches Harzglykosid, das Resina Convolvuli sepium (s. u.) liefert, zu 6 bis 7% in der Wurzel, zu 3 bis 3,5% im Kraut und zu 2 bis 2,5% in den Blättern. Gerbstoffe bis zu 10%, nach anderen Angaben nur 0,4%.

Nach JARETZKY et al. [Arch. Pharm. (Weinheim) *278*, 379 (1940)] in Wurzel und Kraut Glykoretine. Nach BATE-SMITH [J. Linn. Soc. London (Botany) *58*, 371 (1962)] in hydrolysierten Blatt- oder Kräuterextrakten Kaffeesäure, Kämpferol und Quercetin. In der Stengelrinde Neochlorogensäure, Rutin, Spuren p-Cumarsäure, Kämpferol-3-rhamnoglucosid, Ferulasäure und Isochlorogensäure.

Wirkung. Die Droge hat laxierende Wirkung, die auf das Harz zurückzuführen ist. Infuse, Dekokte und Tinkturen sind jedoch wirkungslos, da die Harzkonzentration zu gering ist (vgl. Resina Convolvuli sepium). JARETZKY et al. [Arch. Pharm. (Weinheim) *278*, 241 (1940)] untersuchten pharmakologisch Radix und Herba Calystegiae sepii und fanden, daß die Pflanze als Ersatz für Tubera Jalapae verwendet werden kann.

Anwendung. Die Droge wird verschiedentlich als eines der besten Abführmittel empfohlen, bei dessen Einnahme außerdem niemals Leibschmerzen und Übelkeit, wie sie die exotischen Drastica dieser Familie hervorrufen, beobachtet wurden. Auch als Cholagogum empfohlen.

Resina Convolvuli sepium, Scammonium germanicum (von Calystegia sepium!), aus den Wurzeln durch weingeistige Extraktion gewonnen, wird als Ersatz für Resina Jalapae und Resina Scammonii vorgeschlagen.

Wirkung. 0,3 bis 1 g Harz sollen den gleichen therapeutischen Effekt haben wie 0,12 bis 0,5 g Resina Jalapae. Die Lösung des Harzes besitzt nach Zusatz einer geringen Menge Alkali, die unter der Säurezahl liegt, kolloide Eigenschaften, ist oberflächenaktiv und kräftig abführend. Sie fördert ebenso, wie dies früher für kolloide Jalapen- und Scammoniumharzlösungen festgelegt wurde, die Resorption von oral verabreichtem Curare beim Frosch und verhält sich in dieser Beziehung den Saponinen analog. Die Wirkung tritt später ein, ist unregelmäßig und nur etwa halb so stark wie beim Jalapenharz. Versuche, bei denen das Curare nach zwölfstündigem Intervall gegeben wurde, zeigten in einigen Fällen, im Gegensatz zum Jalapenharz, noch Wirkung. Die Toxizität für Fische ist gegenüber diesem um etwa die Hälfte vermindert (vgl. Convolvulaceen-Harze).

Calystegia soldanella (L.) R. BR. (Convolvulus soldanella L., C. maritimus LAM.). Meerkohl. Meerstrandwinde.

Heimisch im Mittelmeergebiet, auch in nördlichen Gegenden am Meeresufer vorkommend.

Ausdauernde, bis über 50 cm lange Pflanze. — Erdstock kriechend, einfach, walzlich, fleischig, bis 1,5 m und tiefer in den Boden eindringend. — Stengel niederliegend, an der Spitze aufsteigend, verästelt, rundlich, etwas schwachkantig, markerfüllt. — Laubblätter ziemlich langgestielt, nierenförmig, bis 2,5 cm lang und bis 4 cm breit, undeutlich geschweift-gezähnelt oder ganzrandig, mit einem in ein Stachelspitzchen endigenden Hauptnerven, bläulich- bis grasgrün. — Blüten einzeln oder seltener zu zwei, achselständig, auf langen, die Laubblätter überragenden, im unteren Teile stielrunden, im oberen vierkantigen oder schmal geflügelten und verdickten Stielen. Vorblätter groß, eiförmig, vorn stumpf,

gestutzt, die etwa gleichlangen, eiförmigen, vorn abgerundeten, gestutzten oder ausgerandeten, mit einem Stachelspitzchen endigenden Kelchblätter ganz oder zum größten Teil verhüllende Krone bis 5 cm lang, lila-rosenrot bis blaßpurpurrot, mit 5 weißen Streifen. Kapsel eiförmig, flaschenförmig, stumpf. – Samen kantig, rauh, schwarz.
Kraut geruchlos, Geschmack salzig und etwas scharf.

Herba Calystegiae. Herba Soldanellae. Herba Brassicae marinae. Meerkohlkraut. Bearbind. Herbe de soldanelle (de chou marin).
Das zur Blütezeit gesammelte, getrocknete Kraut.

Inhaltsstoff. In Kraut und Wurzel 11 bis 12% eines Harzglykosides.

Anwendung. Als Abführmittel in der Volksheilkunde und zur Gewinnung des Soldanellaharzes. Kraut und Wurzel sonst bei Scorbut, Hydrops, Fieber und gegen Würmer.

Dosierung. 3 bis 4 g.

Resina Soldanellae. Soldanellaharz.

Gewinnung. Wie Jalapenharz durch Ausziehen des Krautes oder der Wurzel mit Weingeist, Abdestillieren des Lösungsmittels und Auswaschen des Rückstandes mit warmem Wasser.
Das Harz ist durchscheinend, gelblichgrau, geschmacklos, Geruch würzig. Löslich in Alkohol, Äther, Chloroform, nicht in Petroläther.

Inhaltsstoffe. Glykoside.

Anwendung. Als Abführmittel in Pillen, als Tinktur oder Emulsion zu 1,5 g für Erwachsene, für Kinder 0,75 g.

Calystegia sepium (L.) R. Br. var. japonica.
Heimisch in Ostindien.

Inhaltsstoff. In den Wurzeln Kämpferol-3-rhamnoglucosid.

Anwendung. Als Tonicum.

Camelina

Camelina sativa (L.) Crantz (Myagrum sativum L., Alyssum sativum Scop.). Brassicaceae – Lepidieae. Leindotter. Saat-Leindotter. Flachsdotter.
Heimisch in Europa, kultiviert in Belgien, den Niederlanden und in der UdSSR.

Einjährig oder überwinternd-einjährig, 0,3 bis 1 m hoch. – Wurzel spindelförmig, hellgelblich. – Stengel aufrecht, einfach oder im oberen Teil mit aufrechten Ästen, besonders im unteren Teil von langen, einfachen und kurzen, verästelten Haaren rauh oder mit kurzen, einfachen und verästelten Haaren besetzt oder fast kahl. – Laubblätter ziemlich dicht stehend; die unteren länglich-lanzettlich, in den dem Stengel breit aufsitzenden Grund verschmälert, ungeteilt oder (selten) leicht fiederspaltig, ganzrandig oder ausgeschweift gezähnt, die oberen schmäler, am Grunde geöhrt oder pfeilförmig-halbstengelumfassend, die obersten lineal, in den pfeilförmigen Blattgrund verbreitert. Behaarung wie beim Stengel. Myrosinzellen an das Lepton der Leitbündel gebunden. – Blütenstand traubig, trugdoldig, ziemlich reichblütig. Blüten auf aufrecht abstehenden, 4 bis 8 mm langen Stielen. Kelchblätter aufrecht, 3 bis 4 mm lang, eiförmig bis schmallänglich, weiß-hautrandig, wollig behaart oder fast kahl; die äußeren am Grunde gesackt oder nur leicht ausgebuchtet. Kronblätter 4 bis 5 mm lang, schmalkeilförmig, allmählich in den Grund verschmälert, an der Spitze rund, heller oder dunkler gelb mit dunkleren Nerven. Staubblätter einfach; die längeren 3,8 bis 5 mm lang. Honigdrüsen 4, zu beiden Seiten der kürzeren Staubblätter, mitunter außen verschmelzend. Frucht auf 10 bis 25 mm langen, abstehenden Stielen aufrecht-abstehend, breit verkehrt-eiförmig, birnförmig, samt dem Griffel 7 bis 12 mm lang, an der Spitze abgerundet oder gestutzt bis leicht ausgerandet, mit schmalem Flügelrande. Klappen gewölbt mit deutlichem Mittelnerv und mehr oder weniger deutlichen Netznerven, bei der Reife mehr oder weniger stark verholzend. Griffel 1,5 bis 2 mm lang. Samen 0,7 bis 2,5 mm lang, eiförmig, dreikantig, sehr feinwarzig, hellgelb- bis dunkelrotbraun, Epidermis in feuchtem Zustand schleimig gequollen.

Semen Myagri.

Inhaltsstoffe. In den Samen etwa 30 bis 35% trocknendes Öl, Oleum Camelinae (Oleum Sesami vulgaris, Dotteröl, Leindotteröl, Deutsches Sesamöl, Cameline oil, Huile de Cameline), mit Glyceriden der Öl-, Eruca-, Linol- und Palmitinsäure. Ferner cis-Eicosen-(11)-säure-(1) $C_{20}H_{38}O_2$, Fp. 22°, Camelinin (10-Methylsulfinyldecyl-isothiocyanat) $C_{12}H_{23}NOS_2$, nach GMELIN [Präp. Pharm. 5, 33 (1969)] das enzymatische Spaltprodukt des Glucoamelinins, und 15,16-Epoxylinolsäure.

$$CH_3-SO-(CH_2)_{10}-C\begin{matrix}N-OSO_3^-\\ \\S-Glucose\end{matrix}$$
Glucoamelinin

ZYCZYNSKA [ref. Chem. Abstr. 66, 3661 (1967); Chem. Abstr. 69, 8754 (1968); Chem. Abstr. 70, 83 (1969); Chem. Abstr. 73, 22155 (1970)] isolierte aus der Neutralfraktion eines methanolischen Samenextraktes zwei schwefel- und stickstoffhaltige Komponenten: Fp. 71 bis 72°, M.G. 235, und Fp. 84,5 bis 85°, M.G. 285,7. Ebenfalls im Samen fand sie n-Nonacosan, β-Sitosterin und γ-Sitosterin, Fp. 142 bis 143°. Aus einem Pflanzenextrakt isolierte sie n-Heptacosan, Lignocerylalkohol, Cerylalkohol, α- und β-Amyrin, Cerylsäure, Montansäure, Lignocerinsäure, Eicosansäure und Behensäure.

Durch Pressung gewinnt man 27 kg, durch Extraktion 30 kg Rohöl aus 100 kg Saat.

Anwendung. Das Kraut, Herba Camelinae, und die Samen als erweichendes Mittel zu Kataplasmen, das Kraut auch bei Augenentzündungen sowie gegen Krebs. Leindotteröl wird in geringem Maß als Speise- und Brennöl sowie zur Schmierseifenherstellung benutzt, außerdem in der Anstrichtechnik, zur Herstellung von Standölen und nach Verkochung mit Holzöl als Leinölersatz.

Camelina dentatum PERS. [C. alyssum (MILL.) THELL.]. Gezähnter Leindotter.

Inhaltsstoff. In den Samen ebenfalls fettes Öl, das in ähnlicher Weise gebraucht wird.

Camellia

Camellia sinensis (L.) O. KTZE. (Thea sinensis L., T. viridis L., T. bohea L., Camellia thea LINK, C. theifera GRIFF.; außerdem Thea assamica, T. caesarea, T. imperialis, T. stricta) und Varietäten. Theaceae – Theoideae – Theeae. Teestrauch. Chinesischer Teestrauch.

Als engere Heimat der Teepflanze gilt das Ländereieck, das aus den Gebieten Südchina, Assam und Kambodscha gebildet wird. In Thea assamica wird die Urpflanze bzw. deren nächster Abkömmling gesehen.

Tee ist ein Baumgewächs. Der in Tee-Kulturen meist strauchartig gezogene Teebaum ist den Kamelienarten verwandt und gehört zu der ca. 600 meist tropisch-subtropische Arten umfassenden Pflanzenfamilie der Theaceae. Camellia sinensis ist eine sehr formenreiche Pflanze. Sie umfaßt eine Anzahl morphologisch unterscheidbarer Kulturrassen, die früher als Thea sinensis L. im engeren Sinne, Thea assamica LINDL., Thea viridis L., Thea bohea L., Thea stricta HAYNE als eigene Arten beschrieben wurden. Zahlreiche Übergänge zwischen den einzelnen Formen erschweren die Unterscheidung.

Geschichtliches[1]. Der Tee-Anbau war ca. 3500 Jahre auf China beschränkt. Tee soll dort bereits zur Zeit des Kaisers SCHEN-NUNG (2737 bis 2697 v. Chr.) bekannt gewesen sein. Während der Tang-Dynastie (618 bis 906 n. Chr.) entwickelte sich Tee zum Nationalgetränk. Wandlungen in der Bereitungsweise, insbesondere die Verwendung von an der Sonne getrockneten und gepulverten Teeblättern (Pulvertee) anstelle von zerkleinerten, gedämpften und zu Kuchen gepreßten Blättern, beeinflußten während der Sung-Periode (960 bis 1279 n. Chr.) das Tee-Zeremoniell nachhaltig. Der chinesische Brauch, dem Gaste zur Begrüßung Tee anzubieten, stammt aus dieser Zeit.

Nach Japan soll Tee 552 n. Chr. gelangt sein. In Europa wurde Tee erstmals um 1550 durch arabische Händler bekannt. Als Handelsware kam grüner Tee jedoch erst 1610 durch Kauffahrer, die Tee im Auftrag der Holländisch-Ostindischen Compagnie nach den Niederlanden brachten. Etwa zur gleichen Zeit erreichten die ersten Karawanen mit China-Tee Rußland. England bekam 1668 die erste, ca. 50 kg betragende Teesendung aus China. Bis

---

[1] Bei der Abfassung wurden mit freundlicher Genehmigung der Herren Prof. WURZIGER und Prof. HUMMEL Teile aus ihren Beiträgen in „Hdb. d. Lebensmittelchemie, Bd. VI (1970)" verwendet (s. Lit. S. 648).

1685 war die englische Tee-Einfuhr auf ca. 5500 kg angestiegen, 1784 betrug sie bereits 4 Mill. kg. Seit 1790 ist London Mittelpunkt des Tee-Welthandels.

Schwarzer Tee (ca. 40 kg) erschien erstmals 1839 in London. Innerhalb weniger Jahrzehnte verdrängte der schwarze Tee den damals üblichen grünen Tee in Europa fast vollständig. Zunächst wurde der steigende Tee-Bedarf Englands zu etwa 75% aus chinesischen Einfuhren gedeckt. Zwischen 1880 und 1900 verlagerte sich die englische Einfuhr zu mehr als 90% auf Tee aus Indien und Ceylon. An Englands Stelle trat Rußland als Verbraucher und Vermittler für chinesischen Tee. Damals wurde unter „russischem Tee" über Rußland importierter chinesischer Tee verstanden.

In Deutschland wurde Tee in der 2. Hälfte des 17. Jahrhunderts bekannt.

Beschreibung. In der Kultur reich verzweigte, 1 bis 3 m hohe Sträucher (in wildem Zustand mehr baumartig). – Laubblätter dunkel, immergrün, kurz gestielt, länglich-lanzettlich oder langeiförmig, am Rande grobgesägt, deutlich netzaderig, in der Jugend seidigflaumig. – Blüten einzeln, zu 2 oder 3 in den Blattachseln stehend, kurzgestielt, weiß oder schwach rosarot, etwa 3 cm breit und von jasminartigem Duft. Die 5 bis 6 Kronblätter fallen beim Verblühen nicht ab, die zahlreichen Staubblätter sind am Grunde (wenigstens die äußeren) miteinander verwachsen. – Frucht eine dreifächerige, grünlichbraune, holzige Kapsel mit 3 großen, runden, braunen, ölreichen, nährgewebelosen Samen (Abb. 71). Die über der Erde sich entfaltenden Keimblätter sind dick und halbkugelig.

Folia Theae. Tee. „Russischer", chinesischer, schwarzer Tee. Tea. Thé. Thé vert impérial. Feuilles de Théier. Thés verts. Thés noirs. Tè. Cajev list. Kineski čaj.

Folium Theae Helv. V, Portug. 35. Theae folium Jug. II. Tea BPC 49. Thé CF 65.

CF 65 läßt neben Camellia sinensis (Camellia thea) auch andere Varietäten zu. Nach Helv. V die fermentierten und getrockneten, jüngeren Blätter neben Blattknospen.

Einsammlung und Verarbeitung. Man zieht in den Kulturen die Pflanze meist als niederen

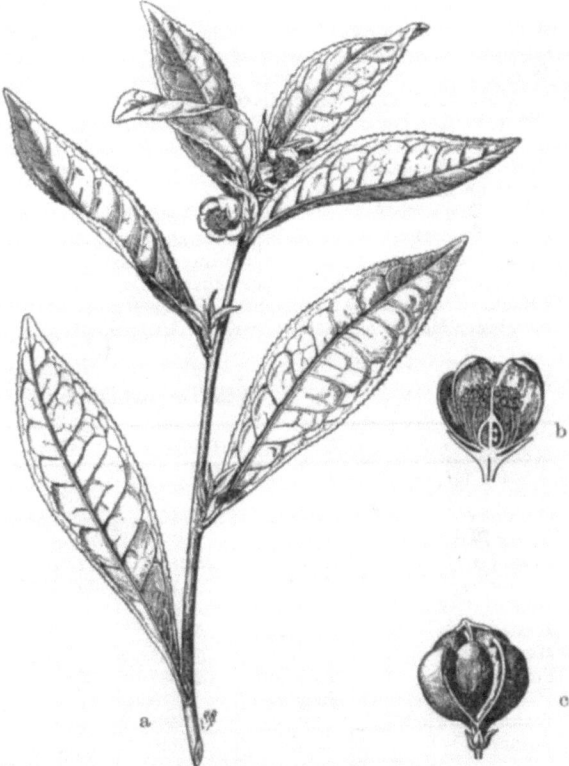

Abb. 71a–c. Camellia sinensis. a) Blühender Zweig; b) Blüte im Längsschnitt; c) aufgesprungene Kapsel.

Strauch, um das Sammeln zu erleichtern, welches in der Regel dreimal im Jahr stattfindet.

Zwei Jahre nach dem Auspflanzen können bereits die ersten Blätter geerntet werden. Allgemein beginnt die Ernte jedoch nach 4 bis 5 Jahren. Ein Teestrauch liefert im 2. und 3. Jahr ca. $1/4$ kg, im 8. bis 10. Jahre ca. 1 kg fertigen Tee. Der Ertrag nimmt meist nach 12 Jahren wieder ab. Es gibt allerdings auch Tee-Abarten, die noch mit 30 bis 40 Jahren gute Ernten liefern. In Japan sollen sich über 300 Jahre alte, noch erntefähige Teesträucher befinden.

Anzahl der Pflückungen sowie Pflückweise weichen in den Tee-Anbaugebieten vielfach voneinander ab. In China und Japan werden die jungen Blätter und Knospen in Abständen von ca. 6 Wochen, jährlich drei- bis fünfmal geerntet. Die erste Pflückung (Frühlingspflückung) wird vorgenommen, sobald die jungen Blätter sich aufzurollen beginnen. Die anschließende Ernte ist allgemein ergiebiger, der Tee qualitativ jedoch schlechter. Die weiteren Sommerpflückungen liefern viel ausgewachsene und grobe Blätter, aus denen keine aromatischen Tees gewonnen werden können. In Japan wird nur $1/3$ des erntefähigen Blattes abgeknipst. Das untere Drittel bleibt am Strauch. Aus diesem Grunde kommen in japanischen Tees selten Blattstiele vor.

In Indien, Ceylon und Indonesien (Indisches Kulturgebiet) wird fast ausschließlich der junge, aus zwei Blättern und der sich am Stengel zwischen den Blättern entwickelnden Blattknospe bestehende Teil (two leaves and a bud) geerntet. In Höhenlagen werden jährlich bis zu 15 und im Tiefland bis zu 30 Pflückungen vorgenommen. Längere Pflückungspausen ergeben sich aus dem Wechsel zwischen Regen- und Trockenzeit. Vom Regen durchnäßte Blätter, insbesondere von Thea assamica, liefern meist minderwertige Produkte. Aus den Blättern der ersten Pflückung nach der Regenzeit werden vielfach feinste Tees erhalten.

Die Teeblatt-Ernte ist meist über das ganze Jahr möglich. Unterschiede bestehen in der monatlichen Blatternte, die in weiten Gebieten des indischen Kulturgebietes in manchen Monaten nur 1 bis 4% der jährlichen Gesamternte beträgt. In Assam wird in höheren Lagen von Dezember bis März nicht geerntet. Dafür erreicht die Blatternte von August bis Oktober monatlich bis 18% der Gesamternte. Im Gegensatz dazu werden über das Jahr gleichmäßig verteilt auf Java monatlich 7 bis 10% und in Kenia 8 bis 9% der Gesamternte gepflückt.

Die Blatternte wird so gehalten, daß das Wachstum der Sträucher nicht beeinträchtigt wird. Die Pflückarbeit wird meistens von Frauen, bisweilen behandschuht, sowie unter strengster Fernhaltung riechender, die Teeblätter nachteilig beeinflussender Stoffe unter Vermeidung von Blattbeschädigungen mit großer Sorgfalt durchgeführt.

Für China wird die mittlere tägliche Pflückleistung mit 6 bis 8 kg frischer Teeblätter angegeben, aus denen 1 bis 1,5 kg Tee zu fertigen sind. Im indischen Kulturgebiet lassen sich in 12 bis 16 Std. etwa 30 000 Schößlinge oder 20 bis 22 kg grüne Blätter pflücken. Da 3000 Schößlinge ca. $^1/_2$ kg fertigen Tee liefern, beträgt die durchschnittliche Tagesleistung danach 4 bis 5 kg Trockentee.

Im Jahre 1950 wurden erstmals Teepflückmaschinen eingesetzt. Sie eignen sich nur für große Teegärten. In russischen Pflanzungsgebieten werden Teesträucher neuerdings auch in Heckenform angebaut, um sie mit einer Art fahrbaren Heckenschere abernten zu können.

Aus den Blättern jedes Teestrauches kann, unabhängig von deren Alter, Wachstum und Pflückzeit, durch entsprechende Bearbeitungs-Verfahren Tee folgender Grundtypen in beliebiger Menge hergestellt werden: Unfermentierter oder grüner Tee, fermentierter oder

Welt-Teeproduktion in 1000 kg

	1935–1939	1950–1954	1959	1961	1964	1966
Asien						
Ceylon	105 242	147 400	187 790	206 920	227 250	222 310
China (VR)	–	–	–	157 000	154 500	–
Indien	194 350	283 430	327 160	354 250	350 000	374 350
Indonesien	61 446	59 244	44 824	42 983	40 000	44 180
Iran	649	5 412	7 013	10 200	13 630	18 009
Japan	51 920	50 445	79 650	81 540	82 000	83 146
Malaysia	464	1 811	2 318	2 640	2 730	3 446
Pakistan	(in Indien enthalten)	24 287	25 818	26 598	25 000	28 272
Taiwan (Formosa)	11 451	11 351	16 196	18 000	22 700	21 510
Türkei	–	440	4 238	5 661	11 300	23 000
Afrika						
Kenia	4 312	6 862	12 667	12 668	19 100	25 418
Kongo		465	3 000	3 630	3 630	5 734
Mauritius	50	412	908	1 277	1 370	1 970
Mozambique	419	3 452	8 003	10 622	9 100	13 983
Njassaland	4 199	6 834	10 578	14 326	12 700	15 367
Süd-Rhodiesen	70	408	591	1 081	1 363	2 268
Tansania	163	1 140	3 341	4 468	5 680	6 800
Uganda	187	2 123	4 433	5 126	6 360	11 214
Südamerika						
Argentinien		313	4 500	8 000	12 270	14 016
Brasilien		725	762	2 820	5 000	–
Peru		559	1 070	1 142	1 500	
Europa						
UdSSR			33 630	37 227	45 450	54 795

Tee-Verbrauch pro Kopf in g

Jahr	Bundesrepublik Deutschland	Gr. Britannien	Niederlande	USA	UdSSR
1952–1954	72,7	4255,0	724,0	296,0	—
1956–1958	113,3	4503,0	804,0	268,0	206,0
1959–1961	118,1	4402,0	800,0	277,0	250,0
1964–1966	140,6	4150,4	775,6	307,0	294,8

schwarzer Tee, halbfermentierter oder Oolong-Tee. Die bearbeiteten Teeblätter heißen in weiten Gebieten Chinas ,,Tscha" oder ,,Tschai", in Südchina auch ,,Ta", ,,Tai" oder ,,Tia". Aus den chinesischen Bezeichnungen dürfte auch das Wort ,,Tee" entstanden sein.

Auf dem Teeweltmarkt haben sich Erzeugungszuwachs und Konsum bisher etwa die Waage gehalten. Den größten Tee-Erzeugungsgebieten, Indien und Ceylon mit etwa 55% der Welterzeugung, stehen als stärkste Verbrauchsländer mit über 50% der gesamten Teeproduktion Großbritannien und USA gegenüber. Im Gegensatz zu den konservativen Verbrauchergepflogenheiten in Großbritannien hat sich in den USA Tee-Extraktpulver (Instant-Tee) bereits 15% des gesamten Tee-Umsatzes gesichert.

Der eigentliche plantagemäßige Anbau der gegenwärtig wichtigsten Tee-Ausfuhrländer Indien, Ceylon und Indonesien begann erst in der ersten Hälfte des vorigen Jahrhunderts. Wieder später, gegen Ende des vorigen Jahrhunderts, entstanden die ersten Pflanzungen in Ostafrika, wo inzwischen die Teekultur, insbesondere in Kenia und Njassaland, zu einem wichtigen wirtschaftlichen Faktor wurde. Große Ausdehnung erfuhr der Teeanbau im Kaukasus, wo seine Anfänge ebenfalls schon auf die Mitte des vorigen Jahrhunderts zurückzuführen sind, sowie in Westpakistan, im Iran und in der Türkei. In Lateinamerika erreichte die Teekultur nur in Argentinien, Brasilien und Peru einige Bedeutung.

Tee-Einfuhr in die Bundesrepublik Deutschland in 1000 kg

Jahr	Gesamtmenge	Indien und Pakistan	Ceylon	davon aus Indonesien	China
1950	1643	967	190	468	13,5
1960	6283	2730	1526	1930	161
1962	8398	4133	1994	1843	77,5
1964	9110	4587	2113	1620	68,5
1966	7898	3489	2168	1533	74,8
1967	8112	3241	2585	1638	75,8

Herstellung von unfermentiertem, grünem Tee. Dieser wird in geringem Umfang in fast allen Tee-Anbaugebieten erzeugt. In Indien (Teegärten von Ranchi, Dehra-Dun, Kangra) wird das Blattgut zur Inaktivierung von Fermenten und Enzymen unmittelbar nach dem Pflücken in rotierenden zylindrischen Behältern 2 bis 3 Min. unter Druck gedämpft. Nachdem das an der Oberfläche haftende Wasser entfernt ist, wird das Blattgut ohne Druckanwendung $1/2$ Std. gerollt und danach durch vorsichtiges Trocknen der Wassergehalt auf etwa 50% herabgesetzt. Nach nochmaligem Rollen wird das Blattgut getrocknet. Durch entsprechende Separierung werden die verschiedenen Handelssorten gewonnen. Typische Sorten sind:
Fine Young Hyson, Young Hyson, Hyson, Twankey, Soumee und Dust.

Nach älteren Verfahren (chinesische Herstellung) werden Teeblätter und Zweigspitzen unter fortwährendem Umrühren in flachen eisernen Pfannen auf Matten bzw. Sieben über siedendem Wasser etwa 4 bis 5 Min. erhitzt. Sobald der charakteristische Teegeruch auftritt, werden die Blätter auf Strohmatten, Tischen oder feinmaschigen Sieben mit den Händen bzw. zwischen den Handtellern so lange geknetet, gewalkt und hin- und hergerollt, bis keine Feuchtigkeit mehr merkbar ist und die Blätter Zylinder- oder Knöllchenform angenommen haben. Nach dem Rollen wird der Tee in Pfannen geröstet und an der Sonne oder auf beheizten Darren bei höchstens 70° getrocknet, bis die Masse dunkelolivgrün ist.

Im grünen Tee bleibt der natürliche Blattfarbstoff weitgehend erhalten. Braune oder rote Farbtöne weisen auf fehlerhafte Bearbeitung hin. Blattstiele und Bruchstücke werden durch Absieben entfernt.

In China ist es gebräuchlich, den Tee zu parfümieren, indem man ihn mit wohlriechenden Blüten zusammenlegt, die nachher wieder entfernt werden. Dieses Verfahren wird auch gelegentlich auf Java angewandt. In China benutzt man dazu hauptsächlich die Blüten von Aurantiaceen, ferner Blüten von Olea fragrans, auch wohl von Magnolien und Annonaceen.

Herstellung von fermentiertem, schwarzem Tee. Zunächst wird dem Blattgut durch Welken Feuchtigkeit entzogen. Dadurch verliert es an Sprödigkeit sowie Straffheit und läßt sich rollen ohne zu brechen. Gleichzeitig vermindern sich durch die weitergehende Atmung die Kohlenhydrate (bis 4% i. T.) und Eiweiß wird zu Aminosäuren abgebaut. Chemische Veränderungen können sich auch auf die Pektaseaktivität und das in den Blättern enthaltene Chlorophyll erstrecken.

Beim Rollen der gewelkten Blätter werden die Zellen zerrissen, dadurch verliert die semipermeable Zellmembran ihre Wirkung, so daß die in den Blättern vorhandene Polyphenoloxydase bereits in den gerollten Blättern auf die polyphenolischen Substrate einzuwirken beginnt. Der Prozeß wird im nachfolgenden Fermentationsvorgang fortgesetzt, solange ausreichend Sauerstoff in die beschädigte Zelle gelangt bzw. bis die Fermentation abgebrochen wird. Durch den nach kupferrot verfärbten Zellsaft, der zum Teil an der Blattoberfläche, besonders in den Blatthaaren haften bleibt, ändert sich die Blattfarbe von Grün nach Rötlichbraun. Außerdem tritt das charakteristische Tee-Aroma auf.

Die chemischen Vorgänge werden durch Erhitzen des Blattgutes abgebrochen. Beim Trocknen karamelisiert auch im Saft vorhandener Zucker. Blätter mit starker Behaarung werden, bedingt durch die Veränderungen des daran haftenden Zellsaftes, meist gelblich bis bräunlich. Blatteile mit wenig Zellsaft werden dagegen an der Oberfläche schwarz.

Die klassische chinesische Teeblatt-Aufbereitung umfaßt insgesamt 12 auf Handarbeit abgestellte Einzeloperationen. Sowohl im indischen Kulturgebiet als auch in anderen bekannten Tee-Anbaugebieten erfolgt die Herstellung von schwarzem Tee allgemein durch mechanische Bearbeitung der Teeblätter. Eine Standardanlage umfaßt vier unterschiedliche Arbeitsgänge:

1. Welkhäuser. Dies sind meist mehrstöckige Gebäude ohne Seitenwände oder mit großen, leicht zu öffnenden Fenstern. Die Räume sind mit hohen Regalen angefüllt. Auf maschendraht- oder sackleinenbespannten, in Abständen von 20 cm angeordneten Holzrahmen werden Teeblätter in mehrere cm starken Lagen geschichtet (0,5 kg/m²). Das Welken erfolgt bei 25 bis 35° und dauert ca. 12 bis 24 Std. Das Frischblattgewicht nimmt dabei um ca. $^1/_3$ ab. In größeren Teefabriken werden Welktrommeln eingesetzt, in denen die Blattfeuchtigkeit durch Überleiten erwärmter Luft schneller und gleichmäßiger entzogen werden kann (3 bis 4 Std.).

2. Rollmaschinen. Sie werden seit ca. 1930 eingesetzt und dienen zur Bearbeitung der angewelkten Blätter. Das Blattgut kommt in einen Metallkasten, dessen Deckel durch eine besondere Vorrichtung auf die Teeblätter gepreßt wird. Auf einer mit Querleisten versehenen Platte oder auf einem Stahltisch, in dessen vertiefte Rundplatte schmale, sichelförmig angelegte Rippen erhaben eingearbeitet sind, wird der zylindrische, bodenlose Metallbehälter im Kreise herumgedreht. Dabei kann die Platte feststehen oder sich in entgegengesetzter Richtung zum Kasten drehen. Durch die kreisende Bewegung werden die Teetriebe spindelförmig gerollt. Während des Rollvorganges (20 bis 30 Min.) steigt die Temperatur in den Fülltrommeln bis auf ca. 40°. Das Rollen (meist 2 Rollvorgänge, mitunter auch 3 bis 5) wird beendet, sobald der aus den Blättern ausgetretene Saft wieder aufgenommen ist und das Blattgut sich nicht mehr seifig und feucht, sondern trocken anfühlt. Das sich in den Maschinen während des Rollprozesses zusammenballende, feuchtwarme Blattgut wird nach jedem Rollen auf Schüttelsieben aufgetrennt. Die abgesiebten feinen Blätter – besonders die beim Rollen abgebrochenen Spitzen – werden als „First Fines" bezeichnet. Der auf dem Sieb verbleibende gröbere Teil wird nach nochmaligem Rollen und Aufbrechen im Rollbrecher in „Second Fines" und „Bulk" aufgeteilt.

3. Fermentationskammern sind allseitig geschlossene, belüftbare Räume. Die Teeblätter werden in Lagen von 2,5 bis 10 cm auf Gestellen ausgebreitet oder auf gekachelten bzw. zementierten Böden in etagenartig übereinanderstehenden flachen Körben oder perforierten Emaillemulden aufgeschichtet. Die Fermentation verläuft meist bei 35 bis 40° und ist beendet, wenn die Blätter die Farbe einer angelaufenen Kupfermünze angenommen haben.

4. Trocknen oder Feuern schließt sich an die Fermentation an. Auf 82 bis 110° erhitzte Luft wird in Trockenkammern gedrückt und über den etwa 2,5 cm hoch geschichteten, auf einem endlosen Transportband bewegten feuchten Tee geleitet. Trockner haben gewöhnlich 6 Transportbänder und bestehen aus der Trockenkammer, dem Lufterhitzer und Ventilatoren, um die heiße Luft durch die Trockenkammer zu leiten.

Das Trocknen erfolgt sowohl in einem (Südindien, Ceylon, z. T. Darjeeling) als auch in zwei Arbeitsgängen. Bei Zwei-Stufentrocknung wird der Tee zunächst bei 82 bis 86° in 20 bis 25 Min. auf 12 bis 14% und danach bei 82° in 10 bis 15 Min. auf 3 bis 4% Feuchtigkeit herabgetrocknet. In modernen vollautomatischen Heißlufttrocknern lassen sich bis zu 200 kg Tee pro Stunde bearbeiten. Tee ist richtig getrocknet, wenn die Farbe schwarz erscheint und die Blätter sich nicht mehr biegen, sondern nur noch brechen lassen.

C.T.C.-Herstellung. Seit 1931 wird in zunehmendem Maße (insbesondere in Assam) das C.T.C.-Verfahren (Crushing, Tearing, Curling) eingesetzt. Gewelkte und mitunter gerollte

Teeblätter werden ein- bis dreimal durch aus rostfreiem Stahl gefertigte, gerippte Walzen von 122 cm Durchmesser gegeben, die mit unterschiedlichen Geschwindigkeiten (700 und 80 Umläufe/Min.) gegeneinander laufen. Beim Durchgang durch die Metallwalzen wird das Blattgut zerquetscht, zerrissen und gedreht, ohne merkbar erwärmt zu werden. Ausgeprägter Saft wird von den Blättern, während diese durch die Walzen hindurchgehen, wieder vollständig aufgenommen. Der C.T.C.-Prozeß verkürzt die weitere Teeblatt-Bearbeitung. Für die Fermentation des etwa 1,3 bis 1,9 cm hoch aufgeschichteten Blattgutes werden 1 bis $2^{1}/_{4}$ Std. benötigt. Das Trocknen erfolgt in üblicher Weise. C.T.C.-Tee unterscheidet sich im Aussehen (z. B. rötlichbraune Farbe) von Tee orthodoxer Herstellung. Auf die wasserlöslichen Teebestandteile wirkt sich das Verfahren günstig aus. Diese liegen gegenüber Tee alter Herstellung bis um 9% höher.

Legg-Cut-Herstellung. Das Verfahren wird in manchen Anbaugebieten angewendet, in denen die klimatischen Bedingungen das Welken der Blätter erschweren. Der Legg-Cutter wurde aus einer Tabakschneidemaschine entwickelt. Die frischen, grünen Blätter werden maschinell zu einem festen Kuchen zusammengepreßt und beim Austritt aus der Presse durch ein schnell laufendes, gewöhnlich 40 cm breites Blattmesser in dünne Scheiben geschnitten. Das zerschnittene Blattgut wird 20 bis 30 Min. gerollt und in Schichthöhen bis 1,3 cm 1 bis $1^{1}/_{2}$ Std. fermentiert. Das Trocknen erfolgt in üblicher Weise. Der Tee hat eine rötlichbraune Farbe.

Handelssorten.

1. *Chinesischer Tee.* a) Pecco: Hauptsächlich aus Zweigspitzen mit 1 bis 2 entfalteten und noch natürlich eingerollten Blättern, die auf der Unterseite mit einem silbergrauen Haarüberzug versehen sind. Der Tee erscheint schwarzbraun und grau. 30 Zweigspitzen wiegen 0,7 g.

b) Flowery-Pecco: Aus 0,5 cm breiten und 2 bis 3 cm langen Blättchen, ziemlich starke Zweige und zahlreiche Blüten.

c) Orange-Pecco: Aus sehr langen, dünnen Zylinderchen aus meist glatten, bis 4 cm langen, spiralig gedrehten Blättern. Vielfach sind Blüten des Orangenbaumes oder Jasmins (Blütenpecco) zugemischt. Ein kräftiger Geruch wird durch Parfümierung erreicht.

d) Souchong: Aus schwarzbraunen bis schwarzen, 3 bis 4 cm langen, geballten, schlecht gedrehten Stücken. Verarbeitet werden 1,8 cm breite, glatte Blätter mit zahlreichen 1,5 cm langen Stielen. 30 Zylinderchen wiegen 0,3 g.

e) Congu (Congo): Aus schwarzen, mit braunem Schimmer versehenen, ziemlich großen und mehr gefalteten als gedrehten, breiten Spindeln aus bis 2,4 cm breiten Blättern. Für 30 Zylinder wird das Gewicht mit 0,3 g angegeben. Es wurden zahlreiche Untersorten bekannt (Moning, Kaysow-Congu).

f) Caper (Schwarzer Gunpowder): Aus schwarzbraunen, sehr harten, zwischen den Zähnen knirschenden, rundlichen oder platten Körnern von 2,4 bis 5 mm Durchmesser. Sehr geringwertige, oft gefärbte Teesorte. In heißem Wasser werden die Blätter hellgelb. 24 Kügelchen wiegen 0,3 g.

g) Bohe: Aus groben, nicht gerollten, zusammengeschrumpften Blättern und Bruchstücken mit groben Stielresten und vielen fremden Beimengungen.

h) Mandarinentee: Walnußgroße Kugeln (2,0 bis 2,5 cm) aus fest gedrehten, glatten oder schwach behaarten, 2 cm langen Blättern, eingehüllt in gelbliches, chinesisches Papier. Das Kugelgewicht schwankt zwischen 1,4 und 3,0 g. In heißem Wasser werden die Blätter bräunlichgelb.

2. *Blatt-Tee-Handelsprodukte anderer Herkunft.* In den meisten Anbau- und Verbrauchsländern der Welt werden die chinesischen Bezeichnungen angewandt. In asiatischen, afrikanischen und südamerikanischen Anbaugebieten drücken sie jedoch nicht den auf Alter und Entwicklungszustand der verarbeiteten Blätter beruhenden Qualitätsgrad aus, sondern geben im wesentlichen die Siebung wieder.

Zur Charakterisierung von Art und Güte werden den Blattsorten häufig erläuternde Angaben über Pflanzung und Lieferprovinz hinzugefügt.

a) Flowery Orange Pekoe (FOP): Aus überwiegend feinsten jungen Blättern und besonders vielen Blattknospen mit vorsichtig gerollten, fein behaarten, weißlichen oder gelblichen Blättern (golden tip), auch mit Stielen und Blattrippen. Hochgewächse sind von hervorragender Güte. Die Zubereitungen sind sehr aromatisch, in der Regel nicht ausgeprägt kräftig.

Flowery hat zu Blumen oder Blüten keine Verbindung. Dadurch soll nur die besondere Güte herausgestellt werden.

b) Orange Pekoe (OP): Aus feinsten jungen Blättchen, jedoch weniger Blattknospen. Der Tee ist schwarz mit zuweilen goldgelben oder weißlichen Spitzen (tips), mit Stielen, Stengeln und Blattrippen (Teil vom Stengel bis einschl. der unteren Blätter). Die Tees haben ein deutliches Bukett und ergeben kräftige und aromatische Aufgüsse. Orange bezeichnet die hellschimmernde Farbe, welche die Knospen und feinen Rippen des ersten Blattes nach besonders sorgfältiger Trocknung zeigen.

c) Pekoe (P): Aus gröberen Blättern, und zwar bei kleinblättrigen Sorten das zweite, bei größerblättrigen meist das erste Blatt. Die dunkelgefärbten Tees ergeben weniger aromatische, jedoch kräftige Aufgüsse.

d) Pekoe Souchong (PS): Meist aus dem zweiten Blatt. Der Tee ist von schwarzer Farbe, stärker als Pekoe, aber weniger ergiebig.

e) Souchong (S): Aus hauptsächlich grobem und breitem, aber weichem Blattgut. Die schwarz scheinenden Tees liefern nur dünne Aufgüsse mit wenig Aroma und Extraktstoffen.

f) Kongo und Bohi (Bohea): Aus älteren groben Blättern. Kongo-Tee wird als Handelsware bereits seit der Jahrhundertwende nicht mehr angetroffen, da er nicht den Ansprüchen des Handels genügte. Die Bezeichnung ist noch bei Sumatra-Tees gebräuchlich.

Unter Bohi kommt auf Java ein gewöhnlicher Blatt- bzw. Grus-Tee aus Eingeborenenpflanzungen auf den Markt.

g) Fannings (F): Aus Blattbruch und Flaum, weitgehend ohne Stengel und Stiele. Die Tees sind coffeinreich und ergeben tieffarbene Aufgüsse. Sie werden von der Aufgußbeutelindustrie bevorzugt aufgenommen. Früher wurden sie in Windfegen ausgeschieden.

h) Dust: Aus feinkörnigen Grus- und Staubtees, die bei der Aufbereitung zurückbleiben und reichlich Verunreinigungen enthalten können.

3. *Broken-Tees-Handelsprodukte.* Vor 1939 waren in Europa Blatt-Tees am stärksten verbreitet. Nach 1945 gewannen Broken-Tees immer stärker an Bedeutung. Als Broken-Tees werden im Produktionsgang gebrochene bzw. zerschnittene Teeblätter bezeichnet. Blatt- und Broken-Tees können somit aus dem gleichen Blattgut hergestellt werden.

a) Broken-Orange Pekoe (BOP): Aus während des Produktionsprozesses gebrochenen Blättern, enthält allgemein wenig Stengel und Blattstiele. Feiner durchweg goldgelb durchsetzter Bruchtee.

b) Broken Pekoe (BP): Aus während des Produktionsprozesses zerbrochenen Teeblättern, ebenfalls mit Stengeln und Blattstielen. Der Tee entspricht der Sortierung Pekoe, er kommt oft als grober Bruchtee vor.

c) Broken Pekoe Souchong (BPS): Aus gebrochenen Teeblättern. Der Tee entspricht der Sortierung Pekoe Souchong.

Bei der konventionellen Teebereitung wird die gesamte Blatternte eines Teegartens nach dem Welken und Rollen durch Sieben in feines und grobes Blattgut getrennt. Aus dem feinen Anteil, der mit den Spitzenblättern die Auslese der Ernte darstellt, wird Flowery Orange Pekoe bzw. Orange Pekoe und Broken Orange Pekoe gewonnen, indem man Blätter und Blattbruch trennt und Fannings und Dust absiebt. Das grobe Blattgut wird über die gleiche Arbeitsweise in Souchong, Pekoe Souchong, Pekoe und Broken Pekoe sowie Fannings und Dust aufgetrennt. Die Zahl der Teesorten und deren Anteil an der Produktion hängen von dem Anbaugebiet, dem Teegarten und der Pflückzeit ab. Bei der konventionellen Herstellung von schwarzem Tee verteilen sich die verschiedenen Handelssorten etwa folgendermaßen:

Flowery Orange Pekoe	4– 6%	Pekoe Souchong	2–3%
Orange Pekoe	55–70%	Souchong	1–2%
Broken Orange Pekoe	1– 2%	Fannings	2–3%
Pekoe	25–35%	Dust	1–2%
Broken Pekoe	3%		

Die hierbei anfallenden Broken-Tees decken den Bedarf nicht. Daher werden Blatt-Tees wie Souchong, Pekoe Souchong, Pekoe und Orange Pekoe auf Broken-Tees umgearbeitet. Moderne Sortiermaschinen mit einstellbaren Walzen zum Brechen des trockenen Tees und Siebvorrichtungen mit schwingenden Siebkasten zum Auftrennen der Teeteilchen lassen sich nicht nur den gewünschten Sortierungen anpassen, sondern sie ermöglichen gleichzeitig eine Absonderung und nochmalige Bearbeitung der Stiele und gröbsten, insbesondere rippenreichen Teile. Im Handel anzutreffende, fast ausschließlich aus Blattrippen bestehende Sorten sind als Erzeugnisse solcher und ähnlicher Bearbeitungen aufzufassen.

Stark wurde die Herstellung von Broken-Tees durch die maschinelle Entwicklung auf dem Gebiet der Teeblatt-Bearbeitung beeinflußt. So lassen sich über das C.T.C.- und Legg-Cut-Verfahren weder Blatt-Tees noch Broken-Orange Pekoes (BOP) gewinnen, sondern nur noch überkräftige, dunkelziehende Broken-Pekoes (BP), Fannings (F) und Dust.

Die zunehmende Verbreitung der Broken-Tees beruht nicht zuletzt darauf, daß sie sich schneller zubereiten lassen und kräftigere Aufgüsse ergeben als Blatt-Tees. Broken-Tees als 2. Wahl anzusehen, ist unbegründet.

4. *Besondere Handelssorten aus grünem und schwarzem Tee.* a) Ziegel- oder Backsteintee: In Formen gepreßte, mehr oder minder stark zerkleinerte, grüne und schwarze Teeblätter.

Mitunter werden Bindemittel zugesetzt. In der UdSSR hergestellter Ziegeltee ist in Nordkaukasien, im Altai-Gebirge, am Unterlauf der Wolga und in der Mongolei verbreitet. Durch Kochen mit Salz, Fett und alkalischem Steppenwasser wurde in der Mongolei daraus ein Genußmittel bzw. durch Zugabe von Milch und Mehl ein Nahrungsmittel bereitet.

    b) Tafeltee: Aus gemahlenem Blatt-Tee durch starkes Pressen in Stahlformen (2,5 mal 45 mal 30 cm). Tafeltee wird in der UdSSR hergestellt und ist in Sibirien sehr verbreitet.

    c) Lügentee: Hierunter wird mit Bindemitteln verklebter Teestaub verstanden, der beim Kochen mit Wasser in kleine Bruchstücke zerfällt.

    d) Tee-Trocken-Extrakte: Aus Tee-Auszügen hergestellte, vielfach als „Instant-Tee" anzutreffende, leicht wasserlösliche Erzeugnisse. Den durch Perkolation oder Umlaufextraktion mit Dampf oder heißem Wasser aus Tee gewonnenen Teekonzentraten wird in geeigneten Trockenvorrichtungen wie z. B. Zerstäubungstrocknern, mitunter nach Zusatz von Kohlenhydraten die Feuchtigkeit entzogen. Die Ausbeute an handelsüblichem Tee-Trocken-Extrakt beträgt etwa 40% der eingesetzten Teemenge.

    „Convenience"-Instant-Teemischungen enthalten außer Tee-Extraktpulver Zucker, Zitrone und/oder Aromastoffe.

    Sofern grüne Teeblätter Verarbeitung finden, werden die Tee-Konzentrate zuvor so lange an der Luft bei etwa 80° in Gegenwart eines Katalysators (0,03 bis 0,06% Kaliumpermanganat) erhitzt, bis eine tiefe, kupferbraunrote Farbe auftritt (PERECH, R., New York, USA, Ind. P. 54105 ausg. 27. 9. 57).

    e) Coffeinfreier Tee: Coffein wird nach vorhergehendem Dämpfen aus schwarzem Tee mit organischen Lösungsmitteln extrahiert. Ein Handelsprodukt aus der Schweiz ist „Infre-Tee" (bis 1940 in Hamburg unter der Handelsmarke „Tee-Infrei" hergestellt).

    Zusammensetzung (Beispiel): Asche (600°): 6,0%; Extrakt (1 g Tee/200 ml Wasser): 27,4%; Gerbstoff: 9,3%; Teeflavon: 0,6%; Teerubigen: 9,7%; Coffein: 0,05%. Der Coffeingehalt soll 0,1% nicht übersteigen.

5. Halbfermentierter Tee. Halbfermentierter oder Oolong-Tee steht zwischen grünem und schwarzem Tee. Die Fermentation wird nach Ablauf etwa der Hälfte der üblichen Zeit abgebrochen. Die Blätter sehen schon dunkel, aber gleichzeitig grün aus. Sie erscheinen daher als Mischung aus schwarzem mit grünem Tee.

Handelssorten von halbfermentiertem Tee. a) Oolong-Tee: Die in Taiwan (Formosa) erzeugten Tees haben Eigenschaften des schwarzen Tees aus China, sie sind jedoch im Geschmack den grünen Tees Formosas ähnlicher. Hervortretend ist das intensive natürliche Aroma. Viele Besonderheiten der Tees sind wachstumsbedingt und auf Klima und Bodenverhältnisse zurückzuführen.

    b) Pouchong-Tee (Paochong): Stärker oxydierter, parfümierter Tee, dem während des Trocknens Jasminblüten o. a. Blüten zugesetzt werden. Früher wurde der Tee in Papiersäckchen verpackt in den Handel gebracht.

6. (Frühere) Handelssorten von grünem China-Tee. a) Hyson-Tee (Younghaysan), ein vorzüglicher Tee aus gleichförmig graugrünen, 1,5 bis 2 cm langen harten Zylindern, aus glatten, quergerollten, stets gestielten Blättern (Frühlingstee).

    b) Haysan-Tee, ein teils bläulichgrüner, teils graugrüner Tee aus verschieden großen, schlecht quergerollten, viele Bruchstücke und Blattstiele enthaltenden Zylindern.

    c) Imperial-Tee (Blütentee) oder Perl-Tee, eine ausgezeichnete Sorte aus bläulichgrünen, mitunter etwas dunkleren, schwach glänzenden Kügelchen oder Knöllchen mit Durchmessern von 0,5 bis 1,0 cm.

    d) Haysan-Skin Tee (Haysan-chin) aus teils quer-, teils längsgerollten, unregelmäßig gedrehten Blättern mit viel Bruchware.

    e) Gunpowder: Grüner Schießpulvertee aus sehr kleinen, harten, graugrünen, kugeligen und länglichen Körnern von 2 bis 4 mm Durchmesser. Die 3 cm langen jungen Blätter werden in heißem Wasser gelblichgrün.

    f) Gelber Tee oder Blumentee aus im Schatten getrockneten Teeblättern. Vorwiegend gelbbraune matte Sorten, die beim Kochen grün werden.

    In Japan sind etwa 90% der Handelstees unfermentiert. Die Blätter erfahren jedoch eine derartige Bearbeitung, daß der japanische Tee zwischen grünem und schwarzem eingeordnet werden muß. Vielfach sind die Herstellung hinweisende Bezeichnungen üblich, wie „basket-fired", „pan-fired" und „porcelain-fired". Pulvertee (sen-cha oder hikicha) ist eine sorgfältig behandelte Sorte aus fein gemahlenen Blättern. Der den Eigenbedarf Japans übersteigende Tee-Anfall – bis zur Hälfte der japanischen Ernte – wurde früher überwiegend nach den USA exportiert. Der Verbrauch japanischer Tees ist zugunsten des schwarzen Tees in jüngster Zeit sehr zurückgegangen.

    In größerem Umfang werden grüne Tees noch in der UdSSR und in Brasilien hergestellt. Russische grüne Tees, als Ziegeltees in der Mongolei sehr geschätzt, sind auch in Usbekistan, Turkmenistan und im Nordkaukasus verbreitet. In Europa wird grüner Tee im Handel selten angetroffen.

Nach SCHLEINKOFER unterscheidet man folgende Sorten des chinesischen Handels: I. Schwarzer Tee: a) Nordchinesische Sorten: werden als Kongo- oder Bleak Leaves bezeichnet. Hauptsorten sind: Ningtschau-, Kintuck-, Kijmun-, Unfa-, Wentschau-, Moning- und Schuntam-, Sunjiang-, Wankai-, Tienkai-, Mojun-Kongo; am meisten begehrt sind Kintuck und Kijum. b) Südchinesische Sorten: Man unterscheidet Kongo und Souchong. Die Kongosorten bestehen aus jüngeren Blättern, sie werden als Red Leaves bezeichnet. Hauptsorten: Panijong-, Pakling-, Kaisan-, Pekko-, Tschingwo-, Paklum-, Sumu- und Padra-Kongo. Die Hauptsorten des Souchong-Tees sind: Lapsang-, Panijong-, Tschingwo- und Tari-Souchong. c) Als Karawanentee werden feine chinesische Tees bezeichnet. d) Imperial-Mandarinentee ist ein besonders feiner Tee und wurde ursprünglich nur von den reichsten Chinesen verwendet. – II. Grüner Tee. Nach den Anbaudistrikten sind sechs Hauptsorten anzuführen: Moijun, Tinkay, Fijtschau, Wentschau, Hangtschau und die künstlich grün gefärbte Pinkgswe. Von den Hauptsorten werden nach Alter, Größe und Behandlung der Blätter folgende Untersorten unterschieden: Gunpowder (2 bis 3 mm große Körner), Imperial, Young-Hijson, Tschau-mi, Fung-mi und Sau-mi. – III. Ulong (Oolong)- Tee = Gelber Tee: Dieser in China und Formosa gewonnene, gute Tee wird wie der grüne Tee hergestellt, nur im Schatten getrocknet. – IV. Flowery-Pekko oder Blüten-Pekko ist die teuerste Sorte. Sie wird aus den jüngsten Trieben, höchstens noch aus dem ersten und zweiten Blatt, ohne Fermentation gewonnen. – V. Scented Orange Pekko: Ein parfümierter Tee ist nicht fermentiert und besteht aus zarten Spitzentrieben, die mit wohlriechenden Blüten oder Früchten, besonders denen von Jasmin und Orangen, übereinandergeschichtet werden. Nach einem bis mehreren Tagen, evtl. bei ganz feinen Sorten nach einigen Stunden, wird der Tee durch Absieben von den fremden Pflanzenteilen getrennt. – VI. Putschong: Diese geringere, nur wenig fermentierte Sorte gelangt kaum zur Ausfuhr. – VII. Ziegel- und Tafel-Tee: werden aus den Abfällen bereitet, und zwar dem Teestaub, Stielen und dem Blattbruch. Feiner vermahlen liefern sie den Tafel-, gröber vermahlen den Ziegeltee, 3 bis 4 cm dicke, holzartige, harte Platten. Dieser Tee wird nicht nur zur Herstellung eines billigen Getränkes verwendet, sondern bei einigen Eingeborenenstämmen Nordasiens und Chinas als Gemüse verkocht und mit Fett und Mehl zubereitet.

Beschreibung. Das Blatt von Camellia sinensis (Abb. 72) ist in frischem Zustand lanzettlich oder elliptisch-eiförmig, etwas ledrig, an der Spitze stumpf oder in eine längere Spitze ausgezogen, glänzend grün. Das Verhältnis der Breite zur Länge beträgt 1 : 3,5 bis 4. Der Blattrand ist feingesägt; bei jungen Blättchen endigt jeder Zahn in einer keulenförmigen Drüsenzotte. Bei den älteren Blättern sind die Drüsen bereits vertrocknet und abgefallen. Die im spitzen Winkel abzweigenden Sekundärnerven bilden in ziemlicher Entfernung vom Blattrand bogenförmige Schlingen, von denen Abzweigungen in die Randzähne entsandt werden. Die jüngsten, noch gefalteten Blättchen (Knospen) sind auf der Unterseite dichtsilberig behaart, ältere Blätter nur spärlich. Oft sind sie auch ganz kahl. In Java und auch in Vorderindien und Ceylon kultiviert man meist eine abweichende, als Camellia sinensis

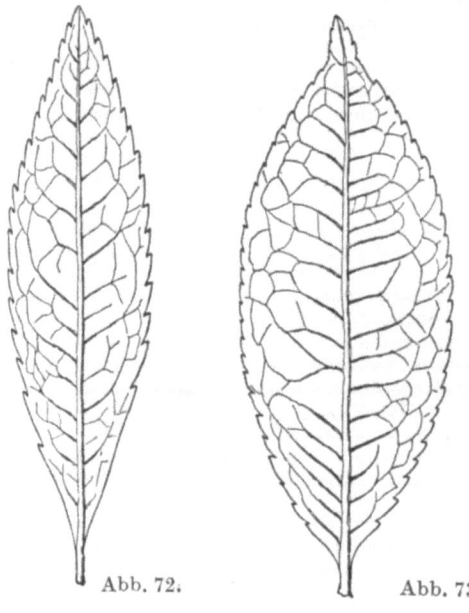

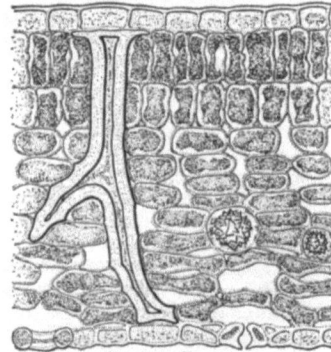

Abb. 74. Querschnitt durch ein älteres Teeblatt mit Idioblast. Vergr. 200fach (nach G. GASSNER).

Abb. 72. Blatt von Camellia sinensis.

Abb. 73. Blatt von Camellia sinensis ssp. assamica.

ssp. assamica MAST. (Abb. 73) bezeichnete Form der Pflanze, deren Blätter nicht im Bau, wohl aber im äußeren Aussehen deutlich abweichen. Sie sind verhältnismäßig breit, fast oval, das Verhältnis der Breite zur Länge beträgt durchschnittlich 1 : 2,5, die Spitze ist deutlich vorgezogen. Diese Unterschiede sind zu beachten, da ein großer Teil des in Europa verbrauchten Tees aus Java und Indien stammt.

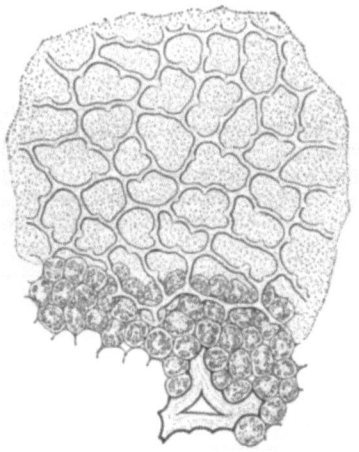
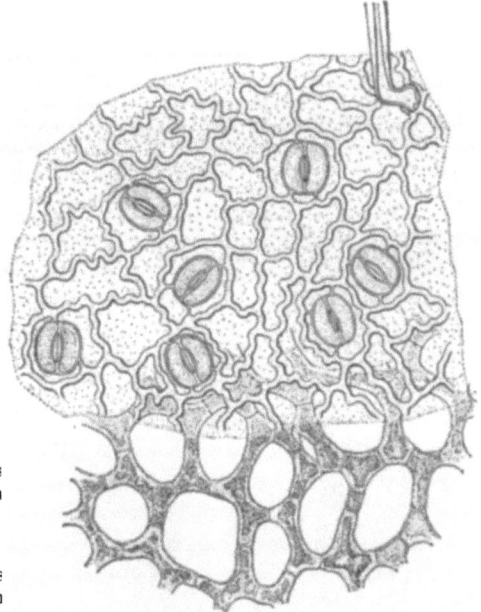

Abb. 75. Oberseite eines älteren Teeblattes in Flächenansicht. Vergr. 200fach (nach G. GASSNER).

Abb. 76. Unterseite eines älteren Teeblattes in Flächenansicht. Vergr. 200fach (nach G. GASSNER).

Mikroskopisches Bild. Das Blatt ist bifazial gebaut (Abb. 74). Die Epidermis der Oberseite (Abb. 75) besteht aus polygonal gerundeten, ziemlich dickwandigen Zellen ohne Spaltöffnungen, die der Unterseite (Abb. 76) aus mehr buchtigen Zellen mit rundlichen Spaltöffnungen, die bis 35 μm messen und von drei Nebenzellen umgeben sind. Die Haare sind einzellig, über dem Grunde umgebogen, so daß sie der Blattfläche anliegen, bis 0,9 mm lang, bis 15 μm dick. Unter der Epidermis der Oberseite eine Lage ziemlich kurzer Palisaden, im Schwammparenchym einzelne Oxalatdrusen. Der Mittelnerv enthält ein Gefäßbündel mit fächerförmigem Holzteil, an der Unterseite außerdem unter der Epidermis Kollenchym. Besonders kennzeichnend sind große Steinzellen zu nennen. Diese finden sich im Parenchym des Mittelnerven und in der Blattfläche, im Mittelnerv von unregelmäßiger, sternförmiger Gestalt (Abb. 77 a), in der Blattfläche gerade gestreckt, wenig verzweigt (Abb. 77 b) und fast immer das ganze Blatt von einer Epidermis zur anderen durchsetzend. Man sieht sie auf Querschnitten durch das Blatt leicht, wenn man einen solchen mit Phloroglucin und Salzsäure behandelt, kann sie aber auch in jedem Stück des Blattes sichtbar machen, wenn man ein solches kurze Zeit in Chloralhydrat aufhellt und dann nach dem Auswaschen ebenfalls mit Phloroglucin in Salzsäure behandelt. Sie fallen dann in beiden Fällen durch ihre Rotfärbung auf. Obschon solche oder ähnliche Steinzellen im Blattgewebe auch einiger anderer Pflanzen vor-

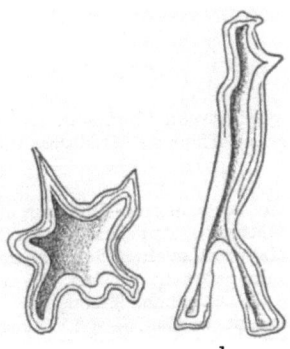

Abb. 77 a u. b. Steinzellen
a) aus dem Mittelnerv,
b) aus der Blattfläche.

kommen, sind sie doch für das Teeblatt durchaus beweisend, da sie bei den Blättern, die als Teeverfälschungen genannt werden, fehlen (mit Ausnahme des Camellienblattes). Allerdings ist dabei zu beachten, daß sie in ganz jungen Blättern, die gerade die besten Sorten liefern, fehlen oder in ihnen so wenig entwickelt sind, daß ihr Auffinden sehr schwierig ist. Wenn sie fehlen, hat man sein Hauptaugenmerk, abgesehen von der Form des Blattes, auf die dann gerade reichlich vorhandenen Haare und die Spaltöffnungen mit ihren Nebenzellen zu richten. Weitere Unterschiede zwischen alten und jungen Blättern sind folgende: An jungen Blättern fehlen dem Gefäßbündel des Mittelnerven Bastfasern völlig oder sind wenig entwickelt, in älteren ist das Bündel von zwei derben Bastsicheln umgeben. Die Epidermiszellen junger Blätter haben glatte Wände, bei älteren zeigen die Wände spitze, leistenförmige Vorragungen, die in das Lumen des Blattes vorspringen.

Beurteilung. Zur Beurteilung des Tees ist in der BRD die Verordnung über Tee und teeähnliche Erzeugnisse vom 12. 12. 1942 heranzuziehen. – § 1. Als Tee oder Teemischungen dürfen im gewerblichen Verkehr nur die nach dem in den Ursprungsländern üblichen Verfahren zubereiteten Blattknospen, jungen Blätter und jungen Triebe des Teestrauches (Gattung Camellia) bezeichnet werden. – § 2. Andere Erzeugnisse, die in der Art wie Tee verwendet werden sollen (teeähnliche Erzeugnisse), dürfen nur mit Genehmigung gewerbsmäßig hergestellt, zum Verkauf vorrätig gehalten oder in den Verkehr gebracht werden. – § 3. Teeähnliche Erzeugnisse dürfen nur mit solchen Bezeichnungen, Aufmachungen und Angaben in den Verkehr gebracht werden, die jede Verwechslung mit Tee ausschließen. – § 4. Teeähnliche Erzeugnisse, die nur aus Bestandteilen einer einzigen Pflanzenart hergestellt und keiner chemischen Behandlung unterzogen worden sind, unterliegen nicht der Genehmigungspflicht. Sie dürfen als Tee nur mit solchen Wortverbindungen bezeichnet werden, die

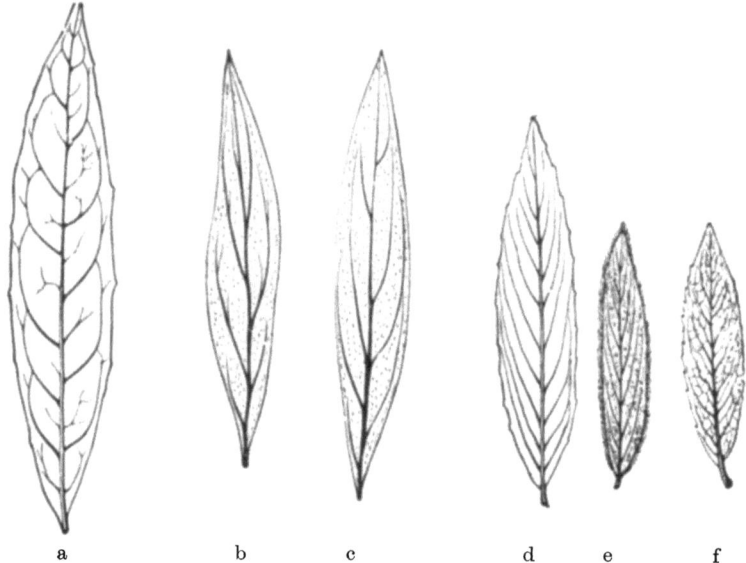

Abb. 78 a–f. Verfälschungen von Teeblättern.
a) Blatt von Chamaenerion angustifolum, b) jüngeres und c) älteres Blatt von Lithospermum officinale, d) älteres und e) jüngeres Blatt von Salix alba, f) junges Blatt von Salix triandra.

die verwendeten Pflanzen oder Pflanzenbestandteile kennzeichnen, z.B. als Brombeerblättertee, Apfelschalentee, Apfeltrestertee. – § 5. Tee und teeähnliche Erzeugnisse dürfen nicht mit solchen Bezeichnungen, Aufmachungen oder Angaben angeboten oder in den Verkehr gebracht werden, die auf eine diätetische oder gesundheitliche Wirkung hinweisen. – § 6. Teeähnliche Erzeugnisse dürfen nur in Packungen oder Behältnissen in den Verkehr gebracht werden. – § 7. Erzeugnisse, die überwiegend als Arzneimittel verwendet werden, fallen nicht unter die Vorschriften dieser Verordnung. – Zu der genannten Verordnung hat das Präsidium des Reichsgesundheitsamtes am 16. 2. 1943 Richtlinien bekanntgegeben (RGesundhBl. S. 130). Nach diesen Richtlinien versteht man unter teeähnlichen Erzeugnissen die zum Genuß bestimmten Ersatztees aus Kräutern und Früchten, künstlichen Tees, Tee-Ersatzextrakte, -essenzen, -pulver, -tabletten und ähnliche Erzeugnisse. Die Konservierung teeähnlicher Erzeugnisse mit chemischen Mitteln sowie ihre künstliche Färbung ist unzulässig, abgesehen von der Färbung durch Karamel (Zuckercouleur), die jedoch ausreichend kenntlich zu machen ist.

Die Verarbeitung größerer Mengen von Stoffen mit arzneilicher Wirkung oder von Bestandteilen, die für die Beschaffenheit des Erzeugnisses wertlos sind, zu teeähnlichen Erzeugnissen ist unzulässig. Bezeichnungen wie Brombeerblättermischung u. dgl. sind nur gestattet, wenn der namengebende Bestandteil mehr als 50 Gewichtshundertteile der verkaufsfertigen Mischung ausmacht. Außer den im § 4 der Verordnung genannten Beispielen kann die Bezeichnung „Tee" auch bei gemischten, teeähnlichen Erzeugnissen in den Wortverbindungen „Kräutertee", „Alpenkräutertee" und „Fruchttee" in zutreffenden Fällen genehmigt werden. Bezeichnungen wie „Tee-Ersatz", „Ersatztee" und „Kunsttee" verstoßen nicht gegen die § 1 und 3 der Verordnung.

Verfälschungen. 1. Teile der Teepflanze. a) Gebrauchte Teeblätter, die wieder so hergerichtet werden, daß sie frischem Tee gleichsehen. Man soll solchen Tee mit Campecheholz-Auszug, Katechu und Zuckerfarbe auffärben. Dahin gehört der Maloo- und Rogoschkische Tee. Solcher Tee gibt weniger Extrakt, Asche, Coffein usw. als guter. b) Vermengung guter Sorten mit minder guten, z.B. Pekoe mit Souchong. Zum Nachweis weicht man eine Probe auf, legt die Blätter auseinander und vergleicht sie bezüglich der Größe usw. mit unverdächtigen Sorten. c) Abfälle von der Herstellung des Tees, Teestaub aus den Kisten, werden mit Klebemitteln geformt, sie liefern den „lie-tea" = „Lügentee". Beim Aufweichen liefert solcher Tee keine Blätter, sondern zerfällt in Stückchen. d) Teestengel. – 2. Färbemittel, außer den bereits unter a) angegebenen: Indigo, Berlinerblau, Chromgelb, Curcuma (für grünen Tee), Graphit. – 3. Mineralische Zusätze zur Beschwerung: Ton, Gips, Schwerspat, Speckstein, Sand. – 4. Andere Blätter, die man angeblich dem Tee substituiert: Chamaene-

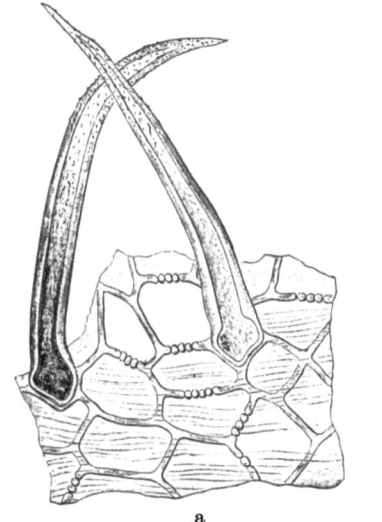 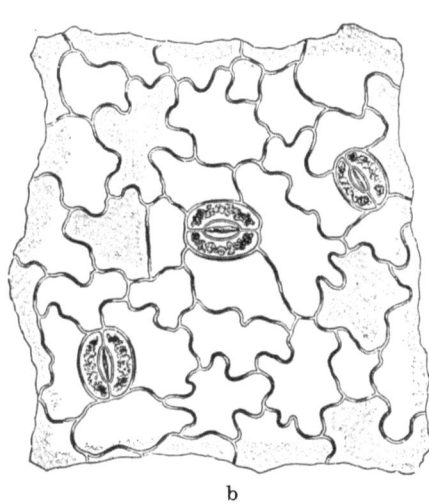

a b
Abb. 79 a u. b. Epidermis
a) der Oberseite des Blattes, b) der Unterseite des Blattes der kaukasischen Preiselbeere (Vaccinium arctostaphylos L.).

rion angustifolium (L.) SCOP., Onagraceae, Weidenröschen (Abessinischer Tee) (Abb. 78a), und Epilobium hirsutum L., Onagraceae, in Rußland als kopnischer Tee für sich genossen oder unter echten Tee gemischt. Schmal lanzettlich, sparsam gezähnt, keine Steinzellen im Blattgewebe, dagegen Raphiden; die spärlich vorhandenen Haare sind dünnwandig, ein-, selten zweizellig, Gefäßbündel des Mittelnerven bikollateral, Kutikula der Blattunterseite längsgefaltet.– Lithospermum officinale L., Boraginaceae, Steinsame, Steinhirse, (Abb. 78 b, c) als böhmischer oder kroatischer Tee im Handel und dem schwarzen Tee täuschend ähnlich zubereitet. Die Pflanze soll zur Teebereitung in Böhmen angebaut werden. Schlank lanzettlich, ganzrandig; Haare warzig-rauh; sie enthalten einen Cystolithen, ebenso die Haare umgebenden Epidermiszellen, Spaltöffnungen nur auf der Unterseite, auffallend klein. – Vaccinium arctostaphylos L., Ericaceae, kaukasischer Tee, kaukasische Preiselbeere (Abb. 79 a, b), ebenfalls wie schwarzer Tee zubereitet. 5 bis 6 cm lang, 2 bis 3 cm breit, eirund, zugespitzt, am Rande dicht drüsig gezähnt. An den Nerven beiderseits mit langen, einzelligen, am Grunde etwas aufgetriebenen Haaren mit fein gestrichelter Kutikula und mit keulenförmigen Drüsenzellen; selten Oxalatdrusen im Mesophyll. - Vaccinium myrtillus L., Ericaceae, Heidelbeere, ebenfalls als kaukasischer Tee vorgekommen. Eiförmig, am Grunde gestutzt, oder schwach herzförmig, fast sitzend, bis 3 cm lang, bis 2 cm breit, drüsig-sägezähnig, Kutikula der Epidermis der Oberseite wellig-faltig, an den Nerven einzellige, dickwandige, warzige Haare und Drüsenzotten, im Schwammparenchym Einzelkristalle von Calciumoxalat. – Salix alba L., Silberweide. (Abb. 78 d, e). S. pentandra L., Lorbeerweide. S.

triandra L. emend. SER., Mandelweide (Abb. 78 f), Salicaceae. Weidenblätter sollen schon in China zuweilen dem Tee beigemengt werden. Lanzettlich, fast sitzend, am Rande kleinsägezähnig mit braunen Zahnspitzchen, oberseits zerstreut, unterseits dicht behaart. Spaltöffnungen beiderseits, wenn auch auf der Oberseite meist sehr spärlich. Palisaden zweireihig. Haare einzellig. – Ferner werden genannt von einheimischen Pflanzen: Prunus spinosa L., Schlehe; Prunus cerasus L., Rosaceae, Sauer- oder Weichselkirsche; Sambucus nigra L., Caprifoliaceae, Schwarzer Holunder, Flieder; Fraxinus excelsior L., Esche; Rosa canina L., Rosaceae, Hundsrose und andere Arten, Fragaria vesca L., Rosaceae, Walderdbeere. Von fremden Pflanzen: Olea europaea L., Oleaceae, Ölbaum, Olivenbaum, enthält faserförmige Steinzellen im Mesophyll; Chloranthus spicatus (THUNB.) MAK., Chloranthaceae, deren Blüten zum Parfümieren des Tees dienen; Spiraea salicifolia L., Rosaceae, und Blätter von Rubus-Arten. – STEINMANN [Z. Untersuchg. Lebensmitt. 71, 446 (1936)] hat auf Java mehrere Teeverfälschungen festgestellt: Blätter von Stachyterpa jamaicensis VAHL., Ageratum houstonianum MILL., Asteraceae; Cassia tora L., Fabaceae; Jasminum sambac (L.) AIT., Oleaceae, und Aglaia odorata LOUR., Meliaceae; die beiden letztgenannten Arten waren zur Parfümierung zugesetzt. Kaptee (Buschtee, Afrikanischer Tee) ist Herba Cyclopiae von Cyclopia genistoides R.BR., Fabaceae.

Rooibostee (Massaitee), Südafrika, stammt von Aspalathus-Arten (s. dort).

Labradortee stammt von Ledum palustre L., Ericaceae.

Zum Nachweis dieser Verfälschungen diente eine Analysenquarzlampe, da die fremden Blätter auffallend hellviolett aufleuchten. – HIKMAL KEMAL (Pharm. Zentralh. 1944, S. 124) empfiehlt zur Erkennung von Heidelbeerblättern folgende Reaktionen: 1. Kupferacetatprobe: Man erhitzt 1 g Substanz mit 100 ml Wasser einige Minuten zum Sieden und gibt 2 ml der erkalteten Flüssigkeit zu 10 ml 0,2%iger Kupferacetatlösung. Heidelbeerblätter rufen Grünfärbung und einen sofort entstehenden Niederschlag, Teeblätter eine Gelbfärbung der Lösung, aus der erst beim Kochen ein Niederschlag ausfällt, hervor. 2. Natronprobe: 1 ml der 1%igen Auskochung verdünnt man mit 9 ml Wasser und setzt 2 ml 10%ige Natronlauge hinzu. Heidelbeerblätter verursachen die grünlichgelbe, Teeblätter eine rötlichhellbraune Färbung. Mit Ammoniak verläuft die Reaktion ebenso, aber etwas schwächer. 3. Salzsäureprobe: 5 ml der obigen 1%igen Lösung werden mit 5 ml konz. Salzsäure zum Sieden erhitzt, wobei Heidelbeerblätter eine grüne Färbung und einen Niederschlag geben. Die Reaktion tritt bei Anwesenheit von 10% Teeblättern noch schwach ein, wird aber durch größere Mengen Tee verhindert.

Bestimmungsschlüssel für Tee-Ersatz

I. Haare fehlen ganz (oder fast ganz).

    1. Blätter ganzrandig
        Blatt schwach ledrig   Kaffeeblätter
        Blatt dick, ledrig   Kamelienblätter
        Blatt bandförmig flach, oft bräunlich   Fahamtee
        Blatt nadelförmig   Massaitee
        Blatt dünn, lanzettlich   Waldmeister
    2. Blätter gesägt
        a) Blatt klein   Schlehenblätter
        Blatt viel größer   Sauerkirschenblätter

II. Haare einzellig.

    1. Haarkleid unterseits dicht filzig, Haare ziemlich kurz, gewunden   Himbeerblätter
    2. Behaarung lockerer, aber doch reichlich, Haare gerade, der Blattunterseite angedrückt   Erdbeerblätter
    3. Behaarung zerstreut (am jungen Blatt dichter)
        a) An Oxalatkristallen nur Drusen vorhanden. Einzelne große Drusen im Mesophyll, vereinzelt auch Drusen an den größeren Nerven. Blätter gesägt   Blätter der Spierstaude
        Einzelne große Drusen im Mesophyll, kleine Drusen entlang der Nerven, außer den einzelligen Deckhaaren auch Drüsenschuppen und Köpfchenhaare vorhanden, Blätter ganzrandig   Walnußblätter
        In der Epidermis große Zellen mit Cystolithen   Maulbeerblätter
        Haare an der Basis stark gekrümmt und daher der Blattfläche anliegend (ähnlich wie beim Erdbeerblatt), Spaltöffnungen von 2 bis 3 schmalen Nebenzellen umgeben, Astrosklereiden vorhanden. Drusen im Mesophyll und an den Nerven   Echter Schwarztee

b) Drusen und Einzelkristalle vorhanden
Im Mesophyll große Einzelkristalle, Drusen an den Nerven

Kratzbeerblätter (von Rubus caesius L.)

Gewöhnlich sind umgekehrt Einzelkristalle allein oder mit Drusen an den Nerven, meist in Kristallzellreihen, im Mesophyll Drusen

Brombeerblätter
Weißdornblätter
Schlehenblätter
Süßkirschenblätter
Vogelbeerblätter
Rosenblätter
Weidenblätter
Heidelbeerblätter
Preiselbeerblätter
Kaukasische Preiselbeerblätter

c) Raphidenbündel vorhanden
Raphidenbündel in Reihen in Begleitung der Nerven, Haare spärlich

Schmalblättriges Weidenröschen

Raphidenbündel zerstreut im Mesophyll, Haare zahlreich, groß

Behaartes Weidenröschen

d) Kristalle fehlen

Steinsamenblätter

III. Büschelhaare vorhanden.

Blätter, mit Stacheln an den Blattstielen, Nerven und Zweigstücken

filzig behaarte Arten der Sammelart Brombeere

IV. Schuppen- und Schildhaare vorhanden.

Zahlreiche Drüsenschuppen vorhanden, welche aus einer flachen Stielzelle und 8 Drüsenzellen bestehen, die eine runde Scheibe bilden, dazu mehrzellige gestrichelte Deckhaare und kleine Köpfchenhaare, Geruch nach Menthol

Pfefferminzblätter

Ähnlich, mit Kümmelgeruch

Krauseminzblätter

Drüsenschuppen gelb (als gelbe Punkte auf der Blattunterseite mit der Lupe gut sichtbar), Blatt graugrün

Blätter der schwarzen Johannisbeere

Drüsenschuppen finden sich auch auf den Walnußblättern (s. oben II, 3a), Schildhaare und dünnwandige, gebogene, meist feingestrichelte Haare

Eschenblätter

Inhaltsstoffe. Nach WASICKY: 4 bis 12% Wasser, 0,5 bis 1,1% ätherisches Öl, 4 bis 16,5% Fett, Wachs, Chlorophyll, 0,5 bis 11% Dextrin und Gummi, 5 bis 27% Gerbstoffe, 9,5 bis 17% Rohfaser, 4,5 bis 8% Asche. Wasserlösliche Bestandteile 24,0 bis 40,0%. 0,9 bis 5% Coffein (Thein) $C_8H_{10}N_4O_2$, Fp. 238°, teils frei, teils glykosidartig gebunden. Der Gehalt an Coffein kann stark schwanken. – Bei der Untersuchung von 50 verschiedenen Handelssorten fand KELLER 1,78 bis 4,24%, im Durchschnitt 3,0%. Grüner Tee war ärmer an Coffein (durchschnittlich 2,54%) als schwarzer (durchschnittlich 3,15%). Die Untersuchung von 12 aus China stammenden Teesorten ergab 2,73 bis 3,92%, nur ein Muster erheblich weniger, nämlich 1,5%, ebenso ergaben 9 Muster echt japanischer Teesorten 1,34 bis 3,43%. Die wiederholt ausgesprochene Behauptung, daß die letzteren Teesorten relativ arm an Coffein sind, werden durch diese Untersuchungen nicht bestätigt. Der Gehalt an Coffein ist in den Knospen und jungen Blättern höher als in älteren Blättern. Ferner 0,05% Theobromin $C_7H_8N_4O_2$, Fp. 357°, 0,0002 bis 0,0004% Theophyllin $C_7H_8N_4O_2$, Fp. 260°, Galegin $C_6H_{13}N_3$, 2-Acetylpyrrol und Tetramethyltrioxypurin $C_9H_{12}N_4O_3$, Fp. 225°.

Coffein : R = R' = R'' = CH₃
Theophyllin : R = H ; R' = R'' = CH₃
Theobromin : R = R' = CH₃ ; R'' = H

Galegin

Weiterhin cis-Hexen-(3)-ol-(1) (Blätteralkohol) $C_6H_{12}O$, Kp. 156 bis 158°, Gallussäure $C_7H_6O_5$, Fp. 240° (Zers.), die Depside Theogallin (Galloylester der Chinasäure), Chlorogensäure $C_{16}H_{18}O_9$, Fp. 207 bis 208°, Neochlorogensäure, m-Digallussäure, p-Cumaroyl-chinasäure; 0,8% Kämpferol, Astragalin $C_{21}H_{20}O_{11}$, Fp. 178°, Kämpferol-3-rhamno-glucosid $C_{27}H_{30}O_{15}$, Fp. 223 bis 224°, Kämpferoltriglucosid, Fp. 271 bis 274°, Kämpferol-3-rhamnodiglucosid, Fp. 275 bis 278°, 0,1 bis 0,18% Quercetin, Quercitrin $C_{21}H_{20}O_{11}$, Fp. 182 bis 184°, Isoquercitrin $C_{21}H_{20}O_{12}$, Fp. 220 bis 248°, Quercetin-triglucosid, Fp. 310 bis 313°, Quercetin-3-rhamno-diglucosid, Fp. 312°, und Rutin. TAKINO et al. [Chem. Abstr. 59, 6505 (1963)] isolierten ein kristallines Gemisch aus Myricetin-3-glucosid und Myricetin-3-galaktosid. SAKAMOTO [Agricult. biol. Chem. (Tokyo) 31, 1029 (1967)] wies Vitexin, ein Isovitexin, Theiferin A und B (Apigenin-C-glykoside) nach. Weiterhin 5-Methylcytosin $C_5H_7N_3O$, Fp. 270° (Zers.), Hypoxanthin $C_5H_4N_4O$, (Zers.), Xanthin $C_5H_4N_4O_2$, Fp. 220° (Zers.), Adenin $C_5H_5N_5$, Fp. 260 bis 265° (Zers.), Allantoin $C_4H_6N_4O_3$, Fp. 238 bis 240° (Zers.). Im Teestaub Mesoinosit $C_6H_{12}O_6$, Fp. 225°. Im Teeblättersaft m-Digallussäure $C_{14}H_{10}O_9$, Fp. 268 bis 270° (Zers.). Im grünen Tee: p-Cumarsäure $C_9H_8O_3$, Fp. 207 bis 210°, 1,68% Theanin (Glutaminsäureäthylamid) $C_7H_{14}N_2O_3$, Fp. 217 bis 218° (Zers.), DL-Catechin $C_{15}H_{14}O_6$, Fp. 212 bis 216°, L-Epicatechin (Teecatechin I), Fp. 237 bis 245°, L-Epicatechingallat (Teetannin) $C_{22}H_{18}O_{10}$, Fp. 253°, L-Gallocatechin (Teecatechin II) $C_{15}H_{14}O_7$, Fp. 218°, L-Gallocatechingallat $C_{22}H_{18}O_{11}$, Fp. 215 bis 216° (Zers.), α-Dihydro-ergosterin $C_{28}H_{46}O$, Fp. 172 bis 175°, γ-Aminobuttersäure, Fp. 196 bis 203° (Zers.). SANDERSON [Biochem. J. 98, 248 (1966)] gelang es, 5-Dehydroshikimisäurereduktase in der Teepflanze nachzuweisen. GUSEINOV et al. [Chem. Abstr. 62, 5575 (1965)] fanden in den grünen Blättern 18 freie Aminosäuren, darunter γ-Aminobuttersäure (Piperidinsäure) (s. o.) als Hauptbestandteil, weiterhin Asparaginsäure, Serin, Asparagin, Arginin, Glutaminsäure, Threonin, Alanin, Lysin, Histidin, Leucin, Valin, Glutamin, Cystin, Cystein sowie Spuren von Prolin und Glycin. TIRIMANNE et al. [Chem. Abstr. 64, 7283 (1966)] isolierten aus frischen Teeblättern 14 Carotinoide, darunter Phytoen, Phytofluen, Lycopin, γ-Carotin, Kryptoxanthin, Violaxanthin, Lutein und Zeaxanthin.

Zusammensetzung des Catechingemisches in %

Bezeichnung der Catechine	Gehalt in %
3-Galloyl-(−)-epigallocatechin	36 bis 60
3-Galloyl-(−)-epicatechin	7 bis 18
(−)-Epigallocatechin	8 bis 17,7
(±)-Gallocatechin	2 bis 5,8
(−)-Epicatechin	1 bis 12
(±)-Catechin	0,4 bis 1,2
„Gallocatechin-a-gallat" [3-Galloyl-(−)-gallocatechin?]	2,6 bis 4,7

Der Gehalt an ätherischem Öl wird sehr verschieden angegeben. Durch Ausziehen des Tees mit Äther erhält man 0,6 bis 1% eines zitronengelben, beim Erkalten erstarrenden Öles, das von MULDER (1838) als ätherisches Teeöl bezeichnet wurde, jedoch mit Unrecht, da es zum größten Teil aus nichtflüchtigen Stoffen besteht. Wirkliches ätherisches Teeöl erhielt van ROMBUGH aus frisch fermentierten Blättern nur in einer Ausbeute von 0,006%. Danach ist der Geruch des Tees weniger durch ein echtes ätherisches Öl als durch andere Riechstoffe bedingt. Letztere entstehen erst bei der Fermentation des Tees. − Im Teeblätteröl finden sich nach YAMANISHI et al. [ref. Z. Lebensmitt.-Untersuch. 126, 368 (1965); Agricult. biol. Chem. (Tokyo) 29, 300 1965)] Äther, Aceton, Methyläthylketon, Isovaleraldehyd, Isobutanol, n-Butanol, Isoamylacetat, Isoamylalkohol, α-, β-Hexenal, trans-β-γ-Hexenol, cis-β,γ-Hexenol, n-Hexanol, Essigsäure, Linalool, n-Octanol, Isobuttersäure, n-Buttersäure, Isovaleriansäure, Acetophenon, Salicylaldehyd, Benzylacetat, Methylsalicylat, Geraniol, Benzylalkohol, Phenylaethylalkohol, Isocapronsäure, Propionaldyhd, Butyraldehyd, trans-Hexen-2-al, Hexylalkohol, trans-Hexen-3-al, cis-Hexen-3-ol, trans-Linalooloxid, cis-Linalooloxid, Benzaldehyd und cis-Jasmonen. FUKUSHIMA et al. [Chem. Abstr. 69, 4321 (1968)] isolierten Dihydroactinidiolid.

Dihydroactinidiolid

Im ätherischen Öl des schwarzen Tees fanden YAMANISHI et al. [Chem. Abstr. *64*, 7283 (1966)] cis-Penten-2-ol-(1), n-Hexanol, cis-Hexen-3-ol-(1), drei Isomere des Linalooloxids, Linalool, Nerol, Geraniol, Benzylalkohol, Phenyläthylalkohol, Phenylacetaldehyd, Butyraldehyd, Isobutyraldehyd, Valeraldehyd, Isovaleraldehyd, Methyläthylketon, trans-Hexen-2-al und Benzaldehyd. GOGIYA et al. [Chem. Abstr. *66*, 162 (1967)] fanden außerdem noch Acetaldehyd, Aceton und Caproaldehyd. KOBAYASHI et al. [Chem. Abstr. *63*, 5443 (1965); *65*, 20755 (1966)] identifizierten cis-2-Penten-1-ol, 1-Penten-3-ol, 1-Pentanol-trans-2-hexenol, Heptanal und trans-2-Octenal. SAIJO [Chem. Abstr. *68*, 3712 (1968)] fand β-Myrcen, cis-β-Ocimen und trans-β-Ocimen. INA KAZUO et al. (Tetrahedron L. *1968*, S. 2777) isolierten Theaspiron (1-Oxa-8-oxo-2,6,10,10-tetramethylspiro[4,5]-6-decen) sowie 2-Hydroxy-2,6,6-trimethylcyclohexyliden-1-acetolacton, Fp. 40 bis 41°.

Theaspiron

Ferner im Formosa-Tee Methylmercaptan und Pyrrol-2-methylketon C_6H_7NO, Fp. 90°. Weiterhin noch Phenol, p-Kresol und Chinolin. — Im hydrolysierten Teeblätterextrakt Hefeadenylsäure $C_{10}H_{14}N_5O_7P$, Fp. 191 bis 195° (Zers.), Guanylsäure $C_{10}H_{14}N_5O_8P$, Cytidylsäure $C_9H_{14}N_3O_8P$, Fp. 230 bis 234° (Zers.). — Außerdem Riboflavin und in frischen Blättern Vitamin C sowie Vitamin E.

Nach COXON et al. (Tetrahedron L. *1970*, S. 5237, 5241, 5247) Theaflavin-3-gallat, -3'-gallat, -3,3'-digallat, Isotheaflavin, Theaflavinsäure und Epitheaflavinsäure. Nach HASHIZUME [Chem. Abstr. *72*, 96793 w (1970)] ein Saponin, das bei Hydrolyse Zimtsäure, Angelicasäure und die Sapogenine Camelliagenin A, Barringtogenol C und Barrigenol R_1 liefert.

Der Gehalt an Gerbstoff ist ebenfalls stark schwankend (8 bis 26%). Grüner Tee enthält mehr Gerbstoff als schwarzer, ebenso sind Knospen und jüngere Blätter gerbstoffreicher als ältere. Die besten Teesorten enthalten deshalb am meisten Gerbstoff. Nach Untersuchungen von HERRMANN [Fette u. Seifen *60*, 963 (1958)] erfolgt die Tee-Fermentation durch das Cu-Proteid o-Polyphenoloxydase, das im intakten Blatt in den Chloroplasten, möglicherweise auch in anderen Plastiden lokalisiert ist. Die Substrate, z. B. Catechine, sind dagegen in den Vakuolen zu finden. Während des Welkvorganges werden die Zellen soweit geschädigt, daß die Trennung zwischen Vakuole und Plasma aufgehoben wird und das Ferment auf das Substrat einwirken kann. Es findet überwiegend eine Oxydation der Catechine und ihrer Gallussäureester statt. Aus den reaktionsfähigen o-Chinonen entstehen auf nichtfermentativem Wege unter CO_2-Bildung kondensierte Produkte (Di-, Trimere) mit Gerbstoffeigenschaften. Dabei fällt der ursprüngliche Catechin-Gehalt von etwa 20% auf 3%, während der Gehalt der Catechin-Dimeren auf über 10% der Trockensubstanz ansteigt. Aus den Purpurogallin-Derivaten [Theaflavin (s. u.) und seine Gallussäureester] entstehen durch weitere Oxydation der Thearubigene, die rotbraunen Pigmente des schwarzen Tees. Diese Substanzen sind weitgehend für Gehalt, Farbe, Qualität und anregende Wirkung (in Verbindung mit dem Coffein), aber nicht für das Aroma des schwarzen Tees verantwortlich. Er gibt ferner eine Analyse des Tees (Angaben in Prozent):

	Schwarzer Tee	Frische Triebe
Catechine und Catechingerbstoffe	18,9	26,0
Protein	16,6	15,7
Coffein	2,7	2,7
Andere N-Verbindungen	10,2	8,7
Zucker	4,6	4,1
Stärke	0,6	1,9
Pektin	11,9	12,7
Cellulose	7,9	7,3
Lignin (nach KLASON)	6,1	6,0
Lignin ($-OCH_3$)	7,6	3,0
Asche	5,2	4,9
Inosit	—	0,8
insgesamt	84,7	90,8

ROBERTS [J. Sci. Food Agric. *1958*, S. 381], ROBERTS et al. [Analyst *86*, 94 (1961)] und ROBERTS [Tea Quarterly *32*, 190 (1961)] formulierten die Reaktionskette folgendermaßen:

Epigallocatechin/-gallat
↓ enzymatische Oxydation
o-Benzochinone
↓ Dimerisierung
Bi-Flavanole
↓ Kondensation mit o-Chinonen
Theaflavine
↓ nichtenzymatische Oxydation
Thearubigenine

Der vollständige Ablauf der Oxydation ist jedoch von Temperatur und Dauer der Fermentation abhängig.

Theaflavin

Teerubigen (Thearubigin)

MAKOTO KITO et al. [Phytochemistry *7*, 599 (1968)] fanden mit Hilfe von markiertem Acetat-1-C^{14}, daß Theanin die Grundsubstanz für den Phloroglucinkern der Catechine in der Teepflanze ist.

Über die Zusammensetzung des Tee-Aromas berichten MÜGGLER et al. [Helv. chim. Acta *49*, 1763 (1966)]; sie fanden Pent-1-en-3-ol, trans-Hex-2-en-1-ol, α-Terpineol und β-Jonon. VIANI et al. [Helv. chim. Acta, *50*, 1517 (1967)] isolierten 2-Penten-1-ol, 1-Äthyl-2-formylpyrrol, 2-trans, 4-cis-Heptadienal, Phenylacetonitril, Methylbenzoat, 2-Phenylbut-2-enal und 2,6,6-Trimethyl-2-hydroxycyclohexylidenacetolacton. MÜGGLER-CHAVAN et al. [Helv. chim. Acta *52*, 549 (1969)] fanden die Ketone 2,6,6-Trimethyl-2-hydroxycyclohexanon und 5,6-Epoxyjonon sowie 2,6,6-Trimethylcyclohexanon, Dihydroactinidiolid, α-Jonon, β-Jonon und Theaspiron.

REYMOND et al. [Mitt. Lebensmitt. Hyg. *57*, 484 (1966)] untersuchten analytische Merkmale des Aromas des grünen Tees mit Hilfe der Chromatographie. An den Chromatogrammen ist der Einfluß des Fermentationsgrades auf die Qualität des Aromas zu sehen. Bei den Hauptaromen treten reichliche Mengen von Aldehyden im schwarzen Tee hervor, der reicher an Hexenal, Hexenol, Linalool-Oxiden, Linalool und Benzaldehyd ist als grüner Tee. Darjeeling-Tee enthält mehr Oxide von Linalool I und II, Linalool, Methylsalicylat und Geraniol als südindischer Tee. Mit Bergamott oder Jasmin parfümierte Tees haben charakteristische Chromatogramme, die auf Linalool und Linalylacetat (aus dem Bergamottöl) bzw. auf Linalool-III-oxid und Benzylalkohol hinweisen.

Die Zusammensetzung der Asche ist nach KÖNIG (im Mittel aus 12 Analysen): K_2O 34,30%; Na_2O 10,21%; CaO 14,82%; MgO 5,01%; Fe_2O_3 5,48%; Mn_3O_4 0,72%; P_2O_5 14,97%; SO_3 7,05%; SiO_2 5,04%; Cl 1,84%. Bemerkenswert ist der hohe Mangangehalt der Asche, der bis 1,5% betragen kann. LAMB [Tea Research Institute of Ceylon, Bull. No. 31,27 (1949)] ermittelte folgende Werte für die anorganischen Bestandteile: Kalium 1,76%, Calcium 0,41%, Phosphor 0,32%, Magnesium 0,22%, Eisen 0,15%, Mangan 0,12%, Schwefel 0,088%, Aluminium 0,069%, Natrium 0,030%, Silicium 0,024%, Zink 0,003%, Kupfer 0,002%.

Inhaltsstoffe der Samen. 17 bis 45% fettes, nichttrocknendes Öl, Oleum Camelliae, Oleum Theae, Teesamenöl, Tea oil, Huile de thé (s. d.), mit Physetölsäure $C_{16}H_{30}O_2$, Fp. 30 bis 33°, α-Kephalin und Saponinen. Chinesische Saat liefert 30 bis 35%, Assam-Saat 43 bis 45% und japanische Saat 24 bis 26% fettes Öl. Japanisches Teesamenöl enthält etwa 12,9% gesättigte Säuren, etwa 72% Linol- und etwa 15,1% Linolensäure. BIGAT [Chem. Abstr. 63, 811 (1965)] fand in türkischem Teesamenöl 13,7 bis 16,8% gesättigte Säuren, 63,8 bis 70,4% Ölsäure, 0,2% einer Isomeren der Ölsäure und 16,2 bis 19,3% Linolsäure. BILECAN et al. [Chem. Abstr. 63, 811 (1965)] geben folgende Fettsäurezusammensetzung des türkischen Teesamenöles an: 6% Stearin-, 2,9% Palmitin-, 54% Öl-, 21% Palmitolein- und 18% Linolsäure. MARTOS et al. [Chem. Abstr. 61, 8533 (1964)] fanden in argentinischem Teesamenöl 0,1% Myristin-, 17,2% Palmitin-, 3,3% Stearin-, 0,5% Arachin-, 0,9% Hexadecen-, 50,1% Öl- und 27,9% Linolsäure. YOSIOKA et al. (Tetrahedron L. *1966*, S. 5973) isolierten Theasapogenol A, $C_{30}H_{50}O_6$, Fp. 301 bis 303° und Theasapogenol B (Barringtogenol C) $C_{30}H_{50}O_5$, Fp. 286 bis 289°.

Theasapogenol A : R = R_1 = R_2 = H ; X = H, OH
Theasapogenol B : R = R_1 = R_2 = H ; X = H_2
Camelliagenin E : R = R_1 = R_2 = H ; X = O

SHÔ ITÔ et al. (Tetrahedron L. *1967*, S. 1127) fanden ferner Camelliagenin A (Theasapogenol D), $C_{30}H_{50}O_4$, Fp. 282 bis 283°, Camelliagenin B, $C_{30}H_{48}O_5$, Fp. 200 bis 205°, Camelliagenin C, $C_{30}H_{50}O_5$, Fp. 262 bis 263°, Camelliagenin D, $C_{30}H_{48}O_6$, Fp. 250 bis 258°, und Camelliagenin E, $C_{30}H_{48}O_6$, Fp. 270 bis 273°.

Camelliagenin A : R = R_1 = H ; X = H_2
Camelliagenin B : R = R_1 = H ; X = O
Camelliagenin C : R = R_1 = H ; X = H, OH

Camelliagenin D : R = R_1 = H ; X = O

YOSIOKA et al. (Tetrahedron L. *1967*, S. 5343) identifizierten das Theasapogenol D (Camelliagenin A) als Dihydroprimverogenin A, das auch in japanischen Primulaceen vorkommt. Ebenfalls YOSIOKA et al. [Chem. Abstr. 67, 1112 (1967)] isolierten Theasapogenol E, $C_{30}H_{48}O_6$, Fp. 237,5 bis 239°, und identifizierten es als ein 3β,16α,21β,22α,28-Pentahydroxyolean-12-en-23-on.

Erkennung. Helv. V: Mikrosublimation: Die Mikrosublimation liefert reichlich Nadeln von Coffein, die im Polarisationsmikroskop bei gekreuzten Nikols in allen Farben leuchten. Benetzt man das Sublimat mit 1 Tropfen Bromwasser und läßt bei mäßiger Wärme eintrocknen, so erhält man einen orangegelben Rückstand, der sich durch verd. Ammoniak purpurrot färbt.

Prüfung. Helv. V: Wird die Asche von 2 g Tee mit 1 ml verd. Salpetersäure erwärmt, die Mischung mit Wasser auf 10 ml ergänzt, mit 1 ml Natriumacetat versetzt und filtriert, so dürfen im Filtrat (nur sauer geprüft) Schwermetalle nicht nachweisbar sein.

Mindestgehalt an Coffein: 2,2% Helv. V, 2% CF 65, Jug. II; 1,5% Portug. 35. — Wasserlöslicher Extraktgehalt mind. 32% Helv. V. — Max. Aschegehalt: 6% Jug. II; 6,5% Helv. V.; 8% Portug. 35. — Mind. Aschegehalt: 5% Helv. V. — Max. Feuchtigkeitsgehalt: 8,5%, Helv. V.

Bestimmung des wasserlöslichen Extraktgehaltes. Helv. V: 10 g des getrockneten Tees werden während 4 Std. mit 200 ml Wasser auf dem Wasserbad extrahiert. Man nutscht nach dem Erkalten die wäßrige Lösung ab, extrahiert den Tee wie oben mit 200 ml Wasser während 1 Std. und schließlich ein drittes Mal mit 100 ml Wasser während 1/4 Std. Die abgenutschten Teeblätter werden noch mit 100 ml Wasser abgespült und bei 105° getrocknet. Das Gewicht der getrockneten Blätter darf höchstens 6,8 g betragen, was einem Mindestgehalt an wasserlöslichen Extraktivstoffen von 32 % entspricht.

Gehaltsbestimmung. CF 65: 15 g bei 100° getrockneten und pulverisierten Tees werden mit 5 g Magnesiumoxid und 10 ml Wasser gut gemischt. Die feuchte und homogene Masse wird in einen 250 ml fassenden Kolben gegeben, verschlossen und 24 Std. stehengelassen. Man gibt 150 ml Chloroform zu, wiegt Kolben und Inhalt und erhitzt auf dem Wasserbad am Rückflußkühler 1 Std. zum Sieden. Nach dem Abkühlen ergänzt man mit Chloroform auf das ursprüngliche Gewicht, mischt und filtriert die Lösung durch einen mit Faltenfilter versehenen Trichter, der auf einem graduierten Meßzylinder aufsitzt. Man fängt 100 ml der Chloroformlösung auf, entsprechend 10 g Teepulver, wobei man während der Filtration den Trichter mit einem Glasplättchen bedeckt. Man destilliert die Chloroformlösung zweimal nacheinander in einen Kolben von 125 ml ab, bis nur noch ein grüner, sirupöser Rückstand geblieben ist und gibt 20 ml Petroläther (R) und 25 ml folgender Mischung hinzu: Salzsäure (35 bis 38%) 10 ml, dest. Wasser 40 ml. Der mit einem Gummistopfen verschlossene Kolben wird geschüttelt; darauf gießt man zum Absetzen in ein Gläschen und läßt stehen. Die saure Lösung wird in einen zweiten Kolben gegeben und die grüne Lösung, die im ersten Kolben zurückgeblieben ist, zuerst mit 15 ml, dann mit 10 ml der sauren Mischung geschüttelt. Man trennt jedesmal die sauren Coffeinlösungen ab und vereinigt diese in einem zweiten Kolben, der 5 ml Petroläther enthält. Man schüttelt und läßt stehen. Die saure und farblose Coffeinlösung wird in ein neues Gläschen gegeben, mit Ammoniak (20,18%) übersättigt, dreimal mit 50 ml Chloroform geschüttelt und die vereinigten Chloroformlösungen mit 2 ml Wasser gewaschen. Man destilliert die farblose Chloroformlösung zweimal nacheinander in ein konisches, tariertes Fläschchen von 90 ml Inhalt ab, trocknet den Rückstand bei 100° und wiegt. Der Coffeingehalt wird nach folgender Gleichung berechnet: Coffeingehalt = $a \times 100$; a = Gewicht des Rückstandes. – Helv. V: 7 g Tee (VI) werden in einem Scheidetrichter von 100 ml Inhalt mit 70 g Chloroform und 5 ml verd. Ammoniak während 1/2 Std. häufig und kräftig geschüttelt. Nach Trennung der Schichten läßt man 50 g der Chloroformlösung (= 5 g Droge) durch etwas Watte in ein Erlenmeyerkölbchen von 100 ml Inhalt fließen und destilliert das Chloroform auf dem Wasserbad völlig ab. Den Rückstand übergießt man mit 5 ml Weingeist und dampft auch diesen völlig ab. Hierauf versetzt man den Rückstand mit 20 ml heißer, verd. Schwefelsäure, löst unter Umschwenken des Kölbchens das Coffein und läßt erkalten. Man filtriert durch ein Filter von 7 cm Durchmesser in eine Glas- oder Porzellanschale. Das Kölbchen wird dreimal mit je 10 ml heißem Wasser nachgewaschen. Die erkalteten Lösungen werden jeweils durch das gleiche Filter gegossen. Man dampft die Lösung auf dem Wasserbad auf etwa 10 ml ein, filtriert heiß durch ein Filter von 7 cm Durchmesser in einen Scheidetrichter und wäscht Schale und Filter dreimal mit wenig heißem Wasser nach. Dann schüttelt man das erkaltete Filtrat viermal mit je 20 ml Chloroform aus, filtriert die Chloroformauszüge nacheinander durch ein trockenes Filter von 7 cm Durchmesser, sammelt sie in einem mit Siedesteinchen versehenen und damit genau gewogenen Erlenmeyerkölbchen von 100 ml Inhalt und destilliert das Chloroform auf dem Wasserbad vollständig ab. Der Rückstand wird genau 1/2 Std. lang bei 95° bis höchstens 100° getrocknet und nach zweistündigem Aufbewahren im Schwefelsäure-Exsikkator gewogen. Sein Gewicht muß wenigstens 0,11 g betragen, entsprechend einem Mindestgehalt von 2,2 % Coffein. Der Rückstand muß die Reaktionen des Coffeins geben und zwischen 226° und 230° schmelzen. – Nach LUCKNER (Prüfung von Drogen, Jena 1966): 5,000 g fein gepulverte Droge werden in einem 100-ml-Scheidetrichter mit 70,50 g Chloroform und nach kräftigem Schütteln mit 4,50 ml 6 n Ammoniaklösung versetzt. Die Mischung wird 1 Std. kräftig geschüttelt. Nach dem Absetzen des Drogenpulvers wird die Chloroformlösung durch ein trockenes Filter filtriert. 40,00 g des Filtrates werden in einem Erlenmeyerkolben bis auf etwa 5 ml eingeengt, mit 15,0 ml Wasser versetzt und auf dem Wasserbad bis zum Verschwinden des Chloroformgeruches erwärmt. Die erhaltene wäßrige Lösung wird nach dem Erkalten durch ein Papierfilter gesaugt. Der Erlenmeyerkolben wird dreimal mit je 10,0 ml siedendem Wasser nachgewaschen. Die Waschwässer werden gleichfalls nach dem Erkalten durch das Papierfilter gesaugt. Die vereinigten, meist nicht vollkommen klaren, wäßrigen Auszüge werden in einen 100-ml-Meßkolben überführt, dabei wird mit 10,0 ml Wasser nachgewaschen. Die Lösung wird mit 5,00 ml 3 n Schwefelsäure und 30,00 ml 0,1 n Jodlösung versetzt und mit Wasser auf 100,00 ml aufgefüllt. Nach 10 Min. wird vom ausgeschiedenen Coffeinperjodid abfiltriert, wobei die ersten 30,0 ml des Filtrates verworfen werden. In weiteren 50,00 ml des Filtrates wird der Jodüberschuß nach Zusatz von 1,00 ml Stärke-Lsg. mit 0,1 n Natriumthiosulfatlösung titriert. 1 ml 0,1 n Jodlösung entspricht 4,85 mg Coffein.

Berechnung: Prozent Coffein, berechnet auf die bei 105° getrocknete Droge

$$= \frac{169{,}75\,(15 \cdot F_J - M_{Na_2S_2O_3} \cdot F_{Na_2S_2O_3})}{Ew\,(100 - a)}.$$

F_J = Faktor der benutzten 0,1 n Jodlösung;
$M_{Na_2S_2O_3}$ = Verbrauch an 0,1 n Natriumthiosulfatlösung in ml;
$F_{Na_2S_2O_3}$ = Faktor der benutzten 0,1 n Natriumthiosulfatlösung;
Ew = Einwaage der Droge in g;
a = Trocknungsverlust in Masseprozent.

FLEISCHER [Pharmazie *11*, 248 (1956)] führte eine papierchromatographische Untersuchung der Purinderivate in Tee, sowie eine photometrische Methode zur quantitativen Bestimmung des Theophyllins durch. Das Verfahren beruht auf der Kupplung des Theophyllins mit Echtblausalz-BB nach Erhitzen mit konz. Alkali. Die Intensität des entstandenen roten Azofarbstoffes wird mit dem Zeißschen Stufenphotometer gemessen. Die minimal erfaßte Menge beträgt 1 γ pro 0,5 ml Theophyllinlösung. Die größte Abweichung der gefundenen Mittelwerte von den berechneten Werten beträgt im Konzentrationsbereich von 1 bis 10 γ ± 12% und im Konzentrationsbereich 10 bis 40 γ ± 4,5%. (Weitere Bestimmungen der Xanthine siehe unter Coffea.)

Bestimmung des Gerbstoffes. Nach FLECK: 2 g Tee werden dreimal je 1/2 Std. mit je 100 ml Wasser extrahiert; die filtrierten Auszüge erhitzt man zum Sieden und fällt mit 20 bis 30 ml einer Kupferacetatlösung (1 : 20 bis 30 H_2O). Der Niederschlag wird filtriert, wobei das Filtrat grün erscheinen muß, mit heißem Wasser ausgewaschen, getrocknet und im Porzellantiegel geglüht. Nach dem Erkalten wird etwas Salpetersäure zugesetzt, um das Cu(I)-oxid in das Cu(II)-oxid überzuführen, wieder geglüht und gewogen. – 1 g CuO = 1,306 g Gerbstoff.

Nachweis künstlicher Färbung. Mineralische Farben können durch Prüfung der Asche erkannt werden. Auch läßt sich eine künstliche Färbung ähnlich wie beim Kaffee durch Behandlung des Tees mit Wasser, Alkohol oder Chloroform, oder durch Absieben und Prüfung des abgesiebten Pulvers durch mikroskopische Untersuchung erkennen. Blauholzextrakt löst sich zum Teil in Wasser, der wäßrige Teeauszug gibt bei Gegenwart von Blauholzfarbstoff nach EDER mit Kaliumchromatlösung eine schwärzlichblaue Färbung. Katechu läßt sich nach EDER auf folgende Weise erkennen: Man kocht 2 g Tee mit Wasser auf, filtriert und versetzt das Filtrat mit 3 ml Bleiacetatlösung und filtriert wieder. Das Filtrat gibt bei Gegenwart von Katechu mit Silbernitratlösung einen gelbbraunen, flockigen Niederschlag, während bei reinem Tee nur eine schwache braune Färbung durch Ausscheidung von Silber eintritt.

Nachweis von Blei. Havarierter Tee kann Blei enthalten, das aus der Bleiauskleidung der Teekisten stammt. Das Blei läßt sich in der Asche (von 100 g Tee) nachweisen.

Allgemeine Beurteilung des Tees. 1. Der Tee soll nur aus den oben beschriebenen Knospen und Blättern und Zweigstückchen des Teestrauches bestehen. Der Gehalt an Zweigstückchen (Stengeln) ist sehr verschieden. KREIS fand in 26 Teesorten 2,6 bis 21,8%, BESSON bei grünem chinesischem Tee höchstens 5,3%, bei schwarzem 17,5%, bei Ceylontee 5,8 bis 43,4%, bei indischem Tee 11,5 bis 37,4%, bei Javatee 4,4 bis 29,9%. Die Güte des Tees wird durch den Stengelgehalt weniger beeinflußt. Es gibt Teesorten mit viel Stengeln, die ein vorzügliches Getränk liefern und bei der Analyse normale Werte liefern. Fremde Blätter, abgesehen von vereinzelten, müssen als Verfälschung angesehen werden. – 2. Der Wassergehalt eines normalen Tees beträgt 8 bis 12%. – 3. Der Gehalt an wasserlöslichem Extrakt soll, auf lufttrockenen Tee berechnet, bei grünem Tee mindestens 29%, bei schwarzem Tee mindestens 24% betragen. Guter Tee enthält 30 bis 40% Extrakt. – 4. Der Gehalt an Coffein soll mindestens 2% betragen. Guter Tee enthält nur ausnahmsweise weniger als 2% Coffein; extrahierter Tee weniger als 1%. Fremde Blätter enthalten kein Coffein, mit Ausnahme des Mate, der aber als Verfälschung des Tees kaum in Betracht kommt, sondern als Ersatz für Tee verwendet wird. – 5. Der Gerbstoffgehalt soll bei grünem Tee mindestens 10%, bei schwarzem mindestens 7,5% betragen. – 6. Der Aschegehalt soll nicht unter 3% und nicht über 8% betragen. Die Asche muß mindestens zu 50% in Wasser löslich sein. Nach RÖHRIG kommen aber auch Aschegehalte von über 8% vor, andererseits kann der in Wasser lösliche Anteil der Asche bis auf 33% sinken. Hoher Natriumchloridgehalt der Asche deutet auf Havarie. – 7. Gefärbter Tee ist unzulässig. – 8. Bleihaltiger (havarierter) Tee ist als gesundheitsschädlich unzulässig. – 9. Tee mit Grus. Eine Beimengung von Grus ist kaum zu vermeiden, weil der Tee, besonders wenn er sehr trocken ist, allmählich zerbröckelt. Der grushaltige Tee gilt als vollwertig, wenn nicht Grus in übermäßiger Menge vorhanden ist. – Durch die Untersuchung des Tees kann nur festgestellt werden, ob der Tee unverfälscht und normal beschaffen ist. Hinsichtlich der Güte und des Genußwertes des Tees gibt die Untersuchung, mit Ausnahme der Bestimmung des Coffeingehaltes, keine Anhaltspunkte. Güte und Genußwert des Tees lassen sich bisher nur durch den Geruch und Geschmack des Tees und der Teeaufgüsse feststellen.

Aufbewahrung. Trocken, in dicht schließenden Gefäßen aus Glas, Weißblech oder Umhüllungen, die mit Blattzinn ausgekleidet sind, getrennt von riechenden Drogen.

Wirkung. Coffein wirkt vor allem erregend auf das Zentralnervensystem und diuretisch (weiteres s. dort).

Theophyllin und Theobromin sind in ihren herzstimulierenden, diuretischen und peripher spasmolytischen Eigenschaften dem Coffein überlegen. VOGEL et al. [Arzneimittel-Forsch. *18*, 1466 (1968)] fanden deutliche antiexsudative und antiinflammatorische Eigenschaften des Teesamen-Saponins (Gemisch der Saponine des Teesamens). Seine Wirksamkeit führen sie in erster Linie auf die Normalisierung der im Initialstadium der Entzündung gestörten Kapillarpermeabilität zurück. Nach YOUNG et al. [Nature (Lond.) *216*, 1015 (1967)] besitzt der Tee eine Wirkung gegen Arteriosklerose. Sie fanden, daß Tee die Konzentration von Lipiden im Serum vermindert. Sie wiesen ferner darauf hin, daß, wenn die Arteriosklerose ein reversibles Stadium überschreitet, eine Rückbildung durch Tee nicht mehr möglich ist. Das wirksame Prinzip konnten sie nicht angeben.

Akute und chronische Vergiftungen durch Tee haben ihren Grund in seiner Anwendung als erregendes Genußmittel. Gewöhnlich besteht Irregularität des Pulses. Dazu kommen Herzklopfen, Schwindel, Harndrang, Ohnmachtsgefühl, auch Übelkeit und Erbrechen, Sausen im Kopfe, stridoriöse, langsame Atmung, starke Depression, Muskelzittern, u. a. Die Magensaftsekretion wird durch einen Teeaufguß gehemmt. Durch Umschläge mit Teeblättern auf das Auge soll eine mit Schwellung und Rötung der Lidränder und Augenbindehaut einhergehende Konjunktivitis entstehen können.

Anwendung. Als Genußmittel, Anregungsmittel und Diureticum. Zur Coffein-Gewinnung aus Teestaub. Zum Herstellen von Pilztee durch Einwirken des japanischen Teepilzes (s. Combucha).

Thea chinensis HAB 34. Schwarzer Tee.

Getrocknete Zweigspitzen mit den jüngsten Blättern und Blüten.

Arzneiform. Tinktur nach § 4 mit 60%igem Weingeist.

Trockenrückstand 2,92 bis 4,17%. Spez. Gew. 0,905 bis 0,909. Das durch eine Gehaltsbestimmung aus 50 g Tinktur ermittelte Coffein soll mindestens 0,14% betragen.

Arzneigehalt. 1/10.

Thea sinensis HPUS 64. Tea.

Die getrockneten Blätter.

Arzneiform. Urtinktur: Arzneigehalt 1/10. Thea sinensis, grob gepulvert 100 g, dest. Wasser 400 ml, Alkohol USP (94,9 Vol.-%) 635 ml zur Bereitung von 1000 ml der Tinktur. – Dilutionen: D 2 (2×) enthält 1 Teil Tinktur, 3 Teile dest. Wasser, 6 Teile Alkohol; D 3 (3×) und höher mit Alkohol HPUS (88 Vol.-%). – Triturationen: D 1 (1×) und höher.

Anbau

Camellia sinensis wird hauptsächlich in China und Japan angebaut. Dieser Strauch eignet sich am besten für die gemäßigte Zone. Die Pflanze wird freiwachsend nicht über 3 bis 4 m hoch. In tropischen Gebieten wird vielfach ssp. assamica bevorzugt, die freiwachsend 8 bis 15 m (z. B. in Manipur), mitunter sogar 30 m erreicht.

Der Teestrauch ist verhältnismäßig unempfindlich und sehr anpassungsfähig. Am besten entwickelt er sich in tropischen und subtropischen Gebieten, er verträgt auch Höhenluft und leichten, jedoch nicht anhaltenden Frost (bis −3°). Die Pflanze liebt hügeliges Gelände mit nährstoffreichen, kalkarmen Böden. Regelmäßige, über das ganze Jahr gleichmäßig verteilte Niederschläge von insgesamt etwa 2000 mm und reichlich Licht sind erforderlich für gutes Gedeihen. Der Anbau erfolgt zwischen ca. 30° südlicher und 43° nördlicher Breite. Das nördlichste Teeanbaugebiet befindet sich in Chakve, östlich Batumi (UdSSR). Es ist das größte russische Tee-Pflanzungsgebiet. Bei tropischem und subtropischem Klima gedeiht der Teestrauch noch bis 2400 m Höhe und ermöglicht die Gewinnung höchstbewerteter Erzeugnisse (Darjeeling 2200 m; Ceylon 2135 m).

Mit Ausnahme von China und Japan sowie weniger Pflanzungen in Indien und Java bilden Camellia assamica-Hybriden die Grundlage vieler Teekulturen der Welt.

Junge Pflanzen werden meist aus Teesamen in Saatbeeten gezogen. Die Vermehrung durch Stecklinge oder Ableger ist selten. Im Alter von 5 bis 7 Monaten werden 20 bis 40 cm hohe Setzlinge in Abständen von 1 bis 2 m in Geviert- oder Dreiecksform in für den Anbau vorbereitete Böden verpflanzt. Um die Blätter leicht und möglichst unbeschädigt pflücken zu können, läßt man die Teesträucher buschig wachsen. Form und Höhe der zurückgeschnittenen Teebüsche weichen in den Anbauländern vielfach voneinander ab. Bevorzugte Formen sind kniehohe, rundliche Kugelbüsche, 2 m Höhe nicht überschreitende Sträucher von $^1/_2$ m Durchmesser mit tellerförmiger oder gewölbter Oberfläche sowie niedrige Kegel- oder Becherschnitte. Durch häufiges und richtiges Zurückschneiden wird die erwünschte Entwicklung der Teesträucher gefördert bzw. gesteuert.

Klima-Einfluß. Die Güte des Tees wird mitbestimmt vom Klima der Anbauräume, dem Wachstum der Blätter sowie der Häufigkeit der Blatternten. Um die für die Blattentwicklung notwendige Sonneneinstrahlung zu sichern, werden Teegärten (Teeplantagen) möglichst an Berghängen in östlichen und südöstlichen Lagen angelegt. Schnelles Nachwachsen der Blätter wirkt sich qualitätsmindernd aus. Die Güte des Tees hebende Substanzen bilden sich bei langsamem Blattwachstum am reichlichsten. Wind und Trockenheit vor der Blatternte fördern die Entwicklung derartiger Substanzen ebenfalls. Einen gleichen Einfluß üben kalte, selbst von Frost begleitete Nächte auf die Blattqualität aus.

Anbaugebiete. I. *Asien* erzeugt ca. 89% der Tee-Weltproduktion. Die bedeutendsten Anbauländer sind:
 1. *Ceylon* mit ca. 21,5% der Welterzeugung. Die Hauptproduktionsgebiete sind Badulla, Uva, Nuwara Eliya, Dimbula, Dickoya, Maskeliya, Haputale, Pusselawa und Marurata;
 2. *China (VR)* mit ca. 15% (geschätzt) der Tee-Weltproduktion. Die 16 bekanntesten teeanbauenden Provinzen sind: Kuangtun (Kwan-tung), Kuangsi (Kwang-si), Fuhsien (Fu-Kien), Kiangsi, Kiangsu, Kansu, Kueitschun (Kweitschan), Hunan, Hupei (Hupeh), Honan, Anhuei (An-Hwei), Tschekiang, Schantung, Schensi, Szetschuan (Se-tschwan);
 3. *Formosa (Taiwan)* mit ca. 2% der Weltproduktion. Hauptteeanbaugebiete befinden sich in Taipeh, Taitschung und Hsintschu;
 4. *Indien* mit ca. 33% der Tee-Weltproduktion. Die wichtigsten Anbaugebiete befinden sich in:
  a) Nordindien: Assam, Darjeeling, Dehra-Dun, Dschalpaiguri, Gaja (Bahir)
  b) Südindien: Nilgiri, Kerala (Travancore), Anamalais;
 5. *Indonesien* mit ca. 3,5% der Welterzeugung. Die Hauptanbaugebiete befinden sich auf Java (Malang, Preanger, Wonogire) und Sumatra (Korintji, Medan, Palembang);
 6. *Japan* mit ca. 8% der Weltproduktion. Das Schwergewicht der Teeproduktion liegt auf der Insel Hondo;
 7. *Pakistan* mit ca. 2,5% der Tee-Weltproduktion. Hauptanbaugebiete befinden sich in den Distrikten Sylhet und Tchittagong;
 8. *Iran, Malaysia, Türkei* mit ca. 2,5% der Tee-Welterzeugung.
 9. *UdSSR* ca. 4% der Tee-Welternte. Die Teeproduktion beschränkt sich auf die asiatischen Gebiete Grusinien und Aserbeidschan.

II. *Afrika* erzeugt ca. 5,5% der Tee-Welternte. Die wesentlichsten Anbaugebiete befinden sich in:
 1. *Kenia* mit ca. 1,7% der Tee-Erzeugung;
 2. *Njassaland* mit ca. 1% der Tee-Erzeugung;
 3. *Kongo, Mauritius, Mozambique, Süd-Rhodesien, Tansania* und *Uganda.* Auf diese Gebiete entfallen insgesamt ca. 2,5% der Tee-Welterzeugung.

III. *Südamerika* erzeugt ca. 1,5% der Tee-Welternte. Die wesentlichsten Anbaugebiete befinden sich in:
 1. *Argentinien* mit ca. 1% der Welternte;
 2. *Brasilien* und *Peru* mit insgesamt ca. 0,5% der Welternte.

Camellia japonica L. (C. kaempferiana REB., Thea camellia HOFFM.). Kamelie.
Heimisch in China und Japan.

Bis 4 m hoher, kahler, immergrüner Strauch. Laubblätter eirund-länglich, mehr oder weniger lang zugespitzt, glänzend, lederartig und scharf gesägt. Blüten prachtvoll, groß, aufrecht, ungestielt, geruchlos, in vielen Formen mit einfachen und gefüllten, rein weißen bis dunkelroten, gestreiften oder gesprenkelten Kronblättern.

Inhaltsstoffe. Nach älteren Angaben in den Blättern herzwirksame Stoffe. In den Samen Camellin. ISHIDATE et al. [Yakugaku Zasshi *73,* 347 (1953); *74,* 641 (1954)] isolierten aus den Samen Camellia-Sapogenol $C_{30}H_{50}O_4$, Fp. 290 bis 293°, Tiglinsäure, Arabinose, Glucose und Uronsäure. SHÔ ITÔ et al. (Tetrahedron L. *1967,* S. 591) fanden Camelliagenin A, identisch mit Camelliasapogenol, Camelliagenin B und Camelliagenin C. NAKAGAWA et al. [Chem. Abstr. *67,* 6819 (1967)] fanden in den Blättern (−)-Epicatechin und (+)-Catechin.

Anwendung. Die Blüten als Volksheilmittel bei Magen-, Darm- und Nasenblutungen. Die Blätter als herzwirksame Droge.

Camellia sasanqua THUNB. (C. oleifera ABEL, Thea oleosa LOUR.).
Heimisch in China und Japan.

Inhaltsstoffe. In den Samen 55 bis 60% fettes Öl, Sasanqua-Öl. SHÔ ITÔ et al. (Tetrahedron L. *1967*, S. 1127) isolierten Camelliagenin A bis E, Barringtogenol C und Theasapogenol A (s. o.). OGINO et al. [Chem. Abstr. *69*, 5358 (1968)] fanden A_1-Barringenol $C_{30}H_{50}O_5$, Fp. 271 bis 274°. YOSIOKA et al. [Chem. Abstr. *69*, 5566 (1968)] isolierten 22α-Hydroxyerythrodiol, Fp. 279 bis 282°.

22α-Hydroxy-erythrodiol

Sasanquin

In den Blättern fanden TETSUYA et al. [Chem. Abstr. *67*, 1752 (1967)] das Glykosid Sasanquin [3-Methoxy-4-(β-primverosidoxy)-1-allylbenzol] $C_{21}H_{30}O_{11}$, Fp. 197 bis 198°.

Anwendung. Die Blüten zum Aromatisieren des Tees. Die Samen zur Ölgewinnung (Eigenschaften wie Olivenöl). Das Öl als Speiseöl, in der Kosmetik zu Haarölen, in der Industrie als Schmieröl für Präzisionsmaschinen.

Camellia drupifera LOUR. (C. kissi WALL.).
Heimisch in China und Ostindien.

Inhaltsstoff. In den Samen 28 bis 35% fettes Öl, Caydeansoyöl, Knopfteesamenöl.

Anwendung. In der Kosmetik und zur Gewinnung von Speiseöl.

Literatur
WURZIGER, J.: Tee und mikroskopische Untersuchung von Tee. In „Hdb. d. Lebensmittelchemie", Bd. VI, Berlin/Heidelberg/New York: Springer 1970, S. 139.

HUMMEL, K.: Tee-Ersatz, Maté, Colanuß. In „Hdb. d. Lebensmittelchemie", Bd. VI, Berlin/Heidelberg/New York: Springer 1970, S. 176.

Camptotheca

Camptotheca acuminata DECNE. Nyssaceae.

Ein im westlichen China und in Tibet heimischer Baum mit wechselständigen, nebenblattlosen, ungeteilten Blättern. Blüten klein, in Blütenständen. Kelch rudimentär, fünfzähnig. Geflügelte Nüsse. Samen mit Endosperm.

Inhaltsstoffe. In Holz, Rinde und Früchten das nichtbasische Alkaloid Camptothecin $C_{20}H_{16}N_2O_4$, Fp. 264 bis 267°. Ferner nach WANI u. WALL [J. org. Chemistry *34*, 1364 (1969)] Hydroxycamptothecin, Fp. 268 bis 270°, und Methoxy-camptothecin, Fp. 254 bis 255°.

Camptothecin, R=H
Hydroxy-camptothecin, R=OH
Methoxy-camptothecin, R=OCH$_3$

Wirkung. Camptotheca-Extrakte wirken gegen experimentelle Tumoren. Den genannten Alkaloiden kommt eine sehr hohe Aktivität gegen Leukämie-Arten (L-1210, p-388, p-1534) zu. Sie hemmen auch sehr stark das Wachstum von Tumoren wie z. B. Walker Carcinosarkom 256. Nach SVOBODA (Intern. Sympos. für Pharmakognosie und Phytochemie, München, Juli 1970) sind erste klinische Untersuchungen von Camptothecin beim Menschen sehr erfolgversprechend.

Cananga

Cananga odorata (LAM.) HOOK. f. et THOMS. [Unona odorata LAM., Annona odorata LAM., Uvaria odorata LAM.-WEHMER gibt Artabotrys odoratissima (ROXB.) R. BR. irrtümlich als Synonym an]. Annonaceae – Annonoideae – Annoneae.

Heimisch in Südostasien, in den indomalaiischen Gebieten, besonders auf Java, Madagaskar, Nossi Bè, St. Marie, Réunion, den Philippinen (Manila) und Komoren. In den Tropen vielfach angebaut.

Bis zu 20 m hoher Baum. Die Blüten des wildwachsenden Baumes sind fast geruchlos, die der kultivierten Pflanze stark duftend.

Inhaltsstoffe. In der ganzen Pflanze äth. Öl, Oleum Canangae, Canangöl. In den Blüten äth. Öl, Oleum Annonae, Ylang-Ylang-Öl mit Benzylbenzoat, L-Linalool, Geraniol, p-Kresolmethyläther, γ-, δ- und ε-Cadinen, einem Sesquiterpenhydrat, D-α-Pinen, Eugenol, Isoeugenol, Kreosol(?), Eugenolmethyläther, Säuren als Methyl- und Benzylester, Safrol, Isosafrol und Farnesol. KATAGUE et al. [ref. Chem. Abstr. *58*, 12366 (1963)] fanden außerdem noch p-Tolylmethyläther, Methylbenzoat, Geranylacetat, Caryophyllen und Benzylacetat.

Anwendung. Die Blüten zur Herstellung von Parfüm, die Samen gegen Fieber und Durchfall. Frucht eßbar.

Canavalia

Canavalia ensiformis (L.) DC. Fabaceae – Faboideae – Phaseoleae. Jackbohne. Schwertbohne. Eselsbohne. Fetischbohne. Jack bean.

Heimisch in Südasien, Westindien und Venezuela, in den Tropen kultiviert.

Farina Canavalia. Jackbohnenmehl. Eselsbohnenmehl. Jackbeanmeal.

Inhaltsstoffe. DESHMUKH et al. [J. Sci. Ind. Res. *20C*, 330 (1961); ref. Chem. Abstr. *56*, 9175c (1962)] fanden die Aminosäure Canavanin und β-Aminopropionitril. THOMPSON et al. [J. biol. Chem. *239*, 1122 (1964)] identifizierten L-α-Amino-δ-hydroxyvaleriansäure $C_5H_{11}NO_3$ und L-Homoserin. Ferner Betonicin (Achillein) $C_7H_{13}NO_3$, Fp. 252°, Canein $C_{12}H_{24}N_2O_3$, Fp. 188 bis 189°, 3,3% Canavanin $C_5H_{12}N_4O_3$ und Desaminocanavanin $C_5H_9N_3O_3$ (vielleicht sekundär aus Canavanin entstanden). Außerdem Trigonellin und das Coferment Alloxazin-adenin-dinucleotid $C_{27}H_{33}N_9O_{15}P_2$.

Betonicin

Canavanin

MIERSCH [Naturwissenschaften *54*, 169 (1967)] isolierte Canalin (2-Amino-4-aminooxybuttersäure). AGRAWAL et al. [Biochim. biophys. Acta (Amst.) *133*, 376 (1967)] fanden Concanavalin A und identifizierten Alanin, Serin und Glycin als Aminosäuren im Molekül.

Wirkung. TSCHIERSCH [Pharmazie *17*, 621 (1962)] untersuchte die Samen und fand im Fütterungsversuch an Mäusen eine toxische Wirkung. Durch die Verfütterung von fraktioniertem Samenmaterial und von reinem Canavaninsulfat konnte nachgewiesen werden, daß die toxische Wirkung auf das in den Samen in großer Menge enthaltene Canavanin zurückzuführen ist. Bei Verfütterung des Mehles zusammen mit Silage und Maisstroh konnte bei jungen Ochsen keine Giftwirkung beobachtet werden. WECKSLER et al. [ref. Chem. Abstr. *70*, 188 (1969)] untersuchten Extrakte und reines Concanavalin A. Sie fanden, daß Humanleukozyten in Kultur von beiden zu 2,5 bis 4,5% zur Mitose angeregt wurden, 21 bis 22% maligne Veränderungen erlitten und sowohl Leukozyten als auch Erythrozyten agglutiniert wurden.

Anwendung. Samen eßbar, zusammen mit den Hülsen als Viehfutter. In Afrika bei Frauenkrankheiten.

Canavalia gladiata (JACQ.) DC. Schwertbohne.

Inhaltsstoffe. Nach OHAMA [ref. Chem. Abstr. *56*, 1771h (1962)] Substanzen von relativ hoher Blutgerinnungsfähigkeit. In den unreifen Samen fanden TAKAHASHI et al. [Planta *75*, 279 (1967)] Canavalia-Gibberellin-I und -II. Ferner Stärke.

Anwendung. Als Nahrungsmittel in gleicher Weise wie Canavalia ensiformis.

Canavalia rosea DC.

In Java gilt die wilde Pflanze als narkotisch und giftig. In Westindien wird der Same als Verfälschungsmittel für die Calabarbohne, Physostigma venenosum BALF., benützt.

Canavanin

Canavaninum. Canavanin.

$$H_2N-\underset{\underset{NH}{\|}}{C}-NH-O-CH_2-CH_2-CH(NH_2)-COOH$$

$C_5H_{12}N_4O_3$ M.G. 176,18
2-Amino-4-(guanidino-oxy)-buttersäure.

Bemerkung: Die Aminosäure Canavanin kommt in der Krimpbohne oder Jackbohne (Canavalia ensiformis) vor. Biologisch interessant ist sie durch ihre hemmende Wrkg. auf Influenza- und Encephalomyelitis-Viren in vitro (s. auch S. 649).

Eigenschaften. Weißlichgraue Kristalle, leicht lösl. in W., praktisch unlösl. in A. und Ae.; in neutraler wss. Lsg. ist die Substanz unbeständig und spaltet NH_3 ab. Beständig ist sie nur in saurer Lsg. Wird durch Canavanase, einem Ferment aus der Leber, in Canalin und Harnstoff gespalten. Fp. 180 bis 182° unter Zers.; $[\alpha]_D^{20} = +7,9°$ ($c = 2$ in W.).

Aufbewahrung. Gut verschlossen.

Canella

Canella alba (L.) MURR. (Winterana canella L., W. alba L.). Canellaceae. Weißer Caneelbaum. Weißer Zimtbaum.

Heimisch im südlichen Florida, in Westindien, auf den Antillen, den Bahamainseln, in Venezuela und Ekuador (Ostabhänge der Anden).

Cortex Canellae albae. Canella alba. Cassia alba. Canella (Costus) dulcis. Cortex Winteranus spurius (falsche Bezeichnung). Weißer Zimt. Weißer Caneel. Falsche Wintersrinde. Weiße Zimtrinde. Canellarinde. Wild cinnamom bark. Bahama white wood. White cinnamom. Jamaica winter's bark. White cinnamom bark. Canelle blanche. Canela blanca. Canella BPC 34.

Die Rinde bildet 15 bis 30 cm lange, rinnen- oder röhrenförmige Stücke von 2 bis 3 cm Durchmesser und bis 5 mm Dicke. Die Außenseite gelblich oder rötlichweiß, zuweilen mit rötlichweißem, rissigem Kork, häufig mit etwas vertieften, kreisrunden, weißlichen Flekken. Die Innenseite weiß oder gelblich, fast eben, fein längsstreifig; der Querschnitt innen deutlich fein radial gestreift, in der breiten, weißen Mittelrinde zahlreiche gelbe Punkte (Sekretzellen).

Geruch zimtartig, Geschmack stark gewürzhaft, bitterlich und schleimig.

Im Handel kommt nicht selten neben den weißwarzigen Stücken auch echte Canellarinde von Drimys winteri J. R. et G. FORST. (s. d.) vor, die mit rostbraunen Flecken wie die Cinnamodendronrinde (Cinnamodendron corticosum MIERS) bedeckt ist.

Mikroskopisches Bild. Querschnitt. Die äußere Korkschicht, wenn erhalten, besteht aus zahlreichen Reihen dünnwandiger Zellen; das Phelloderm aus einer bis 12 Reihen starken Schicht nach innen zu sehr stark verdickter, fein geschichteter und getüpfelter Steinzellen von gelbrötlicher Farbe. Diese Schicht ist an manchen Stellen unterbrochen, zuweilen auch stellenweise abgeschabt. Das Parenchym der breiten Mittelrinde dünnwandig, farblos, stärkeführend; einzelne Zellen mit Calciumoxalat in großen Drusen, ferner zahlreiche große

Sekretzellen mit einem zitronengelben Harzklumpen. An der Grenze von Mittel- und Innenrinde spärlich kleine Gruppen von Bastfasern (können auch fehlen). Die Markstrahlen der Innenrinde 1 bis 2 Zellen breit, schlangenförmig verlaufend, nach außen sich verbreiternd, in jeder Zelle eine Druse von Calciumoxalat; die Rindenstrahlen aus tangential abwechselnden Schichten von stärkeführendem Parenchym mit dazwischenliegenden, großen Sekretzellen und von meist zusammengefallenen Siebelementen. Bastfasern und Steinzellen fehlen der sekundären Rinde.

Pulverdroge. Charakteristisch die großen, gelben Ölzellen der Mittel- und Innenwände und die gelben, einzeln liegenden oder in regelmäßigen Reihen zusammenhängenden Zellen des Steinzellenphelloderms. Stücke der Innenrinde mit Gruppen zusammengefallener Siebröhren, die Siebröhrenfragmente mit seitlichen Siebplatten. Keine oder nur sehr wenige Bastfasern. Große Calciumoxalatdrusen. Reichlich feinkörnige, einfache oder zusammengesetzte Stärke bzw. deren Bruchkörner, die kleinen Körner bis 4,5 µm, die größeren bis 7,5 µm, die größten bis 20 µm, letztere mit Kernhöhle.

Verwechslungen und Verfälschungen. Die Winterrinde von Drimys winteri J. R. et G. Forst. (s. d.). Berger [Öst. Apoth.-Ztg *12*, 512 (1958)] berichtet über eine Verfälschung von Cortex Canellae albae. Die Verfälschung hat eine wesentlich dünnere Rinde, ein aus verholzten Zellen bestehendes Phelloderm, ferner Ölzellen nur in der primären Rinde und Calciumoxalatkristalle in Form von Rhomboiden oder Rhomben. Auch eine echte Canella-Rinde ist im Handel, die durch Extraktion ihrer wirksamen Bestandteile beraubt wurde.

Inhaltsstoffe. 1% äth. Öl mit Pinen, Eugenol, Cineol, Caryophyllen, etwa 8,2% Harz (Canellin), 6 bis 8,7% D-Mannit, 11,6% Stärke, Bitterstoff, 16,7% Pentosane.
In den Blättern äth. Öl, ein scharf schmeckendes Harz und eine cyanogene Verbindung.

Anwendung. Als Tonicum, Gewürz und Aromaticum in der Likörfabrikation. Zu Tabakaromen. Nach USD 60 zur Herstellung des „Pulvis Aloe et Canellae", eines Emmenagogums. In Westindien gegen Skorbut und als Würze.

Weißer Zimt wird sehr häufig zur Verfälschung der nur selten im Handel erscheinenden Cortex Winteranus verwendet.

Dosierung. 0,6 bis 2,6 g, USD 60.

Costus dulcis HAB 34. Weiße Zimtrinde.
Getrocknete Rinde.

Arzneiform. Tinktur nach § 4 mit 60%igem Weingeist. Trockenrückstand 2,2 bis 3,0%. Spez. Gew. 0,900 bis 0,903.

Arzneigehalt. 1/10.

Pulvis Aloes et Canellae BPC 34. Aloes und Canella Pulver. Hiera Picra.
Aloe 4 Teile, Canella 1 Teil.

Dosierung. 200 bis 600 mg.

Canna

Canna glauca L. (C. angustifolia L.). Cannaceae. Blumenrohr. Indian shot. Wild plantain. Balisier. Imbiri.
Heimisch in Südamerika und Westindien.

Anwendung. Ein Dekokt des Blattes als Diureticum, das Rhizom als Antitumormittel und zur Stärkegewinnung (s. Amylum Cannae).

Canna glauca HAB 34.
Frische, blühende Pflanze.

Arzneiform. Essenz nach § 1.

Arzneigehalt. 1/2.

Canna angustifolia HPUS 64. Indian Shot.
Die Blätter.

Arzneiform. Urtinktur: Arzneigehalt 1/10. Canna in mäßig grobem Pulver 100 g, dest. Wasser 300 ml, Alkohol USP (94,9 Vol.-%) 730 ml zur Bereitung von 100 ml der Tinktur. —

Dilutionen: D 2 (2×) enthält 1 Teil Tinktur, 2 Teile dest. Wasser und 7 Teile Alkohol; D 3 (3×) und höher mit Alkohol HPUS (88 Vol.-%). — Medikationen: D 3 (3×) und höher. — Verreibungen: D 1 (1×) und höher.

Canna edulis KER-GAWL.

Heimisch im tropischen Südamerika, in Westindien, Afrika, Java, Neu-Südwales, in Australien kultiviert.

Anwendung. Ein Dekokt des Rhizoms in Indien als Diureticum, eine Tinktur bei Cystitis. Außerdem zur Stärkegewinnung (s. Amylum Cannae).

Canna indica L. Indisches Blumenrohr.

Heimisch in Ostindien, Mittelamerika, Westindien und im tropischen Südamerika.

Blütenstand eine einfache, ziemlich lockere Traube. Blüten oft zwei beieinander stehend. Perigonblätter und Staminodien am Grunde zu einer kurzen Röhre verbunden.

Inhaltsstoff. Im Blütenblatt Cyanidin-3-rutinosid.

Anwendung. Die Rhizome zur Stärkegewinnung (s. Amylum Cannae). Die Blüten zur Gewinnung eines safranartigen Farbstoffes. Als Zierpflanze. In Indien das Rhizom als Diureticum und als schweißtreibendes Mittel. Außerdem gegen Tumoren. Der Same soll magenstärkend sein.

Canna speciosa ROSC.

Heimisch in Westafrika; in der Sierra Leone kultiviert.

Anwendung. Die Knollen liefern „afrikanische Turmeric".

Die Rhizome von **Canna coccinea** MILL. und anderen Canna-Arten werden ebenfalls auf Stärke ausgewertet (s. Amylum Cannae).

Cannabis

Cannabis sativa L. (C. europaea, C. indica LAM., C. americana PHARM., C. chinensis, Polygonum viridiflorum). Moraceae — Cannaboideae. Die in der Literatur häufig erwähnte Varietät Cannabis indica LAM. (C. sativa var. indica) ist nicht als spezielle Art anzusehen (s. Inhaltsstoffe). Hanf. Indischer Hanf. Bästling. Männliche Pflanze auch Femmel oder Fimmel, weibliche Pflanze auch Mäsch, Mastel, Henne oder Samenhanf genannt. Hemp. Gallow grass. Green goddes. Chanvre. Konoplia. Esrar. Dagga. Der indianisch-mexikanische Name ist „Marihuana" (d. i. Maria und Juhana).

Heimisch wahrscheinlich im westlichen Asien (Persien, Indien). In wärmeren Gegenden der Fasern und Früchte wegen häufig feldmäßig angebaut, besonders in den Balkanländern, in Polen, der UdSSR (Südukraine, Nordkaukasus, Wolgagebiet), Mitteleuropa, Syrien, Kleinasien (Gebiet von Izmir), Iran, Ägypten, Zentral-, Ost- und Südafrika, Pakistan (Ostbengalen), Indien, Nord- und Mittelamerika sowie in Brasilien. In Ostindien hauptsächlich seiner narkotischen Eigenschaften wegen kultiviert. Auf Feldern, an Wegen, auf wüsten oder bebauten Plätzen, Schutt, Brachfeldern, in Holzschlägen und an Zäunen.

Ein- bis zweijähriges Kraut, 0,5 bis 1,5 m hoch, zweihäusig. Weibliche Pflanze (Abb. 80) größer und dichter belaubt als die männliche (Abb. 81). — Wurzel spindelförmig. — Stengel aufrecht, von angedrückten Borsten kurzhaarig-rauh, meist ästig. — Laubblätter gegenständig (die obersten zuweilen wechselständig), lang gestielt, handförmig fünf- bis siebenzählig geteilt, mit lanzettlichen, beiderseits verschmälerten, grob gesägten, spitzen Abschnitten, oberseits zerstreut angedrückt drüsig und borstig behaart, unterseits angedrückt weichhaarig. Oberste Blätter dreizählig oder ungeteilt, mit linealen Abschnitten. Nebenblätter frei, hinfällig. — Blüten zweihäusig. Blütenstände seitenständig, rispenartig (Trugdolden), in den Achseln schuppenartiger Blätter am Grunde eines (an den oberen männlichen Blütenständen zuweilen verkümmernden) Zweiges, unterwärts beblättert. Männliche Blütenstände trugdoldig, in den letzten Verzweigungen wickelartig, am oberen Teil des Stengels und der Äste eine Art Rispe bildend. Männliche Blüte mit vier freien, weißlich-grünen, am weißen Rande etwas bewimperten, 5 bis 6 mm langen Blütenhüllblättern, in der Mitte gelegentlich ein Rudiment des Fruchtknotens enthaltend. Staubblätter fünf, hängend, vor den Perianthblättern stehend, in der Knospe gerade. Staubbeutel groß, länger als die haarförmigen Staubfäden. Weibliche Blüten zu zweien (als Seitenblüten einer dreigliedrigen Trugdolde) in den Achseln kleiner Laubblätter zu Scheinähren vereinigt, von ihrem behaarten, an der Vorderseite gespaltenen Vorblatt (auch zur Reife) kapuzenartig eng umschlossen. Blütenhülle kurz, ungeteilt, becher- oder napfförmig, nur den Grund des Fruchtknotens umgebend. Narben zwei, groß, verlängert, purpurrot, warzig-rauh. Fruchtknoten aus zwei Fruchtblättern gebildet, einfächerig, eine einzige, campylotrope Samenanlage enthaltend. – Frucht eine breit-eiförmige, stumpfe, 3 bis 5 mm lange und bis 2 mm breite, an beiden Rändern schwach gekielte, glatte, glänzende, graubraune, von dem netzig-aderigen Vorblatt umhüllte Nuß mit dünner, brüchiger, netzaderiger Schale. – Samen arm an Nährgewebe. Keimling weiß, ölig-fleischig, hakenförmig gekrümmt.

Der indische Hanf muß von grünlicher Farbe sein, kräftig und eigentümlich würzig riechen und schmecken.

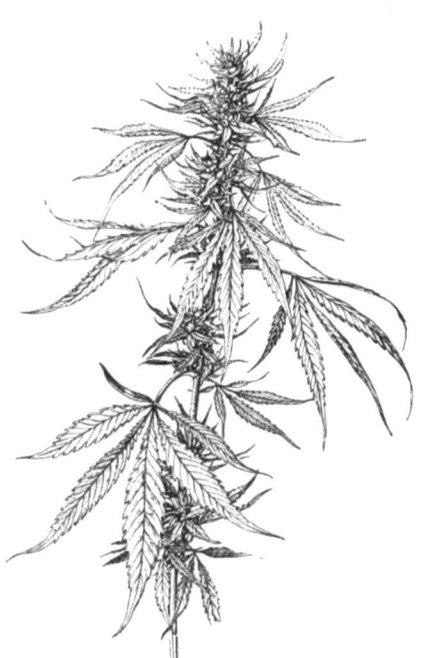
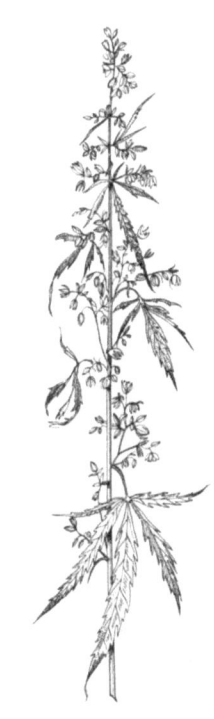

Abb. 80. Cannabis sativa. Weibliche Pflanze (nach HEGI). Abb. 81. Cannabis sativa. Männliche Pflanze (nach SCHAETTE).

Herba Cannabis (indicae[1]**).** Cacumina Cannabis florentina. Summitates Cannabis. Indischer Hanf. Rauschhanf. Haschischkraut. Hanfkraut. Indian hemp. Indian Cannabis. Hashish. Chanvre. Herbe de chanvre (indien). Canape indiana. Canapa. Canhamo. Canhamo da India. Cañamo (indiano). Marihuana. Gunjah-Bhang. Birming. Ganja. Guaza. Ganjika. Dagga. Maconha. Kif.

Herba Cannabis Helv. V. Herba Cannabis indicae Erg.B. 6, Ned. 5. Cannabis indicae herba Belg. IV, Hisp. IX, Jug. I, Ital. VI. Cannabis BPC 49, Ind. P. 66, Ind. P. C. 53. Cânhamoda-India Brasil. 1. Chanvre Indien CF 49. Ferner offizinell in USP XI, Fenn. 37 und Egypt. P. 53.

Handelssorten. Im Handel finden sich verschiedene Qualitäten. Man unterscheidet folgende Handelssorten: 1. Ganjah (Bengalen, Ostindien), wichtigste Droge, bestehend aus den getrockneten, verklebten Triebspitzen der weiblichen, befruchteten Pflanze. Die Blätter sind bis auf Vor- und Deckblätter der Infloreszenzen entfernt. – 2. Guaza (Bombay), minderwertige Sorte. – 3. Chur, ähnlich Ganjah, zerbrochene, lose Triebspitzen. – 4. Bhang (Bang), abgestreifte, getrocknete, meist zerkleinerte harzige Blätter, Achänen, Blütenstiele,

---

[1] Abbildungen bei L. HÖRHAMMER: Teeanalyse, Tafel 13, Abb. 77 und 78.

weibliche und männliche Blütenspitzen, im grünen Zustand gesammelt. – 5. Charas, Chira, Churus (Bergprovinzen, Nepal, Turkestan), auf örtlich verschiedene Art gesammeltes Harz der unreifen, weiblichen Blüten, teils auch von Stengeln und Blättern (mit Ausfuhrverbot belegt). – 6. Marihuana, in Mittel- und Nordamerika angebaute Pflanze. Soll der indischen gleichwertig sein. Dient namentlich als Zusatz zu Zigarettentabak und steht in den USA unter staatlicher Handelskontrolle (Marihuana Act). – 7. Haschisch (arabisch = Kraut), Sammelbezeichnung für die Droge, meist versteht man darunter das von der weiblichen Pflanze ausgeschiedene Harz. – 8. Kiffi, Stamm und Zweige der in Marokko angebauten Pflanze. – 9. Griffa, die zerkleinerten Blätter (Marokko).

Gewinnung. Die Gewinnung von psychotrop wirksamen Cannabis-Drogen ist in den einzelnen Ländern sehr unterschiedlich. – Ganjah wird in Indien gewonnen, indem man zu Beginn der Fruchtreife die mehrere Dezimeter langen Zweige der weiblichen Pflanze abschneidet, von den Laubblättern befreit, preßt und bündelt. In Bengalen reißt man die männlichen Pflanzen aus, um Befruchtung der weiblichen Blüten zu verhindern. Ganjah stellt meist die 0,5 oder mehr Meter langen, entblätterten, aber die Blütenregion in durch Pressung zusammengeklebtem Zustande noch tragenden Zweige oder (seltener) nur die im Mittel 8 cm langen Zweiglein der Blütenregion, ebenfalls in verklebtem Zustande, dar. Diese zweite Form ist die wertvollere. Bhang wird durch Abstreifen der Blätter von den kultivierten, weiblichen Pflanzen erhalten und besteht daher im wesentlichen aus den Blättern, denen Zweigspitzen mit Blüten und Früchten beigemengt sind. Auch bei dieser Sorte sind die einzelnen Teile stark miteinander verklebt. Die Haschischgewinnung erfolgt in der Weise, daß man die weiblichen Blütenspitzen auf Teppichen abreibt, so daß das Harz kleben bleibt. In Amerika genügt das Durchschreiten eines Hanffeldes mit der dort üblichen Lederhosenbekleidung, um eine ergiebige Ernte von den Beinkleidern abzuschaben. Das vorzugsweise in den Bergländern Indiens von der weiblichen Pflanze ausgeschwitzte, gelblichgrüne Harz, Charas oder Churus (Tschersch, Momeka) genannt, das als wirksamer Bestandteil des Hanfes zu betrachten ist, wird abgerieben und zu Kugeln geformt.

Der *Anbau* des Indischen Hanfes ist in vielen Ländern verboten und sowohl die Droge als auch das aus der weiblichen Blüte gewonnene Harz unterliegen dem Genfer internationalen Opiumabkommen vom 19. Februar 1925.

Beschreibung. Die Droge bilden die getrockneten, blühenden und (oder) mit jungen Früchten versehenen Zweigspitzen der in Indien wachsenden weiblichen Pflanze oder die getrockneten, abgestreiften Blätter und Früchte, meist im Februar gesammelt. Die Blätter sind entweder zerbrochen, oder bilden, mit der verblühten Ähre durch Harz verklebt, einen dichten, zusammengedrückten Knäuel.

Die *Schnittdroge*[1] ist gekennzeichnet durch die zahlreichen, schmal lanzettlichen, am Rande eingerollten Blattstückchen, die auf der dunkelgrünen Oberseite eine helle, drüsige Punktierung und auf der leicht behaarten Unterseite der Haupt- und Seitennerven deutlich zeigen, durch die Früchte und die glänzenden, hell- bis braungrünen, schwarzgesprenkelten Samen und Samenschalen. Zottig behaarte, braune Stengelteile kommen häufig vor.

Mikroskopisches Bild. Das Blatt ist bifazial gebaut und besitzt ein ein- bis zweireihiges, hohes Palisadengewebe sowie nach außen verdickte Epidermiszellen. Es finden sich reichlich Oxalatdrusen, besonders im Nervenparenchym. Die kollateralen Gefäßbündel führen in den Siebteilen Milchsaftröhren mit bräunlichem Inhalt. Spaltöffnungen treten nur in der Unterseite auf. In der Flächenansicht sind die Epidermiszellen der Blattoberseite polygonal oder schwach wellig, unterseits polygonal buchtig, in der Umgebung der zahlreichen Spaltöffnungen stärker wellig. Auf beiden Blattflächen finden sich zahlreiche, einzellige, retortenförmige, spitze, gegen die Blattspitze abgebogene Haare, die einen traubenförmigen Zystolithen mit Calciumcarbonat enthalten. Auf der Blattoberseite sind die Haare kürzer, mit dem stark gebauchten Fußteil tief ins Mesophyll ragend. Auf der Unterseite sind die Haare länger, auf den Nerven erreichen sie bis 500 µm Länge. Ferner finden sich den „Labiaten"-drüsen ähnliche Hautdrüsen mit einzelligem Stiel und achtzelligem Köpfchen, dessen Sekretzellen in einer Ebene liegen und über denen die Kutikula blasenförmig abgehoben ist. Außerdem finden sich kleine Haare mit kurzem Stiel und ein- bis zwei- (selten bis vier-)zelligem, kugeligem Köpfchen (Abb. 82).

Pulverdroge. Bräunlichgrün. Querschnittsbruchstücke von Blättern, die einen bifazialen Bau zeigen. Die Bruchstücke lassen eine Palisadenzellreihe und 2 bis 3 Reihen Schwammparenchym erkennen. Die Gewebefetzen der übrigen Blütenteile zeigen Zystolithenhaare, bis 250 µm lange Drüsenzotten mit einem leicht abfallenden Drüsenköpfchen und zahlreiche Oxalatdrusen. Die Stengelbruchstücke tragen dieselben Haare wie die übrigen Drogenteile. Die Gefäßbündelbruchstücke sind von zahlreichen Bastfasern umgeben. Die kugeligen bis abgeplatteten Pollenkörner sind gelb und etwa 25 µm groß.

---

[1] Abbildungen bei L. HÖRHAMMER: Teeanalyse, Tafel 13, Abb. 77 und 78.

Verfälschung. In Ost- und Südafrika wurden verschiedene Leonuris-Arten, insbesondere Leonuris leonurus in der Droge beobachtet.

Inhaltsstoffe. Die typischen Cannabisinhaltsstoffe haben ein C_{21}-Grundgerüst mit phenolischem Charakter. Sie werden als Cannabinoide bezeichnet. Die Vielzahl der Cannabinoide resultiert aus der Isomerisierung des Terpenteiles. Die Zahl und die mengenmäßige Zusammensetzung der Cannabinoide variiert nicht nur in Abhängigkeit von den Hanfsorten, sie ist vom Klima ebenso stark abhängig wie vom Zeitpunkt der Probeentnahme während der Vegetationsperiode. Mehrere Cannabinoide sind äußerst instabil und werden im Laufe der Isolierung in strukturähnliche Artefakte umgewandelt. Im Laufe der Jahre wird der Wirkstoffgehalt immer niedriger, der Beam-Wert (s. S. 658) entsprechend geringer. Folgende Inhaltsstoffe wurden bisher isoliert (die Prozentzahlen in Klammern geben die ermittelten Werte für eine 10 bis 15 Monate alte Droge an): Cannabidiol (Abk. CBD) $C_{21}H_{30}O_2$, Fp. 66

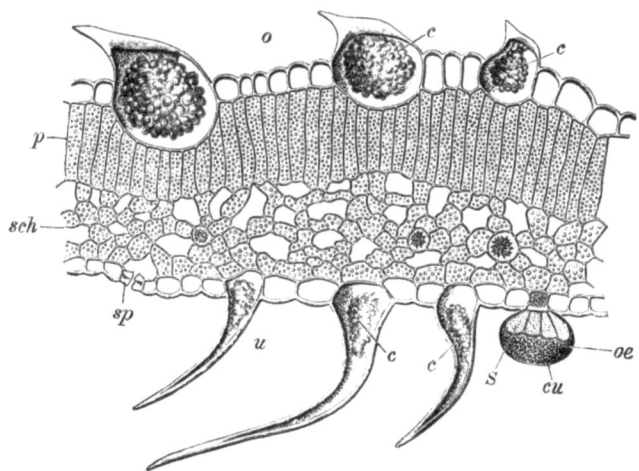

Abb. 82. Herba Cannabis, Blattquerschnitt. Vergr. 250fach (nach TSCHIRCH).
o Oberseite, *u* Unterseite, *p* Palisaden, *sch* Schwammgewebe, *c* Zystolithen in den Haaren, *sp* Spaltöffnung, *oe* Hautdrüse, *S* sezernierende Zellen, *cu* durch das abgeschiedene Sekret abgehobene Cuticula.

bis 67° (4%); Cannabinol (Abk. CBN) $C_{21}H_{26}O_2$, Fp. 75 bis 76° (1,2%) (nicht genuin); Cannabidiolsäure (Abk. CBDS) $C_{22}H_{30}O_4$, Fp. 126 bis 128° (Diacetat) (3,25%); Cannabinolsäure $C_{22}H_{26}O_4$, Fp. 86 bis 87° (Methylester) (0,25%); Cannabigerol $C_{21}H_{32}O_2$, Fp. 51 bis 53° (0,3%); Cannabigerolsäure $C_{22}H_{32}O_4$ (0,5%); Cannabichromen (Abk. THC II) $C_{21}H_{30}O_2$, Fp. 144 bis 146° (?) (0,1%); Cannabicyclol (Cannabipinol) $C_{21}H_{30}O_2$, Fp. 152 bis 153° (0,1%); Δ^1-Tetrahydrocannabinol (Abk. THC I) [= DL-Δ^1-3,4-trans-THC = $\Delta^{9,10}$-trans-THC (nach KORTE)] $C_{21}H_{30}O_2$ (0,4%); $\Delta^{1(6)}$-trans-Tetrahydrocannabinol [= $\Delta^{8,9}$-trans-THC (nach KORTE)] $C_{21}H_{30}O_2$; Δ^1-Tetrahydrocannabinolsäure (Abk. THCS) $C_{22}H_{30}O_4$; ferner nach älteren Angaben Cannabol $C_{21}H_{30}O_2$ und eine kristalline Verbindung vom Fp. 129 bis 133°; SPULAK et al.[Tetrahedron (Lond.) *24*, 5379 (1968)] isolierten neben Δ^9-Tetrahydrocannabinol Cannabidiolcarbonsäure-tetrahydrocannabitriolester. OBATA et al. [ref. Chem. Abstr. *65*, 15787 (1966)] isolierten Cannabitriol $C_{16}H_{24}O_3$, Fp. 170 bis 172°. Als eine genuin vorliegende Substanz fanden SHOYAMA et al. [ref. Chem. Abstr. *69*, 9962 (1968)] Cannabichromensäure. YAMAUCHI et al. [ref. Chem. Abstr. *69*, 6254 (1968)] isolierten Cannabigerolmonomethyläther und VOLLNER et al. (Tetrahedron L. *1969*, S. 145) fanden in der Diolfraktion Cannabidivarin. Nach SHOYAMA et al. [Chem. pharm. Bull. *18*, 1327 (1970)] Cannabigerolsäuremonomethyläther; nach MERKUS [Pharm. Weekbl. *106*, 69 (1971)] Cannabivarin und Tetrahydrocannabivarin, Cannabinolder. mit der Seitenkette C_3H_7. Die verhältnismäßig instabilen Cannabiphenolcarbonsäuren, z. B. CBDS und THCS werden bis zur Blütezeit abgesondert und danach abgebaut. Durch Decarboxylierung und Isomerisierung entstehen die neutralen Phenole. Durch Lagerung und Trocknung nimmt der Gehalt an sauren Anteilen weiter ab. Nach FETTERMAN et al. (FIP 1971, Washington) existieren 2 Phänotypen, a) der Drogentyp (z.B. Varianten aus Mexico, Indien, Panama, Jamaica und Thailand und b) der Fasertyp (z.B. Varianten von Minnesota, Frankreich, Italien, dem Libanon, der UdSSR, Türkei, Indien und Korea), die sich in dem Verhältnis $\frac{\text{THC} + \text{CBN}}{\text{CBD}}$ unterscheiden.

Bei a) ist das Verhältnis sehr viel größer als 1, bei b) kleiner als 1. Zwischen männlichem, weiblichem und monözischem Hanf treten jedoch keine großen Unterschiede auf.

Anmerkung zur Nomenklatur. Die Lage der Doppelbindung im Terpenteil des THC wird mit verschiedenen Zahlen gekennzeichnet, je nachdem, ob eine Diphenyl-Numerierung (KORTE) oder eine Monoterpen-Numerierung (GAONI) zugrunde gelegt wird. Die hier angegebene Benennung der Cannabinoide geht von der verbreiteteren Monoterpenzählweise aus.

Einige Inhaltsstoffe des Hanfs, angeordnet in einer hypothetischen Biosynthesereihe.

Cannabicyclol

Cannabichromensäure

Cannabidiolcarbonsäure-
tetrahydrocannabitriolester

Cannabigerolmonomethylaether

Cannabidivarin

In der Droge ferner etwa 0,1 bis 0,3% ätherisches Öl mit p-Cymol, 1-Methyl-4-isopropenylbenzol $C_{10}H_{12}$, Limonen, β-Caryophyllen, Eugenol, Guajacol, Myrcen (?), Humulen (α-Caryophyllen), weiterhin 1,7 bis 8,8% Harze mit p-Cymol und n-Nonacosan, Cholin, Trigonellin, ein Cumaringlykosid (?), Äpfel-, Oxal-, p-Cumar-, Ferula- und trans-Zimtsäure, Piperidin, Muscarin, Quebrachit $C_7H_{14}O_6$, Fp. 190 bis 192°, Pektin und Myricetin-3'-glucosid. Nach älteren Angaben Cannabinin und Tetano-Cannabin, beide evtl. identisch mit Cholin. NIGAM et al. [Canad. J. Chem. **43**, 3372 (1965)] isolierten aus frischer, indischer Droge folgende ätherische Ölkomponenten: α- und β-Pinen, Camphen, α- und γ-Terpinen, α-Terpineol, 4-Terpinen-ol, β-Phellandren, Linalool, trans-Linalool-oxid, Sabinenhydrat, α-Bergamoten, β-Farnesen, α-Selinen, Curcumen, Caryophyllenoxid sowie Spuren zweier Alkohole und ein α-β-ungesättigtes Keton.

Prüfung. Identität. Schwächer wirkender Hanf, etwa aus Mitteleuropa oder auch Uganda, unterscheidet sich von indischem Hanf durch ungewöhnlich helle Farbe, Geschmacklosigkeit und Mangel an Harzstoffen. – Helv. V: Hanfkraut muß grün sein, kräftig riechen und schmecken. – Ned. 5: Wird 1 g gepulverter Indischer Hanf mit 10 ml Petroläther während 3 Std. wiederholt geschüttelt und der abfiltrierte Petroläther verdampft, so muß der Rückstand auf Zusatz von 1 ml 0,5 n alkoholischer Kalilauge schmutzigviolett gefärbt werden. – Hisp. IX: Man zieht die Droge mit Petroläther aus, fügt zu 1 ml des Extraktes 3 bis 4 Tr. einer 5%igen alkoholischen Kaliumhydroxidlösung und schüttelt 1 Min. lang. Die trübe, mehr oder weniger rotviolette Flüssigkeit muß nach Zugabe von 1 ml Amylalkohol klar werden und rosa oder rotviolett gefärbt bleiben. – Andere Pharmakopöen sehen ähnliche Prüfungsreaktionen vor. Farbreaktionen: Nach BEAM mit 5%iger alkoholischer Kalilauge: violett, nach dem Ansäuern gelb; nach DUQUENOIS mit Acetaldehyd und Vanillin in alkoholischer Salzsäure: grün → grau → violett; nach FRÖHDE mit amylalkoholischem Auszug: rot; nach GLÜCKSMANN: Etwas Droge wird mit rund 3 ml heißem Äthanol ausgezogen, mit 1 Tropfen 1%iger alkoholischer Furfurollösung versetzt und mit konzentrierter Schwefelsäure unterschichtet. Beim Mischen entsteht zuerst eine braune Färbung, die allmählich in Rotviolett übergeht; nach GHAMRAWI: Etwas Droge wird mit einigen ml heißem Petroläther ausgezogen, filtriert, auf dem Wasserbad abgedampft und mit einigen Tropfen Reagens versetzt. Es bildet sich eine braunrote Farbe, die beim Erkalten in Purpurrot, und nach Zugabe einiger Tropfen Wasser in Indigoblau umschlägt. (Reagens: 1 g p-Dimethylaminobenzaldehyd in 5 ml konzentrierter Schwefelsäure lösen, 1 ml Wasser zufügen und vorsichtig kühlen.)

Mit der Identitätsprüfung der Droge und dem Nachweis der Inhaltsstoffe auf chromatographischem Wege beschäftigten sich mehrere Autoren. Neben papier- und dünnschichtchromatographischer Analyse wird häufig auch die Gaschromatographie angewendet. Nach SCHULTZ et al. [Arch. Pharm. (Weinheim) **295**, 66 (1962)] wird papierchromatographisch mit hydrophobierten Papieren (formamidimprägniert oder siliconisiert) aufsteigend oder absteigend mit unpolaren Lösungsmitteln wie Benzol, Cyclohexan oder auch Gemischen wie Benzol-Chloroform, Toluol-Methanol gearbeitet. Auch die Dünnschichtchromatographie gelingt auf hydrophobierten (z. B. Dimethylformamid-gesättigten) Kieselgel-G-Schichten mit unpolaren Fließmitteln (s. Wertbestimmung). Die Sichtbarmachung der Haschischkomponenten gelingt unter UV-Licht oder mit Phenolreagentien. – Gaschromatographische Auftrennung gelingt nach BETTS et al. [J. Pharm. Pharmacol. *19*, Suppl., 97 (1967) und dort zit. Lit.] an silanisiertem Chromosorb als Trägermaterial, imprägniert mit unpolaren Siliconen wie z. B. Silicon-Elastomer SE 30. Dieses besonders von FARMILO et al. [J. Pharm. Pharmacol. *13*, 767 (1961)] eingeführte Verfahren ist besser als jedes andere geeignet, um halbquantitative Aussagen (mit etwa 25% Genauigkeit) über die Zusammensetzung von Hanf und Haschischproben zu machen. HEAYSMAN et al. [Analyst *92*, 450 (1967)] geben eine Trennung von Cannabinol, Cannabidiol und Tetrahydrocannabinol aus harzigen Extrakten oder aus Tabak auf 2% Carbowax 20 M auf silanisiertem Chromosorb G (70 bis 80 mesh) an. Außerdem ist auch eine Trennung der Trimethylsilylderivate der Inhaltsstoffe möglich. Eine rasche Identifizierung erlaubt das charakteristische IR-Spektrum [OKOMOTO et al.: Chem. Abstr. *72*, 136454 (1970)].

Reinheit: Alkohol (90%) löslicher Extraktgehalt mind.: 15% Ned. 5; 10% Ind. P. 66, Ind. P. C. 53; 8% Hisp. IX, Brasil. 1. – Petrolätherextrakt mind. 5% Jug. I. – Max. Aschegehalt: 10% Fenn. 37; 15% Erg.B. 6, Ned. 5, Jug. I, Brasil. 1, Ind. P. 66, Ind. P. C. 53; 16% Helv. V, Hisp. IX. – Säureunlösliche Asche max. 5% USP XI, Ind. P. 66, Ind. P. C. 53. – Fremde org. Beimengungen max. 2% Ind. P. 66, Ind. P. C. 53. – Früchte, große Blätter und über 3 mm dicke Stengel max. 10% Ind. P. 66, Ind. P. C. 53.

Bestimmung des Extraktgehaltes. Ned. 5: 2,5 g Indischer Hanf werden in einem tarierten Kolben mit 25 ml Alkohol (90 Vol.-%) 15 Min. am Rückflußkühler auf dem Wasserbad erhitzt. Nach dem Erkalten wird das Gewicht mit Alkohol ergänzt. 15 ml des filtrierten Auszuges (= 1,5 g Droge) müssen beim Abdampfen in einem gewogenen Schälchen und Trocknen mind. 0,225 g (= 15%) Rückstand ergeben.

Wertbestimmung. Zahlreiche quantitative Bestimmungsmethoden von Cannabinoiden beruhen hauptsächlich auf mehr oder weniger modifizierten Beam-Testen: Cannabidiol gibt mit alkoholischer Kalilauge eine violette Färbung. Durch den Beam-Test wird neben dem Cannabidiol auch die Cannabidiolsäure bestimmt. HITZEMANN [Arch. Pharm. (Weinheim) *279*, 354 (1941)] arbeitete folgendes Verfahren aus: 0,6 g grob gepulverte Droge werden in einem Kölbchen mit 60 ml Petroläther übergossen und verschlossen 1/2 Std. lang bei Zimmertemperatur unter wiederholtem Umschütteln ausgezogen. 50 ml (= 0,5 g Droge) werden durch ein trockenes Faltenfilter rasch abfiltriert. Der Petroläther wird in einer Porzellanschale auf dem Wasserbad abgedunstet, der Rückstand mit etwa 1 ml frisch bereiteter 5%iger alkoholischer Kalilauge (95%iger Alkohol) übergossen und die Schale hin- und herbewegt. Nach einviertelstündigem Stehen wird der nun gefärbte Rückstand (bei wirksamer Haschischdroge mehr oder weniger blauviolett) mit 10 ml Wasser aufgenommen und in ein Kölbchen überführt. Diese gefärbte, trüb aussehende, alkalische Flüssigkeit wird mit einigen Tr. verd. Schwefelsäure angesäuert und mit etwa 0,01 g Carbo medicinalis 30 Sek. lang kräftig geschüttelt. Der beim Ansäuern hellgelbe Niederschlag, der der Flüssigkeit etwa das Aussehen einer quittengelb gefärbten Emulsion gegeben hatte, ist nun mit der Kohle zu wenigen schwarzen Klümpchen zusammengeballt und die wäßrige Flüssigkeit sieht farblos und klar aus. Der Niederschlag wird auf einem kleinen, glatten Filter gesammelt und mit 1 ml Wasser nachgewaschen. Man übergießt ihn auf dem Filter mit 10 ml Kalilauge, bereitet aus 1 Teil Kaliumhydroxid in rotulis und 9 Teilen Wasser. Die Lösung läuft als völlig klare, nun wieder violett sich färbende Flüssigkeit aus dem Filter. Je nach dem Wirkstoffgehalt wird eine mehr oder weniger intensiv rotviolett gefärbte Flüssigkeit vorliegen. Je 3 ml der 10 ml violetten Lösung werden in einem kleinen Becherglas mit etwa der doppelten Menge Wasser verdünnt und mit Natriumhypochloritlösung, die jodometrisch gegen 0,01 n Natriumthiosulfatlösung auf einen Gehalt von 0,01% wirksames Chlor eingestellt ist, bis zur Farbauslöschung in der Weise titriert, daß in der Minute 50 bis 60 Tropfen zulaufen. Diese Titration wird zweimal wiederholt, so daß man für jede Untersuchung einer Probe drei Werte erhält, von denen man den Mittelwert nimmt. Dieser Wert, auf 100 g Droge berechnet, d. h. die verbrauchten ml Natriumhypochloritlösung (mit einem Gehalt von 0,01% wirksamem Chlor) mit 66 multipliziert, wird als „Beam-Cl-Wert" bezeichnet.

Eine quantitative Gehaltsbestimmung für die getrennte Erfassung von Cannabidiol und Cannabidiolsäure geben SCHULTZ u. HAFFNER [Arch. Pharm. (Weinheim) *293*, 1 (1960)] an: 10 g nicht zerkleinerte Droge werden mit genügend Petroläther 1 Tag unter Lichtschutz mazeriert, mit wenig Lösungsmittel nachextrahiert und auf 200 ml aufgefüllt. 20 ml hiervon werden im Vakuum zur Trockne gebracht, in 10 ml spektralreinem Cyclohexan gelöst und 1:100 verdünnt. Die Extinktion wird bei 314 nm gemessen. Die restlichen 180 ml

Petrolätherextrakt werden mit zweimal 50 ml einer 5%igen KOH und 5%igen Na$_2$SO$_3$-Lösung ausgeschüttelt. Die wäßrige Phase wird nach Abtrennung sofort mit verd. Schwefelsäure angesäuert. Rasches Arbeiten ist unbedingt erforderlich. Die Petrolätherphase wird ebenfalls angesäuert, über Na$_2$SO$_4$ getrocknet und zur Ergänzung des verdunsteten Petroläthers wieder auf 180 ml aufgefüllt. Hiervon werden 20 ml entnommen, im Vakuum abgesaugt, in 10 ml Cyclohexan gelöst und 1 : 100 verdünnt. Die Extinktionen werden bei 314 nm und 275 nm gemessen. Berechnung des Säuregehaltes:

$$\text{Säuregehalt} = \frac{\Delta E \cdot 10^4}{1{,}9 \cdot 10^3} \text{ g-\%}.$$

ΔE = Differenz der Extinktionen bei 314 nm.

Die angesäuerte wäßrige Phase wird mit Äther ausgeschüttelt, bis eine wiederholte Ausschüttelung mit methanolischem FeCl$_3$ keine Violettfärbung mehr ergibt. Der Äther wird über Natriumsulfat getrocknet (kann durch Zugabe von etwas Petroläther beschleunigt werden), das Na$_2$SO$_4$ mit wasserfreiem Äther ausgewaschen und die vereinigten Lösungen im Vakuum abgesaugt und gewogen. Multipliziert mit 11,1 ergibt sich der Wert für die Säurefraktion in g-%. Der verbliebene Petrolätherextrakt (160 ml) wird auf dem Wasserbad vom Lösungsmittel befreit. Der Rückstand wird mit 20 ml Methanol aufgenommen. Es fällt ein Paraffin aus. Zur Vervollständigung der Ausscheidung kühlt man auf 0° ab. Das Filtrat wird auf dem Wasserbad abdestilliert und gewogen. Mit 12,5 multipliziert ergibt sich der Gehalt an Phenolen und Ballastsubstanzen in g-%. Der Rückstand wird in einigen Tropfen Äther aufgenommen, mit 5 ml Beam-Lösung (10 T. KOH, 10 T. H$_2$O, 80 T. CH$_3$OH) versetzt und 18 Std. an der Luft stehengelassen. Die violette Lösung wird abfiltriert, das Filter mit Methanol nachgewaschen und auf 10 ml aufgefüllt. Verdünnen 1 : 10. Messen der Extinktion bei 530 nm. Berechnung des Cannabidiolgehaltes: Extinktionskoeffizient: 3,88. Da anstelle von 200 ml nur 160 ml verwendet wurden, ergibt sich ein Faktor von 3,1.

$$\text{Cannabidiolgehalt} = \frac{E \cdot 100}{3{,}1 \cdot 100} \text{ g-\%}.$$

Filter und Kolben werden mit Äther ausgewaschen. Die violette Lösung wird mit etwa 1 l Wasser versetzt und nach Zugabe von 15 g KOH und 10 g K$_2$CO$_3$ mit Äther ausgeschüttelt. Die vereinigten ätherischen Lösungen werden nach Ansäuern mit verd. Schwefelsäure auf dem Wasserbad abdestilliert und in 10 ml Methanol gelöst. 0,5 ml werden entnommen, mit 0,5 ml einer 0,1%igen Lösung von 2,6-Dichlorchinonchlorimid in Methanol versetzt und mit 1%igem ammoniakalischem Methanol auf 10 ml aufgefüllt. Gemessen wird nach 1/2 Std. gegen eine Vergleichslösung von 0,5 ml der 2,6-Dichlorchinonchlorimid-Lösung mit 9 ml des ammoniakalischen Methanols bei 640 nm. Berechnung von THC und Cannabinol: Extinktionskoeffizient (berechnet auf Phenol) 2,63, wobei schon beim Phenol die Verdünnung 1 : 200 berücksichtigt worden ist. Umgerechnet auf 160 ml Petrolätherextrakt ergibt sich als Faktor 2,1.

$$\text{Restphenolgehalt} = \frac{E}{2{,}1} \text{ g-\%}.$$

Eine chromatographische Methode zur Bestimmung von Cannabidiol, Cannabinol, Cannabichromen und Tetrahydrocannabinol beschrieben KORTE u. SIEPER [J.Chromatog. 13, 90 (1964) und 14, 178 (1964)]. Hiermit können Cannabis- oder Haschischextrakte ohne vorherige Reinigung der Cannabinole verwendet werden, allerdings kann Cannabidiolsäure hierbei nicht bestimmt werden, da sie im Lösungsmittelsystem Dimethylformamid-Cyclohexan am Startpunkt zurückbleibt. Farbige Begleitsubstanzen sowie cannabinolfremde Stoffe, die mit Echtblausalz farbige Verbindungen geben, stören im allgemeinen nicht, da ihre Laufgeschwindigkeiten auf dem Chromatogramm von denen der Cannabinole genügend verschieden sind. Die Bestimmung erfolgt folgendermaßen: Je 10 g Haschisch oder lufttrockenes und von groben Stengeln befreites Kraut werden in 50 ml dest. Petroläther (Kp. 40 bis 60°) suspendiert und 2 Min. bei Raumtemperatur unter ständigem Durchleiten eines lebhaften N$_2$-Stromes mit dem Ultraturrax zerkleinert und extrahiert. Der Filtrationsrückstand wird drei- bis fünfmal mit je 30 ml Petroläther nachextrahiert, bis das Filtrat eine nur noch schwache Farbreaktion mit Echtblausalz B gibt. Die vereinigten Filtrate werden bei Raumtemperatur in einem Rotationsverdampfer zur Trockne eingedampft und mit Heptan, dem wenige Tropfen Methyläthylketon und Äthanol zugefügt wurden, auf genau 10%ige Lösungen eingestellt. 20 × 20 cm Kieselgel G (Merck)-Platten mit 250 μm Schichtdicke (Streichgerät der Fa. C. Desaga, Heidelberg) werden bei 105° aktiviert und in einem Exsikkator aufbewahrt. Imprägnierung erfolgt mit einer Mischung von 60 Vol.-% N,N-Dimethylformamid und 40 Vol.-% Tetrachlorkohlenstoff über eine Chromatographiestrecke von 12 cm. Während des Abdunstens von überschüssiger Imprägnierungsflüssigkeit, wozu 1 bis 2 Std. erforderlich sind, werden 2,5 cm oberhalb der unteren Schichtkante 10 bis 30 µl des zu bestimmenden Haschischextraktes mit einer Mikropipette, 3 cm von der Seitenkante her angefangen, über eine Strecke von 13 cm bandförmig aufgetropft. Dabei ist darauf zu achten, daß die Sorptionsschicht nicht beschädigt wird und sich die Testlösung über höchstens 0,5 cm nach oben und unten ausbreitet. Auf dem ausgesparten, 3 cm breiten Seitenstreifen können für Vergleichszwecke 3 µl einer 0,1%igen Lösung eines Gemisches von CBD, CBN und THC oder ein Cannabis- bzw. Haschischextrakt bekannter Inhaltsstoffe aufgetragen werden. Es wird mit Cyclohexan chromatographiert, wozu etwa 30 Min. benötigt werden. 15 mg Echtblausalz B (Merck), das zweckmäßigerweise bei 0° aufbewahrt wird, werden in 20 ml 0,1 n Natronlauge kalt gelöst und durch eine Glasfritte filtriert. Die Lösung wird beim Stehen allmählich braun und ist nach 5 Min. nicht mehr verwendbar. Sie wird daher unmittelbar nach ihrer Herstellung mit einem Sprüher der Fa. C. Desaga unter N_2-Druck auf die waagrecht liegende Platte im Abstand von etwa 30 cm so aufgenebelt, daß die gesamte Adsorptionsschicht gleichmäßig transparent wird, ohne daß bei seitlicher Betrachtung ein Feuchtigkeitsfilm sichtbar wird. Das Chromatogramm wird mit dem Kaltluftstrom eines Föhnes getrocknet und wie vorher mit einer frischen Reagenslösung nachbehandelt. CBDS bleibt als orangeroter Fleck am Startpunkt zurück. Es folgen mit steigenden R_f-Werten: CBD (orangerot), CBN (dunkelviolett), THC I (weinrot), THC II (hellviolett) und THC III (rosa). Die 0,3 bis 1 cm breiten Zonen der Cannabinol-Azofarbstoffe werden mit einem spitzen Bleistift umrandet, mit einem flachen Spatel von 3 mm Breite abgekratzt und quantitativ in Röhrchen von 2 ml Fassungsvermögen übergeführt. Der Farbstoff wird durch Schütteln mit 1 ml eines Gemisches aus gleichen Vol.-Teilen Eisessig und Methanol extrahiert. Man läßt absitzen und filtriert mit reduziertem Wasserstrahlvakuum durch eine Glasfritte Schott G_3 unmittelbar in einen 2,5-ml-Meßkolben. Es wird zweimal mit je 0,5 ml Lösungsmittel nachextrahiert und bis zur Marke aufgefüllt. Zur Herstellung einer Kieselgelblindlösung wird unterhalb der Startlinie des Haschischextraktes eine dem Testmengen entsprechende Menge substanzfreier, aber mit der Reagenslösung behandelte Kieselgelzone extrahiert. Die Absorptionsspektren der Cannabinol-Azofarbstoffe und des Kieselgelblindeluates werden mit einem selbstregistrierenden Spektrophotometer im Wellenlängenbereich von 600 bis 400 nm gegen reines Lösungsmittel [Eisessig-Methanol (1:1)] aufgenommen. Vom Extinktionswert der Substanzlösung im Wellenlängenmaximum wird der Kieselgelblindwert gleicher Wellenlänge abgezogen. Zur Konzentrationsberechnung nach dem Lambert-Beerschen Gesetz werden folgende Extinktionskoeffizienten eingesetzt: CBD 72,5; CBN 75,0; THC I und THC II 78,8.

Aufbewahrung. Vorsichtig, Erg.B. 6 und Helv. V. Vor Licht geschützt über Kalk, Helv. V und Hisp. IX.

Wirkung. Haschisch ist ein in subtropischen Ländern sehr verbreitetes Psychotomimeticum. Es erzeugt durch zentrale Wirkung einen, beim Rauchen schneller als bei der oralen Aufnahme eintretenden, sehr begehrten Rauschzustand, der durch Euphorie, Analgesie, Enthemmung, Sinnestäuschungen der verschiedensten Art ohne völlige Aufhebung des Bewußtseins (Halbwachheit) charakterisiert ist. Man kann den Rausch in sieben Stadien unterteilen: 1. Glücksgefühl; 2. Zerfahrenheit der Gedankenfolge; 3. Irrtümer in Bezug auf Zeit und Raum; 4. Überempfindlichkeit des Gehirns; 5. Fixe Ideen und Delirien; 6. Unwiderstehliche innere Impulse; 7. Illusionen und Halluzinationen. Der Haschischrausch ist in seinen Qualitäten, in Ausdehnung, Intensität und Dauer stark abhängig von Wirkungswert und Dosis der Haschischpräparate sowie von Disposition, Rasse, Geist, Phantasie und Charakter des Haschischgenießers. Vorherrschend sind ein außerordentlich starkes, lustbetontes Glücksgefühl, ein Gefühl des Losgelöstseins von allen Beschwernissen des Daseins, von Raum und Zeit, und das Auftreten von Wunschträumen und Halluzinationen, die zunächst sehr erheiternd und erfreulich sind, später aber recht unangenehm sein können. Häufig sind auch mit einem Gefühl von Losgelöstsein und Leichtigkeit verbundene Vorstellungen des Schwebens oder Fliegens. Charakteristisch sind ferner eine wilde Ideenflucht und das Auftreten äußerst phantastischer Bilder und märchenhafter Erlebnisse, die meist von wirklich Erlebtem ausgehen. Im späteren Verlauf des Haschischrausches können parallel den schon erwähnten unangenehmen Halluzinationen auch Verfolgungsideen, u. U. sogar manische Erregungszustände auftreten, in der Regel aber kommt es bei völliger Analgesie und unter Ausbildung kataleptischer Zustände zu einem narkoseähnlichen Schlaf und nur nach großen Dosen zu einer wirklichen Narkose. Leichte Pulsbeschleunigung, Erhöhung des Blutdruckes, Vermehrung des Appetits (letzteres nicht, wenn mit Tabak gemischt), Beseitigung psychischer Spannungen, Depressionen, Ängste, Beschleunigung der Denkvorgänge und ihres verbalen Ausdruckes sind häufig zu beobachten. Zyklothyme steigern ihre extrovertierte Haltung, werden erregt und gesprächig, Schizothyme dagegen steigern sich in eine stärkere Introversion von gefälliger Selbstbetrachtung und äußerer Indifferenz. Im Gegensatz zu Alkohol zeigen sich keine aggressiven oder asozialen Auswirkungen. Nach Abklingen der Haschischwirkung zeigen sich oft Angstzustände, Unruhe und tagelange Schlaflosigkeit. Eine Giftwirkung tritt – wenn überhaupt – nach 1/2 bis 3 Std. ein. Die giftigen Mengen betragen dabei 2 bis 3 g, seltener, bei starken Präparaten, 0,5 bis 1 g. Es zeigen sich Kälte und Taubsein der Extremitäten, Anästhesie und Beängstigungen; die Pupillen sind erweitert und reaktionslos; Parästhesien an den Gliedmaßen, Herzstörungen, Übelkeit, Erbrechen, vereinzelt können sich auch Krämpfe einstellen. Als toxische Nebenwirkung, noch während des Rauchens tritt manchmal auf: Druck im Epigastrum, Schweißausbruch, Bradycardie. In den seltenen tödlichen Vergiftungsfällen erfolgt der Tod unter zunehmender Dyspnoe im Kollaps. Therapie: Außer Giftentleerungsmitteln sind kalte Begießungen und im depressiven Stadium Analeptica zu verwenden. – Chronischer Cannabinismus: Bei mäßigem Haschischgenuß sollen angeblich keine wesentlichen Schäden auftreten, bei Mißbrauch dagegen kommt es evtl. zu schweren psychischen und charakterlichen Veränderungen und endlich zu völligem körperlichen und geistigen Verfall. Zweifellos kommt es bei längerer Intoxikation zu einer Verwischung der Konturen der Persönlichkeit, zu eigenartigen Störungen des Ich-Bewußtseins, die sich nach Abklingen des Rauschzustandes nicht zurückbilden. Es dominiert die Ferne der Daseinsbefindlichkeit. Erschreckend ist, wie wenig der Kranke noch von der Ergriffenheit und Verzerrung seiner Person betroffen sein kann. Die Bewußtheit verebbt immer mehr. Vergleiche mit Geisteskrankheiten lassen den Cannabinismus dem exogen psychischen Reaktionstyp verwandt erscheinen. – Wirkung der einzelnen Cannabinoide: Die psychotomimetische Wirkung des Haschisch kommt den Tetrahydrocannabinolen zu, vor allem dem Δ^1-THC. Als Antibiotica wirken Cannabidiol, Cannabigerol, Cannabidiolsäure und Cannabigerolsäure, sämtlich gegen grampositive Mikroorganismen. Cannabichromen und Cannabidiolsäure wirken weiterhin sedativ, THC wirkt schmerzlindernd und erzeugt ebenso wie Cannabichromen Ataxie beim Hund. Der Grund für die unterschiedlichsten pharmakologischen Ergebnisse bei der Prüfung auf psychotomimetischen Effekt ist in der Herkunft der Pflanze, der Methode der Ernte, der Drogenaufbewahrung wie auch in der Darstellungsmethode der Extrakte zu suchen. CLAUSSEN u. KORTE (JUPAC, Int. Symp. Chem. Nat. Prod., London 1968) berichten, daß im nichtblühenden Hanf nur Phenolsäuren gebildet werden, gleichgültig welches Klima herrscht. Identifiziert wurden stets Cannabidiolsäure und Tetrahydrocannabinolsäure. Decarboxylierung zu typischen Cannabinoiden findet frühestens nach dem Aufblühen der Pflanze statt. Vor allem aber entsteht die ganze Palette der Cannabinoide während der Lagerung der Droge. Decarboxylierung zu wirksamem THC findet verstärkt beim Rauchen von Haschisch statt. Bei pharmakologischen Tests ist ferner zu berücksichtigen, daß sich psychotrope Aktivitäten nur durch Versuche am Menschen testen lassen. Als Ausweg gilt der Ataxie-Test am Hund. Wichtig erscheint die Beobachtung von VALLE et al. [J. Pharm. Pharmacol. 20, 799 (1968)], daß das aus männlichen Pflanzen gewonnene Harz im Tierversuch gleich wirksam ist wie das der weiblichen Pflanze, lediglich die Quantität des Harzes ist niedriger. – Ferner wirkt Indischer Hanf analgesierend, antiseptisch, bakterizid, das Atemzentrum dämpfend. Nach AMES et al. [Science 104, 972 (1958)] blutdrucksteigernd, nach GEBER et al. (Privatmitteilung) sympaticomimetisch. In vitro konnten 3 aktive Prinzipien festgestellt werden, deren Wirkung mit der von Atropin, von Alkoholen und von Morphin vergleichbar ist. Nach GARRIOTT et al. [Life Sciences 6, 2118 (1967)] wird das Excitationsstadium durch Amphetamin verlängert. COHEN et al. [New Engl. J. Med. 277, 1043 (1967)] stellten nach Rauchen des Extraktes Chromosomenschädigungen fest. Ferner soll Cannabis indica ein Uterustonicum und als solches wirksamer als Secale cornutum sein.

Anwendung. Als außerordentlich verbreitetes Rauschgift, insbesondere bei allen mohammedanischen Völkern von China bis Marokko, aber auch in den USA, in Mexiko und Südamerika, in den letzten Jahren mehr und mehr auch in Europa; gekaut, getrunken oder geraucht, selten auch geschnupft. Ganjah und Charas werden geraucht. Bhang wird zu einem berauschenden Getränk oder zu Majun, einem Zuckerwerk verarbeitet. In Amerika wird Cannabis in der Regel als Marihuana geraucht. In Afrika wird die Droge als Liamba (auch Schira) geraucht; in Marokko wird Griffa allein oder mit Tabak, Kiffi stets mit Tabak geraucht. Charas ist eine Zubereitung der Pflanze mit Honig, Zimt, Opium und Tabak. Häufig werden der Droge weiterhin Gewürze, Arekanüsse, Canthariden, Strychnossamen oder Hyoscyamusblätter zugesetzt. Therapeutisch wird der Hanf so gut wie nicht verwendet, selbst kaum mehr als Hühneraugenmittel. Früher medizinisch zur Herabsetzung der Schmerzempfindung, als Anästheticum in der Zahnheilkunde, bei Tetanus, Krämpfen. Epilepsie, Neuralgien, Migräne, Cardialgie, Verdauungsstörungen, als Sedativum, Hypnoticum, Antitussivum und Diureticum; bei Satyriasis, Somnambulismus, Urämie und Nephrolithiasis. In Afrika dient die Pflanze u. a. als Antidot bei Schlangenbissen, gegen Malaria und Schwarzwasserfieber. In der Homöopathie der gewöhnliche europäische Hanf bei Cystitis, Pyelitis, Nephritis, asthmatischen Beschwerden, hysterischen Zuständen, bei Leberschwellung, Kolik mit Obstipation, skrofulöser Conjunctivitis, Herzkrampf, Herzklopfen, als Aphrodisiacum und auch bei entzündlichem Stadium der Gonorrhoe. Der Indische Hanf findet gleiche homöopathische Anwendung, er wird zusätzlich bei Delirium tremens empfohlen. Neuerdings wird Cannabis auf Grund seiner bakteriziden Wirkung als Antibioticum gegen grampositive Bakterien im Falle einer Resistenz gegen Penicillin empfohlen.

Dosierung. Mittlere Einzelgabe als Einnahme 0,1 g, Erg.B. 6.

Bemerkung: Die Droge fällt unter das Betäubungsmittelgesetz.

Cannabis HAB 34. Hanf.

Frische Stengelspitzen mit den Blüten und Blättern, sowohl von den männlichen als auch von den weiblichen Pflanzen.

Arzneiform. Essenz nach § 1.

Arzneigehalt. 1/2.

Nach den Vorschlägen für das neue Deutsche HAB, Heft 8, S. 455 (1963) sind die oben erwähnten Pflanzenteile zur beginnenden Blütezeit zu sammeln. Stengelspitzen nach der Blütezeit, besonders wenn sie bereits junge Früchte besitzen, sind auszuschließen. Es werden außerdem einige Prüfungsreaktionen sowie die Chromatographie der Tinktur beschrieben.

Cannabis indica HAB 34. Indischer Hanf.

Getrocknete Krautspitzen (Haschisch).

Arzneiform. Tinktur nach § 4 mit 60%igem Weingeist. Die 2. bis 4. Dez.Pot. werden mit 60%igem, die höheren Verdünnungen mit 45%igem Weingeist bereitet.

Arzneigehalt. 1/10.

Aufbewahrung. Bis 3. Dez.Pot. vorsichtig.

Cannabis sativa HPUS 64. Hemp.

Die blühenden Spitzen der frisch kultivierten Pflanzen, sowohl männlich als auch weiblich.

Arzneiform. Urtinktur: Arzneigehalt 1/10. Cannabis sativa, feuchte Masse mit 100 g Trockensubstanz und 200 ml Wasser = 300 g, dest. Wasser 100 ml, Alkohol USP (94,9 Vol.-%) 730 ml zur Bereitung von 1000 ml der Tinktur. – Dilutionen: D 2 (2×) enthält 1 Teil Tinktur, 2 Teile dest. Wasser und 7 Teile Alkohol; D 3 (3×) und höher mit Alkohol HPUS (88 Vol.-%). – Medikationen: D 3 (3×) und höher.

Cannabis indica HPUS 64. Indian Hemp.

Der alkoholische Extrakt, von dem 1 g 8 g der Spitzen des Indischen Hanfs entspricht.

Arzneiform. Urtinktur: Arzneigehalt 1/10. Cannabis indica, alkoholischer Extrakt 12,5 g, Alkohol USP (94,9 Vol.-%) 1000 ml zur Bereitung von 1000 ml der Tinktur. – Dilutionen: D 2 (2×) mit Alkohol USP; D 3 (3×) und höher mit Alkohol HPUS (88 Vol.-%). – Medikationen: D 2 (2×) und höher.

Haschisch purum. Gereinigtes Haschisch.

Gereinigtes Haschisch erhält man, indem man das indische Hanfkraut (Zweigspitzen) erst durch Destillation mit Wasserdampf vom ätherischen Öl befreit, dann mit Weingeist auszieht und den nach dem Abdestillieren des Weingeistes verbleibenden Extrakt mit Alkalien behandelt, wodurch Säuren entfernt werden. Man erhält so ein braunes Weichharz, das in Wasser unlöslich, in Weingeist, Äther, Chloroform und anderen organischen Lösungsmitteln löslich ist.

Anwendung. Es wirkt erst erregend, später beruhigend.

Dosierung. 0,02 bis 0,04 g.

Somnysat war ein Schlafmittel mit Hanfsaft.

Prothrysat war ein Schlafmittel mit deutschem Hanfsaft.

Satival war ein Schlafmittel mit Hanfsaft und Veronal.

Fructus (Semen) Cannabis. Hanfsamen. Hanfkörner. Hanffrüchte. Hemp seed. Graine (semence) de chanvre. Chènevis.

Fructus Cannabis Erg.B. 6, Helv. IV, Ross. 8, Dan. VIII.

Die Ganzdroge besteht aus den breit eiförmigen, 3 bis 5 mm langen und bis 2 mm breiten, etwas zusammengedrückten, an den beiden Rändern schwach gekielten, glatten, glänzenden, graugrünen, grünlichgrauen oder graubraunen, einfächerigen Früchtchen mit einem endospermarmen Samen.

Geschmack ölig süß.

Die *Schnittdroge* ist gekennzeichnet durch die zahlreichen Bruchstücke der dünnen, harten und spröden, innen olivbraunen und außen fein netzartig marmorierten Fruchtschalen und durch Stücke des gelblichweißen, ölreichen Samens.

Mikroskopisches Bild. Die dünne, harte und spröde, innen olivbraune Fruchtschale besteht in der Hauptmasse aus palisadenartig gestreckten, an den Seiten faltig verbogenen, stark verdickten, porösen Steinzellen. Das Endosperm und der Embryo enthalten fettes Öl und 4 bis 8 µm große Aleuronkörner mit einem großen Globoid und Kristall.

Pulverdroge. In Querschnittsbruchstückchen bis 100 µm lange Palisadenzellen des Endokarps, von denen die Außenwand sehr stark, ihre wellig gebogenen Seitenwände im mittleren Teil weniger, am unteren Ende fast gar nicht mehr verdickt sind, wodurch das Zellumen nach unten hin trichterförmig erweitert erscheint; stark verdickte, getüpfelte, in Flächenansicht welligbuchtige Exokarpzellen; Zellen aus dem Mesokarp, deren Zellwände in das Lumen ragende Leisten und Zacken zeigen, und langgestreckte, durch Interzellularen getrennte Schlauchzellen der Samenschale. Die Zellen aus dem Endosperm und Embryo enthalten reichlich Öl und bis 8 µm große Aleuronkörner mit Kristallen und Globoiden.

Inhaltsstoffe. 20 bis 35% fettes, trocknendes Öl mit 54 bis 59% Linol-, 14 bis 22% Linolen-, 11 bis 17% Öl- und bis 2% C_{20}-Fettsäuren. Ferner 25% Eiweiß mit Edestin (krist. Globulin), Glykokoll, L(+)-Alanin, L(−)-Leucin, L(+)-Isoleucin, L(+)-Valin, L(−)-Phenylalanin, L(+)-Threonin, L(−)-Tyrosin, L(−)-Asparaginsäure, L(+)-Arginin und L(−)-Oxyprolin, weiterhin Vitamin K_1, Phytinsäure $C_6H_{18}O_{24}P_6$, Cholin, Trigonellin, Lecithin, Cholesterin sowie Zucker, 0,3% Harz und Enzyme. Ferner wurden Cannabinoide mit Haschischwirkung, jedoch mit zehn- bis dreißigmal geringerer Wirksamkeit als Haschisch festgestellt.

Prüfung. Max. Aschegehalt: 6% Erg.B. 6; 8% Dan. VIII. – Alte, ranzige oder hohle Früchte sind zu verwerfen, Erg.B. 6.

Anwendung. Die abgewaschenen Früchte zur Emulsionsbereitung. Zur Herstellung von reizmildernden Emulsionen, Umschlägen bei Gicht und Rheuma oder bei Leiden der Urogenitalorgane und des Magen-Darm-Traktes. Als Cholagogum. Als Vogelfutter. Zur Gewinnung des fetten Öles mit technischer Verwendung. Die eiweißreichen Preßrückstände als wertvolles Viehfutter. Nach HARTWELL [Lloydia 33, 98 (1970)] die Samen gegen Schwellungen und Krebs.

Dosierung. Mittlere Einzelgabe als Einnahme 1,0 g, Erg.B. 6.

Bemerkung: Der europäische Hanf liefert eine wertvolle Pflanzenfaser, die auf Grund ihrer besonderen Beständigkeit gegenüber Wasser auch heute noch eine gewisse Bedeutung hat. Die Hanffaser wird entweder allein verarbeitet, dann wirkt sie eine gute Langfaser an, oder sie wird gemeinsam mit Baumwolle oder Kunstfasern versponnen, wozu sie vorher in ihre Einzelfaserzellen aufgeschlossen wird. Die Qualitätsbewertung des Hanfstrohes erstreckt sich dabei ähnlich wie beim Faserleim vor allem auf Stengellänge, Stengeldicke, Verästelung, Stengelhaltung, Farbe, Fasergehalt, Faserreifezustand und Blattansatz. Die Qualität der Hanffaser ist auch bei der Düngung des Hanfes besonders zu berücksichtigen. Das Ziel ist ein hoher Ertrag an langen, unverzweigten Pflanzen mit einem hohen Gehalt an Langfasern.

Der *Hanfanbau* erfolgt auf guten, nicht zu trockenen Mineralböden oder – und das ist heute noch mehr der Fall – auf Niedermoor bzw. auf moorigen Böden, zumal er hier in der Fruchtfolge wichtige Aufgaben als Kulturbringer und Unkrautvernichter erfüllen kann. Zur Düngung wird vor allem Stickstoff, Phosphor, Kalium, Calcium und Magnesium benötigt. Eine Kombination von mineralischer Düngung mit organischen Düngerformen führt fast ausnahmslos zu besseren Kulturergebnissen.

Cantharidinum

Cantharidinum Helv. V. Kantharidin. Cantharidine. Cantaridina.

$C_{10}H_{12}O_4$ M.G. 196,20

Hexahydro-3a,7a-dimethyl-4,7-epoxyisobenzofuran-1,3-dion.

Beschreibung. Farblose, glänzende, sublimierbare Plättchen, praktisch unlösl. in kaltem W., sehr schwer lösl. in heißem W., A., PAe. und Ae., wenig lösl. in Essigester, Aceton und Chlf., lösl. beim Erwärmen in fetten Ölen, Wachs und Harzen. Fp. 218°. Die Dämpfe sind für die Schleimhäute, für die Augen und die Haut gefährlich. Nach Helv. V muß der Fp. zwischen 210 und 213° liegen.

Erkennung und Prüfung. 1. Bringt man eine 1%ige Lsg. der Substanz in Öl auf die Haut, so bewirkt sie nach einigen Std. Blasenbldg. – 2. Je 50 mg Substanz müssen sich beim Erwärmen in 12 ml verd. Natronlauge und in 4 ml Chlf. klar und farblos völlig lösen. – 3. 50 mg Substanz müssen sich in 2 ml konz. Schwefelsäure farblos lösen. – 4. 100 mg Substanz darf keinen wägbaren Verbrennungsrückstand hinterlassen.

Aufbewahrung. In gut geschlossenen Gefäßen, im Giftschrank.

Anwendung. Medizinisch: Früher bei Hautkrankheiten, z. B. Lupus und Psoriasis und als Diureticum bei Hydrops angewandt. Größte Einzelgabe: 0,1 mg; größte Tagesgabe: 0,2 mg. Äußerlich als blasenziehendes Mittel in Form von Salben und Pflastern, Collodium oder Öllösung. Die Substanz gilt auch als Aphrodisiacum. Maximaldosen nach Helv. V: Einzelmaximaldosis 0,0002 g; maximale Tagesdosis 0,0002 g.

Vorsichtsmaßregeln bei der Handhabung: Kantharidin erzeugt auf der Haut und bes. auf Schleimhäuten starke Entzündungen, es sublimiert schon bei niedriger Temp., die Dämpfe sind sehr gefährlich für Augen und Haut.

Inkompatibilitäten. Alkalien.

Canthium

Canthium dicoccum (GAERTN.) MERR. (C. didymum GAERTN., Plectronia didyma KURZ). Rubiaceae – Rubioideae – Vangnerieae.

Heimisch in Indien.

Anwendung. Die Rinde bei Fieber.

Canthium parviflorum LAM.

Heimisch in Indien.

Anwendung. Ein Dekokt der Blätter und Wurzeln bei Ausfluß, die Wurzel als Anthelminticum; Rinde und junge Zweige bei Dysenterie.

Canthium inerme O. KTZE.

Heimisch in Südafrika.

Inhaltsstoff. Im Blatt Calatambin $C_{19}H_{28}O_{13} \cdot 2H_2O$, Fp. 144 bis 145°, nach Hydrolyse ergibt es Calatambetin $C_{13}H_{18}O_8$ und Glucose. (Das Glucosid soll auch in der Rinde von C. glabrifolium HIER. enthalten sein.)

Anwendung. Ein Infus der Blätter bei Diarrhoe und Dysenterie.

Canthium ciliatum O. KTZE.

Heimisch in Südafrika.

Anwendung. Gegen Magenbeschwerden.

Canthium zanzibaricum KLOTSCH [Plectronia zanzibarica (KLOTSCH) VATKE, P. subcordata (DC.) K. SCHUM.].

Heimisch in Afrika.

Ein bis 5 m hoher Busch oder Baum, Äste teils lianenartig schlingend.

Anwendung. Wurzel- und Rindenabsud, sowie der Saft der Blätter gegen Malaria, bei eitrigen Abszessen.

Capirona

Capirona decorticans SPRUCE. Rubiaceae.

Heimisch in Südamerika.

Inhaltsstoffe. In der Wurzel 0,68% Emetin, 0,74% Cephaelin und Psychotrin.

Capparis

Capparis spinosa L. Capparaceae – Capparoideae – Cappareae. Echter Kapernstrauch.

Heimisch in Südeuropa, Arabien und Nordafrika, in Kulturen hauptsächlich bei Marseille, Toulon, auf den Balearen, in Spanien, Algerien usw.

Bis meterhoher, ästiger, mit nach rückwärts gerichteten Stipularstacheln versehener Strauch aus dem Mittelmeergebiet. – Laubblätter wechselständig, kurz gestielt, einfach, eirund bis fast kreisrund, stumpf, an den Nerven (ebenso die jungen Zweige und Blütenstiele) meist rot angelaufen, am Grunde mit 2 kurzen, drüsigen Nebenblättern. – Blüten sehr groß, langgestielt, einzeln in den Blattachseln stehend. Kelchblätter 4, am Grunde verbunden. Kronblätter 4, groß, weißlich bis rötlich, frei. Staubblätter zahlreich, mit kleinen Antheren und mit langen, gebogenen, roten Filamenten. Gynophor lang, Frucht eine vielsamige, pflaumengroße, 5 cm lange, 3 cm breite, schotenartige Beere.

Inhaltsstoffe. Rutin. In den Samen Eiweiß, fettes Öl sowie das Senfölglucosid Glucocapparin, auch in den grünen Teilen. Nach MUKHAMEDOVA et al. [Chem. Abstr. *70*, 82 (1969)] in der Rinde und den Blättern neben einem anderen, noch unbekannten Alkaloid Stachydrin $C_7H_{13}NO_2$, Fp. 225 bis 226° (nach Trocknung bei 100° im Vakuum).

Flores Capparidis. Flores Capparis. Gemmae Capparidis. Kapern. Kappern. Capers. Câpres.

Gewinnung. Die jungen Blütenknospen läßt man nach dem Pflücken im Schatten welken, sortiert sie nach Größe und legt sie 2 bis 3 Monate in Essig mit Salzzusatz ein, oder nur in Salz oder in Öl. Sammelzeit Ende Mai bis Anfang September. Man sammelt möglichst kleine Knospen, mit Zunahme des Wachstums verringert sich die Qualität. Gute Kapern sind klein, rund, hart, oliv- oder blaugrün, nicht saftgrün (Kupfer), meist dunkel gefärbt. Alte Ware ist weich und geschmacklos. Die besten Kapern sind die französischen, es folgen die von Algerien, Mallorca, die spanischen und italienischen. Hauptexport über Marseille, Genua, Nizza und Triest nach der UdSSR, Deutschland und Amerika.

Beschreibung. Blütenknospen bis 1,2 cm lang, bis 0,7 cm breit, gerundet vierseitig, schief eiförmig und etwas flachgedrückt. Kelchblätter 4, paarweise sich deckend, ungleich groß, die 2 äußeren breit eiförmig, dicklich, stark konkav, die 2 inneren kleiner, weniger gewölbt und dünner. 2 größere äußere und 2 kleinere innere, eirunde, zarte Blütenblätter, viele lang vorstehende, freie Staubgefäße und ein keulenförmiger, langstieliger Fruchtknoten mit fast sitzender, knopfförmiger Narbe.
Geschmack säuerlich-salzig, etwas scharf.

Verfälschungen. 1. Die Blütenknospen des Besenginsters, Cytisus scoparius (L.) LINK, Fabaceae, die unter der Bezeichnung deutsche Kapern, Geißkapern, Ginsterkapern, Câpres de genêt in den Handel kommen Diese Blütenknospen, die in Holland zubereitet werden, sind länglich und an einem zweilippigen Kelch sowie einer ungleich fünfblättrigen Blumenkrone zu erkennen. – 2. Die Blütenknospen der Sumpfdotterblume, Caltha palustris L., Ranunculaceae. Sie sind an den 5 eirunden Perigonblättern, den zahlreichen Staubgefäßen und den 5 bis 10 länglichen Fruchtknoten zu erkennen. – 3. Die Blütenknospen von Tropaeolum majus L., Tropaeolaceae. Sie besitzen einen gespornten Kelch, 5 gestielte Blütenblätter, 8 Staubgefäße und einen dreilappigen Fruchtknoten. – 4. Die als Verfälschung manchmal beobachteten Früchte des Kapernstrauches werden mit den Blüten zusammen eingemacht. Da es sich um längliche, vielsamige Beeren handelt, sind sie von den echten Kapern leicht zu unterscheiden.

Inhaltsstoffe. Rutin, Methylsenföl.

Prüfung. Nahrungsmittelchemisch wird auf künstliche Grünfärbung (Kupfersalze, Teerfarben) geprüft. Die Grünung mit Kupfer ist verboten, wird aber meistens geduldet. Kupfergehalt max. 0,01%.

Aufbewahrung. Versand in Flaschen oder kleinen Tonnen. Kapern halten sich im Keller aufbewahrt 1 Jahr und länger.

Anwendung. Als Gewürz. Die beste Sorte wird als „Nonparailles" gehandelt.

Capparis rupestris SIBTH. et SMITH, Griechenland, Capparis aegyptiaca LAM., Ägypten, und Capparis aphylla ROTH, Pakistan, werden in gleicher Weise für die Kaperngewinnung herangezogen.

Capparis avicennifolia H. B. K. Simulostrauch.

Heimisch an der pazifischen Küste von Peru bis zum Golf von Darien.

Fructus Simulo. Simulofrüchte.

Die unreifen Früchte. Früher wurde angenommen, daß die Simulofrüchte von Capparis coriacea BURCH. stammen, was von vornoherein unwahrscheinlich war, da diese Pflanze in Südafrika und Kapland heimisch ist. Nach GILG stammen Simulofrüchte von Capparis avicennifolia. Nach WATT and BREYER-BRANDWIJK werden auch die unreifen Früchte von Capparis oleoides BURCH., Südafrika, als Fructus Simulo bezeichnet.

Beschreibung. Früchte ellipsoid bis rundlich, hart, braun, 2,5 cm lang, bis nahezu 2 cm dick, durch die Eintrocknung oft an den Seitenflächen etwas eingesunken, daher im Querschnitt stumpfvierkantig, oben mit kurzem Griffelrest, unten mit einer Stielnarbe oder einem kurzen Stiel versehen. Der Querschnitt oder Querbruch zeigt eine 1 mm dicke Fruchtschale, die ein tiefbraunes, trocken sehr hartes, bei Benetzung rasch weich werdendes Fruchtmus umhüllt, in das die zahlreichen, an vier parietalen Plazenten stehenden, etwa linsengroßen, flachen Samen eingebettet sind. Die Samen sind ohne Nährgewebe mit hufeisenförmig gekrümmtem Embryo und umeinander gerollten Kotyledonen.

Anwendung. Als Nervinum. In Peru als Antiepilepticum und Antihystericum.

Capparis decidua. Kair. Karil. Delha.

Heimisch in den trockenen Regionen Indiens und Pakistans.

Inhaltsstoffe. Nach GAIND et al. [Planta med. (Stuttg.) *17*, 95 (1969)] in der Wurzelrinde n-Pentacosan, Fp. 51°, n-Triacontan, Fp. 85°, β-Sitosterin sowie das Alkaloid (L)-Stachydrin, Fp. 235°.

Anwendung. Die Wurzelrinde als Pulver oder Infus gegen Rheumatismus, Husten und Asthma. Das Pulver außerdem lokal gegen Ulcera sowie als Analgeticum, Diaphoreticum und Anthelminticum.

Capreomycinum

Capreomycinum NFN. Capreomycin (BAN).

Pentapeptid aus Kulturen von Streptomyces capreolus oder gleiche, auf anderem Wege hergestellte Verbindung.

Anwendung. Als tuberculostatisch wirkendes Antibioticum.

Handelsformen: Capastat Sulfate (Lilly), Caprocin (Lilly), Ogostal (Lilly), Capreomycin (Dista).

Capronsäure

n-Capronsäure. Acidum capronicum. Hexansäure. Butylessigsäure.

$C_6H_{12}O_2$ $CH_3-(CH_2)_4-COOH$ M.G. 116,16

Pentancarbonsäure-(1).

Eigenschaften. Farblose, unangenehm schweißartig riechende, ölige Flüssigkeit, schwer lösl. in W., leicht lösl. in A. und Ae. $d_4^{20} = 0{,}929$; Fp.: $-3{,}4°$; Kp.: $205°$; $n_D^{20} = 1{,}4170$.

Anwendung. Zur Herstellung von Capronsäureestern (Fruchtaromen).

Aufbewahrung. Gut verschlossen.

Capsella

Capsella bursa-pastoris (L.) MEDIK. [C. bursa pastoris (L.) MOENCH, Thlaspi bursa pastoris L.]. Brassicaceae – Lepidieae. Hirtentäschel. Hirtentasche. Gänsekresse. Shepherds purse. Bourse de pasteur. Bolsa de pastor.

Als Unkraut fast über die ganze Erde verbreitet, auf Äckern, Brachen, in Gärten, an Wegen, sehr gemein.

Einjähriges oder winterhartes Kraut. — Stengel aufrecht, hellgrau, rund oder kantig oder fein längsgerillt. Er trägt am Grunde eine Rosette länglich-lanzettlicher, gestielter, meist fast fiederspaltiger, seltener buchtig gezähnter oder ungeteilter Blätter; die wenigen Stengelblätter sind kleiner, sitzend oder stark runzelig eingerollt. Die Blätter heller oder dunkler grün, unbehaart oder mehr oder weniger behaart. — Den kleinen, weißen, gestielten Blüten am Ende des Stengel und Zweige folgen 4 bis 6 mm große, flachgedrückte, langgestielte, dreieckige, verkehrt herzförmige, unbehaarte Schötchen mit zahlreichen kleinen, rotbraunen Samen. Griffel kurz, die Ausrandung des Schötchens nicht überragend.

Geruch schwach unangenehm, beim Trocknen fast verschwindend; Geschmack etwas scharf und bitter.

Die Pflanze wird besonders in feuchten Sommern von einem Pilz Cystopus candidus (Pers.) O. Ktze. befallen und sieht dann wie verschimmelt aus.

Herba Bursae pastoris[1]. Herba Sanguinariae. Hirtentäschel-, Täschel-, Taschen-, Säckel-, Herzel-, Blut-, Beutelschneiderkraut. Taschenkieper. Bauernsenf. Gänsekresse. Shepherds burse herb. Herbe de bourse à pasteur. Yerba de bolsa de pastor.

Herba Bursae pastoris Erg.B. 6, Ross. 9.

Das blühende, im Hochsommer an trockenen Orten gesammelte, frische wie auch das schnell getrocknete Kraut.

Die Ganzdroge besteht aus den Stengeln mit Blättern, Blüten und Früchten.

Die Schnittdroge ist gekennzeichnet durch die ganzen, verkehrt dreieckigen, herzförmigen, flachgedrückten, grünen bis hellgelben, langgestielten Schötchen oder Teile derselben, wie die abgesprungenen Fruchtklappen, die falschen Scheidewände und die zahlreichen, rotbraunen Samen, durch kleine Knäuel der weißlichgrünen, stark eingeschrumpften Blütenstände und durch die hellgrünen, runden oder kantigen und fein längsgerillten Stengelstückchen.

Mikroskopisches Bild. Die obere Blattepidermis ist aus schwachen, die untere aus stärker wellig konturierten Zellen gebildet, beide mit Spaltöffnungen, die von meist 3 gewöhnlichen oder etwas kleineren Epidermiszellen umgeben sind. Auf beiden Epidermen finden sich in wechselnder Menge einzellige, konische, spitze, dickwandige, bis über 500 µm lange, glatte Haare, fein gekörnt; unterseits neben den unverzweigten auch verzweigte, einzellige, dickwandige, drei- bis fünfstrahlige Sternhaare mit der Epidermis angedrückten Sternstrahlen und warziger Kutikula. Das Mesophyll ist bifazial, oberseits 1 bis 2 Schichten dickes Palisadengewebe, darunter ein aus rundlichen Zellen zusammengesetztes Schwammgewebe, das an der unteren Epidermis in kurz- und flacharmige Zellen übergeht. Die größeren Gefäßbündel mit Kollenchymbelag, die kleinen ohne.

Pulverdroge. Hellgrün. Gekennzeichnet durch einzellige, flache Sternhaare mit 3 bis 5 strahlenartigen Fortsätzen mit gekörnter Kutikula und durch einzellige, bis 500 µm lange, kegelförmige, verdickte, zugespitzte Haare mit glatter Kutikula.

Inhaltsstoffe. Im Kraut 1% Cholin (früher Bursin), Prolin, Acetylcholin, Tyramin, Histamin, Diosmin (Diosmetin + Rutinose) $C_{28}H_{32}O_{15}$, Fp. 275 bis 277° (Zers.), Gerbstoff, äth. Öl, Harz, Vitamin C, Mannit, Sorbit, Adonit, 0,03% Inosit, Oxal-, Wein-, Äpfel-, Brenztrauben-, 0,14% Fumar-, Protocatechu-, Citronensäure, Sulfanilsäure und p-Aminobenzosulfonsäure, ferner Kalium-, Calcium- und Natriumsalze. BADIA [Farmacognosia (Madr.) *14*, 53 (1954)] gelang die Isolierung von 3 Saponinen: einem neutralen Saponin (Aglykon $C_{27}H_{49}O_3$ + Mannose + Xylose; HI = 3200), Fp. 203 bis 204°, und 2 sauren Saponinen (dasselbe Aglykon + Arabinose + Galakturonsäure), Fp. 257 und 223°, nicht hämolysierend, aber stark schäumend. WEHMER (Die Pflanzenstoffe, 2. Aufl., Jena: G. Fischer 1929) fand Gluconapin. GEORGHIU et al. [Chem. Abstr. *54*, 11 375 (1960)] haben 4 fluoreszierende Alkaloide nachgewiesen und KOWALEWSKI [Chem. Abstr. *59*, 14 297 (1963)] fand geringe Mengen von Cardenoliden. KAMINSKA et al. [Chem. Abstr. *60*, 14 565 (1964)] wiesen n-Nonacosan, Fp. 62 bis 62,5°, β-Sitosterin, sowie eine amorphe Substanz, Fp. 72 bis 74°, nach. OLECHNOWICZ-STEPIEN et al. [Chem. Abstr. *64*, 10 086 (1966) und *68*, 5793 (1968)] fanden die drei Flavonoide Rutin, Luteolin-7-rutinosid und Luteolin-7-galaktosid, Fp. 228 bis 230°. In den Samen etwa 28% fettes Öl, in russischer Ware bis zu 35% mit Linol- und Linolensäure.

Nach verschiedenen Autoren sollen die wirksamen Stoffe nicht in der Pflanze selbst, sondern in den auf ihr wachsenden Pilzen, wie Cystopus candidus und Peronospora parasitica enthalten sein. Andere Autoren jedoch fanden in pilzfreien Drogen gleiche Wirksamkeit.

Prüfung. Nach SCHLUND ist das gepulverte Kraut oft stark mit Sand und Erde verunreinigt (bis zu 28% Asche), davon sind fast 20% in Salzsäure unlöslich. Sorgfältig ge-

---

[1] Abbildungen bei L. HÖRHAMMER: Teeanalyse, Tafel 30, Abb. 177 und 178.

sammeltes Kraut gab 9,8% Asche, davon 0,8% in Salzsäure unlöslich. Max. Aschegehalt 10%, Erg.B. 6, Ross. 9. – Säureunlösliche Asche max. 2%, Ross. 9. – Max. Feuchtigkeitsgehalt 13% Ross. 9. – Extraktgehalt (70 Vol.-% Alkohol) mind. 10% Ross. 9. – Organ. Beimengungen max. 2% Ross. 9. – Mineralische Beimengungen max. 1% Ross. 9.

Aufbewahrung. In gut schließenden Gefäßen, Ross. 9.

Wirkung. Cholin und Acetylcholin, beide physiologisch im tierischen und menschlichen Organismus vorkommend, wirken – qualitativ praktisch übereinstimmend – erregend auf die cholinergischen Elemente des vegetativen Nervensystems. Tyramin bewirkt bei parenteraler Zufuhr neben vorwiegend zentral bedingter Blutdrucksteigerung und Förderung der Herztätigkeit starke Erregung des Uterus, bleibt aber oral (wie Cholin und Acetylcholin) praktisch wirkungslos. Von den Nebenwirkstoffen kommt vielleicht den Flavonglykosiden eine gewisse Bedeutung zu, zumal Flavone oral wirksam sind und die Uterustätigkeit deutlich anregen können. Die übrigen Inhaltsstoffe dürften, schon wegen der geringen Mengen, für die Gesamtwirkung der Pflanze keine Bedeutung haben. – Gesamtwirkung: Experimentell nachgewiesen ist außer der kontraktionsfördernden Wirkung auf den isolierten Uterus (KOCHMANN: Münch. med. Wschr. *1920*, S. 1284) eine wohl in vitro als auch in vivo zustande kommende, stark blutgerinnungsfördernde Wirkung (KEESER: Dtsch. med. Wschr. *1939*, S. 375). Das gerinnungsfördernde Prinzip ist bisher nicht ermittelt. Da Cholin, Acetylcholin und Tyramin, obwohl sie parenteral durch ihre uteruskontrahierende Wirkung bei Uterusblutungen hämostyptisch wirken können, oral, d.h. bei der allgemein üblichen, innerlichen Anwendung des Hirtentäschelkrautes, unwirksam sind, könnte vorläufig nur die gefundene Förderung der Blutgerinnung durch Hirtentäschelabkochungen eine gewisse Erklärung bieten für die immer wieder behauptete blutstillende Wirkung innerlicher Hirtentäschelgaben bei Gebärmutterblutungen, speziell bei Menorrhagien, falls nicht etwa die Flavonglykoside entsprechend der allgemein antihämorrhagischen Wirkungen der Flavone mit an dieser Wirkung beteiligt sind. Überdies wäre noch festzustellen, ob die blutgerinnungsfördernde Wirkung des Hirtentäschelkrautes tatsächlich auch bei oraler Zufuhr zustande kommt. – Zu einem Vergleich von Capsella, Secale und Hydrastis ist zu sagen, daß Capsella einen peripheren Wirkungsmechanismus besitzt, der unter gewissen Gesichtspunkten dem von Secale ähnelt, während Hydrastis mehr zentral wirkt. Während Hydrastis als Antihämorrhagicum, außer in der Behandlung der Metrorrhagie, auch bei Hämorrhagien des Magen-Darm-Kanals, des Harnapparates und der Respirationsorgane angewendet werden kann, soll die Anwendung von Capsella, wie auch von Secale, nur auf die Behandlung der Metro- und Menorrhagien beschränkt werden, auch wenn ein gewisser Einfluß auf die Koagulation nicht ausgeschlossen werden kann (ANNON, zit. nach LECLERC: Précis de Phytothérapie, 1935, S. 111). Betrachtet man die Aktivität von Capsella und Hydrastis, so kann man bei Verabreichung von gleichen Dosen eines Fluidextraktes feststellen, daß, am isolierten wie am Uterus in situ, mit Capsella klarere Reaktionen erhalten werden. Klinisch aber wird Capsella in höheren Dosen verwendet. Neuere Untersuchungen von KURODA et al. [Chem. Abstr. *70*, 195 (1969) und *70*, 1758 (1969)] bestätigten die blutdrucksenkende und uteruskontraktierende Wirkung von Hirtentäschelextrakten. Sie fanden allerdings in den Extrakten weder Acetylcholin noch Cholin, dafür aber eine andere, noch nicht näher bezeichnete quartäre Ammoniumbase. Nach BRAUN hängen Wirkung und Versagen der Hirtentäschelzubereitungen mit der Bildung sekundärer proteinogener Amine zusammen, deren Maximum etwa 3 Monate nach der Bereitung erreicht werden soll. Darauf erfolgt ein Übergang der Amine in pharmakologisch unwirksame Produkte. Die Frage der Zubereitungen ist also nach BRAUN eine Frage des Alters.

Anwendung. Bei Uterusblutungen und Blutungen der Harnwege. In der Homöopathie bei Blutungen aller Art und bei Nierenerkrankungen. Als Hämostypticum bei Menorrhagien. Von RADEMACHER wurde das Kraut in Form der Tinktur und einer Salbe gegen Blutungen und Blasenleiden angewandt. Es geriet dann in Vergessenheit, wird jetzt aber wieder als Ersatz für Rhizoma Hydrastis und Secale cornutum, besonders in Form des Fluidextraktes, bei Blutungen in Gaben von 5 bis 15 g täglich angewandt. Doch ist die Droge wegen ihrer Ungleichheit ein relativ unzuverlässig wirkendes Hämostypticum. Außerdem bei Tumoren. Äußerlich zu Umschlägen bei blutenden Verletzungen.

Dosierung. Mittlere Einzelgabe als Einnahme 5 g zu einer Tasse Aufguß, Erg.B. 6. Fluidextrakt: Viermal tägl. 1/2 Teelöffel.

Thlaspi bursa pastoris HAB 34. Hirtentäschelkraut.
Frische, blühende Pflanze.

Arzneiform. Essenz nach § 1.

Arzneigehalt. 1/2.

Thlaspi bursa pastoris HPUS 64. Shepherds Purse.
Die frische Pflanze.

Arzneiform. Urtinktur: Arzneigehalt 1/10. Thlaspi, feuchte Masse mit 100 g Trockensubstanz und 233 ml Wasser = 333 g, dest. Wasser 200 ml, Alkohol USP (94,9 Vol.-%) 600 ml zur Bereitung von 1000 ml der Tinktur. – Dilutionen: D 2 (2 ×) enthält 1 Teil der Tinktur, 3 Teile dest. Wasser, 6 Teile Alkohol; D 3 (3 ×) und höher mit Alkohol HPUS (88 Vol.-%). – Medikationen: D 3 (3 ×) und höher.

Bursal war ein Fluidextrakt aus Hirtentäschelkraut.

Capsella comp. Fluid (Iso-Werk, Regensburg) enthält Capsella bursa pastoris, Cinchona cal., Leus culinaris, Pinus marit., Pinus nigra, Salvia off., Salvia sclarea spagyr. D_4.

Capsicum

Capsicum annuum L. (außerdem lt. HPUS 64 C. cordiforme, C. longium, C. grossum, Piper hispanicum, P. indicum vulgatissimum, P. turcicum). Solanaceae – Solaneae. Spanischer Pfeffer. Cayenne-Pfeffer. Schotenpfeffer. Paprika. Beißbeeren.

Nach MANSFELD (Vorläufiges Verzeichnis landwirtschaftlich oder gärtnerisch kultivierter Pflanzenarten. Die Kulturpflanze, Beiheft 2, Berlin 1959) gehören hierzu fast alle derzeit in Nordamerika und Europa angebauten Capsicum-Sorten.

Ursprünglich heimisch im tropischen Amerika. Im 16. Jahrhundert nach Europa eingeführt und heute in verschiedenen Formen in allen wärmeren Gegenden kultiviert: Ungarn (Szegedin, Kalocsa), Bulgarien, Griechenland (Saloniki), Serbien, Rumänien, Südrußland (Astrachan), Spanien (Murcia, Granada, Alicante, Estremadura), Südfrankreich, Italien, Türkei, Nordafrika, Nordamerika, Vorderindien, China, Japan usw. Nicht mehr wild vorkommend.

Einjähriges, 20 bis 100 cm hohes Kraut mit aufrechtem, sparrig verzweigtem, kahlem Stengel. – Laubblätter lanzettlich bis eiförmig, am Grunde keilförmig, ganzrandig oder leicht geschweift, gestielt. – Blüten einzeln oder gepaart oder zu dreien, nickend. Kelch halbkugelig, glockenförmig, mit 5 bis 7 kurzen Zähnen, zur Fruchtzeit nicht vergrößert. Krone radförmig, kurzröhrig, weiß bis gelblich, selten purpurn bis violett. Staubblätter 5, mit violetten Antheren, dazwischen 5 kleine, papillöse Staminodien.

Fructus Capsici (annui). Piper rubrum. Piper cayennense. Piper brasiliense (hispanicum, indicum, turcicum). Paprika. Spanischer Pfeffer. Brasilianischer (indischer, ungarischer, türkischer) Pfeffer. Schotenpfeffer. Taschenpfeffer. Cayennepfeffer. Red pepper. Cayenne pepper. Spanish pepper. African-, Guinea-, Bird-, Spur-, Zanzibar-, Mombasa-, Nyassaland pepper. Cockspur pepper. Guinea pods. Tochillies. Chillies. African chillies. African cayenne. Capsicum fruit. Fruit de poivre d'Espagne. Poivre d'Inde. Piment rouge. Capsique. Piment de Cayenne. Peperone. Fruto de capsico. Pimiento rojo. Aji. Chile. Capsico annuo. Spansk peppar. Spansk peber. Plod od paprike. Paprikový plod. Plod papriky rocní. Papryka. Pieprzturecki. Orvoc pieprzowca.

Fructus Capsici ÖAB 9, Helv. VI, Pol. III, CsL 2, Dan. IX, Ned. 5, Norv. V, Svec. 46, Ross. 8. Capsici fructus Jap. 62, BP 32, Hung. VI, Jug. II, Hisp. IX, Belg. V. Capsicum USP XI, BPC 68, Ind. P. 66, Ind. P. C. 53. Paprika DAB 7 – BRD. Capsico Ital. VII. Außerdem offizinell in Egypt. P. 53 und Chin. P. 53.

Als Droge fordern: Jug. II, CsL 2, Norv. V, Dan. IX, Svec. 46, Belg. V: Capsicum annuum L. – DAB 7 – BRD, ÖAB 9, Hung. VI: Capsicum annuum L. var. longum (Dc.) SENDTN. – Pol. III, Hisp. IX: Capsicum annuum L. var. longum FINGH. – Jap. 62: Capsicum annuum L. und Varietäten. – Helv. VI: Capsicum frutescens L. – BPC 68: Capsicum minimum ROXB. und Capsicum frutescens L. – Ind. P. 66: Capsicum annuum L. und Capsicum frutescens L. – Ind. P. C. 53, Egypt. P. 53: Capsicum fastigiatum BL. – Ital. VII: Capsicum annuum L., Capsicum fastigiatum BL. und Capsicum frutescens. – NF XI: Capsicum frutescens L., Capsicum annuum L. var. conoides IRISH, Capsicum annuum L. var. longum SENDTN. und ein Bastard zwischen der Honka-Varietät des japanischen Capsicum und des „Old Louisiana Sport capsicum".

Fructus Capsici liefern folgende Varietäten: Capsicum annuum L. var. acuminatum FINGH. (Indische Mulkapore-Chillies), Capsicum annuum L. var. cordiforme (MILL.) SENDTN., Capsicum annuum L. var. lycopersiciforme AUGUSZTIN (Paradiespaprika), Capsicum annuum L. var. ovoideum FINGH., Capsicum annuum L. var. subangulosum FINGH., Capsicum annuum L. var. subconicum ALEF. (C. conoides MILL.) Tabascopfeffer; besonders aber: Capsicum grossum L. emend. WILLD. var. angulosum FINGH. (Spanischer, scharfer Paprika; Pimenton picante), Capsicum grossum L. emend. WILLD. var. pomiforme FINGH. (Spanischer, süßer Paprika, Piment doux d'Espagne), C. longum Dc. (Türkischer Paprika) und Capsicum annuum L. var. szegedinense AUGUSZTIN (Ungarischer Paprika).

Gewinnung. Die zur Zeit der Vollreife geernteten Früchte werden gewöhnlich in flacher Schicht ausgebreitet und an einem warmen, aber schattigen Ort oder auf Heißluftdarren getrocknet, wobei die Temperatur 35° nicht überschreiten soll. Zur Herstellung des nur wenig scharfen Gewürzpaprikas werden die Früchte nach der Ernte längsgespalten. Stengel, Kelch, Placenten und Samen werden sorgfältig entfernt, nach dem Trocknen werden die zurückbleibenden Fruchtwände mit bestimmten Mengen der getrockneten Samen und der Scheidewände versetzt und gemahlen.

Handelssorten. Im Handel ist vorwiegend das Pulver anzutreffen. Man unterscheidet folgende Handelssorten: 1. Edelsüßdelikater Paprika: Dies ist eine Gattung, die aus der Fruchtwand des erstklassigen, sorgfältigst ausgewählten, fehlerlosen und reifen Paprikas hergestellt wird. Zu diesem Zweck wird die rote Paprikafrucht von deren Spitze, Stengel, Kelch und Strunk entblößt, gespalten, sorgfältigst entadert und auf natürlichem Wege klapperdürr getrocknet. Nach dem Trocknen wird der Paprika nochmals sorgfältig durchgesehen, zusammengestampft, gesiebt und mit gut gewaschenen, jedoch getrockneten und gesiebten Samen (Körnern) vermischt und gemahlen. Man rechnet auf 100 kg gestampfte Paprikawände 45 kg gewaschene Körner. Die Farbe ist lebhaft feuerrot, der Geschmack kaum scharf, vielmehr süß, geschmackvoll. Der Aschegehalt ist mit höchstens 8,5%, der Sandgehalt mit höchstens 0,5% begrenzt. Wenn der edelsüßdelikate Paprika aus solchen Paprikasorten hergestellt wird, die kein Capsaicin enthalten, so sind Entaderung und Samenwaschen überflüssig. – 2. Edelsüßer Paprika: Die Herstellung desselben entspricht der des edelsüßdelikaten Paprikas, nur werden hier mehr gewaschene Körner mit vermahlen. Man rechnet hier auf 100 kg gestampfte Paprikawände 75 kg gewaschene Samen. Die Farbe ist lebhaft rot, der Geschmack sehr schwach scharf, etwas süßlich und geschmackvoll. Die Vermahlung ist fein. Der Aschegehalt ist ebenfalls mit höchstens 6,5%, der Sandgehalt mit höchstens 0,5% begrenzt. – 3. Halbsüßer Gulaschpaprika: Wenn der Paprika der Qualität nach weder edelsüßdelikat, noch edelsüß ist, so wird er halbsüßer Gulaschpaprika genannt. Zur Herstellung der Paprikaqualität wird ebenfalls schön gereifter, gesunder Paprika verwendet. Der Paprika wird erst aufgeschnürt und in Trockenschränken getrocknet, so daß die aufgeschnürten Paprikakränze geschüttelt ein rasselndes Geräusch geben. Nach dem Trocknen werden Fruchtstiel und Kelch abgezwickt und entfernt. Hiernach erfolgt das Stampfen und Auswählen. Es darf nicht allzustark gestampft werden, damit die Körner, der Samenträger, ferner die feinen Bruchteile der Scheidewände noch durch ein Sieb von 4 bis 5 mm Maschenweite durchgehen, die Teile der Paprikawände dagegen zurückbleiben. Bei mäßigem Stampfen zerfällt nämlich die Paprikawand nur in Schichten. Die Körner werden aus dem vorerwähnten Abfall mittels eines schwachen Luftzuges entfernt und gewaschen. Sodann werden sie in Schränken getrocknet und in einem entsprechenden Ausmaß mit der Paprikawand vermischt und gemahlen. Bei dem halbsüßen Gulaschpaprika legen die Paprikamühlen das Gewicht nicht auf die lebhaft rote Farbe, sondern auf den Geschmack. Aus diesem Grunde werden etwas größere Mengen Körner verwendet. Der Aschegehalt ist der gleiche wie bei den vorigen Qualitäten. – 4. Rosenpaprika: Die Herstellung erfolgt aus reinen, gereiften, roten Paprikaschoten, die von Stengel, Kelch und Samenträger befreit, ohne aufgeschnitten und entadert zu werden, trockengestampft und vom Staub getrennt werden. Der so hergestellte Paprika wird mit einer solchen Menge ungewaschener Körner vermahlen, die dem Zustand des natürlichen Paprika entspricht. Die Farbe ist dunkel- bis hellrot, der Geschmack aromatisch, aber scharf. Der Aschegehalt darf höchstens 7,2%, der Sandgehalt höchstens 1,2% betragen. – 5. Scharfer Paprika: Arzneibuchware: Es handelt sich um ganze, gepulverte Früchte mit Kelchen und Stielen. Farbe ziegelrot. – 6. Scharfer Paprika (Merkantil-Ware): Dieser wird aus unreifen Paprikafrüchten hergestellt. Man verwendet auch Scheidewände und Körner, die bei der Herstellung des edelsüßdelikaten und edelsüßen Paprika zurückbleiben. Das Zerspalten und Entadern wird unterlassen, nur der Stengel und der Kelch werden entfernt. Hiernach wird der Paprika gestampft und gemahlen. Die Farbe ist gelblichbraun mit rotem Stich, der Geschmack scharf. Die Höchstgrenze des Aschegehaltes ist mit 10%, des Sandgehaltes mit 1,5% festgelegt.

Die zum Export gelangenden Paprika-Mahlprodukte werden durch die Szegeder oder Kalocsaer Versuchsstation auf Qualität geprüft und nach erfolgter Untersuchung versiegelt. Der Staat garantiert die Qualität. Paprikafälschung kommt gegenwärtig in Ungarn kaum vor.

Beschreibung. Frucht kegelförmig, orange-, braun- bis dunkelrot, etwa 6 bis 12 cm lang und am Grunde bis 4 cm breit, wo sie einem flach ausgebreiteten, graugrünen Kelch mit meist 5 Zähnen aufsitzt. Häufig ist noch ein Rest des gebogenen, hohlen Fruchtstieles vorhanden. – Fruchtwand etwa 0,3 mm dick, brüchig, außen glänzend, glatt oder zart querstreifig, innen heller gefärbt und mit kleinen, punktförmigen oder axial gestreckten, blasigen Aufwölbungen versehen. Die aus meist 3, seltener 2 Fruchtblättern gebildete Frucht ist im oberen Teil ungefächert, im unteren Teil zwei- oder dreifächerig. – Die Samen sitzen im unteren Teil der Frucht zentralwinkelständig, im oberen Teil an den leistenförmig angeordneten Plazenten. Samen hellgelb, scheibenförmig, fast kreisrund, etwa 0,6 mm dick und mit einem Durchmesser von 3 bis 5 mm. Ihre Oberfläche ist feingrubig. In das Endosperm ist der gebogene Embryo eingebettet.

Die Früchte variieren sehr in Größe, Form, Farbe und Dicke der Fruchtwand. Sie sind fast geruchlos, von sehr scharfem und brennendem Geschmack und entwickeln schon beim Berühren einen sehr scharfen, heftig zum Niesen reizenden Staub. Durch das Alter werden die frisch feuerroten, gelbroten oder gelben Früchte braun bis schwarz.

Schnittdroge. Unregelmäßige Bruchstücke der meist braunroten Fruchtwand, ganze Samen, seltener gelblichrote Teile der Plazenten und graugrüne Stücke des Kelches und des Fruchtstieles.

Mikroskopisches Bild der Ganzdroge. Die in Aufsicht polygonalen, dickwandigen, getüpfelten Epidermiszellen der Fruchtwand sind im Querschnitt schmal, tangential gestreckt; ihre helle Außenwand ist stark verdickt und von einer Kutikula bedeckt, die häufig parallel verlaufende Rillen aufweist. Die äußeren Zellagen des Mesokarps sind stark kollenchymatisch verdickt; sie enthalten zahlreiche rotgelbe Öltröpfchen und rote Körnchen; nach innen zu gehen sie allmählich in dünnwandige, große, dicht gelagerte, die gleichen Inhaltsstoffe führende Parenchymzellen über, in deren inneren Schichten sich zarte Leitbündel finden; die innerste Lage bilden Großzellen, die von dünnwandigen, teils kollabierten Zellreihen gestützt werden und denen die Endokarpzellen aufliegen. Über den Großzellen haben diese perlschnurartig verdickte und verholzte Wände, im Querschnitt sind sie quadratisch oder flach rechteckig, in Aufsicht meist axial gestreckt, wellig bis buchtig; die Zellen über den Stützzellreihen sind meist schwach gewellt, dünnwandig und wenig auffallend. – Die Epidermiszellen des Samens sind im Querschnitt quadratisch bis tangential gestreckt, an den Kanten mehr radial verlängert; ihre Außenwände und die oberen Teile der Seitenwände sind relativ dünn; die unteren Teile der Seitenwände und die Innenwand zeigen gelbliche, unregelmäßige, dicke, geschichtete, gelegentlich mit kleinen Warzen versehene, verholzte Auflagerungen; in Aufsicht erscheinen die Zellwände daher unregelmäßig wulstig (Gkrösezellen). Es folgen mehrere Lagen dünnwandiger, teilweise zusammengedrückter Zellen. Die derbwandigen Zellen des Endosperms und die zartwandigen Gewebe des Embryos führen fettes Öl und Aleuronkörner. – Die obere Epidermis des Kelches besteht aus polygonalen Zellen, die häufig etwa 100 μm lange Drüsenhaare mit ein- bis dreizelligem Stiel und vielzelligem, schmalem Köpfchen tragen; das interzellularenreiche Mesophyll besitzt rundliche Parenchymzellen, die teilweise Calciumoxalatsand enthalten. Die Zellen der unbehaarten, unteren Epidermis sind meist langgestreckt und geradwandig; die in der Epidermisebene liegenden, rundlichen bis ovalen Spaltöffnungen sind etwa 45 μm lang und 36 μm breit. – Der Stiel zeigt unregelmäßig isodiametrische oder gestreckte Epidermiszellen, häufig Spaltöffnungen, spärlich Drüsenhaare, zartwandiges Grundgewebe mit vereinzelten Calciumoxalatsandzellen, einen Ring bikollateraler Leitbündel mit schraubig oder netzig verdickten Gefäßen, behöft-getüpfelten Tracheiden, verholzten Sklerenchymfasern, reich getüpfelten, verholzten Markstrahlzellen und dünnwandige Zellen des Markes.

Pulverdroge. Gelblichrot bis rotbraun. Fragmente der Fruchtwandepidermis mit dickwandigen, getüpfelten Zellen; kollenchymatisch verdickte oder dünnwandige Zellen des Mesokarps mit gelblichroten Öltröpfchen und roten Körnchen; Bruchstücke des Endokarps mit Nestern perlschnurartig verdickter und verholzter Zellen; Gkrösezellen der Epidermis der Samenschale; Bruchstücke des Endosperms und des Embryos; wenige, graugrüne Fragmente des Kelches mit Spaltöffnungen und Drüsenhaaren; wenige faserige Fragmente des Fruchtstieles (Abb. 83).

Lumineszenzanalytische Untersuchung. Ein Querschnitt durch die Fruchtschale zeigt unter dem Lumineszenz-Mikroskop folgendes Bild: Kutikularisierte Außenwand: grünlichgelb; in dickerer Schicht geht die Farbe mehr in Gelb über; Oberhautzellen: lavendelblau; Gefäße: graugrün; Parenchym: ganz dunkel, beinahe unsichtbar; Farbstoffkörper: braunstichig rot; dieselbe Farbe zeigen auch isolierte Farbstoffe. – In der Flächenansicht ist folgendes zu sehen: Oberhautzellen: lavendelblau; Endokarp: hell bläulichgrün; Querschnitt durch den Samen: großzellige Oberhaut: grün; innere Oberhaut: hell leuchtend blau; Gkrösezellen: erscheinen in der Flächenansicht je nach der Dicke des Schnittes bläulich bis gelblichgrün; Parenchym: gelblichgrün; Endosperm: dunkellavendelblau. – Querschnitt durch den Kelchstiel: die braunleuchtende Rinde ist von einer hellen Kutikula umgeben.

Im Bastring leuchten die Fasern grünlichgelb, während der Holzkörper hellblau leuchtet. Bei lumineszenzmikroskopischen Untersuchungen von Paprikapulver muß auf die Handelssorte geachtet werden. Die mit „edelsüß" bezeichnete Qualität zeigt folgendes Bild: Das Gesichtsfeld ist hauptsächlich durch rotbraune Teilchen beherrscht. Es sind dann noch

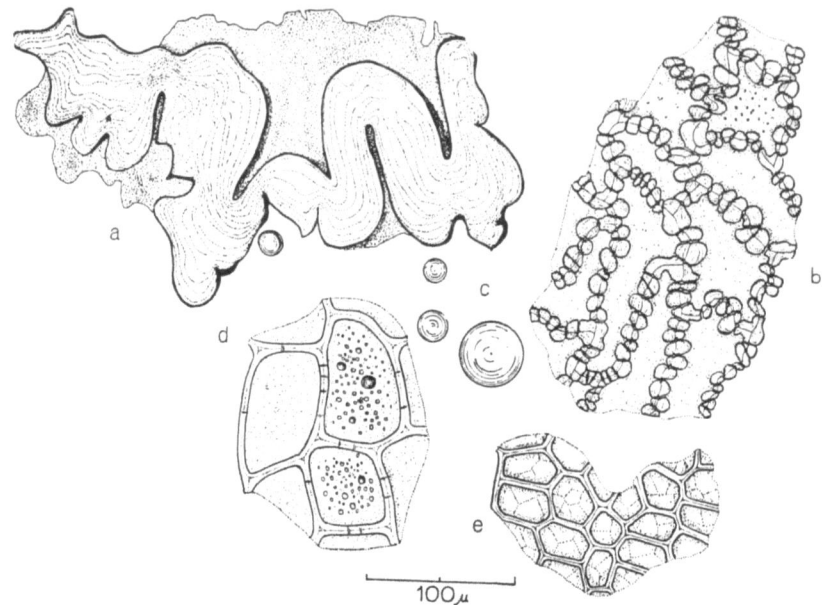

Abb. 83a–e. Pulver von Fructus Capsici (nach WEBER).
a) Stück einer Gekrösezelle; b) Gruppe von Rosenkranzzellen; c) Rote Öltropfen; d) Epidermis der äußeren Fruchtwand; e) Stück aus dem Endosperm.

vereinzelt hellgelbe, grüngelbe, schmutziggrüne, blaue und bläulichweiße Teilchen zu beobachten. Die Häufigkeit des Vorkommens dieser Teilchen ist ein Maßstab für die Güte der Ware, indem ihr Vorkommen mit abnehmender Güte an Häufigkeit zunimmt. – Sekunda- und Tertia-Paprika (Rosen- und Merkantil-Paprika) zeigt ein dem Edelsüßpaprika ähnliches Bild, nur sind vielmehr grüngelbe, schmutziggrüne, blaue und bläulichweiße Teilchen zu beobachten. Nach dem Gesagten ist es also möglich, bei einiger Übung mit Hilfe des Lumineszenz-Mikroskopes auch einen Schluß auf die Qualität eines Paprikapulvers zu ziehen, was wohl aus der Art der Herstellung einzelner Sorten hinlänglich erklärt werden kann.

Verfälschungen. Paprikapulver kommt häufig ausgezogen, dann wieder aufgefärbt in den Handel, wobei minderwertige Sorten auch mit Olivenöl geölt werden. Hoher Sandgehalt, Mahlprodukte der Getreide- und Hülsenfrüchte, zerriebenes Brot, Maisstärke, Mehl, Kleie, Grieß, Holzmehl, Ziegelmehl, Ölkuchenmehl, Eichenrinde, Kurkuma, Sandelholz, Ocker, Chromrot, Mennige, Schwerspat und Teerfarbstoffe wurden beobachtet. Ein hoher Bariumgehalt dürfte (nach KAISER) auf einen mit Bariumsalzen gefällten Ponceau-Farbstoff zurückzuführen sein, der früher namentlich in Ungarn zugesetzt worden sein soll. Ein als „süßer" Paprika in den Handel gebrachtes Produkt hält MARPMANN für eine Verfälschung mit Tomatenschalen. Ferner sollen unter der Bezeichnung „süßer (oder Edelsüß-) Paprika" auch capsaicinfreie Paprikapulver in den Handel gekommen sein, d.h. solche, die teilweise oder ganz mit Alkohol ausgezogen wurden. – BERGER beschreibt die Auffindung von Paprikaverfälschungen mit Hilfe der Fluoreszenzmikroskopie: 1. Sandelholz ist leicht und einwandfrei in allen Paprikasorten an der charakteristisch braunen Farbe der Sandelholzteilchen zu erkennen. Befeuchtet man die Droge mit konz. Schwefelsäure, so nehmen die rotbraunen Paprikateilchen eine dunkelblaue Farbe an und sind von einem charakteristischen, hellen, blaugrünen Saum umrandet. Das Bild verliert aber nach einiger Zeit sein charakteristisches Aussehen. Sandelholzteilchen, in gleicher Weise behandelt, leuchten dagegen ganz dunkelrotbraun. – 2. Maismehl und andere Getreidemehle sind leicht an den azurblauen und matt graublauen Teilchen erkennbar. – 3. Kurkuma ist einwandfrei an den charakteristisch gelb gefärbten Teilchen zu erkennen. – 4. Ölkuchenmehle: Kokoskuchenmehl ist an den matt hellgrauen und lichtgelben Stücken feststellbar. Ein Zusatz von Baumwollsamenmehl ist schwieriger erkennbar, da die Farben dieses Pulvers größtenteils auch im Paprikapulver zu beobachten sind. − 5. Extrahierter Paprika ist gut nachweisbar, da die Teilchen von extrahiertem Pulver vornehmlich gelb und blau leuchten, so daß die Verfälschung an den häufigeren Auftreten dieser Farben erkannt werden kann. − 6. Schönung mit Teerfarbstoffen ist infolge der intensiven Lumineszenz der meisten Teerfarbstoffe besonders leicht erkennbar; meistens sind Teerfarbstoffe schon auf makroskopischem Wege zu erkennen. Besonders erwähnenswert ist, daß eine Schönung mit Eosin ein intensiv gelbes Leuchten der Teilchen hervorruft, was unter Umständen eine Verwechslung mit Kurkuma veranlassen kann. − 7. Ziegelmehl: Bei der Verwendung des Auflichtkondensors ist diese Verfälschung nicht erkennbar, da sie mangels jeglicher Lumineszenz dunkel bleibt und daher im Dunkelfeld nicht erkannt werden kann. Wird die Beobachtung im durchfallenden Licht vorgenommen, so kann man die dunklen Teilchen auf dem meistens etwas lumineszierenden Objektträger bei genauer Durchmusterung des Präparates erkennen. − 8. Für Mennige als anorganische Metallverbindung gilt ebenfalls das unter 7. Gesagte.

In außereuropäischen Ländern, wie Nordamerika, Südamerika, Westindien, Afrika u. a. werden vor allem kleinfrüchtige Capsicum-Arten, wie Capsicum fastigiatum BL. (C. minimum ROXB.) (Cayennepfeffer), Capsicum frutescens L. [C. annuum L. var. frutescens (L.) ALEFELD] (Cayennepfeffer), Capsicum baccatum VELL., non L. und Capsicum louisiana SPORT, kultiviert: Kleine Sträucher mit bis 3 cm langen, hell bis dunkelroten, konischen, mohrrübenförmigen, aufrechten Früchten von sehr scharfem Geschmack. − Fruchtschale dünn, die äußere Epidermis des Perikarps aller kleinfrüchtigen Arten aus rechteckigen, nur wenig getüpfelten, gleichmäßigen, nicht wulstartig verdickten Zellen. Das Mesokarp ohne die kollenchymatische Hypodermschicht, die Riesenzellen im Verhältnis zur Dicke der Fruchtschale sehr groß, fast vollständig durch sklerotisiertes Endokarp bedeckt.

Inhaltsstoffe. Nach älteren Angaben Capsacutin, Capsicin und Capsicol, die jedoch wahrscheinlich unreines Capsaicin gewesen sind. − 0,01 bis 0,22% Capsaicin (Vanillyl-amid der 8-Methyl-nonen-(6)-carbonsäure) $C_{18}H_{27}NO_3$, Fp. 64 bis 65°, das hauptsächlich in der Plazenta, weniger in der Fruchtwand und kaum in Kelchen und Stielen zu finden ist. Der Gehalt an Capsaicin zeigt eine große Variabilität. Die Früchte von Capsicum frutescens sind nicht capsaicinreicher, wie man früher annahm. Eine Temperaturabhängigkeit des Capsaicingehaltes ist jedoch deutlich nachweisbar. Weitere Vanillylamide, die in geringer Menge vorkommen, sind Dihydrocapsaicin, Nordihydrocapsaicin, Homocapsaicin und Homodihydrocapsaicin. Das in den Aleuronkörnern der Samen und der Wurzelrinde vorkommende Capsicidin erwies sich als ein Gemisch von drei Steroidsaponinen, die besonders gegen Hefen antibiotisch wirksam sind. Nach hydrolytischer Spaltung entstehen zwei verschiedene Sapogenine sowie Glucose, Galaktose und Xylose. Daneben ein nicht scharfes Öl Annuin [TYIHAK et al.: Chem. Abstr. **68**, 42208 (1968)]. Nach WOJCIECHOWSKA et al. [Chem. Abstr. **65**, 3665 (1966)] Solanin und Solanidin. Nach BUTTERY et al. [Chem. Ind. (Lond.) *1969*, S. 490] die Aromakomponente 2-Methoxy-3-isobutylpyrazin. Ferner Oleoresin, Zucker (über 50%, Mono- und Disaccharide), Proteine, die vor allem aus Asparagin, Citrullin und Serin bestehen. − In Blättern und Früchten Oxal-, Malon- und Citronensäure. Die rote Farbe ist auf den Gehalt an Carotinoiden zurückzuführen: α- u. β-Carotin $C_{40}H_{56}$, Neo-β-Carotin U und B, $C_{40}H_{56}$, β-Carotin-epoxid $C_{40}H_{56}O$, Fp. 160°, Citroxanthin (Mutatochrom) $C_{40}H_{56}O$, Fp. 163 bis 164°, Kryptoxanthin (Caricaxanthin) $C_{40}H_{56}O$, Fp. 169°, Zeaxanthin $C_{40}H_{56}O_2$, Fp. 204 bis 206°, Antheraxanthin (Zeaxanthin-monoepoxid) $C_{40}H_{56}O_3$, Fp. 205 bis 207°, Violaxanthin (Zeaxanthin-di-epoxid) $C_{40}H_{56}O_4$, Fp. 200°, Xanthophyll-epoxid (Eloxanthin) $C_{40}H_{56}O_3$, Fp. 192°, 0,1 bis 0,2% Capsanthin $C_{40}H_{56}O_3$, Fp. 175 bis 176°, 0,003% Capso-

Capsanthin

Capsorubin

rubin $C_{40}H_{60}O_4$, Fp. 201°, Hydroxy-α-carotin, Lutein, Capsanthin-5,6-epoxid, Neoxanthin; nach SZABOLCS et al. [Chem. Abstr. *71* 495 (1969)] α-Kryptoxanthin (Zeinoxanthin), ein 3-Hydroxy-αc-arotin; Aurochrom, Capsolutein, Kryptocapsin. Diese Xanthophylle liegen als Mono- oder Diester mit Palmitin-, Myristin- und Laurinsäure vor. Capsicumrot stellt ein Gemisch aus verschiedenen Carotinoiden dar. Weiterhin die Vitamine B_2, C, E, Nicotinsäureamid und 1,6% ätherisches Öl. CHOLNOKY et al. [Acta chim. Sci. hung. *6*, 143 (1955); *16*, 227 (1958)] isolierten Foliaxanthin $C_{40}H_{56}O_4$, Fp. 128°, dessen Struktur von CHOLNOKY et al. (Chem. Commun. *1966*, S. 404) aufgeklärt wurde.

Foliaxanthin

RANGOONWALA et al. [Naturwissenschaften *54*, 368 (1957)] isolierten die Flavonglykoside Apiin $C_{26}H_{28}O_{14}$, Fp. 228 bis 232°, und Luteolin-7-monoglucosid $C_{21}H_{20}O_{11}$, Fp. 250 bis 258° (Zers.); Hesperidin und Eriodictin ließen sich, entgegen früheren Ansichten, nicht nachweisen. – In den Samen 10 bis 15% fettes Öl mit Myristin-, Carnaubin-, Stearin-, Palmitin- und Ölsäure. Über die Biosynthese des Capsaicins berichtet NEUMANN [Naturwissenschaften *53*, 131 (1966)]. – BRODA et al. [Diss. pharm. (Warsz.) *18*, 501 (1966)] beschreiben eine Bestimmung von Glykoalkaloiden in den Samen. – GAL [Pharmazie *22*, 120 (1967)] führte Nachweis und Bestimmung von Capsicidin mit Hilfe der Agardiffusionsmethode durch. Chromatographische Trennung:

I. Auf Schleicher & Schüll-Papier 2315 mit dem Laufmittel Methanol-Eisessig-Wasser (10 : 2 : 10). Angefärbt wird mit 1 n Natronlauge und 1%iger Diazosulfanilsäure in 0,5 n Schwefelsäure. Capsaicin hat einen R_f-Wert von 0,7.

II. Auf Kieselgelplatten. Laufmittel: Chloroform-Äthanol (99 : 1), Chloroform-Methanol-Eisessig (95 : 1 : 5). – Vorschriften im System Benzol oder Benzol-Äthylacetat (98 + 2) finden sich bei TATAR [Herba hung. *3*, 457 (1964)].

Prüfung. Identität. CsL 2: 0,2 g pulverisierte Droge werden 3 Min. lang mit 3 ml Wasser, das mit 3 Tr. Salzsäure angesäuert wurde, geschüttelt und die Flüssigkeit filtriert. Zum Filtrat gibt man 5 Tr. Mayers Reagens, worauf eine Alkaloidfällung entstehen soll. – CsL 2: 1 g pulverisierte Droge wird mit 5 ml Aceton geschüttelt, filtriert, mit 4 Tr. konz. Salzsäure angesäuert, worauf man 0,1 g Ammoniummetavanadat hinzufügt und durchmischt. Die Flüssigkeit färbt sich grün (Capsaicin). – CsL 2: 0,1 g pulverisierte Droge wird in einer Porzellanschale mit konz. Schwefelsäure verrieben. Es tritt eine blaugrüne, später braungrüne Färbung auf (Capsanthin). Analog Hung. VI.

Die Vorschläge für das DAB 7 – DDR sehen eine dünnschichtchromatographische Prüfung vor:

Adsorptionsschicht: Kieselgel G. – Aufzutragende Lösung: 0,100 g gepulverte Droge werden mit 5,0 ml Wasser und 5,0 ml Methanol zum Sieden erhitzt. Nach dem Abkühlen auf 20° und dem Absetzen der gröberen Bestandteile wird die Mischung filtriert. Das Filtrat wird mit 2,00 ml Benzol versetzt und geschüttelt. Nach Trennung der Phasen werden 19 bis 21 µl der oberen Phase senkrecht zur Laufrichtung als 13 bis 15 mm langer Fleck, dessen Breite 5 mm nicht überschreiten soll, auf die Startlinie *a* aufgetragen. – Aufzutragende Lösung der Testsubstanz: 0,0050 g Capsaicin werden in 20,0 ml Chloroform gelöst. 19 bis 21 µl der Lösung werden senkrecht zur Laufrichtung als 13 bis 15 mm langer Fleck, dessen Breite 5 mm nicht überschreiten soll, auf die Startlinie *b* aufgetragen. – Lösungsmittelgemisch: 95,0 ml Chloroform und 5,0 ml Methanol werden gemischt. Die Mischung wird als Laufmittel verwendet. – Laufstrecke: 10 bis 12 cm. – Trocknung: Die Dünnschichtplatte wird bei 20° aufbewahrt, bis der Geruch des Chloroforms nicht mehr wahrnehmbar ist. – Reagentien: Phosphormolybdänwolframsäure-RL [10,0 g Natriumwolframat und 2,50 g Natriummolybdat werden in 700 ml Wasser gelöst. Die Lösung wird mit 5,00 ml 85%iger Phosphorsäure und 10,0 ml konzentrierter Salzsäure versetzt und 10 Std. unter Rückflußkühlung gekocht. Nach dieser Zeit werden 15,0 g Lithiumsulfat, 5,00 ml Wasser und 1 Tropfen Brom zugegeben. Die Mischung wird nochmals 15 Min. unter Rückflußkühlung gekocht und nach dem Erkalten mit Wasser auf 100,0 ml aufgefüllt (Vorratslösung). Die Lösung darf nicht grün gefärbt sein. Vor Gebrauch wird 1 Teil Vorratslösung mit 3 Teilen Wasser verdünnt]. Konzentrierte Ammoniaklösung. – Sichtbarmachung: Die Dünnschichtplatte wird mit der Phosphormolybdänwolframsäure-RL besprüht und anschließend 2 Min. in einer Ammoniakatmosphäre aufbewahrt. – Auswertung: Der R_f-Wert des graublauen Testsubstanzfleckes muß im Bereich von 0,40 bis 0,60 liegen. Das Chromatogramm läßt über der Startlinie *a* einen graublauen Fleck mit dem R_f-Wert des Testsubstanzfleckes erkennen. Der Fleck darf nicht wesentlich kleiner sein als der der Testsubstanz.

Reinheit. Mindestgehalt an Capsaicin 0,5% BPC 68; 0,4% Helv. VI. – Mindestgehalt an nichtflüchtigem Ätherextrakt: 12% USP XI, Ind. P. 66, Ind. P. C. 53, Jap. 62, Ital. VII. – Wasserlöslicher Extraktgehalt mind. 32% Hung. VI. – Alkohollöslicher Extraktgehalt mind. 28% Hung. VI (70%iger Alkohol); 25% CsL 2 (65%iger Alkohol); 22,5% Ned. 5 (90%iger Alkohol); 20 bis 30% BPC 68 (Alkohol 60%). – Max. Aschegehalt: 6,5% Hisp. IX, CsL 2; 7% DAB 7 – BRD, ÖAB 9, Jug. II, Pol. III, Ross. 8, Svec. 46, Norv. V; 8% Jap. 62, BPC 68, Ital. VII, Ind. P. 66, Ind. P. C. 53; 10% Hung. VI, Belg. V, Dan. IX. – Säureunlösliche Asche max.: 1% Dan. IX, Belg. V; 1,2% Jap. 62; 1,25% Ital. VII; 1,5% Hung. VI. – Sulfatasche max. 8% Helv. VI. Max. Feuchtigkeitsgehalt: 12% Hung. VI, Pol. III; 13% CsL 2. – Fremde org. Beimengungen max.: 1% BPC 68, Ind. P. 66, Ind. P. C. 53; 3% CsL 2. – Stengel und Kelche max.: 3% Jap. 62, BPC 68, Belg. V, Ital. VII, Ind. P. 66, Ind. P. C. 53.

DAB 7 – BRD: Die Droge darf nicht von Milben befallen sein (minderwertige Droge). Analog CsL 2. – DAB 7 – BRD: Andere Capsicum-Früchte oder deren Bestandteile dürfen nicht vorhanden sein. – Im Pulver dürfen Holzfasern (Sandel), gelbe Kleisterballen (Kurkuma) und kurze Sklereiden (Pfefferschalen) nicht enthalten sein, sehr kleine, rundliche Stärkekörner nur in Spuren. Analog Hisp. IX, Pol. III, Jug. II. – DAB 7 – BRD: 1,00 g gepulverte Droge wird mit 20 ml einer Mischung aus 70 ml Äthanol 96% (R 10), 25,0 ml Wasser und 5,0 ml konz. Ammoniaklösung (R) 2 Std. lang extrahiert. Das Filtrat wird etwa auf 1/4 des Volumens eingeengt und mit 0,50 g Kaliumhydrogensulfat (R) versetzt. Ein weißer, entfetteter Wollfaden, der in diese Lösung getaucht wird, nimmt bei Gegenwart künstlicher Farbstoffe eine Färbung an, die sich mit 0,10 ml 6 n Ammoniaklösung (R) wieder extrahieren läßt (künstliche Farbstoffe). – ÖAB 9: Schüttelt man 0,5 g gepulverten Paprika mit 5 ml Wasser und filtriert, so darf sich der Farbton des Filtrates weder auf Zusatz einiger Tropfen verd. Salzsäure (R) noch auf Zusatz einiger Tropfen verd. Ammoniak (R) deutlich verändern (Teerfarbstoffe). Analog Hisp. IX, Jug. II, Pol. III.

Wertbestimmung. Zur Wertbestimmung der Droge, insbesondere zur Ermittlung des Capsaicingehaltes, wurden zahlreiche biologische und chemische Verfahren vorgeschlagen.

Die meisten der neueren Arzneibücher lassen eine organoleptische Prüfung der Schärfe durchführen. DAB 7 – BRD: 0,50 g mittelfein gepulverte Droge (Sieb 5) werden mit 5,0 ml einer Mischung aus 2 Teilen Äthanol 96% (R) und 1 Teil Wasser 1 Std. lang auf dem Wasserbad unter Rückfluß extrahiert. 1,00 ml des Filtrates wird in einem 500-ml-Meßkolben mit Wasser verdünnt. 10,0 ml dieser Verdünnung müssen noch deutlich scharf schmecken. Analog ÖAB 9, Jug. II. – Hung. VI: 1 ml des obigen Filtrates werden auf 200 ml mit Wasser verdünnt, 1 ml davon mit 9 ml Wasser. 5 ml dieser Mischung müssen nach 1/2 Std. ein brennendes Gefühl erregen. – Nach CsL 2 muß ein alkoholischer Extrakt mit Wasser auf 1 : 25000 verdünnt noch scharf brennend schmecken. – Ind. P. C. 53: 1,0 g mäßig grobes Pulver werden mit 50 ml 95%igem Alkohol 24 Std. unter häufigem Schütteln mazeriert. Nach dem Filtrieren werden 6,0 ml des Filtrates mit Wasser auf 100 ml verdünnt. 1,0 ml dieser Lösung werden mit einer 5%igen (g/ml)-Zuckerlösung auf 50 ml verdünnt. 3 ml dieser Lösung auf einmal geschluckt, sollen ein deutlich brennendes Gefühl im Hals bei mind. 2 von 3 Personen hervorrufen.

Gehaltsbestimmung für Fructus Capsici und Tinctura Capsici gemäß „Vorschläge für das neue Deutsche HAB", Heft 3 (1957) nach der Methode von G. SCHENK: 5 g Tinktur (entsprechend 0,5 g Fruct. Capsici) werden über ein Gemisch von neutralem Al_2O_3 und Kohle chromatographiert, das alkoholische Filtrat zur Trockne eingedampft und in einem Reagenzglas mit wasserfreiem Aceton zu 5 ml gelöst. Nach Zugabe von 0,3 ml Salzsäure und 0,1 g vanadinsaurem Ammonium wird die aufgetretene blaugrüne Färbung mit einer Reihe mit steigenden Mengen (1 bis 5 ml) einer Vanillinlösung (0,36 g Vanillin in 100 ml wasserfreiem Aceton) beschickter Reagensgläser verglichen, deren Inhalt mit Aceton auf 5 ml ergänzt und ebenfalls mit 0,3 ml Salzsäure und 0,1 g vanadinsaurem Ammonium versetzt wurde. 9 mg Vanillin = 1 mg Capsaicin.

Photometrische Methoden: Nach BPC 68: 5 g genau gewogenes Drogenpulver werden in einem Soxhletapparat mind. 6 Std. lang mit wasserfreiem Methanol ausgezogen und der Extrakt zu 100 ml mit wasserfreiem Methanol verdünnt. Zu 10 ml dieser Lösung fügt man 15 ml wasserfreies Methanol, 15 ml Wasser, 2 g Natriumchlorid und 5 ml 0,1 n Natronlauge, mischt durch und zieht dreimal hintereinander mit je 10 ml Petroläther (Kp. 80 bis 100°) aus. Die vereinigten Auszüge werden zweimal hintereinander mit je 5 ml 60%igem Methanol gewaschen und der Petrolätherextrakt verworfen. Die wäßrige Lösung wird mit dem Waschmethanol vereinigt, durch Watte filtriert und das Filter mit 10 ml 60%igem Methanol nachgewaschen. Filtrat und Waschmethanol werden auf dem Wasserbad bis zu einem Volumen von 5 ml eingeengt, dann die Lösung mit Wasser auf 50 ml verdünnt, mit 0,1 n Salzsäure auf einen pH von 7,0 bis 7,5 eingestellt, wobei man einen pH-Messer oder Phenolrotlösung als Indikator benützt und dann sechsmal mit je 20 ml frisch destilliertem Aether pro narcosi ausgezogen. Die vereinigten Extrakte werden mit 10 ml Wasser gewaschen und die wäßrige

Lösung sowie die Waschflüssigkeit verworfen. Zur ätherischen Phase fügt man 20 ml wasserfreies Methanol und engt hierauf unter dem Abzug auf dem Wasserbad bis zu einem Volumen von etwa 1 ml ein. Dann verdünnt man mit wasserfreiem Methanol auf 100 ml, fügt 0,05 g entfärbende Kohle zu, schüttelt und filtriert durch ein engporiges Papierfilter, wobei man die ersten 20 ml des Filtrates verwirft. Zu 10 ml dieser Lösung fügt man genau 5 ml 0,1 n Natronlauge, kühlt und verdünnt dann auf 25 ml mit wasserfreiem Methanol. Zu weiteren 10 ml fügt man genau 5 ml 0,2 n Salzsäure, kühlt und verdünnt ebenfalls mit wasserfreiem Methanol auf 25 ml. Nun mißt man die Extinktion der alkalischen Lösung gegen die saure Lösung im Bereich der Maxima bei etwa 248 und 296 nm. Zum Vergleich nimmt man jetzt noch wasserfreies Methanol und füllt damit nach Verdünnung von genau 5 ml 0,1 n Natronlauge auf 25 ml, bzw. nach Verdünnung von 5 ml 0,2 n Salzsäure in einem weiteren Kölbchen ebenfalls auf 25 ml auf. Auch hier erfolgt die Messung der alkalischen gegen die saure Lösung bei 1 ml Schichtdicke im Bereich der Maxima bei 248 und 296 nm. Von den Extinktionswerten der Untersuchungslösungen werden die entsprechenden Extinktionswerte der Blindlösungen abgezogen. Zur Ausrechnung wird für Capsaicin ein $E_{1\ cm}^{1\%} = 313$ bei 248 nm und von 127 für die Extinktion bei 296 nm verwendet. Der gesamte Capsaicingehalt des Untersuchungsgutes wird aus den Extinktionen bei jeder Wellenlänge errechnet. Wenn sich die beiden Ergebnisse nicht mehr als 5% voneinander unterscheiden, wird der eigentliche Capsaicingehalt durch den Mittelwert beider Ergebnisse angegeben. – Analog Helv. VI.

JENTZSCH et al. [Sci. pharm. (Wien) 37, 153 (1969)] beschreiben neben einer Übersicht der verschiedenen kolorimetrischen und photometrischen Verfahren eine einfach und rasch durchführbare Methode, die sich auch für Serienbestimmungen und kleine Probenmengen eignet. Die Isolierung erfolgt durch Dünnschichtchromatographie, die quantitative Bestimmung photometrisch nach Umsetzung mit 2,6-Dichlorchinonchlorimid; bei dieser Reaktion tritt ein hoher Extinktionskoeffizient auf ($\epsilon\% = 470$; bei diazotierter Sulfanilsäure 70; bei der Eigenabsorption des Capsaicins 103).

0,500 g Fructus Capsici werden in einem tarierten, 15 ml fassenden Rundkolben mit 5,0 ml Chloroform übergossen und nach Feststellung des Gewichtes auf dem siedenden Wasserbad 1 Std. unter Rückflußkühlung erhitzt. Nach dem Abkühlen auf 20° ergänzt man, falls nötig, mit Chloroform auf das ursprüngliche Gewicht und filtriert durch ein Faltenfilter in ein kleines Kölbchen (= Auftragslösung).

Für die Dünnschichtchromatographie verwendet man Platten, die in üblicher Weise beschichtet werden (30 g Kieselgel HF_{254} Merck + 70 ml Wasser, Schichtdicke 0,25 mm, lufttrocken); eine Platte (5×20 cm) läßt sich dabei in zwei Bahnen teilen, so daß bei Verwendung von zwei Platten dreimal je 100 µl der Auftragslösung strichförmig (etwa 2 cm breit) auf das Start aufgebracht werden können; die vierte Bahn bleibt für die Ausführung der Blindprobe frei. Zur Entwicklung stellt man die Platten in die unmittelbar vorher mit Äther beschickte Trennkammer (normale Sättigung). Nach etwa 30 Min. (Laufstrecke etwa 12 cm) beendet man die Chromatographie; die Lage der Capsaicinoide wird unter der UV-Lampe (254 nm) markiert und die entsprechende Kieselgelzone (etwa 2,5×2,5 cm) ebenso wie eine gleich große Menge Kieselgel für die Blindprobe in 25 ml fassende Schliffeprouvetten übergeführt.

Herstellung des Reagens: Man füllt in einen 50-ml-Meßkolben etwa 40 ml Pufferlösung vom pH 9,4 (3,1 g Borsäure p.a., 3,7 g Kaliumchlorid p.a. und 1,28 g Natriumhydroxid p.a. werden in Wasser zu 1000 ml gelöst), setzt unter dauerndem Umschwenken 1,0 ml 0,2%ige Dichlorchinonchlorimidlösung (10 mg 2,6-Dichlorchinonchlorimid Merck p.a. + 5,0 ml Methanol p.a.) zu und füllt mit Pufferlösung zur Marke auf. Diese Lösung soll innerhalb von 5 Min. verwendet werden.

Zur Ausführung der Farbreaktion versetzt man das Kieselgel in den Schliffeprouvetten mit je 5,0 ml der frisch bereiteten Reagenslösung und schüttelt kräftig durch. Etwa 20 Min. später wird die blaue Lösung durch Zentrifugieren vom Kieselgel abgetrennt und 25 Min. nach Reagenszusatz die Extinktion bei 590 nm gegenüber der gelblich gefärbten Vergleichslösung bestimmt (Schichtdicke 1 cm).

$$\% \text{ Capsaicinoide ber. als Capsaicin} = \frac{E \times 0{,}531}{\text{Ew g}}.$$

Tinctura Capsici: Für die Dünnschichtchromatographie werden auf der Startlinie 50 µl der Tinktur aufgetragen. Die weitere Ausführung ist gleich wie bei der Droge.

$$\% \text{ Capsaicinoide ber. als Capsaicin} = E \cdot 0{,}212.$$

Extractum Capsici: 0,100 g Extrakt wird in Chloroform gelöst und die Lösung mit Chloroform auf 5,0 ml aufgefüllt. 50 µl der Lösung verwendet man zu Dünnschichtchromatographie und verfährt weiter wie bei der Droge.

$$\% \text{ Capsaicinoide ber. als Capsaicin} = \frac{E \cdot 1{,}062}{\text{Ew g}}.$$

In den Vorschlägen für das DAB 7 – DDR [Pharm. Zentralh. *108*, 1 (1969)] wird das Capsaicin dünnschichtchromatographisch (Kieselgel $PF_{254+366}$ + Kieselgur G) mit den beiden Laufmitteln n-Heptan und n-Heptan – Chloroform – n-Butanol – Wasser 60 : 34 : 6 : 0,2 abgetrennt, eluiert und das Capsaicin bei einer Wellenlänge von 281 nm gegen eine Blindprobe gemessen.

Bestimmung des nicht flüchtigen Ätherextraktes: USP XI: 2 g gepulverter, mindestens 12 Std. über Schwefelsäure getrockneter Spanischer Pfeffer werden in einem Soxhletapparat mit Äther ausgezogen. Der Äther wird in einer genau gewogenen Schale an der Luft abgedunstet, der Rückstand bei 110° getrocknet und gewogen.

Bestimmung des alkoholischen Extraktgehaltes. Ned. 5: 2 g feinzerschnittener Spanischer Pfeffer ohne Samen- und Kelchteile werden mit 30 ml Alkohol (90 Vol.-%) in einem tarierten Kolben am Rückflußkühler auf dem Wasserbad 1/2 Std. gekocht. Nach dem Abkühlen wird der Gewichtsverlust durch Alkohol ersetzt und die Mischung filtriert. 15 ml des Auszuges (= 1 g Span. Pfeffer) müssen beim Abdampfen und Trocknen mind. 0,225 g Rückstand hinterlassen.

Capsanthin-Bestimmung nach BENEDEK [Z. Untersuch. Lebensmitt. *66*, 600 (1933)]: Man übergießt 2 g lufttrockenes Paprikamehl in einer mit Korkstopfen verschlossenen Glasröhre mit 50 ml Äther-Petroläther (1 : 1), schüttelt das Rohr 1/2 Std. in einer drehbaren Schüttelmaschine und zentrifugiert darauf 10 Min. in einer Milchzentrifuge. Von der klaren Lösung gibt man 5 ml in einen 100 ml Meßkolben und füllt mit Äther-Petroläther bis zur Marke auf. Dann wird umgeschüttelt und durch Vergleich mit einer 100 mm hohen Schicht Kaliumdichromat-Lösung (0,2%) festgestellt, eine wieviel Millimeter hohe Schicht der Paprikalösung die gleiche Farbstärke aufweist wie die Chromatlösung. 125, geteilt durch die Schichthöhe, ergibt die Menge des Farbstoffs in g Capsanthin in 1 kg. 1/7 des Wertes entspricht dem Carotingehalt. Im Mittel zahlreicher Bestimmungen enthält 1 kg Delikateß-Edelsüßpaprika 3,55, Edelsüßpaprika (dunkelrot) 3,16, Halbsüß-Gulyas 2,82, Rosenpaprika 2,54, Paprika II. Klasse (scharf) 2,01 und III. Klasse 1,75 g Farbsubstanz, das heißt 0,44–0,40–0,35–0,32–0,25–0,22 g Carotin.

Aufbewahrung. Vor Licht geschützt, in gut schließenden Behältnissen. – Helv. VI: Über Kalk. – NF XI: Unter Zusatz einiger Tropfen Chloroform oder Tetrachlorkohlenstoff, um Insektenbefall zu verhindern.

Wirkung. Nach MOLNÁR [Arzneimittel-Forsch. *15*, 718 (1965)] sind die cardiovasculären und auf die Atmung ausgeübten Wirkungen des Capsaicins noch ziemlich ungeklärt. Es übt i. v. auf die an den Kreislauf- und Atmungsreflexen teilnehmenden Rezeptoren eine starke Erregung aus. In geringen Dosen steigert Capsaicin die Salzsäuresekretion im Magen des Menschen, große Dosen lähmen die Sekretionstätigkeit. Ferner fördert es die Magen- und Darmperistaltik. Toxische Capsaicin-Dosen parenteral oder peroral gegeben, verursachen eine tödlich ausgehende Hypothermie und dem anaphylaktischen Schock ähnliche Symptome. Chronische Vergiftungen infolge Mißbrauchs (Überdosierung als Gewürz) gehen mit Appetitlosigkeit, chronischer Gastritis, Nieren- und Leberschädigung einher. Auf der Schleimhaut bewirkt Capsaicin schon in kleiner Menge Brennen, Hitzegefühl und Schmerzen, und auf der Haut Rötung, Wärmegefühl, Brennen, nach längerer Einwirkung pustulöse Dermatitis, Blasen- und Geschwürbildung, anschließend Nekrosen. – Nach McKEEN [Canad. J. Botany *34*, 905 (1956)] enthält der Capsicumsaft eine proteinartige Substanz, die einige Virusinfektionen bei Pflanzen verhindern kann (z. B. die Tabakmosaikkrankheit).

Anwendung. In Form von Linimenten, Tinkturen, Pflastern, u. ä. als Hautreizmittel bei Rheuma, Arthritiden, Pleuritis, Pericarditis, Angina pectoris, als Gurgelwasser auch bei Pharyngitis und Angina. Innerlich (selten) in Form der Tinktur als Stomachicum sowie bei Dyspepsie, Magenatonie, Kolikschmerzen, Flatulenz und Hämorrhoiden. In der Homöopathie bei klimakterischen Beschwerden, bei Colitis und Hämorrhoiden. Als Gewürz und als Rohstoff für Gewürzextrakte. In der Kosmetik zu Haarwässern.

Dosierung. 0,05 g Jug. II; 30 bis 120 mg Extra P. 67; 3 × tägl. 60 mg, USD 60.

Capsicum HAB 34. Spanischer Pfeffer.

Reife, getrocknete Früchte, die den im DAB gestellten Forderungen entsprechen müssen.

Arzneiform. Tinktur nach § 4 mit 90%igem Weingeist.
Spez. Gew. 0,825 bis 0,844. Trockenrückstand 2,10 bis 3,25%.

Arzneigehalt. 1/10.

In den Vorschlägen für das neue Deutsche HAB, Heft 3, S. 136 (1957) werden verschiedene Prüfungsreaktionen sowie der Nachweis des Capsaicins in der Tinktur [Heft 9, S. 518 (1964)] beschrieben.

Capsicum annuum HPUS 64. Red Pepper.

Die reifen Kapseln und Samen.

Arzneiform. Urtinktur: Arzneigehalt 1/10. Capsicum in mäßig grobem Pulver 100 g, dest. Wasser 50 ml, Alkohol USP (94,9 Vol.-%) 958 ml zur Bereitung von 1000 ml der Tinktur. − Dilutionen: D2 (2×) und höher mit Alkohol HPUS (88 Vol.-%). − Medikationen: D2 (2×) und höher. − Verreibungen D1 (1×) und höher.

Fructus Capsici pulvis. Capsici fructus pulveratus. Powdered Capsicum. Capsico polvere.

Die im Jap. 62, BPC 68 und Ital. VII erwähnten Capsicumpulver müssen der jeweiligen Droge entsprechen.

Beim Verarbeiten von Spanischem Pfeffer ist Staubentwicklung zu vermeiden, da die Schleimhäute dafür höchst empfindlich sind und heftige Entzündungen entstehen können. Um die Früchte zu zerschneiden, feuchtet man sie durch leichtes Bestäuben mit Wasser an und trocknet sie nach dem Schneiden wieder. Das Pulver bereitet man nach Angaben einiger Arzneibücher, indem man die zerkleinerten Früchte mit Gummi- oder Tragantschleim befeuchtet, trocknet und hierauf stößt. Der Arbeiter hat dabei das Gesicht in geeigneter Weise zu schützen. 100 Teile liefern 88 bis 90 Teile mittelfeines Pulver.

Curry Powder. Nach BUCHHEISTER.

Fructus Capsici	Piper nigrum	125 g
Rhizoma Zingiberis	Cassia cinnamomum	100 g
Fructus Cardamomi āā 75 g	Fructus Coriandri	300 g
Fructus Pimentae	werden als mittelfeine Pulver gemischt.	
Rhizoma Curcumae āā 100 g		

Anbau

Der Paprika wird nach einer Pflanzenanzucht ins Freiland gesetzt, wenn keine Nachtfröste mehr zu befürchten sind. Die Blüte und daher die Reife des Gewürzpaprikas erstrecken sich über einen größeren Zeitraum. Er gedeiht am besten an warmen Standorten mit relativ hoher Sonneneinstrahlung (Wein- und Maisbaulagen). Der Paprika besitzt ein hohes Nährstoff- und Düngebedürfnis. Unmittelbar nach dem Aussetzen ins Freiland bis zur ersten Blüte findet eine starke Aufnahme von Stickstoff und Kali statt, während die Phosphorsäure mengenmäßig zurücktritt. Bis zur Bildung der ersten Früchte steigt die Aufnahme von Phosphorsäure erheblich an. Sie bleibt aber trotzdem hinter den absoluten Werten für N und K_2O zurück. Im letzten Wachstumsabschnitt werden relativ viel Kali und Phosphorsäure aufgenommen, während die N-Aufnahme vergleichsweise zurücktritt. Auch die Qualität des Paprikas kann durch die Düngung beeinflußt werden. Bei einseitiger Stickstoffanwendung tritt eine Verstärkung des scharfen Geschmackes, ein erhöhter Pigmentstoffgehalt und ein geringerer Rohfasergehalt auf. Bei der Qualitätsbeurteilung des Gewürzpaprikas finden unter anderem Asche-, Zucker, Capsaicin- und Vitamingehalte Berücksichtigung.

Capsaicinum. Capsaicin.

$$HO-\underset{OCH_3}{\underset{|}{C_6H_3}}-CH_2-NH-\overset{O}{\underset{\|}{C}}-(CH_2)_4-\overset{H}{\underset{}{C}}=\overset{H}{\underset{}{C}}-CH\underset{CH_3}{\overset{CH_3}{<}}$$

$C_{18}H_{27}NO_3$ M.G. 305,42
7-Methyl-octen-(5)-carbonsäure-(1)-vanillylamid.

Eigenschaften. Farblose Kristalle, die auf der Zunge starkes Brennen hervorrufen, auch noch in einer Verdünnung von 1 : 100 000. Praktisch unlösl. in W., lösl. in A., Ae., Chlf. und Bzl., schwer lösl. in Schwefelkohlenstoff und konz. Salzsäure. Fp. 64 bis 65°.

Anwendung. Medizinisch: Zur lokalen Reiztherapie, meist in Gemisch mit Nicotinsäureestern, bei Neuralgien, Myalgien und anderen rheumatischen Erkrankungen (s. a. S. 677).

Aufbewahrung. Gut verschlossen, vorsichtig.

Capuridum

Capuridum. Capuride (USAN). Capurid.

$$H_3C-CH_2-\underset{\underset{CH_3}{|}}{CH}-\underset{\underset{\underset{CH_3}{|}}{CH_2}}{CH}-\underset{\underset{O}{\|}}{C}-NH-\underset{\underset{O}{\|}}{C}-NH_2$$

$C_9H_{18}N_2O_2$ M.G. 186,25
(α-Äthyl-β-methyl-valeryl)-harnstoff.

Anwendung. Als Hypnoticum (s. auch Bd. II, 190ff., 228ff.).
Handelsform: Capuride (McNeil, USA).

Caraipa

Caraipa piscidiformis DUCKE. Clusiaceae – Kielmeyeroideae – Caraipeae.
Heimisch in den Amazonasgebieten Brasiliens, in Venezuela und Columbien.

Inhaltsstoffe. In den Samen Harzfraktionen, die gegen Hautkrankheiten Anwendung finden sowie ein taenizid wirksamer, jedoch sehr toxischer Stoff vom Fp. 168°.

Balsamum Caraipae. Caraipabalsam. Tamaquaré.
Der Balsam ist dem Kopaivabalsam sehr ähnlich.

Anwendung. Bei Hautleiden.

Caraipa fasciculata CAMBESS., Caraipa lacerdaei BARB. – RODR., Caraipa minor und Caraipa palustris BARB.-RODR., alle in Brasilien heimisch.

Inhaltsstoffe. In den Samen etwa 46 bis 55% fettes Öl sowie die bereits erwähnte giftige taenizide Substanz.

Anwendung. Das fette Öl bei Rheuma und Hautleiden. Liefern ebenfalls Caraipabalsam.

Caraipa grandiflora MART.
Heimisch in Brasilien.

Anwendung. Die Rinde als Adstringens und Wundmittel, der Milchsaft zu Wundbalsam und gegen Rheuma.

Carapa

Carapa guianensis AUBL. Meliaceae – Melioideae – Carapeae.
Heimisch in Südamerika, besonders im Amazonasgebiet und in Para.

Inhaltsstoffe.

Andirobin

7-Desacetoxy-7-ketogedunin

6β-Acetoxy-gedunin

In den Samenkernen 55 bis 65% Fett von dunkelbrauner Farbe, unangenehmem Geruch und Geschmack. Fettsäureanteil: etwa 50% Öl-, etwa 40% Stearin- und etwa 10% Palmitinsäure. Aus den Samen isolierten OLLIS u. WARD (Tetrahedron L. *1964*, S. 2607) Andirobin $C_{27}H_{32}O_7$, Fp. 195 bis 197°, sowie 7-Desacetoxy-7-ketogedunin, Fp. 260 bis 263°. CONNOLLY et al. [Tetrahedron L. *22*, 891 (1966)] isolierten aus dem Kernholz 11β-Acetoxy-gedunin und 6α,11β-Diacetoxygedunin. WENKERT et al. [IUPAC, Int. Symp. Chem. Nat. Prod., London 1968, S. 339] fanden im Samen 6β-Acetoxy-gedunin $C_{30}H_{36}O_9$, Fp. 270°.

Anwendung. Das Fett, Carapafett, Tulcurunafett, Andirobaöl, bei Geschwüren und rheumatischen Erkrankungen, ferner als Brennöl und zur Seifenfabrikation (auch in England und Frankreich). Die Rinde als Febrifugum und Anthelminticum.

Die frischen Blätter wirken blasenziehend.

Carapa procera Dc.

Heimisch im tropischen Afrika.

Inhaltsstoffe. Carapafett. Im Holz Carapin, Fp. 175 bis 178°. Außerdem im Holz Cedrelastoff B (Mexicanolid), welches doppelbindungsisomer mit Carapin ist. In der Stammrinde 0,4% Bitterstoff (Touloucounin) und im Samenöl 2% Bitterstoff. Außerdem in der Rinde 12% kondensierte Gerbstoffe. Gummischleim.

Carapin

Anwendung. Bei Hautleiden. Zur Stearin- und Seifenfabrikation.

Carapa moluccensis LAM.

Heimisch an den Küsten von Indien, Ceylon und auf dem Malaiischen Archipel.

Inhaltsstoffe. Carapafett. 24% kondensierte Gerbstoffe in der Rinde.

Anwendung. Wie Carapa procera Dc.

Carapa grandiflora SPRAGUE.

Heimisch in Uganda.

Inhaltsstoffe. In den Samen Carapafett und nach älteren Angaben Mkomarin.

Carapa obovata BL. (Xylocarpus obovata JUSS.).

Heimisch in Java.

Inhaltsstoffe. In der Rinde und Fruchtschale ein Bitterstoff. In der Rinde 32%, im Holz 4,8% kondensierte Gerbstoffe. In den Samen Öl.

Anwendung. Gegen Ruhr und Diarrhoe. Das Samenöl gegen Koliken.

Carapa microcarpa A. CHEV.

Anwendung. Die Früchte liefern etwa 35%, die Samen etwa 50% Kobibutter.

Carbamidum

Carbamidum DAB 7 – DDR, ÖAB 9, Helv. V – Suppl. I, Nord. 63. Urea. Harnstoff. Urée. Urea pura. Kohlensäurediamid.

CH_4N_2O $H_2N-\overset{\overset{O}{\|}}{C}-NH_2$ M.G. 60,06

Gehalt. Nord. 63: Etwa 99,5%. DAB 7 – DDR: 98,0 bis 100,5%. ÖAB 9: 99,5 bis 100,5%.

Herstellung. Harnstoff kann nach verschiedenen Methoden hergestellt werden. Die heute technisch verwendete Methode beruht auf der Umsetzung von Kohlendioxid mit Ammoniak, wobei zunächst Carbamidsäure entsteht, die im Überschuß von Ammoniak Ammoniumcarbaminat bildet. Durch Erwärmen auf 150° bei 35 Atmosphären Druck entstehen daraus durch Umlagerung Harnstoff und W.:

$$CO_2 + NH_3 \rightleftarrows \left[\underset{\underset{Carbamidsäure}{}}{O=\overset{\overset{OH}{|}}{C}-NH_2}\right] \overset{NH_3}{\rightleftarrows} \left[\underset{\underset{carbaminat}{Ammonium-}}{O=\overset{\overset{O}{\|}}{C}-NH_2}\right]^{\ominus} NH_4^{\oplus}$$

$$\overset{150°}{\rightleftarrows} \underset{Harnstoff}{O=\overset{\overset{NH_2}{|}}{C}-NH_2} + H_2O$$

Eigenschaften. Farblose, prismatische Kristalle, sehr leicht lösl. in W., leicht lösl. in M., in fl. Ammoniak und Glycerin, lösl. in A., wenig lösl. in Essigester und Pyridin, praktisch unlösl. in Ae. und Chlf. $d_4^{20} = 1,335$. Fp. 132,7°. Die Substanz ist i. Vak. sublimierbar. Wird Harnstoff über seinen Fp. erhitzt, so entweicht Ammoniak, und die klare Schmelze wird allmählich trübe und schließlich fest unter Bldg. von Cyanursäure, Biuret und Cyanurmonoamid. Beim Erhitzen der wss. Lsg. wird der Harnstoff durch W.-Aufnahme langsam in Ammoniumcarbonat übergeführt. Diese Umwandlung erfolgt rasch, wenn die Lsg. unter Druck über 100° erhitzt wird. In wss. Lsg. wird Harnstoff auch durch Mikroorganismen in Ammoniumcarbonat übergeführt. Beim Kochen der Substanz mit Alkalilauge wird Ammoniak abgespalten und Alkalicarbonat gebildet. Beim Erhitzen mit konz. Schwefelsäure entsteht Ammoniumsulfat unter Entweichen von Kohlendioxid. Mit salpetriger Säure gibt Harnstoff Kohlendioxid, Stickstoff und W. Durch Alkalihypochlorit oder -hypobromit wird Harnstoff unter Entweichen des Stickstoffs zerlegt. Die wss. Lsg. reagieret neutral. Bei raschem Erhitzen auf höhere Temp. polymerisiert Harnstoff. Schmelzpunkte der einzelnen Pharmakopöen: Nord. 63: 132 bis 135°; DAB 7 – DDR: 131 bis 134°; ÖAB 9: 132 bis 134° und Helv. V – Suppl. I: 127 bis 130°. Nach ÖAB 9 wird außerdem der Schmelzintervall unter dem Mikroskop ermittelt: 133 bis 135°; eutektische Temp. der Mischung mit Phenacetin: 124°, mit Acetanilid: 102°.

Erkennung. 1. Versetzt man eine Lsg. von etwa 0,1 g Substanz in 1 ml W. mit 1 ml konz. Salpetersäure, so entsteht ein weißer, krist. Nd. (ÖAB 9, ähnlich DAB 7 – DDR). – 2. Erhitzt man die Substanz in einem Reagensglas zum Schmelzen und setzt das Erhitzen fort, bis sich die Schmelze trübt, so entweicht Ammoniak, das charakteristisch riecht und rotes Lackmuspapier blau färbt. Löst man den Rückstand nach dem Abkühlen in 1 ml verd. Natronlauge und 10 ml W., so färbt sich die Lsg. auf Zusatz von einigen Tr. Kupfersulfat-Lsg. rotviolett (ÖAB 9, ähnlich DAB 7 – DDR). – 3. Fp. des Pikrates: 150 bis 154° (Nord. 63). – 4. Konz. Lsg. von Harnstoff geben mit Oxalsäurelsg. krist. Nd. von Harnstoffoxalat.

Prüfung. Prüflsg. nach DAB 7 – DDR: 5,00 g Substanz werden in kohlendioxidfreiem W. zu 50,0 ml gelöst. 1. Unlösl. Verunreinigungen, Farbe der Lsg.: 10 ml Prüflsg. müssen klar und farblos sein. – 2. Alkalisch oder sauer reagierende Verunreinigungen: 10 ml Prüflsg. müssen nach Zusatz von 2 Tr. Bromthymolblau-Lsg. gelb oder grün und nach darauffolgendem Zusatz von 0,200 ml 0,01 n Kalilauge blau gefärbt sein (DAB 7 – DDR, ähnlich ÖAB 9). – 3. Schwermetall-Ionen: 10 ml Prüflsg. dürfen bei der „Prüfung auf Schwermetall-Ionen" nach Methode I (s. Bd. I, 254) weder eine Trbg. noch eine stärkere Fbg. als die Vergleichsprobe zeigen (höchstens 0,001%, berechnet als Pb^{2+}) (DAB 7 – DDR, ähnlich ÖAB 9). – 4. Chlorid-Ionen: 3,30 ml Prüflsg. dürfen nach Zusatz von 6,7 ml W. bei der „Prüfung auf Chlorid" (s. Bd. I, 257) keine stärkere Trbg. als die Vergleichsprobe zeigen (höchstens 0,003% Cl^-) (DAB 7 – DDR, ähnlich ÖAB 9). – 5. Sulfat: 10,0 ml Prüflsg. dürfen bei der „Prüfung auf Sulfat" (s. Bd. I, 263) keine stärkere Trbg. als die Vergleichsprobe zeigen (höchstens 0,005% SO_4^{2-}) (DAB 7 – DDR, ähnlich ÖAB 9). – 6. Cyanid-Ionen: 5,0 ml Prüflsg. dürfen bei der „Prüfung auf Cyanid" (s. Bd. I, 258) keine grüne oder blaue Fbg. zeigen (DAB 7 – DDR). – 7. Biuret: 5,0 ml Prüflsg. dürfen nach Zusatz von 2,0 ml der Mischung aus 1,00 ml Kupfer(II)-sulfat-Lsg. (1%ig) und 9,0 ml W. sowie 1,0 ml 6 n Natronlauge keine stärkere Rotviolettfbg. zeigen als die nachstehend beschriebene Vergleichsprobe (höchstens 0,4% Biuret). Vergleichsprobe: 0,1000 g Biuret wird in W. zu 100,0 ml gelöst. 2,0 ml Lsg. werden mit 2,0 ml W., 2,0 ml der Mischung aus 1,00 ml Kupfer(II)-sulfat-Lsg. (1%ig) und 9,0 ml W. sowie 1,0 ml 6 n Natronlauge versetzt (DAB 7 – DDR). – 8. Sulfatasche: Höchstens 0,10% (DAB 7 – DDR). – 9. Verbrennungsrückstand: Höchstens 0,1% (ÖAB 9). – 10. Trockenverlust: Höchstens 0,50%, ausgeführt mit 0,600 g Substanz, wobei über

Silicagel 24 Std. getrocknet wird (DAB 7 – DDR). – 11. *Kalium, Ammonium:* Eine Mischung von 5 ml der Lsg. (1 + 19) und 5 ml A. darf auf Zusatz von 1 ml Natriumcobaltnitrit-Lsg. innerhalb von 5 Min. nicht getrübt werden (ÖAB 9). – 12. *Fremde org. Stoffe:* 100 mg Substanz müssen sich in 1 ml konz. Schwefelsäure klar und farblos völlig lösen (Helv. V – Suppl. I).

Gehaltsbestimmung. Nach DAB 7 – DDR wird eine Formoltitration, nach ÖAB 9 eine Kjeldahlbestimmung, nach Nord. 63 eine Titration in w.-freiem Milieu durchgeführt. Vorschrift des DAB 7 – DDR: 0,6000 g getrocknete Substanz werden in einem 100-ml-Erlenmeyerkolben in 2,0 ml W. gelöst. Nach Zusatz von 5,0 ml konz. Schwefelsäure wird die Lsg. vorsichtig erhitzt, bis die Gasentw. beendet ist. Nach dem Erkalten wird die Lsg. in einen 100-ml-Meßkolben übergeführt und mit W. zu 100,00 ml aufgefüllt. 50,00 ml Lsg. werden nach Zusatz von 5 Tr. Methylrot-Methylthioninchlorid-Lsg. mit 6 n Natronlauge bis zur Grünfbg. und anschließend mit 3 n Schwefelsäure bis zur Violettfbg. versetzt. Nach tropfenweisem Zusatz von 0,1 n Kalilauge bis zur Graufbg. und darauffolgendem Zusatz von 10,0 ml Formaldehyd-Lsg. wird die Lsg. mit 0,5 n Kalilauge bis zum Farbumschlag nach Rotviolett titriert, wobei die Rotviolettfbg. mindestens 1 Min. bestehen bleiben muß. 1 ml 0,5 n Kalilauge 15,02 mg Harnstoff.

Vorschrift nach ÖAB 9: 0,0601 g Substanz werden in einem Kjeldahlkolben 2 Std. lang mit 5 ml konz. Schwefelsäure bis zum gelinden Sieden erhitzt. Nach dem Abkühlen verd. man mit 20 ml W. und bestimmt in der erhaltenen Lsg. den Ammoniakgehalt nach dem Verfahren zur Bestimmung flüchtiger Basen nach KJELDAHL. Für die angegebene Einwaage muß sich ein Verbrauch an 0,1 Schwefelsäure von 19,91 bis 20,11 ml ergeben, entspr. 99,5 bis 100,5% des theor. Wertes. 1 ml 0,1 n Schwefelsäure entspr. 3,003 mg CH_4N_2O. 1 g Harnstoff entspr. 333,0 ml 0,1 n Schwefelsäure.

Vorschrift nach Nord. 63: 30,00 mg Substanz werden in 10 ml Essigsäureanhydrid und 20 ml Bzl. gelöst und mit 0,1 n Perchlorsäure unter der Verwendung von Kristallviolett als Indikator titriert. 1 ml 0,1 n Perchlorsäure entspr. 6,006 mg CH_4ON_2. 1 g CH_4N_2O entspr. 166,5 ml 0,1 n Perchlorsäure.

Aufbewahrung. Gut verschlossen, vor Feuchtigkeit geschützt.

Anwendung. Medizinisch: Oral als Diureticum und zur Nierenfunktionsprüf. Äußerlich in 10%iger Lsg. zur Behandlung infizierter Wunden, von Pyodermien, eitriger Otitis. Zur Wirkungssteigerung von Sulfonamiden. Intravenös und in hypertonischer Lsg. zur Herabsetzung des intrakraniellen Druckes (nur noch selten).

Technisch: Als Stabilisator (Haltbarmachung von Sprengstoffen, Celluloid). Als Vulkanisationsbeschleuniger, Düngemittel, zur Herstellung der Barbitursäure und ihrer Derivate und zur Herstellung von Kunstharz.

Dosierung. 10 bis 20 g pro Tag.

Entkeimung. Lsg. von Harnstoff können entweder durch Erhitzen im freiströmenden W.-Dampf während 30 Min. oder durch Keimfiltration mit Überdruck bzw. Unterdruck und aseptische Weiterverarbeitung entkeimt werden (ÖAB 9).

Carbarsonum

Carbarsonum Pl.Ed. II, Jap. 61, Ned. 6. Carbarsone USP XVII (!). Carbarson.

$C_7H_9AsN_2O_4$ M.G. 260,08
4-Ureido-phenylarsonsäure.

Gehalt. Pl.Ed. II: Mindestens 98,0 und höchstens 101,0%. Ned. 6 und Jap. 61: Mindestens 97,5%. USP XVII: Mindestens 97,5 und höchstens 101,0%.

Eigenschaften. Weißes, geruchloses Pulver von schwach saurem Geschmack. Schwer lösl. in W. und A., praktisch unlösl. in Chlf. und Ae., lösl. in Alkalilaugen und Alkalicarbonat-

Lsg. unter Salzbldg. Fp. etwa 190° unter Zers. Die gesätt. wss. Lsg. reagiert gegen Lackmus sauer.

Erkennung. 1. 500 mg Substanz werden in einem Reagensglas mit 5 ml Natronlauge (1 + 4) erwärmt. Die sich entwickelnden Dämpfe färben angefeuchtetes rotes Lackmuspapier blau (USP XVII, PI.Ed. II, Ned. 6 und Jap. 61). – 2. Etwa 1 g Substanz wird in einer Mischung von 10 ml Natronlauge und 10 ml W. gelöst, mit 2 g Natriumhydrogensulfid versetzt und auf 50° erwärmt. Es bildet sich ein hellgelber Nd., der im Überschuß von Natronlauge unlösl. ist (USP XVII, PI.Ed. II, Ned. 6 und Jap. 61). – 3. 1 T. der bei der Gehaltsbestimmung erhaltenen Lsg. wird mit Salzsäure angesäuert und mit Hydrogensulfid-Lsg. versetzt. Es bildet sich ein gelber Nd. von Arsensulfid, der in Ammoniumcarbonat-Lsg. lösl. ist (USP XVII, ähnlich PI.Ed. II).

Prüfung. 1. Trocknungsverlust: Höchstens 1,5%, wenn die Substanz 6 Std. bei 80° getrocknet wird (USP XVII, Jap. 61, PI.Ed. II). – 2. Arsenat: 500 mg Substanz werden in 2 ml Ammoniak-Lsg. gelöst, auf 5 ml verd., mit 3 ml Magnesiamixtur versetzt und kräftig umgeschüttelt. Es darf sich kein Nd. innerhalb 30 Min. bilden (USP XVII, PI.Ed. II und Jap. 61). – 3. p-Aminophenylarsonsäure: 125 mg Substanz werden genau gewogen, in einen 25-ml-Meßkolben überführt und in der kleinstmöglichen Menge von Natronlauge (1 in 1000) gelöst, mit W. auf das Vol. aufgefüllt und durch Schütteln gemischt. 5 ml dieser Lsg. werden in einen 25-ml-Meßkolben umpipettiert, mit 0,5 ml verd. Salzsäure versetzt, in einem Eisbad gekühlt, mit 2 ml Natriumnitrit-Lsg. (1 in 1000) versetzt und weiterhin 3 Min. lang gekühlt. Anschließend gibt man 2 ml Ammoniumsulfamat-Lsg. (1 in 100) zu, mischt und stellt für 1 Min. zurück ins Eisbad. Dann wird 1 ml N-(1-Naphthyl)-äthylendiamindihydrochlorid-Lsg. zugegeben, gemischt und wiederum auf das Vol. mit W. aufgefüllt. Man bestimmt dann die Absorption dieser Lsg. in einem geeigneten photoelektrischen Kolorimeter bei einer Wellenlänge von etwa 525 nm. Die Absorption darf diejenige einer Vergleichslsg. nicht übersteigen. Vergleichslsg.: Lsg. von p-Aminophenylarsonsäure in 1⁰/₀₀ Natronlauge, die pro ml 0,5 µg enthält, wird behandelt wie oben beschrieben. N-(1-Naphthyl)-äthylendiamindihydrochlorid-Lsg.: 50 mg Substanz werden in 15 ml W. gelöst, mit 35 ml Propylenglykol versetzt, durchmischt und mit W. auf 100 ml aufgefüllt. Der ermittelte Gehalt an p-Amino-phenyl-arsonsäure darf 1,0% nicht übersteigen (USP XVII).

Gehaltsbestimmung. Die Gehaltsbestimmung kann bromometrisch oder jodometrisch durchgeführt werden. Vorschrift der USP VXII: Etwa 250 mg der 6 Std. bei 80° getrockneten Substanz werden genau gewogen und in einen kleinen Kjeldahlkolben gegeben. Nach Zusatz von 10 g Kaliumsulfat und 20 ml Schwefelsäure wird vorsichtig durchmischt, so daß die gesamte Substanz befeuchtet ist. Anschließend wird mit der Sparflamme allmählich erwärmt, wobei die Temp. so lange unterhalb des Siedepunktes gehalten wird, bis die Lsg. farblos geworden ist. Anschließend wird abgekühlt, vorsichtig mit 150 ml W. und dann mit einer gesätt. Lsg. von Natriumhydroxid versetzt, bis die Lsg. gegen Lackmus alkalisch reagiert, wobei der Kolben unter fließendem W. gekühlt wird. Dann wird wiederum vorsichtig mit verd. Schwefelsäure angesäuert und erneut abgekühlt. In dieser Lsg. wird ein geringer Überschuß (etwa 1,5 g) Natriumhydrogencarbonat gelöst und dann mit 0,1 n Jodlsg. unter Verwendung von Stärke als Indikator titriert. Mit Hilfe eines Blindversuches wird der Verbrauch korrigiert. 1 ml 0,1 n Jodlsg. entspr. 13,00 mg $C_7H_9AsN_2O_4$.

Aufbewahrung. In gut schließenden Gefäßen.

Anwendung. Bei Amöbendysenterie, meist per os in Dosen von 0,25 g, zweimal täglich. Bei persistierenden Ulcera werden Verweilklysmen von 2 g in 200 ml warmer 2%iger Natriumcarbonatlsg. angewandt. Bei Trichomonas-vaginalis-Vaginitis 0,13 g i.vaginal. Dosierung nach USP XVII: 250 mg, zwei- bis dreimal tägl., insgesamt bis zu 10 Tage lang. Üblicher Dosierungsbereich: 100 bis 150 mg.

Carbazochrom

Carbazochromum Jap. 61. Carbazochrome. Carbazochrom.

$C_{10}H_{12}N_4O_3$ M.G. 236,24

2,3,5,6-Tetrahydro-3-hydroxy-1-methyl-indol-5,6-dion-5-monosemicarbazon.

Gehalt. Mindestens 98,0%, bezogen auf die getrocknete Substanz.

Eigenschaften. Gelblichrote oder rote Kristalle bzw. krist. Pulver, geruchlos, sehr wenig lösl. in W. und A., praktisch unlösl. in Ae. Fp. etwa 222° (unter Zers.). Lichtabsorption: $E_{1\,cm}^{1\%}$ bei 354 nm: mindetens 1027. Dazu werden 0,05 g getrockneter Substanz in Phosphat-Puffer-Lsg. (pH 6,9) zu 10000 ml gelöst. Die Bestimmung wird mit 10 ml dieser Lsg. ausgeführt.

Erkennung. 1. 5 ml der Lsg. (1 in 5000) wird mit 1 Tr. Nesslers Reagens versetzt. Es entsteht eine scharlachrote Fbg. – 2. 0,01 g Substanz wird mit 1 ml Anilin versetzt und vorsichtig erwärmt. Das entstehende Gas färbt angefeuchtetes rotes Lackmuspapier blau. – 3. Zu 5 mg Substanz werden 2 ml verd. Schwefelsäure (1 in 3) gegeben. Es entsteht eine tiefgrüne Fbg. Gibt man dann zu dieser Lsg. vorsichtig 3 ml W. und 3 Tr. Natriumnitrit-Lsg. hinzu, so wird eine rotbraune Farbe entwickelt.

Prüfung. 1. Chlorid: 1,2 g Substanz wird mit 10 ml W. versetzt, 5 Min. lang geschüttelt und filtriert. 5 ml des Filtrates werden auf Chlorid geprüft unter Verwendung einer Vergleichslsg., die höchstens 0,015% Chlorid enthält. – 2. Schwermetalle: 1,0 g Substanz wird verascht. Der Rückstand wird mit 5 ml Salzsäure unter Erwärmen aufgelöst. Nach dem Abkühlen neutralisiert man diese Lsg. mit Ammoniak-Lsg., versetzt mit 2 ml verd. Essigsäure und so viel W., daß 50 ml Lsg. entstehen. Anschließend wird mit Hilfe einer Vergleichslsg. auf Schwermetalle geprüft. Es dürfen höchstens 30 ppm Schwermetall-Ionen enthalten sein. – 3. Eisen: 0,30 g Substanz wird verascht und mit 5 ml Salzsäure unter Erwärmen gelöst. Nach dem Abkühlen wird mit W. auf 25 ml verd. und mit 3 Tr. Kaliumhexacyanoferrat(II)-Lsg. versetzt. Eine blaue Farbe darf sich dabei nicht entwickeln. – 4. Trocknungsverlust: Höchstens 0,50%, ausgeführt mit 1 g Substanz, 5 Std. bei 105° getrocknet. – 5. Verbrennungsrückstand: Höchstens 0,10%.

Gehaltsbestimmung. Etwa 0,2 g der 5 Std. bei 105° getrockneten Substanz werden genau gewogen, mit 20 ml w.-freier Essigsäure versetzt, bis zum Lösen erwärmt und dann mit 80 ml Essigsäureanhydrid versetzt. Nach dem Abkühlen wird mit 0,1 n Perchlorsäure titriert, wobei der Endpunkt potentiometrisch ermittelt wird. 1 ml 0,1 n Perchlorsäure entspr. 23,426 mg $C_{10}H_{12}N_4O_3$.

Aufbewahrung. In gut schließenden Gefäßen.

Anwendung. Als Antihämorrhagicum und Hämostypticum.

Dosierung. Einfache Dosis 2 bis 5 mg, Tagesdosis 6 bis 16 mg.

Carbazochrome Salicylate NND 63. Carbazochrom-salicylat. Carbazochromi salicylas.

$C_{10}H_{12}N_4O_3 \cdot C_7H_5NaO_3$
Carbazochrom-Komplex mit Natriumsalicylat.

M.G. 396,34

Eigenschaften. Feines, orangerotes, geruchloses Pulver mit einem süßlichen, salzartigen Geschmack. Lösl. in A. und W. Eine 13%ige wss. Lsg. reagiert nahezu neutral (pH = 6,7 bis 7,3).

Aufbewahrung. Siehe Carbazochromum.

Anwendung. Siehe Carbazochromum.

Carbazolum

Carbazolum. Carbazol. Diphenylenimin. Imidodiphenyl.

$C_{12}H_9N$
Dibenzopyrrol.

M.G. 167,20

Eigenschaften. Farblose Plättchen, praktisch unlösl. in W., leicht lösl. in Pyridin und Aceton, wenig lösl. in kaltem A., Ae., Bzl., Chlf., Eisessig, PAe., Tetrachlorkohlenstoff; sublimierbar. Fp. 245°; Kp. etwa 355°; $d_4^{18} = 1,10$.

Anwendung. Zur Herst. von Farbstoffen, Pflanzenschutzmitteln und Kunststoffen sowie zur Synthese von Sprengstoffen, außerdem als Reagens.

Carbenoxolonum

Carbenoxolonum. Carbenoxolone (BAN). Carbenoxolon.

$C_{34}H_{50}O_7$ M.G. 570,74
3β-(3-Carboxy-propionyl-oxy)-11-oxo-olean-12-en-30-säure.

Anwendung. Zur Behandlung von Magengeschwüren (s. auch Glycyrahiza).

Handelsformen: Biogastrone, Sanodin, Duogastrone: Na-Salz (Berk, England).

Carbenzidum

Carbenzidum (NFN). Carbenzid.

$C_{11}H_{16}N_2O_2$ M.G. 208,25
2-(α-Methyl-benzyl)-hydrazin-1-carbonsäure-äthyl-ester.

Anwendung. Als Psychotherapeuticum (s. auch Bd. II, 404 ff.).

Handelsform: Carbenzide (Warner-Lambert, USA).

Carbetapentan

Carbetapentane Citrate NF XII 65, NND 63. Carbetapentan-citrat.

$C_{20}H_{31}NO_3 \cdot C_6H_8O_7$ M.G. 525,60
1-Phenyl-cyclopentan-1-carbonsäure-2-(diäthylamino-äthoxy)-äthylester-citrat.

Gehalt. Mindestens 98%, berechnet auf die w.-freie Substanz.

Eigenschaften. Weißes oder fast weißes, geruchloses, krist. Pulver, lösl. in W., wenig lösl. in A., praktisch unlösl. in Ae. Fp. 90 bis 95°.

Erkennung. Zur Erkennung wird das IR-Spektrum herangezogen, es darf nur die gleichen Banden aufweisen wie das der NF-Standard-Substanz. Sollten unterschiedliche Spektren erscheinen, so sind beide Proben im selben, geeigneten Lsgm. zu lösen, zur Trockne einzudampfen und die Vermessung nach entsprechender Präparation erneut vorzunehmen.

Prüfung. 1. Wasser: Höchstens 1%, bestimmt nach der Karl-Fischer-Methode. – 2. Verbrennungsrückstand: Höchstens 0,5%, ausgeführt an einer Probe von 500 mg Substanz. – 3. Schwermetalle: Der Verbrennungsrückstand wird in Salpetersäure gelöst und zur Trockne eingedampft. Dann versetzt man mit 10 ml Ammoniumacetat-Lsg. und digeriert in einem bedeckten Tiegel auf einem Dampfbad 30 Min. lang. Nach Filtrieren und Waschen mit 10 ml W. und Vereinen des Filtrates und des Waschw. werden 2 ml 1 n Salzsäure zugegeben, mit W. auf 40 ml verd. und dann mit 10 ml Hydrogensulfid-Lsg. versetzt. Es darf weder eine braune noch eine dunklere Fbg. auftreten als in einer Kontroll-Lsg., die 12,5 µg Blei-Ionen enthält (25 ppm).

Gehaltsbestimmung. Etwa 250 mg Substanz werden genau gewogen, in 10 ml Chlf. gelöst, mit 10 ml w.-freiem Eisessig, 10 ml Essigsäureanhydrid und 5 Tr. einer Chinaldinrot-Lsg. in Eisessig (1 in 1000) versetzt und mit 0,1 n Perchlorsäure titriert. Der Verbrauch wird an Hand eines Blindversuches korrigiert. 1 ml 0,1 n Perchlorsäure entspr. 52,56 mg $C_{29}H_{31}NO_3$ · $C_6H_8O_7$.

Aufbewahrung. In gut schließenden Gefäßen.

Anwendung. Als Antitussicum in Dosen von 15 bis 30 mg, drei- bis viermal täglich oral.

Carbimazolum

Carbimazolum PI.Ed. II. Carbimazole BP 68, BPC 68. Carbimazol.

$C_7H_{10}N_2O_2S$ M.G. 186,23

1-Äthoxycarbonyl-2,3-dihydro-3-methyl-2-thio-imidazol.

Gehalt. BP 68, BPC 68: Mindestens 98,5%, berechnet auf die getrocknete Substanz. PI.Ed. II: Mindestens 98,0%.

Eigenschaften. Weißes oder cremefarbenes, krist. Pulver von charakteristischem Geruch. Die Substanz ist zuerst geschmacklos, schmeckt dann aber bitter. Lösl. bei 20° in 500 T. W., in 50 T. A., in 17 T. Aceton, in 3 T. Chlf. und in 330 T. Ae. Fp. 122 bis 125° (BP 68, PI. Ed. II).

Erkennung. 1. 0,2 g Substanz werden mit 5 ml verd. Salzsäure in einem W.-Bad 1 Std. lang erhitzt. Nach dem Abkühlen extrahiert man mit dreimal je 5 ml Chlf., wäscht die vereinigten Chlf.-Extrakte mit 0,5 ml W., filtriert durch ein trockenes Papierfilter und verdampft das Chlf. Der Fp. des Rückstandes muß nach dem Umkrist. aus A. bei 140° liegen (BP 68, PI.Ed. II). – 2. 1 Körnchen Substanz wird mit Dragendorffs Reagens befeuchtet. Es tritt eine scharlachrote Farbe auf (BP 68, PI.Ed. II).

Prüfung. 1. Metimazol: 0,50 g Substanz werden mit 5 ml W. geschüttelt und filtriert. Zum Filtrat gibt man 4 ml 0,5 m Natriumnitrit-Lsg., 2 ml 1 n Salzsäure und mischt. Es darf sich höchstens eine schwache Gelbfbg. entwickeln (BP 68 und PI.Ed. II). – 2. Trocknungsverlust: Beim Trocknen über Phosphorpentoxid bei einem Druck, der 5 Torr nicht übersteigt, darf die Substanz nach 24 Std. höchstens 0,5% ihres Gew. verloren haben (BP 68). – 3. Sulfatasche: Höchstens 0,1% (BP 68 und PI.Ed. II).

Gehaltsbestimmung. Etwa 10 mg Substanz werden genau gewogen, in der ausreichenden Menge W. gelöst und auf 100 ml aufgefüllt. Zu 10 ml dieser Lsg. gibt man 10 ml 1 n Salzsäure und füllt mit W. wiederum auf 100 ml auf. Man mißt dann die Extinktion in einer Schichtdicke von 1 cm bei 291 nm. $E_{1\,cm}^{1\%} = 557$. Danach wird der Gehalt an $C_7H_{10}N_2O_2S$ berechnet (PI.Ed. II und BP 68).

Aufbewahrung. In gut schließenden Gefäßen.

Anwendung. Bei Thyreotoxikosen in Dosen von 5 bis 30 mg täglich, peroral (vgl. Bd.II, 68ff.).

Handelsform: Neo-Mercazole.

Carbo

Von den Modifikationen des Kohlenstoffs, Diamant, Graphit und amorphe Kohle, finden der Graphit und verschiedene Abarten der amorphen Kohle pharmazeutische Anwendung.

Entstehung der Kohle. Jede natürliche Kohle ist aus Pflanzen vergangener Erdperioden entstanden. Ihre Ursubstanz war Holz, also Zellstoff, Harz und Rindensubstanz. Der Vorgang der Entstehung der Kohle wird eingeleitet durch Vermoderung. Diese erfolgt zunächst nur unter teilweisem Luftabschluß. Die Kleinlebewesen spalten dabei im wesentlichen Kohlensäure und Wasser ab. Später tritt bei vollständigem Luftabschluß Kohlensäure, Methan und Wasserstoff auf. Dieser letzte Vorgang, der zum Teil unter Auflagerung gewaltiger Erdmassen erfolgt ist, wird Bituminierung genannt; der ganze Vorgang heißt Inkohlung. Die folgende Tabelle zeigt deutlich, wie durch Abspaltung von Kohlensäure und Wasserstoff aus jungem Holz mit zunehmendem Alter Substanzen entstehen, die an Sauerstoff immer ärmer und an Kohlenstoff immer reicher werden. Sie zeigt ferner die Zusammensetzung von Holz, Torf, Braunkohle, Steinkohle verschiedenen Alters mit ihren Gehalten an C, H, O. Die Zahlen der Tabelle sind für Reinkohle, bzw. für reines Holz angegeben. Reinkohle ist Rohkohle nach Abzug des Gehaltes an Asche und Wasser. In der letzten Spalte ist der Gehalt an Reinkoks aufgeführt, das ist die Menge Substanz, die bei der trockenen Destillation (Erhitzung unter Abschluß der Luft) zurückbleibt.

Zusammensetzung
(Gehalt an C, H, O und Koks von Holz, Torf und verschiedenen Kohlensorten)

	In Gew.-%			
	C	H	O	Koks
Holz	50	6	44	15
Torf	60	6	33	20
Braunkohle	64	6	29	40
Steinkohle, junge sog. Flammkohle	73	6	19	50
Steinkohle, mittelalt. Gaskohle	83	5	10	70
Kokskohle	88	4	6	80
Anthrazit	95	1	2	94

Die trockene Destillation setzt gewissermaßen den natürlichen Inkohlungsprozeß fort; der Sauerstoff bindet Kohlenstoff und Wasserstoff als CO_2, CO und H_2O. Schließlich wird auch der Wasserstoff in Form von elementarem H_2 und Kohlenwasserstoffen (Leuchtgas) ausgetrieben.

Graphites. Carbo mineralis. Graphit. Reißblei. Wasserblei. Pottlot. Eisenschwärze. Black lead. Plombagine. Mine de plomb. Plumbago.

Der Graphit findet sich in derben schuppigen oder dichten kristallinischen Massen im Urgestein eingesprengt und kommt in Böhmen, Mähren, Bayern, England, auf Ceylon, in Brasilien und Sibirien vor. Künstlicher Graphit scheidet sich beim Erstarren von geschmolzenem, kohlenstoffreichem Eisen (Roheisen) an der Oberfläche der Blöcke aus und wird als Hochofengraphit bezeichnet.

Eigenschaften. Der natürliche Graphit bildet grauschwarze, metallglänzende Massen, die sich zart und fettig anfühlen und stark abfärben. Härte sehr gering (0,5 bis 1,0), die Dichte schwankt zwischen 1,8 und 2,2. Hochofengraphit bildet ein glänzend grauschwarzes, schuppiges Pulver. Graphit leitet die Elektrizität gut. Er ist unschmelzbar und verbrennt nur schwierig. Der natürliche Graphit ist meist stark mit anderen Mineralien verunreinigt. Sehr rein sind der englische und der Ceylon-Graphit, die neben 4% Eisenoxid und anderen Verunreinigungen zu etwa 96% aus Kohlenstoff bestehen.

Wertbestimmung. Zur Bestimmung der Asche und annähernden Bestimmung des Kohlenstoffs verbrennt man etwa 1 g Graphit, sehr fein zerrieben, in einer Platinschale dünn ausgebreitet, am besten im Muffelofen.

Die genaue Bestimmung des Kohlenstoffgehaltes wird durch Verbrennen auf nassem Wege nach ULLGREEN durch Oxydation mit Chrom- und Schwefelsäure ausgeführt, wobei das Kohlendioxid aufgefangen und gewogen wird. Von Carbonaten ist der Graphit vorher durch Auswaschen mit Salzsäure zu befreien oder die mit Säuren entwickelte Kohlensäure ist gesondert zu bestimmen.

Anwendung. Zur Herstellung von Bleistiften und Schmelztiegeln (Passauer oder Ypser Tiegel), zum Schwärzen von Eisen zum Schutz gegen Rost. Für sich oder zusammen mit Öl oder Fett als Schmiermittel für Maschinen, auch für Heizbäder, ähnlich wie Sand.

Graphites depuratus. Gereinigter Graphit.

Herstellung. 5 Teile geschlämmter Graphit werden eine Stunde lang mit Wasser (etwa 100 Teile) ausgekocht und nach dem Absetzen und Abgießen des Wassers mit einer Mischung aus 1 Teil Salpetersäure, 1 Teil Salzsäure und 3 Teilen Wasser 24 Std. lang unter öfterem Umschütteln bei 35 bis 40° stehengelassen, dann mit Wasser so lange gewaschen, bis das Waschwasser blaues Lackmuspapier nicht mehr rötet, und hierauf getrocknet.

Eigenschaften. Feines, schwarzgraues, schlüpfrig anzufühlendes Pulver, das auf Papier abfärbt, beim Erhitzen auf Platinblech nicht schmilzt und nur schwierig verbrennt. Es ist in den gewöhnlichen Lösungsmitteln sowie in Säuren unlöslich, an Ätzlaugen gibt es meist etwas Kieselsäure ab.

Prüfung. 1 g gereinigter Graphit wird mit 10 ml 12,5%iger Salzsäure zum Sieden erhitzt; 5 ml des Filtrates dürfen beim Verdampfen höchstens 2 mg Rückstand hinterlassen.

Anwendung. Zuweilen gegen Herpes und als austrocknendes Mittel. Innerlich sehr selten mehrmals täglich zu 0,5 bis 1,0 bis 1,5 g; äußerlich in Salben 5 bis 10 g auf 25 g Fett. Auch zum Überziehen von Pillen.

Medizinisch und pharmazeutisch verwendete Kohle kann sowohl pflanzlicher als auch tierischer Herkunft sein. Die Pharmakopöen führen sie unter verschiedenen Bezeichnungen, die entweder auf ihre Entstehung (Carbo ligni, Carbo animalis) oder auf ihren Verwendungszweck (Carbo medicinalis, Carbo adsorbens) bzw. auf eine besondere Eigenschaft (Carbo activatus) hinweisen. Da Carbo ligni und Carbo animalis die Ausgangssubstanzen für Carbo medicinalis sind, werden sie vor dieser beschrieben. Unter dem Begriff Carbo medicinalis werden Carbo medicinalis, Carbo adsorbens und Carbo activatus zusammengefaßt und dort ohne Berücksichtigung der Herkunft behandelt.

Carbo ligni (officinalis). Carbo vegetabilis. Carbo vegetalis. Holzkohle. Fichtenkohle. Vegetabilische Kohle. Wood charcoal. Charbon de bois. Charbon végétal. Carbone vegetale. Carbón de madera. Carbón de leña. Carvão vegetal. Carbón vegetal.

Die Holzkohle wird durch Verkohlung von Holz und Holzabfällen (Ästen, Wurzeln, verkrüppelten Stämmen) in Meilern und Retorten gewonnen, besonders aus Fichten- und Buchenholz, aber auch aus Eichen, Pappeln und Linden. Für pharmazeutische Zwecke wird diese technische Holzkohle noch einmal einem trockenen Erhitzungsprozeß in geschlossenen Eisengefäßen unterworfen. Der Rückstand wird gepulvert und durch Wasser- oder Säureextraktion gereinigt.

Anwendung. Technisch als Reinigungs- und Entfärbungsmittel, zur Herstellung der Aktivkohle, bei der Eisen- und Kupfergewinnung, bei der Gewinnung von Schwefelkohlenstoff, Natriumcyanid, Ferrosilicium und anderen Verbindungen sowie als Heizstoff.

Carbo ligni pulveratus. Gepulverte Holzkohle.
Carbo Ligni pulveratus DAB 6, Ross. 34. Carbo Ligni Helv. V, Ned. 5. Carbo Ligni depuratus Jug. I. Carbo vegetalis Hisp. IX, Portug. 35. Charbon végétal officinal CF 65. Carbone vegetale Ital. VII. Carvão vegetal Brasil. 1.

Herstellung. Käufliche Holzkohle wird in einem eisernen oder irdenen Gefäß, das mit einem gut passenden Deckel verschlossen ist, so lange zum Glühen erhitzt, bis keine Dämpfe mehr entweichen, dann in dem geschlossenen Gefäß erkalten gelassen, sogleich fein gepulvert und in gut zu verschließende Glasgefäße oder Blechbüchsen gefüllt. Hisp. IX läßt die frisch geglühte, gepulverte Kohle nach dem Erkalten mit Wasser auswaschen und wieder trocknen. Helv. V läßt die käufliche Laubholzkohle so lange glühen, bis 0,1 g der Kohle mit 5 ml Natronlauge aufgekocht nach dem Erkalten ein farbloses oder höchstens ganz schwach gelb gefärbtes Filtrat ergeben. CF 65 läßt die Holzkohle aus nicht harzigem Holz herstellen. Ital. VII läßt die Holzkohle nur aus weichem Holz (Linde, Pappel, Weide) gewinnen.

Eigenschaften. Rein schwarzes Pulver, das beim Erhitzen ohne Flamme verbrennt und dabei eine alkalische Asche hinterläßt. – Geruch- und geschmacklos.

Prüfung. Identität. DAB 6: Gepulverte Holzkohle muß schwarz sein und ohne Flamme verbrennen. – DAB 6: Wird 1 g gepulverte Holzkohle mit 10 ml Weingeist gekocht, so muß der klar filtrierte Auszug farblos sein und darf nach dem Verdampfen keinen wägbaren Rückstand hinterlassen. – Helv. V: 1 g Holzkohle wird mit 10 ml Wasser aufgekocht. Das Filtrat muß farblos sein und darf nicht sauer und höchstens so schwach alkalisch reagieren, daß die durch 1 Tr. Phenolphthalein rot gefärbte Lösung auf Zusatz von 1 Tr. 0,1 n Salzsäure farblos wird. – Dichte: Etwa 1,6 Hisp. IX.

Reinheit. Helv. V: Werden 0,5 g Holzkohle mit 5 ml verd. Essigsäure aufgekocht, so dürfen die entweichenden Dämpfe Bleiacetatpapier nicht bräunen (Sulfid). CF 65 und Hisp. IX verwenden hierzu 2%ige Schwefelsäure: Es darf kein Geruch nach schwefliger Säure auftreten. Ital. VII prüft mit verd. Salzsäure. – Helv. V: Im Filtrat (0,5 g Holzkohle + 5 ml verd. Essigsäure) dürfen Schwermetalle nicht nachweisbar sein. – Helv. V: Werden 0,1 g Holzkohle mit 5 ml verd. Natronlauge aufgekocht und nach dem Erkalten filtriert, so muß das Filtrat farblos oder höchstens so schwach gelblich gefärbt sein wie eine 0,0002 n Jodlösung (unvollständige Verkohlung). Analog CF 65, Ital. VII, Hisp. IX. – CF 65: Wird Holzkohle in einem Reagensglas kräftig erhitzt, so darf kein empyreumatischer Geruch feststellbar sein (unvollständige Verkohlung). – Helv. V: Auf Cyanide wird wie bei Carbo animalis geprüft.

Max. Aschegehalt: 2% Ital. VII; 5% Helv. V, Jug. I, Ned. 5; 1 bis 6% CF 65; 6% Portug. 35; 1 bis 7% Hisp. IX; 6 bis 7% Brasil. 1; 10% DAB 6. – Max. Feuchtigkeitsgehalt 12% (bei 105°, 3 Std.), Ital. VII.

Adsorptionsvermögen. Portug. 35: 0,2 g fein gepulverte, bei 120° getrocknete Kohle werden 15 Min. mit 200 ml Quecksilberchloridlösung (0,6 g/100 ml) geschüttelt. In 50 ml des Filtrates wird das Quecksilberchlorid bestimmt. Die Bestimmung kann wie bei Pastilli Hydrargyri bichlorati DAB 6 oder Pastilli Hydrargyri oxycyanati DAB 6 (Gesamtquecksilber) ausgeführt werden. 1 g bei 120° getrocknete Holzkohle muß mind. 0,7 g $HgCl_2$ adsorbieren. – CF 65: Holzkohle kann bis zu 12% Wasser und eine große Menge Gas aufnehmen.

Aufbewahrung. Alle Pharmakopöen: In gut verschlossenen Gefäßen.

Anwendung. Die gepulverte Holzkohle verdankt ihre Anwendung namentlich der Fähigkeit Gase zu adsorbieren. Sie zählt zu den mechanisch wirkenden Mitteln und wird als desinfizierendes, antiputrides und adsorbierendes Mittel innerlich bei Flatulenz, stinkenden diarrhoischen Infekten, stinkendem Atem, zur Adsorption von peroral zugeführten Giften angewandt. Äußerlich bei schlecht riechenden, eiternden Wunden und Geschwürflächen. Als Gegengift bei Alkaloid- und Phosphorvergiftungen, ferner zur Einbalsamierung von Leichen. Vielfach auch zu Zahnpulvern, wozu sie aber wenig geeignet ist, da sich leicht Kohleteilchen in den Rissen der Zähne festsetzen und die Zähne mißfarbig machen.

Dosierung. 0,5 bis 2,0 und mehr, mehrmals täglich in Pulvern, Kompretten, Latwergen (mit Glycerin), äußerlich in verschiedenen Arzneiformen. Hisp. IX: Einzelgabe 1,0 g, in 24 Std. 10 g.

Bemerkung: Hisp. IX gibt als Inkompatibilitäten Oxydantien (Chlorate, Permanganat usw.) an.

Carbo Tiliae, Lindenholzkohle, und **Carbo Populi,** Pappelholzkohle.

Sie können durch die gewöhnliche gepulverte Holzkohle, die meist aus Fichten- oder Buchenholzkohle besteht, ersetzt werden. Ein Unterschied in der Wirkung besteht nicht.

Carbo Panis. Brotkohle.

Wurde früher zu Zahnpulvern verwendet, heute ist sie kaum mehr gebräuchlich. Sie wurde durch Verkohlen von in Scheiben geschnittenem und getrocknetem Brot in geschlossenen eisernen Gefäßen dargestellt.

Carbo vegetabilis medicinalis.

Medizinische Pflanzenkohle ist Pflanzenkohle mit den Eigenschaften der Tierkohle, die nach besonderem Verfahren hergestellt wird. Diese Pflanzenkohle hat die gleiche Adsorptionswirkung wie die medizinische Tierkohle. 0,1 g der Kohle müssen mindestens 20 ml Methylenblauhydrochloridlösung (0,15 : 100) entfärben (s. Carbo animalis medicinalis).

Anwendung. Wie Tierkohle.

Carbo vegetabilis HAB 34. Holzkohle.

Die gut ausgeglühte Kohle von Rotbuchen- oder Birkenholz. Sie muß den Anforderungen des DAB 6 entsprechen, max. Aschegehalt 2%.

Arzneiform. Zur Verreibung nach §.7.
Aufgenommen in den Vorschlägen für das neue Deutsche HAB, Heft 4, S. 167 (1958).

Pulvis haemostaticus Bonafoux.

| Carbo vegetabilis | | Colophonium | 20 g |
| Gummi arabicum | āā 5 g | | |

Kohle-Biskuits sind wohlschmeckende Biskuits nach Art der englischen Biskuits mit einem Zusatz von Kohlepulver.

Sprengkohle. 100 Teile Kohlepulver, 5 Teile gepulverter Kalisalpeter, 2,5 Teile Benzoepulver werden mit Tragantschleim zur Masse geformt, Stäbchen von der Dicke einer Gänsefeder daraus geformt und dann getrocknet. Um Glaszylinder, Kolbenhälse, Retortenschnäbel usw. abzusprengen, zündet man ein Kohlestäbchen an einer Flamme an, fährt, nachdem man an der Ausgangsstelle mit einer Feile einen kleinen Riß in das Glas gemacht, langsam über die gewünschte Richtung hinweg und läßt, falls sich nicht von selbst ein Riß auf der Spur im Glas gezeigt hat, einen Tropfen Wasser auffallen, worauf sich sofort ein Sprung zeigt, der von selbst hinter der Sprengkohle her weiterzieht.

Carbo animalis (medicinalis). Tier-, Fleisch-, Blut-, Knochenkohle. Animal charcoal. Charbon animal. Carvão animal. Carbon animal.

Unter der Bezeichnung Tierkohle kommen verschiedene, durch Verkohlung tierischer Stoffe, besonders von Knochen, Fleisch und eingetrocknetem Blut gewonnene Kohlen in den Handel. Gewöhnlich versteht man unter der Bezeichnung Tierkohle die Knochenkohle oder die durch Auskochen mit Salzsäure von den Mineralstoffen, besonders Calciumphosphat möglichst befreite, gereinigte Knochenkohle.

Für technische Zwecke wird außer der Knochenkohle die bei der Verarbeitung tierischer Abfälle gewonnene Kohle verwendet. Die Zusammensetzung der Tierkohle, besonders der Gehalt an Mineralstoffen, ist je nach der Herstellungsart sehr verschieden.

Erg. B. 6 hat unter der Bezeichnung Carbo animalis die Blutkohle aufgenommen, die anderen Pharmakopöen verstehen darunter Knochenkohle (s. d.).

Carbo Sanguinis. Blutkohle (für innerlichen Gebrauch).

Carbo animalis Erg.B. 6.

Herstellung. 1000 Teile frisches Blut werden mit 125 Teilen gereinigter Pottasche oder mit 280 Teilen krist. Natriumcarbonat gemischt und die Mischung in einem eisernen Kessel unter Umrühren zur Trockne eingedampft. Die trockene Masse wird in einen eisernen Tiegel oder Topf gebracht, der nur zu 1/3 angefüllt wird, und in dem mit dem Deckel geschlossenen Tiegel so lange erhitzt, bis keine Dämpfe mehr entweichen. Nach dem Erkalten wird die Kohle gepulvert, erst mit heißem Wasser, dann mit verd. Salzsäure und zuletzt wieder mit heißem Wasser gewaschen, bis das Waschwasser durch Silbernitratlösung nicht mehr getrübt wird. Dann wird die Kohle rasch getrocknet und in gut schließende Gefäße gefüllt.

Eigenschaften. Schwarzes, sehr wenig glänzendes Pulver, das, an der Luft erhitzt, ohne Flamme verbrennt.

Prüfung. Carbo animalis Erg.B. 6 muß den Anforderungen der Carbo medicinalis DAB 6 entsprechen.

Feststellung der Adsorptionskraft: 0,5 g der bei 120° getrockneten, fein zerriebenen und gesiebten Kohle werden in einem geschlossenen Glasstopfenglas mit einer Lösung von 0,15 g Methylenblauhydrochlorid in 100 ml Wasser 1 Min. lang geschüttelt; die blaue Färbung der Lösung muß dann völlig verschwunden sein. Zur besseren Erkennung der Entfärbung kann man die Flüssigkeit durch Asbest oder Glaswolle filtrieren, nicht aber durch Filtrierpapier, da dieses noch vorhandenen Farbstoff zurückhält. Die Probe zur Feststellung der Entfärbungskraft ist stets zuerst auszuführen. Wenn die Tierkohle diese Probe nicht hält, ist jede weitere Prüfung überflüssig. – 5 g der Kohle werden mit 110 ml Wasser und 40 ml Salzsäure 5 bis 10 Min. lang gekocht. Nach dem Erkalten wird mit Wasser auf 200 ml aufgefüllt und filtriert. Das Filtrat muß farblos sein (organische Verunreinigungen). 150 ml des Filtrates werden in einer gewogenen Schale zur Trockne verdampft und der Rückstand bei 110° getrocknet. Das Gewicht des Rückstandes darf höchstens 0,05 g betragen (Verunreinigungen wie Calciumphosphat u.a.). – Werden 0,5 g der Kohle mit 20 ml Wasser und 5 ml 25%iger Salzsäure 2 bis 3 Min. gekocht, so darf der Dampf Bleiacetatpapier nicht verändern (Sulfide). – Das Filtrat (0,5 g Kohle + 20 ml Wasser + 5 ml 25%ige Salzsäure) darf beim Übersättigen mit Ammoniaklösung höchstens einige weiße Flöckchen abscheiden (Calciumphosphat); die nötigenfalls zu filtrierende Flüssigkeit darf durch Ammoniumoxalatlösung höchstens opalisierend getrübt werden (andere Calciumsalze). – Werden 0,25 g Kohle mit 10 ml 15%iger Natronlauge bis zum Sieden erhitzt und die Mischung nach dem Erkalten filtriert, so muß das Filtrat farblos sein (organische Verunreinigungen). — 3 g der Kohle werden mit 60 ml Wasser gekocht und die Mischung filtriert; je 10 ml des Filtrates dürfen durch Silbernitratlösung (Chloride) oder Bariumnitratlösung (Sulfate) höchstens opalisierend getrübt werden. Werden 5 ml des Filtrates auf eine Lösung von 0,01 g Diphenylamin in 2 Tr. Wasser und 5 ml konz. Schwefelsäure geschichtet, so darf keine blaue Zone auftreten (Nitrate). 20 ml des Filtrates dürfen beim Verdampfen höchstens 5 mg Rückstand hinterlassen. — 5 g Tierkohle werden mit 50 ml Wasser und 2 g Weinsäure in einen Kolben gebracht. Der Kolben wird mit einem langen Kühler verbunden, der durch ein gasdicht angeschlossenes, gebogenes Rohr unter den Flüssigkeitsspiegel eines Vorlagekölbchens führt, das 2 ml n Kalilauge und 10 ml Wasser enthält. Unter Eiskühlung des Vorlagekölbchens wird jetzt so lange destilliert, bis etwa 25 ml Flüssigkeit übergegangen sind, worauf man den Inhalt des Vorlagekölbchens auf 50 ml mit Wasser ergänzt. Versetzt man jetzt 25 ml dieser Flüssigkeit mit etwa 0,05 g Eisen(II)-sulfat, erwärmt langsam bis zum gerade beginnenden Sieden, fügt dann 2 Tr. verd. Eisenchloridlösung (1 + 9) hinzu und übersättigt vorsichtig mit Salzsäure, so soll keine Blaufärbung auftreten (Cyanverbindungen). — 0,5 g Tierkohle dürfen beim Verbrennen höchstens 0,02 g Rückstand hinterlassen.

Aufbewahrung. In dicht schließenden Gläsern.

Anwendung. Innerlich und äußerlich als Antisepticum. Ihre Wirkung ist eine mechanische, indem sie die durch die Bakterien erzeugten Giftstoffe (Toxine) und die Bakterien selbst durch Adsorption unschädlich macht. Innerlich besonders bei infektiösen Darmerkrankungen (Darmkatarrh, Typhus, Ruhr, Cholera) in Gaben von 5 bis 20 g in Wasser angerührt, mehrmals täglich, bei Cholera bis zu 80 bis 100 g auf einmal in 300 bis 500 ml Wasser. In kleineren Gaben, 0,5 bis 2,0 g, drei- bis viermal täglich bei Gärungen im Verdauungskanal. Äußerlich in der Wundbehandlung bei infektiösen Erkrankungen der Augen (Blenorrhoe) und der Geschlechtsorgane. Früher auch bei Gebärmutter-, Brust- und Lippenkrebs. Trinkwasser soll durch Schütteln mit 1% Tierkohle keimfrei gemacht werden können. Über die Anwendung der Tierkohle als Entfärbungsmittel siehe Carbo Ossium depuratus.

Dosierung. Mittlere Einzelgabe als Einnahme 10,0 g, Erg.B. 6.

Carbo Sanguinis depuratus. Gereinigte Blutkohle.

Sie wird aus der technischen Blutkohle durch Ausziehen mit verd. Salzsäure und Auswaschen mit Wasser gewonnen. Sie stimmt in ihren Eigenschaften mit der gereinigten Knochenkohle, Carbo Ossium depuratus (s. d.), überein.

Carbo Carnis purus. Reine Fleischkohle.

Sie wird durch Verkohlung von knochen- und fettfreiem Fleisch hergestellt. Sie gleicht in ihren Eigenschaften und Wirkungen der Blutkohle.

Carbo Ossium. Knochenkohle. Bone black. Charbon d'os. Carbón animal. Carbón de huesos. Negro animal.

Carbo animalis Hisp. IX, USP IX. Charbon animale ordinaire CF 1908.

Herstellung. Die Knochenkohle wird durch Erhitzen von Knochen unter Luftabschluß erhalten, wobei die organischen Bestandteile der Knochen verkohlen. Die Knochen behalten dabei ihre äußere Form. Die mit Benzin, Schwefelkohlenstoff oder Tetrachlorkohlenstoff entfetteten Knochen werden unzerkleinert oder bis zur Bohnengröße zerkleinert durch Erhitzen in eisernen Töpfen unter Luftabschluß oder in Retorten verkohlt, wobei man als Nebenprodukte Tieröl, Leuchtgas und Ammoniak erhält. Die Kohle wird auf bestimmte Korngröße zerkleinert. Die Abfälle werden gepulvert. Die gekörnte Kohle wird als Entfärbungsmittel in Zuckerfabriken und anderen chemischen Fabriken verwendet; das Pulver kommt unter der Bezeichnung Beinschwarz in den Handel (s. Ebur ustum nigrum, S. 701). Soll gepulverte Knochenkohle als Entfärbungsmittel dienen, so stellt man das Pulver selbst aus gekörnter Knochenkohle her, da das Beinschwarz des Handels hierfür meistens unbrauchbar ist.

Eigenschaften. Linsen- bis erbsengroße Stückchen, rein schwarz mit samtartig matter Bruchfläche, an der Zunge einige Zeit haften bleibend. Beim Glühen hinterläßt Knochenkohle etwa 85% Asche von der Zusammensetzung der Knochenasche. Der Gehalt an Kohlenstoff beträgt nur etwa 10%.

Bestandteile. Die Zusammensetzung ist etwa folgende: Kohlenstoff + Calciumcyanamid 11,0%, Calciumsulfat 0,2%, Calciumphosphat $Ca_3(PO_4)_2$ und tert. Magnesiumphosphat $Mg_3(PO_4)_2$ 80,0%, Alkalisalze 0,4%, Eisenoxid Fe_2O_3 0,1%, Calciumcarbonat 8,0%, Kieselsäure SiO_2 0,3%.

Prüfung. Aussehen: Die Stückchen müssen matt tiefschwarz, samtartig sein. Bräunlich oder rötlichschwarze Knochenkohle ist nicht gar gebrannt, bläulichgraue oder weißlichgraue ist teilweise verbrannt. Knochenkohle mit glänzender, glasartiger Bruchfläche entfärbt nicht gut. Bereits gebrauchte, wieder ausgezogene und geglühte Knochenkohle zeigt unter der Lupe abgeschliffene Ecken und Kanten. – Wassergehalt: 5 g einer fein gepulverten Durchschnittsprobe der Knochenkohle werden in flacher Schale 1 Std. bei 120° getrocknet, dann gewogen. Der Gewichtsverlust soll nicht mehr als 5% betragen. – Kohlenstoff und Sand: 5 g Knochenkohle werden in einem Becherglas mit 50 ml Wasser übergossen, allmählich mit 50 ml Salzsäure versetzt und einige Zeit zum Sieden erhitzt. Man läßt absetzen, dekantiert durch ein bei 100° getrocknetes Filter, kocht nochmals mit salzsäurehaltigem Wasser aus, bringt den gesamten Rückstand auf das Filter und wäscht mit heißem salzsäurehaltigem Wasser, dann mit reinem heißem Wasser aus, trocknet bei 100° und wägt. Dann verascht man Filter und Inhalt. Das Gewicht des Verbrennungsrückstandes ergibt die Menge des Sandes, durch Abzug desselben von dem Gewicht des Gesamtrückstandes erhält man die Menge des Kohlenstoffs. – Litergewicht: Man füllt ein Litermaß gerüttelt voll mit Kohle und stellt das Gewicht fest. Es soll 730 bis 780 g betragen. Beträgt es mehr als 800 g, so liegt bereits gebrauchte Kohle vor, deren Litergewicht bis auf 1000 g steigen kann. – Genügende Verkohlung: Wird Kohle mit 8%iger Kalilauge erhitzt, so muß die Flüssigkeit nach dem Absetzen farblos erscheinen. Braune Färbung zeigt, daß noch mangelhaft verkohlte organische Substanz zugegen ist. Eine solche Kohle entfärbt nicht, erteilt vielmehr den betreffenden Lösungen eine braune Färbung. – Entfärbungsvermögen: Zur Schätzung des Entfärbungsvermögens versetzt man Rotwein oder Karamel-Lösung mit kleinen Mengen der gepulverten Knochenkohle, erhitzt zum Sieden und filtriert durch Asbest. Oder man prüft die Knochenkohle in der unter Carbo Ossium depuratus angegebenen Weise mit Methylenblaulösung. – Hisp. IX: Tierkohle darf beim Versetzen mit Salzsäure nicht aufbrausen und beim Erhitzen dürfen die Dämpfe Bleiacetatpapier nicht verfärben. – Nach dem Versetzen mit Salpetersäure darf das Filtrat keine Reaktion auf Phosphat geben. – Nach dem Versetzen mit Wasser darf sich das Filtrat mit Silbernitrat nicht trüben. – Wird 1 g Tierkohle mit 3 ml Natronlauge (R) und 5 ml Wasser versetzt, so muß das Filtrat farblos sein. – Werden 0,2 g Tierkohle in einem mit einem Schliffstopfen verschlossenen Reagensglas mit 50 ml einer Methylenblaulösung 5 Min. geschüttelt, so muß die Entfärbung vollständig sein. – Max. Aschegehalt 4% Hisp. IX.

Aufbewahrung. In gut verschlossenen Gefäßen.

Wirkung. Die Adsorptionswirkung ist eine Oberflächenwirkung und bei der Knochenkohle besonders ausgeprägt, da die Oberfläche der Kohlenstoffteilchen infolge der Zwischenlagerung der Knochenasche sehr groß ist. Bei anderen tierischen Kohlensorten, z. B. Blutkohle, die auch vorzügliche Entfärbungsmittel sind, kommt eine große Oberfläche dadurch zustande, daß die tierischen Stoffe, besonders Eiweiß und Leim, sich vor der Verkohlung stark aufblähen. Dieser Umstand wirkt auch mit bei der Verkohlung des in den Knochen enthaltenen Leimes. Die große Oberfläche bleibt deshalb auch bei der Entfernung der anorganischen Stoffe durch Ausziehen mit Salzsäure erhalten (vgl. Carbo Ossium depuratus).

Anwendung. In der chemischen Technik, besonders in den Zuckerfabriken, ferner bei der Reinigung vieler organischer Verbindungen und auch in der Analyse als Entfärbungsmittel, doch verwendet man hier besser die gereinigte Knochenkohle (s. Carbo Ossium depuratus). Da Knochenkohle auch Gase und riechende Stoffe adsorbiert, dient sie zur Geruchsbeseitigung von Flüssigkeiten, z. B. Weingeist, ferner zur Reinigung von Trinkwasser, zum Entfernen von Restgasen in Niederdruckapparaten und in Gasmasken als Schutz vor toxischen Gasen. Auf der Eigenschaft, Gase zu adsorbieren, beruht auch die Anwendung der Knochenkohle bei der Vereinigung von Kohlenoxid und Chlor zu Phosgen.

Dosierung. Einzeldosis 1 g, Tagesdosis 10 g, Hisp. IX.

Bemerkung: Hisp. IX gibt als Inkompatibilitäten Oxidantien wie Chlorate, Permanganat usw. an.

Carbo Ossium depuratus. Carbo animalis depuratus. Gereinigte Knochenkohle. Charbon animal purifié. Noir animal purifié. Rent djurkol.

Carbo animalis Portug. 35, Ross. 34. Carbo animalis purus Svec. 25. Carbo animalis purificatus USP IX. Charbon animal purifié CF 65. Animal charcoal BPC 34. Carvão animal purificado Brasil. 2.

Durch Ausziehen mit Salzsäure von der größten Menge der Knochenasche befreite Knochenkohle.

Herstellung. 100 Teile gekörnte Knochenkohle werden in einem Glaskolben oder in einer Porzellanschale mit 300 Teilen heißem Wasser angerührt, worauf man in mehreren Anteilen 100 Teile 25%ige Salzsäure zugibt. Wenn die Gasentwicklung fast vorüber ist, erhitzt man die Masse etwa 6 Std. unter Umrühren auf dem Wasserbad und läßt noch 24 Std. an einem warmen Ort stehen. Nach dieser Zeit entnimmt man eine Probe der Kohle, wäscht sie mit Wasser vollständig aus und stellt fest, ob sie an Salzsäure von 6% noch etwas Lösliches abgibt. Der salzsaure Auszug darf durch Übersättigen mit Ammoniak nicht mehr getrübt werden. Ist dies der Fall, so koliert man die Kohle ab, wäscht sie drei- bis viermal mit Wasser aus und wiederholt das oben beschriebene Ausziehen mit Wasser und Salzsäure noch einmal. Ist der Kohle alles entzogen, was durch Salzsäure in Lösung geht, so koliert man sie ab, wäscht sie so lange, bis das Waschwasser nicht mehr sauer reagiert und auch durch Silbernitrat nicht mehr getrübt wird. Zum Auswaschen größerer Mengen der gereinigten Kohle verwendet man zunächst gewöhnliches reines Wasser und zuletzt dest. Wasser. Man kann die Kohle auch in leinenen Beuteln in laufendes Wasser hineinhängen und sie zuletzt auf einem Trichter mit dest. Wasser auswaschen. Die ausgewaschene Kohle wird getrocknet, zerrieben und in dichtschließende Gefäße gefüllt. Man kann sie auch in feuchtem Zustand aufbewahren.

Eigenschaften. Tiefschwarzes Pulver, geruch- und geschmacklos. Beim Erhitzen verbrennt es unter Verglimmen fast ohne Rückstand.

Prüfung. Die Prüfung der gereinigten Knochenkohle kann in der gleichen Weise wie bei der Blutkohle (s. d.) ausgeführt werden.

Reinheit. CF 65: Gereinigte Tierkohle darf beim Versetzen mit verd. Salzsäure nicht aufbrausen (Carbonate). – CF 65: Wird gereinigte Tierkohle in einem Reagensglas kräftig erhitzt, so darf kein empyreumatischer Geruch wahrnehmbar sein (unvollständige Verkohlung). – CF 65: Wird 1 g gereinigte Tierkohle, genau gewogen, verascht, so darf der Rückstand nicht mehr als 15% betragen und nur aus weißer oder leicht gräulicher Asche bestehen. Er muß gegenüber Lackmuspapier neutral, in Wasser unlöslich und ohne erkennbare Färbung in verd. Salzsäure fast vollständig löslich sein. – CF 65: Cyanide s. unter Carbo medicinalis. – Max. Aschegehalt: 4% Svec. 25; 5% Portug. 35; 6% Ross. 34; 15% CF 65. – Max. Trocknungsverlust (120°): 12% CF 65, Portug. 35.

In der Entfärbungskraft soll die gereinigte Knochenkohle der gereinigten Blutkohle nur wenig nachstehen. Man stellt die Entfärbungskraft fest, indem man 0,5 g der feingepulverten Knochenkohle zuerst mit 50 ml der Methylenblauhydrochloridlösung (0,15 g + 100 g) schüttelt. Die Flüssigkeit muß nach 1 Min. völlig entfärbt sein. Man fügt dann weiter je 10 ml der Farbstofflösung hinzu und stellt fest, wieviel ml der Farbstofflösung im ganzen entfärbt werden. – USP XI, Portug. 35: Adsorptionsprüfung mit Methylenblau ähnlich wie bei Carbo adsorbens. – Svec. 25: 0,1 g bei 100° getrocknete Kohle sollen innerhalb von 2 Min. 15 ml 0,15%ige Methylenblaulösung entfärben.

Aufbewahrung. In dichtschließenden Gefäßen. Die als Entfärbungsmittel dienende gereinigte Tierkohle wird häufig auch feucht aufbewahrt.

Anwendung. Medizinisch wie reine Blutkohle. Als Entfärbungsmittel, in chemischen Laboratorien bei der Reinigung von organischen Verbindungen und in der Analyse. Bei dieser Anwendung ist zu beachten, daß man beim Zusatz von trockener Tierkohle zu einer erhitzten Flüssigkeit das Gefäß stets von der Flamme oder vom Wasserbad heruntemehmen muß, weil sonst in den meisten Fällen ein sehr heftiges Überschäumen stattfindet. Dies kann besonders bei brennbaren Lösungsmitteln gefährlich werden. Beim Abfiltrieren sind die ersten Anteile des Filtrates wieder zurückzugießen, weil anfangs immer etwas feines Kohlepulver mit durch das Filter geht. Ferner ist zu beachten, daß die Tierkohle auch andere Stoffe als Farbstoffe durch Adsorption festhält, z. B. Kohlenhydrate, Alkaloide, Glykoside u. a. Es ist deshalb immer möglichst wenig Tierkohle zu verwenden und diese nötigenfalls nachher noch mit dem gleichen oder einem anderen Lösungsmittel auszuziehen.

Carbo Ossium sterilisatus.

Bei der Behandlung von Gelenktuberkulose wurde früher an Stelle des Jodoforms sterilisierte Knochenkohle, und zwar in Form von Pulver, Kohlegaze oder 10%iger Kohleglycerinsuspension verwendet.

Carbo animalis HAB 34. Tierkohle.

Die aus Rindsleder bereitete, gut ausgeglühte Kohle.

Arzneiform. Verreibung nach § 7.

Nach den Vorschlägen für das neue Deutsche HAB, Heft 4, S. 166 (1958) Herstellung der Ursubstanz: Lohgares Rindskernleder wird im Kohlenfeuer zum Glühen gebracht und alsdann rasch erstickt. Nach dem Erkalten wird die Substanz im Mörser fein zerrieben.

Dabei bildet sich ein feines, schwarzes bis schwarzbraunes Pulver ohne besonderen Geruch, das auf dem Platinblech erhitzt ohne Flamme verglimmt und keinen oder einen nur sehr schwach brenzligen Geruch verbreitet. Käufliche Tierkohle (Knochenkohle) darf nicht verwendet werden.

Außerdem werden in den Vorschlägen Prüfungen und eine Chromatographie beschrieben.

Baktanat (N. V. Orange, Amsterdam) war reine Tierkohle (Blutkohle).

Incarbon (E. Merck, Darmstadt) war Tierkohle, die äußerst fein zerteilt in einer keimfreien Flüssigkeit in zugeschmolzenen Glasröhrchen in den Handel kam und zu intravenösen Injektionen, bisher nur in der Tierheilkunde, verwendet wurde.

Pulvis adsorbens R. F.

| Magnesium peroxidatum | | | Carbo animalis | ad 50 g |
| Bolus alba | āā | 12,5 g | | |

Carbo medicinalis. Carbo adsorbens. Carbo activatus. Medizinische Kohle. Adsorbierende Kohle. Activated charcoal. Adsorbent charcoal. Medicinal carbon. Charbon activé officinal. Charbon adsorbant. Charbon médicinal. Carbone attivo. Carbone assorbente. Carbón activado. Carbón medicinal. Carvão ativado. Carvão adsorvente. Carvão medicinal. Medicinski ugalj. Medicinsk kul. Węgiel leczniczy. Węgiel chłonny. Adsorberende Kool. Adsorpčni uhli. Adsorpčné uhlie. Aktivált szén.

Carbo medicinalis DAB 7 – DDR, Nord. 63, Dan. IX, Jap. 61, Pol. III, Jug. II, Fenn. 37. Carbo adsorbens ÖAB 9, Helv. V, Belg. IV, Ned. 6, CsL 2. Carbo activatus Ross. 9, Hisp. IX, Hung. V. Medizinische Kohle DAB 7 – BRD. Activated Charcoal USP XVII, NF XI. Charcoal BPC 68. Charbon activé officinal CF 65. Carbone attivo Ital. VII. Carvão ativado Brasil. 2. Carbon activado Chil. III.

Als Carbo medicinalis wird sowohl Tierkohle als auch nach besonderen Verfahren gewonnene Pflanzenkohle mit den Eigenschaften der Tierkohle verwendet. Carbo medicinalis Jug. II und Carbo adsorbens ÖAB 9 stammen von Tierkohle. Medizinische Kohle ist nach CF 65 eine pflanzliche Kohle aus Holz, Torf, Braunkohle, Melasse u. ä., ohne Anwendung von Imprägnierungsmitteln gewonnen. Nach USP XVII und NF XI wird Kohle organischer Stoffe verschiedener Art durch besondere Behandlung aktiviert. BPC 68 läßt medizinische Kohle aus pflanzlichem Material wie Sägespäne, Torf, Celluloseresten und Kokosnußschalen herstellen. Das rohe Material wird verkohlt und anschließend bei hoher Temperatur, mit oder ohne anorganische Salze, im Dampf- oder Kohlendioxidstrom aktiviert. Das Ausgangsmaterial kann aber auch mit aktivierenden Stoffen, wie Phosphorsäure, Zinkchlorid oder Kaliumthiocyanat, behandelt und dann verkohlt werden; die chemischen Zusätze können durch Wasser entfernt werden. Beide Prozesse werden zuweilen kombiniert. Es können auch weitere Behandlungen wie z. B. Extraktion mit Säuren, erforderlich sein.

Eigenschaften. Trockenes, schwarzes, nichtkristallines Pulver von nicht wahrnehmbarem Geruch und Geschmack. – Feines, schwarzes, geruch- und geschmackloses Pulver, frei von sandigen Bestandteilen (USP XVII).

Erkennung. BPC 68: Erhitzt man medizinische Kohle unter Luftabschluß, so wird sie in ihren Eigenschaften und ihrem Aussehen nicht verändert. – BPC 68: Verbrennt man medizinische Kohle unter Luftzutritt, so entstehen Kohlenmonoxid und Kohlendioxid.

Prüfung. Löslichkeit. DAB 7 – DDR: In Wasser, Äthanol und 3 n Salzsäure fast unlöslich. – BPC 68: Unlöslich in Wasser und Alkohol.

Reinheit. DAB 7 – BRD und DAB 7 – DDR schreiben zur Reinheitsprüfung Prüflösungen vor.

Herstellung von Prüflösungen nach DAB 7 – BRD: Prüflösung I: 5,00 g Substanz werden mit 100 ml Wasser 5 Min. lang zum Sieden erhitzt. Nach dem Erkalten wird filtriert. – Prüflösung II: 1,00 g Substanz werden mit 20,0 ml 3 n Salpetersäure (R) vorsichtig 5 Min. lang zum Sieden erhitzt, das Gemisch heiß filtriert und der Rückstand portionsweise mit insgesamt 50 ml heißem Wasser gewaschen. Das Gesamtfiltrat wird zur Trockne verdampft, der Rückstand in einer Mischung von 1,0 ml n Salzsäure (V) und 20 ml Wasser gelöst und die Lösung zu 50,0 ml verdünnt.

Herstellung von Prüflösungen nach DAB 7 – DDR: Prüflösung I: 2,500 g Substanz werden mit 50,0 ml kohlendioxidfreiem Wasser versetzt. Die Mischung wird unter Rückflußkühlung 30 Min. im Sieden gehalten und nach dem Erkalten filtriert. 10,0 ml Prüflösung I müssen farblos sein. – Prüflösung II: 2,500 g Substanz werden mit 50,0 ml 6 n Salzsäure versetzt. Die Mischung wird unter Rückflußkühlung 30 Min. im Sieden gehalten und nach dem Erkalten filtriert.

Sauer oder alkalisch reagierende Verunreinigungen. DAB 7 – BRD: 10,0 ml Prüflösung I müssen sich nach Zusatz von 0,25 ml Bromthymolblau-Lösung (J) und 0,25 ml 0,02 n Natronlauge (V) blau färben und dürfen höchstens 0,15 ml 0,1 n Salzsäure (V) bis zum Umschlag nach Gelb verbrauchen. – DAB 7 – DDR: 5,0 ml Prüflösung I müssen nach Zusatz von 2 Tr. Bromthymolblau-I gelb und nach darauffolgendem Zusatz von 0,100 ml 0,01 n Kalilauge blaugrün oder blau gefärbt sein. – BPC 68: 2,0 g medizinische Kohle werden 1 Min. mit 40 ml kohlendioxidfreiem Wasser gekocht und filtriert; der pH-Wert muß zwischen 5,0 und 8,0 liegen. – CF 65: 2 g bei 100° getrocknete Kohle werden 15 Min. lang mit 50 ml abgekochtem Wasser gekocht, filtriert und das Volumen wieder auf 50 ml ergänzt. 10 ml dieser Lösung müssen gegen Lackmuspapier neutral reagieren. Analog Jap. 61, USP XVII, NF XI, Ital. VII. – Ross. 9: 3 g Substanz werden mit 60 ml Wasser 5 Min. lang gekocht, mit Wasser auf das Anfangsvolumen ergänzt und filtriert. Fügt man zu 10 ml des Filtrates 1 Tr. einer Methylrotlösung, so soll die anfangs gelbe Farbe nach dem Hinzufügen von max. 0,2 ml einer 0,1 n Salzsäure nach Rosa wechseln.

Wasserlösliche Bestandteile bzw. Verunreinigungen. DAB 7 – DDR: 20,0 ml Prüflösung I werden, wie unter „Bestimmung des Verdampfungsrückstandes" angegeben, behandelt. Es darf höchstens 0,010 g Rückstand verbleiben. Analog ÖAB 9. – BPC 68: 2 g Substanz, genau gewogen, werden 1 Min. lang mit 40 ml kohlendioxidfreiem Wasser gekocht und filtriert; werden nun 20 ml des Filtrates zur Trockne eingedampft und bei 105° zur Konstanz getrocknet, so darf der Rückstand max. 1% betragen. Analog CF 65, Ross. 9, Ital. VII.

Säurelösliche Bestandteile bzw. Verunreinigungen. DAB 7 – BRD: Das Gemisch von 1,00 g Substanz mit 20,0 ml Wasser und 10,0 ml 6 n Salzsäure (R) wird 5 Min. zum Sieden erhitzt, nach dem Erkalten filtriert und das Filtrat unter Nachwaschen mit Wasser auf 40,0 ml ergänzt. 30,0 ml dieses Filtrates werden auf dem Wasserbad zur Trockne verdampft, der Rückstand wird bei 105° getrocknet. Er darf höchstens 20 mg betragen. Analog ÖAB 9; Trocknung bei 110°. – DAB 7 – DDR: 20,0 ml Prüflösung II werden, wie unter „Bestimmung des Verdampfungsrückstandes" angegeben, behandelt. Es dürfen höchstens 0,025 g Rückstand verbleiben. – USP XVII: 1 g Substanz werden mit einer Mischung von 20 ml Wasser und 5 ml Salzsäure 5 Min. lang gekocht, in einen tarierten Porzellantiegel filtriert und der Rückstand mit 10 ml heißem Wasser ausgewaschen. Sodann werden Filtrat und Waschwasser vereinigt, mit 1 Tr. Schwefelsäure versetzt, zur Trockne eingedampft und bis zur Konstanz geglüht. Der Rückstand darf max. 35 mg (3,5%) wiegen. Analog NF XI. Jap. 61 läßt nach derselben Methode nur 3,0% zu. – Helv. V: 1 g adsorbierende Kohle wird mit 20 ml Wasser und 10 ml verd. Salzsäure 5 Min. gekocht, der Auszug filtriert und eingedampft. Der Verdampfungsrückstand darf nach dem Trocknen bei 110° nicht mehr als 0,03 g (3%) betragen. Analog Ross. 9. – CF 65: 5 g bei 100° getrocknete Kohle werden mit 100 ml 20%iger Salzsäure 20 Min. gekocht, filtriert und das Volumen wieder auf 100 ml ergänzt. Das Filtrat muß ungefärbt sein. Der Rückstand von 20 ml des Filtrates, bei 100 bis 105° zur Gewichtskonstanz getrocknet, darf nicht mehr als 0,05 g (5%) wiegen.

Alkalilösliche Verunreinigungen bzw. unvollständig verkohlte Substanzen. DAB 7 – BRD: 0,25 g Substanz werden mit 10,0 ml 3 n Natronlauge (R) zum Sieden erhitzt. 4,0 ml des Filtrates dürfen nicht stärker gefärbt sein als das gleiche Volumen einer Mischung von 0,20 ml Eisen(III)-chlorid-Lösung III (R), 0,10 ml Kobalt(II)-chlorid-Lösung (R), 0,10 ml Kupfer(II)-sulfat-Lösung II (R) und 19,6 ml 1%ige Salzsäure (R). – DAB 7 – DDR: 0,250 g Substanz werden mit 10,0 ml 3 n Natronlauge versetzt. Die Mischung wird 2 Min. im Sieden gehalten und nach dem Erkalten filtriert. 5,0 ml des Filtrates dürfen nicht stärker gefärbt sein als 5,0 ml Farb-VBL. – BPC 68: Kocht man 0,25 g Kohle mit 10 ml Natronlauge und filtriert, so muß das Filtrat farblos oder höchstens schwach bräunlich gefärbt sein. Analog USP XVII und NF XI. – Helv. V: Werden 0,1 g adsorbierende Kohle mit 5 ml verd. Natronlauge aufgekocht und nach dem Erkalten filtriert, so muß das Filtrat farblos oder höchstens so schwach gelblich gefärbt sein wie eine 0,0002 n Jodlösung. – CF 65: Werden 0,5 g aktivierte Kohle in einem Reagensglas zur Rotglut erhitzt, so darf kein aromatischer oder empyreumatischer Geruch entstehen. Werden 0,5 g aktivierte Kohle einige Min. mit 10 ml einer 10%igen wäßrigen Kaliumhydroxidlösung erhitzt, so darf keine Färbung auftreten.

Fluoreszierende Verunreinigungen. DAB 7 – BRD: 10,0 g Substanz werden in einem Extraktionsapparat nach Soxhlet mit 100 ml Cyclohexan (R) 2 Std. lang extrahiert. Die Schliffe des Extraktionsapparates sind mit Silikonöl abzudichten; die Öffnung der Soxhlethülse ist mit fluoreszenzfreiem Filtrierpapier so abzudecken, daß bei der Extraktion die Substanz nicht aufgewirbelt wird. Der Cyclohexanauszug darf nach dem Auffüllen auf 100 ml im UV-Licht keine stärkere Fluoreszenz zeigen als der in einem Blindversuch gewonnene Cyclohexanauszug.

Ross. 9: Werden 10 g Kohle durch Sieb Nr. 1 geschlagen, so darf auf dem Sieb kein Rückstand bleiben.

Schwermetalle. DAB 7 – BRD: 12,0 ml Prüflösung II werden nach Ziffer 51a (s. Bd. I,

254) geprüft. Eine gelbgefärbte Prüflösung wird zuvor unter schwachem Erwärmen mit einigen Tropfen Hydroxylaminhydrochlorid-Lösung I (R) entfärbt. – DAB 7 – DDR: 2,00 ml Prüflösung II dürfen nach Zusatz von 8,0 ml Wasser bei der ,,Prüfung auf Schwermetall-Ionen" nach Methode II weder eine Trübung noch eine Färbung zeigen. – USP XVII: 1 g Kohle werden mit einer Mischung aus 20 ml verd. Salzsäure und 5 ml Brom T.S. 5 Min. gekocht, filtriert, und das Filtrat mit 50 ml kochendem Wasser ausgewaschen. Filtrat und Waschwasser werden zur Trockne eingedampft, mit 1 ml n Salzsäure, 20 ml Wasser und 5 ml schwefliger Säure T.S. versetzt und solange zum Sieden erhitzt, bis der Geruch nach Schwefeldioxid verschwunden ist. Man filtriert, falls nötig, und verdünnt auf 50 ml. 10 ml der Lösung versetzt man mit 10 ml Schwefelwasserstoff T.S. Die innerhalb von 10 Sek. auftretende Färbung der Lösung darf nicht stärker sein als die einer Vergleichslösung aus 10 ml Schwefelwasserstoff T.S., 7 ml Wasser, 2 ml 0,1 n Salzsäure und 1,0 ml einer Standard-Bleilösung (50 Teile pro Million). Analog NF XI. – Jap. 61: 0,5 g medizinische Kohle werden verbrannt, mit 5 ml verd. Salzsäure versetzt, unter Erwärmen filtriert und der Rückstand mit 10 ml Wasser ausgewaschen. Filtrat und Waschwasser werden vereinigt und mit 1 Tr. Phenolphthalein T.S. versetzt. Sodann tropft man Ammoniak T.S. hinzu, bis die Flüssigkeit rosa wird, gibt 4 ml verd. Essigsäure hinzu, füllt mit Wasser auf 100 ml auf und filtriert, falls nötig. Der Test wird mit 50 ml dieser Flüssigkeit durchgeführt. Zur Kontrollösung fügt man 2,5 ml einer Standard-Bleilösung hinzu (nicht mehr als 100 Teile pro Million). – ÖAB 9: In 5 ml der bei der Prüfung auf Aluminium, Eisen und Kupfer (s. u.) erhaltenen ammoniakalischen Lösung dürfen nach Zusatz von 5 ml Wasser, etwa 20 mg Ascorbinsäure (R) und 50 mg Kaliumcyanid (R) Schwermetalle in unzulässiger Menge nicht nachweisbar sein. Eine etwa auftretende weißliche Trübung darf nicht stärker sein als die einer Vergleichslösung aus 4 ml Chlorid-Standardlösung (R), 5 ml Wasser, 1 ml verd. Salpetersäure (R) und 3 Tr. Silbernitratlösung (R) nach einer Wartezeit von 5 Min. Ross. 9: Max. 0,001%.

Kupfer und Blei. CF 65: 10 ml der Flüssigkeit (s. unter säurelösliche Bestandteile CF 65) werden mit demselben Volumen einer gesättigten Lösung von schwefliger Säure (R) versetzt. Die Lösung darf sich nicht verfärben, noch darf sich ein Niederschlag bilden. – BPC 68: Kupfer nicht mehr als 50 Teile pro Million (Reaktion mit Diäthyldithiocarbamat), Blei nicht mehr als 30 Teile pro Million (Reaktion mit Diphenylthiocarbazon). Jeweils Vergleich mit einer Standardlösung.

Aluminium, Eisen, Kupfer. ÖAB 9: Der bei der Prüfung auf säurelösliche Bestandteile (1 g Kohle + 30 ml verd. HCl) erhaltene Rückstand wird mit einigen Tr. konz. Salpetersäure (R) eingedampft und schwach geglüht. Den Rückstand löst man unter Erwärmen in 10 ml verd. Essigsäure (R) und filtriert. Das Filtrat darf auf Zusatz von 5 ml Ammoniak (R) weder getrübt noch grünlich oder bläulich gefärbt sein. – Helv. V: Der Verdampfungsrückstand (1 g Kohle + 20 ml Wasser + 10 ml verd. HCl) wird in 10 ml verd. Essigsäure R in der Wärme gelöst und die Lösung filtriert. Werden 2 ml des Filtrates mit 3 ml verd. Ammoniak R versetzt, so dürfen keine Blaufärbung und höchstens eine geringe Abscheidung weißlicher oder bräunlicher Flocken eintreten. In der Mischung von 1 ml Filtrat + 9 ml Wasser darf Eisen höchstens in geringen Mengen nachweisbar sein.

Eisen. DAB 7 – DDR: 1,00 ml Prüflösung II darf nach Zusatz von 9,0 ml Wasser bei der ,,Prüfung auf Eisen-Ionen" keine stärkere Färbung als die Vergleichslösung zeigen (höchstens 0,02% Fe^{2+}/Fe^{3+}). Ross. 9: Nicht mehr als 0,06% Fe^{2+}/Fe^{3+}. – Ross. 9: Man wiegt eine Metallnadel auf einem Uhrglas. Dann schüttet man 100 g Kohle auf ein Blatt Schreibpapier in einer ungefähr 4 bis 5 mm dicken Schicht und streicht langsam mit einem Hufeisenmagneten, an dem die Nadel hängt, über die Oberfläche des Pulvers und berührt sie. Dann löst man die Nadel mit dem anhängenden Pulver ab, schüttelt vorsichtig die Kohleteilchen ab und wiegt die Nadel wieder auf dem Uhrglas. Die Eisenmenge darf 0,1% nicht übersteigen.

Zink. DAB 7 – BRD: 5,00 ml Prüflösung II werden unter jedesmaligem Umschütteln nacheinander mit 8,0 ml Wasser, 3,00 ml Natriumacetatlösung (10,0 g/100 ml), 5,00 ml Lösung R 448 und einer Mischung von 2,50 ml Dithizonlösung I (R) und 2,50 ml Tetrachlorkohlenstoff (R) versetzt und 2 bis 3 Min. lang kräftig geschüttelt. Die abgetrennte Dithizonlösung muß einen klaren violetten Farbton haben und darf in der Durchsicht nicht stärker rot gefärbt sein als folgende Vergleichslösung: 1,50 ml 0,1 n Zinksulfatlösung (V) werden zu 1000 ml verdünnt. Die Mischung von 0,50 ml dieser Verdünnung mit 4,50 ml Wasser wird in gleicher Weise behandelt und ausgeschüttelt, wie es bei der Prüflösung angegeben ist. – BPC 68: Nicht mehr als 50 Teile pro Million, die mit Diphenylthiocarbazon in Borax-Pufferlösung bestimmt werden; der für Blei erhaltene Wert wird subtrahiert. – Jap. 61: 1,0 g medizinische Kohle werden verbrannt, der Rückstand mit 15 ml verd. Salpetersäure versetzt, 5 Min. leicht gekocht, filtriert, mit 10 ml Wasser gewaschen und Filtrat und Waschwasser vereinigt. Sodann versetzt man das Filtrat mit einem Überschuß an Ammoniak T.S., filtriert erneut, wäscht mit Wasser, gibt die Waschwässer zum Filtrat und füllt das Ganze mit Wasser auf 50 ml auf. Nimmt man nun 25 ml davon, fügt 1 Tr. Natriumsulfid T.S. hinzu und läßt 3 Min. stehen, so darf sich die Flüssigkeit nicht trüben.

Zink, Mangan, Nickel. CF 65: Zu 10 ml der salzsauren Lösung (s. u. säurelösliche Bestandteile CF 65) gibt man konz. Ammoniak (R) im Überschuß, filtriert und fügt einige Tr. Natriumsulfid (R) hinzu. Die Lösung darf nicht trüb werden und es darf sich kein Niederschlag bilden.

Arsen. DAB 7 – DDR: 10,0 ml Prüflösung II werden nach Zusatz von 20,0 ml Wasser, wie bei der „Prüfung auf Arsen-Ionen" angegeben, behandelt. Das Quecksilberbromidpapier darf keine stärkere Färbung als das der Vergleichsprobe zeigen (höchstens 0,0002% As^{3+}). – CF 65: Man fertigt eine innige Mischung aus 0,50 g aktivierter Kohle mit 0,50 g Magnesiumoxid (R) und 2 g Magnesiumnitrat (R) an. Dann wird das Gemisch bei 100° getrocknet und mit langsam steigender Temperatur geglüht, bis eine weiße Asche entstanden ist. Diese wird nun in 11 ml verd. Schwefelsäure (R) aufgenommen und das Ganze mit Wasser auf ein Volumen von 100 ml aufgefüllt. 10 ml dieser Lösung werden nach der allgemeinen Methode des CF 65 untersucht und dürfen höchstens 20 Teile Arsen pro Million enthalten. – Jap. 61: 1,0 g medizinische Kohle werden mit 0,5 g Kaliumsulfat und 0,3 g wasserfreiem Natriumcarbonat in einer Porzellanschale gemischt, vorsichtig erhitzt und dann 1 Std. geglüht. Nach dem Abkühlen versetzt man den Rückstand mit 10 ml verd. Schwefelsäure, kocht 5 Min., filtriert, wäscht den Rückstand mit 10 ml Wasser aus und vereinigt Filtrat und Waschwasser. Das Filtrat wird nun bis zur Entwicklung eines weißen Rauches erhitzt, in 5 ml Wasser gelöst und zum Vergleich mit einer Testlösung benützt (nicht mehr als 2 Teile pro Million). – BPC 68: Nicht mehr als 2 Teile pro Million. – Ross. 9: 0,5 g Kohle dürfen keine Reaktion auf Arsen geben.

Calcium. ÖAB 9: 4 ml der bei der Prüfung auf Aluminium, Eisen und Kupfer (s. oben ÖAB 9) erhaltenen ammoniakalischen Lösung dürfen nach Zusatz von 5 ml verd. Essigsäure (R) mit 1 ml Ammoniumoxalatlösung (R) innerhalb von 5 Min. nicht getrübt werden.

Chlorid. DAB 7 – BRD: 5,00 ml Prüflösung I werden zu 25,0 ml verdünnt. 4,00 ml dieser Verdünnung werden nach Ziffer 56 geprüft. – DAB 7 – DDR: 1,00 ml Prüflösung I darf nach Zusatz von 9,0 ml Wasser bei der „Prüfung auf Chlorid" keine stärkere Trübung als die Vergleichsprobe zeigen (höchstens 0,02% Cl^-). – USP XVII: 10 ml des Filtrates, das zur Prüfung auf Acidität oder Alkalität hergestellt wird (s. d.), dürfen nicht mehr Chlor aufweisen als in 1,5 ml einer 0,02 n Salzsäurelösung enthalten sind (0,2%). Analog NF XI. Ross. 9: Höchstens 0,008%. – Jap. 61: 4 ml des Filtrates (3 g Kohle + 60 ml Wasser) werden mit einer Kontrollösung, die 0,80 ml einer 0,01 n Salzlösung enthält, verglichen (nicht mehr als 0,142%). – Helv. V: Chlorid darf höchstens in geringen Mengen nachweisbar sein. Analog ÖAB 9.

Sulfat. DAB 7 – BRD: 10,0 ml der bei der Prüfung auf Chlorid hergestellten Verdünnung werden nach Bd. I, 263 geprüft. – DAB 7 – DDR: 0,70 ml Prüflösung I dürfen nach Zusatz von 9,3 ml Wasser bei der „Prüfung auf Sulfat" keine stärkere Trübung als die Vergleichsprobe zeigen (höchstens 0,15% SO_4^{2-}). – USP XVII: 10 ml des Filtrates, das zur Prüfung auf Acidität oder Alkalität hergestellt wird (s. d.), dürfen nicht mehr SO_4^{2-} anzeigen, als in 1 ml einer 0,02 n Schwefelsäure enthalten ist (0,2%). Analog NF XI. – Jap. 61: 5 ml des Filtrates (3 g Kohle + 60 ml Wasser) werden mit einer Kontrollösung, die 1 ml einer 0,01 n Schwefelsäure enthält, verglichen (nicht mehr als 0,19%). Ross. 9: Nicht mehr als 0,02%. – ÖAB 9: Sulfat darf in unzulässiger Menge nicht nachweisbar sein.

Sulfid. DAB 7 – BRD: 0,50 g Substanz werden mit 20 ml Wasser und 5,0 ml 6 n Salzsäure (R) zum Sieden erhitzt. Die Dämpfe dürfen Blei(II)-acetat-Papier (R) nicht verfärben. Analog DAB 7 – DDR, ÖAB 9, Helv. V, BPC 68, USP XVII, Ross. 9, Jap. 61 und NF XI. – CF 65 führt diese Probe mit 2%iger Schwefelsäure durch.

Nitrat. DAB 7 – BRD: 2,0 ml Prüflösung I werden mit 1,0 ml 3 n Schwefelsäure (R) und 1,0 ml Eisen(II)-sulfat-Lösung (R) versetzt. Die Mischung wird mit 3,0 ml konz. Schwefelsäure (R) unterschichtet. An der Berührungsfläche beider Schichten darf sich innerhalb 2 Min. kein brauner Ring bilden. Analog ÖAB 9 und Helv. V.

Cyanid. DAB 7 – BRD: In einer Apparatur, die mit einem absteigenden, langen Kühler versehen ist und bei der ein angeschlossener Vorstoß in eine eisgekühlte Mischung von 2,0 ml Natronlauge (V) und 10,0 ml Wasser eintaucht, wird ein Gemisch von 5,0 ml Substanz mit 50 ml Wasser und 2,0 g Weinsäure (R) so lange erhitzt, bis etwa 25 ml Destillat übergegangen sind. Mit Wasser wird das Destillat auf 50,0 ml verdünnt. 25,0 ml dieser Verdünnung werden nach Zusatz von 50 mg Eisen(II)-sulfat (R) langsam bis zum beginnenden Sieden erhitzt; nach dem Abkühlen wird das Gemisch mit 0,10 ml Eisen(III)-chloridlösung IV (R) versetzt. Beim Ansäuern mit 3 n Salzsäure (R) darf sich die Lösung nicht grün oder blau färben. Analog ÖAB 9, Helv. V, Jap. 61, USP XVII, NF XI. – DAB 7 – DDR: 5,00 g Substanz werden in einem 100-ml-Rundkolben mit Normschliff mit 40,0 ml Wasser und 10,0 ml Weinsäurelösung (20,0 g/100,0 ml) versetzt. Aus der Mischung werden 20 ml Flüssigkeit abdestilliert, wobei das Ablaufrohr des Vorstoßes bis unter die Oberfläche der in der Vorlage enthaltenen Mischung aus 2,0 ml n Kalilauge und 2,0 ml Wasser reicht. Die Vorlage ist mit Eis zu kühlen. Nach dem Erwärmen auf 20° wird die in der Vorlage befindliche Mischung mit Wasser zu 25,0 ml aufgefüllt. 5,0 ml dieser Mischung dürfen bei der „Prüfung auf Cyanid" keine grüne oder blaue Färbung zeigen. – CF 65 führt diese Probe ohne Zugabe von Weinsäure durch. Ross. 9 verwendet zur Destillation 10 ml verd. Schwefelsäure und 50 ml Wasser.

Adsorptionsprüfungen. Methylenblau. DAB 7 – BRD: Eine 0,200 g Trockensubstanz entsprechende Menge Kohle wird in einem mit Glasstopfen verschließbaren Glaszylinder mit 40,0 ml Methylenblau-Lösung I (R) 5 Min. lang kräftig geschüttelt. Nach dieser Zeit muß die Methylenblau-Lösung entfärbt sein. Die Entfärbung ist am besten an dem rasch verschwindenden, farblosen Schaum zu erkennen, während eine nichtentfärbte Methylenblau-Lösung einen blauen, einige Zeit lang beständigen Schaum bildet. – DAB 7 – DDR: 0,1000 g getrocknete Substanz wird in einem mit Glasstopfen verschließbaren 100-ml-Erlenmeyerkolben nach Zusatz von 18,0 ml Methylthioninchloridlösung (0,150 g/100,0 ml) 5 Min. geschüttelt. Die Mischung wird filtriert. 5,0 ml des Filtrates dürfen nicht stärker gefärbt sein als 5,0 ml der Mischung aus 0,050 ml Methylthioninchloridlösung (s. o.) und 200,0 ml Wasser. – Ross. 9: 0,1 g bei 120° getrocknetes Kohlepulver wird in einem 50-ml-Meßzylinder mit 16 ml 0,15%iger Methylenblaulösung 5 Min. lang kräftig geschüttelt und nach 1/2 Std. filtriert. Das Filtrat muß farblos oder nahezu farblos sein. – Fenn. 37: 0,1 g Kohle, nicht getrocknet, sollen 24 ml Methylenblaulösung (0,1 : 100) in 5 Min. entfärben; Helv. V: 0,20 g Kohle sollen 32 ml Methylenblaulösung in 5 Min. entfärben. – ÖAB 9: 0,10 g bei 120° getrocknete, adsorbierende Kohle wird in einem Mischzylinder mit 25 ml Methylenblaulösung (R) geschüttelt. Nach der Entfärbung fügt man noch weitere 5 ml Methylenblaulösung (R) hinzu und wiederholt den Zusatz von je 5 ml Methylenblaulösung (R) so lange, als nach kräftigem Umschütteln noch Entfärbung eintritt. Hierbei müssen insgesamt mind. 35 ml Methylenblaulösung entfärbt werden. – USP XVII: Je 50 ml Methylenblaulösung (1 : 1000) werden in zwei 100-ml-Glasstöpselflaschen einpipettiert. Sodann fügt man zu einer Flasche 250 mg adsorbierende Kohle, genau gewogen, verschließt die Flasche und schüttelt 5 Min. lang um. Der Inhalt beider Flaschen wird nun filtriert, wobei die ersten 20 ml des Filtrates verworfen werden. Von den verbleibenden Filtraten werden je 25 ml in zwei 250-ml-Flaschen pipettiert, je 50 ml Natriumacetatlösung (1 : 10) hinzugefügt und unter Umschwenken aus einer Bürette 35,0 ml 0,1 n Jodlösung zutropfen gelassen. Die Kolben werden nun verschlossen und 50 Min. stehen gelassen, wobei man alle 10 Min. kräftig umschüttelt. Darauf fügt man jeder Mischung genau 250 ml Wasser zu, mischt sorgfältig, läßt 10 Min. stehen, filtriert durch ein trockenes Filter und verwirft die ersten 30 ml jedes Filtrates. Der Überschuß an Jod in je 100 ml Filtrat wird durch Titration mit 0,1 n Natriumthiosulfatlösung bestimmt. Der Unterschied zwischen den beiden Titrationen darf nicht weniger als 0,7 ml betragen. Analog NF XI. – Jap. 61 verwendet dieselbe Bestimmungsmethode, der Unterschied zwischen den beiden Titrationen darf aber nicht weniger als 1,2 ml betragen. – CsL 2 und Jug. II prüfen gleichfalls mit Methylenblau.

Quecksilberchlorid. DAB 7 – DDR: 0,2000 g getrocknete Substanz (110 bis 115°) werden in einem mit Glasstopfen verschließbaren 300-ml-Erlenmeyerkolben nach Zusatz von 200,0 ml Quecksilber(II)-chloridlösung (0,300 g/100,0 ml) 5 Min. geschüttelt. Die Mischung wird filtriert. Die ersten 25 ml Filtrat werden verworfen. 100,0 ml des Filtrates werden nach Zusatz von 25,00 ml 0,1 n Natriumarsenitlösung und 1,0 g Kaliumhydrogencarbonat 5 Min. im Sieden gehalten. Nach dem Erkalten und Zusatz von 2,0 g Kaliumhydrogencarbonat sowie 2,0 ml Stärke-Lsg. wird die Mischung mit 0,1 n Jodlösung bis zur Blaufärbung titriert. Es müssen 8,80 ml 0,1 n Jodlösung verbraucht werden. – CF 65: 1,5 g Kohle, bei 100° getrocknet und durch Sieb Nr. 22 gesiebt, werden mit 50 ml 0,01 n Quecksilberchloridlösung (1,35 g $HgCl_2$ in 1000 ml Wasser) 1/2 Std. geschüttelt. 5 ml des Filtrates dürfen durch 5 Tr. konz. Ammoniak-R nicht getrübt werden.

Phenol. CF 65: 2 g bei 100° getrocknete und gesiebte Kohle werden mit 50 ml einer 0,01 n Phenollösung (0,94 g in 1 Liter) 1/2 Std. geschüttelt. Wird 1 ml des Filtrates mit 1 ml konz. Schwefelsäure und 2 Tr. Formaldehydlösung gemischt, so darf keine Rosafärbung eintreten.

Phenyldimethylpyrazolon. CF 65: 2 g bei 100° getrocknete und gesiebte Kohle werden mit 50 ml 0,01 n Phenyldimethylpyrazolonlösung (1,385 g in 1 Liter) 1/2 Std. geschüttelt. Das Filtrat darf durch 1 Tr. Eisenchloridlösung nicht rot gefärbt werden. – BPC 68: 0,3 g bei 105° getrocknete Kohle gibt man zu 50 ml einer 0,4%igen (g/v) wäßrigen Lösung von Phenazon, schüttelt 20 Min. und filtriert durch ein trockenes Filter. Die ersten 15 ml des Filtrates verwirft man; 25 ml des Filtrates werden mit 2 g Natriumacetat und 30 ml 0,1 n Jodlösung versetzt und ab und zu umgeschüttelt. Nach 20 Min. gibt man 10 ml Chloroform hinzu, schüttelt bis zur Auflösung des Niederschlages und titriert mit 0,1 n Natriumthiosulfatlösung. Ein Blindversuch ist erforderlich. 1 ml 0,1 n Jodlösung entsprechen 0,009405 g Phenazon. Die Kohle soll mindestens 30% ihres Gewichtes an Phenazon adsorbieren. Nord. 63 läßt die gleiche Methode mit etwas abgeänderten Mengenverhältnissen durchführen.

Chininhydrochlorid. Ned. 6: Wird soviel Kohle, daß sie 400 mg getrockneter entspricht, mit 25 ml einer wäßrigen Lösung von Chininhydrochlorid (0,4 g/100 ml) 5 Min. lang kräftig geschüttelt, so darf das Filtrat durch Kaliumquecksilberjodid-R nicht getrübt werden. Analog Jap. 61.

Strychninsulfat bzw. -nitrat. USP XVII: Eine Lösung von 0,1 g Strychninsulfat $(C_{21}H_{22}N_2O_2)_2 \cdot H_2SO_4 + 5H_2O$ in 50 ml Wasser wird mit 1 g Kohle, nicht getrocknet, versetzt, 5 Min. kräftig geschüttelt und durch ein trockenes Filter filtriert, wobei die ersten 10 ml des Filtrates verworfen werden. 10 ml des weiteren Filtrates dürfen nach Zusatz von 1 Tr. Salzsäure durch 5 Tr. Kaliumquecksilberjodid-R nicht getrübt werden. Analog NF XI. – Nach Jug. II wie USP XVII, nur mit Strychninnitrat an Stelle von Strychninsulfat. – Dan. IX verwendet 0,5 g getrocknete Kohle und 0,200 g Strychninnitrat in 50 ml Wasser.

Natriumsalicylat. Dan. IX 1,00 g bei 105° getrocknete Kohle werden 5 Min. mit einer Lösung von 0,100 g Natriumsalicylat in 50,0 ml Wasser, von der 1,00 ml zur Herstellung der Vergleichslösung entnommen wurden, geschüttelt und filtriert. Vergleichslsg.: 1,00 ml Natriumsalicylat-Lsg. werden auf 100 ml verdünnt, zu 10,00 ml 1 Tr. Essigsäure (2n) und 1 Tr. Eisen(III)-chlorid-R gegeben. Die Färbung darf nicht schwächer sein als die einer Mischung aus 1 ml des Filtrats, 9,00 ml Wasser, 1 Tr. Essigsäure (2n) und 1 Tr. Eisen(III)-chlorid-R.

Chloroform. BPC 68: 1 g bei 105° getrocknete Kohle soll mindestens 0,4 g Chloroform aus mit Chloroform gesättigter Luft bei 16 bis 20° adsorbieren. Zur Bestimmung läßt man 1 g in einem flachen, offenen, aber zu verschließenden Gefäß neben einer offenen Schale mit Chloroform in einem geschlossenen Gefäß 24 Std. bei 16 bis 20° stehen und ermittelt die Gewichtszunahme der Kohle.

Max. Aschegehalt 2% DAB 7 – BRD, Chil. III; 4% DAB 7 – DDR, ÖAB 9, Hisp. IX, Ross. 9, Hung. V, Nord. 63, Jap. 61, Brasil. 2, USP XVII, NF XI; 5% Helv. V, Belg. IV, Ned. 6, CsL 2, Pol. III, Jug. II, Fenn. 37; 6% CF 65; 10% BPC 68. – Max. Feuchtigkeitsgehalt 10% Ross. 9 (120°); CF 65 (100 bis 105°); 12% DAB 7 – BRD (120°/4 Std.), DAB 7 – DDR (110 bis 115°), ÖAB 9 (120°), Nord. 63 (105°), Ital. VII (105°/3 Std.); 15% Helv. V, Belg. IV, Ned. 6, Hisp. IX (120°), Hung. V (110°), Jug. II (105 bis 110°), Pol. III (120°), Jap. 61 (105°/4 Std.), Fenn. 37 (120°), Chil. III (120°), Brasil. 2 (100 bis 105°/5 Std.), BPC 68 (105°), USP XVII (120°/4 Std.), NF XI (105°/4 Std.).

Aufbewahrung. Alle Pharmakopöen: In gut verschlossenen Gefäßen.

Anwendung. Medizinische Kohle adsorbiert gewisse Substanzen aus Lösungen und trockene Gase. Als Puder, Granulat oder Tabletten zur Adsorption von Gasen bei Flatulenz, bei Diarrhoe, Dysenterie, ferner bei Vergiftungen mit Alkaloiden oder ähnlichen Stoffen. Außerdem wird sie zur Verdeutlichung der Magen-Darm-Passage verwendet. Früher äußerlich als Desodorans bei übelriechenden Wunden.

Dosierung. Einzeldosis 0,5 bis 5 g. Tagesdosis 2 bis 20 g, Jap. 61. – Einzeldosis 0,5 bis 5 g, Tagesdosis 3 bis 20 g, Hung. V. – 2 g Jug. II. – 4 bis 8 g BPC 68. – Gewöhnliche Dosis 10 g, allgemeine Dosis 5 bis 50 g, USP XVII. – Gebräuchliche Einzeldosis 4,0 bis 10,0 g, ÖAB 9.

Abgabe. Wenn Carbo animalis verordnet ist, so muß Carbo adsorbens abgegeben werden, Helv. V.

Bemerkung: Helv. V und Hisp. IX geben als Inkompatibilitäten Gemische mit Oxydationsmitteln wie Chlorat, Permanganat, usw. an, die durch Reiben oder Schlag heftig explodieren.

Handelsform: Carcolid (C. F. Boehringer u. S., Mannheim-Waldhof) war kolloidlösliche Kohle.

Carbo Coffeae. Kaffeekohle.

Carbo Coffeae Erg.B. 6.

Kaffeekohle ist ein aus den Samen von Coffea arabica L., Coffea liberica BULL., Coffea canephora PIERRE und anderen Coffea-Arten, Rubiaceae, gewonnenes, schwarzbraunes bis braunschwarzes, mittelfeines, beim Zerreiben zwischen den Fingern knirschendes Pulver.

Gewinnung. Die Herstellung erfolgt durch Rösten der grünen, trockenen Kaffeebohnen bis zur Schwarzbräunung und Verkohlung der äußeren Samenpartien und anschließende Vermahlung. Der bei der Darstellung von Kaffeekohle auftretende Gewichtsverlust beträgt etwa 30 bis 35%.

Mikroskopisches Bild. Kaffeekohle ist gekennzeichnet durch die länglichen, im allgemeinen spindelförmigen, oft aber auch unregelmäßig gestalteten, gleichmäßig verdickten, von großen Spaltentüpfeln durchsetzten, 70 bis 800 μm langen und 15 bis 50 μm breiten Steinzellen, ferner durch größere, mehr oder weniger durchsichtige, schwarzbraune Endospermbruchstücke mit charakteristischer knotiger Wandverdickung und durch große Fetttröpfchen. – Geruch und Geschmack nach gebranntem Kaffee.

Inhaltsstoffe. Nach KUHN u. SCHÄFER [Südd. Apoth.-Ztg *79*, 434 (1939)] bleibt 75% des ursprünglichen Coffeins in der Kaffeebohne erhalten, Trigonellin nur zu 50%, Chlorogen- und Kaffeesäure dagegen weitgehend. Vitamin B_1, Phenole und Basen sind nachweisbar.

Prüfung. Erg.B. 6. Läßt man eine Messerspitze Kaffeekohle in ein mit Wasser gefülltes Schälchen einfallen, so breitet sich das Pulver schlagartig über die Wasseroberfläche aus ohne unterzugehen (Prüfung gegen zu weitgehende Verkohlung).

Aufbewahrung. In gut verschlossenen Gefäßen.

Anwendung. Kaffeekohle, seit dem Jahre 1937 von HEISLER in die Therapie eingeführt, findet Anwendung bei Angina, Scharlach und Diphtherie, Pharyngitis, Zahnfleischblutungen und Paradentose, Diarrhoe, auch Ruhr, akuten und chronischen Störungen der Magen-, Leber- und Darmfunktion, Nahrungsmittelallergien, Hämorrhoidalbehandlung, bei nässenden Ekzemen und manchen offenen Wunden. In der Homöopathie bei Angina, Ruhr, Leber- und Darmstörungen. Zu Hautschutz- und Hautbräunungsmitteln (Röstung bei 375°). Zur Herstellung von Lichtfiltern für optische Zwecke.

Dosierung. Mittlere Einzelgabe 3,0 g (gestrichener Kinderlöffel), als Streupulver unverdünnt, Erg.B. 6.

Carbo-Madaus (Dr. Madaus u. Co., Köln-Merheim), war Kaffeekohle.

Carbo Königsfeld (Chem.-Pharmazeut. Fabrik Müller/Göppingen) ist Kaffeekohle.

Maretan (Repha, Hannover-Godeshorn) enthielt u. a. Carbo Coffeae.

Purgocit (Hor-fer-vit, Oldenburg) enthält u. a. Carbo Coffeae.

Fuligo. Ruß. Soot. Noir de finnée.

Fuligo Hisp. VIII und Portug. 35

Glanzruß aus Feuerungen mit Holzheizung.

Der Ruß ist sehr fein zerteilter Kohlenstoff, der durch Verbrennen von kohlenstoffreichen Verbindungen bei ungenügendem Luftzutritt erhalten wird. Durch gedämpftes Verbrennen von Kienholz (harzreichem Kiefern- und Fichtenholz) und Auffangen des Rauches in Kammern erhält man den Kienruß, Fuligo e taeda, Fuligo venalis. Durch Ausglühen in eisernen Trommeln unter Luftabschluß wird der Kienruß gereinigt und dann als gebrannter Kienruß, Fuligo usta, bezeichnet. Als Lampen- oder Ölruß wird der in Fabriken durch Verbrennen von Teerölen, Petroleum, Naphthalin, auch Acetylen, in besonderen Lampen gewonnene Ruß bezeichnet. Man läßt über den mit stark rußender Flamme brennenden Lampen blanke, eiserne, von innen gekühlte Trommeln sich drehen, an die sich der Ruß absetzt; an einer Seite wird der Ruß dann fortwährend abgeschabt. Auch der so gewonnene Ruß wird durch Ausglühen unter Luftabschluß gereinigt. Ferner wird Ruß durch Zerlegung von Acetylen in seine Bestandteile Kohlenstoff und Wasserstoff gewonnen. Für pharmazeutische Zwecke ist am besten der Lampenruß (Ölruß) geeignet.

Eigenschaften. Sehr feines, zartes, tiefschwarzes Pulver, unlöslich in Lösungsmitteln. Beim Erhitzen verbrennt der Ruß unter Verglimmen zu Kohlendioxid.

Bestandteile. Etwa 60% (Portug. 35), 66% (Hisp. VIII) in Wasser lösliche Anteile (Ammoniumsalze, Acetate, brenzlige Stoffe u. a.). Der wäßrige Auszug reagiert sauer.

Anwendung. Zum Schwarzfärben von Haar- und Bartpomaden, zu Schminke, zur Herstellung von dermographischen Stiften, die zur Bezeichnung von Körperstellen z. B. bei Operationen dienen. Als Anstrichfarbe, zur Herstellung von Tusche, Buchdruckerschwärze und Stiefelwichse.

Fuligo splendens. Glanzruß.

Die firnisartige, stark glänzende Masse, die sich in den mit Holz (nicht mit anderen Brennmaterialien, z. B. Steinkohle) geheizten Feuerungen in der Nähe des Feuers absetzt. Die Masse ist von Kalkstückchen und Sand möglichst zu befreien.

Eigenschaften. Braunschwarze, glänzende, zerbrechliche, nach Bitumen und Rauch riechende Masse.

Bestandteile. Neben Kohlenstoff etwa 30% in Wasser lösliche Bestandteile, in denen man Brenzcatechin und Homobrenzcatechin nachgewiesen hat. Ferner Essigsäure, Ammoniumsalze, Kresole und andere Phenole.

Anwendung. Als mittelfeines Pulver in der Veterinärmedizin.

Fuligo splendens depurata. Extractum Fuliginis. Gereinigter Glanzruß.

Ein Extrakt, der die in Wasser und Alkohol löslichen Anteile des Glanzrußes enthält.

Herstellung. Der zu einem groben Pulver zerstoßene Glanzruß wird mit der doppelten Menge heißen Wassers übergossen und einen Tag an einem warmen Ort stehengelassen. Nach dem Erkalten wird koliert und der feuchte Rückstand mit dem gleichen Gewicht

Weingeist einen Tag stehengelassen. Die zusammengegossenen Kolaturen werden bei gelinder Wärme abgedampft, der Rückstand auf Porzellan- oder Glastafeln ausgebreitet, ausgetrocknet, gepulvert und in dicht schließende Gläser gefüllt.

Fuligo ligni depurata. Gepulverter Glanzruß. Suie de bois préparée
Suie de bois préparé CF 1908.

Ebur ustum nigrum. Beinschwarz. Cornu cervi ustum nigrum. Spondium. Knochenschwarz.

Besteht aus den bei der Gewinnung der gekörnten Knochenkohle entstehenden Abfällen, die fein gepulvert werden. In seinen Eigenschaften stimmt das Beinschwarz mit der Knochenkohle überein, es hat aber nur eine sehr geringe Wirkung als Entfärbungsmittel.

Anwendung. Zur Herstellung gewöhnlicher Stiefelwichse.

Carbo Spongiae. Spongiae ustae. Spongia marina tosta. Schwammkohle. Gerösteter Meerschwamm.

Herstellung. Die im Mittelmeer und anderen wärmeren Meeren vorkommenden Meerschwämme, Euspongia officinalis (s. u. Spongia) und andere Euspongia-Arten (Abfälle) werden durch Auslesen von den beigemengten Konchylien, ferner durch Klopfen und Schütteln von Staub und Sand befreit, hierauf in einem lose bedeckten Tiegel oder in einer Kaffeetrommel so lange erhitzt, bis keine brennbaren Dämpfe mehr entweichen. Nach dem Erkalten reibt man die Schwammkohle unter gelindem Druck durch ein feines Sieb, so daß die Verunreinigungen, wie Sand und Steinchen usw., möglichst zurückbleiben. Ausbeute 20 bis 25%.

Eigenschaften. Feines, schwarzes oder braunschwarzes Pulver, entweder geruchlos oder von nur schwach brenzligem Geruch und salzigem Geschmack, zwischen den Fingern zart, nicht sandig anzufühlen. Sie gibt an Wasser lösliche Bestandteile ab, reichlichere Mengen werden unter Aufbrausen von Salzsäure gelöst. Beim Glühen an der Luft hinterbleibt eine weißliche Asche, die in Salzsäure fast vollständig löslich ist, ohne erhebliche Mengen Sand zu hinterlassen.

Bestandteile. Etwa 0,7% Jod (als Natriumjodid), Brom, Eisen, Calcium und Kieselsäure.

Anwendung. In der Volksheilkunde gegen Kropf. In der Homöopathie bei Asthma, Struma, Basedow und Katarrhen.

Anthracokali HAB 34.
Ein Gemisch von Ätzkali und Steinkohle.

Herstellung (HAB 34). In 7 Gew.-T. frisch bereitetes, schmelzendes, feurigflüssiges Ätzkali werden 5 Gew.-T. feingepulverte Steinkohle („die aus Fünfkirchen, einer Stadt im Baranyer-Komitat in Ungarn, bezogen werden sollte, da mit der dortigen Steinkohle die Prüfung gemacht wurde") eingetragen und unter beständigem Reiben gemischt. Darauf wird die Mischung vom Feuer genommen, sofort nach dem Erstarren fein gepulvert und in kleinen, gut verstopften Flaschen aufbewahrt.

Arzneiform. Verreibungen nach § 7.

Kohlefilter werden aus einer Masse hergestellt, die aus einem Gemisch von Kokspulver, Knochenkohle, Tierkohle, Ton, Asbest und Melasse geformt, dann getrocknet, unter Luftabschluß geglüht und nach dem Auslaugen mit 5%iger Salzsäure und Auswaschen mit Wasser nochmals unter Luftabschluß geglüht wird.

Carbocromenum

Carbocromenum. Carbocromen. Hydrochlorid: Chromonar hydrochloride (USAN).

$C_{20}H_{27}NO_5 \cdot HCl$ M.G. 397,9

α-[3-(2-Diäthylaminoäthyl)-4-methyl-cumarin-7-yl-oxy]-essigsäure-äthylester-hydrochlorid.

Gehalt. Mindestens 98,0% $C_{20}H_{27}NO_5 \cdot HCl$.

Eigenschaften. Krist., weißes oder schwach gelbstichiges Pulver von leicht bitterem Geschmack. Sehr leicht lösl. in W., leicht lösl. in A., wenig lösl. in Aceton, sehr schwer lösl. in Ae. Fp. 158 bis 161°.

Erkennung. Prüf-Lsg.: 2 g Substanz werden in W. zu 100,0 ml gelöst. – 1. In 5 ml Prüf-Lsg. entsteht nach Ansäuern mit Salpetersäure durch 1 Tr. Silbernitrat-Lsg. ein weißer käsiger Nd. – 2. In 5 ml Prüf-Lsg. entsteht nach Zugabe von 1 ml Ammoniak-Fl. (10%) ein weißer Nd. (Base). – 3. Wenige mg Substanz geben nach kurzem Aufkochen mit einigen Tr. gesätt. äthanolischer Hydroxylaminhydrochlorid-Lsg., darauffolgendem Abkühlen, Ansäuern mit verd. Salzsäure und Zusatz von 1 Tr. 1%iger Eisen(III)-chlorid-Lsg. eine rotbraune Fbg. – 4. In 10 ml Prüf-Lsg. entsteht auf Zusatz von 2 ml Ammoniumrhodanid-Lsg. (2,5 g/10 ml) ein weißer, krist. Nd., der nach Lösen in M. und Ausfällen mit Ae. zwischen 95 und 99° schmilzt. – 5. Einige mg Substanz geben beim Aufkochen mit 2 ml einer kaltgesätt. Lsg. von Citronensäure in Essigsäureanhydrid eine rosa bis rotviolette Farbe.

Prüfung. 1. Die Prüf-Lsg. muß klar und farblos oder darf höchstens schwach gelb gefärbt sein. – 2. pH-Wert: Zwischen 4 und 6,5, bei mehrfach Umkrist. der Substanz zwischen 3,5 und 5 (Glaselektrode). – 3. Trocknungsverlust: Höchstens 0,3%. Dazu werden etwa 3 g Substanz genau gewogen und im Trockenschrank 1 Std. bei 100 bis 105° getrocknet. – 4. Sulfatasche: Höchstens 0,3%. – 5. Schwermetall-Ionen: 0,5 g Substanz werden in 10 ml W. gelöst, mit 3 Tr. verd. Essigsäure und 2 bis 3 Tr. Natriumsulfid-Lsg. (5 g/10 ml W. + 30 ml Glycerin) versetzt. Die Probe darf nach 1 Min. nicht stärker gefärbt sein als eine gleichzeitig angesetzte Vergl.-Mischung aus 1 ml Bleinitrat-Lsg. [1,60 mg $Pb(NO_3)_2/100$ ml], 10 ml W., 5 Tr. verd. Essigsäure und 2 bis 3 Tr. Natriumsulfid-Lsg. – 6. 3-(β-Diäthyl-amino-äthyl)-4-methyl-7-hydroxy-2-oxo-(1,2-chromen)-hydrochlorid und 3-(β-Diäthyl-aminoäthyl)-4-methyl-7-carbohydroxy-methoxy-2-oxo-(1,2-chromen)-hydrochlorid dürfen als Begleitsubstanzen jeweils bis 1,0% enthalten sein. (Beschreibung der Substanzen, qual. Nachweis und Bestimmung s. anschließende Seiten.)

Gehaltsbestimmung. Prinzip: Die Substanz wird in wasserfreier, eisessighaltiger Lsg. mit Quecksilber(II)-acetat umgesetzt, wobei das Chlorid-Ion komplex gebunden wird. Die Base wird nun mit 0,1 n Perchlorsäure-Lsg. potentiometrisch titriert. Geringe Mengen des anschließend beschriebenen freien Phenols und der ebenfalls beschriebenen Carbonsäure werden als Substanz mitberechnet. Andere Chloride, Bromide oder Jodide dürfen nicht anwesend sein. Wenn die Probe Substanzen enthält, die ohne vorherige Umsetzung mit Quecksilber(II)-acetat Perchlorsäure verbrauchen, so muß dieser Verbrauch vom Gesamtverbrauch abgezogen werden. Ausführung: Eine Einwaage (E) von 0,5 bis 0,7 g Substanz wird in 50 ml Eisessig gelöst und unter potentiometrischer Kontrolle mit 0,1 n Perchlorsäure-Lsg. bis zum ersten Potentialsprung titriert (Verbrauch: a ml). Dann werden 10 ml Quecksilber(II)-acetat-Lsg. zugesetzt und die Titration bis zum zweiten Potentialsprung fortgesetzt (Gesamtverbrauch: b ml).

Berechnung: $\dfrac{(b-a) \cdot 3{,}979}{E}$ = Prozentgehalt.

Die Bestimmung kann auch durch Fllg. mit Pikrinsäure vorgenommen werden.
Prinzip: Die Substanz wird aus neutraler wss. Lsg. als Pikrat gefällt und ausgewogen. Geringe Mengen an freiem Phenol und der zugehörigen Carbonsäure werden mitberechnet. Andere mit Pikrinsäure fällbare Substanzen dürfen nicht anwesend sein. Phenyläthylbarbitursäure und Digoxin stören die Bestimmung nicht.

Ausführung: Eine Einwaage, die 40 bis 80 mg Substanz enthält, wird in 100 ml W. gelöst. Die Lsg. wird nötigenfalls filtriert oder zentrifugiert. Dann werden 40 ml kaltgesätt. wss. Pikrinsäure-Lsg. zugegeben. Dabei entsteht eine gelbe Fllg. Man kühlt eine halbe Std. lang durch Einstellen in Eisw. und filtriert dann den Nd. durch einen gewogenen Glasfiltertiegel (G 3). Man wäscht dreimal mit je 10 ml eiskaltem, mit Pikrat gesätt. W. aus und trocknet bei 100 bis 105°.

Berechnung: $\dfrac{(a \cdot 6738)}{E}$ = Prozentgehalt. a = Auswaage; E = Einwaage.

Anwendung. Bei allen Formen der Angina pectoris und zur Prophylaxe, Behandlung und Nachbehandlung des Herzinfarktes.

Handelsform: Intensain (Cassella-Riedel).

3-(β-Diäthylamino-äthyl)-4-methyl-7-hydroxy-2-oxo-(1,2-chromen)-hydrochlorid.

$C_{16}H_{21}NO_3 \cdot HCl$ M.G. 311,8

Eigenschaften. Weißes, krist. Pulver, leicht lösl. in W., lösl. in A., wenig lösl. in Aceton, sehr schwer lösl. in Ae.; Fp. 278 bis 280°.

Erkennung. Qual. Nachweis s. nächstes Kapitel.

Gehaltsbestimmung. Prinzip: Die UV-Extinktion der wss. Lsg. ist stark pH-abhängig. Aus der Differenz der Extinktion in alkalischer und saurer Lsg. kann die Konzentration bestimmt werden.

Bestimmung des freien Phenols im Handelspräparat Intensain: Eine Einwaage von 0,300 g Intensain wird in einem 50-ml-Meßkölbchen in W. gelöst und zur Marke aufgefüllt. In zwei 100-ml-Meßkölbchen werden je 10 ml dieser Lsg. pipettiert. In eines der Kölbchen wird 1 ml 1 n Natronlauge zugesetzt. In das zweite Kölbchen 1 ml 1 n Salzsäure. Die beiden Kölbchen werden 10 Min. in ein sd. W.-Bad gestellt. Nach dem Abkühlen wird mit W. auf 100 ml aufgefüllt. Die Extinktion der alkalischen Lsg. wird in einem UV-Spektralphotometer in 1 cm Schichtdicke bei 365 nm gegen die saure Lsg. gemessen. Der so erhaltene Meßwert ist gleich der Differenz der Extinktionen der alkalischen und der sauren Lsg., wenn beide einzeln gegen W. gemessen werden.

Berechnung: Extinktion · 2,7 = Prozentgehalt.

Der empirisch ermittelte Faktor 2,7 gilt nur bei einer Einwaage von 0,300 g.

3-(β-Diäthylaminoäthyl)-4-methyl-7-carbohydroxymethoxy-2-oxo-(1,2-chromen)-hydrochlorid.

$C_{18}H_{23}NO_5 \cdot HCl$ M.G. 369,8

Eigenschaften. Weißes, krist. Pulver, leicht lösl. in W., lösl. in A., wenig lösl. in Aceton sehr schwer lösl. in Ae.; Fp. 248 bis 250°.

Erkennung. Qual. Nachweis der hier beschriebenen Carbonsäure und des voranstehend beschriebenen Phenols im Intensain durch D.Chr.: Intensain wird auf Kieselgel-G-Platten mit einem aus 4 Komponenten (s. u.) gemischten Fließmittel aufsteigend chromatographiert. Intensain-Reinsubstanz ist = I, freies Phenol = II, Carbonsäure = III. Die Substanzen I bis III bilden dabei deutlich getrennte Flecken, die im filtrierten UV-Licht blau fluoreszieren. Die R_f-Werte liegen etwa wie folgt: I = 0,32; II = 0,23; III = 0,12. Die Fluoreszenzfarbe von II ist etwas grünstichiger als das Blau von I und III. Die Fluoreszenzintensität von II ist etwa fünfzigmal größer als die von I und III bei gleicher Substanzmenge. Fließmittel: Untere Phase eines Gemisches aus Chlf., Isopropanol, Eisessig und W. (3+2+1+1), der man nach Abtrennung von der oberen Phase einige Tr. Eisessig zugesetzt hat.

Bemerkungen zur Ausführung: Eine Einwaage von 40 mg Intensain wird in 100 ml M. gelöst. Von dieser Lsg. werden 0,5 µl am Startpunkt der Platte aufgetragen. Durchmesser des Substanzfleckes am Start soll nicht größer als 3 mm sein. Nach kurzem Trocknen an der Luft wird die mit der zu prüfenden Substanz beschickte Platte in das vorbereitete Entw.-Gefäß gestellt. Man läßt das Fließmittel in der Schicht 14 cm hoch steigen, wofür eine Zeit von etwa 90 Min. benötigt wird. Die Glasplatte wird dann an der Luft getrocknet und in einem abgedunkelten Raum im filtrierten UV-Licht beurteilt.

Gehaltsbestimmung. Bestimmung der Carbonsäure (III) im Intensain: Prinzip: Die im Intensain enthaltene Carbonsäure (III) wird aus Chlf.-Lsg. mit einer wss. Lsg. von sek. Natriumphosphat selektiv ausgeschüttelt. In der wss. Phase wird III durch Messung der UV-Absorption bei 324 nm bestimmt. Ausführung: Eine Lsg. von 0,100 g Intensain in 10 ml Chlf. wird mit 50 ml 10%iger Natriumphosphat-Lsg. (100 g $Na_2HPO_4 \cdot 2 H_2O$/ 1000 ml) 2 Min. gerührt. Nach Absetzenlassen der Chlf.-Phase werden 25 ml der wss. Phase in ein 50-ml-Meßkölbchen abpipettiert, 15 ml 1 n Salzsäure zugegeben und mit W. zur Marke aufgefüllt. Die Extinktion dieser Lsg. wird in einem UV-Spektralphotometer in 1 cm Schichtdicke bei 324 nm gegen W. gemessen. Berechnung: Extinktion · 2,2 = Prozentgehalt. Der empirisch ermittelte Faktor 2,2 gilt nur bei einer Einwaage von 0,100 g.

Carboneum dioxydatum

Carboneum dioxydatum ÖAB 9, Helv. V – Suppl. II. Carbonei dioxidum Nord. 63. Carbonei Dioxydum Ned. 6, Pl.Ed. II, Jap. 61. Carbon Dioxide USP XVIII, BPC 68. Carbonique (Anhydride) CF 65. Kohlendioxid. Kohlensäureanhydrid.

CO_2 M.G. 44,01

Gehalt. Alle zitierten Pharmakopöen verlangen mindestens 99,0 Vol.-% CO_2.

Eigenschaften. Farbloses, geruchloses, in der Nase stechendes Gas, dessen wss. Lsg. schwach säuerlich schmecken. 1 Vol.-T. CO_2 löst sich bei 20° und einem Druck von 760 Torr in etwa 1,2 Vol.-T. W. In A. ist es leichter lösl., 1 l CO_2 wiegt bei 0° und einem Druck von 760 Torr 1,977 g.

Erkennung. 1. Leitet man Kohlendioxid in eine Bariumhydroxid-Lsg. ein, so entsteht ein weißer Nd., der sich in verd. Essigsäure unter Aufbrausen löst (ÖAB 9, USP XVIII u.a.). – 2. Verdrängt man aus einem weithalsigen Kolben durch Einleiten von Kohlendioxid die Luft und läßt sodann ein brennendes Stück Filtrierpapier hineinfallen, so erlischt es sofort (ÖAB 9, ähnlich USP XVIII u.a.).

Prüfung. 1. Säuredämpfe, Schwefeldioxid: 100 ml W. werden mit 8 Tr. Methylorange-Lsg. versetzt. Je 50 ml dieser Lsg. bringt man in 2 Gaswaschflaschen. Nun leitet man durch die eine im Verlauf von 15 Min. 1000 ml Kohlendioxid, das man zuerst durch eine mit 50 ml einer kaltgesättigten Lsg. von Natriumhydrogencarbonat beschickte Waschflasche passieren läßt. Durch die andere Gaswaschflasche läßt man in gleicher Weise, aber ohne Vorschalten einer Natriumhydrogencarbonat-Lsg. 1000 ml Kohlendioxid strömen. Die beiden Fl. dürfen sich danach im Farbton nicht voneinander unterscheiden (ÖAB 9, ähnlich USP XVIII, BP 63 u.a.). – 2. Oxydierende Stoffe: Leitet man 1000 ml Kohlendioxid im Laufe von 15 Min. durch eine mit einer Mischung von 50 ml frisch über Natriumhydroxid dest. W., 1 ml Stärke-Lsg., 1 Tr. konz. Essigsäure und 0,5 g Kaliumjodid beschickte Gaswaschflasche, so darf sich die Lsg. nicht färben (ÖAB 9). – 3. Reduzierende Stoffe: Leitet man 1000 ml Kohlendioxid im Laufe von 15 Min. durch eine mit einer Mischung von 2 ml Silbernitrat-Lsg., 2 ml verd. Ammoniak, 1 ml verd. Natriumhydroxid-Lsg. und 45 ml W. beschickte Waschflasche, so darf die Lsg., nicht verändert werden (ÖAB 9). – 4. Kohlenmonoxid: s. Untersuchung von Gasen nach ÖAB 9. Bei vorschriftsmäßig ausgeführter Prüf. darf sich die Kaliumjodid-Stärke-Lsg. nicht blau färben (ÖAB 9, ähnlich USP XVIII, BP 68 u.a.). – 5. Wasser: 6000 ml Kohlendioxid werden durch ein geeignetes W.-Absorptionsrohr von 100 mm Länge geschickt, das vorher mit etwa 100 ml Kohlendioxid bespült und gewogen wurde. Der Gasstrom wird so geregelt, daß etwa 15 Min. vergehen, bevor das gesamte Gas passiert ist. Die Gew.-Abweichung des Absorptionsrohres darf danach 1,0 mg nicht überschreiten.

Gehaltsbestimmung. In der Gasbürette werden 98,0 ml bis 100,0 ml Kohlendioxid abgemessen. Das Gas wird nun mittels Quecksilber als Sperrfl. in eine Gaspipette gedrückt und in dieser durch eine Lsg. von 1 T. Kaliumhydroxid in 1 T. W. absorbiert. Das Vol. des nicht absorbierten Anteils darf für 100,0 ml Kohlendioxid nicht mehr als 1,0 ml betragen, entspr. einem Reinheitsgrad des Kohlendioxids von mindestens 99,0 Vol.-% (ÖAB 9, ähnlich USP XVIII u.a.).

Untersuchung von Gasen nach ÖAB 9 (vgl. Bd. I, 263).

Aufbewahrung. Komprimiert in Stahlflaschen.

Anwendung. Als Atmungsstimulans in Gemischen mit Sauerstoff, die 5 bis 7,5% CO_2 enthalten.

Carboneum sulfuratum

Carboneum sulfuratum ÖAB 9, Helv. V. Carbonei sulfidum Nord. 63. Carbon Disulfide USP XVII (!). Schwefelkohlenstoff DAB 7 – BRD. Carbonei Disulfidum. Alcohol Sulfuris. Sulfure de Carbone.

CS_2 M.G. 76,14

Herstellung. Durch Einw. von Schwefeldampf auf Holzkohle oder durch Erhitzen von Schwefelkies mit Kohle. Zur Beseitigung von Schwefel, Schwefelwasserstoff, org. Schwefelverbindungen wird der Schwefelkohlenstoff im Dampfstrom mit Kalkmilch, verd. Natronlauge, Eisensulfat-Lsg., Kupfersulfat-Lsg. und Bleisalz-Lsg. behandelt. Zur völligen Reinigung auch mit Quecksilber und Quecksilberchlorid. Schließlich wird er unter Zusatz von etwas Paraffin, wodurch schwerflüchtige Verunreinigungen zurückgehalten werden, dest.

Eigenschaften. Klare, farblose, stark lichtbrechende, flüchtige Fl., die charakteristisch riecht, sehr leicht entflammbar ist und mit bläulichweißer Flamme brennt. Gemische von Schwefelkohlenstoffdämpfen mit Luft oder Sauerstoff sind explosiv. Löslichkeit: Wenig lösl. in W., in jedem Verhältnis mischbar mit abs. A., Ae. oder fetten Ölen. Schwefelkohlenstoff ist ein ausgezeichnetes Lsgm. für Schwefel, Phosphor, Selen, Brom, Jod, Fette, Harze, Kautschuk, Campher und viele andere org. Stoffe. Kp. 46 bis 47° (ÖAB 9, Helv. V, Nord. 63 und DAB 7 — BRD); 46,3° (USP XVII). $d = 1{,}262$ bis $1{,}265$ (ÖAB 9); $d = 1{,}262$ bis $1{,}264$ (DAB 7 — BRD); $d = 1{,}261$ bis $1{,}264$ (Nord. 63); $d = 1{,}270$ bis $1{,}275$ (Helv. V); $d =$ etwa $1{,}26$ (USP XVII). Brechungsindex: $n_D^{20} = 1{,}627$ bis $1{,}628$ (ÖAB 9); $n_D^{20} = 1{,}627$ bis $1{,}629$ (DAB 7 — BRD).

Erkennung. 1. Schüttelt man Schwefelkohlenstoff mit dem gleichen Vol. alkoholischer Kaliumhydroxid-Lsg. bis eine gelbe Lsg. entstanden ist, und säuert hierauf mit Essigsäure an, so gibt die Lsg. mit Kupfersulfat-Lsg. einen orangegelben Nd. (ÖAB 9). — 2. Die Substanz verbrennt mit blauer Flamme. Die Verbrennungsprodukte entfärben Jod-Lsg. (Nord. 63).

Prüfung. 1. Schweflige Säure: Schüttelt man in einem Scheidetrichter 15 ml Substanz mit 20 ml W. 10 Min. lang kräftig durch, so dürfen 10 ml der sorgfältig abgetrennten wss. Schicht nach Zusatz von 10 Tr. Stärke-Lsg. nicht mehr als 0,10 ml 0,1 n Jod-Lsg. bis zur Blaufbg. verbrauchen (ÖAB 9, ähnlich USP XVII). — 2. Schwefelsäure: In einer Mischung von 1,5 ml der für die Prüf. auf schweflige Säure bereiteten wss. Lsg. und 8,5 ml W. darf Sulfat in unzulässigen Mengen (s. Bd. I, 262) nicht nachweisbar sein (ÖAB 9, ähnlich DAB 7 — BRD, USP XVII u.a.). — 3. Schwefelwasserstoff und fremde org. Schwefelverbindungen: Schüttelt man 5 ml Substanz mit 2 ml Bleiacetat-Lsg., so darf keine Verfbg. der wss. Schicht auftreten (ÖAB 9, ähnlich USP XVII, DAB 7 — BRD u.a.). — 4. Verdampfungsrückstand: 5,0 ml Substanz dürfen nach Verdampfen bei Zimmertemp. und Trocknen im Exsikkator keinen wägbaren Rückstand hinterlassen (ÖAB 9). — 5. Wasser: Höchstens 0,05%, bestimmt nach der Karl-Fischer-Methode (USP XVII); höchstens 0,01%, bestimmt nach der Karl-Fischer-Methode (DAB 7 — BRD).

Aufbewahrung. Vor Licht geschützt, kühl und feuersicher.

Anwendung. Veterinärmedizinisch: Gegen Magenparasiten, z.B. Gastrophilus-Larven. Äußerlich gegen Räude, in Form von Bädern.

Technisch: Als Lsgm.; zur Extraktion von Fetten, Harzen und Ölen. Zur Herst. von Reyon und Zellglas. Als Fungizid und Insektizid u.a. im Weinbau. In der Kautschukindustrie als Vulkanisationsbeschleuniger. Zur Herst. verschiedener chemischer Verbindungen. Als Lsgm. in der Infrarotspektroskopie, als Reagens.

Carboxy-benzol-diäthyl-sulfamid

4-Diäthylsulfamoyl-benzoesäure.

$C_{11}H_{15}NO_4S$ M.G. 257,30

p-Carboxy-benzolsulfo-diäthylamid.

Eigenschaften. Weißes, krist. Pulver, das sich fettig anfühlt. Lösl. in W., praktisch unlösl. in Ae., leicht lösl. in Aceton, schwerer lösl. in A. und M., Chlf. und Essigester. Fp. 192 bis 195°.

Erkennung. 1. 0,5 g Substanz müssen sich in 3 ml Natronlauge klar und praktisch farblos lösen. — 2. Glüht man eine kleine Menge Substanz mit einem Stückchen Natriummetall, löst das Rk.-Produkt in wenig W. und versetzt a) die Hälfte des Filtrates mit einigen Tr. einer frisch bereiteten Lsg. von Dinatriumpentacyano-nitrosylferrat(II), so tritt eine Violettfbg. auf; b) die andere Hälfte mit etwas Eisen(III)-chlorid-Lsg. und wenig Eisen(II)-sulfat, kocht auf und säuert nach dem Erkalten mit Salzsäure an, so erhält man einen blauen

Nd. nach kurzem Stehenlassen. – 3. Schüttelt man eine 0,5%ige Lsg. in Chlf. mit einer stark verd. wss. Lsg. von Methylenblau, so färbt sich die Chlf.-Schicht leuchtend violett.

Prüfung. 1. Schwermetalle: Die Substanz darf nach den üblichen Prüf. weder Blei noch Zink noch Kupfer enthalten. – 2. Arsen: Nach den üblichen Grenzwertbestimmungen darf Arsen nicht nachweisbar sein.

Anwendung. Zur Verzögerung und Hemmung der Ausscheidung von PAS und Penicillin sowie zur Therapie der Gicht.

Handelsform: Longacid „neu" (Cassella Farbwerke Mainkur).

Cardamine

Cardamine pratensis L. Brassicaceae – Arabideae. Wiesenschaumkraut.
Heimisch in Europa auf feuchten Wiesen.

Ausdauernd, 20 bis 30 cm hoch. – Primäre Wurzel frühzeitig schwindend und einer waagrecht kriechenden oder aufsteigenden, reich und direkt bewurzelten Grundachse Platz machend. Ausläufer hie und da vorhanden. – Stengel aufrecht, meist einfach, rund, fein gerillt, hohl, kahl und bereift. – Rosettenblätter langgestielt, drei- bis elfzählig gefiedert mit eiförmig rundlichen, ausgeschweiften und mit Hydathodenspitzchen versehenen, gestielten Blättchen; Endblättchen größer, nierenförmig, ausgeschweift bis dreilappig. Stengelblätter 2 bis 6, kurzgestielt, fiederschnittig, mit linealen oder länglichen Abschnitten, Endabschnitt größer und breiter, meist mit 3 Zähnen. Alle Blättchen auf der Oberfläche spärlich angedrückt behaart und am Rande samt dem Blattstiel und der Blattspindel spärlich bewimpert. – Blütenstand trugdoldig, sieben- bis zwanzigblütig. Blüten auf 8 bis 15 mm langen Stielen. Kelchblätter eilänglich, 3 bis 4 mm lang, gelbgrün, an der Spitze violett, weißhautrandig. Kronblätter 8 bis 10 mm lang, verkehrteiförmig, in einen Nagel verschmälert, lila mit dunkleren Nerven, seltener weiß (an schattigen Standorten) oder violett bis dunkelviolett (an trockenen, sonnigen Stellen). Äußere Staubblätter 3 bis 5 mm, innere 5 bis 7 mm lang. Staubbeutel gelb, 1,5 bis 2 mm lang. Schoten in verlängertem Fruchtstand auf wenig verlängerten, an der Spitze verdickten, aufrecht-abstehenden Stielen aufrecht, 28 bis 40 mm lang, 1,1 bis 1,5 mm breit, in einen 1 bis 2 mm langen Griffel verschmälert. Narbe breiter als der Griffel. – Samen bis 1,5 mm lang, bis 1 mm breit, eilänglich, gelbbraun, in feuchtem Zustande nicht schleimig.

Herba Cardamine pratensis. Wiesenschaumkraut.

Inhaltsstoffe. Sek. Butylsenföl C_5H_9NS, Kp. 159,5°. Glucocochlearin (sek. Butylsenföl + Schwefelsäure + Glucose) und Vitamin C.

Anwendung. In der Homöopathie. In der Volksheilkunde als Blutreinigungsmittel.

Cardamine amara L. Bitteres Schaumkraut.
Heimisch in Europa.

Ausdauernd, 10 bis 60 cm hoch, meist kahl. – Primärwurzel frühzeitig durch eine waagrecht kriechende, beblätterte Ausläufer treibende Grundachse ersetzt. – Stengel am Grunde niederliegend, aufsteigend oder aufrecht, meist einfach, kantig, markig. – Laubblätter grundständig, nicht rosettig, gestielt, fünf- bis neunzählig fiederschnittig. Abschnitte eiförmig oder rundlich, am Grunde manchmal herzförmig, kurzgestielt, Endabschnitt größer, breitoval eiförmig bis rund, am Grunde fast herzförmig, eckig oder ausgeschweift gezähnt. Alle Laubblätter am Rande spärlich gewimpert oder kahl, mit den Blattzähnen aufgesetzten Hydathodenspitzchen. Stengelblätter zahlreich (8 bis 12), den Blütenstand erreichend, sehr kurzgestielt, fiederschnittig, eiförmig bis lanzettlich, eckig gezähnt, am Rande gewimpert. – Blütentraube trugdoldig, etwa zehn- bis zwanzigblütig. Blüten auf abstehenden, 10 bis 20 mm langen Stielen. Kelchblätter 3 bis 4,5 mm lang, eiförmig, grün, weißhautrandig, äußere am Grunde gesackt. Kronblätter 4 bis 9 mm lang, verkehrteiförmig, in einen schmalen Nagel keilförmig verschmälert, weiß, selten rötlich oder lila. Äußere Staubblätter 5 bis 7 mm lang, innere die Länge der Kronblätter fast erreichend. Staubbeutel bis 1 mm lang, purpurviolett. – Fruchtstand verlängert. Früchte auf nur wenig verlängerten, aufrecht-abstehenden Stielen, lineal, 18 bis 40 mm lang, 1 bis 2 mm breit, in den dünnen Griffel allmählich zugespitzt. Samen 1,3 bis 1,5 mm lang, hellbraun.

Inhaltsstoffe. Glucocochlearin, Bitterstoff und Vitamin C. Nach GMELIN [Präp. Pharm. 5, 33 (1969)] außerdem Glucoputranjivin, dessen enzymatisches Spaltprodukt Isopropylisothiocyanat C_4H_7NS ist.

Anwendung. Die Droge war früher als Herba Nasturtii majoris offizinell und wurde als Stomachicum verwendet.

Cardamine enneaphyllos (L.) Crantz (Dentaria enneaphyllos L., Turritis enneaphylla Scop.). Zahnwurz.

Heimisch in Mittel- und Südeuropa in den Alpengebieten.

Ausdauernd, 18 bis 30 cm hoch. — Grundachse dick, fleischig, mit kleinen, stumpfen, etwas zurückgebogenen Niederblattschuppen besetzt. — Stengel schief aufsteigend, hoch, einfach, kahl, durch Herablaufen der Blattnerven kantig. — Laubblätter grundständig, selten, vor den Früchten erscheinend, groß, langgestielt, den stengelständigen ähnlich, letztere im oberen Stengelteil einander quirlig genähert, zu 2 bis 4 (meist 3), kurz gestielt, dreizählig. Blättchen ungleichmäßig gesägt mit aufgesetzten Spitzchen, am Rande gewimpert, sonst kahl; das endständige länglich-eiförmig, scharf zugespitzt, am Grunde kurzkeilig, in einen kurzen Stiel verschmälert. Seitenblättchen wenig schmäler, am Grunde ungleichseitig, außen abgestumpft, innen keilig, sitzend. — Blütenstand eine trugdoldige Traube, unter den Laubblättern verborgen, nickend. Kelchblätter länglich, dünnhäutig, gelblich, nicht ganz die Hälfte der Kronblätter erreichend. Kronblätter verkehrt-eiförmig, am Grunde keilförmig und undeutlich genagelt, blaßgelb, 12 bis 16 mm lang. Staubblätter so lang wie die Krone; die inneren 12 bis 15 mm, die äußeren 11 bis 13 mm lang. Staubbeutel 2,5 mm lang, gelb. — Schoten in aufrechtem, etwas verlängertem Fruchtstand, auf an der Spitze verdickten, aufrechten, wenig verlängerten Stielen, lineal-lanzettlich, in den Griffel kurz verschmälert, 40 bis 75 mm lang, 3,5 bis 4 mm breit. Samen 3,5 bis 4 mm lang und 2,5 bis 3 mm breit, bräunlich, glänzend.

Rhizoma Dentariae. Radix Saniculae. Zahnwurz. Sanikelwurzel. Saunigelwurzel.

Wurzelstöcke einfach bis kurzästig, 5 bis 8 cm lang, 2 bis 8 mm dick, an der weißlichen oder bräunlichgelben Oberfläche stumpf und spitzhöckerig, von warzen- oder zahnförmigen Sprossen und Niederblättern groblängsrunzelig oder furchig, sehr hart, beim Schneiden mehlig, am Bruch eben. Die Form der Rhizome ist korallenartig.

Mikroskopisches Bild. Die Epidermis ist großzellig, reich an Stärke. In der primären Rinde 3 bis 5 kollaterale Hauptgefäßbündel, verbunden durch einen geschlossenen Kambiumring, an diesem kleine und kleinste Bündel. Innerhalb des Gefäßbündelringes weites, großzelliges, stärkereiches Markparenchym, außerhalb desselben Perizykel und Endodermis. Im Querschnitt zeigt die Epidermis rechteckige, radial zusammengedrückte, dünnwandige Zellen mit dünner Kutikula. Das Hypoderma besteht aus zwei Lagen stark tangential gestreckter, kollenchymatischer Zellen. Zellwände grobknotig, fast rosenkranzförmig verdickt. Die übrige primäre Rinde aus großen, rundlichen bis polygonalen Parenchymzellen (mit Stärke). Eine einreihige, nur stellenweise deutliche Endodermis aus schmalen, etwas tangential gestreckten Zellen mit teilweise oder ganz verkorkter Membran. Weiter finden sich 2 bis 3 Lagen von Zellen, die das Perizykel darstellen, kollenchymatisch, tangential gedehnt, dazwischen einzeln oder in tangentialen Gruppen Sekretschläuche und sehr vereinzelte Sklerenchymfasern, gegenüber den größeren Gefäßbündeln gewölbt vorspringende Siebteile und ein wenigzelliger, geschlossener Kambiumring. Die Gefäße der größeren Gefäßbündel sind von dünnwandigem, unverholztem, engzelligem Holzparenchym umgeben. An den Seiten und im innersten Abschnitt der Gefäßteile vereinzelte bis zu kleinen Gruppen vereinigte Libriformfasern. An der Innenseite der Holzbündel ein mehrreihiges kollenchymatisches Gewebe.

Inhaltsstoffe. Ein unangenehm riechendes äth. Öl, Alkaloide (?).

Anwendung. In der Volksmedizin bei Erkrankungen der Atmungsorgane, bei Lungenleiden, Blutspucken, Leibschmerzen, Brust- und Magenverschleimung, bei übermäßigen Menstruationsblutungen, Nierenentzündung, bei Blutharnen, inneren Verletzungen, Gebärmutterleiden.

Bemerkung: Echte Radix Saniculae stammt von Sanicula europaea L. (s. d.).

Carex

Carex arenaria L. (C. repens Schleich., Vignea arenaria Rchb.). Cyperaceae – Caricoideae – Cariceae. Sandsegge. Sandriedgras.

Heimisch in fast ganz Europa, Sibirien und Nordamerika auf sandigem, trockenem Boden, besonders auf Dünen und Deichen an der Nord- und Ostsee. Zur Befestigung von Deichen auch angebaut (Sandpionierpflanze, Dünenfestiger).

Ausdauernde Pflanze. Wurzelstock sehr lang kriechend (in lockerem Boden meterweit; die Stengel bilden oft schnurgerade Reihen), braun, 2 bis 3 mm dick, mit braunen bis schwarzbraunen, in lange Fasern aufgelösten Niederblättern bedeckt; Internodien meist 5 bis 20 cm lang. Stengel aufrecht oder später überhängend, 15 bis 60 cm hoch, etwa 1 mm dick, scharf dreikantig, oberwärts rauh, am Grunde von braunen Blattscheiden umgeben, zur Blütezeit etwa so lang wie die Blätter. Blätter flach oder rinnig, 2 bis 4 mm breit, oberwärts an den Rändern und am Rückennerv rauh, steif, allmählich in die eingerollte Spitze verschmälert. Blütenstand ährig, 3 bis 6 cm lang, meist etwas überhängend, dicht oder unten unterbrochen, aus 4 bis 16 Ährchen bestehend; die unteren Ährchen meist weiblich, die mittleren meist androgyn (am Grunde weiblich), die oberen meist männlich. Hüllblätter der untersten Ährchen aus eiförmigem bis lanzettlichem Grunde in eine blattartige oder pfriemenförmige, rauhe Spitze verschmälert, die der obersten Ährchen kleiner. Ährchen eiförmig, gerade, etwa 1 cm lang. Spelzen schmal, eiförmig lanzettlich, fein zugespitzt, oft mit einer Stachelspitze, so lang wie die Schläuche oder etwas kürzer als diese, 5 bis 6 mm lang, 2 mm breit, gelbbraun, mit schmalem Hautrand und grünem oder hellerem Kiel. Schläuche eiförmig, lanzettlich, 4 bis 5 mm lang, plankonvex, kurz gestielt, oberwärts plötzlich in einen zweizähnigen Schnabel verschmälert, sieben bis neunnervig, an den Rändern von der Mitte (oder bereits etwas unter der Mitte) an breit geflügelt (Flügel unregelmäßig gezähnt bis gewimpert), gelbbraun. Narben 2. Frucht eiförmig, beiderseits gewölbt, 2 mm lang, gelbbraun, glänzend.

Inhaltsstoffe. In den frischen, jungen Blättern etwa 0,5% Salicylsäure und 0,5% Wachs. – In den frischen Blütenständen etwa 0,1% äth. Öl und 1% Wachs.

Rhizoma (Radix) Caricis (arenariae)[1]. Radix Graminis rubrae. Radix Arenariae. Radix Sarsaparillae germanicae. Riedgraswurzel. Sandriedgraswurzel. Rote Queckenwurzel. Seegraswurzel. Seggenwurzel. Sandseggenwurzel. Deutsche Sarsaparilla. Sand Carex root. Chiendent rouge. Racine de chiendent rouge.

Rhizoma Caricis Erg.B. 6.

Die im Frühjahr gesammelte Droge besteht aus dem dunkelbraunen, sehr langen, 1,5 bis 4 mm dicken, fast walzenrunden, etwas zusammengedrückten, ästigen, blaß blaubraunen, gefurchten und knotigen Wurzelstock. Die Glieder zwischen den Knoten sind 3 bis 5 cm lang (etwa sechs- bis zwölfmal länger als breit); an den Knoten entspringen Büschel feiner Wurzeln, und dort sind faserige, aber nicht bis zum Grunde zerschlitzte Niederblätter vorhanden.

Geruch aromatisch, Geschmack süßlich und angenehm, hinterher etwas bitter und kratzend.

Schnittdroge. Sie ist gekennzeichnet durch die dunkelrotbraunen, 2 bis 4 mm dicken, schwach längsfurchigen Wurzelstockstückchen, die an den Knoten eingeschlitzte, glänzend dunkelbraune Blattscheiden besitzen und nur an den Knoten, nie an den Internodien Wurzeln abgeben.

Mikroskopisches Bild. Im ovalen Querschnitt sieht man besonders bei Lupenbetrachtung eine helle, lockere, schwammige, mit zahlreichen kreisförmig angeordneten, großen, durch ein- bis dreireihige Streifen dünnwandiger Parenchymzellen voneinander getrennten Luftlücken (etwa 30) durchsetzte Rinde, einen Zentralkörper mit Mark und zahlreichen, an der dunkel gefärbten, einreihigen Endodermis gehäuft auftretenden Leitbündeln. Innerhalb der Endodermis, deren Zellen nach innen etwas stärker als nach außen verdickt sind, liegen in einem weißen, spärlichen, stärkereichen Gewebe, in 3, zuweilen 4 konzentrischen Kreisen angeordnet, zahlreiche kleine, dunkler gefärbte, meist radiale Gefäßbündel mit breiten Sklerenchymscheiden. Jedes Gefäßbündel zeigt 4 bis 6 periphere Gefäße, die zwischen sich das zentrale Phloem einschließen. Der zentrale Teil ist nicht sehr ausgebildet. Im Parenchymgewebe reichlich Stärke. Kein Kork, außen eine dünnwandige, kleinzellige Epidermis.

Pulverdroge. Gelblich-grau. Gekennzeichnet durch kleinzellige Epidermiszellen, dünnwandige, stärkereiche Parenchymzellen, 200 bis 600 µm lange, stärkeführende, an dem einen Ende meist abgeschrägte, am anderen Ende einseitig zugespitzte Sklerenchymfasern und durch Bruchstücke von Gefäßbündeln mit breiten Faserscheiden.

Verfälschungen. Carex hirta L. (s. u.), Carex disticha HUDS. (s. u.) und Bolboschoenus maritimus (L.) PALL. (Scirpus maritimus L.), Cyperaceae, Knollenbinse, Meerbinse. Der Wurzelstock ist im ganzen Zustand ohne weiteres durch die knolligen, wurzeltragenden, 1,5 bis 2 cm dicken Anschwellungen, die sich in Abständen von wenigen Zentimetern am Rhizom befinden, von der echten Sandseggenwurzel zu unterscheiden. Schon bei der Herstellung eines Querschnittes sieht man, daß die Rinde außerordentlich leicht abblättert. Längsschnitte, denen die Rinde mehr oder weniger vollständig anhaftet, lassen unter meh-

---

[1] Abbildungen bei L. HÖRHAMMER: Teeanalyse, Tafel 57, Abb. 507 und 508.

reren Reihen Korkzellen ein lockeres, gelegentlich von Steinzellen durchsetztes und von einigen Faserbündeln durchzogenes Parenchymgewebe erkennen, in das zahlreiche Gerbstoffzellen eingebettet sind (Vanillinsalzsäurereaktion positiv). Der Zentralzylinder wird von mehreren, in der Regel drei Reihen braun gefärbter und zum Teil tangential gestreckter Zellen umschlossen, Durchmesser bis 23 µm; im Längsschnitt ist zu erkennen, daß es sich um fast bis zum Verschwinden des Lumens verdickte, unregelmäßig stabförmige Zellen verschiedener Breite und Länge handelt. Besonders die dem Zentralzylinder zunächst gelegene Zellreihe aus dieser Schicht weist auf der Innenseite eine stärkere, hufeisenförmige Verdickung auf. Im Grundgewebe des Zentralzylinders liegen zahlreiche kollaterale Leitbündel von 100 bis 200 µm Durchmesser, deren Siebteil der Rinde zugekehrt ist. Die zwischen den Leitbündeln liegende Grundgewebe führt kleine Zellen mit leuchtend braunem Inhalt (Catechingerbstoffe). Das Grundgewebe führt keine Dreiecksinterzellularen. In manchen Querschnitten findet man auch im Zentralzylinder Steinzellen von 23 bis 33 µm Breite, die oft in Nestern zusammenliegen und dann, wie aus dem Längsschnitt hervorgeht, in langen Ketten übereinander stehen. Auf dem Längsschnitt erscheinen sie 76 bis 150 µm hoch und 16 bis 50 µm breit.

Schlüssel zur Erkennung der Verfälschung: 1. Nur leptozentrische Leitbündel im Inneren des Zentralzylinders, riesige Luftkammern in der Rinde: Carex arenaria. – 2. Kollaterale Leitbündel (in der Nähe der Endodermis bisweilen scheinbar leptozentrische Leitbündel). a) Gerbstoffzellen vorhanden (Vanillinsalzsäurereaktion positiv), Steinzellen in der Rinde und besonders im Zentralzylinder: Scirpus maritimus. – b) Gerbstoffzellen nicht vorhanden: α) Endodermis stark U-förmig verdickt, Lufträume in der Rinde größer als die Parenchymzellen: Carex disticha. β) Endodermis höchstens schwach U-förmig verdickt. Interzellularen kleiner als die umgebenden Parenchymzellen: Carex hirta.

Inhaltsstoffe. Nach älteren Angaben Spuren äth. Öles, Saponine, 8 bis 10% Gerbstoffe, ein Glykosid, Harz, Schleim, Stärke, Zucker, Gummi, Asparagin und Weichharz. – FREISE [Pharm. Zentralh. *79*, 49 (1938)] fand in brasilianischen Rhizomen neben Saponin 0,22 bis 0,88% äth. Öl, 1,35 bis 1,45% Harz, 8 bis 10% Gerbstoff, 1,5 bis 2,2% Asche mit bis zu 45% SiO_2 und Spuren (bis 0,5%) eines sehr bitteren Glykosides. Im äth. Öl waren etwas Methylsalicylat und 1 bis 1,5% Cineol vorhanden, im weiteren bestand es aus Sesquiterpenkohlenwasserstoffen und -alkoholen. HEGNAUER [Chemotaxonomische Übersichten III. Cyperaceae. Pharm. Weekbl. *92*, 541 (1957)] fand in Deutschland (Nordseeküste) gesammelten Pflanzen nur 0,03% flüchtige Bestandteile.

Prüfung. Max. Aschegehalt 4%, Erg.B. 6.

Anwendung. In Form eines Dekoktes als Diaphoreticum und Diureticum anstelle von Sarsaparilla, besonders bei rheumatischen Erkrankungen und Gicht. Ferner als Blutreinigungsmittel. In Brasilien findet die Pflanze vielfältige Verwendung: die jungen Blätter als Antirheumaticum; die Blütenstände als Diureticum; die Rhizome bei Hautkrankheiten, Arthritis und Magen-Darm-Erkrankungen, ferner als Fischbetäubungsmittel und zusammen mit den Blütenständen als Niespulver und Insektizid. – In der Veterinärmedizin bei Räude sowie bei Maul- und Klauenseuche.

Dosierung. Mittlere Einzelgabe als Einnahme 3 g (zu 1 Tasse Abkochung), Erg.B. 6.

Carex hirta L. (C. villosa STOKES). Haar-Segge.

Heimisch in Europa, Kleinasien, im Ural, Kaukasus, in Nordafrika; in Nordamerika und Portorico eingeschleppt.

Ausdauernd, grasgrün, 10 bis 60 cm hoch. Ausläufer treibend (in der Gestalt ziemlich veränderlich). – Stengel aufrecht oder aufsteigend, stumpf dreikantig, nur unter den männlichen Ähren rauh, beblättert. – Scheiden behaart, mit undeutlichen Quernerven, die grundständigen bräunlich bis purpurrot, schwach netzfaserig. Spreiten mehr oder weniger dicht behaart, flach oder etwas rinnig. – Weibliche Ähren 2 bis 4, ziemlich entfernt, fast über die ganze Länge des Stengels verteilt, oval bis kurzzylindrisch, 1,5 bis 2,5 cm lang, aufrecht, sitzend oder mehr oder weniger (besonders die untersten) gestielt, lockerfrüchtig. Männliche Ähren 2 bis 3, einander genähert, jedoch von den weiblichen bedeutend entfernt, schlank zylindrisch. Hüllblätter laubblattartig, langscheidig, so lang oder länger als der Blütenstand, die der männlichen Ähren klein. Tragblätter schmal-pfriemlich, trockenhäutig berandet, mit langer, oft gesägter Spitze, oben braun bis bräunlich mit grünem Mittelstreifen, mehr oder weniger behaart. Schläuche eikegelförmig, 5 bis 6 mm lang, mehrnervig, lang geschnäbelt, dicht oder zerstreut kurzhaarig gelbgrün, zuletzt braun, in einen mit langen (bis 2 mm), schlanken, später abstehenden Zähnen versehenen Schnabel übergehend, länger als die Tragblätter. – Narben 3. Früchte verkehrt-eiförmig, dreikantig.

Rhizoma Caricis hirtae. Kurzhaarige Seggenwurzel.

Wurzel lehmbraun und fast vollkommen mit bis auf den Grund zerschlitzten Niederblattscheiden eingehüllt. Die Internodien zeigen eine mittlere Länge von 1,5 bis 2 cm, sind also bedeutend kürzer als die der echten Droge.

Makroskopisch unterscheidet sich die geschnittene Droge von der echten Droge durch das Fehlen der Luftlücken. Von dem Querschnitt entfallen bei einem Gesamtdurchmesser von 3,2 mm 2 mm auf den Holzteil und 1,2 mm auf die Rinde.

Mikroskopisches Bild. Querschnitt. Unter der kleinzelligen Epidermis etwa zehn Schichten verdickter und verholzter Zellen. Die Wanddicke dieser Zellen wird in Richtung auf den Zentralzylinder zu jeweils stärker. Der anschließende Teil der Rinde besteht aus einem lockeren Parenchymgewebe mit runden, stark getüpfelten Zellen, die besonders in der Nähe der Endodermis von zahlreichen, unterzellgroßen Interzellularen durchzogen werden. Einige kleinere Leitbündel durchziehen die Rinde. Die Endodermis besteht aus einer Reihe schwach hufeisenförmig verdickter, meist radial gestreckter Zellen, die in der Breite 6 bis 17 µm, in der Länge 10 bis 33 µm erreichen. Unterhalb der Endodermis liegt ein geschlossener Ring aus 2 bis 3 Reihen stark verholzter Fasern, die allmählich von den kollateralen Leitbündeln abgelöst werden. Die Fibrovasalstränge ihrerseits werden wiederum von einer äußerst stark entwickelten Sklerenchymfaserscheide umschlossen. Das einzelne Leitbündel ist ellipsoidisch, der Siebteil liegt in der Regel vor dem Gefäßteil, der Rinde zugekehrt. Es sind in einem Gefäßteil nur 2 bis 3 große Gefäße vorhanden, selten mehr oder weniger. Die großen Gefäße werden im Durchmesser 50 bis 70 µm breit. Das vollständige Leitbündel mißt in radialer Richtung 305 bis 334 µm, in tangentialer Richtung meist etwas weniger. Zwischen den im Zentralzylinder verstreut liegenden Leitbündeln liegt wiederum ein Parenchymgewebe, das von kleinen Dreiecksinterzellularen durchzogen wird.

Inhaltsstoffe. Spuren äth. Öles und Saponin.

Anwendung. Als Diureticum.

Carex disticha HUDS. [C. intermedia GOOD., C. pseudoarenaria PERS., Vignea intermedia (GOOD.) RCHB.]. Kamm-(Zeilen-)Segge.

Heimisch in Mittel- und Nordeuropa, Sibirien und China.

Ausdauernde Pflanze. Wurzelstock unterirdisch kriechend, 2 bis 3 mm dick, von braunen bis schwarzbraunen, borstig zerfasernden Niederblättern bedeckt. Stengel aufrecht oder später etwas überhängend, 30 bis 60 cm hoch, bis 2 mm dick, unter dem Blütenstand scharf dreikantig, oberwärts rauh, bis zur Mitte hinauf beblättert, am Grunde von braunen Blattscheiden umgeben. Blätter allmählich in die lange, rauhe, dreikantige Spitze verschmälert, flach oder etwas rinnig, an den Rändern und am Rückenkiel rauh, 2 bis 4 mm breit, lebhaft grasgrün oder etwas blaugrün. Blütenstand ährenförmig, dicht, länglich bis pyramidenförmig, aus mehr als 20 Ährchen bestehend, 3 bis 7 cm lang, bis etwa 1 cm dick, unten unterbrochen, undeutlich zweizeilig (eher dreizeilig), hellbraun. Geschlechterverteilung im Blütenstand sehr variabel, meist die unteren und oberen Ährchen weiblich, die mittleren männlich (Blütenstand dann in der Mitte dünner als oben und unten!), zuweilen einige Ährchen androgyn oder der ganze Blütenstand weiblich. Weibliche Ährchen eiförmig bis länglich eiförmig, bis 1,5 cm lang, etwa 0,5 cm breit, gerade, länger und schließlich auch viel breiter als die männlichen Ährchen. Spelzen der weiblichen Blüten länglich eiförmig, 4 mm lang, bis 2 mm breit, zugespitzt, hell- bis rotbraun mit heller getöntem (nicht grünem) Kiel und schmalem Hautrand. Spelzen der männlichen Blüten lanzettlich, länger, schmäler und heller. Schläuche eiförmig oder eiförmig lanzettlich, zugespitzt, zuletzt etwas länger als die Spelzen, 4 mm lang, etwa 2 mm breit, plankonvex, kurz gestielt, oberwärts allmählich in den ziemlich langen, etwas nach innen gekrümmten, zweizähnigen Schnabel verschmälert, beiderseits deutlich nervig, an den Rändern von unterhalb der Mitte bis zur Spitze schmal geflügelt (die Flügel unregelmäßig gezähnt), hell- bis dunkelbraun, glänzend. Narben 2. Frucht länglich eiförmig, etwas bikonvex, etwa 2 mm lang, 1 mm breit, olivgrün bis hellbraun.

Rhizoma Caricis distichae.

Mikroskopisches Bild. In der Rinde, auf die Epidermis folgend, kein wesentlich verdicktes Hypoderm, nur an einzelnen Stellen ragen kleine, zapfenartige Faserkonglomerate in das Innere der Rinde hinein. Der Umriß des Querschnittes ist an mehreren Stellen unregelmäßig und tief eingebuchtet. Die Innenteile der Rinde werden von überzellgroßen Interzellularen durchzogen, die eine unregelmäßige Form besitzen und bis 102 µm lang und 87 µm breit werden. Sie sind durch dazwischen geschobene Platten 10 bis 20 µm breiter Parenchymzellen getrennt. Die Endodermis besteht aus Zellen, deren Innenwände ganz auffällig verdickt sind. Sie werden bis 23 µm hoch und 17 µm breit. Sehr häufig sind zwischen die größeren anormal kleine Endodermiszellen eingepreßt, die stark abweichende Maße aufweisen und stets nur ein sehr kleines Lumen besitzen. Daran anschließend ein unverdicktes, schwach verholztes parenchymatisches Gewebe aus polyedrischen Zellen, das im Zentralzylinder nur durch die Leitbündel unterbrochen wird. Einige Gefäßbündel lassen deutlich einen kollateralen Bau erkennen. Andere sind als leptozentrische Gefäßbündel zu bezeichnen. Die Zahl der Gefäße ist im allgemeinen größer als bei den beiden oben beschriebenen Arten. Es wurden oft 4 bis 8 Gefäße in einem Leitbündel beobachtet, die eine Breite von maximal 30 μm für das einzelne Gefäß erreichen. Die vollständigen Leitbündel erreichen einen Durchmesser von höchstens 200 μm bei etwas geringerer Breite. Sie werden von wenigen Faserschichten umgeben. Endodermis und Fasern der Rinde wie des Holzteiles sind verholzt. Stärke ist vorhanden.

Inhaltsstoffe und Anwendung. Ähnlich wie Carex arenaria und C. hirta.

Carfenazinum

Carfenazinum. Carfenazin. Carphenazine (BAN).
Carphenazine maleate (USAN).

$C_{24}H_{31}N_3OS$ M.G. 409,57

1-[10-(3-[4-(2-Hydrox-äthyl)-piperazin-1-yl]-propyl)-phenothiazin-2-yl]-propan-1-on, Dimaleat.

Anwendung. Als Neurolepticum (s. auch Bd. II, 376).

Handelsform: Proketazine (Wyeth, USA).

Carica

Carica papaya L. (Papaya vulgaris Dc.). Caricaceae. Melonenbaum. Melontree. Papaya. Pawpaw. Papayer.

Ursprünglich heimisch im tropischen Südamerika, vielleicht auch in Indien. Kultiviert wurde die Pflanze schon vor der Entdeckung Amerikas durch COLUMBUS, heute vor allem in Indien, China, Äthiopien, auf Hawaii, Florida, in Texas und Kalifornien, ungefähr von 30° nördlicher bis 30° südlicher Breite, als Obstbaum.

Carpain (s. Inhaltsstoffe, S. 712)

In wildem Zustand nicht bekannter, 4 bis 6 m hoher, strauchartiger Baum (Abb. 84) mit unverzweigtem, fleischig-holzigem Stamm. An seinem Gipfel ein kugelförmiger Schopf von großen, dünnen, kahlen, langgestielten (Stiel rund, hohl, bis 90 cm lang), einfachen, handförmigen, fünf- bis siebenteiligen Laubblättern (denen von Ricinus ähnlich). Untere Blätter waagrecht vom Stamm abstehend, obere schräg, mehr oder weniger senkrecht. Blüten gelblichweiß, nach Maiblumen duftend, in den beiden Geschlechtern grundverschieden. Männliche Blütenstände bilden reichverzweigte, herabhängende Rispen mit verhältnismäßig kleinen Blüten; weibliche Blüten fast stiellos (Kauliflorie) in den Blattachseln am Stamm sitzend. Daneben treten sowohl auf den männlichen als auch auf den weiblichen Bäumen vereinzelt vollkommen zeugungsfähige Zwitterblüten auf; letztere können sich nach Solms-Laubach auch kleistogam bestäuben. — Beerenfrüchte länglich rund (bis 30 cm lang, 15 cm dick, 2 bis 5 kg schwer), keulenförmig bis kürbisartig, schwach längsfurchig, gelb bis grüngelb, mit zahlreichen, schwarzen, pfefferkorngroßen, etwas scharf nach Kresse schmeckenden Samen. Fruchtfleisch 5 bis 7 cm dick, zart, saftig, gelblichrot, süß aromatisch schmeckend.

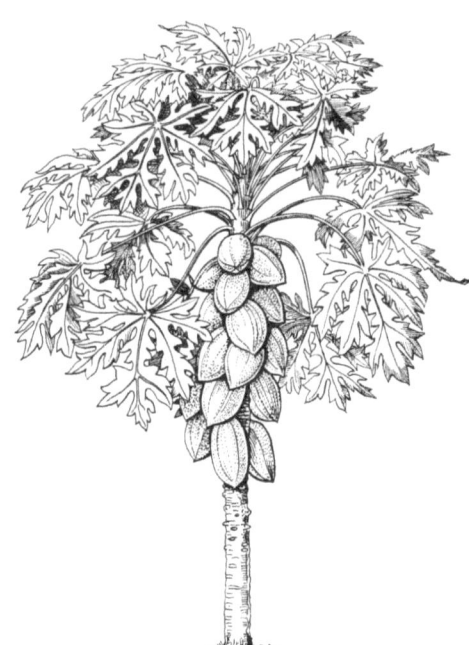

Abb. 84. Carica papaya; fruchtender Baum (nach Schaette).

Inhaltsstoffe. In den Blättern die Alkaloide Carpain (0,1 bis 0,15%) und Pseudocarpain (0,01%) $C_{14}H_{25}NO_2$, Fp. 121°, Saponine und das Glykosid Carposid.

In den Früchten die Carotinoide Phytoen, Phytofluen, β-, cis-β-, ξ- und γ-Carotin, 5,6-Monoepoxi-β-carotin, Mutatochrom, Auxochrom, Kryptoxanthin, Kryptoflavin, Violaxanthin, cis-Violaxanthin, Antheraxanthin, Chrysanthemaxanthin und Neoxanthin [Subbarayan et al.: Chem. Abstr. *62*, 5576 (1965)], sowie in der roten Frucht noch Lycopin. In der unreifen Frucht Pektine, die D-Galaktose, D-Galakturonsäure und L-Arabinose als Hauptbestandteile enthalten [Biswas et al.: Chem. Abstr. *71*, 56806a (1969)], ferner organische Säuren, Harze, Vitamin A, B, C und D. Im Saft der unreifen Frucht (s. u.), der Blätter, Stengel und Rinde proteolytische Fermente. In den Samen fettes Öl mit 80% Öl-, 11,9% Palmitin-, 5% Stearin-, Behen-, Hexadecen-, Linol-, Laurin- und Myristinsäure [Badami et al.: Chem. Abstr. *68*, 38314x (1968)]. Das ätherische Öl der Früchte enthält hauptsächlich Methyl-, Äthyl-, Propyl- und Butylalkohol, Methyl-, Äthyl-, Amyl- und Isoamylacetat. In Wurzel, Stamm, Blatt und Samen, nicht aber im Milchsaft Myrosin und Senfölglucoside: Glucotropaeolin $C_{20}H_{30}N_2O_9S$, Fp. 188 bis 189°, und ein sinigrinartiges Glucosid Caricin. Ferner vier weitere Alkaloide, darunter Nicotin, Cotinin und Myosmin.

Anwendung. Die Blätter (Folia Caricae papayae, Melonenbaumblätter) in der Homöopathie; in Afrika zum Weichmachen eiweißhaltiger Speisen, die jungen Blätter als Gemüse; auf Grund des Saponingehaltes als Seifenersatz und Fleckenentferner; als Febrifugum und Laxativum; in Neukaledonien als Tabakersatz; auf Mauritius gegen Asthma. Das Alkaloid Carpain als Herzstimulans. Ein Dekokt als Purgans für Pferde. Die frischen Früchte werden als Obst genossen, wie Kürbis eingemacht und dienen als Kompott. Als Viehfutter. Sie werden wegen ihrer verdauungsfördernden Wirkung sehr geschätzt. Das Öl der Samen in Brasilien als Vermifugum. In Südindien gelten die Samen als kräftiges Emmenagogum. Der frische Saft als Anthelminticum. Die Wurzel wird gegen Nieren- und Blasenkrankheiten, in Ghana auch bei Framboesie und Hämorrhoiden verwendet, in Ostafrika ein Dekokt als Anthelminticum, ein Infus gegen Syphilis. Die männlichen Blüten als Mamoiero Brasil. 1 gegen Gelbsucht, als Dekokt bei Affektionen der Atemwege.

Carica Papaya HAB 34. Melonenbaum.
Frische Blätter.

Arzneiform. Essenz nach § 3. *Arzneigehalt.* 1/3.

Anbau

Durchgezüchtete Sorten gibt es anscheinend nur in Indien. In Mittelamerika sucht sich jeder Farmer für die Aussaat von seinem eigenen Bestand die beste Frucht aus. Die Samen, gut gewaschen und getrocknet, werden in Holzasche aufbewahrt. So behalten sie, auch im feuchten Tiefland-Tropenklima, lange die Keimkraft. Die Aussaat erfolgt anfangs der Regenzeit in Kistchen, die in einem aus Palmblättern hergestellten Halbschattenhaus stehen, möglichst geschützt vor Ameisen, Heuschrecken, Eidechsen usw. Nach 14 Tagen werden die 5 cm hohen Pflänzchen pikiert und nach weiteren 3 Wochen die nun etwa 20 cm hohen Pflanzen im Abstand von 3 × 3 Metern im Verband ausgepflanzt. Die männlichen Pflanzen werden sofort nach der ersten Blütenentwicklung bodeneben abgeschnitten. Sobald die Früchte erscheinen, werden die Blätter gelb und fallen ab. In der Trockenzeit erfolgt die erste Ernte. Der Hauptertrag tritt im ersten und zweiten Jahr nach der Aussaat ein, wenn die Pflanze drei bis vier Meter hoch ist.

Papain. Papainum. Papaine.
Papaine CF 49.

Der getrocknete Latex, der als pulverisierte pflanzliche Handelsware ein Gemisch mannigfaltiger, enzymatischer und nichtenzymatischer Inhaltsstoffe darstellt.

Papain ist auch der Name für ein in kristallisierter Form erhaltenes, proteolytisches Enzym (s. S. 714).

Gewinnung. Durch Anritzen der unter der Epidermis gelegenen Milchgefäße der unreifen Früchte wird ein klarer Saft freigesetzt, der an der Luft rasch undurchsichtig wird (Latex) und koaguliert. Die vollreife Frucht enthält nur wenig oder gar keinen Latex. Der auf die angegebene Weise erhaltene Milchsaft (Papaya-Latex) wird gesammelt und an der Luft oder besser im Vakuum bei 50° getrocknet, wobei 6 bis 7 kg Latex durchschnittlich etwa 1 kg getrocknetes Papain geben. Dies entspricht einer mittleren jährlichen Ausbeute von 100 g Papain pro Papaya-Baum. Das nach dem Pulvern und Sieben des getrockneten Papaya-Latex gewonnene Papain ist cremefarben, besitzt einen charakteristischen Geruch und weist eine vielfältige und unterschiedliche enzymatische Aktivität auf, die durch langes Lagern inaktiviert wird. Durch Zusatz von 0,2% Thymol und 0,5% Na-Hydrogensulfit zum feuchten Latex vor dem eigentlichen Trocknungsprozeß kann die Stabilität des Papainpulvers erhöht werden. Ein anderes Verfahren zur Erhöhung der Stabilität des Papains besteht im Zusatz von einigen Prozent NaCl zum Latex, sowie im Abfüllen in verzinnte Gefäße, die mit Vinylpolymerisaten ausgeschlagen sind und dann evakuiert werden. Das so im Handel erscheinende Papainpulver behält jahrelang eine enzymatische Aktivität.

In einigen Präparaten wird der getrocknete Milchsaft durch Zwischenschalten eines Hilfsenzyms wieder aktiviert. Bei diesem System sind alle Komponenten sauerstoffgesättigt und erst bei der Anfeuchtung der Tabletten erfolgt die Aktivierung.

Beschreibung. Wurmförmige Fragmente von 1 cm Länge, oder kleine, abgerundete, erbsen- bis nußgroße Stücke von unterschiedlicher Dicke, mehr oder weniger deformiert durch das Zusammenziehen des Klümpchens bei seiner Gerinnung. Die im Vakuum getrockneten, wurmförmigen Papaine sind im allgemeinen hellgelb; im Gegensatz dazu haben die kugelförmigen, an der Luft getrockneten Papaine eine hell- bis dunkelbraune Färbung.

Geruch charakteristisch, leicht übelerregend; charakteristischer, leicht salziger Geschmack.

In einer Chloralhydratlösung erkennt man unter dem Mikroskop eine große Anhäufung von dunkelbraunen, körnigen Latexkügelchen.

Inhaltsstoffe. 6% Fette, Phospholipide, Phytosterine, 85 bis 89% Peptide und freie Aminosäuren (Cystein, Lysin, Asparagin, Asparaginsäure, Arginin, Glycin, Glutaminsäure, Serin, Threonin, Alanin u.a.), Fructose, Glucose, Saccharose und eine Vielzahl von Enzymen: 1. Peptid-Hydrolasen: Papain (s. u.), Chymopapain A und B, u.a. – Chymopapain A und B haben ähnliche physikalische und chemische sowie enzymatische Eigenschaften (Labwirkung, proteolytische Esterase – sowie Thiolesterase – Aktivität bei Substraten, bei denen der Esterbindung eine Peptidbindung benachbart ist). Sie sind ausgezeichnet durch ihre Stabilität bei pH 2. – 2. Glykosidbindung spaltende Enzyme: Ein Lysozym (N-Acetylhexosamidase) mit mykolytischer und bakteriolytischer Aktivität, eine Polysaccharidase (Papaya-Callase), die das Polysaccharid Callose spaltet, sowie Stärke und Glykogen spaltende Polysaccharidasen, Oligosaccharidasen, die Cellobiose, Maltose, Trehalose, Lactose, Melibiose, Raffinose, Saccharose und Melezitose spalten. – 3. Esterasen: Lipasen, Esterasen und Pektinesterasen, Phosphatasen. – 4. Cycloligasen, die aus Amidgruppen Ammoniak freisetzen. – Ferner ein Aktivator Phytokinase, der durch Kochen zerstört wird.

Prüfung. Nach CF 37: Trocknungsverlust (3 Std. bei 102°) max. 12%. – Max. Aschegehalt 12%; mit Jodlösung darf weder unter dem Mikroskop noch im wäßrigen Auszug eine blaue Farbe zu erkennen sein.

Wertbestimmung. 0,015 g Papain, 2,5 g getrocknetes standardisiertes Schweinefibrin und 50 ml bidest. Wasser werden in einem 90-ml-Behälter mit weiter Öffnung 2 Std. lang bei 70° in einen Thermostaten gestellt, wobei alle 10 Min. umgerührt wird. Danach filtriert man. 10 ml des Filtrates dürfen bei gewöhnlicher Temperatur und unter Hinzugabe von 20 Tropfen Salpetersäure nicht trüb werden. Der von 10 ml des Filtrates erhaltene Trockenextrakt muß ein Gewicht von mindestens 0,300 g haben. Das in einem Zwei-Dezimeter-Polarimeter untersuchte Filtrat ergibt eine Mindestabweichung von $-2°40'$. – Nach neueren Methoden wird als Substrat der Äthylester des N-Benzoylarginins verwendet. – Weitere Wertbestimmungen siehe bei Papayotin.

Wirkung. Papain ist proteolytisch dem Kathepsin ähnlich. Seine Aktivität erstreckt sich auf Eiweiß, Kohlenhydrate und Fette bei pH 3 bis 12 und 10° bis zu einem Optimum bei 70°, die auch beim Erhitzen auf 100° erhalten bleibt. Durch Oxydation wird es inaktiviert. Papain zeigt synthetische Aktivität, es koaguliert Blut oder Plasma (es enthält ein Phytothrombin), zerstört einige andere Enzyme (Urease, Antiurease), verstärkt die Diastasewirkung von Malzextrakt; Cyanid-papain (wie auch Pepsin) zerstört die Infektiosität von Virusaufschwemmungen, löst Taenien und Ascariden auf und H_2S aktiviertes Papain inaktiviert letale Dosen von Tetanustoxin, Ricin und von Strychnin.

Anwendung. In der Fleischindustrie zum Weichmachen des Fleisches, beispielsweise indem man kurz vor dem Schlachten intravenös eine Papain-Lösung spritzt oder indem man frisches Fleisch einige Minuten mit Papainlösung behandelt. In der Textilindustrie, um die Wolle vor Schrumpfen und Zerreißen zu schützen, sowie zur Herstellung schleimfreier, reiner Seide. In der Lohgerberei; (in Amerika) zur Herstellung von Kaugummi. In der Brauereiwirtschaft zur Klärung von Bier, was durch die pektolytische und proteolytische Wirksamkeit des Papains zu erklären ist. In der Medizin lokal zur Beseitigung von nekrotischem Gewebe, auch bei Ekzemen, Psoriasis und Geschwüren. Orale Applikation von Rohpapain soll bei operativen Eingriffen, z. B. Episiotomie, Entzündungen verhüten. Die toxische Wirkung von Weizengluten bei Zöliakie wird durch Papain-Gaben aufgehoben, was vor allem auf die Aktivität der im Papainpulver enthaltenen Glutamin-cyclotransferase zurückgeführt wird. Gegen Dyspepsie zur Substitution von Verdauungsenzymen, bei allen Störungen der Magen- und Darmsekretion und der Fettverdauung, bei Leber- und Gallengangserkrankungen, Pankreopathien. Als Anthelminticum.

Papayotin. Papainum. Papain. Papaynum. Caricina. Papoid. Caroid.
Papainum Ind. P. C. 53. Papain Ind. P. 66.

Ein gereinigtes Präparat, das durch Auflösen des rohen Papains in Wasser und Fällen mit Alkohol erhalten wird. Nach Ind. P. C. 53 wird das Papain aus frischem Saft mit Alkohol gefällt und durch Auflösen in Wasser und erneutes Fällen gereinigt. Das dabei erhaltene Pulver wird bei niedriger Temperatur getrocknet.

Hellgraubraunes bis rötlichbraunes Granulat oder gelblichgraues bis schwachgelbes Pulver mit charakteristischem Geschmack und Geruch. Es ist teilweise löslich in Wasser, wobei die Lösung schwach opaleszierend erscheint, fast unlöslich in Alkohol, Chloroform und Äther.

Inhaltsstoffe. Ein Gemisch proteolytischer Enzyme.

Prüfung. Max. Aschegehalt 1% Ind. P. C. 53, Ind. P. 66.

Wertbestimmung. Es können verwendet werden die Fleisch- und Gelatineverdauung und der Milchgerinnungseffekt, wobei die beiden letzteren eng zusammenhängen und die Milchgerinnungsmethode wegen der Schnelligkeit, Reproduzierbarkeit und Genauigkeit vorzuziehen ist [BALLS u. HOOVER: J. biol. Chem. *121*, 737 (1937)]. Die proteolytische Aktivität kann mit einer Genauigkeit von $\pm 0,1$ mg Papain durch die Verdauung von frisch gewonnenem Hühnereiweiß bestimmt werden, indem das Volumen von Hühnereiweiß mit standardisierten Mengen von Papain verglichen wird [LAGER: Ann. N. Y. Acad. Sci. *54*, 236 (1951)]. Ind. P. C. 53 verwendet eine Enzymverdünnungsreihe, die eine 0,1% Caseinlösung verdaut und als 2. Methode die Milchgerinnungsmethode. 1 Papaineinheit ist die Menge an Enzym, die nötig ist, um 10 ml einer auf bestimmte Art hergestellten Milch in 2 Min. zu koagulieren. Ind. P. 66: 4 g gereinigtes Casein werden in 78 ml Wasser + 3 ml 1 n Natriumhydroxid gelöst. Das pH wird auf 8,7 gebracht und mit Wasser auf 100 ml ergänzt. 0,5 g Papain werden mit Chloroform-Wasser ($CHCl_3$ 2,5 ml, Wasser ad 1000 ml) angerieben und mit Chloroform-Wasser auf 300 ml gebracht. 15 ml der Caseinlösung werden mit 30 ml Chloroform-Wasser versetzt, 10 ml der unfiltrierten Papainlösung hinzugefügt, rasch auf 55° erhitzt, 20 Min. bei dieser Temperatur gehalten und dann rasch abgekühlt. Weitere 15 ml der Caseinlösung werden ebenso behandelt, aber mit einer Papainlösung versetzt, die zuvor gekocht und wieder abgekühlt worden ist. Zu beiden Lösungen werden 5 Tropfen Neutralrotlösung gegeben, sowie 0,1 n Natriumhydroxid oder 0,1 n Salzsäure bis die Farbe derjenigen einer Mischung von 10 ml Standardlösung vom pH 7 und 1 Tr. Neutralrotlösung entspricht. Man gibt 75 ml einer 0,1% [g/v] Phenolphthaleinlösung und 10 ml einer Formaldehydlösung zu jeder Probe, die mit 0,1 n Natriumhydroxid titriert werden bis die Farbe einer Vergleichslösung aus 10 ml Standardlösung vom pH 8,7, 1 Tr. Neutralrotlösung und 0,15 ml einer 0,1% [g/v] Phenolphthaleinlösung entspricht. Die Differenz zwischen beiden Titrationen darf nicht weniger als 3 ml betragen.

Aufbewahrung. In gut geschlossenen Behältnissen, kühl.

Anwendung. Wie Papain (s. o.).

Dosierung. 0,12 bis 0,6 g.

Vermizym (Dr. Schwab GmbH, 8 München). 205,2 mg Papain mit spezif. Aktivatoren pro Dragee (25,7 mg für Kinder).

Arbuz (Dr. Schwab GmbH, 8 München). 45,9 mg Papain und 16,1 mg Pankreatin.

Kratipan (Dr. Schwab GmbH, 8 München). 1 Dragee enthielt Papain mit spez. Aktivatoren 52,5 mg, Pankreatin 30 mg, Lecithin 22,5 mg, Cholinhydrogentartrat 9 mg, Orotsäure (Na-Salz) 15 mg.

Askarimors (Richter & Cie. GmbH, 6228 Eltville). 1 Dragee: 0,16 g Papain (1 : 350), 0,011 g Sulfur. praec., 0,105 g Faex med. + Abführtabl.

Wobe-Mugos (Mucos Emulsionsgesellschaft mbH, Grünwald b. München) enthält Papayotin neben einem Gemisch weiterer proteolytischer Enzyme tierischer und pflanzlicher Herkunft.

Cariniana

Cariniana brasiliensis CAS. (Couratari legalis MART.). Lecythidaceae.

Heimisch in Brasilien.

Jequitibá Brasil. 1.
Die gerbstoffhaltige Rinde.

Anwendung. Als Antidiarrhoicum, Desinfiziens und zur Herstellung galenischer Präparate.

Cariniana excelsa CAS. (Couratari estrellensis RADDI).

Heimisch in Brasilien.

Anwendung. Die Rinde, nach HOPPE gleichfalls unter der Bezeichnung „Jequitibá", wie Cariniana brasiliensis.

Carisoprodolum

Carisoprodolum. Carisoprodol.

$C_{12}H_{24}N_2O_4$ M.G. 260,34
N-Isopropyl-2-methyl-2-propylpropandiol-(1,3)-dicarbamat.

Gehalt. Mindestens 99%.

Eigenschaften. Fast weißes, feinkrist. Pulver mit gelblichem Stich, praktisch unlösl. in W., lösl. in M., A., Ae., Chlf. und Bzl. Fp. 90 bis 92° (Kapillarmethode, Temp.-Messung im Heizbad).

Erkennung. Etwa 50 mg werden in 1 ml verd. Schwefelsäure einige Min. erwärmt und die Lsg. mit Natronlauge alkalisch gemacht. Es tritt der Geruch nach Ammoniak auf; die Dämpfe bläuen rotes Lackmuspapier.

Prüfung. 1. Aussehen der 10%igen acetonischen Lsg.: Fast klar und fast farblos. – 2. Schwermetalle: Höchstens 0,001%. Dazu wird 1 g Substanz in 20 ml M. gelöst. Nach Zugabe von 0,3 ml 30%iger Essigsäure wird Schwefelwasserstoff eingeleitet. Die auftretende Fbg. darf nicht stärker sein als die des Vergleiches, der mit 1 ml verd. Blei-Stammlsg. (= 0,00001 g Pb) bei gleicher Behandlung bereitet wurde. – 3. Eisen: Höchstens 0,0005%. Dazu wird 1 g Substanz in 20 ml M. gelöst, 1 ml Salpetersäure (25%ig) und 2 ml Ammoniumrhodanid-Lsg. (5%ig) zugesetzt. Die auftretende Rotfbg. darf nicht stärker sein als die des Vergleiches, der mit 0,5 ml verd. Eisen-Stammlsg. (= 0,000005 g Fe) bei gleicher Behandlung bereitet wurde. – 4. Trocknungsverlust: Höchstens 0,5%. – 5. Wassergehalt: Höchstens 0,5%, bestimmt nach der Karl-Fischer-Methode. – 6. Sulfatasche: Höchstens 0,1%.

Gehaltsbestimmung. Etwa 0,7 g Substanz werden in einem Kjeldahl-Kolben mit 0,2 g rotem, amorphem Phosphor und 7 ml Jodwasserstoffsäure (1,70) zum Aufschluß nach FRIEDRICH) versetzt. Die Mischung wird bei aufgesetztem Trichter bis zum Sieden der Jodwasserstoffsäure erhitzt und 30 Min. bei kleiner Flamme im Sieden gehalten. Nach Zugabe von 20 ml Schwefelsäure ($d = 1,84$) zu der erkalteten Fl. wird im offenen Kolben so lange erhitzt, bis der gesamte Jodwasserstoff abdest. ist. Nach dem Erkalten und nach Zugabe von 0,4 g Quecksilber(II)-acetat und 1,2 g Kaliumsulfat wird bei aufgesetztem Trichter nochmals 1 bis 2 Std. erhitzt. Das Reaktionsgemisch wird mit 300 ml W. in den Kolben eines Destillationsapparates übergespült und mit 150 ml Natronlauge und einer Lsg. von 1 g Kaliumsulfid in 10 ml W. versetzt. Darauf werden in eine mit 50 ml 0,2 n Salzsäure beschickte Vorlage etwa 30 ml überdest. Der Überschuß an 0,2 n Salzsäure wird mit 0,2 n Natronlauge, Methylrot-Lsg. als Indikator, zurücktitriert. 1 ml 0,2 n Salzsäure entspr. 0,0028016 g Stickstoff bzw. 0,026034 g Carisoprodol.

Anwendung. Als Tonolyticum und zentral angreifendes Muskelrelaxans. Zur Lösung schmerzhafter Verspannungen der Skelettmuskulatur bei Torticollis, Lumbalgien, Lumbago, Ischias, Bandscheibensyndrom, Bursitis, postoperativen Myalgien, Polyarthritis, spastischen Paresen usw.

Dosierung. Dreimal tägl. 0,35 g per oral.

Handelsformen: Soma; Sanoma (Merck Darmstadt); Somalgit.

Carissa

Carissa ovata R.BR. var. stolonifera F. M. BAILEY. Apocynaceae. – Plumerioideae – Carisseae.

Heimisch in Australien.

Inhaltsstoffe. MOHR et al. [Helv. chim. Acta *37*, 462 (1954)] isolierten aus den Wurzeln das herzwirksame Glykosid Odorosid H (D-Digitalosid des Digitoxigenins) $C_{30}H_{46}O_8$, Fp. 234 bis 236°, DL 0,2 mg/kg Katze.

Carissa lanceolata R.BR.

Inhaltsstoffe. In den Wurzeln Odorosid H und 0,6% eines ungesättigten Ketons Carisson $C_{15}H_{24}O_2$, Fp. 76°, das ebenfalls in Carissa congesta SANTAPAU enthalten ist.

Carisson

Carissa bispinosa (L.) DESF. (C. arduina LAM.).

Heimisch in Südafrika.

Inhaltsstoffe. In Früchten und Blättern Tannin und Sterine. Die Pflanze gibt positiven hämolytischen Test. MOTAWI et al. [ref. Chem. Abstr. *62*, 5575 (1965)] fanden in den Blättern Tritriacontan.

Anwendung. In der Eingeborenenmedizin als Aphrodisiacum und Zaubermittel. Frucht eßbar.

Carissa edulis VAHL (Arduina edulis SPRENG.).

Heimisch in Arabien und Natal.

Inhaltsstoffe. In der Wurzel wahrscheinlich herzwirksame Glykoside.

Anwendung. Frucht (Natalpflaume) eßbar. Sonst mannigfaltig in der Eingeborenenmedizin.

Carissa carandas L.

Heimisch in den trockenen Gegenden Indiens.

SINGH et al. [Lloydia *26*, 49 (1963)] stellten histologische und morphologische Studien über die Unterschiede der Wurzeln von Carissa carandas und Carissa spinarum an.

Inhaltsstoffe. PAKRASHI et al. [Phytochemistry 7, 495 (1968)] fanden in den Blättern Lupeol, β-Sitosterin, einen Triterpenalkohol, Fp. 185 bis 195°, Ursolsäure $C_{30}H_{48}O_3$, Methylursolat $C_{31}H_{50}O_3$ und eine neue Substanz A, Fp. 134°. RASTOGI et al. [ref. Chem. Abstr. 65, 4157 (1966)] isolierten aus den Wurzeln 4 Raymond-positive Substanzen: Substanz A: $C_{20}H_{28}O_3$, Fp. 237° (0,0006%), Substanz B, $C_{20}H_{32}O_3$, Fp. 230° (0,0009%), Substanz C, $C_{23}H_{30}O_4$, Fp. 247° (0,0014%), Substanz D_1, $C_{20}H_{30}O_3$, Fp. 220° (0,002%), die Raymondnegative Substanz P, $C_{31}H_{44}O_6$, Fp. 262° (0,009%), sowie 0,0075% Carisson. Später fanden sie [ref. Chem. Abstr. 67, 10283 (1967)] Odorosid H, Digitoxigenin, 14,15-Anhydrodigitoxigenin, Glucose und D-Digitalose. In Stamm- und Wurzelrinde β-Sitosterin, Lupeol und Substanz A.

Wirkung. CHATTERJEE et al. [ref. Chem. Abstr. 63, 3501 (1965)] fanden bei Alkoholextrakten der Wurzel in Katzenversuchen einen blutdrucksenkenden Effekt.

Anwendung. Die Wurzel als bitteres Stomachicum und Anthelminticum. Die Blätter gegen Fieber.

Carissa spinarum L. (C. opaca STAPF).

Heimisch in den trockenen Gegenden Indiens, besonders im Punjab und in Kaschmir.

Inhaltsstoffe. In der Wurzelrinde Lupeol und β-Sitosterin. In den Blättern 4,9 bis 7,5% Gerbstoff.

Anwendung. Die Wurzel als Laxans und Antidot bei Schlangenbissen.

Carlina

Carlina acaulis L. (C. alpina JACQ., C. chamaeleon VELL.). Asteraceae – Asteroideae – Cynareae. (Stengellose) Eberwurz. Silberdistel. Jägerbrot. Karlsdistel.

Heimisch in den Gebirgen Mittel- und Südeuropas, besonders in den Alpengebieten und auf dem Balkan; auf trockenen, sonnigen Wiesen und Triften, in lichten Gebüschen und an Berghängen.

Ausdauernde, mehr oder weniger stengellose oder (seltener) bis 40 cm hohe Pflanze mit dicker, spindelförmiger, holziger, senkrechter Wurzel. – Stengel in der Regel nur wenige Zentimeter hoch und der Kopf fast grundständig, seltener verlängert, undeutlich kantig, längsgestreift, oft rot überlaufen, bisweilen mehrköpfig. – Laubblätter bei der stengellosen Form rosettig gehäuft, bei der bestengelten Form ziemlich dicht stehend, etwas wollhaarig, im Umriß länglich, bis 30 cm lang und bis 6 cm breit, ein- oder zweifach fiederspaltig, mit jederseits 10 bis 12 buchtig- oder eingeschnitten-dornig gezähnten, herablaufenden Fiedern, starr, oberseits lichtgrün, mattglänzend, Stiel rinnig, am Grunde sitzend, breit. – Köpfe (mit den strahlenden Hüllblättern) 5 bis 13 cm breit, meist einzeln, seltener (namentlich bei gestielten Pflanzen) zu mehreren. Äußere Hüllblätter laubblattartig, allmählich in die Laubblätter übergehend, die mittleren braun, kammförmig, dornig gezähnt, teilweise länger als der Kopf, die innersten lineal, zugespitzt, innen glänzend weiß, außen etwas gelblich und gegen den Grund bräunlich überlaufen. Spreublätter des Blütenbodens dicht stehend, kantig, zerschlitzt, an der Spitze keulig verdickt, schmutzig-weiß. – Blüten 12 bis 17 mm lang, weißlich oder rötlich. – Früchte 5 mm lang; Pappus zwei- bis dreimal so lang wie die Frucht, aus 10 bis 12 in 5 bis 11 Borsten ausgehenden Schuppen bestehend.

Inhaltsstoffe. In den Früchten nach GRESHOFF [Ber. dtsch. pharm. Ges. 10, 148 (1900)] Alkaloide. – Im Samenöl wurde von SPENCER et al. [Lipids 4, 99 (1969)] neben Linolsäure (50 bis 52%), Palmitin-, Stearin- und Ölsäure (je etwa 10%), 21 bis 24% cis-5-Octadecensäure sowie etwa 2% cis-5-Hexadecensäure nachgewiesen.

Radix Carlinae[1]. Radix Apri. Radix Cardopatiae. Radix Chamaeleontis albae. Stengellose Eberwurz. Silber- oder Wetterdistelwurz. Attichwurzel. Karlsdistelwurzel. Weiße Roßwurzel. Zwergdistelwurzel. Jägerbrotwurzel. Stemless carline root. Racine de carline acaule.

Radix Carlinae Erg.B. 6.

Die im Herbst gesammelte Wurzel.

Wurzel bis 30 cm lang, bis 25 mm dick, zylindrisch, fleischig, meist einfach, seltener mehrköpfig, von Stengel- und Blattresten geschopft, außen hellbraun und mit vielen Wurzelnarben bedeckt, tief längsrunzelig, fast immer um ihre Achse schraubenförmig gedreht.

---

[1] Abbildungen bei L. HÖRHAMMER: Teeanalyse, Tafel 52, Abb. 453 und 454.

Ältere Wurzeln hohl oder häufig der Länge nach bis zur Mitte gespalten. Bruch spröde-hornartig, nicht faserig.

Geruch durchdringend unangenehm, Geschmack scharf gewürzhaft, bittersüßlich.

Lupenbild[1]. Querschnitt. Eine dünne, außen braune, innen heller braune, harzig glänzende, strahlige Rinde umgibt einen hellgelben, fleischigen oder harzartig-spröden, nicht holzigen, strahligen, innen meist zerrissenen, marklosen Holzkörper. In der Rinde und dem Markstrahlgewebe des Holzes zahlreiche radial und konzentrisch gestellte, braunrote Sekretbehälter.

Mikroskopisches Bild. Die breite Innenrinde aus breiten Markstrahlen mit zahlreichen ungleich großen, meist unregelmäßig begrenzten, schizogenen Balsambehältern. Die gleichen Balsamgänge in der inneren Partie der Mittelrinde. Die Rindenstrahlen aus Siebröhrengruppen, Bastparenchymgewebe und dünnwandigen, langgestreckten, prosenchymatischen Zellen. Der Holzkörper aus zahlreichen, schmalen, fein porösen, hellgelben Holzstrahlen mit in Gruppen beisammenliegenden, netzaderig bis leiterförmig verdickten Gefäßen und aus breiteren Markstrahlen mit zahlreichen großen Harzgängen in konzentrischen und zugleich strahligen Reihen angeordnet. Holzfasern treten nur selten auf, Sklerenchymfasern fehlen völlig. Das Parenchym enthält Inulin, teilweise auch reichlich Calciumoxalat in Form sehr kleiner prismatischer Einzel- und Zwillingskristalle.

Pulverdroge. Hellbraun. Gekennzeichnet durch zahlreiche Bruchstücke von meist netzartig getüpfelten Gefäßen, durch großlumige, farblose und kleinlumige, gelbe Parenchymzellen mit Inulin in formlosen Massen, teilweise auch mit Calciumoxalat in Form sehr kleiner prismatischer Einzel- und Zwillingskristalle, durch Reste braunroter Sekretgänge, durch vereinzelte Holzfasern und durch sehr kleine, etwa 8 µm große Stärkekörner.

Verwechslungen. 1. Die Wurzel von Carlina vulgaris L., Eberwurz, früher als Radix Carlinae silvestris im Gebrauch. Sie ist holziger, besitzt keine Sekretbehälter, riecht und schmeckt daher nicht aromatisch. – 2. Die Wurzel von Atractylis gummifera L. (Carlina gummifera LESS.), Radix Carlinae gummiferae, Mastixdistelwurzel. In Geruch, Geschmack und Bau große Ähnlichkeit mit Carlina acaulis. Unterschiede: die Wurzel ist fleischiger, anomaler Zuwachs innerhalb des Holzzylinders durch Bildung sekundärer Kambien, Vorkommen von Milchröhren innerhalb des Phloems, reichlichere Entwicklung von Holzfasergewebe. Nach FASSINA u. CONTESSA [Planta med. (Stuttg.) 9, 177 (1961)] sind die bisher als Wurzel angesprochenen Organe Rhizome, deren Bau durch das Vorkommen anomaler Leitbündel kompliziert ist. Zur pharmakognostischen Charakterisierung gehören außerdem noch spitze Kristalle in parenchymatischen Geweben sowie in der Rinde zahlreiche Sekretbehälter. Carlina gummifera ist wegen der strychninähnlichen Wirkung des Atractylosids als Giftdroge zu bezeichnen. Die Vergiftungssymptome bestehen in Erbrechen, Leibschmerzen, Anurie, kleinem und frequentem Puls und dem Tode vorangehenden Krämpfen. Sie liefert Acantho- oder Pseudomastix und wird als „Masticogna" auch zur Streckung und zum Verschnitt von Succus Liquiritiae verwendet.

Inhaltsstoffe. In der Wurzel 1 bis 2% hell- bis dunkelbraunes äth. Öl (spez. Gew. 1,032 bis 1,037) von narkotischem Geruch mit etwa 80% Carlinaoxid (Benzyl-2-furyl-acetylen) $C_{13}H_{10}O$, Kp.$_{20}$ 167 bis 168°, etwa 15% des Sesquiterpens Carlinen, Spuren eines Phenols und Palmitinsäure, die bei tiefen Temperaturen auskristallisieren kann. Ferner 18 bis 22% Inulin, Gerbstoff, Harz und Labenzym.

Prüfung (Erg.B. 6). Mindestgehalt an äth. Öl 1%. – Max. Aschegehalt 12%.

Aufbewahrung. Gut nachgetrocknet (bei gelinder Wärme) in dicht schließenden Gefäßen.

Wirkung. SCHMIDT-THOMÉ [Z. Naturforsch. 5b, 409 (1950)] fand eine starke bakteriostatische Wirksamkeit des Wurzelextraktes, zurückgeführt auf das Carlinaoxid; es erwies sich im Tierversuch aber als zu toxisch.

Anwendung. In der Volksheilkunde als Diureticum, Diaphoreticum, Stomachicum, Emmenagogum und Anthelminticum. In großen Gaben als Purgans und Emeticum. Äußerlich wird die in Essig gesottene Wurzel gegen Zahnschmerzen, zum Waschen bei Flechten, Grind und Schorf sowie sonstigen Hautkrankheiten gebraucht. Die Wurzel mit gleichen Teilen Wasser und Wein gekocht gilt in der Volksmedizin als gutes Mittel zum Auswaschen von Wunden und Geschwüren. Ferner in der Veterinärmedizin.

Dosierung. Mittlere Einzelgabe als Einnahme 1,5 g, Erg.B. 6.

Carlina acanthifolia ALL.

Liefert die entsprechende Wurzel der französischen Apotheken.

---

[1] Siehe Fußnote S. 717.

Carminum

Carmin CF 65. Carmine BPC 68. Carminum. Nacarat.

Bemerkung: Nach CF 65 handelt es sich um einen Aluminium-Calcium-Farblack mit dem Cochenille-Farbstoff aus Coccus cacti.

Nach BPC 68 liegt der Aluminiumlack des Cochenillefarbstoffes vor, der etwa 50 % Carminsäure enthält.

Eigenschaften. Farbstoff aus den getrockneten weiblichen Tieren von Dactylopius coccus Costa (s. d.) (Cochenille), die auf Kakteen leben und in Mexiko, Zentralamerika und Algerien gezüchtet werden. Es sind Verbindungen von Carminsäure mit Aluminium, Kalk und Eiweiß. Feurig rote, voluminöse, geruch- und geschmacklose Stücke, die sich leicht zerreiben lassen. Praktisch unlösl. in W. und verd. Säuren, leicht lösl. in wss. Ammoniak-Lsg. u. a. alkalischen Lsg. unter Bldg. tiefroter Lsg.

Erkennung. 0,1 g Substanz wird so lange erhitzt, bis die org. Substanz zerstört ist und der Geruch nach überhitzten Fetten auftritt. Der Rückstand gibt die charakteristischen Reaktionen auf Aluminium (BPC 68).

Farbintensität der wss. Lsg. 0,20 g der getrockneten Substanz werden in 5 ml verd. Ammoniak-Lsg. gelöst und mit W. zu 200 ml aufgefüllt. Zu 5 ml dieser Lsg. gibt man 5 ml verd. Ammoniak-Lsg. und verdünnt weiter mit W. auf 200 ml. Man mißt dann die Extinktion in einer Schichtdicke von 1 cm beim Maximum, das etwa bei 518 nm liegt. Die Extinktion muß mindestens 0,40 betragen (BPC 68).

Prüfung. 1. Arsen: Höchstens 4 ppm (BPC 68). — 2. Blei: Höchstens 17 ppm (BPC 68). — 3. Unlösl. Verunreinigungen: 0,10 g Substanz wird in 1 ml verd. Ammoniak-Lsg. angeschüttelt und mit W. auf 100 ml verd. Es muß eine klare Lsg. entstehen (BPC 68). — 4. Trocknungsverlust: 10,0 bis 21,0%, wenn bei 105° bis zur Gew.-Konstanz getrocknet wird (BPC 68); höchstens 20%, wenn bei 100 bis 105° getrocknet wird (CF 65). — 5. Asche: Höchstens 13,0%, berechnet auf die getrocknete Substanz (BPC 68); höchstens 10% (CF 65). — 6. Abwesenheit von Salmonellen: 5 g Substanz werden pulverisiert, mit 50 ml einer sterilen 20%igen Kochsalz-Lsg. versetzt und bei 37° 2 Std. inkubiert. Die Hälfte der Lsg. etwa gibt man zu 25 ml doppelt starker Selenit-Fleischbrühe und die andere Hälfte zu 25 ml doppeltstarker Rappaport-Lsg. und inkubiert beide Mischungen bei 37°. Nach 24 und nach 48 Std. werden beide Lsg. je auf ein Wismutsulfid-Medium (Wilson und Blair) und auf einen Desoxycholatcitrat-Agar ausgestrichen und die Platten bei 37° inkubiert. Nach 24 und nach 48 Std. werden die bestrichenen und inkubierten Platten betrachtet, dabei dürfen sich keine charakteristischen Salmonellenkolonien gebildet haben. Doppeltstarke Selenit-Fleischbrühe siehe R. Cruickank (Ed.): Medical Microbiology, 11th Ed., 1965. Doppeltstarke Rappaport-Lsg. siehe Rappaport, Konforti u. Navon: J. clin. Path. 9, 261 (1965); (BPC 68).

Sterilisation: Die Substanz kann durch Erhitzen im Autoklaven sterilisiert werden. Wenn notwendig, muß sie vorher bei 80° getrocknet werden.

Aufbewahrung. In gut schließenden Gefäßen, vor Luft geschützt.

Anwendung. Als Färbemittel in der Lebensmittelindustrie, zur Herst. von Malerfarben, in der Mikroskopie und als Indikator. Umschlagsbereich: pH 4,8 (gelb) bis 6,2 (violett).

Carminsäure. Acidum carminicum. Karminsäure.

$C_{22}H_{20}O_{13}$ M.G. 492,38

Eigenschaften. Dunkles, rotbraunes oder leuchtendrotes Pulver bzw. purpurbraunes, nach dem Zerreiben dunkelrotes Pulver. Sehr gut lösl. in W., A., konz. Schwefelsäure und Alkalihydroxid-Lsg., wenig lösl. in Ae., praktisch unlösl. in Chlf. und Bzl.

Anwendung. Unter Beachtung der gesetzlichen Bestimmungen der einzelnen Länder als Lebensmittelfarbstoff, in der Farbphotographie, als Reagens auf Zirkon, als Malerfarbe und zum Anfärben von Bakterien.

Aufbewahrung. Gut verschlossen, vor Luft geschützt.

Carnitinum

Carnitinum. Carnitin. Novain. Vitamin B_T.

$$(CH_3)_3\overset{\oplus}{N}-CH_2-CH(OH)-CH_2-COO^{\ominus}$$

$C_7H_{15}NO_3$ M.G. 161,21

β-Hydroxy-γ-dimethylamino-buttersäure-methyl-betain.

Vorkommen. Normaler Bestandteil der Säugetiermuskulatur. In der Archenmuschel (Arca noae), in Tintenfischen, Sardinen, in Leber und in Molke.

Eigenschaften. Sirupöse, hygroskopische Fl., leicht lösl. in W. und A.
Hydrochlorid: Farblose Kristalle. Fp. 142°; $[\alpha]_D^{20} = -20,9°$.
Reineckat: Hellpurpurfarbene, flache, trapezförmige Täfelchen (aus W., verd. Salzsäure oder beim Verdunsten aus Aceton-W.). Sehr leicht lösl. in Aceton und Dioxan, wenig lösl. in A., schwer lösl. in W., Fp. 146 bis 147°.
Chloroplatinat: Orangerote Prismen, sehr leicht lösl. in W., Fp. 214 bis 220° unter Zers.

Aufbewahrung. Die Base muß gut verschlossen und vor Feuchtigkeit geschützt aufbewahrt werden.

Anwendung. Als Hydrochlorid peroral zur Erzielung von Gew.-Zunahmen, in der Pädiatrie. Die Substanz wird auch bei Rachitis vorgeschlagen.

Caronamidum

Caronamidum. Caronamid. Carinamide.

$$\text{C}_6\text{H}_5-CH_2-SO_2-\overset{H}{N}-\text{C}_6\text{H}_4-COOH$$

$C_{14}H_{13}NO_4S$ M.G. 291,32

p-(Benzylsulfonamido)-benzoesäure.

Eigenschaften. Farblose, geruchlose Kristalle. Fp. 229 bis 230°. Das Absorptionsmaximum der Substanz liegt bei 280 bis 281 nm (gemessen in 0,1 n Natronlauge). Wenig lösl. in W. und in gebräuchlichen org. Lsgm., sehr gut lösl. in Alkalihydroxid-Lsg.

Anwendung. Die Substanz hemmt die tubuläre Ausscheidung verschiedener Medikamente, bes. Penicillin, wodurch ein höherer Penicillin-Blutspiegel im Organismus erreicht wird. Sie hemmt nicht die Ausscheidung von Sulfonamiden.

Dosierung. 2 bis 3 g alle 3 bis 4 Std., peroral.

Handelsformen: Coronamide, Retendin, Staticin.

Carperidinum

Carperidinum (NFN). Carperidine (BAN). Carperidin.

$C_{17}H_{24}N_2O_3$ M.G. 304,38

1-(2-Carbamoyl-äthyl)-4-phenyl-piperidin-4-carbonsäure-äthyl-ester.

Anwendung. Als Analgeticum und Antitussivum.

Handelsform: Carperidine (Winthrop, USA).

Carpotroche

Carpotroche brasiliensis (RADDI) ENDL. Flacourtiaceae.
Heimisch in Brasilien.

Inhaltsstoffe. In den Samen 45 bis 52% eines halbfesten Fettes, Oleum Carpotroche, Carpotrochefett, Sapucainhaöl, Sapucamha, mit charakteristischem Geruch und etwas ranzigem Geschmack. Darin enthalten sind Hydnocarpussäure $C_{16}H_{28}O_2$, Fp. 59 bis 60,5°, Chaulmoograsäure $C_{18}H_{32}O_2$, Fp. 68 bis 69°, Gorlisäure $C_{18}H_{30}O_2$, Kp.$_{10}$ 232,5°, Ketohydnocarpussäure $C_{16}H_{26}O_3$, Fp. 198°, Ketochaulmoograsäure $C_{18}H_{30}O_3$, Fp. 116°, und Palmitinsäure. Ferner nach HOPPE noch Carpotrochin. Die Zusammensetzung ist dem Chaulmoograöl ähnlich.

Hydnocarpussäure

Chaulmoograsäure

Gorlisäure

Ketohydnocarpussäure

Ketochaulmoograsäure

Anwendung. Das Fett bei Hautleiden. In Brasilien als Ersatz für Chaulmoograöl. Zur Seifenfabrikation geeignet.

Carrageen

Chondrus crispus (L.) STACKH. (Fucus crispus L., Sphaerococcus crispus AGARDH) und **Gigartina mamillosa** (GOOD. et WOODW.) AGARDH (Sphaerococcus mamillosa). Florideae – Gigartinales – Gigartinaceae. Carrageen.

An felsigen Küsten der Nordsee und des Atlantischen Ozeans (an der Westküste Europas von Gibraltar bis zum Nordkap und an der Ostküste Nordamerikas), wo sie große Bestände auf den vom Wasser überspülten Felsen bilden. Die Hauptherkunftsgebiete sind die Küstengebiete Nordfrankreichs, besonders der Bretagne, Schottlands, der Hebriden- und Orkney-Inseln, die Nord- und Westküsten Irlands, die Küsten Norwegens, Massachusetts (USA) und die kanadischen Küstengebiete, besonders von Prinz Edward-Island und Neu-Schottland.

Bei Chondrus crispus ist der knorpelige, fleischige Thallus im Durchmesser bis 15 cm groß, flach, wiederholt gabelig, in breitere und schmälere Lappen dichotom geteilt; die Verästelungen sind entweder schmal, zusammengedrückt stielrund und laufen dann in linealische, hirschhornähnliche Spitzen aus, oder seltener keilig-lappig verbreitert, dann an der Spitze meist kraus geschlitzt. Die Cystokarpien sind eingesenkt und ragen nur wenig hervor. Bei Gigartina mamillosa ist der Thallus flacher, dünner, getrocknet etwas rinnig und sehr kraus. Die Cystokarpien treten warzenförmig hervor.

Carrageen. Karrageen. Alga (Fucus, Lichen, Muscus) Carrageen oder Carragaheen. Carragen. Fucus (Fungus) crispus. Fucus (Lichen) irlandicus. Irländisches Moos. Irländische Alge. Felsen-, Kraus-, Leber-, Perl-, Seemoos. Hornklee. Knorpeltang. Irish moss. Pearl moss. Salt rock moss. Chondrus. Dorset weed. Pig-wrack. Mousse d'Irlande. Alga perlada. Musgo caraghen. Liquen Irlanda. Jers mos. Viscarin. Killeen.

Carrageen DAB 6, ÖAB 9, Helv. VI, Ned. 6, Belg. V, Dan. IX. Carragaheen CF 37. Chondrus BPC 59, NF XI. Alga perlada Brasil. 1. Ferner offizinell in Portug. 35.

Als Droge fordern: CF 37 den ganzen Thallus von Chondrus crispus. – Belg. V den ganzen Thallus von Chondrus crispus und Gigartina mamillosa. – BPC 59 den an der Sonne getrockneten und gebleichten Thallus von Chondrus crispus. – ÖAB 9, Ned. 6, NF XI den an der Sonne getrockneten und gebleichten Thallus von Chondrus crispus und Gigartina mamillosa. – DAB 6, Helv. VI, Dan. IX den von der Haftscheibe befreiten, an der Sonne (DAB 6) bzw. Luft (Helv. VI) getrockneten und gebleichten Thallus von Chondrus crispus und Gigartina mamillosa.

Die in Europa gesammelte Droge besteht hauptsächlich aus Chondrus crispus und nur in geringen Mengen aus Gigartina mamillosa.

Sie kommt getrocknet über Liverpool, aus Nordfrankreich über Le Havre in den Handel. Die größte Menge des Handels liefert außer dem Norden und Nordwesten Irlands die Grafschaft Plymouth an der Küste von Massachusetts, weniger Nordfrankreich. Die amerikanische Ware besteht fast ausschließlich aus Chondrus crispus ohne Beimischung von Gigartina mamillosa[1].

Die Droge stellt höchstens handgroße, laubartige, flache oder rinnenförmige, in bald schmälere, bald breitere Lappen von wechselnder Gestalt geteilte Vegetationskörper der beiden genannten Rotalgen dar, mit angewachsenen halbkugeligen oder mehr hervorragenden, keulenförmigen Cystokarpien (Sporenfrüchten). Andere Algen dürfen nur in sehr geringer Menge, mit Bryozoen und Kalkgehäuse überzogene Exemplare überhaupt nicht in der Droge vorhanden sein. Die im frischen Zustand schwarzrot, violett- bis grünrot gefärbten, gallertartig-fleischigen Algen werden nach dem Auswaschen, Bleichen an der Sonne und Trocknen bräunlichgelb bis weißgelb, steifknorpelig und durchscheinend. Der Farbstoff Fucoerythrin zersetzt sich in der toten Pflanze und läßt sich mit Wasser ausziehen.

Im Wasser weicht die Droge von Chondrus crispus bald schleimig-gallertig, die von Gigartina mamillosa langsamer und knorpelig-gallertig auf. Mit der dreißigfachen Menge Wasser aufgeweicht und gekocht, geben beide einen nach dem Erkalten ziemlich dicken Schleim.

Die getrocknete Droge ist fast geruchlos, mit kaltem Wasser aufgequollen entwickelt sie den charakteristischen Seegeruch; Geschmack schleimig-fade, zuweilen etwas salzig.

Mikroskopisches Bild. Der nach geringem Anfeuchten hergestellte Querschnitt zeigt in Glycerin eine kutikulaähnliche, durch Schleimauflagerungen außen verstärkte Haut, eine aus radial angeordneten Zellreihen gebildete Rindenschicht, deren Zellen von außen nach innen an Größe zunehmen sowie eine aus getüpfelten, längsgestreckten, bisweilen gegabelten Zellen bestehende Markschicht. Legt man einen Querschnitt durch den trockenen Thallus in Weingeist und läßt langsam mit gleichen Teilen Wasser verdünntes Glycerin zufließen, so tritt der Unterschied zwischen den kleinen, in radialen Reihen angeordneten Zellen der Randschicht und der großzelligen Mittelschicht deutlich hervor. Die Zellen enthalten Amylodextrinkörper, die sich mit Jodlösung rotviolett bis rotbraun färben. Läßt man Wasser zufließen, so quillt die Mittellamelle stark, und die sekundäre Membran hebt sich ab deutlich ab. Nur letztere färbt sich nach Zusatz von Jodlösung mit konzentrierter Schwefelsäure blau.

Inhaltsstoffe. 50 bis 80% Schleim (Gelstoff, Pararabin, Bassorin, Carragin), ein Gemisch von Salzen partiell mit Schwefelsäure veresterter Polygalaktane vom Typ des Carrageenans (Carrageenins), charakteristisch für Rotalgen. Der Schleim besteht aus 29 bis 35% Sulfaten, 33 bis 44% Galaktose (dominierend D-Isomeres, wenig L-Isomeres), 3,6-Anhydro-D-galaktose (säurelabil) und D-Galaktose-4-sulfat. Die wäßrige Lösung von Carrageenan besteht nach MAASS [Präparat. Pharmazie *4*, 118 (1968)] aus 2 Polysaccharid-Komponenten: 40% des in 0,15 m Kaliumchloridlösung quellbaren $\varkappa$-Carrageenans und 45% des in 0,15 m Kaliumchloridlösung löslichen λ-Carrageenans. Bei gleichzeitiger Anwesenheit von Calcium- und Kaliumionen bildet $\varkappa$-Carrageenan festere Gele. $\varkappa$-Carrageenan besteht zu 24% aus 3,6-Anhydro-D-galaktose, an die 4β-1,4'-glykosidisch D-Galaktose mit einer Monoestersulfatgruppe gebunden ist. Diese sind α-1,3'-glykosidisch an den benachbarten Galaktoserest gebunden. Jede fünfte D-Galaktoseeinheit besitzt eine 1,6-glykosidisch gebundene Seitenkette, die aus einem einzelnen D-Galaktoserest mit Monosulfatestergruppen an den Kohlenstoffatomen 3 und 4 besteht, in λ-Carrageenan sehr viel weniger davon, dafür ist L-Galaktose vorherrschend. Hydrolyse von Carrageenan liefert D- und L-Galaktose, 3,6-Anhydro-D-galaktose und vielleicht noch andere Hexosen wie Glucose und 6-O-Methyl-D-galaktose, nach BPC 59 31 bis 33% Galaktose und kleine Mengen von Glucose und Fructuronsäure. Die λ-Komponente besteht aus abwechselnd α-(1 → 3)- und β-(1 → 4)-gebundenen D-Galakto-

---

[1] Abbildungen bei L. HÖRHAMMER: Teeanalyse, Tafel 58, Abb. 517 und 518.

pyranosesulfatresten. REES (Chem. and Ind. *1961*, S. 792) isolierte aus einer λ-Carrageenin-Fraktion von Handelscarrageenin ein neues Galaktosid, das als Baustein viel Galaktose-6-sulfat enthält. Da dieses leicht in 3,6-Anhydrogalaktose umgewandelt wird, nimmt der Autor an, daß das neue Galaktan der biogenetische Vorläufer von $\varkappa$-Carrageenin sein könnte. In der Pflanze ferner Floridosid (Glycerin-2-monogalaktosid), Digeneasid (Glycerinsäure-mannosid), 7 bis 10% Proteine, max. 0,012⁰/₀₀ Arsen, Mangan. In der Asche viel Sulfat und Chlorid, wenig Bromid und Jodid. In der frischen Pflanze Chlorophyll und der rote Farbstoff Fucoerythrin. Nach ALCAIDE et al. [Phytochemistry **7**, 329f (1968)] Cholesterin, 5,7-Cholestadienol, Desmosterin, 22-Dehydrocholesterin und C_{28}- und C_{29}-Sterine. Dünnschichtchromatographisch konnte Cycloartenol nachgewiesen werden. An Aminosäuren sind u. a. Ornithin und Citrullin vorhanden.

48 bis 58% der Alge ist gelierfähige Substanz, die teils kalt-, teils heißwasserlöslich ist; nach BPC 59 enthält Carrageen etwa 25 bis 40% kaltwasserlösliche und 70 bis 85% in kochendem Wasser lösliche Extraktstoffe. Carrageenane erzeugen sehr viskose Sole, aber wenig feste Gele.

λ – Carrageenan $\varkappa$ – Carrageenan

Prüfung. Identität. ÖAB 9: Übergießt man etwa 1 g Irländische Alge mit 30 ml Wasser, so wird sie schlüpfrig und weich. Beim Kochen entsteht ein Schleim, der nach dem Erkalten gallertig erstarrt (analog DAB 6, NF XI) und sich mit Jodlösung (R) nicht blau färbt. Analog Helv. VI, BPC 59, Dan. IX. – Beim Erhitzen mit Salzsäure im Probierrohr entsteht eine Lösung, die erst gelblich, später braun ist.

Nach Zusatz von 1 Tr. Salpetersäure verschwindet die durch abgespaltenen Zucker hervorgerufene Färbung.

Reinheit. Quellungsfaktor mind. 18 ÖAB 9, 12 Helv. VI, 11 Belg. V. – NF XI: Werden 300 mg Carrageen in 100 ml Wasser 1 Min. gekocht, so darf das Filtrat auf Zusatz von Gerbsäure T. S. keinen Niederschlag (Gelatine) und auf Zusatz von Jodlösung T. S. keine Blaufärbung (Stärke) annehmen. – DAB 6: Wird 1 g Irländisches Moos mit 5 ml Wasser durchfeuchtet und die Flüssigkeit dann abfiltriert, so darf sie Lackmuspapier nicht röten (freie Säure). Analog ÖAB 9. – Helv. VI: Schweflige Säure: 5 g werden in einem Kolben mit 30 ml Wasser 1 Std. bei Raumtemperatur und anschließend 1/2 Std. bei 30 bis 35° quellen gelassen. Nach Zusatz von 2 ml Phosphorsäure 84% wird der Kolben mit einem Stopfen verschlossen, an dessen Unterseite ein befeuchteter Streifen von Kaliumjodatstärkepapier befestigt ist. Der Kolben wird 1/4 Std. auf dem Wasserbad erwärmt. Das Kaliumjodatstärkepapier darf sich auch nicht vorübergehend blau färben. – Thiosulfat: 0,5 g + 100 ml Wasser werden 1/2 Std. unter häufigem Umschütteln stehen gelassen. Hierauf wird filtriert. 20 ml des Filtrates müssen durch 1 Tropfen Jod gelb gefärbt werden. Analog ÖAB 9, NF XI. – Nach FROMME: 5 g Irländisches Moos werden mit 20 g Wasser und nach 10 Min. mit 10 g verd. Schwefelsäure übergossen. Dann gibt man 0,5 g geraspeltes Zink hinzu, verschließt den Kolbenhals locker mit Watte und legt ein Stückchen Filtrierpapier, auf das man einen Tropfen Bleiessig gibt, über die Öffnung; das Papier darf sich nicht braun färben. Das Schwefeldioxid wird hierbei zu Schwefelwasserstoff reduziert (schweflige Säure).

Max. Aschegehalt 15% Portug. 35; 16% DAB 6, Brasil. 1; 18% Belg. V; 20% ÖAB 9, Dan. IX. – Sulfatasche max. 22% Helv. VI. – Säureunlösliche Asche max. 0,5% ÖAB 9; 2% NF XI. – Fremde org. Substanz max. 2% BPC 59, NF XI. – Fremde Beimengungen max. 3% ÖAB 9.

Aufbewahrung. In dicht schließenden Gefäßen.

Wirkung. Carrageenan bzw. $\varkappa$- und λ-Carrageenan besitzen antikoagulierende Wirkung bei der Blutgerinnung. ANDERSON et al. [J. Pharm. Pharmacol. **17**, 647 (1965)] fanden bei eingehenden Untersuchungen, daß die Carrageenane besonders mit solchen Gerinnungsfaktoren reagieren, die an den Reaktionsstufen vor der Prothrombin-Umwandlung beteiligt sind. Im Gegensatz zur antikoagulierenden Wirkung bei der Blutgerinnung vermögen Carrageenane Milch zu koagulieren und Methylenblau zu praezipitieren.

Anwendung. Früher als Diätmittel bei schwindsüchtigen und schwächlichen Kindern, jetzt noch bei Katarrhen der Respirationswege, bei Phthisis, Cystitis und bei Diarrhoe, in Entfettungstees und anderen Teegemischen, in Abkochungen und als Mucilaginosum. Carrageenschleim dient als Emulgiermittel, zum Klären trüber Flüssigkeiten (Wein, Bier, Honig u. a.), als Appreturmittel für Textilien und Papier, zur Herstellung von Klebemitteln und in der Anstrichtechnik, früher u. a. auch zum Glätten der Haare. Carrageenan und die aus Carrageen gewonnenen Salze, die Carrageenate, in der pharmazeutischen Industrie als Bindemittel für Sirupe, Elixire, Emulsionen und für Präparate mit Zusätzen von Barium-, Calcium- und Wismutsalzen, Sulfonamiden u. a., für Dragees, Pillen und Tabletten. Carrageenan kann in entsprechender Verdünnung als Anticoagulans in vitro eingesetzt werden. In der kosmetischen Industrie sowie in der Nahrungsmittelindustrie als Stabilisator, Emulgator, Suspendier- und Verdickungsmittel. Technisch in der Keramik-, Tinten-, Druckfarben-, Farben-, Textil- und Lederindustrie, als Bestandteil von Osmose-Holzschutzmitteln.

Dosierung. Gebräuchliche Einzeldosis als Abkochung 1,5 g auf eine Teetasse, ÖAB 9.

Verarbeitung. Zur Zerkleinerung wird die scharf getrocknete, durch Absieben und Aussuchen gereinigte Droge gestoßen oder sie wird in Wasser aufgeweicht, geschnitten und wieder getrocknet.

Kräutertee von C. LÜCK in Kolberg bestand aus Carrageen, Ehrenpreis, Lungenflechte, Bittersüß und Lindenblüten.

Chondrus Extrakt. Carragheenin. Irländisch Moos-Extrakt. Irish moos extract.

Chondrus Extract NF XI.

Gewinnung. Durch wäßrige Extraktion von gebleichtem oder ungebleichtem Carrageen mit anschließender Reinigung und Trocknung.

Chondrus-Extrakt ist ein helles, grobes oder feines Pulver, das nahezu geruchlos ist und schleimig schmeckt. Seine Lösungen reagieren alkalisch.

Inhaltsstoffe. Wie bei Chondrus crispus bzw. Carrageen.

Prüfung. Löslichkeit. Fast vollständig löslich in 100 Teilen Wasser von 85°, wobei sich eine viskose, opalisierende, kolloide Lösung bildet, die gleichmäßig fließt. Unlöslich in Alkohol und anderen organischen Lösungsmitteln. Chondrus Extrakt verteilt sich gleichmäßiger, wenn er zuerst mit Alkohol, Glycerin oder Sirupus simplex angefeuchtet wird, oder mit 3 oder mehr Teilen fein gepulverter Saccharose gemischt wird.

Identität. 10 g Chondrus Extrakt werden mit 500 ml Wasser versetzt und auf dem Wasserbad (85°) unter gleichmäßigem Rühren 30 Min. lang erhitzt, wobei das verdampfende Wasser immer wieder ersetzt wird. Diese Lösung wird für die folgenden 5 Nachweise verwendet: Kühlt man 50 ml davon ohne Rühren bei Raumtemperatur ab, so entsteht eine viskose Lösung. – 50 ml der Lösung (s. o.) werden mit 50 ml Wasser und 100 mg Kaliumchlorid versetzt, gut durchgemischt und solange erhitzt (nicht kochen!), bis vollständige Lösung eingetreten ist. Es entsteht, während die Lösung noch warm ist, ein kurzfaseriges, festes Gel. – Versetzt man 25 ml der Lösung (s. o.) mit 25 ml siedendem Wasser, mischt gut durch, versetzt weiterhin mit dem gleichen Volumen Alkohol und kühlt ab, so entsteht ein Gel. – Versetzt man 25 ml der Lösung (s. o.) mit 25 ml siedendem Wasser, mischt gut durch, versetzt weiterhin mit dem gleichen Volumen Glycerin, so entsteht ein Gel. – Versetzt man 5 ml der Lösung (s. o.) mit 1 Tr. Methylenblaulösung (1 : 100), so entsteht ein faseriger Niederschlag.

Reinheit. Prüfung auf Gerbsäure, Gelatine und Sulfit s. Ganzdroge. Reinheitsprüfung nach NF XI: Versetzt man 50 ml einer Lösung von Chondrus-Extrakt (1 : 100) mit 50 ml alkalischer Kupfertartratlösung T. S. und kocht 1 Min. lang, so darf kein roter Niederschlag auftreten (Zucker).

Max. Trocknungsverlust (12 Std. bei 105°) 12%. – Max. Aschegehalt 29%. – Säureunlösliche Asche max. 1%.

Aufbewahrung. In gut schließenden Behältnissen.

Bemerkung:

Gigartina stellata (STACKH.) wächst an den Küsten von Großbritannien und wird dort zur Fabrikation eines agarähnlichen Produktes benutzt, Gigartina angulata und Gigartina clavifera werden nach HOPPE in Neuseeland zur Gewinnung von Carrageen geerntet. – Carrageeninartige Extrakte werden aus folgenden südafrikanischen Seetang-Arten erhalten: Aodes orbitosa SCHM., Gigartina radula J. AG., Hypnea specifera HARV. (enthält ein Polysaccharid-Sulfat, das ähnlich wie Carrageenin aus D-Galaktose und 3,6-Anhydro-3-galaktose aufgebaut ist).

Carthamus

Carthamus tinctorius L. Asteraceae – Asteroideae – Cynareae. Saflor. Färberdistel. Fälschlich auch „Indische Sonnenblumensaat" genannt.

Heimisch im Orient, seit alter Zeit in Persien, Ostindien, China, Japan, Nordafrika und Südeuropa als Farbstoffpflanze in Kultur. Neuerdings auch in Australien, Nord- und Südamerika und in Österreich angebaut.

Ein- (in Kultur bisweilen zwei)jährige, 10 bis 60 cm hohe Pflanze mit dünner, spindelförmiger Wurzel. – Stengel aufrecht, einfach, oder im oberen Teil mit wenigen, starren Ästen, gerieft, kahl, weißlichgelb, glänzend. – Laubblätter kahl, ziemlich weich, am Rande fein dornig gezähnt, an der Spitze bedornt, auf der Spreite deutlich netzig geadert, die untersten eiförmig-länglich, allmählich in einen kurzen Stiel verschmälert, die übrigen länglich bis eilanzettlich, mit seicht herzförmig stengelumfassendem Grunde sitzend, die obersten allmählich in die Hochblätter übergehend. Köpfe groß, bis 4 cm lang und bis 3 cm breit, von den obersten Laubblättern umgeben. Hüllblätter angedrückt, hellgrün, längsnervig, an der Spitze mit einer laubblattartigen, eilanzettlichen, grünen Dornenspitze und mit feindornig gezähnten, an den inneren allmählich an Größe abnehmenden Anhängseln, die innersten ohne ein solches Dornenspitzchen, ganzrandig und fest anliegend. – Blüten erst rotgelb, später lebhaft orangerot; die randständigen nicht strahlend, alle weit über die Hülle herausragend. Die röhrenförmigen Blüten haben eine etwa 20 bis 25 mm lange Röhre, die nach oben in 5 lanzett-lineale, etwa 4 bis 6 mm lange, zweinervige Lappen von hellroter Farbe geteilt sind. Die gelbe Staubbeutelröhre umgibt den fadenförmigen, zweilappigen, oben verdickten und mit langen Haaren besetzten Griffel. – Früchte 6 bis 8 mm lang, verkehrt-ei- oder birnenförmig, am Grunde keilig abgestutzt, mit hervorragenden Längsrippen, weiß, glänzend; Pappus aus Schuppen bestehend.

Anwendung. Das Mehl als Tierfutter. Der bittere Geschmack und die abführende Wirkung, beruhend auf (-)Matairesinol-mono-β-D-glucosid [PALTER u. LUNDIN: Phytochemistry 9, 2407 (1970)], schließt die Anwendung als menschliche Ernährung aus.

Flores Carthami. Flores Croci hortensis. Saflorblüten. Färberdistelblüten. Bastardsafran. Falscher (wilder, deutscher) Safran. Safflowers. African, American oder Bastard Safran. Fleures de carthame. Carthamo. Cártamo.

Carthami Flos Jap. 62.

Die beim Beginn des Welkens gesammelten, von Hüllkelch und unterständigem Fruchtknoten befreiten, getrockneten Blüten. Man trocknet sorgfältig unter Anwendung künstlicher, schwacher Wärme oder an der Luft, aber stets im Schatten; direktes Sonnenlicht zerstört den Farbstoff.

Geruch schwach, Geschmack fade und bitter.

Mikroskopisches Bild. Von den Epidermiszellen der äußersten Reihe in den Kronzipfeln ist jede in eine kurze keulenförmige oder kegelige Papille vorgestülpt, so daß das vordere Ende des Perigonzipfels mit einem dichten Schopf von Papillen besetzt erscheint. Weiter nach abwärts an der Oberhaut zerstreute, spitze, schief kegelförmige, bis 150 µm lange, am Grunde 15 bis 18 µm breite, dickwandige einzellige und dünnwandige mehrzellige, oft kollabierte Haare sowie Zotten. Letztere von gleicher Länge wie die Haare, am Grunde bis 20 µm breit, meist mit zwei Reihen von Zellen. Ab und zu an Basalzellen der Zotte seitlich ein mehrzelliges, dünnwandiges Haar. Die Gefäßbündel von einem Sekretschlauch mit einer gelb- oder rotbraunen, quergewulsteten, hin- und hergewundenen, mannigfach gestalteten harzähnlichen Inhaltsmasse begleitet. Die Staubfäden aus langen, faserförmigen, teils dünnwandigen, teils stark verdickten Zellen. An der Spitze sind die Antheren kurz papillös. Die lange keulenförmige Narbe ist dicht besetzt mit abstehenden, kegelförmigen, langen, geraden oder etwas gebogenen Haaren. Die Pollenkörner etwas gerundet dreiseitig, bis 60 µm groß, mit drei großen Poren und mit dicker, grobwarziger Exine.

Pulverdroge. Fragmente der Blumenblätter, die Epidermiszellen der äußersten Reihe der Kronenzipfel in Papillen ausgewachsen. Die Epidermiszellen der inneren Partien axial gestreckt, schmal, geschlängelt. Bis 150 µm lange, am Grunde 15 bis 18 µm breite, spitze, schiefkegelförmige, dickwandige einzellige und dünnwandige mehrzellige, oft kollabierte Haare und Zotten mit meist zwei Reihen Zellen. Gefäßbündelfragmente, von einem Sekretschlauch begleitet. Antherenfragmente; Narbenfetzen mit langen, kegelförmigen Haarbildungen; gerundet dreiseitige Pollenkörner mit grobwarziger Exine und drei großen Austrittporen, die Pollenkörner kleiner als bei Crocus. Nur sehr wenige Sklerenchymfasern; kein Oxalat.

Handelssorten. „Gewaschener" und „ungewaschener" Saflor. Man wäscht den Saflor mit Wasser, um den wertlosen gelben Farbstoff zu entfernen. Die europäischen Sorten, ungewaschen im Handel, stehen dem persischen, bengalischen und ägyptischen Saflor im Werte nach. Persischer Saflor ist der beste, es folgen der Güte nach der bengalische, ägyptische, europäische, spanische u. a. Der Saflor kommt in lockeren Blüten oder in Kuchen gepreßt in den Handel.

Inhaltsstoffe. Hauptpigment der dunkel gefärbten Varietät ist Carthamin (Saflorrot, Spanischrot) $C_{21}H_{22}O_{11}$, Fp. 228 bis 230°; die hellgelbe Varietät enthält Neocarthamin und wenig Carthamin. Die orangerote Varietät enthält neben Carthamin auch das entsprechende Chinon (= Carthamon); Carthamon ist das eigentlich färbende Prinzip des früher verwendeten Blütenextraktes (Carthaminpaste) [SESHADRI: Sci. Proc. roy. Soc. (Dublin) *27*, 82 (1956); SESHADRI et al.: Curr. Sci. *29*, 54 (1960)].

Eine elfenbeinfarbene Varietät enthält Kämpferolglykoside [Chem. Abstr. *56*, 15832 (1962)]. Aus den Wurzeln und oberirdischen Teilen der Pflanze isolierten BOHLMANN et al. [Chem. Ber. *99*, 3433 (1966); *103*, 2853 (1970)] zahlreiche Polyine.

Prüfung (Jap. 62). Identität: 0,2 g Droge werden mit 10 ml verd. Weingeist 15 Min. lang unter Rückflußkühlung erhitzt, dann gekühlt und filtriert. 3 ml des Filtrates bringt man in ein kleines Becherglas von je 3 cm innerem Durchmesser und Höhe, hängt ein 20 × 30 mm großes Stück Filterpapier über das Becherglas, so daß ein Ende auf den Boden des Gefäßes reicht und läßt das Papier 1 Std. lang mit der Flüssigkeit durchtränken. Dann bringt man das Papier sofort in einen weiteren Behälter, der 3 ml Wasser enthält und läßt das Wasser wieder 1 Std. aufsteigen. Der größte Teil der oberen Papierhälfte ist dann schwach gelb (Saflorgelb) und die untere Hälfte leicht rot (Carthamin) gefärbt.

Reinheit. Max. Aschegehalt 18%. — Fremde Beimengungen (Stengel, Blätter und andere fremde Stoffe) max. 2%.

Aufbewahrung. In gut schließenden, vor Licht geschützten Behältern, Jap. 62.

Anwendung. In der Volksheilkunde als Stimulans, Purgans, Antihydroticum, Emmenagogum, Abortivum, Expectorans und bei Pneumonie. In China als Mittel gegen Blutandrang bei Frauen empfohlen. Als Färbemittel für Butter, Liköre, Konfitüren und Kosmetica. Früher von großer Bedeutung in der Baumwoll- und Seidenfärberei. Zur Gewinnung von Carthamin und Saflor. Als Räuchermittel. Als Ersatz sowie zum Verfälschen von Safran. Außerdem gegen Tumoren.

Dosierung. Übliche Dosis: Einzelgabe 1 g, Tagesgabe 3 g (als Dekokt), Jap. 62.

Bemerkung: Die Verfälschung mit Saflor im unzerkleinerten Safran ist leicht an der Form der Blüten zu erkennen, wenn man eine Probe davon aufweicht; im Pulver findet man die stacheligen oder warzigen Pollenkörner, ferner ist auf die abweichenden Gewebe des Griffels und der Antheren zu achten. Saflor färbt sich mit konz. Schwefelsäure rot, Safran dagegen blau.

Semen Carthami.

Inhaltsstoffe. In den Früchten etwa 25 bis 37%, in den Samenkernen bis 50% fettes, trocknendes Öl, Oleum Carthami, Saflweröl, Kardyöl, Cardy oil, Safflor oil, Aceite de cartamo, mit 5 bis 7,6% ges. Säuren wie Myristin-, Arachin-, Behen-, Stearin- und Palmitinsäure, ferner 5,5 bis 10% Öl-, 71,9 bis 76,9% Linol- und bis 2,6% Linolensäure im Fettsäureanteil. — Rohes Saflöl enthält Carotinoide, die sich in der Hitze rasch zersetzen (USA-Provenienz). Nach anderen Angaben ist die Glyceridzusammensetzung schwankend und wird mit 5 bis 6% Palmitin-, 3 bis 4% Stearin-, 34 bis 37% Öl- und 39 bis 50% Linolsäure angegeben. Durch Pressung gewinnt man 25 kg, durch Extraktion 28 kg Rohöl aus 100 kg Saat.

Anwendung. Die Früchte in der Volksheilkunde wie Flores Carthami. Das Öl bei Rheuma, Lähmung, ferner besonders in Asien und Afrika als Speiseöl. Nach Extra P. 67 wurde das Öl als Mittel zur Senkung des Blutcholesterinspiegels vorgeschlagen. Als tägliche Dosis wurden dabei 75 ml einer 65%igen Emulsion, verteilt in kleineren Mengen angewandt. Als toxische Wirkung wird Diarrhoe angegeben, außerdem ist Vorsicht geboten bei Gallenblasenerkrankungen. Zur Lack- und Firnisherstellung. Für Alkydharze, Hausanstrichfarbe, Druckfarben, Linoleum und als Brennöl. In der Seifenindustrie. Polymerisiertes Öl, bes. in Indien als Schmiermittel für Leder, Seile usw.

Carthamus lanatus L.

Heimisch in Südafrika.

Einjährige, 20 bis 60 cm hohe Pflanze mit dünner, spindelförmiger, am Halse etwas verdickter Wurzel. — Stengel aufrecht oder kurz aufsteigend, einfach oder im oberen Teil mit kurzen, einästigen Ästen, stielrund, in der Jugend spinnwebig-wollig, später im oberen Teil kahl oder spärlich kurzhaarig, gelblich weiß, reichlich beblättert. — Laubblätter derb, etwas ledrig, mit deutlicher, netziger Äderung und drüsig punktiert; die untersten breit lanzettlich, mit verbreitertem Grund sitzend, die mittleren und die oberen kurz lanzettlich, mit herzförmigem Grund stengelumfassend, dornig, spitz, alle grob buchtig-gezähnt bis fiederlappig, mit dreieckigen, stechenden Abschnitten. Köpfe einzeln an den Spitzen der Äste, von den obersten Laubblättern sternförmig umgeben. Hülle eiförmig, 18 bis 25 mm lang, Hüllblätter angedrückt, bleichgrün, mit einem laubblattartigen, lanzettlichen, grünen, scharf dornig-gezähnten, an den innersten an Länge allmählich abnehmenden Anhängsel, die innersten an der Spitze mit einem trockenhäutigen, dornspitzigen Anhängsel. — Blüten goldgelb, mit roten Adern; die randständigen nicht strahlend. Früchte eiförmig, vierkantig, runzelig, dunkelbraun; Pappus aus mehreren Reihen kleiner, länglicher Schuppen bestehend, an den randständigen Blüten oft fehlend.

Inhaltsstoffe. In den Blättern ein Bitterstoff. Im äth. Öl der ganzen Pflanze wurde Dodeca-1,11-dien-3,5,7,9-tetrain nachgewiesen. BOHLMANN et al. [Chem.Ber. *99*, 3433 (1966)] isolierten aus den Wurzeln und oberirdischen Teilen verschiedene Polyine.

Anwendung. Als schweißtreibendes Mittel, Emmenagogum, Antisepticum und bei Gangrän.

Carthamus oxyacantha MB. Wilder Saflor.

Heimisch in den Nordwestprovinzen von Indien und Punjab.

Inhaltsstoffe. In den Samen etwa 25% fettes Öl, Poliöl, das dem Saflöröl ähnlich ist.

Anwendung. Als Speise- und Brennöl. Aus dem Öl wird durch Kochen „roghan" oder Afridiwachs gewonnen. Zur Herstellung von Linoleum, als Schmiermittel für Leder, Glas- und Porzellankitt.

Carum

Carum carvi L. (Apium carvi CRANTZ, Bunium carvi M. BIEB., Aegopodium carum WIB.). Apiaceae – Apioideae – Apieae. Kümmel. Gewöhnlicher Kümmel. Feldkümmel.

Heimisch in Nordasien (bis Tibet), Nord- und Mitteleuropa, vielfach kultiviert, hauptsächlich in Mittelrußland, Finnland, Norwegen, England, Holland und Deutschland. Ferner in Nordafrika, in den USA (Kalifornien, Idaho), Argentinien und Chile. Meist auf frischen oder mageren Wiesen, Weiden, an Rainen und Wegrändern.

Zweijähriges Kraut, 75 cm hoch, im ersten Jahr nur Blattrosette entwickelnd, im zweiten Jahr blühend und fruchtend. – Wurzel spindelförmig, keulig verdickt, Fasern tragend. – Stengel aufrecht, verästelt, kantig-gefurcht. – Blätter doppelt fiederteilig, mit fiederspaltigen Blättchen, Zipfel der Blättchen quirlig stehend; unterstes Paar der Fiederblättchen kreuzweise angeordnet. – Blüten klein, weiß, im Gebirge oft rosa, mit verkehrt herzförmigen Blütenblättern, stets Staub- und Stempelblüten zusammen, im übrigen Blüten in endständigen, hüllenlosen, sieben- bis zehnstrahligen Dolden; Döldchen ohne Hüllchen. – Frucht von der Seite zusammengedrückte, bei der Reife in je 2 bogen- oder sichelförmige, charakteristisch riechende Einzelfrüchte (= „Kümmel" des Handels) zerfallend.

Inhaltsstoffe. Aus der Wurzel isolierten BOHLMANN et al. [Chem. Ber. **94**, 958 (1961)] die Polyine Falcarinolon $C_{17}H_{22}O_2$ und Falcarindion $C_{17}H_{20}O_2$.

Fructus (Semen) Carvi[1]. Semen Cumini pratensis. Carum. Kümmel. Brotkümmel. Garbe. Karbensamen. Kümmich. Wiesenkümmel. Feldkümmel. Mattenkümmel. Echter Kümmel. Karbe. Caraway. Caraway fruit. Caraway seed. Semences (Fruits) de carvi. Cumin de prés. Comino. Alcarvea. Comino de prados. Karve. Karweizaad. Karweifrucht. Kommen.

Fructus Carvi DAB 7 – DDR, ÖAB 9, Helv. VI, Ross. 9, Pol. III, Norv. V, Fenn. 37. Carvi fructus Jug. II, Hung. VI, Ned. 6. Carum Ind. P. C. 53. Kümmel DAB 7 – BRD. Caraway BP 68, BPC 68, USP XIV, Ind. P. 66. Ferner in Egypt. P. 53 offizinell.

Die Spaltfrucht[1] ist fast stets in ihre Teilfrüchte zerfallen. Diese sind graubraun, kahl, meist sichelförmig gekrümmt, beiderseits zugespitzt, 3 bis 6, meist 5 mm lang, in der Mitte etwa 1 mm dick; sie zeigen auf der wenig gewölbten Rückenfläche je 3, am Rande der schwach vorgewölbten Fugenseite je 2 gerade, schmale, hervortretende, heller gefärbte Rippen; am oberen Ende sind die Griffel auf dem rundlichen Polster häufig noch erhalten. Der Querschnitt hat etwa die Form eines regelmäßigen Fünfeckes. Er läßt die 5 gleichstarken Rippen, die breiten, in der Mitte etwas vorgewölbten, braunen Tälchen sowie das graue Endosperm erkennen (Abb. 86).

Geruch aromatisch, Geschmack würzig.

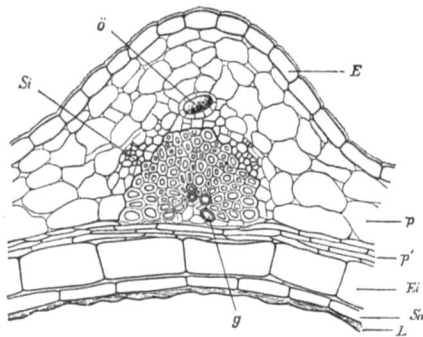
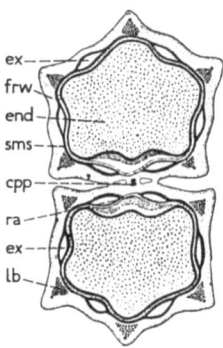

Abb. 85. Carum carvi. Querschnitt durch eine Rippe. Vergr. 300fach (nach MEYER). *E* Exokarp, *ö* kleiner Exkretgang der Rippe, *Si* Siebröhrenstrang, *g* Gefäße, *p* und *p'* Parenchym, *Ei* Endocarp, *Sa* Epidermis der Samenschale, *L* Reste der Samenschale.

Abb. 86. Carum carvi. Schematischer Querschnitt (20 : 1) (nach KARSTEN u. GASSNER). *ex* Exkretgänge; *frw* Fruchtwand; *end* Endosperm; *sms* Samenschale; *cpp* Karpophor; *ra* Raphe; *lb* Leitbündel.

Mikroskopisches Bild. Die Exokarpzellen der Fruchtwand sind in Aufsicht meist axial gestreckt, polygonal, mehr oder weniger derbwandig und von einer deutlich parallel längsstreifigen Kutikula bedeckt, im Querschnitt quadratisch bis schwach tangential gestreckt mit deutlich verdickter Außenwand. Auf der Außenseite der Teilfrucht finden sich selten rundlich ovale, etwa 26 μm lange und 18 μm breite, anomocytische Spaltöffnungen. Die dünnwandigen Zellen des Mesokarps sind rundlich bis tangential gestreckt, meist stark zusammengefallen; die innersten Schichten sind gelblichbraun gefärbt. Jedes Tälchen enthält je 1 Ölgang, die Fugenseite 2 Ölgänge. Diese sind im Querschnitt länglich oval, in tangentialer Richtung bis 300 μm breit. Das Endokarp besteht aus schmal rechteckigen, etwa 10 bis 18 μm breiten Zellen mit dünnen, schwach gebogenen Wänden. Im Längsschnitt verlaufen die

---

[1] Abbildungen bei L. HÖRHAMMER: Teeanalyse, Tafel 40, Abb. 313 und 314.

Zellen etwa rechtwinklig zu den Ölgängen; im Querschnitt erscheinen sie isodiametrisch oder schwach tangential gestreckt (Querzellen) (Abb. 87). In den deutlich hervortretenden Rippen liegt je ein kleines Leitbündel mit meist schraubig verdickten Gefäßen, die von unregelmäßig gestalteten, derbwandigen, verholzten und reich getüpfelten Sklerenchymfasern begleitet werden. Ihnen sind seitlich 2 kleine, zusammengedrückte Siebteile angelagert. In der Spitze der Rippen findet sich ein kleiner, etwa 18 μm breiter Ölgang (Abb. 85).

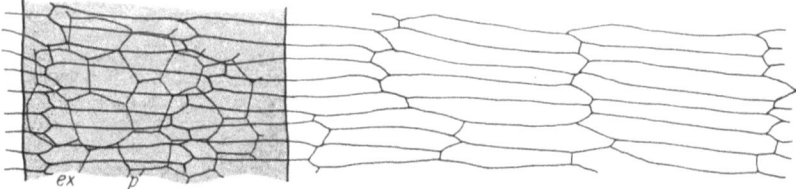

Abb. 87. Carum carvi. Querzellenschicht (ca. 200 : 1) (nach K. STAESCHE).
ex Exkretgang; p Parenchym.

Die Schale des Samens ist mit dem Endokarp verwachsen. Sie besteht aus einer Lage mehr oder weniger isodiametrischer, polyedrischer Zellen und mehreren bräunlichgelben, zusammengedrückten Zellagen. In der Umgebung des Karpophors umschließt die hier breitere Samenschale das Raphenbündel. Das Endosperm besteht aus derbwandigen Zellen, die ebenso wie die zartwandigen Gewebe des in der Spitze des Endosperms liegenden Embryos reichlich fettes Öl und Aleuronkörner führen, in denen sich häufig bis etwa 4 μm große Calciumoxalatrosetten mit einer zentralen Höhlung finden. Der Karpophor besteht hauptsächlich aus verholzten, spärlich getüpfelten Sklerenchymfasern.

Pulverdroge. Gelbbraun. Bruchstücke der Epidermis aus derbwandigen Zellen mit parallelstreifiger Kutikula und wenigen Spaltöffnungen; gelblichbraune Ölgänge mit anliegenden Querzellen; Fragmente der gelblichen Samenschale; Bruchstücke des Endosperms, dessen Zellen fettes Öl und Aleuronkörner mit kleinen Calciumoxalatrosetten enthalten; wenige Sklerenchymfasern.

Lumineszenzmikroskopische Untersuchung. Querschnitt: Kutikula: hellgelb. Oberhaut: schmutzig graugrün mit einem braunen Stich. Leitbündel: hell gelblichgrün; die Farbe ist jedoch etwas dunkler als beim Fenchel. Parenchym: (in der Umgebung der Leitbündel) graugrün. Ölgänge: dunkelbraun. Samenhaut: braun. Innere Oberhaut: bläulichgrau. Endosperm: blau.

Nach Untersuchungen von MAIER (Inaug. Diss. Basel 1944) geben folgende Reagentien brauchbare Farbreaktionen:

Reagens	Partikel	Faser	Höfe	Medium
Dest. Wasser	Grau, braungrau, braun, wenig bläulichgrau	Blaugrau, blau	Keine	Dunkel
Alkohol 96%	Viel braun, blaugrau, weniger olivgrau, olivbraun, blau	Blaugrau blau, grünlichgrau, grünlich, wenig gelblichgrau	Keine	Dunkel
5 Tr. Essigsäureanhydrid mit 2 Tr. H_2SO_4 einige Sek. über die Flamme halten	Viel grau, braungrau, gelblichgrau, gelblichweiß, weniger braun, olivgrau	Gelblichgrau, gelblichweiß	Intensiv weißblau, wenige grüngrau	Bis intensiv weißblau
Konz. Schwefelsäure	Dunkel bis gelbbraun	–	Grün bis sehr intensiv gelbgrün	Dunkel bis grünlich

Verwechslungen und Verfälschungen. BPC 68: 1. Früchte, denen das äth. Öl teilweise entzogen wurde; sie können an der dunklen Farbe, am eingeschrumpften Aussehen, am geringen Aroma und am wasserlöslichen Extraktgehalt (weniger als 15%) erkannt werden. – 2. Levantinischer oder Mogadar-Kümmel. Er ist hellbraun, etwa 5 bis 6 mm lang, oft noch gestielt, die Perikarpe sind gewöhnlich vereinigt. Geruch und Geschmack gleichen dem echten Kümmel; enthält etwa 1,5% äth. Öl. – 3. Indischer Dill. – Weitere Verfälschungen sind 4. Aegopodium podagraria L., Apiaceae, Geißfuß, Giersch. Frucht länglich, seitlich etwas zusammengedrückt, durchschnittlich 4 mm lang, 1,7 mm hoch und 1 mm breit. Die sich leicht trennenden Teilfrüchte sind gelb- bis dunkelbraun. Mit der Lupe betrachtet, sind die Teilfrüchte gerade oder nur schwach gekrümmt, von dem Stylopodium und den vertrockneten Griffeln gekrönt. Die dünnen Rippen sind scharf abgegrenzt, treten hell hervor und verlaufen wellig, fadenförmig. Im Querschnitt sind die Teilfrüchte fast rund, infolge der scharf begrenzten Rippen fast fünfstrahlig. Von besonderer Bedeutung ist die mikroskopische Untersuchung. Die äußere Fruchtwand wird von in den Tälchen tangential gestreckten, über den Rippen mehr quadratischen, nach innen zu unverdickten Epidermiszellen gebildet. Ihre äußere Membran ist schwach verdickt und mit kleinen Warzen versehen, die von den im Flächenschnitt parallel verlaufenden Kutikularfalten herrühren. Die inneren Epidermiszellen sind im Verhältnis zum schmalen Perikarp (60 µm in den Tälchen) sehr groß, bis 22 µm breit und bis 60 µm lang. Gegen die Fugenfläche zu nimmt ihre Länge bis auf 15 µm ab. Das Mesokarp wird von unverdicktem, braunwandigem Gewebe ausgefüllt, das meistens stark zusammengefallen ist. In diesem Gewebe liegen kleine ovale Ölgänge von durchschnittlich 45 µm Längs- und 22 µm Querdurchmesser. Diese ziehen sich in einem kontinuierlichen Ring unter den Gefäßbündeln hindurch rings um das Schizokarpium. Sie sind jedoch nicht immer so deutlich sichtbar und das mag wohl der Grund sein, warum Harz u. Tschirch die Früchte für ölganglos hielten. Sie finden sich noch kleiner einzeln oder zu mehreren auch außerhalb der Gefäßbündel. Die Rippen erheben sich plötzlich zu einer Höhe bis 120 µm. Ungefähr in der Mitte der Rippen liegt das kleine Leitbündel von 90 µm Breite und 75 µm Höhe. Die Randbündel sind etwas breiter. Sie weisen einige enge Spiraltracheen auf. Diese sind umgeben von lang zugespitzten, schräg getüpfelten und englumigen Bastfasern. Die Seitenrippen enthalten außerdem noch tüpfelförmig verdickte Holzparenchymzellen. Die äußere Zellreihe der Testa ist ungefähr halb so breit wie die Querzellen und besteht aus tangential gestreckten Zellen. Die innere Partie ist stark zusammengefallen. Im Samengewebe finden sich fettes Öl und Aleuron. Die Zellmembranen des Endosperms sind gleichmäßig verdickt. – 5. Anthriscus silvestris (L.) Hoffm., Apiaceae, Wiesenkerbel, und Chaerophyllum bulbosum L., Apiaceae, Knolliger Kälberkropf, Kerbelrübe. Diese beiden Apiaceen kommen sehr häufig auf Wiesen, seltener in Wäldern, Chaerophyllum bulbosum an Wegrändern vor. Sie sind habituell wesentlich größer als Carum carvi und für den Kundigen nicht zu verwechseln, doch sind Größenunterschiede, besonders bei Doldenblütlern für den Laien ohne Bedeutung, da dieser oft der Meinung ist, daß für das Größenwachstum nur die Qualität des Bodens maßgebend sei. Die Frucht von Anthriscus silvestris ist größer, etwa 8 mm lang, 2 mm tief und 1 mm breit, von grünlichgelber bis tiefbraunschwarzer Farbe und von glänzendem Aussehen. Rippen sind nicht bemerkbar; dies ist eines der wesentlichen Unterscheidungsmerkmale gegenüber Kümmel. Die Früchte zerfallen leicht in ihre beiden Merikarpien. Mit der Lupe betrachtet, sieht man, daß das Schizokarp im Querschnitt einen Kreis bildet. Die Ölgänge sind klein und das Endosperm ist hufeisenförmig gekrümmt. Die vom Rücken her zusammengedrückten Spaltfrüchte lassen Rippen nicht erkennen. Mikroskopisch zeigen die äußeren Oberhautzellen keine oder nur eine schwache tangentiale Streckung, aber eine starke Verdickung, die jedoch nur auf die Seitenmembranen und besonders auf die Außenmembranen beschränkt ist. Die innere Schicht ist stark verholzt, oft in das Zellumen hineinragend und dieses halbmondförmig gestaltend. Die kutinisierte Schicht reicht meistens noch tiefer zwischen die Seitenmembranen hinein, ist nach außen hin jedoch weniger stark und weniger häufig als Papillenschicht ausgebildet. Die Ölgänge sind klein, doch größer als die Sekretgänge außerhalb der Leitbündel; sie befinden sich meistens zu je drei auf die Tälchen verteilt und besitzen bis zu 40 µm Querdurchmesser. An der Fugenfläche liegen zwei Vittae. Das Mesokarp ist von parenchymatischem Gewebe ausgefüllt. Die unter der äußeren Oberhaut liegende Schicht gibt mit Phloroglucin-Salzsäure Rotfärbung. Das Endosperm ist normal gebaut und enthält fettes Öl, Aleuron und durchlochte Oxalatrosetten von 2 bis 5 µm Durchmesser. Die Früchte von Chaerophyllum bulbosum sind 6 mm lang, 1 mm breit und ebenso hoch, von grünlichgelber bis braungelber Farbe und zerfallen leicht in ihre Teilfrüchte. Die Rippen sind fadenförmig und hell hervortretend. Mit der Lupe betrachtet, sieht man zwei vom Rücken her etwas zusammengedrückte Teilfrüchte. Die Frucht besitzt im Grunde der Mittelschicht in jedem Tälchen eine Ölstrieme, an der Fugenfläche deren zwei. Die Ölstriemen in den Tälchen ragen etwas in das Endosperm hinein. Die Rippen treten nicht hervor. Die Sklerenchymplatten sind kleiner als bei Chaerophyllum aureum. Mikroskopisch zeigt sich die Epidermis ohne Kutikularwarzen. Das Mesokarp besteht in seiner inneren Lage aus vier Reihen tangential gestreckter, nicht zusammengefallener Parenchymzellen. Diese geben mit Phloroglucin-Salzsäure ebenfalls Holzreaktion. Die Sklerenchymplatten sind 120 μm lang und 45 μm breit, im Längsschnitt lang zugespitzt, englumig und schräg getüpfelt. An der unteren Seite der Bastfaserplatte, in der Nähe der inneren Begrenzungsfläche liegen in einer Linie bis zu neun Schraubengefäße und noch einzelne in kleinen Gruppen. Diese heben sich nicht so sehr durch ihr Lumen als vielmehr durch die sie umgebenden, in Rosettenform angeordneten Bastfasern ab. Nur in den breiter entwickelten Seitenrippen ragen die Gefäßgruppen ins Innere der Bastfaserplatten hinein. Die Gefäße sind nur wenig breiter als die Sklerenchymzellen. Sie sind daher nur bemerkbar bei vorsichtiger Behandlung mit Phloroglucin-Salzsäure, wobei die stärker verholzten Gefäße dunkelrot aus den schwachgefärbten Platten hervorleuchten. – 6. Häufig ist eine Vermischung mit Kümmelfrüchten, denen durch Destillation das äth. Öl bereits entzogen ist; diese sind ganz oder fast geruch- und geschmacklos. Das beste Verfahren zur Unterscheidung von extrahiertem und natürlichem Kümmel ist die Mikroskopie ohne vorherige Auslese mit der Lupe. Bei zwanzigfacher Vergrößerung im Dunkelfeld erblickt man auf den natürlichen Früchten einen weißen, scheinbar kristallinischen Überzug, der bei den mit Wasserdampf extrahierten ganz oder größtenteils verschwunden ist, so daß diese glänzend erscheinen. Der mit Alkohol extrahierte Kümmel zeigt diese Unterschiede weniger deutlich, ist aber an der dunkleren Farbe, besonders der Ölgänge, zu erkennen. PLAHL [Z. Untersuch. Lebensmitt. *69*, 384 (1935)] empfiehlt die Geruchsprobe zur Unterscheidung extrahierten Kümmels. Man ritzt die Früchte einzeln mit der Pinzette. Die Pinzette ist nach jeder Prüfung in Alkohol zu tauchen und abzuwischen (s. auch Roos: Dtsch. Lebensmitt.-Rdschr. *1966*, S. 62). – 7. Auch Beimengungen des Mutterkümmels, Fructus Cumini, wurden beobachtet. Dieser besitzt borstige Früchte. – 8. Es wurden auch Verfälschungen mit Fructus Anisi und Fructus Foeniculi festgestellt. – 9. Fructus Foeniculi saxonici und Fructus Foeniculi pugliensis. Sie lassen sich mit Phenolkonz. Schwefelsäure nachweisen.

Inhaltsstoffe. 3 bis 7% äth. Öl, Oleum Carvi (s. d.), mit D-Carvon als Hauptbestandteil (50 bis 60%), Limonen (30%), Dihydrocarvon, D-Dihydrocarveol, Carveol, L-Neodihydrocarveol, L-Isodihydrocarveol, D-Perillaaldehyd, D-Dihydropinol, u. a. m., 12,7% fettes Öl mit 3% Palmitin-, 26% Petroselin-, 40% Öl- und 31% Linolsäure im Fettsäureanteil, 3% Zucker, 20% stickstoffhaltige Substanzen, 4,5% Stärke. Je nach Herkunft der Früchte ist die Ausbeute an äth. Öl verschieden. SCHIMMEL [zit. nach Riechstoffe, Aromen, Körperpflegemittel *12*, 517 (1966)] hat folgende Angaben veröffentlicht:

Kümmel

bayerischer, wilder	6,5–7,0%	norwegischer, wilder	5,0–6,5%
deutscher, kultivierter	3,1–5,0%	ostfriesischer	5,5–6,0%
tschechoslowakischer	5,3%	sowjetischer, wilder	3,2–3,6%
finnischer, wilder	5,0–6,0%	schwedischer, wilder	4,0–6,5%
galizischer	4,5%	steiermärkischer	6,0%
hessischer, wilder	6,0–7,0%	tiroler, wilder	6,5%
holländischer, kultivierter	4,0–6,5%	württembergischer, wilder	5,5–6,0%
mährischer	4,0%		

Prüfung. Mindestgehalt an äth. Öl: 4,0 bis 6,0 ml/100 g DAB 7 – DDR; 4,0 ml/100 g DAB 7 – BRD; 4% Ross. 9, Pol. III, Jug. II; 3,5% Helv. VI; 3,2% (Pulver) Helv. VI; 3,5% Ned. 6, BP 68, BPC 68, Ind. P. 66; 3% ÖAB 9; 2,5% Hung. VI, Ind. P. 66 (Pulver), BP 68 (Pulver), Ned. 6 (Pulver). Für tierarzneiliche Zwecke mind. 3,0% Helv. VI; 2,7% (Pulver) Helv. VI. – Max. Aschegehalt 7% DAB 7 – BRD, ÖAB 9, Pol. III; 8% Ross. 9, Hung. VI, Jug. II, Fenn. 37, Norv. V; 9% Ned. 6, Ind. P. C. 53; Sulfatasche max. 14% Helv. VI. – Säureunlösliche Asche max. 1,5% Ross. 9, BP 68, BPC 68, Ind. P. C 53, USP XIV, Hung. VI, Ind. P. 66; 2% Pol. III, Jug. II. – Max. Feuchtigkeitsgehalt 10% Pol. III; 12% Ross. 9, Hung. VI. – Fremde Beimengungen max. 1% DAB 7 – BRD; 1,5% DAB 7 – BRD; 2% BP 68, Ind. P. 66, Hung. VI, Ind. P. C. 53. – Org. Beimengungen und schlecht riechende Früchte und Samen anderer Arten max. 1% Ross. 9. – Beschädigte und zu kleine Kümmelfrüchte, Stengel und Blätterteile max. 2%, Ross. 9. – Beimengungen äth. Öles von anderen wohlriechenden Früchten und Samen max. 1%, Ross. 9. – Andere Früchte, Samen u.a. max. 3% USP XIV. – Andere Pflanzenteile max. 1%, Jug. II. – Im Pulver dürfen weder Haare noch Zellen mit Netzleistenverdickungen und nur geringe Mengen von Fasern und von über 20 μm weiten Gefäßen vorkommen, ÖAB 9; analog Helv. VI. – Die Droge soll keine Früchte und Samen anderer Pflanzen enthalten sowie auch keine Stengelstücke oder Doldenstrahlen, Pol. III. – Mineralische Beimengungen max. 0,5% Ross. 9; 1% Pol. III. – Unschädliche Beimengungen max. 1% DAB 7 – DDR.

Gehaltsbestimmung. DAB 7 – BRD: Einwaage 5,00 g grob gepulverte Droge (Sieb 4). – ÖAB 9: Einwaage 10,0 g (Sieb IV). – Helv. VI: Bestimmung mit 10 g leicht gequetschter oder pulverisierter Droge. Die Destillation wird vom Auftreten der ersten Öltropfen an während mindestens 4 Std. fortgesetzt. – DAB 7 – DDR: 5,00 g grob gepulverte Substanz werden in einem 250-ml-Kurzhalsrundkolben mit 75,0 ml Wasser versetzt und, wie unter „Bestimmung des Gehaltes an ätherischem Öl" (s. Bd. I, 439) angegeben, behandelt. Es ist eine Destillationszeit von 90 Min. einzuhalten. 10,00 g grob gepulverte Substanz werden, wie unter „Bestimmung des Wassergehaltes" nach Methode II (Toluolmethode) angegeben, behandelt (s. Bd. I, 56).

Berechnung: Milliliter äth. Öl, berechnet auf 100 g wasserfreie Substanz

$$= \frac{a \cdot 10000}{Ew \cdot (100-b)}.$$

a = Volumen des äth. Öles in Milliliter;
b = Wassergehalt in Masseprozent;
Ew = Einwaage der Substanz in Gramm.

HEGNAUER et al. [Pharm. Acta Helv. *23*, 246 (1948)] arbeiteten eine Bestimmungsmethode des Carvons aus, die auf der Umlagerung des Carvons in Carvacrol durch Säuren in der Wärme beruht. Zur Ausführung der Bestimmung ist die Aufstellung einer Eichkurve mit reinem Carvon erforderlich. Die Methode ist für kleine Drogenmengen bestimmt und arbeitet mit einer Genauigkeit von ± 2,5 %. Ausführung: 0,1 bis 0,15 g unzerkleinerte Kümmelfrüchte (genau gewogen) werden in eine Reibschale gegeben und mit etwas Wasser befeuchtet. Nach kurzer Zeit sind die Früchte etwas aufgeweicht und können leicht mit dem Pistill zu Brei verrieben werden. Durch einen Trichter wird der Brei mit etwas Wasser in ein Rundkölbchen von 50 ml gespült. Pistill und Reibschale werden fünf- bis sechsmal mit kleinen Portionen Wasser nachgewaschen, wozu eine Gummifahne verwendet wird. Die Waschwässer werden ebenfalls durch den Trichter ins Rundkölbchen gegeben. Die Gesamtmenge des Wassers beträgt 25 ml. Zweckmäßig bedient man sich zur Abmessung einer kleinen, aus einem 25-ml-Meßzylinder hergestellten Spritzflasche. Das Rundkölbchen wird mit einem absteigenden Kühler verbunden und über kleiner Flamme werden innerhalb 50 bis 60 Min. 20 ml abdestilliert. Zu Beginn der Destillation wird das Kühlwasser abgestellt, um ein Anhaften von Öltröpfchen im Kühlrohr möglichst auszuschalten. Zum Auffangen des Destillates dient ein zylindrisches, einseitig geschlossenes, etwa 90 ml fassendes Rohr aus Jenaer Bombenrohrglas. Am offenen Ende ist es mit einem eingeschliffenen Stopfen verschließbar. Der Kolben trägt eine 20-ml-Marke. Nach beendeter Destillation werden 10,0 g konz. Salzsäure (36 bis 37%) zugewogen und der Kolben mit dem Stopfen verschlossen. Der Schliff wird mit etwas Paraffinum subliquidum gedichtet. Der Kolben wird in ein den Stopfen festhaltendes Metallgestell eingespannt und eine halbe Stunde in ein siedendes Wasserbad gestellt. Anschließend wird in kaltem Wasser abgekühlt und der Stopfen entfernt. Den geöffneten Kolben stellt man in kaltes Wasser und neutralisiert den größten Teil der Säure durch Zufügen von 10 ml konz. Natronlauge (30%). Da die Neutralisation Wärme entwickelt, wird der Stopfen sogleich wieder aufgesetzt. Nach dem Erkalten wird die Reaktion des Kolbeninhaltes mit Lackmuspapier geprüft und, sofern dieses noch gerötet wird, was meistens der Fall ist, weiterhin in kleinen Portionen 4%ige Natronlauge zugefügt, bis das Lackmuspapier gebläut wird. Nun werden in einem Meßkolben von 100 ml 5 ml Sulfanilsäurereagens (5 g fein gepulverte Sulfanilsäure werden unter zu erwärmen durch häufiges Umschütteln in 950 ml Wasser gelöst und mit 50 ml 25%iger Salzsäure versetzt), 5 ml 0,5%ige Natriumnitritlösung und 5 ml 4%ige Natronlauge gemischt und die schwach alkalische Carvacrollösung zugefügt. Unter Nachwaschen des Umlagerungskolbens wird mit Wasser zur Marke aufgefüllt. Nach ½ Std. kann die Färbung im Pulfrich-Photometer in der 10-mm-Küvette und mit Hilfe von Filter S 53 abgelesen werden. Es ist aber in diesem Falle nötig, die zu messende Lösung durch Watte in die Küvette zu filtrieren, da bei der Kupplung eine körnige, den Wänden anhaftende Trübung entsteht, die wahrscheinlich durch das vorhandene Kochsalz verursacht wird. Unter den angegebenen Bedingungen können 1 bis 6 mg Carvon gemessen werden.

Aufbewahrung. Vor Licht geschützt in gut schließenden Behältern. Kümmel wird von Insekten, besonders Depressaria absinthivora, befallen. DAB 7 – DDR: Die gepulverte Substanz darf höchstens 24 Std. aufbewahrt werden. BPC 68: In gut verschlossenen Gefäßen, die einen Verlust an ätherischem Öl verhindern, kühl und trocken.

Wirkung. Das in der Droge vorkommende äth. Öl ist in erster Linie ein starkes Spasmolyticum und Carminativum und damit pharmakologisch mit Oleum Foeniculi und Oleum Anisi nahe verwandt. Der Kümmel besitzt eine ausgezeichnete beruhigende Wirkung auf die Motalität des Magens und wirkt bei Meteorismus der abnormen Gasbildung entgegen. Der Zusatz von Kümmel zu bestimmten, teilweise schwer verdaulichen und Kolikschmerzen auslösenden Speisen (z. B. zu frischem Brot, Kohl, Wurst, Käse) geschieht nicht nur aus geschmacklichen Gründen (Kümmel als Gewürz), sondern bedeutet vor allem eine sehr zweckmäßige, wohl empirisch gefundene Ausnutzung der stark spasmolytischen, carminativen und verdauungsfördernden Wirkung dieser Droge, was im übrigen auch für Anis (im Brot), Koriander (in Kuchen und Brot), Dill (an Salat und Gurken), Thymian und Majoran (an Wurst), Bohnenkraut (in Bohnengerichten) u.a. mehr gilt; ähnlich ist der Gebrauch von Branntweinen aus Kümmel, Anis und pharmakologisch verwandten Früchten oder von entsprechenden Likören nach schwer verdaulichen Mahlzeiten zu bewerten. Auch dem Kümmel wird (wie Fenchel und Anis, s.d.) starke galaktagoge Wirkung zugeschrieben.

Vergiftungen. Durch die Pflanze selbst bzw. mit Fructus Carvi nicht zu befürchten. Bei chronischem Mißbrauch von kümmelhaltigen Branntweinen bzw. Likören („Kümmel", „Köhm") können neben den vom chronischen Alkoholabusus herrührenden Schäden auch schwere Schädigungen durch das Kümmelöl eintreten, die sich vor allem in degenerativen Veränderungen parenchymatöser Organe (insbesondere der Leber) äußern, aber keineswegs als spezifische Wirkung des Oleum Carvi anzusehen sind, da ähnliche Schäden auch durch alkoholische Getränke mit Gehalt an anderen ätherischen Ölen, z.B. Anisöl („Anisette"), hervorgerufen werden können.

Anwendung. Innerlich vor allem als Spasmolyticum bei spastischen Zuständen im Bereich des Magen-Darm-Kanals und der Gallenwege, als Carminativum besonders bei starker Flatulenz, bei Meteorismus, Gärungsdyspepsie, als Stomachicum bei Anorexie und Dyspepsie, als Galaktagogum. Kümmelwasser wird vor allem bei Blähungen von Kleinkindern und Kindern empfohlen und außerdem als Grundsubstanz für Kindermixturen benutzt. Äußerlich zu Einreibungen als Rubefaciens bei Rheuma und Pleuritis; zu Bädern als Hautreizmittel bei schwächlichen Kindern. In der Veterinärmedizin gegen Hautparasiten. Als Gewürz und Rohstoff für Gewürzextrakte. Zur Gewinnung des ätherischen Öles. In der Likörindustrie, bes. für Kümmel, Doppelkümmel, Gilka usw. Die Rückstände der Ölgewinnung werden als Viehfutter verwertet.

Dosierung. Mittlere Einzeldosis 1 g, Jug. II; 0,6 bis 2 g, Ind. P. C. 53. – 0,5 bis 2,0 g mehrmals täglich.

Bemerkung: Wildwachsender Kümmel hat einen besonders hohen Gehalt an äth. Öl. – Mit dem Namen „Kümmel" bezeichnet man hier und da im Handverkauf andere Früchte, so die Früchte von Cuminum cyminum L. (vgl. Cuminum) als römischen Kümmel, die Samen von Nigella sativa L. als Schwarzkümmel und Kreuzkümmel (auch die Samen von Datura stramonium L). – Die knollig verdickten Wurzeln amerikanischer Arten, von Carum graedneri BENTH. et HOOK. und C. kelloggin A. GR. werden gegessen.

Species carminativae CF 1884. Espèces (semences) carminatives.

Fructus Anisi	Fructus Coriandri	
Fructus Carvi	Fructus Foeniculi	āā partes

Species carminativae Helv. VI.

Flos chamomillae	25 g	Rhizoma calami	15 g
Folium menthae	20 g	Rhizoma valerianae	10 g
Fructus carvi (contusus)	30 g		

Anbau

Der Kümmel ist eine zweijährige, frostempfindliche Pflanze. Im ersten Jahr erfolgt von April bis Mai die Aussaat auf mittleren und besseren Böden mit neutraler Reaktion; er gedeiht besonders gut in feuchteren Klimalagen (Holland, Norddeutschland), wobei die zur Verfügung stehende Winterfeuchtigkeit von erstrangiger Bedeutung ist. Einen hohen Ertrag liefert eine Stickstoff-Phosphorsäure-Düngung. Die Ernte erfolgt im Juli (in Südosteuropa Juni), da hier der Gehalt an äth. Öl am höchsten ist und das Ausfallen des Kümmels bei der Vollreife verhindert wird.

Carum bulbocastanum (L.) KOCH. (Bunium bulbocastanum L.).
Heimisch in Pakistan.

SHAH u. KHANNA [Indian J. Pharm. 27, 176 (1965)] beschreiben die makroskopischen und mikroskopischen Eigenschaften der Früchte sowie die Unterscheidungsmerkmale zu den Früchten von Carum carvi.

Inhaltsstoff. In den Früchten 2% äther. Öl mit 18% Aldehyden.

Anwendung. Die Früchte als Carminativum, in Indien als Ersatz für Kümmel.

Carum ajowan BAILL. s. Trachyspermum.

Carya

Carya ovata (MILL.) K. KOCH [C. alba EMERSON, C. alba (MICHX.) NUTT., Juglans alba MICHX., außerdem laut HPUS 64 Carya squamosa, Juglans compressa, J. squamosa]. Juglandaceae – Juglandoideae – Juglandeae. Schuppenrindenhickory. Amerikanischer Hikkory. Weißer amerikanischer Walnußbaum. Shag-bark. Shell-bark. Walnut.

Heimisch in Nordamerika, besonders im Südosten von Ohio (kult.).

Die Früchte, Hickory-Nüsse, sind walnußähnlich. Der Samen ist vielfach gelappt und gerunzelt und trägt 6 deutliche Rippen; sein Geschmack ist angenehm und mild.

Inhaltsstoffe. In den Samen fettes Öl, Oleum Caryae, Amerikanisches Nußöl, Hickoryöl, Pekkanöl, Hickory oil, Pecan oil, das dem Walnußöl ähnlich ist und aus 0,3% Phytosterin, 0,5% Lecithin und Glyceriden der Öl-, Linol- und Palmitinsäure besteht.

Anwendung. Das Samenöl als Speise- und Brennöl.

Carya alba HAB 34.

Die reifen Samen.

Arzneiform. Tinktur nach § 4 durch Mazeration mit 60%igem Weingeist. Trockenrückstand etwa 0,95%. Spez. Gew. 0,905.

Arzneigehalt. 1/10.

Carya alba HPUS 64. Hickory Nut.

Die Nüsse.

Arzneiform. Urtinktur: Arzneigehalt 1/10. Carya alba in grobem Pulver 100 g, Alkohol USP (94,9 Vol.-%) q.s. zur Bereitung von 1000 ml der Tinktur. – Dilutionen: D 2 (2×) und höher mit Alkohol HPUS (88 Vol.-%). – Médikationen: D 2 (2×) und höher. – Verreibungen: D 1 (1×) und höher.

Die Nußkerne von **Carya tomentosa** (POIR.) NUTT. (C. alba K. KOCH, non EMERSON), der Spottnuß oder filzigen Hickory und **Carya cordiformis** (WANGH.) K. KOCH [C. amara (MICHX. f.) NUTT.], der Bitternuß, beide in Nordamerika heimisch, werden in gleicher Weise ausgewertet.

Carya tonkinensis LECOMTE.

Heimisch in Indochina (Tonkin).

Anwendung. Die Nußkerne liefern Speise- und Seifenfett.

Carya laciniosa (MICHX. f.) LOUD. (C. sulcata NUTT., Hicoria laciniosa). Königs-Hickory. Königsnuß. Großfrüchtige oder spitzfrüchtige Hickory.

Heimisch in Nordamerika.

Inhaltsstoff. 6,7% Gerbstoff.

Anwendung. Als Adstringens.

Carya illinoinensis (WANGENH.) K. KOCH [C. olivaeformis (MICHX.) NUTT., Hicoria pecan (MARSH.) BRITT., Carya pecan (MARSH.) ENGL. et GRAEBN. non (WALT.) NUTT.]. Pekannußbaum. Pekan. Pekan-Hickory.

Heimisch in Nordamerika.

Inhaltsstoffe.

Azaleatin : $R_2 = CH_3$
Caryatin : $R_1 = R_2 = CH_3$

WILKEN u. COSGROVE [J. pharm. Sci. *53*, 364 (1964)] wiesen in Blättern und Blattstielen gaschromatographisch Phytosterine, eine dem Squalen ähnliche Verbindung, Caprin-, Laurin-, Myristin-, Palmitin-, Stearin-, Arachin-, Öl-, Linol- und Linolensäure nach. Ferner fanden sie Phloroglucin und Catechin enthaltende Gerbstoffe, m-Inosit, sowie 3,4-Dihydroxybenzoesäure. Aus der Rinde isolierten SASAKI et al. [J. pharm. Soc. Japan *83*, 897 (1963)] Quercetin-5-methyläther (Azaleatin) $C_{16}H_{12}O_7 \cdot H_2O$, Fp. 317 bis 320°, und Quercetin-3,5-dimethyläther (Caryatin) $C_{17}H_{14}O_7$ mal $3 H_2O$, Fp. 299 bis 301°.

Anwendung. Das aus den Samen gewonnene Öl, Hickoryöl, als Speiseöl. Liefert Hickorynüsse (Pekannüsse) mit wohlschmeckenden Samen.

Bemerkung: Giftpflanze!

Caryocar

Caryocar nuciferum L. Caryocaraceae. Butterbaum.

Heimisch im trop. Amerika, bes. Nordbrasilien und Guayana.

Inhaltsstoffe. In den Samen bis zu 70% Fett, das Butterbaumsamenfett, Pekeanußfett, Pequiá. Es ist weiß, fest, geruch- und geschmacklos und besteht aus Glyceriden der Palmitin- und Ölsäure.

Anwendung. Die Rinde als Febrifugum und Diureticum. Die Kerne, ,,Souari (Saouari)-Nüsse", sind eßbar. Das Fett als Speisefett.

Caryocar tomentosum WILLD.

Heimisch in Guayana, Brasilien und Peru.

Inhaltsstoffe. In den Samen etwa 63% farbloses, butterartiges Fett, Suarifett oder Sawaributter.

Anwendung. Die Samen schmecken süß, mandelähnlich und werden gegessen. Das Fett als gutes Speisefett.

Caryocar amygdaliferum CAV., Caryocar glabrum (AUBL.) PERS. (Pekea ternatea POIR., Rhizobolus glabrum CORN., Saouarin glabrum AUBL.) und Caryocar brasiliense ST. HIL.

Heimisch in Brasilien oder Guayana.

Inhaltsstoffe. Im Holz von Caryocar glabrum 1,5 bis 1,8% äth. Öl.

Wirkung. Der Saft von Caryocar amygdaliferum und C. glabrum soll Fische betäuben.

Anwendung. Liefern ebenfalls Saouarinüsse und Fett. Das äther. Öl von C. glabrum dient als Ersatz des Öles von Amyris balsamifera. Es kommt meist nicht rein, sondern in Mischung mit dem äth. Öl von Ferreirea spectabilis ALLEM., Caesalpiniaceae, in den Handel.

Casearia

Casearia esculenta ROXB. Flacourtiaceae – Casearieae.

Heimisch im südlichen und südwestlichen Indien.

Inhaltsstoffe. Aus den Wurzeln isolierten CHOUDHURY et al. [J. pharm. Sci. *56*, 1405 (1967)] ein Sterin, Fp. 132 bis 134°; eine guttaperchaähnliche Substanz, Fp. 59 bis 60°; einen flavonoiden Stoff, Fp. 255 bis 258°; einen farblosen, kristallinen Stoff, neutral und wasserlöslich, Fp. 184°, und zwei Harze. KRISHNAN et al. [Curr. Sci. *34*, 634 (1965)] wiesen in den Wurzeln Leucopelargonidin nach.

Wirkung. Eine kristalline, wasserlösliche Substanz zeigt hypoglykämische Wirkung.

Anwendung. Die Wurzeln in Indien als Antidiabeticum. Nach USD 50 die Blätter bei hepatischem Sopor wirksam.

Casearia silvestris Sw.

Heimisch in Brasilien (im Norden von Espirito Santo).

Folia Caseariae. Guassatonga.

Inhaltsstoffe. Nach POSSOLA et al. [Chem. Abstr. *44*, 10813 (1950)] 0,11% eines alkaloidartigen Stoffes, 0,6% äth. Öl und Saponine.

Anwendung. In Brasilien in Form galenischer Präparate bei Hautleiden.

Casimiroa

Casimiroa edulis LLAVE et LEX. (Zanthoxylon araliaceum TURCZ.). Rutaceae – Toddalioideae. Sapote. Weiße Sapote. Cochil sapote. White sapota. Zapote blanco. Cochitzabotl.

Heimisch in Zentralamerika, im südl. Mexiko, in Süd- und Ostafrika.

Ein Baum mit meist zu 5 gefingerten Blättern und achselständigen Infloreszenzen.

Inhaltsstoffe. In der Rinde wiesen IRIARTE et al. (J. chem. Soc. *1956*, S. 4170) 5,6-Dimethoxyflavon, Fp. 198 bis 199°, Bergapten, Fp. 187 bis 188°, Isopimpinellin, Fp. 149 bis 150°, Edulein $C_{17}H_{15}NO_2$, Fp. 200 bis 201°, Edulitin $C_{11}H_{11}NO_3$, Fp. 235 bis 236°, Scopoletin, Fp. 203 bis 204°, Dictamnin $C_{12}H_9NO_2$, Fp. 132 bis 133°, γ-Fagarin (Aegelenin, Haplophin) $C_{13}H_{11}NO_3$, Fp. 142 bis 143°, Skimmianin (β-Fagarin) $C_{14}H_{13}NO_4$, Fp. 176 bis 177°, und Edulinin $C_{16}H_{21}NO_4$, Fp. 140 bis 142°, nach.

Edulein: R = C_6H_5, R' = OCH_3

Dictamnin

Skimmianin

γ-Fagarin

TOUBE et al. (Tetrahedron L. *1967*, S. 2061) erstellten die Konstitutionsformeln von Edulitin und Edulinin.

Edulitin

Edulinin

Ferner N-Benzoyltyramin $C_{15}H_{15}NO_2$, Fp. 161 bis 162°, N_α,N_α-Dimethylhistamin $C_7H_{13}N_3$ und Casimirin $C_{30}H_{32}N_2O_5$, Fp. 106°.

Anwendung. Die Blätter nach USD 60 als Antidiarrhoicum und Anthelminticum. Die Rinde zum Betäuben von Fischen.

Fructus Casimiroae.

Faustgroße, etwas flachgedrückte, kugelige Beerenfrüchte mit weißem, saftigem, wohlschmeckendem, apfelähnlichem Fleisch.

Inhaltsstoffe. Etwa 0,9% des Glykoalkaloides Casimirin $C_{30}H_{32}N_2O_5$, Fp. 106°.

Anwendung. In Mexiko und Mittelamerika als Obst. Die Früchte sollen einschläfernd wirken [CHEVALLER: Bull. gén. Thér. (Paris) *158*, 96 (1909)].

Semen Casimiroae.
Die frischen Samen.

Die zu 5 in einer Frucht liegenden Samen sind nieren- oder eiförmig, quergerunzelt, 3 bis 6 cm lang, in der Mitte bis 3 cm breit und an der breitesten Stelle etwa 1,5 cm dick. Die gelbe, glänzende Samenschale besteht vorwiegend aus Sklerenchymfasern, die im Außenteile meridianartig, innen aber rechtwinklig dazu verlaufen. Der Geschmack ist unangenehm.

Inhaltsstoffe. Nach KINCL et al. (J. chem. Soc. *1956*, S. 4163) β-Sitosterin, Fp. 138 bis 139°, β-Sitosterin-β-D-glucosid, Fp. 290 bis 295° (Zers.), 9-Hydroxy-4-methoxy-furano-[3,2-g]-benzopyran-7-on, Fp. 223 bis 224°, Palmitinsäureamid, Fp. 103 bis 104°, Casimiroin (1-Methyl-4-methoxy-7,8-methylendioxy-carbostyril) $C_{12}H_{11}NO_4$, Fp. 202 bis 203°, das bei Hydrolyse Casimiroinol $C_{11}H_9NO_4$, Fp. 321 bis 323°, liefert, Casimirolid (Obacunon), Fp. 229 bis 231°, Casimiroedin $C_{21}H_{27}N_3O_6$, Fp. 224 bis 225°, Edulin $C_{17}H_{15}NO_2$, Fp. 187 bis 188°, Zapotin $C_{19}H_{18}O_6$ (2',5,6,6'-Tetramethoxyflavon), Fp. 150 bis 151°, Zapotinin $C_{18}H_{16}O_6$ (5-Hydroxy-2',6,6'-trimethoxyflavon), Fp. 224 bis 225°, Zapoterin $C_{26}H_{30}O_8$, Fp. 257 bis 259°, und Zapotidin $C_7H_9N_3S$, Fp. 96 bis 98°. Ferner Harz, äth. Öl und Fett.

DREYER [J. org. Chemistry *33*, 3577 (1968)] isolierte ferner 5-Methoxy-8-geranyloxy-psoralen, Phellopterin, 1-Methyl-2-phenyl-4-chinolon, 7α-Obacunol und Desacetylnomilin.

Anwendung. In Mexiko arzneilich verwendet.

Cassandra

Cassandra calyculata (L.) DON [Andromeda calyculata L., Lyonia calyculata (L.) RCHB., Chamaedaphne calculata (L.) MOENCH]. Ericaceae. Torfgränke.
Heimisch in den Torfmooren Nord- und Mitteleuropas.

Bis 1 m hoher Strauch mit rutenförmigen, aufrechten Zweigen. — Laubblätter derb, ledrig, oberseits dunkelgrün, unterseits weißlichgrün, wintergrün, eilanzettlich, beiderseits verschmälert, stumpf oder spitzlich, etwa 2 bis 3 cm lang und 0,8 bis 1,2 cm breit, undeutlich kerbig-gezähnt, am Rande umgebogen, beiderseits mit zahlreichen, kurz gestielt; Mittelnerv auf der Blattunterseite stark hervortretend. Blattstiel etwa 1 m lang. — Blütenstand in hängender, einseitswendiger Traube. Blüten glockig, kurzgestielt, mit 2 breiteiförmigen, spitzen Vorblättern, einzeln in den Blattachseln, 5 bis 7 mm lang, weiß, am unteren Ende mit 5 zurückgeschlagenen Zipfeln. Kelch fünflappig, fast halb so lang wie die Krone; Kelchzipfel eiförmig, stumpflich, außen fein krausflaumig. Krone kugelig-krugförmig, fünfzipfelig, innen kahl; Kronzipfel 1/3 der Kronlänge erreichend, stumpflich-dreieckig, mehrnervig. Staubblätter 10, Staubfäden kahl, am Grunde verbreitert, so lang wie die gehörnten, an der Spitze mit 2 schiefen Spalten sich öffnenden Antheren, in der Krone eingeschlossen. Fruchtknoten fünffächerig, auf breitem Diskus aufsitzend; Griffel hellgrünlich, die Kronzipfel überragend. Fruchtkapsel kugelig, fünflappig aufspringend. Samen rundlich, mit vortretender, im Nährgewebe einen Wulst bildender Raphe.

Inhaltsstoff. Andromedotoxin (Asebotoxin) $C_{31}H_{50}O_{10}$, Fp. 120°.

Nachweis (nach LEWIN). Salzsäure erzeugt in einer weingeistigen Lösung von Andromedotoxin einen Geruch nach Methylsalicylat und Blaufärbung, die beim Erwärmen in Violettrot übergeht. Außerdem färbt sich Andromedotoxin mit Fröhdes Reagens dunkelblau.

Wirkung. Pferde, Kühe und Lämmer können durch diesen Strauch tödliche Vergiftungen erleiden.

Vergiftungserscheinungen. Salivation, Erbrechen, Krämpfe und Tod durch Lähmung des Atemzentrums.

Anwendung. In der Volksheilkunde als Diaphoreticum.

Cassia

Cassia angustifolia VAHL (C. medicinalis BISCHOFF, C. lanceolata RUYLE, C. acutifolia LINK., non DELILE). Fabaceae – Caesalpinioideae – Cassieae.

Heimisch auf beiden Seiten des Roten Meeres, wo die Pflanze auch heute noch wild vorkommt. Seit Anfang des 19. Jahrhunderts kultiviert in Vorderindien, insbesondere im Gebiet der Stadt Tinnevelly, aber auch in der Gegend von Bombay und Madras. Nach einigen Autoren ist die angebaute Pflanze eine Kulturvarietät: var. β-royleana BISCHOFF. Sie liefert Folia und Fructus Sennae Tinnevelly.

Der 1 bis 2 m hohe Strauch besitzt paarig gefiederte, meist fünf- bis neunjochige Blätter, deren Blattspindel 7 bis 14 cm lang ist und oberseits von einer deutlichen Rinne durchzogen wird. Die Blättchen sind 5 bis 6 cm lang und etwa 2 cm breit (Abb. 88 *H, J*). Die gelben Blüten sind in Trauben angeordnet.

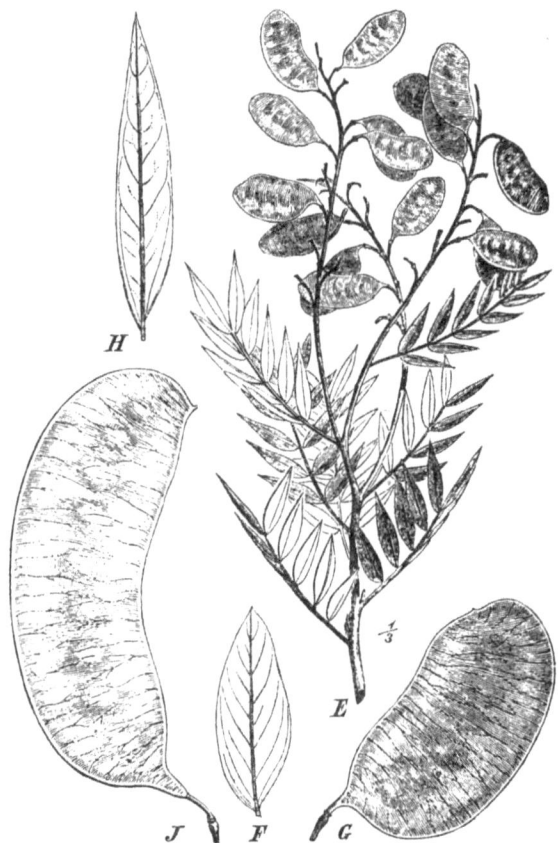

Abb. 88. Cassia senna: *E* fruchtender Zweig; *F* einzelnes Fiederblatt; *G* Schote. Cassia angustifolia: *H* einzelnes Fiederblatt; *J* Schote (nach TAUBERT).

Cassia senna L. (Cassia acutifolia DELILE, C. lanceolata NECTOUX, C. lenitiva BISCHOFF; außerdem nach HPUS 64 Cassia aethiopica, C. obovata, C. officinalis, Senna acutifolia, S. alexandrina). Alexandrian Senna. False Senna. Nubien Senna. Séné de Khartoum, d'Alexandrie ou d'Egypte.

Heimisch im nördlichen Zentralafrika und in Ägypten im mittleren Nilgebiet, teilweise auch dort angebaut. Liefert Folia und Fructus Sennae Alexandrinae.

Der Halbstrauch erreicht nur eine Höhe von etwa 60 cm. Die Laubblätter sind vier- bis fünfpaarig gefiedert, die Blättchen spitz-lanzettlich, 2 bis 3 cm lang und 6 bis 9 mm breit, lederig, knorpelrandig, mehr oder weniger behaart (Abb. 88: E, F, H). Die zygomorphen, langgestielten Blüten stehen in seitenständigen Trauben. Die 5 Kronblätter sind gelb und 7 bis 8 mm lang, von den 10 Staubblättern sind 3 sterile „Futterantheren", 4 „Pollenantheren". Die Hülse ist 3 bis 5 cm lang und $1^1/_2$ bis $2^1/_2$ cm breit, pergamentartig, flach und braun.

BRENAN [Kew. Bull. *2*, 231 (1958); ref. in FAIRBAIRN u. SHRESTA: Lloydia *30*, 67 (1967)] schlägt vor, beide Cassia-Arten als Cassia senna L. zu bezeichnen, da die Unterschiede zu gering und wechselnd seien.

Beide Arten liefern die offizinellen Folia Sennae, einige Arzneibücher (s. u.) lassen außerdem Cassia italica (MILL.) LAM. ex STEUD. (C. obovata COLLAD.) als Stammpflanze zu.

Folia Sennae[1]. Sennesblätter. Senna leaves. Senna. Feuilles de séné. Séné. Folhas de sene. Foglia di sena. Hojas de sen. Sena. Sennesblad. Sennabladje.

Folia Sennae DAB 7 – DDR. Folium Sennae ÖAB 9, Helv. VI, Ross. 9, CsL 2, Nord. 63. Sennae Folium Ph. Europ., Hisp. IX, Belg. V, Ned. 6, Hung. VI, Jap. 61, Ind. P. C. 53. Senna NF XII. Sennesblätter DAB 7 – BRD. Senna leaf BP 63, BPC 68, Ind. P. 66. Sénés CF 65. Senna Ital. VII. Sen Chil. III. Sene Brasil. 2. Außerdem offizinell in Fenn. 37, Portug. 35 und Mex. P. 52.

Die einzelnen Arzneibücher geben folgende Stammpflanzen an: Cassia angustifolia VAHL und Cassia senna L. DAB 7 – BRD, DAB 7 – DDR, Helv. VI, ÖAB 9, BP 63, BPC 68, NF XII, CF 65, Belg. V, Ross. 9, CsL 2, Brasil. 2, Chil. III, Jap. 61, Mex. P. 52. Cassia angustifolia VAHL Ned. 6, Nord. 63, Fenn. 37, Hung. VI, Ind. P. C. 53, Ind. P. 66. Verschiedene Cassia-Arten, besonders C. angustifolia VAHL var. β-royleana BISCHOFF, C. angustifolia VAHL, C. senna L. und C. italica (MILL.) LAM. ex STEUD. (C. obovata COLLAD.).

Gewinnung. Handelsware. Folia Sennae Tinnevelly (Tinnevelly Senna, Séné de Tinnevelly ou de l'Inde, Sena Tinnevelly) wird bereits am Ende der ersten Vegetationsperiode kurz vor der Fruchtreife geerntet. Die Fiederblätter werden dabei von Hand von der Blattspindel abgestreift und in der Sonne getrocknet. Häufig werden sie danach noch verlesen und nach Farbe und Größe sortiert. Die zu Ballen gepreßten Blättchen werden hauptsächlich über den Hafen Tuticorin, an der Südspitze Indiens, ausgeführt. – Die plantagenmäßig angepflanzte Cassia angustifolia gedeiht nach CLAUS [Pharmacognosy, Philadelphia 1961: ref. in LUCKNER et al.: Pharmazie *22*, 379 (1967)] besonders gut auf feuchten Böden und wird häufig mit Reis im Wechsel kultiviert. Pflanzen, die auf nicht bewässerten, trockenen Böden wachsen, liefern eine mehr gelbliche, vom Handel als minderwertig angesehene Droge. Jedoch ist nichts über Unterschiede im Wirkstoffgehalt bekannt. – Folia Sennae Alexandrinae[1] (Alexandriner Senna, Alexandrian or Khartoum Senna) werden sowohl von wildwachsenden als auch von angebauten Pflanzen, die in Oberägypten und im Süden kultiviert werden, gewonnen. In der Erntezeit, die sich von April bis September erstreckt, werden die Pflanzen etwa 15 cm über dem Boden abgeschnitten und an der Sonne getrocknet. Anschließend werden die Fiederblättchen von den Blattspindeln abgestreift und durch Sieben von diesen, sowie von Stengeln und Hülsen getrennt. Die in Ballen gepreßten Blätter werden über Alexandria ausgeführt. Die Droge ist infolge der weniger sorgfältigen Aufarbeitung während der Ernte nicht so einheitlich wie die indische Tinnevelly Droge. Sie enthält oft zerbrochene Fiederblättchen und fremde Beimengungen.

Über die Handelsklassen der indischen Senna berichtet PILARCZYK [Dtsch. Apoth.-Ztg *102*, 569 (1962)]. Im Sennahandel unterscheidet man dabei die Qualitätsreihen PRIME und FAQ (*f*air *a*verage *q*uality of the season), die ihrerseits in vier einzelne Blattgrößen unterteilt werden.

---

[1] Abbildungen bei L. HÖRHAMMER: Teeanalyse, Tafel 7, Abb. 39 und 40.

BOLD	–
PRIME I	–
PRIME II	FAQ II
PRIME III	FAQ III
PRIME IV	(FAQ IV)
–	UNGRADED

Gehalt an Stengeln und Bruch. Die Sondergröße BOLD mit Blättern bis 6 cm Länge und 2 cm Breite fällt im Handel kaum ins Gewicht. Die Sorte PRIME I soll praktisch die größten Blätter darstellen. PRIME II und FAQ II sollen das nächstkleinere, jedoch gleiche Blattgrößenintervall aufweisen, wobei der Gehalt an Stengeln und Bruch bei der FAQ-Ware größer und bei der PRIME-Ware unbedeutend sein sollte. Die gleichen Verhältnisse wären bei den Größen III und IV zugrunde zu legen, während die Klasse UNGRADED ein hauptsächlich aus Stengeln und Abfällen bestehendes Produkt charakterisiert. Die Sortierung der Größeneinteilung BOLD, I, II, III und IV sowie UNGRADED erfolgt durch die indischen Lieferanten auf handbetriebenen, röhrenförmigen Siebtrommeln, die Reinigung der Blätter von Stengeln und Steinen ebenfalls durch Handarbeit in einem Vorgang, der dem Worfeln des Getreides ähnlich ist und als „winnowing" bezeichnet wird. Leider werden diese oben angegebenen Forderungen nur in sehr unzureichendem Umfang erfüllt.

Beschreibung. Die Blätter von Cassia angustifolia sind 1 bis 4 cm lang, 0,3 bis 2 cm breit, oval- bis länglich-lanzettlich, mit ganzem, etwas knorpeligem Rand. Die Spreite ist in der Mitte am breitesten, am Grunde schwach ungleichhälftig, an der Spindelseite ziemlich scharf, an der anderen etwas abgerundet in einen bis 1 mm langen Stiel verschmälert, an dessen Basis bisweilen 2 pfriemliche, kurze Stipeln sitzen. Die Blättchen sind, besonders an der Unterseite der Blattnerven, behaart, starr, zerbrechlich, beiderseits fahlgelblich bis stumpf graugrün. Die fiederige Nervatur tritt besonders unterseits hervor. Die Primärnerven sind vor dem Blattrande bogig miteinander verbunden. Das obere Ende ist zugespitzt und läuft in ein kurzes, häufig abgebrochenes Stachelspitzchen aus. Die stärker behaarten Blättchen von Cassia senna sind etwas kleiner und unterhalb der Mitte am breitesten (1 bis 3 cm lang, 0,4 bis 1 cm breit).

Schnittdroge. Dünne, steife, brüchige Fragmente der Blätter.
Geruch eigenartig, Geschmack anfangs schleimig-süßlich, später bitter und kratzend.

Mikroskopisches Bild. Die Epidermiszellen der Ober- und Unterseite von Cassia angustifolia sind in der Aufsicht vieleckig, dickwandig, im Querschnitt rechteckig bis fast quadratisch. Ihre Außenwände sind stark verdickt, besonders über dem Hauptnerv (etwa 4 bis 7 μm) und am Blattrand (bis 10 μm), und von einer etwa 1 μm dicken, körnigen, auf der Oberseite bisweilen rissigen Kutikula bedeckt. Viele Epidermiszellen lassen in ihrem unteren Teil Schleim erkennen, der durch eine sekundäre Membran abgetrennt ist. Die auf beiden Seiten reichlich vorkommenden, etwas eingesenkten Spaltöffnungen sind breitoval, bis etwa 33 μm lang und etwa 22 bis 24 μm breit. Das Mesophyll besteht beiderseits aus je 1 Lage dünnwandiger, im Querschnitt rundlicher Palisadenzellen. Diese sind auf der Oberseite länger (etwa 100 μm), mit fast geraden Seitenwänden, ohne Interzellularen, auf der Unterseite kürzer (etwa 50 μm), mit stark welligen Seitenwänden und Interzellularen. Einzelne Palisadenzellen, besonders oberseits, sind in 2 oder 3 Zellen quergeteilt, von denen eine oder mehrere bis 21 μm große Calciumoxalatdrusen enthalten. Das interzellularreiche, etwa 50 μm breite Schwammparenchym besteht aus 5

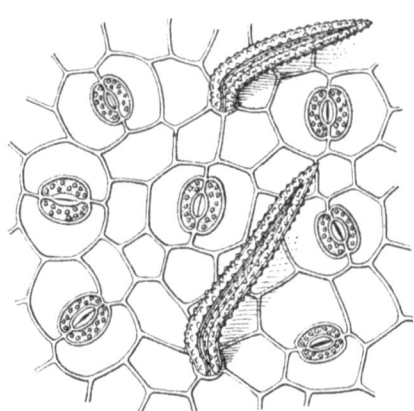

Abb. 89. Folia Sennae, Oberflächenansicht der Epidermis mit Spaltöffnungen und Haaren. (Vergr. 225fach.) (GILG.)

bis 6 Lagen mehr oder weniger rundlicher Zellen, von denen einzelne Calciumoxalateinzelkristalle oder -drusen führen. Im Gewebe der Blattnerven finden sich Sklerenchymfasern mit Kristallzellreihen. Der Hauptnerv wird unterseits von radial angeordneten, teilweise kollenchymatisch verdickten Parenchymzellen begleitet. Die in die Epidermis eingesenkten, bis 150 μm langen, stets einzelligen, dickwandigen, spitzen, zur Blattspitze umgebogenen Haare sind von einer warzigen Kutikula bedeckt. An ihrer Basis sind sie von 6 bis 10 strahlig angeordneten Epidermiszellen umgeben (Abb. 89). Die zahlreichen Haare der Blätter von Cassia acutifolia sind bis 250 μm lang und mehr oder weniger säbelförmig gekrümmt.

Pulver. Gelblich bis grün. Fragmente der polygonalen, dickwandigen, oft Schleim führenden Epidermiszellen; etwas in die Epidermis eingesenkte, spitze, dickwandige, gekrümmte, mit warziger Kutikula überzogene, stets einzellige Haare; Fragmente der Spiral- und Ringgefäße; Sklerenchymfasern mit begleitenden Kristallzellreihen; in den Palisaden- und Schwammparenchymzellen liegende Calciumoxalateinzelkristalle oder -drusen.

Verwechslungen und Verfälschungen. Die Tinnevellyblätter kommen fast immer völlig rein, d.h. frei von fremden Blättern und Teilen der Stammpflanze in den Handel. An Verfälschungen wurde Cassia setigera Dc. speziell in Tinnevelly-Droge beobachtet. Die von wildwachsenden Pflanzen gesammelten ägyptischen Blätter sind häufiger verunreinigt, indessen werden solche fremden Pflanzenteile beim Reinigen der Droge durch Absieben usw. meist entfernt und finden sich nur ausnahmsweise im pharmazeutischen Handel. In der Droge sind zu beanstanden:

1. Teile der Sennapflanze: Früchte, Blüten, Blattspindeln und Zweige.
2. Blätter und Teile anderer Cassia-Arten. a) Blätter von Cassia auriculata L.; sie sind elliptisch, umgekehrt eiförmig, herz- bis nierenförmig mit zahlreichen 600 bis 850 µm langen Haaren (über den chemischen Nachweis s. Prüfung).

b) Blättchen der Cassia italica (MILL.) LAM. ex STEUD. (Cassia obovata COLLAD.) und ihrer Form obtusata HAYNE; sie sind eiförmig, oben abgestutzt oder ausgerandet mit Stachelspitzchen. Die Unterseite trägt kurze, angedrückte Haare. Im Mesophyll finden sich nur ganz vereinzelt Calciumoxalatdrusen.

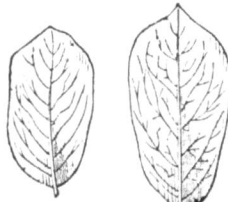
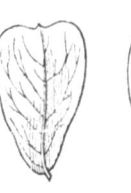
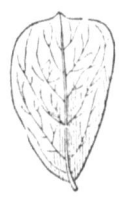
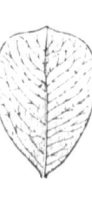
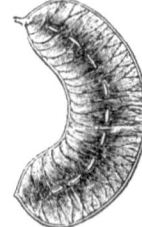

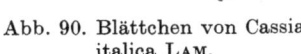

Abb. 90. Blättchen von Cassia italica LAM.

Abb. 91. Blättchen und Hülse von Cassia italica LAM., var. obtusata HAYNE.

c) Blätter von Cassia setigera Dc. Die Blätter sind der echten Droge sehr ähnlich, sollen aber kahl sein, die sekundären Nerven gehen von den primären unter auffallend stumpfem Winkel ab. Bemerkenswert ist auch die besonders im Pulver auffallend große Menge von Oxalatdrusen.

d) Cassia montana HAYNE mit dunkler gefärbten Blättern, einem dunklen Nervaturnetz und gerundeter Blattspitze.

e) Blättchen der Cassia holosericea FRES., C. schimperi STEUD., C. pubescens BROWN; Blätter kleiner als bei der echten Senna, stärker abgestutzt, stark behaart.

f) Hung. VI nennt als Verfälschung Cassia acutifolia, Cassia auriculata, Cassia montana, Cassia holosericea und Solenostema arghel. BPC 68 gibt auch wildwachsende C. angustifolia-Blätter aus Arabien als Verfälschung an. Sie liefern Mekka- oder Arabische Senna-Ware, sind gewöhnlich verfärbt, lanzettlich, schmal.

3. a) Blätter anderer Pflanzen: Cynanchum arghel DELILE [Solenostem(m)a arghel HAYNE], Asclepiadaceae; größer als die der Senna, lanzettlich bis schmal eiförmig, steiflederig, verbogen, höckerig. Behaart, die Haare mehrzellig. Das Blatt ist bifazial gebaut,

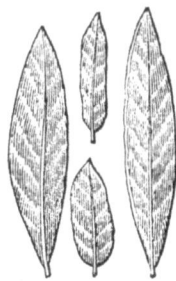
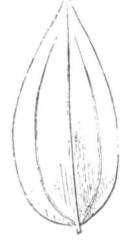
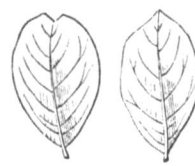
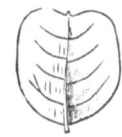

Abb. 92. Blätter von Cynanchum arghel DELILE.

Abb. 93. Blatt von Coriaria myrtifolia.

Abb. 94. Blättchen von Colutea arborescens.

Abb. 95. Blättchen von Colutea orientalis.

hat also nur unter der Oberfläche Palisaden, ferner im Mesophyll Milchsaftschläuche. An den mehrzelligen Haaren auch im Pulver zu erkennen. Früher zur Zeit des Monopols stets, heute nur selten in der alexandrinischen Senna (Abb. 92).

b) Coriaria myrtifolia L.; Blätter dreinervig, kahl (Abb. 93).
c) Tephrosia apollinea DELILE; Blätter filzig, die Haare vielzellig.
d) Globularia alypum L.; mit kopfförmigen Drüsenhaaren und Kristallen in der Epidermis.
e) Colutea arborescens L.; Blätter verkehrt-herzförmig, dünn, nur unterseits anliegend behaart (Abb. 94).
f) Colutea orientalis MILL.; Blätter sehr zart, fast kreisrund, an der Spitze abgestutzt (Abb. 95).

Durch Absieben wird eine aus Bruchstücken bestehende Sorte „Folia Sennae parva" gewonnen; sie darf nicht verwendet werden, da andere Blätter schwer oder gar nicht in ihr erkannt werden können. BERGER referiert über weitere Arten, die als Verfälschung von Folia Sennae beschrieben wurden:

Colutea cruenta AIT., Pistacia lentiscus L., Ailanthus glandulosa DESF. (Simaroubaceae), Rhus coriaria L. (Anacardiaceae); Pluchea lanceolata OLIV. (Asteraceae) und Periploca graeca L.

Inhaltsstoffe. Etwa 3% Anthracenderivate, die in reduzierter Form als Anthron- bzw. Anthranolverbindungen und in oxydierter Form als Anthrachinonverbindungen vorliegen.

Anthrachinon　　　Anthron　　　Anthranol

Sie sind genuin glykosidisch gebunden.

Eine Droge guter Qualität enthält nach KUSSMAUL u. BECKER [Helv. chim. Acta 30, 59 (1947)] max. 1% freies hydrogencarbonatlösliches Rhein. Hauptglykoside sind die Dihydrodianthronglykoside Sennosid A $C_{44}H_{38}O_{20}$, Fp. 200 bis 240° (Zers.) und Sennosid B $C_{44}H_{38}O_{20}$, Fp. 180 bis 186° (Zers.) (Strukturformel s. u.). Ihre Aglykone Sennidin A und Sennidin B (Dihydrodianthrone des Rheins) unterscheiden sich stereochemisch, wobei Sennidin A die optisch aktive rechtsdrehende Form und Sennidin B die Mesoform darstellt.

Sennosid A　　　Sennosid C

Sennosid B　　　Sennosid D

Chrysophanol　R = CH_3
Aloeemodin　　R = CH_2OH
Rhein　　　　 R = COOH

Frangula-(Rheum-)
emodin　　R = OH
Physcion　R = OCH_3

Nach FAIRBAIRN et al. [J. Pharm. Pharmacol. *10*, 186 T (1958)] sind die Sennoside wahrscheinlich Spaltprodukte von höher molekularen Primärglykosiden, die sich von den Sennosiden durch zusätzliche Glucosemoleküle unterscheiden. LEMLI u. CUVEELE [Pharm. Acta Helv. *40*, 667 (1965)] isolierten die diastereomeren Heterodianthronglykoside Sennosid C, Fp. 197 bis 205° (Zers.), und Sennosid D, Fp. 210 bis 220 (Zers.) (s. o.), mit dem Heterodianthron von Aloe-Emodin und Rhein als Aglykon. HIETALA [ref. Chem. Abstr. *65*, 15153 (1966)] isolierte ein sog. Sennosid III. Chromatographisch wiesen LEMLI et al. [Pharm. Weekbl. *99*, 389 (1964); ref. Chem. Abstr. *61*, 3125 (1964)] das Heterodianthron Rheidin A nach, das das Dianthron aus Rheumemodin (= Emodin) (s. o.) und Rhein (s. o.) darstellt. Weiterhin sind vorhanden Aloe-emodin-8-glucosid, Aloe-emodin-anthrondiglucosid, Fp. 208°, Aloe-emodin, Rhein (s. o.), Rhein-8-monoglucosid, Rheinanthron-8-glucosid, Rhein-8-glucosid, Chrysophanol (s. o.), nach SABER et al. [Chem. Abstr. *60*, 3570 (1964)] nur in Spuren, harzartige Anthrachinonprodukte (Sennanigrine), an Flavonoiden Kämpferol und sein Diglucosid, Kämpferin, sowie Isorhamnetin, weinsaure Salze, Salicyl- und Oxalsäure, 8% Pinit (Monomethyläther des Inosits), flüchtige Riechstoffe, Bitterstoffe, Gerbstoff, Wachs, Fett mit Stearin, Myricylalkohol, Palmitinsäure und Stearinsäure, Phytosterine, 10% Schleim und Harz.

Eine chromatographische Untersuchung der Anthrachinondrogen ist nach HÖRHAMMER, WAGNER u. BITTNER [Pharm. Ztg (Frankfurt) *108*, 259 (1963)] auf Kieselgel-Woelm oder Kieselgel-G-Merck-Dünnschichtplatten mit dem Fließmittel Äthylacetat/Methanol/Wasser (100 : 16,5 : 13,5) oder Propanol/Äthylacetat/Wasser (4 : 4 : 3) empfehlenswert. In letzterem zeigt Sennosid A den R_f-Wert 0,30, Sennosid B 0,17, Rhein-8-glucosid 0,58 und Rhein 0,81; das Aloeemodin-Primärglykosid liegt bei 0,44. Als Sprühreagens dient eine 2 n äthanol. Kalilauge. Derivate des 1,8-Dihydroxyanthrachinons werden rot gefärbt und fluoreszieren im UV-Licht violett. Anthron-C-glykoside, z. B. Aloin, färben sich gelb und fluoreszieren leuchtend gelb. Mit dem von HÖRHAMMER et al. [Dtsch. Apoth.-Ztg *99*, 1043 (1959)] entwickelten Lösungsmittelsystem Propanol/Äthylacetat/Wasser (4 : 3 : 3) auf Papier Schleicher und Schüll 2043 Mgl, das LEMLI u. CUVEELE [Pharm. Acta Helv. *40*, 667 (1965)] besonders zur Auftrennung der Sennoside in einem Sennesextrakt verwendeten, erhielten diese Autoren folgende R_f-Werte: Aloeemodinglucosid 0,59, Sennosid C 0,52, Rheinglucosid 0,43, Sennosid D 0,31, Sennosid A 0,26, Sennosid B 0,15. Weitere chromatographische Trennungen von Anthraderivaten siehe unter Rhamnus.

Prüfung. Die Anthrachinone werden chemisch durch die sog. Bornträger-Reaktion nachgewiesen, wobei sie in wäßriger Lauge eine rote Farbe geben. Glykoside müssen zuvor hydrolysiert und die reduzierten Anthracenderivate oxydiert werden. Die Bornträger-Reaktion ist die Grundlage vieler Gehaltsbestimmungen und der meisten Identitätsprüfungen in den Arzneibüchern.

Mikrochemischer Nachweis nach FISCHER: Die Oxymethylanthrachinone werden bei 160 bis 180° in Form gelber Tropfen sublimiert, die später kristallinisch erstarren und mit Kalilauge die Bornträgersche Reaktion (Rotfärbung) ergeben. Durch mehrmaliges Umsublimieren kann unter Umständen ein kristallines Sublimat erhalten werden.

Identität. a) Nach DAB 7 – BRD. 0,50 g gepulverte Droge werden mit 10 ml 3 n Kalilauge und 1,0 ml verd. Wasserstoffperoxidlösung (R) 5 Min. lang im Wasserbad erwärmt; die noch warme Lösung wird filtriert. 5,0 ml des Filtrates werden mit 1,0 ml Essigsäure (R) angesäuert und anschließend mit 10 ml Benzol (R) ausgeschüttelt. Beim Schütteln von 5,0 ml der klaren Benzollösung mit 2,5 ml 6 n Ammoniaklösung (R) färbt sich die wäßrige Phase rot. Ähnlich lassen die übrigen Pharmakopöen prüfen.

Ph. Europ., BPC 68 – Suppl. lassen 25 mg Pulverdroge mit 50 ml Wasser und 2 ml Salzsäure (R) 15 Min. im Wasserbad erhitzen, abkühlen und mit 40 ml Äther ausschütteln. Mit Natriumsulfat wird getrocknet. 5 ml Ätherlösung werden eingedampft; der Rückstand wird mit 5 ml verdünntem Ammoniak versetzt. Es entsteht eine gelbe bis orange Farbe. Durch zweiminütiges Erhitzen verfärbt sich die Lösung rotviolett.

b) Nach DAB 7 – DDR, dünnschichtchromatographisch. Adsorptionsschicht: Kieselgel G. Aufzutragende Lösung: 0,100 g gepulverte Substanz wird mit 5,00 ml 10 n Schwefelsäure und 1,00 ml konzentrierter Wasserstoffperoxidlösung versetzt. Die Mischung wird 60 Sek. im Sieden gehalten, nach dem Erkalten mit 4,00 ml Äther versetzt und geschüttelt. 18 bis 20 µl der Ätherlösung werden senkrecht zur Laufrichtung als 13 bis 15 mm lange Linie, deren Breite 5 mm nicht überschreiten soll, auf die Startlinie *a* aufgetragen. Aufzutragende Lösung der Testsubstanz: 0,010 g Aloin wird in 4,00 ml Methanol gelöst. 18 bis 20 µl der Lösung werden senkrecht zur Laufrichtung als 13 bis 15 mm lange Linie, deren Breite 5 mm nicht überschreiten soll, auf die Startlinie *b* aufgetragen. Lösungsmittelgemisch: 100,0 ml Äthylacetat, 17,0 ml Methanol und 13,0 ml Wasser werden gemischt. Die Mischung wird als Laufmittel verwendet. Laufstrecke: 10 bis 12 cm. Trocknung: Die Dünnschichtplatte wird bei 20° aufbewahrt, bis das Laufmittel verdunstet ist. Reagens: Äthanolische 2 n Kalilauge. Sichtbarmachung: Die Dünnschichtplatte wird mit der äthanolischen 2 n Kalilauge besprüht. Auswertung: Der R_f-Wert des gelben Testsubstanzfleckes muß im Bereich von 0,25 bis 0,60 liegen. Das Chromatogramm zeigt über der Startlinie *a* zwei rote Flecken mit R_x-Werten in den Bereichen von 0,45 bis 0,75 und 1,40 bis 1,90. Weitere Flecken können vorhanden sein.

c) Nach Ph. Europ. und BPC 68 – Suppl., d. chr. Dünnschichtplatte: Kieselgel G F 254 (R). Aufzutragende Lösung: 0,5 g Pulverdroge werden mit 5 ml einer Alkohol (R)-Wassermischung aufgekocht. Nach Zentrifugieren werden 10 µl der klaren Flüssigkeit in einer Breite von 15 mm aufgetragen. Testsubstanzen: Jeweils 10 mg Sennosid A und B werden in je 10 ml Laufmittelgemisch gelöst. Je 10 µl werden aufgetragen. Laufmittel: n-Propanol-Äthylacetat-Wasser (40 : 40 : 30). Laufstrecke: In 60 bis 70 Min. werden 10 cm Laufstrecke erreicht. Sprühsysteme: A. 25% (g/ml) Salpetersäure; B. 5% (g/ml) wäßriges Kaliumhydroxid wird in 50%igem Äthanol gelöst. Sichtbarmachung: Nach Abdunsten des Laufmittels bei Raumtemperatur wird mit Lösung A besprüht, 10 Min. bei 120° erhitzt, nach Abkühlen mit Lösung B besprüht, bis Flecken sichtbar werden. Auswertung: Sennosid B: R_f 0,1 bis 0,2; Sennosid A: R_f 0,3 bis 0,35. Darüberhinaus zeigt das Chromatogramm 2 schwache braune purpurne Flecken der Sennoside C und D im R_f-Bereich zwischen Sennosid A und gleichfalls vorhandenem, rotgefärbtem Rhein-8-glucosid vom R_f 0,5 bis 0,7.

Mindestgehalt an Sennosiden 2,5% DAB 7 – BRD, Ph. Europ., Helv. VI, BPC 68 (berechnet als Sennosid A und B); 3% ÖAB 9, Belg. V. – Mindestgehalt an Anthracenderivaten 2,4 bis 3% (ber. als Dihydroxyanthrachinonmonoglucosid $C_{20}H_{18}O_9$) DAB 7 – DDR; 2,5% (ber. als 1,8-Dihydroxyanthrachinon $C_{14}H_8O_4$; M.G. 240,20) CsL 2. – Wasserlöslicher Extraktgehalt mind. 30% BP 63, Hung. VI, Ind. P. C. 53, Ind. P. 66. – Max. Aschegehalt 10% ÖAB 9, Jap. 61; 11% Nord. 63; 6 bis 12% Ned. 6; 12% DAB 7 – BRD, CF 65, Belg. V, Ital. VII, Hisp. IX, Ross. 9, Hung. VI, CsL 2, Jug. II, Brasil. 2, Chil. III, Ind. P. C. 53. – Sulfatasche max. 12% Helv. VI, Ph. Europ., BPC 68 – Suppl.; 17% CF 65. – Säureunlösliche Asche max. 2% Ph. Europ., BP 63, BPC 68 – Suppl., CF 65, Jap. 61, Ind. P. 66, Brasil. 2, Hung. VI; 3% NF XII, USP XI, CsL 2, Chil. III, Ind. P. C. 53. – Max. Feuchtigkeitsgehalt 12% Ross. 9, Hung. VI, CsL 2. – Fremde org. Beimengungen bzw. andere Pflanzenteile max. 1% Hung. VI; 2% Ind. P. C. 53; 3% ÖAB 9, BP 63, Belg. V, Brasil. 2 (Folliculi), Jug. II, CsL 2. – Fremde organ. Bestandteile max. 1%, Stengel max. 2% BP 63, Ind. P. 66, Stengel max. 8%, Sennesschoten oder andere fremde org. Beimengungen max. 2% NF XII, USP XI. – Org. Beimengungen (Stengel, Blüten, zerbrochene Blatteile, die durch ein 2-mm-Maschensieb fallen) max. 1%, anorgan. Beimengungen max. 0,5% Ross. 9; Blattstiele, Früchte und andere fremde organ. Bestandteile max. 5% Jap. 61. – Unschädliche Beimengungen max. 2%, verfärbte Bestandteile max. 5% DAB 7 – DDR. Fragmente der Blattspindel max. 2% Helv. VI, Blätter anderer Cassia species (C. italica, C. auriculata) dürfen nicht vorhanden sein, Helv. VI.

Prüfung auf Verunreinigung mit Blättchen von Cassia auriculata L. Nach DAB 7 – BRD. Versetzt man die Pulverdroge auf einem Objektträger mit Schwefelsäure (80%), so dürfen unter dem Mikroskop nur grüne und bräunliche, jedoch keine rotgefärbten Teilchen zu erkennen sein. Analog Ph. Europ., DAB 7 – DDR, ÖAB 9, CF 65, Belg. V, Hung. VI, BPC 68 – Suppl.

Man gibt 0,20 g gepulverte Droge in ein Reagensglas, fügt 3 ml Alkohol (R) dazu, schüttelt 3 Min., filtriert und fügt etwa 0,2 g Aktivkohle (R) dazu; nach dem Schütteln und Filtrieren fügt man zum Filtrat ein gleiches Volumen 33% (Gew./Vol.) Schwefelsäure (R). Weder in der Kälte noch nach einminütigem Erhitzen auf dem Wasserbad darf Rotfärbung auftreten, Ph. Europ., Belg. V. Analog Hung. VI, BPC 68 – Suppl.

Die Prüfung, die nach LUCKNER auch zum Nachweis von Cassia goratensis FRES. verwendet wird, beruht auf der Anwesenheit des Leukoanthocyanidins Goratensidin (s. u.). Leukoanthocyanidine werden durch starke Säuren oder beim Erhitzen mit Chloralhydratlösung unter Wasserabspaltung in Anthocyanidine überführt, die in saurer Lösung als rotgefärbte Oxoniumionen vorliegen.

Goratensidin

Gehaltsbestimmung. Die meisten Verfahren beruhen auf der Bornträger-Reaktion, die kolorimetrisch bzw. photometrisch ausgewertet wird, nur wenige haben andere Reaktionen der Anthrachinone zur Grundlage. Dagegen unterscheiden sich die Methoden ähnlich wie bei Rheum- und Rhamnusdrogen in der Auswahl der zu bestimmenden Anthracenderivate, da einige Autoren nur die rheinhaltigen Glykoside bzw. deren reduzierte Verbindungen

(Sennoside) als wirksames Prinzip ansehen, andere dagegen auch die in geringerer Menge vorliegenden übrigen Anthracenderivate in die Bestimmung mit einbeziehen.

I. Methode DAB 7 – BRD: Bestimmung von Sennosiden, Rheinglykosiden und Rhein: Da eine differenzierende Bestimmung der verschiedenen Inhaltsstoffe erhebliche Schwierigkeiten macht, ist eine Konventionsmethode vorgeschrieben. Die Anthraglykoside werden mit einem Gemisch von Salzsäure und Essigsäure extrahiert, wobei gleichzeitig Hydrolyse eintritt. Anschließend werden die sauren Sennidine – die Aglyka von Sennosid A und B – und Rhein mittels $NaHCO_3$-Lösung von carboxylfreien Anthra-Derivaten abgetrennt. Nach entsprechender Reinigung – Alkalisieren und Ansäuern im Wechsel – werden die Sennidine mit H_2O_2 in alkalischer Lösung zu Rhein oxydiert, und dieses durch die auf der Bornträger-Reaktion beruhenden Rotfärbung photometrisch bestimmt. Man erfaßt mit dieser Methode, bei der die genaue Einhaltung der Arbeitsvorschrift unumgänglich ist, neben den Sennosiden A und B auch sonstige carboxylgruppenhaltige Anthraderivate wie Rhein bzw. dessen Glykoside.

Vorschrift. 0,100 g gepulverte Droge, genau gewogen, werden mit 1,20 ml 6 n Salzsäure (R) und 7,5 ml Essigsäure (R) 15 Min. lang unter Rückfluß zum Sieden erhitzt. Nach dem Erkalten gibt man durch den Kühler 30 ml Äther (R) hinzu und erhitzt weitere 15 Min. lang zum Sieden. Die Lösung wird durch einen kleinen Wattebausch in einen 300-ml-Scheidetrichter filtriert; Rückstand und Wattebausch werden erneut mit 30 ml Äther 10 Min. lang zum Sieden erhitzt. Die nach dem Filtrieren durch einen neuen Wattebausch vereinigten Lösungen werden mit 40 ml Wasser ausgeschüttelt. Die wäßrige Phase wird verworfen. Die ätherische Phase im Scheidetrichter wird mit 2,0 g Natriumhydrogencarbonat (R) und 30 ml Natriumhydrogencarbonat-Lösung I (317: 10,0 g/100 ml) versetzt und vorsichtig umgeschüttelt. Die organische Phase wird noch dreimal mit je 10 ml Natriumhydrogencarbonat-Lösung I ausgeschüttelt. Die vereinigten Natriumhydrogencarbonat-Lösungen werden nach Zusatz von 60 ml Äther (R) vorsichtig mit Schwefelsäure 70% (R) angesäuert. Sobald die heftige Kohlendioxidentwicklung nachgelassen hat, wird kräftig durchgeschüttelt, die wäßrige Phase mit einer etwaigen flockigen Zwischenschicht abgelassen, mit 6 n Natronlauge (R) alkalisch gemacht, nach Zusatz von 20 ml Äther erneut mit Schwefelsäure 70% vorsichtig angesäuert und kräftig geschüttelt. Dies wird nochmals wiederholt. Die vereinigten Ätherlösungen werden durch ein trockenes Filter in einen 100-ml-Meßkolben filtriert; mit Äther wird aufgefüllt. 40 ml dieser ätherischen Lösung werden mit 20 ml n Natronlauge (V) ausgeschüttelt. Die abgetrennte, natronalkalische Lösung wird mit 0,20 ml verd. Wasserstoffperoxid-Lösung (R) versetzt und 4 Min. lang im Wasserbad erhitzt. Nach dem Abkühlen mit fließendem Wasser wird die Lösung nach 10 Min. in einen 50-ml-Meßkolben überführt, mit n Natronlauge (V) aufgefüllt und die Extinktion bei 500 nm in 1 cm Küvetten gegen Wasser gemessen. Die Extinktion muß, berechnet auf 0,100 g Droge, mindestens 0,240 betragen, entsprechend einem Mindestgehalt von 2,5% Sennosid A und B. Analog ÖAB 9. Eine im Prinzip ähnliche Vorschrift findet sich in BPC 68. Doch werden dabei nur die Glykoside erfaßt, die Aglykone durch Ausschütteln mit Chloroform aus saurer Lösung verworfen.

Nach AUTERHOFF [Arzneimittel-Forsch. 1, 412 (1951)], der die angeführte Methode ausarbeitete, läßt sich der Gehalt der Nebenanthrachinonderivate nach der Natriumhydrogencarbonatausschüttelung in der Ätherphase wie folgt bestimmen: Die noch leicht gefärbte Äther-Lsg. wird mit 5%iger NaOH, die 2% NH_3 enthält, wiederholt ausgeschüttelt. Die alkalischen Lösungen werden im Meßkolben auf 100 ml eingestellt. Die Extinktion der Lösung wird gemessen und ergibt den Gehalt an Nebenanthrachinonderivaten. Orientierende Istizin-Eichkurve für das Pulfrich-Photometer, Filter S 53 5-mm-Küvetten: 2 mg Istizin/100 ml Lösung – E = 0,43; 4 mg/100 ml Lösung – E = 0,84.

Andere Bestimmungsmethoden: Eine andere Variante des DAB 7 – BRD-Verfahrens findet sich im ÖAB 9 und Helv. VI. Auch RICHTER u. HAUENSTEIN [Dtsch. Apoth.-Ztg 107, 1751 (1967)] modifizierten die Bestimmung von KUSSMAUL u. BECKER. Die einzelnen Schritte sind: Extraktion der Droge, Ätherextraktion der Aglykone, Hydrolyse der Glykoside, Abtrennung der neutralen Anthrachinone durch Ausschüttelung der Rheinderivate mit Hydrogencarbonatlösung sowohl bei der Aglykonfraktion als auch im Glykosidhydrolysat, Überführung der Rheinderivate in Ätherlösung, Anfärbung aliquoter Volumina derselben mittels Alkali und Wasserstoffperoxid, Messung der Farblösung bei 510 nm.

II. Methode nach AUTERHOFF u. KINSKY [Arch. Pharm. (Weinheim) 298, 810 (1965)], die die nach Aufarbeitung der Droge erhaltenen Aglykone direkt zu erfassen erlaubt und die Bornträger-Reaktion umgeht. 50 mg gepulverte Droge (genau gewogen) werden mit 1,2 ml 6 n HCl und 7,5 ml Essigsäure 15 Min. am Rückflußkühler erhitzt. Nach dem Erkalten gibt man durch den Kühler 30 ml Äther hinzu und erhitzt weitere 15 Min. zum Sieden. Die Lösung wird durch einen kleinen Wattebausch in einen 300-ml-Scheidetrichter filtriert; Rückstand und Wattebausch werden ein zweites Mal mit 30 ml Äther 10 Min. zum Sieden erhitzt. Die nach Filtration durch einen neuen Wattebausch vereinigten Lösungen werden zur Entfernung der überschüssigen Säure zweimal mit je 50 ml Wasser ausgeschüttelt. Das Wasser wird verworfen. Nun gibt man 30 ml 1 n $NaHCO_3$ (in der Kälte hergestellt) in den Scheidetrichter, schüttelt aus, bringt die wäßrige Phase in einen zweiten Scheidetrichter, in dem sich 60 ml Äther und 8 ml 50%ige Schwefelsäure befinden und schüttelt sofort vorsichtig durch. Die ätherische Stammlösung wird noch dreimal mit je 10 ml 1 n $NaHCO_3$ extrahiert und die wäßrige Lösung in den Scheidetrichter mit Äther und Schwefelsäure gegeben. Die wäßrige Phase wird nach dem Ausschütteln in einen neuen Scheidetrichter gebracht und noch zweimal mit je 20 ml Äther ausgeschüttelt. Die vereinigten Ätherlösungen werden mit Natriumsulfat getrocknet und in einen 100-ml-Kolben filtriert. Man füllt mit Äther auf 100 ml auf. Die Extinktion der gelben Lösung wird bei 375 nm im Spektrophotometer in 1-cm-Küvetten gegen Äther gemessen. Eichkurve: 2,5 mg Sennosid A ergeben bei gleicher Behandlung im Mittel $E = 0{,}550$.

III. Säulenchromatographische Abtrennung der sauren Anthracenderivate nach KARTNIG [Pharm. Zentralh. *98*, 495 (1959); ref. Chem. Abstr. *59*, 2591 (1963)]. 100 mg gepulverte Droge werden mit 8 ml Essigsäure und 1 ml konz. Salzsäure 10 Min. unter Rückfluß erhitzt. Nach Hinzufügen von 0,2 ml 30%igem Wasserstoffperoxid wird weitere 5 Min. erhitzt, danach 30 ml Äther zugesetzt und 15 Min. erhitzt. Die Lösung wird durch Watte in einen 300-ml-Schütteltrichter filtriert. Der im Kolben verbliebene Drogenrückstand wird nochmals mit 30 ml Äther 10 Min. gekocht und der Äther durch denselben Wattebausch filtriert. Dann wäscht man nochmals mit 10 ml Äther. Die vereinigten Filtrate werden dreimal mit je 30 ml Wasser gewaschen, die Ätherschicht abgetrennt, filtriert und auf 100 ml mit Äther verdünnt. Ein 10-ml-Aliquot wird über folgende 2 Säulen gegeben: 1. 3 g $MgSO_4$ DAB 7 — BRD + 1 g Kieselgur, 2. 4 g $NaHCO_3$. Die Säulen werden dreimal mit je 5 ml Äther gewaschen. Um die sauren Sennoside zu bestimmen, wird der restliche Äther von der $NaHCO_3$-Säule mit Vakuum entfernt, das Säulenmaterial in 20 ml 4%iger wäßriger Natronlauge, die 2% Ammoniaklösung (25%ig) enthält, gelöst, die Lösung im Wasserbad 4 Min. erhitzt, abgekühlt und die Absorption bei 500 nm gemessen. Zur Bestimmung der nichtsauren Anthracenderivate werden die Äthereluate mit 20 ml der Natronlaugen-Ammoniak-Mischung ausgeschüttelt und die Sennoside bestimmt.

IV. Methode nach SCHMID u. ANGLIKER [Pharm. Acta Helv. *41*, 369 (1966)]. Die Boressigsäureanhydrid-Reaktion (Pyroboracetat-Reaktion) erlaubt es, die Sennoside direkt, d. h. ohne Umweg über die Aglykone, quantitativ in Senna-Drogen zu bestimmen. 1. Herstellung des Boressigsäureanhydrid-Reagenses (BEA-Reagens): 10,0 g Borsäure werden mit 50,0 ml Essigsäureanhydrid unter Feuchtigkeitsausschluß vorsichtig auf 100 bis 110° erhitzt, bis sich die Borsäure gelöst hat. Es entsteht eine gelbe Lösung. Bei größeren Ansätzen (über 20 g) empfiehlt es sich, die Borsäure in Portionen zuzugeben. Die so erhaltene Lösung von BEA in Eisessig wird direkt als Reagens benutzt und bis zum Gebrauch bei 50 bis 70° gehalten. — 2. Ausführung und Messung der Farbreaktion. a) Stammlösung. 6 bis 8 mg reine Sennoside (auf 0,01 mg genau gewogen), 30 bis 50 mg getrockneter Senna-Extrakt oder eine je nach Gehalt entsprechende Menge einer Senna-Zubereitung werden in einem 100-ml-Meßkolben unter Erwärmen in Eisessig gelöst (evtl. unlösl. braune Flocken läßt man absetzen) und zum Temperaturausgleich in ein Wasserbad von 20° gestellt. b) Meßlösung und Messung. In einen 20-ml-Meßkolben werden 5,0 ml Stammlösung und 10 ml warmes BEA-Reagens pipettiert und dann mit Eisessig bei 20° bis zur Marke aufgefüllt. Von dieser Lösung werden in 3 Reagensgläser mit Schliffstopfen je etwa 5 ml abgefüllt und in einem Bad von $100° \pm 2°$ 25 Min. entwickelt, sodann in Eiswasser kurz abgekühlt und auf 20° gebracht. Unter $+15°$ kann das BEA-Reagens auskristallisieren. Durch schwaches Erwärmen wird die Lösung wieder klar. In einem Spektrophotometer wird im Maximum bei 574 nm und 20° gegen BEA-Eisessig (1:1) als Blindwert gemessen. — 3. Herstellung der Extrakte: a) aus Senna-Droge. 2 g Sennadroge werden viermal mit je 50 ml 50%igem Methanol 30 Min. mit dem Vibromischer extrahiert, durch eine Glasinternutsche filtriert und die vereinigten Filtrate zur Trockne gebracht. Etwa 50 mg Trockenextrakt werden für die BEA-Reaktion (direkt in Eisessig) eingesetzt. b) Dragees/Tabletten. 10 Dragees oder Tabletten werden zur Bestimmung des Mittelwertes des Gewichtes gewogen und anschließend in einer Reibschale fein verrieben. Eine entsprechende Menge an Pulver wird direkt, d. h. ohne Extraktion, für die BEA-Reaktion eingesetzt. c) andere Senna-Zubereitungen, die sich nicht direkt mit der BEA-Reaktion bestimmen lassen. 5 bis 10 Tabletten werden viermal mit je 50 ml 50%igem Methanol im Vibromischer je 15 Min. extrahiert, durch eine Glasinternutsche abgenutscht und die teilweise trüben Lösungen durch Weichfilter geklärt. Die Lösungen werden vereinigt und auf 50 ml konzentriert (= Stammlösung). Davon werden 10 ml hydrolysiert, dreimal mit Äther extrahiert und die Ätherauszüge zur Trockne gebracht. Der in Eisessig gelöste Rückstand (neutrale bis stark saure Aglucone) wird direkt mit der BEA-Reaktion bestimmt.

Bestimmung des Gesamtanthracengehaltes. LEMLI [Informationsblatt APV *1969*, S. 146; J. Pharm. Pharmacol. *17*, 227 (1965)] hat ein Verfahren ausgearbeitet, in dem er zur Oxydation der Anthronglykoside $FeCl_3$ als Oxydationsmittel vorschlägt. Die Oxydation mit $FeCl_3$ liefert einheitlich Anthrachinonglykoside, im Gegensatz zur Oxydation mit Luft oder

H_2O_2 in Lauge, wobei eine Mischung von Reaktionsprodukten entsteht. Solche Verfahren geben leicht schwankende Werte. Die Methode von LEMLI wurde von DAB 7 – DDR, Ph. Europ. und Belg. V übernommen.

DAB 7 – DDR (ähnlich Belg. V) bestimmt dabei den Gehalt an Glykosiden und Aglykonen nach folgender Methode: 0,1000 g fein gepulverte Substanz wird in einem gewogenen 100-ml-Rundkolben mit Normschliff mit 20,00 g Wasser versetzt. Die Mischung wird im Wasserbad unter Rückflußkühlung 15 Min. erhitzt. Nach dem Erkalten wird die Mischung mit Wasser auf die ursprüngliche Masse ergänzt und filtriert. 10,00 ml des klaren Filtrates werden in einem 100-ml-Rundkolben mit Normschliff nach Zusatz von 20,00 ml Eisen(III)-chloridlösung (10,0 g/100,0 ml) im Wasserbad unter Rückflußkühlung 20 Min. erhitzt. Danach wird 1,00 ml konzentrierte Salzsäure unter Schwenken hinzugefügt und die Mischung unter wiederholtem Schütteln im Wasserbad unter Rückflußkühlung weitere 20 Min. erhitzt.

Nach dem Erkalten wird die Mischung in einen 300-ml-Scheidetrichter gegeben. Der Rundkolben wird zweimal mit je 5,0 ml Wasser gewaschen und die Waschflüssigkeit in den Scheidetrichter gegeben. Die vereinigten Lösungen werden dreimal mit je 25,0 ml Äther ausgeschüttelt, wobei der Rundkolben mit dem Äther jeweils vorher gespült wird. Die vereinigten Ätherauszüge werden mit 25,0 ml Wasser gewaschen. Die wäßrige Schicht wird abgetrennt und die Ätherlösung mit Äther zu 100,00 ml aufgefüllt.

10,00 ml dieser Lösung werden auf dem Wasserbad zur Trockne eingedampft. Der Rückstand wird in 10,00 ml Natronlauge-Ammoniak-RL gelöst. Nach 30 Min. wird die Extinktion dieser Lösung in einer Schichtdicke von 1 cm bei der Wellenlänge von 525 nm gegen Natron-Ammoniak-RL gemessen.

Vergleichsprobe: 0,0250 g 1,8-Dihydroxyanthrachinon werden unter Erwärmen in Essigsäure zu 50,00 ml gelöst. 2,00 ml Lösung werden mit Natronlauge-Ammoniak-RL zu 100,00 ml aufgefüllt. Nach 30 Min. wird die Extinktion dieser Lösung in einer Schichtdicke von 1 cm bei der Wellenlänge von 525 nm gemessen.

Berechnung: % Anthracenderivate, berechnet als Dihydroxyanthrachinonmonoglucosid und auf die bei 105° getrocknete Substanz

$$= \frac{E_1 \cdot 33{,}5}{Ew \cdot (100 - a) \cdot E_2}.$$

E_1 = Extinktion der Lösung;
E_2 = Extinktion der Vergleichsprobe;
a = Trocknungsverlust in Masseprozent;
Ew = Einwaage der Substanz in Gramm.

Ph. Europ. und BPC 68 – Suppl. lassen nur den Glykosidgehalt ermitteln. Daher werden die Aglykone vor dem Zusatz von $FeCl_3$ (s. o.) wie folgt ausgeschüttelt: Man zentrifugiert und bringt 20 ml des Überstandes in einen Scheidetrichter und schüttelt nach Zusatz von 1 Tropfen HCl zweimal mit 15 ml $CHCl_3$ aus. Die $CHCl_3$-Extrakte werden verworfen. Man zentrifugiert die Wasserschicht und bringt 10 ml in einen 100-ml-Rundkolben mit Normschliff. Das pH der Lösung wird mit einer 5%igen $NaHCO_3$-Lösung auf 7 bis 8 gebracht (ungefähr 0,2 ml). Nach Zusatz von 20 ml 10%iger $FeCl_3$-Lösung wird (wie im DAB 7 – DDR) 20 Min. am Rückfluß erhitzt.

Eine weitere kolorimetrische Bestimmung der Anthracenderivate wird von NIHOUL-GHENNE [J. Pharm. Belg. 15, 49 (1960)] beschrieben: Der wäßrige Aufguß des Pulvers wird zentrifugiert, mit Schwefelsäure hydrolysiert, mit Äther extrahiert, die alkalische Lösung 4 Min. lang auf dem siedenden Wasserbad durch ständiges Schütteln ohne Zusatz von H_2O_2 oxydiert und bei 410 nm spektrophotometrisch bestimmt.

Aufbewahrung. Vor Licht und Feuchtigkeit geschützt, in gut schließenden Behältnissen.

Wirkung. Durch den Gehalt an Anthracenderivaten besteht eine abführende Wirkung, die nach mittleren Dosen von etwa 1 bis 2 g nach 8 bis 10 Std. eintritt. FAIRBAIRN [Lloydia 27, 29 (1964)] fand bei annähernd gleichem Sennosidgehalt in Schoten (2,92%) und Blättern (2,47%) verschiedene biologische Aktivitäten von nur 78 Einheiten in den Schoten und 109 Einheiten in den Blättern. Er schreibt diesen Effekt dem potenzierenden Einfluß des vorhandenen Aloeemodinglucosids zu, das in den Blättern in vier- bis fünffach größerer Menge vorhanden ist als in den Schoten. Über den Wirkungsmechanismus gibt es zwei durch Versuche untermauerte Auffassungen. Die eine Vorstellung geht davon aus, daß die intakten Anthrachinonglykoside im Dünndarm resorbiert, im intermediären Stoffwechsel zu den Aglykonen abgebaut, evtl. zu den Anthranolen reduziert und als solche z.T. über die Niere, z.T. in den Dickdarm ausgeschieden und dort durch Erregung der Peristaltik wirksam sollen. Dagegen besagen Versuchsergebnisse von SCHMID [Arzneimittel-Forsch. 2, 6 (1952)], daß ein Teil der Anthrachinonglykoside resorbiert wird, der Hauptanteil aber den Intestinaltrakt durchwandert und erst dann wirkt, wenn er den Dickdarm erreicht hat, bes. durch eine beträchtliche Schleimproduktion. – Die bei Einnahme der Droge auftretenden

Begleiterscheinungen wie Leibschmerzen, Übelkeit und Erbrechen führt RICHTER [Dtsch. Apoth.-Ztg 106, 1829 (1966)] auf 3 Ursachen zurück: 1. Überdosierung infolge stark schwankenden Wirkstoffgehaltes in der Ausgangsdroge und fehlender Standardisierung, 2. Anwesenheit der stärker wirksamen sog. Primärglykoside {etwa eineinhalbfache biologische Aktivität der Sennoside nach FAIRBAIRN [Planta med. (Stuttg.) 7, 406 (1959)]}, die in frisch bereiteten Teeaufgüssen noch in größerer Menge vorhanden sind, dagegen z. B. in nur geringer Menge in einem nach dem DAB 6 bereiteten Dekokt und im Kaltmazerat völlig fehlen, 3. reduzierte Spaltprodukte, die aus den Sennaglykosiden bei wenig schonender Extraktion bzw. Lagerung entstehen, wie insbesondere Rhein-monoglucosidanthron und Rheinanthron. Da im sauren Milieu die Anthronform überwiegt, entstehen zusätzlich im sauren Bereich des Magens aus den Anthranolverbindungen Anthrone. Nach SCHMID [Dtsch. Apoth.-Ztg 91, 452 (1951) und Arzneimittel-Forsch. 2, 6 (1952)] wirken besonders die Anthronverbindungen reizend auf die Schleimhaut.

Anwendung. Eines der gebräuchlichsten Abführmittel, vor allem bei akuter Obstipation; die Blätter wirken zu 1 bis 2 g ohne Beschwerden, in Gaben von 2 bis 5 bis 10 g erzeugen sie leicht Leibschmerzen, selbst Erbrechen. Sie werden innerlich in Form verschiedener galenischer Präparate gegeben, bisweilen auch als Klistier.

Dosierung. Nach ÖAB 9 gebräuchliche Einzeldosis 0,5 bis 2,0 g; nach Jap. 61 täglich etwa 3 bis 6 g als Infus.

Sennae folii pulvis. Sennae pulvis.
Sennae Folium pulveratum Jap. 61. Powdered Senna Leaf BP 63, BPC 68. Senna polvere Ital. VI.
Wie Folia Sennae (s. d.).

Folium Sennae praeparatum. Folia Sennae sine resina. Entharzte Sennesblätter.
Folium Sennae praeparatum CsL 2.

Sie werden hergestellt, indem man 100 T. Sennesblätter mit 500 T. Weingeist 3 Tage mazeriert, abpreßt und trocknet.
Max. Aschegehalt 12%. Trockenrückstand 7%.

Senna HAB 34. Sennesblätter.
Die getrockneten Blätter von Cassia angustifolia VAHL und Cassia senna L.
Arzneiform. Tinktur nach § 4 durch Perkolation mit 90%igem Weingeist. Trockenrückstand. 2,6 bis 3,3%. Spez. Gew. etwa 0,910.
Arzneigehalt. 1/10.

Senna HPUS 64.
Die getrockneten Blätter.
Arzneiform. Urtinktur: Arzneigehalt 1/10. Senna, grob gepulvert 100 g, dest. Wasser 500 ml, Alkohol USP (94,9 Vol.%) 537 ml zur Bereitung von 1000 ml der Tinktur. – Dilutionen: D 2 (2×) enthält 1 Teil Tinktur, 4 Teile dest. Wasser, 5 Teile Alkohol; D 3 (3×) und höher mit Alkohol HPUS (88 Vol.-%). – Medikationen: D 3 (3×) und höher. – Triturationen: D 1 (1×) und höher.

Species laxantes. Species (laxantes) Saint Germain. Abführender Tee. Saint-Germaintee. Espèces purgatives. Thé de Saint-Germain. Thé de santé. Laxative species.
Species laxantes DAB 6, ÖAB 9, CF 37, Belg. V, Ned. 6, Ross. 34, Jug. I, Brasil. 1. Species laxans Hung. VI. Species Fructuum compositae Portug. 35.

DAB 6: Mittelfein zerschnittene Sennesblätter 32 T., Holunderblüten 20 T., zerquetschter Fenchel 10 T., zerquetschter Anis 10 T., Kaliumtartrat 5 T., Weinsäure 3 T., Wasser 13 T. Der Fenchel und der Anis werden mit der Lösung des Kaliumtartrates in 10 T. Wasser gleichmäßig durchtränkt und nach halbstündigem Stehen mit der Lösung der Weinsäure in 3 Teilen Wasser ebenso gleichmäßig durchfeuchtet, darauf getrocknet und mit den Holunderblüten und den Sennesblättern vermengt. – ÖAB 9: Sennesblatt 50 T., Fenchel (zerstoßen) 15 T., Kal.-Na-tartrat 6 T., Weinsäure 4 T., dest. Wasser 8 T. – 15 T. Sennesblätter werden zuerst mit der Lösung von Kal.-Na-tartrat in 6 T. warmem dest. Wasser und nach 1 Std. mit der Lösung der Weinsäure gleichmäßig durchfeuchtet. Nach dem Trocknen bei 30 bis 40° mischt man den Rest der Sennesblätter und die übrigen Bestandteile hinzu. – CF 37: Fol. Sennae 2 g, Flor. Sambuci 1 g, Fruct. Anisi 1 g, Fruct. Foeniculi 0,5 g, Tartar. depurat. 0,5 g. – Belg. V: Sennesblätter 6 T., Anisfrüchte 1 T., Fenchelfrüchte 1 T., Süßholzwurzel 2 T. – Ned. 6: Anisfrüchte 10 T., Fenchelfrüchte 10 T., Kaliumbitartrat 10 T., Holunderblüten 30 T., Sennesblätter 40 T. – Ross. 34: Fruct. Anisi vulg. contus. 1 T. und Fruct. Foeniculi contus. 1 T. werden mit der Lösung von Kalium-Natrium tartaric. 1 T. in q.s. Aqua dest. getränkt und nach dem Trocknen gemischt mit Folia Sennae spirit. extract. 4 T., Flor. Sambuci 3 T. – Jug. I: 15 T. Fruct. Foeniculi (II) werden mit der Lösung von 5 T. Kalium tartaric. in 10 T. Aqua dest. und nach 1 Std. mit der Lösung von 3,2 T. Acid. tartaric. in 4 T. Aqua dest. getränkt, getrocknet und gemischt mit 50 T. Fol. Sennae deresinat., 5 T. Flor. Sambuci und 20 T. Flor. Tiliae. – Brasil. 1: Folia Sennae 400 g, Flor. Sambuci australis 300 g, Fruct. Anisi vulg. 100 g, Fruct. Foeniculi 100 g, Kal. bitartaric. 100 g. – Hung. VI: 1. Sennae folium 50 g, 2. Kal.-Na-tartaricum 10 g, 3. Foeniculi fructus 10 g, 4. Sambuci flos 30 g. – 2. wird in 7 g H_2O gelöst und damit 1. angefeuchtet. Man läßt das Gemisch trocknen und mischt 3. und 4. zu. – Portug. 35: 20 T. Fruct. Anisi vulg. und 10 T. Fruct. Foeniculi werden mit der Lösung von 5 T. Kalium tartaricum in 10 T. Aqua dest. und nach 30 Min. mit der Lösung von 3 T. Acid. tartaric. in 3 g Aqua dest. getränkt, getrocknet und mit 40 T. Fol. Sennae und 20 T. Flor. Sambuci gemischt.

Species laxantes Hamburgensis Erg.B. IV. Hamburger Tee.

1. Acidi tartarici	3 g	4. Mannae concisae bene siccatae	30 g
2. Aquae	6 g	5. Foliorum Sennae concisor.	60 g
3. Fructus Coriandri contusi	15 g		

Man tränkt 3 mit der Lösung von 1 und 2, trocknet und mischt mit 4 und 5.

Species Herbarum alpinarum. Alpenkräutertee (F. M. Germ.)

Corticis Frangulae	40 g	Florum Verbasci	5 g
Foliorum Sennae	20 g	Florum Acaciae	5 g
Florum Tiliae	10 g	Radicis Ononidis	5 g
Florum Sambuci	10 g	Radicis Levistici	5 g

Species depurativae Helv. V

Cortex Sassafras (I)	5 T.	Herba Violae tricoloris (I)	20 T.
Flos Pruni spinosae (I)	5 T.	Lignum Guajaci (II)	5 T.
Folium Juglandis (I)	15 T.	Radix Liquiritiae (I)	10 T.
Folium Sennae (I)	20 T.	Radix Sarsaparillae (I)	10 T.
Fructus Foeniculi contusus	10 T.		

Species majales ÖAB 9

Faulbaumrinde (II)	45 T.	Fenchel (zerstoßen)	2 T.
Sennesblatt (II)	45 T.	Magnesiumsulfat	5 T.
Blüte der kleinen Kamille	3 T.	Dest. Wasser	5 T.

Universal-Blutreinigungstee-Carilaxantee.

Ligni Guajaci	125 g	Herb. Urticae	40 g
Cort. Frangulae	125 g	Flor. Sambuci	50 g
Folior. Sennae Tinnevelly	125 g	Fruct. Anisi vulgaris	25 g
Rad. Liquiritiae	150 g	Herb. Chenopodii ambrosioidis	20 g
Legumin. Phaseoli	150 g	Herb. Herniariae	20 g
Rad. Ononidis	100 g	Flor. Cyani	10 g
Ligni Santali rubri	50 g	Flor. Calendulae	10 g

Species laxantes compositae (F. M. Germ.)

Lign. Guajaci			Fol. Sennae	āā 12 g
Cort. Frangulae			Rad. Liquiritiae	
Legum. Phaseoli	āā	15 g	Herb. Chenopod. ambros.	
Rad. Ononidis		10 g	Herb. Herniariae	āā 2 g
Lign. Santal. rubri			Flor. Cyani	
Flor. Sambuci	āā	5 g	Flor. Calendulae	āā 1 g
Fruct. Anisi vulg.		2,5 g		

Species laxantes Hoferi (F. M. Germ.)

Fol. Sennae	5 g	Flor. Rhoeados	
Flor. Chamomillae		Flor. Lamii albi	
Flor. Acaciae		Fruct. Carvi	āā 0,5 g

Species laxantes Gasteinenses. Gasteiner Tee.

Fol. Sennae Alex. tot.		Flor. Rosar.	aa 20 g
Rad. Liquirit. conc.	āā 100 g	Mannae calabar.	200 g
Rad. Polypodii conc.		M. f. species; consperge	
Flor. Malvae		Saccharo plv.	20 g

Species laxantes Gasti. Gastis Blutreinigungstee.

Fol. Sennae Alex.	1000 g	Sem. Melonis	
Follicul. Sennae	400 g	Rad. Liquirit.	
Jujubar.	500 g	Cortic. Frangulae	āā 600 g
Passul. minor.		Hordei perlati	1000 g

Species laxantes Salzburgenses. Salzburger Abführtee.

Fol. Sennae		Flor. Chamom.	
Natr. sulfuric.		Flor. Tiliae	āā 2 g
Rad. Taraxac.	āā 8 g	Rad. Cichorii	
Fruct. Foeniculi		Rad. Bardanae	āā 1 g

Species laxantes Schrammii. Schrammscher Tee (F. M. Germ.)

Fol. Sennae	30 g	Fruct. Anisi	10 g
Fruct. Foeniculi	20 g	Rad. Liquiritiae	20 g

Species Lignorum cum Senna (Münch. Vorschr.)

Specierum Lignorum	50 g	Foliorum Sennae Tinnevelly	20 g

Species pectorales laxantes (Dresd. Vorschr.)

Foliorum Sennae	1 g	Specierum pectoralium cum fructibus	3 g

Species purgantes Hufelandi (F. M. Germ.)

Natr. sulfur.	30 g	D. tal. dos. No. VI	
Fol. Sennae conc.	4 g		

Pulvis Sennae compositus. Zusammengesetztes Sennespulver. Compound Powder of Senna.
Pulvis Sennae compositus Hung. VI, Ind. P. C. 53.
In den meisten Arzneibüchern unter Pulvis Liquiritiae abgehandelt (s. Glycyrrhiza). — Hung. VI: Ätheroleum Foeniculi 10 g, Saccharosum 490 g, Sulfur pulveratum lotum 100 g, Liquiritiae Radix 200 g, Sennae Folium 200 g. — Ind. P. C. 53: Folia Sennae pulv. 100 g, Fructus Foeniculi pulv. 50 g, Sulfur praec. 50 g, Casein 625 g.

Pulvis haemorrhoidalis F. M. B., Erg.B. IV.

Foliorum Sennae	Sulfuris depurati	
Magnesiae ustae	Tartari depurati	āā 10 g
Sacchari albi		

Englisch Breakfast-Tea sollte aus Fol. Sennae, Radix Liquiritiae, Flores Calendulae, Flores Cyani, Folia Theae und Saccharum bestehen.

Entfettungstee, Grundmanns, enthielt Rad. Liquirit., Rhiz. Graminis, Flor. Malvae, Fol. Sennae, Herb. Violae tricol., Rhiz. Rhei, Caricae, Fruct. Anisi und Fruct. Foeniculi.

Fettsuchtmittel von Josef Hensler-Maubach in Baden-Baden bestand aus: I. 3/4 l eines mit Weingeist versetzten wäßrigen Auszuges aus Fol. Sennae, Cort. Frangulae, Rad. Gentianae und Aloe. II. Gleiche Teile Glaubersalz, Kochsalz und Natriumbicarbonat in drei Schachteln (TECHNER).

Gallensteinmittel Radical setzte sich aus 5 verschiedenen Präparaten zusammen. Nr. 1 und 2 waren wäßrige Auszüge von sogenanntem Hamburger Tee (Sennesblätter, Coriander, Weinstein und Zucker), Nr. 3 war eine Emulsion von Rizinusöl mit Zuckersirup und Nr. 5 gewöhnliches Rizinusöl (Beythien).

Götzes Blutreinigungstee Nr. 150 bestand nach Angabe des Herstellers aus: Herb. Matrisilv., Rad. Caricis, Rad. Ononidis, Cort. Asparag., Rad. Bardan., Rad. Tarax., Lign. Sassafras, Fruct. Juniper., Fol. Menth. pip. āā 2 T., Rh. Graminis, Lign. Santal., Rad. Liquirit., Herb. Scabios., Herb. Millefol., Fol.Senn. āā 5 T., Fol. Viol. tric., Fol. Malv. silv., Flor. Calend., Fruct. Anis., Fruct. Petros. āā 1 T., Fol. Jugland., Fruct. Phaseol. āā 10 T.

Haas Japanischer Tee „Samura", Species aperitivae Haas, bestand aus Sennesblättern, chinesischem Tee, Rosmarinblättern und Sumach (Nachr. f. Zollst.).

Harzer Gebirgstee. Flor. Sambuc. 1,6, Flor. Calendul. 0,65, Flor. Lavand. 11,5, Flor. Millefol. 21,0, Rad. Althaeae 3,2, Rad. Liquir. 11,0, Ligni Sassafr. 11,0, Sem. Coriandr. 1,5, Fol. Farfar. 12,5, Fol. Sennae 25,5 (SCHRÖDER).

Maikurtee, ein österreichisches Universalmittel, enthielt Sennesblätter, römische und gew. Kamillen, Schafgarben-, Holunder- und Lindenblüten, Fenchel, Graswurzel, Bittersalz, Klettenwurzel, Mohnblütenblätter und Unkrautsamen.

Marienbader Tee. Eine in Österreich viel gebrauchte Vorschrift lautete nach GOEBEL: Fol. Sennae 50 g, Mannae elect. 100 g, Flor. Malvae vulg., Rad. Polypodii, Rad. Liquirit. āā 12,5, Caricar. conc. 20 g, Sacch. alb. contus. 25 g.

Orffin, Baumann-Orffsches Kräuternährpulver, sollte aus unschädlichen Kräutern und Sennesblättern bestehen.

Schweizer Universaltee des Hof- und Med.-Rats SCHWARZ bestand aus Folia Sennae, Cortex Frangulae, Flores Millefolii, Flores Lavandulae.

Sennatin, ein für die subkutane und intramuskuläre Anwendungsweise verwendbares Abführmittel, sollte alle wirksamen Bestandteile der Sennesblätter unter Ausschluß derjenigen Stoffe, die Nebenwirkungen hervorrufen, enthalten.

Spezialtee von C. LÜCK in Kolberg bestand aus Zucker, Süßholz, Fenchel, Sennesblättern, Lobelienkraut, Salbei und Schafgarbe (AUFRECHT).

The Chambard gegen Verstopfung bestand nach Angabe des Fabrikanten aus Sennesblättern 45, Bingelkraut 15, Glaskraut, Malve, Althee, Minze, Melisse, Ysop je 5, Wundklee 6, Ringelblumen 2, Kornblumen 2 T.

Webers Alpenkräutertee nach Buchheisters Vorschriftenbuch: Fol. Sennae, Fol. Menth. pip., Fol. Farfarae, Herb. Asperulae, Lign. Guajaci, Lign. Sassafras, Rad. Althaeae, Rad. Liquiritiae āā 40 g, Fruct. Foeniculi, Herb. Millefolii, Flor. Acaciae, Flor. Carthami tinct. āā 4 g, Flor. Sambuci 2 g.

Wegeners Tee bestand aus 10 T. Veilchenblättern, 7 T. Schafgarbenblüten, 25 T. russ. Süßholz, 30 T. Eibischblättern, 20 T. Ehrenpreis, 50 T. Sennesblättern, 30 T. Fenchel, 15 T. russ. Knöterich, 5 T. entharzten Sennesblättern, 25 T. Fliederblüten und 20 T. Faulbaumrinde.

Wegscheiders Tee bestand aus Fol. Jugland., Fol. Sennae āā 2 g, Fruct. Foeniculi 8 g, Rad. Althaeae 30 g, Rad. Liquirit. 15 g, Sem. Lini 43 g (MAERKER) oder aus Fol. Sennae 10 g, Fruct. Foeniculi, Rad. Liquirit., Sem. Lini āā 20 g, Rad. Althaeae 30 g (SCHACHS).

Divinal-lax (Divinal Chem. pharm. Erzeugnisse Hillenbrand, 8230 Bad Reichenhall). 1 Dragee: Extr. Frangulae 50 mg, -Rhei 20 mg, -Sennae 10 mg, -Aloes 10 mg, -Casc. sagr. 10 mg, Diacetyldiphenolisatin 10 mg, Dioctylnatriumsulfosuccinat 15 mg, Fel Tauri 15 mg.

Esberigal „forte" (Schaper u. Brümmer, 3324 Salzgitter-Ringelheim). Perkolat. 1 = 4: Herb. Cardui bened. 8 ml, Fruct. Cardui mar. 8 ml, Fol. Sennae 15 ml, Herb. Anserinae 16 ml, Rad. Taraxaci c. Herb. 16 ml, Herb. Chelidonii 16 ml, Flor. Chamomillae 16 ml, Percolat. 1 = 2: Rhiz. Curcumae 5 ml.

Dalloff-Tee gegen Fettleibigkeit von Dr. DALLOFF in Paris, bestand aus Flor. Anthyll. vulner., Fol. Sennae tot., Fol. Uvae ursi tot. und Fol. Lavandul. Spärlich beigemischt waren Follic. Sennae, Fruchtstände einer Juncusart, Plantagoblütenstände und eine Frucht von Schinus molle (THOMS und GILG).

Solubilax (Heumann u. Co., 8500 Nürnberg). 1 Dose enthält Extr. Sennae 4,5 bis 5,5 g stand. auf 375 mg Sennoside, Extr. Frangulae 2,5 bis 3 g stand. auf 250 mg Glucofrangulin. Die Droge ist außerdem Bestandteil weiterer zahlreicher Spezialitäten.

Fructus Sennae[1]. Folliculi Sennae. Sennesfrüchte. Sennesbälge (-bälglein, -schoten). Mutterblätter. Muttersennesblätter. Senna pods. Senna fruit. Fruits de séné. Gousses (follicules) de séné. Follicolo di sena. Frutos de sen. Sennesbaelg. Sennabalja. Sennavrucht.

Sennae Fructus acutifoliae Ph. Europ. Sennae Fructus angustifoliae Ph. Europ. Fructus Sennae ÖAB 9, DAB 7 – DDR, Helv. VI, Nord. 63. Sennae Fructus Belg. V, Ned. 6, Hung. VI. Folliculi Sennae Erg.B. 6. Senna Fruit BP 68, BPC 68, Ind. P. 66. Sénés CF 65. Außerdem offizinell in Fenn. 37, Portug. 35.

Die einzelnen Arzneibücher geben folgende Stammpflanzen an: Cassia angustifolia VAHL und Cassia senna L.: Erg.B. 6, ÖAB 9, BPC 68, Ned. 6, Belg. V, Hung. VI. Cassia acutifolia DELILE und Cassia angustifolia VAHL var. β-royleana BISCHOFF: Helv. VI. Cassia senna L.: Nord. 63. Cassia angustifolia VAHL, C. senna L., C. italica (MILL.) LAM. ex STEUD. (C. obovata COLLAD.), Portug. 35. Ph. Europ. und BPC 68 – Suppl. behandeln die Früchte von C. senna L. und C. angustifolia in getrennten Monographien.

Die getrocknete Hülsenfrucht.

---

[1] Abbildungen bei L. HÖRHAMMER: Teeanalyse, Tafel 60, Abb. 539 und 540.

Sennesfrüchte[1] sind blattartige, flache, ovale bis schwach nierenförmige, gelbgrüne bis gelbbraune Hülsen, die an der Stelle, an der die Samen liegen, schwach aufgetrieben und braun gefärbt sind. Griffelrest und Stiel sitzen etwas seitlich an den Schmalseiten. Die Früchte von Cassia senna sind bis 5 cm lang und bis 2,5 cm breit, die Früchte von Cassia angustifolia etwas schmäler und länger, meist weniger gekrümmt und samenreicher (bis 10 Samen). Die flachen, graugrünen bis gelbbraunen Samen sind herzförmig bis keilförmig; ihre Oberfläche ist fein gerunzelt (Abb. 88: G, J).

Sennesfrüchte riechen sehr schwach, eigenartig und schmecken etwas bitter.

Mikroskopisches Bild. Die Epidermis der Fruchtwand besteht aus Zellen, die nach außen zu stark verdickt sind; in der innersten parenchymatischen Schicht des Mesokarps liegen in jeder Zelle Einzelkristalle aus Calciumoxalat. Daran schließen einige Lagen sich kreuzender Faserskleraiden, die ebenfalls noch dem Mesokarp angehören. Die Epidermiszellen der Samenschale sind palisadenartig und stark verdickt. Die Zellen des Endosperms zeigen Schleimauflagerungen und enthalten Fett und Aleuronkörner.

Gewinnung. Die Früchte werden bei der Ernte der Blätter als Zweitprodukt gewonnen. Die Tinnevelly-Droge wird von Hand gepflückt und ist meist sauberer als die Alexandrinische Droge, die meist durch Sieben von Stengelteilchen und Blättern abgetrennt wird [nach LUCKNER et al.: Pharmazie 22, 384 (1967)].

Verfälschung. BPC 68 beschreibt die Früchte von Cassia italica (MILL.) LAM. ex F. W. ANDR., 3 bis 3,5 cm lang, 1,5 cm breit. Sie sind nierenförmig, stark gekrümmt, mit abgerundeten Enden. 8 bis 10 Samen; über jedem Samen zeigt das Perikarp eine schmale, halbmondförmige Furche.

Inhaltsstoffe. Anthracenderivate in ähnlicher Zusammensetzung wie Folia Sennae, die Sennoside A und B, zu 2,5 bis 4,5% in Alexandrinerfrüchten, zu 1,2 bis 2,5% in Tinnevellyfrüchten. Nach FAIRBAIRN et al. [J. Pharm. Pharmacol. *10*, 186 T (1958)] sind die Sennoside wahrscheinlich Spaltprodukte von höher molekularen Primärglykosiden, die bis zu 10 Zuckermoleküle am Aglykon besitzen (vgl. Fol. Sennae). CRELLIN et al. [J. Pharm. Pharmacol. *13*, 639 (1961)] wiesen Rhein-8-glucosid, Rheinanthron-8-glucosid, Aloe-emodinglucosid nach, LEMLI [J. Pharm. Tijdsch. Belgie *39*, 67 (1962)] ein weiteres Glykosid mit dem Aglykon Sennidin C (Rhein-Aloeemodin-dianthron). KHORANA u. SANGHAVI [J. pharm. Sci. *53*, 110 (1964)] konnten neben Rheindiglykosiden Glykoside des Chrysophanols isolieren (Strukturformeln s. Folia Sennae). Aloeemodinderivate sind weniger als in den Blättern vorhanden.

Prüfung. Identität wie Folia Sennae (s. d.). Das Dünnschichtchromatogramm nach DAB 7 – DDR zeigt (anders als bei Folia Sennae) „über der Startlinie a zwei rote Flecken mit R_x-Werten in den Bereichen von 0,45 bis 0,75 und 1,40 bis 1,80. Weitere Flecken können vorhanden sein." – Nach der Chromatographieprüfung der Ph. Europ. sollen Sennosid A, Sennosid B und Rhein-8-glucosid identifizierbar sein.

Reinheit. Mindestgehalt an Sennosiden 2,5% ÖAB 9; 3% Helv. VI. – Mindestgehalt an Anthracenderivaten, ber. als Dihydroxyanthrachinonmonoglucosid und auf die bei 105° getrocknete Substanz, 2,3 bis 3% DAB 7 – DDR; 3% Belg. V (berechnet als Sennosid A und B). – Ph. Europ. und BPC 68 – Suppl. verlangen für Sennae Fructus acutifoliae: mind. 2,5% Hydroxyanthracenderivate, berechnet als Sennosid B, für Sennae Fructus angustifoliae mind. 4%, berechnet als Sennosid B. – Wäßriger Extraktgehalt mind. 28% (unter Verwendung von 200 ml Chloroformwasser für 5 g Droge), Ind. P. 66; 25% Hung. VI. – Max. Aschegehalt 6% Belg. V, Ned. 6, Fenn. 37; 7% Nord 63, Hung. VI; 8% Erg.B. 6, ÖAB 9; 12% CF 65. – Säureunlösliche Asche max. 1% Hung. VI; 2% Ph. Europ., BPC 68 – Suppl. CF 65. – Sulfatasche max. 6% Ph. Europ., BPC 68 – Suppl.; 8% Helv. VI; 17% CF 65. – Feuchtigkeitsgehalt 12% Hung. VI. – Andere Pflanzenteile max. 1% Hung. VI; 2% Belg. V. – Fremde organische Beimengungen max. 1% Ph. Europ., BP 68, Hung. VI.

Gehaltsbestimmung. Wie Folia Sennae (s. d.).

Aufbewahrung. Vor Licht geschützt, in gut schließenden Behältnissen.

Anwendung. Als Laxans. Den Fructus Sennae sollen die Leibschmerzen erzeugenden Begleitstoffe fehlen, so daß sie milder wirken und daher in der Kinderpraxis bevorzugt werden (vgl. Wirkung unter Folia Sennae!).

Dosierung. Nach ÖAB 9 u. a. gebräuchliche Einzeldosis als Aufguß oder Abkochung 0,5 bis 2,0 g auf 1 Teetasse. Nach Erg.B. 6 mittlere Einzelgabe als Einnahme 5 Stück (zu 1 Tasse Kaltauszug). – 5 bis 10 Früchte werden mit warmem oder kaltem Wasser längere Zeit mazeriert und der Auszug auf einmal gegeben. Zur Verbesserung des Geschmacks kann man einige getrocknete Pflaumen zusammen mit den Früchten ausziehen.

---

[1] Siehe Fußnote S. 751.

Species laxantes Helv. VI

Flos sambuci	10 g	Fructus sennae (3150)	50 g
Fructus anisi (contusus)	15 g	Radix liquiritiae (3150)	10 g
Fructus foeniculi (contusus)	15 g		

Species laxantes cum spasmolytico Helv. VI

Flos sambuci	10 g	Fructus foeniculi (contusus)	10 g
Folium hyoscyami (5000)	10 g	Fructus sennae (3150)	50 g
Fructus anisi (contusus)	10 g	Radix liquiritiae (3150)	10 g

Blutreinigender Abführtee „Marke Medico" von Reichel in Berlin: Folliculi Sennae concis. (JUCKENACK u. GRIEBEL).

Folliculin war ein mit Wasser hergestellter Fluidextrakt aus Folliculi Sennae mit 0,05% Saccharin.

Voelkers Kräutertee enthielt Folliculi Sennae, Fol. Uvae ursi, Herb. Centaurii, Flor. Stoechados, Stipit. Juniperi, Cort. Frangulae, Fruct. Coriandri, Herb. Millefolii und Herb. Bursae pastoris (JUCKENACK und GRIEBEL).

Bekunis-Dragees (Roha-Werk Bühner u. Co., Chem. pharm. Fabrik, 2800 Bremen-Oberneuland): Follic. Sennae 60 mg, Folia Sennae 20 mg, Extr. Follic. Sennae 25 mg, Triacetyldiphenolisatin 14 mg.

Bekunis-Tee: Follic. Sennae 60 g, Folia Sennae praep. 20 g.

Bekunis-Tee tassenfertig: Wirkstoffextrakt aus Follic. Sennae, standardisiert auf Sennosid A u. B (20 mg pro Teelöffel).

Agiolax (Dr. Madaus u. Co., 5 Köln-Merheim). Mit Mucilago angereicherte Früchte von Plantago ovata, lanceolata, psyllium 78,6 g, Cassia angustifolia 18 g, Extr. Chamomillae 1 g mit stand. Azulengehalt 0,01 g, Corrig. ad 100 g, Sacch. obduct. ad 145 g.

Liquidepur (Nattermann u. Co. GmbH, Köln). 100 ml enthalten: Extr. ex Foll. Sennae 66 g, Oleum Anisi stellati 0,15 ml, Ol. Carvi 0,15 ml, Corrig. ad 100 ml.

Senpurgin (Dr. Kade GmbH, Berlin). 1 Tablette enthält das aus 275 mg Senna-Schoten gewonnene Wirkstoffkonzentrat, entsprechend 8,6 mg Sennosid A und B.

Die Droge ist Bestandteil zahlreicher weiterer Spezialitäten.

Cassia fistula L. [Bactyrilobium fistula (L.) WILLD.]. Röhrenkassie. Purgierkassie.

Heimisch in Südasien; in vielen tropischen Gegenden kultiviert.

Ein völlig kahler Baum, 6 bis 9 m hoch. Die junge Rinde ist glatt, grünlichgrau, die alte braun und rauh. Blätter 23 bis 40 cm lang, bestehend aus 4 bis 8 Paaren von Fiederblättern, die oval, zugespitzt, 5 bis 12 cm lang und 4 bis 9,5 cm breit sind, oberseits hellgrün und glatt, heller und silbrig behaart auf der Unterseite, mit starker Nervatur und deutlich gestielt. Blüten hellgelb in lockeren, hängenden, 30 bis 50 cm langen, racemösen Blütenständen, Blütenstiel 3,8 bis 5,7 cm lang. Kelch 1 cm lang, Blütenkrone 3,8 cm im Durchmesser, Blütenblätter oval, geädert. Fertile Stengel 10.

Inhaltsstoffe. In der Rinde und dem Hartholz Gerbstoff, Fistucacidin, ein optisch inaktives Leukoanthocyanidin (5,4-Dihydroxyflavan-3,4-diol), Fp. 245 bis 247°, Barbaloin und Rhein [MURTY et al.: Tetrahedron (Lond.) *23*, 515 (1967)]. In den Blättern Rhein, Rheinglucosid, Sennosid A und B (nur während der Blüte), freies Anthrachinon [KAJI et al.: Chem. Abstr. *68*, 5539 (1968)]. In der Stammrinde Lupeol, β-Sitosterin, Hexacosanol und Gerbstoff [SEN et al.: Chem. Abstr. *69*, 9710 (1968)]. In den Blüten Cerylalkohol, Kämpferol, Rhein und ein Bianthrachinonglykosid, Fp. 240°, das bei Hydrolyse Fistulin, Fp. 360° (Zers.), und Rhamnose liefert [KUMAR et al.: Chem. Abstr. *66*, 3356 (1967)]. Im Samen β-Sitosterin, fettes Öl.

Fructus Cassiae fistulae. Cassia fistula. Röhrenkassie. Cassienpfeifen. Purgierkassie. Purging Cassia. Cassia fruit. Cassia pod. „Manna". Casse officinale. Canna fistula. Caña fistula. Aragvadha.

Im Drogenhandel bezeichnet man die Früchte auch als Cassia aegyptica, C. cathartica, C. fistula alexandrina und laxativa, C. fistularis, C. nigra, C. purgans, C. purgatrix arabica, C. siliquosa, C. solutiva, C. syringodes.

Cassiae Fructus Ind. P. C. 53. Cassia Fruit BPC 59, Ind. P. 66.

Die reifen, getrockneten Früchte.

Es sind 60 cm lange, bis 3 cm dicke, schwarze oder schwarzbraune, innen helle, zylindrische, meist etwas gekrümmte, stielrunde, bei der Reife nicht aufspringende Hülsen, außen glatt und glänzend. Sie besitzen auf beiden Seiten einen ebenen, die Naht anzeigenden Längsstreifen und auf der Oberfläche undeutliche, ringsumlaufende, ganz geringe Eindrücke. Das Innere ist durch zahlreiche hellbraune Querwände in bis 6 mm hohe Fächer geteilt, die in einem extraktartig zähen, süßlich-schwachsäuerlichen, schwärzlichen Fruchtfleisch eingebettet oder mehr oder weniger freiliegend einen horizontalliegenden, rundlich plattgedrückten, etwa 1 cm langen, rotbraunen, glänzenden, sehr harten Samen enthalten.

Die Droge kommt aus Indien in zylindrischen, aus derben Rohrspänen geflochtenen Körben von etwa 1 m Höhe in den Handel. Daneben ist südamerikanische und afrikanische Ware auf dem Markt.

Verwechslung. Die Früchte von Cassia bacillaris L. f. aus Surinam haben durch ihre glatte Oberfläche eine gewisse Ähnlichkeit mit der echten Droge. Sie werden aber höchstens 45 cm lang und sind dünner (höchstens 12 mm dick), außen hellbraun und besitzen ein sehr herbes Fruchtfleisch. Die Frucht von Cassia grandis L. f. (Cassia brasiliana LAM.), Pferdekassie, Casse de Brésie, früher als Fructus Cassiae grandis gehandelt, ist 60 cm lang, gegen 7 cm dick, säbelförmig gekrümmt und besitzt stärker hervortretende Nähte. Die braunen Früchte sind zusammengedrückt und rauh. Das Mark ist sehr gerbstoffreich. Die Frucht von Cassia moschata H. B. K., Casse petite, als Fructus Cassiae moschatae in Kolumbien im Handel, ist kleiner, stellenweise eingeschnürt. Das Mark ist hellbraun, von süßlich-herbem Geschmack und riecht beim Erwärmen nach Moschus.

Inhaltsstoffe. Im Fruchtmus 15% Zucker, Gummi, Pectin, Gerbstoff, ein ätherisches Öl 1,8-Dihydroxyanthrachinone (Rhein und Sennosid A und B), 3 wachsähnliche Substanzen und Harz. Der in Wasser lösliche Anteil des Fruchtmuses enthält Saccharose und Invertzucker, zusammen 70%, weiter Citronensäure, gerbstoffartige Körper, darunter einen z. T. in Äther löslichen, gelben, sowie einen blauen Farbstoff. In den Samen 5,56% Eiweiß, etwas Fett und 90 bis 95% Kohlenhydrate, deren Hydrolysierungsprodukte im wesentlichen aus Mannose und Galaktose bestehen.

Prüfung. Mindestgehalt an wasserlöslichen Extraktstoffen 30% Ind. P. C. 53; 28% BPC 59, Ind. P. 66. – Säureunlösliche Asche max. 0,18% Ind. P. 66.

Wertbestimmung. Eine kolorimetrische Bestimmung von freiem Rhein und den sennidinähnlichen Bestandteilen, sowie der gesamten 1,8-Dihydroxyanthrachinone beschreiben KAPADIA et al. [Lloydia 25, 55 (1962)]. Weitere Bestimmungen siehe unter Cassia senna.

Wirkung. Verglichen mit Senna, Cascara sagrada und Rheum besitzt Cassia fistula weniger Anthrachinone und zeigt daher eine milder abführende Wirkung, die im zuckerfreien Rückstand verstärkt auftritt.

Anwendung. Als Laxans, vor allem in Form des Fruchtmuses Pulpa Cassiae fistulae.

Dosierung. 4 bis 8 g.

Cassia alba L.

Heimisch in Mittelafrika, Ostindien.

Inhaltsstoffe. In den Samen 2 bis 4% Fett (der Anteil an ungesättigten Fettsäuren beträgt $^4/_5$), β-Sitosterin, Galaktomannan, Xylogalaktomannan; Aminosäuren in freier Form und als Proteine, Bitterstoff, Sitosterin-β-D-glucosid. Ferner 1,5% der Alkaloide Chaksin $C_{11}H_{21}N_3O_3$ (?) und Isochaksin.

Wirkung. Isochaksin steigert die Adrenalinwirkung [CHEEMA et al., ref. Chem. Abstr. 64, 10254 (1966)]. Beide Alkaloide wirken antibakteriell. Chaksin stimuliert die Muskulatur des Intestinaltraktes und des Uterus; es wirkt blutdrucksenkend und sedierend.

Anwendung. Die Samen als Semina Cismae (Chaksu seeds) gegen die ägyptische Augenkrankheit; auch als Anthelminticum und Laxans.

Cassia alata L. Flügelkassie. Ringwormbush.

In den Tropen weit verbreitet.

Inhaltsstoffe. Im Blatt Anthraderivate wie Rheinglykosid und Chrysophanolglykosid. Nach TIWARI et al. [Planta med. (Stuttg.), 19, 299 (1971)] in den Wurzeln β-Sitosterin; 1,3,8-Trihydroxy-2-methyl-anthrachinon, Fp. 232°, und 1,5-Dihydroxy-8-methoxy-2-methyl-anthrachinon-3-O-β-D-(+)-glucopyranosid. Fp. 180°.

Anwendung. Das Blatt u.a. in der afrikanischen Volksmedizin gegen Lepra, diverse Hauterkrankungen, besonders in Form von Bädern. Auch als Laxans. Blatt und Blüte gegen Herpes (Folia herpetica). Die Samen als Purgans und Vermifugum.

Cassia auriculata L.
Heimisch in Ostindien, Ägypten.

Blätter etwas kleiner als die der offizinellen Droge, elliptisch oder umgekehrt eiförmig. Das Blatt ist bifazial gebaut (Gegensatz zu Cassia acutifolia und Cassia senna). Lange, glatte Haare an der Blattbasis.

Inhaltsstoffe. In der Rinde 7 bis 26% Tannin; nach älteren Angaben in der gesamten Pflanze Anthrachinonderivate (wird neuerdings bestritten), ein Saponin, ein Herzglykosid Sennapikrin. Im Blatt 20% Gerbstoff sowie das Leukoanthocyanidin Goratensidin. Im Samen β-Sitosterin.

Anwendung. Liefert Palthé-Senna. Verfälschung von Folia Sennae. Die Rinde (Cortex Cassiae auriculatae, Avaramrinde) zum Gerben und medizinisch bei Rheuma und Augenerkrankungen.

Cassia marginata Roxb. (C. roxburghii Dc., C. javanica Hassk., non L.)
Heimisch in Ostindien, Java.

Inhaltsstoffe. Nach Rao et al. [Austr. J. Chem. *21*, 2353 (1968)] im Blatt (+)-Catechin, Coreopsin (Butein-4'-glucosid) und ein (+)-Fisetinidin-Isomeres. Nach Khorana [Indian J. Pharm. *32*, 56 (1970)] im Blatt ein Flavonolaglykon (Kämpferol) und ein Flavonolglykosid. Im Hartholz Piceatannol (3,4,3',5'-Tetrahydroxystilben). In der Rinde nach Banerjee [Chem. Abstr. *61*, 11008 (1964)] (−)-Leukopelargonidin. In den Blüten das Leukoanthocyanidin Margicassidin (I) [Seshadri et al., ref. Chem. Abstr. *64*, 17525 (1966)], Fp. 320° (Zers.), sowie ein Anthocyanin (II).

Anwendung. Rinde als Gerbmaterial. Same als Laxans.

Cassia marylandica L.
Heimisch in den USA in den Staaten Virginia und Maryland.

Halbstrauch von bis über 1 m Höhe. Laubblätter mit 12 bis 18 länglich-lanzettlichen Fiedern. Blüten goldgelb, in kurzen Trauben. Die Poren der Staubblätter sind anfangs durch eine Haut verschlossen, die erst von den bestäubenden Hummeln durchbrochen wird.

Folia Sennae americanae (marylandicae).

Die Blätter sind bis 4,5 cm lang, bis 1,5 cm breit, meist länglich, seltener lanzettlich, oben und unten spitz, am oberen Ende kurzstachelspitzig, kahl. Die obere Epidermis ist ohne Spaltöffnungen und besteht aus wellig begrenzten Zellen, die untere aus sehr dünnwandigen, fein wellig begrenzten Zellen, mit zahlreichen Spaltöffnungen; diese sind von zwei zum Spalt parallelen Nebenzellen begleitet, die länger als die Schließzellen sind. Beide Epidermen sind ohne Schleimzellen, ohne Haare oder Narben abgebrochener Haare. Das Mesophyll ist typisch bifacial, die der unteren Epidermis anliegende Schwammgewebeschicht flacharmig. Im Mesophyll finden sich sehr spärlich Oxalatdrusen, im Gewebe der Nerven keine Fasern und keine Kristallkammern.

Bei der Mikrosublimation werden rasch kristallinisch erstarrende, gelbliche Sublimate erhalten, die einem Tröpfchen Kalilauge rötliche Farbe erteilen, sich aber nicht vollständig in derselben lösen.

Inhaltsstoffe. Ätherisches Öl, Fett, kaum Anthrachinonderivate. Anton u. Duquenois [C. R. Acad. Sci. (Paris) Ser. D, *266*, 1523 (1968)] isolierten Diosmetin, zwei Diosmetin-7-glucoside, Spuren von Chrysophanol, Physcion, deren β-Glucoside und 2 Emodinheteroside. Ferner N-Methyl-β-phenyläthylamin.

Anwendung. Als Abführdroge kaum wirksam.

Cassia italica (MILL.) LAM. ex STEUDEL (C. obtusata HAYNE, C. obovata COLLAD).
Alippische, Syrische oder Italienische Sennes.

Heimisch in Afrika, Indien. Früher in Südeuropa kultiviert.

Blättchen verkehrt-eiförmig, gestutzt.

Inhaltsstoffe. In Blatt und Frucht fanden SABER et al. [Lloydia *25*, 238 (1962)] Rhein, Aloeemodin, Sennidin A und B, Sennosid A und B sowie Aloeemodin in reduzierter Form(?).

Anwendung. Liefert schwächer wirkende Sudan-Sennesblätter (siehe auch unter folliculi und Folia Sennae). Nach STEINEGGER-HÄNSEL ist das Blatt anthrachinonfrei.

Cassia occidentalis L. (C. fedegosa, C. affinis BENTH.). Coffee-senna.
Heimisch in China, Brasilien, den USA; in den Tropen weit verbreitet.

Inhaltsstoffe. Im Samen 36% Schleim, 2,5% fettes Öl, Tannin, Glucose, Gummi, ein Toxalbumin, Chrysarobin; ferner Rhein, Aloeemodin und Chrysophanol [SHAH u. SHINDE: Indian J. Pharm. *31*, 27 (1969)]; nach LAL u. GUPTA [Phytochemistry *10*, 670 (1971)] Campesterol- und β-Sitosterin-α-glucoside. Im Blatt nach ANTON u. DUQUENOIS [Ann. pharm. franç. *26*, 673 (1968)] ein Dianthronglykosid, in der Frucht Apigenin-C-glykoside, in jungen Wurzeln Emodin und Chrysophanol, in alten Wurzeln ein Physcion-Chrysophanol-dianthron, im Samen Physciondianthron. Weiterhin in der Wurzel 1,9% freie Anthrachinone, 4,5% Gesamtanthraderivate, darunter Emodin und 6 weitere Anthrachinone, ferner γ-Sitosterin (?) und Quercetin [ALVES, ref. Chem. Abstr. *63*, 17797 (1965)]. Nach GRIND et al. [J. chem. Soc. C, *9*, 1285 (1970)] im Hydrolysat ferner α_3-Sitosterin, Pigment A, E und G (Cassiolin), ein 1,7-Dihydroxy-5-methoxycarbonyl-3-methylxanthon.

Wirkung. Blatt, Samen und Wurzeln liefern nach GAIND et al. [ref. Chem. Abstr. *66*, 1637 (1967)] antibiotisch wirksames ätherisches Öl.

Anwendung. Blatt gegen Erysipel, Schlangenbiß, Schmerzen im Abdomen, als Laxans. Samen als Tonicum, gegen Schlangenbiß, geröstet als Mogdad-, Neger- oder Stephani-Kaffee, gegen Fieber. Die Rinde als Cassia fedegosa, Fedegosarinde, im Handel.

Cassia siamea LAM. (C. florida VAHL).
Heimisch in Indien und Japan.

Inhaltsstoffe. Im Blatt Barakol, nach HASSANALI et al. [ref. Chem. Abstr. *71*, 38876 (1969)] ein 3a,4-Dihydro-3a,8-dihydroxy-2,5-dimethyl-1,4-dioxaphenalen. In der Wurzelrinde Lupeol, Betulin und die Dianthrachinone Siameamin, Siameadin, Cassiamin A, B und C [CHATTERJEE et al.: J. Indian chem. Soc. *41*, 415 (1964); PATIL et al., ref. Chem. Inform. *1*, 21, B (1970)].

Siameamin

Cassiamin A : R^1 : H ; R^2 : OH
Cassiamin B : R^1, R^2 : OH
Cassiamin C : R^1, R^2 : H

Im Holz (Tagayasan-Holz) ein gelbes Pulver (in Hohlräumen, Rissen) mit Chrysophanhydroanthron; verursacht lokale Reizungen und Entzündungen. In Rinde, Frucht und Blatt 5,5 bis 10% Gerbstoff. In den Samen 44% Fett, γ-Sitosterin. In der Rinde Lupenon; im Hartholz vermutlich 2,3,2',3'-Tetrahydroxystilben, Fp. 125 bis 126° [UPADHYAY et al., ref. Chem. Abstr. *71*, 57574 (1969)].

Anwendung. Frucht und Hartholz als Färbemittel.

Cassia sieberiana Dc.

Ein auffälliger, kleiner Baum der westafrikanischen Savanne mit goldregenähnlichen Blüten und langen Hülsen. Auch im Sudan und Ostafrika (Uganda) anzutreffen.

Inhaltsstoffe. Gummi. Im Blatt und in anderen Pflanzenteilen Anthraderivate. Im Blatt nach DUQUENOIS u. ANTON [Planta med. (Stuttg.) *16*, 184 (1968)] Rhein und Rhein-8-glucosid, Isoquercitrin, Quercitrin, Catechine, Leukoanthocyan. Nach PARIS et al. [Ann. pharm. franç. *25*, 343 (1967)] in den Wurzeln 0,15 bis 0,20% Anthrachinonderivate, 12 bis 16% Catechingerbstoffe, Chlorogen-, Kaffee- und Gallussäure, L-Epicatechin und Leukopelargonidin.

Anwendung. Blatt und Frucht als Anthelminticum, Fischgift. Wurzel als Laxans. Blatt als Diureticum und Laxans. Der Gummi und die Hülsen gegen Entzündungen.

Cassia sophora L. (C. lanceolata FORSK., Gallinaria acutifolia RUMPH.).

Heimisch in Ostindien, auf den Sundainseln, Molukken.

Inhaltsstoff. Emodin.

Anwendung. Die jungen Blätter als Gemüse; auch medizinisch verwendet. Wurzel als Wurmmittel.

Cassia speciosa SCHRAD. (C. bijuga VOG.).

Heimisch in Brasilien.

Inhaltsstoffe. Nach älteren Angaben Chrysophansäure, Farbstoff, Fedegosagelb und „Fedegosabitter".

Anwendung. Rinde liefert wie C. occidentalis Fedegosarinde.

Cassia tora L. (C. foetida SALISB., C. obtusifolia L., Gallinaria rotundifolia RUMPH).
Sicklepod.

Südost-USA, Südasien, Ägypten.

Nach POETHKE et al. [Pharm. Zentralh. *107*, 571 (1968)] und darin zitierten Autoren ist die Identität von C. tora und C. obtusifolia wahrscheinlich, doch nicht gesichert.

Cassiae Semen. Cassia seed.

Cassiae Semen Jap. 62.

Zylindrische Samen, 3 bis 6 mm lang, 2 bis 3,5 mm breit, braun, hart, mit leicht hellbraun-gelben länglichen Linien oder Bändern auf beiden Seiten. Schwach charakteristischer Geruch und Geschmack.

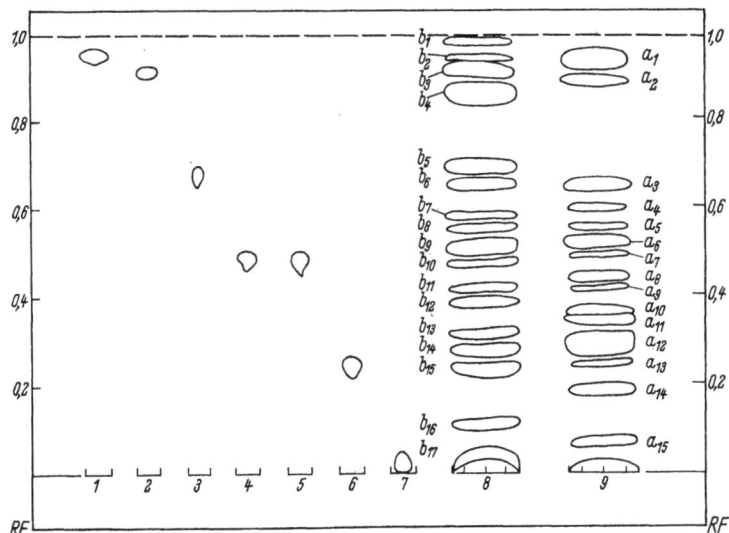

Abb. 96. Dünnschichtchromatogramm der Glykoside und Aglykone auf Kieselgel G. Mobile Phase: Äthylacetat-Methanol-Wasser (100 + 16,5 + 13,5). Laufstrecke: 14 cm. Laufzeit: 70 Min. Nr. 1 bis 7: Testsubstanzen (weitere Angaben s. Tabelle S. 758).

Nr.	Substanz	Farbe im UV-Licht	Farbe im Tageslicht nach Besprühen mit KOH
1	Chrysophanol + Aloe-Emodin	rot	rot
2	Tora-Substanz M	rotbraune Fluoreszenzlöschung	gelbbraun-orange
3	Produkt der Hydrolyse von a_3	rotbraune Fluoreszenzlöschung	rotbraun
4	Tora-Substanz A	grün	braun-dunkelbraun
5	Produkt der Hydrolyse von a_{12}	grün	braun-dunkelbraun
6	Rhein	rot	rot
7	Sennoside A + B	rotbraun	rotbraun
8	Methanolauszug aus Folia Sennae		
	b_1 (Chlorophyll?)	rot	grün
	b_2 – – –	grün	– – –
	b_3 Aglykone	rot	rot
	b_4 –	gelb-grün	–
	b_5 –	rot	–
	b_6 –	blau	–
	b_7 –	orangerot	gelb-orange
	b_8 –	orangerot	rosa
	b_9 = a_6 Aloe-Emodin-monoglucosid	orangerot	rotbraun
	b_{10} –	grün	gelbgrün
	b_{11} (Flavon)	grün-blau	gelbgrün
	b_{12} (Flavon)	grün-blau	gelbgrün
	b_{13} (Flavon)	grün-blau	dunkelgelb
	b_{14} (Flavon)	grün-blau	dunkelgelb
	b_{15} Rhein	rot	rot
	b_{16} (Flavon)	gelb-grün	gelb
	b_{17} Sennoside	rotbraun	rotbraun
9	Methanol-Auszug der Samen von C. tora		
	a_1 Aglykone	rot	rot
	a_2 Tora-Substanz M	rotbraune Fluoreszenzlöschung	gelbbraun-orange
	a_3 identisch mit 3	rotbraune, später purpurrote Fluoreszenzlöschung	rotbraun-purpurrot
	a_4 –	grün	–
	a_5 –	orangegelb	gelbbraun
	a_6 = b_9 Aloe-Emodin-monoglucosid	orangerot	rotbraun
	a_7 –	orangerot	rosa
	a_8 –	orangerot	rosa
	a_9 –	hell gelbgrün	–
	a_{10} Physcion-diglucosid	orangegelb	rotbraun
	a_{11} Chrysophanol-diglucosid	orangerot	rotbraun
	a_{12} Glucosid der Tora-Substanz A (?)	grün-blau	braun
	a_{13} Rhein	rot	rot
	a_{14} Chrysophanol-triglucosid	orangerot	rotbraun
	a_{15} –	orangerot	rotbraun

Inhaltsstoffe. In der ganzen Pflanze Mannit, Glucose, Myricylalkohol; im Blatt und Stamm Ester der Fettsäuren Palmitin-, Stearin-, Öl-, Linol- und Linolensäure. Im Blatt Kämpferol-3-sophorosid. In den Samen nach TAKIDO, KIMURA et al. [Chem. pharm. Bull. *6*, 397 (1958); *8*, 246 (1960); *17*, 454 (1969); Syoyakugaku Zasshi *17*, 43 (1963); Yakugaku Zasshi *86*, 1087 (1966)] Emodin, Rhein, Chrysophanol, dessen Anthron, Physcion, Aloeemodin, Obtusifolin (1,6,7-Trimethoxy-2,8-dihydroxy-3-methyl-anthrachinon), dessen 8-Methylderivat Chrysoobtusin, ferner Aurantio-obtusin (6-Demethyl-obtusifolin), die Glykoside Gluco-obtusifolin $C_{22}H_{22}O_{11}$, Fp. 205 bis 206°, Gluco-aurantio-obtusin $C_{23}H_{24}O_{12}$, Fp. 242 bis 243° (Aurantio-obtusin-6-monoglucosid), Cassiasid $C_{20}H_{20}O_{10}$, Fp. 256 bis 257° (Norrubrofusarin-6-β-mono-D-glucosid), der gelbe Farbstoff Torachryson, Fp. 219 bis 220°. Weiterhin nach KANEDA et al. [Chem. pharm. Bull. *17*, 458 (1969)] Rubrofusarin-6-β-gentiobiosid. SHAH isolierte Rhein, Aloeemodin und Chrysophanol [Indian J. Pharm. *31*, 27 (1969)]. Nach RANGASWAMI [Curr. Sci. *25*, 359 (1956); Chem. Abstr. *59*, 5092 (1963)] Substanz C = Rubrofusarin, Torasubstanz B = Norrubrofusarin; weiterhin die Xanthonderivate Torasubstanz A und C. Das Samenöl liefert nach Verseifen folgende Fettsäuren: 6,7% Palmitin-, 7,6% Stearin-, 10,0% Lignocerin-, 39,6% Öl- und 36,1% Linolensäure [TEWARI et al.: J. pharm. Sci. *54*, 923 (1965)]. POETHKE et al. [Pharm. Zentralh. *107*, 571 (1968)] isolierten aus den Samen die unter Nr. 9 genannten Verbindungen (s. S. 758). Sie verglichen zugleich die Inhaltsstoffe von Semen C. torae mit denen von Folia Sennae.

Prüfung. Identität. 0,1 g gepulverte Droge werden bei 220° 5 Min. im Ölbad, in einem mit feuchtem Filtrierpapier bedeckten Tiegel erhitzt. Die sublimierten Anthrachinone werden durch die Bornträger-Reaktion nachgewiesen.

Reinheit. Asche max. 5%, Jap. 62.

Anwendung. Die Samen äußerlich gegen Augenleiden, Hautkrankheiten, z. B. Scherpilzflechte. In Japan gegen Schlangenbiß, Insektenstich, als Laxans. Die Samen liefern Panwar Gummi mit ähnlichen Eigenschaften wie Gummi von Acacienarten. Die Blätter auch als Verfälschung von Folia Theae beobachtet. Junge Blätter als Gemüse.

Dosierung. Als Dekokt 10 g täglich, Jap. 62.

Cassia absus L. Chaksu.
Heimisch in Indien.

Inhaltsstoffe. In den Samen 1,5% Alkaloide mit Chaksin $C_{11}H_{21}N_3O_3$ und Isochaksin, ferner nach KAPOOR et al. [Phytochemistry *10*, 650 (1971)] 2-O-α-D-Galaktopyranosyl-D-mannose, 4-O-β-D-Mannopyranosyl-D-mannose, 6-O-α-D-Galaktopyranosyl-D-mannose und 4-O-(6-O-α-Galakto- bzw. 4-O-β-Mannopyranosyl-β-D-mannopyranosyl)-β-D-mannose.

Wirkung. Chaksin dämpft das ZNS; es wirkt blutdrucksenkend, beruhigt das Herz, die Atmung und die Nerven; DL = 0,1 g/kg Frosch (s. auch S. 754).

Anwendung. Die Blätter als Adstringens und bei Husten. Die Samen als Adstringens, Catharticum, gegen Würmer, Hautentzündungen, bei Konjunktivitis und Ophthalmie.

Cassia glauca LAM.
Heimisch in Indien.

Inhaltsstoffe. Glucoside, Chrysophansäure.

Anwendung. Die Rinde und Blätter bei Diabetes und Gonorrhoe.

Cassia mimosoides L.
Heimisch in Indien.

Inhaltsstoffe. Nach SUBRAMANIAN [Indian J. Pharm. *31*, 110 (1969) und *32*, 70 (1970)] in den Wurzeln Physcion, in den Samen Luteolin und dessen 7-Glucosid sowie Emodin, Physcion und Emodinsäure, in den Blättern Emodin, Emodinglykoside und Luteolin-7-glucosid.

Anwendung. Die Wurzeln bei Magenkrämpfen.

Cassia obovata (L.) COLLAD.
Heimisch in Indien.

Inhaltsstoffe. Oxymethylanthrachinon.

Anwendung. Als Purgans; Ersatz für Folia Sennae.

Cassia sophora L.
Heimisch in Indien.

Inhaltsstoffe. Emodin und Chrysophansäure.

Anwendung. Die Blätter äußerlich gegen Würmer; ein Dekokt der Pflanze bei akuter Bronchitis.

Castanea

Castanea sativa MILL. (C. vesca GAERTN., C. vulgaris LAM., C. castanea KARST., C. sylvestris TOURN., Fagus castanea L.; außerdem laut HPUS 64 Castanea edulis). Fagaceae – Castaneoideae – Castaneeae. Echte Kastanie. Edelkastanie. Maronenbaum. Chestnut. Châtaignier. Marron. Marrone. Castagno.

Heimisch im Mittelmeergebiet, besonders in Italien und den Balkanländern. In Nordamerika, Indien und Japan kultiviert. In trockenen und lichten Laubwaldgesellschaften, bisweilen bestandbildend.

Bis 35 m hoher Baum, seltener strauchartig. — Stamm stark, oben eine mächtige, breit ausgelegte Krone tragend. — Rinde glatt, olivbraun, mit hellen Korkwarzen, allmählich in eine von Längsrissen durchfurchte, bräunlichgraue Borke übergehend. Knospen gedrungen, klein, spitz-eiförmig, ungestielt, braunrot. — Laubblätter[1] länglich lanzettlich, stattlich, 8 bis 25 cm lang und 3 bis 8 cm breit, kurz zugespitzt, gestielt (Stiel 0,5 bis 2,5 cm lang), am Grunde keilförmig, abgerundet bis schwach herzförmig, jederseits mit je 12 bis 20 auf der Unterseite (wie die Mittelrippe) stark hervortretenden Seitennerven, grob ausgeschweift- und stachelspitzig gezähnt, etwas lederartig, oberseits glänzend, sattgrün, meist kahl, unterseits blaßgrün, anfangs graufilzig, später meist mehr oder weniger verkahlend. Nebenblätter schmal linealisch, etwa 1,5 cm lang, bald abfallend. — Blüten eingeschlechtig, einhäusig oder polygam, erst im vollen Laube blühend. Männliche Blüten zu mehreren in Knäueln (= köpfchenförmige Dichasien) vereinigt, die zu verlängerten, 10 bis 20 cm langen, unterbrochenen, aufrechten Kätzchen angeordnet sind. Männliche Blüten meist mit einer sechs- (selten fünf- bis acht-)spaltigen Blütenhülle und mit 8 bis 12 Staubblättern; selten mit einem verkümmerten Fruchtknoten. Staubfäden lang. Weibliche Blüten einzeln oder zu 2 bis 7 am Grunde der männlichen Scheinähren stehend, von einer grünen, mit lanzettlichen, schuppenförmigen Blättchen besetzten Fruchthülle dicht umschlossen, mit oberständiger, meist sechs- (seltener fünf- bis acht-)teiliger, grünlicher Blütenhülle. Narben 5 bis 12, weißlich, fädig. Fruchtknoten meist sechs- (seltener drei- bis zwei-)fächerig, in jedem Fach 2 hängende Samenanlagen, von denen aber in der Regel nur eine zum Samen heranreift. — Früchte eine dunkelbraune, glatte, einsamige, 2 bis 3 cm lange, am Scheitel anliegend-seidenhaarige und von den vertrockneten Perigonzipfeln und Narben gekrönte Trockenfrucht („Kastanie"), zu 2 oder 3, von der anfangs grünen, später bräunlichgelben, bis faustgroßen, innen hellgelben und anliegend behaarten, zuerst kugeligen, im Herbst vierklappig aufspringenden, außen dicht weichstacheligen Fruchthülle eingeschlossen. Keimblätter dick, fleischig, gefaltet. — Die Stärkekörner sind bis 20 μm groß, meist einfach, sehr mannigfaltig gestaltet mit kaum sichtbarer Schichtung, häufig mit Spalt im Zentrum.

Inhaltsstoffe. In der Rinde 4 bis 12% Gerbstoffe, Pektin, noch unbekannte Glykoside und laut MAYER et al. [Naturwissenschaften *46*, 206 (1959)] Hamamelitannin (Digalloyl-α-oxymethyl-D-ribose). — Im Holz etwa 7 bis 12% Gerbstoff und Quercetin. Ferner isolierten MAYER et al. [Naturwissenschaften *46*, 669 (1959)] die Ellaggerbstoffe Castalagin, Vescalagin, Castalin und Vescalin. Aus Rinde und Holz isolierten MENTZER et al. [Bull. Ass. franç. Chimistes, Industr. Cuir et Doc. Sci. et Techn. Industr. Cuir *22*, 180 (1960)] eine Triterpensäure und einen Triterpenalkohol $C_{31}H_{50}O_2$, Fp. 135 bis 137°, der sowohl frei (Sapogenin?) als auch glykosidisch gebunden (Saponin?) vorkommt. Aus den Achsen junger Pflanzen isolierten MENTZER et al. (s. o.) ein nicht näher charakterisiertes Alkaloid. — In den Samen etwa 22 bis 34% Saccharose, 4,7 bis 7,5% Protein, 45 bis 58% Stärke und 2 bis 2,8% Gerbstoff. — In den Schalen der unreifen Früchte etwa 0,6% D-Catechin.

Anwendung. Die Samen, Maronen, geröstet „heiße Maroni", als Nahrungs- und Genußmittel sowie als Antidiarrhoicum. Ferner zur Herstellung von Kastanienmehl für Speisezwecke.

Castalin

---

[1] Abbildungen bei L. HÖRHAMMER: Teeanalyse, Tafel 2, Abb. 11 und 12.

Folia Castaneae[1]. Kastanienblätter. Edelkastanienblätter. Maronenbaumblätter. Chestnut leaves. Feuilles de châtaignier. Hojas de castaño.

Folia Castaneae Erg.B. 6.

Die im September bis Oktober gesammelten und getrockneten Laubblätter. Sie sind geruchlos und schmecken schwach zusammenziehend.

Schnittdroge[1]. Sie ist gekennzeichnet durch die zähledrigen Blattstückchen mit den unterseits deutlich in Erscheinung tretenden kräftigen Haupt- und parallelen Seitennerven und den Blattrandstückchen mit den großen, derben, scharf gesägten, stacheligen und eingekrümmten Blattrandzähnen. Dicke, hellbraune Mittelrippenteile mit Spreitenresten und Blattstiele sind in geringer Menge vorhanden.

Mikroskopisches Bild. Im Schwammparenchym und in der ein- bis zweireihigen, über die Hälfte des Blattquerschnittes einnehmenden Palisadenschicht größere Zellen mit je einer Calciumoxalatdruse. In der Blattunterseite mehrzellige, dünnwandige Drüsenhaare und sechs- bis achtarmige, dickwandige Büschelhaare.

Pulverdroge. Grün. Gekennzeichnet durch die zahlreichen Epidermisfragmente der Blattunterseite mit den bis 200 µm großen, dickwandigen, sternförmigen Büschelhaaren, die aus zwei- bis achtzelligen Strahlen bestehen, durch wellig-buchtige Epidermiszellen mit Spaltöffnungen und bis 60 µm großen, aus dem Mesophyll durchscheinenden Oxalatdrusen. Die Epidermisbruchstücke der Blattoberseite zeigen vieleckige, getüpfelte Epidermiszellen und meist keine Haare. Mitunter finden sich einzellige, derbwandige, bis 700 µm lange, spitze Deckhaare. Lange Faserbündel von den kräftigen Blattnerven kommen häufig vor. An Querschnittsbruchstücken ist ein mehr als die Hälfte des Mesophylls einnehmendes, meist zweireihiges Palisadenparenchym und ein lockeres, große Oxalatdrusen führendes Schwammparenchym zu erkennen.

Inhaltsstoffe. Etwa 9% Gerbstoffe (Gallus- und Ellagsäure je nach Alter der Blätter in wechselnden Mengen), etwas Quercetin, Kämpferol, Kaffeesäure, p-Cumarsäure, Hamamelose, Blätteraldehyd $C_6H_{10}O$, Kp.$_{17}$ 47 bis 48°. Ferner Harz, Fett, Pektinstoffe, Gummi, Phosphatasen, Vitamin E. — MAYER [Ann. Chem. *34*, 578 (1952)] isolierte aus beblätterten Aprilzweigen 0,5% Dehydrodigallussäure $C_{14}H_{10}O_{10}$, Fp. 240 bis 260° (Zers.).

Prüfung. Max. Aschegehalt 6% Erg.B. 6.

Anwendung. Als expektorierender Bestandteil zahlreicher Präparate gegen Bronchitis und zur Stillung des Keuchhustens; insbesondere in Form des Fluidextraktes. In der Homöopathie.

Dosierung. Mittlere Einzelgabe als Einnahme 5,0 g (zu einer Tasse Aufguß), Erg.B. 6.

Castanea vesca HAB 34. Kastanie.

Frische Blätter.

Arzneiform. Essenz nach § 3.

Arzneigehalt. 1/3.

Castanea vesca HPUS 64. Chestnut.

Die frischen Blätter.

Arzneiform. Urtinktur: Arzneigehalt 1/10. Castanea vesca, feuchte Masse mit 100 g Trockensubstanz und 185 ml Wasser = 285 g, dest. Wasser 315 ml, Alkohol USP (94,9 Vol.-%) 537 ml zur Bereitung von 1000 ml der Tinktur. — Dilutionen: D 2 (2×) enthält 1 Teil Tinktur, 4 Teile dest. Wasser und 5 Teile Alkohol; D 3 (3×) und höher mit Alkohol HPUS (88 Vol.-%). — Medikationen: D 3 (3×) und höher.

Castanin, Extr. fluid. Castaneae vescae, war ein Keuchhustensaft von Dr. SCHMIDT-ACHERT.

Contratussim war ein Fluidextrakt aus den Blättern der Edelkastanie und des Gartenthymians. Nicht zu verwechseln mit Contratussin (s. unter Thymus).

Thymobromal von Dr. BLOCH, ein Sirup gegen Keuchhusten, enthielt Extr. Castaneae vescae, Extr. Thymi frigid. par. und Bromalhydrat.

Castanea pubinervis SCHNEID.

Heimisch in Ostasien.

Inhaltsstoffe. In den Blättern laut NAKAOKI et al. [J. pharm. Soc. Japan *80*, 1473 (1960)] Hyperosid.

Anwendung. In der Volksheilkunde gegen Skrofulose.

Siehe Fußnote S. 760.

Castanea dentata (MARSH.) BORKH. (C. americana [MICHX.] RAF.).
Heimisch in Nordamerika.

Inhaltsstoff. Im Holz etwa 8% Gerbstoff.

Anwendung. Als Gerbmaterial. Der Kastanienholzgerbstoff verleiht dem Leder eine größere Reißfestigkeit als z.B. der Gerbstoff von Quebracho-, Eichen- und Hemlockrinde. Das Holz ist sehr anfällig gegen den Pilz Endothia parasitica. Die Blätter, Chestnut leaves, als Adstringens und Tonicum.

Castanea pumila (L.) MILL.
Heimisch in Nordamerika.

Inhaltsstoffe. In den Samen etwa 36% Stärke und etwa 7% Fett, in der Rinde 6,4% Gerbstoff.

Bemerkung: Früchte eßbar.

Castanea javanica BL.
Heimisch in Java.

Die Früchte wirken purgierend.

Castanospermum

Castanospermum australe A. CUNN. et FRAS. Fabaceae. Australische Kastanie. Bohnenbaum. Bean tree.
Heimisch im subtropischen Australien und Neusüdwales.

Inhaltsstoffe. In der ganzen Pflanze ein pentacyclisches Triterpenoid Castanogenin (Medicagensäure) $C_{30}H_{46}O_6$, in den Bohnen 7,23% Saponin, in den Samen Stärke. EADE et al. [ref. Chem. Abstr. *58*, 5616 (1963); *60*, 592 (1964); *65*, 17 038 (1966)] isolierten aus dem Holz Bayin $C_{21}H_{20}O_9$, Fp. 220° (Zers.) (5-Desoxyvitexin, 8-C-β-D-Glucopyranosyl-7,4'-dihydroxyflavon), und Bayogenin (Trihydroxytriterpensäure, $2\beta,3\beta,23$-Trihydroxy-olean-12-en-28-carboxyl-Säure, isomer mit Arjunolsäure).

Bayin R = R' = H   Castanogenin

Wirkung. Die Blätter gelten bei den australischen Hirten als giftig. Die Samen sind nur schwer verdaulich.

Anwendung. Die Samen in den Heimatgebieten zu Nahrungszwecken. Die gerösteten Samen werden als „australische Kastanien" gegessen. Das Holz als sehr geschätztes Material für die Kunsttischlerei.

Castela

Castela nicholsoni HOOK f. Simaroubaceae – Surianoideae – Simaroubeae. Chaparro amargosa.
Heimisch auf Antigua und St. Croix.

Inhaltsstoffe. Im Kraut Castelamarin $C_9H_{14}O_3$, Fp. 267 bis 269°, und Castelin $C_{15}H_{22}O_8$ Fp. 205°. Ferner das bittere Chaparrin [DAVIDSON et al.: Canad. J. Chem. *43*, 2996 (1965); ref. Chem. Abstr. *64*, 3615 (1966)] und Glaucarubol, Glaucarubolon, Amarolid und Glaucarubol-15-isovalerat [STOECKLIN et al.: Phytochemistry *9*, 1887 (1970) u. Tetrahedron L. *1970*, S. 2399].

Anwendung. Bei den Eingeborenen als Heilmittel gegen Amöben.

Chaparrin   : $R_1 = OH$; $R_2 = R_3 = H$
Glaucarubolon : R_1, $R_2 = O$; $R_3 = OH$
Glaucarubol   : $R_1 = R_3 = OH$; $R_2 = H$

Castela texana (T. et G.) ROSE. (außerdem laut HPUS 64 C. tortuosa, Chaparro amargoso, Bisbirinda amargoso, Castelaria texana, Castela salubris). Bitter bush. Chaparra amargosa.

Heimisch im Norden von Mexiko und im Süden von Texas.

Dicht verästelter, 1 bis 2,5 m hoher Busch, mit steifen, weißlichen, dornigen Ästen. Blätter 0,5 bis 1,5 cm lang, stumpf. Blüten hellrot oder purpurn, ungefähr 3 mm lang. Früchte rot, 6 bis 8 mm lang. In allen Teilen bitter schmeckend.

Inhaltsstoffe. Nach BOSMAN [J. chem. Soc. *123*, 207 (1923)] Castelin, Castelamarin und Castelagenin.

Wirkung. Nach USD 60 ist ein gerbstofffreier Fluidextrakt noch in einer Verdünnung von 1 : 1 000 000 gegen Endamoeba histolytica wirksam.

Anwendung. Bei Malaria und Amoebendysenterie.

Dosierung. 4 bis 12 ml des Fluidextraktes, USD 60.

Castella texana HPUS 64. Chaparro amargoso.

Die Rinde und Äste mit den Dornen.

Arzneiform. Urtinktur: Arzneigehalt 1/10. Castella, feuchte Masse mit 100 g Trockensubstanz und 185 ml Wasser = 2,85 g, Alkohol USP (94,9 Vol.-%) 840 ml zur Bereitung von 1000 ml der Tinktur. – Dilutionen: D 2 (2×) und höher mit Alkohol HPUS (88 Vol.-%). – Medikationen: D 2 (2×) und höher.

Castilloa

Castilloa (Castilla) elastica CERV. Moraceae – Moroideae – Olmedieae. Hulebaum.

Heimisch im tropischen Mittel- und Südamerika (von Mexiko bis Peru, in Brasilien und Bolivien); vor allem in Mexiko, Mittelamerika und Westindien kultiviert.

Latex führender, sehr hoher Baum.

Inhaltsstoffe. BRAUCHLI et al. [Helv. chim. Acta *44*, 904 (1961)] untersuchten die Samen und den Milchsaft. – Dabei wurden aus den Samen die Cardenolid-Verbindungen Cymarin (Strophanthidin-D-cymarosid) $C_{30}H_{44}O_9$, Fp. 200 bis 206°, und K-Strophanthin-β (Strophanthidin-glucocymarosid) $C_{36}H_{54}O_{14}$, Fp. 195°, als Hauptglykoside, ferner Periplocymarin (Periplogenin + D-Cymarose) $C_{30}H_{46}O_8$, Fp. 210 bis 212°, Cymarol (Strophanthidol-D-cymarosid) $C_{30}H_{46}O_9$, Fp. 236 bis 238°, Helveticosid (Strophanthidin + Digitoxose) $C_{29}H_{42}O_9$, Fp. 151 bis 154°, Desglucocheirotoxin (Strophanthidin-3β-gulomethylosid) $C_{29}H_{42}O_{10}$, Fp. etwa 185°, und Spuren von 3 weiteren Stoffen kristallin isoliert. Papierchromatographisch konnten Corchorosid A (Strophanthidin-β-D-boivinosid) $C_{29}H_{42}O_9 \cdot 2 H_2O$, Fp. 163 bis 168°, Cheirotoxin (Strophanthidin + Gulomethylose + Glucose) $C_{35}H_{52}O_{15}$, Fp. 210 bis 211°, K-Strophantosid (Strophanthidin + Cymarose + β-Glucose + α-Glucose) und eine nicht identifizierbare Substanz festgestellt werden. Die Samen zeigen somit eine starke Ähnlichkeit mit den Samen gewisser Strophanthusarten. Der Milchsaft enthält nur geringe Mengen Glykoside und Genine, darunter auch die in Samen nicht vorkommenden freien Genine Periplogenin und Strophanthidin. Ferner Dambonit $C_8H_{16}O_6$, Fp. 195 bis 210°.

Dambonit

Anwendung. Früher zur Gewinnung von Kautschuk (Castilloakautschuk).

Castor

Castor canadensis Kuhl (C. americanus Fr. Cuv., C. fiber L. var. canadensis s. americanus). Mammalia – Rodentia – Castoridae. Kanadischer oder amerikanischer Biber. Beaver. Castor. Castoro. Bobr.

Heimisch in lichten Auwäldern mit Unterholz entlang der Flüsse, Bäche und Seen. – Die ursprüngliche Verbreitung erstreckte sich über einen großen Teil des nordamerikanischen Kontinents. Sie reichte südlich bis zum Golf von Mexiko, in Kanada bis zur Laubbaumgrenze, im Mündungsgebiet des Mackenzie fast bis zum Polarkreis. Heute stark dezimiert und unter ganzjährigem Schutz.

Der kanadische Biber erreicht eine Länge von 100 bis 115 cm und ein Gewicht von 18 bis 25 kg. Er ist damit wesentlich kleiner als der in der Alten Welt. Der plump gebaute, nach hinten bedeutend an Dicke zunehmende Körper ist mit einem dichten Pelz bedeckt, der aus kurzen, aschbraunen Wollhaaren und rötlichbraunen, seidenglänzenden Grannenhaaren besteht. Letztere verleihen dem Fell die charakteristische Färbung (beim lebendigen Tier! Beim Biberpelz sind die Grannenhaare entfernt). Die Jungtiere, bei denen lediglich die Wollhaare vorhanden sind, sind dunkler bis schwarzbraun gefärbt. Nur der Kopf hebt sich durch hellbraune Flaumbehaarung ab. Der schwarzgraue Schwanz ist von auffälliger Gestalt. Er ist, von oben gesehen, eiförmig, abgeplattet und mit Schuppen bedeckt. Wegen seiner an eine Maurerkelle erinnernden Gestalt wird er auch „Kelle" genannt. Er dient beim Schwimmen als Steuer. Die Biberkelle besteht aus fettigem Bindegewebe und war früher ein begehrter Leckerbissen. In beiden Geschlechtern finden sich in unmittelbarer Nähe der Geschlechtsorgane zwei mächtig entwickelte, längliche Drüsen, die sog. „Geilsäcke", „Castorbeutel" oder „Geilen". Sie münden beim Männchen in den Präputialschlauch, beim Weibchen in die Scheide. Es handelt sich um Präputialdrüsen mit starker Sekrettätigkeit, deren Sekret zur Brunftzeit bei der Anlockung der Geschlechter eine Rolle spielt. Sie liefern das kanadische oder amerikanische Bibergeil.

Castor fiber L. Sibirischer oder europäischer Biber.

Heimisch an den Flüssen Jenessei und Lena.

Neben dem Schädelbau sind Form und Volumen der Geilsäcke ein Unterscheidungsmerkmal der beiden Arten.

Liefert das sibirische Bibergeil.

Castoreum. Castoreum canadense (americanum, anglicum). Castoreum sibiricum (russicum, moscoviticum, germanicum, europaeum). Castor. Castoréum. Bibergeil (kanadisches, amerikanisches, englisches bzw. sibirisches, russisches, moskovitisches, deutsches, europäisches). Gail. Castor fiber. Beaver. Castoreo. Castoreo del Canada.

Castoreum Erg.B. 6, CF 49, Ital. VI, Portug. 35. Castor BPC 34. Castóreo Brasil. 1.

Die Droge kann aus Castoreum canadense und Castoreum sibiricum bestehen.

Kanadisches Bibergeil. Keulenförmige, 8 bis 10 cm lange und bis 3 cm breite, 25 bis 100 g schwere Beutel, die von einer äußeren, braunschwarzen, runzeligen, nicht spaltbaren Hülle umgeben sind. Der Inhalt ist harzartig glänzend, von rot- oder schwarzbrauner Farbe, riecht durchdringend, an Baldrian erinnernd und schmeckt aromatisch, bitter und scharf.

Sibirisches Bibergeil. Schwach plattgedrückte, fast eiförmige, 6 bis 12 cm lange und 2,5 bis 6,5 cm breite, 50 bis 250 g schwere Beutel, die von einer äußeren, hellbraunen, nicht gerunzelten, leicht spaltbaren Hülle umgeben sind. Der Inhalt ist harzartig glänzend, von gelblichbrauner Farbe. Geruch und Geschmack sind stärker als bei der amerikanischen Sorte.

Bibergeil wird im Frühjahr und Sommer am reichlichsten gebildet. Frische Beutel haben helleren Inhalt von stärkerem Geruch als ältere. Der Inhalt der Beutel schmilzt nicht bei 100°. Der weingeistige Auszug (1 + 10) trübt sich auf Zusatz von Wasser, Erg.B. 6. Durch Eisenchloridlösung darf er nur wenig verändert werden. Nach Erg.B. 6 soll das Trocknen über Ätzkalk oder bei einer 25° nicht übersteigenden Temperatur geschehen, außerdem müssen bei Herstellung des Pulvers die äußeren Häute sorgfältig entfernt werden.

Verfälschungen. Steinchen, Erde, Fleisch u. a., in leere Beutel gebracht; ein Gemisch von Aloe, getrocknetem Blut, Harz, Bolus u. ä., entweder in leere Castoreumbeutel oder in Gallenblasen gefüllt.

Inhaltsstoffe. Nach älteren Angaben bis 1% (Castoreum sibiricum 2%) äth. Öl, etwas Phenol, das vielleicht vom Räuchern herrührt. Aus der heiß bereiteten weingeistigen Lösung scheidet sich beim Erkalten eine kristallinische, wachsartige Substanz, Castorin, ab (0,33%, bei Castoreum sibiricum 2,5%), während ein Harz, Bibergeilharz, Castoreum resinoid (12%, bei Castoreum sibiricum 58%), in Lösung bleibt. Ferner Benzoesäure, Salicylsäure, Cholesterin, Acetophenon, L-Borneol, Benzylalkohol, o-Äthylphenol und 1,4% Calciumphosphat.

SCHINDLER gibt an: an Alkoholen: Benzylalkohol (frei und verestert), Cholesterin, β-Cholestanol, Hydroxy-5-tetra-hydro-ionol und Mannit; an Phenolen: p-Äthylphenol, p-Propylphenol, Brenzcatechin, Methyl- und Äthyl-brenzcatechin, Hydrochinon, Hydrochinonmonomethyläther, Chavicol, Äthyl-guajakol, Betuligenol $C_{10}H_{14}O_2$, Dihydroxy-2,4-diphenylmethan, Dihydroxy-4,4'-dibenzo-α-pyron $C_{13}H_8O_4$ (Pigment I), Dilacton der Dihydroxy-4,4'-dicarbolsäure $C_{14}H_6O_6$ (Pigment II) (beide Pigmente sind der Ellagsäure verwandt), ferner ein Phenoläther, Fp. 83°; an Aldehyden: Salicylaldehyd; an Ketonen:

Acetophenon, p-Hydroxyacetophenon, p-Methoxyacetophenon, ein aromatisches Keton $C_{10}H_{12}O$, zwei isomere Ketone $C_{13}H_{24}O_2$, die wahrscheinlich Derivate des Jonons sind; an Säuren: Benzoe-, m-Hydroxybenzoe-, p-Hydroxybenzoe-, Zimt-, Hydrozimt-, Anis-, Salicyl-, 5-Methoxy-salicyl- und Gentisinsäure (2,5-Dihydroxy-benzoesäure); an Estern: Cholesterinoleat, ein Phenolester, Fp. 170°, und Ester der Gentisinsäure mit Ceryl- und Benzylalkohol; an Aminen: Castoramin (Hydroxy-desoxy-nupharidin) $C_{15}H_{23}NO_2$, Fp. 65 bis 66°, flüchtig und schlecht riechend, chemisch verwandt mit dem Muskopyridin aus Moschus (s. d.).

In der obigen Zusammenstellung kann man zahlreiche Substanzen finden, die in Rinden und Knospen von Bäumen vorkommen, vom Biber verzehrt und im Drüsenbeutel gespeichert werden. Castorin wurde von LEDERER [Bull. Soc. Chim. biol. (Paris) 25, 1381 (1943)] als ein Gemisch von Cholesterin und geringen Mengen anderer Steroide erkannt.

Prüfung. Max. Aschegehalt 4% Erg.B. 6, Brasil. 1, Ital. VI. — Alkohollösliche Bestandteile (90%, warm) max. 5% (?) Portug. 35; 40% Ital. VI.

Aufbewahrung. Die Beutel werden sorgfältig (ohne Anwendung künstlicher Wärme) über Ätzkalk nachgetrocknet und in dicht verschlossenen Glasgefäßen aufbewahrt, da sie sonst leicht schimmeln. Das Pulver bereitet man aus dem über Ätzkalk oder bei höchstens 25° an der Luft getrockneten Bibergeil unter Entfernung der Häute, auch derjenigen, die den Inhalt der Beutel durchsetzen. Das Pulver ist nur in geringen Mengen vorrätig zu halten und in gut verschlossenen Gefäßen vor Licht geschützt aufzubewahren. — Da man beim Nachtrocknen der Beutel noch bis zu 40% Gewichtsverlust beobachtet hat, darf beim Einkauf dieser teuren Ware der Feuchtigkeitsgehalt nicht unberücksichtigt bleiben.

Anwendung. Früher als Riechmittel und bei hysterischen Anfällen. In der Homöopathie nach BALZLI [Allg. Hom.-Ztg 172, 218 (1924)] bei Hysterie mit unruhigem Schlaf und Alpträumen, Nyctalopie, Erschöpfung nach Krankheiten, Amenorrhoe und gleichzeitigem schmerzhaftem Meteorismus, ferner bei Dysmenorrhoe. Nach FARRINGTON (Klinische Arzneimittellehre, Leipzig 1912, S. 18) als Rekonvaleszenzmittel nach fieberhaften Erkrankungen. In Form der Tinktur als Analepticum und Nervinum. In der Lungentherapie. Als Fixateur in der Parfümerieindustrie.

Dosierung. In Pillen oder Pulvern zu 0,2 bis 1 g, als Tinktur selten, im Klistier zu 1 bis 4 g, oder in Suppositorien. Mittlere Einzelgabe als Einnahme 0,1 g, Erg.B. 6.

Castoreum sibiricum HAB 34. Bibergeil.

Ausschließlich das Bibergeil des in Sibirien einheimischen Bibers.

Arzneiform. Tinktur nach § 4 durch Mazeration mit 60%igem Weingeist. Spez. Gew. etwa 0,910, Trockenrückstand etwa 4%.

Arzneigehalt. 1/10.

Castoreum HPUS 64. Castor.

Arzneiform. Urtinktur: Arzneigehalt 1/10. Castoreum, zerstoßen 100 g, Alkohol USP (94,9 Vol.-%) q.s. zur Bereitung von 1000 ml der Tinktur. – Dilutionen: D 2 (2×) und höher mit Alkohol HPUS (88 Vol.-%). – Medikationen: D 2 (2×) und höher. – Verreibungen: D 1 (1×) und höher.

Castoreum-Bromid stellte man nach RONDE wie das brausende Bromsalz mit einem Zusatz von 5% Castoreum oder der entsprechenden Menge Tinctura Castorei her.

Krampftropfen, Königsseer: Spiritus aethereus 10 g, Spiritus Aetheris nitrosi, Tinctura Castorei, Tinctura Opii, Tinctura Valerianae āā 2 g.

Mutterkolik-Essenz, Königsseer, war eine Tinktur aus Bibergeil, Safran, Nelken, Rhabarber, Zimt, Pomeranzen, Zitwer- und Schlangenwurzel.

Casuarina

Casuarina equisetifolia J. R. et G. FORST. Casuarinaceae. Keulenbaum.

Heimisch in Ozeanien, Australien und im tropischen Asien; in Indien und Réunion kultiviert.

Inhaltsstoffe. In der Rinde, Casuarinarinde, Ecorce de filao, und in der Wurzel etwa 10 bis 15% Catecholtannin (α-Gallocatechin und α-Pyrocatechin). In den Blättern nach USMANI et al. [Chem. Abstr. 73, 42371 (1970)] Isoquercitrin und Astragalin. In der Rinde der Farbstoff Casuarin.

Anwendung. Die Rinde bei Ruhr und Beriberi. Sonst zum Gerben und Färben. Die Blätter bei Kolik.

Casuarina stricta DRYAND. (C. quadrivalvis LABILL.).

Heimisch im außertropischen Ostaustralien, in Süd- und Ostindien.

Inhaltsstoff. Hinokiflavon (Biflavon).

Anwendung. Liefert ein sehr hartes Nutzholz, „Eisenholz", und wird ebenfalls auf Gerbmaterial ausgewertet.

Catalpa

Catalpa bignonioides WALT. (C. syringifolia SIMS, C. cordifolia DUHAM., C. catalpa KARST., C. communis d. MONT de COURS., Bignonia catalpa L.). Bignoniaceae – Tecomeae. Ostamerikanischer Trompetenbaum. Catarobatree. Indian bean.

Heimisch im atlantischen Nordamerika, auch als Zierbaum kultiviert.

Baum mit großen, hellgrünen, herzeiförmigen, ganzrandigen Laubblättern und in stattlichen Rispen stehenden, großen, weißen, innen gelb und purpurn gestreiften Trichterblüten, die den Hummeln angepaßt sind.

Inhaltsstoffe. Das Pseudoindikan Catalpin, das in allen Organen, außer in den Samen, vorkommt (0,33 bis 0,80% in den Früchten).

Catalpin (Catalposid): R = Glucose

In der Rinde ein nicht bitteres Heterosid, Catalpinosid, Fp. 207°, mit einem instabilen Aglykon, 6% Gerbstoff und Stachyose. In den Blättern 1,5% p-Cumarsäure, Ursolsäure, Kaffeesäure, p-Oxybenzoesäure (Catalpinsäure) und 6-Hydroxy-luteolin-7-glucosid. BIRKOFER et al. [Z. Naturforsch. 20b, 923 (1965)] isolierten hieraus das acylierte Flavonglykosid Bignonosid, Fp. 182°. In den Blütenblättern wurde Cynaridin-3-rutinosid nachgewiesen.

Bignonosid

In den unterirdischen Organen Stachyose: 9,3% in der Wurzelrinde, 5,4% im Wurzelholz, 3% in dünnen Wurzeln, zusammen mit Saccharose, Raffinose und vielleicht Verbascose. In den Früchten p-Oxybenzoesäure und Protocatechusäure. In den Zweigen 3 bis 4% Stachyose. In den Samen 3 bis 9% Stachyose, fettes Öl mit 4,4% gesättigten Säuren, 10,1% Öl-, 38,8% Linol-, 15,8% Linolen-, 31,0% Elaeostearin- und 4,5% konjugierten Diensäuren. HIRSHMAN et al. [ref. Chem. Abstr. 74, 1061 (1971)] isolierten aus den Samen 5,6 Dihydroxy-7,4'-dimethoxyflavon $C_{17}H_{14}O_6$.

Anwendung. Die Früchte (Siliqua Bignoniae) bei Lungenleiden und Asthma. Die Wurzeln und Blätter bei skrofulöser Augenentzündung. Das Holz ist sehr dauerhaft, besonders für Wasserbauten.

Bignonia catalpa HAB 34.
Frische Wurzel.

Arzneiform. Essenz nach § 3.

Arzneigehalt. 1/3.

Catalpa ovata G. DON [C. kaempferi (DC.) SIEB. et ZUCC., C. henryi DODE]. Japanischer Trompetenbaum. Ki-sasage.
Heimisch in Ostasien.

Fructus Catalpae. Catalpa-Früchte.
Catalpae Fructus Jap. 62.

Die stabförmige Frucht ist 30 bis 40 cm lang und 5 mm dick. Ihr dunkelbraunes Perikarp ist dünn und spröde. Es enthält zahlreiche, zusammengedrückte, halbröhrenförmige, 3 cm lange und 3 mm breite Samen, die auf der Außenseite graubraun sind und an den beiden Enden weiße, glänzende, 1 cm lange Haare besitzen.
Meist geruchlos, Geschmack leicht adstringierend.

Inhaltsstoffe.

Isoferulasäure

Catalpalacton

In den Früchten fanden KIMURA et al. [J. pharm. Soc. Japan *83*, 634 (1963)] Catalpin und Des-p-hydroxybenzoyl-catalposid, Fp. 199 bis 202°. Ferner eine flavonoide Verbindung, Citronensäure und p-Hydroxybenzoesäure. – In den Blättern 2% p-Oxybenzoesäure. In der Wurzelrinde Isoferulasäure, Fp. 228°. Im Samenöl 41% Octadecatrans-9,trans-11,cis-13-triensäure und im unverseifbaren Ölanteil β-Sitosterin. Im Holz β-Sitosterin, Cerotin-, Ferula- und Vanillinsäure; ferner wurden papierchromatographisch p-Oxybenzoe-, p-Cumar-, Syringasäure, Vanillin, Glucose, Mannose, Xylose und Rhamnose nachgewiesen. INOUYE et al. (Tetrahedron L. *1965*, S. 1261) isolierten Catalpalacton $C_{15}H_{14}O_4$, Fp. 105 bis 106°, und 110 bis 111°.

Prüfung. Jap. 62: Wasserlöslicher Extrakt mind. 12%. – Max. Aschegehalt 0,5%. – Säureunlösliche Asche max. 0,5%. – Blütenstandstiele von Catalpa dürfen zu max. 5% enthalten sein.

Anwendung. Die Früchte im fernen Osten als Diureticum bei Nierenleiden. Die Rinde in China äußerlich gegen Krebs.

Dosierung. Übliche Einzeldosis 3 g, Tagesdosis 10 g (als Dekokt), Jap. 62.

Catechu

Acacia catechu WILLD. (Mimosa sundra ROXB., M. catechuoides ROXB., M. catechu ROXB.). Fabaceae – Mimosoideae – Acacieae.

Heimisch in Vorder- und Hinterindien und auf Ceylon.

Mittelgroßer, 9 bis 12 m hoher Baum mit dornigen Ästen und mit paarweisen, nebenblattartigen, kurzen, zurückgebogenen, braunen oder fast schwarzen, glänzenden Dornen. – Rinde rauh, dunkelgrau oder aschfarben, schilfert in langen, schmalen, rechteckigen Schuppen ab. – Blätter 10 bis 15 cm lang, Spindel dornig und mit 4 bis 5 Drüsen besetzt, 20 bis 60, 3,8 bis 5 cm lange Fiederblätter, 60 bis 100 lineare, sitzende Blättchen (4,5 bis 6 × 1,25 mm) an jedem Fiederblatt. – Blüten sitzend, hellgelb, in 5 bis 10 cm langen, gestielten, axillären Blütenähren (1 bis 4), Kelch glockenförmig, 1,25 bis 1,5 cm lang, außen behaart. Blumenkrone zwei- bis dreimal länger als der Kelch. Zahlreiche Staubbeutel, ziemlich vorstehend. – Hülse gestielt (5 bis 7,5 × 1 bis 1,6 cm), flach, dünn, braun, glänzend, mit einem dreieckigen Fortsatz an der Spitze und an der Basis zu einem 3 bis 6 mm langen Stiel verschmälert. – Samen 3 bis 10.

Acacia suma KURZ (Mimosa suma ROXB.).
Heimisch in Vorderindien und im tropischen Afrika.
Beide Pflanzen liefern

Catechu. Catechu fuscum (nigrum). Catechu peguense. Extractum (Succus, Terra) Catechu. Katechu. Terra japonica. Pegu-Catechu. Black catechu. Terra giapponica. Terra cattù. Pegù. Cashoo. Cutch. Kutch. Cachou. Cachou de Pegu. Catecù. Cato. Cato de Pegù. Caticu. Cutt.

Catechu DAB 6, Helv. V, Ital. VI, Ned. 5. Catechu Nigrum Egypt. P. 53, Ind. P. C. 53. Black Catechu BPC 49, Ind. P. 66. Außerdem offizinell in USP XI.

Helv. V und Ind. P. C. 53 nennen als Stammpflanze nur Acacia catechu. Ind. P. 66 nennt neben Acacia catechu noch Acacia chundra WILLD. Catechu BPC 63 ist Gambir (s. bei Uncaria).

Gewinnung. Das zerkleinerte Kernholz der gefällten Bäume wird in irdenen Gefäßen 12 Std. lang gekocht, wobei man ungefähr die Hälfte der Flüssigkeit verdunsten läßt. Hierauf entfernt man die Holzteile aus dem Extrakt, bringt diesen in eiserne Pfannen und dampft bis zur Sirupkonsistenz ein, rührt den zähen Brei bis zum Erkalten mit Holzstäben um, gießt die erkaltete Masse auf große Blätter, die auf einem hölzernen Rahmen liegen und läßt dort erstarren. Es entstehen auf diese Weise große Blöcke oder Kuchen, die von Blättern durchsetzt sind. Die Verpackung erfolgt entweder in Blättern von Dipterocarpus tuberculatus ROXB. oder in Matten, Säcken oder Kisten.

Catechu besteht aus großmuschelig brechenden und auf der ganzen Bruchfläche gleichmäßig dunkelbraunen und bisweilen höckerigen Stücken.

Geruchlos, Geschmack zusammenziehend bitterlich, zuletzt süßlich.

Handelssorten. 1. Pegu oder Bombay Catechu, über Bombay exportiert, die gebräuchlichste offizinelle Sorte. Unregelmäßige, 8 cm breite, etwa 2 cm dicke, undurchsichtige, dunkelbraune bis leberfarbige Kuchen von meist glänzendem, muscheligem oder scharfkantigem Bruch; zuweilen im Inneren noch weich. Kommt zumeist in großen, in die Blätter von Dipterocarpus tuberculatus ROXB. gehüllten Blöcken, seltener in kleinen Kuchen in den Handel. – 2. Bengalisches Catechu, schmutzig-grau- bis dunkelbraune feste Stücke. – 3. Malakka Catechu, quadratische, braune, innen hell zimtfarbene Tafeln. – 4. Camou-Catechu, poröse, erdige Würfel von schmutzig-graubrauner Farbe.

Unter dem Mikroskop erscheint Catechu meist amorph (1. Sorte), doch kommen auch ziemlich kristalline Sorten vor (4. Sorte).

Verfälschungen und Verwechslungen. 1. Extractum campechianum von Haematoxylum campechianum L., Fabaceae. Campeche-, Blau- oder Blutholz, Westindien, Mexiko. Enthält meist 30 bis 40% in Wasser unlöslichen Rückstand, dient medizinisch und technisch gleichen Zwecken. – 2. Palmen-Catechu, der Extrakt aus den Samen von Areca catechu L., Arecaceae, Betelnußpalme, fälschlich als Catechu von Colombo angegeben, aus Ceylon, Bengalen, Nepal. – 3. Eine Art Catechu, stammend als Benguela (Angola), das von einem „Ulmube" genannten Baum geliefert wird und der auf Einschnitte in den Stamm einen blutroten Saft ausfließen läßt. Letzteres verhält sich Reagentien gegenüber genau wie das offizinelle Catechu, gibt aber 12% Asche. Andere Beimengungen sind Tonerde, Sand, Alaun, Eisen(II)-carbonat, Teerrückstände.

Inhaltsstoffe. 2 bis 12% Catechine und ihre Kondensationsprodukte, die Catechingerbstoffe. Das Mengenverhältnis dieser beiden Substanzen zueinander wird von dem Herstellungsverfahren, vor allem von der Höhe und der Einwirkungsdauer der Temperatur bestimmt. In der frischen Pflanze ist offenbar nur L-Epicatechin zu finden. Beim Eindampfen bilden sich dann D,L-Catechin (D,L-Gambircatechin), $C_{15}H_{14}O_6$, Fp. 212 bis 216° (auch 164 bis 165° angegeben), D,L-Epicatechin (D,L-Acacatechin), Fp. 224 bis 232° (Zers.), L-Epicatechin (Kakaol, L-Acacatechin), Fp. 237 bis 245°, und durch Kondensation die Gerbstoffe. Ferner 20 bis 30% Schleim. Fett, Wachs, Quercetin, Quercitrin und 0,6 bis 6% Mineralbestandteile.

Epicatechin

Prüfung. Identität. DAB 6: Die Lösung von 0,02 g Catechu in 10 ml Weingeist färbt sich nach Zusatz von verd. Eisenchloridlösung (1 + 9) grünschwarz. Analog Helv. V – DAB 6: Der beim vollkommenen Ausziehen von 1 g Catechu mit siedendem Weingeist hinterbleibende Rückstand darf unter dem Mikroskop im Phloroglucin-Salzsäurepräparat fast nur rot gefärbte Teilchen aufweisen. – Helv. V: Kleine Fragmente, in Glycerin eingebettet, polarisieren stark; läßt man alsdann von der Seite des Deckglases Wasser hinzufließen, so sieht man, daß sie, eingebettet in eine Grundmasse (Catechugerbsäure), zahlreiche nadelförmige Kristalle (Catechin) enthalten. – Helv. V: Behandelt man eine kleine, von den groben Pflanzenresten freie Probe mit konz. Essigsäure und untersucht den unlöslichen Rückstand unter dem Mikroskop, so findet man besonders Gefäße und Holzfasern. – Ind. P. 66: Fügt man einige Tropfen eines frischen, wäßrigen Catechuextraktes zu 10 ml Kalkwasser, so wird die Mischung braun und nach 3 Min. setzt sich ein roter Niederschlag ab. – Ind. P. 66: Fügt man zu 5 ml einer 1%igen Catechulösung 1 ml einer 0,1%igen Lösung von Eisenammoniumsulfat, so erhält man eine dunkelgrüne Farbe. Nach dem Zufügen einer Natriumhydroxidlösung wechselt die Farbe nach Purpur.

Löslichkeit. Helv. V: In kaltem Wasser lösen sich von dem von den groben Pflanzenresten befreiten Catechu wenigstens 60%, in heißem Wasser wenigstens 85%, in Weingeist wenigstens 60%, in verd. Weingeist wenigstens 75%. – Ind. P. 66: Teilweise in kaltem Wasser und Alkohol. Fast vollständig in kochendem Wasser.

Reinheit. Alkohol (90%) löslicher Extrakt mind. 60% BPC 49. – Wasserunlöslicher Rückstand max. 15% DAB 6; 20% Helv. V; 25% Ital. VI, Ind. P. 66 (kaltes Wasser, Trocknung bei 105°), Ind. P. C. 53. – Alkohol (90%) unlöslicher Rückstand max. 15% Helv. V; 30% DAB 6; 40% Ind. P. 66, Ind. P. C. 53. – Max. Aschegehalt 6% DAB 6, Brasil. 1, Ind. P. 66, USP XI, Ital. VI, Ned. 5; 8% Ind. P. C. 53; 10% Helv. V. – Max. Feuchtigkeitsgehalt 12% Ind. P. 66 (Trocknung bei 105°); 14% Ned. 6; 15% Ind. P. C. 53 (bei 100°); 16% Helv. V. – Unterscheidung von Gambir. Ind. P. 66: Erwärmt man 0,3 g Catechu mit 2 ml Alkohol (90%), kühlt, filtriert, gibt zum Filtrat 2 ml einer Natriumhydroxidlösung hinzu, schüttelt und läßt absitzen, so entsteht in der überstehenden Schicht keine grün fluoreszierende Farbe. – Werden 1 bis 2 g gepulverter Würfel-Gambir mit 10 ml Chloroform gekocht und die Lösung filtriert, so sieht man eine Grünfärbung von Chlorophyll, die bei Gambir aus den Blättern von Uncaria gambir erhalten wird. Die Chloroformlösung gibt ein deutliches Chlorophyllspektrum. Catechu aus dem Kernholz von Acacia catechu und anderen Arten enthält kein Chlorophyll.

Aufbewahrung. Vor Licht geschützt.

Anwendung. Früher als Adstringens bei chronischen Katarrhen der Schleimhäute, bei Dysenterien, gegen Blutungen. Äußerlich als Zahntinktur, zu Mundwässern, bei Skorbut und übelriechendem Atem, gegen Entzündung der Brustwarzen und zu Verbandwässern.

Dosierung. 0,3 bis 1 g, Ind. P. C. 53.

Bemerkung: Ind. P. C. 53 nennt Unverträglichkeiten von Catechu mit Eisensalzen und Gelatine, Helv. V mit Ferrisalzen und Alkaloiden.

Antikesselsteinmittel. Folgende Mittel enthielten Catechu als Hauptbestandteil: Désincrustant von L. Constant u. Co.; Neddermanns; Harburger; Kolpers; Haloquin von Fiermann; Lepidolyt von Kolker; Lithoréactif von Raillard u. Co.

Catha

Catha edulis FORSK. (Celastrus edulis VAHL). Celastraceae – Celastroideae – Celastreae. Kathstrauch.

Heimisch in Arabien, Äthiopien, Somaliland und Tanganjika, in Höhen von etwa 900 bis 1200 m über dem Meeresspiegel in kühlen, eher feuchten Hochtälern wachsend.

Strauch oder Bäumchen. Laubblätter am Rande und auf den Nerven rot gefärbt. Blüten weißlich, in kurzen zymösen Blütenständen vereinigt, klein, fünfzählig. Kapsel drei- bis vierspaltig aufspringend und bis 1 cm lang.

Kath-Tee. Kat. Abessinischer Tee. Catha edulis leaves. Abyssinian, African, Arabian tea. Tschott. Djimma. Tchai. Tchat.

Die getrockneten Blätter des Kathstrauches, dessen erste Blatternte 3 bis 4 Jahre nach dem Anbau erfolgen kann. Die Droge wird in Bündeln von 40 cm Länge und 8 bis 10 cm Durchmesser und etwa 500 g Gewicht verkauft.

Blätter auf dünnen Zweigen, 10 bis 16 paarweise gegenständig, am unteren Ende der Zweige wechselständig, ungeteilt, 4 bis 11 cm lang und 1,8 bis 5 cm breit, mit kurzem, rundem, 3 bis 7 mm langem Blattstiel. Frische Blätter hellgrün mit glänzender, unbehaarter, leicht lederiger Oberfläche. Blattspreite oval-lanzettlich, Blattspitze und Blattgrund spitz zulaufend. Blattrand gesägt, nur nahe der Blattbasis ist ein kleines Stück glatt. Federteilige Äderung besonders auf der Blattunterseite gut sichtbar. Mittelrippe rund, gelb bis rötlichbraun gefärbt, stark hervortretend. Die Mehrzahl der Seitennerven zweigt von der Mittelrippe spitzwinkelig ab und biegt sofort nach oben um, um sich am Blattrand netzartig zu verästeln.

Geruchlos; Geschmack leicht zusammenziehend.

Mikroskopisches Bild. Obere Epidermis einschichtig, bestehend aus polygonalen Zellen mit verdickter Außenwand und glatter Kutikula. Haare und Spaltöffnungen nicht vorhanden. Palisadenschicht zweireihig, dünnwandig, Zellen der inneren Schicht kürzer und breiter, manchmal mit Calciumoxalatdrusen. Schwammparenchymzellen rund bis länglich, dünnwandig, unterhalb der Palisadenzellen oft charakteristisch y-förmig angeordnet. Manche Parenchymzellen enthalten eine Substanz, die sich nach Braun verfärben kann – „Tanninzellen" (BPC). Es könnte sich um Tannin, aber auch um ein Harz handeln. Die untere Epidermis gleicht der oberen, Stomata sind hier vorhanden. Stomata-Index etwa 14,2. Entlang der Adern 7 bis 25 μm große Calciumoxalatdrusen, vor allem im Siebteil. Unterhalb der Epidermis in der Mittelrippe Kollenchym, besonders in älteren Blättern. Um den Siebteil halbmondförmig angeordnete Perizykelfasern. Fasern stark verdickt, häufig dreifach, an den Enden gabelig verzweigt. Im Holzteil radiale Gefäßreihen und ausgeprägte Markstrahlen ohne Calciumoxalatdrusen. Alle Zellen im Holzteil haben verholzte Wände. Gefäße spiralig, ringförmig, manchmal netzartig verdickt, mit länglichen Hoftüpfeln.

Pulverdroge. Blattflächenstücke mit Gefäßen, begleitet von 7 bis 25 μm großen Oxalatkristallen; Querschnitte mit oberer Epidermis ohne Stomata, Palisadenzellen meistens vorhanden; Stücke mit unterer Epidermis und zahlreichen Spaltöffnungen mit 3,4, manchmal 5 Nebenzellen. In manchen Zellen 1 bis 2 Calciumoxalatdrusen mit 4 bis 8 μm Durchmesser; Parenchymzellen mit Calciumoxalatdrusen von 12 bis 32, manchmal bis zu 40 μm Durchmesser; einzelne Calciumoxalatdrusen von 4 bis 40 μm Durchmesser; Bruchstücke dickwandiger, verholzter, Perizykelfasern mit verschieden großem, oft nicht mehr erkennbarem Lumen. Die Fasern können dreiteilig, an den Enden oft gabelig verzweigt sein; ,,Tanninzellen", die sich mit Jodlösung braun, mit Eisenchloridlösung schwarzgrün und mit Sudan III orangerot färben; Bruchstücke gestreifter, glattwandiger Epidermiszellen aus dem Blattstiel; Fasertracheiden mit verholzten Wänden und länglichen Hoftüpfeln; Tracheiden mit treppen- oder netzförmigen Verstärkungen oder länglichen Hoftüpfeln.

Inhaltsstoffe. Die Alkaloide Cathin (D-Norpseudo-ephedrin) $C_9H_{13}NO$, Fp. 78°, Cathidin und Cathinin. Ferner Harze, ätherisches Öl, Gerbstoff (davon 14% Catechine), Mannit, Dulcit, eine kautschukartige Substanz, Vitamin B und C. In den Samen 50% fettes Öl. – Das Vorhandensein von Coffein konnte nicht bestätigt werden, jedoch wurde ein Purinderivat nachgewiesen. Nach WINTERFELD et al. [Arch. Pharm. (Weinheim) *293*, 991 (1960)] enthalten die Blätter nur Cathin. Daneben noch 17 Aminosäuren, darunter Asparaginsäure, Substanz X, Threonin, Valin, Leucin, Serin, Isoleucin, Phenylalanin, Glutaminsäure, Tyrosin, Prolin, Glycin und Alanin. RISTIĆ et al. [Arch. Pharm. (Weinheim) *295*, 524 (1962)] konnten dünnschichtchromatographisch L-Ephedrin nachweisen. FRIEBEL et al. [Naturwissenschaften *50*, 354 (1963)] berichten über eine Substanz, die in der frischen Droge wahrscheinlich eine labile Vorstufe des Cathins darstellt. EL SISSI [Planta med. (Stuttg.) *14*, 76 (1966)] fanden verschiedene Flavone und konnten Myricitrin (Myricetin-3-rhamnosid) identifizieren.

Wirkung. Kathblätter wirken zentralerregend. Sie dienen den Eingeborenen als Anregungsmittel. Cathin, das dem Pervitin bzw. Ephedrin ähnelt, hat bronchienerweiternde, appetitzügelnde und blutdrucksteigernde Eigenschaften. Übermäßiger Gebrauch führt jedoch zur Gewöhnung und zieht Stupidität, Stumpfsinnigkeit, Unlust zur Arbeit und in schweren Fällen sogar Wahnsinnserscheinungen nach sich. Außer den Wirkungen auf Herz und Nerven machen sich Magenentzündung, Darmverstopfung und Abmagerung bemerkbar (PARIS et al.: Ann. pharm. franç. *1957*, S. 1589).

Anwendung. In Ostafrika und in den benachbarten Teilen Asiens als Heil- und Rauschmittel. Die Droge wird ähnlich den Cocablättern gekaut.

Catharanthus

Catharanthus roseus (L.) G. DON [Vinca rosea L., Lochnera rosea (L.) RCHB., Ammocallis rosea SMALL]. Apocynaceae – Plumerioideae – Alstonieae.

Ursprünglich wahrscheinlich in Madagaskar, dann Verbreitung über alle tropischen Gebiete. Jetzt in Indien, Indochina, Indonesien, Philippinen, Australien, Südafrika, Nordamerika, Mittelamerika und Brasilien. In Europa als Zierpflanze kultiviert.

Schnell wachsender Halbstrauch, am Grunde holzig, 40 bis 80 cm hoch, mit aufrechten Zweigen (Abb. 97). – Blätter 3 bis 8 cm lang, 1,5 bis 5 cm breit, gegenständig, eiförmig und gestielt, an der Basis spitz, an der Spitze rund oder stachelspitzig. Besonders die junge Pflanze ist fein behaart, aber es gibt auch eine unbehaarte Abart. – Blüten violett, rosa oder weiß; mit augenartigen Flecken versehene Blütenformen findet man häufig bei kultivierten Arten. Man unterscheidet zwei Formen von Catharanthus roseus, und zwar var. albus (SWEET) G. DON mit einer weißen Blumenkrone und var. ocellatus (SWEET) G. DON mit einem rosa oder roten Auge in der sonst weißen Blumenkrone. – Fruchtbälge 2,5 bis 4 cm lang und 2 bis 3 mm im Durchmesser mit 12 bis 20 Samen, jeder mit einer dünnen, schwarzen Schale.

Inhaltsstoffe. Bis zum Jahre 1966 wurden über 60 Alkaloide aus Wurzeln (im folgenden W) und Blättern (im folgenden Bl) isoliert. Bei STOLLE u. GRÖGER [Pharm. Zentralh. *106*, 285 (1967)] finden sich Formeln, physikalische Daten und Literaturangaben folgender Alkaloide: Ajmalicin (δ-Yohimbin) $C_{21}H_{24}N_2O_3$, Fp. 253 bis 254° (Zers.); Akuammicin $C_{20}H_{22}N_2O_2$,

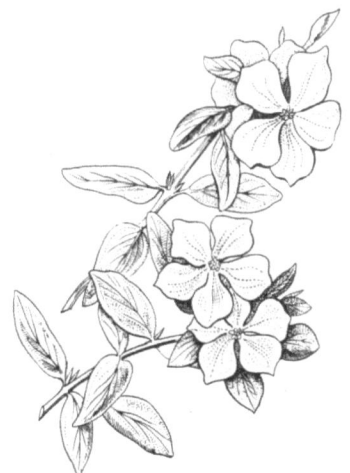

Abb. 97. Catharanthus roseus, blühender Zweig (nach SCHAETTE).

Fp. 182° (W); Akuammin (Vincamajoridin) $C_{22}H_{26}N_2O_4$, Fp. 258 bis 260° (Vac.); Alstonin $C_{21}H_{19}N_2O_3 \cdot 1^1/_4 H_2O$, Fp. 254° (Zers.); Ammocallin $C_{19}H_{22}N_2$, Fp. 335° (Zers.) (W); Ammorosin (monomer), Fp. 221 bis 225° (W); Carosidin (dimer), Fp. 263 bis 278° (W; Bl); Carosin $C_{46}H_{56}N_4O_{10}$, Fp. 214 bis 218° (Bl); Catharanthin $C_{21}H_{24}N_2O_2$, Fp. 126 bis 128° (W; Bl); Catharicin $C_{46}H_{52}N_4O_{10}$, Fp. 231 bis 234° (Zers.) (Bl); Catharin (dimeres Indolalkaloid) $C_{46}H_{54}N_4O_{10}$, Fp. 257 bis 258° (Bl); Catharosin $C_{22}H_{28}N_2O_4$, Fp. 141 bis 143° (Bl); Cathindin (Sulfat; monomer), Fp. 239 bis 245° (Zers.) (W); Cavincidin (Sulfat; monomer), Fp. 236 bis 239° (Zers.) (W); Cavincin (Sulfat) $C_{20}H_{24}N_2O_2 \cdot 1/2 H_2SO_4 \cdot 1/2 H_2O$, Fp. 275 bis 277° (Zers.) (W; Bl); Desacetylvincaleucoblastin (Desacetyl VLB) $C_{44}H_{56}N_4O_8$, Fp. 205 bis 210° (Bl); Desacetylvindolin $C_{23}H_{30}N_2O_5$, Fp. 163 bis 165° (Bl); Dihydrositsirikin $C_{21}H_{28}N_2O_3$, Fp. 215° (W; Bl); Isoleurosin (Deoxyvinblastin, Deoxy-VLB) $C_{46}H_{60}N_4O_9$, Fp. 202 bis 206° (Zers.) (Bl); Isositsirikin $C_{21}H_{26}N_2O_3$ (W; Bl); Leurocristin (Vincristin, VCR) $C_{46}H_{56}N_4O_{10}$, Fp. 218 bis 220° (Zers.) (W; Bl); Leurosidin (Vinrosidin, VRD) $C_{46}H_{58}N_4O_9$, Fp. 208 bis 211° (Zers.) (W; Bl); Leurosin (Vinleurosin) $C_{46}H_{58}N_4O_9$, Fp. 200 bis 205° (Zers.) (W; Bl); Leurosivin (Sulfat) (Vinrosidin-Sulfat) $C_{41}H_{54}N_3O_9, \cdot H_2SO_4$ Fp. >335° (Zers.) (W); Lochnericin $C_{21}H_{24}N_2O_3$, Fp. 190 bis 193° (Zers.) (Bl); Lochneridin $C_{20}H_{24}N_2O_3$, Fp. 211 bis 214° (Zers.) (Bl); Lochnerin $C_{20}H_{24}N_2O_2$, Fp. 202 bis 203°; Lochnerinin $C_{22}H_{26}N_2O_4$, Fp. 168 bis 169° (Bl); Lochnerivin $C_{24}H_{28}N_2O_5$, Fp. 278 bis 280° (W); Lochrovicin $C_{20}H_{22}N_2O_3$, Fp. 234 bis 238° (Bl); Lochrovidin $C_{22}H_{26}N_2O_4$, Fp. 213 bis 218° (Bl); Lochrovin $C_{23}H_{30}N_2O_3$, Fp. 258 bis 263° (Bl); Maandrosin (Sulfat; monomer), Fp. 160 bis 173° (W); Mitraphyllin $C_{21}H_{26}N_2O_4$, Fp. 269 bis 270° (W; Bl); Neoleurocristin $C_{46}H_{56}N_4O_{12}$ Fp. 188 bis 196° (Zers.) (Bl); Neoleurosidin $C_{48}H_{62}N_4O_{11}$, Fp. 219 bis 225° (Zers.) (Bl); Pericallin (Gomezin, Tabernoschizin, Apparicin) $C_{18}H_{20}N_2$, Fp. 196 bis 202° (W); Perimivin $C_{21}H_{22}N_2O_4$, Fp. 292 bis 293° (Zers.) (Bl); Perividin $C_{20}H_{22}N_2O_4$, Fp. 271 bis 279° (Zers.) (Bl); Perivin $C_{20}H_{24}N_2O_3$, Fp. 181 bis 183°; (W; Bl); Perosin (Sulfat; monomer), Fp. 219 bis 225° (W; Bl); Pleurosin (Leurosin-N_6-oxid) $C_{46}H_{56}N_4O_{10}$, Fp. 191 bis 194° (Zers.) (Bl); Reserpin $C_{33}H_{40}N_2O_9$, Fp. 264 bis 265° (Zers.) (W); Rovidin (Sulfat; dimer), Fp. >320°

Akuammicin

Lochneridin

Akuammin

Desacetyl-VLB   : R_1=COOCH$_3$; R_2= CH$_3$; R_3=OCH$_3$; R_4=H
Leurocristin   : R_1=COOCH$_3$; R_2= CHO ; R_3=OCH$_3$; R_4=COCH$_3$
Vincaleucoblastin : R_1=COOCH$_3$; R_2=CH$_3$; R_3=OCH$_3$; R_4=COCH$_3$

Dihydrositsirikin: R = —CH$_2$—CH$_3$
Sitsirikin   : R = —CH=CH$_2$
Isositsirikin   : R ==CH—CH$_3$

Ajmalicin
Tetrahydroalstonin (isomer)

Catharanthin

Lochnericin : R=H
Lochnerinin : R=OCH$_3$

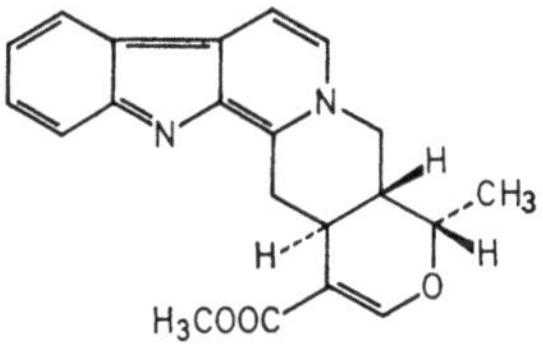

Catharanthus

Serpentin

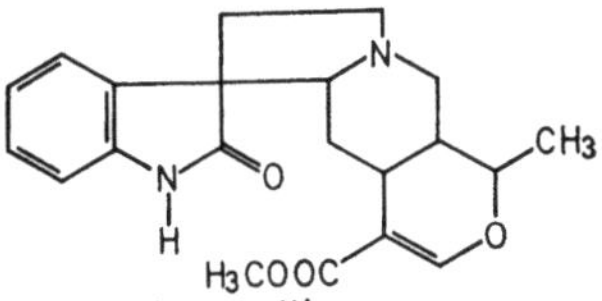

Mitraphyllin

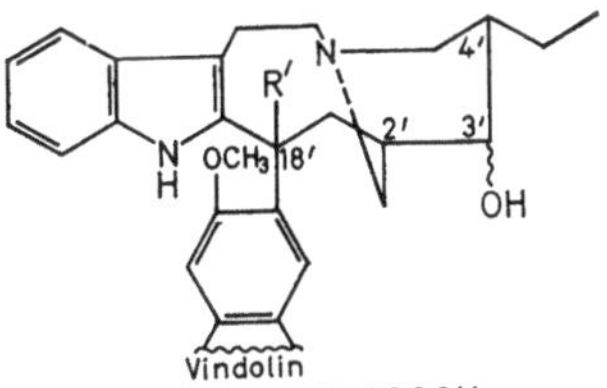

Leurosidin R′= COOCH₃

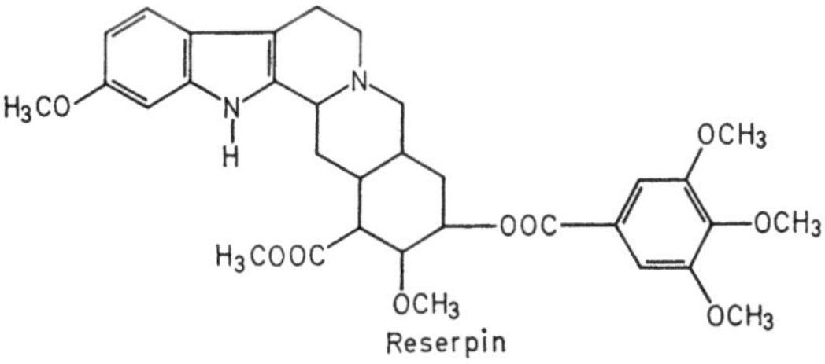

Reserpin

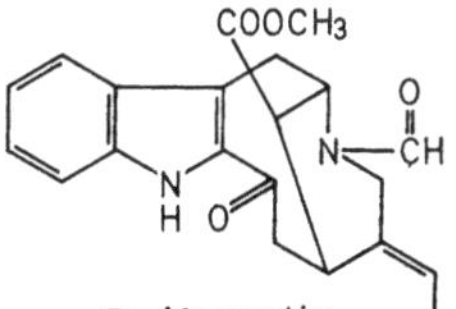

Periformylin

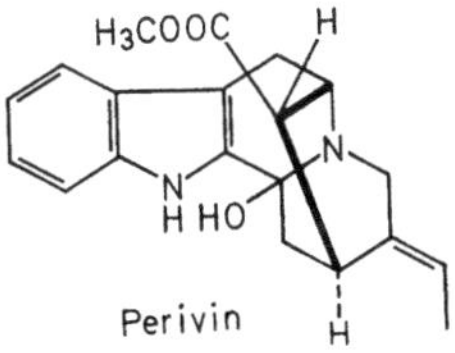

Perivin

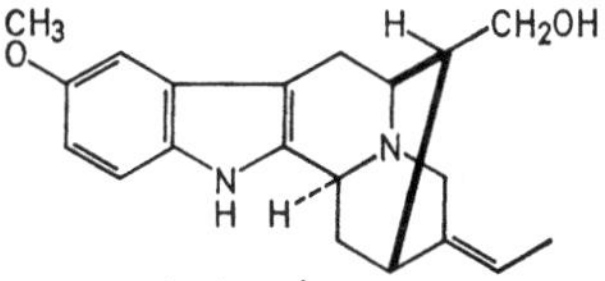

Lochnerin

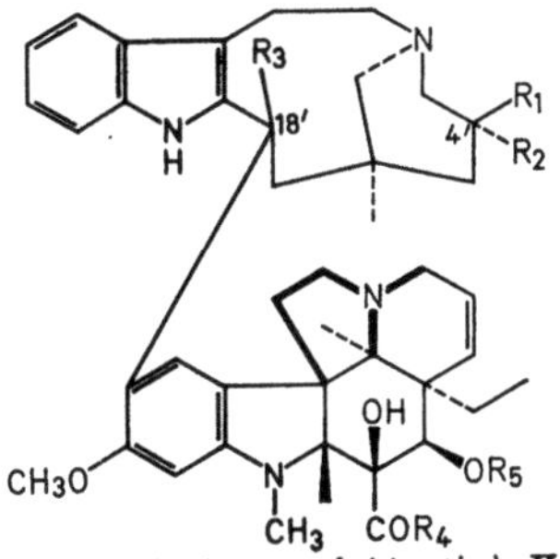

Isoleurosin (Deoxyvinblastin) = II
R₁= H, R₂= C₂H₅, R₃= COOCH₃,
R₄= OCH₃, R₅= COCH₃

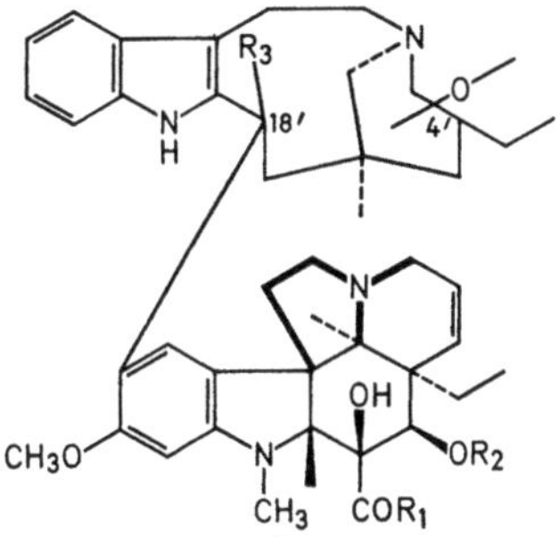

Leurosin = I
R₁= OCH₃, R₂= COCH₃, R₃= COOCH₃

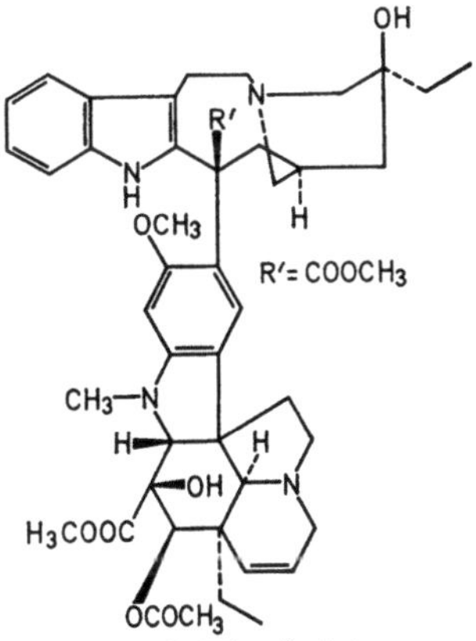

R′= COOCH₃

Leurocristin (Vincristin)

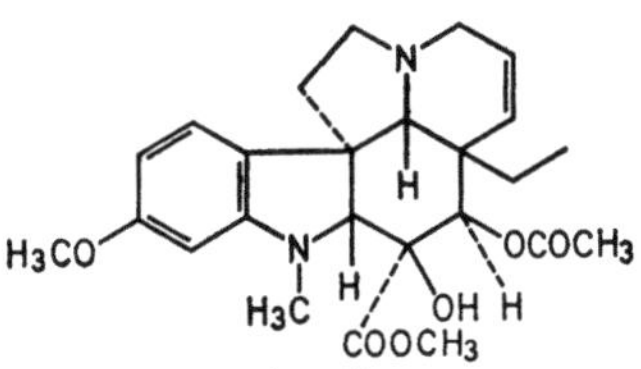

Vindolin

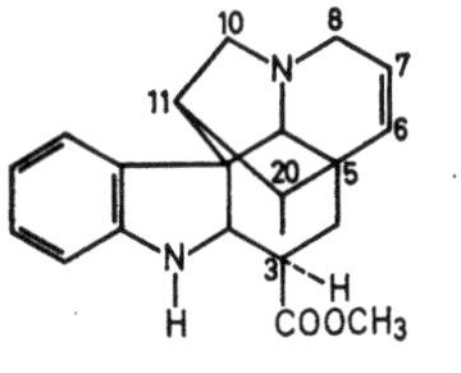

Vindolinin

(Bl); Serpentin $C_{21}H_{20}N_2O_3$, Fp. 157 bis 158°; Sitsirikin (Sulfat) $C_{21}H_{26}N_2O_3 \cdot 1/2\,H_2SO_4$, Fp. 239 bis 241° (Zers.) (W; Bl); Tetrahydroalstonin $C_{21}H_{24}N_2O_3$, Fp. 230 bis 231°; Tetrahydroserpentin (Ajmalicin-monohydrat) $C_{21}H_{24}N_2O_3 \cdot H_2O$, Fp. 250°; Vinaphamin (dimer), Fp. 229 bis 235° (Bl); Vinaspin (monomer), Fp. 235 bis 238° (Bl); Vincaleucoblastin (Vinblastin, VLB) $C_{46}H_{58}N_4O_9$, Fp. 201 bis 211° (Zers.) (W; Bl); Vincalin I (flüssig); Vincalin II (flüssig); Vincamicin (dimer), Fp. 224 bis 228° (Zers.) (Bl); Vincarodin $C_{44}H_{52}N_4O_{10}$, Fp. 253 bis 256° (Zers.) (Bl); Vincathicin (Sulfat; dimer), Fp. >320° (Zers.) (Bl); Vincolidin $C_{23}H_{26}N_2O_3$, Fp. 165 bis 170° (Bl); Vincolin $C_{21}H_{24}N_2O_4$, Fp. 230 bis 233° (Bl); Vindolicin $C_{25}H_{32}N_2O_6$, Fp. 265 bis 267° (Zers.) (Bl); Vindolidin $C_{48}H_{64}N_4O_{10}$, Fp. 244 bis 250° (Zers.) (Bl); Vindolin $C_{25}H_{32}N_2O_6$, Fp. 154 bis 155° (Bl); Vindolinin (Hydrochlorid) $C_{21}H_{24}N_2O_2 \cdot 2\,HCl$, Fp. 210 bis 212° (Zers.) (Bl); Vindorosin $C_{24}H_{30}N_2O_5$, Fp. 167° (Bl); Vinosidin $C_{22}H_{26}N_2O_5$, Fp. 253 bis 257° (Zers.) (W); Vinsedicin (Fp. 206°, Samen); Vinsedin (Fp. 198 bis 200°, Samen); Virosin $C_{22}H_{26}N_2O_4$, Fp. 258 bis 262° (Zers.) (W); Vincovin $C_{22}H_{28}N_2O_3$, Fp. 93 bis 94°. Ferner D-Campher, Cholin, Ameisensäure, Hirsutidin (Blüte), ein Hirsutidinglykosid, Kämpferol, Lochnerallol, Lochnerol, Malvidin, Petunidin, Mannosid, Palmitinsäure, o-Pyrocatechusäure, Quercetin, β-Sitosterin, Stearin- und etwa 1% Ursolsäure; im ätherischen Blattöl Citronellylacetat, Cadinen und 2-Heptanol.

PATTERSON u. CAREW [Lloydia *32*, 131 (1969)] gelang die Züchtung von Catharanthus – Gewebekulturen. Dabei wurden drei neue Alkaloide A, B und C beobachtet, doch waren die Zellkulturen frei von dimeren, onkolytisch wirksamen Alkaloiden wie VLB, VCR, VRD oder auch deren Vorstufen wie Vindolin und Catharanthin.

Prüfung. Von JAKOULJEVIC et al. [J. pharm. Sci. *53*, 553 (1964); *51*, 187 (1962)] sind für einige Alkaloide von Catharanthus roseus quantitative Bestimmungsmethoden ausgearbeitet worden. Vincaleucoblastin und Leucocristin werden zu einem Reagens gegeben, das aus einer Mischung von Essigsäureanhydrid, Acetylchlorid, Pyridin und Schwefelsäure besteht. Man erhitzt auf dem Ölbad und mißt die entstandene Farblösung im Spektrophotometer. – Neben Cerammoniumsulfat geben Lösungen von Eisen(III)-ammoniumsulfat in Phosphor- oder Schwefelsäure mit einer Reihe von Alkaloiden spezifische Farbreaktionen. – GRÖGER u. STOLLE [Arch. Pharm. (Weinheim) *298*, 246 (1965)] geben für die quantitative Bestimmung von Vindolin, Vindorosin und Vindolinin ein Verfahren an, das auf der oxydativen Umsetzung der Alkaloide mit Cer(IV)-sulfat beruht. FARNSWORTH et al. [Lloydia *27*, 302 (1964); *31*, 202 (1968)] gelang es, die verschiedenen Alkaloide auf Kieselgel-G-Dünnschichtplatten (mit 0,3% Radelin-Phosphor) mit den Fließmitteln Äthylacetat-abs. Äthanol (3 : 1), Butanol-Eisessig-Wasser (4 : 1 : 1) oder Chloroform-Methanol (95 : 5) voneinander zu trennen und mit Cerammoniumsulfat charakteristisch anzufärben.

Wirkung. Die Hauptalkaloide (aus den Blättern) sind Catharanthin, Leurosin, Lochnerin, Tetrahydroalstonin, Vindolin und Vindolinin. Sie senken in verschieden starkem Maße, oral gegeben, den Blutzuckerspiegel, wobei Vindolinin und Leurosin eine größere Wirkung besitzen als z. B. Tolbutamid. Vincolicin, Lochrovicin, Catharanthin und Vindolinin zeigen diuretische Wirkung, während Ajmalicin und Lochnerin als Antidiuretica gelten. Vincaleucoblastin (Vinblastin, VLB), Leurocristin (Vincristin, VCR), Leurosin (Vinleurosin, VLR), Leurosidin (Vinrosidin, VRD), Leurosivin und Rovidin sind gegen herabgesetzte Leukozytenzahl (Leukopenie) und neugebildete Tumoren wirksam. Zwei davon (Vincaleucoblastin und Leucocristin) werden klinisch bei bösartigen Geschwülsten verwendet (ebenso das halbsynthetische Vinglycin). Trotz ihrer großen chemischen Ähnlichkeit unterscheiden sich VLB und VCR nicht nur in der Dosierung, wobei VLB etwa drei- bis fünfmal höher zu dosieren ist, sondern wesentlich auch in der Indikation und in der Toxizität. Vinglycin wirkt bei etwa den gleichen Indikationen wie VLB, ist diesem jedoch bei gleicher Toxizität unterlegen.

Vincaalkaloide sind wie Colchicin Mitosehemmer, sind diesem aber um eine Zehnerpotenz überlegen; sie inhibieren die Metaphase durch Störung der Ausbildung der Mitosespindel (ein Antagonist dieses Vorgangs ist Asparagin-, Glutamin-, α-Ketoglutarsäure u. a.); der genaue Mechanismus ist noch nicht geklärt. WARNECKE [Arch. Pharm. (Weinheim) *40*, 109 (1970)] fand an leukämischen Rinderlymphozyten durch VLB und VCR eine Abnahme des Leucin- und Uridin-Einbaus sowie des Eintritts von Nucleosiden in die Zelle; VLB stört die Bildung von Nucleosidtriphosphaten. Der Wirkungsbeginn aller Mitoseblocker erfolgt relativ rasch. Ihre Wirkungsdauer ist kurz, aber ebenso auch die Erholungsphase nach einer Überdosierung. Vincaalkaloide werden rasch abgebaut, die biologische Aktivität erreicht nach 1 Std. ein Maximum, das dann rasch absinkt. Dabei zeigt VCR sowohl schnelleren Anstieg als auch rascheren Abfall als VLB. Die Ausscheidung aktiver Metaboliten erfolgt überwiegend über Leber und Galle. Die Wirkung hängt daher von der Teilungsaktivität der Zellen und der ausreichenden Konzentration während eines vollen Generationscyclus der Zellen ab. Auch bei der Behandlung der soliden Krebse sind Vinca-Alkaloide wirksam, obwohl die kurze Dauer ihrer Wirkung als auch die neurologische Toxizität ernste Nachteile darstellen.

Weitere Nebenwirkungen, die bei Überdosierung oder zu langer Behandlung auftreten: Erbrechen, Fieber, Exanthem, neuromuskuläre, vegetative Störungen, Wirkungen auf das ZNS und die Psyche, Apoplexie und Leukopenie, irreversible Paresen und Atrophien; an der Erythropoese Bildung von megaloplastischen Zellpopulationen.

Anwendung. VLB wird vor allem in der Therapie des Morbus Hodgkin wie auch bei Lymphogranulomatose und blastomatösen Reticulosen [Ther. hung. *17*, 65 (1969)] verwendet, VCR bei Lympho- und Reticulosarkomen und bei akuter Leukämie, Kombinationen der beiden bei Lymphomen und Mycosis fungoides, oder wenn eine Resistenz gegen eines der Alkaloide vorliegt. Die Vincaalkaloide sind auch noch wirksam, wenn gegenüber anderen Präparaten Resistenz vorliegt. Sie werden auch in Verbindung mit anderen Zytostatica, vor allem in der Remissionsbehandlung verwendet. Früher in der Volksmedizin als Abortivum, Antidiabeticum, Galaktagogum, Adstringens, Bittermittel, Purgans, Diaphoreticum, bei Dysenterie, Dyspepsie, als Emmenagogum, Hämostaticum, bei Malaria, Menorrhagien, Hautinfektionen, Zahnschmerzen, als Wurmmittel, Vomitivum u. a. m. In die Therapie eingeführt sind Vincaleucoblastin (Velbe, Velban-Lilly) und Vincristin (Oncovin, Lilly) (s. auch Bd. II, 743).

Catharanthus pusillus (MURR.) G. DON [Vinca pusilla MURR., Lochnera pusilla (MURR.) K. SCHUM.].

Diese Art ist die einzige, die ihren Ursprung nicht in Madagaskar hat, sondern in Indien heimisch ist.

Einjähriges Kraut. – Stengel gerade, glatt, vierkantig, etwa 60 cm hoch. – Blätter 5 bis 6 cm lang, 1 bis 2 cm breit, gegenständig und spitz. – Blüten klein und weiß mit auseinander stehenden, kleinen, häutigen Fruchtbälgen.

Inhaltsstoffe. Die Alkaloide Pusilin (?), Pusilinin (?), Ajmalicin, Vindorosin und Vindolin. Ferner N-Benzoyl-L-phenyl-alaninol $C_{17}H_{17}NO_2$, Fp. 171 bis 173°, Sterin A, B und C. Nach TIN-WA et al. [J. pharm. Sci. *57*, 2167 (1968)] ferner Lochnerinin. TIN-WA et al. [Lloydia *33*, 261 (1970)] berichten über die Isolierung von N-Benzoyl-L-phenylalanin, Ursolsäure und Leurosin aus der Blattdroge.

Wirkung. Pusilin und Pusilinin dämpfen die Herztätigkeit, Vindolin senkt den Blutzuckerspiegel bei Ratten und Ajmalicin wirkt antidiuretisch. Lochnerinin wirkt cytotoxisch und zeigt Wirkung gegen das GKB-Karzinom.

Anwendung. In Indien bei Lumbago in Form einer Mischung des Krautes mit Öl.

Catharanthus lanceus (BOJ. ex A. DC.) PICH. [Lochnera lancea BOJ. ex A. DC., Vinca lancea (BOJ. ex A. DC.) K. SCHUM.].

Heimisch auf den Hochplateaus von Madagaskar.

Perennierendes Kraut mit verholztem Grund und glattem, vierkantigem Stengel, bis zu 1 m hoch. – Blätter eiförmig, unten aufsitzend, 1,5 bis 2,5 cm lang und 0,5 bis 1 cm breit. – Blüten violett oder rosa mit länglich gelapptem Kelch.

Inhaltsstoffe. Aus Wurzeln und Blättern isolierten FARNSWORTH et al. [Lloydia *30*, 106 (1967); J. pharm. Sci. *57*, 1035 (1968)] Lloydia *32*, 518 (1969)] Ajmalicin und Yohimbin (Quebrachin); in den Wurzeln Lancein $C_{20}H_{26}N_2O_3$, Fp. 198°; Cathalancein, Fp. 188 bis 190°; Catharanthin; Ammocallin; Pericallin (Apparicin); Perimivin; Vinosidin; Vincolin; in den Blättern Pericyclivin; Periformylin (= $N_{(b)}$-Formylperivin), Fp. 206 bis 209°, das erste in der Natur gefundene $N_{(b)}$-substituierte Formylindolalkaloid; Leurosin; Perivin; Lochnerinin; Tetrahydroalstonin; Vindolin; Vindolinin; Chatkavin. FARNSWORTH et al. [Z. Naturforsch. *23 B*, 1061 (1968)] isolierten aus der Wurzel das α-Methylenindolalkaloid Hörhammerinin, Fp. 209 bis 211°. BLOMSTER et al. [Naturwissenschaften *55*, 298 (1968)] isolierten aus der Wurzel Hörhammericin, Fp. 140 bis 144°, nach ABRAHAM et al. [J. org. Chemistry *34*, 1575 (1969)] ein Desmethoxy-Hörhammerinin.

Alkaloid	R	R_1	R_2 R_3
Hörhammericin (1)	H	OH	—O—
Hörhammerinin (2)	H_3CO	OH	—O—

Segelman et al. [Lloydia *33*, 25 (1970)] isolierten aus der Blattdroge 3,4-Dimethoxyphenylacetamid.

Wirkung. In Tierversuchen wurde eine blutdruck- und blutzuckersenkende Wirkung festgestellt. Leurosin wirkt antineoplastisch, Catharanthin diuretisch und Ajmalicin antidiuretisch. 3,4-Dimethoxyphenylacetamid wirkt zytotoxisch gegen das 9-KB-Carcinom.

Anwendung. In Madagaskar als Volksheilmittel, in Südafrika bei Dysenterie, als Galaktagogum, Vomitivum, Bittermittel und Adstringens.

Caulophyllum

Caulophyllum thalictroides (L.) Michx. (Leontice thalictroides L., nach HPUS 64 auch Leontopetalon thalictroides). Berberidaceae – Berberoideae – Epimedieae. Stengelblatt. Löwenblatt. Frauenwurz. Blue cohosh. Leontice. La Leontice.

Heimisch in feuchten Wäldern Nordamerikas von Kanada bis Carolina, in Asien im Amurgebiet sowie in Japan.

Staude mit gefiederten Blättern, gelben Blütentrauben und aufgeblasenen Kapselfrüchten.

Radix Caulophylli. Löwenblattwurzel. Frauenwurzel. Blauer Hahnenfuß. Blueberry root. Blue cohosh root. Squaw root. Pappoose root.
Caulophyllum BPC 34.

Wurzelstock etwa 8 cm lang und bis 1 cm dick, reich bewurzelt, hin und her gewunden, runzelig, geringelt, verästelt, vielköpfig, mit zahlreichen aufrechten Knoten. Letztere tragen an der Spitze die Überreste früherer Stengel. Ältere Partien mit zahlreichen, etwa 6 cm langen, verzweigten Wurzeln besetzt. Farbe außen bräunlichgelb; die Rinde innen gelbbräunlich, der dicke Kern gelblichweiß. Die Gefäßbündel des Rhizoms kollateral, Holzfasern in den Xylemstrahlen auf den Seiten. In den Wurzeln reichlich Fasern.

Geruch kräftig, schwach gewürzhaft; Geschmack bitter, schwach gewürzhaft.

Inhaltsstoffe. Ätherisches Öl, N-Methylcytisin (Caulophyllin) $C_{12}H_{16}N_2O$, Fp. 138°, etwa 0,1% Saponine: Caulosaponin (früher Leontin) $C_{54}H_{88}O_{17}$, Fp.103 bis 104°, Caulophyllosaponin $C_{66}H_{104}O_7$, Phytosterin, fettes Öl mit Glyceriden der Palmitin-, Stearin-, Cerotin-, Öl- und Linolsäure; Citrullol $C_{28}H_{48}O_5$, ein Ferment und 2 Harze. Nach Hegnauer ist das Caulophyllosaponin höchstwahrscheinlich ein zuckerreicheres primäres Saponin, aus dem durch partielle Hydrolyse das leichter kristallisierende Caulosaponin entsteht, das nach Mc. Shefferty et al. (J. chem. Soc. *1956*, S. 2314) als Aglykon Hederagenin enthält. Nach Flom et al. [J. pharm. Sci. *56*, 1515 (1967)] außerdem die Alkaloide Baptifolin, Anagyrin und Magnoflorin.

Baptifolin

Wirkung. Östrogener und spasmolytischer Effekt.

Anwendung. Als Antispasmodicum, Emmenagogum und Diureticum gegen Hydrops und Rheuma sowie als Emulliens. Als Ersatz für Hydrastiswurzel. In der Homöopathie bei Metrorrhagie, drohendem Abort, uterinen Schwangerschaftsbeschwerden; ferner bei Rheumatismus der kleinen Gelenke. Die Samen als Kaffeesurrogat.

Dosierung. 0,3 bis 2 g der Droge, 0,6 bis 2 ml des Fluidextraktes (1 : 1), Extra P. 67.

Caulophyllum thalictroides HAB 34.

Frischer Wurzelstock mit den daranhängenden Wurzeln.

Arzneiform. Essenz nach § 3.

Arzneigehalt. 1/3.

In den Vorschlägen für das neue Deutsche HAB, Heft 4, S. 168 (1965) werden Prüfungsreaktionen sowie eine Chromatographie für die Tinktur angegeben. Weiterhin wird der Alkaloidgehalt der Tinktur titrimetrisch bestimmt.

Caulophyllum thalictroides HPUS 64. Blue Cohosh.
Die frische Wurzel.

Arzneiform. Urtinktur: Arzneigehalt 1/10. Caulophyllum, feuchte Masse mit 100 g Trockensubstanz und 233 ml Wasser = 333 g; dest. Wasser 267 ml, Alkohol USP (94,9 Vol.-%) 537 ml zur Bereitung von 1000 ml der Tinktur. – Dilutionen: D 2 (2×) enthält 1 Teil Tinktur, 4 Teile dest. Wasser und 5 Teile Alkohol. – D 3 (3×) und höher mit Alkohol HPUS (88 Vol.-%). – Medikationen: D 3 (3×) und höher.

Caulophyllum-Arten aus Venezuela und Columbien liefern einen Balsam, der dem Kopaivabalsam sehr ähnlich ist.

Cautschuc

Siehe Hevea.

Cayaponia

Cayaponia tayuya (MART.) LOGNIAUX (C. tayuya DC., Trianosperma tayuya MART., Alternasennica tayuya MANSO). Cucurbitaceae – Cucurbiteae.
Heimisch in Brasilien.

Radix Tayuya. Tayuya. Taiuiá.
Taiuiá Brasil. 1.
Anwendung. In Brasilien in Form galenischer Zubereitungen als Drasticum und Emeticum.

Cayaponia espelina (MANSO)COGN. [Perianthopodus espelina (COGN.) MANSO].
Heimisch in Brasilien.

Radix Espelinae. Espelinawurzel. Espelina.
Espelina Brasil. 1.
Inhaltsstoffe. Espelin, Perianthopodin und Bitterstoffe.
Anwendung. Die Droge in Brasilien als Bittermittel und Blutreinigungsmittel, in hohen Dosen als Abführmittel und Brechmittel. Empfohlen wird sie auch gegen Asthma und als Antiepilepticum.

Cayaponia cabocla (VELL.) MART. (C. globosa MANSO, Bryonia cabocla VELL.).
Heimisch in Brasilien.

Fructus Cayaponiae caboclae. Cayaponiafrüchte. Purga do gentio.
Inhaltsstoffe. 13 bis 14% fettes Öl, Oleum Cayaponiae, Cayaponiaöl. In den Samen ferner Cayaponiin.
Anwendung. Als Purgans, auch gegen Wassersucht und Schlangenbiß empfohlen.

Cayaponia pilosa und **Cayaponia diffusa** MANSO (Bryonia pilosa VELL.).
Heimisch in Brasilien.
Inhaltsstoff. Elaterin.
Anwendung. Früchte und Wurzeln („Cayapo") bei Wassersucht und als Emmenagogum.

Cayaponia ficifolia LAM. (Trianosperma ficifolia MART.).
Heimisch in Brasilien.
Anwendung. In der Volksmedizin gegen Gelenkschwellungen.

Ceanothus

Ceanothus americanus L. (außerdem laut HPUS 64 C. herbaceous, C. intermedius, C. officinalis, C. perennis, C. sanguineus, C. tardiflorus, C. trinervus). Rhamnaceae – Rhamneae. Amerikanischer Seckelstrauch. Seckelstrauch. Säckelblume. Wilder Schneeball. Red root. New Jersey Tea. Red-root-bark-tree. Céanothe.

Heimisch in Nordamerika, in Gärten und Parkanlagen.

Bis 1 m hoher Strauch mit anfangs behaarten, rotbraunen oder grünlichen Zweigen. – Blätter alternierend, kurzgestielt, eiförmig, mit zugespitzter, sehr stumpfer Spitze, abgerundetem, sehr schwach herzförmigem Grund, dreinervig, am Rande stumpf gesägt, Farbe hellgrün, oberseits völlig kahl, unterseits nur auf den Nerven, wie der Blattstiel flaumhaarig. Haare einzellig und meist dickwandig, bisweilen trifft man auch einzellige, dünnwandige Haare an. Kleine Drusen von Calciumoxalat, besonders längs der Nerven. Epidermiszellen oft mehr oder minder verschleimt. – Blütenstände blattachsel- und endständig, rispig, an diesjährigen Trieben, am Grunde beblättert, bis 40 cm lang, weiß.

Inhaltsstoffe. In der Wurzelrinde das Alkaloid Ceanothin $C_{20}H_{36}N_4O_4$, Fp. 227 bis 228°, ferner 2 Basen mit dem Fp. 240° bzw. 183° und 6,5% Gerbstoff. ROSCOE et al. [J. Amer. pharm. Ass. *49*, 108 (1960)] konnten chromatographisch noch andere Alkaloide nachweisen. WARNHOFF et al. [J. Amer. chem. Soc. *87*, 4198 (1965); ref. Pharm. Zentralh. *106*, 247 (1967)] fanden Ceanothin-B, $C_{29}H_{36}N_4O_4$, Fp. 238,5 bis 240,5°. WARNHOFF et al. [Chem. Abstr. *63*, 11 635 (1965)] isolierten die Alkaloide $C_{30}H_{40}N_4O_4$, $C_{26}H_{35}N_4O_4$ und $C_{28}H_{44}N_4O_4$; SERVIS et al. [J. Amer. chem. Soc. *91*, 5619 (1969)] die Alkaloide Frangulanin, Adonetin-X (I), Adonetin-Y (II), Ceanothin-D (III) und Ceanothin-E (IV); außerdem Ceanothsäure, Fp. 356 bis 358°.

[I R=H , R^1= Pr-iso, R^2=sec-Bu, R^3= CH(NMe$_2$) Bu-iso]
[II R=H , R^1= Ph , R^2=sec-Bu, R^3= CH(NMe$_2$) CH$_2$Ph]
[III R=Me, R^1= Et , R^2=iso-Bu, R^3= N-methyl-2-pymolidinyl]
[IV R=H , R^1= Ph , R^2=iso-Bu, R^3= CH(NMe$_2$) CH$_2$Ph]

Ceanothsäure

Ceanothin B

Ferner Ceanothusrot, Quercitrin, ein stechend riechendes Öl, Gallusgerbsäure und Harz. Keine Glykoside.

Wirkung. Die Alkaloide sollen leicht blutdrucksenkend wirken.

Anwendung. Die Wurzelrinde, Cortex Ceanothi radicis, als Adstringens und gegen Schleimhauterkrankungen, von den Indianern auch gegen Fieber. Die Blätter, Folia Ceanothi, Seckelblumenblätter, New Jersey tea, Thé de Jersey, als Adstringens. In der Homöopathie bei Milzschwellungen, besonders nach Malaria und als Haemostypticum. Als Ersatz für chinesischen Tee.

Ceanothus americanus HAB 34.

Getrocknete Blätter.

Arzneiform. Tinktur nach § 4 mit 60%igem Weingeist.
Spez. Gew. 0,903. Trockenrückstand etwa 2,36%.

Arzneigehalt. 1/10.
Die Vorschläge für das neue Deutsche HAB, Heft 3, S. 141 (1957) sehen einige Prüfungsreaktionen sowie eine Chromatographie, Heft 7, S. 382 (1961), für die Tinktur vor.

Ceanothus americanus HPUS 64. New Jersey Tea.

Die frischen Blätter.

Arzneiform. Urtinktur: Arzneigehalt 1/10. Ceanothus, feuchte Masse mit 100 g Trockensubstanz und 150 ml Wasser = 250 g, dest. Wasser 250 ml, Alkohol USP (94,9 Vol.-%) 635 ml zur Bereitung von 1000 ml der Tinktur. – Dilutionen: D 2 (2×) enthält 1 Teil Tinktur, 3 Teile dest. Wasser und 6 Teile Alkohol; D 3 (3×) und höher mit Alkohol HPUS (88 Vol.-%).

Medikationen. D 3 (3×) und höher.

Ceanothus integerrimus HOOK et ARN.

Heimisch in Nordamerika.

Inhaltsstoffe. TSCHESCHE et al. [Chem. Ber. *100*, 3924 (1967)] isolierten aus den Wurzeln die Peptid-Alkaloide Integerressin $C_{33}H_{38}N_4O_4$, Fp. 285° (Zers.) und Integerrenin $C_{31}H_{42}N_4O_4$, Fp. 278° (Zers.), sowie (Tetrahedron L. *1968*, S. 1311) Integerrin $C_{35}H_{39}N_5O_4$, Fp. 258°.

Cecropia

Cecropia hololeuca MIQ. Moraceae – Conocephaloideae.

Heimisch im tropischen Amerika.

Inhaltsstoffe. In der Rinde Gerbstoffe.

Imbauba Brasil. 1.

Die Blattknospen.

Anwendung. In Brasilien in Form galenischer Präparate als Antidiarrhoicum und Diureticum. Der Saft der Blattknospen äußerlich bei Geschwüren und innerlich bei Blutspeien, die Wurzelrinde bei tuberkulösen Zuständen der Lunge und die Stammrinde als Adstringens und Tonicum.

Cecropia mexicana HEMSL. (außerdem laut HPUS 64 C. obtusifolia, Guarumbo, Guarumo, Chancarro).

Heimisch in Mittelamerika.

Tropischer, 12 bis 15 m hoher Baum mit verzweigtem oder unverzweigtem Stamm. – Baumstrunk weißlich und hohl (gewöhnlich von kriegerischen Ameisen bewohnt). – Blätter 30 bis 50 cm im Durchmesser mit langen Blattstielen. – Blattspreite gelappt (7 bis 13 ungeteilte Lappen), gewöhnlich weiß-filzig. – Große Nebenblätter, die die jungen Blütenstände einschließen. – Blüten zweihäusig, in sehr dichten, zylindrischen Ähren stehend, die am Ende eines gedrungenen Blütenstandstieles büschelartig verwachsen sind. Milchsaft stark ätzend.

Anwendung. In der Homöopathie.

Cecropia mexicana HPUS 64. Guarumbo.
Die frischen jungen Blätter.

Arzneiform. Urtinktur: Arzneigehalt 1/10. Cecropia, feuchte Masse mit 100 g Trockensubstanz und 200 ml Wasser = 300 g, dest. Wasser 200 ml, Alkohol USP (94,9 Vol.-%) 635 ml zur Bereitung von 1000 ml der Tinktur. – Dilutionen: D 2 (2×) enthält 1 Teil Tinktur, 3 Teile dest. Wasser und 6 Teile Alkohol; D 3 (3×) und höher mit Alkohol HPUS (88 Vol.-%). – Medikationen: D 3 (3×) und höher.

Cecropia adenopus MART. Ameisenbaum. Ambay. Ambahú. Palo de lija. Umbaúda. Ambaiba.

Heimisch in einigen Provinzen Argentiniens, Paraguays und Brasiliens.

Ein bis 10 m hoch wachsender Baum mit 45 cm langen und 50 cm breiten Blättern.

Folia Cecropiae adenopi. Ambayblätter.

Inhaltsstoffe. Das Glykosid „Ambayna" (?). In den Früchten Gerbstoff.

Wirkung. Aus STEINMETZ [Quart. J. Crude Drug Res. (Amst.) 5, 744 (1965)]: Der Herzschlag wird langsamer, besonders nach längerem Gebrauch. Die Droge kann Digitalis ersetzen. Eine Kumulation oder pathologische Störungen im Darmkanal sind nicht beobachtet worden. Die Droge hat auch diuretische Wirkung.

Anwendung. Schon seit den ältesten Zeiten in der Volksmedizin gegen katarrhalische Entzündungen der Luftwege, einschließlich Asthma und als Expectorans. Ferner als Herztonicum zur Normalisierung der Herztätigkeit.

Dosierung. Abkochung von 20 g auf 1 l Wasser oder Milch, gesüßt mit Honig oder Zukker, in 3 bis 5 Teilen während des Tages getrunken.

Bemerkungen: Die Frucht liefert ein Wachs, Cecropiawachs, das dem Carnaubawachs ähnlich ist. – Das Holz als Nutzholz. – Die Stämme von Cecropiaarten enthalten ein Wachs, das in Brasilien zur Behandlung von Geschwüren gebraucht wird. Es handelt sich um eine Emulsion, die vielleicht durch Einwirkung einer Ameisenart entsteht.

Cedrus

Cedrus libani A. RICH. (C. libanitica). Pinaceae – Laricoideae. Libanonzeder.
Heimisch im Libanon, Taurus und auf Cypern.

Die Gattung Cedrus hat Lang- und Kurztriebe, es sind viele Nadeln an einem Kurztrieb vereinigt, die Nadeln sind mehrjährig. Der Pollen besitzt Flugblasen und die Samen bleibende Flügel. Die Zapfen erreichen eine Länge von 3,5 cm, sie sind an der Spitze eingesenkt.

Inhaltsstoffe. Im Holz 3,5 bis 6% ätherisches Öl, Oleum Cedri aethereum verum, Libanon-Zedernöl, echtes Zedernöl, mit Borneol, ferner ein Harz (Terpentin) mit Borneol. In den Nadeln 0,2 bis 0,5% Chinasäure.

Wirkung. Das Öl zeigt expektorierende Wirkung.

Anwendung. Das Öl als perkutanes Expektorans und als Aromaticum. Die Nadeln zur Gewinnung des ätherischen Öles.

Cedrus atlantica MANETTI. Atlaszeder.
Heimisch in Algerien und im Atlasgebirge.

Inhaltsstoffe. Im Holz etwa 3 bis 5% ätherisches Öl, Oleum Cedri atlanticae, Atlaszedernöl, mit D-Cadinen, Aceton sowie α- und γ-Atlanton $C_{15}H_{22}O$, Kp. 121 bis 123°.

α-Atlanton   γ-Atlanton

Anwendung. Das ätherische Öl bei Bronchitis, Tuberkulose, Blenorrhoe und Hautleiden.

Cedrus deodara (ROXB.) LOUD. (C. libani LOUD. var. deodara HOOK.). Himalaja-Zeder.

Heimisch im Nordwest-Himalaja in Höhen zwischen 1335 und 3355 m und in Afghanistan.

Inhaltsstoffe. In Holz etwa 2,5% ätherisches Öl, Deodar-Öl, mit den Ketonen p-Methyl-Δ^3-tetrahydroacetophenon sowie α- und γ-Atlanton. Im alkoholischen Anteil (etwa 16% des ätherischen Öles) nach BISARYA et al. (Tetrahedron L. *1964*, S. 3761) (+)-Longiborneol (29%) und die beiden Sesquiterpenalkohole Himachalol (41%), Fp. 67 bis 68° und Allohimachalol (30%) $C_{15}H_{26}O$, Fp. 85 bis 86°.

(+) - Longiborneol   Himachalol   Allohimachalol

Neuere Untersuchungen von DEV [Tetrahedron (Lond.) *24*, 3861 (1968)] ergaben für Himachalol und Allohimachalol abweichende Strukturen.

Himachalol   Allohimachalol   α-Himachalen   β-Himachalen

Außerdem fand DEV [Tetrahedron (Lond.) *24*, 3809 (1968)] noch die zwei Sesquiterpene α- und β-Himachalen.

MANZOOR-I-KHUDA et al. [Pak. J. Sci. Ind. Res. *6*, 201 (1963)] isolierten ferner aus dem Holz Dewarin und Dewarol und ADINARAYANA et al. [Tetrahedron (Lond.) *21*, 3727 (1965)] das Dihydroflavonol Deodarin, Fp. 248 bis 251° (Zers.).

Deodarin

Im nicht trocknenden Samenöl fanden SAXENA et al. [ref. Chem. Abstr. *61*, 13629 (1964)] 8,5% Stearin-, 40,5% Palmitolein-, 41,5% Öl- und 9,5% Linolsäure. – In den Nadeln und Zapfen Pinit, ein Inositderivat sowie 3,2% Gerbstoff.

Anwendung. Wie Cedrus libani. Das Holz für Gebäude und in der Möbelindustrie.

Cefaloglycinum

Cefaloglycinum. Cefaloglycin (BAN, USAN).

$C_{18}H_{19}N_3O_6S$ M.G. 405,42

7-[D-α-Amino-phenyl-acetamido]-cephalosporan-säure, inneres Salz.

Anwendung. Als Antibioticum. Indikation ähnlich wie Penicillin.

Handelsform: Cephaloglycin (Lilly, USA).

Cefalonium

Cefalonium.

$C_{20}H_{18}N_4O_5S_2$ M.G. 458,51

7-[Thienyl-(2)-acetamino]-8-oxo-3-[4-carbamoyl-pyridinio-(1)-methyl]-5-thia-1-azabicyclo[4.2.0]-octen-(2)-carboxylat-(2).

Anwendung. Als Antibioticum. Wirkungsspektrum dem Penicillin ähnlich (s. auch Bd. I, 983 ff.).

Handelsform: Cephalonium (Lilly, USA).

Ceiba

Ceiba pentandra GAERTN. (Eriodendron anfractuosum Dc., Bombax pentandrum L.). Bombacaceae. Kapokbaum. Wollbaum.

Heimisch im tropischen Asien und Afrika. In den Tropen plantagenmäßig angebaut, bes. in Indonesien, Ostpakistan, auf Ceylon, Java, den Philippinen (var. indica), in Westafrika und Amerika (in Nordbrasilien, am Südufer des Amazonas, in Mexico) und auf den Antillen (var. caribaea). Der Baum dient oft als Stützpflanze für Derris, Pfeffer und Vanille.

Inhaltsstoffe. In den Samenkernen etwa 19% Protein und 21 bis 24% fettes Öl, Oleum Ceibae, Kapoksamenöl, Kapok oil, Huile de capoc, das durch warme Pressung gewonnen wird. Im Öl etwa 43% Öl-, 31% Linol-, 10% Palmitin-, 12 bis 14% Cyclopropan-Fettsäuren und 8% Stearinsäure. In der Rinde 10,82% Tannin. Die Wurzel- und Stammrinde sowie auch die Blüten geben eine positive Reaktion auf Hydrocyansäure. In den Blättern Harz und Tannin. Der Baum liefert beim Einschneiden Gummi von dunkler Farbe.

Anwendung. Das Kapoksamenöl ähnelt dem Baumwollsamenöl und wird von den Eingeborenen als Brennöl verwendet. Besonders in den USA zur Seifenfabrikation und als Speiseöl. Die Wurzelrinde soll emetisch und spasmolytisch wirken. Blüten und Früchte als Mucilaginosum und Emolliens; dunkler Gummi (ähnlich dem Tragacant-Gummi) in Indien als Adstringens, in Westafrika gegen Diarrhoe. Die Blätter in Westafrika gegen Gonorrhoe und als Gewürz. Eine weißliche Wolle, Kapokwolle, Ceibawolle, die die schwarzbraunen Samen in den Samenkapseln einhüllt, ist ein gutes Polster-, Wärme- und Isoliermaterial, auch Füllmaterial für Rettungsgeräte. Aus dem Kapok kann man etwa 5% eines blauroten Wachses gewinnen.

Celastrus

Celastrus paniculata WILLD. (C. paniculatus, C. dependens WALL.). Celastraceae – Celastroideae – Celastreae.

Heimisch in Ostindien, auf Ceylon, den Philippinen und den Sundainseln; in Europa in Gärten.

Sommergrünes, dickstämmiges Schlinggehölz. Zweige einjährig, mit sehr vielen feinen, hellen Lentizellen, kahl, braun und rundlich. Laubblätter einfach, dünn, gelblichgrün, kaum über 10 bis 11 cm lang und 5 bis 7 cm breit. Blütenstand endständig, 10 bis 20 cm lang, in deutlich hängender, vielblütiger, rispiger Traube. Kronblätter nur etwa doppelt so lang wie der Kelch, Fruchtstiele meist über 5 mm lang.

Inhaltsstoffe. In den Samen fettes Öl, Celasteröl, Duduköl, Oleum nigrum, das bei der Verseifung Linol- und Linolensäure sowie auch viel Ameisen-, Essig- und Benzoesäure liefert; die letzteren Säuren sind jedoch nicht Bestandteile der Glyceride, sondern stammen vielmehr aus einem gut fettlöslichen Polyester dieser Säuren mit einem Polyalkohol des Samens und des Perikarps. Ferner das Alkaloid Celastrin $C_{19}H_{25}NO_3$, Fp. 260°, und amorphes Paniculatin. NEOGI et al. [ref. Chem. Abstr. *64*, 5649 (1966)] isolierten aus dem unverseifbaren Anteil eine kristalline Substanz, Fp. 61 bis 61,5°, ein Sterin, Fp. 127 bis 128°, sowie ein bitteres Harz und eine wachsartige Substanz. In den Blättern Dulcit, in der Wurzelrinde Benzoesäure, ein Paraffin, Fp. 70 bis 71°, n-Triacontanol, Fp. 86 bis 87°, Pristimerin, Fp. 218°, sowie ein Chinon.

Wirkung. NEOGI et al. [ref. Chem. Abstr. *64*, 5649 (1966)] fanden eine blutdrucksenkende Wirkung des bitteren Harzes an anästhesierten Hunden. Am Froschherzen wurde bei geringen Dosen eine Verlangsamung des Herzschlages festgestellt, bei höheren Dosen Herzstillstand in der Diastole. Außerdem wurde beim Öl eine Verengung der Blutgefäße beobachtet. Am Rattenuterus zeigte sich ein spasmolytischer Effekt.

Anwendung. Das fette Öl in der Eingeborenenmedizin als Nervinum und für kultische Zwecke als Stimulans. Die Samen auch als Aphrodisiacum.

Celastrus scandens L.
Heimisch in Nordamerika.

Junge Zweige ohne deutlich hervortretende Lentizellen, kahl. Laubblätter oval oder elliptisch, 5,5 bis 10 cm lang und 2,5 bis 5 cm breit. Blütenstand nur 5 bis 10 cm lang, zuweilen etwas verästelt, aufrecht. Blüten etwa 4 mm im Durchmesser. Frucht orange. Samenmantel scharlachrot.

Inhaltsstoffe. In den Blättern Dulcit, ferner nach Verseifung des Petrolätherextraktes Myristin-, Palmitin-, Stearin-, Öl-, Linol- und Linolensäure; daneben die Triterpene β-Amyrin und Lupeol. Das früher beschriebene „Skandol" $C_{30}H_{50}O$ ist ein Gemisch aus Lupeol, $C_{30}H_{50}O$, und β-Amyrin, $C_{30}H_{50}O$. In den Wurzeln das chinoide Pigment Celastrol $C_{29}H_{38}O_4$, in den Samen Linol-, Linolen- u. a. Säuren.

Wirkung. Die Rinde und Wurzel wirken adstringierend und brechenerregend.

Anwendung. Als herzwirksame Droge. In der Volksmedizin gegen „Schwellungen".

Celosia

Celosia argentea L. Amaranthaceae – Amaranthoideae – Celosieae. Brandschopf.
Eine in Ostindien und China heimische, einjährige Pflanze.

Inhaltsstoffe. In den Samen etwa 8% fettes Öl, in den Blüten Betacyane.

Anwendung. Same und Kraut in China als Antiscorbuticum und Anthelminticum.

Celosia argentea f. cristata (L.) O. KTZE. (C. cristata L.). Hahnenkamm. Cresta di gallo.
Heimisch besonders in China und Turkestan, aber auch in Paraguay; seit langem als Zierpflanze in europäischen Gärten und Gewächshäusern.

Die Pflanze stellt nach HEGI eine erblich fixierte Verbänderung des Blütenstandes von Celosia argentea dar. Alle Äste sind zu einem einzigen Schopf verwachsen und verbändert, so daß der ganze obere Teil keine normalen Blüten erkennen läßt.

Inhaltsstoffe. In den Samen fettes, sehr langsam trocknendes Öl, Celosiaöl, Hahnenkammöl. In den gelben Blüten Betaxanthin mit Spuren von Amaranthin, in den roten Blüten Amaranthin, den Isoamaranthin in den violetten daneben noch Celosianin und Isocelosianin. Amaranthin ist ein Betanidin-5-O[2-O(β-D-glucopyranosyluronsäure)]-β-D-glucopyranosid, Celosianin ein Betanidin-5-O-glucuronosylglucosid mit p-Cumarsäure am C 6 der D-Glucose und Ferulasäure am Glucuronsäurerest [MINALE et al.: Phytochemistry *5*, 1037 (1966)].

Anwendung. Blüten und Blätter in China bei Diarrhoe und zu starker Menstruation, die Samen in Turkestan und in China bei Blutflüssen.

Celosia trigyna L. (C. adoensis HOCHST., Oplotheca decumbens MART.).
Heimisch im tropischen Afrika, in Westafrika und Abessinien.

Inhaltsstoffe. Die Pflanze soll Kosotoxin (?) enthalten.

Anwendung. Als Anthelminticum, vor allem bei Bandwürmern; gegen Diarrhoe, verschiedene Hautkrankheiten und in der Eingeborenenmedizin.

Centaurea

Centaurea cyanus L. (Cyanus arvensis MOENCH, C. segetum FL. WETT. und C. vulgaris PRESL.). Asteraceae – Asteroideae – Cardueae – Centaureinae. Kornblume. Cornflower. Corn bluebottle. Bluet. Battisegola.

Heimisch ursprünglich im Mittelmeergebiet und auf der südlichen Balkanhalbinsel, gegenwärtig mit dem Getreideanbau fast über die ganze Erde verbreitet. In Äckern und an Feldrainen.

Einjährig überwinternde oder einjährige, 20 bis 70 cm hohe Pflanze mit spindelförmiger, bleicher Pfahlwurzel. – Stengel aufrecht, fast stets reichästig, kantig, spinnwebig wollig, entfernt beblättert. – Laubblätter lanzettlich, die grundständigen meist leierförmig fiederspaltig, gestielt, die unteren Stengelblätter mit entfernt stehenden, einzelnen Zähnen, am Grunde in einen kurzen Stiel zusammengezogen oder sitzend auf verdickten Stielen, die oberen ungestielt und sitzend, alle graugrün, spinnwebig wollig, schlaff. – Köpfe einzeln an der Spitze der Gipfel und der Äste, mittelgroß, durchschnittlich 3 cm breit. Hülle eiförmig; äußere Hüllblätter eiförmig, eng anliegend und mehr oder weniger grün, die inneren mehr oder weniger länglich, lockerer stehend und häufig violett überlaufen; Anhängsel derselben dreieckig, schwarz, beiderseits bis zum Grunde herablaufend kämmig gefranst, mit jederseits 4 bis 7, an den äußeren kaum 1 mm langen, an den inneren noch kürzeren Fransen. Strahlblüten blau („kornblumenblau"), selten (doch häufig bei Kulturformen) alle purpurviolett, blaßrosa oder weiß; die randständigen strahlig, weitschief-glockig, etwa doppelt bis dreimal so lang wie die inneren. – Frucht 3 bis 3,3 mm lang, fein weiß seidig flaumig, reif an beiden Enden elfenbeinweiß, sonst blaugrau mit weißen Streifen; Pappus stark, kaum 1 mm lang, rostbraun, selten heller.

Inhaltsstoffe. In den unterirdischen Organen fanden BOHLMANN et al. [Chem. Ber. *91*, 1631 (1958)] Trideca-3,5,7,9-tetrain-1,11-dien und Trideca-5,7,9-triin-1,3,11-trien; daneben kommen noch Centaur X_1, X_2, X_3 und X_4 vor. Im Blatt Apigenin-7-glucosid, Apiin und Quercimeritrin.

Flores Cyani[1]. Flores Cyani coerulei. Blaue Kornblume. Blue bottle flowers. Cornflowers. Fleurs de bluet. Fleurs de barbeau. Flores de centaurea azul.

Flores Cyani Erg.B. 6. Flos Cyani Helv. VI.

Die zur Blütezeit gesammelten und getrockneten, blauen Strahlenblüten. Sie sind ohne Geruch und von süßlichem, etwas salzigem Geschmack.

Die *Schnittdroge* besteht aus den stark geschrumpften, ganzen Randblüten oder größeren Teilen derselben.

Die blaue *Pulverdroge* ist gekennzeichnet durch die langgestreckten Epidermiszellen der Strahlenblüten mit zickzackförmigen, gewundenen Seitenwänden.

Inhaltsstoffe. Neben Wachs, Pflanzenschleim, Gerbstoff und anorganischen Salzen 3,75% Pelargonin (Monardin, Salvinin), Chlorid $C_{27}H_{31}O_{15}Cl$, Fp. 180 bis 184° (Zers.), und Cyanin (Shisonin A), Chlorid $C_{27}H_{31}O_{16}Cl$, Fp. 203 bis 204°, sowie Cyanidin-3,5-diglucosid.

Cyaninchlorid : R = Glucose; R^1= OH
Pelargoninchlorid : R = Glucose; R^1= H

Nach WEHMER (Die Pflanzenstoffe, Bde. I u. II, Jena 1929 bis 1931) Cnicin, hier Centaurein genannt; nach HOPPE Cichoriin (Aesculetin + Glucose) $C_{15}H_{16}O_9$, Fp. 213 bis 215°; nach MAYER (The Chemistry of Natural Coloring Matters, New York 1943) Fragarin (Pelargonidin + Galaktose), Chlorid $C_{21}H_{21}O_{10}Cl$. Diese Angaben wurden jedoch später nicht mehr bestätigt. – BAYER [Chem. Ber. *91*, 1115 (1958)] und BAYER et al. [Chem. Ber. *93*, 2871 (1961)] isolierten einen blauen Komplex, Protocyanin, bestehend aus Cyanin, Polygalakturonsäure, Eisen und Aluminium. ASEN et al. [Phytochemistry *6*, 577 (1967)] fanden ebenfalls einen tiefblauen Komplex, Cyanocentaurin, der sich als ein Eisenkomplex aus 4 Mole-

---

[1] Abbildungen bei L. HÖRHAMMER: Teeanalyse, Tafel 39, Abb. 279 und 280.

külen Cyanidin-3,5-diglucosid und 3 Molekülen eines Biflavonglucosids erwies. – Ein rotes Anthocyanin $[C_{21}H_{31}O_{15}]OH \cdot 1{,}5 H_2O$ fanden SAITO et al. [Chem. Abstr. *62*, 12 069 (1965)]. Nach KOWALEWSKI et al. [Chem. Abstr. *66*, 112 955 j (1967)] Triterpen- und Steroidverbindungen. BOHLMANN et al. [Chem. Ber. *90*, 124 (1957); *91*, 1642 (1958); *92*, 1319 (1959)] isolierten aus dem Kraut Centaur X_1, X_2, X_3, X_4 und Centaur Y_1 und Y_2. Centaur X_3 und X_4 sind C_{17}-Kohlenwasserstoffe. Centaur X_1 und X_2 wurden weiter in X_1, X_1', X_2 und X_2' aufgetrennt; sie stellen gänzlich oder partiell mit Essigsäure veresterte C_{15}-Dialkohole dar.

Prüfung. Max. Aschegehalt 6% Erg.B. 6. – Sulfatasche max. 9% Helv. VI.

Aufbewahrung. Sorgfältig vor Licht geschützt, Erg.B. 6.

Wirkung. Über eine Bestimmung der diuretischen Wirksamkeit siehe MROZIKIEWICZ et al. [Biul. Inst. Rośl. leczn. *8*, 65 (1962); ref. Pharm. Zentralh. *102*, 238 (1963)]. MONYA et al. [Planta med. (Stuttg.) *16*, 58 (1968)] beschreiben eine antibiotische Wirkung der Auszüge von oberirdischen Teilen verschiedener Centaurea-Arten gegenüber Shigella- und Salmonella-Stämmen. Der aus den Blüten erhaltene Extrakt ist im Vergleich mit der Wirkung des ganzen oberirdischen Teils meist weniger aktiv.

Anwendung. Früher als harntreibendes Mittel. Zur Herstellung von Augenwässern bei Augenentzündungen und Augenbindehautkatarrhen, ferner zu Waschungen des Haarbodens bei Kopfgrind und zur Bekämpfung von Schuppenbildung. Innerlich gegen Husten und Brustleiden, als Tonicum und Amarum. In Rumänien gegen Diarrhoe. Heute als ,,Schmuckblumen" zu Räuchertees und sonstigen Teemischungen.

Dosierung. Mittlere Einzelgabe als Einnahme 1 g (zu einer Tasse Aufguß), Erg.B. 6.

Centaurea jacea L. (Jacea pratensis CASS., Rhaponticum jacea SCOP., Cyanus jacea FL. WETT., C. variabilis LEV.). Wiesenflockenblume. Riesenflockenblume. Gewöhnliche Flockenblume. Brown knapweed. Jacée. Steccioni.

Heimisch in Europa und Vorderasien auf trockenen Wiesen und an Wegrändern.

Ausdauernde, 10 bis 150 cm hohe Pflanze mit ästigem, mehrköpfigem Erdstock. – Stengel aufrecht, seltener bogig aufsteigend, einfach oder ästig, kantig, kahl oder mehr oder weniger grau spinnwebig filzig. – Laubblätter grün und kahl bis spinnwebig grau- oder weißfilzig, die grundständigen und die unteren Stengelblätter eiförmig bis lanzettlich, in den Stiel verschmälert, ungeteilt und entfernt knorpelig gezähnt bis gelappt oder (oft leierförmig) buchtig fiederspaltig, die mittleren und oberen eilanzettlich bis lineallanzettlich, mit abgerundetem oder verschmälertem Grunde sitzend, mitunter durch einzelne Zähne am Grunde spieß- oder halbzinkenförmig, die Zweige bis zu den Köpfen beblättert. – Köpfe einzeln (sehr selten zu 2 bis 3) an der Spitze der Zweige. – Hülle eiförmig bis kugelig, 12 bis 20 mm lang und 7 bis 20 mm breit; Hüllblätter mit einem trockenhäutigen Anhängsel, die Nägel grün, schwach längsgestreift, von den Anhängseln ganz verdeckt oder nur seitlich etwas durchschimmernd, Anhängsel der inneren Hüllblattreihe rundlich, ungeteilt, die der übrigen rundlich, mehr oder weniger gewölbt, ungeteilt oder unregelmäßig eingerissen, schwarzbraun bis weißlich oder die äußeren oder selbst alle (bis auf die innersten) dreieckig lanzettlich bis lanzettlich, anliegend oder zurückgebogen, regelmäßig kämmig gefranst, mit verlängerten Fransen, die Endfransen länger als die seitlichen und mehr oder weniger gerade vorgestreckt. – Blüten pfirsichrot, sehr selten weiß; die randständigen fast stets unfruchtbar, vergrößert, strahlend und undeutlich, zweilippig. – Früchte 3 mm lang, kahl oder mehr oder weniger fein behaart, weißgrau bis hellbraun, kaum gestreift, stark glänzend; Pappus fehlend.

Inhaltsstoffe. Im Kraut Gerbstoffe und nach LÖFGREN (s. o.) ein Polyin (Centaur X) und ein Polyen (Centaur Y). PLOUVIER [C. R. Acad. Sci. (Paris) *254*, 4196 (1962)] isolierte aus den Blättern Syringin (Syringosid, Lilacin, Ligustrin) $C_{17}H_{24}O_9$, Fp. 191 bis 192°.

$$\text{Syringin: R = Glucose}$$

In den Blättern ferner (–)-Inosit, Chlorogensäure und nach CHARAUX [J. Pharm. Chim. (Paris) *7*, 2, 292 (1910)] 0,4% Kaffeesäure. Aus den Wurzeln isolierten BRIDEL et al. [C. R. Acad. Sci. (Paris) *175*, 833 (1923); *175*, 1168 (1923)] Centaurein $C_{24}H_{26}O_{13} + H_2O$, Fp. 208 bis 209°, nach GURNIAK (Diss. München 1964) ein 3',5,7-Trihydroxy-3,4',6-trimethoxy-flavon-7-β-D-monoglucosid. Nach WAGNER et al. (Tetrahedron L. *1969*, S. 3411)

Jaceosid $C_{23}H_{24}O_{12}$, Fp. 224 bis 226°, ein 4,5,7-Trihydroxy-3',6-dimethoxy-flavon-7-mono-β-D-glucopyranosid. Nach KIRMAYER (Diss. München 1959) in den oberirdischen Teilen Jacein $C_{24}H_{26}O_{13}$ + 2 H_2O, Fp. 205 bis 207°, das GURNIAK (s. o.) als 4',5,7-Trihydroxy-3,3',6-trimethoxy-flavon-7-mono-β-D-glucosid bestimmte.

Centaurein : R = Glucosyl   Jacein : R = Glucosyl

ATKINSON et al. (Tetrahedron L. *1965*, S. 297) isolierten aus der Wurzel Thiophenderivate ($C_{13}H_{12-16}S$), die sie auf Kieselgel G-Platten im System Benzol-Chloroform (9 : 1) chromatographierten.

Anwendung. Die Wurzel, Radix Jaceae nigrae, Radix Carthami silvestris, als Fiebermittel. Das Kraut zu Bädern bei Rachitis und zu Gurgelwässern. Die Blüten, Flores Jaceae nigrae (auch „Wilder Saflor" genannt), die blutstillend wirken, bei Flechten, Hautausschlägen und auch als Diureticum.

Centaurea calcitrapa L. (C. stellata LAM., C. hippophaestum GAERTN., Rhaponticum calcitrapa SCOP., Hippophaestum vulgare S. F. GRAY). Distelartige Flockenblume. Stern-Flockenblume. Sterndistel. Star thistle. Centaurée chaussetrape. Cacatrappola.

Heimisch in Europa, Nordafrika und Asien.

Zweijährige, 10 bis 100 cm hohe Pflanze mit häufig mehrköpfigem Erdstock und dick spindelförmiger Wurzel. – Stengel aufrecht oder aufsteigend, kantig, rauh, in der Regel vom Grunde an wiederholt sparrig verästelt, mit steifen, zickzackartig gebogenen Ästen, hellgrün bis weißlich, locker beblättert, ungeflügelt. – Laubblätter grün, beiderseits zerstreut kurz flaumhaarig, die grundständigen fiederspaltig, mit lanzettlichen, spitzen, gesägten Abschnitten, zur Blütezeit bereits vertrocknet; Stengelblätter sitzend, fiederspaltig, mit lanzettlichen, entfernt gesägten Abschnitten, die obersten lanzettlich oder spießförmig, nicht herablaufend. – Köpfe an den Zweigen end- und achselständig sitzend, von den obersten Laubblättern gestützt. Hülle walzlich eiförmig, etwa 10 mm lang und 6 mm breit; Hüllblätter kahl, die innersten lineal, mit einem rundlichen, trockenhäutigen Anhängsel, die übrigen eiförmig, undeutlich längsnervig, häutig berandet, in einen kräftigen, blaßgelben, abstehenden, am Grunde jederseits mit 1 bis 3 Dörnchen besetzten Dorn endigend. – Blüten hell purpurrot, mit sitzenden Drüsen versehen; die randständigen nicht strahlend. – Früchte 3 bis 7 mm lang, kahl, eiförmig, weißlich; Pappus fehlend.

Inhaltsstoffe. In der Pflanze der Bitterstoff Cnicin (Calcitrapin) und in allen Teilen außer den Blüten ein Labferment. Ferner soll Centaurin und in den Blüten Pektine, Inulin und Cichoriin (Cichorigenin) enthalten sein. Nach AHMED et al. [Planta med. (Stuttg.) *18*, 227 (1970); *19*, 264 (1970)] Cholin und Stizolphin $C_{15}H_{23}NO_5$, Fp. 122 bis 123°, die Glyceride der Öl-, Linol-, Myristin-, Palmitin-, Stearin-, Arachin-, Behen- und Lignocerinsäure, β-Sitosterin und β-Amyrin; nach DROZDZ [J. Pharm. Pharmacol. *20*, 93 (1968)] das Sesquiterpenlacton Scabiolid. Nach AHMED et al. [Phytochemistry *9*, 1595 (1970)] Naringenin, Quercetin, Apigenin, Astragalin, Rutin und Apigenin-7-methylgalakturonid $C_{22}H_{20}O_{11}$, Fp. 204 bis 206°.

Anwendung. Das Kraut, Herba Calcitrapae, Stern-Flockenkraut, Sterndistelkraut, die Wurzel und die Früchte (auch als Fructus Cardui stellati bezeichnet) bei Wechselfieber und als Diureticum. Der Extrakt bei Magenkrankheiten. Der Saft bei Augenleiden.

Centaurea solstitialis L. (Calcitrapa solstitialis LAM., Cyanus solstitialis BAUMG., Leucantha cyanifolia GRAY, Centaurea solstitialis subsp. solstitialis GUGLER). Sonnwendflockenblume. Yellow centaurea. Centaurée du solstice. Spina giallo.

Heimisch in Südeuropa.

Zwei-, seltener nur einjährige, 20 bis 80 cm hohe Pflanze mit dünnspindelförmiger Wurzel. – Stengel aufrecht oder kurz aufsteigend, wollig graufilzig, kantig und durch die herablaufenden, Laubblätter geflügelt, von der Mitte an in verlängerte, rutenförmige Äste geteilt. – Laubblätter wollig graufilzig, die grundständigen leierförmig fiederspaltig, mit länglichen, gezähnten oder ganzrandigen Abschnitten, zur Blütezeit vertrocknet; die Stengelblätter lineallanzettlich, ganzrandig, kurz stachelspitzig, aufrecht, lang geflügelt am Stengel herablaufend. – Köpfe einzeln an der Spitze der Äste. Hülle eikugelig, etwa 12 mm lang und 10 mm breit; die innersten Hüllblätter lanzettlich, mit einem rundlichen, häutigen Anhängsel, die mittleren und die äußeren eiförmig, mit einem kurzen, eihandförmig fünfseitigen Dorn endigend, der mittlere Dorn an den mittleren Hüllblättern fast stets verlängert, 10 bis 15 mm lang, blaßgelb. – Blüten hellgelb, drüsenlos; die randständigen nicht strahlend. – Früchte 2,5 bis 3,5 mm lang, verkehrteiförmig, kahl, die scheibenständigen gelblich-glänzend, hellbraun gescheckt, die randständigen dunkelschokolade- bis schwarzbraun, rundlicher; Pappus silberweiß, nicht länger als die Frucht, an den randständigen ganz fehlend.

Inhaltsstoffe. Alkaloide (0,065%); in den Blättern das Sesquiterpenlacton Solstitialacetat [ZARGHAMI et al.: Chem. Abstr. *71*, 124705u (1969)] und Solstitialin, Fp. 206° [THIESSEN et al.: Chem. Abstr. *70*, 115344c (1969)], in den Blättern und Blüten Salonitolid $C_{15}H_{22}O_4$. Fp. 184°, nach MUKHAMETZHANOV et al. [Chem. Abstr. *73*, 73825 (1970)] das Sesquiterpenlacton Stizolycin $C_{20}H_{26}O_7$, Fp. 151 bis 153°. Nach MAMEDOV [Apt. Delo *5*, 57 (1956)] in den Blüten bzw. vegetativen Organen 0,03% bis 0,05% Alkaloide, 1,8 bis 3,34% Tannine, bis 0,02% ätherisches Öl, 3,2 bis 5,84% Teerprodukte, 2,1 bis 5,84% Zucker, 19,8 bis 25,08% Fett, ferner in Spuren Glykoside, Vitamin C und Bitterstoffe, darunter das Sesquiterpenlacton Skabiolid $C_{21}H_{28}O_8$. Nach anderen Angaben ein blausäureabspaltendes Glykosid.

Wirkung. Ein wäßriger Extrakt zeigt nach intravenöser Injektion einen kurzzeitigen Blutdruckabfall, blockiert leicht die autonomen Ganglien und setzt die Diurese um etwa 25% herab.

Anwendung. Die Blüten als Febrifugum. Die Wurzel Radix Spinae solstitialis als Stomachicum.

Centaurea montana L. (Cyanus montanus MOENCH und var. viridis NEKR.). Bergflockenblume.

Heimisch in Europa.

Ausdauernde, 10 bis 80 cm hohe Pflanze mit ein- oder mehrköpfigem, kriechendem, langgliedrigem, bisweilen Ausläufer treibendem Erdstock. – Stengel aufrecht, einfach, seltener oberwärts mit 1 bis 2 kurzen, einköpfigen Ästen, kräftig, zusammendrückbar, spinnwebig filzig, blaßgrün, reichlich beblättert. – Laubblätter eiförmig, zugespitzt, ungeteilt oder selten am unteren buchtig gelappt, am Rande häufig schwach geschweift, sägezähnig, dunkelgrün, oberseits bisweilen kurz behaart und etwas spinnwebig, unterseits mehr oder weniger filzig, doch später mehr oder weniger deutlich verkahlend, die unteren kurz gestielt, die oberen am Stengel mehr oder weniger breit geflügelt herablaufend, weich. – Köpfe einzeln an der Spitze des Stengels bzw. der Äste, kurz gestielt. – Hülle walzlich eiförmig, 20 bis 25 mm lang und 10 bis 11 mm breit; Hüllblätter grün, undeutlich längsgestreift, mit einem schwarzen, dreieckigen, beiderseits fast bis zum Grunde 1 mm breit herablaufenden, kammförmig gefransten Anhängsel; Fransen schwarz. – Blüten blauviolett; die randständigen strahlend, sehr verlängert, tief kornblumenblau, selten die Blüten hellblau, rosenrot oder weiß. – Früchte 5,5 mm lang, etwas behaart; Pappus kurz, etwa 1 mm lang.

Inhaltsstoffe. Die Pflanze ist schwach cyanogen. In der Wurzel nach LÖFGREN et al. [Chem. Abstr. *59*, 7780 (1963)] Centaur Z, $C_{21}H_{26}O_4$, Fp. 33°.

Anwendung. Die Blüten, Flores Cyani majoris, wie Flores Cyani.

Centaurea scabiosa L. (Cyanus scaleiosus MOENCH, C. scabiosa PŘESL., Jacea scabiosa LAM., Centaurea coriacea WALDST. et KIT., Phrygia maior GRAY). Scabiosen-Flockenblume. Greater knapweed. Hard head. Centaurée scabieuse.

Heimisch in ganz Europa und in Westasien. Auf Wiesen, trockenen Triften, an Wegrändern und buschigen Hängen.

Ausdauernde, 30 bis 200 cm hohe Pflanze mit kräftigem, mehrköpfigem, fast holzigem, schopfigem Erdstock. – Stengel aufrecht, von der Mitte an oder erst gegen den Gipfel zu in mehrere aufrecht abstehende, meist ziemlich lange Äste geteilt oder ganz einfach, kantig, rauh. – Laubblätter unterseits oder beiderseits durch kleine Borsten rauh, selten glatt, dunkelgrün, lederig, meist fiederteilig mit länglichen oder lanzettlichen Abschnitten. — Köpfe einzeln an der Spitze der Äste, ziemlich lang gestielt. Hülle eikugelig, 18 bis 22 mm lang und 14 bis 16 mm breit; Hüllblätter braungrün, oft mehlig flaumig, ungestreift, mit einem schwarzen, dreieckigen, 1 bis 5 mm langen, beiderseits ziemlich lang herablaufenden und kämmig fiederteiligen, meist wehrlosen, seltener in eine kurze Dornspitze endigenden Anhängsel. — Blüten purpurn, zuweilen auch rosarot oder weiß; die randständigen stark vergrößert, strahlend, selten fehlend. — Früchte 4 bis 5 mm lang, meist seitlich zusammengedrückt, schmutziggelb bis braun, fein flaumig behaart, später verkahlend; Pappus etwa so lang wie die Frucht, violett, selten heller, nie weiß. Spreublätter vom Fruchtboden abfallend.

Inhaltsstoffe. In den Blüten Cyanidin-3,5-diglucosid. SUCHY et al. [Coll. czech. chem. Comm. 27, 1905, 2398 (1962)] isolierten aus getrocknetem Kraut 0,05% eines Bitterstoffes $C_{19}H_{26}O_7$. LÖFGREN (s. o.) isolierte ein Polyin (Centaur X) und ein Polyen (Centaur Y). In den Blättern während der Blütezeit 0,5% Alkaloide, darunter eine kristallisierte Base, Fp. 265 bis 267°; nach KUZMAZ [Chem. Abstr. 56, 102778 (1962)] ein Flavonglykosid $C_{22}H_{24}O_{13}$. Ferner isolierten CHARAUX et al. [J. Pharm. Chim. (Paris) 1, 155 (1940)] aus Blüten und Blättern das 5-Glucuronid des Scutellareins, WAGNER et al. [Naturwissenschaften 44, 307 (1957)] Apiin, ferner Baicalin (Baicalein-7-glucuronid). Weiterhin Labenzym und Scabiolid $C_{21}H_{28}O_8$, Fp. 118 bis 120°.

Anwendung. In der Volksheilkunde.

Centaurea picris PALL. (C. repens L., Acroptilon picris).
Heimisch in Aserbeidschan.

Inhaltsstoffe. Im Kraut ein noch unbekannter Giftstoff. Nach GOLDBERG et al. [Sborn. Trud. Gosudarst. med. Inst. 2, 100 (1956)] in der Pflanze 0,03 bis 0,04% Alkaloide, 6,8% harzartige Stoffe und 3,03% Tannine.

Wirkung. Pferde erkranken nach Genuß der Pflanze an Encephalomyelitis.

Centaurea centaurium L.
Herba Centaurii majoris.

Anwendung. Als Stomachicum, Diureticum, Expectorans und Antiasthmaticum.

Centaurea behen LAM., non L. s. Serratula.

Centaurium

Centaurium minus MOENCH [C. umbellatum GILIB., Erythraea centaurium (L.) PERS., Gentiana centaurium L., Chironia centaurium WILLD., C. pulchellum DRUCE, C. vulgare RAF., Centaurodes centaurium O. KTZE.]. Gentianaceae — Gentianeae. Echtes Tausendgüldenkraut. Common centaury. Erythrée. Petite centaurée. Centaurea minore.

Heimisch in fast ganz Europa (fehlt im Norden), Persien, Nordafrika und Nordamerika. Auf dürren, warmen Grasplätzen, in lichten Gebüschen, an Feldrainen, Ufern, Wegrändern und auf Äckern. Meist auf kalkreichem, lehmigem, doch auch auf sandigem, moorigem Boden.

Pflanze ein- oder zweijährig, kahl, 10 bis 50 cm hoch. — Stengel aufrecht, einfach, erst oberwärts ästig, vierkantig. — Unterste Laubblätter verkehrt eiförmig, stumpf, in einen Stiel verschmälert, meist fünfnervig, eine grundständige Rosette bildend; Stengelblätter länglich eiförmig bis lineallanzettlich, spitz, sitzend, am Rande glatt. — Blütenstand flach, gabelästig, doldenrispig gedrängt, später locker, stets gleich hoch bleibend, die in der Gabel stehende Blüte fast ungestielt. Kelch beim Aufblühen halb so lang wie die Kronröhre; Kelchzähne lanzettlich, fein zugespitzt, dreinervig, Krone 10 bis 15 mm lang, rosarot, selten weiß, mit ziemlich flach ausgebreiteten, stumpfen, elliptischen, 5 bis 8 mm langen Zipfeln. Staubblätter 5, im Schlund der Kronröhre inseriert; Antheren nach dem Verblühen schraubig verdreht. Fruchtknoten oberständig, mit zahlreichen Samenanlagen. Griffel kurz, mit einer zweilappigen, breiten Narbe. Kapsel lineal zylindrisch, 7 bis 10 mm lang, halb zweifächerig, wenig bis 1/3 länger als der Kelch. — Samen 0,2 bis 0,3 mm lang und 0,15 bis 0,2 mm breit, braun, mit netzadriger Oberfläche.

Herba (Summitates) Centaurii[1]. Herba (Summitates) Centaurii minoris. Herba Chironiae. Herba Erythraeae centaurii. Herba Felis terrae. Tausendgüldenkraut. Tausendguldenkraut. Roter Aurin. Erdgalle. Fieberkraut. Erdgallenkraut. Bitterkraut. Chironie. Herb of centaurium. Centaury tops. Petite centaurée. Herbe de petite centaurée. Centaurea minore. Fel de terra. Centaurea menor. Yerba de centaura menor. Sumidad florida de centaurea. Hiel de la tierra. Ezerjofü. Ziele tysiacznika. Kičica. Kitica. Zeměžlučova nat.

Herba Centaurii ÖAB 9, Helv. VI, Ross. 9, Pol. III, CsL 2, Ned. 5, Rom. VIII. Centaurii minoris herba Jug. II, Belg. IV, Hisp. IX. Centaurii herba Hung. VI. Tausendgüldenkraut DAB 7 – BRD. Centaurée (petite) CF 65. Centaurea menor Brasil. 1.

Die oberirdischen Teile der ein- bis zweijährigen Pflanze (Stengel mit Blätter und Blüten). Nach CF 65 und Hisp. IX nur die blühenden Zweigspitzen. Nach Hung. VI auch das Kraut von Centaurium uliginosum (W. et K.) BECK und Centaurium pulchellum (Sw.) DRUCE.

4 Teile frisches Kraut ergeben 1 Teil der Droge. Im Handel gewöhnlich in Bündeln von 8 bis 10 cm Dicke ohne Wurzeln.

Schnittdroge[1]. Überwiegend Fragmente des Stengels, rosarote Blüten und deren Teile, verhältnismäßig wenig Blattfragmente. Geruch schwach eigenartig; Geschmack stark bitter.

Mikroskopisches Bild. Die Epidermiszellen des Stengels sind langgestreckt und geradwandig, ihre Außenwände verdickt und von einer meist deutlich längsstreifigen Kutikula bedeckt; an den Stengelkanten finden sich stumpfkegelförmige Papillen mit radiärstreifiger Kutikula. Die zahlreichen, etwas über die Epidermisebene erhobenen Spaltöffnungen sind länglich oval, etwa 36 µm lang und 26 µm breit. Das Rindenparenchym besteht aus locker angeordneten, axial gestreckten, chlorophyllführenden Zellen. Der Holzkörper enthält zahlreiche derbwandige, an den Enden stumpfe bis zugespitzte, getüpfelte Sklerenchymfasern und Gefäße mit meist schraubigen Wandverdickungen. Das in den oberen Teilen junger Stengel vorhandene Mark besteht aus rechteckigen, axial gestreckten, getüpfelten Zellen; in seinen äußeren Teilen finden sich kleine Gruppen von Siebelementen. – Die Blätter zeigen beiderseits eine wellig buchtige Epidermis mit dicken Außenwänden und gestreifter Kutikula sowie reichlich Spaltöffnungen, die bei gleichem Bau etwas kleiner sind als diejenigen des Stengels. Das Mesophyll besteht aus meist 2 Lagen relativ breiter und kurzer Palisadenzellen und aus mehreren Lagen von dichtem Schwammparenchym. Viele Mesophyllzellen enthalten je einen, meist prismatischen Kristall von Calciumoxalat. – Die Epidermiszellen des Kelches sind beiderseits langgestreckt und wellig buchtig, im unteren Teil häufig schwach papillös. Ihre Kutikula ist feinwellig längsgestreift; Spaltöffnungen finden sich besonders auf der Außenseite. – Die Epidermis der Kronröhre besteht beiderseits aus langgestreckten, geradwandigen Zellen mit längsstreifiger Kutikula. Die Epidermiszellen der Kronzipfel sind feinwellig, außen meist langgestreckt, innen mehr oder weniger isodiametrisch und papillös; die Kutikula beider Seiten ist quer oder radiär gestreift. – Das Endothezium der Staubblätter besitzt netzartige Wandverdickungen. Die gelben, etwa 28 µm großen Pollen sind dreieckig abgerundet bis elliptisch; ihre feinpunktierte Exine ist mit 3 schlitzförmigen Keimporen versehen. – Die Epidermis des Fruchtknotens besteht aus längsgestreckten, geradwandigen, von schwach längsstreifiger Kutikula bedeckten Zellen. Die Innenseite der Narbenlappen ist schwach papillös. Im unteren Teil der Kelchblätter und des Fruchtknotens finden sich zahlreiche, meist prismatische Calciumoxalatkristalle. Die Wand der Fruchtkapsel läßt unter der Epidermis 2 Lagen gekreuzter, unverholzter Elemente erkennen. Die kleinen, braunen Samen sind durch eine feinpunktiert erscheinende Samenschalenepidermis gekennzeichnet.

Pulverdroge. Fahlgrünlich bis bräunlich. Fragmente von mehr oder weniger dickwandigen und zugespitzten, getüpfelten Sklerenchymfasern und häufig schraubenförmig verdickten Gefäßen; rechteckige, dickwandige, getüpfelte Markzellen aus dem Sproß; Blattfragmente mit beiderseits wellig buchtigen, außen stark verdickten Epidermiszellen mit zahlreichen Spaltöffnungen sowie Palisaden- und Schwammparenchymzellen mit je einem, meist prismatischen Calciumoxalatkristall; Bruchstücke des Kelches und der rosaroten Krone mit stumpf papillösen Epidermiszellen und radiärstreifiger Kutikula; gelbe, dreieckig abgerundete bis elliptische Pollen mit 3 schlitzförmigen Keimporen in der feinpunktierten Exine; gekreuzte Lagen faserähnlicher Elemente der Fruchtkapselwand; kleine, braune Samen mit feinpunktiert erscheinender Epidermis.

Austauschdrogen und Verfälschungen. 1. Centaurium vulgare RAF. in Norddeutschland und Holland, mit feingewimperten, lineal länglichen Stengelblättern. – 2. Centaurium pul-

---

[1] Abbildungen bei L. HÖRHAMMER: Teeanalyse, Tafel 30, Abb. 179 und 180.

chellum (Sw.) DRUCE, Norddeutschland usw., nur bis 12 cm hoch, ohne Grundblätter, Stengelblätter eiförmig bis länglich eiförmig, obere Blätter spitz. Blüten klein. − 3. Centaurium uliginosum (W. et K.) BECK [C. vulgare RAF. ssp. uliginosum (W. et K.) Soo], Ungarn. Grundständige Blätter in Rosettenform, länglich oval mit abgerundeter Spitze und drei Nerven, Unterseite behaart, wenig fleischig, Blüten dicht beisammenstehend. − 4. Chamaenerion angustifolium (L.) SCOP., Onagraceae, schmalblättriges Weideröschen, nördliche gemäßigte Zone. Blätter länglich lineal zugespitzt, am Rande entfernt knorpelig gezähnt, mit spärlichen, einzelligen Haaren. Im Mesophyll Raphidenschläuche. In der Droge wurden ferner auch Epilobium-Arten, Herba Rubi fruticosi, Herba Hyperici und Flores Rhoeados gefunden. BERGER beschreibt eine Verwechslung des Saatgutes mit den Samen von Silene armeria L., Caryophyllaceae, Gartenleimkraut, Morgenröschen.

Inhaltsstoffe. Amarogentin $C_{20}H_{24}O_{10}$ und geringe Mengen von Gentiopikrin (Erytaurin, Gentiogenin-glucosid) $C_{16}H_{20}O_9$, Fp. 191°, dessen Aglykon Erythrocentaurin identisch ist mit Gentiogenin, ferner Gentianin (Erythricin) $C_{16}H_9NO_2$, Fp. 79 bis 81°.

POETHKE et al. [Arch. Pharm. (Weinheim) *283*, 269 (1950); *284*, 385 (1951)] isolierten aus dem Ätherextrakt 0,7% Oleanolsäure und aus dem verseiften Petrolätherextrakt Stearin-, Palmitin-, Cerotin-, Linolen-, Linol- und Ölsäure, Erythrosterin $C_{27}H_{46}O$, Fp. 187 bis 188°, n-Nonacosan, n-Heptacosan, Cerylalkohol und Sitosterin. − Nach älteren Angaben Harz, ätherisches Öl, Magnesiumlactat, Spuren von Nicotinsäure bzw. Nicotinsäureamid und Wachs.

Prüfung. Wäßriger Extraktgehalt mind. 25% Jug. II, CsL 2. − Bitterwert mind. 2000 DAB 7 − BRD, ÖAB 9, CsL 2, Hung. VI; 100 Ph.Helv.-Einheiten in Gramm, Helv. VI. − Bitterzahl 90 bis 95 Jug. II. − Max. Aschegehalt 4% ÖAB 9; 4,5% DAB 7 − BRD; 6% Pol. III, Hung. VI; 7% Ross. 9; 8% CsL 2, Jug. II, Hisp. IX, Brasil. 1. − Sulfatasche max. 5% Helv. VI. − Säureunlösliche Asche max. 1% Hung. VI. − Max. Feuchtigkeitsgehalt 10% Pol. III; 12% Hung. VI; 14% Ross. 9. − Fremde Beimengungen max. 1% ÖAB 9; 3% DAB 7 − BRD. − Org. Beimengungen max. 1% CsL 2, Ross. 9. − Mineralische Beimengungen max. 1% Ross. 9. − Pflanzenteile mit vergilbten Blättern max. 2% CsL 2. − Pflanzenteile mit verblaßten Blüten max. 5% Ross. 9, Hung. VI; Pflanzenteile mit nicht entfernten Wurzeln max. 2% Ross. 9, CsL 2, Hung. VI. − Im Drogenpulver dürfen keine Raphiden von Calciumoxalat vorhanden sein (Beimischung von Epilobium) Hung. VI, CsL 2, Pol. III − Für die Schnittdroge: Teile über 8 mm Größe max. 5% Ross. 9. − Teile, die durch ein Sieb mit 0,5 mm Maschenweite passen, max. 10% Ross. 9.

Bitterwertbestimmung. DAB 7 − BRD: 1,00 g grob gepulverte Droge wird mit 1000 ml Wasser über freier Flamme 30 Min. lang unter öfterem Umrühren extrahiert. Nach dem Erkalten wird in einem 1000-ml-Meßkolben aufgefüllt und filtriert. Die ersten 20 ml des Filtrates werden verworfen. Die Verdünnung von 5,00 ml des Filtrates mit 5,0 ml Wasser muß bitter schmecken; analog ÖAB 9. Herstellung der Stammlösung (S_A) zur Bitterwertbestimmung nach Helv. VI: 0,5 g (800/250) werden in einem 100-ml-Erlenmeyerkolben mit 45 ml Trinkwasser 1 Std. am Rückflußkühler gekocht. Die Mischung wird noch heiß durch ein Faltenfilter 10 cm in einen 50-ml-Meßkolben filtriert. Nach dem Erkalten wird unter Nachwaschen des Filters mit Trinkwasser bis zur Marke aufgefüllt. Von dieser Lösung wird 1,00 ml in einem Meßkolben mit Trinkwasser zu 100 ml verdünnt (S_A). 1 ml S_A entspricht 0,1 mg Arzneidroge. − Nach Soos [Sci. pharm. (Wien) *15*, 18 (1947)] besitzen die Blüten den höchsten Bitterwert mit 1 : 5900 bis 1 : 11700, die Blätter 1 : 1300 bis 1 : 3800, die Stengel 1 : 600 bis 1 : 1200; die Bitterwerte der Gesamtdrogen schwankten bei seinen Untersuchungen zwischen 1 : 1900 und 1 : 4700. WASICKY [Pharm. Presse, Wiss.-prakt. Heft *38*, 20 (1933)] gibt für Herba Centaurii Bitterwerte von 1 : 2000 bis 1 : 3500 an. Amarogentin besitzt nach KORTE einen Bitterwert von 1 : 58000000!

Aufbewahrung. Vor Licht geschützt, in gut schließenden Behältnissen, ÖAB 9 (analog andere Pharmakopöen).

Wirkung. Durch Erregung bitter empfindender Geschmacksnerven auf der Zunge kommt es reflektorisch zur Anregung der Magensaftsekretion. Bei histaminrefraktären Achylien ist keine Wirkung zu erwarten.

Anwendung. Als Amarum, besonders bei Dyspepsie und Magenschwäche mit Leber- und Gallenstörungen. MADAUS (Lehrbuch der biologischen Heilmittel, Leipzig: Thieme 1938) berichtet über Erfolge bei Uterusaffektionen und Menstruationsstörungen, Unterleibsdrüsenerkrankungen und fieberhaften Erkrankungen. In der Volksheilkunde auch als Antipyreticum, ferner bei Anämie, Skrofulose, Icterus, Hydrops, Gicht- und Nervenleiden. In der Homöopathie bei Magen-, Leber- und Gallenleiden. Eine Tinktur nach Pfarrer Kneipp wird aus dem frischen Kraut bereitet.

Dosierung. Gebräuchliche Einzeldosis als Aufguß oder Abkochung: 1,0 g auf 1 Teetasse, ÖAB 9, Jug. II. – Einzeldosis 1 bis 2 g, Tagesdosis 3 bis 6 g, Hung. VI. – 2 bis 4 ml eines flüssigen Extraktes (1 + 1), 30 bis 60 ml eines Aufgusses (1 + 10), Extra P. 67.

Species amaricantes ÖAB 9. Wermutkraut, Tausendguldenkraut, Bitterorangenschale je 20 g, Bitterkleeblatt, Kalmuswurzel, Enzianwurzel, Ceylonzimtrinde je 10 g.

Species amarae Helv. V. Flavedo Aurantii amari, Folia Menyanthidis, Herba Absinthii, Herba Cardui benedicti, Herba Centaurii je 20 g. – Species amaro-aromaticae Helv. VI s. bei Cnicus.

Species amarae Jug. II. Herba Absinthii 10 g, Herba Centaurii minoris 30 g, Folia Menyanthidis 10 g, Flavedo Aurantii amari 20 g, Rhizoma Calami 10 g, Radix Gentianae 20 g.

Species stomachicae. Magentee (F. M. Germ. und ÖAB 8 – Suppl.). Cortex Cinnamomi conc., Folia Menthae pip. conc. āā 25 g, Herba Centaurii conc. 50 g.

Davids Tee, von FRAGNER, gegen Lungenleiden empfohlen: Herba Centaurii, Herba Hyssopi, Herba Scandic. odorat., Herba Marrubii, Herba Cardui benedicti, Flores Millefolii, Lichen islandicus āā p.

Davids Tee, echter Karolinenthaler, von KRAL, hatte dieselben Bestandteile wie der vorstehende, nur in etwas anderen Verhältnissen.

Centaurium chilensis (WILLD.) DRUCE (Erythraea chilensis PERS., E. canchalaguan R. et S., Chironia chilensis WILLD., Gentiana peruviana LAM.). Cheretta. Chirayta.

Heimisch auf den Hochgebirgen Südamerikas von Chile bis Mexiko.

Stengel stielrund, aufrecht oder aufsteigend, bis 30 cm hoch, gabelartig, mit gegenständigen Blättern besetzt. Am Grunde des Stengels keine Blattrosette. – Blätter länglich lineallanzettlich, an der Spitze stumpf oder abgerundet. – Blüten in den Gabelspalten sowie an den Spitzen der Äste langgestielt, mit einem tief fünfspaltigen Kelch und einer röhrenförmigen, nach oben trichterförmig erweiterten, fünfzipfeligen, rosenroten Blütenkrone. – Frucht eine vielsamige, walzenförmige Kapsel.

Geschmack der ganzen Pflanze sehr bitter.

Herba Canchalaguae. Bitterkraut. Canchalagua.

Das zur Blütezeit gesammelte, getrocknete Kraut.

Inhaltsstoffe. Etwa 9% Erythrocentaurin, 5,5% wachsartige Stoffe, fettes Öl, Gummi und Gerbstoffe.

Anwendung. Als Tonicum, Stomachicum, Anthelminticum, Febrifugum und Emmenagogum. Die Eingeborenen in Chile und Peru schreiben dem Kraut die Eigenschaft zu, Schlangenbisse unwirksam zu machen.

Canchalagua HAB 34.

Das getrocknete, während der Blüte gesammelte Kraut.

Arzneiform. Tinktur nach § 4 mit 90%igem Weingeist.
Spez. Gew. 0,839 bis 0,843. Trockenrückstand 2,06 bis 2,86%.

Arzneigehalt. 1/10.

Centaurium spicatum (L.) FRITSCH (Erythraea spicata L.). Kantaryoun.

Heimisch in Südeuropa und Ägypten.

Inhaltsstoffe. FARRAG et al. [J. Pharm. Pharmacol. *1*, 219 (1949)] isolierten aus der Pflanze ein blutdrucksenkendes Heterosid und ABUSHADY (Egypt. pharm. Rep., sci. Ed. *1957*, S. 127) das Glucosid Swerosid, dessen Aglucon $C_{10}H_{12}O_4$, Fp. 120 bis 123°, LINDE et al. [Helv. chim. Acta *50*, 991 (1967)] erstmals isolierten. KHAFAGY et al. [Acta pharm. suec. *5*, 135 (1968); J. pharm. Sci. U.A.R. *8*, 187 (1967)] isolierten 0,45% Spicatin $C_{12}H_{17}NO$, Fp. 182 bis 183°, und ein Glykosid „Kantaurin", Fp. 175°.

Swerosid: R=Glucose

Wirkung. SILVA COSTA [An. Fac. Farm. Porto *23*, 111 (1963)] fand einen hemmenden Effekt des Extraktes auf Tonus und Bewegungen der glatten Muskulatur.

Anwendung. In der ägyptischen Volksmedizin zur Behandlung des Hochdrucks und zur Ausscheidung von Nieren- und Uretersteinen.

Centella

Centella asiatica (L.) URBAN (Centenella asiatica, C. erecta, Hydrocotyle asiatica L.). Apiaceae – Hydrocotyloideae – Hydrocotyleae.

Heimisch in allen wärmeren Gebieten beider Halbkugeln, besonders in den Sumpfgebieten Indiens und Ceylons, in Südafrika und in den Tropengebieten Amerikas.

Schlankes, kriechendes, immer wieder Wurzeln schlagendes Kraut. – Aus den Achseln des vertikalen Wurzelstockes entspringen lange, oft rötliche, fadenförmige, abstehende Stengel mit langen Internodien und Wurzeln an den Knoten. – Blätter z. T. aus dem Wurzelstock, z. T. zu je 1 bis 3 aus den Stengelknoten entspringend, langgestielt, rund bis nierenförmig, 1,3 bis 3 cm im Durchmesser, unbehaart, manchmal becherartig. Blattrand glatt, gekerbt oder gelappt. Blattstiel 7,5 bis 15 cm lang oder länger, gefurcht. Blattgrund scheidenförmig, aus den kurzen, an die Blattstiele angewachsenen Nebenblättern gebildet. – Blütenstengel, oft zwei- bis dreizählig, etwa 6 mm lang. Blütenstielchen fehlen. Die kleinen Hochblätter umschließen die Blüten. In jedem Blütenköpfchen 3 bis 6 rote, sitzende Blüten. – Frucht 8 mm lang, mit längsgestrecktem, gebogenem Perikarp und 7 bis 9 Rippen. Primär- und Sekundärrippen treten gleich stark hervor, dazwischen Netzaderung. Das Perikarp ist stark verdickt, die Samen sind seitlich gepreßt.

Herba Hydrocotyles asiaticae. Herba Centellae. Indian pennywort.
Centella Herba Ind. P. C. 53.
Frische und getrocknete Blätter und Stengel.

Mikroskopisches Bild. Auf beiden Blattoberflächen Spaltöffnungen, meist vom Rubiaceen-Typ, 30 × 28 µm groß. 2 Reihen Palisadenzellen, 45 µm lang und 25 µm breit. Schwammparenchym in 3 Zellreihen, mit vielen Interzellularen, einige mit Calciumoxalatkristallen. In der Nähe der Mittelrippe auf beiden Seiten eine zwei- bis dreireihige, kollenchymatische Hypodermis und 4 bis 5 Reihen Parenchymzellen ohne Chloroplasten. Die Blattstiele haben eine Epidermis mit verdickten Innenwänden, 2 bis 3 Reihen Kollenchym und eine breite Parenchymschicht. In dieser verlaufen 7 Gefäßbündel, von denen 5 in der Mitte liegen und 2 in den vorgestreckten Armen. Die Gefäße haben einen Durchmesser von 15 bis 23 µm. Einige der Parenchymzellen enthalten Calciumoxalatkristalle.

Inhaltsstoffe. Nach Ind. P. C. 53 in der frischen Pflanze das Alkaloid Hydrocotylin $C_{22}H_{33}NO_8$, das Glykosid Asiaticosid, Fp. 230 bis 235° (Zers.) [Asiaticat der O-α-1-Rhamnopyranosyl-(1→4)-O-β-D-glucopyranosyl-(1→6)-O-β-D-glucopyranose; PASICH et al.: Chem. Abstr. *68*, 16790t (1968)], wenig ätherisches Öl, fettes Öl und ein harzartiger Bestandteil. Ferner Vellarin, Pektinsäure und Vitamin C, Centoinsäure $C_{30}H_{48}O_6$ und Centellinsäure $C_{30}H_{48}O_6$, die Triterpensäuren Madasiatsäure, Asiatsäure, Betulasäure, Brahmsäure, Madecass-Säure $C_{30}H_{48}O_6$, Fp. 265 bis 268°, und deren Glykosid Madecassosid, Fp. 220° [Chem. Abstr. *69*, 87240z (1968)]; meso-Inosit und Centellose, die Saponine Brahmosid und Brahminosid, die Tri- und Tetraglykoside der Brahmsäure (2α,3β,6β,23-Tetrahydroxy-12-en-ursol-28-säure) [SINGH et al.: Phytochemistry *8*, 917 (1969)], das Triterpenglucorhamnosid Isothankusid, Fp. 250 bis 255° [DUTTA et al.: Chem. Abstr. *70*, 47795y (1969)].

Prüfung. Fremde org. Substanz max. 2%, Ind. P. C. 53.

Aufbewahrung. In verschlossenen Gefäßen, kühl und trocken, Ind. P. C. 53.

Wirkung. Madecassosid wirkt antiinflammatorisch; das Mitosen anregende Asiaticosid ist heilungsfördernd bei Pruritis, Wunden.

Anwendung. Als Blutreinigungsmittel, Tonicum, Diureticum, bei Haut- und Blutkrankheiten sowie Schädigungen des Nervensystems. In höheren Dosen als Sedativum. Pulverisiert als Schnupftabak.

Dosierung. 0,33 bis 0,68 g, Ind. P. C. 53.

Centipeda

Centipeda orbiculans Lour. (Myriogyne minuta Less.). Asteraceae.
Heimisch im tropischen Asien und in Australien.

Inhaltsstoffe. In der Pflanze ätherisches Öl und Myriogynin (Myriogyninsäure).

Anwendung. In der Mandschurei arzneilich.

Centipeda cunninghami (DC.) A. Br. et Aschers. (Myriogyne cunninghami DC.).
Heimisch im tropischen Asien und in Australien.

Inhaltsstoff. Im Kraut ätherisches Öl.

Anwendung. Wie Arnica (s. S. 218). Auch zu Schnupfpulvern, bei eitriger Augenentzündung.

Centranthus

Centranthus ruber (L.) DC. [Valeriana rubra L., Kentranthus ruber (L.) DC.].
Valerianaceae – Valerianeae. Spornblume. Roter Baldrian. Red valerian. Centranthe des jardins. Valeriane rouge. Valeriana rossa.

Heimisch in Irland, England, im mittleren und westlichen Mittelmeergebiet, im übrigen Europa auch als Zierpflanze. Besonders an steinigen Plätzen und im Sand der Küste.

Ausdauernd, 25 bis 100 cm hoch. – Wurzelstock kurz, holzig, mehrköpfig. – Stengel aufrecht, einfach, stielrund, kahl. – Laubblätter kahl, blaugrün; die grundständigen gestielt, eiförmig, stumpflich, mitunter stumpf eckig gezähnt. Stengelblätter breit eiförmig bis breit lanzettlich, die unteren in den kurzen Stiel zugeschweift, die mittleren und oberen mit verschmälertem bis breit herzförmigem Grund sitzend. – Blüten kurzgestielt, in einer dichten, wiederholt dreispaltigen Trugdolde. – Blumenkrone mit enger, 10 mm langer Röhre und fünfspaltigem Saum, dunkel rosenrot (ausnahmsweise auch weiß); ihr Sporn kürzer als die Kronröhre und mehr als doppelt so lang wie der Fruchtknoten. Die unterirdischen Teile stellen ein vertikal wachsendes Rhizom dar, das an seinem oberen Ende die Insertionen der Basalblätter (Länge 8 bis 10 cm) mit Verzweigungen von bemerkenswerter Länge (5 bis 15 cm) trägt. Die gelbbraune Rinde ist von tiefen Längsfurchen durchzogen. Der Querschnitt zeigt außen ein Korkgewebe und im Inneren ein helleres Schwammgewebe mit ausgeprägten Markstrahlen. Die unterirdischen Teile erreichen eine bemerkenswerte Größe und unterscheiden sich in ihrem Aussehen erheblich von Radix Valerianae. Die Wurzelmasse übertrifft die des Baldrians um ein Mehrfaches. Die Wurzel ist biegsam und wird in Gegenwart von Feuchtigkeit weich. Der Bruch ist faserig. In frischem Zustand ist die Wurzel geruchlos. Erst bei längerer Lagerung tritt der Geruch der Isovaleriansäure auf.

Inhaltsstoffe. Nach Poethke et al. [Pharm. Zentralh. *106*, 797 (1967) und *107*, 105 (1968)] sind mehrere empfindliche Stoffe enthalten, die beim Erhitzen mit Salzsäure eine tiefblaue Färbung ergeben (Halazuchrome). Thies et Funke (Tetrahedron L. *1966*, S. 1155) weisen auf das Vorhandensein von Valepotriaten hin (s. bei Valeriana). Der Gehalt beträgt 1 bis 3% in der getrockneten Wurzel. Das Halazuchrom B entspricht dem Valtratum ($C_{22}H_{30}O_8$), die Substanz A_I dem Baldrinal ($C_{12}H_{10}O_4$), das Halazuchrom E dem Isovaleroxy-hydroxy-didrovaltratum ($C_{27}H_{40}O_{11}$). Ferner sind Didrovaltratum, Acevaltratum und β-Sitosterin enthalten, jedoch kein ätherisches Öl und keine Alkaloide.

Gehaltsbestimmung. Zur Bestimmung der Valepotriate arbeiteten Poethke et al. [Pharm. Zentralh. *107*, 261 (1968)] drei Verfahren aus:

1. direkte spektralphotometrische Methode
2. Spektralphotometrie nach vorhergehender Farbreaktion
3. Jodhydrinmethode,

die jedoch nicht zur Bestimmung aller Valepotriate herangezogen werden können, bzw. (3.) einen sehr hohen Arbeitsaufwand erfordern.

Eine direkte spektralphotometrische Remissionsmessung von der DC-Platte schlägt SCHILD (Dissertation Saarbrücken 1969) vor. Mit dieser Methode kann das Didrovaltratum nicht erfaßt werden. Hierfür wird eine spektralphotometrische Methode mit vorhergehender Farbreaktion vorgeschlagen.

Zur Wertbestimmung der Baldriandroge und ihrer Zubereitungen machen WAGNER et al. [Arzneimittel-Forsch. *20*, 1149 (1970)] bzw. SCHAETTE (Dissertation München 1971) einen Vorschlag zur Gesamt- und Einzelbestimmung der Valepotriate. Durch Dünnschichtchromatographie auf Kieselgel F_{254}-Platten bzw. Folien werden aus einem Dichlormethanextrakt der Droge die Valepotriate abgetrennt, einer Farbreaktion mit Hydroxylamin unterworfen und anschließend bei 312 nm photometrisch bestimmt:

3 g Drogenpulver, Sieb 4 DAB 7 – BRD, werden 3 Std. einer kontinuierlichen Soxhlet-Extraktion (Soxhlet-Extraktionshülsengröße: 25 × 70 mm) mit ca. 50 ml Dichlormethan p. a. unterworfen. Der gewonnene Extrakt wird im Stickstoffstrom auf ca. 2 ml eingeengt, in ein 5-ml-Meßkölbchen gegeben, mit 2 ml Dichlormethan p. a. nachgespült und mit Dichlormethan auf 5 ml aufgefüllt. Davon werden mit einer Blutzuckerpipette aliquote Mengen (0,05 bis 0,3 ml) auf eine Kieselgel-GF_{254}-Fertigplatte bzw. -Fertigfolie aufgetragen und im Laufmittel n-Hexan-Methyläthylketon p. a. (8+2) bei Kammersättigung bis zu einer Höhe von ca. 12 cm chromatographiert. Die Auswertung des Chromatogrammes erfolgt im kurzwelligen UV-Licht bei 234 nm. Für die Gesamtvalepotriatebestimmung entnimmt man der Platte den ganzen unter dem UV-Licht markierten R_f-Bereich von 0,05 bis 0,3. Für die Blindprobe entnimmt man der Platte an einer vom Laufmittel durchzogenen „Leerstelle" ein ebenso großes Flächenstück (ca. 8 bis 10 cm²). Für die Einzelvalepotriatebestimmung werden die unter dem UV-Licht markierten Valepotriatezonen und eine ebenso große Zone für die Blindprobe der Platte entnommen. Die von der Platte abgelösten Kieselgelzonen werden in einem Reagensglas ohne Erwärmen dreimal mit je 3 ml Äther (peroxidfrei) 15 Sek. lang mit dem Whirlimixer (Fa. Fisons, Loughborough/England) extrahiert, die Eluate in 10-ml-Meßkölbchen überführt und im Stickstoffstrom auf ca. 2 ml eingeengt. Danach erfolgt die Zugabe von 3 ml Methanol p. a., 1,0 ml einer 10%igen methanolischen Hydroxylamin-hydrochlorid-Lösung und 1,0 ml einer 10%igen methanolischen Natronlauge. Die Kölbchen bleiben 20 Min. in einem Wasserbad von ca. 40° unter öfterem Umschütteln stehen. Danach gibt man 1,0 ml einer 10%igen wäßrigen Salzsäure und 1,0 ml einer 10%igen Eisen(III)-chlorid-Lösung in 0,1 HCl zu, füllt mit Methanol p. a. auf 10,0 ml auf, schüttelt um und führt anschließend sofort die spektralphotometrische Bestimmung bei 512 nm gegen die in gleicher Weise bereitete Blindlösung durch.

Die Bestimmung kann auch in Photometern mit einem Filter für den Wellenbereich 509 nm mit hinreichender Genauigkeit durchgeführt werden.

Berechnung:

$$\% \text{ Valepotriate} = \frac{E \cdot 0{,}324 \cdot V_g}{V_a \cdot G_D}.$$

E = gemessene Extinktion bei 512 nm;
V_g = Gesamtvolumen des eingeengten Drogenauszugs;
V_a = aliquotes Volumen des Drogenauszugs;
G_D = eingesetzte Drogenmenge bzw. Volumen der extrahierten Tinktur.

Valtrat
$R_1 = R_2 = CO \cdot CH_2 \cdot CH(CH_3)_2$
$R_3 = CO \cdot CH_3$

Acevaltrat
R_1 oder $R_2 = CO \cdot CH_2 \cdot CH(CH_3)_2$
R_1 oder $R_2 = CO \cdot CH_2 \cdot C(CH_3)_2$
       $O \cdot CO \cdot CH_3$
$R_3 = CO \cdot CH_3$

Baldrinal

Didrovaltrat
$R_1 = R_2 = CO \cdot CH_2 \cdot CH(CH_3)_2$
$R_3 = CO \cdot CH_3$

Wirkung. PARIS et al. [Thérapie *18*, 1187 (1963)] konnten nachweisen, daß äthanolische Extrakte aus den Wurzeln die Motilität und Reflextätigkeit der Maus stark vermindern. Weiterhin verhalten sich die Extrakte gegenüber Amphetamin antagonistisch und verlängern den Hexobarbitalschlaf der Mäuse. Versuche über die Wirksamkeit der verschiedenen Organe der Pflanze erbrachten für die Wurzeln die größte Aktivität. Auszüge aus frischen Pflanzen sind gegenüber denen aus getrocknetem Material nur wenig aktiver.

Anwendung. In der Heimat der Pflanze als Sedativum. In Deutschland zur Herstellung homöopathischer und vereinzelt auch allopathischer Zubereitungen.

Centruroides

Centruroides elegans. Klasse Arachnida-Ordnung Scorpionida. Insularis Pocock. Nach HPUS 64 ein in Mexiko (Guerrero, Durango) heimischer Skorpion.

Der Skorpion ist 3 bis 6 cm lang und seine Färbung variiert von blaßgelb bis dunkelrotbraun oder schwarz. Er besteht aus drei Segmenten, dem Cephalothorax, dem Abdomen und dem Schwanz. Der Cephalothorax trägt auf der Rückenseite einen Kopfschild mit zwei großen Mittelaugen und drei bis fünf Seitenaugen. Die Giftdrüsen sitzen am Schwanz in der Nähe des Stachels.

Wirkung. Der Stich kann, besonders für Kinder, tödlich sein.

Anwendung. In der Homöopathie.

Centruroides elegans HPUS 64.
Der Stachel und die Giftdrüsen eines frisch getöteten Tieres.

Arzneiform. Die genannten Teile werden mit 99 Teilen Milchzucker zur D 2 (2 ×) verrieben. – Medikationen: D 6 (6 ×) und höher.

Cephaëlis

Cephaëlis ipecacuanha (BROT.) H. RICH. (auch WILLD.). [Uragoga ipecacuanha (WILLD.) BAILL., U. emetica BAILL., Psychotria ipecacuanha (BROT.) MUELL. ARG. (auch STOKES), P. emetica VELL., Evea ipecacuanha (BROT.) STANDLEY] und **Cephaëlis acuminata** (BENTH.) KARSTEN [Uragoga granatensis BAILL., U. acuminata (BENTH.) O. KTZE.]. Rubiaceae – Rubioideae – Psychotrieae. Brechwurzel. Speiwurzel. Ruhrwurzel. Kopfbeere. (Brown) Ipecac. Ipecacuanha annelé. Poaya.

Cephaëlis ipecacuanha: Wildwachsend in lichten Wäldern des tropischen Brasiliens, besonders in den Provinzen Mato Grosso und Minas Gerais, auch in Para, Maranhao, Pernambuco, Bahia, Espiritu Santo, Rio de Janeiro und Sao Paolo. Kultiviert in Indien, Hinterindien und auf dem Malaiischen Archipel.

Cephaëlis acuminata: Die Pflanze wächst in Mittelamerika, vor allem in Nord- und Zentralcolumbien, Nicaragua und Panama. Kultiviert in Indien.

Cephaëlis ipecacuanha ist eine ausdauernde, immergrüne, krautige, bis 40 cm hohe Pflanze mit einem glatten, etwa 2 bis 4 mm dicken Rhizom. An diesem entspringen zahlreiche bis etwa 20 cm lange, faserartige Wurzeln, von denen sich im Laufe der Entwicklung einige zu stark verdickten Speicherwurzeln umbilden. Der kriechende oder aufstrebende, einfache oder wenig verzweigte, undeutlich vierkantige Stengel trägt gelegentlich Adventivwurzeln. Die sich insbesondere am oberen Ende des Stengels befindenden, dekussiert stehenden Laubblätter sind ganzrandig. Ihre Spreite ist in den kurzen Blattstiel verschmälert. Am Grunde des Blattes befinden sich pfriemartig aufgeschlitzte Nebenblätter, die in ihrem unteren Teil scheidenartig miteinander und mit dem Blattstiel verwachsen sind. Die Blüten stehen in endständigen, köpfchenförmigen Blütenständen, die von 4 bis 6 Hochblättern umschlossen werden. Die Einzelblüten besitzen einen fünfzähnigen, an den Zähnen bewimperten Kelch und eine weiße, glockig trichterförmige, fünfzipflige Korolle. Aus dem unterständigen, aus zwei Fruchtblättern gebildeten Fruchtknoten entwickelt sich eine fleischige, blauschwarze Steinfrucht.

Radix Ipecacuanhae (griseae vel annulatae)[1]. Radix Uragogae ipecacuanhae. Brechwurzel. Speiwurzel. Ruhrwurzel. Ipecacwurzel. Ipecacuanha Root. Root of Ipecacuanha. Racine d'ipecacuanha. Racine d'ipéca. Ipekakuanhovy koren. Ipecacuanharod. Radice brasiliana s. vomitiva. Rais de (Radice di) ipecacuana. Ipekakuana-gyöker. Koren od ipekakuanae. Braekrod. Brekkrot. Ipecacuanhawortel. Korzen Ipekakuany. Raiz desecada. Ipeca anillada.

Radix Ipecacuanhae DAB 7 – DDR, ÖAB 9, Helv. VI, Nord. 63, Ross. 9, Pol. III, CsL 2. Ipecacuanhae Radix Belg. V, Hisp. IX, Hung. VI, Jap. 61, Jug. II, Ned. 6, PI.-Ed. I/1, Ph. Europ. Ipecacuanhawurzel DAB 7 – BRD. Ipecacuanha BP 68, BPC 68, Brasil. 2, CF 65, Ind. P. 66, Ind. P. C. 53, Ipecac USP XVII. Ipecacuana Chil. III, Ital. VII. Ferner offizinell im ägyptischen und mexikanischen Arzneibuch.

Nur Wurzeldroge von Cephaëlis ipecacuanha ist zugelassen im: Ross. 9, Ned. 6, Pol. III, Jap. 61, Jug. II, Brasil. 2, CsL 2, Nord. 63. Wurzel und Rhizom von Cephaëlis ipecacuanha werden zugelassen im: DAB 7 – DDR, Ital. VII, Chil. III, Ind. P. C. 53, Hisp. IX. Wurzeldroge von Cephaëlis ipecacuanha und C. acuminata wird zugelassen im ÖAB 9 Wurzel und Rhizom von Cephaëlis ipecacuanha und Cephaëlis acuminata sind officinell im DAB 7 – BRD, Belg. V, Helv. VI, BP 68, BPC 68, USP XVII, PI.Ed. I/1, Ph. Europ., CF 65, Hung. VI, Ind. P. 66.

Gewinnung. Die Hauptmenge der Droge wird von wild wachsenden Pflanzen gewonnen. Als beste Sorten gelten die brasilianischen Wurzeln, die in der Provinz Mato Grosso gesammelt werden. Sie werden als Mato-Grosso- oder (nach dem Hauptausfuhrhafen) als Rio-Ipecacuanha bezeichnet.

Zur Gewinnung der Droge werden die unterirdischen Organe drei- bis vierjähriger Pflanzen ausgegraben und in der Sonne so rasch wie möglich getrocknet. Danach werden die Wurzeln in 5 bis 10 cm lange Stücke zerteilt und durch Sieben von anhaftender Erde befreit. Die Rhizome werden z. T. wieder in den Boden eingesetzt. Aus ihnen entwickeln sich im Verlauf weiterer 3 bis 4 Jahre erneut erntereife Pflanzen. Obwohl eine zu weitgehende Verringerung der natürlichen Bestände bisher vermieden werden konnte, sind sowohl in Brasilien (insbesondere in der Provinz Minas Gerais) als auch in anderen tropischen Gebieten Ipecacuanha-Kulturen angelegt worden. Die Pflanzen werden hier durch Auspflanzen von Rhizomstücken vermehrt. Die von Kulturen gewonnenen Drogen werden u. a. unter der Bezeichnung Minas-Ipecacuanha (Brasilien) und Johore-Ipecacuanha (Indien) gehandelt. Die Ernte der Wurzeln ist am günstigsten zwischen Januar und März, kann aber während des ganzen Jahres erfolgen. Sie wird gewöhnlich nur in der Regenzeit unterbrochen. Die Wurzeln drei- bis vierjähriger Pflanzen sollen den höchsten Alkaloidgehalt besitzen.

Handelssorten. Manche Handelsmuster sind sehr reich an Rhizomteilen, deren Alkaloidgehalt sich aber nicht wesentlich von dem der Wurzeln unterscheidet. Die Rhizomteile wurden früher zur Herstellung der vom DAB 6 geforderten Droge, ebenso wie die dünneren Wurzeln, durch Auslesen aus dem angelieferten Drogengut entfernt, ein Verfahren, das heute kaum noch geübt wird.

Cephaëlis ipecacuanha liefert sog. „Rio-, Matto-Grosso- oder Brasilianische Ipecacuanha", Ipéca annelé mineur. Cephaëlis acuminata KARSTEN liefert „Cartagena-, Costa-Rica-, Columbia- oder Panama-Ipecacuanha", Ipéca annelé majeur. Eine indische Kulturdroge wird Johore-Ipecacuanha genannt. Nach BERGER liefert Cephaëlis acuminata auch Minas-Ware und Bahia-Ware. Rio-Ware stellt auf Grund seines höheren Emetin-Gehaltes die wertvollere Droge dar. Nach dem 2. Weltkrieg ist Rio-Ware im deutschen Drogenhandel aber kaum noch erhältlich. Offenbar wird diese Droge vor allem industriell zur Alkaloidgewinnung verarbeitet. Die preisgünstigere Cartagena-Ware ist emetinärmer, aber cephaëlinreicher.

Beschreibung[1]. *Cephaëlis ipecacuanha.* Die Wurzelstöcke sind etwa 1 bis 3 mm dick und haben eine längsrillige, bräunliche oder graubraune Außenseite. Der Querbruch ist glatt. Die Wurzeln sind meist unverzweigt, nahezu zylindrisch und bisweilen gekrümmt. Sie sind entweder etwa 2 bis 4 mm dick und haben eine hellgraue, glatte Oberfläche, oder sie sind etwa 4 bis 6 mm dick, stark querrunzelig und bräunlich bis graubraun.

Die Droge besteht aus den höchstens 5 mm dicken, bis 20 cm langen, meist in 5 bis 7 cm lange Stücke zerbrochenen, wurmförmig gekrümmten, am Ursprung und an der Spitze verdünnten Wurzeln der Pflanze, die entweder am Grunde des langen, etwa 2 mm dicken

---

[1] Abbildungen bei L. HÖRHAMMER: Teeanalyse, Tafel 53, Abb. 467 und 468.

Stengels, oder, wenn die Pflanze niederliegt, auch aus dessen Knoten entspringen. Eine Anzahl dieser Wurzeln, nicht alle, verdicken sich, speichern reichlich Stärke und werden zu Reservestoffbehältern. Die ursprünglich zahlreich vorhandenen Wurzelzweige sterben ab, wenn die Wurzel zum sekundären Dickenwachstum ansetzt; an diesen Stellen wächst das Parenchym der Rinde dann zu förmlichen Wülsten heran, die in ihrer großen Anzahl der Droge das geringelte Aussehen verleihen. In den Furchen zwischen diesen Wülsten reißt die Rinde leicht ein und löst sich auf größere Strecken vom Holz. Die Wülste umfassen die Rinde mehr oder weniger weit, bilden aber niemals einen geschlossenen Ring. Die Farbe der Droge ist grau oder graubraun, oft schwärzlich braun. Der Bruch ist glatt, hornartig. Der Geruch schwach, dumpfig, der Geschmack widerlich bitter und etwas scharf. Stücke der unteren Stengelpartie dürfen in der Handelsware nicht vorkommen. Als „holzige" Ipecacuanha bezeichnet man eine Ware, die ungewöhnlich stark mit Stengelteilen, mitunter 30 bis 50%, vermengt ist.

Lupenbild[1]. Eine innen weißlich graue bis bräunliche, sehr stärkereiche Rinde und ein etwas gelblicher, dichter, radial gestreifter, sehr fein poröser Holzkörper, der nur 1/3 bis 1/5 und weniger des ganzen Wurzeldurchmessers einnimmt. Der Holzkörper läßt bei Betrachtung mit der Lupe eine radiale Streifung erkennen, die durch abwechselnde Reihen von dickwandigen, unverholzten Sklerenchymfasern und dünnwandigen, verholzten, faserähnlichen Zellen (umgebildete Markstrahlzellen) gebildet wird. Das Verhältnis des Holzkörpers zum Gesamtdurchmesser der Wurzel variiert je nach der Stärke der Rindenschicht. Der Kork ist auf dem Querschnitt am Rand als dünne, braune Zone zu erkennen.

Mikroskopisches Bild. Etwa 5 bis 6 Zellagen Kork, die Zellen mit stark gebräuntem Protoplasmarest, der als auffallend körnige, braune Haut den dünneren Zellwänden dicht anliegt. Die Rinde besteht in der Hauptsache aus fast isodiametrischen Parenchymzellen mit grob und unregelmäßig getüpfelten Wänden, gefüllt mit meist zusammengesetzten Stärkekörnern. In einzelnen dieser Zellen, besonders in der inneren Rinde, Bündel von nadelförmigen Calciumoxalatkristallen. Die Stärke der Rinde läßt 2 Formen unterscheiden: 1. Kleine, einfache und zusammengesetzte Körner, die Größe der einfachen Körner oder der Teilkörner der zusammengesetzten beträgt in der Regel 4 bis 8 μm, die Anzahl der Teilkörner eines zusammengesetzten Kornes beträgt bis 7, die Größe der zusammengesetzten Körner bis 22 μm. – 2. Daneben vereinzelt rundliche Körner, fast immer einzeln, von nicht ganz kugeliger Form, die bis zu 20 μm messen. Die Stärke des Holzes besteht aus kleinen Einzelkörnern oder wenig zusammengesetzten Körnern. Die großen Einzelkörner der Rinde fehlen im Holz vollständig. Die Siebröhren sind klein, nahe dem Cambium deutlicher, nach außen hin obliteriert; Bastfasern und Steinzellen fehlen. Der Holzkörper ist hart, hellgelb, im äußeren breiteren Teile radial angeordnet, marklos, mit abnormen Markstrahlen. Die Zellen der letzteren nicht radial, sondern in der Längsachse der Wurzel gestreckt, kurz, spitz, oder stumpf endigend, mit Stärke gefüllt, einfach schräg getüpfelt, sklerotisch (Ersatzfasern), funktionieren als Markstrahlgewebe. Zwischen den Holzfasern enge, gefäßartige Tracheiden mit geraden oder wenig schräg gestellten Hoftüpfeln, die Gefäßglieder stehen durch kreisrunde Löcher miteinander in Verbindung, daneben echte Tracheiden, ferner Holzparenchym. Es zeigen sich Übergänge von den Ersatzfasern zu den gefäßartigen Tracheiden. Nur selten schlanke, prosenchymatische Zellen mit ziemlich lang ausgezogenen Enden (Libriformfasern), diese sind stärker verdickt als die anderen und scharf charakterisiert durch schiefe, spaltenförmige Tüpfel. Die Rinde der Speicherwurzeln enthält große Mengen von Stärke. In einzelnen Zellen befinden sich zu Raphidenbündeln vereinigte Calciumoxalatnadeln.

Pulver. Fetzen dünnwandigen Korkgewebes mit braunem Inhalt; reichlich Parenchymgewebe der Rinde, die Zellen mit grob- und unregelmäßig getüpfelten Wänden und gefüllt mit meist zusammengesetzter Stärke; vereinzelt Zellen mit Bündeln nadelförmiger Calciumoxalatkristalle (die Raphidenbündel im Pulver schwierig auffindbar); die Stärkekörner klein, teils einfach, doch meist (bis 7) zusammengesetzt, ein Teilkorn nicht selten größer als die einfachen, die Größe der einfachen Körner oder der Teilkörner der zusammengesetzten meist 6,5 bis 20 μm, die Größe der zusammengesetzten Körner meist 12 bis 18, selbst bis 22 μm. Fragmente von kurzen, stumpf oder spitz endenden, schräg getüpfelten, stärkehaltigen Ersatzfasern; Bruchstücke enger, gefäßartiger Tracheiden mit kreisrunden Verbindungslöchern; Stücke echter Tracheiden; Holzparenchym; seltener echte Holzfasern. Steinzellen entstammen dem mitvermahlenen Rhizom (oder den Stengeln).

Die von *Cephaëlis acuminata* stammenden Wurzeln sind grau- bis rötlichbraun, bis 10 cm lang, etwa 4 mm, mitunter bis 7 mm dick, mehr oder weniger wurmförmig gekrümmt, an den Enden verjüngt, gewöhnlich unverzweigt. Sie besitzen 0,5 bis 1 mm breite, meist halbringförmige Querwülste in Abständen bis zu 3 mm. Die Rinde ist oft querrissig und teilweise abgesprungen, so daß der Holzkörper sichtbar wird. Der Querschnitt läßt eine weißliche bis hellgraue Rinde und einen gelblichen, harten, homogenen Holzkörper erkennen,

---

Siehe Fußnote 1 auf S. 796.

der 1/3 bis 1/5 des Durchmessers einnimmt. Der Bruch der Rinde ist glatt, hornartig; der Holzkörper bricht splitternd. Die Rhizomstücke sind dünner als die Wurzeln, weniger gekrümmt, längsstreifig, aber nicht geringelt. Ihre Rinde ist sehr dünn. Dünne, faserige Seitenwurzeln sind in der Droge selten zu finden.

Mikroskopisches Bild. Die Wurzel von Cephaëlis acuminata wird außen begrenzt von 5 bis 16, meist 5 bis 6 Lagen tafelförmiger, in radialen Reihen angeordneter, mehr oder weniger dünnwandiger Korkzellen mit braunem, feinkörnigem Inhalt. Die Rinde besteht aus zahlreichen dichten Lagen dünnwandiger, polygonaler, von außen nach innen an Größe abnehmender, außen etwas unregelmäßig, nach innen in mehr oder weniger radialen Reihen angeordneter, Stärke führender Parenchymzellen, zwischen denen Raphiden führende Idioblasten zerstreut liegen. Die Stärke ist aus 2 bis 7, meist 3, häufig ungleich großen, mit Kernspalte versehenen Teilkörnern zusammengesetzt. Der Gesamtdurchmesser der Körner beträgt bis 32 µm, der Teilkörner 15 µm. Daneben kommen auch kugelige bis ovale, bis 22 µm große Einzelkörner vor. Die Calciumoxalatraphiden sind 30 bis 80 µm, meist 40 bis 65 µm lang und zu mehr oder weniger axial orientierten Bündeln vereinigt. Die keilförmigen Siebbündel sind meist nur in Kambiumnähe zu erkennen. Bastfasern und Steinzellen fehlen. Der Holzkörper erscheint im Querschnittsbild sehr gleichmäßig aus 12 bis 35 µm, meist 16 bis 24 µm breiten Zellelementen zusammengesetzt, deren radiäre Reihen abwechselnd stärkehaltig und stärkefrei sind. Im Längsschnitt findet man behöft getüpfelte Tracheiden und Tracheen mit seitlichen Poren, Ersatzfasern mit rundlichen oder linksschiefen Spalttüpfeln, relativ kurze Holzparenchymzellen, beidendig spitze Holzfasern mit linksschiefen Spalttüpfeln. Die Ersatzfasern und die Holzparenchymzellen enthalten 8 bis 10 µm große, oft zusammengesetzte Stärkekörner. Das Rhizom zeigt im Querschnitt an der Innenseite der primären Rinde einen unterbrochenen Ring von tangential gestreckten, etwa 40 µm langen und 25 µm breiten, stumpfendigenden Sklereiden mit stark verdickter, verholzter, reichlich getüpfelter Wand. Das Mark besteht aus relativ großen, dickwandigen, getüpfelten, verholzten, Stärke führenden Parenchymzellen.

Pulverdroge. Spärliche Korkfragmente; Fragmente des dünnwandigen, Stärke führenden Rindenparenchyms mit vereinzelten, Calciumoxalatraphiden enthaltenden Zellen; Fragmente des Holzkörpers mit seitlich perforierten, behöft getüpfelten Tracheen, behöft getüpfelten Tracheiden, Stärke führenden Ersatzfasern mit rundlichen oder spaltenförmigen Tüpfeln, spitzen, dickwandigen Holzfasern und Parenchymzellen; einfache oder aus 2 bis 7, häufig ungleichen Teilkörnern zusammengesetzte, 8 bis 32 µm große Stärkekörner, 30 bis 80 µm lange Calciumoxalatraphiden und deren Bruchstücke. Rechteckige, langgestreckte Sklereiden mit stark verdickten, reichlich getüpfelten Zellwänden aus dem Rhizom sind relativ selten. Brechwurzel riecht schwach, eigenartig und schmeckt widerlich bitter. Das Pulver reizt die Schleimhäute.

Verfälschungen. Die mehlige Ipecacuanhawurzel, von Richardsonia scabra HOUST. L. (auch ST. HILAIRE) und auch von Rich. brasiliensis GOMEZ (Rich. pilosa H.B.K.), Brasilien, Mexiko, Radix Ipecacuanhae falsa (undulatae, alba, farinosa, amylaceae) besteht fast ausnahmslos aus dem untersten Stück des Stengels, dem sich die in der Mitte angeschwollene, wellig gebogene Wurzel anschließt. Die Länge ist etwa 25 cm, die Dicke 1 bis 4 mm, die Farbe hellgrau bis graubraun, die Oberfläche zart längsstreifig, in Abständen von einigen Millimetern querrissig. Auf dem Querschnitt nimmt das Holz die Hälfte ein, etwa vorkommende Einkerbungen der dicken, weißen, mehligen Rinde sind nur schwach vorhanden. Weniger Raphidenzellen. Die Stärkekörner deutlich geschichtet und größer. Einzelkörner 22 µm, zusammengesetzte 42,5 µm. Im Holzkörper einreihige Markstrahlen und in den Holzstrahlen echte, getüpfelte Gefäße. Der untere Teil des Holzkörpers ist ausgezeichnet durch sehr reichlich vorkommende Oxalatdrusen. Im Pulver keine stärkeführenden Tracheiden, doch größere Stärkekörner und Gefäßtrümmer. Enthält kein Emetin, statt dessen 0,03% eines anderen Alkaloids. Die Wurzel wurde früher als selbständige Sorte neben der offizinellen Ipecacuanha verwendet, doch ist ihre Wirkung ganz erheblich schwächer; gegenwärtig gelangt sie nur hie und da nach Europa, ohne Anwendung zu finden.

Die schwarze Ipecacuanhawurzel, von Cephaëlis emetica (MUTIS) PERSOON (Psychotria emetica MUTIS), Radix Ipecacuanhae nigrae (striata, major, peruviana), Venezuela, Peru, Neu-Granada, Kolumbien, ist etwas größer und stärker (bis 8 mm dick) als die Rio-Ipecacuanha und kommt in zylindrischen, längsgestreiften, in Zwischenräumen von 2 bis 3 cm eingeschnürten, außen graubraunen oder grauschwarzen Stücken in den Handel. Der Querbruch ist nicht körnig, fast hornartig, die Wurzel enthält keine Stärke. VOGL nennt sie wegen ihres reichlichen Gehaltes an unkristallisierbarem Zucker Ipecacuanha glycyphloea. Der Alkaloidgehalt ist nur 0,027%. Die Droge enthält Emetin.

Die weiße Ipecacuanhawurzel von Hybanthus ipecacuanha (L.) BAILL. [Jonidium ipecacuanha (L.) VENT., auch ST.-HIL.], Violaceae, Brasilien, Radix Ipecacuanhae alba (lignosa, flava), ist sehr verästelt, grauweiß oder hellbraungelb, dicht längsrunzelig, mit wenigen Querrissen und Einschnürungen, mit sehr dünner, innen weißer Rinde, hellgelbem, porösem

Holz und ohne Stärke. Sie enthält Inulin, kein Emetin und besitzt Steinzellen wie die Stengel der echten Ipecacuanha.

Die als Substitution für echte Ipecacuanha angetroffenen Wurzeln von Hybanthus parviflorus (VENT.) BAIL. [Jonidium parviflorum (VENT.) ST. HIL.] sind knorrig, mehr oder weniger geringelt und zeigen an der Stelle, wo sich diese Ringelungen befinden, transversale Einschnitte, die jedoch nicht bis zum Holzkörper dringen. Die Breite des Holzkörpers ist etwa 1/2 der ganzen Dicke. Der Bruch der Rinde ist glatt. Die Wurzeln enthalten viel Calciumoxalatkristalle, keine Sklerenchymfasern. – Die Wurzeln von Viola itoubou sind auch weniger geringelt und die transversalen Einschnitte fehlen fast vollständig. Der Holzkörper beträgt 1/3 der ganzen Dicke, die Bruchfläche der Rinde ist an der Innenseite etwas faserig. Enthält keine Kristalle, dagegen sehr viele Sklerenchymfasern und Steinzellen. – Die in Venezuela als wohlriechende Polygala violacea VAHL, auch ST.-HIL., und die als behaarte Polygala benannte Polygala caracasana H. B. K. werden gleichfalls als Verfälschungen gefunden, enthalten aber beide kein Emetin und keine Raphiden; im Holz fast ausschließlich isolierte Gefäße und einreihige Markstrahlen.

RANSOM berichtet über Cephaëlis tomentosa, daß diese in Trinidad eine ähnliche Verwendung findet wie bei uns die echte Ipecacuanha. Schon dem äußeren Ansehen nach ist die Wurzel von C. tomentosa von C. Ipecacuanha sehr verschieden, sie ist ohne Einschnürungen, hat aber schwache Längsfurchen. Die Rindenschicht ist sehr dünn, das ganze Innere besteht aus sehr harter, grauweißer Holzsubstanz. Enthält 0,1% Emetin.

Weitere Verfälschungen sind die Wurzeln von: Asclepias curassavica L. (Asclepiadaceae); Manettia ignita (VELLOTI) SCHUMANN, Rubiaceae (Radix ipecacuanhae striata minor); Cryptocoryne spiralis (RETZIUS) FISCHER, Araceae, Tylophora asthmatica WIGHT et ARNOTT, Asclepiadaceae (sog. Indische Ipecacuanha), T. indica MERR., Heteropteris pauciflora JUSS., Malpighiaceae, Brasilien (sog. Falsche Radix Ipecacuanhae).

Eine falsche, kultivierte Ipecacuanhawurzel ist das Rhizom von Chamaelirium luteum (L.) GRAY (Chamaelirium cardinianum WILLD., Veratrum luteum L.). Der Querschnitt zeigt nach Betupfen mit Vanillinsalzsäure über die ganze Fläche zerstreut zahlreiche Zellen mit intensiv rotem Inhalt (Phloroglucin), was bei der echten Ipecacuanha nicht zu bemerken ist. – Als weitere Verfälschung wurden die Wurzeln von Heteropteris pauciflora JUSS. vorgefunden, die in Brasilien ähnlich der Ipecacuanha Anwendung findet, sie enthalten weder Stärke noch Alkaloide.

Alkaloide enthaltende Paralleldrogen:

Remijia amazonica K. SCHUM. enthält 0,75 bis 0,82% Emetin und 0,43 bis 0,62% Cephaëlin neben weiteren Substanzen und wird von den Kräuterkundigen von Manãos bis Belém als Poaya brava mit Vorsicht verwendet.

Ferdinandusa elliptica POHL var. belemnensis DUCKE. Die dünnen, äußeren Wurzelspitzen dieses großen Baumes enthalten 0,88 bis 0,96% Emetin und 0,33% Cephaëlin, 0,02% Psychotrin u. a. Diese Wurzel wird in Pará zu „Poyawein" verarbeitet und in Peru und Cayenne gegen Dysenterie verwendet.

Tocoyena longiflora (GRISEB.) K. SCHUM. ist ein in Guayana vorkommender Strauch. Die Wurzeln enthalten 1,31 bis 1,66% Emetin, 0,62 bis 0,68% Cephaëlin, 0,02 bis 0,08% Psychotrin sowie ein brechenerregendes Weichharz. Die Wurzel wird von Kräutersammlern an Drogenfirmen Nordamerikas unter der Bezeichnung „Fabrikpoaya" verschickt.

Caperonia decorticans SPRUCE, Euphorbiaceae, an der Westgrenze von Pará; die Mittelstücke dieser Wurzeln enthalten 0,68% Emetin, 0,74% Cephaëlin, 0,11% Psychotrin u. a. m.

Bothriospora corymbosa HOOK. fil., enthält in der gelblichweißen Rinde 1,0 bis 1,35% Emetin neben 0,10 bis 0,22% Cephaëlin und Spuren von Psychotrin. Als „Ipec-lisa" findet sich diese Rinde in den Kräuterhandlungen Brasiliens und wird besonders für die Kinderbehandlung empfohlen.

Hillia illustris (VELL.) K. SCHUM., Rubiaceae, enthält in der Rinde 1,1 bis 1,3% Emetin.

Tylophora asthmatica WIGHT et ARN. gilt in Indien als Ersatzdroge für Radix Ipecacuanhae (s. unter Tylophora).

Übersicht zur Bestimmung der verschiedenen Ipecacuanhawurzeln und ihrer Verfälschungen
(nach HARTWICH, ergänzt von BERGER)

A. Wurzeln von Dicotyledonen.
  I. Stärke meist reichlich vorhanden.
    a) Holz im Querschnitt nicht normal, d.h. Markstrahlen und Holzstrahlen sind nicht zu unterscheiden.
      1. Anordnung der Elemente des Holzes radial. In der Rinde Oxalatraphiden.
        α. Einzelkörner der Stärke des Holzes bis 8 µ groß. Riowurzel.
        β. x. Einzelkörner der Stärke des Holzes bis 22 µ groß. Graubraune Carthagenawurzel.

xx. Einzelkörner der Stärke des Holzes bis 15 µm groß. Im Holz zuweilen normale Markstrahlen. Rotbraune Carthagenawurzel.
2. Anordnung der Elemente des Holzes nicht radial. In der Rinde Oxalatraphiden. Gefäße bis 175 µm weit. Zellen des Parenchyms der Rinde zuweilen mit schwarzem Inhalt. Poaya de flor azul.

b) Holz im Querschnitt normal, d.h. Markstrahlen und Holzstrahlen sind zu unterscheiden.
1. In der Rinde Gruppen von Bastfasern, die tangential geordnet sind. Ipecacuanha fibrosa. (Vgl. auch Naregamia).
2. Ohne Fasern in der Rinde.
α. Oxalatraphiden in der Rinde.
x. Stärkekörner in der Rinde ungeschichtet, bis 6 µm groß. Markstrahlen des Holzes bis 2 Zellreihen breit. Ipecacuanha nigra.
xx. Stärkekörner der Rinde deutlich geschichtet, Einzelkörner bis 22,5 µm, zusammengesetzte bis 42,5 µm messend. Markstrahlen des Holzes eine Zelle breit. Richardsonia scabra.
β. Oxalatdrusen in der Rinde.
x. Riesenzellen in der Rinde. Triosteum perfoliatum.
xx. Sekretzellen mit orangerotem Inhalt in der Rinde. Rinde auffallend dünn. Die der Droge reichlich beigemengten Stengel haben in der primären Rinde Bastfasern. Naregamia elata („Ipecacuanha der Portugiesen", „Goa-Ipecacuanha").
γ. Oxalat in säulenförmigen Einzelkristallen. Stärkekörner der Rinde klein, rund, spärlich. Ipecacuanha von Guatemala.
δ. Keine Oxalatkristalle in der Rinde. Wurzeln von Polygalaceen.
x. Markstrahlen des Holzes eine Zelle breit. Polygala caracasana.
xx. Markstrahlen des Holzes drei Zellen breit. Polygala angulata (?).

II. Zucker führend.
Holz nicht normal; in der Rinde Oxalatraphiden. Cephaëlis emetica.

III. Inulin führend.
In anscheinend strukturlosen Massen in der Rinde, die aber bei kurzer Behandlung mit Chloralhydrat kristallinische Struktur erkennen lassen.
a) Holz normal. Steinzellen, Oxalatdrusen und Gerbstoffzellen in der Rinde. Heteropteris pauciflora.
b) Holz nicht normal. Steinzellen der Rinde sehr klein und nicht immer vorhanden, säulenförmige Oxalatkristalle der Rinde. Jonidiumarten.

B. Rhizome von Monocotyledonen.

Rhizom einer Aroidee, vielleicht Cryptocoryne spiralis (RETZ.) FISCH. oder Lagenandra lancifolia (SCHOTT.) THW., aus Ostindien. Die Stücke sind einige Zentimeter lang, bis 1 cm

Biosynthetisches Aufbauprinzip der Ipecacuanha - Alkaloide:
2 x Phenyläthylamin + monoterpenoider C_9-Körper

Emetin

Psychotrin   R = H
O-Methyl-psychotrin R = CH_3

Cephaëlin   R = H
Emetin   R = CH_3

Emetamin

Protoemetin

dick, gerade oder einfach gebogen, zuweilen fast knollig, graubraun geringelt. Bruch mehlartig oder hornartig, gelblich. Im Querschnitt ein Ring kleiner konzentrischer Bündel, reichlich Stärke, Oxalatraphiden und zahlreiche braune Sekretzellen, die mit Vanillin-Salzsäure rot werden.

Inhaltsstoffe. Zwischen 2 und 3,5% Alkaloide, die zum größten Teil in den peripheren Rindenzellen der Speicherwurzeln abgelagert sind. Der Holzkörper ist alkaloidarm. Die Alkaloide sind: Emetin $C_{29}H_{40}N_2O_4$, Fp. 74°, Cephaëlin $C_{28}H_{38}N_2O_4$, Fp. 116°, Psychotrin $C_{28}H_{36}N_2O_4$, Fp. 122°, O-Methylpsychotrin $C_{29}H_{38}N_2O_4$, Fp. 123 bis 124°, Emetamin $C_{29}H_{36}N_2O_4$, Fp. 153 bis 154°, Protoemetin $C_{19}H_{27}NO_3$, Fp. 140 bis 142°, und Ipecac-Alkaloid A, Fp. 143 bis 145°. Nach älteren Angaben sollen die Alkaloide Ipecamin $C_{28}H_{36}N_2O_4$, Hydroipecamin $C_{28}H_{38}N_2O_4$ und Kryptonin (Emetoidin) $C_{29}H_{40}N_2O_2$ enthalten sein. Mato-Grosso-Ware enthält 2 bis 2,4%, Columbiaware 2,1 bis 2,45%, Nicaragua- 2,65 bis 3,0% und Costa-Rica-Droge 2,9 bis 3,5% Alkaloide. Bei der Rio-(Mato-Grosso-)Ware bestehen etwa 60 bis 75% der Alkaloide aus Emetin, während bei der Carthagena-Ware dieses Alkaloid 40 bis 50% ausmacht. Daneben ist jeweils Cephaëlin bis ca. 98% der Restalkaloide enthalten. Die Nebenalkaloide kommen in einer Konzentration zwischen 1,5 und 2%, bezogen auf den Gesamtalkaloidgehalt, vor.

Weitere Inhaltsstoffe. Zu 1% das Glucosid Ipecosid $C_{27}H_{35}NO_{12}$, Fp. 175°, ein Glykotannosid Ipecacuanhin, sehr wenig ätherisches und fettes Öl, Wachs, Harz, Saponine, Cholin, Ipecacuanhasäure $C_{17}H_{26}O_{10}$ (?) und andere Pflanzensäuren (Äpfel-, Citronen-, Ascorbin- und Chelidonsäure) sowie 30 bis 40% Stärke.

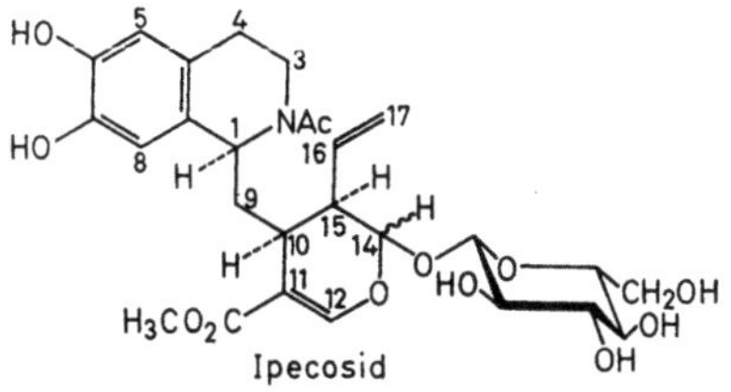

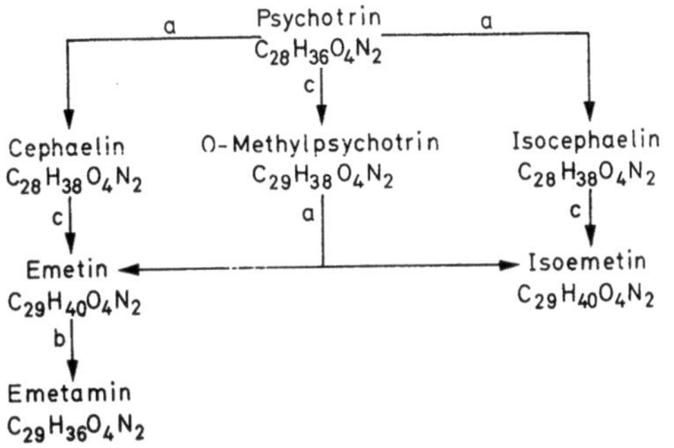

Abb. 98. Zusammenhänge zwischen den Brechwurzel-Alkaloiden (a = Hydrierung; b = Dehydrierung; c = Methylierung).

Prüfung. Identität. Nach dem DAB 7 – BRD werden a) 0,2 g Drogenpulver mit 5,0 ml 3 n Salzsäure 5 Min. lang geschüttelt. Im Filtrat entsteht auf Zusatz von 50 mg Chloramin T eine orangegelbe Färbung (Emetin wird zu Rubremitiniumchlorid dehydriert). – b) 2,0 ml der bei der Gehaltsbestimmung titrierten Flüssigkeit auf dem Wasserbad zur Trockne eingedampft. Der Rückstand gibt beim Übergießen mit einigen Tropfen einer Lösung von 20 mg Ammoniummolybdat in 2,0 ml konz. Schwefelsäure eine grüne Färbung.

Die Identitätsreaktionen der anderen Arzneibücher verlaufen ähnlich.

Nach Ph. Europ.: 1 g gepulverte Droge wird mit 1 ml Alkohol R angefeuchtet, mit 0,5 ml verd. Ammoniaklsg. versetzt, mit 10 ml Äther 1 Std. mazeriert und dann filtriert. In einem kleinen Scheidetrichter wird der Äther mit Diazobenzolsulfonsäurelösung R geschüttelt und dann alkalisch gemacht. In der wäßrigen Schicht entsteht eine orangerote Farbe, die Ätherschicht bleibt farblos. Nach dem Trennen der zwei Schichten wird der Äther zweimal mit 2 ml Wasser gewaschen und der Äther am Wasserbad entfernt. Der Rückstand wird in einigen Tropfen verd. Salzsäure R aufgenommen und einige Kristalle Kaliumchlorat R zugegeben; es entsteht langsam eine intensive, orange Farbe.

Emetin gibt mit konz. Schwefelsäure und Molybdänsäure eine gelbliche Grünfärbung, das Emetin-hydrochlorid liefert unter denselben Bedingungen ein reines Grün. Vanadinpentoxid und Schwefelsäure erzeugen ebenfalls eine Grünfärbung. Konz. Salpetersäure gibt eine Orangefärbung.

Cephaëlin gibt mit Schwefelsäure-Molybdänsäure ein mattes Blaugrün, wenn eine Spur HCl anwesend ist. Mit p-Nitrobenzoldiazoniumsalzen gibt die Base einen Farbstoff, der sich in wäßriger Natronlauge mit purpurner Farbe löst. Fröhdes Reagens und HCl bringen ein helles Blau hervor.

Die beiden Alkaloide Emetin und Cephaëlin geben mit Goldchlorid, Platinchlorid, Phosphorwolframsäure, Mayers Reagens, Kaliumwismutjodid und Jodkalium Fällungen.

Psychotrin zeigt mit Sulfomolybdänsäure eine Grünfärbung und kuppelt ähnlich wie Cephaëlin mit p-Nitrobenzoldiazonium-Salzen zu einem Farbstoff, der sich in Alkali mit purpurroter Farbe löst. Auch mit Fröhdes Reagens und HCl entsteht eine Grünfärbung. Eisen(III)-chlorid erzeugt eine Blaufärbung oder einen dunklen Niederschlag. O-Methylpsychotrin und Emetamin werden durch Fröhdes Reagens ebenfalls Grün.

Zum Nachweis der Alkaloide mit Fröhdes Reagens dient die bei der Gehaltsbestimmung anfallende Lösung; ginge man von einem Drogenauszug aus, so würde die Färbung durch Begleitstoffe gestört.

Chromatographische Identitätsprüfung. Für die Papierchromatographie eignet sich die Oberphase des Gemisches Butanol-Eisessig-Wasser 4 : 1 : 5. Für die Dünnschichtchromatographie verwendet DAB 7 – DDR die Adsorptionsschicht Kieselgel G und das Laufmittel Chloroform-Methanol (85 : 15).

Die Alkaloide werden als freie Basen mit Chloroform aus der Droge extrahiert. Der Auszug kann direkt auf das Chromatogramm aufgetragen werden. Beim Besprühen der Chromatogramme mit einprozentiger Jod-Chloroform-Lösung reagieren die Alkaloide unter Bildung nicht näher bekannter Verbindungen, die im UV-Licht bei 360 nm charakteristische Fluoreszenzfarben besitzen. Nach dem Erhitzen, das der Entfernung von überschüssigem Jod dient, müssen der gelb fluoreszierende Fleck des Emetins und der hellblau fluoreszierende Fleck des Cephaëlins zu erkennen sein. Die Flecken von Protoemetin und O-Methylpsychotrin sind nicht immer deutlich nachweisbar, da diese Alkaloide in der Droge nur in geringer Menge enthalten sind. Die dünnschichtchromatographische Methode zum Nachweis der Ipecacuanha-Alkaloide hat gegenüber den papierchromatographischen Verfahren den Vorteil kürzerer Laufzeit und besserer Trennschärfe. Sie kann auch zu einer halbquantitativen Bestimmung von Emetin und Cephaëlin und damit zur Unterscheidung von Rio- und Cartagena-Ipecacuanha („Reinheitsprüfung") verwendet werden.

Der Nachweis der Alkaloide Emetin und Cephaëlin mittels Dünnschichtchromatographie erlaubt eine bessere Identifizierung der Droge als die bereits seit längerer Zeit verwendeten, meist nicht spezifischen Farbreaktionen.

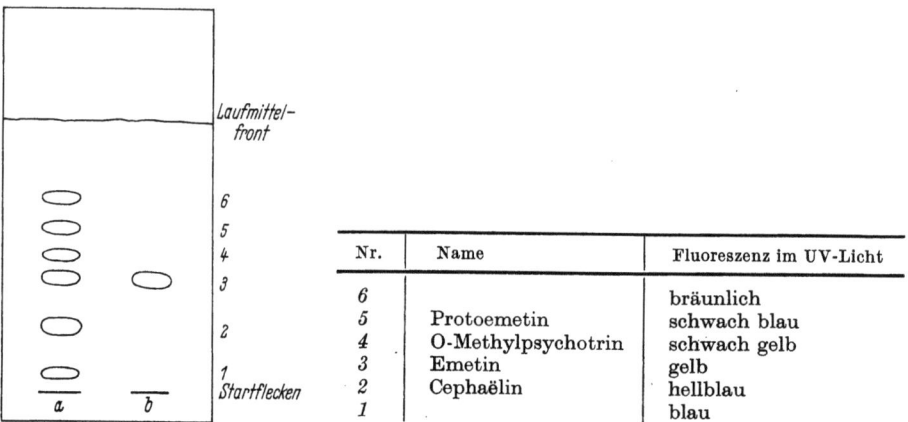

Nr.	Name	Fluoreszenz im UV-Licht
6		bräunlich
5	Protoemetin	schwach blau
4	O-Methylpsychotrin	schwach gelb
3	Emetin	gelb
2	Cephaëlin	hellblau
1		blau

Abb. 99. Dünnschichtchromatographie von Radix Ipecacuanhae [nach LUCKNER: Pharm. Zentralh. *105*, 713 (1966)]. Laufmittel: Chloroform-Methanol (85 : 15); Kieselgel G.
a Auszug aus Radix Ipecacuanhae; *b* Emetin.

Chromatographische Unterscheidung von Rio- und Cartagena-Droge. Eine Unterscheidung der gepulverten Droge ist u. a. in obigem Fließmittel auf Kieselgelplatten aufgrund des unterschiedlichen Emetin-Cephaëlin-Verhältnisses möglich.

Arbeitsvorschrift. 100 mg fein gepulverte Droge werden in einem Reagensglas mit 1 Tropfen konz. Ammoniaklösung vermischt, 5 ml Chloroform zugegeben und öfters kräftig durchgemischt. Nach 3 bis 4 Std. wird filtriert und vom Filtrat 5 µl auf eine Kieselgel-G-Dünnschichtplatte aufgetragen. Zum Vergleich trägt man daneben 5 µl einer 0,01% Emetin-Cephaëlin-(1 : 1)-Lösung auf. Als Fließmittel verwendet man Chloroform, das 15% Methanol enthält. Die Sichtbarmachung der Alkaloide erfolgt durch Aufsprühen von 10 ml einer

0,5%igen Jod-Chloroform-Lösung und Erhitzen (15 Min. auf 60°). Liegt eine Carthagena-Droge vor, so entsprechen die Zonengrößen denjenigen der Vergleichslösung; bei dem Rio-Drogenauszug ist die Cephaëlinzone erheblich kleiner.

Prüfung auf Reinheit. Im Pulver dürfen typische Gefäße nicht in größerer Menge vorhanden sein (fremde Ipecacuanha), ebensowenig verkleisterte Stärke (gedämpfte Wurzeln), Calciumoxalatdrusen (Ipecacuanha undulata) oder Farbstoffzellen (Ipecac. cyanophloea, oder nigra) oder fremde Stärke (Maranta, Kartoffel) oder Inulin (Jonidium ipecacuanha). Mindestgehalt an Alkaloiden: 1,8% [(höchstens 2,5%) Gesamtalkaloide, berechnet als Emetin], DAB 7 – BRD; 1,9% [Gesamtgehalt, davon 60% nichtphenolische Alkaloide], Nord. 63; 1,9% [(höchstens 2,3%) Gesamtalkaloide, davon 75% nichtphenolische Alkaloide, berechnet als Emetin], Jug. II; 2% [Gesamtalkaloide, berechnet als Emetin], ÖAB 9, (davon mind. 3/5 nichtphenol. Alkal.), Helv. VI, BP 68 – Add. 71 BPC 68, CsL 2, Hisp. IX, Chil. III, Pol. III, USP XVII, Jap. 61, Hung. VI, Ital. VII, Ned. 6, Ind. P. C. 53, Ph. Europ.; 2% [Gesamtalkaloide, davon etwa 50% Emetin], Ind. P. 66; 2% [Gesamtalkaloide, davon mindestens 60% nichtphenolisch, berechnet als Emetin], Pl. Ed. I/1, CF 65. Brasil. 2; 2% [Gesamtalkaloide, davon 65 bis 80% nichtphenolisch, berechnet als Emetin], DAB 7 – DDR. – Max. Aschegehalt zwischen 1,8 und 5%, Hisp. IX, Chil. III; 4% Ross. 9, Pol. III; 4,5% DAB 7 – DDR; 5% DAB 7 – BRD, ÖAB 9, Pl.Ed. I/1, BPC 68, Ned. 6, Belg. V, CsL 2, Jug. II, Ital. VII, Portug. 35, Brasil. 2, Jap. 61, Ind. P. 66, Ind. P. C. 53; 5,5% Nord. 63, Hung. VI. – Sulfatasche max. 6% Ph. Europ., BP 68 – Add. 71, Helv. VI. – In Salzsäure unlösliche Asche max. 2% Ital. VII, Jug. II, CsL 2, Hung. VI, Fenn. 37, Ind. P. 66, Ind. P. C. 53, Jap. 61; 3% Ned. 6, Ph. Europ., BP 68 – Add. 71. – Fremde organische Substanz max. 1% DAB 7 – DDR, BP 68, Ind. P. 66, Ind. P. C. 53, Ph. Europ.; 2% Belg. V, Pl.Ed. I/1, USP XVII, Brasil. 2, Chil. III. – Oberirdische Stengelteile max. 5% USP XVII. – Wassergehalt max. 8% Ross. 9, Pol. III, CsL 2; 10% Belg. V; 12% Hung. VI.

Gehaltsbestimmung. Bei der Gehaltsbestimmung werden in der Regel nur die Alkaloide Emetin und Cephaëlin erfaßt, die mit Äther extrahierbar sind. Der zu verwendende Äther muß von Peroxiden gereinigt werden und darf nicht länger als 24 Std. danach verwendet werden. Psychotrin ist in Äther unlöslich und wird deshalb nicht bestimmt. Zum Freimachen der Alkaloide ist Natriumcarbonatlösung oder Ammoniakflüssigkeit zu verwenden, nicht Natronlauge, weil das Cephaëlin infolge seiner Phenoleigenschaften eine in Wasser lösliche Phenolatverbindung liefert. Die Extraktion erfolgt entweder in einem Glasstopfengefäß oder in einem Soxhlet (USP XVII). Auch die Perkolationsmethode findet Verwendung (BP 68). Die Bestimmung findet in den meisten Pharmakopöen durch Rücktitration mit 0,1 n Natronlauge statt. Eine getrennte Bestimmung von Emetin und Cephaëlin fordern DAB 7 – DDR, Pl.Ed. I/1, CF 65, Nord. 63, Brasil. 2, Ind. P. 66, Jug. II. Dabei wird aus dem Gesamtalkaloidextrakt das Cephaëlin als Phenolat entfernt und im Rückstand das Emetin bestimmt. Zur getrennten Bestimmung von Emetin und Cephaëlin kann auch ein polarographisches Verfahren dienen. Es beruht auf der Nitrosierbarkeit des Cephaëlins unter Bedingungen, bei denen das Emetin nicht angegriffen wird; das Nitrosierungsprodukt des Cephaëlins kann dann kathodisch reduziert werden. – Früher wurde zur Ermittlung des Gesamtalkaloidgehaltes ein gewichtsanalytisches Verfahren verwendet, das der Vollständigkeit wegen aufgeführt sei.

a) *Gewichtsanalytische Bestimmung.* 6 g feines Brechwurzelpulver bringt man in ein trockenes Arzneiglas, gibt 60 g Äther und nach dem Durchschütteln 5 g Ammoniakflüssigkeit hinzu und läßt das Gemisch nach kräftigem Durchschütteln 3 Std. lang unter öfterem Schütteln stehen. Dann gibt man 5 ml Wasser hinzu und schüttelt kurze Zeit kräftig, wodurch sich das Pulver fest zusammenballt. Man tariert dann einen Scheidetrichter von etwa 200 ml in einem passenden Halter auf der Tarierwaage und gießt 50 g des Äthers (= 5 g Brechwurzel) durch ein Faltenfilter hinein. Dann gibt man 5 g verd. Salzsäure (12,5% HCl) und 10 g Wasser hinzu und schüttelt kräftig durch. Nach dem Absetzen läßt man die wäßrige Schicht in ein Arzneiglas von 150 ml fließen und schüttelt den Äther noch zweimal mit je etwa 10 ml Wasser aus, das man auch in das Arzneiglas bringt. Dann gibt man 50 g Äther und 5 g Ammoniakflüssigkeit hinzu und schüttelt kräftig durch. Nach dem Absetzen nimmt man die wäßrige Schicht mit einer Pipette weg und gießt auf der Tarierwaage 40 g des Äthers (= 4 g Brechwurzel) durch ein Faltenfilter in ein gewogenes Kölbchen, das einige Sandkörnchen enthält. Nach dem Verdunsten des Äthers trocknet man den Rückstand bei 80 bis 100° und wägt (Emetin und Cephaëlin).

b) *Acidimetrische Verfahren.* DAB 7 – BRD: 5,0 g fein gepulverte Droge (Sieb 6), genau gewogen, werden mit 100 ml Äther gut durchgerührt, mit 2,5 ml 6 n Ammoniak versetzt und unter häufigem, kräftigem Schütteln 30 Min. lang extrahiert. Durch einen Glassintertiegel G 3 wird abgesaugt und die Extraktion noch dreimal mit je 50 ml Äther jeweils 30 Min. lang wiederholt. Nach dem Absaugen und Nachwaschen des Gefäßes sowie des Tiegels mit 50 ml Äther werden die gesammelten Ätherauszüge viermal mit je 10 ml einer

Mischung von 10 ml 3 n Salzsäure und 30 ml Wasser ausgeschüttelt. Die wäßrige Lösung versetzt man mit 10,0 ml 6 n Ammoniak, schüttelt viermal mit je 40 ml Äther aus und wäscht jede Ätherphase mit den gleichen 5,0 ml Wasser. Die vereinigten Ätherlösungen werden abdestilliert. Der Rückstand wird bis zum Verschwinden des Äthergeruchs auf dem Wasserbad erwärmt, dann mit 1,0 ml Äthanol, 10,00 ml 0,1 n Salzsäure und 10 ml Wasser versetzt und der Säureüberschuß mit 0,1 n Natronlauge unter Zusatz von 0,10 ml Methylrotlösung zurücktitriert. 1 ml 0,1 n HCl entspricht 24,03 mg Alkaloiden, berechnet als Emetin. ÖAB 9: Das hier beschriebene Verfahren stimmt mit der DAB-7-BRD-Methode überein. Zur Bindung des Wassers wird vor dem Filtrieren Tragant zugesetzt. Helv. VI wendet gleichfalls Äther-Ammoniak zur Extraktion an. Titration mit HCl. Die nichtphenolischen Alkaloide werden aus der Äther-Ammoniaklsg. mit 1 n Natriumhydroxid ausgeschüttelt und ebenfalls mit HCl titriert. Ind. P. 66: Als Säure wird Schwefelsäure statt Salzsäure verwendet. BP 68: Die Droge wird mit Äther-Chloroform (3 : 1) unter Ammoniakzusatz geschüttelt, die Extraktion erfolgt in einem kleinen Perkolator mit der gleichen Mischung. Nach Einengen wird mit 0,1 n Schwefelsäure ausgeschüttelt, nach Ammoniakzusatz schüttelt man mit Chloroform aus, nach Auswaschen und Einengen wird der Rückstand in 0,1 n Schwefelsäure gelöst. Die Rücktitration erfolgt mit Natronlauge. USP XVII: Die Droge kann auf 2 Methoden extrahiert werden: Entweder mit Äther unter Ammoniakzusatz, wobei die Droge zunächst geschüttelt wird und danach über Nacht steht, oder mit einem Soxhlet. Die weitere Aufarbeitung und die Titration folgt in etwa der BP 68. PI.Ed. I/1: Der Gesamtalkaloidgehalt wird entsprechend der BP 68 bestimmt. – Nichtphenolische Alkaloide: Die bei der Bestimmung der Gesamtalkaloide erhaltene Titrationsflüssigkeit wird in einen zweiten Scheidetrichter gebracht und 5 ml Natronlauge und 50 ml Äther zugegeben. Man schüttelt, trennt die ätherische Lösung ab und schüttelt diese mit weiteren 10 ml und 5 ml einer 5,0 g/v-prozentigen wäßrigen Lösung von Natriumhydroxid. Die alkalischen Flüssigkeiten werden gemengt und mit zweimal 15 ml Äther geschüttelt. Die ätherischen Lösungen werden vereinigt und so oft mit je ungefähr 5 ml Wasser gewaschen, bis sie alkalifrei sind. Jede wäßrige Flüssigkeit wird mit denselben 10 ml Äther, die in einem zweiten Scheidetrichter aufbewahrt werden, gewaschen. Die ätherischen Flüssigkeiten werden verdampft, der Rückstand wird in 10 ml 0,1 n Schwefelsäure gelöst und mit 0,1 n Natriumhydroxid unter Verwendung von Methylrot als Indikator titriert. 1 ml 0,1 n Schwefelsäure entspricht 0,0240 g nichtphenolischen Alkaloiden, berechnet als Emetin.

c) Photometrische, getrennte Bestimmung von Emetin und Cephaëlin nach DAB 7 – DDR.

Die Alkaloide Emetin und Cephaëlin bilden mit Jod gelb gefärbte Verbindungen, die auch in Anwesenheit von Natriumthiosulfat beständig sind. Bei den vorgeschriebenen Versuchsbedingungen haben die molaren Extinktionskoeffizienten für beide Alkaloide die gleiche Größe. Die Berechnung des Gehaltes kann deshalb nach einer einheitlichen Formel erfolgen.

Bei der Bestimmung werden auch die in der Droge enthaltenen Nebenalkaloide erfaßt. Ihre Menge ist jedoch so klein, so daß sie nicht ins Gewicht fällt.

a) Bestimmung des Emetingehaltes. 1,000 g fein gepulverte Droge wird in einem 100-ml-Erlenmeyerkolben mit eingeschliffenem Stopfen mit 1,00 ml 6 n Ammoniaklösung und 25,00 ml Äther übergossen. Der Kolben wird verschlossen und 30 Min. kräftig geschüttelt. Der erhaltene ätherische Auszug wird durch wenig Watte filtriert.

10,00 ml der meist etwas trüben ätherischen Lösung werden dreimal mit je 5,00 ml n Natronlauge ausgeschüttelt. Die alkalischen Auszüge werden in einem Scheidetrichter vereinigt und mit 15,00 ml Äther ausgeschüttelt. Die verbleibende alkalische Lösung wird in einen 100-ml-Meßkolben überführt und zur Bestimmung des Cephaëlingehaltes aufbewahrt.

Die extrahierte Ätherlösung wird mit dem zum Ausschütteln der alkalischen Auszüge benutzten Äther vereinigt und in einem 100-ml-Meßkolben auf dem Wasserbad zur Trockne eingedampft. Der Meßkolben wird so lange erwärmt, bis der Äthergeruch vollständig verschwunden ist. Der in dem Kolben verbliebene Rückstand wird in 2,00 ml Äthanol gelöst. Die Lösung wird mit 5,00 ml 0,5 n Salzsäure versetzt und mit Wasser auf 100,00 ml verdünnt. 5,00 ml der meist schwach getrübten Lösung werden mit 5,00 ml Natriumacetat-Essigsäure-RL und 2,00 ml 0,1 n Jodlösung versetzt und 10 Min. auf 50 bis 60° erwärmt. Nach dem Abkühlen wird die Lösung mit 3,00 ml 0,1 n Natriumthiosulfatlösung und 10,00 ml Äthanol vermischt. Die Extinktion der erhaltenen klaren Lösung wird in einer Schichtdicke von 1 cm bei der Wellenlänge von 420 nm gemessen.

Vergleichslösung und Berechnung s. Abschnitt b).

b) Bestimmung des Cephaëlingehaltes. Die nach Abschnitt a) gewonnene, das Cephaëlin enthaltende, alkalische Lösung wird mit 15,00 ml n Salzsäure versetzt und mit Wasser auf 100,00 ml verdünnt. 5,00 ml dieser Lösung werden, wie vorstehend beschrieben, behandelt.

Vergleichslösung: 0,0100 g Emetinhydrochlorid werden genau gewogen und in 100,00 ml Wasser gelöst. 5,00 ml dieser Lösung werden, wie vorstehend beschrieben, behandelt.

Berechnung: % Emetin bzw. Cephaëlin, berechnet als Emetin und auf die bei 105° getrocknete Droge

$$= \frac{176,3 \cdot E_1}{\text{Ew}\,(100-a) \cdot E_2}.$$

E_1 = Extinktion der Lösung;
E_2 = Extinktion der Vergleichslösung;
Ew = Einwaage der Droge in Gramm;
a = Trocknungsverlust in Masseprozent.

Die Reaktion zwischen Jodlösung und Alkaloiden, die bei Zimmertemperatur etwa 1 Std. benötigt, ist bei einer Temperatur von 50 bis 60° bereits innerhalb von 5 bis 10 Min. beendet. Es wird dann umgesetzte und das als Perjodat gebundene Jod mit Natriumthiosulfat zu Jodid reduziert. Die nach dieser Reduktion verbleibende gelbe Farbe wird durch eine feste Alkaloid-Jod-Verbindung hervorgerufen. Sie ist innerhalb eines bestimmten Konzentrationsbereiches der Menge an Alkaloid proportional. Der Zusatz von Äthanol zum Reaktionsgemisch ist erforderlich, um für die photometrische Messung eine weitgehend klare Lösung zu erhalten. Der durch die verbleibende, sehr geringfügige Trübung hervorgerufene Meßfehler wird durch die Verwendung einer entsprechend zusammengesetzten Blindprobe ausgeglichen.

Die Bildung und möglicherweise auch die Farbintensität der Alkaloid-Jod-Verbindung ist in starkem Maße von der Wasserstoffionenkonzentration abhängig. Bei einem pH-Wert von 6, der bei dem vorgeschlagenen Verfahren durch Zusatz von Natriumacetat-Essigsäure-Puffer eingestellt wird, ist die Farbintensität für gleiche Mengen der Hauptalkaloide Emetin und Cephaëlin gleich. Es kann deshalb für die nichtphenolischen und für die phenolischen Alkaloide Emetinhydrochlorid als Eichsubstanz verwendet werden.

Andere Bestimmungsmethoden: AUTERHOFF u. BECKER [Arch. Pharm. (Weinheim) *293*, 1021 (1960)] extrahieren die Droge mit Essigsäure, reinigen durch Verdünnen mit Wasser sowie durch Ausschüttelungsprozesse und titrieren schließlich mit $HClO_4$ in Essigsäure. GRAF u. RÖNSBERG [Pharm. Ztg (Frankfurt) *114*, 1493 (1969)] geben ein Verfahren zur Alkaloidbestimmung in Brechwurzel mittels Adsorptionschromatographie an. Sowohl die Gesamtalkaloide wie das Cephaëlin können nach der Methode direkt im Chloroformeluat bestimmt werden. Der Gesamtalkaloidgehalt wird spektrophotometrisch bei 286 nm bestimmt. Cephaëlin wird mit 2,6-Dichlorchinonchlorimid in Gegenwart von wenig methanolischer Kalilauge zum entsprechenden Indophenol umgesetzt, das bei 595 nm photometrisch bestimmt wird. SETH u. RAY [Indian J. Pharm. *29*, 130 (1967)] arbeiteten eine einfache Emetin-Bestimmungsmethode aus, die auf der Bildung eines in Chloroform löslichen Farbkomplexes von Emetin mit dem Natriumsalz der 1,2-Naphthochinon-4-sulfonsäure beruht. Die Reaktion wird bei definiertem pH-Wert (6,2-Phosphatpuffer) und 80° (90 Min. lang) in wäßrigem Medium durchgeführt. Erst danach wird mit Chloroform ausgeschüttelt. Der orangefarbene Komplex besitzt ein Absorptionsmaximum bei 460 nm. Im Konzentrationsbereich 100 bis 600 µg/ml wird das Lambert-Beersche Gesetz eingehalten.

Ionenaustausch-Verfahren [JINDRA u. POHORSKY: J. Pharm. Pharmacol. *3*, 344 (1961)]. 0,3 g genau eingewogene, pulverisierte Droge werden zu 10 g Äther und 1 ml 5%iger Ammoniaklösung gegeben, das Gemisch wird 25 Min. lang kräftig geschüttelt. 7 g der abgetrennten Ätherschicht werden genau in einem 20-ml-Erlenmeyerkolben gewogen und zur Trockne eingedampft. Der Rückstand wird mit 1 ml 0,2%iger Schwefelsäure und 5 ml 90%igem Äthanol aufgenommen und durch Amberlit JR-4-B Ionenaustauschsäule gegeben. Das Eluat wird mit 20 ml Wasser verdünnt und gegen 0,01 n Salzsäure mit Hilfe einer Antimonelektrode titriert. 1 ml 0,01 n Salzsäure entspricht 0,002403 g Alkaloiden, berechnet als Emetin.

KAMP [Pharm. Weekbl. *92*, 1 (1957)] bestimmt die Alkaloide mit Hilfe von Ionenaustauschern auf Harzbasis. Trennung der Alkaloide. a) Nichtphenolische Alkaloide (z. B. Emetin). Die Gesamtalkaloide werden aus 40 g Tct. Ipecac. isoliert, indem diese in 50 ml Äthanol (50% v/v) gelöst wird. Diese Lösung wird durch eine 20-ml-Säule mit Amberlit IRA-400 gegeben mit einer Durchlaufgeschwindigkeit von 8 Tropfen pro Minute. Die Säule wird darauf mit 50 ml Äthanol (50% v/v) ausgewaschen. Das Eluat enthält die nichtphenolischen Alkaloide, welche direkt mit 0,1 n HCl titriert werden können nach Zugabe von Bromphenolblau als Indikator. – b) Phenolische Alkaloide (Cephaëlin). Nach Eluierung der nichtphenolischen Alkaloide vom Austauscherharz Amberlit IRA-400 wird der Alkohol der Säule durch Wasser ersetzt. Dann werden die phenolischen Alkaloide durch 100 ml 1 n HCl quantitativ vom Harz eluiert. Die Alkaloide können sodann nach Verdunsten des Lösungsmittels durch eine geeignete Methode bestimmt werden.

Aufbewahrung. Separandum! Vor Licht geschützt in gut schließenden Gefäßen.

Wirkung. Die Droge besitzt eine starke Wirkung auf die Schleimhäute, die hauptsächlich durch die in ihr enthaltenen Alkaloide hervorgerufen wird. Bereits sehr kleine Mengen führen bei oraler Applikation zu einer Hyperämisierung der Magenschleimhaut. Bei Verabreichung größerer Dosen erfolgt Erbrechen, das reflektorisch durch lokale Reizung sensorischer Magennerven ausgelöst wird. Dabei wirkt Cephaëlin stärker brechenerregend und auch stärker toxisch als Emetin. Zugunsten der reflektorischen Wirkung spricht, daß bei Zufuhr von Emetin per os keine größeren Gaben erforderlich sind als bei subkutaner Applikation, und daß das parenteral zugeführte Emetin in den Magen ausgeschieden wird. Im Magen reizt Emetin die sensiblen Nervenendigungen, die den Reiz über den Vagus dem Brechzentrum im Zentralnervensystem zuleiten. Bei oraler Verabreichung kleinerer Mengen (etwa 1/10 der brechenerregenden Dosis) besitzt die Droge eine expektorierende Wirkung, die hauptsächlich durch ihren Gehalt an Emetin bedingt ist. Durch Erregung der sensorischen Magennerven wird reflektorisch eine vermehrte sekretorische Tätigkeit der Bronchialschleimhaut ausgelöst, wodurch das Abhusten vorhandener Exkrete erleichtert wird. Das Abhusten wird weiter durch den spasmolytischen Effekt gefördert, den Emetin auf die Bronchialmuskulatur ausübt, durch Erregung der Nervenendigungen der Drüsen wird die Speichel-, Schweiß- und Darmsekretion vermehrt. Das Saponin der Droge wirkt als Netzmittel und reizt die Schleimhäute. Leichtes Kratzen und Sekretlösung werden dadurch ausgelöst. Es wirkt also ein ganzer Komplex und nicht nur ein Bestandteil expektorierend.

Toxikologie. Da die Ausscheidung der Ipecacuanhaalkaloide im menschlichen Organismus nur langsam vor sich geht, ist bei einer länger dauernden Behandlung die Möglichkeit einer kumulativen Giftwirkung gegeben. Emetin ist wie Chinin ein allgemeines Protoplasmagift und zugleich ein Kapillargift wie Arsenik und Colchicin. Akute Intoxikationen sind bei Applikation von 0,5 g Emetin und mehr zu erwarten. Es kommt zu starker Darmreizung, Herzschwäche mit Pulsverlangsamung und Atemnot. Bei häufigem Umgang mit Radix Ipecacuanhae (insbesondere beim Pulverisieren der Droge) kommt es bei bestimmten Personen zu lokalen Reizerscheinungen an Haut und Schleimhäuten. So wurden u. a. stark juckende Entzündungen, Pustelbildung, Conjunctivitis und starke Asthmaanfälle beobachtet.

Anwendung. Ein großes Anwendungsgebiet hat Radix Ipecacuanhae als Expectorans, meist in Form galenischer Präparate, besonders bei Keuchhusten, Bronchitis der Kinder und Bronchialasthma. Die Droge war früher als Brechmittel von großer Bedeutung. Sie wird für diese Indikation auch heute noch zur Herbeiführung einer Magenentleerung, z. B. bei Pylorusstenose vor Röntgendurchleuchtungen angewandt. Sie hat als Brechmittel sonst aber an Bedeutung verloren, da dem Erbrechen bei ihrer Verwendung ein relativ langes und unangenehmes Nauseastadium vorausgeht. Die seit alters her bekannte Anwendung von Radix Ipecacuanhae zur Bekämpfung der durch Entamöba histolytica hervorgerufenen Amöbenruhr beruht auf ihrem Emetingehalt. Emetin verhindert die Teilung der vegetativen Formen der Amöbe und findet heute insbesondere in tropischen Gebieten zur Behandlung dieser Krankheit breite Anwendung. Die Verabreichung von Emetin über größere Zeiträume kann jedoch Kumulationserscheinungen und Intoxikationen (insbesondere Schädigung der Darmschleimhaut, des Herzens und des Kreislaufes) sowie allergische Reaktionen zur Folge haben. Äußerlich nur sehr selten in Salben zur Erzeugung von Pusteln. In der Homöopathie bei Bronchitis, Pertussis, Asthma bronchiale, Heufieber, Gastritis, Hyperemesis, Nausea, Ruhr. Industriell zur Darstellung der Alkaloide Emetin und Cephaëlin. Letzteres läßt sich gut zu Emetin alkylieren.

Dosierung. In der Regel 0,05 g (10 ml des 0,5%igen Infuses). In Pulvern, Pillen, Tabletten 0,01 bis 0,1 g. Als Brechmittel 0,5 bis 2,0 g des Pulvers alle 10 bis 15 Min. Maximaldosen als Expectorans: Einzeldosis 0,05 g ÖAB 9; 0,1 g Ross. 9; 0,025 bis 0,1 g BP 68. Tagesdosis 0,3 g Jap. 61; 0,4 g Ross. 9. Maximaldosen als Emeticum: Einzeldosis 1 g DAB 7 – BRD, ÖAB 9, Jug. II, Ross. 9. 2 g DAB 7 – DDR, CsL 2, Chil. III, Hisp. IX, Pol. III; Tagesdosis 2 g Jug. II; 3 g DAB 7 – BRD, 4 g DAB 7 – DDR, CsL 2, Pol. III.

Bemerkungen: Abgabe. Nur auf ärztliche Verordnung, DAB 7 – BRD. Nach DAB 7 – DDR ist die Substanz zur Verwendung als Arzneimittel, in Arzneimitteln oder zur Herstellung eines Aufgusses mittelfein zu pulvern und mit mittelfein gepulverter Lactose auf einen Gehalt an nichtphenolischen und phenolischen Alkaloiden von 2,00%, berechnet als Emetin und auf die bei 105° getrocknete Substanz, einzustellen. ÖAB 9: Wenn Radix Ipecacuanhae für sich oder in Rezepturzubereitungen verordnet ist, darf nur Radix Ipecacuanhae titrata abgegeben bzw. verwendet werden. Pulver von Brechwurzel ist mit Mannit auf einen Alkaloidgehalt von 2,0% einzustellen. Helv. VI. Ähnlich BP 68 und andere Arzneibücher (s. auch unter Pulvis Ipecacuanhae).

Ipecacuanha HAB 34. Brechwurzel.

Vorsichtig getrocknete, verdickte Wurzel (von Cephaëlis ipecacuanha).

Brechwurzel muß den im DAB gestellten Anforderungen entsprechen.

Arzneiform. Tinktur nach § 4.

Alkaloidgehalt. Mind. 0,194%. Spez. Gew. 0,900 bis 0,906. Trockenrückstand 1,75 bis 2,70%.

Arzneigehalt. 1/10.

Aufbewahrung. Bis 3. Dez.-Pot. vorsichtig.

Nach den Vorschlägen für das neue Deutsche HAB, Heft 5, S. 268 (1959), wird aus der getrockneten Wurzel die Urtinktur durch Perkolation hergestellt. Es werden chemische Reaktionen und papierchromatographische Methoden zur Prüfung der Tinktur beschrieben. Die Gehaltsbestimmung erfolgt acidimetrisch nach Abtrennung der Begleitsubstanzen durch eine Aluminiumoxidsäule. Dichte 0,896 bis 0,902; Trockenrückstand 1,8 bis 2,1%. Alkaloidgehalt der Tinktur 0,19 bis 0,21%.

Ipecacuanha HPUS 64. Ipecac HPUS 64.

Die getrocknete Wurzel von Cephaëlis ipecacuanha.

Arzneiform. a) Urtinktur: Arzneigehalt 1/10. Ipecacuanha, fein gepulvert 100 g, destilliertes Wasser 200 ml, Alkohol USP (94,9 Vol.-%) 824 ml zur Bereitung von 1000 ml der Tinktur. — b) Dilutionen: D 2 (2×) und höher mit Alkohol HPUS (88 Vol.-%). — c) Medikationen: D 2 (2×) und höher. — d) Verreibungen: D 1 (1×) und höher.

Radix Ipecacuanhae deemetinisata (ab Emetin liberata).

Emetinfreies Brechwurzelpulver.

Zur Entfernung des Emetins und der anderen Alkaloide wird das Pulver der Droge mit Ammoniak und Chloroform versetzt, der Auszug mit verd. Schwefelsäure ausgezogen, das Alkaloid mit Wasser ausgeschüttelt, der Chloroformauszug dann dem Drogenpulver wieder zugegeben und eingedampft.

Anwendung. Früher bei Amöbenruhr.

Bemerkung: Die antidysenterischen Eigenschaften dieses Pulvers sind umstritten. Man nahm früher an, daß Ipecacuanhasäure die Entwicklung der Dysenteriebakterien hemmt, doch kommt diese Wirkung dem Emetin zu.

Pulvis Ipecacuanhae. Radix Ipecacuanhae pulverata, titrata. Ipecacuanha praeparata. Ipecacuanhae radix pulverata. Ipecacuanhae pulvis (normatus). Ipecacuanha pulverata, mundata. Pulvis Ipecacuanhae radicis standardisatus. (Eingestelltes) Brechwurzelpulver. Prepared, powdered Ipecacuanha. Powdered Ipecac. Poudre d'Ipecacuanha. Polvo de ipecacuana. Polvo de raiz de ipecacuana.

Pulvis Ipecacuanhae radicis standardisatus Pl.Ed. I/1. Radix Ipecacuanhae titrata ÖAB 9. Pulvis Ipecacuanhae Belg. V, CsL 2, Hisp. IX. Ipecacuanha pulverata Ind. P. C.53. Ipecacuanhae pulvis normatus Ph. Europ. Ipecacuanhae radix pulverata Jap. 61. Powdered Ipecac USP XVII. Prepared Ipecacuanha BP 68, Ind. P. 66. Poudre d'Ipecacuanha CF 65. Pó de ipecacuanha Brasil. 2. Ipecacuano polvere Ital. VII.

Eingestellte, pulverisierte Brechwurzel ist Brechwurzel, die zu einem feinen Pulver gemahlen worden ist und, falls notwendig, entweder durch Beimischung von geeigneten Mengen pulverisierter Brechwurzel mit niedrigerem oder höherem Alkaloidgehalt oder durch Zugabe von pulverisierter, extrahierter Brechwurzel oder pulverisiertem Milchzucker oder Reisstärke auf 2% Gesamtalkaloide, berechnet als Emetin (Grenzen 1,9 bis 2,1) eingestellt worden ist.

Beschreibung. Hellgrau bis gelblichbraun; Geruch schwach; Geschmack bitter.

Mikroskopisches Bild. Es weist dieselben diagnostischen Merkmale auf wie sie bei Radix Ipecacuanhae beschrieben sind. Es können Milchzuckerkristalle oder polyedrische Reisstärkekörner von 2 bis 8 μm Durchmesser vorhanden sein.

Verfälschung. Auch die gepulverte Droge wurde ausgiebig verfälscht, indem verschiedene andere Produkte beigemahlen wurden. Früher setzte man zur Verstärkung der Brechwirkung Brechweinstein zu. Heute finden sich als Beimengungen Stamm- und Holzteile der Ipecacuanha, Pulver von Richardsonia-Wurzeln, Süßholz, entölte Birkenrinde, verschiedene Stärkearten, Dextrin, Pflanzengallen, gemahlene bittere Mandeln, gemahlene Oliven sowie Olivenpreßrückstände.

Prüfung. Die meisten Arzneibücher verweisen bei der Prüfung auf die Angaben unter Radix Ipecacuanhae. Alkaloidgehalt 1,8 bis 2,2% Brasil. 2, Chil. III; 1,9 bis 2,1%, eingestellt mit Ipecacuanhawurzel anderen Gehaltes, extrahierter Ipecacuanhawurzel oder Lactose ÖAB 9, BP 68–Add. 71, USP XVII, Ind. P. 66, Ind. P. C. 53, CF 65 (davon mindestens 60% nichtphenolische Alkaloide), Belg. V (mit Reisstärke eingestellt), PI.Ed. I/1 (auch Reisstärke erlaubt; mindestens 60% nichtphenolische Alkaloide), Ph. Europ. (eingestellt mit Lactose oder Ipec. Wurzelpulver); 1,9 bis 2,3% Nord. 63 (eingestellt mit Lactose oder Ipecacuanhawurzel); 2% (eingestellt mit Lactose oder Droge) Hisp. IX, CsL 2, Jug. II und Ital. VII (auch Reisstärke erlaubt). Mindestens 2% ätherlösliche Alkaloide, eingestellt mit Drogenmaterial oder Stärke, nicht mit Lactose, Jap. 61. – Max. Aschegehalt 4,5% Brasil. 2; 5% ÖAB 9, PI.Ed. I/1, Ind. P. 66, Jap. 61. – Säureunlösliche Asche max. 2% Ital. VII, Ind. P. 66, Jap. 61. – Sulfatasche max. 5% CF 65.

Aufbewahrung. Vorsichtig. In dicht verschlossenen Behältern, kühl, vor Licht geschützt.

Dosierung. Einzeldosis 0,010 bis 0,05 g; Tagesdosis 0,03 bis 0,15 g, Jap. 61. Maximaldosis 0,2 g Hisp. IX; 0,3 g, Jap. 61. Als Emeticum 1 bis 2 g, Belg. V, Ind. P. C. 53.

Bemerkung. Abgabe: Nur nach ärztlicher Verordnung DAB 7 – BRD. Wenn die Droge oder das Pulver verordnet ist, muß eingestelltes Brechwurzelpulver abgegeben werden, BP 68. Wird Ipecacuanhapulver verordnet, so muß der Gehalt auf 2,0% eingestellt werden Ned. 6. Wird ein höherer Gehalt als 2% festgestellt, so wird eine entsprechend geringere Menge abgegeben, Ross. 9.

Pulvis Ipecacuanhae opiatus. Pulvis opii et ipecacuanhae (compositus). Pulvis ipecacuanhae et opii. Pulvis ipecacuanhae compositus. Ipecacuanhae opiatus pulvis. Pulvis Doveri. Doversches Pulver. Compound Powder of Ipecacuanha. Ipecac(uanha) and Opium powder. Dover's Powder. Powder of Ipecac(uanha) and Opium. Opium Ipecac powder. Poudre de Dover. Poudre d'Ipéca(cuanha) opiacée. Ipeca-Opium poeder. Dover poeder. Polvo de opio e ipecacuana compuesto. Polvo de ipecacuana opiado. Polvos de Dower (Dover). Samengesteld Opium poeder. Proszek Dovera.

Pulvis ipecacuanhae opiatus DAB 6, ÖAB 9, Helv. V, Pol. III, CsL 2, Norv. V, Jug. I. Pulvis ipecacuanhae et opii Ind. P. C. 53. Pulvis opii et ipecacuanhae Hung. VI. Pulvis opii et ipecacuanhae compositus Belg. V, Hisp. IX. Pulvis Doveri USP XI, Brasil. 1, Jug. I. Pulvis opii compositus Ned. 6. Ipecacuanha and Opium Powder BP 63, NF XI, Ind. P. 66. Poudre d'ipécacuanha opiacée CF 49. Polvo de opio e ipecacuana compuesto Chil. III. Polvere del Dover Ital. VII. Ferner offizinell in Portug. 35, Fenn. 37.

Zusammensetzung. Nach DAB 6, ÖAB 9, Helv. V, Belg. V, Ital. VII, Pol. III, CsL 2, BP 63, NF XI, Chil. III, Portug. 35, Fenn. 37, Ind. P. 66, Ind. P. C. 53, USP XI, CF 49 wie folgt:

    Radix Ipeacuanhae pulvis (subtilis)   10 T.
    Opium pulveratum   10 T.
    Saccharum Lactis   80 T.

Nach Hisp. IX wird statt Saccharum Lactis rezeptiert:

    Kalium nitricum   40 T.
    Kalium sulfuricum   40 T.

Nach Ned. 6, Norv. 5 und Ross. 8:

    Kalium sulfuricum   80 T.

Nach Hung. VI:

    Saccharosum   80 T.

Hellbraunes, bitter schmeckendes Pulver, das im Mikroskop die Charakteristika von Opium und Radix Ipecacuanhae zeigt.

Aufbewahrung. Separandum. Vor Licht geschützt in gut schließenden Gefäßen. Die Zubereitung fällt unter das Betäubungsmittelgesetz.

Anwendung. Früher als Hustenmittel, heute noch gegen Darmkatarrh verwendet. In der Tierheilkunde ebenfalls als Expectorans und Antidiarrhoicum.

Dosierung. 0,3 bis 0,6 g. Größte Einzelgabe 1,5 g. Größte Tagesgabe 5 g.

Pulvis Ipecacuanhae opiatus solubilis Helv. V.
Lösliches Doversches Pulver. Poudre de Dover soluble. Polvere del Dover solubile.
Bereitet aus: Extractum Ipecacuanhae 10 T., Extractum Opii 5 T., Saccharum Lactis 85 T.

Dosierung. Größte Einzelgabe 1 g. Größte Tagesgabe 4 g.

Pulvis Doveri cum Opii Extracto Belg. IV.
Poudre de Dover à l'extrait d'Opium.
Bereitet aus: Radix Ipecacuanhae 90 T., Extractum Opii 90 T., Kalium sulfuricum 810 T.

Tabuletta Ipecacuanhae et Opii.
Ipecacuanha and Opium Tablets, BP 68 Ind. P. 66.
In der Regel enthält jede Tablette 300 mg des Doverschen Pulvers.

Pulvis contra spasmos uteri (F. M. GERM.).   Pulvis emeticus (F. M. GERM.).

Rad. Ipecacuanh. pulv.	0,03 g	Rad. Ipecacuanh. pulv.	1,0 g
Dos. X.		Dos. IV.	
Sacchar. alb.	0,5 g	Sacchar. alb.	1,0 g

Riopan (Byk-Guldenwerke AG, Berlin NW 27) war ein Ipecacuanhapräparat mit einem Alkaloidgehalt von 42 bis 44%. 1 T. Riopan = 20 T. Brechwurzel.

Ipecysat (Johannes Bürger Ysatfabrik GmbH, Bad Harzburg). 1 ml Ysat aus Radix Ipecac. entsprach 1 mg Emetin.

Ipesum, Ipesum cum Codein., Ipesum cum Codein. forte (Dr. Wider u. Co., Leonberg). 10 ml Tropfen enthielten: Codeinum 0,075 bzw. 0,224 g; Extr. Ipecac. fld. 0,555, 0,527 bzw. 0,527 g; Ol. Anisi 0,11, 0,105 bzw. 0,105 ml; Liqu. Ammonii caust. 0,83, 0,79 bzw. 0,79 ml; Acid. lact. 0,1, 0,095 bzw. 0,095 ml; Spir. dil. ad 10,0 ml.

Ipalat Tropfen und Ipalat Tropfen cum Cod. (Dr. R. Pfleger, Chemische Fabrik GmbH u. Co., Bamberg). In 10 g: Extr. Ipecae fld. 0,41 g, Ephedrin. hydrochlor. 0,1 g (sowie Codein 0,075 g).

Cephaelinum. Cephaelin.

$C_{28}H_{38}N_2O_4$ M.G. 466,63

Eigenschaften. Farblose, bitter schmeckende, nadelförmige Kristalle, sehr schwer lösl. in W., leicht lösl. in Chlf., A., Aceton, Eisessig, verd. Salzsäure, verd. Schwefelsäure, schwer lösl. in Ae. und PAe., Fp. 116°; $[\alpha]_D^{20} = -43°$ ($c = 2$ in Chlf.).

Aufbewahrung. Gut verschlossen, vor Licht geschützt.

Anwendung. Siehe Cephaelin-dihydrochlorid.

Cephaelinum hydrochloricum. Cephaelin-dihydrochlorid.

$C_{28}H_{38}N_2O_4 \cdot 2 HCl \cdot 7 H_2O$ M.G. 665,67
                                                                                     M.G. (wasserfrei) 539,56

Eigenschaften. Weißes, krist. Pulver, leicht lösl. in W., lösl. in A., Aceton und Chlf., unlösl. in Bzl. und PAe. Die Substanz sintert bei 245° und schmilzt bei 270°. Das w.-freie Salz zeigt eine spezifische Drehung von $+25°$ ($c = 2$ in W.).

Aufbewahrung. Gut verschlossen, vor Licht geschützt.

Anwendung. Als Emeticum.

Dosierung. 0,005 bis 0,01 g.

Cephalandra

Cephalandra indica NAUD. Cucurbitaceae.
Heimisch in Indien und Pakistan.

Inhaltsstoffe. QUDRAT-i-KHUDA et al. [Sci. Res. (Dacca, Pakistan) 2, 27 (1965)] isolierten aus den trockenen, oberirdischen Teilen der Pflanze Cephalandrol $C_{29}H_{58}O$, Fp. 81,5 bis 82,5°, Tritriacontan $C_{33}H_{68}$, Fp. 69 bis 70°, β-Sitosterin, 4% KNO_3 und zwei unbekannte Alkaloide, vorläufig Cephalandrin A und Cephalandrin B genannt.

Anwendung. Nach HARTWELL [Lloydia 32, 79 (1969)] der Saft als tumorhemmendes Mittel.

Cephalophora

Cephalophora aromatica SCHRAD. Asteraceae. „Feldkamille". Póquil. Manzanilla del Campo.
Heimisch in Chile (Trockengebiete).

Die Pflanze kommt in 13 Unterarten vor und ist krautig mit längsgestreiftem Stengel. Blätter wechselständig und länglich. Blüten gelblich.

Inhaltsstoff. Nach STAVHOLT et al. [Acta chem. scand. 8, 1769 (1954)] α,β-Dihydromatricariaester.

Anwendung. In Chile als Fiebermittel und zum Färben.

Cephalophora glauca CAV.
Findet dieselbe Anwendung.

Cephaloridine

Cephaloridine BP 68, BPC 68. Cephaloridin.

$C_{19}H_{17}N_3O_4S_2$ M.G. 415,5

7-[(2-Thienyl)acetamido]-3-(1-pyridylmethyl)-3-cephem-4-carbonsäure-betain.

Gehalt. Mindestens 95,0% $C_{19}H_{17}N_3O_4S_2$, berechnet auf die wss.-freie Substanz.

Eigenschaften. Weißes oder fast weißes, krist. Pulver, im Geruch leicht an Pyridin erinnernd, von bitterem Geschmack. Lösl. bei 20° in 12 T. W. und in 1000 T. A. (95%ig). Praktisch unlösl. in Chlf. und Ae.

Erkennung. 1. Das IR-Spektrum darf nur Banden bei den gleichen Wellenlängen aufweisen wie das in gleicher Weise präparierte und vermessene Standard-Präparat der BP 68. – 2. 20 mg Substanz werden mit einigen Tr. Schwefelsäure (80%) vermischt, die 1% Salpetersäure enthält. Dabei entsteht eine blaugrüne Farbe.

Prüfung. 1. Saure Verunreinigungen: Der pH-Wert einer 10%igen Lsg., die mit 30° warmem W. bereitet ist und wieder auf 20° abgekühlt wurde, beträgt 4,0 bis 6,0. – 2. Lichtabsorption: Die Extinktion einer 0,002%igen Lsg., gemessen in einer Schichtdicke von 1 cm beim Maximum von etwa 240 nm, beträgt 0,72 bis 0,79, berechnet auf die getrocknete Substanz. Das Verhältnis der Extinktionen der Maxima bei 240 und 255 nm darf nicht größer als 1 : 10 sein. – 3. Spez. Drehung: Eine 1%ige Lsg. zeigt eine spez. Drehung von +46 bis +50°, berechnet auf die getrocknete Substanz. – 4. Unlösl. Verunreinigungen: 0,5 g Substanz werden in 5 ml W. von 30° gelöst, dabei darf keine Trbg. oder Opaleszenz auftreten. – 5. Pyridin: 20 mg Substanz werden in 8 ml W. gelöst, mit 2 ml einer Puffer-Lsg. versetzt, die durch Mischen einer 2%igen Lsg. von w.-freiem Natriumphosphat mit Phosphorsäure unter Zusatz von 1% Anilin bereitet wird und einen pH-Wert von 6,0 zeigen soll. Dann setzt man 1 ml der folgenden Lsg. zu: Eine 0,5%ige Brom-Lsg. wird mit Kaliumcyanid-Lsg. so lange versetzt, bis Entfbg. eintritt. Es wird durchgeschüttelt und für 2 Min. stehengelassen. Man verd. dann mit W. auf 20 ml und läßt für weitere 25 Min. stehen. Anschließend wird in einer Schichtdicke von 1 cm die Extinktion der erhaltenen Lsg. bei 462 nm gemessen, wobei man als Vergleichs-Lsg. einen Blindwert ohne Zusatz von Cephaloridin verwendet. Die Extinktion darf nicht größer sein als die Lsg., die man durch Behandeln von 2 ml 0,005%iger Pyridin-Lsg. in entspr. Weise erhält. — 6. Verschiedene Substanzen: Auf Anwesenheit von Cyanocobalamin und Kristallviolett wird elektrophoretisch geprüft. — 7. Pyrogene: Zu dem an Kaninchen ausgeführten Pyrogentest wird pro kg Körpergew. 50 mg Substanz, gelöst in 1 ml W., verwandt. — 8. Sterilität: Es wird der Sterilitätstest nach BP 68 ausgeführt. — 9. Erhöhte Toxizität: Es wird die unter Streptomycinsulfat beschriebene Methode durchgeführt, wobei 35 mg Substanz eingesetzt werden (Bd. I, 1076). — 10. Sulfatasche: Höchstens 0,2%. — 11. Wasser: Höchstens 3,0%, bestimmt nach der Karl-Fischer-Methode, wobei als Lsgm. ein Gemisch gleicher Vol.-T. von w.-freiem M. und w.-freiem Pyridin verwandt wird.

Gehaltsbestimmung. Etwa 60 mg Substanz werden genau gewogen und in W. zu 50 ml gelöst. 10 ml dieser Lsg. werden in einen Jodzahlkolben überführt, mit 5 ml 1 n Natronlauge versetzt und 20 Min. bei Raumtemp. stehengelassen. Dann setzt man 20 ml einer Natriumacetat-Puffer-Lsg. (s. unten), 5 ml 1 n Salzsäure und 25 ml 0,02 n Jod-Lsg. zu, verschließt den Kolben mit angefeuchtetem Stopfen und läßt 3 Std. im W.-Bad bei 30° vor Licht geschützt stehen. Der Überschuß an Jod wird dann mit 0,02 n Natriumthiosulfat-Lsg. unter Verwendung von Stärke als Indikator zurücktitriert. Zu weiteren 10 ml der obigen Lsg. gibt man 20 ml Puffer-Lsg. und 25 ml 0,02 n Jod-Lsg., läßt 3 Std. im W.-Bad bei 30° vor Licht geschützt stehen und titriert mit 0,02 n Natriumthiosulfat-Lsg. (Stärke) zurück. Die Differenz zwischen beiden Titrationen wird der Berechnung zugrunde gelegt. Der Gehalt wird mit Hilfe einer weiteren Titration an Hand der Standardsubstanz errechnet. Puffer-Lsg.: Wss. Lsg., die 35,0% Natriumacetat und 42,4% Essigsäure enthält.

Aufbewahrung. In gut verschlossenen, sterilisierten Behältern, vor Feuchtigkeit und Licht geschützt, an einem kühlen, trockenen Platz.

Anwendung. Als Antibioticum. Wirkungsspektrum ähnlich den Penicillinen.

Dosierung. I. m. 0,5 bis 1 g täglich in mehreren Dosen.

Cephalothin

Cephalothin (BAN). Cefalotinum. Cefalotin.
Sodium Cephalotin. Zephalotin.

$C_{16}H_{16}N_2O_6S_2$ M.G. 396,43

7-[Thienyl-(2)-acetamino]-cephalosporansäure.

Anwendung. Als Antibioticum.

Handelsformen: Cephalothin (Lilly), Keflin (Lilly).

Ceratonia

Ceratonia siliqua L. Fabaceae — Caesalpinioideae — Cassieae. Johannisbrotbaum. Bockshorn- oder Karobenbaum. Carobtree. Caroubier. Carrubio.

Heimisch im östlichen Mittelmeergebiet, besonders in Arabien und vielleicht in Syrien. Ist aber schon längst im ganzen Mittelmeergebiet bis Portugal, in Indien, Argentinien, Kalifornien, Australien, Süd- und Ostafrika verwildert und kultiviert. Gedeiht an trockenen Hängen. SCHADEWALDT [Annales Nestle, Heft 2 (1953)] berichtet über die Kulturgeschichte des Johannisbrotbaumes.

Meist unter 6 (höchstens 10) m hoher, breitkroniger, walnußähnlicher Baum mit sparrigen Ästen und rissiger, graubrauner Borke. — Laubblätter lederig, immergrün, zwei- bis vierpaarig gefiedert; Blättchen verkehrteiförmig, 4 bis 5 cm lang, oft ausgerandet, kahl, oberseits glänzend dunkelgrün, unterseits rotbraun. Blütenstände aufrecht, seitenständig an altem Holz, oft gebüschelt, trauben- bis kätzchenförmig, eingeschlechtig (der Baum angeblich diözisch), mit aufrechten, später verholzenden Achsen. Krone fehlt. Diskus gut entwickelt. Männliche Blüten mit fünf langen Filamenten und mit in Längsrissen sich öffnenden Staubbeuteln; weibliche mit kurz gestieltem Fruchtknoten. — Hülsen („Bruchfrucht") 10 bis 20 cm lang und etwa 2 cm breit, derb, lederig, braunviolett, flach, oft hornartig gekrümmt, höckerig, mit weichem, süßlichem, später verhärtendem Fruchtfleisch (Mesokarp) und vielen, glänzendbraunen Samen, die in von Häuten ausgekleideten Hohlräumen liegen.

Fructus Ceratoniae[1]. Fructus Carobae. Siliqua dulcis. Johannisbrot. Caroben. Karoben. Boxhörndl. Locust beans. Carob-bean. St. Johnsbread. Caroube. Carouge. Caroba. Frutos de algarroba. Algaroba. Soodbrot.

Fructus Ceratoniae DAB 7 – DDR, Erg.B. 6.

Die reifen, getrockneten Hülsen.

Frucht fleischig, in einen kurzen Stiel verschmälert, nicht aufspringend, gerade oder etwas gebogen, flachgedrückt, bis 30 cm lang und bis 4 cm breit, von glänzend dunkelbrauner Farbe, an den Rändern wulstig verdickt und 8 bis 12 mm dick, auf den beiden Schmalseiten von einer Furche durchzogen und 4 bis 6 mm dick. Die Frucht ist quergefächert und enthält bis 14 harte, etwas flachgedrückte, glatte, breit eiförmige, 8 bis 10 mm lange, glänzend rotbraune Samen mit kurzem Funikulus am spitzen Ende. Die Fächer sind mit einer zähen Faserschicht ausgekleidet. Die äußere zähe und lederartige Fruchthaut umschließt ein braunrotes, großzelliges, zuckerreiches Parenchym.

Geruch schwach nach Buttersäure; Geschmack süß.

Mikroskopisches Bild. Frucht. Die Epidermis besteht aus einer Reihe im Flächenschnitt geradwandiger polyedrischer, im Querschnitt kubischer, nach außen dickwandiger Zellen mit starker Kutikula, ferner Spaltöffnungen und je nachdem wenige oder zahlreiche Haare oder deren Basalteile. Unter der Oberhaut zunächst eine Schicht flacher, tafelförmiger, in der Flächenansicht rundlicher, derbwandiger Zellen, darauf eine Schicht von Bastfasern, die Fasern etwa 1 mm lang, stark verdickt, die Bündel von Kristallkammerfasern mit Einzelkristallen begleitet und durch nur wenige Parenchym- und Steinzellen voneinander getrennt. Nach innen zu vor den Faserbündeln engzelliges Gewebe (teilweise mit Calciumoxalatdrusen) und ein lockerer Kreis kleiner, krummläufiger Gefäßbündel mit wenigen, engen Gefäßen. In der Rücken- und Bauchnaht kräftigere Gefäßstränge. Das mächtig entwickelte Fruchtfleisch besteht nach außen hin aus einem farblosen Gewebe kleiner, polyedrischer Zellen mit eingestreuten Gruppen etwas größerer, braunen Inhalt führender Zellen. Nach innen zu nehmen die Zellen schnell an Umfang zu, werden radialgestreckt und zeigen anfänglich farblose Zellen mit oft kleinen, würfelförmigen Calciumoxalatkristallen und Gruppen etwas größerer Zellen mit braunem Inhalt. Die innere Schicht des Fruchtfleisches zeigt noch größere, radialgestreckte, rotbraune Zellen mit großen, rotbraunen bis kupferroten, eigentümlich und sehr verschieden gestalteten, gerunzelten und prismatischen, oft traubenförmigen, bis 1 mm langen Klumpen als Inhalt = Inklusenschicht. Diese Inklusen sind in Wasser, Alkohol, Essigsäure und verdünnter Schwefelsäure unlöslich, Ätzkali färbt anfangs gelb, dann rasch schmutziggrün, endlich blaugrau, Eisenacetat färbt prachtvoll blauschwarz, Vanillinsalzsäure rot, Osmiumsäure blauschwarz. Die Massen sitzen nur lose in den Zellen und lassen sich leicht aus den Zellen herausdrücken. Innerhalb der Inklusenschicht folgt bis zur inneren Fruchtwand wieder großzelliges Gewebe, oft mit eingestreuten einzelnen oder zu Gruppen vereinigten Inklusen, in der Droge ist diese Schicht mehr oder weniger kollabiert. Im ganzen Mesokarp reichlich Zucker. Das Endokarp besteht hauptsächlich aus 1 bis 3 Reihen stark tangentialgestreckter, stark verdickter, verholzter Bastfasern und dickwandigen Kristallkammerfasern mit Einzelkristallen, denen sich als innerste Schicht etwa 3 Reihen etwas tangential gestreckter Zellen anschließen, deren Wände im Wasser stark aufquellen.

Pulverdroge. Rotbraun. Zahlreiche Parenchymzellen aus dem Mesokarp, die je einen großen, gelbbraunen, eigentümlich und sehr verschieden gestalteten, gerunzelten, sackartigen, bis 1 mm langen Inhaltskörper (Inkluse) einschließen, der beim vorsichtigen Erwärmen mit Kalilauge blauschwarz wird, durch sehr zahlreiche, einzelne Inklusen, durch kleinzellige, vieleckige Epidermiszellen der Fruchtwand mit einzelnen Spaltöffnungen und durch Bündel langer, stark verdickter Fasern, die von Kristallzellreihen und Steinzellen

---

[1] Abbildungen bei L. HÖRHAMMER: Teeanalyse, Tafel 60, Abb. 257 und 258.

umgeben sind. Gewebebruchstücke des Samens zeigen bis 250 µm hohe, dickwandige Palisadenzellen, spindelförmige, bis 25 µm hohe Trägerzellen der Samenschale und fetthaltige, in den Ecken sehr stark knotig verdickte Epidermiszellen mit Aleuronkörnern. Die Inklusen der Parenchymzellen in der Pulverdroge werden bei vorsichtigem Erwärmen mit Kalilauge unter dem Mikroskop blauschwarz.

Fluoreszenzmikroskopische Untersuchungen (nach BERGER): An Hand eines Querschnittpräparates sieht man, daß das Perikarp außen durch eine gelbliche bis weißliche Linie begrenzt wird, an die sich eine dunkle bis dunkelbraune Zone anschließt. Die Fasergruppen sind blaugrau. Die Hauptmenge des Perikarps ist gelbbraun gefärbt, in der äußeren Hälfte zeigt sich ein unregelmäßiges, bläulichweißes bis blaugraues Band. Auf der Innenseite liegen vier aufeinanderfolgende, wenig breite Schichten, eine gelblichweiße, eine braune, eine blaugraue (Fasern) und zu innerst eine graue. Die Samenschale ist vorwiegend gelbbraun gefärbt, das Endosperm blaugrau, der Embryo licht grüngrau.

Folgende Reagentien geben Farbreaktionen:

Reagens	Partikel	Faser	Höfe	Medium
dest. Wasser	viel grau, weniger bräunlichgrau, olivgrau, bläulichgrau	blaugrau, blaugrün, grünlich	keine	matt grau
96%iger Alkohol	viel olivgrau, blaugrau, weniger gelblichgrau, gelblichweiß, wenig dunkelbraun	viel grünlichgrau, grünlich, wenig bläulichgrau	keine	dunkel
Benzidin (0,5 g, 2 n HCl 5 g, dest. Wasser ad 50g)	olivgrün	blaugrau, wenig grün, sehr wenig orange umrandet	keine	matt bläulichgrau
Phenylhydrazin-hydrochlorid 1% in Wasser	dunkel, grau, braungrau, olivgrau	grünlich bis intensiv grün	keine	matt grau
Schwefelsäure-Alkohol	grau, olivgrau, blaugrau, wenig gelblichgrau	grünlichgrau	wenige, klein bis mittelgroß bis intensiv violettblau	dunkel

Inhaltsstoffe. Je nach Erntezeit und klimatischen Verhältnissen, in denen die Fruchtreife erfolgt, schwankt der Zuckergehalt zwischen 30 und 70%, durchschnittlich 40 bis 50%; davon sind etwa 20% Saccharose, 13% Invertzucker, Xylose, Primverose und Ceratose. Ferner 2 bis 3% Schleim, 0,5 bis 1,3% Fett, mit gleichen Anteilen an gesättigten und ungesätt. Fettsäuren, 35% Stärke, bis 1,5% Gerbstoff, bis 5% Stickstoffsubstanzen (darunter Concanavalin A), 2% Mineralbestandteile, Lignin, 0,6 bis 1,3% Isobuttersäure und geringe Mengen Ameisen-, Capron-, Butter- und Benzoesäure, 5,4% Pentosane sowie geringe Mengen Farbstoff. TINNER [Mitt. Lebensmitt. Hyg. 51, 366 (1960)] ermittelte papierchromatographisch bei der Zuckerbestimmung einen Gehalt von 2,3% Xylose, 16,9% Fructose, 18,9% Glucose, 52,6% Saccharose und 9,3% zweier reduzierender Disaccharide. Nach ASOEVA et al. [ref. Chem. Abstr. 71, 806 (1969)] Saponine. Aus den grünen Hülsen isolierten NISHIRA et al. [Phytochemistry 7, 2147 (1968); J. Food. Sci. 19, 543 (1968)] neben Leukodelphinidin neun hydrolysierbare Tannine, darunter β-D-Glucogallin und β-D-1,6-Di-O-galloylglucose; in reifen Früchten viel Gallussäure, Leukodelphinidin, Catechingerbstoffe.

Prüfung. Gehalt an Gerbstoffen, berechnet als Pyrogallol und bezogen auf die bei 105° getrocknete Substanz, mind. 0,50 bis 0,80% DAB 7 – DDR. – Max. Aschegehalt 3%, Erg.B. 6. – Zu stark ausgetrocknete, spröde und von Insekten zerfressene Früchte dürfen nicht verwendet werden, Erg.B. 6. – Unschädliche Beimengungen max. 1,0% DAB 7 – DDR.

Aufbewahrung. In gut verschlossenen Gefäßen, Erg.B. 6.

Wirkung. Nach BENIGNI besitzt Ceratonia einen dreifachen Wirkungsmechanismus. Die physikalische Wirkung ist auf die Kohlenhydrate mit hohem Molekulargewicht zurückzuführen (Pektin, Lignin, Cellulose, Hemicellulose), deren Prozentsatz im Ceratoniamehl sehr hoch ist. Solche Substanzen sind in der Lage, eine große Menge an Flüssigkeit aufzunehmen und sich in ein sehr voluminöses, kolloides Gel umzuwandeln. Dieses legt sich in weitem Maße an die Darmwände an. Durch Bildung einer Schutzschicht werden Reize abgemildert und dadurch pathologische Kontraktionen gemildert oder aufgehoben. Die chemische Wirkung beruht auf dem erhöhten Aufsaugevermögen des Ceratoniamehles, wodurch es die Azidose, die sich im allgemeinen bei enteritischen Diarrhöen einstellt, beseitigen kann. Die physiko-chemische Wirkung ist an das erhöhte Adsorptionsvermögen des Ceratoniamehles gegenüber den Darmgiften gebunden, was als der hauptsächlichste Faktor einer schnellen antidiarrhoischen Wirkung angesehen wird. Nach einem Auszug aus Annales Nestle, Heft 6, 113 (1954), stellt das Johannisbrot das Gleichgewicht des Wasserstoffwechsels durch Regulierung der Darmpassage und durch eine Verminderung des Wasserverlustes durch die Stühle wieder her. Ein Ödem, wie es manchmal bei anderen Früchten zu beobachten ist, trifft man beim Johannisbrot nicht an. Außerdem wirkt der hohe Gehalt des Johannisbrotes an leicht resorbierbaren und nicht garfähigen Fruchtzuckern ebenfalls günstig gegen eine Azidose. – Ein enzymatisches Spaltprodukt des Concanavalin A stellt die Kontaktinhibition entarteter Zellen wieder her (FAZ, Nov. 1970).

Anwendung. Als Antidiarrhoicum. Zur Vorbeugung und Behandlung von Durchfallerscheinungen bei Säuglingen, Kindern und Erwachsenen. Bei Zöliakie und Steatorrhoe. In Teegemischen als Hustenmittel. Zur Herstellung von Tabaksaucen, Essenzen (Sherry) und Kaffee-Ersatzmitteln. Zu Nahrungs- und Futterzwecken. Als Ausgangsmaterial zur Gewinnung von Alkohol.

Arobon Nestle (Deutsche Nestle Gesellschaft mbH, Lindau). Das Pulver (gebrauchsfertig) besteht aus 80% Fructus Ceratoniae sine Semine, 15% Amylum und 5% Cacao.

Semen Ceratoniae. Semen Carobae. Karobensamen. Johannisbrotkerne. Locust seeds. Semence de caroube. Goma de algarroba.

Der Samen besitzt außen eine von einer kräftigen Kutikula überzogene, aus Palisadenzellen gebildete Epidermis = Leguminosentypus. Unter der Epidermis eine Reihe sehr dickwandiger, sanduhrförmiger Trägerzellen mit Interzellularen. Das folgende Parenchymgewebe aus 12 bis 18 Reihen tangential gestreckter, ziemlich verdickter Zellen. Stark entwickeltes Schleimendosperm aus verschieden gestalteten Zellen mit weiten Interzellularen, die Wände farblos, glashell, hornartig hart verdickt, im Zellinhalt Fett, Protein und Schleim, aber keine Stärke.

Inhaltsstoffe. Etwa 41 bis 63% Proteine (im Embryo und den Kotyledonen lokalisiert), 1,2% Gerbstoff, 2% fettes Öl mit überwiegend ungesättigten Fettsäuren, 6,5% Hemicellulosen und Cellulose, 3% Mineralbestandteile; weiterhin bis zu 35% Gummi und etwa 40% wasserlöslicher Schleim (im Endosperm lokalisiert); er besteht zu 90% aus dem Polysaccharid Carubin, ein Galaktomannan (80% D-Mann. u. 20% D-Gal.); ferner Tocopherole und α-Aminopimelinsäure.

Anwendung. Zu Diätmitteln (für Diabetiker) bei akuten Ernährungsstörungen. Bei habituellem Erbrechen der Säuglinge, Rumination, Brechhusten und Speien. Als Backhilfe zur Herstellung von kleberfreiem Stärkebrot bei Zöliakie, Schwangerschaftserbrechen, Fettleibigkeit. In der Nährmittel- und Süßwarenindustrie. In der Papier- und Textilindustrie als Appreturmittel (= Tragasol). Auf Grund des Gummigehaltes als Klebemittel.

Nestargel Nestle (Deutsche Nestle Gesellschaft mbH, Lindau). Therapeutisches Eindickungspulver aus Semen Ceratoniae siliquae 96%, Calcium lacticum 4%.

Caroben-Gummi. Ceratonia gum. Carob gum. Chechire gum. Locust bean gum. Ceratonia BPC 49.

Das gepulverte, von den übrigen Samenteilen abgetrennte Endosperm des Samens.

Inhaltsstoffe. Etwa 29% Galaktan, 58% Mannan, 2,7% Pentosane, 5,3% Proteine, 0,8% Mineralstoffe, 0,8% Stickstoff und 3,6% Cellulose. Ferner das Enzym Ceratoniase.

Anwendung. Als preiswerter Ersatz für Tragant (Tragasol, Luctin). In der Lebensmittelindustrie zum Dicken an Stelle von Stärke, Dextrin, Gelatine, auch als Emulgator. In der kosmetischen Industrie wie auch in der Textilindustrie.

Bemerkung: Aus dem Holz von Ceratonia siliqua wird Algarrobin, ein Farbstoff, gewonnen, der Textilfasern mit hellbrauner Farbe (Khaki) einfärbt. Es handelt sich offenbar um den Gerbstoff Ellagitannin.

Cerbera

Cerbera odollam GAERTN. (C. manghas L.). Apocynaceae – Plumerioideae – Cerbereae.
Heimisch in Süd- und Südostasien (malaiische Tropen, Ceylon) in den Strandwäldern.

Kleine Bäume oder Sträucher, mit dicken Zweigen, abwechselnd stehenden Blättern und trichterförmigen Blüten. Von den etwa 8 cm großen, ovalrunden Früchten fault beim Treiben im Meerwasser das Fruchtfleisch ab. Es hinterbleibt eine Steinfrucht („Mandel"), die von einer das Schwimmgerüst bildenden Faserhülle, den Rudimenten des Fruchtfleisches, umgeben ist. Diese schützt den Samen, bis er an Land gespült wird und dort zum Keimen kommt.

Inhaltsstoffe. Nach BAUMGARTEN in den Samen das Herzglykosid Cerberin, das mit Acetylneriifolin $C_{32}H_{48}O_9$, Fp. 208°, DL 0,3696 ± 0,022 mg/kg Katze, aus Thevetia peruviana K. SCHUM. und dem Veneniferin aus Tanghinia venenifera POIR. wahrscheinlich identisch ist. Es handelt sich um Digitoxigeninacetylthevetosid. Ferner Cerberosid (Thevetin B) $C_{42}H_{66}O_{18}$, Fp. 197 bis 201° (Digitoxigenin + Thevetose + Gentiobiose), DL 0,6358 ± 0,0528 mg/kg Katze.

Cerberosid

Weiterhin 43,1 bis 57% fettes Öl mit C_{16}-(30 bis 32%), C_{18}- (10 bis 19%) Säuren, Ölsäure (39 bis 43%) und Linolsäure (17 bis 18%).

Wirkung. Die Droge zeigt sowohl oral wie intravenös eine typische Digitaliswirkung. Sie setzt jedoch schneller ein als beim Digitoxin. – Beim Menschen bewirken die sehr giftigen, bei Gottesgerichten gebrauchten Samen Erbrechen, Durchfall, Kollaps und Tod.

Anwendung. Als herzwirksame Droge. Blatt und Rinde als Purgans. Die Frucht zu Cataplasmen. Das fette Öl als Wurmmittel und Brennöl.

Dosierung. Nach USD 60 parenteral 0,6 mg, oral 1 bis 2 mg Cerberin.

Cerbera floribunda K. SCHUM. und **Cerbera dilatata.**

Inhaltsstoffe. In den Samen der reifen Frucht fanden CABLE et al. [Aust. J. Chem. *17*, 1423 (1964)] die Herzglykoside Cerbertin $C_{32}H_{46}O_{10}$, das Mono-O-acetyl-L-thevetosid des 11β,12β-Epoxidigitoxigenins und Desacetylcerbertin $C_{30}H_{44}O_9$, Fp. 205 bis 210°, sowie Cerbertatin, Fp. 213 bis 215°.

Cerbera tanghinia HOOK. s. Tanghinia.

Cereus

Cereus bonplandii PARM. [Harrisia bonplandii (PARM.) BRITTON et ROSE; außerdem laut HPUS 64 Cactus bonplandii]. Cactaceae.
Heimisch in Argentinien, Brasilien und Paraguay.

Inhaltsstoff. Das Alkaloid Cerein.

Anwendung. Medizinisch wie Selenicereus grandiflorus (s. d.). In der Homöopathie.

Cereus Bonplandii HAB 34.
Frische Stengel und Blüten.

Arzneiform. Essenz nach § 3.

Arzneigehalt. 1/3.

Cereus Bonplandii HPUS 64.

Die frischen Stengel.

Arzneiform. Urtinktur: Arzneigehalt 1/10. Cereus Bonplandii, feuchte Masse mit 100 g Trockensubstanz und 567 ml dest. Wasser = 667 g, Alkohol USP (94,9 Vol.-%) 470 ml zur Bereitung von 1000 ml der Tinktur. − Dilutionen: D 2 (2 ×) enthält 1 Teil Tinktur, 4 Teile dest. Wasser und 5 Teile Alkohol; D 3 (3 ×) und höher mit Alkohol HPUS (88 Vol.-%). − Medikationen: D 3 (3 ×) und höher.

Cereus quisco Gay.

Heimisch in Südamerika.

Zylindrische, aufrechte Pflanze mit etwa 14 Rippen, weißen Blüten und dicken, spitzen Dornen. Die schleimige, süße und mit kleinen Körnern gefüllte Frucht heißt Guillave.

Anwendung. Als Heiltee bei Mastdarmentzündungen, akuter Ruhr und bei Fieber, als Emolliens.

Cereus serpentinus HAB 34. Siehe Nyctocereus.

Cactus HAB 34 und Cereus grandiflorus s. Selenicereus.

Cerinthe

Cerinthe glabra MILL. (C. alpina KIT., C. aspera GAUD. non ROTH). Boraginaceae. Alpenwachsblume. Mélinet. Langue de chien.

Heimisch in den Gebirgen Europas und Kleinasiens, in feuchten bis frischen Hochstaudenwiesen.

Vieljährige Halbrosettenstaude mit dunkelbraunem, ästigem, neben Blütenstengeln auch sterile Blattrosetten treibendem Wurzelstock. Ganze Sprosse kahl, bläulich bis gelblichgrün, infolge völliger Reduktion der Haare und Einsenkung ihrer Basalhöcker ganz glatt. Stengel mehrere, aufrecht oder aufsteigend, etwa 30 bis 60 cm hoch, dicht beblättert, oberwärts gabelästig. Grundblätter schmal verkehrt-eiförmig, allmählich in den Blattstiel verschmälert, bis etwa 30 cm lang, vorn abgerundet. Stengelblätter länglich, bis 10 cm lang und 4 cm breit, breit abgerundet, oberwärts langsam kleiner werdend, herz-eiförmig, mit herz- oder pfeilförmigem Grunde halb-stengelumfassend, alle kahl, ganzrandig, etwas dicklich, glatt, bläulich bereift. Blüten in beblätterten, zuletzt verlängerten Wickeln, nickend. Kelchzipfel ungleich, lanzettlich, kahl, halb so lang wie die Krone, postfloral etwas vergrößert (bis 1 cm lang). Krone 9 bis 12 mm lang, mit 5 kleinen, breit-eiförmigen, an der Spitze zurückgebogenen Zipfeln, Kronröhre blaßgelb; Saum goldgelb mit 5 purpurroten Flecken am Grunde der Buchten. Staubbeutel viermal länger als die Staubfäden, am Grunde pfeilförmig, mit kleinen, haarförmigen Anhängseln, violett. Früchtchen eiförmig, spitzlich, etwa 3 mm lang, stumpfkantig, dunkelbraun, mattglänzend.

Inhaltsstoffe. In den Winterrhizomen neben viel Schleim, etwas reduzierenden Zuckern und Saccharose viel Fructane. In den Blättern 3,5% lösliche Kieselsäure.

Anwendung. Zu Wundsalben. Als Gemüse.

Cerinthe major L. Große Wachsblume.

Heimisch im ganzen Mittelmeergebiet, häufig als Zierpflanze.

Einjährig, 20 bis 50 cm hoch. Untere Laubblätter verkehrt-eiförmig oder spatelförmig, am Grunde stielartig verschmälert, gestutzt oder ausgerandet, die oberen eilänglich, stumpf, herzförmig-stengelumfassend. Die Höcker namentlich am Rand der unteren Laubblätter oft noch kurze Borsten tragend. Krone bis 3 cm lang, am Grunde gelblich, von der Anheftungsstelle der Staubblätter an violett, nach den Zipfeln zu rot, oft ganz blaßgelb oder ganz schmutzig violett. Staubfäden so lang wie die Staubbeutel.

Inhaltsstoffe. Im Kraut (−)-Bornesit. In den Blättern 1,5 bis 3,1% lösliche Kieselsäure.

Cerium

Cerium. Cer. Cerium metallicum.

Ce A.G. 140,13

Vorkommen. Cer findet sich als Silicat neben Thorium und den seltenen Erdmetallen Lanthan, Neodym, Praseodym und zahlreichen anderen in verschiedenen skandinavischen Mineralien, bes. im Cerit, ferner im brasilianischen Monazit, der zur Gewinnung von Thoriumnitrat in großen Mengen verarbeitet wird. Hierbei werden große Mengen von Cerverbindungen als Nebenprodukte erhalten, für die man nur in beschränktem Maße Verwendung hat. Nur ein kleiner Teil wird auf Cermetall und Cerverbindungen verarbeitet.

Gewinnung. Metallisches Cer wird durch Elektrolyse des geschmolzenen Chlorids gewonnen. Das technische Cermetall enthält etwa 20% andere Erdmetalle.

Eigenschaften. Graues, duktiles, paramagnetisches Metall, das in Glanz und Farbe an Eisen erinnert. An feuchter Luft läuft es zuerst gelb, dann braun und schließlich grau an. Es läßt sich zu Platten und Blechen auswalzen und in der Wärme zu biegsamem Draht ausziehen. Cer oxydiert leicht und verbrennt an der Luft bei 160° zu CeO_2. Von kaltem W. wird es langsam, von heißem schneller angegriffen. Es reagiert lebhaft mit Mineralsäuren unter Wasserstoffentwicklung. Es ist beständig gegen konz. Schwefelsäure. Fp. 804°; Kp. etwa 2700°; $d = 6,81$.

Erkennung. Zu den folgenden Prüf. löst man das Metall in verd. Mineralsäure. 1. Kaliumhydroxid fällt weißes Cerhydroxid, das an der Luft durch Aufnahme von Sauerstoff gelb wird. Der Nd. löst sich im Überschuß des Fällungsmittels nicht auf. – 2. Ammoniumcarbonat-Lsg. fällt weißes, im Überschuß des Fällungsmittels etwas lösl. Cercarbonat. – 3. Oxalsäure fällt weißes, anfangs amorphes, später krist. werdendes Ceroxalat. Die Fällung ist auch aus mäßig sauren Lsg. vollständig. – 4. Eine gesätt. Lsg. von Kaliumsulfat fällt auch aus etwas sauren Lsg. weißes, krist. Cer-Kalium-sulfat. – 5. Beim Kochen auch sehr konz. Lsg. von Cersalzen mit Natriumthiosulfat tritt keine Fällung ein.

Aufbewahrung. Gut verschlossen, vor Feuchtigkeit und Luftsauerstoff geschützt.

Anwendung. Zu Zündsteinen für Taschenfeuerzeuge, als Katalysator bei der Ammoniakherst. Legierungen von technischem Cer mit Eisen (Cereisen genannt) zeichnen sich dadurch aus, daß sie beim Feilen oder Reiben mit einem scharfen Stahl große Funken geben (Feuersteine).

Ammoniumcer(IV)-sulfat DAB 7-BRD. Cer(IV)-Ammoniumsulfat. Ammoniumtrisulfatocerat.

$(NH_4)_4Ce(SO_4)_4 \cdot 2H_2O$ M.G. 632,6

Gehalt. 98,0 bis 100,5% $(NH_4)_4Ce(SO_4)_4 \cdot 2H_2O$.

Eigenschaften. Orangegelbe Kristalle oder körniges Pulver, lösl. in W. unter Zusatz von Schwefelsäure.

Prüfung. Prüflsg.: 5,00 g Substanz werden in 45 ml W. und 1,0 ml konz. Schwefelsäure gelöst. Die Lsg. wird mit W. zu 50,0 ml verdünnt. 1. Aussehen der Lsg.: 5,0 ml der Prüflsg. müssen klar sein. – 2. Schwermetall-Ionen: 6,0 ml Prüflsg. werden mit 1,0 ml Hydroxylaminhydrochlorid-Lsg. und mit 6 ml Ammoniak-Lsg. bis zur ersten bleibenden Trbg. versetzt. Nach Zugabe von Acetat-Puffer-Lsg. II bis zur klaren Lsg. wird mit W. zu 15,0 ml verdünnt. 12,0 ml dieser Lsg. werden nach Bd. I, 254 geprüft. – 3. Eisen-Ionen: 2,000 ml Prüflsg. werden mit 0,50 ml Hydroxylaminhydrochlorid-Lsg. (1,00 g/10,0 ml) und W. zu 10,0 ml verdünnt und nach Bd. I, 259 geprüft. Der Zusatz von Thioglykolsäure ist auf 0,30 ml zu erhöhen und die Probe nach 15 Min. zu beurteilen. – 4. Magnesium-, Alkali-Ionen: Höchstens 0,05%, bestimmt als Sulfate. 20,0 ml der zum Sieden erhitzten Prüflsg. werden langsam mit einer sd. heißen Lsg. von 2,0 g Ammoniumcarbonat in 50 ml W. versetzt. Nach erneutem Aufkochen und nach dem Abkühlen wird zu 100 ml verdünnt und durchgeschüttelt. Nach dem Absetzenlassen wird filtriert, wobei die ersten Anteile verworfen werden. 50,0 ml Filtrat werden nach Zusatz von 1,0 ml konz. Schwefelsäure eingedampft. Der Rückstand wird geglüht. – 5. Chlorid-Ionen: 10,0 ml Prüflsg. werden nach Bd. I, 257 geprüft. Die Probe darf nach 5 Min. nicht stärker gefärbt sein als folgende Vergleichs-Lsg.: 10,0 ml Prüflsg. werden mit 1 ml 6 n Salpetersäure und 1,0 ml 0,1 n Silbernitrat-Lsg. versetzt und nach 30 Min. filtriert. Dem Filtrat wird 1,0 ml Natriumchlorid-Lsg. IV zugesetzt.

Gehaltsbestimmung. 6,0 g Substanz werden genau gewogen, in einem 100-ml-Meßkolben in 40 ml W. unter Zusatz von 3,0 ml konz. Schwefelsäure gelöst. Die Lsg. wird mit W. aufgefüllt. 0,15 g Arsen(III)-oxid, genau gewogen, werden in einer Lsg. von 1,0 g Natriumcarbonat in 15 ml W. unter Erwärmen gelöst. Nach dem Abkühlen wird die Lsg. mit 100 ml W. verdünnt, mit 65 ml 3 n Schwefelsäure und 0,15 ml Osmium(VIII)-oxid-Lsg. und 0,05 ml Ferroin-Lsg. versetzt und mit der Ammoniumcer(IV)-sulfat-Lsg. bis zur anhaltenden blaßblauen Fbg. titriert. 1 g As_2O_3 entspr. 2,833 g Ce^{4+} oder, berechnet auf die Substanz, 12,79 g $(NH_4)_4Ce(SO_4)_4 \cdot 2 H_2O$.

Anwendung. In der Cerimetrie.

Ceribisulfat Nord. 63. Cer(IV)-hydrogensulfat.

$Ce(HSO_4)_4$ M.G. 528,4

Gehalt. 97,0 bis 100,5% $Ce(HSO_4)_4$.

Eigenschaften. Gelbe Kristalle oder gelbes krist. Pulver, von saurem, zusammenziehendem Geschmack. Bei einer relativen Luftfeuchtigkeit von 50% ist die Substanz hygroskopisch, bei 85% beginnt sie, sich zu verflüssigen. Die Lsg. zeigen stark saure Rk. Die Substanz ist in W. lösl. unter Bldg. von basischem Cerisulfat.

Erkennung. 1. 5 Tr. der unter 3. beschriebenen Lsg. werden mit 2 ml W. versetzt. Die Lsg. zeigt einen positiven Sulfat-Nachw. – 2. Etwa 0,02 g Substanz werden mit 2 ml 1 m Schwefelsäure und 3 ml W. erwärmt, wobei eine braungelbe Fbg. entsteht. Nach Zusatz einiger Tr. 3%iger Hydrogenperoxid-Lsg. tritt Entfbg. ein. Versetzt man diese Lsg. mit einer Mischung von 5 ml Ammoniak und einigen Tr. 3%iger Hydrogenperoxid-Lsg., so entsteht ein brauner Nd. – 3. Etwa 0,02 g Substanz werden mit 2 ml 2 m Salzsäure erwärmt, wobei ein stechend riechendes Gas auftritt. Die entstehenden Gase färben mit Kaliumjodid-Lsg. getränktes Filtrierpapier braun.

Gehaltsbestimmung. 1,000 g Substanz werden unter Erwärmen in 5 ml 2,5 m Schwefelsäure und 20 ml W. gelöst. Nach dem Aufkochen gibt man unter ständigem Rühren 2,0 g Kaliumjodid, gelöst in 10 ml W. hinzu und wäscht den Kolben zweimal mit je 5 ml W. nach. Das Waschw. wird zur ursprünglichen Lsg. zugefügt. Man verdünnt auf 150 ml und titriert mit 0,1 n Thiosulfat-Lsg. unter Verwendung von Stärke als Indikator. 1 ml 0,1 n Thiosulfat-Lsg. entspr. 0,05284 g $Ce(HSO_4)_4$.

Ceric Ammonium Nitrate USP XVII (!). Cer(IV)-Ammoniumnitrat. Ammonium-Cer(IV)-nitrat. Ammoniumhexanitratocerat.

$(NH_4)_2[Ce(NO_3)_6]$ M.G. 548,22

Eigenschaften. Orangerote Kristalle, leicht lösl. in W., lösl. in verd. Mineralsäuren, praktisch unlösl. in konz. Salpetersäure. Die Substanz ist auch als Dihydrat bekannt.

Prüfung. 1. In verd. Schwefelsäure unlösl. Verunreinigungen: Zu 5 g Substanz gibt man 10 ml Schwefelsäure, rührt um und verd. vorsichtig mit 90 ml W. Man erhitzt die Lsg. zum Sieden und erwärmt dann in einem bedeckten Becherglas auf dem W.-Bad 1 Std. lang. Der Rückstand wird abfiltriert, gewaschen und bei 150° getrocknet. Er darf nicht mehr als 2,5 mg (0,05%) betragen. – 2. Chlorid: 100 mg Substanz werden in 10 ml W. gelöst, mit 1 ml Salpetersäure und 1 ml Silbernitrat-Lsg. versetzt. Sofern eine Trbg. entsteht, darf sie nicht größer sein als die einer Kontroll-Lsg., die 0,01 mg Chlor-Ionen enthält (0,01%). – 3. Eisen: 1 g Substanz wird in 30 ml verd. Schwefelsäure (1 + 9) gelöst und tropfenweise mit Wasserstoffperoxid-Lsg. versetzt, bis die Lsg. farblos wird. Dann setzt man so lange konz. Ammoniak-Lsg. zu, bis ein pH-Wert erreicht wird, der zwischen 1 und 3 liegt, kühlt auf Raumtemp., versetzt weiter unter Kontrolle mit einer Glaselektrode, bis der pH-Wert 3,5 beträgt, und verd. dann mit W. auf 50 ml. Zu 10 ml dieser Lsg. gibt man 6 ml Hydroxylaminhydrochlorid-Lsg. (1 + 9) und 4 ml einer leicht angesäuerten Lsg. von o-Phenanthrolin (1 in 1000). Sofern eine rote Farbe entsteht, darf sie nicht stärker sein als die einer Kontroll-Lsg., die 0,05 mg Eisen-Ionen im gleichen Vol. enthält (0,005%). – 4. Phosphat: 250 mg Substanz werden in 30 ml verd. Schwefelsäure (1 + 9) gelöst, mit 30%iger Wasserstoffperoxid-Lsg. so lange versetzt, bis die gesamte Lsg. farblos geworden ist, und zum Sieden erhitzt, um den Überschuß an Peroxid zu vertreiben. Nach dem Abkühlen wird auf 50 ml verd. 10 ml dieser Lsg. werden mit 50 ml W. und so lange mit konz. Ammoniak-Lsg. versetzt, bis der pH-Wert zwischen 2 und 3 liegt. Dann setzt man 500 mg Ammoniummolybdat zu und stellt den pH-Wert mit Hilfe einer Glaselektrode und verd. Salzsäure auf 1,8 ein. Anschließend wird zum Sieden erhitzt, abgekühlt, mit 10 ml Salzsäure versetzt und auf 100 ml verd. Die Lsg. wird im Scheidetrichter mit 35 ml Ae. versetzt, kräftig durchgeschüttelt und die wss. Phase abgetrennt. Die ätherische Schicht wird zweimal mit je 10 ml verd. Salzsäure (1 + 9) gewaschen. Zur ätherischen Lsg. gibt man 0,2 ml einer frisch bereiteten Lsg. von 2 g Zinn(II)-chlorid in 100 ml Salzsäure, schüttelt durch und beobachtet nach Trennung der Schichten die entstandene Farbe. Die blaue Farbe der ätherischen Schicht darf nicht stärker sein als die einer Kontroll-Lsg., die 0,01 mg Phosphat enthält (0,02%).

Gehaltsbestimmung. 2,5 g Substanz werden bei 85° 16 Std. getrocknet und dann genau gewogen. Man löst in 10 ml verd. Schwefelsäure (1 + 9) und verd. mit 40 ml W. Nach Zusatz von o-Phenanthrolin-Lsg. wird mit frisch standardisierter saurer Eisen(II)-sulfat-Lsg. titriert. 1 ml saurer Eisen(II)-sulfat-Lsg. (0,25 n) entspr. 137,06 mg Cer-Ammoniumnitrat. Der Gehalt darf nicht unter 99% liegen.

Aufbewahrung. Gut verschlossen.

Anwendung. Als Oxydans in der Cerimetrie.

Cerium isovalerianicum. Cer(III)-isovalerianat. Ceroisovalerianat.

$$\left[\begin{array}{c} H_3C \\ _H \\ C-CH_2-COO^\ominus \\ H_3C \end{array} \right]_3 Ce \cdot 2\tfrac{1}{2} H_2O$$

$C_{15}H_{27}CeO_6 \cdot 2^{1}/_{2} H_2O$　　　　　　　　　　　　　　　　　　M.G. 488,54
　　　　　　　　　　　　　　　　　　　　　　　　　　　wasserfrei M.G. 443,50

Eigenschaften. Weißes Pulver, schwer lösl. in W.

Anwendung. Wurde als Nervinum bei unstillbarem Erbrechen der Schwangeren und bei gastrischen Krisen der Tabiker angewandt.

Cerium nitricum. Cer(III)-nitrat. Ceronitrat.

$Ce(NO_3)_3 \cdot 6 H_2O$　　　　　　　　　　　　　　　　　　　　　　M.G. 434,25

Eigenschaften. Farblose, durchscheinende Kristalle, leicht lösl. in W. und A. Fp.: Bei 200° tritt Zers. ein.

Anwendung. Medizinisch: Bei Dyspepsie, chronischem Erbrechen, chronischer Diarrhoe, in Dosen von 60 bis 300 mg.
Technisch: Zur Herst. von Gasglühstrümpfen.

Aufbewahrung. Gut verschlossen, vor Feuchtigkeit geschützt.

Cerium oxalicum ÖAB 9. Cer(III)-oxalat. Cerooxalat.

$Ce_2(C_2O_4)_3 \cdot 9 H_2O$　　　　　　　　　　　　　　　　　　　　M.G. 706,47
　　　　　　　　　　　　　　　　　　　　　　　　　　　wasserfrei M.G. 544,33

Eigenschaften. Weißes, bis schwach rosa gefärbtes, krist., geruchloses und geschmackloses Pulver, das sich beim Erhitzen zersetzt und einen in der Kälte gelben bis braunen Rückstand hinterläßt. Praktisch unlösl. in W. oder A., lösl. in Mineralsäuren.

Erkennung. 1. Kocht man die Substanz mit verd. Natronlauge und filtriert, so gibt das mit Essigsäure angesäuerte Filtrat mit Calciumchlorid-Lsg. einen weißen, feinkrist. Nd. – 2. Macht man eine Lsg. der Substanz in Salzsäure mit Ammoniak alkalisch und schüttelt mit verd. Wasserstoffperoxid-Lsg., so färbt sich der entstandene Nd. orange.

Prüfung. 1. Carbonat, säureunlösl. Stoffe: 1 g Substanz muß sich beim Erwärmen mit 10 ml Salzsäure ohne Gasentw. klar lösen. – 2. Aluminium: Wird die bei der vorangehenden Prüf. erhaltene Lsg. mit 10 ml konz. Natronlauge und 10 ml W. versetzt, aufgekocht und nach dem Erkalten filtriert, so dürfen 10 ml des Filtrates auf Zusatz von 2,5 g Ammoniumchlorid nicht getrübt werden. – 3. Blei, Zink: 10 ml des für die vorhergehende Prüf. bereiteten Filtrates dürfen auf Zusatz von 3 Tr. Natriumsulfid-Lsg. nicht verändert werden. – 4. Glührückstand: 47,5 bis 48,7%, bestimmt mit 0,2500 g Substanz. – 5. Alkali-, Erdalkalioxalate: Der nach der vorhergehenden Prüf. erhaltene Glührückstand wird mit 1 ml W., dem man 1 Tr. 0,1 n Salzsäure und 1 Tr. Phenolphthalein-Lsg. zugesetzt hat, digeriert. Die Fl. darf sich dabei nicht rot färben.

Aufbewahrung. Abgesondert, in gut schließenden Gefäßen.

Anwendung Gegen Übelkeit bei Magen- und Darmkatarrhen, gegen Erbrechen, bes. dem Schwangerenerbrechen, bei Bewegungskrankheiten.

Dosierung. Gebräuchliche Einzeldosis: 0,1 g; Einzelmaximaldosis: 0,2 g; Tagesmaximaldosis 0,6 g.

Cestrum

Cestrum laevigatum Schlecht. Solanaceae – Cestreae. Tintenbeerpflanze. Dama de noite.

Heimisch in Brasilien (Minas Gerais) und Südafrika (Natal).

Große Büsche mit wechselständigen, einfachen, lanzettlichen bis elliptischen Blättern und achselständigen Büscheln von duftenden, auffallenden Blüten. Blüten trompetenförmig, fünfzählig, etwa 2,5 cm lang. Frucht eine kleine Beere. Zierpflanze.

Herba (Folia) Cestri. Coerana.
Coerana Brasil. 1.

Inhaltsstoffe. Äth. Öl und Saponine. In den Früchten, Blättern und in der Rinde ein bitterer Bestandteil, das Cestrumid. In den grünen Beeren die Sapogenine Gitogenin $C_{27}H_{44}O_4$, Fp. 270 bis 272°, und Digitogenin $C_{27}H_{44}O_5$, Fp. 288 bis 291°, als Glykoside.

Wirkung. Die Beeren verursachen die gefürchtete Chase-Vally-Krankheit bei Rindern. Der toxische Effekt kommt innerhalb weniger Stunden, die Tiere sterben in 4 bis 12 Std. In der akuten Form äußern sich die Symptome in Speichelfluß, tränenden Augen, starrem Blick, gekrümmtem Rücken, ausgestrecktem Kopf, Nachlassen des Wiederkäuens, Appetitlosigkeit, Abmagerung, Schwäche, taumelndem Gang und ungeordneten Bewegungen. Die sichtbaren Schleimhäute sind gelb, feucht und wenig mit Blut angefüllt. Häufiges Wasserlassen und Gelbfärbung des Harns wurden bemerkt.

Anwendung. In Brasilien in Form galenischer Präparate als Antisepticum, Sedativum, Emolliens und Lebermittel. Ferner als Diureticum und zu schmerzstillenden Umschlägen

Cestrum parqui L'Herit. (C. virgatum R. et P., C. salicifolium H. et B.). Green cestrum. Willow leaved jessamine.

Heimisch in Südafrika und im tropischen Amerika.

Blüten grünlichweiß. Auch als Zierpflanze gezogen.

Inhaltsstoffe. In der Pflanze nach Mercier et al. [Bull. Sci. pharm. *20*, 584 (1913)] das bittere Alkaloid Parquin $C_{21}H_{39}NO_8$, das strychnin- und atropinähnlich wirkt. Der unangenehme Geruch der Pflanze wird einem Glykosid zugeschrieben, das in Baldriansäure hydrolysiert und einem anderen, das eine phytosterinähnliche Substanz ergibt. In den grünen Beeren, in Blättern, Stamm und Blütenblättern Saponine, deren Sapogenine Gitogenin und Digitogenin sind. Costa et al. [Chem. Abstr. *50*, 10339 (1956)] isolierten ein Glucosid, einen Catechingerbstoff, Oxydasen, Peroxydasen und ein Harz, Silva et al. [J. pharm. Sci. *51*, 289 (1962)] das glykosidische Alkaloid Solasonin $C_{45}H_{37}NO_{16}$, Fp. 260 bis 264°. Bianchi et al. [Ann. chim. *53*, 1761 (1963)] isolierten aus den Blättern Tigogenin $C_{27}H_{44}O_3$, Fp. 210 bis 211°, Digallogenin, Fp. 222 bis 223°, Digitogenin und Methylursolat, Fp. 166 bis 168°. In den Früchten noch zusätzlich drei unbekannte Alkaloide.

Anwendung. In Chile in Form eines Infuses als Antifiebermittel.

Bemerkung: Die Blätter sind in einer Menge von mehr als 0,5% des Körpergewichtes der Tiere für diese toxisch, die Früchte etwa zehnmal so giftig. Vergiftungserscheinungen sind Fieber und Gastroenteritis.

Cestrum diurnum L. Day-blooming jessamine.
Heimisch in Cuba, Peru und den USA.
Zierstrauch. Blüten weiß und tagsüber süß riechend.

Inhaltsstoffe. In den Blättern nach CHAKRAVARTI et al. [Experientia (Basel) *20*, 200 (1964)] Ursolsäure, Tigogenin und Tigonin (Tigogenin + Xylose, Glucose, Arabinose), Fp. 269°.

Anwendung. Der Aufguß der Blätter zu Kataplasmen bei geschwollenen Beinen.

Cestrum nocturnum L. Night-blooming jessamine.
Heimisch in Westindien und Südamerika. Als Zierstrauch in den USA.

Blüten grünlichweiß und nachts süß duftend.

Inhaltsstoffe. 0,5% Yuccagenin, Fp. 235 bis 238°, und 0,04% Tigogenin, Fp. 207 bis 208° [CHAKRAVARTI et al.: Chem. Abstr. *61*, 3413 (1964)].

Wirkung. Je ein Saponin dieser wie auch der vorigen Art zeigen cardiotonische und cardiotoxische Eigenschaften. Das Saponin von Cestrum nocturnum ruft außerdem einen Krampf der glatten Muskulatur hervor [ROY et al.: Chem. Abstr. *69*, 94897 (1968)]. Vergiftungserscheinungen ähneln denen von Atropin, einschließlich Halluzinationen, Reizbarkeit, Muskelkrämpfen, Tachycardie, Atemnot, Speichelfluß und terminaler Lähmung.

Anwendung. In der Volksmedizin gegen Epilepsie.

Cetaceum

Physeter macrocephalus L. (P. catodon L., Catodon macrocephalus GRAY). Physeteridae. Pottwal. Spermwal. Kaskelot. Sperm whale. Cachalot. Cachalote. Capidoglio. Kegutilik. Twelchval.

Heimisch in allen wärmeren Meeren, sowohl in den Küstengewässern Amerikas als auch Australiens, Indiens, Afrikas und Japans.

Hyperoödon rostratus MULLER (BILLBERG). Ziphiidae. Bottlenoced whale.
Beide liefern

Cetaceum. Sperma Ceti. Spermaceti. Ambra alba. Adipocera cetosa. Albumen Ceti. Succinum marinum. Walrat. Spermaceti. Blanc de baleine. Esperma baleia. Espermaceti. Esperma de ballena. Cetina. Bianco di balena. Cera de cachalote. Hvalrav. Spermasett. Spermacet. Valrav. Walschot. Olbrot. Vorvanj. Voroauovina. Vorvanina.
Cetaceum DAB 7 – DDR, ÖAB 9, Helv. V, Ned. 6, Ross. 9, Pol. III, Belg. V, CsL 2, Jug. II, Nord. 63, Hung. V, Fenn. 37, Jap. 61. Walrat DAB 7 – BRD. Spermaceti BP 14, BPC 68, Ital. VII, USP XVIII. Sperma Ceti Hisp. IX. Blanc de Baleine CF 65. Esperma de Balena Chil. III. Cetina Portug. 35. Espermacete Brasil. 2.

Die meisten Pharmakopöen geben als Stammtier Physeter macrocephalus an, BPC 68 nennt auch Hyperoödon rostratus als Stammtier.

Gewinnung. Verschiedene Walarten, bes. der Pott- oder Spermwal, haben in den Schädelknochen Höhlungen, die mit einem gelblichen Öl gefüllt sind. Beim Erkalten des Öles scheidet sich der Walrat kristallinisch ab und wird von den flüssig bleibenden Anteilen, dem Walratöl, durch Abpressen getrennt. Die Menge des Walrates beträgt etwa ein Drittel des Walratöles. Durch Kochen mit einer schwachen Kaliumcarbonatlösung wird der Walrat von den letzten, anhaftenden Ölmengen befreit, mit heißem Wasser gewaschen; dann läßt man ihn nach dem Abscheiden des Waschwassers erstarren.

Nach BPC 68 wird die kristallinische Ausscheidung des Spermöles durch Filtration abgetrennt, gepreßt, geschmolzen und von Spuren des Öles durch Reinigung mit verdünnter Natronlauge befreit. Schließlich wird der Walrat durch Ausfrieren von der bei der Reinigung entstandenen Seife und dem Alkaliüberschuß befreit. Walrat wird neuerdings auch aus den Höhlen von Rückgratknochen und aus dem Speck des Pottwals gewonnen. Im Handel unterscheidet man besonders Cetaceum aus England, den USA, Japan und Chile.

Eigenschaften. Walrat bildet eine schneeweiße, halbdurchscheinende, perlmutterglänzende, fettig anzufühlende, zerbrechliche, großblättrig-kristallinische Masse von mildem Geschmack und schwachem, eigentümlichem Geruch. Er brennt mit helleuchtender, geruchloser Flamme. Nach längerem Liegen an der Luft wird er gelb und nimmt ranzigen Geruch an. Durch Waschen des geschmolzenen Walrates mit verdünnter Lauge können ihm der Geruch und die entstandene freie Säure wieder genommen werden. Mit Weingeist besprengt, läßt er sich zu Pulver zerreiben. Auch geschmolzener Walrat läßt sich durch Rühren im Mörser bis zum Erkalten in ein Pulver verwandeln.

Verfälschungen. Nach BPC 68 wurden Stearinsäure, Stearin, Talg, hydriertes Walöl und festes Paraffin als unzulässige Beimengungen beobachtet.

Bestandteile. Ein komplexes Gemisch isomerer Ester, besonders Myristin- und Palmitinsäurecetylester (Cetin) $C_{15}H_{31}COOC_{16}H_{33}$, neben Laurin- und Stearinsäurecetylester. In der Alkohol-Fraktion des verseiften Walrats wurden gaschromatographisch nachgewiesen: 80% Cetylalkohol, 12% Stearylalkohol, 6% Myristylalkohol und 2% Kohlenwasserstoffe. Die gaschromatographische Auftrennung der Säurefraktion als Methylester ergab: 1% Caprinsäure, 15% Laurinsäure, 37% Myristinsäure, 38% Palmitinsäure und 8% Stearinsäure.

Prüfung. Löslichkeit: DAB 7 – BRD: Leicht löslich in Äther, Chloroform, Benzin und erwärmten fetten Ölen. Schwer löslich in 96%igem Äthanol von 20°, wenig löslich in 96%igem, siedendem Äthanol. – ÖAB 9: Leicht löslich in Benzol. Aus der alkoholischen Lösung scheidet er sich beim Abkühlen zum größten Teil wieder aus. – USP XVIII: Unlöslich in Wasser. Gering löslich in kaltem Hexan. Löslich in ätherischen Ölen. – Helv. V: Löslich in Schwefelkohlenstoff.

Schmelzpunkt 42 bis 50° BPC 68, Hung. V, Ital. VII, Brasil. 2, Jap. 61; 42 bis 52° Portug. 35; 42 bis 54° CsL 2; 43 bis 48° Belg. V; 43 bis 50° Nord. 63; 45 bis 49° CF 65; 45 bis 52° Jug. II; 45 bis 54° Ross. 9, Fenn. 37, Chil. III; 48 bis 54° Hisp. IX. – Schmelztemperatur 44 bis 54° Pol. III. – Schmelzbereich 42 bis 50° USP XVIII; 45 bis 52° Helv. V. – Erstarrungspunkt 40 bis 45° Hung. V; 45 bis 52° ÖAB 9. – Erstarrungstemperatur 45 bis 50° DAB 7 – DDR. – Tropfpunkt 43 bis 48° DAB 7 – BRD. – Dichte 0,900 bis 0,940 DAB 7 – DDR; 0,29 bis 0,95 Belg. V; 0,930 bis 0,960 Chil. III (15/15°); 0,938 bis 0,944 Brasil. 2; 0,940 bis 0,950 Hisp. IX (15°), Hung. V; 0,941 bis 0,959 CF 65 (20°); etwa 0,95 BPC 68. – Spez. Gew. 0,938 bis 0,944 Ross. 9, Pol. III, Fenn. 37; etwa 0,94 USP XVIII, Jap. 61; 0,940 bis 0,945 Ital. VII; 0,940 bis 0,950 Jug. II, Portug. 35 (15°). – Brechungsindex n_d^{75}: 1,430 bis 1,435 DAB 7 – BRD, DAB 7 – DDR, ÖAB 9; 1,434 bis 1,435 Hung. V. – Säurezahl max. 1,0 DAB 7 – BRD, DAB 7 – DDR, BPC 68, Nord. 63; 2,0 ÖAB 9, Ross. 9, Jug. II, Hung. V, Brasil. 2; 2,3 Pol. III. – Säuregrad max. 1,2 Portug. 35; 2 Helv. V, CsL 2; 5 Fenn. 37. – Freie Säure max. 0,2% CF 65. – Verseifungszahl 110 bis 135 Chil. III; 114 bis 127 Helv. V; 114 bis 132 Ross. 9, CsL 2; 114 bis 135 Fenn. 37; 115 bis 135 Hung. V, Nord. 63; 116 bis 135 Pol. III; 118 bis 129 DAB 7 – BRD; 120 bis 130 Jug. II; 120 bis 135 ÖAB 9; 120 bis 136 BPC 68; 125 bis 130 CF 65, Brasil. 2; 126 bis 134 Belg. V. – Jodzahl max. 0 bis 8 Chil. III; 0 bis 9 CF 65; 3 bis 6 Jug. II; 3 bis 8 Pol. III; 5,0 DAB 7 – BRD, BPC 68; 8,0 ÖAB 9, Helv. V, CsL 2, Hung. V, Nord. 63, Fenn. 37, DAB 7 – DDR, Brasil. 2; 10 Belg. V. – Esterzahl 116 bis 133 Jug. II, DAB 7 – DDR. – Peroxidzahl max. 8 DAB 7 – BRD; 10 ÖAB 9, 0,60 ml 0,1 n Thiosulfat (3 g Einwaage). – Unverseifbarer Anteil 42 bis 52% DAB 7 – BRD; mind. 48% BPC 68.

Reinheit. Max. Aschegehalt 0,05% DAB 7 – BRD (2 g Einwaage); 0,1% Nord. 63, CF 65; 2% Jug. II. – Bestimmung von Säure- und Esterzahl s. Bd. I, 377. – ÖAB 9: Walrat darf nicht ranzig riechen (analog DAB 7 – BRD) und muß beim Erwärmen zu einer klaren, farblosen Flüssigkeit schmelzen. – ÖAB 9: Erhitzt man 0,25 g Walrat mit 5 ml alkoholischer Kaliumhydroxidlösung (R) 1 Min. lang zum Sieden und fügt zu der heißen Flüssigkeit unter Umschütteln 3 ml Wasser hinzu, so darf nicht sofort eine Trübung auftreten (Paraffine). – ÖAB 9: Erhitzt man 1 g Walrat mit 10 ml Ammoniak (R) und filtriert, so darf das Filtrat nach dem Erkalten nicht milchig getrübt sein und nach dem Ansäuern mit Salzsäure (R) keine flockige Ausscheidung zeigen (Stearinsäure). – DAB 7 – DDR: 2,00 g Substanz müssen sich in 10,0 ml Chloroform unter mäßigem Erwärmen lösen. Die Lösung muß klar und darf nicht stärker gefärbt sein als 10,0 ml Farb-VLB (0,1 ml Eisen-FL; 0,1 ml Kobalt-FL; 0,1 ml Kupfer-FL; 9,7 ml 0,5 n Salzsäure) (Unlösliche Verunreinigungen). – DAB 7 – BRD: Die Lösung von 1,00 g Substanz in 4,00 ml Chloroform (R) muß klar und farblos sein. – DAB 7 – BRD: Die Chloroformlösung (1 g in 4 ml) darf sich nach Zugabe von 0,10 ml Bromthymolblau-Lösung (J) nicht blau färben (alkalisch reagierende Verunreinigungen). DAB 7 – DDR fertigt eine äthanolische Lösung an. – DAB 7 – BRD: 0,5 g Substanz müssen sich in 25 ml siedendem Äthanol 96% (R) klar lösen (Paraffine). Analog Ross. 9, Jap. 61, USP XVIII, Helv. V. – USP XVIII: Die alkoholische Lösung reagiert gegenüber befeuchtetem Lackmuspapier neutral oder sauer. – CF 65: Eine 2%ige alkoholische Lösung darf nach dem Auskristallisieren durch Abkühlen blaues Lackmuspapier nicht röten. Analog Helv. V. — BPC 68: In einem Rundkolben fügt man zu 10,0 g Walrat 40 ml alkoholische Kalilauge und 60 ml 95%igen Alkohol, erhitzt 30 Min. am Rückflußkühler, läßt abkühlen, gibt 90 ml Chloroform und 25 ml Eisessig dazu, überführt dann in einen 1000-ml-Meßkolben und wäscht Kolben und Kühler dreimal mit je 25 ml Wasser. Lösung und Waschwässer versetzt man mit 500 ml Wasser, schüttelt kräftig um, verdünnt mit Wasser auf 1000 ml, mischt durch und läßt zur Abtrennung der Phasen stehen. 100 ml der wäßrigen Phase fügt man zu 50 ml 0,1 m Perjodsäure, läßt 30 Min. stehen, versetzt mit 30 ml Kaliumjodidlösung, läßt nochmals 1 Min. stehen und titriert dann mit 0,1 n Natriumthiosulfatlösung, wobei man gegen Ende der Titration Stärkeschleim zusetzt. Der Vorgang wird als Blindversuch wiederholt. Die Differenz zwischen beiden Titrationen soll nicht mehr als 5,0 ml betragen. — BPC 68: 5,0 g Walrat werden 4 Min. lang am Rückflußkühler mit 5 ml verd. Schwefelsäure gelinde erwärmt, heiß filtriert und nach dem Abkühlen des Filtrates mit 0,3 ml einer 1%igen (g/v) Lösung von Dimethylglyoxim in 95%igem Alkohol versetzt. Beim schwachen Alkalisieren mit verd. Ammoniak gegen Lackmuspapier darf keine rosa Färbung auftreten (Nickel).

Aufbewahrung. Gut verschlossen. — Vor Licht geschützt, kühl. Die Substanz ist mindestens in Abständen von 2 Jahren auf die Säurezahl zu prüfen, DAB 7 — DDR. — Man gießt den Walrat am besten in Stangenform oder in Platten und bewahrt diese in dicht schließenden Gefäßen auf. Die großblättrigen Bruchstücke der Handelsware werden viel leichter gelb und ranzig als Stangen und Platten mit glatter Oberfläche und dichterem Gefüge. Gepulverter Walrat darf nicht zu lange vorrätig gehalten werden.

Anwendung. Als Salbengrundlage. In der Kosmetik für fettfreie Hautcremes, Pomaden, Schminken, Lippenstifte usw. Zur Herstellung von Kerzen und Appreturmitteln. Zur Herstellung von Cetylalkohol, der ebenfalls in der Kosmetik zur Herstellung von Hautcremes Verwendung findet. — Innerlich früher selten als Pulver oder als Emulsion.

Bemerkungen: Neben Physeter macrocephalus, dem Pottwal, werden auch der Blau-, Finn- und Entenwal auf Walrat ausgewertet. Als Walrat wird auch der feste Anteil des Delphin- und Haiöls bezeichnet.

Cetalkonium

Cetalkonium chloride (BAN), (USAN). Cetalkonii chloridum. Cetalkoniumchlorid.

$C_{25}H_{46}ClN$ M.G. 396,08

N-Benzyl-N-hexadecyl-N,N-dimethyl-ammonium-chlorid.

Anwendung. Als Antisepticum und Bactericidum (s. auch Bd. II, 1216, 1233ff.).

Handelsformen: Armil, Tetraseptan (Dr. Winzer), Zettyn, Cetalkonium-chlorid (Winthrop, USA).

Cetofenicolum

Cetofenicolum. Cetofenicol.

$C_{13}H_{15}Cl_2NO_4$ M.G. 320,16

D-threo-N-[p-Acetyl-β-hydroxy-α-(hydroxy-methyl)-phenäthyl]-α,α-dichlor-acetamid.

Anwendung. Als Antibioticum wie Chloramphenicol (s. Bd. I, 1042ff.).

Handelsform: Cetophenicol (Warner-Lambert, USA).

Cetonia

Cetonia aurata L. Klasse Hexapoda oder Insecta – Ordnung Coleoptera – Familie Scarabaeidae. Gemeiner Rosenkäfer. Goldkäfer.

Heimisch in Europa, wo er zu den bekanntesten und häufigsten Käfern gehört. Ferner in Abessinien. In blühenden Sträuchern und Stauden förmlich in die Blüten eingewühlt oder an alten Bäumen an Stellen mit hervorsickerndem Saft. Häufiger Gartenrosenschädling, da er die zarten Blütenteile zerfrißt und zerstört. Die Larven in faulem, vermorschtem Holz und alten, mulmigen Baumstrünken.

Nicht besonders groß, leuchtend metallisch grün mit einigen weißen Querstrichen in der hinteren Hälfte der Flügeldecken. Halsschild nicht oder wenig länger als die Flügeldecken; das Halsschild greift mit seinem Hinterrand mehr oder weniger auf den Hinterrücken über, an den Seiten steht es etwas ab und hier werden die sehr aufgetriebenen Epimeren der Mittelbrust sichtbar. Die Flügeldecken sind seitlich dicht hinter der Schulter ausgebuchtet, bald tiefer, bald flacher, zuweilen wenig merklich; durch die Ausbuchtung werden die Epimeren der Hinterbrust und der vorstehende Außenrand der Hinterhüften von oben her sichtbar. Die Flügeldecken können weder ausgebreitet noch gehoben werden, der Flug erfolgt daher mit geschlossenen Flügeldecken; das Schildchen hat einen schrägen Seitenrand mit einer flachen Rinne, in die sich der ihm anschließende Rand der Flügeldecken einlegt und eine abgerundete Spitze. Oberseits schwach behaart oder kahl. Die Mittelbrust hat einen nach vorn gerichteten Fortsatz. Er ist nach vorn kugelig beulenförmig, nach vorn und unten geneigt, von der Hinterbrust durch keine oder nur durch eine feine und stark gebogene Linie abgesetzt. Beim Männchen der Bauch mit flacher Längsfurche und die Flügeldecken am Spitzenrand neben dem Nahtwinkel ausgerissen. Larve weiß; braunbehaarte Engerlinge mit drei ziemlich kurzen Beinpaaren. Zur Verpuppung kittet sie sich aus Erde oder Mulm einen Kokon zusammen, in dem auch der junge Käfer bleibt, bis er ausgefärbt ist.

Anwendung. In Abessinien gegen Tollwut. In der Homöopathie.

Cetonia aurata HAB 34.

Mit 90%igem Weingeist getötetes, zerriebenes Tier.
Arzneiform. Tinktur nach § 4 mit 90%igem Weingeist.
Arzneigehalt. 1/10.

Cetoximum

Cetoximum (NFN). Cetoxime (BAN). Cetoxim.

$C_{15}H_{17}N_3O$
α-(N-Benzyl-anilino)-acetamidoxim.

M.G. 255,31

Anwendung. Als Antihistaminicum.

Handelsform: Febramine: Hydrochlorid (Boots, England).

Cetraria

Cetraria islandica (L.) Ach. (Lichen islandicus L., Lobaria islandica Hoffm., Physica islandica Dc.). Ascolichenes – Parmeliaceae. Isländisches Moos.

Eine über den größten Teil der nördlichen Hemisphäre verbreitete, stets auf der Erde wachsende Strauchflechte, im Norden in der Ebene, in südlichen Gegenden mehr im Gebirge. Je nach Standort stark variierend.

Lichen islandicus[1]. Fucus islandicus. Muscus catharticus (islandicus). Lichen (Fucus) catharticus. Thallus Cetrariae islandicae. Isländisches Moos. Isländische Flechte. Heideflechte. Blätter-, Lungen-, Hirschhorn-, Tartschenflechte. Fieber-, Lungen-, Purgiermoos. Kramperltee. Iceland moss. Lichen d'Islande. Lichene islandico. Liquén islandico. Liquén. Liquén de Islandia. Musgo de Islandia. Musco d'Islanda. Islandski lišaj. Izlandi zuzmó. Porost islandzki. Islandský lišejník. Islandsky lišajnik. Stélha pûkléřky islandské.

Lichen islandicus DAB 6, DAB 7 – DDR, ÖAB 9, Helv. VI, Belg. IV, Hisp. IX, CsL 2, Pol. III, Jug. II, Hung. V, Ital. VI. Lichen d'Islande CF 37. Liquen-islândico Brasil. 1. Iceland Moss BPC 34. Außerdem offizinell in Dan. VIII und Portug. 35.

DAB 7 – DDR gibt als weitere Stammpflanze noch Cetraria tenuifolia (RETZ.) HOWE an.

Die Flechte gelangt von Erde und Steinen befreit in den Handel, muß aber für pharmazeutische Zwecke noch einer sorgfältigen Reinigung von fremden Flechten, Moosen, Kiefernnadeln u. dgl. unterworfen werden. Die hellfarbige Ware wird bevorzugt. Das Schneiden der getrockneten Droge ergibt viel Abfall; man feuchtet sie deshalb schwach an, verwandelt sie durch Schneiden in eine grobe Teeform (Sieb I, DAB 6) und trocknet wieder.

Die Droge[1] besteht aus den getrockneten, ganzen Flechten. Die blattartige, rasenbildende Strauchflechte bildet einen bis 15 cm hohen, höchstens 0,5 mm dicken, aufrechten oder aufsteigenden, fast laubartigen, unregelmäßig dichotom verzweigten, auf beiden Seiten glatten, am Grunde rinnigen Thallus, dessen einzelne Zweige gabelig gelappt, getrocknet an den Rändern mehr oder minder nach oben umgerollt, durch die derben, zylindrischen Spermogonien gefranst sind. Oberseits olivgrün, bräunlichgrün oder kastanienbraun, am Grunde meist weiß oder blutrot, unten grauweißlich oder hellbräunlich, mit weißen, eingesenkten Flecken. Trocken knorpelig-brüchig, steif, rauschend, befeuchtet lederartig, biegsam. Apothecien selten, wo vorhanden als rundliche, anfangs grünliche, dann braune, schildförmige, berandete Vertiefungen am Rande und Ende der stumpfen Thalluslappen.

Geruch schwach und eigenartig, Geschmack fade, schleimig-bitter.

Mikroskopisches Bild. Querschnitt. Zu beiden Seiten des Thallus eine deutliche, pseudoparenchymatische Rindenschicht aus eng untereinander verflochtenen Hyphen. Unter den Rindenschichten eine Lage lockeren Hyphengewebes mit den grünen, 12 μm großen Algen (Gonidien, Cystococcus humicola NÄGELI), diese weit häufiger an der Oberseite als an der Unterseite des Blattes, stets an der Grenze der Rindenschicht gelegen. Die Markschicht aus fädigen Hyphen, locker, lufthaltig. Die Asci des oberen Teiles der Apothecien mit je acht Sporen. An der Unterseite der Flechte weiße Pünktchen (Soredien, ungeschlechtliche Fortpflanzungsorgane, kleine, dicht von Hyphen umsponnene, isolierte Gruppen von Algenzellen, die aus dem Innern der Flechte durch Risse in der Rinde austreten und vom Winde fortgeführt werden).

Pulverdroge. Grünlichgrau bis graubraun. Gekennzeichnet durch Teile der Markschicht, Bruchstücke der Rindenschicht, einzelne Hyphen und Wimpern.

Verfälschungen. Es finden sich unter der Droge nicht selten Cladonia-Arten, die an ihrem stielrunden Thallus leicht erkannt werden.

Inhaltsstoffe. Nach LUCKNER et al. [Pharmazie 20, 203 (1965)] mehr als 50% wasserlösliche Polysaccharide vom Typ des Lichenins und des Isolichenins. Beide Stoffe sind unverzweigte Glucane, die viskose wäßrige Lösungen bilden. Bei dem nur in heißem Wasser löslichen Lichenin sind die Glucosemoleküle β-glykosidisch zu etwa 30% zwischen den C-Atomen 1 und 3 und zu etwa 70% zwischen den C-Atomen 1 und 4 miteinander verknüpft. Bei dem schon in kaltem Wasser löslichen Isolichenin sind die Glucosemoleküle dagegen α-glykosidisch miteinander verbunden. Ferner noch Cellulose, Hemicellulosen und Lignin. — Außerdem gerbend wirkende Depsidone: 2 bis 3% Fumarprotocetrarsäure $C_{22}H_{16}O_{12}$, Fp. 250 bis 260° (Zers.). Die Protocetrarsäure $C_{18}H_{14}O_9$, Fp. 245 bis 250° (Zers.), Cetrarsäure $C_{20}H_{18}O_9$, Fp. über 200° (Zers.), und die Fumarsäure entstehen möglicherweise erst

Protocetrarsäure

Protolichesterinsäure

---

[1] Abbildungen bei L. HÖRHAMMER: Teeanalyse, Tafel 58, Abb. 519 und 520.

bei Lagerung und Aufarbeitung der Droge. Weiterhin L-Lichesterinsäure $C_{19}H_{32}O_4$, Fp. 123 bis 124°, Protolichesterinsäure $C_{19}H_{32}O_4$, Fp. 106°, L-Alloprotolichesterinsäure $C_{19}H_{32}O_4$, Fp. 107 bis 108°, Usninsäure $C_{18}H_{16}O_7$, Fp. 203°, und Umbilicin, ein Arabitmonogalaktosid. Nach SCHINDLER [Arzneimittel-Forsch. 2, 392 (1952)] noch 0,05% ätherisches Öl, Vitamin A, Vitamin B_1, Jod und Bor.

MOISEEWA [Bot. J. (USSR) 43, 29 (1958)] fand die Enzyme Katalase, Amylase, Invertase, Urease, Aspartase, Tyrosinase, Phenoloxydase, Cellulase, Lichenase, Tannase, Lipase, Zymase, Allantoinase und Allantoicase, während RENNERT et al. [Naturwissenschaften 47, 18 (1960)] Ribonuclease isolierten.

Prüfung. Identität. DAB 6: Die Mikrosublimation liefert ein mikrokristallinisches Sublimat, das sich in 1 Tr. verd. Ammoniak R löst, aus dem sich alsdann Nadeln und dendritisch verzweigte Gebilde abscheiden (Ammoniumsalze der Fumarsäure, Lichesterinsäure). – Mit 20 T. Wasser 5 Min. lang gekocht, liefert Isländisch Moos einen bitter schmekkenden Schleim, der beim Erkalten zu einer Gallerte erstarrt, DAB 6, ÖAB 9. – Werden 10 ml einer 1%igen Abkochung von Isländisch Moos mit 10 ml Gerbsäure versetzt, so entsteht eine starke, weiße Trübung, die durch Erwärmen verschwindet und beim Erkalten wieder auftritt (Lichenin), ÖAB 9. – Die ausgekochten Fragmente zeigen auf der Oberfläche weiße Flecken und färben sich, mit Jodlösung durchtränkt und dann mit Wasser ausgewaschen, blau (Dextrolichenin), ÖAB 9. – In Helv. V fand sich ferner folgende Prüfung: Schüttelt man 10 ml des filtrierten, durch halbstündiges Kochen von 1 g Droge mit 40 ml Wasser gewonnenen Schleimes, nachdem der erkaltete Schleim wieder auf 40 ml ergänzt wurde, mit 10 ml Äther aus und läßt diesen verdunsten, so erhält man einen aus mikroskopisch kleinen, farblosen Nadeln bestehenden Rückstand (Cetrarin). Dünnschichtchromatographie nach Helv. VI:

Nachweis von Flechtensäuren: 1. Nachweis von Usninsäure und Fumarprotocetrarsäure: Auf einer Kieselgel-G-Schicht, die statt mit Wasser mit einer 3,2-Gew./Vol.-%igen Lsg. von Oxalsäure R hergestellt und dann 1 Std. im Trockenschrank bei 120° getrocknet wurde, werden auf 2 Startpunkten *a* und *b* aufgetragen: *a:* 10 µl folgender Lösung: 5,0 g (315/300) werden in einem Soxhletapparat mit Aceton R extrahiert, bis der Auszug höchstens schwach gelblich gefärbt abläuft (1 bis 2 Std.). Der Extrakt wird im Vakuum auf 3 ml eingeengt, in einen 5-ml-Meßkolben filtriert und unter Nachwaschen von Kolben und Filter mit Aceton R bis zur Marke aufgefüllt. Diese Lösung dient auch für die Prüfung. *b:* 10 µl folgender Lösung: 2 mg Usninsäure R als Bezugssubstanz werden in einem Meßkolben in Aceton R zu 2,0 ml gelöst. – Die Frontlinie wird 150 mm von der Startlinie entfernt durchgezogen. Als Laufmittel dient eine Mischung von 2 Vol.-T. Benzol R + 2 Vol.-T. Chloroform R + 1 Vol.-T. Aceton R. Die Kammer wird 1/4 Std. klimatisiert. Die Chromatogramme werden an der Luft getrocknet.

Chromatogramm *a:* Im UV 365 erscheinen einige Flecken, worunter bei R_f etwa 0,68 ein dunkelbrauner Fleck, entsprechend dem Fleck auf Chromatogramm *b* (Usninsäure) vorkommen kann.

Nun wird die Platte 1 Std. im Trockenschrank bei 120° erhitzt.

Chromatogramm *a:* Im Tageslicht erscheinen einige Flecken, worunter bei R_f etwa 0,68 ein blaßgelber Fleck, entsprechend dem Fleck auf Chromatogramm *b* (Usninsäure) vorkommen kann. Außerdem kann bei R_f etwa 0,22 ein kräftig gelber Fleck hervortreten (Fumarprotocetrarsäure).

Die erkaltete Platte wird mit einer Mischung von 0,5 ml Anisaldehyd R + 40 ml Essigsäure 98% R + 1 ml Schwefelsäure 95% R besprüht und bis zum Hervortreten der Flecken im Trockenschrank bei 110° erhitzt (etwa 10 Min.).

Chromatogramm *a:* Der Fleck der Usninsäure ist lebhaft violett gefärbt, der Fleck der Fumarprotocetrarsäure rahmfarben. Einer dieser beiden Flecken kann fehlen. Weitere Flecken werden nicht berücksichtigt.

2. Nachweis von Fumarsäure und Protolichesterinsäure: Auf einer Kieselgel-G-Schicht werden auf 2 Startpunkten *a* und *b* aufgetragen: *a:* 10 µl der auch bei Prüfung 1. *a.* verwendeten Lösung; *b:* 20 µl folgender Lösung: 2 mg Fumarsäure R als Bezugssubstanz werden in einem Meßkolben in Äthanol 94% R zu 2,0 ml gelöst. – Die Frontlinie wird 150 mm von der Startlinie entfernt durchgezogen. Als Laufmittel dient eine Mischung von 45 Vol.-T. Benzol R + 8 Vol.-T. Methanol R + 4 Vol.-T. Essigsäure 98% R. Die Kammer wird 1/4 Std. klimatisiert. Die Chromatogramme werden zuerst an der Luft, dann 1 Std. im Trockenschrank bei 120° getrocknet. Nach dem Erkalten werden sie mit folgender Lösung besprüht: 1 Vol.-T. Bromkresolgrün RS + 1 Vol.-T. Äthanol 94% R werden mit 0,01 n Natriumhydroxid bis eben zur Blaufärbung versetzt. Chromatogramm *a:* Es erscheinen auf blauem Grunde folgende Flecken: Bei R_f etwa 0,32 ein gelber Fleck, entsprechend dem Fleck auf Chromatogramm *b* (Fumarsäure), der auch fehlen kann, und bei R_f etwa 0,6 ein gelber bis gelbgrüner Fleck (Protolichesterinsäure). Der Fleck der Fumarsäure darf, falls vorhanden, nur klein sein. Weitere Flecken werden nicht berücksichtigt.

DAB 7 – DDR: Adsorptionsschicht: Kieselgel G. – Aufzutragende Lösung: 2,00 g gepulverte Substanz werden mit 5,0 ml Methanol versetzt. Die Mischung wird zum Sieden erhitzt und anschließend filtriert. 23 bis 25 µl des Filtrates werden auf den Startpunkt a aufgetragen. – Aufzutragende Lösung der Testsubstanz: 0,0200 g 2-Aminobenzoesäure werden in 10,0 ml Methanol gelöst. 23 bis 25 µl der Lösung werden auf den Startpunkt b aufgetragen. – Lösungsmittelgemisch: 45,00 ml Äthylacetat, 35,0 ml iso-Propanol, 2,00 ml 5 n Essigsäure und 18,0 ml Wasser werden gemischt. Die Mischung wird als Laufmittel verwendet. – Laufstrecke: 10 bis 12 cm. – Trocknung: Die Dünnschichtplatte wird bei 20° aufbewahrt, bis das Laufmittel verdunstet ist. – Reagens: Eisen(III)-chlorid-Lösung (5,0 g/ 100,0 ml). – Sichtbarmachung: Die Dünnschichtplatte wird mit dem Reagens besprüht. – Auswertung: Der R_f-Wert des schwach violetten Testsubstanzfleckes muß im Bereich von 0,55 bis 0,85 liegen. Das Chromatogramm zeigt über dem Startpunkt a deutlich einen Fleck mit einem R_x-Wert im Bereich von 0,50 bis 0,75 und zwei oder drei weniger deutliche Flecken mit R_x-Werten im Bereich von 0,75 bis 0,95. Diese Flecken sind nicht immer scharf voneinander getrennt.

Reinheit. Quellungsfaktor: Bestimmt mit 1 g der zuvor mit 1 ml Äthanol 94% befeuchteten Arzneidroge nach Helv. VI (I, 171): Mind. 5. – Wäßriger Extraktgehalt mind. 15% Hung. V. – Max. Aschegehalt 2% Hung. V, CsL 2; 3% ÖAB 9, Pol. III, Jug. II; 4% DAB 7 – DDR, Dan. VIII. Säureunlösliche Asche max. 1% Hung. V. – Sulfatasche max. 3% Helv. VI. – Max. Feuchtigkeitsgehalt 12% Hung. V., Pol. III. – Org. Beimengungen max. 3% CsL 2. – Fremde Beimengungen max 3% ÖAB 9; 5% Hung. V. – Unschädliche Beimengungen max. 5% DAB 7 – DDR. – Verfärbte Bestandteile max. 10% DAB 7 – DDR. – Andere Flechtenarten: Das Chromatogramm (s. o.) darf keine anderen als die oben genannten Flecken zeigen, DAB 7 – DDR.

Wertbestimmung. DAB 7 – DDR: 1,500 g gepulverte Substanz werden in einem 200-ml-Erlenmeyerkolben mit Normschliff mit 100,0 ml Wasser versetzt. Die Mischung wird unter Rückflußkühlung 60 Min. im Sieden gehalten, anschließend schnell auf 20° abgekühlt und bei 1800 bis 2300 · g 10 Min. zentrifugiert. Die überstehende Flüssigkeit wird durch einen Glasfiltertiegel G 3 gesaugt. Die Viskosität dieses Auszuges wird unter Verwendung eines Ubbelohde-Viskosimeters Größe I bestimmt.

Berechnung: Viskosität des Auszuges, berechnet auf die bei 105° getrocknete Substanz

$$= \frac{a \cdot 150}{\text{Ew} \cdot (100-b)}.$$

a = Viskosität des Auszuges in Zentistokes (cSt);
b = Trocknungsverlust in Masseprozent;
Ew = Einwaage der Substanz in Gramm.

Die Viskosität muß im Bereich von 3,30 bis 4,50 cSt. liegen.

Aufbewahrung. Vor Licht geschützt, in gut schließenden Behältnissen, ÖAB 9, Helv. VI.

Wirkung. Die aus der Droge hergestellten Infuse, Dekokte und Gallerten enthalten die Glucane Lichenin und Isolichenin, die als einhüllende Mittel die Schleimhäute vor lokalen Reizungen schützen und eine antiphlogistische Wirkung entfalten. Wegen des Gehaltes an bitter schmeckenden Depsidonen wirkt die Droge auch als Amarum und Roborans. Isländisch Moos soll auch eine galaktagoge Wirkung haben. – Beim Kochen wird die Cetrarsäure zersetzt und die Droge entbittert. Daher gehen der entbitterten Flechte die tonischen Eigenschaften ab, sie wirkt nur noch durch ihren Schleimgehalt. Die Protocetrarsäure wirkt in kleinen Mengen als Antivomitivum, in größeren Gaben (0,1 bis 0,2 g) abführend. Nach älteren Angaben wird die Droge in Form von Flechtenbrot als Kohlenhydratnahrungsmittel für Diabetiker verwendet, da ein Teil der zugeführten Flechtenkohlenhydrate resorbiert werden kann, die dann vor allem zu Galaktose und Mannose abgebaut werden. Das wäßrige Dekokt besitzt außerdem noch tuberkulostatische Wirkung. STICHER [Pharm. Acta Helv. 40, 385, 483 (1965)] führt die bakteriostatische Wirkung vor allem auf den Gehalt an Fumarprotocetrarsäure zurück.

Anwendung. Als hustenreizmilderndes Mittel bei Katarrhen der oberen Luftwege, ferner bei Gastroenteritis und appetitanregendes Mittel bei Anorexie. In der Volksmedizin als Stärkungs- und Nahrungsmittel, bei chronischer Bronchitis, Keuchhusten, Asthma, Lungentuberkulose, Nieren- und Blasenleiden und Erschöpfungszuständen. In der Homöopathie bei Keuchhusten, chronischem Bronchialkatarrh und Verschleimung der Atemwege. – Äußerlich zur Behandlung schlecht heilender Wunden. – In östlichen Ländern zur Spiritusgewinnung. Die Gallerte als Agar-Ersatzstoff bei der Stuhl- und Urindiagnose sowie in der Bodenbakteriologie.

Dosierung. Gebräuchliche Einzeldosis als Abkochung 1,5 g auf 1 Teetasse, ÖAB 9, Jug. II; 2 g Helv. VI.

Cetraria islandica HAB 34. Isländisch Moos.
Getrocknete Flechte.

Arzneiform. Tinktur nach § 4 mit 60%igem Weingeist.
Spez. Gew. 0,896 bis 9,898. Trockenrückstand 0,54 bis 0,91%.
Arzneigehalt. 1/10.

Species Lichenis islandici (F. M. GERM.)

Lichen islandicus	50 g	Radix Althaeae	āā 25 g
Radix Liquiritiae			

Species Lichenis islandici compositae (F. M. GERM.)

Lichen islandicus	15 g	Radix Liquiritiae	āā 3,5 g
Cortex Chinae	7,5 g	Fructus Anisi	1,5 g
Radix Senegae			

Isla-Moos-Pastillen (Fabrik Pharm. Präparate K. Engelhard, Frankfurt/Main). Zusammensetzung: Extrakt aus Lichen islandicus 100 mg, Extr. Pimpinellae 5 mg, Bonbonmasse ad 1 g.
Die Droge ist Bestandteil einiger weiterer Spezialitäten.

Cetraria nivalis (L.) ACH. (Lobaria nivalis HOFFM.).
Heimisch im Alpengebiet.

Inhaltsstoffe. Usninsäure, Ventosasäure und Epifriedelinol $C_{30}H_{52}O$, Fp. 279 bis 285°.
Anwendung. Wie Cetraria islandica.

Cetraria cucculata BELL.
Heimisch im Riesengebirge.

Inhaltsstoffe. Usninsäure.

Anwendung. Bei Skorbut.

Cetraria collata.
Inhaltsstoffe. Nach HOPPE Microphyllinsäure. Davon ausgehend wird Olivetonsäure (I), Oliveton, Olivetol usw. dargestellt.

Wirkung. Olivetonsäure wirkt noch in Konzentrationen von 0,004% antiseptisch.

Bemerkung: Isländisches Moos aus Island stammt von Peltigera-Arten und sieht völlig andersartig aus.

Cetrarsäure. Cetrarinum. Cetrarin.

$C_{20}H_{18}O_9$ M.G. 402,36

Protocetrarsäure-α-äthyläther.

Bitterstoff aus Cetraria islandica (L.) Acharius (Parmeliaceen).

Eigenschaften. Weißes, krist. Pulver, von bitterem Geschmack, praktisch unlösl. in W., sehr schwer lösl. in Ae., M., A., Aceton und Eisessig, lösl. in Alkalilaugen unter Gelb- bis Braunfbg. Bei 200° verfärbt sich die Substanz und zersetzt sich bei etwa 240 bis 250°.

Anwendung. Als Bittermittel bei Appetitlosigkeit und Verdauungsstörungen.

Dosierung. 0,1 bis 0,2 g mehrmals täglich.

Cevadin

Cevadin. Veratrin.

$C_{32}H_{49}NO_9$ M.G. 591,75

Angelikasäureester des Veracevins; aus Veratrin des Handels oder den Samen von Schoenocaulum officinale (SCHLECHTEN d. et CHAM.) Asa Gray (Liliaceen).

Eigenschaften. Farb- und geruchlose, scharf brennend schmeckende Nadeln, die stark zum Niesen reizen. Praktisch unlösl. in kaltem sowie heißem W. und wss. Alkalilaugen, wenig lösl. in Ae., leicht lösl. in A., Chlf. und Pyridin. Fp. 205° unter Zers. $[\alpha]_D^{17} = +12,5°$, ($c = 2$, in A.).

Aufbewahrung. Gut verschlossen und vor Licht geschützt.

Chaenomeles

Chaenomeles japonica (THUNB.) LINDL. ex SPACH [Pyrus japonica THUNB., P. maulei MAST., Cydonia maulei (MAST.) T. MOORE, C. japonica (THUNB.) PERS.]. Rosaceae – Maloideae – Maleae. Japanische Quitte. Feuerbusch. Wilder Quittenbaum. Scharlachquitte. „Pyrus" der Gärtner.

Heimisch in Japan und China. In Europa als Zierstrauch kultiviert.

Sparrig verzweigter, dorniger, 1 bis 3 m hoher Strauch. – Zweige anfangs zottig behaart, später verkahlend. – Winterknospen sehr klein, behaart. – Laubblätter halbwintergrün, kurzgestielt, eiförmig bis länglich, bis 7 cm lang und 2 bis 4,5 cm breit, fein und scharf gesägt, oberseits glänzend dunkelgrün, unterseits hellgrün, zuletzt derb. Nebenblätter eirundlich, gesägt. – Blüten gehäuft, zu 2 bis 6 auf kurzen Stielen an den Enden von meist blattlosen Kurztrieben, am alten Holz mit oder vor den Laubblättern erscheinend, andromonözisch. Kelchblätter ganzrandig, mit dem oberen Teil der Blütenachse von der jungen Scheinfrucht abfallend. Kronblätter meist brennend scharlachrot, zuweilen auch rosa oder weißlich, dachig. Staubblätter zahlreich. Griffel 5, am Grunde etwas verbunden, verschieden lang, kahl. Fruchtblätter 5, mit zahlreichen Samenanlagen. – Scheinfrucht quittenartig, kugelig, am Grunde und an der Spitze genabelt, fünffächerig, grünlichgelb, kahl, duftend. – Samen zahlreich, nicht schleimig.

Inhaltsstoffe. Im Fruchtfleisch Invertzucker, Saccharose, Eiweiß, Gerbstoffe und Pektin. Ferner Kalisalze, Phosphate, Chloride, Kieselsäure und 0,18 % Vitamin C (schnell abnehmend). WEINGES et al. [Arzneimittel-Forsch. 19, 328 (1969)] fanden Äpfelsäure, (−)-Epicatechin, (+)-Catechin, ein Gemisch dimerer Procyanidine und polymere Procyanidine. In den Samen etwa 10% fettes Öl.

Anwendung. Zur Herstellung von Gelees, Marmeladen und einem stark alkoholhaltigen Süßfruchtwein. Ferner zur Gewinnung eines Parfüms (Essence de Kananga), das dem Ylang-Ylang-Öl sehr ähnlich ist.

Chaerophyllum

Chaerophyllum temulum L. (Myrrhis temula ALL., auch GAERTN., Scandix temula ROTH). Apiaceae – Apioideae – Scandiceae. Taumelkerbel. Betäubender Kälberkropf.

Kommt in Europa und Nordafrika vor. In feuchten, schattigen Gebüschen, Hecken, auf Hängen und an Zäunen.

Pflanze ein- bis zweijährig. Wurzel spindelförmig, blaß, derbfaserig verästelt und mit feinen Faserbüscheln bekleidet. Stengel etwa 30 bis 100 cm hoch, aufrecht, stielrund (getrocknet zart gerillt), unter den oberen Knoten angeschwollen, oft verbogen, oberwärts abstehend-ästig, meist violett gefleckt oder schmutzigrot überlaufen, am Grunde von ziemlich (bis über 1 mm) langen, zurückgeschlagenen, weißen Haaren borstig-zottig, oberwärts kurz und fein angedrückt flaumig-borstig und außerdem oft noch mit längeren, abstehenden, weichen Haaren versehen. Laubblätter trüb- oder graugrün, oft braunschwarz gefleckt, weich, beiderseits gleich den oft schmutzigroten Blattstielen von meist angedrückten Haaren kurz borstig-zottig, doppelt- bis dreifach fiederschnittig, die unteren gestielt, die oberen auf den länglichen Blattscheiden sitzend und weniger gegliedert. Abschnitte im Umriß eiförmig bis eiförmig-länglich, stumpf, unterwärts eingeschnitten gelappt mit unter etwa 45° abstehenden Lappen; letztere nach oben allmählich in kleine Kerben übergehen. Zipfel letzter Ordnung breit-eiförmig, stumpf, kurz zugespitzt-stachelspitzig, teilweise gekerbt. Dolden mittelgroß, vor dem Aufblühen überhängend, zur Blütezeit aufrecht oder etwas nickend, flach, langgestielt, etwa sechs- bis zwölfstrahlig, mit mehr oder weniger rauhborstigen Strahlen. Hülle fehlend oder (selten) ein- bis zweiblättrig. Hüllchenblätter 5 bis 8, breitlanzettlich, zugespitzt, am Rande schmalhautrandig und gewimpert, am Grunde etwas verwachsen, einzelne bisweilen zweispaltig. Blüten andromonözisch. Kronblätter weiß (selten rötlich, sehr selten gelb), kahl, bis zur Mitte zweilappig; die äußeren größer (die am Rande der Dolde bis 1,5 mm lang). Frucht länglich kegelförmig, etwa 4,8 bis 7 mm lang und 1,2 bis 1,5 mm im größten Querdurchmesser, oft violett überlaufen, bei der Reife gelblich. Fruchtstiele ziemlich dick, 1/2 bis fast doppelt so lang wie die Frucht. Griffel unter einem rechten Winkel voneinander abstehend, etwa so lang wie das zwiebelförmige Griffelpolster. Fruchthalter an der Spitze kurz zweispaltig. Das Kraut ist geruchlos.

Inhaltsstoff. Im Kraut und in den Früchten das flüchtige Alkaloid Chaerophyllin.

Wirkung. Chaerophyllin wirkt bei mäßiger Toxizität örtlich reizend und erzeugt dadurch äußerlich Dermatitis, innerlich Gastroenteritis; resorptiv wirkt Chaerophyllin zentrallähmend (Schwindel, Lähmungen erzeugend), mydriatisch und ruft Gehirnsymptome im Sinne einer Betäubung hervor.

Vergiftungen. Wurden bisher nur beim Vieh beobachtet, beim Menschen schon deshalb kaum zu befürchten, weil die Pflanze weder anlockend ist noch als Nahrungsmittel benutzt wird.

Vergiftungserscheinungen. Durchfall, Taumeln, Mydriasis, fortschreitende Lähmungen, im ganzen stark an die Lolchvergiftung (s. Lolium) erinnernd.

Behandlung der Vergiftung. Wie bei der Lolchvergiftung (s. d.).

Anwendung. In der Homöopathie.

Chaerophyllum HAB 34.

Frische, blühende Pflanze.

Arzneiform. Essenz nach § 2.

Arzneigehalt. 1/2.

Aufbewahrung. Bis 3. Dez.Pot. vorsichtig.

Chaerophyllum bulbosum L. (Ch. sativum GAERTN., Myrrhis bulbosum SPR.). Kerbelrübe. Knolliger Kälberkropf. Knollenkerbel. Rübenkerbel.

In Europa und Asien verbreitet.

Pflanze zwei- bis dreijährig, nach einmaliger Blüten- und Fruchtbildung absterbend, in der Tracht dem Conium maculatum ähnlich, läßt sich jedoch leicht durch die kürzeren, weißlich-knorpelig-bespitzten Blattzipfel bzw. -zähne, das Vorkommen einer gut ausgebildeten Hülle und die eiförmige, warzige Frucht unterscheiden. Wurzel knollig verdickt, rübenförmig bis fast kugelig. Stengel meist 1 bis 2 m hoch, einzeln, aufrecht, hohl, stielrund (getrocknet sehr zartgerillt), am Grunde von ziemlich (bis über 1 mm) langen, zurückgeschlagenen, auf Knötchen sitzenden, weißen Haaren borstig-zottig, unterwärts rot gefleckt, oberwärts kahl, oft bläulich bereift und schmutzigrot überlaufen, ästig, unter den Knoten mehr oder weniger deutlich angeschwollen. Laubblätter grasgrün, zwei- bis vierfach fiederschnittig; die unteren gestielt, unterseits auf den Nerven (gleich dem Blattstiel und der Spindel) von mehr oder weniger abstehenden, bis 2 mm langen, weißen Haaren borstig-zottig und oft auch am Rande fein bewimpert, die oberen auf der Scheide sitzend und kahl. Abschnitte 1. Ordnung dreieckig-eiförmig, zugespitzt; Zipfel letzter Ordnung (wenigstens an den mittleren und oberen Laubblättern) schmal voneinander entfernt, lanzettlich bis linealisch (an den obersten Laubblättern oft stark verlängert und sehr schmal, bis fädlich), ganzrandig, spitz, mit einem feinen, weißen Spitzchen. Dolden mittelgroß, die gut ausgebildeten mit 15 bis 20 kahlen, sehr ungleich langen Strahlen. Hülle 0 oder gelegentlich ein- bis wenigblättrig. Hüllchenblätter etwa 5 bis 6, das eine innere verkürzt, die übrigen linealisch-lanzettlich, schmal weißhautrandig, fein zugespitzt, kahl oder sehr spärlich borstig. Kronblätter weiß, kahl oder (selten) außer im Mittelteil behaart, rundlich verkehrt eiförmig bis quer elliptisch, etwa bis zur Hälfte zweilappig (mit breiten, rundlichen, sich mit den Rändern deckenden Lappen), am Grunde plötzlich zusammengezogen. Frucht linealisch-länglich bis schmal eikegelförmig, etwa 4 bis 6 mm lang und 1,5 bis 2 mm im größten Querdurchmesser, so lang oder länger als ihr dünner Stiel, bei der Reife gelblich- oder dunkelbraun gestreift. Griffel etwas länger als das niedergedrückte Griffelpolster, in stumpfem Winkel voneinander abstehend. Fruchthalter an der Spitze sehr kurz zweispaltig.

Inhaltsstoffe. Im Kraut Chaerophyllin, im Wachs des Stengels Nonacosan $C_{29}H_{60}$. In der Wurzelknolle Stärke.

Wirkung. Die Samen sollen Kopfschmerzen und Schwindel erzeugen.

Anwendung. Die Früchte wurden als Verfälschung von Kümmel beobachtet. Die Wurzelknollen (Kerbelrüben, Erdkastanien) der kultivierten Pflanze, auch die Knollen der Varietät Chaerophyllum prescottii Dc., der Sibirischen Kerbelrübe, gekocht als Gemüse.

Bemerkung: Die genannten Chaerophyllumarten wie auch Ch. aromaticum L. und Ch. aureum L. wurden als Verfälschung von Herba Conii beobachtet.

Chamaelirium

Chamaelirium luteum (L.) A. Gray (Ch. carolinianum Willd., Helonias dioica Pursh, Veratrum luteum L.; außerdem laut HPUS 64 Abalon albiflorum, Helonias lutea, H. pumila, Melanthium densum, M. dioicum, Ophiostachys virginica; früher auch Helonias bullata L.). Liliaceae – Melanthioideae – Helonieae. Falsches Einkorn. False unicorn. Colic root plant. Starwort. Unicorn plant. Devils bit. Blazing star.

Heimisch in Kanada und im atlantischen Nordamerika, östlich vom Mississippi, südlich bis Florida und Arkansas.

Ausdauernde, getrenntgeschlechtliche Pflanze, die weibliche beträchtlich höher als die männliche. – Stengel einfach, 20 bis 120 cm hoch, mit 5 bis 20 cm langer Blütentraube am Ende des Stengels. – Grundblätter spatelförmig oder länglich-eiförmig, mit breitem, kurzem Stiel am Stengel angeheftet. Stengelblätter vereinzelt, wechselständig, länglich lanzettlich, kürzer als die Grundblätter, parallelnervig. – Blütenblätter weiß, bei beiden Geschlechtern 6, spatelförmig, schmal, spreizend; Staubblätter 6, mit gelben Antheren, länger als die Blütenblätter (kurz und rudimentär bei den weiblichen Blüten). – Frucht eine längliche, dreiseitige Kapsel, 7 bis 10 mm, mit 6 bis 12 gedrehten Samen.

Rhizoma (Radix) Heloniadis dioicae. Rhizoma Helonias. Heloniaswurzel. Teufelsbiß. Colic root. False unicorn root. Star root. Helonias wortel. Racine de la fausse unicorne.

Heloinas NF VI.

Der getrocknete Wurzelstock mit Wurzeln.

Wurzelstock fast zylindrisch, 0,5 bis 3 cm lang und etwa 1 cm dick, graubraun, innen graugelb, an der Oberfläche von den Narben der Knospenschuppen geringelt und an der Stengelbasis außerdem mit einem etwa 0,5 cm breiten Ring mit wenigen Stengelnarben versehen. Im unteren Teil entspringen zahlreiche weißliche oder fahlgelbe Wurzeln von 5 bis 8 cm Länge.

Geruch eigenartig; Geschmack bitter und leicht zusammenziehend.

Mikroskopisches Bild. Auf dem Querschnitt des Rhizoms erkennt man eine einschichtige Epidermis mit darunterliegenden, rundlichen, mit Stärke oder Raphiden gefüllten Rindenparenchymzellen (3 bis 4 mm). Die Endodermis ist unterbrochen, Gefäßbündel innerhalb der Endodermis kreisrund, aus Tracheen und Siebzellen bestehend. Die Wurzel zeigt ebenfalls eine einschichtige Epidermis, die Rindenschicht ist immer frei von Stärke und die Wurzelendodermis bildet einen geschlossenen, dickwandigen Zellring, der Sklerenchymfasern, Tracheen und Siebzellen einschließt. Die Tracheen sind entweder porig oder mit Ring- bzw. Netzleisten versehen.

Verwechslungen. Oft mit Aletris farinosa L., Liliaceae.

Inhaltsstoffe. Etwa 9,5% Chamaelirin (saponinähnliches Diosgenin-Glykosid), Helonin (Glykosid) und 0,1 bis 0,5% Diosgenin (Dioscoreasapogenin, Nitogenin) $C_{27}H_{42}O_3$, Fp. 205 bis 208°.

Prüfung. Nach NF VI: Säureunlösliche Asche max. 2%. – Fremde Pflanzenteile max. 5%.

Anwendung. In der Homöopathie als Emmenagogum, Uterustonicum für anämische Patientinnen besonders bei Fluor albus, bei Prolapsus uteri, Menorrhagie, Amenorrhoe, Metritis während des Wochenbettes, Rücken- und Kreuzschmerzen infolge Uterusleiden, Neurasthenie und allgemeiner Schwäche. Zur Verlängerung der Injektionsintervalle bei Hormontherapie; bei klimakterischen Ausfallserscheinungen. Ferner als Tonicum und Diureticum bei Spermatorrhoe, als Febrifugum, Antihydroticum und Wurmmittel. In großen Dosen wirkt die Droge brechenerregend.

Helonias dioica HAB 34.
Frischer Wurzelstock.

Arzneiform. Essenz nach § 3.

Arzneigehalt. 1/3.

Aufbewahrung. Bis 3. Dez. Pot. vorsichtig.

Nach den Vorschlägen für das neue Deutsche HAB, Heft 5, S. 256 (1959) zur Urtinktur nach § 3 (frischer Wurzelstock mit den daranhängenden Wurzeln). Dichte bis etwa 0,900 bis 0,920. Trockenrückstand 2,2 bis 4,2%. Außerdem werden 2 Prüfungsreaktionen sowie die Chromatographie der Tinktur beschrieben. Der H. I. der Tinktur beträgt etwa 1 : 25 bis 1 : 70.

Helonias dioica HPUS 64. False Unicorn.
Die frische Wurzel.

Arzneiform. Urtinktur: Arzneigehalt 1/10. Helonias, feuchte Masse mit 100 g Trockensubstanz und 200 ml Wasser = 300 g, dest. Wasser 200 ml, Alkohol USP (94,9 Vol : %) 635 ml zur Bereitung von 1000 ml der Tinktur. – Dilutionen: D 2 (2×) enthält 1 Teil Tinktur, 3 Teile dest. Wasser und 6 Teile Alkohol; D 3 (3×) und höher mit Alkohol HPUS (88 Vol.-%). – Medikationen: D 3 (3×) und höher.

Chamaenerion

Chamaenerion angustifolium (L.) Scop. (Epilobium angustifolium L., Lysimachia chamaenerion). Onagraceae – Epilobieae. Waldröschen. Weidenröschen. Feuerkraut. Antonskraut. Willow herb. Rosebry. Néritte. Herbe de Saint Antoine.

Heimisch in Europa und Nordasien, in Nordamerika, auf den Kanarischen Inseln und auf Grönland.

Ausdauernde, 60 bis 200 cm hohe Pflanze mit weitkriechendem Wurzelstock. – Stockknospen unterirdisch, mit dachziegelig angeordneten, fleischigen Niederblättern, zur Vegetationszeit zu fleischigen, blassen, feinfaserig bewurzelten Stocksprossen auswachsend und bei Erreichen der Erdoberfläche sich zu beblätterten und blühenden Stengeln entwickelnd; Zwischenglieder der Stocksprosse im Spätherbst absterbend. – Stengel rund oder leicht kantig, aufrecht oder aufsteigend, einfach, seltener verzweigt, oft rot überlaufen, zumeist kahl. – Laubblätter schlaff, meist zerstreut angeordnet, länglich oder lineal-lanzettlich, sitzend oder kurzgestielt, am Grunde plötzlich abgerundet oder mehr oder weniger allmählich verschmälert, am Rande zurückgerollt, mit sehr kleinen, schwieligen Zähnen, unterseits blaugrün, mit zahlreichen, hervortretenden Nerven (Mittelnerv oberseits leicht gefurcht); Stengelblätter allmählich, seltener plötzlich, in die Hochblätter mit pfriemlicher Spitze übergehend. – Blütentraube endständig, vielblütig, am Grunde meist beblättert, weiter hinauf mit eigentlichen Tragblättern. Blüten groß; ihre Knospen eiförmig, plötzlich zugespitzt oder auch länglich, gegen die Spitze allmählich verschmälert. Kelchblätter lineal-lanzettlich, fast so lang wie die Kronblätter, außen rötlich, sehr schwach behaart. Kronblätter verkehrt-eiförmig oder rundlich, benagelt, die unteren kleiner als die oberen, etwas zurückgebogen, purpurrot, selten weiß. Staubblätter am Grunde verbreitert, zusammenneigend; Staubbeutel länglich. Griffel am Grund meist etwas behaart, nach unten gebogen; Narbe vierteilig, ihre Zipfel erst später zurückgebogen, anfänglich zusammenneigend. – Kapseln oft rot überlaufen, mit sehr kurzen Haaren besetzt; Klappen nach dem Aufspringen etwas zurückgerollt. – Samen länglich, beidseitig verschmälert; Samenschale glatt. – Primärblättchen des Keimlings mehr oder weniger rhombisch.

Inhaltsstoffe. In den Blättern ein hydrolysierbares Gallotannin, eine Mischung von Polygalloylglucosen mit Penta-O-galloylglucose. Zusätzlich sind damit 2 bis 8 weitere Galloylreste depsidartig verknüpft; im Mittel enthält der Gerbstoff 10 Gallussäuremoleküle pro Molekül Glucose; die Tripentensäuren 2α-Hydroxy-ursol-, Ursol-, Oleanol- und 2α-Hydroxyoleanolsäure (Maslinin- oder Crataegolsäure); im blühenden Kraut n-Nonacosan, Cerylalkohol, β-Sitosterin; in den Wurzeln β-Sitosterin. Ferner Schleimstoffe, Pektin.

Anwendung. Die Wurzel (Radix Epilobii angustifolii, R. Lysmachiae chamaenerion) und das Kraut in der Volksheilkunde als Emolliens, Solvens, Mucilaginosum und Adstringens. Die Blätter als Salat, Gemüse oder Teesurrogat, im Osten als Verfälschung von schwarzem Tee beobachtet; in Rußland als „Koptischer Tee" getrunken. Als Verfälschung von Herba Centaurii.

Chamazulen

Chamazulen. Lindazulen.

$C_{14}H_{16}$ M.G. 184,28

1,4-Dimethyl-7-äthyl-azulen.

Kann bis zu 15% aus dem ätherischen Öl der Kamillenblüten (Matricaria chamomilla L., Compositen), ferner aus Wermutöl und bis zu 50% aus Schafgarbenöl gewonnen werden.

Eigenschaften. Blauviolettes Öl, lösl. in jedem Verhältnis in Fetten, fetten Ölen, fl. Paraffin und den üblichen org. Lsgm. mit intensiv blauer Farbe. Farblos lösl. in 80%iger Phosphorsäure. $d_4^{20} = 0,9883$; $Kp._{12} = 161°$. Die Substanz ist wasserdampfflüchtig.

Aufbewahrung. Gut verschlossen, vor Licht geschützt.

Anwendung. Als Antiphlogisticum bei Entzündungen der Haut und Schleimhäute sowie auch in der Kosmetik. Wegen seiner bakteriostatischen Wrkg. auch zu Wundverbänden gebraucht.

Chaulmoograsäure

D-Chaulmoograsäure. D-13-Cyclopentenyl-tridecansäure. Hauptbestandteil des Chaulmograöls. Hydnocarpyl-essigsäure.

$C_{18}H_{32}O_2$ M.G. 280,46

12-[Δ^2-Cyclopentenyl]-dodecan-carbonsäure-(1).

Eigenschaften. Blättchenförmige, glänzende Kristalle, leicht lösl. in Ae. und Chlf., lösl. in den üblichen org. Lsgm. Fp. 69°; $Kp._{20} = 247$ bis $248°$; $[\alpha]_D^{25} = +62,2°$ ($c = 4$, in Chlf.).

Anwendung. Bei Lepra, äußerlich zu Pinselungen und Salben. Häufig starke Nebenwirkungen!

Chaulmosulfonum

Chaulmosulfonum (NFN). Chaulmosulfon (DCF).

$C_{48}H_{76}N_2O_4S$ M.G. 777,16
Bis-[p-(13-cyclopentyl-tridecanamido)-phenyl]-sulfan.

Anwendung. Als Chemotherapeuticum gegen Lepra.

Handelsform: Chaulmosulfone a l'Isoniazide (Chambon, Frankreich; Mischpräparat).

Cheiranthus

Cheiranthus cheiri L. (Ch. fruticulosus L., Ch. muralis SALISB., Erysimum cheiri CRANTZ, E. murale LAM., Leucoium cheiri MEDIK., Cheiri vulgare CLAIRV., Cheiranthos luteum ST. LAG.). Brassicaceae – Hesperideae – Erysiminae. Goldlack. Gelbveiglein. Wallflower. Giroflée. Violier. Leucojo. Viola gialla.

In Europa, Nordafrika und Westasien wild und kultiviert. Auch in Japan und auf Neuseeland angebaut. Kalkliebend.

Zweijähriger bis ausdauernder, 20 bis 60 cm hoher Halbstrauch. Wurzel spindelförmig, ästig, grau. Sprosse verholzend, aufrecht oder aufsteigend, ästig. Zweige mehr oder weniger reichlich mit Laubblättern besetzt, durch die Blattnarben knotig, in sterile oder in stengeltragende Blattrosetten endigend. Stengel kantig, mehr oder weniger reichlich mit angedrückten, parallelen, zweischenkeligen Haaren besetzt. Rosettenblätter gestielt, länglich-lanzettlich, spitz, allmählich in den Stiel verschmälert, ganzrandig oder spärlich kurzgezähnt, mit zweischenkeligen, angedrückten Haaren (besonders auf der Unterseite) besetzt. Untere Stengelblätter kurz gestielt; die oberen sitzend, gegen den Grund zu verschmälert. Myrosinzellen chlorophyllfrei. Blüten in mehr oder weniger dichten Trauben auf 10 bis 14 mm langen, behaarten, aufrechtabstehenden Stielen. Kelchblätter 9 bis 11 mm lang, lineal-lanzettlich, hautrandig, gehörnelt, mehr oder weniger reichlich behaart; die äußeren kurz gezackt. Kronblätter 2 bis 2,5 mm lang; Platte rundlich, verkehrt-eiförmig, plötzlich in den etwa 6 bis 8 mm langen Nagel zusammengezogen, vorn gestutzt oder ausgerandet, goldgelb. Längere Staubblätter 9 bis 11 mm lang. Honigdrüsen 2, den Grund der kürzeren Staubblätter ringförmig umgebend, gegen die längeren Staubblätter zu mit vorspringenden Lappen. Schoten in verlängertem Fruchtstand auf 4 bis 14 mm langen, aufrecht-abstehenden Stielen, 2,5 bis 6 cm lang und 2 bis 3 mm breit, vom Rücken her zusammengedrückt. Klappen mit deutlichem Mittelnerv, reichlich behaart. Scheidewand derb, mit langgestreckten, parallelen Oberhautzellen. Griffel etwa 2 mm lang. Narbe breit, zweilappig; Lappen abstehend. Samen einreihig oder undeutlich zweireihig, 3 mm lang, rundlich geflügelt, hellbraun. Keimblätter flach; Keimling seitenwurzelig.

Geruch stark eigenartig, Geschmack bitter, kressenartig.

Flores Cheiri (arabici). Flores Cheiranthi. Flores Leucoji. Flores Leucoji lutei et vulgaris. Goldlackblüten. Lack. Lackstrohblumen. Lackviolen. Stocklackblumen. Gelbe Levkojen. Goldlevkojen. Gelbe Violen. Stockviolen. Gelbe Stangenviolen. Nelkenviolen. Mauerviolen. Goldstockblumen. Gelbe Mauerblumen. Gelbe Wandblumen. Gelbveilchen. Steinveilchen. Nägelviolen. Stammnägeli. Pfingstveigerln. Winterveigerlblüten.

Inhaltsstoffe. 0,06% ätherisches Öl mit senfölartigen Verbindungen [4-Methylsulfid-n-butyl-senföl(?)], Ketonen, Aldehyden (Veilchen- und Weißdorngeruch), Phenolen und Lactonen; Nerol, Geraniol, Indol, Linalool, Anthranilsäuremethylester, Benzylalkohol, Essigsäure, Salicylsäure. Ferner Quercetin, Isorhamnetin (als Glykosid), Myrosin, Gerbstoff und Helenien(?) (Xantophylldipalmitinsäureester) $C_{72}H_{116}O_4$.

Anwendung. In der Volksheilkunde früher als Solvens, Spasmolyticum, zur Blutreinigung, als Abführmittel, bei Leber- und Herzleiden sowie zur Beschleunigung des Menstruationseintritts. Der Farbstoff früher, besonders in Schottland, zum Färben. Das Öl, Oleum Cheiri, früher bei Uterusleiden und zur Schmerzlinderung.

Semen Cheiranthi (cheiri). Semen Cheiri. Goldlacksamen.

Inhaltsstoffe. Nach früheren Angaben Cheiranthin (Herzgift), Cheirinin $C_{18}H_{35}N_3O_{17}$ (chininartig wirkend) und Cholin. Nach neueren Untersuchungen Sinapin, 1,6 bis 1,7% Cheirolin $C_5H_9NO_2S_2$ (3-Methylsulfonylpropyl-isothiocyanat), etwa 1,5% Glucocheirolin (Cheirolin + Glucose + Kaliumsulfat) $C_{11}H_{20}KNO_{11}S_3$, Fp. 158 bis 160°, 0,009 bis 0,040% Cheirotoxin (Strophanthidin + Gulomethylose + D-Glucose) $C_{35}H_{52}O_{15}$, Fp. 210 bis 211°, DL 0,118 mg/kg Katze, 0,021 bis 0,040% Cheirosid A (Cheirosid H) (Uzarigenin + D-Fucose + D-Glucose) $C_{35}H_{54}O_{13}$, Fp. 275 bis 295°, DL 0,683 mg/kg Katze, Substanz X, $C_{29}H_{44}O_9$, Fp. 196 bis 197°, Raphanol, 20 bis 26% fettes Öl mit Palmitin, Lignocerinsäure (Tetracosansäure) $C_{24}H_{48}O_2$, Öl-, Linol-, Linolen- und Erucasäure. BENKERT [Naturwissenschaften 53, 200 (1966)] wies neben 0,6% Glucocheirolin 0,045% Glucoiberin (3-Methylsulfinyl-n-propyl-isothiocyanat) $C_{11}H_{20}KO_{10}NS_3$, Fp. 142 bis 144°, nach. Das Glykosid kommt in allen Pflanzenteilen, besonders auch in der Wurzel (0,04%) vor.

Glucocheirolin

Cheirotoxin

Glucoiberin

Wirkung. Cheirotoxin und Cheirosid A sind toxische Herzglykoside von digitalisähnlicher Wirkung.

Anwendung. Ähnlich den Blüten.

Herba Cheiranthi cheiri. Goldlackkraut.

Inhaltsstoffe. In der Frucht Robinin (Kämpferol-3-rhamnosylgalaktosid-7-rhamnosid) $C_{33}H_{40}O_{19}$, Fp. 249 bis 250°, und Quercetin-3-rhamnosylarabinosid.

Anwendung. In der Volksmedizin wie Blüten und Samen, ferner in der Homöopathie. Im Mittelalter als Hausmittel bei Herzleiden, Menstruationsbeschwerden und Gicht.

Cheiranthus Cheiri HAB 34.

Frische, vor der Blüte gesammelte Pflanze.

Arzneiform. Essenz nach § 3.

Arzneigehalt. 1/3.

Cheiranthus senoneri HELDR. et SART.

Griechische Inseln.

Wirkung. Als herzwirksam erkannt.

Chelidonium

Chelidonium majus L. (Ch. luteum GILIB.; außerdem laut HPUS 64 Ch. haematodes, Papaver corniculatum luteum). Papaveraceae Papaveroideae Chelidonieae. Schöllkraut. Schellkraut. Goldwurz. Schwalbenwurz. Calandine. Celandine. Tetterwort. Chélidoine. Celidonia.

Weitverbreitetes Unkraut, heimisch in Europa, Mittel- und Nordasien, in Nordamerika eingeschleppt. In Gebüschen, auf Schuttplätzen, an Mauern usw. wachsend.

Pflanze[1] ausdauernd, bis 1 m hoch. Wurzelstock etwa fingerdick, walzenförmig, mehrköpfig, nach unten ästig, außen rotbraun, innen orangegelb wie der orangegelbe Milchsaft, den die ganze Pflanze in Milchsaftgefäßen führt. Stengel aufrecht, ästig, dünn, stumpfkantig, hohl, zerstreut langhaarig und an den Knoten aufgetrieben. Blätter wechselständig, zart, oberseits matt hellgrün und kahl, unterseits blaugrün und mehr oder weniger behaart. Die grundständigen Blätter rosettenförmig gehäuft, langgestielt, die stengelständigen zerstreut, einfacher, zwei- bis dreipaarig, kurzgestielt bis sitzend, alle Blätter unpaarig-buchtig-gefiedert, die Fiederabschnitte länglich-eiförmig, doppelt lappig- und ungleich eingeschnitten-gekerbt, an der Basis verschmolzen, die Endlappen größer, verkehrt eiförmig, die Abschnitte am Rande eingeschnitten-gekerbt. Die kleinen gelben Blüten in end- und seitenständigen, langgestielten, drei- bis achtblütigen Dolden, die Hüllblättchen am Grunde der Dolde schmal lanzettlich. Kelch zweiblättrig, hinfällig; 4 gelbe, flache, umgekehrt eiförmige Kronblätter, zahlreiche gelbe Staubgefäße. Frucht schotenförmig, zweiklappig aufspringend, mit zweireihig angeordneten, zahlreichen, kleinen, schwarzen Samen.

Geruch der frischen Pflanze beim Zerreiben eigentümlich, widerlich, beim Trocknen etwas verschwindend; Geschmack brennend scharf und bitter.

Herba Chelidonii (majoris)[1]. Herba Hirundinariae majoris. Schöllkraut. Schellkraut. Schwalben-, Blut-, Gelb-, Gold-, Augen-, Schwulst-, Warzen-, Maikraut. Great celandine. Herb of celandine. Herbe d'éclaire. Ziele glistnika. Celidonia.

Herba Chelidonii recens Erg.B. 6. Herba Chelidonii Ross. 9, Pol. III.

Als Droge fordern: Erg.B. 6: Frisches, zu Beginn der Blütezeit mit der Wurzel gesammeltes Kraut. Ross. 9: Zur Zeit der Blüte gesammeltes Kraut ohne Wurzel.

Der Alkaloidgehalt ist in den einzelnen Pflanzenteilen unterschiedlich und vom Entwicklungsstadium der Pflanze abhängig. Die Droge ist am besten im Spätsommer und Herbst zu sammeln, da sie dann den höchsten Alkaloidgehalt hat.

Mikroskopisches Bild. Der Stengel zeigt im Querschnitt eine stark kollenchymatisch entwickelte Rinde und eine Anzahl kollateraler Leitbündel. Das Mark, das aus großlumigen Zellen besteht, ist an den älteren Stengeln nicht mehr erhalten. Durch ihre auffallende Größe treten die zwischen jeweils zwei benachbarten Holzteilen auftretenden Riesenzellen besonders in Erscheinung. Die Milchsaftröhren finden sich in großer Anzahl als sehr kleine Zellelemente unmittelbar um die einzelnen Leitbündel gelagert. Diagnostisch besonders verwertbare Besonderheiten sind hier nicht vorhanden. Auf beiden Blattflächen lange, einfache, fünf- bis zehn- und mehrzellige Gliederhaare, an den Septierungsstellen etwas angeschwollen. Nur unterseits zahlreiche Spaltöffnungen. Auf der Oberseite eines jeden Blattzahnes 3 bis 4 große Wasserspalten. Die obere Epidermis besteht aus schwach welligen Zellen, während die Blattunterseite stark gewellte Zellen zeigt. Im Querschnitt das charakteristische Palisaden- und Schwammparenchym sowie Milchsaftschläuche. Die Kelchblätter zeigen die gleichen Haare wie die Blätter.

Pulverdroge. Graugrün. Blattstücke mit Milchgefäßen entlang den Leitbündeln, Fragmente der langen, sieben- bis zwanzigzelligen, dünnwandigen Haare, runde Pollen von 30 bis 35 µm Durchmesser. Stengelteile mit länglichen, verholzten, getüpfelten Zellen und mit Treppen- und Spiralgefäßen, die von Milchsaftröhren begleitet werden. Fragmente des Endokarps mit ungleichmäßig verdickten Zellwänden.

Inhaltsstoffe. Im frischen Kraut 0,25 bis 0,4%, in der frischen Wurzel 0,5 bis 0,8% Alkaloide. Nach LAVENIR et al. [Ann. pharm. franç. 23, 307 (1965)] enthält die Wurzel zur Fruchtreife am meisten Alkaloide, nach GERTIG [ref. Planta med. (Stuttg.) 7, 107 (1959)] ist das Kraut alkaloidhaltiger, die Wurzel hat dagegen erst im Herbst und Winter den größten Alkaloidgehalt. Der Alkaloidgehalt, der durch Sammeln zu verschiedenen Jahreszeiten stark schwanken kann, beträgt bei der bei 80° getrockneten Droge im Kraut zwischen 0,11 und 0,57%, in der Wurzel zwischen 0,61 und 1,21%. In Handelsdrogen wurden nur 0,019 bis 0,034% gefunden. Alkaloide: Coptisin $C_{19}H_{14}N^{\oplus}O_4$, Fp. 280° (Jodid) (einziges Alkaloid der Samen); (−)-Stylopin $C_{19}H_{17}NO_4$, Fp. 203°; (±)-Stylopin[(±)-Tetrahydrocoptisin, Chelidamin] $C_{19}H_{17}NO_4$, Fp. 221° (zu 0,15% auch in der Frucht); Berberin $C_{20}H_{18}N^{\oplus}O_4$, Fp. 144 oder 205° (Hydr.) (nicht im Blatt und Samen); Protopin (Macleyin, Fumarin) $C_{20}H_{19}NO_5$, Fp. 207°; α- und β-Allokryptopin (β- und γ-Homochelidonin, α-Fagarin) $C_{21}H_{23}NO_5$, Fp. 160° (α-Form), 170° (β-Form) (Wurzeln); Oxysanguinarin $C_{20}H_{13}NO_5$, Fp. 360 bis 361°; Sanguinarin (Pseudochelerythrin) $[C_{20}H_{14}NO_4]OH$, Fp. 266 bis 267° (in unter-

---

[1] Abbildungen bei L. HÖRHAMMER: Teeanalyse, Tafel 12, Abb. 69 und 70.

irdischen Organen sowie im Stengel); Oxychelidonin $C_{20}H_{17}NO_6$, Fp. $> 285°$; ($\pm$)-Chelidonin (Diphyllin) $C_{20}H_{19}NO_5$, Fp. 135 bis 136° (Hauptalkaloid aller Pflanzenteile; nicht jedoch in Samen); Chelerythrin (Toddalin, Alkaloid P 61) $[C_{21}H_{18}NO_4]OH$, Fp. 282 bis 283° (in unterirdischen Organen sowie im Stengel); Methoxy-chelidonin $C_{21}H_{21}NO_6$, Fp. 221°; α-Homochelidonin $C_{21}H_{23}NO_5$, Fp. 182°; Chelilutin $[C_{23}H_{24}NO_5]OH$, Fp. 229 bis 230° (Wurzel); Chelirubin $[C_{20}H_{18}NO_5]OH$, Fp. 257 bis 258°. Im Kraut Spuren von L-Spartein (Lupinidin) $C_{15}H_{26}N_2$, Kp. 135°; Corysamin (Wurzel), Chelamin $C_{21}H_{23}NO_5$, Fp. 203 bis 204° (Wurzeln) und Chelamidin (früher Alkaloid XV) $C_{21}H_{23}NO_6$, Fp. 225 bis 226° (Wurzeln). KIM et al. [J. pharm. Sci. 58, 372 (1969)] isolierten aus der Wurzel ein neues Alkaloid CM-1, $C_{23}H_{19}NO_5$. SEOANE [An. Real Soc. Espan. Fis. Quim. 61 B, 747 (1965)] isolierte aus den Wurzeln Cheleritin, Fp. 205 bis 206° (evtl. identisch mit Chelerythrin, s. o.) und Dihydrosanguinarin. In der Wurzel ferner α-Spinasterin und Spuren Ergosterin. Ferner noch Tyramin, Cholin (in Früchten), Methylamin, Histamin, Chelidonsäure (Schöllsäure, Jervasäure, γ-Pyrondicarbonsäure) $C_7H_4O_6$, Fp. 262° (Zers.), Äpfel-, Citronen, Bernstein- und Ameisensäure(?). SLAVIK [ref. Dtsch. Apoth.-Ztg 95, 1152 (1955)] isolierte neben Alkaloiden noch drei Neutralstoffe: Stoff D, $C_{16}H_{28}O_3$, Fp. 266 bis 267°; Stoff X, $C_{21}H_{15}NO_5$, Fp. 291 bis 292°, und Stoff Y, Fp. 355° (vielleicht identisch mit Oxysanguinarin). KWASNIEWSKI [Pharmazie 13, 363 (1958)] fand ein schwach hämolytisch wirksames Saponin mit der Schaumzahl 770 und ein Flavonol. Ferner 0,013% ätherisches Öl, Nicotinsäure (0,034% aus einem Infus gewonnen), Vitamin C, Harz und Nonacosanol (Ginnol, Chelidoniol). Im Milchsaft neben anderen Enzymen wie z.B. Oxydasen ein proteolytisches Enzym, ferner nach BLATTNÁ et al. [Nahrung 4, 816 (1960); ref. Pharm. Zentralh. 100, 181 (1961)] carotinoide Pigmente, die bei Verfütterung des Milchsaftes an Leghorn-Hennen Zunahme des Gehaltes an Carotinoiden, u.a. Vitamin A, im Eidotter bewirkten (Vorsicht wegen Alkaloidgehalt). In den Samen bis 46,6% fettes, trocknendes Öl mit 50,4% Säuregehalt. In den Blüten Carotinoide.

Stylopin   Sanguinarin   Oxysanguinarin

Chelidonin: R + R' = CH_2 ; R'' = CH_3 ; X = H_2
α-Homochelidonin: R = R' = R'' = CH_3 ; X = H_2

Chelidonin, absol. Konfiguration   Chelidonsäure

Über die papierchromatographische Trennung der Alkaloide berichten DEBSKA [Biul. Inst. Rośl. leczn. 4, 323 (1958)] und KACZMAREK et al. [Planta med. (Stuttg.) 7, 171 (1959)].

Prüfung. Mindestgehalt an Alkaloiden (bezogen auf Chelidonin) 0,3% Pol. III. – Max. Aschegehalt 10% Pol. III; 15% Ross. 9. – Säureunlösliche Asche max. 2% Ross. 9 (10%ige Salzsäure). – Max. Feuchtigkeitsgehalt 11% Pol. III; 14% Ross. 9. – Org. Beimengungen max. 1% Ross. 9. – Mineralische Beimengungen max. 0,5% Ross. 9. – Braunes oder dunkel verfärbtes Kraut max. 3% Ross. 9.

Gehaltsbestimmungen. Alkaloidbestimmung in frischen Pflanzenteilen nach SCHENCK et al. [Arch. Pharm. (Weinheim) *275*, 113, 166 (1937)]: 100 g grünes Durchschnittsmaterial werden in einer Reibschale mit 200 g Seesand gründlich verrieben und eine Nacht im Kalkschrank getrocknet. Dann wird das fast trockene Material mit 10 ml 30%iger Natronlauge alkalisch gemacht und in Soxhlet 6 Std. mit Chloroform extrahiert. Unter Zusatz von 10 ml 0,1 n Schwefelsäure wird das Chloroform vollständig verdampft, wobei sich an der Wand eine fettartige Ausscheidung abscheidet. Die schwefelsaure Lösung wird von den Ausscheidungen abfiltriert, das Filter mit Wasser gewaschen, die Lösung dann mit 0,1 n Natronlauge und Methylrot zurücktitriert. 1 ml 0,1 n Schwefelsäure = 0,035316 g Chelidonin. Die im Kölbchen zurückgebliebene, fettartige Ausscheidung enthält noch etwa 10% Alkaloide. Sie wird deshalb in Chloroform gelöst, mit 10 ml 0,1 n Schwefelsäure versetzt und die Alkaloide wie oben bestimmt. Dies muß eventuell ein drittes Mal wiederholt werden.

Bestimmung nach NEUGEBAUER et al. [Pharm. Zentralh. *78*, 17 (1937)]: 5 g Chelidonium-Milchzuckerverreibung werden mit 60 ml Äther geschüttelt, 2 ml Ammoniaklösung zugegeben, 3 Min. kräftig geschüttelt und weitere 15 Min. unter zeitweiligem Schütteln stehengelassen. Dann wird durch ein Faltenfilter von 7 cm Durchmesser in einen Schüttelzylinder filtriert, zweimal mit je 10 ml Äther nachgewaschen und die vereinigten, ätherischen Filtrate schließlich zweimal mit je 10 ml 1%iger Schwefelsäure und dann noch einmal mit 10 ml dest. Wasser ausgeschüttelt, wobei die harzigen, bei der Titration störenden Substanzen im Äther bleiben. Die vereinigten wäßrigen Ausschüttelungen werden mit Ammoniaklösung bis zur alkalischen Reaktion versetzt, zweimal mit je 30 ml Äther ausgeschüttelt und die ätherischen Ausschüttelungen wie üblich weiter behandelt.

Über eine gewichtsanalytische Bestimmung der Alkaloide mit Hilfe von Kaliumquecksilberjodid berichtet GERTIG [Acta Pol. pharm. *15*, 23 (1958)].

Bestimmung nach POREBSKI et al. [Diss. pharm. (Warsz.) *18*, 625 (1966)]: 3 g gepulvertes Kraut werden mit 30 g 70%igem Äthanol 2 Std. extrahiert und filtriert. 25 g des Filtrates werden bis zur völligen Vertreibung des Äthanols eingedampft, der Rückstand mit 10 Tr. 10%iger Schwefelsäure versetzt, mit Wasser auf 10 g verdünnt und die Lösung filtriert. Anschließend versetzt man 5 g des Filtrates mit 1 ml 10%iger Ammoniaklösung und 25 g Chloroform und schüttelt 15 Min., fügt Tragant hinzu, schüttelt erneut, filtriert durch Watte und dampft 20 g des Filtrates ein. Der Rückstand wird mit 10 ml 0,1 n Schwefelsäure versetzt, das Ganze, um Spuren von Chloroform zu verjagen, erhitzt und mit 0,1 n Schwefelsäure auf 10 ml verdünnt. Sodann mischt man 5 ml der Lösung (≙ 0,5 g Droge) mit 2 ml 10%iger Schwefelsäure und 2 ml 0,1 n Jodlösung. Der entstehende Niederschlag wird nach 2 Min. abfiltriert, mit 2 ml 10%iger Schwefelsäure gewaschen und dann in 25 ml Methanol gelöst. Das Filter wird mit 20 ml Wasser nachgewaschen und Filtrat und Waschwasser vereinigt. Anschließend wird mit 0,01 n Natriumthiosulfatlösung titriert. Der Gehalt an Chelidonin kann auch kolorimetrisch bestimmt werden, indem man den Jodkomplex in Methanol löst und die Extinktion bei 470 nm mißt.

JUSIAK [Acta Pol. pharm. *23*, 247 (1966); *24*, 65 (1967)] beschreibt eine Trennung der Hauptalkaloide mit Hilfe der Kaskaden-Gegenstromextraktion; GRABARCZYK u. GERTIG [Chemia analit. *12*, 505 (1967)] beschreiben eine spektrophotometrische Bestimmung mit Tropaeolin 00.

Mikroreaktion der chelidonsauren Alkaloidsalze nach KWASNIEWSKI [Pharm. Zentralh. *92*, 5 (1953)]: Fügt man zu einer etwa stecknadelkopfgroßen, auf einem Objektträger befindlichen Menge Pulver einer chelidonsäurehaltigen Droge 1 bis 2 Tr. einer 5- bis 10%igen Tanninlösung und bedeckt schnell mit einem Deckglas, so kann man bei einer etwa hundertfachen Vergrößerung die Bildung einer Menge gelblicher Blasen sowie langer, peitschenartig geschwungener „Härchen" beobachten, die nach einiger Zeit verschwinden bzw. zu großen, ölartigen Tropfen zerfließen (Flagellocystenreaktion). Hat man zur Untersuchung frischen Schöllkrautsaft oder eine Tinktur vorliegen, so muß man erst einige Tr. eintrocknen lassen und den Rückstand mit einem scharfen Messer abschaben. Das so gewonnene Pulver kann dann zur Anstellung der Flagellocystenreaktion benutzt werden, die sogar zum Nachweis von Schöllkraut in galenischen Präparaten herangezogen werden kann.

Opaleszenzreaktion auf Chelidonsäure nach SCHINDLER [Südd. Apoth.-Ztg *89*, 9 (1949)]: 2 ml eines alkoholischen Chelidoniumextraktes geben nach Zusatz von 1 ml konz. Kalilauge eine Trübung und eine anhaltende blaue Opaleszenz, hervorgerufen durch Xantho-Chelidonsäure infolge Sprengung des Pyronringes durch überschüssige Lauge bei Gegenwart von Alkohol. Der Milchsaft von Chelidonium zeigt unter der Quarzlampe eine gelborange Fluoreszenz, die wahrscheinlich auf den Gehalt an Berberin zurückzuführen ist (bei Vergiftungsfällen ein guter Hinweis, da die Fluoreszenz im Magen- und Darminhalt bestehen bleibt).

Aufbewahrung. Vorsichtig, Erg.B. 6. In geschlossenen Gefäßen, Ross. 9.

Wirkung. Chelerythrin gilt als das wirksamste Schöllkrautalkaloid, es hat örtlich reizende Wirkung, ruft innerlich Erbrechen und Gastroenteritis und heftige Diarrhöen hervor, führt zur Abnahme der Reflexerregbarkeit und hat in größeren Dosen zentral-lähmende

Wirkung, insbesondere auf das Vasomotoren- und Atemzentrum; der Tod erfolgt durch Atemlähmung. Chelidonin hat eine am Tier deutliche, beim Menschen nur schwache, keinesfalls an die Morphinwirkung heranreichende, zentral-beruhigende und analgetische Wirkung; auf die Reflexerregbarkeit hat es im Gegensatz zu Morphin keinen Einfluß; es lähmt die motorischen und sensiblen Nervenenden, an glattmuskeligen Organen wirkt es wie Papaverin spasmolytisch, wenn auch bedeutend schwächer. Chelidonin hat außerdem eine Kreislaufwirkung, die sich vor allem in Bradykardie und mäßiger Blutdrucksenkung äußert, nach SEEL et al. (Hippkrates *1939*, S. 1281) aber auch schon in kleinen Dosen in Anregung, Verstärkung und Regularisierung der Herztätigkeit zum Ausdruck kommen kann. Chelidonin ist außerdem ein Mitosegift, jedoch weit weniger wirksam als Colchicin. Es besitzt (ebenso Protopin) nach SOKOLOFF et al. [Growth *28*, 225 (1964)] hemmende Wirkung auf bestimmte Tumoren. α-Homochelidonin wirkt ähnlich wie Chelidonin, α-Allokryptopin (β-Homochelidonin) ist ein Krampfgift, bewirkt aber in größeren Dosen auch zentrale Lähmung und hat außerdem lokalanästhetische Wirkung. – Sanguinarin erzeugt zunächst schwache, schnell abklingende Narkose, der ein heftiges, strychninartiges Krampfstadium folgt; ferner regt es die Speichelsekretion und die Darmperistaltik an und wirkt örtlich als Anästheticum dolorosum erst erregend, dann lähmend auf die sensiblen Nervenenden. – Protopin bewirkt am Kalt- und Warmblütler starke Krämpfe und erst sekundär einsetzende Lähmung. Bei parenteraler Zufuhr tritt vorübergehend Vaguserregung ein. Die Toxizität im ganzen ist sehr gering. – Nach KREITMAIR [Pharmazie *5*, 85 (1950)] und KWASNIEWSKI [Pharmazie *13*, 363 (1958)] ergibt sich für das Schöllkraut folgende Gesamtwirkung: Es wirkt leicht betäubend, führt aber zu keiner eigentlichen Hypnose oder Narkose; es erschlafft die glatte Muskulatur des Darmes, der Bronchien, der Herzkranzgefäße und wahrscheinlich der Gallengänge, es regt die Herztätigkeit an, erhöht den Blutdruck, erweitert die Herzkranzgefäße und senkt den Blutzuckerspiegel. Nach KIM et al. [J. pharm. Sci. *58*, 372 (1969)] wirken Coptisin und Alkaloid CM-1 zytotoxisch.

Vergiftungserscheinungen. Bei äußerlicher Einwirkung auf die Haut Blasen-, auch nachfolgend Geschwürbildung. Innerlich heftige Reizwirkung auf den gesamten Verdauungskanal (Brennen, Schmerzen, Blasenbildung in Mund und Schlund, Magenschmerzen, Übelkeit, Erbrechen, heftige, mit Koliken einhergehende, blutige Diarrhöen), Harndrang, Hämaturie, ferner Schwindel, Benommenheit, Kreislaufstörungen (selten bei Kindern), Tod im Kollaps.

Anwendung. Früher vor allem bei Cholecystopathie und Icterus catarrhalis. Neuerdings wird Schöllkraut (auch Chelidonin) wieder empfohlen, und zwar vor allem als Spasmolyticum bei mit Spasmen einhergehenden Erkrankungen des Magen-Darm-Kanals einschließlich Cholecystopathie und Cholelithiasis, ferner bei Angina pectoris und als Analgeticum. Der frisch aus dem Kraut austretende Milchsaft wird zur Beseitigung von Warzen benutzt. In der Volksmedizin gegen krebsartige Geschwülste sowie gegen Magen- und Darmkrebs. Zur Gewinnung des Extraktes und der Tinktur. In der Homöopathie.

Dosierung. Mittlere Einzelgabe als Einnahme 0,5 g, Erg.B. 6.

Bemerkung: Ross. 9 rät, zum Pulvern der Droge eine feuchte Gazemaske aufzusetzen. – Herba Chelidonii minoris ist das Kraut von Ranunculus ficaria L. (s. d.).

Panchelidon (B. Schumacher, Jüchen i. Rhld.) war ein flüssiger Schöllkrautextrakt.

Radix (Rhizoma) Chelidonii. Schöllkrautwurzel. Warzenkrautwurzel. Tetterwort root. Racine d'éclaire. Celidonia.

Radix Chelidonii Erg.B. 6.

Die getrocknete, von August bis Oktober gesammelte Wurzel.

Wurzelstock braun bis braunschwarz, 5 bis 10 cm lang, vielköpfig, spindelförmig, bisweilen gebabelt, am Stengelansatz 0,5 bis 1 cm dick, längsgefurcht, mit zahlreichen Nebenwurzeln besetzt; am Bruch orangegelb bis rotbraun.

Die *Schnittdroge* ist gekennzeichnet durch die schwarzbraunen, unregelmäßig geformten, am Bruch orangegelben bis rotbraunen Wurzelstock- und fein längsgestreiften Wurzelstückchen.

Geschmack bitter.

Mikroskopisches Bild. Der Querschnitt zeigt neben einem mehrschichtigen Abschlußgewebe (nur teilweise gut erhalten) und einem geräumigen Zentralzylinder mit großlumigen Tracheen ebenfalls gegliederte Milchsaftröhren, die in der Mitte der trennenden Querwände der Milchsaftzellen meist mit einer Durchlöcherung, seltener mit mehreren Löchern versehen sind.

Pulverdroge. Dunkelbraun. Korkbruchstücke aus sehr lockeren, schwach verkorkten Zellen, Parenchymzellfetzen mit kleinkörniger Stärke, Bruchstücke der langen Milchsaftröhren und Gefäße mit Netz- und Treppentüpfelung.

Inhaltsstoffe. Siehe Herba Chelidonii.

Prüfung. Mindestgehalt an Alkaloiden (berechnet auf Chelidonin) 0,5% Erg.B. 6. – Max. Aschegehalt 8% Erg.B. 6.

Gehaltsbestimmung. Erg.B. 6: 15 g fein gepulverte Schöllkrautwurzel übergießt man in einem 250-ml-Arzneiglas mit 150 g Chloroform sowie nach kräftigem Umschütteln mit 15 g Natronlauge und läßt das Gemisch unter häufigem, kräftigem Umschütteln 24 Std. lang stehen. Nach dem Absetzen gießt man 100 g der Chloroformlösung ($\triangleq$ 10 g Schöllkrautwurzel) durch ein Wattebäuschchen in ein Kölbchen und destilliert das Chloroform ab. Nach dem Erkalten wird das Kölbchen gewogen und der Rückstand in 10 ml Chloroform aufgenommen. Dieser Lösung werden 15 ml 1%ige Schwefelsäure zugesetzt, das Kölbchen einigemal kräftig umgeschüttelt und dann das Chloroform abdestilliert. Die Lösung wird noch 20 Min. auf dem Wasserbad gelassen und nach dem Erkalten das Gewicht der Flüssigkeit mit Wasser auf 30 g gebracht. Man filtriert durch ein trockenes Faltenfilter von 8 cm Durchmesser, macht 22 g des Filtrates ($\triangleq$ 7,33 g Schöllkrautwurzel) in einem Scheidetrichter mit Natronlauge alkalisch und schüttelt dreimal mit je 20 ml Chloroform je 3 Min. lang kräftig aus. Die vereinigten, durch ein glattes Filter von 8 cm Durchmesser filtrierten Chloroformlösungen destilliert man bis auf einige ml ab. Nun gibt man 5 ml 0,1 n Salzsäure und 10 ml Wasser in das Kölbchen, erwärmt auf dem Wasserbad bis zum Verschwinden des Chloroformgeruches, fügt nach dem Erkalten 3 Tropfen Methylrotlösung hinzu und titriert mit 0,1 n Kalilauge bis zum Farbumschlag. Hierzu dürfen höchstens 3,96 ml 0,1 n Kalilauge verbraucht werden, so daß mindestens 1,04 ml 0,1 n Salzsäure zur Sättigung der vorhandenen Alkaloide erforderlich sind, was einem Mindestgehalt von 0,5% Alkaloiden entspricht (1 ml 0,1 n Salzsäure = 0,0353 g Alkaloide, berechnet auf Chelidonin, Methylrot als Indikator).

Alkaloidbestimmung nach SCHENCK et al. [Arch. Pharm. (Weinheim) 275, 113, 166 (1937)]: 2 g Wurzelpulver werden mit 100 g reinem Seesand innig verrieben, die Verreibung mit 3 g 30%iger Natronlauge gut vermischt und 3 Std. im Soxhlet auf dem Wasserbad mit Chloroform extrahiert. Die Chloroformlösung wird auf 1/3 ihres Volumens eingedampft, mit 10 ml 0,1 n Schwefelsäure versetzt und auf dem Wasserbad zur vollständigen Verdampfung des Chloroforms erwärmt. Die schwefelsaure Lösung wird von Ausscheidungen abfiltriert, das Filter mit Wasser gewaschen, die Lösung dann mit 0,1 n Natronlauge und Methylrot zurücktitriert. 1 ml 0,1 n Schwefelsäure = 0,035316 g Chelidonin. Ein Einschluß von Alkaloiden durch die Ausscheidungen findet hier nicht statt. Bei dieser Bestimmung und auch bei der Bestimmung in frischen Pflanzenteilen empfiehlt es sich, Blindversuche auszuführen.

Aufbewahrung. Vorsichtig, Erg. B. 6.

Wirkung. Siehe Herba Chelidonii.

Anwendung. Bei Gallen- und Leberleiden. Gegen Spasmen. Zur Darstellung des Chelidonins. In der Homöopathie bei Leber- und Gallenschmerzen, bei Gastroenteritis, Pneumonie, Muskelrheuma, Ikterus und Neuralgien.

Chelidonium HAB 34. Schellkraut.

Vor Beginn der Blüte gesammelte, frische Wurzel.

Arzneiform. Essenz nach § 3.

Arzneigehalt. 1/3.

Aufbewahrung. Bis 3. Dez.-Pot. vorsichtig.

Nach den Vorschlägen für das neue Deutsche HAB, Heft 3, S. 146 (1957) und Heft 7, S. 385 (1961), wird der frische, im Herbst gesammelte Wurzelstock verwendet.

Für die Tinktur (Dichte 0,900 bis 0,906, Trockenrückstand 1,2 bis 2,0%) werden Prüfungsreaktionen, eine Gehaltsbestimmung und eine Chromatographie beschrieben.

Chelidonium majus HPUS 64. Celandine.

Die ganze frische Pflanze einschließlich der Wurzel.

Arzneiform. Urtinktur: Arzneigehalt 1/10. Chelidonium, feuchte Masse mit 100 g Trockensubstanz und 567 ml Wasser = 667 g, Alkohol USP (94,9 Vol.-%) 468 ml zur Bereitung von 1000 ml der Tinktur. – Dilutionen: D 2 (2×) enthält 1 Teil Tinktur, 4 Teile dest. Wasser und 5 Teile Alkohol; D 3 (3×) und höher mit Alkohol HPUS (88 Vol.-%). – Medikationen: D 3 (3×) und höher.

Pulvis Chelidonii R.F.

  Trituratio Chelidonii „Stada"
  Calcium carbonicum praecipitatum   āā   0,5 g
  Extractum Belladonnae   0,2 g
  D. tal. dos. Nr. XII ad chart. cerat.

Chelidonium japonicum THUNB. (Hylomecon vernale MAXIM., H. japonicum PRANTL).

Heimisch in Ostasien.

Inhaltsstoffe. Die Pflanze enthält gleichfalls die für Chelidonium majus charakteristischen, pharmakologisch wirksamen Alkaloide: In der Wurzel 0,1% Alkaloide, Sanguinarin (Hauptalkaloid), Protopin, Allokryptopin, Chelidonin, Stylopin; im Kraut nur 0,02 bis 0,06% Alkaloide: Stylopin, Tetrahydroberberin, Protopin, quarternäre Phenanthiridinbasen, Coptisin und Berberin.

Chelidoninum. Chelidonin.

Alkaloid aus der Wurzel von Chelidonium majus L. (Papaveraceen).

$C_{20}H_{19}NO_5 \cdot H_2O$ M.G. 371,40

2-Methyl-3'-hydroxy-7,8;6',7'-bis-methylendioxy-1,2,3,4,3',4'-hexahydro-(naphtho-1',2'; 3,4-isochinolin).

Eigenschaften. Weiße Kristalle, lösl. in A., Ae. und Chlf., sehr schwer lösl. in W. Fp. 135°. $[\alpha]_D^{20} = +122,1°$ ($c = 1$, in 96%igem A.). Die Substanz färbt sich mit konz. Salpetersäure rotviolett.

Anwendung. Als Spasmolyticum. Setzt den Tonus der glatten Muskulatur herab, besitzt eine Papaverin-ähnliche Wirkg. In Form seiner Salze bei Magen- und Darmkoliken empfohlen.

Chelidoninum hydrochloricum. Chelidonin-hydrochlorid.

$C_{20}H_{19}NO_5 \cdot HCl$ M.G. 389,85

Eigenschaften. Weiße oder gelbliche Kristalle, schwer lösl. in W., lösl. in heißem A.

Anwendung. Siehe Chelidonin.

Dosierung. 0,05 bis 0,2 g.

Chelidonsäure. Jervasäure.

$C_7H_4O_6 \cdot H_2O$ M.G. 202,12
wasserfrei M.G. 184,11

4-Oxo-1,4-pyran-dicarbonsäure.

Eigenschaften. Farblose, prismatische Kristalle, wenig lösl. in kaltem, lösl. in sd. W., wenig lösl. in A. Die Substanz wird bei 160° w.-frei und schmilzt dann ab etwa 262° unter Zers.

Anwendung. Zu biochemischen Versuchen.

Chelone

Chelone glabra L. (außerdem laut HPUS 64 Ch. obliqua, Ch. alba, Pentstemon auctus).

Rhinantaceae – Antirrhinoideae – Cheloneae. Glatte Chelone. Kahle Schildblume. Balmony. Balmony snake-head. Bitter herb. Brooshell flower. Fish mouth. Salt rheum weed. Shell flower. Snake head. Turtle head. Chelone.

Heimisch in Nordamerika von Kanada bis Texas. Auch kultiviert.

Wurzelstock dick, mit vielen Wurzelfasern, Ausläufer treibend. – Stengel steif, aufrecht, bis 1 m hoch, einfach, rundlich. – Blätter gegenständig, kurzgestielt, länglich-lanzettlich, kahl oder auf der Unterseite sehr schwach behaart, am Rande gesägt. – Blüten in einer endständigen, dichten Ähre. Jede Blüte von einem ovalen Deckblatt gestützt. Kelch aus 5 ovalen, nur ganz unten miteinander verwachsenen Kelchblättern; Blumenkrone groß, weiß, zweilippig, mit flach gekielter, vorn ausgerandeter Oberlippe und dreilappigen Unterlippen. Lappen schmal länglich, der mittlere kleiner. Staubgefäße 4, wollig-zottig. – Frucht länglich oval, zweifächerige Kapsel mit vielen kreisrunden, gerundeten Samen. – Samen häutig geflügelt.

Herba Chelone(s) glabrae. Kahles Schildblumenkraut. Balmony leaves.

Inhaltsstoff. Ein bitter schmeckendes Harz.

Anwendung. Als Tonicum, Catharticum bei Leberkrankheiten, bei Hautleiden, als Blutreinigungsmittel bei herpetiformen Ausschlägen. Nach Applikation Dunkelfärbung des Harnes. In der Homöopathie.

Chelone glabra HAB 34.
Frische Pflanze.

Arzneiform. Essenz nach § 3.

Arzneigehalt. 1/3.

Chelone glabra HPUS 64. Balmony.
Ganze frische Pflanze.

Arzneiform. Urtinktur: Arzneigehalt 1/10. Chelone, feuchte Masse mit 100 g Trockensubstanz und 300 ml Wasser = 400 g, dest. Wasser 200 ml, Alkohol USP (94,9 Vol.-%) 537 ml zur Bereitung von 1000 ml der Tinktur. – Dilutionen: D 2 (2×) enthält 1 Teil Tinktur, 4 Teile dest. Wasser und 5 Teile Alkohol; D 3 (3×) und höher mit Alkohol HPUS (88 Vol.-%). – Medikationen: D 3 (3×) und höher.

Chelonia

Chelonia mydas L. Klasse Reptilia – Ordnung Testudinata – Familie Cheloniidae. Suppenschildkröte. Chelone.

Heimisch von Kalifornien bis Peru und auf den Galapagos-Inseln.

Ein sehr großes Tier von 1,1 m Panzerlänge und bis 450 kg Gewicht; gekennzeichnet durch die vorne nicht hakig gekrümmte und vorgezogene, sondern abgestumpfte, im übrigen aber scharfe, fein gezähnelte Hornscheide des Oberkiefers, durch die nebeneinander liegenden, sich nicht dachziegelartig deckenden Platten ihres Rückenpanzers und ein einziges Schildpaar zwischen den Nasenlöchern und dem Stirnschild. Die Vordergliedmaßen tragen gewöhnlich nur eine Kralle. Die Färbung der Oberseite ist in der Regel ein düsteres Bräunlichgrün mit gelblichen Flecken oder Marmorzeichnungen, die der Unterseite ein Gelb- oder Schmutzigweiß.

Inhaltsstoffe. Fettes Öl mit etwa 60% ungesättigten Fettsäuren (davon 50% Linolsäure) im Säureanteil sowie Vitamin A und D.

Anwendung. Zu Speisezwecken. Das Öl, Oleum Cheloniae, Schildkrötenöl, in der Kosmetik und Seifenindustrie.

Chenopodium

Chenopodium ambrosioides L. var. ambrosioides (Ch. ambrosioides L., Ch. ambrosioides L. var. genuinum WILLK., Ch. ambrosioides L. ssp. eu-ambrosioides AELLEN var. typicum AELLEN f. genuinum AELLEN, Ambrosina ambrosioides SPACH). Chenopodiaceae – Chenopodieae. Mexikanisches Trauben- oder Teekraut. Eiche aus Kappadozien. Ambrose. Ambroisine.

Heimisch in den Steppen- und Halbwüsten des subtropischen und gemäßigten Südamerikas (Mexiko und Brasilien). Verschleppt nach Mittelamerika, dem südl. Nordamerika, nach Westeuropa und den Küstenländern der Ostsee und des atlantischen Ozeans. Auch in Afrika eingebürgert. In Deutschland zu arzneilichen Zwecken angebaut.

Chenopodium ambrosioides L. ist eine außerordentlich vielgestaltige Art, deren Gliederung nach rein äußerlichen Merkmalen erhebliche Schwierigkeiten bereitet. Einige verbreitete Varietäten [oft auch als selbständige Arten behandelt (WOROSCHILOV, 1942)] sind die folgenden (nach HEGNAUER): var. anthelminticum (L.) A. GRAY (Ch. anthelminticum L.); var. vagans (STANDL.) J. T. HOWELL [var. chilense (SCHRAD.) SPEGAZ., Ch. vagans STANDL., Ch. chilense SCHRAD. non PERS.]; var. suffruticosum WILLD.; var. integrifolium WOROSCH.

In den Chromosomenzahlen unterscheiden sich einzelne dieser Sippen. So ist es auf Grund dieser zytologischen Heterogenität des Chenopodium ambrosioides-Komplexes nicht verwunderlich, daß Pflanzen, die Chenopodium ambrosioides genannt werden, recht verschiedene ätherische Öle erzeugen können (s. Inhaltsstoffe).

Pflanze ein- bis mehrjährig, mehr oder weniger stark drüsen- und gliederhaarig. — Laubblätter 2 bis 12 cm lang, bis 2,5 cm breit, länglich-elliptisch bis breit-lanzettlich, am Grunde stark verschmälert, unregelmäßig gezähnt bis ganzrandig, buchtig-gelappt oder lappig-gezähnt, Zähne gleichartig oder unter sich ungleich. — Blütenstand rispig-pyramidal, mehrfach- und meist reich-verzweigt, stark durchblättert; die blütentragenden Äste entspringen den Winkeln großer, nach oben an Größe abnehmender Laubblätter. Knäuel meist mit mehreren Blüten, mit deutlichen Tragblättern, meist mehr oder weniger geschlossen aufgereiht. Blütenhülle anfangs krautig, grün, später trockenhäutig-schwammig, locker; Zipfel verschieden weit verwachsen, zur Hälfte oder bis nahe zum Grund frei, gewölbthaubenförmig, glatt, hin und wieder schwach querrunzelig, mit stumpfem, schmalem Kiel. Perikarp weißlich, häutig, frei, im oberen Teil mit geknieten Stieldrüsen. — Same 0,5 bis 0,8 mm im Durchmesser, auf einer Seite mehr oder weniger stark abgeflacht, nahezu glatt, mit wenigen schwachen Gruben, mit eingegrabenen Schlangenlinien. Embryo nahezu hufeisenförmig.

Herba Chenopodii (ambrosioidis). Herba Botryos mexicana. Herba Botryos. Thea mexicana. Mexikanisches Traubenkraut. Gänsefußkraut. Jesuitenkraut. Wohlriechender Gänsefuß. Jesuitentee. Karthäusertee. Mexikanischer (spanischer) Tee. Ambrose. Mexican tea. Ambroisie du Mexique. Herbe d'ambroisie. Té de España. Ziele komosy pizmowej. Komosa meksykanska. Epazote. Chenopodioũ póa. Qvenopodio.

Herba Chenopodii ambrosioidis Erg. B. 6. Herba Chenopodii Pol. III. Chenopodii herba Hung. IV.

Die getrockneten, während der Blütezeit (Juni bis September) gesammelten, oberirdischen Teile der Pflanze.

Ernte. Das Kraut wird am besten mit Sicheln geschnitten. Bei nicht zu stark verholzten Sprossen kann auch Maschinenmahd erfolgen. Nach amerikanischen Befunden erhält man die größte (sechsfache) Menge Ascaridol aus Pflanzen, deren Samen bereits eine dunkle Farbe angenommen haben. Zu Beginn der Blütezeit geerntet, ergeben die Pflanzen nur eine sehr geringe Ascaridolausbeute. Ein großer Teil des Ascaridols bildet sich gegen Ende der Blütezeit. — Zur Gewinnung von Oleum Chenopodii ambrosivides empfiehlt es sich, das fruchttragende Kraut zu ernten. Der höchste Gehalt an ätherischem Öl ist in den Fruchthüllen vorhanden.

Trocknung. Der Transport zur Trocknung darf nur in lockerer Schichtung vorgenommen werden. Das Kraut wird am besten künstlich bei 30 bis 40° C getrocknet. Das Eintrocknungsverhältnis beläuft sich dabei etwa auf 4 bis 5 : 1. Zur Gewinnung von Oleum Chenopodii dient das frische, leicht angewelkte Kraut.

Beschreibung. Die Ganzdroge[1] besteht aus den kantig gefurchten Stengeln und den hellgrünen, fast sitzenden, bis 10 cm langen, länglich-lanzettlichen, beiderseits zugespitzten, entfernt gezähnten, etwas flaumhaarigen Blättern und den kleinen, grünlichen, fünfzähligen, blumenblattlosen Blüten, die in achselständigen Knäueln stehen.

Geruch angenehm würzig; Geschmack scharf würzig, campherartig.

Die Schnittdroge[1] ist gekennzeichnet durch die kleinen, knäueligen, grünen Blütentrauben, durch die bei Lupenbetrachtung auf der Unterseite der geschrumpften Blattstückchen zahlreich sichtbaren, gelben, glänzenden Drüsenköpfchen, durch die unterseits deutlich hervortretenden Haupt- und Seitennerven und durch feingerunzelte Blatteile mit

---

[1] Abbildungen bei L. HÖRHAMMER: Teeanalyse, Tafel 14, Abb. 81 und 82.

dem entfernt buchtig gezähnten Blattrand. Die kantig gefurchten Stengelstücke sind verschieden dicht behaart.

Mikroskopisches Bild. Das Mesophyll zeigt im Querschnitt 1 bis 2, seltener 3 Reihen Palisadengewebe, das nicht selten schwammparenchymähnlich wird. Das angrenzende Schwammparenchym ist mehrschichtig und von den Palisaden leicht zu differenzieren, da die an die Palisaden angrenzende erste Schicht Schwammgewebe Kristallsand führt. In der Flächenansicht zeigt die Epidermis oberseits schwächere, unterseits stärkere Wellung. Aber auch Blätter mit polygonalen Epidermiszellen auf der Blattoberseite kommen vor. Stomata kommen auf der Blattober- und -unterseite vor. Die obere Epidermis ist gekennzeichnet durch Haare mit kurzem, zwei- bis vierzelligem Stiel mit dünnwandigen Zellen, dem eine lange, derbwandige, schlauchartige, bisweilen schwach S-förmig gekrümmte Endzelle schief oder unter einem rechten Winkel aufgesetzt ist. Auf beiden Blattflächen findet sich ein zweiter Haartypus, nämlich Drüsenhaare mit ähnlichem Stiel, aber mit einer großen, dünnwandigen, eiförmigen, mit der Breitseite schief oder unter einem rechten Winkel aufsitzenden Sekretzelle (Sohlenhaar). Manchmal ist noch eine dritte Haarform auf beiden Epidermen zu beobachten, nämlich bogenförmig gekrümmte Haare mit einigen kurzen, dünnwandigen Zellen, von denen die Endzelle kugelig vergrößert ist.

Pulverdroge. Hellgrün. Gekennzeichnet durch Blattbruchstückchen mit wellig-buchtigen Epidermiszellen, mit Kristallsandzellen, Spaltöffnungen und Gliederhaaren der Blattoberseite mit zwei- bis vierzelligem, kurzem Stiel, dem eine lange, derbwandige, schlauchartige, bisweilen wellig gekrümmte Endzelle schief oder unter rechtem Winkel aufsitzt, durch Drüsenhaare auf beiden Blattseiten mit gleichfalls kurzem, wenigzelligem Stiel und großer, dünnwandiger, eiförmiger, mit der Breitseite schief oder rechtwinklig aufsitzender Sekretzelle, und durch bogenförmig gekrümmte, wenigzellige Haare mit kugelig vergrößerter Endzelle. Die Bruchstücke der Deckblätter, Blütenblätter, Stengel und Fruchtknoten zeigen dieselben Haarbildungen. Blattstückchen in Querschnittsansicht zeigen 1 bis 2 Reihen von schwammparenchymähnlichen Palisadenzellen und ein Schwammparenchym, dessen oberste Reihe Kristallsandzellen bilden. Die kugeligen Pollenkörner zeigen zahlreiche Poren in der Exine und sind etwa 25 µm groß.

Verwechslungen und Verfälschungen. Hierzu zählen alle unten genannten Arten.

Inhaltsstoffe. Etwa 0,2 bis 0,3% ätherisches Öl, Oleum Chenopodii, mit wechselndem Gehalt an Ascaridol $C_{10}H_{16}O_2$, Kp.$_9$ 97°, 57% L-Pinocarvon $C_{10}H_{14}O$, Kp. 222 bis 223°, und 0,5 bis 5% Aritason $C_{20}H_{28}O_2$, Fp. 105 bis 106°. TAKEMOTO et al. [J. Pharm. Soc. Japan 77, 1157 (1957)] isolierten aus japanischen Pflanzen 0,33% ätherisches Öl mit 24% α-Pinen, 57% Pinocarvon, 1% Ascaridol und 7% Aritason; FESTER et al. [Chem. Abstr. 45, 4760 (1951)] aus argentinischen Pflanzen 0,2% ätherisches Öl mit 20% Ascaridol und 40% p-Cymol; DUSINSKY et al. [Chem. Zvesti 29, 701 (1962)] aus Pflanzen aus der Tschechoslowakei (dünnschichtchromatographisch) 2% ätherisches Öl mit 40% Ascaridol.

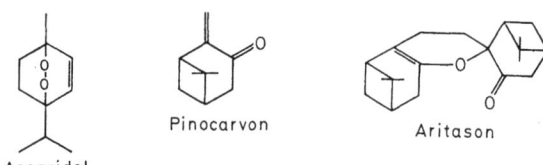

Ascaridol   Pinocarvon   Aritason

KOSOVA et al. [Pharmazie 13, 631 (1958)] fanden in Blatt, Stengel, Wurzel (hier kumuliert) und Samen deutlich nachweisbare Mengen von Saponin. GARRIDO [Fac. Quim. Farm. (Santiago de Chile) 4, 57 (1952)] isolierte aus den Wurzeln chilenischer Pflanzen Steroidsaponine und Sapogenine. – In Kraut und Früchten ebenfalls Saponine, Leucin und Trimethylamin. MASSART [Arch. int. Physiol. Biochem. 64, 525 (1956)] wies in den Früchten Ferula- und Vanillinsäure nach. EARLE et al. [Écon. Botany 16, 221 (1962)] fanden in den Früchten 15,6% Eiweiß und 9,2% fettes Öl. – Ferner nach älteren Angaben Gummi, Harz, Stärke, Äpfel- und Weinsäure.

Prüfung. Reinheit. Mindestgehalt an ätherischem Öl 0,5% Pol. III. – Max. Aschegehalt 13 bis 15% Hung. IV; 16% Erg.B. 6; 18% Pol. III. – Max. Feuchtigkeitsgehalt 12% Pol. III. – Das Pulver darf keine Teile von Chenopodium album aufweisen, Pol. III.

Aufbewahrung. In dicht verschlossenen Gefäßen und vor Licht geschützt, Pol. III.

Anwendung. In der Volksheilkunde bei Erkältungskrankheiten, Magen- und Nervenerkrankungen sowie bei Wurmbefall (s. dazu Bd. I, 923). Als Tonicum und Emmenagogum. In Amerika wie chinesischer Tee. In der Homöopathie.

Dosierung. Mittlere Einzelgabe als Einnahme 1,0 g (10,0 g Aufguß 10%), Erg.B. 6.

Bemerkung: Die Droge ist je nach Ascaridolgehalt mehr oder weniger giftig.

Chenopodium ambrosioides HAB 34. Wohlriechender Gänsefuß.
Frisches, blühendes Kraut.

Arzneiform. Essenz nach § 3.

Arzneigehalt. 1/3.

Chenopodium ambrosioides L. var. anthelminticum (L.) A. GRAY (Ch. anthelminticum L., Ch. ambrosioides L. ssp. eu-ambrosioides AELLEN var. anthelminticum AELLEN, außerdem laut HPUS 64 noch Ambrina ambrosioides, A. anthelmintica, Chenopodium suffruticosum, Cina americana, Orthosporum anthelminticum). Wurmsamen. Amerikanischer Wurmsamen. Amerikanisches Wurmkraut. Gänsefuß. Goose foot. Worm goose-foot. American wormseed. Jerusalem oak. Stinking weed. Ansérine vermifuge.

Heimisch in den südlichen, zentralen und östlichen Staaten der USA, auf den Bermuda-Inseln, den Antillen und Costarica.

Pflanze verkahlend. – Gliederhaare klein, schwächlich, schlauchförmig oder einfach höckerig. – Laubblätter länglich-oval bis lanzettlich, gleichmäßig buchtig-gezähnt oder ungleichmäßig lappig-gezähnt, zum Teil fast zerschlitzt; Zähne und Lappen zugespitzt, stachelspitzig. – Gesamtblütenstand eine mehr oder weniger endständige Scheinrispe; blütentragende Äste 1. Ordnung einfach rispig verzweigt, blattlos oder mit lanzettlichen Blättern; die Äste 2. Ordnung verlängert, unverzweigt. Knäuel zierlich, nackt oder mit sehr kleinen, die Blüten nicht überragenden Tragblättern. Blüten oft einzeln, doch auch gedrängt stehend, klein. Blütenhülle der Frucht enganliegend; Zipfel zu 3/4 bis nahe zur Spitze verwachsen, flach, auf dem Rücken nicht oder nur wenig gewölbt, nicht gekielt. – Same meist waagrecht, 0,6 bis 0,8 mm im Durchmesser.

Geruch kräftig, an Baldrian erinnernd.

Chenopodium BPC 49.
Die im Herbst gesammelten und getrockneten Früchte.

Chénopode vermifuge CF 49.
Das blühende Kraut ohne Wurzel.

Gewinnung. Da die Bildung des ätherischen Öles bei der Trocknung des Krautes stimuliert wird, empfehlen KOŠOVÁ [Pharmazie *13*, 631 (1958)] die Ernte entweder nur einmal zu Ende der Vegetationszeit durchzuführen und die wertvollsten Drogenteile nach dem Abwelken oder Trocknen sogleich zu verarbeiten, oder im Falle günstiger klimatischer Bedingungen mehrere Ernten vorzunehmen. Die Abtrennung des Öles erfolgt dann durch vorsichtige Wasserdampfdestillation aus dem getrockneten Kraut.

Verwechslungen und Verfälschungen. Nach BPC 49 Chenopodium ambrosioides var. ambrosioides (s. o.), dessen Früchte der Varietät anthelminticum ähnlich sind, dessen Geruch und der des ätherischen Öles jedoch weniger aromatisch ist.

Inhaltsstoffe. Etwa 0,6 bis 1% ätherisches Öl, Oleum Chenopodii (s. Bd. I, 923), das sich fast ausschließlich in den Drüsenhaaren auf den Früchten, den Fruchtknoten, den Blättern und den jüngeren Stengeln befindet. Es besteht aus 65 bis 70% Ascaridol, etwa 22% p-Cymol, L-Limonen, L-Isolimonen, α-Terpinen, Silvestren (?) bzw. Caren (?), Dimethyläthylenoxid (?), Spuren von D-Campher, Buttersäure, Methylsalicylat und Safrol. – NIKOLAEV [Chem. Abstr. *50*, 8967 (1956)] zeigte, daß sich die Zusammensetzung des Öles während der Entwicklung der Pflanzen stark ändert; junge Blütenstände liefern ein Öl mit 36% Limonen und p-Cymol, 39% Ascaridol, 20% Alkoholen (darunter α-Terpineol) und 6,3% Estern (Terpinylacetat und Terpinylsalicylat). – Im Kraut ferner noch Saponin und Leucin. In den Früchten Saponin und etwas fettes Öl. – Die bei Chenopodiaceen häufig vorkommenden Rotfärbungen werden durch Betacyane verursacht.

Prüfung. Reinheit. Mindestgehalt an ätherischem Öl 0,6% BPC 49. – Säureunlösliche Asche max. 1,5% BPC 49. – Stiele und fremde org. Substanz max. 2% BPC 49.

Aufbewahrung. Kühl und trocken, BPC 49.

Wirkung. Chenopodium verdankt seine anthelmintische Wirkung dem im ätherischen Öl enthaltenen Ascaridol. Sie besteht in einer Lähmung der Parasiten (nach eventuell vorhergegangener Erregung), bisweilen sogar in einer Abtötung derselben. Daher ist die

Anwendung eines nachfolgenden Abführmittels wichtig. Die Resorption erfolgt im Magen-Darm-Kanal, die Ausscheidung teils durch die Lunge (charakteristischer Geruch der Atemluft), teils durch die Nieren. Um eine für den Parasitenträger toxische Resorption zu vermeiden, muß nach etwa 1 bis 4 Std. nach der letzten Einnahme eine kräftige Darmentleerung erfolgen (durch Rizinusöl oder Glaubersalz). Zu den bekannten Nebenerscheinungen der Chenopodium-Kur gehören Schwindel, Brechreiz und (blutiges) Erbrechen, Zittern der Hände und Füße, vorübergehende Taubheit und allgemeine Niedergeschlagenheit. Unsachgemäße Anwendung (Überdosis, Unterlassen der Darmentleerung, Leber-, Herz- oder Nierenleiden, Entkräftung) führten schon zu schwersten Vergiftungen bis zu dauerndem Gehörverlust (durch Lähmung des Nervus cochlearis), Schwachsinn und selbst zum Tode durch Atemlähmung. Daher soll die Kur nur unter ärztlicher Aufsicht, bei guter Verfassung und möglichst bei Bettruhe vorgenommen werden. Alkoholgenuß ist streng untersagt. Es bestehen überhaupt große Verträglichkeitsunterschiede (z. B. Weiße und Farbige), Vollvegetarier vertragen höhere, Kinder nur auffallend kleine Dosen. – Da die Giftigkeit des Öles mit dem Ascaridolgehalt jedoch nicht ganz parallel geht, vermutet man die Anwesenheit weiterer, noch unbekannter toxischer Verbindungen. Möglicherweise handelt es sich nur um Resorptionsbeeinflussungen durch einen oder mehrere der bereits bekannten Stoffe. Das Öl wirkt vor allem gegen den Spulwurm (Ascaris lumbricoides) und gegen Hakenwürmer (Ankylostoma duodenale und Necator americanus). Bei Oxyuren und Bandwürmern ist es wenig wirksam. – Weiterhin soll das ätherische Öl auch bei Amöbendysenterie sehr wirksam sein und dem Emetin überlegen sein.

Anwendung. Als Anthelminticum (s. auch Wirkung). Gegen Erysipel. In Brasilien äußerlich in fettem Öl gegen Krätze und als Schutzmittel gegen die Dasselfliege. In der Homöopathie.

Dosierung. 1 bis 4 g, BPC 49.

Chenopodium anthelminticum HAB 34.
Frisches, blühendes Kraut.

Arzneiform. Essenz nach § 3. *Arzneigehalt.* 1/3.

Chenopodium anthelminticum HPUS 64. American Wormseed.
Die frische Pflanze.

Arzneiform. Urtinktur: Arzneigehalt 1/10. Chenopodium anthelminticum, feuchte Masse mit 100 g Trockensubstanz und 300 ml Wasser = 400 g, Alkohol USP (94,9 Vol.-%) 737 ml zur Bereitung von 1000 ml der Tinktur. – Dilutionen: D 2 (2×) enthält 1 Teil Tinktur, 2 Teile dest. Wasser und 7 Teile Alkohol; D 3 (3×) und höher mit Alkohol HPUS (88 Vol.-%) – Medikationen: D 3 (3×) und höher.

Anbau

Chenopodium ambrosioides wird am besten in zweiter Tracht nach Kartoffeln angebaut; Apiaceen sind besonders geeignete Vorfrüchte.

Unter deutschen Anbauverhältnissen erfolgt Freilandaussaat gegen Ende April/Anfang Mai. Zu frühe Aussaat empfiehlt sich nicht, da die Samen zum Keimen reichlich Wärme benötigen. Das in den Tropen beheimatete Chenopodium ambrosioides ist besonders in der Jugendentwicklung gegen Frühjahrsfröste empfindlich. Da es gerade im Keim- und Jugendstadium sehr wasserbedürftig ist, sollte der Acker unbedingt im Herbst gepflügt sein. Im Frühjahr wird dann zeitig zur vorbeugenden Unkrautbekämpfung gegrubbert und geschleppt. Erst unmittelbar vor der Saat erfolgt die Herrichtung des Saatbettes mit Egge und Walze. Der Boden muß feinkrümig sein und festen Bodenschluß haben, damit der feine Samen nicht zu tief zu liegen kommt. Am besten wird in den Walzenstrich gedrillt und anschließend leicht zugewalzt. Der Reihenabstand beträgt 40 cm. Je Hektar genügen etwa 6 bis 10 kg Saatgut. Das Auflaufen erfolgt bei genügender Erwärmung nach 2 bis 4 Wochen.

Neben dieser Anbaumethode ist zur Samengewinnung eine Vorkultur im Frühbeet mit Aussaat im Februar/März im warmen Kasten mit anschließendem Verpflanzen ins Freiland notwendig. Freilandsaaten kommen unter mitteldeutschen Verhältnissen kaum zur Samenreife. Im Kasten erfolgt die Keimung schon nach etwa sechs Tagen. 200 bis 500 g Saatgut liefern das Pflanzmaterial für 1 ha. Die Auspflanzung wird dann nach den Eisheiligen ab Mitte Mai im Abstand von 50 × 50 cm vorgenommen. Die zur Drogengewinnung gedrillten Bestände müssen bald nach dem Auflaufen durch Verhacken in der Reihe auf eine Entfernung von 20 cm gelichtet werden.

Die Pflegearbeiten der Chenopodium-Bestände beschränken sich auf das Freihalten des Bodens von Unkraut. Die Pflanzen brauchen in der Anfangsentwicklung viel Wasser, später können sie lange Zeit der Trockenheit widerstehen.

Reichliche Handelsdüngergaben sind zur Erzielung hoher Erträge erforderlich. Nach Beobachtungen scheint Chenopodium ambrosioides ein hohes Phosphorsäurebedürfnis zu haben. Das amerikanische Wurmsamenöl wird in Carroll, County Madison, gewonnen. Der Boden besteht dort nach Untersuchungen von WEILAND, BROUGHTON u. METZGER[1] aus „Manor"lehm oder aus einem sandigen, kalireichen Lehm. Man erhielt Öle mit dem höchsten Ascaridolgehalt, wenn man zusätzlich Kalium verabreichte. Auch durch Phosphorsäuredüngung wurde der Gehalt an Ascaridol noch ein wenig erhöht. Für ein gutes Wachstum und Reifen der Pflanzen soll das Verhältnis Stickstoff : Phosphor wie 1 : 4 sein. Bei zu hohen Stickstoffgaben sank der Ascaridolgehalt.

Boden und Klima. Für den Anbau eignen sich nährstoffreiche, möglichst humose Böden in sonnigen, warmen Lagen. Salpeterhaltige Böden sollen Chenopodium ambrosioides besonders zusagen.

Herkünfte des Drogenhandels. Kulturen dieser Arzneipflanze befinden sich außer in Übersee in Europa, und zwar in Deutschland, Österreich, der Tschechoslowakei und in Jugoslawien.

Sorten und Herkünfte für den Anbau. Zuchtsorten sind nicht bekannt. Da besonders die Fruchthüllen viel ätherisches Öl enthalten, empfiehlt sich die Züchtung einer reichblühenden Sorte.

Saatgut. Das 1000-Korngewicht schwankt zwischen 0,152 und 0,245 g. Die Reinheit des Saatgutes sollte mindestens 96% betragen, die Mindestkeimfähigkeit für Handelssaatgut 90%.

Erträge. Unter mitteldeutschen Anbauverhältnissen beläuft sich der Ertrag an Herba Chenopodii ambrosioides auf 30 bis 50 dz/ha. Die Saatguterträge schwanken zwischen 5 und 10 dz/ha, oftmals liegen sie auch darunter.

Krankheiten und Schädlinge. Schädigungen durch Pilze dürften nur selten sein; es ist lediglich bekannt geworden, daß eine Art Wurzelrost die Pflanzen befallen kann. Sie welken dann und gehen langsam ein. An tierischen Schädlingen wurden beobachtet die Wiesenblindwanze, Lygus pratensis L., die durch ihre Saugstiche den Pflanzen schadet. Außerdem wurden Marienkäfer beobachtet, die die Pflanzen von Blattlausbefall gereinigt hatten. Es wurden drei Arten festgestellt: Coccinella quinquepunctata L., C. septempunctata L. und C. undecim-punctata L. Die Erdflohart Haltica oleracea L. und die beiden Graurüßlerarten Sitona puncticollis STEPH. und S. sulcifrons THONBG. wurden nach dem Abklopfen der Pflanzen in je einigen Stücken im Netz vorgefunden; Schadfraß war nicht nachzuweisen. Etwas häufiger war der kleine, schwarzglänzende Phalacride Olibrus aeneus F. Seine Larve entwickelt sich in Asteraceen (Taraxacum, Tussilago u. a.) und nährt sich von den unteren Blütenteilen und den Samen. Beachtenswert war das Abstreifen des Nebligen Schildkäfers, Cassida nebulosa L., in mehreren Exemplaren. Dieser Käfer kommt nicht nur auf Chenopodium und Atriplex vor, sondern auch an Zuckerrüben, an denen er in Deutschland bei starkem Auftreten gelegentlich schädlich geworden ist. Weiter wurden mehrere erwachsene Raupen der Klee-Eule, Scotogramma (Mamestra) trifolii ROTT., gefunden, die die Blütenstände vollständig ausgefressen hatten.

Chenopodium ambrosioides L. var. Sancta Maria (VELL.) A. CHEV.

Heimisch in Brasilien.

Herba Sanctae Mariae. Anserina vermifuga. Ambrosia. Herva de Santa Maria. Erva Santa-Maria Brasil. 1.

Die getrockneten Blätter.

Anwendung. In Brasilien als Vermifugum.

Chenopodium botrys L. Klebriger (traubiger, flaumiger, eichenblättriger) Gänsefuß.

Schaben-, Trauben-, Knoten- oder Mottenkraut. Jerusalem oak. Piment. Chénopode botrys. Botri. Komosa wonna. Merlik hroznovy.

Heimisch im ganzen Mittelmeergebiet, in Westasien bis nach China. An warmen, felsigen Hängen, in Rebbergen, auf kiesigen, sandigen Böden und an Wegrändern.

Einjährig, bis 70 cm hoch, aufrecht, meist verzweigt, mit größeren unteren Ästen, locker buschig. Ganze Pflanze mit gegliederten Drüsenhaaren dicht besetzt bis verkahlend, süßlich aromatisch riechend, klebrig. — Stengel und Äste schwach kantig bis stielrund, fein erhaben gerieft, grün, gelblich gestreift. — Laubblätter bis 7 cm lang und bis 4 cm breit, im Umriß länglich oder oval, tiefbuchtig-fiederspaltig, mit jederseits 5 meist breiten, mehr oder weniger parallelrandigen, kurz zugespitzten, ganzrandigen, oder wenigerzähnten Abschnitten, am Grunde kurz in die 0,5 bis 1,5 cm lange, blattstielartige Basis übergehend; obere Blätter

---

[1] Md. Agr. Expt. Sta. Bull. *384*, 315 (1935). Nach Chem. Abstr. *30*, 6509 (1936); zit. nach Bericht Schimmel u. Co., Miltitz b. Leipzig 1937, S. 91.

klein, hochblattartig, einfach geschweift-gezähnt oder ganzrandig. – Blüten sitzend oder kurzgestielt, einzeln in asymmetrischen oder reduzierten Dichasien. Blütenstand reichblütig, mehr oder weniger blattlos, endständig und dann walzenförmig oder wenigblütig und dann blattwinkelständig. Blütenhülle fünfzipfelig, bis nahe zum Grund getrennt; Zipfel länglich-eiförmig, vorn zugespitzt und bespitzt oder schwach abgerundet, die Frucht lose umhüllend, schwach krautig, hellhäutig umrändert, auf dem Rücken abgerundet, kiellos, reich drüsenhaarig. Staubfäden 5, bandförmig, lineal, an der Spitze etwas verschmälert, am Grunde nicht verbunden. Perikarp dünnhäutig, weißlich, etwas haftend. Griffel kurz; Narben 2, lang, fädlich, auf der ganzen Länge kurz- und zerstreut-papillös. – Same horizontal oder vertikal, von oben her gesehen kreisförmig, 0,5 bis 0,9 mm im Durchmesser, schwarz, glänzend, am Rande abgerundet oder mit schwachem, ringförmigem Wulst; Oberfläche mehr oder weniger undeutlich gezeichnet, glatt oder schwach flachgrubig oder mit eingegrabenen Schlangenlinien. Embryo halbhufeisenförmig, mit kaum hervortretendem Würzelchen.

Herba Botryos. Herba Bufonis.

SMODLAKA et al. [Acta pharm. jugosl. 7, 101 (1957)] unterzogen die Stengel, Blätter und Blüten der Droge einer mikroskopischen Analyse.

Inhaltsstoffe. Nach KOSOVA et al. [Pharmazie 13, 631 (1958)] 0,08 bis 1,58% ätherisches Öl mit 8 bis 20% Ascaridol, dagegen nach DUSINSKY et al. [Chem. Abstr. 58, 8233 (1963)] ein ascaridolfreies ätherisches Öl. – In den getrockneten Wurzeln Saponine. – SAZONOVA et al. [Chem. Abstr. 59, 5495 (1963)] erhielten drei Alkaloide $C_{27}H_{19}(?)NO$; $C_{35}H_{55}NO_6$ und $C_{22}H_{31}NO_4$. – GALLEGO et al. [Farmacognosia (Madr.) 25, 69 (1965)] untersuchten den Gehalt an Ascaridol im ätherischen Öl von auf unterschiedlichen Böden gewachsenen Pflanzen.

Wirkung. STANTSCHEN [Antibiotiki 5, 100 (1960); ref. Dtsch. Apoth.-Ztg 101, 986 (1961)] stellte fest, daß die Droge stark bakterizide Eigenschaften besitzt und deshalb bei Dysenterie und akuten Erkrankungen des Magen-Darm-Traktes, die durch verschiedene Mikroorganismen hervorgerufen werden, verwendet werden sollte. Auch könnten Präparate aus der Droge gegen Pflanzenkrankheiten eingesetzt werden, die durch Bacterium mesentericus und verwandte Arten hervorgerufen werden. – KHVALIBOVA [Chem. Abstr. 74, 41007 (1971)] fand an einzelnen Alkaloidfraktionen eine teils blutdrucksenkende, teils blutdrucksteigernde Wirkung.

Anwendung. In der Volksmedizin in Form von Abkochungen gegen Darmerkrankungen, besonders bei Durchfall. Im Mittelmeergebiet als Stimulans und Antispasmodicum sowie bei Asthma, Katarrh und Migräne. In Ostindien als Anthelminticum. Bei den Bantus als Spinat.

Bemerkung: Die Samen gelten als giftig!

Chenopodium Botrys HAB 34.
Frisches Kraut.

Arzneiform. Essenz nach § 3.

Arzneigehalt. 1/3.

Chenopodium vulvaria L. (Ch. olidum CURT., Ch. foetidum LAM.). Stinkender Gänsefuß. Stinkkraut. Bocksmelde. Stinking goosefoot. Arroche puante. Ansérine. Stinkende gaasefod. Brinaiola. Komosa mierzliwa. Merlik smradlavy.

Heimisch in allen Ländern rings um das Mittelmeer, in Mittel- und Osteuropa. Nach Nordamerika, Australien und Neuseeland eingeschleppt.

Einjährig, teilweise überwinternd, mit 1 bis 40 cm hohem Haupttrieb und langgestreckten, niederliegenden unteren Ästen, graugrün, in allen Teilen mehlig-kleiig, übelriechend. – Spreite der Laubblätter 1,5 bis 2 cm lang und 1 bis 1,5 cm breit, rhombisch oder elliptisch, spitz oder abgerundet, kaum stachelspitzig, ganzrandig oder an der breitesten Stelle mit einem stumpfen oder spitzen Zahn. Blattstiel lang, etwa 1/3 kürzer als die Länge der Spreite. Blüten am Ende der Zweige oder in den Winkeln der oberen Blätter in einfachen oder rispigen, tragblattlosen, kurzen Blütenständen. Blütenhülle fünfzipfelig; Zipfel nur zu einem Drittel verwachsen, stumpf, vorn meist breiter als in der Mitte, krautig, kaum weiß umrandet, mit schmalem, niederem, gegen die Spitze etwas stärker hervortretendem, krautigem Kiel. Perikarp meist nicht haftend. Staubfäden gegen die Basis verbreitert, untereinander zu einem Ring verwachsen. Griffel kurz, mit zwei längeren, fadenförmigen, nur gegen die Spitze mit Papillen versehenen Narben. Frucht von der Blütenhülle teilweise umgeben. Same niedergedrückt horizontal, schwach gekielt, im Umriß kreisförmig, 1 bis 1,25 mm im

Durchmesser, schwarz, meist mehr oder weniger glatt, zum Teil mit Rillen versehen und gekräuselt, mit einem nicht immer deutlich sichtbaren, kaum vertieften Netz, das gebildet wird durch die Ränder aneinanderstoßender, länglicher Flächenteilchen. Embryo nahezu ringförmig, mit schwach hervortretendem Würzelchen.

Geruch beim Zerreiben sehr unangenehm nach Trimethylamin.

Inhaltsstoffe. Mono-, Di- und Trimethylamin, Ammoniak, 1,14% Betain, Nitrate, Phosphate und Gerbstoffe.

Anwendung. Früher als Herba Vulvariae oder Herba Atriplicis foetidae als Emmenagogum, auch gegen Hysterie und Unterleibskrämpfe. In der Homöopathie gegen Hysterie und Rheuma.

Chenopodium olidum HAB 34. Stinkender Gänsefuß.

Ganze, frische, blühende Pflanze.

Arzneiform. Essenz nach § 3.

Arzneigehalt. 1/3.

Chenopodium quinoa WILLD. [Ch. leucospermum SCHRAD., Ch. hircinum SCHRAD. ssp. milleanum AELLEN var. quinoa (WILLD.) AELLEN]. Reismelde. Reisspinat. Heidenkorn. Mehlschmergel. Incan arrow. Petty rice. Quinoa. Quinua. Quingua.

Heimisch in Ecuador, Peru und Bolivien. Dort sowie in Chile und Argentinien auch kultiviert.

Einjährig, bis über 1,5 m hoch, aufrecht, erst im mittleren und oberen Teil verzweigt, geruchlos, in allen Teilen in der Jugend durch Blasenhaare weiß oder seltener rötlich-violett bemehlt, im Alter mehr oder weniger verkahlend. — Stengel und Äste stumpfkantig, im oberen Teil gefurcht, breit und gelblich gestreift, im Alter bleich werdend, in den Astwinkeln rot gefleckt. Spreite der Blätter bis 7 cm lang und breit, die unteren breitciförmig-rhombisch, meist ziemlich deutlich dreilappig, mit ein- bis dreizähnigen, breiten, abstehenden Seitenlappen im unteren Teil der Spreite und breit dreieckigem, wenig- bis grobgezähntem, mehr oder weniger abgerundetem, stachelspitzigem Mittellappen; die oberen Blätter schmäler, mit ganzrandigem, lang vorgezogenem Mittellappen. — Blüten bis 30 in knäueligen Büscheln, meist gestielt, die Endblüte langgestielt; Büschel 5 bis 10 mm im Durchmesser, mehr oder weniger kugelig, locker, meist wiederum in Büscheln zusammengefaßt, gestielt, in zymöser Anordnung; Gesamtblütenstand eine sehr dichte, mehr oder weniger endständige, klumpige Scheinrispe, mit kurzen, starr aufrecht anliegenden Ästen oder eine lockere, pyramidale Scheinrispe mit längeren, aufgerichteten Ästen. Blütenhülle fünfzipfelig, anfangs krautig, später trockenhäutig, meist mehr oder weniger dicht mit großen Blasenhaaren bedeckt; Zipfel zu einem Drittel verwachsen, mit enger Bucht, breit-oval bis dreieckig, mit breitem, grünem, meist deutlich gekieltem Mittelteil und breitem, hellem Rand, bei der Kulturform an der Frucht halb spreizend. Staubgefäße 5, oft reduziert oder ganz fehlend. Perikarp häutig, hellgelb, haftend, mit deutlicher, netzig-wabiger Skulptur. Griffel deutlich mit 2 langen, schwach papillösen Narben. — Same waagrecht, meist groß, 1,1 bis 2,5 mm im Durchmesser, 0,7 bis 1,3 mm hoch, an der Wildform schwarz, mit abgerundetem Rand und Waben auf der Oberfläche, an der Kulturform weißbräunlich oder rötlich mit dünner Samenschale und scheibenförmig, mehr oder weniger glatt. Embryo dick, vollständig ringförmig, mit schwach hervortretendem Würzelchen.

Inhaltsstoffe. Im Kraut Betacyane. In den Samen etwa 60% Stärke, 16% Eiweiß, 5% fettes Öl und Saponine.

Anwendung. Bei den Eingeborenen als wichtiges Nahrungsmittel. In Mexiko als schweißtreibendes Mittel und Expectorans bei chronischem Husten. Als Vogelfutter. Die Asche zum Kauen der Kokablätter.

Chenopodium bonus-henricus L. (Agathophyllum bonus henricus MOQ., Blitum bonus henricus KOCH). Guter Heinrich. Schmerbel. Mehlspinat. Allgood. Bon Henri. Chénopode bon-henri. Epinard sauvage. Bono Enrico. Zorrón. Komosa strzalkowata. Merlik všedobr.

Heimisch in Europa. An Wegen, Schuttstellen, auf Viehweidestätten usw.

Ausdauernd, 15 bis 60 cm hoch, mehlig bestäubt, etwas klebrig. — Wurzel dick, fleischig, mehrköpfig. — Stengel aufrecht, einfach oder ästig, kantig, grün oder rot werdend, anfangs von gestielten, wasserhellen, kugeligen und von gegliederten Haaren mehlig, zuletzt kahl, glatt. — Laubblätter lang gestielt, spießförmig-dreieckig, die unteren stumpf, die obern stachelspitzig, meist ganzrandig, wellig, schwach glänzend, die obersten allmählich kürzer gestielt und länglich-lanzettlich, in der Jugend mehlig bestäubt, zuletzt mehr oder weniger grün. — Blütenstengel seitenständig, aus den Blattachseln der kurzen, unbegrenzten Grundachse hervorgehend. Blüten zwittrig oder weiblich. Blütenknäuel zu einer reichblütigen, verzweigten, endständigen, unten beblätterten, oben nackten Rispe vereinigt. Perianth vier- bis fünfteilig, membranös, nicht gekielt, zuweilen gezähnelt, grün. Staubblätter 2 bis 5. Narben 2 bis 5, groß, verlängert, pfriemlich, hervortretend, spreizend, weiß. — Frucht halbnackt, von der Seite zusammengedrückt, linsenförmig. — Samen stets aufrecht, fast kugelig, stumpf berandet, schwarzbraun, fast glatt, glänzend, 1,5 bis 2 mm lang. Keimblätter lineal-lanzettlich, vertikal.

Inhaltsstoffe. Im Kraut Kämpferol, Kaffeesäure, Ferulasäure, Histamin und Saponine.

Anwendung. Früher als Radix et Herba (Chenopodii) Boni Henrici sive Lapathi innerlich bei Entzündungen, Tuberkulose, äußerlich bei schmerzhaften und entzündlichen Geschwülsten in Form von Breiumschlägen. Die Wurzel äußerlich bei frischen Wunden, unreinen Geschwüren und chronischen Hautausschlägen. Die jungen Triebe wie Spargel genießbar. Als Spinatersatz.

Chenopodium album L. Weißer Gänsefuß. Fat hen. Pigweed. Amérine blanche. Farinaccio. Hvidmelet Gaasefod. Komosa biata. Merlik bilý.

Heimisch in der gemäßigten Zone Europas und Asiens.

Einjährig, 20 bis 150 cm hoch, mehlig-kleiig, grün werdend oder lebhaft grün, mild schmeckend, schwach riechend. — Stengel aufrecht, stumpf kantig, meist ästig. — Laubblätter ziemlich lang gestielt, aus keilförmigem Grunde ei- oder länglich-eiförmig, seltener lanzettlich oder lineal, gewöhnlich zweimal so lang wie breit, meistens ungleich buchtig-gezähnt, seltener ganzrandig oder nach dem Grunde zu spießförmig, spitz, seltener stumpf; die oberen immer schmäler, sehr oft ganzrandig. Erste Blätter über den Keimblättern etwa so lang wie breit. — Blütenstand bald pyramidenförmig-ährig, bald trugdoldig abgeflacht, von anfangs gedrängt stehenden, zuletzt meist mehr oder weniger voneinander entfernten Knäueln gebildet. Perianthblätter 5, mehr oder weniger mehlig-kleiig, am Rücken abgerundet oder scharf gekielt, die Frucht einhüllend; letztere 1 bis 2 mm breit, von oben her zusammengedrückt. — Samen schwarz, glänzend, fast glatt, von einer zarten, etwas gebrechlichen, matten, im trockenen Zustand feingekörnten Fruchtwand bedeckt.

Inhaltsstoffe. In der Pflanze ätherisches Öl, Saponine, Oleanolsäure, β-Sitosterin und L-(—)-Leucin (Chenopodin). In den Blättern Betacyane, 1,22% Betain, 14 bis 30% Oxalsäure, die in einer neuen Art unlöslicher Oxalate vorliegt [SHARMA: Curr. Sci. 35, 207 (1966)]. In den Früchten Ferula- und Vanillinsäure. In den Samen 40% Stärke, 13,1% Eiweiß und 4,2% fettes Öl.

Anwendung. Gelegentlich als Spinatersatz. Die Samen in Notzeiten zur Brotherstellung.

Chenopodium hircinum SCHRAD. (Ch. bonariense TEN., Ch. dürerianum MURR.). Bocksgänsefuß.

Heimisch in Südamerika (Brasilien, Argentinien, Uruguay, Paraguay, Chile, Bolivien, Peru, Ecuador), im südlichen Mexiko und in Südafrika. Nach Europa eingeschleppt.

Einjährig, 1 bis 1,5 m hoch, wenig ästig oder locker oder buschig verzweigt, mit Ausnahme der verkahlenden Blattoberflächen und Stengel mehr oder weniger grau bemehlt, meist übelriechend, in den Astwinkeln rot gefleckt. — Spreite der Blätter 0,8 bis 6 cm lang und 0,6 bis 4 cm breit, dreilappig, am Grunde keilförmig oder schwach konkav, seltener schwach konvex; Seitenlappen mehr oder weniger in der Mitte stehend, stark vorspringend, abstehend oder schräg vorwärts gerichtet, einfach schmal oder meist breit, zwei- bis dreizähnig; Mittellappen an den unteren Blättern meist breit, mehr oder weniger parallelrandig, gezähnt, an den oberen Blättern verschmälert, ganzrandig, stachelspitzig. — Blütenstand meist mehr oder weniger gedrängt-knäuelig, in nahezu endständigen, schmalpyramidalrispigen, seltener trugdoldigen Blütenständen. Blütenhülle fünfzipfelig, krautig; Zipfel mehr oder weniger zur Hälfte verwachsen, mit enger Bucht, im freien Teil abgerundet bis schwach zugespitzt, hellhäutig umrandet, mit schwachem, nur im vorderen Teil stärker hervortretendem Kiel, der Frucht angedrückt, sie lückenlos bedeckend. Perikarp häutig-brüchig, gelblichgrün, stark haftend. Griffel deutlich mit 2 langen, dicklichen Narben, Papillen zahlreich, stumpf. — Same waagrecht, im Umriß kreisförmig, mit der Blütenhülle abfallend, 1 bis 1,25 mm im Durchmesser, schwarz, glänzend, am Rande abgerundet, seltener schwach gekielt, mit im Prinzip sechseckigen Waben von meist länglicher Gestalt, mit oder ohne radiale Rillen. Embryo ringförmig, mit schwach vorstehendem Würzelchen.

Inhaltsstoffe. Im Kraut 0,29%, in den Scheinfrüchten 0,8 bis 0,95% ätherisches Öl mit Ascaridol, Cymol, Limonen, Campher, Butter- und Salicylsäure.

Anwendung. Als Anthelminticum (s. S. 846).

Chenopodium multifidum L. [Roubieva multifida (L.) Moq.].

Heimisch im subtropischen Südamerika (Argentinien, Uruguay, Brasilien, Chile, Juan Fernandez). Nach Kalifornien, Südafrika, Australien und Südeuropa eingeschleppt. Auf trockenen Böden, Sandflächen, Schuttstellen, an Wegrändern.

Pflanze ausdauernd, ausgebreitet-niederliegend, aufsteigend oder aufrecht mit bis 1 m langen Ästen, vielstengelig und reichverzweigt; anfänglich in allen Teilen (blattoberseits spärlicher) reich- und durch lange, meist weniggegliederte, farblose Haare weiß-kraushaarig und kurzgestielte, kopfförmige Drüsen tragend, verkahlend, aromatisch riechend. — Blätter bis 6 cm lang und bis 3 cm breit, im Umriß länglich-lanzettlich, reich und unregelmäßig fiederteilig; Fiederteile lanzettlich und gezähnt bis lineal und einfach, zugespitzt, zum Teil stachelspitzig, am Grunde mehr oder weniger kurz in eine blattstielartige Basis verschmälert, die oberen Blätter einfacher, fiederlappig oder ganzrandig, am Rand umgelegt. — Blüten zwittrig oder eingeschlechtig, einzeln oder bis zu 20 in Knäueln, sitzend oder sehr kurz gestielt, in den Winkeln der Laubblätter oder kleiner Tragblätter, zum Teil zahlreich und dicht aufgeschlossen, an kräftigen Stöcken einen pyramidalrispigen Gesamtblütenstand bildend. Blütenhülle fünfzipfelig, anfangs krautig-grün, später trocken-lederig, derb, gelblich, länglich-verkehrt-eiförmig, sackartig, bis nahe zur Spitze verwachsen, die Frucht völlig umschließend, 2 mm lang und 0,7 bis 2 mm breit, Mittelnerv der Zipfel stark, mehr oder weniger kielartig hervortretend, dazwischen erhaben netznervig, freier Teil der Zipfel kurz dreieckig, mehr oder weniger zugespitzt, über der engen Blütenhüllenöffnung zusammenneigend; Blütenhülle mit der Frucht abfallend. Perikarp dünnhäutig, weißlich, nicht haftend, im vorderen Teil dicht besetzt mit länglichen, umgebogenen Drüsen. Griffel kurz; Narben 3, lang, fadenförmig. — Same senkrecht, im Umriß rundlich bis breit-oval oder verkehrt-eiförmig, 0,75 bis 1,3 mm im Durchmesser, dunkelrotbraun, glänzend, am Rande abgerundet bis schmal wulstig gekielt, an der Oberfläche mit flachen, rundlichen oder länglichen Gruben, deren Ränder breit und flach sind. Embryo hufeisenförmig, mit kaum hervortretendem, abwärtsgerichtetem Würzelchen.

Inhaltsstoffe. In der Pflanze ein stinkendes ätherisches Öl mit β-Phellandren und Anethol. Ätherisches Öl von südbrasilianischen Pflanzen mit viel Ascaridol und p-Cymol und wenig Limonen, Campher, Butter- und Salicylsäure. Ätherisches Öl von argentinischen Pflanzen mit Ascaridol, Limonen und Carveol.

Chenopodium rigidum Lingelsh. Arcayuyo.

Heimisch in Argentinien und Bolivien.

Inhaltsstoff. Im Kraut 0,35% ätherisches Öl.

Anwendung. Als Digestivum, Stimulans und gegen Diarrhoe.

Chenopodium mexicanum Moq. Mexikanischer Gänsefuß.

Heimisch in Mexiko.

Anwendung. Liefert „mexikanische Seifenwurzel".

Chenopodium suffruticosum Willd. [Ch. ambrosioides var. suffruticosum (Willd.) Aellen], Chenopodium spathulatum Sieber [Ch. ambrosioides L. forma spathulatum (Sieber) Aellen] und Chenopodium vetusum werden in Frankreich kultiviert und liefern wurmtreibende ätherische Öle mit hohem Ascaridolgehalt.

Einige in Südafrika vorkommende Arten wie **Chenopodium glaucum** L., **Chenopodium murale** L., **Chenopodium amaranticolor** Coste et Reyn. und **Chenopodium opulifolium** Schrad. werden von der Bevölkerung als Spinat verwendet.

Chermes

Chermes ilicis L. (Kermes ilicis L.). Insecta – Homoptera – Coccidae. Kermesschildlaus.

Heimisch in den Mittelmeergebieten.

Die mehr oder weniger kugeligen Kermesschildläuse leben in Kleinasien und Südeuropa auf der meist buschartig wachsenden Kermeseiche, Quercus coccifera. Die weiblichen Tiere dieser Gattung überwintern und erreichen im Frühjahr, wenn sie voll ausgewachsen sind, ungefähr die Größe einer Erbse.

Die Weibchen sind häufig flügellos, in vielen Fällen fehlen ihnen außerdem Beine und Augen. Auch hinsichtlich ihrer Körperform sind sie im allgemeinen rückgebildet, wobei alle Stufen der Rückbildung der einzelnen Teile vorkommen können. Da ihnen auf diese Weise die Fähigkeit zur Ortsveränderung nahezu, in vielen Fällen auch gänzlich fehlt, sind sie gezwungen, festsitzend und bewegungslos auf ihrer Nährpflanze zu verharren. Aus diesem Grunde sind sie fast immer mit einer Hülle oder einer Schutzschicht aus ihrem eigenen Sekret bedeckt. Diese Schutzhülle kann mehlig sein; häufig besteht sie aus einer harzähnlichen Masse oder aus Wachsplatten, manchmal aus einer einfachen Wachshaut. Sie ist bei manchen Arten jedoch auch ein regelrechter schuppenähnlicher Schild, der zwar von Körpersekreten gebildet, aber doch vom Körper völlig getrennt ist. – Die Männchen besitzen keine Mundwerkzeuge. Bei einigen Arten sind auch sie flügellos, bei der Mehrzahl hingegen sind die Vorderflügel zum Flug geeignet, die Hinterflügel dagegen durch zwei winzige dünne Gebilde, die sog. Halteren, ersetzt, die mit 1 oder 2 Haken ausgestattet sind, mit denen sie sich am Hinterrand der Vorderflügel befestigen. In manchen Fällen zeigen die Männchen Generationswechsel: eine flügellose Generation wird dann von einer geflügelten abgelöst. Bei den meisten Arten sind die Männchen mehr oder weniger selten und sie kommen überhaupt nie in so großen Massen auf der Futterpflanze vor wie die Weibchen. Bei einigen Arten, bei denen die Generationen die Nahrungspflanze wechseln, sind Männchen bei der Generation auf der einen Pflanze vorhanden, dagegen bei der Generation auf der anderen Nährpflanze völlig unbekannt. Parthenogenese gibt es bei den Schildläusen häufig, so daß oft mehrere Generationen lang überhaupt keine Männchen auftreten.

Inhaltsstoffe. Cochenilleartiger Farbstoff.

Anwendung. Als Färbemittel.

Chimaphila

Chimaphila umbellata (L.) Nutt. (Ch. corymbosa Pursh, Pirola umbellata L.; außerdem laut HPUS 64 Pyrola corymbosa). Pyrolaceae – Pyroloideae. Hegnauer nennt als Stammpflanze Chimaphila umbellata (L.) Bart. und Chimaphila corymbosa Pursh [Ch. umbellata (L.) Bart.], Benigni Chimaphila umbellata (Pursh) Dc. und Hegi Chimaphila umbellata (L.) Dc. Winterlieb. Doldenblütiges Wintergrün. Harnkraut. Nabelkraut. Gichtkraut. Waldmangold. Walddolde. American wintergreen. Ground holly. Ground leaf. King's cure. Noble pine. Pipsissewa. Prince's pine. Rheumatism weed. Round-leaved consumption cure. Shin leaf. White leaf. Pyrole ombellée. Poirier en ambelle.

Heimisch in Nord-, Mittel- und Osteuropa, Nordamerika und Asien. Zerstreut in trockenen, sandigen Kiefernwäldern, sehr selten in Misch- und reinen Laubgehölzen.

Bis 25 cm hoher Halbstrauch mit kriechendem, weißem Wurzelstock und aufrechten, holzigen, kantigen, oberirdischen Stengeln. – Laubblätter nach Jahrestrieben gehäuft, immergrün, ledrig, oberseits dunkelgrün, unterseits blaßgrün, eiförmig-spatelig bis fast lineal, 2 bis 4,5 cm lang und 1 bis 1,5 cm breit, keilförmig in einen kurzen, 2 bis 5 mm langen Stiel zusammengezogen, von der Mitte an bis zur Spitze scharf gesägt; Nerven auf der Oberfläche eingesenkt. Blütenschäfte einzeln oder zu 2 bis 4, bis 10 cm lang, ohne Schuppenblätter, mit zwei- bis siebenblütiger Dolde oder Doldentraube. – Blüten auf 8 bis 20 mm langen, meist von einem heraufgerückten Tragblatt begleiteten Stielen, nickend, flachglockenförmig. Kelchblätter verkehrt-eiförmig, gezähnelt, so lang wie die Kronblätter. Letztere breiteiförmig, gewölbt, rosa, 5 bis 6 mm lang. Staubblätter am Grunde plötzlich mehr oder weniger dick-dreieckig, mit etwas geflügelten und gewimperten Seitenkanten; Staubbeutel kurz und dick, mit 2 etwas spreizenden Röhren, rot; Pollen schräg-kreisförmig, in Tetraden. Griffel sehr kurz, fast ganz in den Nabel des Fruchtknotens eingesenkt, oben verdickt, gefurcht; Narbe breit, vertieft, die Staubbeutel nicht überragend; Drüsenring unter dem Fruchtknoten ohne Honigausscheidung. – Kapsel 5 bis 6 mm lang, tief fünffurchig, auf aufrechten Stielen.

Herba Pirolae umbellatae. Doldenförmiges Wintergrünkraut. Waldmannkraut. Chimaphila BPC 34.

Die Droge ist geruchlos und schmeckt beim Kauen zuerst süßlich, später bitter und zusammenziehend.

Inhaltsstoffe. Arbutin, Ursolsäure (Urson), Taraxasterin, β-Sitosterin, Nonacosan, Hentriacontan, 0,2% Chimaphilin (2,7-Dimethylnaphthochinon). Früher wurde ein Gemisch aus Arbutin und Urson als Chimaphilin bezeichnet. Ferner 0,21% β-Amyrin, Salicylsäuremethylester, etwa 4% Gerbstoffe, Harz, Gummi, Stärke und Zucker. Nach TRUBACHEV et al. [Chem. Abstr. 70, 65170 v (1969)] Hyperosid (Quercetin-3-β-D-galaktopyranosid), Avicularin (Quercetin-3-α-L-arabinosid) und Kämpferol. Nach WALEWSKA et al. [Pharmazie 24, 423 (1969)] Isohomoarbutin, Fp. 175 bis 176°.

Chimaphilin

Wirkung. Chimaphilin hat eine tonische, adstringierende und vor allem antiseptische Wirkung auf die Harnwege. Zugleich wird die Diurese, die Chlor- und Stickstoffausscheidung erhöht. Die bakteriostatische Wirkung wurde von SHETH et al. [Lloydia 30, 78 (1967)] untersucht.

Anwendung. Als altes Volksheilmittel bei chronischer Zystitis mit schleimigem Sediment und übelriechendem, trübem Urin. Auch bei Hydrops und Ödemen infolge von Cardio- und Hepatopathien, bei Prostataaffektionen, insbesondere bei Hypertrophie. In der Homöopathie bei Blasenkatarrh. Außerdem zur Steigerung des Appetits und der Verdauung. Äußerlich bei Wunden.

Dosierung. 1 bis 4 ml eines Fluidextraktes (1 + 1) oder 1 bis 3 g Droge, Extra P. 58.

Chimaphila umbellata HAB 34. Doldenblütiges Wintergrün.
Frische, blühende Pflanze.

Arzneiform. Essenz nach § 3.

Arzneigehalt. 1/3.

Chimaphila umbellata HPUS 64. Pipsissewa.
Die ganze Pflanze.

Arzneiform. Urtinktur: Arzneigehalt 1/10. Chimaphila, feuchte Masse mit 100 g Trockensubstanz und 200 ml Wasser = 300 g, dest. Wasser 100 ml, Alkohol USP (94,9 Vol.-%) 730 ml zur Bereitung von 1000 ml der Tinktur. – Dilutionen: D 2 (2×) enthält 1 Teil Tinktur, 2 Teile dest. Wasser und 7 Teile Alkohol; D 3 (3×) und höher mit Alkohol HPUS (88 Vol.-%). – Medikationen: D 3 (3×) und höher.

Chimaphila japonica MIQ.
Heimisch in Asien.

Inhaltsstoffe. Chimaphilin und 0,14% Monotropein $C_6H_{22}O_{11}$, Fp. 162 bis 163°.

Monotropein

Anwendung. Als Diureticum.

Chimaphila maculata (L.) PURSH. Geflecktes Wintergrün.
Heimisch in Nordamerika.

Inhaltsstoffe. Chimaphilin und Arbutin.

Anwendung. Als Diureticum und Harnantisepticum.

Bemerkung: Andere Chimaphila-Arten enthalten ebenfalls Arbutin und werden als Diureticum angewendet.

Chimonanthus

Chimonanthus praecox (L.) LINK [Ch. fragrans (LOISEL.) LINDL., Calycanthus praecox L., Meratia praecox (L.) REHD. et WILS.]. Calycanthaceae. Winterblüte.

Heimisch in China und Japan, auch kultiviert.

Aromatisch duftender Strauch mit ungeteilt gegenständigen Laubblättern. – Blüten durchweg spiralig gebaut, einzeln, achselständig, meist wohlriechend, vor der Belaubung gelblichweiß mit großen, merkwürdigen, teils an Seerosen, teils an Rosen erinnernden Blüten. Staubblätter 5 bis 30, davon 5 oder 6 fertil, die äußeren in Staminodien umgewandelt. Fruchtknoten etwa 20, getrennt, im Inneren der hohlen Blütenachse mit je 2 Samen. – Früchte einsamige Schließfrüchte, in der vergrößerten Blütenachse eingeschlossen. – Samen fast ohne Nährgewebe, mit spiralig gerolltem, großem Embryo.

Mikroskopisches Bild. Starke Verkieselung der Membranen der Epidermiszellen und einzelligen Deckhaare. In Blättern und Achse Ölzellen vom Typ der holzigen Polycarpicae. Nur sehr wenige, kleine, prismatische Calciumoxalatkristalle.

Inhaltsstoffe. In den Blättern 0,076% des Alkaloides Chimonanthin, ferner Scyllit (Cocosit, Scyllo-inositol, Quercin) $C_6H_{12}O_6$, Fp. 352°.

Im hydrolysierten Blattextrakt Quercetin, p-Cumarsäure, Ferulasäure, ein scopoletinartiges Cumarin (vgl. Calycanthosid bei Calycanthus) und cyanogene Heteroside unbekannten Baues. – In den Blüten sehr viel Wachs und Paraffin sowie etwas ätherisches Öl mit Linalool und Terpineol und geringen Mengen Decylaldehyd, Acetamid und Indol. Ferner das Quercetin-3-gluco-glucosid Meratin $C_{27}H_{30}O_{17}$, Fp. 180 bis 183°. – In den Samen 34,4% Eiweiß und 36,8% Öl, das als Fettsäuren Laurin-, Myristin-, Stearinsäure (zusammen 22%), 46% Öl-, 25% Linol-, 7% Linolensäure, Spuren von Caprin- und Behensäure enthält; die Monoen-Fraktion enthält geringe Mengen Tetradecen-, Hexadecen- und Eicosensäure. Unverseifbarer Anteil des Öls: 5,6%.

Anwendung. In der japanischen Volksheilkunde.

Chinacrin

Chinacrinum hydrochloricum CsL 2. Chinacrin-hydrochlorid.

$C_{23}H_{30}ClN_3O \cdot 2HCl \cdot 2H_2O$ M.G. 508,93

3-Chlor-7-methoxy-9-(1-methyl-4-diäthylaminobutyl-amino)-acridin-dihydrochlorid.

Eigenschaften. Hellgelbes, geruchloses, bitter schmeckendes, krist. Pulver, wenig lösl. in W. und A., praktisch unlösl. in Chlf. und Aceton. Eine 1%ige wss. Lsg. zeigt einen pH-Wert von 4,5. Die Substanz zersetzt sich bei 248 bis 250°.

Anwendung. Zur Therapie und Prophylaxe der Malaria (Schizontenmittel); ferner bei Lambliasis, Bandwurmbefall und Erythematodes.

Dosierung. Einzel-Maximaldosis: 0,2 g, Tagesmaximaldosis: 0,6 g.

Handelsformen: Atebrin (Bayer), Metoquine, Quinacrine.

Chinhydron

Chinhydronum. Chinhydron.

$C_{12}H_{10}O_4$ M.G. 218,20

Additionsverbindung von 1 Mol Chinon und 1 Mol Hydrochinon.

Bemerkung: Die Substanz ist eine Additionsverbindung von 1 Mol Chinon und 1 Mol Hydrochinon und entsteht als Zwischen-Prod. der Reduktion von Chinon zu Hydrochinon bzw. bei der Oxydation von Hydrochinon zu Chinon.

Eigenschaften. Rotbraune Kristalle mit grünem Oberflächenglanz oder tief grünbraune Kristalle. Wenig lösl. in kaltem, leicht lösl. in heißem W., A. und Ae., praktisch unlöslich in PAe., lösl. in Ammoniak-Lsg. mit grüner Farbe. Sonstige Lsg. zeigen infolge weitgehenden Zerfalls in die Komponenten die gelbe Farbe des Chinons.

Aufbewahrung. Gut verschlossen und vor Licht geschützt.

Anwendung. Als Chinhydronelektrode für die Bestimmung der Wasserstoffionenkonzentration.

Chinolin und Derivate

Chinolinum. Chinolin. Chinoline. Quinoline.

C_9H_7N M.G. 129,16

2,3-Benzopyridin.

Herstellung. Man mischt 24 T. Nitro-Bzl. mit 38 T. Anilin, 120 T. Glycerin und 100 T. konz. Schwefelsäure und erhitzt anfangs vorsichtig und dann noch einige Std. am Rückflußkühler, verdünnt hierauf mit W. und dest. das Nitro-Bzl. ab. Die verbleibende Lsg. wird mit Natronlauge stark alkalisch gemacht und das enthaltene Chinolin mit Hilfe einer W.-Dampfdestillation isoliert. Zur Reinigung wird das Chinolin mit Kaliumcarbonat getrocknet, dest. und durch Lösen in 6 T. A. und Hinzufügen der berechneten Menge Schwefelsäure als saures Chinolinsulfat ausgeschieden (dabei bleibt Anilinsulfat in Lsg.). Aus dem Sulfat wird es durch Zusatz von Lauge wieder abgeschieden. Zur Befreiung von Anilin kann man auch das rohe Chinolin mit chromsäurehaltiger, verd. Schwefelsäure erhitzen wodurch nur das Anilin oxydiert wird. Ausbeute: Etwa 60% der berechneten Menge.

Die beschriebene Methode entspr. der Skraupschen Synthese: Durch Einw. von Schwefelsäure auf Glycerin (I) entsteht Acrolein (II), das sich zum Zwischenprodukt III an Anilin addiert. Nach erfolgter Kondensation zu IV wird dieses durch Nitro-Bzl. zu V dehydriert.

Eigenschaften. Farblose, hygroskopische Fl. von durchdringendem Geruch, schwer lösl. in kaltem, leicht lösl. in heißem W., A., Ae., Aceton und Schwefelkohlenstoff. Die Substanz ist W.-Dampf-flüchtig, kann aber bis zu 22% W. aufnehmen. Fp. −15,6°; Kp. 237,1°; $n_D^{15} = 1{,}6293$; $d_4^{20} = 1{,}0937$. Chinolin ist lichtempfindlich.

Erkennung. Eine Mischung von 4 Tr. Chinolin mit 2 Tr. verd. Salzsäure wird durch 1 Tr. Kaliumhexacyanoferrat(II)-Lsg. tiefrot gefärbt.

Aufbewahrung. Vor Licht und Feuchtigkeit geschützt, in gut schließenden Gefäßen.

Anwendung. Medizinisch: Äußerlich zu Pinselungen in alkoholischer Lsg.
Technisch: Zur Herst. von Farbstoffen, pharmaz. Präparaten, zur Schädlingsbekämpfung, in der Textil- und Lederindustrie, zur Konservierung anatomischer Präparate, als Lösungs- und Einschlußmittel in der mikroskopischen Technik.

Chinolinum tartaricum. Chinolintartrat. Weinsaures Chinolin.

$3 C_9H_7N \cdot 4 C_4H_6O_6$ M.G. 987,81

Herstellung. Zu einer warmen Lösung von 10 T. Chinolin in 50 T. A. gibt man eine warme Lösung von 16 T. Weinsäure in 80 T. W. Das nach dem Erkalten ausgeschiedene Salz wird mit wenig A. gewaschen und getrocknet.

Eigenschaften. Farblose glänzende nadelförmige Kristalle, luftbeständig, löslich in 70 bis 80 T. W., leichter in heißem W., in 150 T. A., sehr schwer in Ae. Die wässerige Lösung ist neutral oder sehr schwach sauer.

Erkennung. Die wässerige Lösung gibt mit Kalilauge eine milchige Trübung unter Auftreten des Chinolingeruches. – Die gesättigte wässerige Lösung gibt nach dem Ansäuern mit Essigsäure und Zusatz von Kaliumacetatlösung bei längerem Stehen eine kristallinische Ausscheidung von Kaliumbitartrat.

Prüfung. 1. Die Lösung von 0,2 g Chinolintartrat in 2 ml W. muß mit 2 ml Kalilauge eine rein weiße milchige Trübung geben, die nach Zusatz von Ammoniumchlorid beim Erwärmen verschwindet. – 2. Die wässerige Lösung (0,1 g + 10 ml) darf durch Chlorkalklösung nicht violett gefärbt werden (Anilin). – 3. Beim Verbrennen darf es höchstens 0,1% Rückstand hinterlassen.

Aufbewahrung. Vorsichtig, vor Licht geschützt.

Anwendung. Bei Keuchhusten zu 0,5 bis 1,0 g drei- bis viermal täglich, am besten in Oblaten, für Kinder 0,1 bis 0,2 g. Größte Einzelgabe 1,5 g, Tagesgabe 3,0 g (Erg.B. 6). Äußerlich wirkt es antiseptisch.

Chinaldinum. Chinaldin. Quinaldine.

$C_{10}H_9N$ M.G. 143,18

2-Methyl-chinolin.

Eigenschaften. Farblose, ölige Fl. von schwach chinolinartigem Geruch, die sich an der Luft rotbraun färbt. Unlösl. in W., lösl. in A., Ae. und Chlf. Fp. −2°; Kp. 247°; $d_4^{20} = 1{,}0585$; $n_D^{20} = 1{,}6126$.

Aufbewahrung. Gut verschlossen, vor Licht und Luft geschützt.

Anwendung. Zu synth. Zwecken.

Chinaldinsäure. Acidum chinaldinicum.

$C_{10}H_7NO_2 \cdot 2 H_2O$ M.G. 209,20
wasserfrei M.G. 173,17

Chinolin-carbonsäure-(2).

Eigenschaften. Weißes, lockeres, krist. Pulver, wenig lösl. in kaltem W., lösl. in heißem W., A. und Alkalilaugen, leicht lösl. in heißem Bzl. Die Substanz wird bei 100° w.-frei. Fp. der w.-freien Substanz 156 bis 157°.

Anwendung. Als Fllg.-Rg. zur Bestimmung von Cadmium, Kupfer, Uran und Zink sowie zur kolorimetrischen Bestimmung von Eisen.

Chinolinblau. Cyanin. 1,1'-Diisoamyl-cyaninjodid.

$C_{29}H_{35}JN_2 \cdot 1\frac{1}{2}H_2O$ M.G. 565,54
wasserfrei M.G. 538,52

Bis-[1-isoamyl-chinolin-(4)]-methincyaninjodid.

Eigenschaften. Grünglänzende Kristalle, praktisch unlösl. in kaltem W. und Ae., wenig lösl. in heißem W., lösl. in M., Aceton, Amylalkohol und Chlf., leicht löslich in A. Fp. etwa 100° (bei raschem Erhitzen). Die Substanz zersetzt sich oberhalb 150°.

Anwendung. Technisch: Zur Sensibilisierung von photographischen Platten und Filmen, in der Mikroskopie zum Färben von Fetten, Knochen, Gewebe, verholzten Membranen, zur Vitalfbg.

Chinolingelb. Chinophthalon. Chinolingelb, alkohol-löslich.

$C_{18}H_{11}NO_2$ M.G. 273,28

2-[1,3-Dioxo-hydrindyl-(2)]-chinolin.

Eigenschaften. Gelbes Pulver, unlösl. in W., sehr schwer lösl. in A. und Ae., lösl. in heißem Bzl. und Eisessig, leicht lösl. in Chlf. und heißem Aceton. Fp. 241°. Die Substanz ist lichtempfindlich.

Aufbewahrung. Gut verschlossen und vor Licht geschützt.

Anwendung. Zur Herst. von w.-lösl. Chinolingelb, zum Färben von Wachsen und Lacken.

Chinophenum Jap. 61. Cinchophenum Ross. 9. Cinchophen. Atophanum. Atophan.

$C_{16}H_{11}NO_2$ M.G. 249,27

2-Phenyl-chinolincarbonsäure-(4).

Gehalt. Mindestens 99% (Jap. 61 und Ross. 9).

Eigenschaften. Schwach gelbliche oder weiße, am Licht gelblich werdende Kristallnadeln von schwach bitterem Geschmack. Praktisch unlösl. in W., schwer lösl. in Chlf., wenig lösl. in A. und Ae., lösl. in verd. Laugen und verd. Säuren in der Wärme. Fp. 212 bis 217° (Jap. 61); 211 bis 216° (Ross. 9).

Erkennung. 1. 1 g Substanz wird in 10 ml Ammoniak-Lsg. gelöst und auf dem W.-Bad zur Trockne eingedampft. Der Rückstand wird in 20 ml W. gelöst und als Test-Lsg. verwandt. Zu 5 ml dieser Test-Lsg. gibt man 1 ml Silbernitrat-Lsg., wobei ein weißer Nd. entstehen muß. — 2. Zu weiteren 5 ml der Test-Lsg. fügt man 1 ml Bleiacetat-Lsg., wobei ein gelber Nd. entstehen muß. — 3. Zu 5 ml Test-Lsg. gibt man 1 ml Kupfersulfat-Lsg., wobei eine grüne Fällg. auftreten muß (Jap. 61). — 4. 10 mg Substanz werden mit 2 bis 3 Tr. konz. Schwefelsäure versetzt. Es entsteht eine zitronengelbe Fbg. Fügt man dann 3 ml W. und 2 bis 3 Tr. Mayer's Reagens hinzu, so entsteht ein gelber Nd. (Ross. 9).

Prüfung. 1. Saure oder alkalische Verunreinigungen: 0,50 g Substanz werden mit 10 ml W. angeschüttelt und filtriert. Das Filtrat muß neutral reagieren (Jap. 61 und Ross. 9). – 2. Mineralsäuren: 1,5 g Substanz werden mit 30 ml W. 1 Min. geschüttelt und filtriert. 5 ml des Filtrates dürfen sich bei Zusatz von 1 Tr. Methylorange-Lsg. nicht rot färben (Ross. 9). – 3. Wasserlösl. org. Säuren: 5 ml Filtrat (s. 2.) versetzt man mit 2 Tr. Phenolphthalein-Lsg. Nach Zusatz von höchstens 0,1 ml 0,05 n Natronlauge muß eine Rosa-Fbg. auftreten. – 4. Chlorid: Höchstens 0,02%. – 5. Sulfat: Höchstens 0,02%. – 6. Schwermetalle: Höchstens 0,001% (Ross. 9). – 7. Gewichtsverlust: Höchstens 2,0%, wenn 0,5 g Substanz 1 Std. bei 105° getrocknet werden (Jap. 61). – 8. Asche: Höchstens 0,20% (Jap. 61).

Gehaltsbestimmung. Etwa 0,5 g der bei 105° 1 Std. getrockneten Substanz werden genau gewogen und in 60 ml neutralem A. durch Erwärmen gelöst. Nach dem Abkühlen titriert man mit 0,1 n Natronlauge gegen Phenolphthalein. 1 ml 0,1 n Natronlauge entspr. 24,927 mg $C_{16}H_{11}NO_2$.

Aufbewahrung. Vor Licht geschützt, in gut schließenden Gefäßen.

Anwendung. Als Analgeticum und Antipyreticum, vor allem bei Gicht und Gelenkrheumatismus. Die Substanz verstärkt die Harnsäureausscheidung im Harn. Nach hohen Dosen und längerer Verabreichung kann es zu einer Leberschädigung kommen.

Dosierung. Maximale Einzeldosis 0,5 g; maximale Tagesdosis 2,0 g.

Chinon

p-Chinon. Chinon. Benzochinon-(1,4).

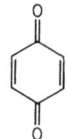

$C_6H_4O_2$
Cyclohexadien-(1,4)-dion-(3,6).

M.G. 108,09

Eigenschaften. Goldgelbe Kristalle von stechendem, chlorähnlichem Geruch, wenig lösl. in W., lösl. in A., Ae., heißem PAe. und Alkalilaugen. Die Substanz sublimiert allmählich bei Raumtemp. und ist mit W.-Dampf flüchtig. Fp. 116,5°; $d_4^{20} = 1,318°$. Die Substanz reizt die Schleimhäute und färbt die Haut braun.

Aufbewahrung. Gut verschlossen, vor Licht geschützt.

Anwendung. Zur Herstellung von Farbstoffen und Hydrochinon, in der Photographie und Gerberei als Oxydationsmittel, in der Analyse, als Reagens. Als Redoxindikator: $E_{0_{1/2}}$ bei pH 7 = + 0,27 Volt. Der Farbumschlag erfolgt von Gelb nach Farblos (Ox. nach Red.).

Chiococca

Chiococca racemosa L. (Ch. racemosa JACQ., Ch. scandens RIED.), **Chiococca densifolia** MART. und **Chiococca anguifuga** MART. (Ch. brachiata RUIZ et PAV.). Rubiaceae – Coffeoideae – Chiococceae.

Kleine Bäume; heimisch in Argentinien, Brasilien, Westindien, Mexiko und im südlichen Teil Nordamerikas.

Radix Caincae. Radix Cahincae. Cainca. Serpentaria brasiliensis. Caincawurzel. Schneebeerenwurzel. Davids root. Clusterflowered snow-berry. Sipo cruz. Cainca Brasil. 1.

Im Handel sind teils Stücke der Hauptwurzel, teils Wurzeläste. Die Hauptwurzeln sind 1,5 bis 2 cm dick, an der Oberfläche graubraun, mit stumpfem, z. T. anastomosierenden Längsleisten sowie querverlaufenden Leisten und Rissen.
Geschmack bitter und kratzend.

Lupenbild. Der Querschnitt der Hauptwurzel zeigt im Lupenbild eine 0,5 bis 2 mm breite Rinde, die außen graubraun, innen dunkelbraun ist. Das gelblichweiße bis blaß bräunliche Holz ist porös und zeigt feine **Markstrahlen**. Die Hauptwurzel besitzt ein enges Mark, die Wurzeläste sind marklos.

Mikroskopisches Bild. Der Querschnitt durch die Wurzel zeigt ein mehrschichtiges braunes Periderm, eine schmale primäre und eine breite sekundäre Rinde mit ein- bis zweireihigen, nach außen erweiterten Markstrahlen. Einzelne Steinzellen finden sich im äußeren Teil der sekundären Rinde, ebenso ansehnliche Bündel von Sklerenchymfasern und sekundäre Holzbündel. Der Holzkörper besteht aus stark verdickten Holzfasern und vereinzelten, radial angeordneten, ziemlich weiten Gefäßen. Die Markstrahlen sind ein- bis zweireihig. Das Mark besteht aus dünnwandigen Parenchymzellen.

Inhaltsstoffe. Caincin (Caincasäure, Caincabitter) $C_{40}H_{64}O_{12}$ sowie glykosidische Kaffeegerbsäure.

Wirkung. Nach LEWIN erzeugen Chiococca racemosa und Ch. anguifuga Übelkeit, Erbrechen und heftige Durchfälle.

Anwendung. In der Eingeborenenmedizin gegen Schlangenbiß und Syphilis, als Diureticum und Purgativum. In Europa wird die Droge nicht gebraucht.

Cainca HAB 34.

Getrocknete Wurzelrinde der drei Chiococca-Arten.

Arzneiform. Tinktur nach § 4 mit 60%igem Weingeist. Trockenrückstand etwa 2,82%. Spez. Gew. 0,906.

Arzneigehalt. 1/10.

Aufbewahrung. Bis 3. Dez. Pot. vorsichtig.

Cainca HPUS 64. Davids Root.

Die Wurzel.

Arzneiform. Urtinktur: Arzneigehalt 1/10. Cainca in mäßig grobem Pulver 100 g, dest. Wasser 500 ml, Alkohol USP (94,9 Vol.-%) 537 ml zur Bereitung von 1000 ml der Tinktur. – Dilutionen: D 2 (2×) enthält 1 Teil Tinktur, 4 Teile dest. Wasser und 5 Teile Alkohol; D 3 (3×) und höher mit Alkohol HPUS (88 Vol.-%). – Medikationen: D 3 (3×) und höher. – Verreibungen: D 1 (1×) und höher.

Chionanthus

Chionanthus virginicus L. (Ch. virginica L., Ch. virginiana L., Ch. latifolia AIT., Ch. trifidia MOENCH, Ch. triflora ST., Ch. vernalis SAL.). Oleaceae – Oleoideae – Oleeae.

Giftesche. Schneeflockenbaum. Schneebaum. Fringe tree. Oldman's beard. Poison ash. Flowering ash. Snow-drop tree. Snow-flower. Virginian snow-flower tree. Shavings tree. Chionanthe. Albero di neve. Fiore di neve.

Heimisch in den USA (Virginia, North Carolina, von Pennsylvania bis Florida, von Arkansas bis Texas), in Europa kultiviert. An Flußläufen und in feuchten Dickichten.

Bis 3 m hoher, dichter Strauch oder bis 10 m hoher, kleiner Baum mit grauolivgrünen, feinbehaarten Zweigen. – Laubblätter eiförmig, länglich bis breit-lanzettlich, bis 26 cm lang und 9 cm breit, zugespitzt oder spitz, in den Grund verschmälert, oberseits glänzend dunkelgrün, unterseits mehr oder weniger graugrün. – Blüten auf langen, schlanken Stielen in nickenden oder hängenden Rispen, zwittrig oder vieleckig. Kelch mit vierspaltigem Saum. Staubblätter 2, selten 3 bis 4.

Cortex Chionanthi virginici radicis.

Die getrocknete Wurzelrinde.

Wurzelrindenstücke etwas gekrümmt, verschieden lang und verschieden gestaltet, ziemlich dick, außen gelbbraun und etwas geschichtet, innen gelblich- oder dunkelbraun, mit Längslinien versehen. Bruch kurz und eben.

Ein Geruch ist nur wenig wahrnehmbar.

Inhaltsstoffe. Phillyrin (Chionanthin, Phillyrosid, Forsythin) $C_{27}H_{34}O_{11}$, Fp. 154 bis 155° (α-Form), 187 bis 188° (β-Form); Aglucon Phillygenin $C_{21}H_{24}O_6$. Nach YOUNGKEN et al. [J. Amer. pharm. Ass. *31*, 129 (1942)] ein hämolytisch wirkendes Saponin mit einem H. I. von 1100 bis 1250.

Phillyrin (Chionanthin) : R = Glucose
Phillygenin : R = H

Anwendung. Früher als Tonicum und Febrifugum, bei Ikterus und Leberzirrhose, als Narcoticum und bei Wechselfieber. Äußerlich bei Wunden und Geschwüren. In der Homöopathie bei Ikterus, Hepatitis, Hepatopathie und hepatogenen Kopfschmerzen.

Chionanthus virginica HAB 34.
Frische Wurzelrinde.

Arzneiform. Essenz nach § 3.

Arzneigehalt. 1/3.

Die Vorschläge für das neue Deutsche HAB, Heft 4, S. 174 (1958), sehen einige Prüfungsreaktionen sowie eine Chromatographie für die Tinktur vor.

Chionanthus virginica HPUS 64. Fringe Tree.
Frische Rinde.

Arzneiform. Urtinktur: Arzneigehalt 1/10. Chionanthus, feuchte Masse mit 100 g Trockensubstanz und 200 ml Wasser = 300 g, dest. Wasser 200 ml, Alkohol USP (94,9 Vol.-%) 637 ml zur Bereitung von 1000 ml der Tinktur. – Dilutionen: D 2 (2×) enthält 1 Teil Tinktur, 3 Teile dest. Wasser und 6 Teile Alkohol; D 3 (3×) und höher mit Alkohol HPUS (88 Vol.-%). – Medikationen: D 3 (3×) und höher.

Chiropetalum

Chiropetalum tricuspidatum (LAM.) JUSS. var. lanceolatum (CAV.) PAX. Euphorbiaceae – Euphorbioideae – Chrozophoreae. Ventosilla.

Heimisch in Chile in den Trockengebieten der Zentralprovinzen.

50 cm hohe Pflanze mit runzeligen Stielen. Die Blätter sind oval-länglichspitz, wechselständig. Die Blüten stehen in einzelnen Ähren.

Inhaltsstoffe. Blätter und Stiele liefern einen blauen Farbstoff, der dem Indigo ähnlich ist.

Anwendung. Die Blätter als Carminativum und Stimulans.

Chloralodolum

Chloralodolum (NFN). Chlorhexadol (BAN). Chloralodol.

$C_8H_{15}Cl_3O_3$
2-Methyl-4-(2,2,2-trichlor-1-hydroxy-aethoxy)-pentan-2-ol.

M.G. 265,58

Anwendung. Als Hypnoticum und Sedativum.

Handelsform: Lora (Wallace, USA).

Chlorazanil

Chlorazanilum. Chlorazanil (INN). Chloramanozinum (NFN).

$C_9H_8N_5 \cdot HCl$ M.G. 258,13

2-Amino-4-(p-chlor-anilino)-1,3,5-triazin-hydrochlorid.

Gehalt. Spektrophotometrisch: 97,5 bis 102,5%, bezogen auf die getrocknete Substanz. Titrimetrisch: 98,5 bis 101,5%, bezogen auf die getrocknete Substanz.

Herstellung. p-Chloranilin wird mit Dicyandiamid in salzsaurer Lsg. zum p-Chlorphenylbiguanid-hydrochlorid kondensiert und letzteres durch Kochen mit konz. Ameisensäure in das N-p-Chlorphenyl-2,4-diamino-s-triazin-hydrochlorid übergeführt.

Eigenschaften. Weißes bis leicht gelbstichiges, krist., praktisch geruchloses, leicht bitter und scharf schmeckendes Pulver. Schwer lösl. in W. und Salzsäure, lösl. in M., A. und Pyridin, praktisch unlösl. in Ae. und Chlf. Fp. 275 bis 280° unter Zers. pH-Wert einer 1%igen Aufschwemmung der Substanz in W.: Etwa 1,4.

Erkennung. 1. D.Chr.: Adsorbens: Kieselgel GF_{254}; Fließmittel: n-Butanol/25%iges Ammoniak 9:1; Laufhöhe: 12 cm; Laufzeit: 120 bis 180 Min.; Auftragsmengen: Vergleichssubstanz – Chlorazanil-Hydrochlorid (Hausstandard „Heumann"), 10 bis 20 μl einer 0,5%igen Lsg. in 90%igem M.; Detektion: UV-Licht (254 nm), Tageslicht: nach Besprühen mit modifiziertem Dragendorff-Reagens. Auswertung: Im R_{f100}-Bereich von 80 bis 90 erscheint Chlorazanil im UV-Licht als schwarzvioletter Löschfleck, der sich nach dem Besprühen mit Dragendorff-Rg. gelborange färbt. – 2. 0,1 g Substanz werden mit einer Mischung aus 5,0 ml Natriumcarbonat-Lsg. II (DAB 7 – BRD), 5,0 ml W. aufgekocht, die Lsg. filtriert, das Filtrat mit 3 n Salpetersäure angesäuert und mit 1,0 ml 0,1 n Silbernitrat-Lsg. versetzt. Es entsteht ein flockiger Nd., der in einem Überschuß an 6 n Ammoniak lösl. ist.

Prüfung. 1. Farbe der Lsg., unlösl. Verunreinigungen: 2,0 g Substanz werden mit 8,0 ml Ameisensäure durch kurzes Aufkochen gelöst. Die heiße Lsg. muß klar sein und darf höchstens weingelb gefärbt sein. – 2. D.Chr.: Bei der unter Erkennung (Nr. 1) durchgeführten D.Chr. dürfen bei einer Auftragsmenge von 100 μg Substanz sowohl im UV-Licht als auch nach dem Besprühen im Tageslicht außer dem Hauptfleck keine zusätzlichen Nebenflecke sichtbar sein. – 3. p-Chlorphenylbiguanid: 1,0 g Substanz wird mit 10,0 ml 0,1 n Salzsäure auf 40° erwärmt und die Mischung kurze Zeit bei dieser Temp. belassen. Nach Versetzen des klaren Filtrates mit 3 n Natronlauge und Abfiltrieren der Lsg., wird das Filtrat mit 3 Tr. 0,5%iger Kupfersulfat-Lsg. versetzt und mit 1,0 ml n Butanol kräftig geschüttelt. Die Butanol-Phase muß farblos sein, bzw. darf nicht stärker rosarot gefärbt sein als eine entsprechend behandelte Lsg. der Standardsubstanz. – 4. p-Chloranilin: Höchstens 0,02%. Der Gehalt wird entweder spektrophotometrisch oder d.chr. bestimmt: a) Spektrophotometrische Bestimmung. Rg.: Ammoniumsulfaminat-Lsg.: 10,0 g Ammoniumsulfaminat werden mit W. zu 100,0 ml gelöst. Bratton-Marshall-Rg.: 1,0 g N-(1)-Naphthyl-äthylendiammonium-dichlorid wird mit W. zu 100,0 ml gelöst. Standard-Lsg.: 10,00 mg p-Chloranilin werden mit A. zu 100,0 ml gelöst (Lsg. I). 10,0 ml dieser Lsg. werden mit A. zu 100,0 ml gelöst (Lsg. II). 1,00 ml dieser Lsg. entspr. 10 μg p-Chloranilin. Etwa 30,00 mg feinst gepulverte Substanz werden genau gewogen, in einer Mischung aus 5,0 ml A., 6,0 ml Salzsäure und 25,0 ml W. ohne Erwärmen gelöst und die Lsg. in ein 50-ml-Meßkölbchen übergespült. Nach Zugabe von 1,0 ml 1%iger Natriumnitrit-Lsg. läßt man 15 Min. stehen, versetzt mit 1,0 ml Ammoniumsulfaminat-Lsg. und läßt weitere 10 Min. unter mehrmaligem Umschütteln stehen. Anschließend wird mit 1,0 ml Bratton-Marshall-Rg. versetzt und mit W. bis zur Marke aufgefüllt. Nach 15 Min. wird die Farblsg. in 2-cm-Küvetten bei 565 nm gegen W. als Blind-Lsg. gemessen. Die gefundenen Extinktion entsprechende Menge p-Chloranilin wird an einer Eichgeraden abgelesen. Zur Aufstellung der Eichgeraden werden 0,50 bis 5,00 ml der Standard-Lsg. II mit A. zu 5,0 ml verdünnt bzw. unverdünnt gelassen und mit 6,0 ml Salzsäure sowie 25,0 ml W. versetzt. Anschließend wird die Anfärb-Rk. wie oben beschrieben, durchgeführt.

Berechnung:

$$\%\text{-Gehalt p-Chloranilin} = \frac{AM \cdot 100}{Ew}.$$

AM = die auf Grund der gefundenen Extinktion ermittelte Menge p-Chloranilin in mg;
Ew = Einwaage der Substanz in mg.

b) D.chr. Bestimmung (Nachweis eines p-Chloranilingehaltes von 0,05%). Adsorbens: Kieselgel G (aktiviert 1 Std. bei 110°); Fließmittel: Methylenchlorid (Kammersättigung 15 bis 20°); Laufhöhe: 15 cm; Laufzeit: Etwa 60 Min.; Lsg.: Testlsg. (A): 51,4 mg p-Chloranilinhydrochlorid werden mit M. zu 100,00 gelöst. 10,00 ml dieser Lsg. werden mit M. zu 100,00 ml verdünnt. 1,00 ml dieser Lsg. entspr. 40 µg p-Chloranilin. Die verdünnte Lsg. wird zur Chromatographie verwendet.

Untersuchungs-Lsg. (B): 100,0 mg Substanz werden mit 10,0 ml 0,1 n Salzsäure bei 40° angeschlämmt, nach dem Abkühlen wird mit 3 n Natronlauge schwach alkalisiert und dreimal mit 10,0 ml Ae. ausgeschüttelt. Die vereinigten Ätherphasen werden nach dem Trocknen über Natriumsulfat zur Trockne eingeengt und der Abdampfrückstand in 2,5 ml Ae. aufgenommen. Vergleichs-Lsg. (C): 100,0 mg Substanz und 1,25 ml Lsg. A werden mit 10,0 ml 0,1 n Salzsäure bei 40° aufgeschlämmt und die Mischung wie unter Lsg. B beschrieben, weiterbehandelt. Die auf diese Weise erhaltene Lsg. wird zur Chromatographie verwendet. Auftragsmengen. Lösung A: 5 und 10 µl; Lösung B: 10 und 20 µl; Lösung C: 10 und 20 µl. Detektion: Die an der Luft getrocknete Platte wird in einem verschließbaren Gefäß mit nitrosen Gasen in Gegenwart von Chlorwasserstoff diazotiert. Hierzu gibt man etwa 20,0 ml rauchende Salzsäure ($d = 1,19$) auf den Boden des Gefäßes, trägt 5,0 g Natriumnitrit in die Fl. ein und stellt die Platte auf einen Glasbock, so daß sie nicht mit der Fl. in Berührung kommt. Nach etwa 5 Min. ist die Diazotierung beendet. Man läßt nun die der Platte anhaftenden nitrosen Gase unter dem Abzug vollständig entweichen (Dauer etwa 20 bis 30 Min., Geruchsprobe) und besprüht mit 1%iger N-(1-Naphthyl)-äthylendiammonium-dichlorid-Lsg. Sprüh-Lsg.: 1,0 g N-(1-Naphthyl)-äthylendiammoniumdichlorid wird in 50,0 ml Dimethylformamid und 50,0 ml 4 n Salzsäure gelöst. Auswertung: p-Chloranilin erscheint im R_{f100}-Bereich von 75 bis 85 als violettroter Fleck. Der aus Lsg. B erhaltene p-Chloranilin-Fleck darf keine stärkere Intensität aufweisen als der aus den Lsg. A und C erhaltene Fleck. – 5. Nitrat-Ionen: 0,20 g Substanz werden mit einer Mischung aus 10,0 ml Natriumcarbonat-Lsg. II (DAB 7 – BRD) und 10,0 ml W. aufgekocht und filtriert. 1,5 ml des Filtrates werden mit 3,0 ml 1 n Salzsäure angesäuert und mit 1,0 ml Diphenylamin-Schwefelsäure versetzt. Die Lsg. darf sich nicht blau färben. – 6. Sulfat-Ionen: 10,0 ml des unter 5. erhaltenen Filtrates werden mit 3 n Salzsäure neutralisiert, mit 0,50 ml 3 n Salzsäure angesäuert, mit 1,0 ml Bariumchlorid-Lsg. I (DAB 7 – BRD) versetzt, mit W. zu 20,0 ml verdünnt und umgeschüttelt. Nach 10 Min. darf die Probe nicht stärker getrübt sein als die folgende Vergleichs-Lsg.: 1,0 ml Kaliumsulfat-Lsg. III (DAB 7 – BRD), verdünnt mit W. zu 10,0 ml, wird mit 0,50 ml 3 n Salzsäure angesäuert und mit 1,0 ml Bariumchlorid-Lsg. I (DAB 7 – BRD) versetzt, mit W. zu 20 ml verdünnt und umgeschüttelt. – 7. Schwermetall-Ionen: Höchstens 0,001%. 5,0 g Substanz werden bei 600° vorsichtig verascht. Der Rückstand wird mit etwa 5,0 ml Königsw. versetzt und die Mischung eingedampft. Der Dampfrückstand wird mit 1 ml 6 n Salzsäure und 15,0 ml W. aufgenommen, die Lsg. mit 25%igem Ammoniak neutralisiert und anschließend mit W. zu 30,0 ml aufgefüllt. 12,0 ml dieser Lsg. werden nach Bd. I, 254 auf Schwermetalle (nach DAB 7 – BRD) geprüft. – 8. Sulfatasche: Höchstens 0,1%. – 9. Trocknungsverlust: Höchstens 0,5%, wenn die Substanz 4 Std. bei Raumtemp. i. Vak. unterhalb 20 Torr über Phosphorpentoxid getrocknet wird.

Gehaltsbestimmungen. 1. Spektrophotometrische Bestimmung: Etwa 10 mg Untersuchungssubstanz werden genau gewogen, in 50,0 ml methanolischer Salzsäure gelöst und anschließend mit methanolischer Salzsäure zu 100,00 ml aufgefüllt. Von dieser Lsg. werden 5,00 ml mit methanolischer Salzsäure zu 100,00 ml verdünnt und diese Lsg. in 1-cm-Quarz-Küvetten bei 280 nm gegen methanolische Salzsäure als Blind-Lsg. gemessen.

Berechnung:

$$\%\text{-Gehalt an } C_9H_8N_5 \cdot HCl = \frac{A \cdot 2000}{Ew \cdot 607}.$$

A = gefundene Extinktion;
Ew = Einwaage in g.

Methanolische Salzsäure: Eine Ampulle, die zur Bereitung von 1 l 0,1 n Salzsäure dient, wird mit M. p.a. zu 1000,0 ml verdünnt.

2. Titrimetrische Bestimmung: Etwa 200 mg Substanz werden genau gewogen, mit 25 bis 30 ml Eisessig versetzt, wobei keine vollkommene Lsg. eintritt. Nach Zusatz von 10,0 ml Quecksilberacetat-Lsg. wartet man so lange, bis die Substanz völlig aufgelöst ist und setzt dann als Indikator α-Naphtholbenzein-Lsg. hinzu. Anschließend titriert man mit 0,1 n Perchlorsäure bis zum Farbumschlag nach Olivgrün. 1 ml 0,1 n Perchlorsäure entspr. 25,813 mg $C_9H_8N_5 \cdot HCl$.

Aufbewahrung. Gut verschlossen.

Anwendung. Als orales Diureticum bei cardialem und hepatischem Ödem, bei Eiweißmangelödem, Ascites u. a. Ergüssen.

Dosierung. Drei- bis fünfmal täglich 25 mg.

Handelsform: Orpidan (Heumann).

Chlorbenzoxamin

Chlorbenzoxaminum. Chlorbenzoxamin. Chlorbenzoxamine (DCF).

$C_{27}H_{31}ClNO_2 \cdot 2\,HCl \cdot 2\,H_2O$ M.G. 543,9

1-[2-(o-Chlorbenzhydryl-oxy)-äthyl]-4-(o-methylbenzyl)-piperazin-dihydrochlorid.

Eigenschaften. Weißes oder gelbliches Pulver von leicht bitterem Geschmack, hygroskopisch, sehr leicht lösl. in W., lösl. in A., Chlf., Essigsäure, wenig lösl. in W., Aceton., unlösl. in Acetonitril, Ae., Bzl.

Erkennung. 1. Die methanolische Lsg. zeigt ein UV-Absorptionsmaximum bei 265 nm für Konzentrationen von 100 µg/ml. – 2. Eine gesätt. wss. Lsg. wird mit 2 ml Schwefelsäure so versetzt, daß zwei Schichten entstehen. Die Schwefelsäure färbt sich gelbbraun. Durch Umrühren erhält man eine weiße milchige Lsg. – 3. Die wss. Lsg. gibt einen positiven Chloridnachweis.

Prüfung. 1. Aussehen der Lsg.: Eine 5%ige Lsg. in M. muß praktisch klar und farblos bzw. darf nur leicht gelblich gefärbt sein. – 2. Schwermetalle: Der Glührückstand von 1 g Substanz wird in 10 ml W. gegeben und mit 1 ml Salzsäure (20%ig) versetzt. Mit dieser Lsg. wird auf Schwermetalle geprüft. Höchstens 10 ppm. – 3. Wassergehalt: 6 bis 7%, bestimmt nach der Karl-Fischer-Methode.

Gehaltsbestimmung. 100 mg getrocknete und genau gewogene Substanz werden mit 25 bis 30 ml Eisessig, 2 ml Quecksilberacetat-Lsg. und 3 Tr. 1%iger α-Naphtholbenzein-Lsg. versetzt und mit 0,1 n Perchlorsäure bis zum Umschlag nach Grün titriert. 1 ml 0,1 n Perchlorsäure entspr. 25,4 mg $C_{27}H_{31}ClN_2O \cdot 2\,HCl$.

Anwendung. Bei Ulcus ventriculi und duodeni, zur Ulcusprophylaxe, bei Reizmagen, bei akuter hypersekretorischer Gastritis und Duodenitis.

Dosierung. Drei- bis fünfmal täglich 30 mg.

Handelsformen: Libratar und Libratar Complex (UCB-Chemie).

Chlorbetamidum

Chlorbetamidum. Chlorbetamide (BAN, DCF). Chlorbetamid.

$C_{11}H_{11}Cl_4NO_2$ M.G. 331,02

α,α-Dichlor-N-(2,4-dichlor-benzyl)-N-(2-hydroxy-äthyl)-acetamid.

Anwendung. Als Amöbicid.

Handelsform: Mantomide (Winthrop, USA).

Chlorbutanol

Chlorbutanolum DAB 7 – DDR, Ned. 6. Chlorbutolum Nord. 63. Chlorbutol BP 68, BPC 68, CF 65. Chlorobutanol USP XVIII. Chlorobutanolum PI.Ed. II, CsL 2, Jap. 61. Chlorobutanolum Hydratum Ross. 9. Tertiärer Trichlorbutylalkohol. Alcohol trichlorbutylicus, tertiär. Aceton-Chloroform.

$$\underset{Cl_3C}{\overset{OH}{\underset{|}{C}}}\underset{CH_3}{\overset{CH_3}{}} \cdot \tfrac{1}{2} H_2O$$

$C_4H_7Cl_3O \cdot {}^1/_2 H_2O$
1,1,1-Trichlor-2-methylpropanol-(2).

M.G. 186,47
wasserfrei M.G. 177,46

Gehalt. Bemerkung: Einige Pharmakopöen enthalten die Substanz mit 1/2 Mol Kristallw. andere lassen sowohl die kristallw.-freie als auch die 1/2 Mol Kristallw. enthaltende Substanz zu.

DAB 7 – DDR: 99,0 bis 101,0% Chlorbutanol · 1/2 H_2O. USP VXIII: Mindestens 98,8, höchstens 100,5%, ber. auf die w. freie Substanz. PI.Ed. II: Mindestens 98%. BP 68: Mindestens 98 und höchstens 101,0% Chlorbutanol · 1/2 H_2O. Nord. 63: Etwa 95% w.-freie Substanz. CF 65: Mindestens 98% Chlorbutanol · 1/2 H_2O. Ned. 6: Mindestens 95,0%. CsL 2: Mindestens 99,0%. Jap. 61: Mindestens 98,0%. Ross. 9: Mindestens 99,0%.

Herstellung. Durch Umsetzung von Chlf. und Aceton mit Kaliumhydroxid, Kaliumäthylat oder Natriumamid.

Eigenschaften. Farblose Kristalle oder weißes krist. Pulver, das nach Campher riecht; von schwach bitterem, kühlendem Geschmack. Die Substanz ist flüchtig. Schwer lösl. in W., leicht lösl. in A., Ae. und Chlf., lösl. in flüssigem Paraffin und fetten Ölen.

Fp. 96 bis 99° (für w.-freie Substanz) (Nord. 63); nicht unter 77° (BP 68); etwa 76° (USP XVIII); 75 bis 78° (CF 65); 94 bis 96° (Ned. 6); 78 bis 81° (CsL 2); etwa 95° (PI.Ed. II); etwa ab 76° für die w.-haltige Substanz (PI.Ed. II); nicht unter 76° (Jap. 61); 77 bis 80° (Ross. 9). Kp. 173 bis 175° (Nord. 63).

Erkennung. Prüf-Lsg. nach DAB 7 – DDR: 2,500 g Substanz werden nach Zusatz von 50,0 ml W. 1 Min. lang geschüttelt. Das Filtrat wird als Prüf-Lsg. verwendet. 1. 1,00 ml Prüflsg. gibt nach Zusatz von 4,0 ml W., 1,0 ml n Natronlauge und 3,0 ml 0,1 n Jod-Lsg. einen grünlichgelben Nd.; es ist der Geruch des Jodoforms wahrnehmbar (DAB 7 – DDR, ähnlich BP 68 u.a.). – 2. 0,1 g Substanz wird nach Zusatz von 10 Tr. Anilin und 1,0 ml 3 n Natronlauge erwärmt. Es entsteht der Geruch des Phenylisonitrils (DAB 7 – DDR, BP 68 u.a.).

Prüfung. 1. Unlösl. Verunreinigungen, Farbe der Lsg.: 0,500 g Substanz müssen sich in 5,00 ml A. lösen, die Lsg. muß klar und farblos sein (DAB 7 – DDR). – 2. Alkalisch und sauer reagierende Verunreinigungen: 10,0 ml Prüf-Lsg. müssen nach Zusatz von 5 Tr. Bromthymolblau-Lsg. gelb und nach darauffolgendem Zusatz von 0,01 n Kalilauge blau gefärbt sein (DAB 7 – BRD, ähnlich PI.Ed. II u.a.). – 3. Schwermetall-Ionen: 10,0 ml Prüflsg. dürfen bei der Prüf. auf Schwermetall-Ionen nach Methode II (s. Bd. I, 254) weder eine Trbg. noch eine stärkere Fbg. als die Vergleichsprobe zeigen (höchstens 0,002%, berechnet als Pb^{2+}) (DAB 7 – DDR). – 4. Chlorid: 4,00 ml Prüflsg. dürfen nach Zusatz von 6,0 ml W. bei der Prüf. auf Chlorid (s. Bd. I, 257) keine stärkere Trbg. als die Vergleichsprobe zeigen (höchstens 0,005% Cl^-) (DAB 7 – DDR, ähnlich USP XVIII und BP 68). – 5. Sulfat: 10,0 ml Prüflsg. dürfen bei der Prüf. auf Sulfat im Vergleich zu 11,0 ml Prüflsg. keine Trbg. zeigen (s. Bd. I, 263) (DAB 7 – DDR). – 6. Org. Verunreinigungen: 0,200 g Substanz werden in 5,0 ml konz. Schwefelsäure unter Schütteln gelöst. 15 Min. nach dem Schwefelsäurezusatz darf die Lsg. keine stärkere Fbg. zeigen als 5,0 ml der folgenden Farbvergleichs-Lsg.: 0,100 ml Eisen-Farb-Lsg. (s. Bd. I, 707), 0,150 ml Cobalt-Farb-Lsg. (s. Bd. I, 730), 0,100 ml Kupfer-Farb-Lsg. (s. Bd. I, 731) und 9,65 ml 0,5 n Salzsäure (DAB 7 – DDR). – 7. Glührückstand: Höchstens 0,10% (DAB 7 – DDR, PI.Ed. II u.a.). – 8. Wasser: Höchstens 1,0% für die w.-freie Substanz und höchstens 6,0% für die Substanz mit 1/2 Mol Kristallw., bestimmt nach der Karl-Fischer-Methode (PI.Ed. II, USP XVIII).

Gehaltsbestimmung. Die meisten Pharmakopöen enthalten eine argentometrische Bestimmung. Vorschrift nach DAB 7 – DDR: 0,2000 g Substanz werden in einem 100-ml-Meßkolben in 10,0 ml A. gelöst. Nach Zusatz von 8,0 ml 3 n Natronlauge wird die Mischung im W.-Bad 5 Min. erhitzt, nach dem Erkalten mit 20,0 ml 2 n Salpetersäure sowie 50,00 ml 0,1 n Silbernitrat-Lsg. versetzt und mit W. zu 100,00 ml aufgefüllt. Diese Mischung wird geschüttelt bis sich der Nd. zusammenballt und anschließend durch ein trockenes Papierfilter filtriert. Die ersten 20 ml Filtrat werden verworfen. In 50,00 ml des Filtrates wird nach Zusatz von 5,0 ml Eisen(III)-ammoniumsulfat-Lsg. der Überschuß an 0,1 n Silbernitrat-Lsg. mit 0,1 n Ammoniumthiocyanat-Lsg. bis zur rötlichen Gelbfbg. titriert. 1 ml 0,1 n Silbernitrat-Lsg. entspr. 6,216 mg Chlorbutanol.

Aufbewahrung. Vorsichtig, vor Licht geschützt, in gut schließenden Gefäßen.

Anwendung. Als Hypnoticum, Sedativum, Spasmolyticum, Antisepticum und lokales Anästheticum. Innerlich gebraucht bei Magenschmerzen, Erbrechen, See- und Reisekrankheit. Äußerlich als 10%iges Streupulver oder Salbe bei schmerzhaften Wunden und Verbrennungen. Zur Inhalation bei Rhinitis, Bronchitis und Halsschmerzen, als Analgeticum bei der Zahnbehandlung. Veterinärmedizinisch: Bei Hunden als Hypnoticum, äußerlich als anästhesierendes und antiseptisches Mittel in Form von Streupulver oder Salbe. Technisch: Als Konservierungsmittel für Injektions-Lsg. und als Insektizid.

Dosierung. Einzelmaximaldosis oral 1,5 g; Tagesmaximaldosis oral 3,0 g (DAB 7 – DDR).

Handelsform: Chloretone.

Chlordimorinum

Chlordimorinum (NFN). Chlordimorin.

$C_{19}H_{22}ClNO_2$ M.G. 331,82

4-[3-(3-Chlor-biphenyl-4-yl-oxy)-propyl]-morpholin.

Anwendung. Als Analgeticum.

Chlorhämin

α-Chlorhämin. Hämin. Proto-chlorhämin. Teichmanns Kristalle.

$C_{34}H_{32}ClFeN_4O_4$ M.G. 651,94

1,3,5,8-Tetramethyl-2,4-divinylporphin-6,7-dipropionsäureeisen(III)-chlorid.

Eigenschaften. Im auffallenden Licht blauschwarze, metallisch glänzende, in der Durchsicht braune Kristallplättchen, praktisch unlösl. in W. und verd. Säuren, lösl. bei Erwärmen in A. und Eisessig, leicht lösl. in verd. Ammoniak und Natronlauge (wobei die Substanz in Hämatin übergeht), lösl. in starken org. Basen wie Dimethylanilin, Trimethylamin usw.

Chlorhexidin

Chlorhexidine Acetate BPC 68. Chlorhexidin-acetat.

Strukturformel s. Chlorhexidine hydrochloride.

$C_{26}H_{38}Cl_2N_{10}O_4$ M.G. 625,6

Gehalt. Mindestens 97,5%, berechnet auf die getrocknete Substanz.

Eigenschaften. Weißes oder cremefarbenes, mikrokrist., geruchloses Pulver von bitterem Geschmack. Die Substanz löst sich bei 20° in 55 T. W. oder 15 T. A. und ist sehr wenig lösl. in Glycerin und Propylenglykol.

Erkennung. 1. 0,1 g Substanz werden in 5 ml 20%iger Tetradecyltrimethylammoniumbromid-Lsg. unter Erwärmen gelöst, mit 1 ml Brom-Lsg. und 1 ml Natronlauge versetzt, wobei sich eine tiefrote Farbe bilden muß. – 2. 0,1 g Substanz wird in 10 ml W. gelöst und unter Umschütteln mit 0,1 bis 0,2 ml ammoniakalischer Kupferchlorid-Lsg. versetzt. Es entsteht ein purpurfarbener Nd., der eine blaue Farbe annimmt, wenn weitere 0,5 ml ammoniakalische Kupferchlorid-Lsg. hinzugefügt werden. – 3. Die methanolische Lsg. zeigt im Bereich von 230 bis 360 nm nur ein ausgeprägtes Maximum bei 259 nm; die Extinktion einer 0,001%igen methanolischen Lsg. in einer Schichtdicke von 1 cm beträgt dabei 0,65. – 4. Die Substanz gibt die charakteristischen Rk. auf Acetat.

Prüfung. 1. 0,20 g Substanz werden in 30 ml W. gelöst und in rascher Folge unter jeweiligem Umschütteln mit 5 ml n Salzsäure, 1 ml 0,5 m Natriumnitrit-Lsg. und 2 ml einer 5%igen wss. Ammoniumsulfamat-Lsg. versetzt. Anschließend setzt man 5 ml einer 0,1%igen Lsg. von N-(1-Naphthyl)-äthylendiaminhydrochlorid-Lsg., 1 ml A. (95%) zu und verdünnt mit W. auf 50 ml. Nach 30 Min. darf eine entstandene Fbg. nicht stärker sein als die von 10 ml einer 0,001%igen Lsg. von 4-Chloranilin in W., verdünnt auf 30 ml und entspr. behandelt. – 2. Trocknungsverlust: Höchstens 2,5%, wenn die Substanz bei 105° bis zur Gew.-Konstanz getrocknet wird. – 3. Sulfatasche: Höchstens 0,2%.

Gehaltsbestimmung. Durch Titration in wasserfreiem Milieu unter Verwendung von α-Naphtholbenzein als Indikator mit 0,1 n Perchlorsäure. Einwaage etwa 0,45 g. 1 ml 0,1 n Perchlorsäure entspr. 15,64 mg $C_{26}H_{38}Cl_2N_{10}O_4$.

Aufbewahrung. Vor Licht und Luft geschützt, in gut schließenden Gefäßen, an einem kühlen Ort.

Unverträglichkeiten. Seifen und ähnliche anionenaktive Verbindungen.

Anwendung s. Chlorhexidine Hydrochloride. Das Acetat ist zur Bereitung von Augentropfen geeignet.

Chlorhexidine Hydrochloride BP 68, BPC 68. Chlorhexidinum hydrochloricum. Chlorhexidin-hydrochlorid.

$C_{22}H_{30}Cl_2N_{10} \cdot 2HCl$ M.G. 578,4

1,1'-Hexamethylen-bis-[5-(p-chlor-phenyl)-biguanid]-dihydrochlorid.

Gehalt. Mindestens 97,5% $C_{22}H_{30}Cl_2N_{10} \cdot 2HCl$, berechnet auf die getrocknete Substanz.

Eigenschaften. Weißes oder fast weißes, krist., geruchloses, bitter schmeckendes Pulver. Wenig lösl. in W., lösl. bei 20° in 450 T. A. (95%) und in 50 T. Propylenglykol. Fp. etwa 255° unter Zers.

Erkennung. 1. 5 mg Substanz werden in 5 ml einer warmen 1%igen Tetradecyltrimethylammoniumbromid-Lsg. gelöst und mit 1 ml Natronlauge sowie 1 ml Brom-Lsg. versetzt. Dabei entsteht eine tiefrote Fbg. – 2. 0,3 mg Substanz werden in 10 ml einer Mischung gleicher Teile von Salzsäure und W. gelöst, mit 40 ml W. versetzt, filtriert und das Filtrat mit Eis gekühlt. Dann versetzt man tropfenweise mit Natronlauge unter Umschütteln, bis die Lsg. gegen Titangelbpapier leicht alkalisch reagiert und gibt dann noch 1 ml Natronlauge im Überschuß zu. Nach dem Filtrieren wird der entstandene Nd. mit W. alkalifrei gewaschen und aus 70%igem A. umkrist. Man trocknet bei 105° und bestimmt den Fp., der bei 132° liegen muß. — 3. Das Infrarot-Spektrum der Substanz zeigt die gleichen Maxima wie die auf gleiche Weise präparierte Standard-Substanz. — 4. Die Substanz gibt einen positiven Chloridnachweis.

Prüfung. 1. Chloranilin: 0,20 g Substanz werden in n Salzsäure zu 10 ml gelöst, mit 20 ml W. versetzt und in rascher Folge unter jeweiligem Umschütteln mit 5 ml n Salzsäure, 1 ml 0,5 m Natriumnitrit-Lsg. und 2 ml einer 5%igen Ammoniumsulfamat-Lsg. versetzt. Dann gibt man 5 ml 0,1%ige N-(1-Naphthyl)-äthylendiaminhydrochlorid-Lsg. und 1 ml A. (95%) zu und füllt mit W. auf 50 ml auf. Nach 30 Min. darf eine entstandene Fbg. nicht stärker sein als die Fbg., die bei der Behandlung von 10 ml einer 0,001%igen Lsg. von 4-Chloranilin in W. bei entspr. Behandlung (s. oben) zeigt. — 2. Trocknungsverlust: Höchstens 2,0%, wenn die Substanz bei 130° bis zur Gew.-Konstanz getrocknet wird. — 3. Sulfatasche: Höchstens 0,1%.

Gehaltsbestimmung. Durch Titration in w.-freiem Milieu, wobei etwa 0,4 g Substanz eingewogen werden und der Endpunkt potentiometrisch bestimmt wird. 1 ml 0,1 n Perchlorsäure entspr. 14,46 mg $C_{22}H_{30}Cl_2N_{10} \cdot 2\,HCl$.

Aufbewahrung. In gut schließenden Gefäßen, vor Licht und Luft geschützt, an einem kühlen Ort.

Anwendung. Als relativ untoxisches Antisepticum gegen grampositive und gramnegative Keime.

Chlorindanol

Chlorindanol (USAN). Chlorindanolum.

C_9H_9ClO
7-Chlor-indan-4-ol.

M.G. 168,62

Anwendung. Als Antisepticum und Spermatozid.

Handelsform: Chlorindanol (Breon, USA).

Chlorisondamin

Chlorisondamine Chloride NND 63. Chlorisondamin.

$C_{14}H_{20}Cl_6N_2$
4,5,6,7-Tetrachlor-2-(2'-dimethylaminoäthyl)-isoindolin-di-methylchlorid.

M.G. 429,07

Eigenschaften. Farblose, luftbeständige Kristalle, lösl. in W., M. und A.; Fp. 260 bis 265°; pH-Wert einer 2%igen wss. Lsg.: 4,7 bis 6,2.

Anwendung. Als Ganglienblocker mit blutdrucksenkender Wirkung. Die Substanz wird oft in Kombination mit anderen blutdrucksenkenden Mitteln angewandt.

Dosierung. Einzeldosis 25 mg peroral bzw. 5 mg parenteral.

Handelsform: Ecolid.

Chlormerodrin

Chlormerodrin NF XII, NND 63.

$$Cl-Hg-CH_2-CH(OCH_3)-CH_2-NH-C(=O)-NH_2$$

$C_5H_{11}ClHgN_2O_2$ M.G. 367,23

N-(3-Chlormercuri-2-methoxy)-propyl-harnstoff.

Gehalt. Mindestens 98,8 und höchstens 100,7% des theor. Gehaltes von $C_5H_{11}ClHgN_2O_2$, berechnet auf die getrocknete Substanz.

Eigenschaften. Weißes, geruchloses Pulver von bitterem, metallischem Geschmack, wenig lösl. in W., M. und Chlf., schwer lösl. in A., leicht lösl. in Alkalilaugen. Der pH-Wert einer 0,5%igen Lsg. liegt zwischen 4,3 und 5,0. Fp. 145 bis 155°.

Erkennung. 50 mg Substanz und 3 Tr. W. verrührt man zu einer Paste; mit Hilfe eines sauberen Kupferdrahtes bringt man einen Teil der Paste in die nichtleuchtende Bunsenflamme, wobei eine grüne Flammenfärbung entstehen muß. – 2. Das IR-Spektrum einer Nujol-Präparation darf nur die gleichen Maxima und Minima zeigen wie die entsprechend präparierte Standardsubstanz.

Prüfung. 1. Aussehen und Farbe der Lsg.: 1 g Substanz wird in 60 ml etwa 0,05 n Natronlauge gelöst. Die Lsg. muß farblos sein und darf höchstens eine schwache Opaleszenz zeigen. – 2. Trocknungsverlust: Höchstens 1%, wenn die Substanz 5 Std. bei 105° getrocknet wird. – 3. Asche: Höchstens 0,3%. – 4. Quecksilber: 500 mg Substanz werden in 5 ml W. suspendiert und unter Umrühren durch allmähliches Zufügen von etwa 15 ml 0,1 n Natronlauge in Lsg. gebracht. Die Lsg. führt man in einen 25-ml-Meßkolben über und verd. mit W. auf 25 ml. Nach dem Mischen und Filtrieren werden zu 5 ml des Filtrates 4 Tr. Natriumsulfid-Lsg. gegeben. Es darf höchstens eine schwache Fbg. innerhalb 20 Sek. eintreten.

Gehaltsbestimmung. Etwa 400 mg Substanz werden genau gewogen, in einem 400-ml-Becherglas mit 5 ml Salzsäure und 150 ml W. versetzt und 5 Min. auf dem W.-Bad erwärmt. Dann leitet man 5 Min. lang H_2S ein, wobei das Gefäß auf dem W.-Bad bleibt. Der entstandene Nd. wird durch einen tarierten Glassintertiegel abfiltriert und sukzessive mit W., A., Schwefelkohlenstoff und wiederum A. gewaschen, wobei man die Fl. ohne Saugen abtropfen läßt. Anschließend wäscht man mit Ae. Der Filtertiegel wird dann 2 Std. bei 105° getrocknet. Das Gew. des erhaltenen Quecksilbersulfids multipliziert man mit dem Faktor 1,578 und erhält so den Gehalt an $C_5H_{11}ClHgN_2O_2$ in der Untersuchungsprobe.

Aufbewahrung. Vor Licht und Luft geschützt.

Anwendung. Als oral wirksames Quecksilberdiureticum.

Dosierung. Üblicher Dosierungsbereich 55 bis 110 mg täglich (NF XII).

Handelsformen: Katonil, Neohydrin, Mercloran, Orecur.

Chlormezanon

Chlormezanone NND 63. Chlormezanon. Chlormethazanon.

$C_{11}H_{12}ClNO_3S$ M.G. 273,75

2-(4'-Chlorphenyl)-3-methyl-4-metathiazanon-1,1-dioxid.

Eigenschaften. Farblose Kristalle, schwer lösl. in W., wenig lösl. in 95%igem A.; Fp. 116 bis 118°.

Anwendung Als zentrales Muskelrelaxans und Neurolepticum bei Angst- und Spannungszuständen, bei multipler Sklerose, Bursitis, Torticollis, Myositis, Myalgien, Parkinsonismus, Dysmenorrhoe (s. auch Bd. II, 351 ff.)

Dosierung. Mehrmals täglich 0,1 bis 0,2 g peroral.

Handelsform: Trancopal.

Chlormidazol

Chlormidazolum hydrochloricum. Chlormidazol-hydrochlorid.

$C_{15}H_{13}ClN_2 \cdot HCl$ M.G. 293,20

1-p-Chlorbenzyl-2-methyl-benzimidazol-hydrochlorid.

Eigenschaften. Weißes, feines Pulver von schwachem Eigengeruch; lösl. bei Raumtemp. in M., fast unlösl. in W., Tetrachlorkohlenstoff, Bzl., Toluol, Ae., PAe., Aceton, Schwefelkohlenstoff, Salzsäure und Natronlauge. Fp. 226 bis 229°; UV-Spektrum; gemessen an einer 0,0001%igen Lsg. in M.: Maxima bei 282 nm (ε etwa 3370), bei 276 nm (ε etwa 6870), bei 269 nm (ε etwa 6220) und bei 245 nm (ε etwa 6740).

Erkennung. Etwa 1,0 g Substanz wird unter Erwärmen zu 100 ml gelöst. Nach dem Abkühlen wird die klare Lsg. mit den angegebenen Reagentien versetzt. 1. Mit einigen Tr. einer wss. 1%igen Pikrinsäure-Lsg. bildet sich ein gelber Nd. – 2. Mit einigen Tr. einer Jod-Jodid-Lsg. (Lugolsche Lsg.) bildet sich ein hellbrauner Nd. – 3. Mit einigen Tr. Nesslers Rg. entsteht ein weißer, käsiger Nd. – 4. DC: Kieselgel G-Platten nach Stahl, Laufstrecke 15 cm, Laufmittel: Butanol-Ameisensäure-Wasser = 12 : 1 : 7; R_f-Wert: 0,42. Sprühmittel: Dragendorffs Rg.

Prüfung. 1. W.-Gehalt: Höchstens 2,0%, bestimmt nach der Karl-Fischer-Methode. – 2. Sulfatasche: Höchstens 0,1%. – 3. Schwermetalle: Berechnet als Pb^{2+}: Höchstens 20 ppm.

Gehaltsbestimmung. 200 mg Substanz werden in einem 100-ml-Becherglas mit 50 ml Chlf., 30 ml Eisessig und 5 ml Quecksilber(II)-acetat-Lsg. bis zur vollständigen Lsg. gerührt. Nach Zusatz von 5 Tr. Kristallviolett-Indikator-Lsg. (1%ig, in Eisessig) wird bis zum Umschlag nach Grün mit 0,1 n Perchlorsäure in Dioxan titriert. 1 ml 0,1 n Perchlorsäure entspr. 29,3 mg Chlormidazol · HCl.

Anwendung. Zur Behandlung von Mykosen und mykotisch überlagerten Hautaffektionen. Bei entzündlichen, pruriginösen und allergischen Dermatosen.

Handelsformen: Die Substanz ist enthalten in Polycid-N-Salbe, Myco-Jellin-Lsg. und Myco-Jellin-Creme (Chemie Grünenthal, Stolberg).

Chlormidazol-hydrochlorid-Monohydrat.

$C_{15}H_{13}ClN_2 \cdot HCl \cdot H_2O$ M.G. 311,22

Eigenschaften. Weißes, feines, leicht verklumptes Pulver mit schwachem Eigengeruch. In der Kälte lösl. in M., fast unlösl. in W., Tetrachlorkohlenstoff, Bzl., Toluol, Ae., PAe., Aceton, Schwefelkohlenstoff, Salzsäure und Natronlauge. Fp. 226 bis 229° unter Zers.

Erkennung. Siehe Chlormidazolum hydrochloricum.

Prüfung. 1. Sulfatasche: Höchstens 0,1%. – 2. Schwermetalle: Höchstens 20 ppm.

Gehaltsbestimmung. Siehe Chlormidazolum hydrochloricum.

Anwendung. Siehe Chlormidazolum hydrochloricum.

Chlorochinum

Chlorochinum diphosphoricum ÖAB 9. Chloroquine Phosphate BP 68, BPC 68, USP XVIII. Chloroquini Diphosphas PI.Ed. II. Chloroquini Phosphas Jap. 61. Chlorochin-phosphat. Chlorochin-diphosphat.

$C_{18}H_{26}ClN_3 \cdot 2\,H_3PO_4$ M.G. 515,89
7-Chlor-4-(4'-diäthylamino-1'-methyl-butylamino)-chinolin-diphosphat.

Gehalt. ÖAB 9: 99,0 bis 103,0%; BP 68 und PI.Ed. II: Mindestens 98%, berechnet auf die bei 105° getrocknete Substanz; USP XVIII und Jap. 61: Mindestens 98,0 und höchstens 102%, berechnet auf die getrocknete Substanz.

Eigenschaften. Weißes, krist. geruchloses Pulver, das stark bitter schmeckt und sich am Licht allmählich zersetzt. Lösl. in etwa 4 T. W., wenig lösl. in A., praktisch unlösl. in Ae. oder Chlf. Fp. 192 bis 195° (in der Kapillare; ÖAB 9); 193 bis 195° oder 215 bis 218° (Jap. 61); 193 bis 195° oder 210 bis 215° (USP XVIII). Schmelzintervall unter dem Mikroskop: 190 bis 201° (ÖAB 9). Eutektische Temp. der Mischung mit Salophen: Etwa 182° (ÖAB 9). Lichtbrechungsvermögen der Schmelze: $n_D = 1,5700$ bei 173 bis 174° (ÖAB 9).

Erkennung. 1. Eine Lsg. von etwa 10 mg Substanz in 1 ml W. gibt mit Silbernitrat-Lsg. eine gelbe Trbg., die sich auf Zusatz von 1 Tr. verd. Ammoniak stark vermehrt und sich beim Erhitzen zu einem gelben Nd. zusammenballt. Wird dieser abfiltriert, mit W. sorgfältig ausgewaschen und hierauf in 1 ml verd. Salpetersäure gelöst, so gibt die erhaltene Lsg. mit 1 ml Ammoniummolybdat-Lsg. beim Erwärmen einen gelben, feinkrist. Nd. (ÖAB 9 u.a.). – 2. Versetzt man eine Lsg. von etwa 5 mg Substanz in 1 ml W. mit 5 Tr. Jod-Lsg., so scheidet sich ein Perjodid in Form feiner, schwarzbrauner, öliger Tröpfchen aus (ÖAB 9). – 3. Erhitzt man einige mg Substanz auf einem frisch ausgeglühten und wieder erkalteten Kupferblech in der nicht leuchtenden Flamme, so färbt sich diese anhaltend intensiv grün (ÖAB 9, BP 68, Jap. 61). – 4. Versetzt man eine Lsg. von etwa 20 mg Substanz in 1 ml W. mit 5 ml Pikrinsäure-Lsg., so entsteht ein gelber Nd. des Chlorochinpikrats, der abfiltriert, in W. gewaschen und im Exsikkator getrocknet wird. Schmelzintervall im Kapillarröhrchen: 204 bis 210° unter Zers. (ÖAB 9, USP XVIII). – 5. Die Lichtabsorption im Bereich von 240 bis 350 nm, gemessen in einer 2-cm-Schicht anhand einer 0,0015%igen Lsg. in 0,01 n Salzsäure zeigt 3 Maxima: bei 257, bei 329 und bei 343 nm. Die Extinktion bei 257 nm liegt bei 0,87, die bei 329 nm um 0,96, und die bei 343 nm um 1,1 (BP 68, ähnlich PI.Ed. II). – 6. Das UV-Spektrum einer 1%igen Lsg. in 0,01 Salzsäure darf nur die gleichen Maxima und Minima aufweisen wie das der entspr. präparierten Standardsubstanz (USP XVIII).

Prüfung. 1. Reinheit: Eine Lsg. von 1 T. Substanz in 19 T. W. muß klar und farblos sein (ÖAB 9). – 2. Freie Säure, basische Salze: Je 2 ml der Lsg. (1 + 19) müssen sich auf Zusatz von 1 Tr. Methylrot-Lsg. rot bzw. auf Zusatz von 1 Tr. Bromphenolblau-Lsg. blau färben (ÖAB 9). – 3. Chlorid: In einer Mischung von 4 ml der Lsg. (1 + 19) und 6 ml W. darf Chlorid in unzulässiger Menge nicht nachweisbar sein (s. Bd. I, 257) (ÖAB 9). – 4. Sulfat: In der Lsg. (1 + 19) darf Sulfat in unzulässiger Menge nicht nachweisbar sein (s. Bd. I, 262) (ÖAB 9). – 5. Schwermetalle: In einem Scheidetrichter versetzt man 20 ml der Lsg. (1 + 19) mit 5 ml verd. Ammoniak und schüttelt die ausgeschiedene Base mit Ae. aus. In 10 ml der sorgfältig abgetrennten und filtrierten wss. Schicht dürfen Schwermetalle in unzulässiger Menge (s. Bd. I, 253) nicht nachweisbar sein (ÖAB 9). – 6. Blei: Höchstens 10 ppm (BP 68). – 7. pH-Wert: Der pH-Wert einer 10%igen wss. Lsg. muß zwischen 3,5 und 4,5 liegen (BP 68). – 8. Trocknungsverlust: Höchstens 2% (ÖAB 9, PI.Ed. II u.a.); höchstens 1,5% (BP 68).

Gehaltsbestimmung. Nach ÖAB 9 wird eine acidimetrische Verdrängungstitration vorgenommen, nach PI.Ed. II eine Titration in wss.-freiem Milieu. BP 68 und Jap. 61 lassen die Base ausschütteln und anschließend acidimetrisch bestimmen. USP XVIII enthält eine spektrophotometrische Gehaltsbestimmung.

Vorschrift nach ÖAB 9: 0,1290 g getrocknete Substanz werden in 2 ml W. gelöst. Hierauf fügt man 5 ml Chlf. und 20 ml A. hinzu und titriert nach Zusatz von 10 Tr. Thymolphthalein-Lsg. mit 0,1 n Natronlauge unter kräftigem Umschütteln auf Hellblau. Für die angegebene Einwaage müssen 9,90 bis 10,30 ml 0,1 n Natronlauge verbraucht werden, entspr. 99,0 bis 103,0% des theor. Wertes. 1 ml 0,1 n Natronlauge entspr. 12,90 mg $C_{18}H_{26}ClN_3$ · $2H_3PO_4$. 1 g Chlorochindiphosphat entspr. 77,54 ml 0,1 n Natronlauge.

Bei der Titration im w.-freien Milieu nach Pl.Ed. II entspr. 1 ml 0,1 n Perchlorsäure 25,79 mg $C_{18}H_{26}ClN_3$ · $2H_3PO_4$.

Vorschrift nach BP 68: Etwa 0,65 g Substanz werden genau gewogen, in 30 ml W. gelöst, mit 3 ml Natronlauge versetzt und sukzessive mit je 20 ml Ae. pro narcosi quantitativ extrahiert. Die vereinigten Extrakte werden sukzessive mit je 10 ml W. gewaschen, bis das Waschw. gegen Titangelb-Papier nicht mehr alkalisch reagiert. Dann schüttelt man die vereinigten Waschwässer mit 25 ml Ae. pro narcosi aus und gibt diesen Ae.-Extrakt zu den anderen ätherischen Phasen, dampft den Ae. ab und erwärmt so lange, bis das Vol. noch 2 bis 3 ml beträgt. Anschließend werden 50 ml 0,1 n Salzsäure zugegeben und bis zum Lösen der Base erwärmt, dann abgekühlt und der Überschuß der Salzsäure mit 0,1 n Natronlauge zurücktitriert, wobei Bromkresolgrün als Indikator verwandt wird. Anhand eines Blindversuches wird der Verbrauch korrigiert. 1 ml 0,1 n Salzsäure entspr. 25,79 mg $C_{18}H_{26}ClN_3$ · $2H_3PO_4$.

Aufbewahrung. Vorsichtig, vor Licht geschützt, in gut schließenden Gefäßen.

Entkeimung. Lsg. können durch Erhitzen in gesätt. W.-Dampf im Autoklaven während 20 Min. bei 120° entkeimt werden.

Anwendung. Als Malariamittel. Die Substanz wirkt auf die Erythrozytenformen von Plasmodium vivax und Plasmodium falciparum. Neuerdings wird sie auch als Antirheumaticum zur Langzeittherapie empfohlen.

Dosierung. Gebräuchliche Einzeldosis 0,25 bis 0,5 g; Einzelmaximaldosis 1,0 g; Tagesmaximaldosis 1,5 g; gebräuchliche Einzelmaximaldosis bei i.m. Verabreichung 0,25 g (als 5%ige Lsg.); Einzelmaximaldosis bei i.m. Verabreichung 0,5 g und Tagesmaximaldosis bei i.m. Verabreichung 1,0 g (ÖAB 9).

Handelsformen: Resochin, Aralen.

Chloroquine Sulphate BP 68. Chloroquini Sulfas Pl.Ed. II. Chloroquine (Sulfate de) CF 65. Chlorochin-sulfat.

$C_{18}H_{26}ClN_3$ · H_2SO_4 · H_2O M.G. 436,0

Gehalt. Mindestens 98% (BP 68, CF 65, Pl.Ed. II, berechnet auf die bei 105° getrocknete Substanz).

Eigenschaften. Weißes oder fast weißes, krist., geruchloses, bitter schmeckendes Pulver. Lösl. in 3 T. W., praktisch unlösl. in A., wenig lösl. in Chlf. und Ae. Fp. etwa 207° (CF 65).

Erkennung. 1. Siehe unter Chlorochinum diphosphoricum. – 2. Die Substanz gibt einen positiven Sulfatnachweis. – 3. 5 mg Substanz werden in 5 ml konz. Schwefelsäure gelöst. Es entsteht eine farblose Lsg. Auf Zusatz von 3 Tr. 5%iger Kaliumdichromat-Lsg. entsteht eine Orangefbg., die rasch in Rot überschlägt. – 4. 0,1 g Substanz wird zusammen mit 0,5 g Kaliumcarbonat verascht und der Rückstand in W. gelöst. Nach dem Filtrieren und Ansäuern mit Salpetersäure entsteht auf Zusatz von Silbernitrat-Lsg. ein weißer Nd. (CF 65).

Prüfung. 1. pH-Wert: Eine 10%ige wss. Lsg. zeigt einen zwischen 4,0 und 5,0 liegenden pH-Wert (Pl.Ed. II, BP 68). – 2. Blei: Höchstens 20 ppm (BP 68). – 3. Chlorid: 1 g Substanz wird für die Grenzwertbestimmung auf Chlorid verwandt, Ausführung s. Bd. I, 256 (BP 68). – 4. Trocknungsverlust: Mindestens 3,0 und höchstens 5,0%, wenn die Substanz bei 100° und einem 5 Torr nicht übersteigenden Druck getrocknet wird (BP 68, Pl.Ed. II). – 5. Wassergehalt: Zwischen 4 und 5,5% (CF 65). – 6. Sulfatasche: Höchstens 0,1% (BP 68, CF 65, Pl.Ed. II).

Gehaltsbestimmung. Nach BP 68 und Pl.Ed. II wird die Base ausgeschüttelt und acidimetrisch bestimmt. CF 65 enthält eine Bestimmung im w.-freien Milieu. Ausführung s. Chlorochinum diphosphoricum.

1 ml 0,1 n Salzsäure entspr. 20,90 mg $C_{18}H_{26}ClN_3$ · H_2SO_4.
1 ml 0,1 n Perchlorsäure entspr. 43,59 mg $C_{18}H_{26}ClN_3$ · H_2SO_4.

Aufbewahrung. Vorsichtig, vor Licht und Luft geschützt, in gut schließenden Gefäßen.

Anwendung. Siehe Chlorochinum diphosphoricum.

Dosierung. Zur Malariaprophylaxe 400 mg, einmal wöchentlich. Zur Behandlung der Malaria 0,4 bis 1,2 g täglich (BP 68).

Chlorophyll

Chlorophyll.

Der natürliche Blattfarbstoff ist nach STOLL u. WIEDEMANN in den Chloroplasten an ein kolloides Protein als Träger gebunden. Den Komplex bezeichnet man als „Chloroplastin". Chloroplastin ist als Ferment der Photosynthese zu betrachten; Chlorophyll ist die prosthetische Gruppe des Chloroplastins.

Der grüne Farbstoff besteht aus 3/4 Chlorophyll a und 1/4 Chlorophyll b.

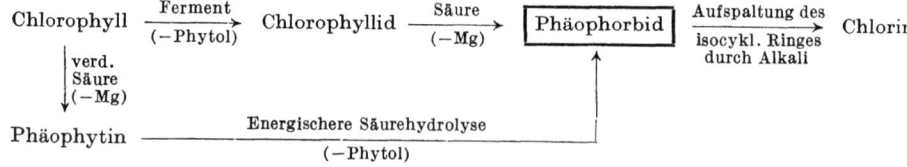

Chlorophyll a (R = CH$_3$) ist das komplexe Magnesiumsalz des 1,3,5,8-Tetramethyl-4-äthyl-2-vinyl-9-oxo-10-carbomethoxy-porphyrin-7-propionsäure-phytylesters.

$C_{55}H_{72}MgN_4O_5$. M.G. 893,5 Mg-Gehalt 2,72%. N-Gehalt 6,27%.

Absorptionsmaxima in Ae.: 660, 613, 577, 531, 498, 429, 409 nm. Die Lsg. ist blaugrün mit tiefroter Fluoreszenz.

Chlorophyll b (R = —CHO) ist das komplexe Magnesiumsalz des 1,5,8-Trimethyl-4-äthyl-2-vinyl-3-formyl-9-oxo-10-carbomethoxy-porphyrin-7-propionsäure-phytylesters.

UV-Absorptionsmaxima in Ae.: 642, 593, 565, 545, 453, 427 nm (Merck Ind. 61). Die A.-Lsg. ist grün mit roter Fluoreszenz.

Beide Chlorophylle sind gut lösl. in A. und Ae., schwer lösl. in kaltem M., praktisch unlösl. in PAe.

Herstellung. Man verwendet mit Vorteil zur Extraktion häufig Aceton, worin Chlorophyll relativ gut haltbar ist [Seifen-Öle-Fette-Wachse *79*, 85 (1953); Pharm. Ztg (Frankfurt) *87*, 525 (1951); Pharm. Zentralh. *92*, 413 (1953)].

Die Chlorophylle sind labile Substanzen, die durch Ferment-, Säure- und Laugeeinwirkung abgebaut werden; die Phyllide sind noch magnesiumhaltig, die Phorbide magnesiumfrei.

Chlorophyll $\xrightarrow[(-\text{Phytol})]{\text{Ferment}}$ Chlorophyllid $\xrightarrow[(-\text{Mg})]{\text{Säure}}$ Phäophorbid $\xrightarrow[\text{durch Alkali}]{\text{Aufspaltung des isocykl. Ringes}}$ Chlorin

Chlorophyll $\downarrow$ verd. Säure (−Mg)

Phäophytin $\xrightarrow[(-\text{Phytol})]{\text{Energischere Säurehydrolyse}}$

Praktische Verwendung finden „Chlorophylline". Das sind durch alkalische Hydrolyse gewonnene, carboxylgruppentragende Chlorophyll-Abbauprodukte verschiedener Zusammensetzung; zum Teil sind beide Alkohole (Phytol u. M.) abgespalten; Magnesium kann noch enthalten, es kann aber auch gegen Kupfer, das leicht aufgenommen wird, ausgetauscht sein. In der Hauptsache sollen die handelsüblichen Chlorophylline Substanzen des „Chlorin"-

Typus, also Substanzen mit aufgespaltenem isocyclischem Ring, enthalten. Das entsprechende Chlorophyll b-Abbauprodukt ist „Rhodin".

Handelsübliche Chlorophylline sind sehr verschieden zusammengesetzt und mit chemisch-physikalischen Konstanten nicht eindeutig zu charakterisieren. Gewisse Standardisierungsversuche sind in den Vorschriften der NNR gegeben; die danach ermittelten Werte entsprechen nach H. W. VOIGTLÄNDER u. H. M. HENNIG [Arzneimittel-Forsch. *8*, 182 (1955)] nicht immer der Wirkung (Desodorierung) der untersuchten Präparate. Die Kupfergehalte handelsüblicher „Chlorophylline" schwanken zwischen 0,11 und 1,65% (Chem. Zbl. *1952*, S. 5616).

M. STRELL, A. KALOJANOFF u. F. ZUTHER [Arzneimittel-Forsch. *5*, 640 (1955)] untersuchten handelsübliche Chlorophylline und stellten folgende Hauptprodukte fest: Isochloria e, 2-α-Oxy-meso-Isochlorin e_4, Pyrophäophorbid, 2-α-Oxy-meso-pyrophäophorbid, Rhodochlorin, 2-α-Oxy-mesorhodochlorin Purpurin$_{18}$ und Chlorin e_6. Formeln s. Original.

Water-soluble Chlorophyll Derivatives NNR 55 — bestehen in der Hauptsache aus dem Kupferkomplex der Natrium- und Kaliumsalze des verseiften Chlorophylls.

Eigenschaften. Blauschwarzes glänzendes Pulver von aminartigem Geruch. Sehr gut lösl. in W., wenig lösl. in A. und Chlf. und sehr schwer lösl. in Ae. Eine 1%ige Lsg. ist dunkelgrün und hat ein pH von 9,5 bis 10,7.

Erkennung. 0,5 g Substanz werden verkohlt und durch Erhitzen mit konz. Schwefelsäure vollständig mineralisiert. Den Rückstand erhitzt man mit 10 ml W., die 1 ml verd. Salzsäure enthalten, sättigt mit Schwefelwasserstoff und filtriert. Der Nd. wird in verd. Salpetersäure gelöst: es entsteht eine hellblaue Lsg., die nach Übersättigen mit Ammoniak dunkelblau wird (Kupfer). — Das Filtrat wird zur Entfernung von H_2S gekocht, mit Ammoniaklsg. alkalisiert und erneut mit H_2S gesättigt. Der Nd. wird in 2 ml Salpetersäure gelöst, die Lsg. erhitzt und mit W. auf etwa 10 ml verdünnt. Nach Zugabe einiger Tropfen Ammoniumrhodanidlsg. entsteht Rotfärbung (Eisen). — Das Filtrat wird mit verd. Salpetersäure angesäuert, zur Trockne eingedampft und zur Entfernung von Ammoniumsalzen vorsichtig erhitzt. Den Rückstand löst man in 5 ml W. und säuert mit Salzsäure an; die Flammenreaktion zeigt Natrium und Kalium an.

Eine 0,001%ige Lsg. zeigt Absorptionsmaxima bei 405 nm [spez. Absorption — $E_{1\,cm}^{1\%}$ = 565] und 630 nm. Das Verhältnis beider Absorptionen liegt zwischen 3,4 und 4,0.

Prüfung. Gewichtsverlust nach 4stg. Trocknen bei 105°: Nicht über 4%. — Sulfatasche: Etwa 29%.

Gehaltsbestimmung. 0,1 g Substanz werden zu 100 ml in Phosphatpuffer vom pH 7,5 gelöst (21 Vol. 0,15 m Na_2HPO_4 und 4 Vol. 0,15 m KH_2PO_4). Man verdünnt mit dem gleichen Puffer weiter bis zur Konzentration 0,001% und bestimmt die Absorption bei 405 nm $E_{1\,cm}^{1\%}$ = 565. Forderung: Mindestens 90,0%.

Polarogr. Untersuchung von Chlorophyllinen s. Chem. Zbl. *1955*, S. 8693.

Anwendung. Chlorophyll wurde von BÜRGI in die Therapie eingeführt. Es sollte eine ionisierende, funktionsanregende und stoffwechselsteigernde Wirkung haben. Größere Beachtung erlangte Chlorophyll aber erst, als GRUSKIN (1940) bei äußerlicher Anwendung die geruchshemmende Eigenschaft entdeckte und WESTCOTT (1950) fand, daß auch bei oraler Verabreichung wasserlöslicher „Chlorophylline" eine Desodorierung auftritt. Die Chlorophyllwirkung bei lokaler Anwendung erklärt man mit Eingreifen in Fermentsysteme, z.B. Hemmung von Aminopolypeptidasen. Der Wirkungsmechanismus, der zur Unterdrückung von Körpergeruch nach oraler Aufnahme von Chlorophyllpräparaten führen soll, ist noch nicht geklärt. Desodorierungserfolge mit Chlorophyll sind beschrieben worden in der Wundbehandlung, bei Ozaena, Rhinitis mucopurulenta, Ulcus cruris, Indicanämie und -urie (Merck JB 52, 53).

Die Toxizität von „Chlorophyllin" wurde von HEINRICHS, RUMMEL u. SCHUNK [Arzneimittel-Forsch. *4*, 19 (1954)] bestimmt. LD 50 an der Maus i.v. 285 mg/kg, intraperitoneal 400 mg/kg; oral wurden bis zu 10 g/kg vertragen. Die Körpertemperatur der Tiere wird durch Chlorophyll gesenkt. Nach R. AMMON u. L. WOLFF [Arzneimittel-Forsch. *5*, 312 (1955)] haben manche „Chlorophylline" bacteriostatische Wirkung.

Literatur: STOLL, A., u. E. WIEDEMANN: Fortschr. chem. Forsch. *2*, 538—608 (1952). — VOIGTLÄNDER, M. W., u. H. M. HENNIG: Das Desodorans „Chlorophyllin". Arzneimittel-Forsch. *3*, 182 (1953). — EGLE, K.: Biosynthese der Chlorophyllfarbstoffe. Naturwissenschaften *40*, 569 (1953). — VOGEL, H.: Das Chlorophyll in Medizin und Kosmetik, Nürnberg: Vlg. Hans Carl 1954.

Handelsformen:
Amplex (Ashe Lab., England): Tabl.
Cenat (Madaus, Köln): Puder mit Glutathion.
Chloresium (Rystan, USA): 0,5%ige Salbe; 0,2%ige Lsg.
Chloroph. liquid. ,,Schuh" (Coradol, Köln): Lsg. und Salbe.
Chlorophyllinum pro injectione ,,Uhlhorn" (Uhlhorn, Wiesbaden): 0,1%ige Chlorophyllin-Kal.-Lsg., Amp. 1 ccm.
Chlorophylose (Schuster, Gauting): Tabl.
Chlorophyll-Rundstäbchen ,,Müller" (Müller, Bielefeld): Styli.
Chloro-Vitamin-Dragees (Iso-Werk, Regensburg).
Chlyferrostag (Viropharm, Hof/Saale) mit Eisen(III) org. Verbindung.
Chloryl Blattgrünperlen APC (Austria Pan-Chem., Österreich; Garantol-Ges. Grötzingen/Baden): Drag. mit 0,05 g ,,nativ. Chlorophyll".
Duse (Roberts Anglo-Amer. Sales): Tabl.
Erythrophyll-Ampullen (Lannacher-Heilmittel GmbH, Lannach/Steiermark; in der DBR Matuschek, Oberaudorf/Mühlbach): Kobalt-Chlorophyllin-Natrium, 2 mg/Amp.).
Medophyll (Sächs. Ser.-Werk, Dresden).
Odoban (Brook, Parker, England).
Oligon (Hahn, Düsseldorf): Dragées.
Septofyllin (AB Kabi, Stockholm).
Tectivit (Müller, Bielefeld): Wundstreupulver.
Vulnophyll (Müller, Bielefeld) -aquosum: Pulver; -oleosum: Liquor; -Salbe; Wundpuder.

Chloroprednisonum

Chloroprednisoni acetas. Chloroprednison-acetat.

$C_{23}H_{27}ClO_6$ M.G. 434,89

6α-Chlor-17,21-dihydroxy-pregna-1,4-dien-3,11,20-trion-21-O-acetat.

Anwendung. Als lokal anwendbares Antiphlogisticum und Antiallergicum.

Handelsform: Chloroprednisone acetate (Lilly, USA) (s. auch Bd. II, 97ff.).

Chloropyrilenum

Chloropyrilenum (NFN). Chloropyrilene (BAN, DCF). Chloropyrilen.

$C_{14}H_{18}ClN_3S$ M.G. 295,81

N-(5-Chlor-2-thenyl)-N,N'-dimethyl-N-(2-pyridyl)-aethylendiamin.

Anwendung. Als Antihistaminicum (s. auch Bd. I, 1177ff.).

Handelsform: Tagathen-Citrat (Lederle, USA).

Chloroserpidinum

Chloroserpidinum (NFN). Chloroserpidine (DCF). Chloroserpidin.

$C_{32}H_{37}ClN_2O_8$ M.G. 613,07
10-Chlor-11-desmethoxy-reserpin.

Anwendung. Als Sedativum und Antihypertonicum.

Chlorothiazid und Derivate

Chlorothiazide BP 68, CF 65, BPC 68, NND 63, NF XII 65. Chlorothiazidum PI.Ed. II. Chlorothiazid.

$C_7H_6ClN_3O_4S_2$ M.G. 295,7
6-Chlor-7-sulfamoyl-2 H-1,2,4-benzothiadiazin-1,1-dioxid.

Gehalt. BP 68, CF 65, PI.Ed. II: Mindestens 98%; NF XII: Mindestens 97,0%, bezogen auf die getrocknete Substanz.

Eigenschaften. Weißes oder fast weißes, krist., geruchloses, schwach bitter schmeckendes Pulver; lösl. bei 20° in 650 T. A., in 100 T. Aceton, praktisch unlösl. in W., unlösl. in Chlf. und Ae., lösl. in Lsg. von Alkalihydroxiden. Fp. etwa 350° unter Zers. (CF 65); etwa 345° (NF XII). Spezifische Extinktion: $E_{1\,cm}^{1\%} = 5,0$ bei 319 nm (CF 65).

Erkennung. 1. d. chr.-Vergleich mit der Standard-Substanz: Adsorbens Kieselgel, Fließmittel: 5 Vol.T. Bzl. + 3 Vol.T. Ae. + 2 Vol.T. Aceton. Die Substanz und die Standardsubstanz werden in M. zu je einer 0,02%igen Lsg. gelöst (BP 68). — 2. 20 mg Substanz werden nach SCHÖNIGER (s. Bd. I, 223) verbrannt, wobei 5 ml verd. Natronlauge als Absorptionsfl. benutzt werden. Nach Beendigung der Rk. wird auf 25 ml mit W. verdünnt. Zu 5 ml dieser Lsg. gibt man 0,1 ml konz. Wasserstoffperoxid-Lsg. und 1 ml 1 n Salzsäure, mischt und setzt dann 0,05 ml Bariumchlorid-Lsg. hinzu. Dabei muß eine Trbg. entstehen. Zu weiteren 5 ml der oben erhaltenen Lsg. gibt man so viel verd. Schwefelsäure, daß die Lsg. sauer reagiert und erhitzt 2 Min. zum Sieden. Diese Lsg. muß mit Silbernitrat einen weißen Nd. ergeben (BP 68). — 3. 10 mg Substanz werden in 10 ml 0,1 n Natronlauge gelöst und mit W. zu 100 ml verdünnt. 10 ml dieser Lsg. werden weiter mit 0,01 n Natronlauge auf 100 ml verdünnt. Die Lichtabsorption im Bereich von 230 bis 350 nm, gemessen in einer 2 cm dicken Schicht, zeigt ein Maximum bei 292 nm. Die Extinktion liegt bei 0,86 (BP 68). — 4. 0,1 g Substanz werden mit 0,1 g festem Natriumhydroxid zusammengeschmolzen, wobei der Geruch nach Ammoniak entsteht. Der Rückstand wird nach dem Abkühlen in W. gelöst und mit Jod-Lsg. versetzt. Dabei wird die Jod-Lsg. entfärbt. Die entstandene Lsg. gibt einen positiven Sulfatnachweis (PI.Ed. II, ähnlich CF 65).

Prüfung. 1. Blei: Höchstens 10 ppm (BP 68, PI.Ed. II). — 2. Schwermetalle: Höchstens 10 ppm (CF 65). — 3. Freie, primäre aromatische Amine: 80,0 mg Substanz werden mit w.-freiem Aceton zu 100 ml gelöst. 1 ml dieser Lsg. wird mit 9 ml 1 n Salzsäure verdünnt. Nach Zufügen von 0,1 ml einer 4%igen Lösung von Natriumnitrit wird umgeschüttelt und 1 Min. lang stehengelassen. Dann setzt man 0,2 ml einer 10%igen Ammoniumsulfamat-Lsg. zu, schüttelt um und läßt 3 Min. lang stehen. Anschließend werden 0,8 ml einer 2%igen Lsg.

von N-(1-Naphthyl)-äthylendiamin-hydrochlorid in A. (50%) zugesetzt, umgeschüttelt und wiederum für 2 Min. stehengelassen. Danach wird unmittelbar die Extinktion einer 1 cm dicken Schicht bei 518 nm gemessen. Als Vergleichs-Lsg. dient eine entspr. bereitete Blind-Lsg. aus einer Mischung von 1 ml w.-freiem Aceton und 9 ml 1 n Salzsäure. Die Extinktion darf nicht mehr als 0,10 betragen (BP 68, ähnlich CF 65). – 4. Chlorid: 1,0 g Substanz wird mit 40 ml W. 5 Min. lang geschüttelt und filtriert. Das Filtrat wird nach Bd. I, 256 untersucht (BP 68, ähnlich PI.Ed. II; nach CF 65 höchstens 200 ppm). – 5. Trocknungsverlust: Höchstens 1,0%, wenn die Substanz bei 105° bis zur Gew.-Konstanz getrocknet wird (BP 68, PI.Ed. II und CF 65). – 6. Sulfatasche: Höchstens 0,1% (BP 68, PI.Ed. II und CF 65).

Gehaltsbestimmung. Die zitierten Pharmakopöen enthalten je eine Titration in w.-freiem Medium. Vorschrift nach BP 68: Etwa 0,5 g Substanz werden genau gewogen, in 80 ml Dimethylformamid gelöst und mit 0,1 n Lithiummethylat-Lsg. bis zum Umschlag nach deutlich Türkisblau titriert, wobei Bromthymolblau als Indikator verwandt wird. Die Titration wird an einem Blindversuch wiederholt. Aus der Differenz der beiden Titrationen ergibt sich der Verbrauch an Lithiummethylat. 1 ml 0,1 n Lithiummethylat-Lsg. entspr. 29,57 mg $C_7H_6ClN_3O_4S_2$.

Aufbewahrung. In gut schließenden Gefäßen.

Anwendung. Als orales Salureticum, bei cardialen, renalen, hepatischen, bei Schwangerschafts- und Arzneimittel-Ödemen. Zur Unterstützung der Wirkung gebräuchlicher Antihypertonica. Bei Fettsucht und prämenstruellen Spannungszuständen.

Dosierung. 0,5 bis 2 g täglich (BP 68).

Handelsformen: Diuril, Chlotride, Saluric.

Hydrochlorothiazide BP 68, BPC 68, USP XVIII. Hydrochlorothiazidum PI.Ed. II. Hydrochlorothiazid.

$C_7H_8ClN_3O_4S_2$ M.G. 297,75

6-Chlor-7-sulfamoyl-3,4-dihydro-2H-1,2,4-thiadiazin-1,1-dioxid.

Gehalt. BP 68: Mindestens 98,0 und höchstens 102,0%, bezogen auf die getrocknete Substanz. USP XVIII und PI.Ed. II: Mindestens 97,0% und höchstens 101,5%, bezogen auf die getrocknete Substanz.

Eigenschaften. Weißes oder fast weißes, geruchloses, bitter schmeckendes Pulver; praktisch unlösl. in W., lösl. bei 20° in 200 T. A. (95%) und 20 T. Aceton, fast unlösl. in Chlf. und Ae., lösl. in Lsg. von Alkalihydroxiden. Fp. 273 bis 275°; spez. Extinktion: $E_{1 cm}^{1\%}$ bei 130 nm = 317 ± 10 (in M.).

Erkennung. 1. Siehe unter 1. bei Chlorothiazide. – 2. Siehe bei 2. Chlorothiazide. – 3. 10 mg Substanz werden mit 0,1 n Natronlauge zu 10 ml gelöst und mit W. auf 100 ml verdünnt. 10 ml dieser Lsg. werden mit 0,01 n Natronlauge auf 100 ml verdünnt. Die Lichtabsorption im Bereich von 230 bis 250 nm einer 2 cm dicken Schicht zeigt 2 Maxima bei 273 und 323 nm. Die zugehörigen Extinktionen betragen etwa 1,0 und etwa 0,19 (BP 68, ähnlich PI.Ed. II). – 4. 10 mg Substanz werden mit 10 mg chromotropsaurem Natrium und 1 ml W. versetzt. Anschließend gibt man vorsichtig 5 ml Schwefelsäure hinzu und mischt. Dabei entsteht eine purpurrote Farbe (Unterscheidung von Chlorothiazide) (BP 68). – 5. Das IR-Spektrum, gemessen als KBr-Preßling, darf nur die gleichen Maxima und Minima zeigen wie die entspr. präparierte Standard-Substanz (USP XVIII). – 6. Das UV-Spektrum einer 1%igen Lsg. in M. darf nur die gleichen Maxima und Minima zeigen wie die entspr. präparierte Standard-Substanz (USP XVIII). – 7. 0,1 g Substanz wird mit 0,1 g festem Natriumhydroxid zusammengeschmolzen, wobei der Geruch nach Ammoniak entsteht. Nach dem Abkühlen wird der Rückstand in W. gelöst und mit Jod-Lsg. versetzt. Die Jod-Lsg. wird dabei entfärbt und die entstehende Lsg. gibt einen positiven Sulfatnachweis (PI.Ed. II).

Prüfung. 1. Freie primäre aromatische Amine: Siehe Chlorothiazide (BP 68). – 2. Chlorid: 1,0 g Substanz wird mit 40 ml W. 5 Min. lang geschüttelt und filtriert. Das Filtrat wird nach Bd. I, 256 geprüft (BP 68, ähnlich PI.Ed. II). – 3. Schwermetalle: Höchstens 10 ppm (USP XVIII, PI.Ed. II). – 4. Diazotierbare Verunreinigungen: 50 mg 4-Amino-6-chlor-1,3-benzoldisulfonamid werden genau gewogen und in 10 ml M., das sich in einem 100-ml-Meßkolben befindet, gelöst. Man verdünnt bis zur Marke und mischt durch. 4 ml dieser Lsg.

werden in einen zweiten 100-ml-Meßkolben pipettiert und wiederum bis zur Marke aufgefüllt. 1 ml dieser Standard-Lsg. enthält dann 20 µg Rg. Zur Bereitung der Prüflsg. werden 100 mg Substanz genau gewogen, in einen 50-ml-Meßkolben gegeben, in 10 ml M. gelöst und auf das Vol. aufgefüllt. Man pipettiert 5 ml der Standard-Lsg. und 5 ml der Test-Lsg. in verschiedene 50-ml-Meßkolben. In einen dritten 50-ml-Meßkolben pipettiert man 5 ml W. als Vergleich. In jeden Meßkolben gibt man dann 1 ml frisch bereiteter Natriumnitrit-Lsg. (1%ig) und 5 ml n Salzsäure und läßt jeweils 5 Min. lang stehen. Dann setzt man 2 ml Ammoniumsulfamat-Lsg. (2%ig) hinzu und läßt für weitere 5 Min. unter gelegentlichem Umschütteln stehen. Sodann versetzt man je mit 2 ml einer frisch bereiteten 1%igen Lsg. von chromotropsaurem Natrium und mit je 10 ml Natriumacetat-Lsg. Man füllt auf das Vol. auf und mischt. Anschließend wird sowohl die Standard-Lsg. als auch die Test-Lsg. bei 500 nm in einem geeigneten Spektrophotometer vermessen, wobei die Blind-Lsg. als Vergleich gebraucht wird. Die Lichtabsorption der Test-Lsg. darf nicht stärker sein als die der Standard-Lsg., d. h. sie darf nicht mehr als 1% diazotierbare Substanzen enthalten (USP XVIII, ähnlich PI.Ed. II). – 5. Trocknungsverlust: Höchstens 1,0%, wenn die Substanz bei 105° bis zur Gew.-Konstanz getrocknet wird (BP 68, USP XVIII, PI.Ed. II). – 6. Sulfatasche: Höchstens 0,1% (BP 68 USP XVIII), höchstens 0,2% (PI.Ed. II).

Gehaltsbestimmung. Die drei zitierten Pharmakopöen lassen eine Titration in w.-freiem Milieu durchführen.

Vorschrift nach USP XVIII: Etwa 300 mg Substanz werden genau gewogen, in 50 ml n-Butylamin gelöst. Man versetzt mit 5 Tr. einer gesätt. Lsg. von Azoviolett in Bzl. und titriert rasch mit 0,1 n Natriummethylat-Lsg. bis zu einem tiefblauen Endpunkt. Während der Titration muß das CO_2 der Luft ausgeschlossen werden, indem man unter Stickstoffatmosphäre arbeitet. Mit Hilfe eines Blindversuches wird der Verbrauch korrigiert. 1 ml 0,1 n Natriummethylat-Lsg. entspr. 14,89 mg $C_7H_8ClN_3O_4S_2$.

Aufbewahrung. In gut schließenden Gefäßen.

Anwendung. Als orales Diureticum (Salureticum) bei cardialen, renalen und Schwangerschafts-Ödemen; bei Hypertonie.
Veterinärmedizinisch: Gegen Ödeme cardialer und renaler Genese.

Dosierung. 50 mg ein- bis zweimal täglich, üblicher Dosierungsbereich: 25 bis 200 mg täglich (USP XVIII); 25 bis 100 mg täglich (BP 68).

Handelsformen: Hydro-Diuril, Esidrix, Esidrex und Dichlotride.

Hydroflumethiazide BP 68, BPC 68. Hydroflumethiazidum PI.Ed. II. Hydroflumethiazid.

$C_8H_8F_3N_3O_4S_2$ M.G. 331,31

6-Trifluormethyl-7-sulfamoyl-3,4-dihydro-2H-1,2,4-benzothiadiazin-1,1-dioxid.

Gehalt. BP 68 und PI.Ed. II: Mindestens 98,0 und höchstens 102,0% $C_8H_8F_3N_3O_4S_2$, berechnet auf die getrocknete Substanz.

Eigenschaften. Weißes oder fast weißes, krist. Pulver oder Kristalle, geruchlos oder fast geruchlos und geschmacklos. Lösl. bei 20° in 3000 T. W. und in 50 T. A. (95%), fast unlösl. in Ae. und Chlf. Fp. etwa 271° (PI.Ed. II).

Erkennung. 1. Siehe 1. bei Chlorothiazide (BP 68). – 2. Siehe 2. bei Chlorothiazide (BP 68). – 3. 10 mg Substanz werden in 10 ml 0,1 n Natronlauge gelöst und mit W. auf 100 ml verdünnt. 10 ml dieser Lsg. werden mit 0,01 n Natronlauge auf 100 ml verdünnt. Die Lichtabsorption dieser Lsg. im Bereich von 230 bis 350 nm, gemessen in einer 2 cm dicken Schicht, zeigt 2 Maxima bei 274 und 333 nm. Die zugehörigen Extinktionen liegen bei 0,92 und 0,19 (BP 68, ähnlich PI.Ed. II). – 4. 10 mg Substanz werden mit 10 mg chromotropsaurem Natrium vermischt und in 1 ml W. gelöst. Man versetzt vorsichtig mit 5 ml Schwefelsäure und mischt. Dabei entsteht eine purpurrote Farbe (Unterscheidung von Bendrofluazide) (BP 68, ähnlich PI.Ed. II). – 5. 2 ml Substanz werden nach Schöniger verbrannt (s. Bd. I, 223), wobei eine Mischung von 20 ml W. und 0,5 ml 0,01 n Natronlauge als Absorbtionsfl. verwandt werden. Nach Beendigung des Prozesses überführt man 2 ml der entstandenen Lsg. in ein Becherglas, versetzt mit 0,5 ml Alizarin-Komplexan TS und so viel 0,02 n Salzsäure, daß eine kräftige Gelbfbg. entsteht. Anschließend gibt man tropfenweise 0,02 n Natronlauge dazu, bis die Lsg. gerade nach Rosa umschlägt. Nach Zusatz von 0,2 ml der

Mischung einer 12%igen Natriumacetat- und einer 6%igen Essigsäure-Lsg. verdünnt man mit W. auf 4 ml und gibt dann noch 0,5 ml Cer(III)-nitrat-Lsg. zu. Es muß eine tief violettblaue Fbg. entstehen (Pl.Ed. II).

Prüfung. 1. Freie primäre aromatische Amine: Siehe Chlorothiazide. Die Extinktion darf nicht größer als 0,11 sein (BP 68, ähnlich Pl.Ed. II). — 2. Schwermetalle: Höchstens 20 ppm (Pl.Ed. II). — 3. Trocknungsverlust: Höchstens 0,5%, wenn die Substanz bei 105° bis zur Gew.-Konstanz getrocknet wird (BP 68 und Pl.Ed. II). — 4. Sulfatasche: Höchstens 0,1% (Pl.Ed. II und BP 68).

Gehaltsbestimmung. Nach BP 68 und Pl.Ed. II wird eine Titration im w.-freien Milieu durchgeführt, wobei etwa 0,3 g Substanz genau gewogen und in Pyridin gelöst werden. Der Endpunkt wird potentiometrisch mit Hilfe einer Glas- und einer Kalomelelektrode festgestellt. 1 ml 0,1 n Tetrabutylammoniumhydroxid-Lsg. entspr. 16,56 mg $C_8H_8F_3N_3O_4S_2$.

Aufbewahrung. In gut schließenden Gefäßen.

Anwendung. Als orales Saluretikum bei cardialen und renalen Ödemen, bei Ascites und Lebercirrhose.

Dosierung. 25 bis 100 mg täglich (BP 68).

Handelsformen: Rodiuran, Olmagran.

Chlorphenesin

Chlorphenesin BP 68, BPC 68.

$$Cl-\underset{}{\bigcirc}-O-CH_2-CHOH-CH_2OH$$

$C_9H_{11}ClO_3$ M.G. 202,6
3-(4-Chlorphenoxy)-propan-1,2-diol.

Gehalt. Mindestens 99,0% $C_9H_{11}ClO_3$, berechnet auf die getrocknete Substanz.

Eigenschaften. Weißes oder blaß cremefarbenes, krist. Pulver bzw. Kristalle von phenolartigem Geruch und anhaltend bitterem Geschmack. Die Substanz ist lösl. bei 20° in 200 T. W., in 5 T. A. (95%ig), lösl. in Ae., wenig lösl. in fetten Ölen. Fp. 78 bis 81°.

Erkennung. 1. 1 g Substanz wird mit 2 ml Kohlensäuredimethylester und einigen Tr. einer 0,5%igen Lsg. von metallischem Natrium in 10 ml w.-freiem Alkohol versetzt, auf dem W.-Bad bis zur Entstehung eines gallertartigen Rückstandes erwärmt. Die letzten Reste Lsgm. werden durch Erwärmen i. Vak. entfernt. Den Rückstand löst man so vollständig wie möglich in 10 ml w.-freiem A. unter Erwärmen, läßt abkühlen, filtriert und läßt zur Kristallisation stehen. Der Fp. der erhaltenen Kristalle liegt nach dem Trocknen bei 95°. — 2. 0,5 g Substanz werden mit 1 ml Natronlauge in einem Tiegel auf offener, kleiner Flamme zur Trockne eingedampft, wobei darauf zu achten ist, daß keine Verkohlung eintritt. Dann setzt man 4 ml W. zu, erwärmt bis Lsg. eintritt, kühlt ab und versetzt sukzessive mit 2 ml Salpetersäure, wobei die Mischung gekühlt wird. Die erhaltene Lsg. gibt einen positiven Chloridnachweis. — 3. Die Lichtabsorption im Bereich von 230 bis 350 nm einer 2 cm dicken Schicht einer 0,01%igen Lsg. zeigt lediglich ein Maximum bei 280 nm. Die Extinktion beträgt dabei 1,3.

Prüfung. 1. Chlorphenol: Zu 0,10 g Substanz, gelöst in 5,5 ml W., gibt man 3 ml einer 4%igen Natriumhexametaphosphat-Lsg., 1,5 ml Lithium-Natrium-Molybdato-phosphowolframat-Lsg. und 0,4 g w.-freies Natriumcarbonat, erhitzt 5 Min. auf einem W.-Bad und kühlt ab. Sofern eine blaue Farbe entsteht, darf sie nicht stärker sein als die von 5,5 ml einer 0,001%igen Lsg. von 4-Chlorphenol, die entspr. behandelt wurde. — 2. Trocknungsverlust: Höchstens 1,0%, wenn die Substanz über Phosphorpentoxid bei einem 5 Torr nicht übersteigenden Druck 24 Std. lang getrocknet wurde. — 3. Sulfatasche: Höchstens 0,1%.

Gehaltsbestimmung. Etwa 1,3 g Substanz werden genau gewogen, mit 15 ml einer 15%igen Lsg. von Essigsäureanhydrid in Pyridin am Rückfluß auf einem W.-Bad 2 Std. lang erwärmt. Nach dem Abkühlen versetzt man mit 40 ml W. und titriert mit 1 n Natronlauge unter Verwendung von Phenolphthalein als Indikator. Die Operation wird ohne Chlorphenesin wiederholt. Aus der Differenz zwischen den beiden Titrationen ergibt sich der Verbrauch an n Natronlauge. 1 ml n Natronlauge entspr. 101,3 mg $C_9H_{11}ClO_3$.

Anwendung. Äußerlich zur Behandlung von Pilzinfektionen.

Handelsformen: Adermykon und Mycil.

Chlorphenylindandion

Chlorphenylindandionum DAB 7 – DDR. Chlorphenylindandion.

$C_{15}H_9ClO_2$ M.G. 256,7
2-[4-Chlorphenyl]-indandion-(1,3).

Gehalt. 97,0 bis 101,0%, bezogen auf die bei 105° getrocknete Substanz.

Eigenschaften. Farblose Kristalle oder gelblichweißes krist. Pulver von nicht wahrnehmbarem Geruch. Lösl. in Chlf., schwer lösl. in Ae. und A., fast unlösl. in W.; Fp. 143 bis 146°; Lichtabsorption: 0,1000 g getrocknete Substanz werden in 45,0 ml A. unter Erwärmen gelöst. Nach dem Erkalten wird die Lsg. mit A. zu 50,0 ml aufgefüllt. 10,00 ml Lsg. werden mit 0,1 n Kalilauge zu 100,00 ml aufgefüllt. 2,00 ml der Lsg. werden mit 0,1 n Kalilauge zu 100,00 ml aufgefüllt. Diese Lsg. wird in einer Schichtdicke von 1 cm gemessen. Extinktion: 0,470 bis 0,490 bei der Wellenlänge von 286 nm.

Erkennung. 1. 0,010 g Substanz wird in 5,0 ml 3 n Kalilauge unter Erwärmen gelöst. Die Lsg. zeigt eine kräftige rote Fbg. Nach dem Erkalten und Zusatz von 5,0 ml 6 n Salzsäure entsteht sofort ein violettroter Nd., dessen Fbg. mindestens 30 Min. bestehen bleibt. – 2. 0,010 g Substanz wird in 10,0 ml konz. Schwefelsäure gelöst. Die Lsg. zeigt eine kräftige, blauviolette Fbg., die nach Zusatz von 6 Tr. konz. Salpetersäure in eine hellgelbe umschlägt.

Prüfung. 1. Unlösl. Verunreinigungen: 0,500 g Substanz müssen sich in 10,0 ml Chlf. von 20° lösen. Die Lsg. muß klar sein. – 2. Chlorid: 0,200 g Substanz werden nach Zusatz von 10,0 ml W. 1 Min. lang geschüttelt. 5 ml des Filtrates dürfen nach Zusatz von 5,0 ml W. bei der Prüf. auf Chlorid (s. Bd. I, 257) keine Trbg. zeigen. – 3. Glührückstand: 1,00 g Substanz wird verascht. Es dürfen höchstens 0,10 g Rückstand hinterbleiben. – 4. Schwermetall-Ionen: Der Rückstand nach 3. wird in 5,0 ml 5 n Salpetersäure unter Erwärmen gelöst. Die Lsg. wird in einem 100-ml-Meßkolben übergeführt und der Tiegel zweimal mit je 20,0 ml W. gewaschen. Nach Zusatz von 10,0 ml 3 n Ammoniak-Lsg. wird die Lsg. mit W. zu 100,0 ml aufgefüllt. 5,0 ml dieser Lsg. dürfen nach Zusatz von 5,0 ml W. bei der Prüf. auf Schwermetall-Ionen nach Methode I (s. Bd. I, 254) weder eine Trbg. noch eine Fbg. zeigen. – 5. Trocknungsverlust: 0,5000 g Substanz werden 120 Min. bei 105° getrocknet. Die Substanz darf höchstens 0,50% Masse verlieren.

Gehaltsbestimmung. 0,2500 g der getrockneten Substanz werden nach der Wurzschmitt-Methode aufgeschlossen. Das entstandene Chlorid wird nach VOLHARD titriert. 1 ml 0,1 n Silbernitrat-Lsg. entspr. 25,67 mg Chlorphenylindandion.

Aufbewahrung. Vorsichtig, vor Licht geschützt.

Anwendung. Als Anticoagulans (s. auch Bd. I, 1158ff.).

Dosierung. Einzelmaximaldosis: oral 0,02 g, Tagesmaximaldosis: oral 0,02 g (als Initialdosis).

Chlorproguanil

Chlorproguanil Hydrochloride BP 68, BPC 68. Chlorproguanil-hydrochlorid.

$C_{11}H_{15}Cl_2N_5 \cdot HCl$ M.G. 324,6
1-(3,4-Dichlor-phenyl)-5-isopropyl-biguanid-hydrochlorid.

Gehalt. Mindestens 99,0% $C_{11}H_{15}Cl_2N_5 \cdot HCl$, berechnet auf die getrocknete Substanz.

Eigenschaften. Weißes, krist., geruchloses, bitter schmeckendes Pulver; lösl. bei 20° in 140 T. W. und 50 T. A. (95%), unlösl. in Chlf. und Ae.

Erkennung. 1. Zu 10 ml der gesätt. Lsg. gibt man 5 Tr. Kaliumhexacyanoferrat(II)-Lsg. Dabei entsteht ein weißer Nd., der sich auf Zusatz einiger Tr. verd. Salpetersäure löst. — 2. 10 ml der gesätt. Lsg. werden mit 1 Tr. Kupfersulfat-Lsg. und 2,5 ml verd. Ammoniak-Lsg. versetzt, umgeschüttelt und dann mit 5 ml Toluol versetzt und erneut geschüttelt. Die Toluolschicht färbt sich purpurrot an. — 3. 5 mg Substanz werden in 5 ml einer warmen 1%igen Tetradecyltrimethylammoniumbromid-Lsg. gelöst und mit 1 ml Natronlauge sowie 1 ml Brom-Lsg. versetzt. Dabei entsteht eine tiefrote Fbg. — 4. Das IR-Spektrum der Substanz zeigt die gleichen Maxima und Minima wie das Spektrum der in gleicher Weise vermessenen Standardsubstanz. — 5. Zu 15 ml der gesättigten Lsg. gibt man 2 ml Natronlauge und extrahiert mit 20 ml Ae. Der Schmelzpunkt des Rückstandes nach Waschen des ätherischen Extraktes mit W., Verdampfen und Trocknen bei 105° liegt bei 123°. — 6. Die Substanz gibt einen positiven Chloridnachweis.

Prüfung. 1. Saure und alkalische Verunreinigungen: 75 ml W. von 60 bis 65° werden mit 0,1 ml Methylrot-Methylenblau-Lsg. versetzt und mit 0,02 n Natronlauge bzw. n Salzsäure neutralisiert. Dann setzt man 0,5 g Substanz zu und löst durch Erwärmen auf 60 bis 65°. Die Lsg. darf nicht sauer reagieren und zur Neutralisation nicht mehr als 0,25 ml 0,02 n Salzsäure verbrauchen. — 2. Dichloranilin: 0,10 g Substanz werden in 5 ml A. (95%) gelöst, mit einer Mischung von 1 ml verd. Salzsäure und 30 ml W. versetzt, auf 5° abgekühlt, mit 1 ml 0,05 m Natriumnitrit-Lsg. versetzt und 5 Min. stehengelassen. Dann setzt man 2 ml einer 5%igen Ammoniumsulfamat-Lsg. zu und läßt für weitere 10 Min. stehen. Nach Zusatz von 2 ml 0,1%iger Lsg. von N-(1-Naphthyl)-äthylendiamin-hydrochlorid-Lsg. verdünnt man mit W. auf 50 ml und läßt wiederum 30 Min. stehen. Die entstandene Farbe darf nicht stärker sein als die einer Vergleichs-Lsg., die 0,025 mg 4-Chloranilin enthält und in entspr. Weise bereitet wurde. — 3. Trocknungsverlust: Höchstens 0,5%, wenn die Substanz bei 105° bis zur Gew.-Konstanz getrocknet wird. — 4. Sulfatasche: Höchstens 0,1%.

Gehaltsbestimmung. Etwa 0,3 g Substanz werden genau gewogen, in w.-freier Essigsäure gelöst, mit der ausreichenden Menge Quecksilber(II)-acetat-Lsg. versetzt und mit 0,1 n Perchlorsäure bestimmt, wobei der Endpunkt potentiometrisch ermittelt wird. 1 ml 0,1 n Perchlorsäure entspr. 16,23 mg $C_{11}H_{15}Cl_2N_5 \cdot HCl$.

Anwendung. Als Malariamittel, wirksam gegen Schizonten und exoerythrozytäre Formen.

Dosierung. 20 mg wöchentlich.

Handelsform: Lapudrine.

Chlorpropamid

Chlorpropamide BP 68, BPC 68, NND 63, USP XVIII. Chlorpropamid. Chlorpropamidum NFN.

$C_{10}H_{13}ClN_2O_3S$ M.G. 276,74

1-[(p-Chlor-phenyl)-sulfonyl]-3-propyl-harnstoff.

Gehalt. BP 68: Mindestens 99,0, höchstens 101,0%, bezogen auf die getrocknete Substanz. USP XVIII: Mindestens 97,0%, höchstens 103,0%, bezogen auf die getrocknete Substanz.

Eigenschaften. Weißes, krist., geruchloses oder fast geruchloses und fast geschmackloses Pulver. Lösl. in W., bei 20° in 12 T. A. (95%), in 9 T. Chlf., in 200 T. Ae. und in 5 T. Aceton. Die Substanz ist auch lösl. in wss. Alkalihydroxid-Lsg. Fp. 126 bis 130° (BP 68); 125 bis 129° (USP XVIII).

Erkennung. 1. 0,1 g Substanz werden mit 8 ml Schwefelsäure (50%ig) unten Rückfluß 30 Min. lang erwärmt, abgekühlt und filtriert. Der entstandene Nd. schmilzt nach dem Umkristallisieren aus W. und Trocknen bei 143°. Das Filtrat wird für die nächste Prüf. aufbewahrt (BP 68). — 2. Das oben erhaltene Filtrat wird mit Natronlauge alkalisch gemacht und erwärmt. Es entsteht der Geruch nach Ammoniak (BP 68). — 3. 0,1 g Substanz wird mit 1 g w.-freiem Natriumcarbonat vermischt und 10 Min. auf Rotglut erhitzt. Nach dem Abkühlen extrahiert man den Rückstand mit W. und filtriert. Das Filtrat wird mit verd.

Salpetersäure angesäuert und mit Silbernitrat-Lsg. versetzt, wobei sich ein weißer Nd. bilden muß (BP 68). – 4. 0,16 g werden in 50 ml M. gelöst; 5 ml dieser Lsg. werden auf 100 ml mit 0,01 Salzsäure verdünnt. 5 ml der so erhaltenen Lsg. werden weiter mit 0,01 n Salzsäure auf 100 ml verdünnt. Die Lichtabsorption im Bereich von 220 bis 350 nm, gemessen an einer 2 cm dicken Schicht, zeigt ein Maximum bei 232 nm. Die Extinktion liegt bei 0,96 (BP 68). – 5. Das IR-Spektrum in einer Kaliumbromid-Tablette, die 2 Std. bei 60° getrocknet wurde, zeigt die gleichen Maxima und Minima wie das entspr. USP-Standard-Präparat. Sofern ein Unterschied festzustellen ist, werden beide Proben in gleichen, geeigneten Lsgm. gelöst, zur Trockne verdampft und neu präpariert (USP XVIII).

Prüfung. 1. Schwermetalle: Höchstens 30 ppm (USP XVIII, ähnlich BP 68). – 2. Sulfatasche: Höchstens 0,1% (BP 68); höchstens 0,4% (USP XVIII). – 3. Selen: Höchstens 10 ppm, in einer Probe von 200 mg (USP XVIII).

Gehaltsbestimmung. Nach BP 68 wird eine Kjeldahl-Bestimmung durchgeführt, wobei etwa 0,3 g Substanz eingesetzt werden, die in 8 ml stickstofffreier Schwefelsäure gelöst sind. 1 ml 0,1 n Schwefelsäure entspr. 13,84 mg $C_{10}H_{13}ClN_2O_3S$. – Nach USP XVIII wird eine spektrophotometrische Gehaltsbestimmung durchgeführt, wobei mit der USP-Standard-Substanz verglichen wird.

Anwendung. Als orales Antidiabeticum (s. auch Bd. II, 92 ff.).

Dosierung. 250 bis 500 mg täglich (BP 68); 100 bis 250 mg, ein- bis zweimal täglich (USP XVIII); üblicher Dosierungsbereich 100 bis 750 mg täglich (USP XVIII).

Handelsformen: Catanil, Eubetin und Bioglumin.

Chlorquinaldol

Chlorquinaldol NND 63. Chlorchinaldol.

$C_{10}H_7Cl_2NO$ M.G. 228,08

5,7-Dichlor-8-hydroxychinaldin.

Eigenschaften. Gelbliche Nadeln, praktisch unlösl. in W., lösl. in Aceton und Chlf., wenig lösl. in A. und Ae.; Fp. 111,5 bis 112° unter Zers.

Anwendung. In 5%iger Konzentration in Form von Pasten oder Pudern als Antisepticum und Antimykoticum bei entzündlichen und mykotischen Hautaffektionen.

Handelsformen: Sterosan, Siogeno.

Chlorsalicylanilid

5-Chlorsalicylanilid.

$C_{13}H_{10}ClNO_2$ M.G. 247,69

Eigenschaften. Weißes, geruchloses, krist. Pulver, praktisch unlösl. in W., schwer lösl. in A., wenig lösl. in Aceton, lösl. in Ae., Säuren und Alkalilaugen. Fp. 210 bis 213°.

Anwendung. In Form 3%iger Salben zur Behandlung der Mikrosporie und Trichophytie des Kopfes. Antimykoticum (s. auch Bd. I, 1205 ff.).

Chlorthalidon

Chlorthalidone BP 68, BPC 68. Chlortalidon.

$C_{14}H_{11}ClN_2O_4S$ M.G. 338,8

3-(4-Chlor-3-sulfamylphenyl)-3-hydroxyisoindolin-1-on.

Gehalt. Mindestens 98,0 und höchstens 102,0% des theor. Gehaltes von $C_{14}H_{11}ClN_2O_4S$, berechnet auf die getrocknete Substanz.

Eigenschaften. Weißes oder cremefarbenes, krist., geruchloses oder fast geruchloses und geschmackloses Pulver; lösl. bei 20° in 150 T. A. (95%), in 25 T. M., fast unlösl. in W., lösl. in Alkalihydroxid-Lsg.; Fp. etwa 220° unter Zers.

Erkennung. 1. 20 mg Substanz werden nach der „Oxygen Flask Methode BP 68" (identisch mit der Methode nach BP 63, s. Bd. I, 223) verbrannt, wobei 5 ml verd. Natronlauge als Absorptionsfl. verwandt werden. Nach Beendigung des Prozesses wird mit W. zu 25 ml verdünnt. 5 ml der so erhaltenen Lsg. versetzt man mit 0,1 ml konz. Wasserstoffperoxid-Lsg. und 1 ml 1 n Salzsäure und mischt. Auf Zusatz von 0,05 ml Bariumchlorid-Lsg. muß eine Trbg. entstehen. Zu weiteren 5 ml der oben erhaltenen Lsg. gibt man bis zur sauren Rk. verd. Schwefelsäure und erhitzt 2 Min. zum Sieden. Die Lsg. gibt dann auf Zusatz von Silbernitrat-Lsg. einen weißen, käsigen Nd. – 2. Die Lichtabsorption im Bereich von 230 bis 350 nm einer 2 cm dicken Schicht einer 0,01%igen Lsg. in A. (95%) zeigt zwei Maxima, bei 275 und bei 284 nm. Die Extinktion bei 275 nm beträgt etwa 1,2, die bei 284 nm etwa 0,9. – 3. Das IR-Spektrum zeigt die gleichen Maxima und Minima wie das Spektrum der entspr. präparierten Standardsubstanz. – 4. 50 mg Substanz werden in 3 ml Schwefelsäure gelöst. Es entsteht eine intensiv gelbe Fbg.

Prüfung. 1. Saure Verunreinigungen: 1,0 g Substanz werden in 25 ml Dioxan unter Erwärmen gelöst, abgekühlt und mit 25 ml W. versetzt. Man titriert dann mit 0,1 n Natronlauge unter Verwendung von Methylrot als Indikator. Die gleiche Operation wird ohne Chlorthalidon ausgeführt. Die Differenz im Verbrauch an 0,1 n Natronlauge darf höchstens 0,9 ml betragen. – 2. Chlorid: 1,0 g Substanz wird mit 40 ml W. 5 Min. lang geschüttelt und filtriert. Mit dem Filtrat führt man die Grenzwertbestimmung auf Chlorid, s. Bd. I, 256, aus. – 3. Aussehen und Farbe der Lsg.: 1,0 g Substanz wird mit verd. Natronlauge zu 10 ml gelöst. Die Lsg. muß klar und darf nicht stärker gefärbt sein als 10 ml einer Lsg., die auf folgende Weise bereitet wird: 1,50 ml Eisenchlorid-Lsg. CT (s. Bd. I, 707), 0,40 ml Cobaltchlorid-Lsg. CT (s. Bd. I, 730) werden mit einer Mischung von 1 Vol.T. Salzsäure und 39 Vol.T. W. zu 100 ml verdünnt. – 4. Trocknungsverlust: Höchstens 0,5%, wenn die Substanz bei 105° bis zur Gew.-Konstanz getrocknet wird. – 5. Sulfatasche: Höchstens 0,1%.

Gehaltsbestimmung. Etwa 0,3 g Substanz werden genau gewogen, in 50 ml Pyridin gelöst und mit 0,1 n Tetrabutylammoniumhydroxid-Lsg. unter Ausschluß von CO_2 der Luft unter ständigem Rühren titriert. Der Endpunkt wird potentiometrisch mit Hilfe einer Glaselektrode und einer Kalomelelektrode bestimmt. 1 ml 0,1 n Tetrabutylammoniumhydroxid-Lsg. entspr. 33,88 mg $C_{14}H_{11}ClN_2O_4S$.

Anwendung. Als Salureticum bei Ödemen verschiedener Genese. Bei Hypertonie.

Dosierung. 100 bis 200 mg täglich.

Handelsformen: Hygroton, Chlortalidon.

Chlorthenoxazin

Chlorthenoxazinum. Chlorthenoxazin.

$C_{10}H_{10}ClNO_2$ M.G. 211,65

2-(β-Chloräthyl)-2,3-dihydro-4-oxo-benzo-1,3-oxazin.

Eigenschaften. Weißes, bis schwach gelbstichiges, praktisch geruch- und geschmackloses Pulver. Fp. 139 bis 146° unter Zers.; wenig lösl. in Aceton und Chlf.

Erkennung. 1. Einige Körnchen Substanz werden in 2 bis 3 ml n Natronlauge unter Erwärmen gelöst. Die Lsg. versetzt man mit 3 ml n Salzsäure und 5 Tr. A.; bei Zugabe von 1 Tr. Eisen(III)-chlorid-Lsg. entsteht eine rotviolette Fbg. – 2. Das UV-Spektrum besitzt bei 297 nm ein Maximum; $E_{1\ cm}^{1\%}$ = etwa 107.

Gehaltsbestimmung. Spektrophotometrisch durch Vermessen der Lsg. in spektralreinem M. und Berechnen anhand der spezifischen Extinktion. Konzentration: Etwa 50 µg pro ml. Geforderter Gehalt: 98 bis 102% des theor. Wertes.

Anwendung. Als Antipyreticum, Analgeticum und Antiphlogisticum.

Dosierung. In Kombinationspräparaten 200 bis 400 mg dreimal täglich.

Handelsform: Enthalten in Fiobrol (Geigy).

Chlorum

Chlorum. Chlor. Chlorgas. Chlorine.

Cl_2 M.G. 70,91

Gewinnung. Chlor wird entweder durch Elektrolyse von Alkalichloriden wie NaCl oder KCl oder durch Oxydation von Chlorwasserstoff gewonnen.

Eigenschaften. Gelbgrünes Gas von erstickendem Geruch, das die Schleimhäute (bes. der Lunge) sehr stark reizt. Chlor löst sich in W., wobei teilweise Disproportionierung in HCl und HOCl eintritt. 1 Vol.T. W. nimmt bei 20° und 760 mm Hg 2,3 Vol. T. Chlor auf. Die Substanz ist lösl. in Chlf. und Tetrachlorkohlenstoff und bildet mit W. unterhalb 10° ein krist. Hexahydrat (Fp. = −100,98°; Kp. = −34°). Die Substanz ist 2,5mal schwerer als Luft. Das Liter-Gew. bei 0° und 760 Torr beträgt 3,214 g. Die Substanz läßt sich durch Druck leicht verflüssigen. Der Dampfdruck beträgt bei 20° 6,6 at. Die kritische Temp. liegt bei 143,5° und der kritische Druck bei 76,1 at. Chlor ist chemisch sehr reaktionsfähig und geht mit fast allen Elementen, ausgenommen die Edelgase, Sauerstoff, Stickstoff und Kohlenstoff, in elementarem Zustand Verbindungen ein. Chlor bildet mit Wasserstoff explosive Gemische, die als Chlorknallgas bezeichnet werden. In feuchtem Zustand wirkt es auf die meisten org. Farbstoffe bleichend, über die intermediäre Bldg. von HOCl. Handelsüblich ist „Chlorwasser" mit einem Gehalt von 0,4 bis 0,5% aktivem Cl_2.

Erkennung. 1. Freies Chlor erkennt man meistens schon am Geruch und an der Farbe. – 2. Die Substanz bleicht feuchtes Lackmuspapier. – 3. Sie entfärbt Indigo-Lsg. – 4. Chlor macht aus Jodiden Jod frei, gibt also mit Kaliumjodid und Stärke-Lsg. blaue Jodstärke. – 5. Aus Schwefelwasserstoff scheidet es Schwefel aus. – 6. Mit Ammoniak-Lsg. im Überschuß entsteht Ammoniumchlorid, in dem man nach Ansäuern mit Salpetersäure durch Silbernitrat das Chloridion nachweisen kann. (Warnung! Bringt man größere Mengen Chlor mit wenig Ammoniakflüssigkeit zusammen, so entsteht der höchst gefährliche, explosive Chlorstickstoff.)

Bemerkung: Reines Brom, das fast alle Rk. des Chlors gibt, unterscheidet sich vom Chlor dadurch, daß es in Chlf. gelb bis braun löslich ist.

Gehaltsbestimmung. Da freies Chlor aus Jodiden Jod frei macht, ist die Titration mit 0,1 n Natriumthiosulfat-Lsg. das gegebene Verfahren. Gemische, in denen man Chlor bestimmen will, leitet man durch Kaliumjodid-Lsg. und titriert dann das ausgeschiedene Jod mit Natriumthiosulfat.

Anwendung. Zu Chlorierungen org. Verbindungen, zur Herst. von Bleichlauge und Chlorkalk, zur Wasserreinigung und Wasserentkeimung.

Aufbewahrung. Komprimiert in Stahlflaschen, Kesselwagen u.ä. Geräten.

Chlorzoxazone

Chlorzoxazone NND 63. Chlorzoxazonum. Chlorzoxazon.

$C_7H_4ClNO_2$
5-Chlor-2-hydroxy-benzoxazol.

M.G. 169,6

Herstellung. Durch Umsetzung von 4-Chlor-2-amino-phenol mit $COCl_2$ oder Harnstoff.

Eigenschaften. Weißes, krist. Pulver, bei Raumtemp. wenig lösl. in W. (30 mg in 100 ml), mäßig lösl. in Aceton und M., gut lösl. in Dioxan. Fp. 191 bis 192°.

Gehaltsbestimmung. Spektrophotometrisch durch Messen einer methanolischen Lsg. in einer Schichtdicke von 1 cm bei 282 nm gegen Methanol als Vergleich. Die molare Extinktion beträgt 5393.

Anwendung. Bei Myalgien, muskulärem Rheumatismus, Fibrositis, Lumbago, Torticollis, Distorsionen, rheumatoider Arthritis.

Handelsform: Paraflex (Cilag-Chemie).

Cholesterin

Cholesterolum DAB 7 – DDR, ÖAB 9, Jap. 61. Cholesterinum Helv. V – Suppl. II, CsL 2. Cholesterol USP XVIII. Cholestérol CF 65. Cholesterin.

$C_{27}H_{46}O$
5,6-Cholesten-3β-ol.

M.G. 386,64

Vorkommen. Cholesterin findet sich im Tierreich weit verbreitet, in geringer Menge in der Galle und im Blut, in größerer Menge in Gallensteinen, in der Nervensubstanz und im Gehirn, auch im Eidotter und in der Milch sowie in allen tierischen Fetten (dort in den unverseifbaren Anteilen). In Pflanzenfetten wird es durch Phytosterin vertreten. Im Wollfett findet sich Cholesterin als Ester verschiedener Fett- und Ölsäuren.

Gewinnung. Cholesterin wird in großen Mengen aus dem Gehirn und Rückenmark der Schlachttiere sowie der Wale gewonnen. Die tierischen Organe werden mit Fettlsgm., die auch das Cholesterin lösen, extrahiert und das Fett verseift. Aus den Seifen-Lsg. oder aus den getrockneten Seifen wird das Cholesterin mit Ae. extrahiert. Man reinigt durch Umkristallisieren aus A.

Eigenschaften. Weiße bzw. nahezu farblose, glänzende, sich fettig anfühlende Plättchen, praktisch geruch- und geschmacklos. Löslichkeit: Praktisch unlösl. in W., leicht lösl. in Ae. und Chlf., lösl. in A., mäßig lösl. in fetten Ölen. Fp. 147 bis 150° (DAB 7 – DDR), Jap. 61, USP XVIII); 146 bis 150° (ÖAB 9); 146 bis 148° (Helv. V – Suppl. II); 146 bis 149° (CsL 2); 148 bis 149° (CF 65); Schmelzintervall unter dem Mikroskop: 147 bis 149° (ÖAB 9); eutektische Temp. der Mischung mit Phenacetin: 122° (ÖAB 9); Lichtbrechungsvermögen der Schmelze: $n_D = 1{,}4842$ bei 143 bis 144° (ÖAB 9); spez. Drehung: $[\alpha]_D^{20} = -35{,}0$ bis $-39{,}0°$; 0,400 g werden in Chlf. zu 20,00 ml gelöst (DAB 7 – DDR); $[\alpha]_D^{20} = -36{,}5$ bis $-39{,}5°$; $c = 2$ in Chlf. (ÖAB 9); $\alpha = -0{,}73$ bis $-0{,}79°$; 0,200 g Substanz werden in Chlf.

zu 10,00 ml gelöst und bei 20° im 100-mm-Rohr vermessen (Helv. V – Suppl. II); $[\alpha]_D^{25}$ = −34,0 bis −38,0°; 0,2 g in 10 ml Dioxan, 100-mm-Rohr (Jap. 61); $[\alpha]_D^{20}$ = −34 bis −38°; 0,2 g in 10,0 ml Dioxan, 100-mm-Rohr (USP XVIII); $[\alpha]_D^{20}$ = −38 bis −40°; c = 2,0 in Chlf.; $[\alpha]_D^{25}$ = −34 bis −38°; c = 2,0 in Dioxan (CsL 2); $[\alpha]_D^{20}$ = −39 ± 1° (CF 65).

Erkennung. 1. 0,010 g Substanz werden in 1,0 ml Chlf. gelöst. Die Lsg. zeigt nach Zusatz von 2,0 ml Essigsäureanhydrid und 2 Tr. konz. Schwefelsäure sofort eine rötliche Fbg., die über eine violette und blaue in eine grüne übergeht (DAB 7 – DDR, USP XVIII u.a.). – 2. 0,010 g Substanz werden in 1,0 ml Chlf. gelöst. Die Lsg. wird mit 1,0 ml konz. Schwefelsäure unterschichtet. Die Chlf.-Schicht zeigt eine rote Fbg., die Schwefelsäureschicht eine grüne Fluoreszenz (DAB 7 – DDR, USP XVIII, ÖAB 9 u.a.).

Prüfung. 1. Unlösl. Verunreinigungen; Farbe der Lsg.: 0,100 g Substanz werden in einem mit Glasstopfen verschließbaren Rg.-Glas in 10,0 ml A. unter Erwärmen gelöst. Die warme Lsg. muß klar sein. Nach 2 Std. muß die erkaltete Lsg. klar sein und darf nicht stärker gefärbt sein als 10,0 ml der folgenden Farbvergleichs-Lsg.: 0,050 ml Eisen-Farb-Lsg. (s. Bd. I, 707), 0,100 ml Cobalt-Farb-Lsg. (s. Bd. I, 730), 0,050 ml Kupfer-Farb-Lsg. (s. Bd. I, 731) und 9,80 ml 0,5 n Salzsäure (DAB 7 – DDR, ähnlich ÖAB 9). – 2. Alkalisch oder sauer reagierende Verunreinigungen: 1,00 g Substanz wird in der Mischung aus 10,0 ml A. und 10,0 ml Chlf. gelöst. Die Lsg. muß nach Zusatz von 2 Tr. Phenolphthalein-Lsg. farblos und nach darauffolgendem Zusatz von 0,300 ml 0,1 n Kalilauge rot gefärbt sein (DAB 7 – DDR, ähnlich ÖAB 9 und USP XVIII). – 3. Sulfatasche: Höchstens 0,10% (DAB 7 – DDR, USP XVIII, ÖAB 9 u.a.). – 4. Trocknungsverlust: Höchstens 0,3%, wenn die Substanz bei 100° bis zur Gew.-Konstanz getrocknet wird (DAB 7 – DDR, ähnlich ÖAB 9, USP XVIII); höchstens 0,2%, wenn 1 g Substanz bei 105° bis zur Gew.-Konstanz getrocknet wird (CF 65). – 5. Phospholipide: 0,20 g Substanz werden in 10 ml Aceton gelöst. Die Lsg. muß vollkommen klar bleiben (CF 65).

Emulgiervermögen: 5,00 g Substanz sowie 95,0 g weißes Vaselin werden in 1 Schale gegeben und auf dem W.-Bad geschmolzen. Anschließend wird die Mischung bis zum Erkalten gerührt. Diese Mischung muß eine Wasserzahl von mindestens 200 besitzen. Dazu werden in einer mit Pistill gewogenen Schale 25,0 g mäßig erwärmte Mischung nach und nach mit 55 g mäßig warmen W. versetzt und die Mischung bis zum Erkalten gerührt, wobei die gesamte W.-Menge aufgenommen werden muß. Anschließend wird 24 Std. bei 15 bis 25° stehengelassen. Das während dieser Zeit abgeschiedene W. wird mit Hilfe von Filterpapier entfernt, wobei die Masse mit dem Pistill vorsichtig breitgedrückt wird; danach wird gewogen. Diejenige Menge W. in g, die von 100 g aufgenommen und bei 15 bis 25° während 24 Std. festgehalten wird, wird als Wasserzahl bezeichnet. Der Mittelwert der Ergebnisse von mindestens 3 Bestimmungen wird der Berechnung zugrunde gelegt.

Berechnung:
$$\text{Wasserzahl} = \frac{a \cdot 100}{Ew}.$$

a = Masse des von der Substanz aufgenommenen W. in g;
Ew = Einwaage der Substanz in g (DAB 7 – DDR).

Aufbewahrung. Vor Licht geschützt, in gut schließenden Gefäßen.

Anwendung. Medizinisch: Cholesterin wurde früher bei perniziöser Anämie, bei Neurasthenie und Tuberkulose gebraucht. Es wird auch empfohlen bei Röntgenkater, Migräne und Hyperemesis. Äußerlich als Haarwuchsförderungsmittel.
Technisch: Als Ausgangsmaterial für die Vit.-D-Synthese und als Emulgator.

Cholin

Cholinum chloratum DAB 7 – DDR, ÖAB 9. **Cholinchlorid** DAB 7 – BRD. **Choline Chloride** NND 63.

$$\left[HO-\underset{H_2}{C}-\underset{H_2}{C}-\underset{\underset{CH_3}{|}}{\overset{\overset{CH_3}{|}}{N}}-CH_3 \right]^{\oplus} Cl^{\ominus}$$

$C_5H_{14}ClNO$ M.G. 139,63

(2-Hydroxy-äthyl)-trimethyl-ammonium-chlorid.

Gehalt. DAB 7 – BRD: Mindestens 98,0%, bezogen auf die getrocknete Substanz. DAB 7 – DDR: 99,0 bis 101,0%, der bei 105° getrockneten Substanz. ÖAB 9: 99,0 bis 100,5%.

Eigenschaften. Farblose, hygroskopische, an der Luft leicht zerfließende Kristalle, die schwach fischartig riechen und scharf salzig schmecken und oberhalb 300° allmählich verkohlen. Löslichkeit: Sehr leicht lösl. in W. und A., sehr schwer lösl. in Ae. und Aceton, praktisch unlösl. in Chlf. und Bzn. pH einer 10%igen wss. Lsg.: Etwa 4,6.

Prüflösung nach DAB 7 – BRD: 2,50 g Substanz werden zu 25,0 ml gelöst. Nach DAB 7 – DDR: 1,000 g Substanz wird in W. zu 20,0 ml gelöst.

Erkennung. 1. Aus 3,0 ml Prüflsg. fallen auf Zusatz von 2,0 ml Mayers Rg. nach einiger Zeit gelblichweiße Kristallnadeln aus (DAB 7 – BRD, ähnlich DAB 7 – DDR). – 2. 1,0 ml Prüflsg. gibt mit 0,50 ml 3 n Salpetersäure und 0,50 ml Silbernitrat-Lsg. einen weißen, sich zusammenballenden Nd. (DAB 7 – BRD, DAB 7 – DDR und ÖAB 9). – 3. 10 Tr. Prüflsg. werden nach Zusatz von 10 Tr. W. und 0,40 g Natriumhydroxid erhitzt. Die entweichenden Dämpfe färben angefeuchtetes rotes Lackmuspapier blau, es ist der Geruch des Trimethylamins wahrnehmbar (DAB 7 – DDR, ähnlich ÖAB 9). – 4. 10 Tr. Prüflsg. zeigen nach Zusatz von 1,0 ml W., 2 Tr. Cobalt(II)-chlorid-Lsg. (1,00 g/100,0 ml) und 2 Tr. Kaliumhexacyanoferrat(II)-Lsg. (5,0 g/100,0 ml) eine kräftig grüne Fbg. (DAB 7 – DDR). – 5. Versetzt man die Lsg. von etwa 5 mg Substanz in 1 ml W. mit 5 Tr. Jod-Lsg., so scheidet sich ein Perjodid in Form schwarzbrauner, grünlich schillernder Tröpfchen aus, die allmählich zu dunkelgrün glänzenden Kristallen erstarren (ÖAB 9). – 5. Erhitzt man etwa 20 mg Substanz mit 1 ml konz. Natronlauge und einigen Tr. Jod-Lsg. und erwärmt, so tritt der Geruch nach Jodoform auf (ÖAB 9).

Prüfung. 1. Aussehen der Lsg.: 5,0 ml Prüflsg. müssen klar und farblos sein (DAB 7 – BRD, DAB 7 – DDR, ähnlich ÖAB 9). – 2. Alkalisch oder sauer reagierende Verunreinigungen: Je 1,00 ml Prüflsg. darf nach Zusatz von 0,05 ml Methylrot-Lsg. II höchstens 0,10 ml 0,02 n Salzsäure bis zum Umschlag nach Rot und höchstens 0,10 ml 0,02 n Natronlauge bis zum Umschlag nach Gelb verbrauchen (DAB 7 – BRD, ähnlich ÖAB 9). – 3. Schwermetall-Ionen: 12,0 ml Prüflsg. werden nach Bd. I, 254 geprüft (DAB 7 – BRD); höchstens 0,002%, berechnet als Pb^{2+} (DAB 7 – DDR). – 4. Ammonium-Ionen, flüchtige Amine: 0,50 g Substanz werden in 10,0 ml Natriumcarbonat-Lsg. II gelöst und in dem in Bd. I, 241 angegebenen Gerät 10 Min. lang im W.-Bad auf 60° erwärmt. Angefeuchtetes rotes Lackmuspapier darf nicht blau gefärbt werden (DAB 7 – BRD, ähnlich DAB 7 – DDR und ÖAB 9). – 5. Ammonium-Ionen, primäre Amine: 5,0 ml Prüflsg. werden mit 1,0 ml der gegen Phenolphthalein-Lsg. neutralisierten Formaldehyd-Lsg. versetzt. Nach Zugabe von 0,05 ml Phenolphthalein-Lsg. dürfen höchstens 0,50 ml 0,02 n Natronlauge bis zur schwachen Rotfbg. verbraucht werden (DAB 7 – BRD, ähnlich DAB 7 – DDR). – 6. Arsen: In 4 ml der Lsg. (1 + 4) darf mit 6 ml Hypophosphit-Lsg. Arsen nicht nachweisbar sein (s. Bd. I, 243) (ÖAB 9). – 7. Acetylcholin: Eine Mischung von 2 ml der Lsg. (1 + 4) und 8 ml kohlensäurefreiem W. wird mit 5,00 ml 0,1 n Natronlauge versetzt und 30 Min. lang verschlossen stehengelassen. Hierauf titriert man mit 0,1 n Salzsäure gegen Phenolphthalein zurück. Es müssen mindestens 4,90 ml 0,1 n Salzsäure verbraucht werden (ÖAB 9). – 8. Trocknungsverlust: Höchstens 1,5%, wenn die Substanz bei 120° getrocknet wird (DAB 7 – BRD); höchstens 1,0% (DAB 7 – DDR); höchstens 2,0% (ÖAB 9). – 9. Sulfatasche: Höchstens 0,1% (DAB 7 – BRD, DAB 7 – DDR und ÖAB 9).

Gehaltsbestimmung. DAB 7 – BRD enthält eine argentometrische Bestimmung nach VOLHARD, DAB 7 – DDR und ÖAB 9 enthalten eine Bestimmung nach MOHR. Vorschrift des DAB 7 – BRD: 0,20 g Substanz werden genau gewogen, in 25 ml W. gelöst. Die Lsg. wird mit 4,0 ml 3 n Salpetersäure, 20,00 ml 0,1 n Silbernitrat-Lsg. und 5,0 ml Toluol versetzt. Nach kräftigem Schütteln wird unter Zusatz von 5,0 ml Ammonium-Eisen(III)-sulfat-Lsg. mit 0,1 n Ammoniumthiocyanat-Lsg. zurücktitriert. 1 ml 0,1 n Silbernitrat-Lsg. entspr. 3,545 mg Cl^- oder, berechnet auf die Substanz, 13,96 mg $C_5H_{14}ClNO$. Vorschrift nach DAB 7 – DDR: 0,2000 g getrocknete Substanz werden in 25,0 ml W. gelöst. Nach Zusatz von 1,00 ml Kaliumchromat-Lsg. wird die Lsg. mit 0,1 n Silbernitrat-Lsg. titriert, bis ein rotbrauner Nd. entsteht. 1 ml 0,1 n Silbernitrat-Lsg. entspr. 13,96 mg Cholinchlorid.

Aufbewahrung. Über Blaugel, vor Licht geschützt bzw. in dicht schließenden Gefäßen mit einem geeigneten Trocknungsmittel.

Nach DAB 7 – DDR ist die Substanz mindestens in Abständen von 1 Jahr auf den Trocknungsverlust zu prüfen.

Entkeimung. Lsg. können durch Erhitzen im gesätt. W.-Dampf im Autoklaven während 20 Min. bei 120° entkeimt werden (ÖAB 9).

Anwendung. Medizinisch: Als lipotroper Wirkstoff bei Fettleber, bei anderen Leberparenchymschäden; zur Anregung der Peristaltik bei Darmatonie, postoperativer Darmlähmung, auch empfohlen bei paroxysmaler Tachycardie und bei malignen Tumoren. Veterinärmedizinisch: Als ernährungsförderndes Mittel.

Dosierung. Gebräuchliche Einzeldosis: 0,5 bis 1,0 g (ÖAB 9). Nach DAB 7 – DDR: bei parenteraler Anwendung ist die Dosierung von der Konzentration und der Injektionsgeschwindigkeit abhängig.

Choline Dihydrogen Citrate NF XII 65, NND 63. Cholinum citricum. Cholindihydrogencitrat.

$$\left[\begin{array}{c} HO-CH_2-CH_2CH_3 \\ N \\ H_3C \quad CH_3 \end{array} \right]^{\oplus} C_6H_7O_7^{\ominus}$$

$C_5H_{14}NO \cdot C_6H_7O_7$ M.G. 295,29

Trimethyl-(β-hydroxyäthyl)-ammonium-dihydrogencitrat.

Gehalt. Mindestens 98% $C_{11}H_{21}NO_8$, berechnet auf die getrocknete Substanz.

Eigenschaften. Farblose, durchscheinende Krist. oder weißes krist. Pulver bzw. weiße, körnige Masse, geruchlos oder nur wenig an Trimethylamin erinnernd. Die Substanz schmeckt säuerlich und ist hygroskopisch. Löslichkeit: 1 g Substanz löst sich in etwa 1 ml W. und in etwa 42 ml A. Praktisch unlösl. in Ae., Chlf. und Bzl. Fp. 103 bis 107,5°.

Erkennung. 1. 500 mg Substanz werden in 2 ml W. gelöst und mit 3 ml Natronlauge versetzt. Man erhitzt zum Sieden, wobei der Geruch von Trimethylamin auftritt. — 2. 500 mg Substanz werden in 1 ml W. gelöst und mit 3 ml Jod-Lsg. versetzt: Es entsteht momentan ein rotbrauner Nd. Nach Zusatz von 5 ml Natronlauge löst sich der Nd. auf und die Lsg. nimmt eine klare, gelbe Farbe an. Nach dem Erhitzen zum Sieden entsteht ein blaßgelber Nd. und der Geruch von Jodoform bildet sich. — 3. Zu 2 ml Kobaltchlorid-Lsg. (T. S.) wird 1 ml der Lsg. (1 in 100) gegeben. Nach Zusatz von 2 ml Kaliumhexacyanoferrat(II)-Lsg. (1 in 50) entsteht eine smaragdgrüne Farbe. — 4. Die Substanz gibt einen positiven Citratnachweis (s. Citronensäure, Bd. II, 944ff.). — 5. pH-Wert: Die Lsg (1 + 4) zeigt einen pH-Wert zwischen 3,5 und 4,5.

Prüfung. 1. Wasser: Wird die Substanz im Vak.-Exsikkator 4 Std. über Phosphorpentoxid getrocknet oder wird der W.-Gehalt titrimetrisch bestimmt, so dürfen nicht mehr als 0,25% W. enthalten sein. — 2. Asche: Höchstens 0,05%. — 3. Schwermetalle: 2 g Substanz werden in 10 ml W. gelöst, mit 2 ml verd. Essigsäure versetzt und auf 25 ml mit W. verdünnt. Die Schwermetallgrenze in dieser Lsg. muß unter 20 ppm liegen.

Gehaltsbestimmung. Etwa 500 mg Substanz werden genau gewogen, in einen 225-ml-Erlenmeyerkolben gegeben, mit 50 ml Eisessig versetzt, bis zum Lösen auf dem Dampfbad erwärmt, auf Raumtemp. abgekühlt, mit 2 Tr. Kristallviolett-Lsg. versetzt und mit 0,1 n Perchlorsäure bis zum Umschlag nach Grün titriert. Eine Blindprobe dient zur Korrektur des Verbrauches an Normal-Lsg. 1 ml 0,1 n Perchlorsäure entspr. 29,53 mg $C_{11}H_{21}NO_8$.

Aufbewahrung. Gut verschlossen.

Anwendung. Die Substanz wird wie andere Cholinsalze verwandt: als lipotroper Faktor.

Dosierung. 2 bis 3 g in mehreren Dosen tägl. Die Substanz wird oral appliziert.

Cholinhydrogentartrat DAB 7 — BRD. Cholini bitartras Nord. 63. Cholinum bitartaricum. Cholinbitartrat. Kolinbitartrat.

$$\left[\begin{array}{c} HO-\overset{H_2}{C}-\overset{H_2}{C} \quad CH_3 \\ N \\ H_3C \quad CH_3 \end{array} \right]^{\oplus} C_4H_5O_6^{\ominus}$$

$C_5H_{14}NO \cdot C_4H_5O_6$ M.G. 253,26

(2-Hydroxy-äthyl)-trimethyl-ammonium-L-hydrogentartrat.

Gehalt. DAB 7 — BRD: Mindestens 98,0% $C_9H_{19}NO_7$, berechnet auf die getrocknete Substanz; Nord. 63: Mindestens etwa 47,5% Cholin, entspr. etwa 99,5% Cholinbitartrat.

Eigenschaften. Farblose, schwach hygroskopische Kristalle bzw. krist. Pulver, leicht lösl. in W., wenig lösl. in A., sehr schwer lösl. in Ae. und Aceton, praktisch unlösl. in Chlf. und Bzn. Fp. 147 bis 152° (DAB 7 — BRD); 147 bis 153° (Nord. 63). — pH-Wert einer 25%igen wss. Lsg.: Etwa 3,5.

Erkennung. Prüflsg.: 1,50 g Substanz werden zu 30,0 ml gelöst (DAB 7 — BRD). 1. Aus 5,0 ml Prüflsg. fallen auf Zusatz von 2,0 ml Mayers Rg. nach einiger Zeit gelblichweiße Kristallnadeln aus (DAB 7 — BRD). — 2. In 2,0 ml Prüflsg. werden nach Zusatz von 1,0 ml 3 n Schwefelsäure, 0,20 g Resorcin gelöst. Nach Unterschichten mit 5,0 ml konz. Schwefelsäure entsteht beim schwachen Erwärmen der Schwefelsäureschicht etwas unterhalb der Berührungsfläche eine rotviolette Fbg., die bei weiterem Erhitzen auf die gesamte Schwefelsäure übergeht (DAB 7 – BRD, ähnlich Nord. 63). – 3. 0,10 g Substanz werden mit 0,10 g Pikrinsäure-Lsg. in 3 ml A. erwärmt. Das entstehende Pikrat schmilzt nach dem Waschen mit Ae. und Trocknen bei 105° zwischen 247 und 251° (Nord. 63).

Prüfung. 1. Aussehen der Lsg.: 5,0 ml Prüflsg. müssen klar und farblos sein (DAB 7 – BRD, ähnlich Nord. 63). – 2. Alkalisch oder sauer reagierende Verunreinigungen: 2,0 ml Prüflsg. dürfen sich nach Zusatz von 0,05 ml Methylorange-Lsg. II weder gelb noch rot färben (DAB 7 – BRD, ähnlich Nord. 63). – 3. Schwermetall-Ionen: Die Verdünnung von 5,0 ml Prüflsg. mit 5,0 ml W. wird in 1,20 ml Thioacetamid-Rg. eingegossen. Nach 2 Min. darf die Lsg. nicht stärker gefärbt sein als eine Verdünnung von 1,20 ml Thioacetamid-Rg. mit 10,0 ml W. (DAB 7 – BRD, ähnlich Nord. 63). – 4. Ammonium-Ionen, flüchtige Amine: 0,50 g Substanz werden in 10 ml Natriumcarbonat-Lsg. II gelöst und in dem in Bd. I, 241 beschriebenen Gerät 10 Min. lang im W.-Bad bei 60° erwärmt. Angefeuchtetes rotes Lackmuspapier darf nicht gebläut werden (DAB 7 – BRD). – 5. Ammonium-Ionen, primäre Amine: 10,0 ml Prüflsg. werden nach Zusatz von 0,05 ml Phenolphthalein-Lsg. mit n Natronlauge bis zur schwachen Rotfbg. versetzt und mit 0,1 n Salzsäure gerade wieder entfärbt. Nach Zugabe von 1,0 ml einer gegen Phenolphthalein neutralisierten Formaldehyd-Lsg. dürfen höchstens 0,50 ml 0,02 n Natronlauge bis zur schwachen Rot-Fbg. verbraucht werden (DAB 7 – BRD). – 6. Trocknungsverlust: Höchstens 0,3% (DAB 7 – BRD); höchstens 1% (Nord. 63). – 7. Sulfatasche: Höchstens 0,1% (DAB 7 – BRD und Nord. 63). – 8. Chlorid: Höchstens 0,1 mg/pro g (Nord. 63).

Gehaltsbestimmung. Beide Pharmakopöen lassen eine Bestimmung im w.-freien Milieu durchführen. Vorschrift nach DAB 7 – BRD: 0,25 g Substanz werden genau gewogen, in 20,0 ml Essigsäure unter Erwärmen auf 50° gelöst. Nach dem Abkühlen auf Raumtemp. und Zusatz von 0,10 ml 1-Naphtholbenzein-Lsg. wird mit 0,1 n Perchlorsäure bis zum Umschlag nach Grün titriert. 1 ml 0,1 n Perchlorsäure entspr. 14,91 mg $(C_4H_5O_6)^-$ oder, berechnet auf die Substanz, 25,33 mg $C_9H_{19}NO_7$. Der gefundene Gehalt muß zwischen 98,0 und 101,0% liegen.

Aufbewahrung. Dicht verschlossen, vor Licht geschützt.

Anwendung. Siehe Cholinum chloratum.

Choline salicylate (BAN). Cholini salicylas. Cholinsalicylat.

$$[C_5H_{14}NO]^+ \; [C_7H_5O_3]^-$$

$C_{12}H_{19}NO_4$ \hfill M.G. 241,28

N-(2-Hydroxy-äthyl)-N,N,N-trimethyl-ammonium-salicylat.

Anwendung. Als Antipyreticum, Analgeticum und Antiphlogisticum.

Handelsformen: Actasal, Arthropan (Purdue Frederick), Mundisal (Vernleigh), Syrap (Carrion), Teejel (Purdue Frederick).

Choline Theophyllinate BP 68, BPC 68. Cholintheophyllinat.

$C_{12}H_{21}N_5O_3$ \hfill M.G. 283,3

Gehalt. Mindestens 98,5 und höchstens 101,0% $C_{12}H_{21}N_5O_3$, berechnet auf die getrocknete Substanz.

Eigenschaften. Weißes, krist., geruchloses oder schwach nach Ammoniak riechendes, schwach salzartig schmeckendes Pulver. Lösl. bei 20° in weniger als 1 T. W. und in 10 T. A. (95%), sehr wenig lösl. in Ae. und Chlf. Fp. etwa 270°.

Erkennung. 1. Siehe Theophyllin. – 2. 0,5 g Substanz werden in 2 ml W. gelöst, mit 3 ml Natronlauge versetzt und zum Sieden erhitzt. Der Geruch nach Trimethylamin entsteht. – 3. Die Lichtabsorption im Bereich von 230 bis 350 nm, gemessen in einer 2 cm dicken Schicht an einer 0,001%igen Lsg. in 0,01 n Natronlauge, zeigt nur ein Maximum bei 275 nm. Die Extinktion liegt bei 0,84. – 4. Der Schmelzpunkt, der bei der Gehaltsbestimmung erhaltenen Substanz liegt bei 270°.

Prüfung. 1. Farbe und Aussehen der Lsg.: 50 ml einer 10%igen Lsg. müssen klar und dürfen nicht stärker gefärbt sein als 50 ml einer 0,0005%igen Lsg. von Kaliumdichromat. − 2. Trocknungsverlust: Höchstens 0,5%, wenn die Substanz bei 105° bis zur Gew.-Konstanz getrocknet wird. − 3. Sulfatasche: Höchstens 0,1%.

Gehaltsbestimmung. Etwa 0,5 g Substanz werden genau gewogen, in 20 ml W. gelöst und mit 3 Tr. Bromkresolgrün-Lsg. sowie tropfenweise mit so viel 0,5 n Salzsäure versetzt, bis die Farbe nach kräftig Gelb umschlägt. Dann gibt man 5 g Natriumchlorid hinzu, schüttelt bis zur Lsg. um und extrahiert viermal mit je 25 ml einer Mischung von 3 Vol.T. Chlf. und 1 Vol.T. Isopropylalkohol. Die einzelnen Extrakte werden mit je 10 ml W. gewaschen. Nach dem Vereinigen der Extrakte dampft man auf einem W.-Bad ein und trocknet den Rückstand bis zur Gew.-Konstanz bei 105°. 1 g Rückstand entspr. 1,572 g $C_{12}H_{21}N_5O_3$.

Aufbewahrung. In gut schließenden Gefäßen, vor Licht und Luft geschützt, an einem kühlen Ort.

Anwendung. Als Bronchodilator.

Dosierung. 0,4 bis 1,6 g täglich in verschiedenen Dosen.

Bromcholinum bromatum DAB 7 − DDR. Bromcholinbromid.

$$\left[\begin{array}{c}CH_3\\CH_3-N-CH_2-CH_2Br\\CH_3\end{array}\right]^{\oplus} Br^{\ominus}$$

$C_5H_{13}Br_2N$ M.G. 247,0
N-[2-Bromäthyl]-trimethylammoniumbromid.

Gehalt. 99,0 bis 101,0% Bromcholinbromid, bezogen auf die bei 105° getrocknete Substanz.

Eigenschaften. Farbloses, krist. Pulver oder weiße Kristalle von salzig-bitterem Geschmack; Geruch höchstens schwach nach Trimethylamin. Sehr leicht lösl. in W., lösl. in A., fast unlösl. in Ae., Bzl., Chlf. und Tetrachlorkohlenstoff. Fp. etwa 235°. Die wss. Lsg. reagieren schwach sauer.

Erkennung (DAB 7 − DDR). Prüflsg.: 1,500 g Substanz werden in kohlendioxidfreiem W. zu 15,0 ml gelöst. − 1. 10 Tr. Prüflsg. werden nach Zusatz von 0,40 g Natriumhydroxid erhitzt. Die entweichenden Dämpfe färben angefeuchtetes rotes Lackmuspapier blau. Es ist der Geruch nach Trimethylamin wahrnehmbar. − 2. 5 Tr. Prüflsg. zeigen nach Zusatz von 1,0 ml W., 2 Tr. Kobalt(II)-chlorid-Lsg. (1%ig) und 2 Tr. Kaliumhexacyanoferrat(II)-Lsg. (5%ig) eine kräftig grüne Fbg. − 3. 1,0 ml Prüflsg. wird mit 10,0 ml Pikrinsäurelsg. versetzt und die Mischung mit einem Glasstab bis zur Abscheidung eines gelben krist. Nd. gerührt. Der Nd. wird in einem Glasfiltertiegel gesammelt, zweimal mit je 2,0 ml W. gewaschen und in 3,0 ml siedendem W. gelöst. Die Lsg. wird filtriert, das Filtrat bis zur Abscheidung von langen, gelben Kristallnadeln stehengelassen. Die in einem Glasfiltertiegel gesammelten, mit 2,0 ml W. gewaschenen und bei 105° getrockneten Kristalle schmelzen im Bereich von 160 bis 163°. − 4. 10 Tr. Prüflsg. werden nach Zusatz von 3,0 ml W., 5 Tr. 3 n Schwefelsäure, 3 ml Chlf. und 10 Tr. frisch bereiteter Tosylchloramid-Natrium-Lsg. (5%ig) geschüttelt. Nach dem Entmischen zeigt die Chlf.-Schicht eine rotbraune Fbg.

Prüfung (DAB 7 − DDR). 1. Unlösl. Verunreinigungen, Farbe der Lsg.: 5,0 ml Prüflsg. müssen klar und farblos sein. − 2. Ammonium, flüchtige Amine: 2,5 ml Prüflsg. werden nach Zusatz von 2,5 ml W. auf Ammonium geprüft (s. Bd. I, 241), wobei anstelle von 5,0 ml 3 n Natronlauge 1,00 g Natriumcarbonat zu verwenden ist. Das Lackmuspapier darf keine blaue Fbg. zeigen. − 3. Schwermetall-Ionen: 5 ml Prüflsg. dürfen nach Zusatz von 5,0 ml W. bei der „Prüf. auf Schwermetall-Ionen" nach Methode II (s. Bd. I, 254) weder eine Trbg. noch eine stärkere Fbg. als die Vergleichsprobe zeigen (höchstens 0,002%, berechnet als Pb^{2+}). − 4. Sulfatasche: 1,00 g Substanz wird zur Bestimmung eingesetzt. Es darf höchstens 0,10% Rückstand hinterbleiben. − 5. Trocknungsverlust: 0,400 g Substanz werden bei 105° bis zur Massenkonstanz getrocknet. Die Substanz darf höchstens 0,50% an Masse verlieren. Die getrocknete Substanz ist für die Geh.-Bestimmung aufzubewahren.

Gehaltsbestimmung (DAB 7 − DDR). 0,2000 getrocknete Substanz werden in der Mischung aus 10,0 ml Quecksilber(II)-acetat-Lsg. und 30,0 ml wss.freier Essigsäure gelöst. Nach Zusatz von 3 Tr. Kristallviolett-Lsg. wird die Lsg. mit 0,1 n Perchlorsäure bis zum Farbumschlag nach Blau titriert (Feinbürette). 1 ml 0,1 n Perchlorsäure entspr. 24,70 mg Bromcholinbromid.

Aufbewahrung. Vorsichtig, gut verschlossen.

Anwendung. Gegen Hypertonie oral anwendbar.

Dosierung. Einzelmaximaldosis: Oral, 0,015 g; Tagesmaximaldosis: Oral, 0,045 g (nach DAB 7 – DDR).

Handelsform: Die Substanz ist enthalten in Pacyl (Diwag GmbH, Berlin).

Chondria

Chondria armata (Kütz.) Okamura. Ceramiales – Rhodomelaceae. Domoi.

In den Küstengewässern Südostasiens (Süd-Kiushu-Inseln, Formosa, Polynesien, Malaiischer Archipel) vorkommend.

Rotviolette Wasserpflanze (Rotalge), etwa 5 cm lang und 2 bis 5 mm breit, getrocknet dunkelviolett.

Inhaltsstoffe. Nach Takemoto u. Daigo [Arch. Pharm. (Weinheim) *293*, 627 (1960)] Domoisäure $C_{15}H_{21}NO_6 \cdot 2\,H_2O$, Fp. 217° (Zers.).

Domoisäure

Ferner isolierten die Autoren L-Citrullin, D-Asparaginsäure, L-Glutaminsäure, β-Aminoglutarsäure und Hypoxanthin. Das Vorkommen der D-Asparaginsäure und β-Aminoglutarsäure ist deshalb bemerkenswert, weil diese Verbindungen bisher nicht im Pflanzenreich aufgefunden worden waren. L-Citrullin war als Bestandteil von Meeresalgen ebenfalls nicht bekannt.

Wirkung. Bei der Prüfung auf anthelmintische Wirksamkeit wurde drei Ascariasis-Kranken eine einmalige Dosis von je 20 mg Domoisäure verabfolgt. Bei allen drei Patienten wurde Wurmabgang beobachtet; nach drei Wochen waren im Kot keine Wurmeier mehr nachweisbar. Auch eine Abkochung der Droge (1:10) wurde pharmakologisch an 5 Personen getestet. In 3 Fällen konnte Wurmabgang erzielt werden (Prüfung über 5 Tage). Eine Kontrolluntersuchung nach 3 Wochen zeigte, daß in 4 Fällen (80%) der Kot frei von Wurmeiern war.

Anwendung. Bei der einheimischen Bevölkerung als Wurmmittel.

Bemerkung: Nach Augier [ref. Chem. Abstr. *50*, 1140 (1956)] sind in den Rotalgen der Gattung Chondria enthalten: Floridosid $C_9H_{18}O_8$, Fp. 127 bis 128,5°, ein 2-Glycerin-D-galaktosid und 2-D-Glycerinsäure-α-mannosid $C_9H_{16}O_9$, Fp. 255 bis 270° (Zers.).

Chondrodendron

Chondrodendron tomentosum Ruiz et Pav. (Botryopsis platyphylla Miers). Menispermaceae – Triclisiae.

Ein in Südamerika, besonders in Brasilien und Peru, heimischer Kletterstrauch.

Die Pflanze besitzt ganzrandige, herzförmige Blätter und Büschel von kleinen Blüten; die Frucht ist eine Steinfrucht.

Radix Chondrodendri. Radix Pareirae bravae. Pareira brava. Pareirawurzel. Grieswurzel. Pareira root.

Die getrocknete Wurzel.

Lange, grobe, meist 2 bis 5 cm dicke, fast zylindrische, knotige, mehr oder weniger gedrehte und verzweigte Stücke, außen braunschwarz bis fast schwarz, längsrunzelig und mit ringförmigen Querrunzeln und Querrissen versehen, innen gelb- oder braungrau. Der Querschnitt glänzend, wachs- oder harzartig, nur zum Teil holzig, der Bruch faserig.

Geruchlos, Geschmack intensiv bitter.

Mikroskopisches Bild. Querschnitt. Die Rinde besteht aus einer dünnen schwarzen Korkschicht und einer noch dünneren hellen Parenchymschicht, der Holzkörper aus mehreren (etwa 4 oder 5) welligen, konzentrischen oder auch etwas exzentrischen, völlig geschlossenen Schichten, getrennt voneinander durch hellere Zonen von Parenchymgewebe. In jeder der Zonen ein dünner, wellig gebogner Steinzellenring, in dessen Buchten sich nach innen je ein kleines Gefäßbündel mit einer kleinen, halbrunden, dunklen Bastkappe und einem keilförmigen, porösen Holzkörper anlegt. Zwischen den Bündeln breite Markstrahlen. Im Zentrum ein kreisrunder, strahlig gelappter Holzstrang, dessen Strahlen nicht in der Mitte zusammenfließen. Mark fehlt.

Verfälschung. Mit der Wurzel von Cissampelos pareira L., der falschen Pareirawurzel (s. d.).

Inhaltsstoffe. Die Bisbenzylisochinolin-Alkaloide Isochond(r)odendrin (Isobebeerin) $C_{36}H_{38}N_2O_6$, Fp. 305°, Curin [L-Bebeerin], $C_{36}H_{38}N_2O_6$, Fp. 213°, Chond(r)ocurin $C_{36}H_{38}N_2O_6$, Fp. 232 bis 234°, Norcycleanin $C_{37}H_{40}N_2O_6$, Fp. 249 bis 251°, Cycleanin [Methylchond(r)-odendrin] $C_{38}H_{48}N_2O_6$, Fp. 272°, D-Tubocurarin $C_{38}H_{44}N_2^{\oplus\oplus}O_6$, Fp. 274 bis 275° (Dichlorid), L-Tubocurarin $C_{38}H_{44}N_2^{\oplus\oplus}O_6$, Fp. 274 bis 275° (Dichlorid), und Chond(r)ocurarin $C_{38}H_{44}N_2^{\oplus\oplus}O_6$, Fp. 277 bis 280° (Dijodid). Ferner die Alkaloide Tomentocurin, Fp. 265°, und N-Benzyl-phthalimid $C_{15}H_{11}NO_2$, Fp. 115°. – Außerdem der Bitterstoff Pelonin und Gerbstoffe. – Nach älteren Angaben noch die Alkaloide Buxin und Pelosin; letzteres wurde fälschlicherweise als identisch mit Bebeerin angesehen.

Chond(r)ocurin

Tubocurarin : R = CH$_3$; R' = H
Chond(r)ocurarin : R = H ; R' = CH$_3$

Aufbewahrung. Separandum.

Anwendung. In der Homöopathie bei Cystitis, Urethritis, Nieren- und Blasensteindiathesen. In Brasilien als Diureticum, Emmenagogum und Febrifugum. Zur Gewinnung von Tubocurarinchlorid (s. d.).

Pareira brava HAB 34.
Getrocknete Wurzel.

Arzneiform. Tinktur nach § 4 mit 60%igem Weingeist.
Trockenrückstand 1,18 bis 2,20%. Spez. Gew. 0,879 bis 0,901.

Arzneigehalt. 1/10.

Pareira brava HPUS 64. Pareira.
Die getrocknete Wurzel.

Arzneiform. Urtinktur: Arzneigehalt 1/10. Pareira brava, mäßig grob gepulvert 100 g, dest. Wasser 300 ml, Alkohol USP (94,9 Vol.-%) 730 ml zur Bereitung von 1000 ml der Tinktur. – Dilutionen: D 2 (2×) enthält 1 Teil Tinktur, 2 Teile dest. Wasser, 7 Teile Alkohol; D 3 (3×) und höher mit Alkohol HPUS (88 Vol.-%). – Medikationen: D 3 (3×) und höher. – Triturationen: D 1 (1×) und höher.

Bemerkung: Der aus Zweigen und Rinde von verschiedenen Chondrodendron-Arten gewonnene, wäßrige Extrakt stellt ein Curare dar, die sog. „Serpa", mit denselben Alkaloiden, wie sie auch in der Wurzel vorhanden sind. Die Alkaloide sind quartäre Ammoniumverbindungen; ihre Stickstoffatome haben voneinander einen Abstand von 14 Å, der für den muskelrelaxierenden Effekt verantwortlich ist. Weiteres siehe Curare.

Intocostrin war eine sterilisierte wäßrige Lösung eines Curareextraktes aus Chondrodendron tomentosum, physiologisch und biologisch standardisiert auf einen Gehalt von 20 Einheiten pro ml. Als Einheit wird diejenige Menge Lösung definiert, die am lebenden Kaninchen entsprechend 0,15 mg Tubocurarinchlorid-pentahydrat ein Fallenlassen des Kopfes bewirkt.

Chondrodendron platyphyllum MIERS.
Heimisch in Brasilien.

Inhaltsstoffe. In den Blättern das Alkaloid Chondrofolin $C_{35}H_{36}N_2O_6$, Fp. 135°, ferner D-Isochond(r)odendrin, Curin, L-Isococlaurin [THORNBER: Phytochemistry 9, 157 (1970)].

Chondrofolin

Radix Chondodendri. Abútua. Baga da Praia. Bútua. Abutua Brasil 2.

Inhaltsstoffe. Bisbenzylisochinolinalkaloide.

Prüfung. Max. Aschegehalt 5%, Brasil. 2.

Aufbewahrung. Separandum.

Pulvis Chondrodendri.
Po de Abútua Brasil. 2.

Die Droge wird pulverisiert und das Pulver durch Sieb Nr. 60 gesiebt. Es ist dunkelbraun bis schwarz und schmeckt stark bitter.

Aufbewahrung. Vor Insekten geschützt und in gut beschrifteten und datierten Gefäßen. Separandum!

Anwendung. Zur Gewinnung der Alkaloide und von Curare. In Brasilien als Diureticum, Emmenagogum und Febrifugum.

Chondrodendron limaciifolium (DIELS) MOLDENKE.
Heimisch in Südamerika.

Inhaltsstoffe. In der Pflanze Isochond(r)odendrin und zwei wahrscheinlich auch zu den Bisbenzylisochinolin-Alkaloiden gehörende Basen mit unbekannter Struktur: Base A, $C_{36}H_{38}N_2O_6$, Fp. 270 bis 300°, und Base B, $C_{35}H_{36}N_2O_8$ (?), Fp. etwa 230°.

Anwendung. Liefert Curare.

Chondrodendron candicans SANDWITH.
Heimisch in Südamerika.

Inhaltsstoffe. In der Pflanze Isochond(r)odendrin, D-Bebeerin.

Chondrodendron filipendulum (MART.) DIELS (Cocculus filipendula MART.).
Heimisch in Brasilien.

Anwendung. Als Diureticum. Vorsicht!

Chondrodendron microphyllum (EICHL.) MOLDENKE.
Heimisch in Brasilien.

Inhaltsstoffe. In der Pflanze D-Isochond(r)odendrin, D-Bebeerin und L-Isococlaurin [THORNBER: Phytochemistry 9, 157 (1970)].

Anwendung. Liefert Curare.

Chondodendron toxiferum (WEDD.) KRUK et MOLD.
Heimisch in Brasilien.

Inhaltsstoffe. Curin, Isochond(r)odendrin und Toxicoferin, Fp. 286°, ein Komplex (1:1) von Curin und L-Tubocurin [CAVA et al.: Phytochemistry 8, 2341 (1969)].

Anwendung. Liefert Curare.

Chorisia

Chorisia speciosa ST. HIL. Bombacaceae – Bombaceae.
Heimisch in Brasilien, vielfach dort kultiviert.

Inhaltsstoffe. In den Samen 14% gelbes, geruchloses, mildschmeckendes Fett. In den Blättern Rhoifolin (Apigenin-7-neohesperidosid), Fp. 245° [COUSSIO: Chem. Abstr. 66, 44233 (1967)].

Flores Chorisiae. Chorisiablüten.
Paineira Brasil. 1.

Anwendung. In Brasilien arzneilich.

Chorisia peckoltiana MART.
Heimisch in Westindien.

Inhaltsstoff. In den Samen etwa 14% fettes, aromatisch duftendes Öl.

Anwendung. Die Bastfasern als Polstermaterial.

Chromazurol

Chromazurol S. Eriochromuzurol S.

$C_{23}H_{13}Cl_2Na_3O_9S$ M.G. 605,31
Dichlordimethyl-hydroxysulfo-fuchsondicarbonsäure-trinatriumsalz.

Eigenschaften. Braunschwarzes Pulver, lösl. in W., schwerlösl. in A. Die Farbe der Lsg. ändert sich in Abhängigkeit vom pH-Wert. Die Handelsware enthält ein Sulfat zur Einstellung der Farbstärke.

Anwendung. Als Metallindikator zur Bestimmung von Aluminium, Eisen und Kupfer in der Komplexometrie. Zum Nachweis von Beryllium und zur Bestimmung von Fluoriden.

Aufbewahrung. Gut verschlossen.

Chromium

Chromium. Chrom.

Cr   A.G. 51,99

Gewinnung. Das Metall wird nach dem Goldschmidtschen Thermitverfahren gewonnen, durch Reduktion von Chromoxid mit Aluminium. Da die Reaktionswärme über den Schmelzpunkt des Chroms steigt, erhält man das Chrom in geschmolzenem Zustand.

Vorkommen. Die Substanz kommt in der Natur hauptsächlich als Chromeisenstein (Chromit FeO·Cr_2O_3) in Südafrika, Rhodesien und der UdSSR, seltener als Rotbleierz ($PbCrO_4$) in Brasilien und Transvaal vor.

Eigenschaften. Stahlgraues, glänzendes, dehn- und schmiedbares Metall, das sich bei Raumtemp. weder an der Luft noch durch W.-Einwirkung verändert. Die Substanz ist lösl. in verd. Salz- und Schwefelsäure, praktisch unlösl. in Salpetersäure. Sie wird durch wss. Alkali- und Alkalicarbonat-Lsg. angegriffen. Fp. etwa 1920°; Kp. etwa 2480°; $d = 7{,}1$.

Erkennung. Siehe Chromtrioxid.

Anwendung. Das reine Metall findet kaum Verwendung. In Legierungen mit Eisen, Stahl, Kupfer, Nickel, Aluminium u.a. Metallen dient es zur Herst. von bes. harten Stählen und rostschützenden Überzügen. Stahl- und Eisengegenstände werden auch elektrolytisch verchromt.

Chromium trioxydatum DAB 7 – DDR. Chromii Trioxydum Ned. 6. Chromi trioxidum Nord. 63. Chromium Trioxide BPC 68. Acidum chromicum. Anhydridum acidi chromici. Chromsäureanhydrid. Chromtrioxyd. Chrom(VI)-oxid.

CrO_3 M.G. 100,01

Gehalt. DAB 7 – DDR: 98,0 bis 102,0%; BPC 68: Mindestens 97%. Ned. 6: Mindestens 98,0%. Nord. 63: Etwa 99,5%.

Eigenschaften. Dunkelbraunrote Krist., stark hygroskopisch, an der Luft zerfließend, geruchlos, sehr leicht lösl. in W., unter Bildung von Chromsäure und Dichromsäure-Lsg. Die Substanz ist ein starkes Oxydationsmittel und unverträglich mit org. Substanzen, Fp. = 198°.

Erkennung. 1. 0,500 g Substanz werden in einem Porzellantiegel 10 Min. geglüht. Nach dem Erkalten zeigt der Rückstand eine graugrüne Fbg. Der Rückstand ist für die „Prüf. auf Alkalichromate" aufzubewahren (DAB 7 – DDR). – 2. 1,0 ml Prüflg. wird nach Zusatz von 4,0 ml W., 1,0 ml 3 n Schwefelsäure, 5,0 ml Ae. und 2 Tr. konz. Wasserstoffperoxid-Lsg. geschüttelt. Nach dem Entmischen zeigt die Ae.-Schicht eine blaue Fbg. Prüf.-Lsg.: 0,250 g Substanz werden in W. zu 25,0 ml gelöst (DAB 7 – DDR, ähnlich BPC 68). – 3. Neutralisiert man die wss. Lsg. mit Natronlauge und versetzt mit Bleiacetat-Lsg., so bildet sich ein gelber Nd. (BPC 68).

Prüfung. Nach DAB 7 – DDR: 1. Unlösl. Verunreinigungen: 1,00 g Substanz wird in 10,0 ml W. gelöst. Die Lsg. muß klar sein. – 2. Alkalichromate: Der Rückstand von 1 (s. Erkennung) wird gepulvert und nach Zusatz von 15,0 ml heißem W. 5 Min. geschüttelt. Die Mischung wird filtriert und das Filter mit 5,0 ml heißem W. gewaschen. Die vereinigten Filtrate werden zur Trockne eingedampft. Es dürfen höchstens 0,0020 g Rückstand verbleiben. – 3. Sulfat: 10,0 ml Prüf.-Lsg. dürfen bei der „Prüf. auf Sulfat" (Bd. I, 263) im Vergleich zu 10,0 ml Prüf.-Lsg. keine Trbg. zeigen. – Nach BPC 68: 4. Wasserlösl. Asche: Höchstens 2,0%, bestimmt nach der folgenden Methode: 1 g Substanz wird genau gewogen, auf Rotglut erhitzt, abgekühlt und der erhaltene Rückstand mit heißem W. extrahiert. Nach Filtration wird zur Trockne eingedampft und der Rückstand bei 105° konstant getrocknet.

Gehaltsbestimmung. 0,5000 g Substanz werden in W. zu 100,00 ml gelöst. 10,00 ml der Lsg. werden in einem mit Glasstopfen verschließbaren 200-ml-Erlenmeyerkolben mit 1,00 g Kaliumjodid sowie 8,0 ml 3 n Salzsäure versetzt und vor Licht geschützt 5 Min. stehengelassen. Nach Zusatz von 50 ml W. und 2,0 ml Stärke-Lsg. wird die Lsg. mit 0,1 n Natriumthiosulfat-Lsg. bis zum Farbumschlag nach Grün titriert. 1 ml 0,1 n Natriumthiosulfat-Lsg. entspr. 3,333 mg Chromtrioxid (DAB 7 – DDR, ähnlich BPC 68).

Aufbewahrung. In sehr gut verschlossenen Gefäßen, vor Staub und Feuchtigkeit geschützt in Glasgefäßen.

Anwendung. Medizinisch: Die Substanz wird äußerlich als solche oder als 50%ige Lsg. zum Ätzen von Warzen und Wucherungen verwendet. Außerdem zur Stillung von Blutungen z.B. in der Zahnheilkunde, zur Unterdrückung von Fußschweiß (als 5%ige Lsg.), als Diagnosticum bei Substanzverlusten der Schleimhäute (2%ige Lsg.). Veterinärmedizinisch: Äußerlich als Ätzmittel bei Neubildungen, Strahlkrebs usw. in Form von 10- bis 33%igen Lsg., Stäbchen oder Salben. Als Adstringens bei nässenden Ekzemen (als 1- bis 5%ige Lsg.) und bei Schlangenbiß (1%ige Lsg.). Technisch: Als Oxydationsmittel in der präparativen Chemie, in der Färberei und Gerberei, zum Verchromen von Metallen, zum Füllen galvanischer Elemente, zum Ätzen von Kupfer, Bronze und Leichtmetallen, zum Bleichen von

Erdwachsen, zum Härten mikroskopischer Präparate und als Rg. in der analytischen Chemie. *Gegenmittel bei Vergiftungen.* Eiweiß, Milch, Calcium Saccharat. (Innerlich können 0,6 g bereits tödlich wirken.)

Chromotropsäure

Chromotropsäure DAB 7 – BRD. Chromotropic Acid USP XVIII. Acidum chromotropicum.

$$[O_3S\text{-naphthalene-}SO_3]^{2\ominus} \cdot 2Na^{\oplus} \cdot 2H_2O$$

$C_{10}H_6Na_2O_8S_2 \cdot 2H_2O$ \hfill M.G. 400,3

4,5-Dihydroxy-naphthalin-2,7-disulfonsäure, Dinatrium-Salz.

Bemerkung: Die Substanz ist im DAB 7 – BRD und in der USP XVIII als Reagens aufgeführt, nicht als Arzneimittel.

Eigenschaften. Gelbliches bis graubräunliches Pulver, lösl. in W.

Erkennung. 1. Die Lsg. (1 in 500) nimmt auf Zusatz von 5 ml Natronlauge eine violettrote Farbe an (USP XVIII). – 2. Versetzt man die Lsg. von 1 mg Substanz in 10 ml W. mit 1 Tr. Eisen(III)-chlorid-Lsg., so entsteht eine grasgrüne Fbg. (USP XVIII).

Prüfung. Prüflsg. nach DAB 7 – BRD: 1,00 g Substanz wird zu 20,0 ml gelöst. – 1. Aussehen der Lsg.: 5,0 ml Prüflsg. müssen klar sein. – 2. Sulfat-Ionen: 10,0 ml Prüflsg. werden nach Bd. I, 263 geprüft (DAB 7 – BRD). – 3. Empfindlichkeitsprüfung mit Formaldehyd: 5,0 ml einer Lsg. von 5,0 mg Substanz in 10,0 ml 80%iger Schwefelsäure werden mit 1 µg Formaldehyd in 0,10 ml W. versetzt. Nach 10 Min. langem Erwärmen auf 60° muß sich die Lsg. violett färben (DAB 7 – BRD, ähnlich USP XVIII).

Anwendung. Die Säure wird zu direktem Anfärben von Wolle verwendet. Das Natriumsalz zur Herst. von Farbstoffen, als Reagens auf Ag, B, Cr, Hg, Ti und NO_3-Ionen. Die wichtigste pharmazeutische Anwendung ist die des Nachweises von Formaldehyd.

Chrysanthemum

Chrysanthemum cinerariifolium (TREV.) VIS. [Pyrethrum cinerariifolium TREV., Chrysanthemum cinerariaefolium (TREV.) VIS. oder BENTH. et HOOK., Ch. turcanum VIS., Pyrethrum villemolti DURCH.]. Asteraceae – Asteroideae – Anthemideae. Dalmatinische Insektenblume. Dalmatinische Insektenpulverpflanze. Aschblättrige Wucherblume. Pyrèthre. Piretro della razzia. Piretro di Dalmazia. Crisantemo di Dalmazia. Cvet od Buhaca.

Heimisch in Jugoslawien. An der jugoslawischen Adriaküste vom Velebitgebirge bis zum Bojanafluß, ostwärts bis zur Herzegowina und Südkroatien. Dort wildwachsend, in Istrien kultiviert. Die Hauptanbaugebiete liegen zwischen Dubrovnik und Split sowie auf den der Küste vorgelagerten dalmatinischen und istrianischen Inseln. Weitere Anbaugebiete für Chrysanthemum-Arten sind in Afrika Kenia, das Kongogebiet, Ruanda-Urundi, Tanganjika und Madagaskar; in Amerika Kalifornien, Mexiko, Ecuador, Chile und Brasilien; in Asien Kaschmir, Indien, Japan und China.

Pflanze 6 bis 12 Jahre ausdauernd, bis 1 m hoch, stark aromatisch duftend. – Laubblätter großenteils grundständig, grauseiden behaart, fiederspaltig. – Blütenstengel schwach beblättert, hohl. Köpfchen langgestielt. Blütenboden flach oder etwas kegelförmig (Abb. 100). Hüllblätter 4 bis 10 mm lang, außen gelb oder gelbbräunlich, innen glänzend strohgelb, am Rande trockenhäutig. Scheibenblüten gelb, Zungenblüten weiß, mit 4 Hauptnerven und 3 Endzähnen. – Früchte fünfrippig, mit glockenförmigem, am Rande unregelmäßig eingeschnittenem Kelchsaum, an der Oberfläche mit Öldrüsen, im Inneren von Sekretbehältern durchzogen.

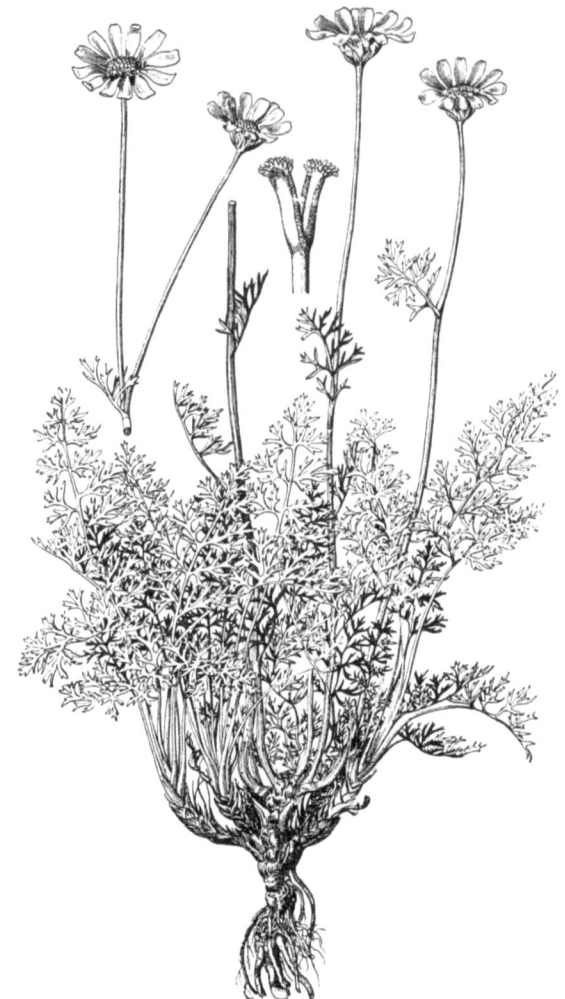

Abb. 100. Chrysanthemum cinerariifolium. Blühende Pflanze (nach Hegi).

Chrysanthemum coccineum Willd. [Ch. roseum Adams, Ch. roseum Web. et Mohr, Ch. roseum Lindl. non Bieb., Ch. carneum (M. B.) Steud., Pyrethrum roseum (Adams) M. B., P. carneum M. B., P. coronopifolium Willd.].

Chrysanthemum marschallii Aschers. (Ch. coccineum Sims non Willd., Pyrethrum roseum Bieb. non Web. et Mohr).

Beide heimisch im Kaukasus, in Armenien und Nord-Persien; in Frankreich, Algerien und Kalifornien im großen kultiviert, als Zierpflanze im übrigen Europa verbreitet. An trockenen Felshängen im Kaukasus auf Höhen von etwa 2000 m bzw. 2900 m.

Unterschied zwischen beiden Pflanzen: Chrysanthemum coccineum hat einfach fiederschnittige Laubblätter, während Chr. marschallii doppelt fiederschnittige besitzt. Gemeinsam sind beiden rosenrote bis fleischfarbene oder purpurne (auch weiße) Strahlenblüten, größere Köpfe (4,5 bis 6,5 cm im Durchmesser), stets schwarz gesäumte Hüllblätter und viel-(neun- bis zehn)rippige Früchte.

Diese drei Pflanzen liefern fast ausschließlich:

Flores (Flos) Pyrethri. Flores Chrysanthemi. Flores Chrysanthemi (Pyrethri) cinerariifolii (cinerariaefolii). Flores Chrysanthemi (Pyrethri) dalmatini (persici, caucasici). Flores (Flos) Chrysanthemi (Pyrethri) insecticidi. Flores insectorum. Pyrethri flos. Pulvis florum Chrysanthemi (Pyrethri). Pulvis insectorum. Insektenblüten. Dalmatinische (montenegrinische) und kaukasische (persische) Insektenblüten. Chrysanthemen(um)blüten. Pyrethrumblüten. Insektenpulver. Pyrethrum flower. Insect flowers. Insect powder. Dalmatin insect flowers. Pyrethrum flower heads. Fleur de pyrèthre. Pyrèthre de Dalmatie. Poudre persanne. Fiore di piretro. Piretro. Polvo insecticida. Polvos de Persia.

Flores Chrysanthemi cinerariifolii Erg.B. 6. Flores Pyrethri cinerariaefolii Ross. 9. Flores Pyrethri Ned. 5. Flos Pyrethri ÖAB 9, Helv. V. Pyrethri Flos Jug. II, Jap. 62. Pyrethrum Ind. P. 66, Ind. P.C. 53. Pyrethrum Flower BPC 54. Pyrethrum Flowers NF X. Piretro Chil. III, Brasil. 1. Chrysanthème insecticide CF 65.

Erg. B. 6, Helv. V, ÖAB 9, Ross. 9, BPC 54, CF 65, Jap. 62, Jug. II, Ind. P. 66, Ind. P. C. 53 und Ned. 5 fordern als Stammpflanze Chrysanthemum cinerariifolium, Chil. III und NF X nennen die drei oben genannten Pflanzen.

Die Arzneibücher verlangen für die Droge folgende Beschaffenheit: Die getrockneten, geschlossenen oder halbgeöffneten Blüten Erg. B. 6, Ind. P. 66, Ind. P. 53. – Das getrocknete, vollaufgeblühte Blütenkörbchen Helv. V. – Das getrocknete, höchstens halbgeöffnete Blütenkörbchen ÖAB 9. – Die getrockneten, geöffneten oder halbgeöffneten Blütenkörbchen Jug. II. – Die Blütenköpfchen während der vollen Blüte Ross. 9. – Die Blüten oder Blütenköpfchen Chil. III, NF X, BPC 54.

Trocknung. Den höchsten Pyrethringehalt erhält man beim Trocknen im Schatten [LIEWEG et al.: Chem. Abstr. 70, 112349 x (1969)].

Beschreibung. Chrysanthemum cinerariifolium: Der niedergedrückte, halbkugelige, bis 1 cm Durchmesser erreichende Hüllkelch wird aus 4 bis 6 mm langen, hellbräunlichen, am Rande und an der Spitze weißlich trockenhäutigen, lanzettlich spatelförmigen Blättchen gebildet. Der nackte, flache Blütenboden trägt 15 bis 20 weiße, weibliche, bis 1,8 cm lange, bis 4 mm breite, an der Spitze dreizähnige Randblüten und zahlreiche gelbe, zwittrige Röhrenblüten von bis 6 mm Länge. Die Zunge der Randblüten mit 4 spitzbogenbildenden Hauptnerven. Der etwa 3 mm lange Fruchtknoten hat 5 fast flügelartig vorspringende Rippen und ist an der Spitze von einem schmalen, häutigen, unregelmäßig gezähnten Kelchsaum gekrönt, der länger ist als die Röhre der Blumenkrone. Fruchtknoten und Blüten sind mit Drüsenhaaren besetzt.

Chrysanthemum coccineum: Der nackte, halbkugelige Blütenboden trägt 20 bis 30 rote oder weiße, weibliche, bis 2,6 cm lange, bis 9 mm breite Randblüten und zahlreiche gelbe, zwittrige, bis 5 mm lange Röhrenblüten.

Chrysanthemum marschallii: Randblüten 2,2 cm lang und 8 mm breit. In der Nervatur 4 Hauptnerven, die mit Nebenästen an der Spitze 6 Spitzbogen bilden. Die Achänen grünlichgelbbraun, unregelmäßig vier- bis fünfkantig, acht- bis zehnriefig, mit Krönchen.

Insektenblüten reizen zum Niesen. Geruch eigenartig gewürzhaft; Geschmack leicht bitter, etwas kratzend, gewürzhaft.

Mikroskopisches Bild. Alle Teile des Blütenkörbchens tragen reichlich „Compositendrüsen" mit etagenförmig angeordneten Zellen. Die Hüllkelchblätter bestehen aus langgestreckten, unverdickten Randzellen und im Inneren aus einer Sklerenchymplatte mit knorrigen Bastfasern und getüpfelten Stab- und Steinzellen. Die Epidermiszellen besitzen eine kutikulare Streifung; die charakteristischen Haare bestehen aus einem zwei- bis vierzelligen, kurzen Stiel und einer quergestellten, beiderseits spitz zulaufenden Endzelle (T-Haare). Die Epidermiszellen der Korollblätter der Zungen- und Röhrenblüten weisen kutikular gestreifte Papillen auf. In der Fruchtknotenwand kommen reichlich Einzelkristalle aus Calciumoxalat vor. Die Staubblätter lassen ein gut ausgebildetes Endothezium, verdickte Zellen der Konnektivzipfel und zahlreiche kugelige, bis 40 µm große, dreiporige Pollenkörner mit grobstacheliger Exine erkennen.

Pulverdroge. Graugelb, nicht gelb. Starkes Überwiegen der dünnwandigen Blütenelemente. – T-förmige Haare von der Epidermis der Hüllkelchblätter mit zwei- bis vierzelligem, kurzem Stiel und langer, spindelförmiger, derbwandiger Endzelle (letztere häufig abgefallen und im Pulver freiliegend). – Fetzen des Mittelgewebes der Hüllkelchblätter mit Steinzellen; einzelne Steinzellen und Steinzellengruppen. – Fragmente der Zungenblüten, die Zellen der oberen Epidermis zu breiten, fast halbkugeligen, fein gestreiften Papillen entwickelt. – Fragmente der Epidermis des Fruchtknotens der Scheibenblüten mit in der

Flächenansicht ellipsoidischen, von der Seite gesehen kurzkeuligen, blasigen Asteraceendrüsenschuppen mit 4 bis 6 in 2 bis 3 Etagen angeordneten Sekretzellen. — Gewebsfragmente des Fruchtknotens und der Blumenkrone mit Calciumoxalat in Form rhomboederähnlicher oder prismatischer Einzelkristalle und seltener, sehr kleiner Kristalldrusen; freiliegende Calciumoxalatbildungen. — Fragmente zarter Gefäßbündel und Stücke von Sklerenchymfasergruppen. — Zahlreiche kugelige, stachelig umrandete, dreiporige, gelbbräunliche Pollenkörner.

Verfälschungen. Mit den Blüten folgender Asteraceen: 1. Chrysanthemum leucanthemum L., Wiesenmargerite; liefert die sog. falschen Insektenblüten (s. u.). — 2. Chrysanthemum vulgare (L.) BERNH., Rainfarn. — 3. Matricaria chamomilla L., echte Kamille. — 4. Anthemis nobilis L., Römische Kamille, und andere Anthemis-Arten. — 5. Calendula officinalis L., Gartenringelblume. — Ferner mit Folia Sennae, Quillaja-, Euphorbium-, Aloe-, Gelbholz- und Curcumapulver sowie mit Chromgelb. Verschiedene Arzneibücher (ÖAB 9, Helv. V, CF 65) geben auch Chrysanthemum coccineum und Ch. marschallii als Verfälschung an.

Inhaltsstoffe. 0,4 bis 2% Pyrethrine und Cinerine, von denen über 90% in den Fruchtknoten, wenig in den Hüllkelchen und Stielen und nur Spuren in den Blumenkronen enthalten sind. Pyrethrine und Cinerine sind Ester der isoprenoiden Säuren Chrysanthemsäure (Chrysanthemummonocarbonsäure) und Pyrethrinsäure (Methylester der Chrysanthemumdicarbonsäure) mit den Alkoholen Pyrethrolon und Cinerolon, die beide einen Cyclopentenring enthalten.

Pyrethrolon : R= CH=CH$_2$ (I)
Cinerolon : R= CH$_3$ (II)   Chrysanthemsäure : R=CH$_3$ (IV)
Jasmolon   : R= C$_2$H$_5$ (III) Pyrethrinsäure   : R=COOCH$_3$ (V)

Pyrethrin I (Ester von I mit IV, C$_{21}$H$_{28}$O$_3$)

Pyrethrin II (Ester von I mit V, C$_{22}$H$_{28}$O$_5$) : R$_1$=CH=CH$_2$; R$_2$=COOCH$_3$
Cinerin I (Ester von II mit IV) : R$_1$=CH$_3$; R$_2$=CH$_3$
Cinerin II (Ester von II mit V) : R$_1$=CH$_3$; R$_2$=COOCH$_3$

Jasmolin I: Ester von III mit IV; Jasmolin II: Ester von III mit V. — Ferner Pyrethrosin, ein C$_{15}$-Lacton mit einem Gujanolid-Skelett und Pyrethrol, Fp. 220°. CASTILLE [An. Acad. Farm. (Madr.) *32*/2, 121 (1966); ref. Chem. Abstr. *66*, 65658 c (1967)] stellte folgende Strukturformeln auf:

Pyrethrosin   Pyrethrol

D,L- und L-Stachydrin $C_7H_{18}NO_2$, Fp. 235° (Zers.), ein Pyrrolidinalkaloid (Mischung von Stachydrin und Cholin = Chrysanthemin der älteren Autoren), Pyrethrol, nach HERZ u. MIRRINGTON [J. pharm. Sci. *55*, 104 (1966)] identisch mit Taraxasterin $C_{30}H_{50}O$, Fp. 217 bis 219° (der Name Pyrethrol kann aus der Literatur gestrichen werden), ein Phenol (verursacht Dermatitis bei empfindlichen Personen), dessen Methyläther die Zusammensetzung $C_{12}H_{18}O_4$ hat; Chrysanthin $C_{17}H_{22}O_5$, Fp. 200°; Chrysanthen $C_{18}H_{35}O$, Fp. 80°; 0,3% ätherisches Öl; Fettsäuren (40% des Extraktes) von C_{14} bis C_{30}, davon 18% nicht Hydroxyfettsäuren, u. a. Palmitin-, Stearin-, Öl-, Linol- und Linolensäure [HEAD: J. Agric. Food Chem. *16*, 762 (1968)], Harzsäuren, Harz, Azelainsäure $C_9H_{16}O_4$, Gerbstoff, Wachs und Zucker und Cerylalkohol. DOSKOTCH et al. [Canad. J. Chem. *47*, 1139 (1969)] isolierten (+)-Sesamin und β-Cyclopyrethrosin aus den Blüten.

In der Droge sind durchschnittlich 0,69% Pyrethrin I und 0,64% Pyrethrin II enthalten. Nach BAUER [Pharm. Zentralh. *81*, 113 (1940)] beträgt der Gehalt an Pyrethrin I und II aus Proben des Handels durchschnittlich 0,40%. Die in Deutschland kultivierte Droge Chrysanthemum cinerariifolium enthielt maximal 0,90% Pyrethrin I bei einem Gehalt von 0,69% Pyrethrin II. Der höchste Gehalt an Pyrethrin II wurde mit 0,90% gefunden bei einem Gehalt von 0,76% Pyrethrin I. Da Pyrethrin I giftiger ist als Pyrethrin II, ist die Feststellung des prozentualen Anteils der beiden Komponenten für die Beurteilung der Droge wesentlich.

Prüfung. Mindestgehalt an Pyrethrin I und II: 1% ÖAB 9 (davon mind. die Hälfte Pyrethrin I), BPC 54; 0,8% Jug. II; 0,7% Ind. P. 66; 0,5% NF X, Ross. 9; 0,4% Ind. P. C. 53; 0,3% Ross. 9 (kaukasische Droge). – Ätherlöslicher Extraktgehalt mind. 5% Helv. V (10 g Droge mit 50 ml Äther im Soxhlet), ÖAB 9 (Extraktion in der Wärme), Chil. III; 7% Jug. II (Soxhlet). – Max. Aschegehalt 5% Jap. 62; 8% Erg.B. 6, ÖAB 9, Jug. II, Ross. 9, Ind. P. 66, Ind. P. C. 53; 8,5% Helv. V, Chil. III. – Säureunlösliche Asche max. 0,5% Jap. 62; 1% BPC 54, Ind. P. 66, Ind. P. C. 53; 2% NF X, Ross. 9. – Max. Feuchtigkeitsgehalt 9% Ross. 9 (Pulver); 11% Jug. II; 12% Ross. 9 (Ganzdroge), Jap. 62 (2 g, 100°, 6 Std.). – Fremde org. Beimengungen max. 1,5% Ross. 9; 2% ÖAB 9, Jap. 62, NF X (mit Ausnahme von Stielen), Ind. P. C. 53 (mit Ausnahme von Stengeln). – Mineralische Beimengungen max. 0,5% Ross. 9. – Stengel und Blütenstiele max. 5% NF X, Ind. P. 66, Ind. P. C. 53. – Braungefärbte Teile max. 5% Ross. 9. – Köpfchen mit Stielen, die länger als 2 cm sind, max. 5% Ross. 9. – Blütenköpfchen mind. 65% Ross. 9. – Ross. 9 stellt für Blütenköpfchen, deren Stengel länger als 20 cm sind, folgende eigene Forderungen auf: Mindestgehalt an Pyrethrin I 0,3%. – Max. Feuchtigkeitsgehalt 12%. – Fremde org. Beimengungen 2,5%. – Mineralische Beimengungen max. 1%. – Blütenköpfchen und ihre Teile mind. 45%, mind. 65% ganze Köpfchen. – Braungefärbte Teile max. 5%. – Stengel müssen zwischen 20 und 25 cm lang sein.

Prüfung auf Chrysanthemum roseum und Ch. marschallii. Blütenköpfchen mit mehr als 20 rosa bis rot gefärbten Zungenblüten dürfen nicht vorhanden sein, ÖAB 9, Helv. V, CF 65.

Gehaltsbestimmung. Die Gehaltsbestimmung des Pyrethrin I, die auf der Bestimmung der gesamten Chrysanthemsäure beruht, schließt Cinerin I, das als Säurekomponente ebenfalls Chrysanthemsäure enthält, mit ein. Die zweite Gruppe der Ester (s. auch Formelbild) besteht aus Pyrethrin II und Cinerin II, die beide als Säurekomponente Pyrethrinsäure enthalten. Daher ist bei der Pyrethrin II-Bestimmung, die die gesamte Pyrethrinsäure erfaßt, Cinerin II mit eingeschlossen.

NF X: Pyrethrin I: Etwa 15 g Pyrethrumblüten, feingepulvert (genau gewogen), werden in einem Soxhlet- oder ähnlichem Dauerextraktionsapparat 7 Std. mit Benzin extrahiert. Das Benzin wird auf dem Wasserbad abgedampft und nicht länger erhitzt, als zum Entfernen des Lösungsmittels erforderlich ist. Es darf kein Luftstrom zur Beschleunigung der Verdampfung angewendet werden. Dem Rückstand werden 20 ml 0,5n alkoholische Natronlauge zugesetzt und die Mischung 1 bis $1^1/_2$ Std. am Rückflußkühler mäßig gekocht. Die Mischung wird in ein 500-ml-Becherglas überführt und mit Wasser auf 200 ml aufgefüllt. Nach Zugabe einiger Glasperlen wird auf etwa 150 ml vorsichtig eingekocht, die Mischung in einen 250-ml-Meßkolben überführt und 1 g gereinigte Kieselgur und 10 ml Bariumchloridlösung (1 : 10) ohne Umschütteln zugesetzt. Dann wird mit Wasser auf 250 ml aufgefüllt, sorgfältig gemischt und filtriert. 200 ml des Filtrates werden mit verd. Schwefelsäure (1 : 5) und 1 Tropfen Phenolphthalein T. S. als Indikator neutralisiert und 1 ml der Säure im Überschuß zugesetzt (falls die Bestimmung über Nacht unterbrochen werden muß, ist die alkalische Lösung aufzubewahren). Nun wird durch ein 7-cm-Filter, das leicht mit einer Suspension von gereinigter Kieselgur in Wasser überzogen ist, in einem Büchner-Trichter filtriert und einige Male mit Wasser nachgewaschen. Das Filtrat und die Waschwässer werden in einen 500-ml-Scheidetrichter überführt und mit zwei 50-ml-Portionen Benzin extrahiert. Die vereinigten Benzinextrakte werden mit zwei oder drei 10-ml-Portionen Wasser gewaschen und die Waschwässer aufbewahrt. Der Benzinextrakt wird durch

Watte in einen 250-ml-Scheidetrichter filtriert und die Watte mit 5 ml Benzin nachgewaschen. Die Waschwässer werden mit der sauren, wäßrigen Lösung vereinigt und zur Pyrethrin-II-Bestimmung aufbewahrt. Die vereinigten Benzinlösungen werden mit 5 ml 0,1n Natronlauge unter kräftigem Schütteln extrahiert, die wäßrige Schicht in ein 100-ml-Becherglas abgelassen und die Benzinschicht mit 5 ml Wasser oder mit weiteren 5 ml 0,1n Natronlauge gewaschen und dieses dem Inhalt des Becherglases zugegeben. Nun werden 10 ml Quecksilbersulfat T. S. zugesetzt und 1 Std. bei 25° ± 2° stehengelassen. Nach Zusatz von 20 ml Alkohol und 3 ml einer gesättigten Kochsalzlösung wird auf 60° erwärmt und durch ein kleines Papierfilter filtriert, indem der gesamte Niederschlag auf das Filter gebracht und mit zwei 10-ml-Portionen heißen Alkohols nachgewaschen wird. Dann wird mit zwei 10-ml-Portionen heißen Chloroforms gewaschen und das Filter mit Inhalt in einen 250-ml-Jodzahlkolben überführt. Nach Zusatz von 30 ml Salzsäure und 20 ml Wasser und Abkühlen werden 6 ml Chloroform oder Tetrachlorkohlenstoff hinzugefügt. Nach Zusatz von 1 ml Jodmonochlorid T. S. wird mit 0,01n Kaliumjodat titriert. Nach jedem Zusatz ist kräftig umzuschütteln, bis die Jodfärbung aus dem Chloroform oder Tetrachlorkohlenstoff verschwunden ist. 1 ml 0,01n Kaliumjodatlösung ist 5,70 mg Pyrethrin I äquivalent. —
Pyrethrin II: Falls notwendig, sind die sauren Lösungen der Benzinausschüttelungen durch einen Filtertiegel zu filtrieren. Das Filtrat wird auf etwa 50 ml eingeengt und in einen Scheidetrichter überführt und mit Natriumbicarbonat neutralisiert. Nachdem man das Filtrat mit Natriumbicarbonat neutralisiert hat, bringt man es quantitativ in einen Scheidetrichter und schüttelt zweimal mit Chloroform aus. Der erste Chloroformauszug wird, wie oben geschildert, mit Wasser gewaschen und das Waschwasser zum Waschen des zweiten Chloroformauszuges verwendet. Die wäßrige, saure Phase, die man mit dem Waschwasser vereinigt hat, versetzt man mit Salzsäure bis zur stark sauren Reaktion und schüttelt sie nach dem Sättigen mit Kochsalz mit 50 ml Äther aus (1 Min. kräftig schütteln!). Nachdem man abermals mit 50 ml Äther und darauf noch zweimal mit je 25 ml Äther extrahiert hat, wäscht man die erste Ausschüttelung mit 10 ml Wasser, vereinigt die übrigen Ätherlösungen und wäscht diese ebenfalls mit 10 ml Wasser. Nach dem Abdestillieren der vereinigten Ätherlösungen und 10 Min. langem Trocknen des Destillationsrückstandes bei 100° fügt man 2 ml neutralen, warmen Alkohol und 20 ml warmes Wasser hinzu, um die Dicarbonsäure in Lösung zu bringen. Falls der Kolbeninhalt nicht vollständig in Lösung gehen sollte, filtriert man durch einen Goochtiegel, fügt zum Filtrat 1 Tropfen Phenolphthaleinlösung hinzu und titriert mit 0,02n Natronlauge bis zur Rosafärbung. 1 ml Lauge entspricht 0,00374 g Pyrethrin II.

ÖAB 9: Pyrethrin I: 12,50 g mittelfein gepulverte (V) Pyrethrumblüten werden in einem Soxhletapparat, vor direktem Sonnenlicht geschützt, 8 Std. lang mit Petroläther (R) extrahiert. Anschließend verdampft man den Petroläther auf dem Wasserbad, gibt zu dem Rückstand 20 ml alkoholische Kaliumhydroxidlösung (R) hinzu, erhitzt 2 Std. lang unter Rückflußkühlung, kühlt ab und verdünnt in einem 250 ml fassenden Meßkolben mit 150 ml Wasser. Hierauf versetzt man mit 1 g Kieselgur (R) und 25 ml Bariumchloridlösung (R), mischt durch, füllt mit Wasser bis zur Marke auf, läßt 10 Min. lang stehen und filtriert. 200,0 ml des Filtrates (= 10,0 g Pyrethrumblüten) neutralisiert man in einem 500 ml fassenden Scheidetrichter mit Salzsäure (R) gegen Phenolphthalein (I), fügt noch 1 ml Salzsäure (R) hinzu und extrahiert dreimal mit je 50 ml Petroläther (R), wobei man jedesmal mindestens 1 Min. lang kräftig schüttelt. Die vereinigten Petrolätherauszüge werden durch Watte filtriert und dreimal mit je 10 ml Wasser gewaschen. Die wäßrige Phase und die Waschflüssigkeiten bewahrt man zur Bestimmung von Pyrethrin II auf. Die Petrolätherlösung wird weiterhin mit 5 ml 0,1n Natriumhydroxidlösung (T) ausgeschüttelt und sodann dreimal mit je 2,5 ml Wasser gewaschen. Die wäßrigen Auszüge werden in einem Schliffkolben aufgefangen; man fügt 10 ml Quecksilbersulfatlösung (R) hinzu und läßt 1 Std. lang bei Zimmertemperatur stehen. Dann versetzt man mit 20 ml Aceton (R) und 3 ml gesättigter Natriumchloridlösung (R) und erhitzt auf dem Wasserbad zum Sieden. Nach dem Abkühlen und Absetzen des Niederschlages gießt man die Flüssigkeit durch ein Filter, wäscht den Rückstand im Kolben mit 10 ml heißem Aceton (R) und zweimal mit je 10 ml heißem Chloroform (R) nach und gießt die Waschflüssigkeiten wieder durch dasselbe Filter. Das Filter mit dem Niederschlag gibt man in den Kolben zurück, versetzt mit 15 ml Wasser, 5 ml verd. Salzsäure (R), 10,00 ml 0,1n Jodlösung (T) und 1 g Kaliumjodid (R), verschließt den Kolben und läßt 1 Std. lang unter häufigem Umschütteln stehen. Hierauf titriert man das überschüssige Jod mit 0,1n Natriumthiosulfatlösung (T) unter Verwendung von Stärkelösung (I) als Indikator zurück (Mikrobürette). Außerdem führt man in gleicher Weise eine Blindprobe mit einem Filter gleicher Qualität und Größe aus. Aus der Differenz der für die Probe und für die Blindprobe verbrauchten Anzahl ml 0,1n Natriumthiosulfatlösung berechnet man den Gehalt der Droge an Pyrethrin I. 1 ml 0,1n Natriumthiosulfatlösung entspricht 14,25 mg Pyrethrin I ($C_{21}H_{28}O_3$). — Pyrethrin II: Die wäßrige Lösung und die Waschflüssigkeiten, die man bei der Bestimmung von Pyrethrin I erhalten hat, werden auf dem Wasserbad auf 50 ml eingeengt, abgekühlt und in einen 250 ml fassenden Scheidetrichter filtriert. Das Filter wäscht man portionsweise mit insgesamt 30 ml Wasser nach, fügt hierauf 10 ml Salzsäure (R) hinzu, sättigt mit Natriumchlorid (R) und extrahiert nacheinander mit 50, 50, 25 und 25 ml peroxidfreiem Äther (R). Die vereinigten Ätherauszüge werden zweimal mit je 10 ml Wasser gewaschen; dann wird der Äther verdampft und der Rückstand 10 Min. lang bei 100° getrocknet. Zur Entfernung der letzten Chlorwasserstoffdämpfe läßt man den Rückstand 1 Std. lang im Vakuumexsikkator über Kaliumhydroxid (R) stehen, löst ihn hierauf unter Erwärmen in 2 ml Alkohol (R), fügt 20 ml Wasser hinzu, kühlt ab und titriert mit 0,1 n Natriumhydroxidlösung (T) gegen Phenolphthalein (I) (Mikrobürette). Außerdem führt man in gleicher Weise eine Blindprobe aus, wobei man an Stelle der bei der Bestimmung von Pyrethrin I erhaltenen wäßrigen Lösung und der Waschflüssigkeit 80 ml Wasser verwendet. Aus der Differenz der für die Probe und für die Blindprobe verbrauchten Anzahl ml 0,1 n Natriumhydroxidlösung (T) berechnet man den Gehalt der Droge an Pyrethrin II. 1 ml 0,1 n Natriumhydroxidlösung entspricht 18,62 mg Pyrethrin II ($C_{22}H_{28}O_5$).

Ross. 9 und CF 65 geben eine pharmakologische Prüfung der Blüten an. Während Ross. 9 die gepulverte Droge auf Hausfliegen einwirken läßt, gibt CF 65 einen Petrolätherauszug zu Goldfischen: Die luftgetrocknete Pflanze wird pulverisiert und das Pulver durch ein Drahtsieb Nr. 26 gegeben. 50 g des so erhaltenen Pulvers werden 6 Std. in einem Soxhlet mit Petroläther (Kp. 35 bis 50°) erschöpfend extrahiert. Der Petroläther wird vollkommen vertrieben und der Rückstand in so viel Äther aufgenommen, daß das Volumen 200 ml beträgt. Bei niedriger Temperatur werden 5 ml der Lösung abgedampft, der Rückstand in 10 ml 95%igem Alkohol aufgenommen und durch allmähliche Zugabe von Wasser zu einem Gesamtvolumen von 1 l verrührt. Zu dieser Lösung werden bei 15 bis 20° 5 Goldfische (Cerrasius auratus) von durchschnittlich 5 g Gewicht gegeben. Diese Tiere müssen innerhalb von höchstens 3 Min. motorische Koordinationsstörungen zeigen, die charakteristisch für Gleichgewichts- und Schwimmstörungen sind.

TYIHAK [Herba Hung. *5*, 313 (1966)] beschreibt eine Schnellbestimmung des Pyrethrin I- und II-Gehaltes nach dünnschichtchromatographischer Trennung auf Kieselgel G; Laufmittel: 5% Äthylacetat in Benzol. a) Bestimmung aus Drogen: 1 g gemahlene (Korngröße 600 bis 1000 µm), bis zur Gewichtskonstanz getrocknete Pyrethrumblüten werden mit 5 ml Aceton 15 Min. lang extrahiert. Aus dieser Lösung wird 0,1 ml aufgetragen. b) Bestimmung aus gereinigten Fraktionen und Präparaten: Auf die Adsorbensschicht wird eine 100 µg Gesamtpyrethrin enthaltende Menge aufgetragen. Zur quantitativen Auswertung muß die Adsorbensschicht von der Glasplatte abgetrennt werden, und zwar in jener Zone, in der das Pyrethrin I bzw. Pyrethrin II erschienen ist. Diese Stelle wird durch Entwicklung des Schichtrandes (1 cm breit) festgestellt. Die Substanzen werden aus dem Adsorbens mit Aceton extrahiert: das Lösungsmittel wird verdampft. Die mit Vanillin-Schwefelsäure-Reagens hervorgerufene Farbe wird kolorimetriert.

STAHL et al. [Naturwissenschaften *52*, 620 (1965)] gelang es, Pyrethrin I und II, Cinerin I und II sowie Jasmolin I und II dünnschicht- und gaschromatographisch zu trennen.

Aufbewahrung. Vor Licht geschützt, kühl und trocken, am besten über Kalk, maximal 2 Jahre, da durch Polymerisation und Oxydation ein Wirkungsverlust auftritt. Bessere Haltbarkeit zeigt der Extrakt.

Wirkung. Chrysanthemumblüten wirken insektizid oder insektenvertreibend (Repellent). In Lösungen von Mineralölen ist nur ein geringer Unterschied in der Toxizität der beiden Estergruppen vorhanden, die für die Wirkung in Frage kommen. Jedoch sind in wäßrigen Suspensionen, die als Pyrethrin I bestimmten Stoffe toxischer als die als Pyrethrin II bestimmten Substanzen. In Kerosinlösung wirkt die zweite Gruppe auf Fliegen stärker. Nach Angaben von TAYLOR u. WOOD [Canad. pharm. J. *91*, 309 (1958)] ergaben pharmakologische Tierversuche eine stärker muskelrelaxierende Wirkung von Pyrethrin II gegenüber Pyrethrin I. Pyrethrum wirkt viel schneller als Dicophan oder γ-Hexachlorbenzol, aber es hält weniger lang an und ist weniger stabil. Ungiftig für Warmblütler in Dosen von 1 bis 2 g. Der Insektenpulverstaub kann, eingeatmet, beim Menschen Kopfschmerzen, Ohrensausen, Gesichtsblässe, Schmerzen im Epigastrium, Übelkeit und synkopeartige Erscheinungen, auch Asphyxie, bewirken. Nach Einnahme einer größeren Menge des Pulvers wurde Bewußtlosigkeit und Albuminurie, ferner Blässe, Kollaps, langsamer und schwacher Herzschlag, Atmungsstörungen und Erbrechen festgestellt. Antidotum: Brechmittel.

Anwendung. Hauptsächlich in Form von Sprays gegen Fliegen und in Form von Stäubemitteln (Mischen mit Talcum oder ähnlichen Stoffen) oder in flüssiger Form im Pflanzenschutz. Flüssige Zubereitungen bestehen aus Lösungen oder Emulsionen eines Extraktes, der durch Ausziehen der Blüten mit Kerosin oder einer Lösung geeigneter Emulgatoren gewonnen wird. Sie sind in der Wirkung besser. Eine Wirkungsverbesserung wird auch durch Zugabe von Synergisten, wie Sesamöl, Piperonylcyclonen und Piperonylbutoxid erreicht. Zusammen mit Derris im Obst-, Garten- und Weinbau. Medizinisch als Krätzemittel, Anthelminticum gegen Askariden, Oxyuren, Band- und Hakenwürmer, auch in der

Veterinärmedizin. Besonders zur Bekämpfung von Krankheiten übertragenden Schädlingen (Malaria, Dysenterie). In der Nahrungsmittelindustrie (Molkereien, Fleischfabriken), im Getreidehandel als Schädlingsbekämpfungsmittel, ebenso auf Kaffeeplantagen.

In den USA werden Pyrethrinpräparate auch auf synthetischer Basis hergestellt.

Pulvis Florum Chrysanthemi (Pyrethri). Pulvis insectorum (contra insecta, insecticidus). Pyrethri Flos pulveratus. Insektenpulver. Mottenpulver. Schnakenpulver. Kapuzinerpulver. Powdered Pyrethrum. Insect powder. Poudre persanne. Polvo insecticida. Polvos de Persia.

Stengelfragmente in größerer Zahl dürfen nicht vorhanden sein.

Prüfungen wie bei der Ganzdroge angegeben.

Pyrethrum roseum e floribus HAB 34.

Getrocknete Blüten von Chrysanthemum roseum WEB. et MOHR.

Arzneiform. Tinktur nach § 4 mit 60%igem Weingeist.

Arzneigehalt. 1/10.

Campiol war ein Extrakt aus Flores Pyrethri, biologisch eingestellt, und mit Geschmackskorrigentien versehen.

Chrysanthemum vulgare (L.) BERNH. (Tanacetum vulgare L., Chrysanthemum tanacetum KARSCH, auch VIS., Pyrethrum vulgare BOISS., P. tanacetum DC. Rainfarn. Raingerte. Knöpfchen. Wurmfarn (nicht zu verwechseln mit dem echten Wurmfarn von Dryopteris filix mas!). Wurmtod. Tansy. Common tansy. Double tansy. Tanaisie. Tanaceto. Atanasia. Tanarida. Tanasia. Wrotecz.

Heimisch in ganz Europa und Sibirien, in Amerika eingeschleppt, vielfach in Gartenkulturen. Meist gesellig in Auen, im Schotter der Flüsse, auf Waldschlägen, an Hecken, Rainen, Straßen- und Wegrändern, von der Ebene bis in die montane Stufe.

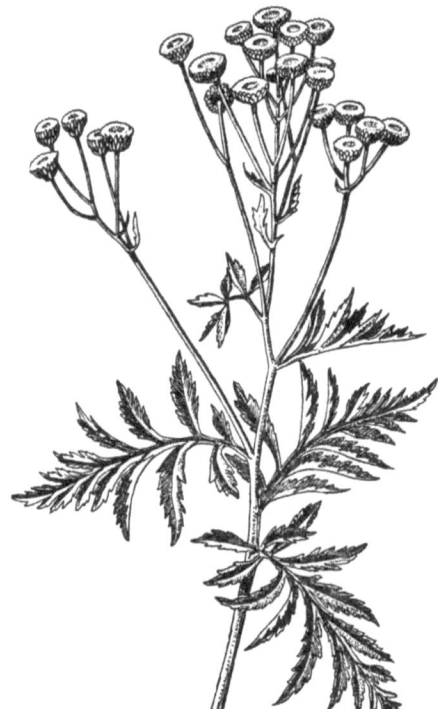

Abb. 101. Chrysanthemum vulgare. Blühende Pflanze (nach DUNZINGER).

Pflanze 40 bis 160 cm hoch, schon von weitem durch ihren herben, unangenehmen Geruch erkennbar. – Wurzelstock dunkelbraun. – Stengel aufrecht, kantig, manchmal purpurbraun überlaufen. – Blätter 15 bis 25 cm lang und 5 bis 10 cm breit, einfach- bis doppelt fiederschnittig, mit 12 Paar länglich-lanzettlichen, spitzen, eingeschnitten-gesägten Fiedern. Zwischen den Fiedern an der Spindel stehen zahnförmige Läppchen. – Blütenköpfchen abgeplattet-scheibenförmig, 8 bis 11 mm breit, in großer Zahl zu einem dicht zusammengedrängten Ebenstrauß vereinigt (Abb. 101). Hüllblätter hellgrün, kahl, derb, die äußeren eiförmig, die inneren lanzettlich-eiförmig, alle, besonders an der Spitze, häutig berandet. Scheibenblüten goldgelb, mit sitzenden Drüsen. Randblüten mit ganz kurzer, die Hülle kaum überragender, gelber Zunge versehen oder ganz fehlend. Krone der Randblüten drei-, die der Scheibenblüten fünfzähnig. – Frucht fünfkantig, mit krönchenartigem Pappus.

Geruch des Krautes und der Blüten kampferartig; Geschmack bitter, würzig.

Herba Tanaceti. Herba Athanasiae. Rainfarnkraut. Wurmfarnkraut. Wurmkraut. Common tansy wort. Herbe de tanaisie. Tanacety. Herbe aux vers. Herbe de S. Marie. Herbe de S. Marc. Erba frangia. Erba vermicolare. Yerba cuquera.

Herba Tanaceti Erg. B. 6.

Die vorsichtig getrockneten, während der Blütezeit (Juli bis Oktober) gesammelten, oberirdischen Teile.

Die Droge ist gekennzeichnet durch die goldgelben, halbkugeligen, gestielten Blütenköpfchen, durch die schwarzgrünen, feingerunzelten, drüsig punktierten Blattstückchen mit fiederschnittigem oder stark gesägtem Blattrand und durch die hellgrünen bis rotbraunen, markhaltigen Stengelstückchen.

Pulverdroge. Hellgrün. Fünf- bis siebenzellige Haare, mit bis über 2 mm langer, zugespitzter, peitschenförmig gewundener, dünnwandiger, oft zusammengedrückter, in vielen Fällen abgerissener Endzelle; Etagendrüsen aus 2 bis 4 Zellpaaren; Mesophyllbruchstückchen mit oberseits und unterseits je 2 Reihen von Palisadenzellen, dazwischen Schwammparenchym; Epidermisstückchen der Blätter mit welligen Zellwänden und Spaltöffnungen. Den Bruchstückchen der Gefäßbündel sind Sekreträume angelagert. Sehr zahlreich finden sich Kennzeichen der Blüten (s. d.).

Inhaltsstoffe. Ätherisches Öl, Oleum Tanaceti: 0,1 bis 0,2% in frischem, 0,2 bis 0,3% in getrocknetem Kraut, 0,28 bis 0,39% im Kraut russischer, 0,6% in Blättern russischer Herkunft und 0,4 bis 0,5% im Kraut indischer Provenienz. In den ätherischen Ölen verschiedenster Provenienzen wurde bisher gefunden: D,L-Isothujon (β-Thujon, Tanaceton), L-Thujon (α-Thujon), L-Campher, β-Thujylalkohol, Isoamylacetat, Artemisiaketon [nach STAHL: Naturwissenschaften *52*, 394 (1965) $C_{10}H_{16}O$, Kp. 183,3°], Umbellulon, Borneol, Thymol, Chamazulen, Terpene (Pinen, Camphen) und Sesquiterpene.

Nach STAHL et al. [Arch. Pharm. (Weinheim) *297*, 385 (1964); *300*, 456 (1967)] kann man Rainfarn auf Grund der Zusammensetzung des ätherischen Öles in verschiedene Typen unterteilen bzw. verschiedene „Öl-typen" unterscheiden: 1. β-Thujon Typ, 2. α-Thujon-Typ, 3. Campher-Typ, 4. Terpen-Typ, 5. Sesquiterpen-Typ, 6. Ester-Typ, 7. Umbellulon-Typ. SCHANTZ et al. [Planta med. (Stuttg.) *4*, 433 (1966)] teilt in den Thujon-, Campher-, Borneol- und Cineol-Typ ein.

Im ätherischen Öl kanadischer Pflanzen wies von RUDLOFF [Canad. J. Chem. *41*, 1737 (1963)] D-Isothujon, L-Campher, L-Thujon, L-α-Pinen, L-Camphen, D-Sabinen, L-Limonen, Cineol, γ-Terpinen, p-Cymol, D-Terpinen-4-ol, L-Carvotanaceton und L-Borneol nach. — MICHALUK et al. [ref. Chem. Abstr. *62*, 1896b (1965)] fanden Luteolin-7-glucosid, Quercetin-5-glucosid und zwei weitere Flavone, KHVOROST et al. [ref. Chem. Abstr. *71*, 19517m (1969)] Acacetin, Chrysoeriol, Diosmetin, Luteolin, Isorhamnetin, Quercetin, sowie die Glykoside Tilianin und Acacetin-7-β-D-glucobiosid und Kaffee-, Chlorogen- und Isochlorogensäure. Ferner wurden 2 lactonoide Bitterstoffe Tanacetin I, $C_{15}H_{20}O_4$, und II, Viburnit (Zucker), Äpfel-, Wein- und Citronensäure, Harz, Fett, Gerbstoff, Carotinoide und Spuren von Vitamin B_1 und C nachgewiesen. JARETZKY et al. [Arch. Pharm. (Weinheim) *271*, 353 (1933)] widerlegten die früheren Angaben, daß Saponin, ein Alkaloid und Gallussäure enthalten seien. — Aus den übrigen Teilen der Pflanze (Rhizom, Sproß, Blätter und Früchte) wurden Acetylen- und Polyinverbindungen isoliert. GUDDAL et al. [Acta chem. scand. *13*, 1185 (1959)] und SÖRENSEN (Proc. Chem. Soc. *1961*, S. 988) isolierten ein Monoacetylen $C_{11}H_{10}O_2S$ (I). BOHLMANN et al. [Chem. Ber. *93*, 1937 (1960); *94*, 3189 u. 3193 (1961)] fanden fünf Polyacetylene: Ponticaepoxid [Trideca-triin-(2,4,6)-epoxid-(10,11)] (II), Artemisiaketon [Tetradeca-triin-(2,4,6)-en-(8)-on-(12), nicht identisch mit dem Artemisiaketon, das STAHL aus dem ätherischen Öl isolierte] (III), Alkinolacetat [Tetradeca-dien-(4,6)-triin-(8,10,12)-ol-(1)-acetat] (IV), C_{14}-Enoläther (V), trans-Dehydromatricariaester [trans-Deca-triin-(4,6,8)-en-(2)-carbonsäure-(1)-methylester] (VI) und ein Alkinylthiophen [5-Methyl-(1-propinyl)-2-thiophen-acrylat] bzw. Propinylthienylacrylsäureester ([5-Propin-(1')-yl-(1')]-2-[2'-carbomethoxyäthenyl-(1')]-thiophen) (VII)

I $CH_3-C\equiv C-\underset{\underset{S}{\underset{|}{}}}{C}\overset{HC---CH}{\underset{}{=}}C-CH=CH\cdot COOCH_3$

II $H_3C-(C\equiv C)_3-CH=CH-\underset{\underset{O}{\diagdown\diagup}}{CH---CH}-CH=CH_2$

III $H_3C-(C\equiv C)_3-CH=CH-CH_2-CH_2-CO-CH_2-CH_3$

IV $H_3C-(C\equiv C)_3-(CH=CH)_2-(CH_2)_2-CH_2O-COCH_3$

V $H_3C-(C\equiv C)_2-\overset{H}{\underset{}{C}}=\underset{O}{\overset{O}{\diagdown}}$ (spiro tetrahydropyran-furan)

VI $H_3C-CH=CH-(C\equiv C)_2-CH=CH-COOCH_3$
Matricariaester = Methylester von C_{10}-Säuren

VII $H_3C-C\equiv C-\underset{S}{\diagup\diagdown}-CH=CH-COOCH_3$

Im Blütenöl ferner Lycopodiumölsäure [Tanacetumölsäure, Hexadecen-(12)-säure-(1)] $C_{16}H_{30}O_2$, als Glycerid.

$CH_3-(CH_2)_2-CH=CH-(CH_2)_{10}-COOH$
Tanacetumölsäure

Prüfung. Mindestgehalt an äth. Öl 0,25% Erg.B. 6. – Max. Aschegehalt 12% Erg.B. 6.

Chromatographie. Kieselgel-DC mit Petroläther (50 bis 70°)-Methylenchlorid (70 + 30). Bei Wurzelölen zweimalige Entwicklung auf Kieselgel-DC mit Benzol (Alkine). – Zur Auftrennung des ätherischen Öles bedient man sich der Dünnschichtchromatographie mit den für ätherische Öle üblichen Verfahren und der Gaschromatographie.

Wirkung. Die Hauptwirkung des ätherischen Öles beruht auf dem Gehalt an Thujon. Thujon wirkt örtlich ähnlich reizend wie Oleum Sabinae und führt auch, aber selbst bei tödlichen Vergiftungen nicht regelmäßig, zu Abort, wobei in erster Linie eine unspezifische Wirkung, vielleicht auch eine spezifische Abortivwirkung mit in Betracht kommt. Die zentral-erregende, bei Vergiftungen an Menschen in Krämpfen zum Ausdruck kommende Wirkung des Thujons konnte im Tierversuch an der Maus bei der experimentellen Veronalvergiftung als analeptische Wirkung nachgewiesen werden. Diese analeptische Wirkung ist aber wegen der großen Giftigkeit am Menschen nicht ausnutzbar. Thujon wirkt ferner anthelmintisch, die Wirkung ist aber mäßig und kann keineswegs mit der Wirksamkeit spezifischer Wurmmittel konkurrieren. Thujondämpfe bewirken am Frosch Verlust der willkürlichen- und der Reflexbewegungen und Lähmung der Nervenendigungen an den Muskeln; bei Warmblütern führen Dämpfe oder Injektionen von Thujon zu Krämpfen, rauschähnlichen Zuständen, Salivation, Sinken der Körpertemperatur und Herzarrhythmien. Junge Rinder, die auf der Weide Rainfarn in größeren Mengen fraßen, gingen dadurch zugrunde. – Die übrigen Bestandteile dürften für die toxische Wirkung unwesentlich sein, bei innerlicher Anwendung therapeutischer Dosen aber sehr wohl mit für die spasmolytische bzw. carminative Wirkung des Rainfarns in Betracht kommen. Der Extrakt soll ferner günstig auf den Leberstoffwechsel bei Hepatitis einwirken. Die Bitterstoffe scheinen für sich pharmakologisch noch nicht geprüft worden zu sein, sie dürften bei der innerlichen Anwendung als Stomachicum Amarum-Wirkung ausüben.

Vergiftungen. Nicht gerade häufig, meist in Folge Mißbrauchs der Droge bzw. des ätherischen Öles als Abtreibungsmittel. Bei unkontrollierter Verwendung von Tanacetum vulgare zu Teeaufgüssen, Pulvern und Tinkturen können je nach der Herkunft der Droge so große Thujonmengen enthalten sein, daß sie auch bei normaler Dosierung toxisch sind.

Vergiftungserscheinungen. Erbrechen, Leibschmerzen, Gastroenteritis, starke Rötung des Gesichtes, dann bei völliger Bewußtlosigkeit starke klonische, aber auch tonische Krämpfe (auch mit Trismus und Opisthotonus), starke Beschleunigung der Atmung und der unregelmäßig werdenden Herztätigkeit, Mydriasis und Pupillenstarre, Uterusblutungen,

u. U. auch Abort, Nierenschädigung, auch Nierenblutungen, schwere Leberschädigung. Bei Aufnahme großer Dosen ätherischen Öles tritt der Tod durch Kreislauf- und Atemstillstand, nach kleineren letalen Gaben wohl infolge der schweren, degenerativen Organveränderungen, insbesondere der Leberatrophie und der sich daraus ergebenden schädlichen Stoffwechselstörungen ein. Für die toxische und letale Wirkung des ätherischen Öles ist in erster Linie das Thujon verantwortlich zu machen. Dosis letalis des ätherischen Öles beim Menschen 15 bis 30 g. Der Tod tritt nach 1 bis $3^{1}/_{2}$ Std. ein.

Behandlung der Vergiftungen. 1. Ätiotrop: durch Entfernen des Öles oder der Droge durch Magenspülungen, Brech- und Abführmittel und mittels Tierkohle (Adsorption). – 2. Symptomatisch: durch reizlindernde Pharmaca (Mucilaginosa), osmotisch wirkende Diuretica; wenn nötig auch durch Atemanaleptica, Kreislaufmittel und bei starken Erregungszuständen und bei Krämpfen Narkotica (hier aber wegen der sekundär lähmenden Eigenwirkung des ätherischen Öles Vorsicht!).

Anwendung. In der Volksheilkunde hauptsächlich als Anthelminticum, aber auch als Tonicum, Stomachicum, Purgativum und Diureticum; als Infus u. a. bei Magenkrämpfen, Blasenleiden, Dysmenorrhoe sowie als Abortivum. In neuerer Zeit auch bei Neuralgien und Migräne empfohlen. Äußerlich in Form von Abkochungen als Antiparasiticum (heute obsolet), das frische, zerquetschte Kraut u. a. bei Quetschungen und Krampfadern. Das ätherische Öl, vermischt mit indifferenten Ölen, als Rubefaciens bei Gicht und Rheuma. In der Veterinärmedizin die gepulverte Droge bei größeren Tieren als krampfstillendes und anthelmintisches Mittel. In der Homöopathie als Anthelminticum, bei Dysmenorrhoe und bei Chorea minor.

Dosierung. Mittlere Einzelgabe als Einnahme 2,0 g (als Aufguß), Erg.B. 6.

Tanacetum vulgare HAB 34. Rainfarn.
Gleiche Teile frische Blätter und Blüten.

Arzneiform. Essenz nach § 3.

Arzneigehalt. 1/3.

Tanacetum vulgare HPUS 64. Tansy.
Frische Blätter und blühende Zweige.

Arzneiform. Urtinktur: Arzneigehalt 1/10. Tanacetum, feuchte Masse mit 100 g Trockensubstanz und 350 ml Wasser = 450 g, Alkohol USP (94,9 Vol.-%) 687 ml zur Bereitung von 1000 ml Tinktur. – Dilutionen: D 2 (2×) enthält 1 Teil Tinktur, 2 Teile dest. Wasser, 7 Teile Alkohol; D 3 (3×) und höher mit Alkohol HPUS (88 Vol.-%). – Medikationen: D 3 (3×) und höher.

Flores (Flos) Tanaceti. Flores Athanasiae. Rainfarnblüten. Wurmkrautblüten. Wurmfarnblüten. Tansy flowers. Fleurs de tanaisie. Flor de tanaceto.

Flores Tanaceti Erg. B. 6. Tanaceti Flos Belg. IV.

Schnittdroge. Gelbe Blütenköpfchen bzw. Teile davon mit zahlreichen, kleinen Röhrenblüten, trockenhäutigen, schmallanzettlichen Hüllkelchblättern und Bruchstücken des nackten Blütenbodens.

Pulverdroge. Gelbgrün. Hüllkelchblättchen mit Sklerenchymplatten mit kurzen Fasern, reich getüpfelte Stab- und Steinzellen, Gewebeteile des Blütenbodens mit großen, gelben Sekreträumen, Blumenblatt- und Fruchtknotenstückchen mit großen Etagendrüsen, sehr zahlreiche kleine Oxalatdrusen und kristallsandartige Häufchen in den Fruchtknotenzellen. Die kugeligen Pollenkörner sind etwa 40 µm groß und mit stacheliger Exine versehen.

Inhaltsstoffe. Siehe Herba Tanaceti.

Prüfung. Mindestgehalt an äth. Öl 0,8% Erg.B. 6. – Max. Aschegehalt 9% Erg.B. 6.

Wirkung und Anwendung. Wie bei Herba Tanaceti.

Dosierung. Mittlere Einzelgabe als Einnahme 1 g, Erg.B. 6. – 1 bis 3 g als Wurmmittel oder dreimal täglich eine Messerspitze mit Honig oder Marmelade gemischt oder als Aufguß 4 bis 5 g Blüten auf 100 g Wasser.

Tee gegen Spulwürmer.

Flores Chamomillae	10 g
Folia Sennae	10 g
Flores Tanaceti	20 g
Herba Absinthii	60 g

M.f.species Einen Eßlöffel auf eine Tasse Wasser abkochen. Früh und abends eine halbe Tasse warm trinken.

Tanavulgan (Dr. Hanz, Chem. Fabrik, 8 München 13) bestand aus Bitterstoffen von Tanacetum vulg., nach der gustometrischen Methode von WASICKY standardisiert.

Fructus (Semen) Tanaceti.

Werden manchmal unter der Bezeichnung „ungarischer Wurmsamen" gehandelt und gegen Darmparasiten verwendet.
Verwechslungsmöglichkeit mit Flores Cinae[1].

Chrysanthemum parthenium (L.) BERNH. [Pyrethrum parthenium (L.) SM., Matricaria parthenium L., M. odorata LAM., M. parthenoides hort., M. capensis (DESF.) hort., M. eximia hort., Tanacetum parthenium SCH. BIP., Leucanthemum parthenium GREN. et GODR.]. Mutterkraut. Bertram.

Heimisch im Orient, in Mittel- und Südamerika und auf dem Balkan; in ganz Europa verwildert.

Pflanze mehrjährig, 30 bis 80 cm hoch, mit aufrechtem, gerilltem Stengel. — Laubblätter im Umriß breit-eiförmig, fiederteilig, mit 2 bis 5 Paar mehr oder weniger breiten, länglichen, stumpfen, stachelig bespitzten, einfach- bis doppelt fiederspaltigen Fiederlappen und mit einem etwas größeren, mit den obersten seitlichen Abschnitten am Grunde meist zusammenfließenden Endabschnitt, gestielt, kahl oder zerstreut behaart und dünn. — Köpfe 13 bis 22 mm breit, zahlreich, zu einem lockeren bis ziemlich dichten, oft zusammengesetzten endständigen Ebenstrauß vereinigt, lang gestielt. Hülle halbkugelig mit mehrreihig angeordneten Hüllblättern von grünlicher Farbe, die behaart und von einem häutigen, hellen Rand umgeben sind. Scheibenblüten gelb, Zungenblüten weiß, kürzer als die Hülle. Kulturformen nur mit Scheiben- oder nur mit Zungenblüten.

Herba Matricariae. Herba Parthenii. Mutterkraut. Yerba Santa Maria.

Inhaltsstoffe. Im blühenden Kraut 0,02 bis 0,07% gelbes bis dunkelgrünes, ätherisches Öl mit L-Campher (früher Matricaria-Campher genannt), L-Borneol, einem Terpen und verschiedenen Estern. In den Blüten Parthenolid $C_{15}H_{20}O_3$ und Cosmosiin (Apigenin-7-glucosid). Nach DE VIVAR et al. [Tetrahedron (Lond.) 21, 1741 (1965)] in den Blättern und Blüten Santamarin $C_{15}H_{20}O_3$, Fp. 134 bis 136°.

Parthenolid   Santamarin

Anwendung. In der Homöopathie und in der Volksheilkunde ähnlich der echten Kamille bei Krämpfen, als tonisches, anregendes, verdauungsförderndes und blutreinigendes Mittel. Als Infus bei Dysmenorrhoe, im Wochenbett wegen der angeblich günstigen Beeinflussung der Lochien und als Emmenagogum. Äußerlich wegen ihrer antiseptischen und insektiziden Eigenschaften zu Umschlägen bei Quetschungen und Schwellungen und als Beimengung zu Insektenpulver.

Chrysanthemum balsamita L. (Tanacetum balsamita L., Pyrethrum balsamita WILLD., P. tanacetum DC., Balsamita vulgaris WILLD., B. major DESF., B. suaveolens PERS.). Balsamkraut. Marienkraut. Frauen-, Marien-, Schmeckblatt. Frauenminze. Balsamite. Minzenartiger Rainfarn. Gottesstroh. Marien-Bettstroh.

Heimisch in Südeuropa, im östlichen Kleinasien, in Vorderindien, Mitteleuropa; seit alter Zeit als Arzneipflanze angepflanzt und verwildert.

Pflanze ausdauernd, bis 1,2 m hoch mit langen Ausläufern. — Stengel aufrecht, angedrückt flaumig behaart, im oberen Teil ästig. — Laubblätter lederartig, ungeteilt und grubig

---

[1] Abbildungen bei L. HÖRHAMMER: Teeanalyse, Tafel 38, Abb. 253 und 254.

punktiert, von elliptischer, stumpfkeiliger Form. Der gesägte Blattrand sowie die gestielten unteren und mittleren, zuweilen geöhrten Blätter sind gute Leitmerkmale. — Strahlenblüten fehlen bei der in Europa kultivierten Pflanze, die orientalische Form besitzt ansehnliche, weiße; Scheibenblüten röhrig, gelb. Frucht kreiselförmig, Kelch fünfrippig, harzig, punktiert, mit kurzem, kronenförmigem Kelchrand.

Geruch der ganzen Pflanze entfernt an Minze und Melisse erinnernd; Geschmack gewürzhaft.

Herba Balsamitae (Tanaceti). Herba Tanaceti balsamitae. Herba Costi hortensis. Herba Menthae saracenicae. Balsamkraut.

Die zur Blütezeit gesammelten, gut getrockneten Blätter.

Inhaltsstoffe. Im frischen, blühenden Kraut 0,06% ätherisches Öl mit L-Carvon, L-Campher, ferner Gerbstoff und Bitterstoff.

Anwendung. Als Cholereticum, bei Gallensteinen, als Diureticum, Adstringens, Antisepticum, Stomachicum und Anthelminticum, in der Volksmedizin auch als Carminativum, Antispasmodicum und Emmenagogum. In der Homöopathie.

Tanacetum balsamita HAB 34.
Frisches blühendes Kraut.

Arzneiform. Essenz nach § 3.

Arzneigehalt. 1/3.

Chrysanthemum segetum L. Saatwucherblume. Corn marigold.
Heimisch in Europa, Nordamerika und Südafrika.

Pflanze einjährig, 20 bis 60 cm hoch, kahl, blaugrün, mit dünner, spindeliger Wurzel. — Stengel aufrecht, einfach oder gabelig-ästig, reich beblättert. — Laubblätter dunkelbläulichgrün, im Umriß länglich, unregelmäßig grob gezähnt bis fiederspaltig, die untersten gegen den Grund allmählich stielartig verschmälert, die übrigen mit verbreitertem, seicht stengelumfassendem Grunde sitzend, beim Welken nach Cumarin duftend. — Köpfe einzeln, mäßig lang gestielt. Hülle halbkugelig; Hüllblätter eiförmig, ungleich lang, bleich gelbgrün, die inneren an der Spitze mit einem breiten, weißlichen Hautrand. Scheibenblüten goldgelb; Zungenblüten goldgelb, breit-lineal bis verkehrt-eiförmig, ungefähr so lang wie die Hülle, Zunge sechszähnig oder undeutlich stumpf dreikerbig oder ausgerandet, selten ganzrandig, goldgelb, ausnahmsweise fehlend. — Früchte strohgelb, ohne Kelchsaum, verschieden gestaltet, die der Zungenblüten beiderseits geflügelt, mit oben in einen hornartigen Zahn auslaufendem Flügel, auf der Außenseite drei-, auf der Innenseite fünfrippig, die der Scheibenblüten stielrund, zehnrippig, Pappus fehlend.

Inhaltsstoffe. Cumarin, Enoläther- und Thioätherpolyine, in Röhren- und Zungenblüten Flavonole wie Quercimetrin (Quercetin-7-glucosid) und 7% Gossypitrin (Gossypetin-7-glucosid), Chlorogensäure und Isochlorogensäure, Farbstoffe.

Anwendung. Die Blüten als Insektizid. Wurden als Verunreinigung von Flores Arnicae beobachtet.

Chrysanthemum leucanthemum L. (Leucanthemum vulgare LAM.). Wiesenmargerite. Margerite. Wucherblume. Ox-eye daisy.
Heimisch in Europa, Asien und Südafrika.

Pflanze ausdauernd, 20 bis 100 cm hoch, zerstreut behaart bis fast kahl, mit walzlicher, knotiger, schiefliegender Grundachse. — Stengel aufrecht, meist kahl, einfach und einköpfig oder in mehrere bis viele verlängerte, einköpfige Äste geteilt. — Laubblätter ziemlich derb, kahl oder zerstreut behaart, selten dichter kraushaarig, die grundständigen (oft grün überwinternden) lang gestielt, aus keiligem Grunde verkehrt-eilanzettlich bis keilig-rundlich, grob kerbzähnig bis fiederlappig mit gekerbten Lappen, Stengelblätter lineal bis eiänglich, grob gezähnt bis fast fiederspaltig oder die obersten auch ganzrandig, die untersten in einen kurzen Stiel verschmälert, die oberen sitzend. — Köpfe lang gestielt, 3 bis 6, ausnahmsweise bis 9 (in Kultur bis 16) cm breit. Hülle halbkugelig; Hüllblätter dachig angeordnet, grün, mehr oder weniger breit, hell- bis schwarzbraun berandet. Scheibenblüten goldgelb; Zungenblüten weiß, 1 bis 2 cm lang, ausnahmsweise auch fehlend. — Früchte kreiselförmig, 2,5 bis 3 mm lang; Pappus an den Scheibenblüten stets fehlend, an den Randblüten fehlend oder vorhanden, oft ein schiefes Krönchen darstellend.

Herba (Flores) Bellidis majoris.

Inhaltsstoffe. In den weißen Blüten 1 bis 3% Cosmosiin und 0,15% Chrysanthemit, L-Inosit, meso-Inosit, L-(−)-Quercit, L-Leucanthemit (Zucker), in den Blättern und im Kraut 11 Acetylenverbindungen, darunter spirocyclische Äther, ein C_{13}-Enoläther, 1-(2-Furyl)-non-1-en-3,5,7-triin, Fp. 68°, und 1-(2,3-Dihydro-2-furyl)-non-1-en-3,5,7-triin [BOHLMANN et al.: Chem. Ber. *98*, 1411 (1965)], Benzaldehyd und Blausäure, L-Viburnit, Oxydase, Inulin und Sterine. Nach HIRATA et al. [Chem. Abstr. *34*, 5656 (1940)] soll in den Blüten noch Apiin (ein Apigenin-7-glucosid-apiosid) vorhanden sein.

Anwendung. Bei äußerlichen und auch bei uterinen Blutungen. Ferner als Verfälschung von Chrysanthemum cinerariifolium.

Chrysanthemum frutescens L. Strauchmargerite. Bush daisy. Paris daisy.
Heimisch in Südafrika und auf Teneriffa.

Buschiger, 30 bis 150 cm hoher Halbstrauch. – Laubblätter etwas fleischig, fiederteilig, mit wenigen, linealen Abschnitten; die obersten lineal, ganzrandig oder dreispaltig. Zungenblüten der Stammform rein weiß (bei Gartenformen auch gelb); Scheibenblüten gelb. – Früchte verschieden gestaltet, die der Randblüten dreieckig, fast geflügelt.

Inhaltsstoffe. Nach BOHLMANN et al. [Chem. Ber. *95*, 39 (1962); *95*, 602 (1962)] zahlreiche phenylsubstituierte C_{13}-Polyine, Capillin, der entsprechende Alkohol (mit Essigsäure verestert = Capillolacetat), Capillarin, Frutescin, Desmethylfrutescin, Frutescinon, Frutescinolacetat und Desmethylfrutescinolacetat.

$$\text{Ph-C(R)-(C≡C)}_2\text{-CH}_3$$

R= O : Capillin
R= H, O−CO−CH$_3$: Essigsäureester des entsprechenden Alkohols

$$\text{Ar(R}_1\text{,OCH}_3\text{,COOCH}_3\text{)-C-(C≡C)}_2\text{-R}_2$$

R_1=H$_2$; R_2=CH$_3$: Frutescin
R_1=H$_2$; R_2=H : Desmethylfrutescin
R_1=O ; R_2=CH$_3$: Frutescinon
R_1=H, O−CO−CH$_3$; R_2=CH$_3$: Frutescinylacetat
R_1=H, O−CO−CH$_3$; R_2=H : Desmethylfrutescinylacetat

BOHLMANN et al. [Chem. Ber. *100*, 104 (1967)] fanden in der Wurzel Thiophenamid und zwei weitere Isobutylamide (I und II).

$$\text{Thienyl-CH}_2\text{-(CH=CH)}_2\text{-CO-NH-CH}_2\text{-CH(CH}_3\text{)}_2$$
Thiophenamid

I H$_3$C−(CH$_2$)$_7$−CH$_2$−CH=CH−CH=CH−CO−NH−CH$_2$−CH(CH$_3$)$_2$
II H−(C≡C)$_2$−CH$_2$−CH$_2$−CH=CH−CH=CH−CO−NH−CH$_2$−CH(CH$_3$)$_2$

Isobutylamid I und II

Derselbe Autor [Chem. Ber. *101*, 532 (1968)] fand ferner 2 C_{17}-Kohlenwasserstoffe (1 u. 2), von denen einer (1) mit dem schon früher isolierten C_{17}-En-diin-dien identisch ist, und Inulin.

1 H$_3$C−CH=CH−(C≡C)$_2$−CH$_2$−CH=CH−(CH$_2$)$_5$−CH=CH$_2$
       cis   *cis*

2 H$_3$C−CH$_2$−CH$_2$−(C≡C)$_2$−CH$_2$−CH=CH−(CH$_2$)$_5$−CH=CH$_2$
                                    cis

Nach BREINLICH [Pharm. Ztg (Frankfurt) *115*, 1699 (1970)] in den Blüten cis- und trans-En-in-dicycloäther (1a), cis- und trans- En-in-furano-dicycloäther (1), cis- und trans-En-in-furano-dicycloätheracetat (2)

CH$_3$−(C≡C)$_2$−CH= [furano-dihydrofuran spiro]   1
CH$_3$−(C≡C)$_2$−CH= [furano-dihydrofuran spiro, O−CO−CH$_3$]   2
1a [dicyclo tetrahydrofuran spiro]

sowie ein weiterer schwefelhaltiger Dicycloäther.

$CH_3-S-CH=CH-C\equiv C-CH\diagdown$

Anwendung. Blüte als Insektizid, Wurzel bei Rheuma, Zahnschmerzen.

Chrysanthemum morifolium RAM. (Ch. sinense SABINE, Ch. indicum THUNB. non L.). Winteraster, Chrysantheme.

Heimisch in Indien, China und Japan; als Zierpflanze kultiviert.

Pflanze perennierend, ursprünglich von den großblütigen Chrysanthemen stammend, wildwachsend, strauchartig, aufrecht-stehend, steif, mit Zweigen und wenigen Blättern versehen. – Blätter dick und steif, lang, unten dicht weiß behaart, unterschiedlich in Gestalt, von eirunder bis lanzettlicher Art, keilförmig am Schaft, der Rand grob gezähnt oder ganz, die äußeren Deckblätter dick, spitz, sie tragen weißlich behaarte, kleine oder größere Blütenköpfe mit gelben Scheiben und weißen Strahlen, von denen einige die Scheiben überschreiten. – Die in Gärten angebauten Pflanzen haben Blüten der verschiedensten Farben, so gelb, goldfarben, orange, purpur, lila, die Blütenknospen von karmesinrot-weiß bis purpurn.
Geruch angenehm.

Inhaltsstoffe. Nach BAHADUR et al. [Riechstoffe, Aromen, Körperpflegemittel *2*, 60 (1967)] 0,04% äth. Öl, Kiku-Öl, mit α-Pinen, β-Pinen, Myrcen, Methylheptenon, 2-Heptanol, Nonylaldehyd, Linalool, Salicylaldehyd, Isopulegol, Linalylacetat, Borneol, D,L-Campher, β-Caryophyllen und das mit Verbenon isomere Chrysanthenon.

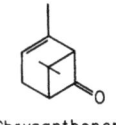

Chrysanthenon

In den Blüten Linarin (Acacetin-7-rhamnoglucosid) $C_{28}H_{32}O_{14}$, 0,03% einer wachsartigen Mischung von Äthylalkohol, Essigsäure, Monohydroxyanthracen mit Methyloxybenzaldehyd; – in den Blättern und Blüten Adenin, Cholin, lösliche Proteine und Spuren von Stachydrin.

Anwendung. Bei Parkinsonismus, als Stomachicum, Purgativum, Tonicum, bei nervösen Beschwerden. Äußerlich bei Entzündungen.
Wird auch als Verfälschung für Kamille verwendet.

Chrysanthemum indicum L. (Ch. japonicum THUNB.).
Heimisch in Japan und China.

Halbstrauchige bis strauchige (in der Kultur auch einjährige oder 2 m hohe und baumförmige), verzweigte oder mehrstengelige Pflanze. – Äste und Stengel weichhaarig. – Laubblätter meist gestielt, eirund oder eirund-lanzettlich, buchtig-fiederlappig, schlaff oder lederartig, die obersten zuweilen ganzrandig. – Blütenköpfe in der Kultur ganz oder teilweise gefüllt, in der Größe sehr verschieden (bis 20 cm Durchmesser), bisweilen mit Spreublättern, in Form und Farbe sehr verschieden. – Alle Früchte gleich gestaltet, fünf- bis zehnrippig.

Inhaltsstoffe. In den Blättern und Blüten ätherisches Öl, Kiku-Öl mit Chrysanthenon (s. Ch. morifolium). MING-KUN CHIEN [Chem. Abstr. *59*, 15326 (1963)] isolierte aus den Blüten ein neues Guajanolid, das Yejuhualacton.

Wirkung. Das im sog. Kiküöl vorhandene Chrysanthenon zeigt pharmakologische Wirksamkeit bei Parkinsonismus.

Anwendung. Die Blüten als Amarum und Laxans, die Blätter als Blutreinigungsmittel und bei Migräne.

Chrysophyllum

Chrysophyllum cainito L., Sapotaceae – Sideroxyloideae – Ponterieae. Sternapfelbaum, Antillen, und **Chrysophyllum monopyrenum** Sw.

Anwendung. In den Tropen als Obstbäume kultiviert.

Chrysophyllum perpulchrum MILDBREAD ex HUDCHINSON et DALZIEL.

Inhaltsstoffe. Nach FOUSSARD-BLANPIN, QUEVAUVILLIER u. POTTIER [Ann. pharm. franç. 23, 727 (1965)] das Alkaloid Cardiochrysin, Fp. 264° (Chlorid).

Wirkung. Das Alkaloid besitzt bemerkenswerte Eigenschaften als Cardiotonicum. Es wirkt auf Grund peripherer Vasodilatation und Cholinesterasehemmung blutdrucksenkend; außerdem schwach spasmolytisch.

Chrysophyllum ramiflorum (MART.) A. DC.

Vorkommen in Brasilien.

Liefert Balata (Guttapercha).

Chymotrypsinum

Chymotrypsine CF 65. Chymotrypsin NF XII 65. Chymotrypsinum.

Gehalt. Nach NF XII: Mindestens 1000 N.F.-Chymotrypsin-Einheiten pro mg, berechnet auf die getrocknete Substanz.

Bemerkung: Chymotrypsin ist ein proteolytisches Enzym, das aus Pankreasextrakten des Rindes krist. erhalten werden kann.

Eigenschaften. Weißes, bis gelbliches, geruchloses, krist. oder amorphes Pulver. Löslichkeit: Lösl. in W. und isotonischen Elektrolyt-Lsg.

Aktivität. CF 65: Die Aktivität des Enzyms hängt vom pH-Wert des Anwendungsmilieus ab. Sie ist optimal bei pH 8 und vermindert sich bei niedrigeren pH-Werten. Bei pH 3 ist die Aktivität = 0.

Erkennung. Lichtabsorption: Eine 0,01%ige Lsg. in 0,001 n Salzsäure zeigt eine spez. Absorption $\left(E_{1\,cm}^{1\%}\right)$ von 20,48 ± 1,82, gemessen bei 218 ± 2 nm.

Prüfung. 1. Trocknungsverlust: Höchstens 5%, wenn die Substanz 4 Std. bei 60° getrocknet wird (NF XII); höchstens 12%, wenn die Substanz bei 60° über Phosphorpentoxid und einem Druck von 5 Torr bis zur Gew.-Konstanz getrocknet wird (CF 65). – 2. Asche: Höchstens 2,5% (NF XII). – 3. Trypsin: Zur Bestimmung werden 3 Lsg. benötigt: a) Chymotrypsin-Lsg., b) Puffer-Lsg., c) Substrat-Lsg. Chymotrypsin-Lsg.: 100 mg Substanz werden in 10,0 ml W. gelöst. Puffer-Lsg.: 294 mg Calciumchlorid werden in 40 ml 0,2 m Tris-(hydroxymethyl)-aminomethan gelöst und der pH-Wert dieser Lsg. durch Zufügen von 1 n Salzsäure auf 8,1 eingestellt. Anschließend verd. man mit W. auf 100 ml. Substrat-Lsg.: 98,5 mg p-Toluolsulfonyl-L-arginin-methylester-hydrochlorid werden in einen 25-ml-Meßkolben gebracht. Man setzt 5 ml der oben beschriebenen Puffer-Lsg. zu und schüttelt, bis vollständige Lsg. eingetreten ist. Dann wird mit 0,25 ml der folgenden Indikator-Lsg. versetzt – gleiche Volumina einer alkoholischen Methylrot-Lsg. (220 mg/100 ml) und einer alkoholischen Methylenblau-Lsg. (132 mg/100 ml) – und auf 25 ml mit W. aufgefüllt.

Durchführung: Unter Verwendung einer Mikropipette werden 0,05 ml der Chymotrypsin-Lsg. auf eine Tüpfelplatte gegeben. Man setzt 0,2 ml der Substrat-Lsg. zu und stoppt die Zeit mit einer Stoppuhr. Nach genau 3 Min. beobachtet man die entstandene Fbg. Es darf keine purpurrote Farbe innerhalb 3 Min. entstehen, die die Anwesenheit von mehr als 1% Trypsin dokumentieren würde (NF XII).

Gehaltsbestimmung. Lsg.: 15 ml Phosphat-Puffer-Lsg. (pH 7): 4,54 g KH_2PO_4 werden in der ausreichenden Menge W. gelöst und auf 500 ml aufgefüllt. 4,73 g wasserfreies Na_2HPO_4 werden in der notwendigen Menge W. gelöst und ebenfalls auf 500 ml aufgefüllt. Man mischt 38,9 ml der 1. Lsg. mit 61,1 ml der 2. Lsg. Falls notwendig wird der pH-Wert durch tropfenweisen Zusatz von Na_2HPO_4-Lsg. auf 7,0 eingestellt. Substrat-Lsg.: 23,7 mg N-Acetyl-L-tyrosin-äthylester wird in etwa 50 ml der oben beschriebenen Puffer-Lsg. gelöst, notfalls unter Erwärmen. Nach dem Abkühlen verd. man mit der gleichen Puffer-Lsg. auf 100 ml. Die Substrat-Lsg. kann eingefroren und vor Anwendung wieder aufgetaut werden. Chymotrypsin-Lsg.: Die genaue Einwaage richtet sich nach den angegebenen N.F.-Chymotrypsin-Einheiten und muß so gewählt werden, daß pro ml Lsg. 12 bis 16 N.F.-Einheiten enthalten sind. Als Lsgm. verwendet man 0,001 n Salzsäure. Die Lsg. ist ordnungsgemäß bereitet, wenn beim Messen im 30-Sek.-Intervall die Absorption zwischen 0,008 und 0,012 liegt.

Durchführung: Man benötigt dazu ein geeignetes Spektralphotometer, dessen Meßzellen auf 25 ± 1° temperiert werden können. Die Temp. in der Reaktionszelle muß vor und nach der Messung der Absorption festgestellt werden und darf nicht mehr als 0,5° abweichen. Man pipettiert 0,2 ml 0,001 n Salzsäure und 3 ml der Substrat-Lsg. in eine 1-cm-Zelle. Die Zelle wird in das Spektralphotometer eingesetzt und das Instrument so justiert, daß die Absorption bei 237 nm genau 0,200 beträgt. Dann pipettiert man 0,2 ml Chymotrypsin-Lsg., die zwischen 12 und 16 N.F.-Einheiten pro ml enthält, in eine andere 1-cm-Zelle, setzt 3 ml Substrat-Lsg. zu und bringt die Zelle ebenfalls in das Spektrophotometer. Diese Anweisung ist genau zu befolgen. Unter Verwendung einer Stoppuhr wird unmittelbar nach Zusatz der Substrat-Lsg. im Abstand von 30 Sek. innerhalb von 5 Min. die Absorption registriert. Die absoluten Absorptionswerte sind dabei nicht so wichtig wie die Konstanz der Änderungsrate. Wenn die Änderungsrate der gemessenen Werte nicht mindestens 3 Min. lang konstant ist, muß die ganze Prozedur an einer stärker verd. Lsg. wiederholt werden. Man bestimmt dann die Änderung der Absorptionen pro Min., indem nur die Werte innerhalb der 3-Min.-Frist zugrunde gelegt werden. Die Absorption wird gegen die Zeit in ein Koordinatensystem eingetragen. Eine N.F.-Chymotrypsin-Einheit ist die Aktivität, die eine Absorptionsänderung um 0,0075 pro Min. unter den angegebenen Bedingungen bewirkt. Man berechnet nach folgender Formel: $(A_2 - A_1)/(T \cdot W \cdot 0{,}0075)$, wobei A_2 die Endabsorption und A_1 die Anfangsabsorption darstellt; T die Zeit zwischen diesen beiden Messungen und W das Gew. der Chymotrypsin-Einwaage pro Vol. der vermessenen Lsg. bedeutet (NF XII).

Aufbewahrung. In gut verschlossenen Gefäßen, vor Wärme geschützt.

Anwendung. Als proteolytisches Enzym.

721/1/72

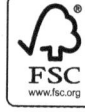

MIX
Papier aus verantwortungsvollen Quellen
Paper from responsible sources
FSC® C105338

If you have any concerns about our products,
you can contact us on
ProductSafety@springernature.com

In case Publisher is established outside the EU,
the EU authorized representative is:
**Springer Nature Customer Service Center GmbH
Europaplatz 3, 69115 Heidelberg, Germany**

Printed by Libri Plureos GmbH
in Hamburg, Germany